U. Zimmermann

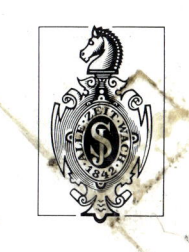

Lehrbuch der gesamten

Anatomie

des Menschen

Cytologie Histologie Entwicklungsgeschichte
Makroskopische und Mikroskopische Anatomie

Unter Berücksichtigung des Gegenstandskataloges

Herausgegeben von T. H. Schiebler

Gemeinschaftlich verfaßt von
G. Arnold H. M. Beier M. Herrmann H.-J. Kretschmann
W. Kühnel H. Rollhäuser T. H. Schiebler W. Schmidt
J. Winckler E. van der Zypen

Mit 465 zum Teil farbigen Abbildungen

Springer-Verlag
Berlin Heidelberg New York 1977

ISBN 3-540-08166-6 Springer-Verlag Berlin Heidelberg New York
ISBN 0-387-08166-6 Springer-Verlag New York Heidelberg Berlin

Library of Congress Cataloging in Publication Data: Main entry under title: Lehrbuch der gesamten Anatomie des Menschen. Bibliography: p. Includes index. 1. Anatomy, Human. 2. Cytology. 3. Histology. 4. Embryology, Human. I. Schiebler, Theodor Heinrich. II. Arnold, Gottfried, 1931– QM23.2.L45 611 77-1462

Das Werk ist urheberrechtlich geschützt. Die dadurch begründeten Rechte, insbesondere die der Übersetzung, des Nachdruckes, der Entnahme von Abbildungen, der Funksendung, der Wiedergabe auf photomechanischem oder ähnlichem Wege und der Speicherung in Datenverarbeitungsanlagen bleiben, auch bei nur auszugsweiser Verwertung, vorbehalten.

Bei Vervielfältigung für gewerbliche Zwecke ist gemäß § 54 UrhG eine Vergütung an den Verlag zu zahlen, deren Höhe mit dem Verlag zu vereinbaren ist.

© by Springer-Verlag Berlin · Heidelberg 1977.

Printed in Germany.

Die Wiedergabe von Gebrauchsnamen, Handelsnamen, Warenbezeichnungen usw. in diesem Werk berechtigt auch ohne besondere Kennzeichnung nicht zu der Annahme, daß solche Namen im Sinne der Warenzeichen- und Markenschutz-Gesetzgebung als frei zu betrachten wären und daher von jedermann benutzt werden dürften.

Satz: G. Appl, Wemding. Druck: aprinta, Wemding
Bindearbeiten: Universitätsdruckerei Brühl, Gießen

2124/3140–543210

Vorwort

Jede Generation hat ein eigenes Bild ihres Faches. Dieses Bild entsteht durch die eingehende Beschäftigung mit den vielen einschlägigen Problemen, wird aber auch mitgeprägt von den jeweiligen Lehrern, von der akademischen Jugend und dem wissenschaftlichen „Zeitgeist". Auf diese Weise sind in den vergangenen Jahrhunderten großartige Anatomie-Lehrbücher entstanden, angefangen von Vesals berühmten, bis heute nachwirkenden Werk „De humani corporis fabrica libri septem" (1543). Jedes dieser Bücher spiegelt die Denkweise der Anatomie ihrer Zeit wider. Alle Anatomie-Lehrbücher zusammen sind ein getreuer Spiegel der Entwicklung des Faches.

Das vorliegende Buch hat eine besondere Aufgabenstellung. Es soll den Unterrichtsstoff der Anatomie *straff* darstellen und damit der Kürze des vorklinischen Studiums Rechnung tragen. Es soll *das Wichtige* hervorheben. Es soll den *Überblick* über den gesamten Lehrstoff der Anatomie erleichtern. Aus diesem Grunde werden *alle Teilgebiete der Anatomie* – Entwicklungsgeschichte, Histologie, makroskopische und mikroskopische Anatomie – in einem Band behandelt.

Bei der Darstellung des Stoffes wird davon ausgegangen, daß der anatomische Unterricht vor allem eine Basis für die klinische Ausbildung schaffen soll. Deshalb werden morphologische Fakten und funktionelle Zusammenhänge betont, die dem Verständnis der *klinischen Medizin* dienen. Dazu gehört auch, daß der Stoff im speziellen Teil des Buches nach Körperregionen und nicht nach Systemen gegliedert ist. Außerdem sind einige „klinische Hinweise" in den Text eingefügt.

Der „Gegenstandskatalog für die Fächer der Ärztlichen Vorprüfung" wird voll berücksichtigt. Alle dort aufgeführten Begriffe werden erläutert. Damit bietet das Buch einen Text, der den Erfordernissen der Abschlußexamina im Fach Anatomie angepaßt ist.

Der vorliegende Text ist das Ergebnis einer kritischen Sichtung durch alle an der Abfassung des Buches beteiligten Autoren. Sie wünschen, die Diskussion über Inhalt und Form des Buches fortzusetzen, wobei sie alle Leser bitten, über Unklarheiten zu berichten und für Text und Abbildungen Verbesserungsvorschläge zu machen.

Ohne den großen Einsatz des Springer-Verlages und seiner Mitarbeiter hätte das Buch nicht entstehen können. Die Autoren danken besonders Herrn Dr. Drs. h.c. H. Götze, der an der Konzeption großen Anteil hat; sie danken ferner Herrn Prof. Angermeier, Frau Kalow und Herrn Seidler für ständige hilfsbereite Mitwirkung. An hervorragender Stelle gilt der Dank Herrn H. Matthies, der die Herstellung leitete, sowie Herrn Sydor, der die Herstellung durchführte. Herrn J. Kühn und Frau R. Gattung-Petith gilt großer Dank für die Anfertigung der Zeichnungen.

April 1977

G. Arnold (Düsseldorf)
H. M. Beier (Aachen)
M. Herrmann (Ulm)
H.-J. Kretschmann (Hannover)
W. Kühnel (Aachen)

H. Rollhäuser (Münster)
T. H. Schiebler (Würzburg)
W. Schmidt (Innsbruck)
J. Winckler (Frankfurt)
E. van der Zypen (Bern)

Inhaltsübersicht

Allgemeiner Teil

Cytologie 5

Histologie, Gewebelehre 22

Allgemeine Entwicklungsgeschichte 74

Gestalt, Gliederung und Organisation des Körpers 99

Allgemeine Anatomie des Bewegungsapparates 104

Allgemeine Anatomie des Kreislaufsystems 119

Allgemeine Anatomie des Nervensystems 140

Spezieller Teil

Haut und Hautanhangsorgane 157

Rumpfwand und Extremitäten 168

Kopf und Hals 300

Serosa und seröse Höhlen 376

Brusteingeweide 379

Baucheingeweide 416

Becken und Beckeneingeweide 468

Sinnesorgane 548

Zentralnervensystem 577

Inhaltsverzeichnis

Allgemeiner Teil

Cytologie 5

A. Allgemeines 5

B. Bau der Zelle 6
   I. Zellmembranen 7
   II. Stofftransport durch das Plasmalemm
      (Cytosen) 8
   III. Hyaloplasma (Grundcytoplasma) . . 8
   IV. Zellorganellen 9
      1. Endoplasmatisches Reticulum
         (ER) 9
      2. Golgi-Apparat 10
      3. Mitochondrien 10
      4. Centriolen (Zentralkörperchen) . 11
      5. Ribosomen 11
      6. Lysosomen, Cytosomen, Peroxysomen („microbodies") 11
   V. Metaplasma 11
   VI. Paraplasma 12
      1. Glykogen 12
      2. Neutralfette und Lipoide 12
      3. Proteine 12
      4. Pigmente 12

C. Nucleus, Zellkern 13
   I. Kernmembran 14
   II. Chromatin 14
   III. Nucleolus, Kernkörperchen 15
   IV. Kerneinschlüsse 15

D. Lebensäußerungen der Zellen 15
   I. Mitose, Zellteilung 15
      1. Chromosomen (Definition,
         Vorkommen, Zahl und Größe) . . 15
      2. Gestalt und Feinbau der Chromosomen 16
      3. Teilungsverlauf 17
      4. Mitosestörungen und atypische
         Abläufe 18
      5. Meiose 19
      6. Proteinbiosynthese 20
      7. Sekretion 20
      8. Bewegungserscheinungen 21

Histologie, Gewebelehre 22

A. Epithelgewebe 23
   I. Oberflächenepithel 24
   II. Drüsenepithel 26
   III. Sinnesepithel 26

B. Exokrine und endokrine Drüsen . . . 26
   I. Exokrine Drüsen 27
   II. Endokrine Drüsen 31

C. Binde- und Stützgewebe 32
   I. Definition 32
   II. Mesenchym 33
   III. Gallertgewebe 34
   IV. Reticuläres Bindegewebe 34
   V. Fettgewebe 34
      1. Weißes Fettgewebe 35
      2. Braunes Fettgewebe 35
   VI. Bindegewebe im engeren Sinne . . 36
      1. Bindegewebszellen 36
      2. Intercellularsubstanz 37
      3. Lockeres Bindegewebe 41
      4. Dichtes, straffes Bindegewebe . . 41
   VII. Stützgewebe 42
      1. Sehnen 42
      2. Knorpel 43
      3. Knochen 45
      4. Knochenentwicklung 48

D. Muskelgewebe 51
   I. Glatte Muskulatur 52
   II. Quergestreifte Muskulatur 53
      1. Skeletmuskulatur 53
      2. Herzmuskulatur 56

E. Nervengewebe 57
   I. Neuron, Nervenzelle 57
   II. Nervenfaser 59
      1. Markscheidenhaltige Nervenfasern 60
      2. Markscheidenfreie Nervenfasern . 61
   III. Nervenfaserbündel 62
   IV. Degeneration und Regeneration . . 63
   V. Synapsen 64
   VI. Neuroglia 67

F. Grundzüge der histologischen
   Technik 69

Allgemeine Entwicklungsgeschichte .. 74

A. Definitionen 74
B. Befruchtung 74
   I. Besamung 75
   II. Syngamie, Vorkernverschmelzung . . 76
C. Entwicklung des Keims vor der Implantation 77
   I. Furchung 77
   II. Blastocysten-Entwicklung 78
D. Implantation 78
E. Placentation 79
   I. Placentaentwicklung 79
   II. Reife Placenta 83
   III. Fruchthüllen 85
F. Differenzierung des Embryoblast und der Embryonalanhänge 85
   I. Bildung der Zwei-blättrigen Keimscheibe 85
   II. Amnionbildung 86
   III. Extraembryonales Mesenchym und Heusersche Membran 86
   IV. Sekundärer (definitiver) Dottersack 86
   V. Differenzierungen des extraembryonalen Mesenchyms 86
   VI. Primitivstreifen und Mesodermbildung 87
   VII. Chordaentwicklung 88
   VIII. Längenwachstum der Keimscheibe . 89
G. Anlage der Primitivorgane und Abfaltung vom Dottersack 89
   I. Differenzierungen des Ektoderms . . 90
   II. Differenzierungen des Mesoderms . 90
   III. Differenzierungen des Entoderms . . 91
   IV. Bedeutung der Keimblätter 92
   V. Abfaltung des Keims 92
H. Bildung der Nabelschnur 92
I. Faktoren der Morphogenese 93
J. Altersbestimmung, Gestaltung und Proportionen vom 2. Monat bis zur Geburt 94
K. Dauer der Schwangerschaft, Geburtsbeginn, Nachgeburt 95
L. Neugeborenes 95
M. Mehrlinge 96
N. Mißbildungen 96
   1. Endogene Schäden, Genschäden . 96
   2. Exogene Schäden 97
   3. Doppelbildungen 98

Gestalt, Gliederung und Organisation des Körpers 99

A. Bauprinzipien und Variationen 99
   1. Cranio-caudale und dorso-ventrale Ordnung 99
   2. Bilaterale Symmetrie 99
   3. Metamerie 100
   4. Rangfolge der Formteile 100
   5. Variabilität 100
B. Ordnungsprinzipien der Muskulatur. . 100
   1. Somatische Muskulatur 101
   2. Branchiogene Muskulatur 102
   3. Viscerale Muskulatur 102
C. Richtungs- und Lagebezeichnungen . . 102
   1. Richtungsbezeichnungen 102
   2. Lagebezeichnungen 103

Allgemeine Anatomie des Bewegungsapparates 104

A. Allgemeine Morphologie und Biologie der Knochen 104
   I. Formen der Knochen 104
   II. Funktioneller Bau des Knochens . . 104
     1. Bedeutung der Leichtbauweise . . 104
     2. Leichtbauweise bei den verschiedenen Knochentypen 105
   III. Organnatur des Knochens 106
     1. Periost, Knochenhaut 107
     2. Knochenmark 107
     3. Gefäß- und Nervenversorgung . . 107
   IV. Biologisches Verhalten des Knochens 105
B. Allgemeine Gelenklehre 108
   I. Synarthrosen, Fugen, Haften . . . 108
   II. Diarthrosen, Gelenke, Juncturae synoviales 108
     1. Bestandteile der Gelenke 108
     2. Zusammenhalt der Gelenke 109
     3. Führung und Hemmung der Gelenkbewegungen 109
     4. Formen und Gelenke 110
     5. Gefäß- und Nervenversorgung der Gelenke 111
     6. Biologisches Verhalten der Gelenke 111
C. Allgemeine Muskellehre 112
   I. Formen und Muskeln 112
   II. Bau des Muskels 113
     1. Hüllsysteme 113
   III. Bau und Form der Sehnen 113
     1. Bau der Sehnen 113
     2. Form der Sehnen 113

IV. Hilfsvorrichtungen von Muskeln und Sehnen 113
   1. Fascien 114
   2. Bursae synoviales, Schleimbeutel 114
   3. Vaginae synoviales tendinum, Sehnenscheiden 114
V. Innere Mechanik des Skeletmuskels 115
   1. Mechanische Selbststeuerung ... 115
   2. Hubkraft 115
   3. Hubhöhe 115
VI. Äußere Mechanik des Skeletmuskels 115
   1. Hebelwirkung des Muskels 116
   2. Muskelwirkung bei umgelenkter Sehne 116
   3. Aktive und passive Insuffizienz .. 116
VII. Der Muskel als Effektor des Nervensystems 117
   1. Nervenversorgung 117
   2. Muskeltonus und Kontraktionsformen 117
   3. Bewegungsaufbau 117
VIII. Biologisches Verhalten der Muskeln 118

Allgemeine Anatomie des Kreislaufsystems 119

A. Gliederung und Funktion des Kreislaufs 119
  I. Übersicht über den Kreislauf beim Menschen 120
   1. Blutgefäßsystem 120
   2. Lymphgefäßsystem 120
  II. Mechanik des Kreislaufs 120
B. Blutgefäße 121
  I. Bau der Gefäßwand 121
   1. Arterien 122
   2. Capillaren 123
   3. Venen 124
   4. Lymphgefäße 124
  II. Besonderheiten des Kreislaufs und der Gefäße 124
  III. Nervenversorgung und Weiterregulierung der Gefäße 125
   1. Vasomotoren, Gefäßnerven ... 125
   2. Gefäßwirksame Substanzen 125
  IV. Biologisches Verhalten der Gefäße . 126
C. Große Gefäße des Körpers 126
  I. Arterien 126
  II. Venen 127
  III. Große Lymphgefäße des Körpers .. 127

D. Blut 128
  I. Blutplasma 129
  II. Geformte Bestandteile 129
   1. Erythrocyten, rote Blutkörperchen 129
   2. Leukocyten, weiße Blutkörperchen 130
   3. Thrombocyten, Blutplättchen ... 132
  III. Blutbildung in der Embryonalzeit .. 132
  IV. Blutbildung im Knochenmark 132
E. Lymphatisches System 134
  I. Lymphoreticuläres Gewebe 134
  II. Folliculi Lymphatici, Lymphfollikel . 134
  III. Nodi lymphatici, Lymphknoten ... 134
  IV. Lymphe 136
F. Immunsystem 136
  I. Immunkompetente Zellen 137
   1. B-Lymphocyten 137
   2. T-Lymphocyten 137
  II. Antigenwirkung 137
  III. Immunisierung 138
   1. Plasmazellen 138
   2. B2-Lymphocyten 139
   3. T-Lymphocyten 139

Allgemeine Anatomie des Nervensystems 140

A. Definitionen 140
  I. Gliederung 140
   1. Zentrales Nervensystem, Zentralnervensystem, ZNS 140
   2. Peripheres Nervensystem 140
   3. Animalisches, somatisches Nervensystem 141
   4. Vegetatives, autonomes Nervensystem 141
B. Leitungsbogen 142
  I. Einfacher Leitungsbogen 142
   1. Receptoren für Eigenreflexe ... 142
   2. Gelenkkapselorgane 143
   3. Afferente und efferente Neurone des Eigenreflexes 143
  II. Zusammengesetzter Leitungsbogen . 144
   1. Fremdreflexe 145
C. Gliederung des ZNS 145
   1. Substantia grisea, graue Substanz 145
   2. Substantia alba, weiße Substanz . 146
   3. Tractus, Fasciculus, Bahn ... 146
   4. System 146

D. Bau des peripheren Nervensystems . . 146
   I. Nn. spinales, Rückenmarksnerven, Spinalnerven 146
   II. Nn. craniales, Hirnnerven, Kopfnerven 147
   III. Ganglien 148
      1. Craniospinale Ganglien 148
      2. Vegetative Ganglien 148
E. Vegetatives Nervensystem 148
   I. Bau des vegetativen Systems 148
      1. Viscero-afferente Neurone 148
      2. Viscero-efferente Neurone 149
   II. Sympathicus 149
      1. Präganglionäre sympathische Fasern 149
      2. Postganglionäre Fasern der Grenzstrangganglien 149
      3. Postganglionäre sympathische Fasern der prävertebralen Ganglien 150
   III. Parasympathicus 151
   IV. Wirkungsweise des vegetativen Nervensystems 152
   V. Zentrale Anteile des vegetativen Nervenstems 152
   VI. Reflexe des vegetativen Nervensystems 152
      1. Eingeweidereflexe 153
      2. Gemischte Reflexe 153

Spezieller Teil

Haut und Hautanhangsorgane 157

A. Haut 157
   I. Geweblicher Aufbau der Haut und Unterhaut 158
      1. Epidermis, Oberhaut 158
      2. Corium, Lederhaut 159
      3. Subcutis, Unterhaut 159
   II. Felderhaut und Leistenhaut 159
      1. Felderhaut 159
      2. Leistenhaut 160
   III. Blut- und Lymphgefäße der Haut und Unterhaut 160
   IV. Nerven der Receptorgane der Haut und Unterhaut 160
      1. Afferente nervöse Strukturen . . 161
      2. Efferente nervöse Strukturen . . 162
   V. Farbe der Haut 162
   VI. Alterung der Haut 162
   VII. Regeneration der Haut 162

B. Hautanhangsgebilde 163
   I. Drüsen der Haut 163
      1. Gll. sudoriferae eccrinae, Schweißdrüsen 163
      2. Gll. sudoriferae apocrinae, Duftdrüsen 163
      3. Gll. sebaceae, Talgdrüsen 163
      4. Gll. mammariae, Brustdrüsen . . 164
   II. Pili, Haare 165
   III. Ungues, Nägel 167

Rumpfwand und Extremitäten 168

A. Rücken 168
   I. Columna vertebralis, Wirbelsäule . . 168
      1. Allgemeines 168
      2. Halswirbelsäule 170
      3. Brustwirbelsäule 170
      4. Lendenwirbelsäule 170
      5. Os sacrum, Kreuzbein 171
      6. Os coccygis, Steißbein 171
      7. Canalis vertebralis, Wirbelkanal 171
      8. Verbindungen der Wirbel untereinander 171
      9. Wirbelsäulenbänder 173
      10. Gelenke zwischen Wirbelsäule und Rippen 173
      11. Verbindungen zwischen Kreuz- und Darmbein 174
      12. Physiologische Krümmungen und Beweglichkeit der Wirbelsäule . 174
   II. Mm. dorsi, Rückenmuskeln 175
      1. Übersicht 175
      2. Primäre (autochthone) Rückenmuskeln 175
      3. Sekundäre Rückenmuskeln . . . 180
   III. Leitungsbahnen und Topographie . . 182
   IV. Congenitale Anomalien 183

B. Thorax 184
   I. Knöcherner Thorax 184
      1. Sternum, Brustbein 184
      2. Costae, Rippen 185
   II. Bänder und Gelenke 186
   III. Brustmuskeln 186
      1. Primäre Thoraxmuskeln 186
      2. Sekundäre Thoraxmuskeln . . . 187
      3. Fascienverhältnisse der Thoraxwand 188
   IV. Thorax als Ganzes 188
   V. Intercostale Leitungsbahnen 190

C. Bauchwand 191
   I. Mm. abdominis, Bauchmuskeln . . . 192
      1. Vordere Bauchmuskeln 192

- 2. Seitliche Bauchmuskeln 192
- 3. Hinterer Bauchmuskel 194
- II. Schichtenbau der Bauchwand 194
- III. Topographie der Bauchwand 195
- IV. Leitungsbahnen in der Bauchwand . 196
- V. Regio inguinalis, Leistengegend ... 198
- D. Cingulum membri superioris, Schultergürtel 202
  - I. Knochen des Schultergürtels 202
    - 1. Clavicula, Schlüsselbein 202
    - 2. Scapula, Schulterblatt 203
  - II. Gelenke und Bänder des Schultergürtels 203
  - III. Schultermuskeln 204
  - IV. Bewegungen des Schultergürtels .. 205
  - V. Muskelwirkungen auf den Schultergürtel 206
  - VI. Leitungsbahnen 206
  - VII. Angewandte Anatomie 208
- E. Membrum superius, Obere Extremität 208
  - I. Knochen der oberen Extremität ... 208
    - 1. Humerus, Oberarmknochen ... 208
    - 2. Ulna, Elle 210
    - 3. Radius, Speiche 210
    - 4. Ossa carpi, Handwurzelknochen . 211
    - 5. Ossa metacarpalia, Mittelhandknochen 211
    - 6. Ossa digitorum manus, Fingerknochen 211
  - II. Gelenke und Bänder der oberen Extremität 211
    - 1. Articulatio humeri, Schultergelenk 211
    - 2. Articulatio cubiti, Ellenbogengelenk 214
    - 3. Articulationes radioulnares, Speichen-Ellen-Gelenke 215
    - 4. Articulationes manus, Handgelenke 216
  - III. Mm. brachii, Oberarmmuskeln ... 218
    - 1. Ventrale Muskelgruppe 219
    - 2. Dorsale Muskelgruppe 220
  - IV. Mm. antebrachii, Unterarmmuskeln 221
    - 1. Beugergruppe 222
    - 2. Streckergruppe 224
  - V. Mm. manus, Handmuskeln 227
  - VI. Leitungsbahnen 230
    - 1. Arterien 230
    - 2. Venen 234
    - 3. Lymphsystem 235
    - 4. Nerven 235
  - VII. Topographische Hinweise 240
    - 1. Fossa axillaris, Achselhöhle 240
    - 2. Regio brachii, Oberarmgegend .. 241
    - 3. Regio cubiti, Ellenbogengegend . 241
    - 4. Regio antebrachii, Unterarmgegend 242
    - 5. Manus, Hand 242
- F. Membrum inferius, Untere Extremität 245
  - I. Knochen der unteren Extremität .. 245
    - 1. Femur, Oberschenkelknochen .. 245
    - 2. Patella, Kniescheibe 246
    - 3. Tibia, Schienbein 246
    - 4. Fibula, Wadenbein 247
    - 5. Ossa tarsi, Fußknochen 248
    - 6. Ossa metatarsalia I-V, Mittelfußknochen 249
    - 7. Ossa digitorum pedis, Zehenknochen 249
  - II. Articulatio coxae, Hüftgelenk 249
  - III. Hüftmuskeln 252
    - 1. Innere Hüftmuskeln 253
    - 2. Äußere Hüftmuskeln 254
  - IV. Oberschenkelmuskeln 257
    - 1. Ventrale Oberschenkelgruppe . 257
    - 2. Mediale Oberschenkelgruppe (Adductorengruppe) 258
    - 3. Dorsale Oberschenkelgruppe ... 259
  - V. Articulatio genus, Kniegelenk 260
  - VI. Verbindungen zwischen Schien- und Wadenbein 265
  - VII. Articulationes pedis, Fußgelenke .. 266
    - 1. Articulatio talocruralis, Oberes Sprunggelenk 266
    - 2. Articulatio subtalaris, Hinteres unteres Sprunggelenk 267
    - 3. Articulatio talocalcaneonavicularis, Vorderes unteres Sprunggelenk 267
    - 4. Articulatio calcaneocuboidea, Fersenbein-Würfelbein-Gelenk . 269
    - 5. Articulatio cuneonavicularis, Keilbein-Kahnbein-Gelenk ... 270
    - 6. Sonstige Intertarsalverbindungen 270
    - 7. Articulationes tarsometatarseae, Fußwurzel-Mittelfuß-Gelenke . 270
    - 8. Articulationes intermetatarseae, Zwischenmittelfußgelenke ... 270
    - 9. Articulationes metatarsophalangeae, Zehengrundgelenke 270
    - 10. Articulationes interphalangeae, Mittel- und Endgelenke der Zehen 270
  - VIII. Mm. antecruris, Unterschenkelmuskeln 270
    - 1. Extensorengruppe 271

2. Oberflächliche Flexorengruppe . . 272
3. Tiefe Flexorengruppe 274
4. Peroneusgruppe 275
IX. Mm. pedis, Fußmuskeln 277
 1. Muskeln des Fußrückens 277
 2. Muskeln der Fußsohle 278
X. Statik und Dynamik der unteren Extremität 279
 1. Statik des Stehens 279
 2. Statik des Fußes 280
 3. Fußdeformitäten 281
 4. Gehbewegung 281
XI. Leitungsbahnen der unteren Extremität 282
 1. Arterien der unteren Extremität . 282
 2. Venen der unteren Extremität . . 286
 3. Lymphsystem der unteren Extremität 287
 4. Nn. lumbales, sacrales et N. coccygeus 287
XII. Topographische Hinweise 292
 1. Regio glutgea, Gesäßgegend . . . 292
 2. Gliederung des Beines 292
 3. Regio subinguinalis 293
 4. Fossa iliopectinea 294
 5. Trigonum femorale 294
 6. Oberschenkelregion 294
 7. Regio genus, Kniegelenksgegend . 295
 8. Regio cruris, Unterschenkelgegend 295
 9. Pes, Fuß 297
G. Entwicklung der Extremitäten 298
 1. Anlage der Extremitäten und Bildung des knorpeligen Skeletes . . 298
 2. Verknöcherung der Extremitätenknorpel 298
 3. Entwicklung der Extremitätenmuskulatur 299
 4. Nervöse Versorgung der Extremitäten 299
 5. Mißbildungen 299

Kopf und Hals 300

A. Knöcherner Schädel 300
 I. Entwicklung des Schädels 300
  1. Entwicklung des Neurocranium . 300
  2. Entwicklung des Splanchnocranium 301
  3. Gesichts- und Gaumenbildung . . 302
  4. Fonticuli cranii 303
 II. Ossa cranii, Schädelknochen 303
  1. Os frontale, Stirnbein 303
  2. Os ethmoidale, Siebbein 305
  3. Concha nasalis inferior, Untere Nasenmuschel 305
  4. Os sphenoidale, Keilbein 306
  5. Os temporale, Schläfenbein . . . 307
  6. Os parietale, Scheitelbein 309
  7. Os occipitale, Hinterhauptsbein 310
  8. Maxilla, Oberkieferbein 310
  9. Os palatinum, Gaumenbein . . . 311
  10. Os zygomaticum, Jochbein . . . 311
  11. Os lacrimale, Tränenbein 312
  12. Os nasale, Nasenbein 312
  13. Vomer, Pflugscharbein 312
  14. Mandibula, Unterkiefer 312
 III. Gehirnschädel als Ganzes 313
  1. Calvaria, Schädeldach, Kalotte . . 313
  2. Basis cranii, Innenfläche der Schädelbasis 313
  3. Außenfläche der Schädelbasis . . 315
B. Gesichtsmuskulatur 318
C. Nn. craniales, Hirnnerven 318
 1. N. oculomotorius (N. III) 318
 2. N. trochlearis (N. IV) 318
 3. N. trigeminus (N. V) 320
 4. N. abducens (N. VI) 323
 5. N. facialis (N. VII) 323
 6. N. vestibulocochlearis (N. VIII) . 324
 7. N. glossopharyngeus (N. IX) . . 324
 8. N. vagus (N. X) 325
 9. N. accessorius (N. XI) 326
 10. N. hypoglossus (N. XII) 327
D. Eingang in den Verdauungstrakt . . . 327
 I. Schlundtaschen und Kiemen- (=Schlund-)furchen 327
  1. Entwicklung der Schlundtaschen . 327
  2. Entwicklung der Kiemenfurchen . 328
 II. Articulatio temporomandibularis, Kiefergelenk 328
 III. Kaumuskulatur 329
 IV. Mundbodenmuskulatur 329
E. Cavum oris, Mundhöhle 330
 I. Vestibulum oris, Vorhof der Mundhöhle 331
 II. Dentes, Zähne 331
  1. Zahnflächen und -abschnitte . . . 332
  2. Zahnentwicklung 332
  3. Dentin 333
  4. Substantia adamantina, Schmelz . 333
  5. Cementum, Zement 333
  6. Pulpa dentis 334
  7. Periodontium, Desmodontium, Wurzelhaut 334
  8. Gebiß 334

Inhaltsverzeichnis

III. Lingua, Zunge 335
  1. Zungenmuskulatur 335
  2. Topographie der Zunge 335
  3. Papillae linguales, Zungenpapillen 335
  4. Zungengrund 336
  5. Innervation der Zunge 337
IV. Palatum, Gaumen 337
V. Tonsilla palatina, Gaumenmandel . . 338
VI. Speicheldrüsen 339
  1. Gl. parotis, Ohrspeicheldrüse . . . 340
  2. Gl. submandibularis, Unterkieferdrüse 340
  3. Gl. sublingualis 340
F. Nasus, Nase 341
  1. Knöcherne Nasenwände 342
  2. Pars cartilaginea nasi 342
  3. Pars cutanea nasi 342
  4. Conchae nasales, Nasenmuscheln 343
G. Sinus paranasales, Nasennebenhöhlen 343
  1. Cellulae ethmoidales, Siebbeinzellen 343
  2. Sinus frontalis, Stirnbeinhöhle . . 344
  3. Sinus maxillaris, Kiefernhöhle . . 344
  4. Sinus sphenoidalis, Keilbeinhöhle 344
H. Fascien des Kopfes 344
  1. Fascia parotidea 344
  2. Fascia masseterica 344
  3. Fascia temporalis 345
I. Pharynx, Rachen 345
  1. Pars nasalis pharyngis 345
  2. Pars laryngea pharyngis 345
  3. Schleimhaut des Rachens 345
  4. Fascien des Rachens 345
  5. Muskulatur des Pharynx 347
  6. Schluckakt 347
J. Halsmuskulatur 348
K. Fascia cervicalis, Fascien des Halses . . 348
L. Larynx, Kehlkopf 349
  1. Kehlkopfskelet 349
  2. Gelenke des Kehlkopfs 350
  3. Bandapparat des Kehlkopfs ... 350
  4. Muskulatur des Kehlkopfs 350
  5. Schleimhautrelief des Larynx . . . 350
  6. Mikroskopischer Bau des Larynx 353
M. Gl. thyroidea, Schilddrüse 353
  1. Makroskopischer Bau 353
  2. Mikroskopischer Bau 353
  3. Funktion 354
  4. Gefäße und Nerven 354

N. Gll. parathyroideae, Nebenschilddrüsen 354
  1. Mikroskopischer Bau 354
  2. Funktion 355
O. Nerven des Halses 355
  I. Plexus cervicalis 355
    1. Radix sensoria 355
    2. Radix motoria 356
  II. Rr. dorsales der Halsnerven 356
P. Arterien von Hals und Kopf 356
  I. A. subclavia 356
    1. A. thoracica interna 357
    2. A. vertebralis 357
    3. Truncus thyrocervicalis 357
    4. Truncus costocervicalis 358
    5. A. transversa colli 358
  II. A. carotis communis 358
    1. A. carotis externa 358
    2. A. carotis interna 361
Q. Venen von Kopf und Hals 362
    1. Sinus durae matris 362
    2. Vv. diploicae 363
    3. Vv. emissariae 363
    4. Venen der Schädelweichteile und des Halses 363
R. Lymphgefäßsystem von Kopf und Hals 364
S. Hirn- und Rückenmarkshäute 365
  I. Hüllen des Gehirns 365
    1. Dura mater encephali, harte Hirnhaut 365
    2. Arachnoidea, Spinnwebenhaut . . 367
    3. Cavum subarachnoideale ... 367
    4. Pia mater encephali, weiche Hirnhaut 368
    5. Innervation der Hirnhäute 368
  II. Hüllen des Rückenmarks 369
    1. Dura mater spinales, harte Rückenmarkshaut 369
    2. Arachnoidea spinalis 369
    3. Pia mater spinalis, weiche Rückenmarkshaut 369
T. Topographie des Kopfes 369
  I. Regiones capitis 369
    1. Regio temporalis 369
    2. Regio infratemporalis 370
  II. Regiones faciei 371
U. Topographie des Halses, Regiones colli 371
    1. Trigonum submandibulare 371
    2. Regio sublingualis 372
    3. Trigonum caroticum 372

  4. Regio sternocleidomastoidea ... 372
  5. Regio colli anterior 372
  6. Trigonum omoclaviculare 373
  7. Regio colli lateralis 373
  8. Regio colli posterior 374
V. Spatium retro- und parapharyngeum . 374
  1. Spatium retropharyngeum 374
  2. Spatium parapharyngeum 374

Serosa und seröse Höhlen 376

 I. Entwicklung der Körperhöhlen ... 376
 II. Entwicklung des Zwerchfells 376
 III. Entwicklung der Membrana pleuropericardiaca 377
 IV. Grundlagen für das Verständnis der Serosaverhältnisse 377

Brusteingeweide 379

 I. Bezugspunkte und Linien an der Thoraxoberfläche 379
A. System der Atemorgane 379
 I. Trachea, Luftröhre 380
  1. Bronchus prinicipalis dexter und sinister 380
 II. Pulmo, Lunge 381
  1. Entwicklung 381
  2. Lungen des Erwachsenen 382
 III. Pleura, Brustfell 385
 IV. Atemmechanik 387
B. System der Kreislauforgane 390
 I. Entwicklung des Kreislaufs und der Kreislauforgane 390
  1. Dottersackkreislauf 390
  2. Placentarkreislauf 391
  3. Intraembryonaler Kreislauf ... 391
  4. Entwicklung des Herzens ... 392
  5. Umgestaltung des embryonalen zum fetalen Kreislauf 395
  6. Fetaler Kreislauf 395
  7. Umstellung des Fetalkreislaufs bei der Geburt 396
 II. Cor, Herz 396
  1. Binnenräume des Herzens 397
  2. Wandbau des Herzens 398
  3. Herzmuskelautomatie, Erregungsleitungssystem und Herznerven .. 399
  4. Herzaktion 400
  5. Blut- und Lymphgefäße des Herzens 401
  6. Topographisch- und praktisch-anatomische Bezüge 401

C. Mediastinum 402
 I. Thymus, Bries 403
 II. Gefäße im Mediastinum 404
  1. Vv. brachiocephalicae und V. cava superior, Obere Hohlvene ... 404
  2. Aorta ascendens und Arcus aortae, Aortenbogen 404
  3. Truncus pulmonalis und Aa. pulmonales 404
  4. Vv. pulmonales 404
 III. Perikard, Herzbeutel 405
 IV. N. phrenicus, Zwerchfellnerv ... 406
 V. Trachea, Luftröhre 406
 VI. Ösophagus, Speiseröhre 406
  1. Ösophagusabschnitte 406
  2. Wandbau des Verdauungsrohres . 407
 VII. Nn. vagi, N. X 410
 VIII. Ductus thoracicus, Milchbrustgang . 410
 IX. Lymphknoten des Mediastinum ... 411
 X. V. azygos und V. hemiazygos ... 411
 XI. Truncus sympathicus 412
 XII. Aorta thoracica 412
D. Diaphragma, Zwerchfell 413

Baucheingeweide 416

A. Cavum abdominis, Bauchhöhle ... 416
  1. Begrenzung der Bauchhöhle ... 416
  2. Gliederung der Bauchhöhle ... 416
  3. Peritoneum 416
B. Entwicklung der Baucheingeweide und der Mesenterien 417
  1. Mesenterium 417
  2. Magenentwicklung 418
  3. Bursa omentalis und Milz 418
  4. Duodenum und Pankreas 418
  5. Leber, Mesohepaticum ventrale et dorsale 419
  6. Darmdrehung 419
  7. Omentum majus et minus 421
C. Eingeweide des Oberbauches 422
 I. Ventriculus, Gaster, Magen 422
  1. Makroskopische Anatomie ... 422
  2. Topographische Beziehungen des Magens 423
  3. Magenwand 423
  4. Gefäße und Nerven des Magens . 426
 II. Duodenum, Zwölffingerdarm ... 427
  1. Makroskopische Anatomie ... 427
  2. Topographische Beziehungen des Duodenum 428
 III. Pankreas, Bauchspeicheldrüse 428
  1. Entwicklung 428
  2. Makroskopische Anatomie ... 429

- 3. Gefäße und Nerven des Pankreas 429
- 4. Topographische Anatomie 430
- 5. Mikroskopische Anatomie 430
- 6. Inselorgan 431
- IV. Hepar, Leber 431
  - 1. Entwicklung 432
  - 2. Makroskopische Anatomie 432
  - 3. Intrahepatische Gefäße 434
  - 4. Mikroskopische Anatomie 434
  - 5. Extrahepatische Gallenwege . . . 437
- V. Vesica fellea, Gallenblase 437
  - 1. Makroskopische Anatomie 437
  - 2. Gefäße und Nerven der Gallenblase 437
  - 3. Mikroskopische Anatomie 438
- VI. V. portae, Pfortader 439
- VII. Lien, Milz 439
  - 1. Entwicklung 439
  - 2. Form und Lage der Milz 440
  - 3. Gefäße und Nerven der Milz . . . 440
  - 4. Mikroskopische Anatomie 440
- VIII. Bursa omentalis, Netzbeutel 442
- D. Eingeweide des Unterbauchs 442
  - I. Jejunum, Mittlerer Dünndarm, und Ileum, Endabschnitt des Dünndarms 443
    - 1. Makroskopische Anatomie 443
    - 2. Gefäße und Nerven des Dünndarms 443
    - 3. Mikroskopische Anatomie 444
    - 4. Differentialdiagnose der Mitteldarmabschnitte 447
    - 5. Spezifische Zellen des Magen-Darm-Kanals 448
  - II. Colon, Dickdarm 448
    - 1. Form und Lage von Caecum und Appendix vermiformis 449
    - 2. Gefäße von Caecum und Appendix vermiformis 450
    - 3. Colonabschnitte 450
    - 4. Gefäße und Nerven des Colon . . 451
    - 5. Mikroskopische Anatomie des Colon 452
    - 6. Mikroskopische Anatomie der Appendix vermiformis 452
- E. Spatium retroperitoneale, Retroperitonealraum 453
  - I. Ren, Niere 454
    - 1. Makroskopische Anatomie 454
    - 2. Lage der Nieren und Nebennieren 454
    - 3. Capsula adiposa, Fettkapsel und Nierenfascien 455
    - 4. Gefäße der Niere 455
    - 5. Topographie der Nieren und Nebennieren 456
    - 6. Mikroskopische Anatomie der Niere 456
    - 7. Gefäße und Nerven der Niere . . 460
    - 8. Funktion der Nephrone 461
  - II. Pelvis renalis, Nierenbecken, und Ureter, Harnleiter 461
    - 1. Makroskopische Anatomie . . . 461
    - 2. Gefäße des Ureters 461
    - 3. Mikroskopische Anatomie 462
  - III. Gll. suprarenales, Nebennieren . . . 462
    - 1. Entwicklung der Nebennieren . . 462
    - 2. Topographie und Gefäßversorgung 462
    - 3. Mikroskopische Anatomie . . . 463
  - IV. Aorta abdominalis mit Ästen 464
  - V. V. cava inferior, Untere Hohlvene . 465
  - VI. Lymphgefäße und Lymphknoten . 465
  - VII. Nerven im Spatium retroperitoneale 466

Becken und Beckeneingeweide 468

- A. Pelvis, Becken 468
  - I. Knöchernes Becken 468
    - 1. Os coxae, Hüftbein 468
    - 2. Os sacrum, Kreuzbein 469
    - 3. Os coccygis, Steißbein 470
  - II. Gelenke und Bänder des Beckens . . 470
    - 1. Symphysis pubica, Schamfuge . . 470
    - 2. Articulatio sacroiliaca, Kreuz-Darmbein-Gelenk 470
    - 3. Junctura lumbosacralis, Lenden-Kreuzbein-Verbindung 471
    - 4. Junctura sacrococcygea, Kreuzbein-Steißbein-Verbindung 472
  - III. Beckenring 472
    - 1. Beckentrichter 473
    - 2. Canalis pelvis, Beckenkanal . . . 473
    - 3. Beckenmaße 474
    - 4. Öffnungen der Beckenwand . . . 476
  - IV. Beckenboden 477
    - 1. Parietale Beckenmuskulatur . . . 477
    - 2. Schichten und Räume des Beckenbodens 477
    - 3. Gefäße und Nerven im Becken . . 481
- B. Beckeneingeweide 484
  - I. Entwicklung 485
    - 1. Entwicklung von Rectum und Anus 485
    - 2. Entwicklung der Harnorgane . . . 485
    - 3. Entwicklung der Geschlechtsorgane 489

II. Rectum, Mastdarm, und Anus 494
    1. Gliederung des Rectum 494
    2. Verschlußapparat des Anus 496
    3. Peritonealverhältnisse, Befestigung des Mastdarms 497
    4. Defäkation 498
    5. Gefäß- und Nervenversorgung des Rectum 498
III. Vesica urinaria, Harnblase 500
    1. Makroskopische Anatomie 500
    2. Wand der Harnblase 500
    3. Befestigung der Harnblase 501
    4. Harnblasenfunktion 501
    5. Topographie der Harnblase 502
    6. Gefäß- und Nervenversorgung der Harnblase 503
IV. Einteilung der Geschlechtsorgane .. 504
V. Innere männliche Geschlechtsorgane 504
    1. Testis, Hoden 504
    2. Epididymis, Nebenhoden 506
    3. Ductus deferens, Samenleiter ... 507
    4. Vesicula seminalis (Glandula vesiculosa), Bläschendrüse 508
    5. Ductus ejaculatorius, Spritzkanälchen 508
    6. Prostata, Vorsteherdrüse 509
VI. Innere weibliche Geschlechtsorgane 510
    1. Ovar, Eierstock 510
    2. Tuba uterina, Eileiter 512
    3. Uterus, Gebärmutter 513
    4. Vagina, Scheide 515
VII. Gemeinsame Strukturen der weiblichen und männlichen äußeren Geschlechtsorgane 516
VIII. Äußere männliche Geschlechtsorgane 518
    1. Penis, Glied 518
    2. Urethra masculina, männliche Harnröhre 519
    3. Scrotum, Hodensack 522
IX. Äußere weibliche Geschlechtsorgane 523
    1. Urethra feminina, weibliche Harnröhre 523
    2. Clitoris, Kitzler 523
    3. Labia minora, kleine Schamlippen 524
    4. Labia majora, große Schamlippen 524
X. Funktion der Geschlechtsorgane . 525
    1. Spermiogenese, Samenzellbildung 525
    2. Hormonale Regulation beim Mann 528
    3. Ejakulat 531
    4. Kohabitation 532
    5. Oogenese, Eizellbildung 533
    6. Hormonale Regulation bei der Frau 536
    7. Spermienwanderung und Spermacapacitation 541
    8. Schwangerschaft 541
    9. Geburt 543
    10. Postpartale Periode 544
XI. Der weibliche Organismus in verschiedenen Lebensabschnitten 544

Sinnesorgane 548

A. Organum visus, Sehorgan 548
  I. Knöcherne Wand der Orbita 548
    1. Knochen der Orbita 548
    2. Öffnungen der Orbita 548
  II. Augenlid und Tränenapparat 549
    1. Palpebra, Augenlid 549
    2. Tunica conjunctiva, Bindehaut .. 550
    3. Apparatus lacrimalis, Tränenapparat 551
  III. Mm. bulbi, Äußere Augenmuskeln . 552
  IV. Vagina bulbi, Tenonsche Kapsel, und Corpus adiposum retrobulbare, retrobulbärer Fettkörper 553
  V. Gefäße und Nerven der Orbita ... 553
    1. A. ophthalmica 553
    2. Venen der Orbita 554
    3. Nerven der Orbita 554
  VI. Bulbus oculi, Augapfel 555
    1. Übersicht 555
    2. Augenentwicklung 555
    3. Tunica fibrosa bulbi, Äußere Augenhaut 557
    4. Lens, Linse 557
    5. Corpus vitreum, Glaskörper ... 558
    6. Tunica vasculosa bulbi, Mittlere Augenhaut 558
    7. Retina, Netzhaut 560
  VII. N. opticus, Sehnerv 563
B. Organum vestibulacochlearis, Ohr, Hör- und Gleichgewichtsorgan 563
  I. Entwicklung 563
    1. Entwicklung des häutigen Labyrinths 563
    2. Entwicklung der perilymphatischen Räume 564
    3. Entwicklung des Mittelohrs .. 564
    4. Entwicklung des äußeren Ohrs . 565
  II. Auris externa, Äußeres Ohr 565
    1. Auricula, Ohrmuschel 565
    2. Meatus acusticus externus, Äußerer Gehörgang 565

- 3. Gefäße und Nerven des äußeren Ohres ... 566
- 4. Membrana tympani, Trommelfell ... 566
- III. Auris media, Mittelohr ... 566
  - 1. Cavum tympani, Paukenhöhle ... 566
  - 2. Ossicula auditus, Gehörknöchelchen ... 568
  - 3. Muskeln des Mittelohrs ... 569
  - 4. Schleimhaut und Buchten der Paukenhöhle ... 570
  - 5. Gefäße und Nerven der Paukenhöhle ... 570
  - 6. Tuba auditiva, Ohrtrompete ... 571
  - 7. Cellulae mastoideae ... 571
- IV. Auris interna, Innenohr, Labyrinth ... 571
  - 1. Schallaufnahmeapparat ... 572
  - 2. Vestibularapparat, Gleichgewichtsorgan ... 574
  - 3. Meatus acusticus internus, Innerer Gehörgang ... 575
- C. Organum olfactus, Riechorgan ... 576
- D. Organum gustus, Geschmacksorgan ... 576

Zentralnervensystem ... 577

- A. Medulla spinalis, Rückenmark ... 577
  - I. Entwicklung des Rückenmarks ... 577
    - 1. Neuroepithel ... 577
    - 2. Mantelzone und Marginalzone ... 577
    - 3. Flügelplatte und Grundplatte ... 578
    - 4. Seitenhorn ... 578
    - 5. Funktionelle Gliederung ... 579
    - 6. Cytogenese der Neuroblasten und der Glioblasten ... 579
    - 7. Lageveränderungen des Rückenmarks ... 580
  - II. Entwicklung der Neuralleiste ... 581
    - 1. Pseudounipolare Nervenzellen der Spinalganglien ... 581
    - 2. Nervenzellen der Kopfganglien ... 581
    - 3. Sympathicoblasten und chromaffine Zellen ... 581
    - 4. Periphere Glia ... 581
    - 5. Melanoblasten und Mesektoderm ... 581
  - III. Angeborene spinale Mißbildungen ... 582
    - 1. Myelocele ... 582
    - 2. Myelomeningocele und Meningocele ... 582
    - 3. Spina bifida occulta ... 582
  - IV. Gestalt, segmentale Gliederung und Lage des Rückenmarks ... 582
    - 1. Gestalt des Rückenmarks und seiner benachbarten Strukturen ... 582
    - 2. Segmentale Gliederung des Rückenmarks ... 583
    - 3. Projektion der Rückenmarkssegmente auf die Wirbel ... 585
  - V. Spinalganglien und Spinalnerven ... 585
    - 1. Lage und Morphologie ... 585
    - 2. Die Aufzweigung der Spinalnerven ... 586
  - VI. Bauplan des Rückenmarks ... 587
  - VII. Feinbau der grauen Substanz ... 587
    - 1. Nervenzellen ... 587
    - 2. Cytoarchitektonik ... 588
  - VIII. Feinbau der weißen Substanz ... 589
  - IX. Leitungswege der spinalen Reflexe ... 590
    - 1. Faserbahnen des Eigenapparates ... 590
    - 2. Spinale Reflexe ... 590
  - X. Aufsteigende und absteigende Leitungswege zwischen Rückenmark und supraspinalen Zentren ... 594
    - 1. Aufsteigende Bahnen ... 594
    - 2. Absteigende Bahnen ... 597
- B. Gehirn ... 600
  - I. Entwicklung der Hirnanlage ... 600
  - II. Entwicklung des Ventrikelsystems ... 600
  - III. Periventriculäres Neuroepithel ... 601
  - IV. Neencephalisation ... 601
- C. Kurze Übersicht über das Zentralnervensystem ... 601
- D. Rhombencephalon, Rautenhirn ... 603
  - I. Gestalt und Gliederung ... 603
    - 1. Äußere Gestalt der Medulla oblongata und der Brücke ... 603
    - 2. Kleinhirnstiele ... 604
    - 3. Austrittsstellen des V. bis XII. Hirnnerven ... 605
  - II. Entwicklung des Rautenhirns ... 606
  - III. Graue und weiße Substanz des Rautenhirns ... 608
    - 1. Tegmentum und Neuhirnbahnen ... 608
    - 2. Lage und Gliederung der Hirnnervenkerne V-XII ... 611
    - 3. Formatio reticularis ... 611
    - 4. Eigenapparat des Rautenhirns ... 613
  - IV. Aufsteigende Bahnen im Rautenhirn ... 614
    - 1. Neuronale Anschlüsse der Hinterstrangbahnen ... 614
    - 2. Aufsteigende Verbindungen über die Endkerne des N. trigeminus ... 615
    - 3. Aufsteigende Verbindungen über die Endkerne des IX. und X. Hirnnerven ... 615
  - V. Absteigende Bahnen im Rautenhirn ... 615

1. Neuhirnbahnen 615
2. Extrapyramidale Bahnen 615
E. Mesencephalon, Mittelhirn 615
  I. Gestalt und Gliederung 615
  II. Austrittsstellen des III. und IV. Hirnnerven 616
  III. Entwicklung des Mittelhirns 616
  IV. Tectum mesencepali 616
  V. Tegmentum mesencephali 617
  VI. Crus cerebri 618
  VII. Auf- und absteigende Bahnen im Mittelhirn 618
F. Cerebellum, Kleinhirn 618
  I. Gestalt und Gliederung 618
  II. Entwicklung des Kleinhirns 619
  III. Bau der Kleinhirnrinde 620
  IV. Kleinhirnkerne 622
  V. Kleinhirnbahnen 622
    1. Afferente Bahnen 622
    2. Efferente Bahnen 622
    3. Funktionen 622
G. Diencephalon, Zwischenhirn 623
  I. Gestalt und Gliederung 623
  II. Entwicklung des Zwischenhirns . . . 623
  III. Epithalamus 624
    1. Corpus pineale, Epiphyse, Zirbeldrüse 624
  IV. Thalamus 624
    1. Lage 624
    2. Gliederung 625
    3. Thalamuskerne und ihre neuronalen Verbindungen 625
  V. Metathalamus 626
  VI. Globus pallidus und Nucleus subthalamicus 626
  VII. Hypothalamus 626
    1. Begrenzung 627
    2. Gliederung 628
H. Hypophyse 630
    1. Gliederung 630
    2. Lage 630
    3. Entwicklung 630
    4. Gefäße 631
    5. Adenohypophyse 631
    6. Neurohypophyse 631
J. Telencephalon, Endhirn 632
  I. Gestalt und Gliederung 632
    1. Endhirnkerne 632
    2. Bulbus olfactorius und Tractus olfactorius 633
    3. Pallium 633
  II. Entwicklung des Endhirns 635
    1. Entwicklung der Endhirnkerne . . 635
    2. Entwicklung des Pallium 635
  III. Großhirnrinde 637
    1. Neurohistologische Untersuchungsmethoden der Großhirnrinde 638
    2. Allocortex 638
    3. Isocortex 638
  IV. Faserbahnen des Großhirns 641
    1. Assoziationsbahnen 641
    2. Commissurenbahnen 641
    3. Projektionsbahnen 642
K. Angeborene Hirnmißbildungen . . . 642
    1. Anencephalus 642
    2. Meningoencephalocele und Meningocele 642
    3. Ursachen der Hirnmißbildungen . 643
L. Systeme im ZNS 643
  I. Sensible Systeme 643
    1. Tractus spinobulbaris, Sensible Hinterstrangbahnen 643
    2. Tractus spinothalamicus, Sensible Vorderseitenstrangbahnen 644
  II. Höhrbahn 645
  III. Vestibuläres System 645
  IV. Geschmacksbahnen 646
  V. Sehbahn 647
    1. Neuronale Ordnung der Retina und des Sehnerven 647
    2. Radiatio optica, Gratioletsche Sehstrahlung 647
    3. Optische Reflexbahnen 647
  VI. Riechbahn 649
  VII. Motorische Systeme 650
    1. Pyramidales System 650
    2. Extrapyramidales System (EPS) . 651
  VIII. Limbisches System 653
M. Ventrikelsystem und Liquor cerebrospinalis 654
    1. Ventriculi laterales, Seitenventrikel (I. und II. Ventrikel) 654
    2. III. Ventrikel 655
    3. Aquaeductus cerebri [Sylvii] . . . 656
    4. IV. Ventrikel 656
    5. Plexus choroideus 656
    6. Liquor cerebrospinalis 656
N. Topographische Beziehungen des Hirns zum Schädel 656

Quellenangaben für Abbildungen . . . 657

Sachverzeichnis 659

Autorenverzeichnis

Prof. Dr. Gottfried Arnold
Anatomisches Institut
Universitätsstr. 1
4000 Düsseldorf

Prof. Dr. Dr. Hennig Martin Beier
Abteilung Anatomie der Rheinisch-Westfälischen TU Med.-Theor. Institute
Melatener Straße 211
5100 Aachen

Prof. Dr. Martin Herrmann
Abteilung Anatomie der Universität Ulm
Oberer Eselsberg
7900 Ulm

Prof. Dr. Hans-Joachim Kretschmann
Institut für Anatomie der Medizinischen Hochschule Hannover
Postfach 180
3000 Hannover-Kleefeld

Prof. Dr. Wolfgang Kühnel
Abteilung Anatomie der Rheinisch-Westfälischen TU Med.-Theor. Institute
Melatener Straße 211
5100 Aachen

Prof. Dr. Heinz Rollhäuser
Anatomisches Institut
Vesaliusweg 1
4400 Münster/Westf.

Prof. Dr. Theodor Heinrich Schiebler
Anatomisches Institut
Koellikerstraße 6
8700 Würzburg

Prof. Dr. Walter Schmidt
Histologisch-Embryologisches Institut
Müllerstraße 59
A-6020 Innsbruck

Prof. Dr. Jürgen Winckler
Zentrum der Morphologie im Klinikum der Universität Frankfurt
Theodor-Stern-Kai 7
6000 Frankfurt/Main

Prof. Dr. Eugen van der Zypen
Anatomisches Institut
Bühlstraße 26
CH-3000 Bern

Einleitung

Das Wort **Anatomie** leitet sich von der Bezeichnung einer Methode her (*anatemnein* = aufschneiden; Zergliederungskunst). Bei Anwendung dieser Methode werden wichtige Erkenntnisse über den makroskopischen Bau des menschlichen Körpers gewonnen. Zutreffender für das, was in der Anatomie gelehrt wird, ist die auf Goethe zurückgehende Benennung **Morphologie**. Hiermit wird zum Ausdruck gebracht, daß es sich um eine Lehre von der Gestalt handelt. Die Anatomie heute versteht sich als eine Wissenschaft zur Erforschung des Aufbaus und der Struktur des **lebenden** Organismus. Damit ist die Anatomie eine biologische Wissenschaft.

Die Anatomie ist aber vor allem die Grundlage der ärztlichen Tätigkeit. Ein gesichertes Wissen über den Bau des normalen menschlichen Körpers in allen Einzelheiten schafft die Voraussetzung, die durch Krankheit hervorgerufenen Veränderungen zu erfassen und zu verstehen. „Ärzte ohne Anatomie gleichen Maulwürfen: sie arbeiten im Dunkeln, und ihrer Hände Tagewerk sind Erdhügel" (Tiedemann, 1754).

Die Aufgabe der Anatomie ist es, das Gefüge des normalen menschlichen Körpers im Großen und im Kleinen zu erfassen. Es kommt darauf an, zunächst alle Einzelheiten zu erkennen, zu beschreiben (**deskriptive Anatomie**) und die Lage aller Gebilde am Ort sowie ihre Lagebeziehungen zueinander zu erfassen (**topographische Anatomie**). Bereits dieses hat größte ärztliche Bedeutung, da durch Erkrankungen eines Organs Nachbarorgane in Mitleidenschaft gezogen werden können, z.B. Durchbruch der Gallenblase in den Dickdarm, Verdrängung von Organen bei Tumoren.

Jedoch erschöpft sich die Anatomie nicht in der Zergliederung des menschlichen Körpers, sondern sie ist bemüht, den Zusammenhang zwischen funktionell miteinander verknüpften Teilen herauszufinden. Das Ergebnis ist die Zusammenfassung von Teilen zu Systemen (**systematische Anatomie**).

Folgende Systeme werden unterschieden: *Skeletsystem, Muskelsystem* (Skelet- und Muskelsystem bilden den Bewegungsapparat), *Haut, Verdauungssystem, System der Atmungsorgane, System der Harn- und Geschlechtsorgane, Herz und Kreislauf, System der endokrinen Organe, Zentralnervensystem mit Sinnesorganen.*

Zwischen allen Systemen bestehen enge Wechselbeziehungen. Die **Koordination** und **Regulation** der Systeme bewirken das Nervensystem und das endokrine System.

In seiner Gesamtheit ist der menschliche Organismus hierarchisch gegliedert, d.h. es besteht ein Ordnungsprinzip, in dem jeweils die Einzelteile zu Einheiten höherer Größenordnung zusammengefaßt sind. Dies beginnt in der molekularen Größenordnung, führt über die Zelle zu den Geweben, Organen, Organsystemen schließlich zum Körper als Ganzes.

Der Körper als Ganzes sowie seine Einzelteile besitzen in höchstem Maße die Fähigkeit zur **Anpassung** an die jeweils gegebenen Bedingungen der äußeren und inneren Umwelt. Jede Lebensäußerung nimmt letztlich ihren Ausgang vom Molekulargefüge und bewirkt Veränderungen in den morphologisch faßbaren oder nicht erfaßbaren Strukturen: „Funktion ist Geschehen im Molekulargefüge, d.h. Strukturwandel" (Bargmann, 1951).

Während die Anatomie ihren Schwerpunkt im Erfassen der Formen und Strukturen hat, beschäftigt sich die **Physiologie** mit den Funktionen des Körpers; die **physiologische Chemie** behandelt den stofflichen Aufbau und die Stoffumsätze. Gemeinsam ist allen 3 Disziplinen das Studienobjekt, nämlich der menschliche Körper; unterschiedlich sind die Methoden. Alle Aussagen ergänzen sich jedoch bei der Erfassung von Vorgängen im Lebendigen. Ein Verständnis des einen Teilgebietes ist nicht ohne des anderen möglich.

Teilgebiete der Anatomie. Nach anderen Gesichtspunkten wird die Anatomie unterteilt in **Embryologie** (Entwicklungsgeschichte) – **Makroskopische Anatomie** – **Mikroskopische Anatomie** – **Histologie** (Gewebelehre).

Die Entwicklungsgeschichte beschäftigt sich mit allen Vorgängen von der Entstehung der Urkeimzellen über die Befruchtung bis zur Bildung eines ausgewachsenen Organismus. Während der Entwicklung entstehen sowohl im Großen als auch im Kleinen alle Strukturen und Formen. Ein Weg zum Verständnis von Bau, Struktur und Funktion des menschlichen Körpers geht über die Entwicklungsgeschichte. Im größeren Rahmen gehört die Entwicklung des Einzelorganismus (**Ontogenese**) zur **Phylogenese**, der Stammesgeschichte, die sich mit der Entwicklung der Formen in der Tierreihe einschließlich des Menschen beschäftigt. Ontogenese, Phylogenese, Anatomie des Menschen und vergleichende Anatomie der Tiere führt zur Erarbeitung eines **Bauplans** der Organismen.

Eine Trennung zwischen makroskopischer und mikroskopischer Anatomie gibt es im eigentlichen Sinne nicht. Der menschliche Körper besteht – so wie alle Organismen – aus molekularen Bausteinen in hierarchischer Ordnung. Die Trennung zwischen makroskopischer und mikroskopischer Anatomie ist lediglich eine Folge der begrenzten Auflösung des menschlichen Auges. Zur makroskopischen Anatomie wird alles gerechnet, was an Erkenntnissen über den menschlichen Körper durch Untersuchung mit dem bloßen Auge gewonnen werden kann. Die mikroskopische Anatomie ist der Teil der Anatomie, der seine Ergebnisse durch Verwendung von Auflösungshilfen (z.B. Mikroskopen) gewinnt. – Die **Histologie** (Gewebelehre) beschäftigt sich mit den Bauelementen, die in verschiedenartigster Zusammensetzung die Organe und schließlich den ganzen Körper bilden. Die Grundlage der Histologie ist die **Cytologie**, die Lehre von den Zellen, die „wirklich das letzte Formelement aller lebendigen Erscheinungen sowohl im Gesunden als auch im Kranken" sind, „von welchen alle Tätigkeit des Lebens ausgeht" (Virchow).

Methoden der makroskopischen Anatomie. Methoden, die ohne Zergliederung und damit auch am Lebendigen durchgeführt werden können, sind die **Inspektion** (Betrachten), **Palpation** (Abtasten), **Perkussion** (Abklopfen), **Auskultation** (Abhorchen), Untersuchung mit **Röntgenstrahlen**.

Zur makroskopischen Untersuchung der im Inneren des Körpers, d.h. unter der Haut verborgenen Teile dienen Sektion bzw. Präparation. Hierbei muß Haut und Unterhautgewebe durchschnitten werden. Die weitere Zergliederung erfolgt unter Verwendung von schneidenden, sägenden oder schabenden Instrumenten.

Die Zergliederung eines menschlichen Leichnams oder **Konservierung** muß wegen der bald nach dem Tode beginnenden Zersetzung bald durchgeführt werden. Zum Studium der Einzelheiten wird der Leichnam mit sog. Fixierungsmitteln (z.B. **Formalin, Alkohol**) konserviert.

Methoden der mikroskopischen Anatomie und Histologie S. 69

Die Anatomie bemüht sich, zu allgemein gültigen Aussagen zu kommen. Selbst bei Berücksichtigung der häufigen und zahlreich vorkommenden Varietäten bestehen doch in der körperlichen Erscheinung zwischen den einzelnen Individuen z.T. erhebliche Unterschiede. Diese Unterschiede zu erfassen und zu den verschiedensten Ursachen in Beziehung zu setzen, ist die Aufgabe der **Anthropologie**.

Hinweis
Im Text, in den Abbildungen und Tabellen werden folgende Abkürzungen gebraucht: ant. = anterior, A. = Arteria, Aa. = Arteriae, dex. = dexter, dist. = distal(is), ext. = externus, For. = Foramen, Gl. = Glandula, Gll. = Glandulae, inf. = inferior, int. = internus, lat. = lateralis, Lig. = Ligamentum, Ligg. = Ligamenta, maj. = major, med. = medialis, min. = minor, M. = Musculus, Mm. = Musculi, N. = Nervus, n. = z.B. Rr. buccales **n**ervi facialis, Nn. = Nervi, Nd. = Nodus lymphaticus, Ndd. = Nodi lymphatici, Nucl. = Nucleus, post. = posterior, prof. = profundus, prox. = proximal(is), R. = Ramus, Rr. = Rami, sin. = sinister, superf. = superficialis, sup. = superior, Tr. = Tractus, V. = Vena, v. = z.B. Bulbus **v**enae jugularis, Vv. = Venae.

Allgemeiner Teil

Cytologie

A. Allgemeines

Die Zellenlehre (Cytologie) befaßt sich mit Bau und Struktur der verschiedenen Zellen, ferner mit der Erforschung ihrer Funktionen. Auf der Cytologie baut die Gewebelehre (Histologie), eine Materialkunde, auf, deren Kenntnis Voraussetzung ist für das Studium der mikroskopischen Anatomie der Organe. Gleichzeitig vermittelt die Kenntnis der normalen Cytologie, Gewebelehre und mikroskopischen Anatomie die notwendigen Grundlagen zur Beurteilung erkrankter Gewebe und Organe (Cyto- und Histopathologie). Für die Diagnostik von Krankheiten werden Gewebsteile aus dem Körperinnern entnommen, Biopsie, und mikroskopisch untersucht.

Alle Lebewesen – Pflanzen, Tiere und Menschen – bestehen aus Zellen. Die Zelle ist als die kleinste, noch selbständig lebensfähige Bauneinheit des Metazoenkörpers anzusehen. Nicht alle Zellen des Metazoenkörpers sind gleich gebaut und vollbringen dieselben Leistungen. Vielmehr führt die Differenzierung während der Histogenese zur Spezialisierung der Funktion der einzelnen Zellen, wie sie sich beispielsweise in Sauerstofftransport (Erythrocyten), Sekretbildung (Drüsenzellen), Impulsleitung (Nervenzellen), Resorptionsleistung (Dünndarmzelle), Ausscheidungsleistung (Nierenzelle) u. a. äußert. Die Histogenese führt also zu einer Arbeitsteilung, d. h. die Funktionen des Metazoenkörpers werden auf bestimmte Organe aufgeteilt. Dieses *Prinzip der Arbeitsteilung* ist auch innerhalb jeder einzelnen Zelle verwirklicht. Grundlegende Funktionen, die allen Zellen eigen sind, werden auf verschiedene kleinste Organe der Zelle, die sog. Zellorganellen, verteilt.

Wenn gesagt wurde, die Zelle sei „selbständig", so bedarf diese Feststellung gewisser Einschränkungen. Aus dem Metazoenkörper entnommene und in Kulturmedien explantierte Zellen bleiben nämlich nur dann in der sog. Zell- oder Gewebekultur (S. 69) erhalten, wenn sie in einem aseptischen Milieu leben, in dem ihnen die zum „Leben" notwendigen Nährstoffe (z. B. Aminosäuren, Proteine, anorganische Stoffe, Sauerstoff, Embryonal- oder Milzextrakt) regelmäßig zur Verfügung stehen. Aus ihrem Medium nimmt die Zelle die Nährstoffe auf, baut sie chemisch ab, benutzt die Molekularbruchstücke und die freiwerdenden Energien zur Aufrechterhaltung ihrer Struktur, zur Verrichtung ihrer spezifischen Funktion und schließlich zur Teilung durch Reduplikation. Die nicht verwertbaren Abbauprodukte, die Schlacken des Stoffwechsels, werden wieder ausgeschieden und müssen aus dem Nährmedium entfernt werden. Die einzelligen Lebewesen (Protozoen) hingegen entnehmen die notwendigen Nahrungsstoffe ihrer natürlichen Umgebung, bauen durch ihre metabolische Tätigkeit den Zellinhalt selbst auf und sind tatsächlich selbständig lebensfähig.

Alle Zellen haben einen gemeinsamen Bauplan. Sie bestehen aus dem *Cytoplasma* mit zahlreichen Strukturen und dem *Zellkern (Nucleus)*. Zellkern und Cytoplasma bilden eine für das Leben der Zelle unerläßliche Einheit. Wenn, wie in den ausgereiften roten Blutkörperchen (Erythrocyten) der Zellkern fehlt, dann können sie sich nicht mehr vermehren.

Größe, Form und Struktur der Zellen sind mannigfaltig und stehen in Beziehung zu ihrer Funktion. Neben kugeligen und ovoiden Zellformen gibt es polyedrische, spindelige (glatte Muskelzellen), mit langen oder kurzen cytoplasmatischen Ausläufern versehene Elemente (Knochenzellen, Nervenzellen, Gliazellen). Ferner passen sich die Zellen ihrer Umgebung an; im Zellverband beeinflussen sie sich gegenseitig in ihrer Form.

Auch in der Größe der Metazoenzellen bestehen große Unterschiede. Die menschliche Eizelle ist mit 120–200 µm am größten und mit unbewaffnetem Auge gerade noch zu erkennen, die kleinen haben einen Durchmesser von 5 µm (kleine Lymphocyten, Mikroglia). Innerhalb der einzelnen Zellarten sind die Zellgrößen jedoch relativ konstant. Als Sonderformen sind die sog. Riesenzellen zu erwähnen. Es handelt sich um voluminöse Elemente mit großem Einzelkern oder mit mehreren (bis zu 100 Kernen). Letztere entstehen durch Kernteilungen ohne nachfolgende Cytoplasmadurchschnürung. Beispiele für Riesenzellen sind die einkernigen Megakaryocyten des Knochenmarks (Durchmesser 40–60 µm) und die mehrkernigen Chondro- und Osteoklasten (Durchmesser 10–100 µm). Vielkernige Riesenzellen treten auch unter pathologischen Bedingungen auf.

Als *Plasmodium* werden vielkernige Cytoplasmaeinheiten bezeichnet, die, wie die Skeletmuskelfasern, auf häufige direkte Kernteilungen ohne nachfolgende Teilungen des Zelleibes zurückzuführen sind. Unter Syncytium versteht man einen mehrkernigen Cytoplasmakomplex, der jedoch durch Verschmelzung von ursprünglich getrennten Zellen ohne Konfluieren der Kerne entstanden ist.

Recht unterschiedlich ist die *Lebensdauer* der einzelnen Zellen. Während sie für die Erythrocyten mit 100 bis 120, für die Granulocyten nur mit wenigen Tagen berechnet wird, geht der Enterocyt bereits nach 36 Stunden zugrunde. Andererseits sind die Nervenzellen so alt wie der Gesamtorganismus.

B. Bau der Zelle (Abb. 1)

Bestandteile der Zelle sind der Zellkern (mit Karyoplasma) und der Zelleib (Cytoplasma). Im Cytoplasma lassen sich folgende Strukturen erfassen:
— Zellmembran (Plasmalemm)
— Grundplasma (Hyaloplasma)
— Metaplasma (z.B. Neuro- und Myofibrillen, Filamente und Mikrotubuli)
— Paraplasma (verschiedene Einlagerungen, z.B. Sekretgranula, Pigmente, Vorrats- und Speicherstoffe)
— Zellorganellen
• Endoplasmatisches Reticulum (ER), in der glatten Form: agranuläres ER; in der rauhen Form: granuläres ER mit der Sonderform Ergastoplasma
• Golgi-Apparat
• Mitochondrien
• Ribosomen
• Lysosomen, Cytosomen, Peroxysomen („microbodies")
• Centriolen.

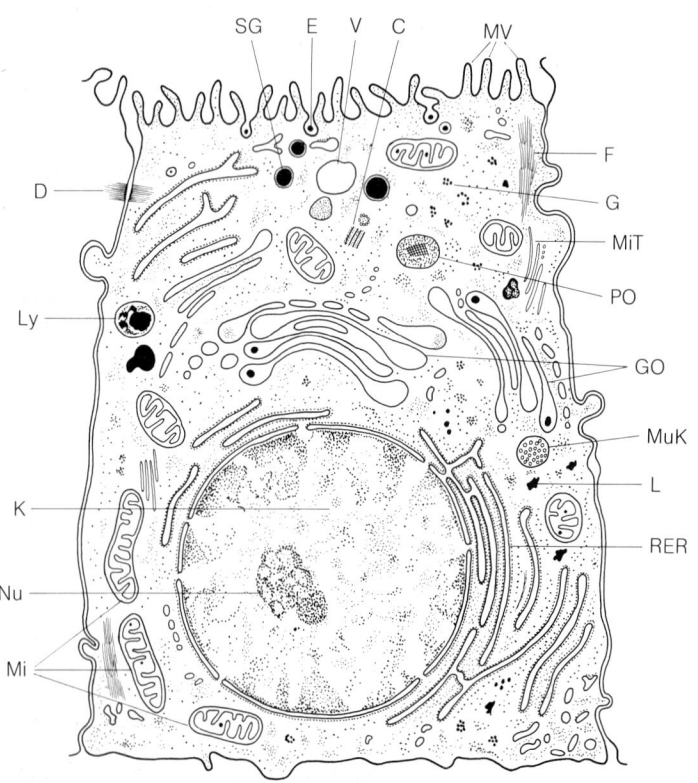

Abb. 1. Schematische Darstellung der Ultrastruktur einer tierischen Zelle.
K = Zellkern;
Nu = Nucleolus;
RER = rauhes endoplasmatisches Reticulum (Ergastoplasma);
GO = Golgi-Komplex;
Mi = Mitochondrien;
F = Filamente;
MiT = Mikrotubuli;
Ly = Lysosom;
C = Centriol;
G = Glykogen;
E = Endocytose;
MV = Mikrovilli;
D = Desmosom mit einstrahlenden Filamenten;
MuK = Multivesiculärer Körper;
PO = Peroxysomen;
SG = Sekretgranula;
V = Vacuole;
L = Lipidtröpfchen

I. Zellmembranen

Die menschlichen und tierischen Zellen sind von einer 7–10 nm dicken, verformbaren, glatten oder gefalteten Membran (Zellmembran, Plasmamembran, Plasmalemm) abgegrenzt, die das Zellinnere von der Umgebung trennt. Elektronenmikroskopisch läßt das Plasmalemm eine *Dreischichtung* erkennen: eine hellere Mittelschicht wird von je einer dunklen (osmophilen) Außen- und Innenschicht flankiert. Nach einem Modell von Danielli (1944) stellt das Plasmalemm ein Lipoproteinsystem dar (Abb. 2). Die helle Mittelschicht, eine bimolekulare Lipidlage, wird im wesentlichen von den hydrophoben Kohlenwasserstoffgruppen von Phospho- und Glykolipiden sowie Sterinen gebildet. Die hydrophilen Gruppen dieser zwei Lipidschichten sind nach außen gerichtet und stellen die Verbindung zu der aus Proteinen und Mucoproteiden bestehenden Außen- und Innenschicht des Plasmalemms her. Diese sind jedoch in ihrer Molekularstruktur verschieden. Im Plasmalemm sind ferner Proteine eingebaut, die Enzymcharakter haben (Membranenzyme).

Derartige Membranen mit grundsätzlich ähnlichem Aufbau kommen auch im Zellinneren vor, d. h. die Cytomembranen des endoplasmatischen Reticulum, des Golgi-Apparates, der Mitochondrien, der Lysosomen usw. zeigen elektronenmikroskopisch den oben beschriebenen Dreischichtenbau, so daß es gerechtfertigt schien, vereinfachend von einer Elementarmembran („unit membrane") zu sprechen. Funktionell verhalten sie sich jedoch sehr unterschiedlich. Die Cytomembranen trennen intracelluläre Räume (Kompartimente), die einander in gesetzmäßiger Weise zugeordnet sind. In ihnen laufen die verschiedenen Teilfunktionen der Zelle ab.

Das Plasmalemm ist semipermeabel, d. h. es ist Barriere und Sieb zugleich und regelt den Stoffaustausch. Der Durchtritt von Substanzen erfolgt entweder passiv (Diffusion) oder er wird mit Hilfe der Membranenzyme bewerkstelligt. Die Oberfläche vieler Zellen ist nochmals von einer dünnen, unterschiedlich stark ausgebildeten Eiweiß-Polysaccharid-Schicht bedeckt, die man *Glykocalyx* („cell coat", „surface coat") nennt. Diese schützt und stabilisiert vermutlich das Plasmalemm, nimmt Einfluß auf die Permeation von Substanzen und wirkt wahrscheinlich als Antigen.

Zellen, die für die Aufnahme oder Abgabe von Stoffen spezialisiert sind, besitzen als Sondereinrichtungen Ausstülpungen oder Einfaltungen (Invaginationen), die der Vergrößerung der Zelloberfläche dienen.

Mikrovilli (Abb. 3a) sind lumenwärts gerichtete fingerförmige, etwa 100 nm dicke Ausstülpungen der Zelle, die bis zu 2 µm lang sein können. Bei resorbierenden Zellen (Epithel des Dünndarmes oder des Hauptstückes der Niere) bilden die Mikrovilli einen einheitlichen, dicht stehenden Rasen, der bereits lichtmikroskopisch als Bürsten- oder Stäbchensaum wahrnehmbar ist. Durch die Mikrovilli, die neben Glykoproteinen auch hydrolytische Enzyme (z. B. Peptidasen, alkalische Phosphatase, ATPase und Disaccharidasen) enthalten, wird eine etwa 20- bis 50-fache Vergrößerung der resorbierenden Oberfläche erreicht. Die 4–8 µm langen Stereocilien ähneln den Mikrovilli, stehen jedoch durch seitliche Brückenbildungen miteinander in Verbindung. Sie sollen zu Sekretionsvorgängen in Beziehung stehen.

Bei Epithelzellen mit einem hohen Flüssigkeits- und Elektrolytdurchgang (Epithelzellen des Plexus choroideus, der Streifenstücke von Speicheldrüsen, der Hauptstücke der Niere) erfolgt die Oberflächenvergrößerung durch tiefe *Einfaltungen* (Einstülpungen) des Plasmalemms an der dem Lumen abgewandten Seite der Zelle (Abb. 3b). Zwischen den kompliziert angeordneten Plasmalemmfalten („basales Labyrinth") liegen schmale Cytoplasmafächer mit gestapelten länglichen Mitochondrien. Dieser Feinbau äußert sich bereits lichtmikroskopisch in einer basalen Steifung der Zellen, z. B. den Streifenstücken von Drüsenausführungsgängen (S. 29).

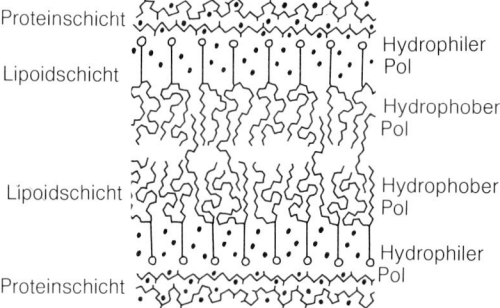

Abb. 2. Molekularer Aufbau der Zellmembran (Elementarmembran, „unit membrane"), in Anlehnung an Stockenius. Die zwei Lagen von Lipoiden bilden eine bimolekulare Schicht, deren hydrophile Pole von Proteinen bedeckt werden. Die Kohlenwasserstoffreste der Lipoide sind relativ ungeordnet. Die dunklen Punkte bedeuten das Fixierungsmittel (Osmiumtetroxyd), das sich vorwiegend in den Proteinschichten der Membran niederschlägt

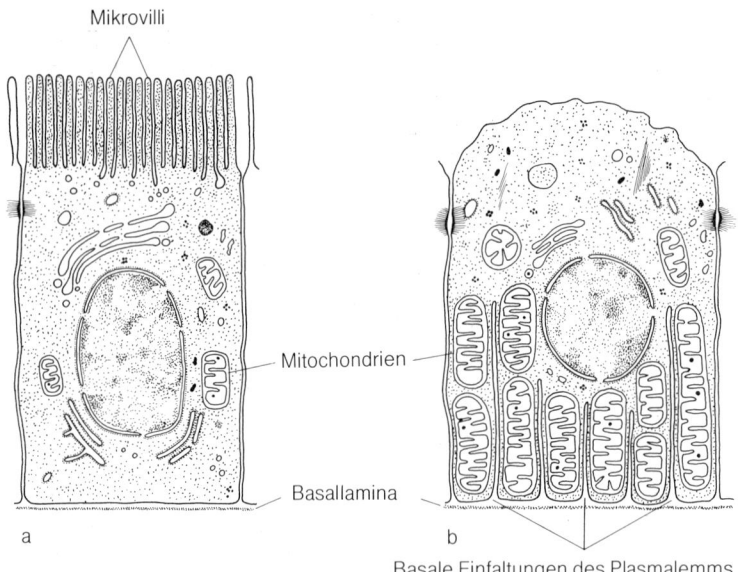

Abb. 3a u. b. Beispiele zur Vergrößerung der Epitheloberfläche. (a) Darmepithelzelle mit zahlreichen Mikrovilli; (b) Zelle des distalen Tubulus contortus mit tiefen basalen Einfaltungen (basales Labyrinth)

II. Stofftransport durch das Plasmalemm (Cytosen)

Jede Zelle nimmt aus ihrer Umgebung Stoffe auf und gibt bestimmte Produkte wieder an den extracellulären Raum ab. Alle Stoffe, die ausgetauscht werden, müssen das Plasmalemm passieren. Die Fähigkeit der Zelle, bestimmte gelöste Stoffe ein- oder austreten zu lassen, nennt man *Permeabilität*. Diese selektive Membranpermeabilität ist morphologisch nicht faßbar.

Indessen sind Vorgänge, die es der Zelle ermöglichen, größere Moleküle, Partikel und flüssige Stoffe direkt aufzunehmen, auch mikroskopisch zu verfolgen. Bei diesen Prozessen stülpt sich das Plasmalemm bläschenförmig cytoplasmawärts ein, wobei es extracelluläres Material umhüllt. Die Abschnürung solcher Invaginationen führt zu intracellulär gelegenen, von einer Membran umgebenen Vacuole. Diese Art des Einschleusens extracellulärer Substanzen ist ein bekannter Vorgang, den man *Endocytose* nennt (Abb. 1).

Handelt es sich dabei um die Aufnahme großer Partikel, dann spricht man von *Phagocytose* (z.B. Aufnahme und Vernichtung von Bakterien). Die Aufnahme von Flüssigkeitströpfchen nennt man Pinocytose.

Die *Mikropinocytose* (Membranvesiculation) stellt prinzipiell den gleichen Vorgang dar, ist jedoch nur elektronenmikroskopisch zu erfassen. Die abgeschnürten Vesikel mit einer lichten Weite von maximal 100 nm enthalten gelöste Stoffe. Das weitere Schicksal dieser mikropinocytotischen Vesikel ist sehr unterschiedlich. Möglicherweise löst sich ihre Bläschenwand auf, wodurch deren Inhalt in das Cytoplasma inkorporiert wird. Andererseits können Vesikel mit den Cytomembranen des endoplasmatischen Reticulum sowie des Golgi-Apparates verschmelzen. Eine Verschmelzung mehrerer Vesikel führt zur Bildung von immer größer werdenden Vacuolen (Speichervacuolen). Die Bildung von mikropinocytotischen Vesikeln gestattet jedoch auch einen Stofftransport von einer Seite der Zelle zur anderen, ohne daß diese Stoffe mit dem Cytoplasma direkt in Berührung treten. Die mikropinocytotisch aufgenommenen Flüssigkeitströpfchen werden durch die Zelle geschleust und auf der gegenüberliegenden Zellseite in einem der Pinocytose entgegengesetzt ablaufenden Vorgang ausgestoßen. Die Bläschenmembran wird dabei wieder in das Plasmalemm eingefügt. Diesen transcellulär gerichteten Passagemechanismus nennt man *Cytopempsis*.

III. Hyaloplasma (Grundcytoplasma)

Das Hyaloplasma ist die transparente, licht- und elektronenmikroskopisch mehr oder weniger homogene Matrix des Cytoplasmas, in das die Zellorganellen und die Cytoplasmaeinschlüsse eingebettet sind. Die Hauptbestandteile dieser cytoplasmatischen Matrix (lösliches cytoplasmatisches Zellkompartiment der Biochemiker) sind Wasser und darin gelöste Proteine und Enzyme, Mineralsalze und Spurenelemente.

IV. Zellorganellen

Zellorganellen sind spezifisch gebaute, z.T. lichtmikroskopisch im Cytoplasma nachweisbare, charakteristische Strukturelemente. Sie können nach Zerstörung der Zelle (Homogenisierung) und Zentrifugation in sog. Partikelfraktionen gewonnen und biochemisch analysiert werden. Die Organellen erfüllen charakteristische Funktionen im Stoffwechsel der Zelle.

1. Endoplasmatisches Reticulum (ER)
(Abb. 4)

Das Cytoplasma fast aller Zellen enthält Cytomembranen, die ein dreidimensional angeordnetes System kommunizierender Hohlräume aufbauen, die stellenweise zu Zisternen erweitert sind. Besonders charakteristische Strukturen dieses Systems sind paarweise angeordnete Lamellen, die als abgeplattete Säckchen anzusehen sind. Auf elektronenmikroskopischen Aufnahmen erkennt man nur die Schnittprofile der endoplasmatischen Cytomembranen, die miteinander anastomosieren und so das Bild eines räumlichen, kompliziert gebauten Labyrinths ergeben. Die Binnenräume des ER sind von variabler Form. Der kleinste Abstand der gegenüberliegenden Membranen beträgt 30–50 nm. In stoffwechselaktiven Zellen ist dieses Hohlraumsystem häufig erweitert, ihr Inhalt ist je nach Funktionszustand verschieden dicht. Auch die Menge des ER schwankt zwischen den verschiedenen Zellarten in Abhängigkeit von deren spezifischen Aufgaben beträchtlich. Die Membranen des ER trennen das Hyaloplasma und das in den Hohlräumen gelegene, in seiner Zusammensetzung noch unbekannte Reticulumplasma.

Man unterscheidet elektronenmikroskopisch eine *ungranulierte (glattwandige)* von einer *granulierten (rauhwandige)* Form des ER (Abb. 4). Beide Formen können in ein und derselben Zelle vorkommen und ineinander übergehen. Das glatte ER ist nur selten zisternenartig erweitert und wird in besonders ausgeprägter Weise (tubuläre Form) in Zellen gefunden, welche Steroidhormone synthetisieren (z.B. Zellen der Nebennierenrinde, Zwischenzellen des Hodens u.a.). Die Membranen des rauhen granulierten ER sind an der Außenseite mit zahlreichen elektronendichten Partikeln, den Ribosomen (s.u.) besetzt. Diese Form ist weit verbreitet, häufig in umschriebenen Zellarealen konzentriert und schon lichtmikroskopisch an ihrer Basophilie (Färbbarkeit mit basischen Farbstoffen) erkennbar. Diese Form wird *Ergastoplasma* genannt. Derartige, durch ihr färberisches Verhalten gut unterscheidbare Cytoplasmabezirke können lichtmikroskopisch in Gestalt wechselnd grober Schollen (z.B. Nissl-Schollen in Nervenzellen) auftreten oder als streifige Cytoplasmaverdichtungen an der Zellbasis von Drüsenzellen (Pankreas) erscheinen.

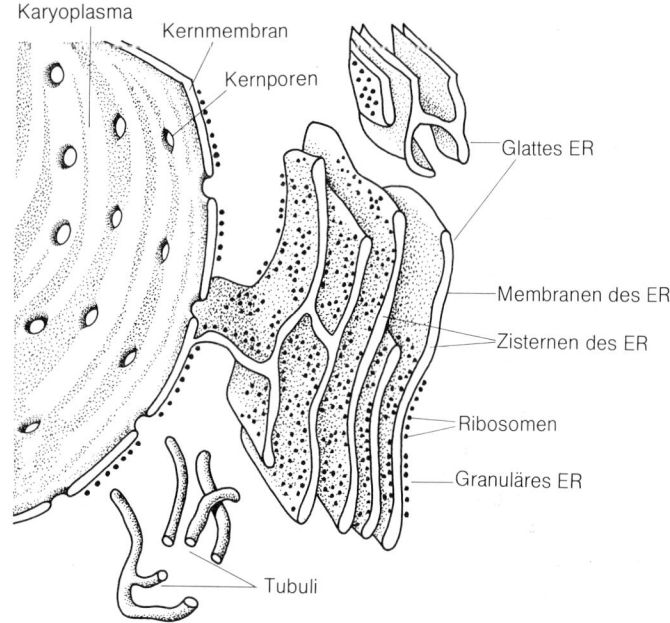

Abb. 4. Verschiedene Strukturbilder des endoplasmatischen Reticulum (ER). Die Membranen des ER begrenzen Zisternen variabler Form, die mit dem perinucleären Spalt kommunizieren

2. Golgi-Apparat (Abb. 5)

Dieses von Golgi entdeckte Organell ist Bestandteil aller Zellen. Der Golgi-Apparat soll aus dem glatten ER entstehen. Man nennt den aus Zisternen, Vesikeln und Vacuolen bestehenden Gesamtkomplex Golgi-Feld. Elektronenmikroskopisch erscheint der Golgi-Apparat meist in Form parallel angeordneter und in Kernnähe gelegener Membransysteme, die mit Stapeln leerer oder kaum gefüllter Säcke verglichen werden können. Sie liegen teils eng aneinander, teils umschließen sie erweiterte vacuoläre Räume, die nicht miteinander kommunizieren. Ein Golgi-Apparat besteht gewöhnlich aus einem leicht gebogenen Stapel von etwa 3–10 flachen Zisternen. In differenzierten Zellen läßt sich am Golgi-Apparat eine konvexe und eine konkave Seite unterscheiden. Vom Rand der Einzelzisternen, teilweise auch von der konkaven Flachseite des Stapels ausgehend, schnüren sich kleinere oder größere, substanzgefüllte, als Golgi-Vesikel und -Vacuolen bezeichnete Bläschen ab (*Sekretionsstelle*), während die konvexe Seite meistens unvollständig aufgebaute Zisternen erkennen läßt (*Bildungsseite*). Konkav- und Konvexseite unterscheiden sich auch hinsichtlich ihrer Enzymausstattung. Der Golgi-Apparat hat u. a. Bedeutung bei der Sekretbereitung. Er soll auch an der Bildung von Lysosomen beteiligt sein und stellt gleichzeitig ein Membrandepot dar.

3. Mitochondrien (Abb. 6)

Mitochondrien kommen in allen Zellen vor und sind schon lange aus der Lichtmikroskopie her bekannte, stark lichtbrechende Zellorganellen, die einem auffälligen Formwandel unterliegen. Nach geeigneter histotechnischer Vorbehandlung der Gewebeschnitte lassen sie sich mit Eisenhämatoxylin anfärben oder mit spezifischen Nachweisreaktionen für mitochondriale Enzyme (z.B. Succinatdehydrogenase) darstellen. Die Länge der Mitochondrien schwankt zwischen 0,5 µm und 4,0 µm, ihr Durchmesser zwischen 0,3 und 1,0 µm. Ihre Anzahl ist je nach Art der Zelle sehr verschieden. Häufig besteht eine enge Beziehung zwischen ihrer Zahl und der Funktion oder dem Energiebedarf der Zelle. So wird beispielsweise in der Herzmuskelzelle fast ein Viertel des Gesamtvolumens von Mitochondrien eingenommen. Sezernierende und resorbierende Zellen enthalten in der Regel besonders viele, stoffwechselarme, mit mechanischen Schutzfunktionen betraute Epithelzellen nur einzelne Mitochondrien.

Elektronenmikroskopisch sieht man eine äußere, meist glatte und faltenlose Membran, die das Mitochondrium umschließt. Eine innere Membran, die der äußeren im Abstand von etwa 8 nm folgt, bildet hingegen Falten (Cristae mitochondriales) oder fingerförmige Einstülpungen (Tubuli mitochondriales) aus. Man unterscheidet deshalb Mitochondrien des *Crista-Typs* und des *Tubulus-Typs*. Ferner kennt man Mitochondrien, von deren innerer Membran sich gestielte Bläschen (Sacculi) oder dreikantige prismatische Röhrchen (Prismen) erheben. Diese Form kommt vor allen in steroidproduzierenden Zellen (Nebenniere, Leydigsche Zwischenzellen des Hodens) vor.

Die innere Hülle schafft mit ihren verschiedenartigen Differenzierungen zwei voneinander getrennte intramitochondriale Räume. Der eine liegt zwischen der äußeren und inneren Membran sowie innerhalb der Cristae, Tubuli, Sacculi oder der prismatischen Röhrchen. Er stellt in seiner Gesamtheit das äußere mitochondriale

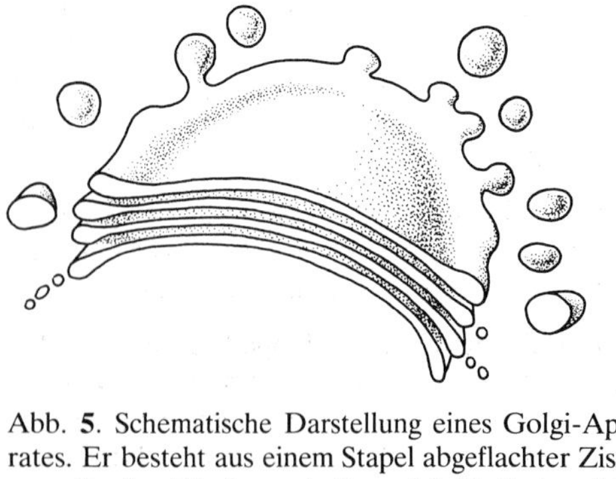

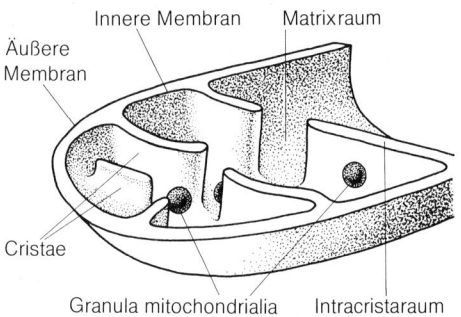

Abb. 5. Schematische Darstellung eines Golgi-Apparates. Er besteht aus einem Stapel abgeflachter Zisternen. An den Rändern schnüren sich Vesikel und Vacuolen ab

Abb. 6. Schematische Darstellung der Ultrastruktur eines Mitochondriums vom Crista-Typ. Die Matrix enthält Granula mitochondrialia

Kompartiment dar und wird häufig als Intracrista- oder Intratubulusraum bezeichnet. Der andere wird von der Innenmembran umschlossen und enthält die wechselnd elektronendichte *Matrix* (Matrix-Raum). Die Mitochondrienmatrix enthält in Wasser gelöste Proteine, Lipide, DNS und RNS. In der Matrix wurden außerdem Granula unterschiedlicher Form nachgewiesen (*Granula intramitochondrialia*). Enzyme und Coenzyme sind an den verschiedenen Mitochondrienstrukturen nach funktionellen Zusammenhängen geordnet (geordnete Multienzymsysteme). Die Hauptfunktion der Mitochondrien ist die *Energiegewinnung* durch biologische Oxydation geeigneter Spaltprodukte, die beim Abbau von Kohlenhydraten, Fetten und Proteinen entstehen.

4. Centriolen (Zentralkörperchen)

Centriolen spielen bei der Zellteilung eine Rolle. Es handelt sich um kleine, 0,3–0,5 μm große, rundliche oder stäbchenförmige Körper, die oft von einer verdichteten Cytoplasmazone umgeben sind (Centroplasma). Liegen zwei Centriolen rechtwinklig zueinander geordnet vor, dann spricht man von einem Diplosom. Jedes Centriol besteht aus neun, im Querschnitt kreisförmig angeordneten Gruppen von drei Tubuli (seltener zwei oder vier Tubuli), die leicht schraubenförmig den Mantel eines Zylinders bilden. Diese Tubuli bestehen aus dem Actin verwandten Proteinmolekülen (Tubulin), die jedoch keine Eigenkontraktilität besitzen sollen.

5. Ribosomen

Ribosomen sind kugelige, 10–20 nm große Partikel, die in allen Zellen vorkommen. Sie liegen im Grundcytoplasma entweder als freie Ribosomen verteilt oder im Verband von 5–40 Ribosomen als sog. Polyribosomen oder Polysomen gruppiert. Ribosomen bestehen aus Ribonucleoproteinen, die selbst in zwei Untereinheiten verschiedener Größe zerfallen. An ihnen findet die *Proteinbiosynthese* statt (S. 27).

6. Lysosomen, Cytosomen, Peroxysomen („microbodies")

Lysosomen sind 0,25 bis 0,50 μm große, von einer Membran umhüllte Körperchen, die durch ihren Gehalt an sauren Hydrolasen gekennzeichnet sind. Diese Organellen entstehen entweder aus dem rauhen endoplasmatischen Reticulum, in dem auch ihre Enzyme synthetisiert werden, oder aus dem Golgi-Apparat. Ihre Membran verhindert den Übertritt der Enzyme in das Cytoplasma und schützt auf diese Weise die Zelle vor einer Selbstverdauung. Neugebildete Lysosomen nennt man primäre Lysosomen. Sie enthalten bereits ihre Verdauungsenzyme, aber keine erkennbaren Abbauprodukte. Ihre Matrix erscheint homogen. Sekundäre Lysosomen stellen die eigentlichen Verdauungsvacuolen dar. Sie entstehen durch Vereinigung primärer Lysosomen mit Cytosomen oder Phagosomen und besitzen eine inhomogene Innenstruktur.

Cytosomen sind Körperchen, welche in der Zelle entstandene Stoffe einschließen; *Phagosomen* stellen Membransäckchen dar, deren Inhalt von der Zelle durch Phagocytose aufgenommen wurde. Sekundäre Lysosomen können unverdautes und/oder unverdaubares Material ansammeln und dann als heterogen strukturierte Abbau- oder Residualkörper elektronenmikroskopisch in Erscheinung treten. Lysosomen, welche geschädigtes zelleigenes Material einverleiben und verdauen, werden häufig als Autolysosomen oder Autophagolysosomen bezeichnet. Die Entscheidung darüber, welche der verschiedenen Lysosomenformen im Einzelfalle vorliegt, ist morphologisch nur schwer zu treffen.

Peroxysomen („microbodies") heißen etwa 0,5 μm große Partikel, die gleichfalls von einer Membran umhüllt sind. Ihr Inhalt ist teils homogen, teils feingranuliert, seltener in Form konzentrischer Lamellen angeordnet. Sie enthalten Enzyme, die Wasserstoffperoxyd bilden und spalten können. Peroxysomen werden häufig in Nachbarschaft des endoplasmatischen Reticulum gefunden, aus dessen Membranen diese Organellen hervorgehen sollen.

V. Metaplasma

Mit dem aus der Lichtmikroskopie stammenden Begriff Metaplasma werden spezielle cytoplasmatische Strukturen zusammengefaßt, an die spezifische Zelleistungen gebunden sind. Man unterscheidet

— **Myofibrillen;** aus Myosin- und Actinfilamenten zusammengesetzte kontraktile Strukturelemente der Muskelzellen (S. 54),

— **Tonofibrillen;** feine, doppelbrechende Filamentbündel von 0,1–0,3 μm Durchmesser, die in mehrschichtigen Epithelien einen trajektoriellen Verlauf aufweisen. Filamente unbestimmter Länge kommen auch in Endothel- und Gliazellen vor.

— Neurofibrillen; versilberbare Strukturen, deren morphologisches Substrat unbekannt ist. Sie kommen in Nervenzellen und deren Fortsätzen vor.
— **Mikrotubuli;** vermutlich Bestandteile aller Zellen. Ihr Außendurchmesser beträgt etwa 20–25 nm, die lichte Weite ca. 10 nm; ihre Länge ist nicht sicher bekannt. Sie dienen wahrscheinlich der Zellstabilisierung und dem Stofftransport.

VI. Paraplasma

Unter Paraplasma (paraplasmatische Substanzen, paraplasmatische Strukturen; weitgehend überholte Begriffe) versteht man Ansammlungen von Stoffwechselprodukten, die zumindest zeitweise nicht am aktiven Stoffwechsel teilnehmen. Dabei handelt es sich um Substanzen, die von der Zelle selbst gebildet oder von ihr aufgenommen worden sind. Zu den paraplasmatischen Einschlüssen zählen:
— Glykogen
— Lipide (Neutralfette und Lipoide)
— Proteine
— Pigmente
— Sekrete.

1. Glykogen

Glykogen wird in vielen Zellen gespeichert. Es wird in Form kleiner Granula und Schollen abgelagert, die auch lichtmikroskopisch dargestellt werden können. Reich an Glykogen sind u. a. Leberzellen und die Epithelzellen der Mundschleimhaut und der Vaginalhaut. Elektronenmikroskopisch besteht Glykogen aus etwa 15–30 nm großen Partikeln, die entweder isoliert im Cytoplasma liegen oder zu mehreren gruppiert als sog. Glykogenrosetten vorkommen.

2. Neutralfette und Lipoide

Fette kommen nicht nur in Fettzellen vor, vielmehr können sehr verschiedene Zellen Fetteinschlüsse in Form kleiner Tröpfchen speichern. In den üblichen Präparaten sieht man an Stelle von Fettröpfchen optisch leere Räume, sog. Fettvacuolen (S. 12). Klein- oder großtropfige Verfettungen des Cytoplasmas können nicht nur durch übermäßige Nahrungszufuhr, sondern auch infolge Sauerstoffmangels oder toxischer Schädigungen auftreten.

3. Proteine

Eiweißeinschlüsse als Vorrats- oder Speicherstoffe sind selten. Seit langem sind kristalline Einschlüsse in Leberzellen und in Leydigschen Zwischenzellen des Hodens (Reinkesche Kristalle) bekannt. In vielen anderen Zellen treten Eiweiße in Form kugeliger glänzender Gebilde, sog. hyaliner Tropfen auf, welche Ausdruck resorptiver Zelleistungen oder degenerativer Prozesse sein können. Häufig verbergen sich dahinter alterierte Lysosomen.

4. Pigmente

Pigmente sind mit einer Eigenfarbe versehene Substanzen, die meist in Körnchenform auftreten. Nach ihrer Herkunft werden exogene (von außen stammende) und endogene (im Körper entstandene) Pigmente unterschieden. Die wichtigsten Pigmente lassen sich folgendermaßen einteilen:

Exogene Pigmente:
  Kohlen-, Metall- und Steinstaub; Farbstoffe
Endogene Pigmente
● Blut- und Muskelfarbstoffe (pyrrol- und eisenhaltig)
● Hämoglobinogene Pigmente (pyrrol- oder eisenhaltig)
  Porphyrine
  Hämatoidin
  Gallenfarbstoffe
  Hämosiderin
  Ferritin
● Nicht hämoglobinogene Pigmente (pyrrol- und eisenfreie Pigmente)
  Melanine
  Adrenochrome
  Lipofuszine

Exogene Pigmente. Kohlenstaub und Rußteilchen werden mit der Atemluft eingeatmet, von den Alveolarepithelien phagocytiert und in Form schwarzer oder brauner Körnchen gespeichert. Gefüllte Alveolarepithelzellen können ihren Standort verlassen und auf Lymphbahnen in regionäre Lymphknoten verschleppt werden. Eine übermäßige Ablagerung von Kohlepigmenten in der Lunge und den Lymphknoten führt zur Anthrakose. In ähnlicher Weise gelangt Metall- und Steinstaub in die Lunge (Asbestose, Silikose). Weitere exogene Pigmente sind die bei der Tätowierung in die Haut gebrachten Farbstoffe wie schwarze Tusche (fein zerriebene Kohle) und Zinnober, die in Bindegewebszellen gespeichert werden. Die Aufnahmen von Bleiverbindungen (Bleiweiß in Farben) führt zu einer grün-schwärzlichen Pigmentierung der Gingiva. Auch eine übermäßige medikamentöse Therapie mit Silbersalzen (Argentum nitricum) kann zu einer Pigmentierung führen. Feine schwarze Silberkörnchen schlagen sich bevorzugt an der Basalmembran der Niere und in der Grundsubstanz des hyalinen Knorpels nieder.

Endogene Pigmente. Diese werden vom Organismus selbst synthetisiert; sie stellen die „echten" Pigmente dar.

Der *rote Blutfarbstoff (Hämoglobin)* ist das im menschlichen Körper am reichlichsten vorhandene Pigment. Hämoglobin erscheint in nicht fixierten und ungefärbten Erythrocyten im durchfallenden Licht gelblich-grün. Bei akuter Hämolyse werden rotbraune Hämoglobingranula intraepithelial abgelagert. Der rote Muskelfarbstoff (Myoglobin) ist dem Hämoglobin chemisch sehr ähnlich. Bei ausgedehnten Muskelzerstörungen kann Myoglobin in ähnlicher Weise wie Hämoglobin abgelagert werden.

Hämatoidin und die Gallenfarbstoffe *Bilirubin und Biliverdin* sind eisenfreie Abbauprodukte des Hämoglobins. Hämatoidin entsteht immer extracellulär und findet sich meist im Zentrum größerer Blutungen (Blutergüsse). Bilirubin, ein vierkerniger Pyrrolfarbstoff, wird in der Milz und in den v. Kupfferschen Sternzellen der Leber gebildet. Zu einer bevorzugten Ablagerung von Gallenfarbstoffen in Leber- und Nierenzellen kommt es nur bei pathologisch gesteigertem Bilirubinspiegel im Serum. Hämosiderin und Ferritin werden nur von lebenden Zellen nach Phagocytose roter Blutkörperchen gebildet und in Form kleiner brauner Granula gespeichert. Bei vermehrtem Blutabbau kommt es zu einer starken Ablagerung von Hämosiderin in Milz und Leber (Hämosiderose). Hämosiderin ist histochemisch mit der Berliner-Blau-Reaktion nachweisbar.

Melanine sind gelbe, braune oder schwarzbraune Pigmente, die in speziellen, aus der Neuralleiste stammenden Zellen, den Melanoblasten bzw. Melanocyten, synthetisiert werden. Die Pigmentkörnchen werden an die basalen Epidermiszellen und die jungen Zellen der Haarzwiebel (S. 167) abgegeben. Melanin findet man ferner in der Choroidea und im Pigmentepithel des Auges (S. 561), in der weichen Hirnhaut (S. 368) und in bestimmten Arealen des Zentralnervensystems (Nucleus niger, Nucleus coeruleus u. a.). Beim Fehlen von Melanin (Albino) liegt ein Gendefekt vor. Es fehlt das Enzym Tyrosinase, so daß Propigmente nicht in das eigentliche Pigment überführt werden können.

Lokale Depigmentierungen der Haut nennt man Vitiligo. Dagegen handelt es sich bei der Melanose um eine Melanin-Überpigmentierung. Treten in der Haut an umschriebener Stelle Ansammlungen von Melanocyten auf, so spricht man von Muttermalen (Nävus oder Pigmentnävus). Melaninhaltige Nävuszellnester können zu äußerst bösartigen Geschwülsten, den Melanomen, entarten.

Lipofuszine. Hierunter werden gelblich-braune, feinkörnige, glänzende Pigmente zusammengefaßt, die lipidhaltig und eisenfrei sind. Lipofuszine treten bevorzugt im höheren Lebensalter besonders in Nerven-, Leber- und Herzmuskelzellen auf (sog. Abnutzungs- oder Alterspigment). Eine übermäßige Ablagerung von Lipofuszinen führt zu einer Braunfärbung ganzer Organe (braune Atrophie des Herzens, der Leber usw.). Lipofuszingranula können auch von Lysosomen aufgenommen werden und als Residualkörper in Erscheinung treten.

C. Nucleus, Zellkern (Abb. 7)

Der Zellkern bildet mit dem Cytoplasma die Funktionseinheit der Zelle. Er ist das Steuerungszentrum des Zellstoffwechsels und Träger der genetischen Information. In der Regel besitzt eine Zelle einen Zellkern. Es gibt jedoch auch Zellen mit zwei Kernen, wie z. B. zweikernige Leber- und Knorpelzellen oder zweikernige Deckzellen des Übergangsepithels.

Die *Gestalt* des Kernes steht in Beziehung zur Form der jeweiligen Zelle und ist ein wichtiges diagnostisches Hilfsmittel. In polygonalen und isoprismatischen Zellen ist der Kern meistens rund, in hochprismatischen Zellen ellipsoid, spindelförmig in glatten Muskelzellen und abgeplattet in flachen Epithelzellen. In den Granulocyten des Blutes ist der Kern mehrfach segmentiert. Unregelmäßig gelappte, mit Fortsätzen, Buchten und tiefen Eindellungen versehene Kernformen sind in rasch proliferierenden Geweben (Tumoren) sehr häufig. Kerndeformierungen entstehen jedoch auch durch Myofibrillenbündel und durch Fettropfen.

Die *Kerngröße* ist der Zellgröße proportional (Kern-Plasma-Relation). Voluminöse Zellen, wie beispielsweise Eizellen und Spinalganglienzellen enthalten deshalb große Kerne. In den spezifischen Zellen der verschiedenen Organe dominiert in der Regel eine bestimmte Kerngröße, die sog. Regelklasse. Häufig kommen aber auch verschiedene Kerngrößenklassen vor, wo-

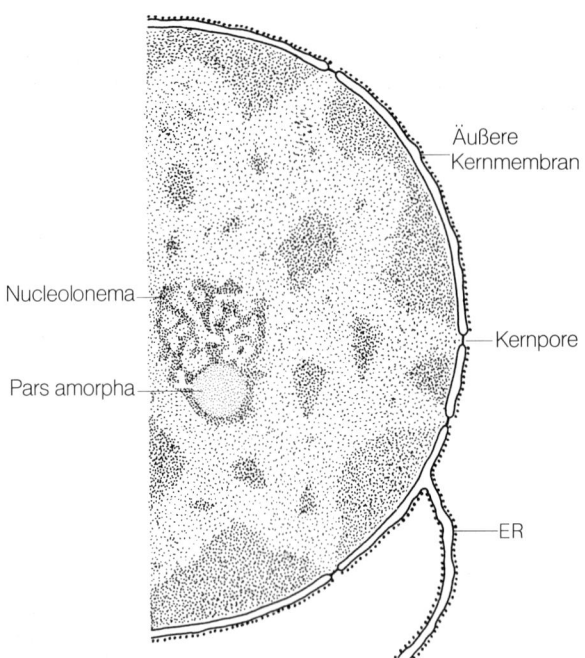

Abb. 7. Schematische Darstellung der Ultrastruktur des Zellkernes. Die äußere Lamelle der Kernmembran ist mit Ribosomen besetzt. ER = endoplasmatisches Reticulum

bei die Kerngrößen eine geometrische Reihe bilden, d.h. die Kerne stehen im Größenverhältnis 1:2:4:8 zueinander. Diese Kernvergrößerung geht auf eine Vermehrung des Chromosomensatzes, Polyploidie, zurück. Nicht selten führt eine gesteigerte Zellaktivität zur sog. funktionellen Kernschwellung, die auf einer Zunahme des Hydratationswassers und auf einer vermehrten Bildung von Ribonucleinsäuren beruht.

Der *Interphasekern* ist das morphologisch charakteristische Gebilde für die Zeiten der Teilungsruhe. In dieser Zeit ist der Zellkern synthetisch und funktionell besonders aktiv. Die Verdoppelung der DNS der Chromosomen erfolgt in der Synthesephase (S-Phase). Ihr folgt eine prämitotische Ruhephase, G2-Phase. Der S-Phase geht eine vorsynthetische G1-Phase voraus.

Am Interphasekern unterscheidet man folgende Bestandteile: Kernmembran, Chromatin, Nucleolus und Kerneinschlüsse.

I. Kernmembran

Der Zellkern wird durch eine Kernhülle abgegrenzt, die aus zwei Membranen besteht. Zwischen den beiden elektronendichten Membranen liegt ein etwa 10–35 nm breiter Spalt, der *perinucleäre Raum*. Die Kernhülle entstammt dem Cytoplasma, sie ist Teil des endoplasmatischen Reticulum. Die äußere Membran setzt sich in die Lamellen des ER fort. Somit steht der perinucleäre Spalt mit den Binnenräumen des ER in kontinuierlicher Verbindung. Die Außenlamelle der Kernmembran ist mit Ribosomen besetzt, die der Innenlamelle fehlen. Dieser liegt Chromatin an.

Die Kernhülle ist von zahlreichen Poren durchsetzt, *Kernporen*, die eine lichte Weite von 35–80 nm haben. An diesen Pforten gehen innere und äußere Membran der Kernhülle ineinander über. Sie dienen dem Stoffaustausch zwischen Cytoplasma und Karyoplasma; dementsprechend wechselt ihre Zahl mit den funktionellen Erfordernissen.

II. Chromatin

Der von der Membran umgebene Binnenraum des Kernes wird – vom Kernkörperchen abgesehen – im wesentlichen von den entspiralisierten, aufgelockerten und hydratisierten Chromosomen eingenommen. Im Fixationsfärbebild lichtmikroskopischer Präparate unterscheidet man Chromatin und Karyolymphe (Kernsaft). Dem Chromatin gehören die Desoxyribonucleinsäuren, basische Proteine (Histone) und Nichthistone an, die Karyolymphe enthält säurelösliche Nucleotide, Zwischenprodukte des Kohlenhydratabbaues und Enzyme. Je nach Kernart und histologischer Vorbehandlung erscheint das Chromatin im Intermitosekern entweder locker verteilt, in feinen Strängen, Balken und Schollen angeordnet (dekondensiertes Chromatin, *Euchromatin*) oder in dichten Massen (kondensiertes Chromatin, *Heterochromatin*). Einige Chromosomenabschnitte nehmen nämlich an der üblichen Auflockerung bei der telophasischen Entstehung nicht teil, sondern verharren in einem spiralisierten Zustand. Große heterochromatische Areale bezeichnet man als *Chromozentren*. In den Kernen somatischer Zellen weiblicher Säuger einschließlich des Menschen bleibt das eine der beiden X-Chromosomen heterochromatisch und bildet ein großes, desoxyribonucleinsäure-enthaltendes Chromozentrum aus, das sog. *Sex-Chromatin* (Geschlechtschromatin). Es liegt meist der Kernmembran innen an (Barr-Körperchen). In den verdichteten vielgestaltigen Kernen von Granulocyten werden sie dagegen in Gestalt trommelschlegelförmiger Anhängsel nach außen vorgestülpt („drumstick"). Somit bietet sich die Möglichkeit, Auskunft über das chromosomale Geschlecht in den Körperzellen zu erhalten. Zur quantitativen Ermittlung des Sex-Chromatins werden Mundschleimhautabstriche, Haarwurzelzellen oder Blutausstriche herangezogen. Elektronenmikroskopisch stellt sich das Chromatin in Form unregelmäßig verteilter feinkörniger Massen dar. Nur nach geeigneter Vorbehandlung und bei Hochauflösung lassen sich fibrilläre Strukturen darstellen, wobei es sich möglicherweise um die doppelsträngigen DNS-Moleküle selbst handelt.

III. Nucleolus, Kernkörperchen (Abb. 7)

Jeder Zellkern enthält als charakteristische Struktur ein oder mehrere Kernkörperchen (Nucleolen), die sich durch hohe Dichte auszeichnen. Sie besitzen keine eigene Membran. Die Nucleolarsubstanz besteht aus drei verschiedenen Komponenten:
— *Filamente* mit einem Durchmesser von 5 nm (Pars fibrosa). Sie enthalten RNS und Proteine im Verhältnis 1:6.
— *Granuläre Partikel* von etwa 15 nm Größe, die den cytoplasmatischen Ribosomen ähneln (Pars granulosa). Sie enthalten viel RNS, die für die Basophilie der Nuclearsubstanz verantwortlich ist.
— *Amorphes Material* (Nucleolarmatrix) von geringer Elektronendichte. Diese amorphe Substanz besteht ausschließlich aus Proteinen.

Der Nucleolus ist Bestandteil eines bestimmten Chromosomenabschnittes. Seine funktionelle Bedeutung für den Zellstoffwechsel liegt darin, die in ihm gebildete RNS an das Cytoplasma weiterzugeben, um hier die an Ribosomen gebundenen Proteinsynthesen zu ermöglichen.

IV. Kerneinschlüsse

Man unterscheidet indirekte und direkte, echte Kerneinschlüsse. Bei den indirekten Einschlüssen handelt es sich um Kernmembraninvaginationen, die zu Cytoplasmainvaginationen führen. Echte, direkte Einschlüsse (Glykogen, Lipide, Proteine, Kristalle) liegen frei im Binnenraum des Kernes und führen nach Herauslösen zum Bild der sog. Lochkerne.

D. Lebensäußerungen der Zellen

I. Mitose, Zellteilung

Die Mitose (indirekte Zellteilung) ist eine Kern- und Cytoplasmateilung. Das Ziel jeder Mitose ist die erbgleiche Verteilung der im Zellkern lokalisierten Gene. Im teilungsbereiten Kern werden zunächst die bis dahin unsichtbaren fadenförmigen Chromosomen sichtbar. Die Chromosomen werden durch Längshalbierung getrennt, die verdoppelten Chromonemata werden auseinandergezogen und auf zwei gleiche Tochterkerne verteilt. Nach jeder Karyokinese muß im Interphasekern eine identische Reduplikation des Genmaterials, d.h. der chromosomalen DNS-Stränge bis zum Beginn der nächsten Zellteilung erfolgt sein. Die Mitose läuft in mehreren Phasen ab, die selbst wieder in mehrere Stadien unterteilt werden können. Sie gehen fließend ineinander über.

1. Chromosomen (Definition, Vorkommen, Zahl und Größe) (Abb. 8)

Chromosomen sind im Zellkern lokalisierte, autoreduplikative Strukturen, welche die Erbanlagen (Gene) tragen. Im Interphasekern liegen die Chromosomen in einer weitgehend entspiralisierten Funktionsform vor. Mit Beginn der Teilung werden sie infolge Spiralisierung in eine individuell sichtbare Transportform umgewandelt.

Der Chromosomenbestand (*Chromosomensatz*) eines Zellkernes ist speziesspezifisch. Er ist zahlenkonstant, d.h. auch die Tochterzellen enthalten soviel Chromosomen wie die Zelle, aus der sie durch Teilung entstanden sind. Auch die Größe der Chromosomen ist artspezifisch. Sie lassen sich nach Form, Größe und nach Lage sekundärer Einschnürungen ordnen, klassifizieren und numerieren (Chromosomenkarten).

Die diploide menschliche Körperzelle enthält 44 Chromosomen von gleicher Form und Größe. Diese bezeichnet man als *Autosomen* und unterscheidet sie von den beiden *Geschlechtschromosomen oder Heterosomen*. Sie gleichen sich nur dann, wenn es sich um die Kerne weiblicher Individuen mit den Heterosomen XX handelt. Beim männlichen Geschlecht liegen dagegen zwei ungleiche Chromosomen XY vor. Nur in diesem Fall handelt es sich streng genommen um Heterosomen. Der Mensch besitzt also im diploiden Satz 46 Chromosomen.

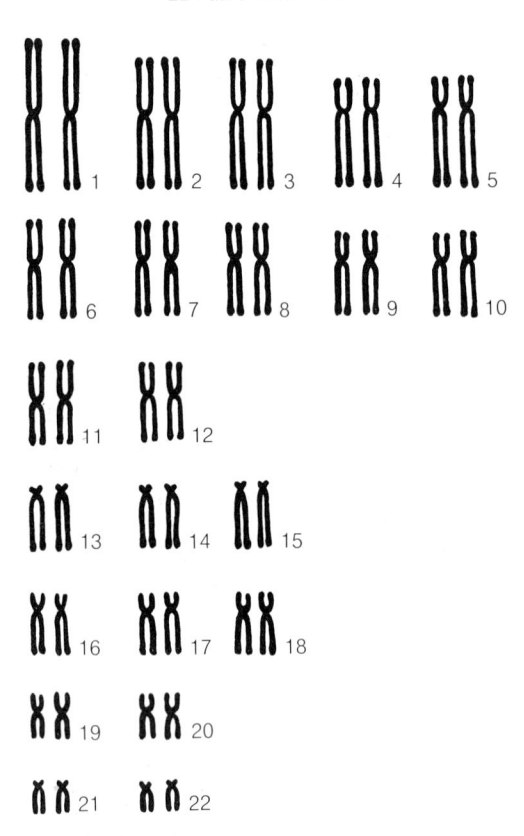

2. Gestalt und Feinbau der Chromosomen
(Abb. **9a** u. **b**)

Die mitotischen Chromosomen erscheinen als gerade oder hufeisenförmig gekrümmte Stäbchen (*Chromosomenarme*) mit einer primären Einschnürung, dem *Kinetokor* oder *Zentromer*. Es ist jene Zone, an der während der Chromosomenbewegung die Spindelfasern ansetzen. Die Chromosomenarme variieren in ihrer Länge, ihre Abknickung erreicht verschiedene Grade und die Position des Kinetokors wechselt. Diese Merkmale sind jedoch für jedes einzelne Chromoson spezifisch und konstant; sie werden deshalb auch zur Klassifizierung der Chromosomen herangezogen.

In den Chromosomenarmen liegen zwei spiralig gewundene Fäden, die *Chromatiden*. Jede Chromatide besteht aus zwei feineren Spiralen, den *Chromonemata*, auf denen stark färbbare Knötchen, die *Chromomeren*, aufgereiht sind und den Stellen einer stärkeren Spiralisation des Chromonemas entsprechen. Besonders große Chromomeren am Chromosomenende nennt man *Telomeren*.

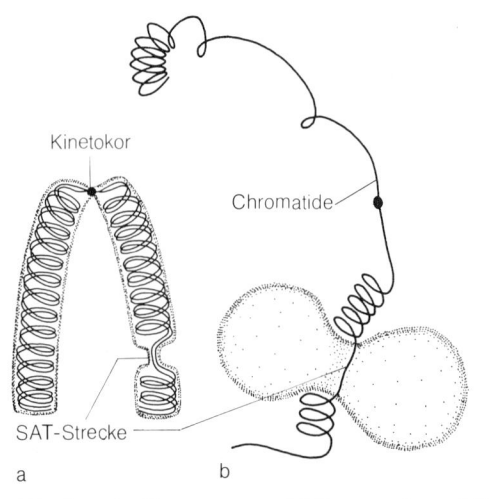

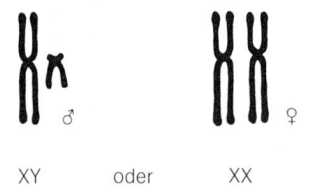

Abb. **8**. Chromosomensatz einer normalen menschlichen Zelle. Die 46 Chromosomen bestehen aus 22 Autosomenpaaren und einem Paar Heterochromosomen. In männlich bestimmten Zellen werden die Geschlechtschromosomen mit X und Y bezeichnet. Weiblich bestimmte Zellen enthalten als Geschlechtschromosomen zwei X-Chromosomen. (Nach Leonhardt, 1971)

Abb. **9a** u. **b**. Chromosomen. (**a**) Transportform, frühe Metaphase der Mitose; (**b**) Funktionsform, Interphasenkern. (Nach Leonhardt, 1971)

Elektronenmikroskopisch setzt sich ein Chromosom aus einer Vielzahl von 10–12 nm dicken *Elementarfibrillen* zusammen. Jede Elementarfibrille läßt bei Hochauflösung zwei *Subfibrillen* (Dicke etwa 4 nm) erkennen, von denen jede eine *DNS-Spirale* darstellen soll.

Ein Chromosom eines Chromosomensatzes besitzt eine zusätzliche fadenförmige Einschnürung, die sich durch geringere Basophilie auszeichnet und die die Hauptmasse des Chromosoms mit einem kleinen Endstück, dem sog. *Satelliten*, verbindet. Diese schwächer färbbare Zone nennt man SAT-Zone bzw. SAT-Strecke (= sine acido thymonucleinico; früher wurde die DNS „Thymonucleinsäure" genannt und man hielt die SAT-Zone für DNS-frei). In der SAT-Zone sind die DNS-Stränge weniger stark spiralisiert und rufen durch ihre Auflockerung die sog. *Puff-Bildung* hervor. An dieser Stelle kondensiert sich der Nucleolus. Die SAT-Zone stellt den Nucleolus-Organisator dar. Die Chromosomen haben folgende Funktionen:
– die Speicherung der genetischen Information im genetischen Kode der DNS,
– die identische Autoreduplikation und Weitergabe der genetischen Information und
– die geregelte RNS-Synthese und die Übertragung der genetischen Information von der DNS auf die RNS.

3. Teilungsverlauf (Abb. 10a–f)

Man unterscheidet folgende Stadien:

Prophase. Nach Volumenzunahme der Zellen grenzen sich die im Kern zunächst in einem Knäuel *Spirem* zusammengelegten Chromosomen sichtbar ab. Diese prophasische Kondensation ist mit einer Wasserabgabe des Chromosomenmaterials verbunden. Gleichzeitig werden die Chromosomen kürzer und dicker, der Nucleolus löst sich auf, der Golgi-Apparat verschwindet. In den Chromosomen kann man einen Längsspalt erkennen. Die beiden Centriolen rücken auseinander und wandern gegen die Zellpole zur Ausbildung des Spindelapparates. Die Spindelfasern heften sich an der primären Einschnürung der Chromosomen, dem Kinetokor, an. In der gleichen Zeit hat sich die Kernmembran aufgelöst. Damit ist das Stadium der Prometaphase erreicht.

Metaphase. Mit der Ausbildung der Spindelfasern ordnen sich die hakenförmigen Chromosomen in der Mittelebene zwischen den beiden Spindelpolen, der sog. *Äquatorialebene* an und bilden eine Sternfigur, den *Monaster* oder Mutterstern aus. Die Teilungsspindel ist nun vollständig ausgebildet. Man unterscheidet Zentral-

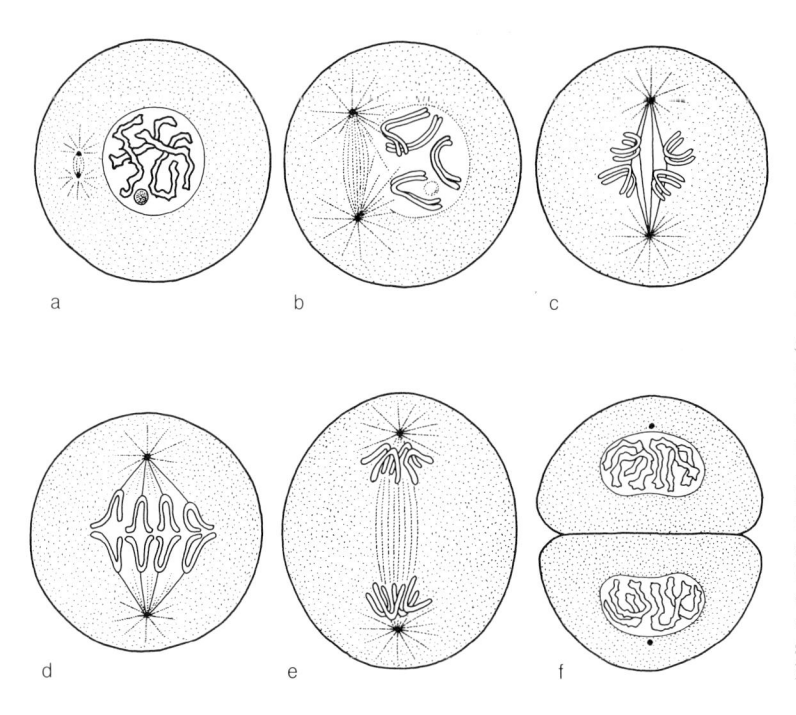

Abb. **10a–f**. Schema der Zellteilung. (**a**) Prophase: Ausbildung der Chromosomen im Kern und Ausbildung der Zentralspindel zwischen den Tochterzentralkörpern; (**b**) Prometaphase: Streckung der Zentralspindel. Bildung von Zugfasern und Bewegung der Chromosomen zur Einordnung in den Äquator der Spindel; (**c**) Metaphase: Die längsgeteilten Chromosomen im Äquator der Spindel; (**d** u. **e**) Anaphase: Auseinanderrücken der Tochterchromosomen nach den Spindelpolen zu; (**f**) Telophase: Umwandlung der Chromosomen in ein Kerngerüst, Ausbildung einer Kernmembran, Durchschnürung des Cytoplasmakörpers. (Nach Kühn, 1969)

fasern, welche beide Pole miteinander verbinden, von Chromosomenfasern, die an die nach außen gerichteten Schenkel der Chromosomen herantreten. Spindelfasern bestehen elektronenmikroskopisch aus Tubuli. Der chromosomale Längsspalt als morphologisches Kennzeichen der Chromosomenverdoppelung ist nun noch deutlicher zu sehen.

Anaphase. In dieser Phase wandern die Längshälften der Chromosomen, die Chromatiden, zu den Spindelpolen. Dabei verkürzen sich die Spindelfasern. Es entstehen zwei Tochtersterne, das *Diasterstadium*.

Telophase, Rekonstruktionsphase und Cytokinese. In der Telophase sammeln sich die Chromosomen an den Spindelpolen, und die beiden Tochtersterne bilden sich wieder in Knäuel um (*Dispirem*). In unmittelbarer Nachbarschaft der Chromosomenknäuel tauchen nun elektronenmikroskopisch sichtbare Vesikel und Membranschläuche auf, die zur Bildung neuer Kernmembranen miteinander verschmelzen. Während der Rekonstruktion verschwinden die Spindelfasern, gleichzeitig treten die Nucleolen wieder auf. Noch in der Telophase liegt der Beginn der *Cytokinese*, die Teilung des Zelleibes. Sie beginnt in der Äquatorialebene mit der Bildung einer Schnürfurche, die mehr und mehr durchschneidet und den Zelleib schließlich in zwei Hälften teilt. Dieser vereinfacht dargestellte Vorgang kann in verschiedenen Formen ablaufen. Die Dauer der Mitose hängt von zahlreichen Faktoren ab und ist von Art zu Art verschieden. Bei vielen Säugern dauert sie etwa 24 Stunden (Abb. **10a–f**).

4. Mitosestörungen und atypische Abläufe

Störungen der Mitose können in allen Stadien des Teilungsverlaufes auftreten. Im Hinblick auf die Chemotherapie des Krebses haben experimentelle Studien mit sog. Mitosegiften große Bedeutung erlangt. So lassen sich beispielsweise in der Gewebekultur die in Teilung befindlichen Zellen mit Colchicin vergiften. Dieses Alkaloid hemmt die Ausbildung des Spindelapparates, die Mitosen laufen nur bis zur Metaphase normal ab. Die Polwanderung der Chromosomen bleibt aus. Diese Methode eignet sich deshalb auch zur Darstellung und Auszählung von Chromosomen. Gelegentlich wird die Zahlenkonstanz der Chromosomen nicht eingehalten. Die auftretende Streuung bezeichnet man als Chromosomenaberrationen, die mit charakteristischen klinischen Krankheitsbildern einhergehen.

Beispiele: *Turner-Syndrom* mit Minderwuchs, Gonadendysgenesie, Amenorrhoe und einem Flügelfell am Hals. In diesem Falle fehlt bei Frauen das zweite X-Chromosom und es liegt die Formel XO vor. – *Klinefelter-Syndrom* mit weiblichem Habitus beim Mann und angeborener Sterilität. Es besteht die Heterosomenkombination XXY. Beim sog. *Superfemale-Syndrom* handelt es sich um die Chromosomenkombination XXX, beim *Double-male-Syndrom* liegt die Kombination XXYY vor.

Auch die Autosomen können Abweichungen von der Zahlenkonstanz zeigen. So findet man bei der mongoloiden Idiotie (*Down-Syndrom*) ein 3. überzähliges Chromosom beim Paar 21, daher Trisomie 21. Beim *Sturge-Weber-Syndrom* mit Gefäßmißbildungen im Gehirn, der Chorioidea und der Haut sowie Schwachsinn und angeborenem Glaukom liegt eine Trisomie 22 vor.

Mutation

Mutationen sind Änderungen des Erbgutes, die auf verschiedene Weise hervorgerufen werden können. Bei der Genmutation wird das molekulare Gefüge der DNS verändert (Änderung der Nucleotidsequenz). Unter Ploidiemutationen versteht man numerische Chromosomenaberrationen, d. h. Änderungen des Chromosomensatzes. Bei den Chromosomenmutationen handelt es sich um strukturelle Chromosomenaberrationen, die durch Brüche von Chromatiden oder von ganzen Chromosomen entstehen. Dabei können Stücke von Chromosomen verlorengehen (*Deletion*) oder es kann eine Verdopplung eintreten (*Duplikation*). Bei der Inversion wird ein Bruchstück aus einem Chromosomen umgedreht in das gleiche wieder eingesetzt, bei der Translokation ein Bruchstück in ein anderes, nicht homologes Chromosom wieder eingebaut.

Mutationen werden durch UV-Licht, ionisierende Strahlen (Röntgenstrahlen, Radioaktivität) aber auch durch zahlreiche Chemikalien (Färbe- und Konservierungsmittel, Insekticide, Medikamente zur Krebstherapie) hervorgerufen.

Endomitose

Bei der Endomitose wird der Cyclus in der frühen Prophase abgebrochen, ein Spindelapparat wird nicht angelegt und die Kernmembran löst sich nicht auf. Die Tochterchromosomen bleiben somit im Mutterkern, der auf diese Weise die doppelte Chromosomenzahl enthält. Das Ergebnis dieses Vorganges sind polyploide Zellkerne. Die endomitotische Polyploidisierung führt in einigen Fällen nur zur Tetraploidie, in anderen jedoch bis zur 1024- und 2048-Ploidie. Viele Leberzellkerne und die Knochenmarksriesenzellen sind polyploid.

Amitose

Unter Amitose versteht man die direkte Durchschnürung eines Zellkernes. Chromosomen werden bei diesem Vorgang nicht sichtbar, eine Cytokinese bleibt meistens aus. Es ist nicht endgültig geklärt, ob bei der amitotischen Kernteilung auch die Chromosomen gleichwertig verteilt werden. Amitosen werden u.a. in Leber- und Herzmuskelzellen, ferner im Amnionepithel und in den Deckzellen des Übergangsepithels beobachtet.

5. Meiose (Abb. 11)

Die Meiose ist eine spezielle Form der mitotischen Zellteilung, die bei den Geschlechtszellen vorkommt und zur Halbierung des diploiden Chromosomensatzes führt. Sie dient also nicht der identischen Reproduktion und Aufteilung der Chromosomen, sondern der Reduktion auf die haploide Zahl und der Rekombination der elterlichen Chromosomen. Deshalb wird sie auch *Reduktionsteilung* genannt. Die Reduktion

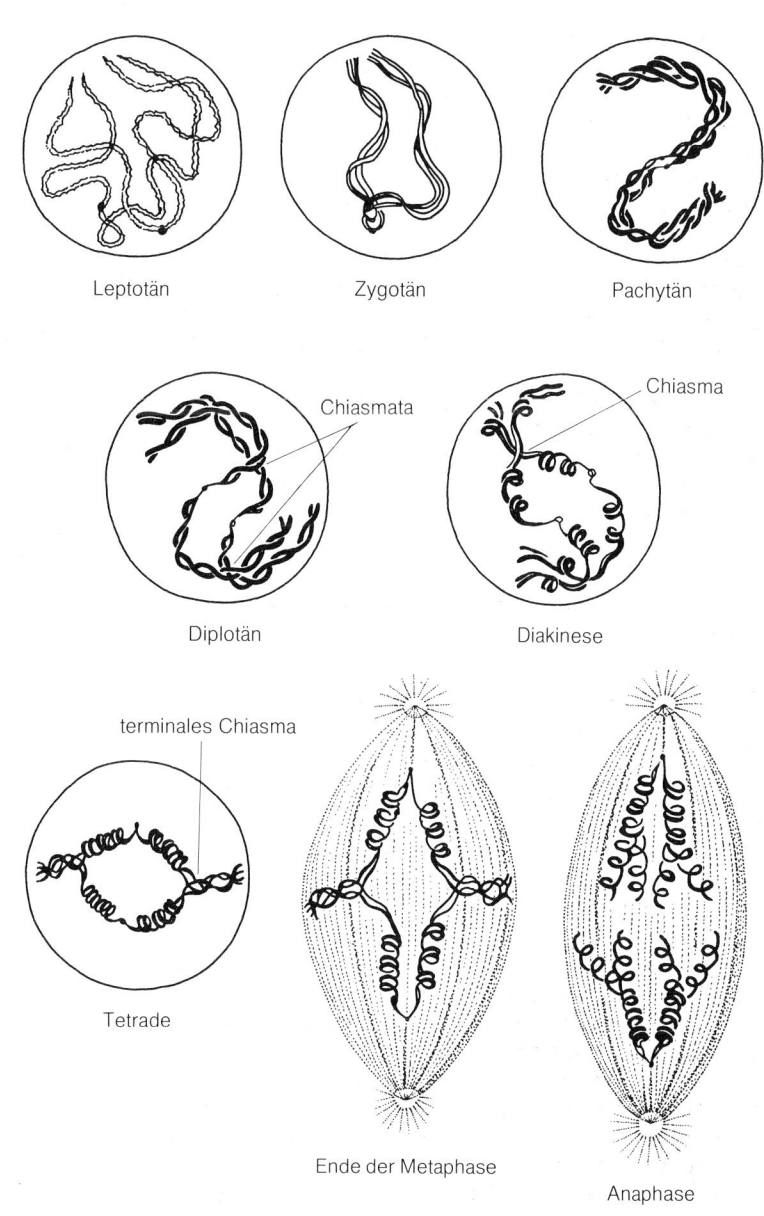

Abb. 11. Schema der heterotypischen Mitose (Erläuterungen im Text)

ist notwendig, damit die Zahl der Chromosomen durch die Befruchtung nicht von Generation zu Generation verdoppelt wird. Bei der Verschmelzung von mütterlichen und väterlichen Gameten, von Ei und Spermium, steuern beide Eltern jeweils nur einen halben, haploiden Chromosomensatz bei. Damit entsteht wieder ein diploider Satz. Die Halbierung des diploiden Chromosomensatzes erfolgt in zwei aufeinander folgenden Schritten, der 1. und 2. Reifeteilung.

Erste Reifeteilung
Am Beginn der meiotischen *Prophase* (*Präleptotän*) treten die Chromosomen in Form von dünnen spiralisierten Fäden auf. Erst dann vergrößert sich der Kern, die Chromosomen verlängern sich (Entspiralisierung) und erreichen ihre maximale Ausdehnung im *Leptotän*. Hierauf lagern sich die homologen (väterlichen und mütterlichen) Chromosomen zu homologen Paaren (Gemini) zusammen. Homologe Gene liegen dann genau nebeneinander (Parasyndese). Dieser gesamte Vorgang wird Chromosomenpaarung, Konjugation oder Synapsis bezeichnet. Da in diesem Stadium die Chromosomen wie diejenigen einer normalen Mitose in der Prophase zwei Chromatiden besitzen, bilden sie zusammen sog. *Tetraden*.

In der meiotischen Prophase sind die Chromatiden der homologen Chromosomen an mehr oder weniger zahlreichen Stellen miteinander vereinigt (Überkreuzung, Chiasma), wobei zwischen väterlichen und mütterlichen Chromatiden Stücke ausgetauscht werden können („*crossing over*"). Nach der Paarung verkürzen sich die Chromosomen sehr stark und werden deshalb dicker, *Pachytänstadium*. Ihm folgt das *Diplotänstadium*, in dem die Chromosomen jedes Paares dazu neigen sich zu trennen und voneinander zu entfernen. Diesem Versuch stehen jedoch zunächst die umschriebenen Verhaftungen (Chiasmen) der Chromatiden entgegen. Erst im späten Diplotänstadium führen Torsionskräfte zur Trennung der Chiasmen und die Bivalenten entfernen sich voneinander.

In der folgenden *Metaphase* ordnen sich die Chromosomen in der Äquatorialebene. Dabei orientieren sie sich so, daß ihre Centromeren auf beiden Seiten der Äquatorialebene der Spindel in einer Längsachse liegen.

In der *Anaphase* ziehen die Spindelfasern die Chromosomen zu den Polen.

Es folgt die *Telophase* mit der Verteilung der homologen Chromosomen auf die Tochterzellen. Jede Tochterzelle hat damit einen haploiden Chromosomensatz erhalten. Die 1. Reifeteilung ist demnach eine *Reduktionsteilung*.

Zweite Reifeteilung
Der zweiten meiotischen Teilung geht eine kurze Interphase voraus, in der auch die DNS verdoppelt wird. Die vier Tochterzellen enthalten danach je einen haploiden Chromosomensatz. Erst durch die Verschmelzung von zwei haploiden Kernen während der Befruchtung wird wieder der diploide Satz erreicht.

6. Proteinbiosynthese

Die Synthese spezifischer Proteine findet im Cytoplasma an den Ribosomen statt. Welche Proteine synthetisiert werden, bestimmen die chromosomalen Gene. Für die Übersetzung der Information vom genetischen Kode in die Sprache der Proteine (Aminosäurensequenz) sind die Ribonucleinsäuren verantwortlich.

7. Sekretion

Unter Sekretion versteht man den Komplex folgender Prozesse: Die Synthese spezifischer Substanzen im Cytoplasma, denen eine Auswahl und Aufnahme von Rohstoffen, eine *Ingestion*, vorausging, und die Abgabe des fertigen Produktes aus der Zelle, die *Extrusion*. Demzufolge ist die Sekretion nicht allein den Drüsen zuzuschreiben, sondern stellt eine Leistung sehr vieler Zellen dar. So sezernieren beispielsweise Fibroblasten die Bindegewebsgrundsubstanz und das Tropokollagen, die Bausteine der kollagenen Fasern; Mastzellen sezernieren Histamin, Plasmazellen Immunglobuline, die Amnionepithelzellen Fruchtwasser. Eiweißhaltige Stoffe werden ausschließlich an den Ribosomen des rauhen endoplasmatischen Reticulum gebildet. Die synthetisierten Proteine reichern sich dann in den spaltförmigen Lichtungen des Ergastoplasmas an. Dabei können verschiedene Füllungszustände und demzufolge erhebliche Erweiterungen der Ergastoplasmaräume auftreten. Die Proteine werden sodann aus den Räumen des Ergastoplasmas zum Golgi-Apparat weitergeleitet und erscheinen in dessen erweitertem Lamellensystem. Hier erfolgt eine Konzentration des Sekretionsproduktes. Eiweißfreie Sekrete werden wahrscheinlich im glatten ER oder im Golgi-Apparat direkt gebildet.

So einheitlich sich die Morphologie der Synthese von spezifischen Produkten darbietet, so unterschiedlich sind die Wege der Extrusion (S. 27).

8. Bewegungserscheinungen

Intracelluläre Protoplasmabewegung. Das Cytoplasma ist kein starres Milieu ohne Eigenbewegung, es kann vielmehr gerichtete Ortsveränderungen ausführen, die an der Verlagerung paraplasmatischer Einschlüsse zu erkennen sind. Ursachen und Mechanismus der intracellulären Cytoplasmabewegungen sind nicht genügend geklärt.

Amöboide Zellbewegungen. Die amöboide Bewegung ist für die Ortsveränderung bestimmter Zellen typisch, z.B. Granulocyten, Monocyten, Lymphocyten, Histiocyten. In der Fetalphase sind offenbar alle embryonalen Zellen zur amöboiden Bewegung befähigt. Die Fortbewegung erfolgt durch Pseudopodienbildung.

Bewegungen von Cilien und Geißeln (Abb. 12 u. 13). Cilien und Geißeln sind Ausstülpungen der Zelloberfläche, die zu pendelnder oder undulierender Bewegung fähig sind und das gleiche feinstrukturelle Bauprinzip aufweisen.

Sind Zellen dicht mit Kinocilien besetzt, so spricht man von *Flimmerhaaren* (z.B. Flimmerepithel der Luftwege); kommt an einer Zelle nur eine, meist sehr lange Cilie vor, dann spricht man von *Geißeln* (Flagellae). Die reife Samenzelle besitzt beispielsweise eine 40–50 μm lange Geißel.

Die Kinocilien sind mit einem typischen Centriol verankert, das aus neun Gruppen zu drei Tubuli aufgebaut ist (S. 11). Diese basalen Strukturen heißen Basalkörperchen oder *Kinetosomen*, die in cilienreichen Flimmerepithelzellen eng aneinandergelagert sind und lichtmikroskopisch als Basalkörperchensaum imponieren.

In dem Teil der Cilie, der über die Zelloberfläche hinausragt, dem Cilienschaft, liegen in der Peripherie 9 Tubuluspaare (Doubletten) und zentral 2 Tubuli. Im Querschnitt einer Cilie erkennt man deshalb elektronenmikroskopisch ein typisches 9+2-Muster. Die peripheren Tubulus-Doubletten sind so angeordnet, daß sie einen Teil ihrer Wandung gemeinsam besitzen. Ferner gehen von ihnen armartige Fortsätze aus. Die Tubulussysteme bestehen aus Proteinmolekülen (Tubulin).

Die Bewegungen der Flimmerhärchen einer Epithelzelloberfläche sind synchronisiert. Der Schlag einer Cilie ist pendelnd, der einer Geißel undulierend. Die meisten Geißeln schlagen mit Frequenzen von 10–50 Schlägen/sec. Komplizierter sind die Bewegungen von Kinocilien. Betrachtet man in einer Reihe angeordnete Kinoci-

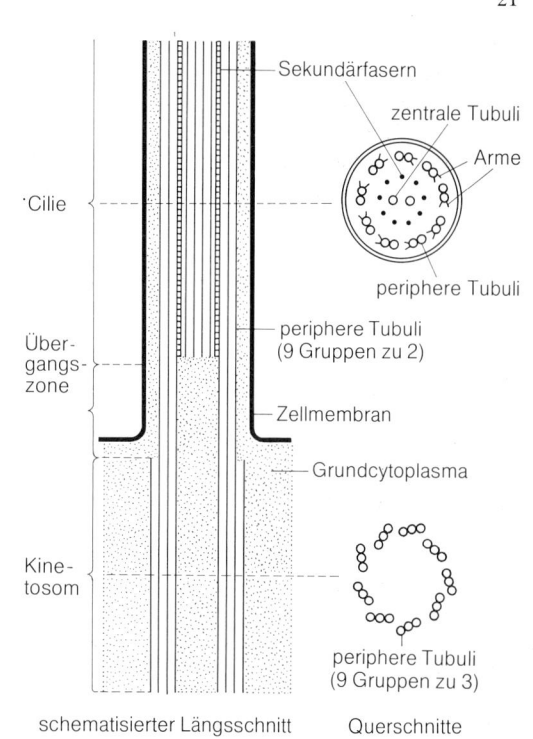

Abb. 12. Schematische Darstellung der Ultrastruktur einer Kinocilie

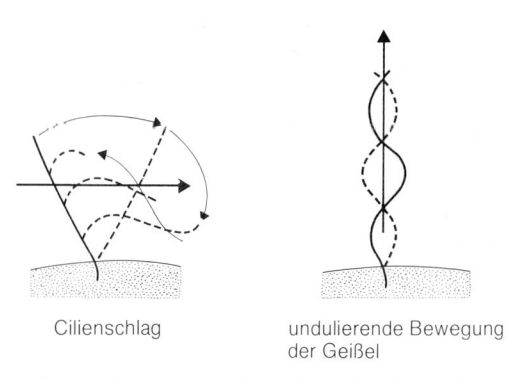

Abb. 13. Schematische Darstellung des Cilienschlages und der undulierenden Bewegung einer Geißel

lien, so beginnt jede Cilie ihren Schlag etwas später als die vorherige und etwas früher als die nächstfolgende. Diesen Schlagrhythmus nennt man metachron. Durch die Bewegungskoordination aller Kinocilien entsteht der Eindruck eines wogenden Kornfeldes. Cilien, welche ihre Verbindung mit dem Basalkörperchen verloren haben, schlagen nicht mehr.

Histologie, Gewebelehre

Gewebe sind Zellverbände einschließlich ihrer Intercellularsubstanzen.

Unter Berücksichtigung morphologischer und funktioneller Gesichtspunkte unterscheidet man 4 Grundgewebe:
- **Epithelgewebe,**
- **Binde- und Stützgewebe,**
- **Muskelgewebe,**
- **Nervengewebe.**

Diese Grundgewebe sind die Baumaterialien aller Organe, wobei in jedem Organ die Gewebe anders und jeweils charakteristisch zusammengesetzt sind.

Intercellularräume
Zwischen den Zellen liegen Intercellularräume. Sie sind unterschiedlich weit, z.B. beim Epithel spaltförmig, beim Binde- und Stützgewebe infolge des Vorkommens von Intercellularsubstanzen breit. Die Intercellularspalten und -räume sind wichtige Transportwege für Auf- und Abbauprodukte der Zellen. Bei Erkrankungen können die Intercellularräume in großer Menge Flüssigkeiten aufnehmen (extracelluläre Ödeme).

Zellkontakte
Nur an relativ wenigen Stellen bestehen zwischen Nachbarzellen feste Kontakte. Grundsätzlich können sich diese wieder lösen und neu geknüpft werden.

Derartige *Haftstellen* können unter Erhalt bzw. unter weitgehendem Verlust eines Intercellularspaltes ausgebildet werden. Der Zellkontakt kann auf begrenzter Fläche, d.h. fleckförmig erfolgen (*Macula*), oder wie ein Gürtel um die Zelle herumgelegt sein (*Zonula*). Im einzelnen werden unterschieden (Abb. 14):

Macula adherens (synonym: *Desmosom*). Auf engumschriebener Fläche (Durchmesser 0,3–0,5 μm) ist der etwa 25 nm weite Intercellularspalt durch eine „Kittsubstanz" ausgefüllt. Die Zellmembranen der gegenüberliegenden Zelle sind an dieser Stelle verdickt und unter der Zellmembran ist das Cytoplasma verdichtet. In diese Verdichtung strahlen Zellfilamente (Tonofibrillen) ein. – Weist nur eine der gegenüberliegenden Zellen eine Verdichtung der Zellmembran auf, liegt ein Hemidesmosom vor.

Desmosomen finden sich ubiquitär als Zellkontakte zwischen gleichen oder unterschiedlichen Zellen.

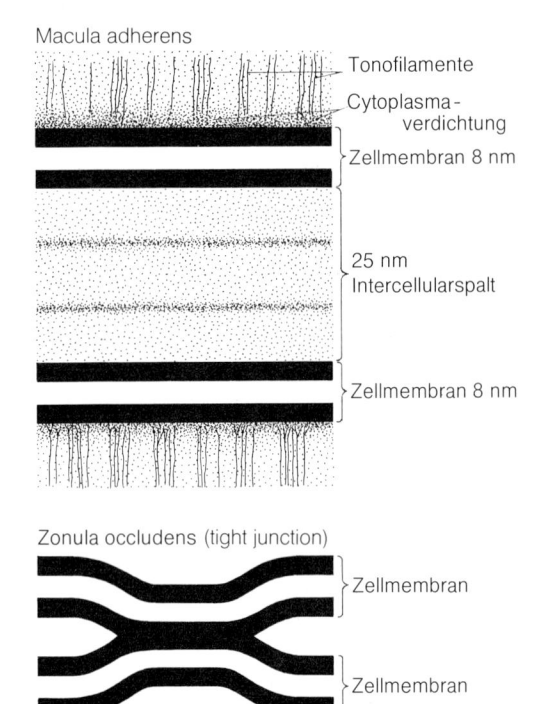

Abb. **14**. Verschiedene Formen von Zellhaften. Bei der Macula adherens ist der Intercellularspalt mit einer ungleichmäßig dichten „Kittsubstanz" gefüllt. Bei der Zonula occludens („tight junction") verschmelzen die äußeren Membranschichten stellenweise miteinander, so daß 5 statt sonst 7 Schichten bestehen. Bei der „gap junction" sind die Membranen durch einen Spalt von ca. 3 nm getrennt. (Nach Junqueira et al., 1975)

Zonula occludens („*tight junction*"). Es handelt sich um eine schmale, gürtelförmig um eine Zelle verlaufende Verbindungszone zu den benachbarten Zellen. Stellenweise verschmelzen die äußeren Schichten der Zellmembranen, stellenweise weisen sie schmale 10–15 nm breite Spalten auf. Zonulae occludentes liegen in der Regel im apikalen Teil der Seitenflächen von oberflächenbedeckenden Epithelzellen. Zonulae occludentes unterbinden einen Substanztransport durch Intercellularspalten.

Zonula adherens. Diese Zellhaftung verläuft gleichfalls gürtelförmig um die Zelle. Der etwa 20 nm weite Intercellularraum ist wie beim Desmosom durch eine „Kittsubstanz" ausgefüllt.

Beim Oberflächenepithel liegen häufig eine Zonula occludens (am weitesten apikal), Zonula adherens und Macula adherens unmittelbar untereinander. Gemeinsam bilden sie das lichtmikroskopisch an Tangentialschnitten erkennbare Schlußleistennetz.

Nexus („*gap junction*"). Hierbei handelt es sich um fleckförmige Gebiete – beim Epithel meist tief an der seitlichen Zelloberfläche –, bei denen der Abstand zwischen den Zellmembranen konstant ca. 3 nm beträgt. Es handelt sich um Gebiete, in denen eine Passage kleiner Moleküle von einer Zelle in die andere möglich zu sein scheint bzw. eine beschleunigte Erregungsübertragung erfolgt.

Gewebeveränderungen
Gewebe können erhöhte Anforderungen an die gewebsspezifischen Leistungen durch Hypertrophie und/oder Hyperplasie beantworten.

Hypertrophie, Atrophie. Bei der *Hypertrophie* kommt es ohne Zellvermehrung zu einer Vergrößerung der Zellen mit oder ohne Zunahme der Intercellularsubstanz (z.B. Hypertrophie der Muskulatur bei geeignetem Training). – Das Gegenteil heißt *Atrophie*. Bei Erhalt der Zellzahl nehmen Zellvolumen und Intercellularsubstanz ab (Inaktivitätsatrophie der Muskulatur nach längerer Ruhigstellung).

Hyperplasie bedeutet, daß es durch einen Reiz zu einer reaktiven Vermehrung der Zellzahl kommt. – Das Gegenteil davon ist die **Involution**, z.B. Involution der Brustdrüse nach Einstellung der Milchabsonderung.

Metaplasie. In gewissen Grenzen kann ein Gewebe Gestalt, Struktur und Verhalten ändern.

Als Ursachen hierfür spielen u.a. andauernde mechanische, chemische oder entzündliche Reize eine Rolle. Durch Metaplasie paßt sich ein Gewebe veränderten Umständen an. Als direkte Metaplasie wird ein Wechsel der Zellart bezeichnet, wenn z.B. aus Reticulumzellen (S. 34) Fettzellen (S. 35) werden. Meistens jedoch erfolgt die metaplastische Umwandlung des Gewebes dadurch, daß höherdifferenzierte Zellen zugrunde gehen und durch Zellen niederen Differenzierungsgrades ersetzt werden (Umwandlung des respiratorischen Epithels in Plattenepithel bei chronischer Entzündung der Schleimhaut der Luftwege; indirekte Metaplasie).

Hypoplasie und Aplasie haben wenig mit den reaktiven Leistungen eines Gewebes auf erhöhten oder verminderten Stimulus zu tun: wird während der Entwicklung ein Organ unvollständig ausgebildet, liegt eine Hypoplasie vor; wird es überhaupt nicht angelegt, handelt es sich um Aplasie.

Regeneration ist die Fähigkeit von Geweben, Gewebsverluste durch Gewebsneubildung zu ersetzen. Die Regenerationsfähigkeit der Gewebe ist unterschiedlich groß. Vielfach entsteht eine bindegewebige Narbe, d.h. zugrundegegangenes Gewebe wird durch regenerationsfreudiges Bindegewebe ersetzt.

Degeneration ist eine Entartung des Gewebes und führt zu einer Schädigung der spezifischen Zelleistung.

A. Epithelgewebe

Epithelgewebe (kurz: Epithel) sind Verbände von Zellen ohne nennenswerte Intercellularsubstanzen. Sie bedecken innere und äußere Oberflächen und bilden den funktionell wichtigsten Anteil aller Drüsen (Drüsenepithel).

Epithel kann sowohl vom Ektoderm (z.B. Epidermis) oder vom Mesoderm (Endothel, Mesothel) und Entoderm (Darmepithel) gebildet werden.

Oberflächenepithel erfüllt u.a. Schutzfunktionen (z.B. Haut) oder dient dem Stoffaustausch (z.B. Resorption). Andere Epithelien (Drüsen) sind zur Stoffabgabe (z.B. Sekretion) befähigt.

Der Ausdruck „*epitheloide Zellen*" bezeichnet Zellverbände unterschiedlicher Herkunft und Funktion, die epithelartig angeordnet sind und keine Oberflächen bekleiden (z.B. in arteriovenösen Anastomosen, S. 125).

I. Oberflächenepithel

Es gibt verschiedene Arten von Oberflächenepithelien (Abb. 15), die jeweils bestimmten Körperregionen zugeordnet sind (s. u.). Charakteristisch für alle Epithelien ist das Vorkommen einer Basallamina bzw. Basalmembran, die das Epithel gegen das darunter gelegene Gewebe abgrenzt.

Oberflächenepithel ist frei von Blutgefäßen und wird durch Diffusion ernährt. – Veränderungen der Durchblutung des subepithelialen

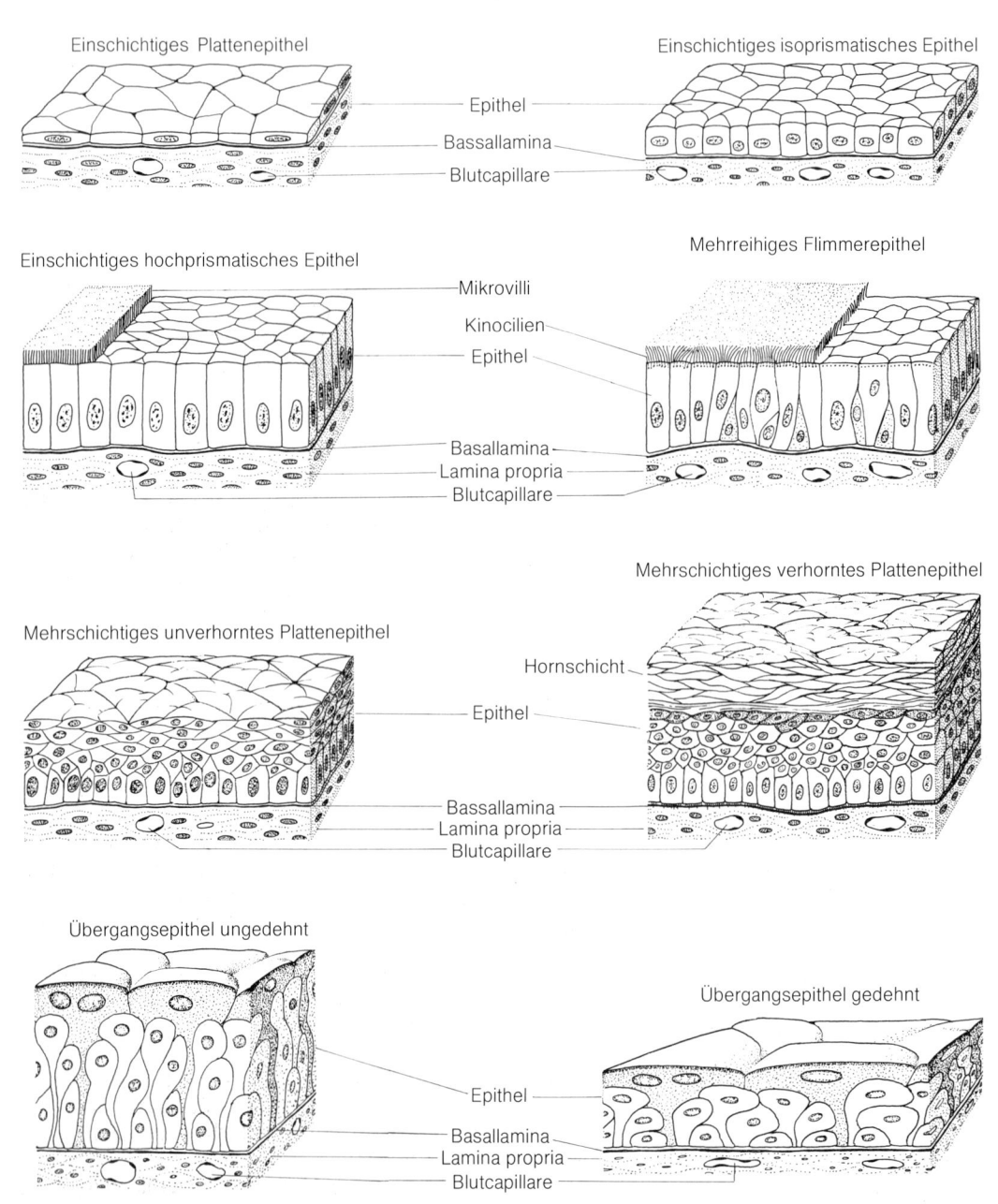

Abb. 15. Zusammenstellung der verschiedenen Epithelarten. In der Zeichnung vom einschichtig hochprismatischen Epithel und vom mehrreihigen Flimmerepithel ist jeweils im rechten Bildteil die Zelloberfläche glatt gezeichnet, so daß die Zellformen auch von der Oberfläche her zu erkennen sind

Gewebes können durch das Epithel hindurch wahrgenommen werden (z. B. blaue Lippen bei Sauerstoffmangel des Blutes).

Nervenfasern treten nur an wenigen Stellen in das Epithel ein.

Bei der Epitheldiagnose müssen berücksichtigt werden die
- **Form der Epithelzellen,**
- **Art und Anordnung der Epithelzellen** (im Epithelverband, z. B. Schichtung, Reihung),
- **Differenzierung der freien Zelloberfläche.**

Form
Es können platte, isoprismatische und hochprismatische Epithelzellen unterschieden werden. *Platte* Epithelzellen sind im Schnitt niedrig und breit, *isoprismatische* annähernd gleich hoch und breit, *hochprismatische* höher als breit. Für isoprismatisch wird auch die Bezeichnung kubisch und für hochprismatisch zylindrisch gebraucht; tatsächlich sind aber die Zellen in Aufsicht vieleckig.

Schichtung, Reihung
Oberflächenepithel kann einschichtig, mehrschichtig, zwei- oder mehrreihig, verhornt oder unverhornt sein. *Einschichtiges Epithel* besteht nur aus einer Zellage. Beim *mehrschichtigen Epithel* liegt eine Schicht über der anderen. Bildet sich an der Oberfläche des mehrschichtigen Epithels eine Hornschicht aus, wird von einem *verhornten Epithel* gesprochen. Im *mehrreihigen Epithel* berühren alle Zellen die Basalmembran, aber nicht alle erreichen die Oberfläche. Die Zellkerne liegen in Reihen übereinander.

Einschichtiges Plattenepithel kommt an Oberflächen mit besonders hoher Durchlässigkeit vor. Die Zellen sind flach ausgebreitet und oft durch Ausläufer miteinander verzahnt. Als Auskleidung von Blut- und Lymphgefäßen sowie im Herzen wird es als *Endothel* bezeichnet. Das einschichtige Plattenepithel an der Oberfläche der serösen Häute (Peritoneum, Pleura, Perikard) wird auch *Mesothel* genannt.

Einschichtiges iso- bzw. hochprismatisches Epithel kommt vor allem an Oberflächen vor, die Austauschvorgängen dienen (Darm, Niere). Apikal zeigen diese Epithelzellen häufig als besondere Differenzierung Mikrovilli (S. 7), die mit denen der Nachbarzellen einen Bürstensaum bilden können.

Mehrschichtiges unverhorntes Epithel ist das Schutzepithel innerer Oberflächen (z. B. Mundhöhle, Ösophagus, Vagina). Zur genaueren Definition des Epithels dient die Form der Zellen der oberflächlichsten Lage. Man findet ein mehrschichtiges unverhorntes *Platten*epithel und – seltener – ein mehrschichtiges unverhorntes hochprismatisches Epithel. Für das mehrschichtige unverhornte Plattenepithel ist eine starke Abschilferung an der Oberfläche charakteristisch.

Bei allen mehrschichtigen Epithelien erfolgt der Zellersatz von den basalen Schichten aus (Stratum germinativum). Hier sind die Zellen meist prismatisch. Die Zellen wandern dann zur Oberfläche, wobei sie ihre Form verändern und schließlich in den obersten Lagen abgeplattet sind. Auch in der oberflächlichsten Schicht haben die Zellen noch Zellkerne.

Mehrschichtiges verhorntes Plattenepithel bildet die Epidermis (S. 158), das ist die oberflächlichste Schicht der Haut. Mehrschichtiges verhorntes isoprismatisches bzw. hochprismatisches Epithel gibt es nicht.

Zwei- und mehrreihiges Epithel ist auf die Luftwege, Teile des Urogenitalsystems und einige Drüsenausführungsgänge beschränkt. Häufig weisen die an der freien Oberfläche gelegenen Zellen eine besondere apikale Differenzierung auf, z. B. Stereocilien beim zweireihigen Epithel des Nebenhodens, Kinocilien beim mehrreihigen hochprismatischen Epithel der Atemwege (respiratorisches Epithel).

Übergangsepithel. Zum mehrreihigen Epithel gehört das Übergangsepithel, das die ableitenden Harnwege auskleidet (z. B. Harnleiter, Harnblase). Charakteristisch für dieses Epithel ist die Fähigkeit der Zellen sich in Abhängigkeit vom Dehnungszustand umzuorientieren. Bei Füllung des Organs vermindert sich die Zahl der Zellreihen, im leeren Zustand nimmt sie zu. Veränderlich ist auch die Form der oberflächlichen Zellage (Deckzellen). Im ungedehnten Zustand sind die Oberflächenzellen hochprismatisch, bei Dehnung glatt. Stets überdeckt eine Oberflächenzelle mehr als eine Zelle der darunter gelegenen Reihe. Häufig sind die Oberflächenzellen zweikernig. Apikal ist das Cytoplasma durch eine Crusta aus Glykoproteiden verdichtet, die als Schutzschicht gegen den Harn aufgefaßt wird.

Drüsensekrete halten das Oberflächenepithel funktionstüchtig, z. B. das Sekret der Talgdrüsen die Epidermis oder der Speichel die Mundschleimhaut.

Beispiele für das Vorkommen der verschiedenen Arten des Oberflächenepithels

Einschichtiges Plattenepithel. Alveolarepithel in der Lunge, Bowmansche Kapsel des Nierenkörperchens, häutiges Labyrinth des Gehörorgans, Hornhautendothel des Auges; Endothel der Blut- und Lymphgefäße sowie des Herzens; Mesothel der Pleura, des Perikard und Peritoneum.

Einschichtiges isoprismatisches Epithel. Drüsenausführungsgänge, Teile des Nephrons, Sammelrohre, Plexus choroideus, Pigmentepithel der Netzhaut des Auges, Linsenepithel.

Einschichtiges hochprismatisches Epithel. Verdauungskanal vom Magen bis zum Rectum; Gallenblase, einige Drüsenausführungsgänge, Ductus papillares der Niere, Eileiter, Uterus.

Mehrschichtiges unverhorntes Plattenepithel. Verdauungskanal von der Mundhöhle bis zum Ösophagus, Vagina.

Mehrschichtiges unverhorntes hochprismatisches Epithel. Fornix conjunctivae, hinteres Ende des Nasenvorhofs.

Mehrschichtiges verhorntes Plattenepithel. Epidermis.

Zweireihiges Epithel. Nebenhodengang (mit Stereocilien), Samenleiter, Ductus parotideus.

Mehrreihiges Epithel. Als respiratorisches Epithel mit Kinocilien in den Luftwegen von der Nasenhöhle bis zu den Bronchien, als Übergangsepithel in den ableitenden Harnwegen vom Nierenbecken bis zur Harnblase, Anfang der Harnröhre.

II. Drüsenepithel

Drüsenepithel dient der Bildung und Abgabe von Stoffen (Sekrete, Inkrete). Es bildet das Parenchym der Drüsen. Einzelheiten s. u.

III. Sinnesepithel

Hierbei handelt es sich um besondere Epithelzellgruppen mit der Fähigkeit, spezifische Reize aufzunehmen (Mechanoreceptoren im Stratum basale der Epidermis, Geschmackszellen der Zunge) und die an ihrer Oberfläche endenden Nervenzellen zu erregen. Eine Sonderstellung nehmen die Riechzellen ein, die gleichzeitig Receptoren und Nervenzellen sind. Einzelheiten über Sinnesepithel in den Kapiteln Haut (S. 161) und Sinnesorgane (S. 548).

B. Exokrine und endokrine Drüsen

Drüsen sind Zellkomplexe (oder Einzelzellen), die Stoffe, z.T. spezieller Wirksamkeit, bilden und abgeben. Die Produkte der Drüsen(zellen) werden als Sekret, der Vorgang der Stoffbildung und -abgabe als Sekretion bezeichnet.

Man unterscheidet exokrine Drüsen und endokrine Drüsen.

Exokrine Drüsen haben einen Ausführungsgang, durch den sie ihr Sekret an die innere oder äußere Körperoberfläche abgeben. Das Sekret hat daher überwiegend lokale Wirkung.

Endokrine Drüsen (Drüsen mit innerer Sekretion) sezernieren ihre Produkte (Inkrete, Hormone) in die Blut- bzw. Lymphbahn (ohne Ausführungsgänge). Auf humoralem Wege gelangen die Hormone zu allen Zellen und Geweben des Körpers.

Die meisten Drüsen bzw. Drüsenzellen sind epithelialer Herkunft (Ausnahme: Nebenniere). Sekretion kommt jedoch auch bei nicht-epithelialen Mesenchymabkömmlingen vor, z.B. Fibroblasten, Chondroblasten, Osteoblasten. Diese Zellen geben u. a. das zur Bildung von Bindegewebsfasern und amorpher Grundsubstanz erforderliche Material in den Intercellularraum ab.

Entwicklung (Abb. **16**)
Drüsen epithelialer Herkunft entwickeln sich aus umgrenzten Proliferationen des Oberflächenepithels. Durch Zellvermehrung entstehen Epithelzapfen, die sich in das unter dem Epithel gelegene Bindegewebe einsenken. Zur Bildung von exokrinen Drüsen kommt es dann, wenn die Beziehung zum Oberflächenepithel erhalten bleibt. In der Regel entstehen an der Spitze der Epithelzapfen die sezernierenden Abschnitte der Drüsen (**Endstücke**), während die übrigen Teile zum **Ausführungsgang** werden.

Geht die Beziehung zwischen Oberflächenepithel und Endstückanlage verloren, z.B. durch Abbau der Zellen, die den Ausführungsgang bilden sollen, entstehen endokrine Drüsen. Eine andere Entstehungsart der endokrinen Drüsen ist die Abspaltung der inkretorischen Zellen aus den Anlagen von Endstücken exokriner Drüsen, z.B. Inselapparat des Pankreas. – Ein Sonderfall

Abb. 16. Drüsenentstehung aus dem Oberflächenepithel. Das Oberflächenepithel bildet Zapfen, die in das umgebende Bindegewebe einwachsen. Zur Bildung von exokrinen Drüsen kommt es dann, wenn die Beziehung zum Oberflächenepithel erhalten bleibt. Geht die Beziehung zwischen Oberflächenepithel und Drüsenanlage verloren, entstehen endokrine Drüsen. Die sezernierenden Abschnitte der endokrinen Drüsen können strangartig angeordnet sein oder Follikel bilden. In den Follikeln können sich größere Mengen von Sekret sammeln. Das Sekret der endokrinen Drüsenzellen gelangt in Capillaren. (Nach Ham, 1969)

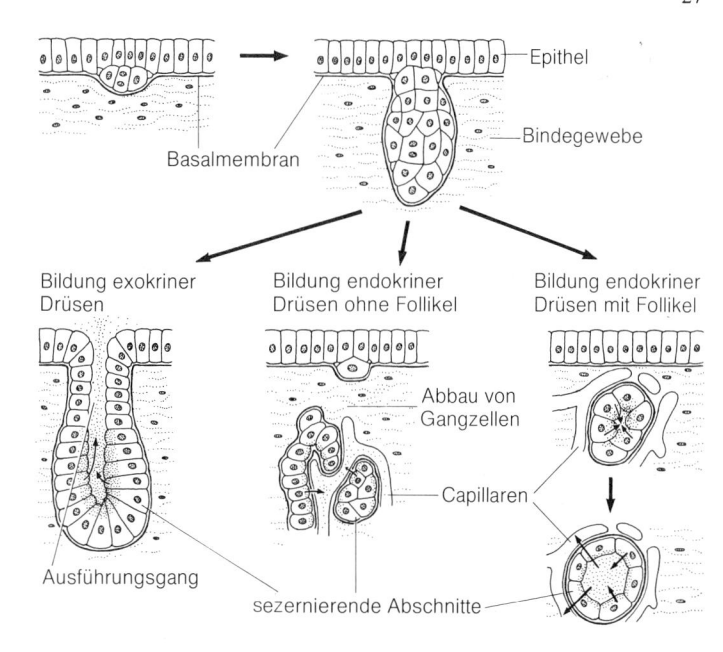

(Schilddrüse) ist die Ausbildung von Follikel (Abb. 16). Die Inkrete werden zunächst in das Follikelzentrum abgegeben und gespeichert.

Cytologie

Trotz zahlreicher Unterschiede im einzelnen besitzen exokrine und endokrine Drüsenzellen Gemeinsamkeiten, insbesondere hinsichtlich der Strukturen, die der Bildung eiweißreicher Sekrete dienen. Der Ort der Biosynthese der Proteinanteile der Sekrete sind die Ribosomen. Die Produkte gelangen ins Lumen des rauhen endoplasmatischen Reticulum und werden durch Vesikel zum Golgi-Apparat transportiert. Im Golgi-Apparat erfolgt die Konzentration und die „Verpackung" der Produkte. Vom Golgi-Apparat lösen sich Sekretgranula, die zur Abgabestelle an die Zelloberfläche transportiert werden. Sekretgranula sind meist rund, mit einer glatten Membran umgeben und haben einen dichten Inhalt. Die Mitochondrien besitzen die Enzyme, die für die Gewinnung der Energie zur Proteinsynthese und zum aktiven Transport in der Zelle erforderlich sind. Die Sekretabgabe erfolgt teilweise an der Zelloberfläche durch Exocytose, teilweise auf andere Art („aktiver Transport" von Ionen).

Bei der Synthese von Sekreten, die außer Proteinen Kohlenhydrate enthalten, spielt der Golgi-Apparat eine aktive Rolle. Im Golgi-Apparat werden Kohlenhydrate synthetisiert und außerdem die Kohlenhydrate mit den Eiweißkörpern verknüpft. Ein wichtiges Enzym des Golgi-Apparates für die Kohlenhydratsynthese ist die Glykosyltransferase.

Die chemische Natur der Sekrete wird durch den Zellkern, d.h. genetisch bestimmt. Außerdem kann der Zellkern Einfluß auf die Sekretmenge nehmen.

I. Exokrine Drüsen

Exokrine Drüsen sind vielgestaltig. Sie können *einzellig* oder *mehrzellig* sein. Kleinere Drüsen liegen im Epithel (**endoepitheliale Drüsen**); die meisten haben jedoch einen außerhalb des Epithels gelegenen Drüsenkörper, der durch einen oder mehrere Ausführungsgänge mit dem Oberflächenepithel verbunden ist (**exoepitheliale Drüsen**). Erhebliche Unterschiede bestehen in der Form der exokrinen Drüsen, im Sekret und in den Absonderungsvorgängen.

Einzellige Drüsen

Hierbei handelt es sich um Drüsenzellen, die einzeln im Epithel liegen. Am weitesten verbreitet sind die Becherzellen. Weitere einzellige Drüsen sind die Panethzellen und die enterochromaffinen Zellen im Dünndarm (S. 448).

Becherzellen (Abb. 17a) kommen u.a. in allen Abschnitten des Darms und in den Luftwegen vor. Ihr Sekret ist ein regional etwas unterschiedlich zusammengesetzter Schleim (ein Eiweiß-Kohlenhydrat-Komplex), der apikal unter Zerreißen der Zelloberfläche abgegeben wird.

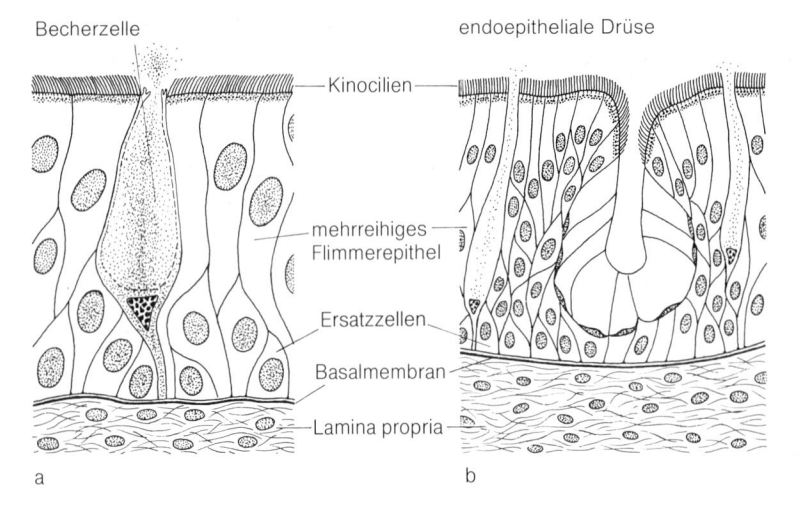

Abb. 17(a) u. (b) Endoepitheliale Drüsen; (a) Becherzelle; (b) mehrzelliger Drüsenkomplex. (Nach Bucher, 1973)

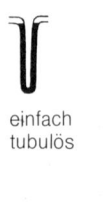

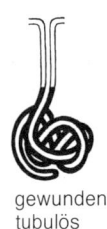

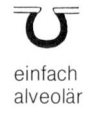

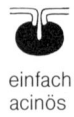

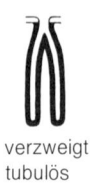

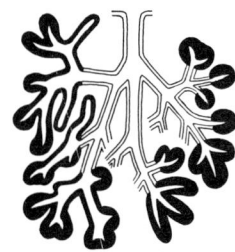

Abb. 18. Verschiedene Drüsenformen. Die sezernierenden Abschnitte sind verstärkt gezeichnet

Die Form der Becherzellen ist charakteristisch. Sie verjüngen sich nach basal; hier liegt der Zellkern und rauhes endoplasmatisches Reticulum. Über dem Kern befindet sich ein stark entwickelter Golgi-Apparat, der bei der Schleimbildung eine Rolle spielt (s.o.). Nach apikal erweitern sich die Becherzellen kelchförmig. Der Kelch enthält die von einer zarten Membran umgebenen Sekret(Mucin)granula (Schleimtröpfchen).

Mehrzellige Drüsen
Nur an wenigen Stellen, z.B. in der Nasenschleimhaut, Harnröhre, gibt es mehrzellige *im Epithel* gelegene (endoepitheliale) Drüsen (Abb. 17b). Sie produzieren Schleim.

Die meisten mehrzelligen Drüsen liegen *exoepithelial*. Sie bestehen in der Regel aus einem Drüsenkörper, der von sekretbildenden Drüsenendstücken gebildet wird, und Ausführungsgängen. Oft werden die Drüsenkörper durch Bindegewebe in *Lappen* und *Läppchen* unterteilt.

Klassifikation der mehrzelligen Drüsen
Berücksichtigt werden hierzu die Form der sezernierenden Abschnitte und das Ausführungsgangsystem (Abb. 18). Man unterscheidet einfache und zusammengesetzte Drüsen. Bei den einfachen Drüsen ist der Ausführungsgang unverzweigt, bei den zusammengesetzten verzweigt und es kommen verschieden gestaltete Endstücke evtl. mit verschiedenen Arten von Drüsenzellen vor.

Einfach-tubulöse Drüsen. Als tubulös wird eine Drüse bezeichnet, deren sezernierender Abschnitt schlauchförmig ist. Die einfach-tubulösen Drüsen sind gestreckt und das Drüsenlumen öffnet sich an der Epitheloberfläche. Beispiele: Lieberkühnsche Drüsen des Dünndarms (S. 446), Krypten im Colon (S. 452).

Gewunden-tubulöse Drüsen. Bei den gewunden-tubulösen Drüsen, z.B. den Schweißdrüsen, besteht ein gestreckter Ausführungsgang und ein gewundenes, schlauchförmiges Endstück.

Verzweigt-tubulöse Drüsen ohne speziellen Ausführungsgang kommen in der Schleimhaut von Magen und Uterus vor, mit einem kurzen Ausführungsgang in der Schleimhaut des Mundes, der Zunge und des Ösophagus.

Einfach-acinöse und **einfach-alveoläre Drüsen** sind beim Menschen selten. Sie bilden jedoch die Endstücke zahlreicher zusammengesetzter Drüsen. Sowohl die acinösen als auch die alveolären Endstücke sind kugelförmig: beim Acinus sind die Drüsenzellen hoch und das Drüsenlumen ist schmal, beim Alveolus sind die Drüsenzellen abgeflacht und das Lumen ist weit.

Zusammengesetzte exokrine Drüsen. Diese Drüsenform liegt bei den meisten größeren Drüsen vor. Vielfach verzweigt tubulo-acinöse Drüsen sind z.B. Speicheldrüsen, die Drüsen der Luftwege. Die sezernierenden Endstücke bestehen aus unregelmäßig verzweigten tubulösen Abschnitten, die zahlreiche acinöse Ausstülpungen besitzen. Einige tubulo-acinöse Drüsen haben Endstücke mit sehr weitem Lumen, z.B. Milchdrüse, Prostata.

Ausführungsgänge
Sie dienen der Ableitung des Sekretes an die Oberfläche. Außerdem wird im Ausführungsgang das Sekret in seiner Zusammensetzung durch Rückresorption bzw. Abgabe von Wasser und Ionen verändert.

Die Ausführungsgänge bestehen aus verschiedenen Abschnitten, nämlich den den Endstücken folgenden **Schaltstücken,** den **Streifenstücken** (Sekret-, Speichelrohr) und dem **Ausführungsgang** (Ductus excretorius).

Zwischen den verschiedenen Drüsen bestehen hinsichtlich des Vorkommens, der Größe und der Verzweigungen der verschiedenen Abschnitte des Ausführungsgangsystems z.T. erhebliche Unterschiede; z.B. fehlen in der Tränendrüse Schalt- und Streifenstücke, in der Bauchspeicheldrüse Streifenstücke. Die meisten Drüsen haben nur einen, in der Regel verzweigten Ductus excretorius; mehrere Ductus excretorii haben u.a. Milch- und Tränendrüse.

Schaltstücke sind in der Regel kurz und werden von einem Plattepithel begrenzt. Sie sind meist englumig. Differentialdiagnostisch müssen sie von Capillaren unterschieden werden.

Streifenstücke haben ein einschichtiges iso- bis hochprismatisches Epithel. Die Zellen besitzen eine basale Streifung, die durch Einfaltung der basalen Zellmembran und Mitochondrien in Palisadenstellung zustande kommt. Die Streifenstücke liegen in der Regel innerhalb der Drüsenläppchen.

Ductus excretorii beginnen interlobulär. Sie werden von einem zweireihigen kubisch bis hochprismatischem Epithel mit deutlichen Schlußleisten begrenzt.

Drüsenendstücke
Sie bestehen aus **Drüsenzellen.** Umgeben wird jedes Drüsenendstück von einer Basalmembran. Außerdem befinden sich bei zahlreichen Drüsen zwischen Basalmembran und Drüsenzellen **Myoepithelzellen,** deren Cytoplasma kontraktile Myofilamente enthält. Möglicherweise wirken die Myoepithelzellen bei der Sekretentleerung mit.

Alle exokrinen Drüsenzellen haben eine polare Gliederung. Basal, d.h. an der der Basalmembran zugekehrten Seite liegen vor allem die für die Sekretbildung erforderlichen Zellorganellen. Von basal her erfolgt die Aufnahme der für die Sekretbereitung erforderlichen Stoffe aus dem Blut. Apikal, d.h. dem Drüsenlumen zugewandt, liegt das Sekret. Hier erfolgt auch die Sekretabgabe. – In der Regel kommen an der apikalen Zelloberfläche der Drüsenzellen Mikrovilli vor; in einigen Drüsenendstücken ist die Oberfläche der Drüsenzellen kanälchenförmig invaginiert (sog. Sekretcapillaren, z.B. in den Fundusdrüsen des Magens).

Sekret
Nach der Art der in den Drüsenendstücken gebildeten Sekrete können unterschieden werden
− seröse Drüsen,
− muköse Drüsen,
− gemischte Drüsen,
− seromuköse Drüsen.

Seröse Drüsen. Die Endstücke besitzen in größerer Menge Zellorganellen, die der Biosynthese dienen. Basal liegt in der Regel ein stark entwickeltes rauhes endoplasmatisches Reticulum und perinucleär ein großer Golgi-Apparat. Färberisch-lichtmikroskopisch zeigt das basale Cytoplasma eine kräftige Basophilie. Apikal liegen die Zymogengranula. Der Zellkern ist rund und liegt etwa in der Zellmitte. Seröse Drüsenzellen bilden ein eiweißreiches dünnflüssiges Sekret. Das Drüsenlumen ist meist relativ eng. – Rein seröse Drüsen sind die Gl. parotis, Gl. lacrimalis, einige Zungen- und Nasendrüsen, die Bauchspeicheldrüse.

Muköse Drüsen. In den mukösen Drüsen wird ein zähflüssiger, fermentarmer Schleim gebildet. Der Zellkern liegt in den Endstückzellen basal und ist abgeplattet. Apikal befindet sich mucinhaltiger Schleim. Lichtmikroskopisch sieht das Cytoplasma wabig aus. Die Drüsenlumina sind meist relativ weit. – Rein muköse Drüsen sind selten, z.B. hintere Zungendrüsen, Gl. palatinae.

Gemischte Drüsen (Abb. 19). In gemischten Drüsen kommen in den Endstücken sowohl seröse als auch muköse Drüsenzellen vor. Jede dieser Zellen besitzt ihren charakteristischen Feinbau und produziert entweder ein seröses oder ein muköses Sekret, das in das Drüsenlumen abgegeben wird. Gemischte Drüsen sind z.B. die Speicheldrüsen des Mundbodens. In diesen Drüsen sitzen die serösen Drüsenzellen den mukösen Endstücken kappenförmig auf (Gianuzzische oder v. Ebnersche Halbmonde). – Zwischen den gemischten Speicheldrüsen bestehen hinsichtlich der relativen Anteile der serösen Endstücke Unterschiede: in der Gl. submandibularis ist der relative Anteil der serösen Endstückzellen hoch, in der Gl. sublingualis niedrig.

Gll. seromucosae (Nomina histologica 1975, früher mucoide Drüsen) sind Drüsen, in denen jede Endstückzelle sowohl zur serösen als auch mukösen Sekretion befähigt ist. Die Drüsenzellen haben in der Regel einen runden Zellkern, das Cytoplasma ist aber nur schwach basophil. Produziert werden neutrale Mucine (Glykoproteide). Eine Unterscheidung von mukösen Drüsenendstückzellen ist oft schwierig. – Zu den seromukösen Drüsen gehören u.a. die Gll. oesophageae, die Drüsen am Mageneingang und -ausgang, sowie des Dünndarms, die Gll. bulbourethrales.

Sekretabgabe
Nach der Art der Sekretabgabe aus Drüsenendstückzellen werden unterschieden:
– **merokrine Sekretion,**
– **apokrine Sekretion,**
– **holokrine Sekretion.**

Merokrine Sekretion (ekkrine Sekretion, Abb. 20a). Es tritt kein nennenswerter Verlust von Cytoplasma ein. Die Drüsenzellen sind dauernd sekretionsbereit. – Verwirklicht ist dieser Sekretionsmechanismus vor allem in Drüsen mit hoher Sekretionsleistung, z.B. in den Speicheldrüsen, in Drüsen des Geschlechtsapparates, in allen endokrinen Drüsen.

Apokrine Sekretion (Abb. 20b). Hierbei wird der apikale Teil der Zelle mit dem Sekret abgestoßen. Es geht hierbei ein Teil Cytoplasma verloren, den die Zelle nach Sekretabgabe wieder regenerieren muß. – Beispiele: große Schweißdrüsen, Gll. ceruminosae des äußeren Gehörganges.

Holokrine Sekretion (Abb. 21). Hierbei geht die ganze Drüsenzelle zugrunde. Das Sekret füllt die Zelle aus, der Zellkern wird pyknotisch, die Zelle zerfällt. Jede Zelle ist nur zu einem Sekretionsvorgang fähig. Holokrine Sekretion erfolgt in den Talgdrüsen der Haut (S. 163).

Regulation
Die Drüsentätigkeit exokriner Drüsen kann auf sehr unterschiedliche Weise geregelt werden: bei

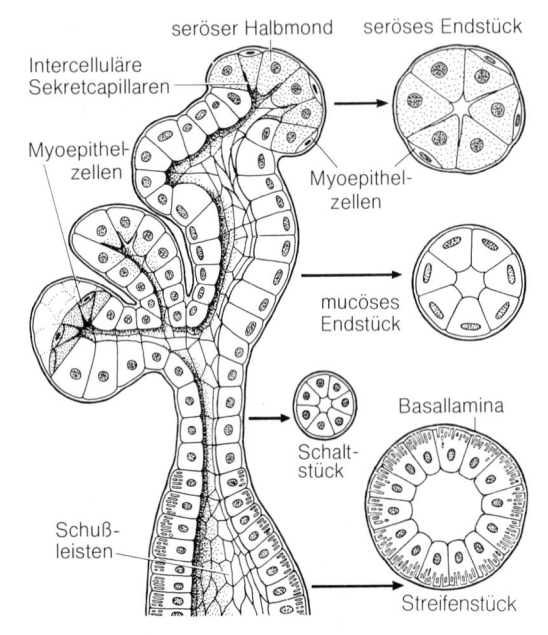

Abb. 19. Gemischte Drüse (z.B. Gl. sublingualis). Die sezernierenden Drüsenabschnitte besitzen sowohl seröse als auch muköse Drüsenzellen. Die serösen Drüsenzellen bilden sog. Halbmonde. In den serösen Drüsenzellen sind die Kerne rund, liegen im basalen Drittel der Zelle, wo gleichzeitig in größerer Menge Ergastoplasma vorkommt. Apikal liegen die Sekretgranula. – Die Zellkerne der mukösen Drüsenzellen sind flach und nahe an der Zellbasis gelegen. Ergastoplasma kommt wenig vor. – Die Schaltstücke sind kurz und haben ein isoprismatisches oder plattes Epithel. Die Streifenstücke werden von hochprismatischen Epithelzellen mit Einfaltungen der basalen Zellmembran und zahlreichen basal gelegenen Mitochondrien gebildet. (Nach Braus, 1924)

Exokrine und endokrine Drüsen

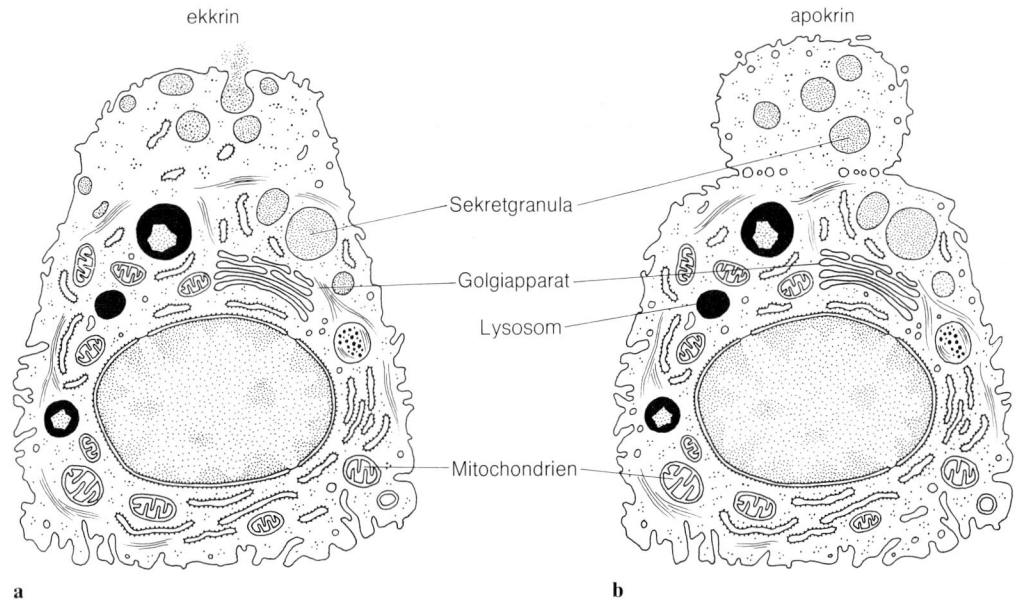

Abb. 20 a u. b. Verschiedene Formen der Sekretion von Drüsenzellen. (a) Ekkrine (merokrine) Sekretion, z. B. bei serösen Drüsenzellen. Das Sekret wird im rauhen endoplasmatischen Reticulum und Golgi-Apparat vorbereitet und als Sekretgranulum an die Zelloberfläche transportiert. Hier wird das Sekret durch Exocytose abgegeben; (b) Apokrine Sekretion, z. B. in den großen Schweißdrüsen. Es wird der apikale Teil der Zelle mit Sekretgranula abgeschnürt

vielen durch das autonome Nervensystem, bei anderen hormonal und in einigen durch beide Mechanismen. Bei einigen Drüsen, z. B. Bauchspeicheldrüse, werden Nervenendigungen innerhalb der Basalmembran der Drüsenendstücke an der Basis der exokrinen Drüsenzellen gefunden.

II. Endokrine Drüsen

Endokrine Drüsen sind die Hypophyse, Schilddrüse, Nebenschilddrüse, Nebenniere, Zirbeldrüse. Außerdem werden Hormone im Inselapparat der Bauchspeicheldrüse (Langerhansche Inseln), im Hoden, Ovar, in der Placenta, in Nervenzellen einiger Kerne des Hypothalamus sowie in inkretorisch tätigen Einzelzellen verschiedener Organe (z.B. Epithelzellen des Magen und Darms) produziert. Diese Übersicht zeigt, daß das endokrine System im Körper weit verstreut ist. Es besteht einerseits aus geschlossenen Organen, andererseits aus mehr oder weniger einzeln oder in Gruppen gelegenen hormonproduzierenden Zellen in anderen Organen.

Gemeinsam ist allen endokrinen Drüsen bzw. Drüsenzellen, daß sie ihre Inkrete ins Blut- bzw. Lymphsystem abgeben; im übrigen bestehen er-

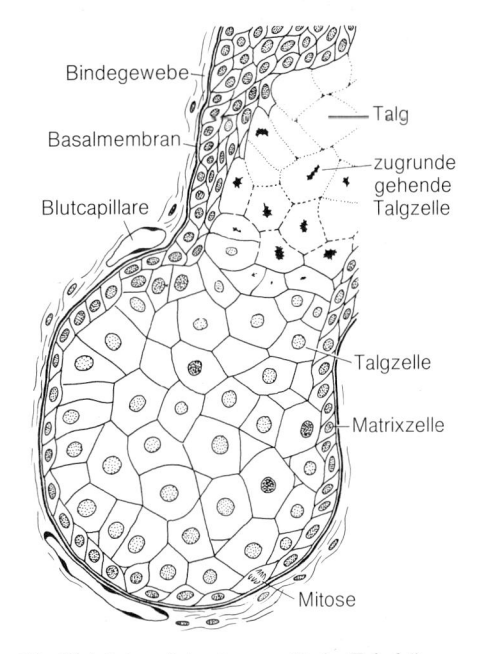

Abb. 21. Holokrine Sekretion, z. B. in Talgdrüsen. Die Zellen gehen bei der Talgbildung zugrunde

hebliche morphologische und funktionelle Unterschiede zwischen den verschiedenen endokrinen Drüsen. Aus diesem Grunde erfolgt die Einzelbesprechung der endokrinen Drüsen bzw. Drüsenzellgruppen im speziellen Teil des Lehrbuchs.

Cytologie
In endokrinen Drüsenzellen, auch in denen, die Proteohormone bilden, ist das endoplasmatische Reticulum vergleichsweise gering ausgebildet und der Golgi-Apparat verhältnismäßig klein. Verglichen mit exokrinen Drüsenzellen wird in den meisten inkretorischen Drüsenzellen nur verhältnismäßig wenig, dafür hoch wirksames Sekret gebildet. Den endokrinen Drüsenzellen fehlt eine polare Gliederung. Die Hormone können in den Sekretgranula an Trägersubstanzen gebunden sein.

Unter den Proteohormon-bildenden Drüsenzellen nimmt die *Schilddrüse* eine Sonderstellung ein. Die Drüsenzellen haben ein stark entwickeltes rauhes endoplasmatisches Reticulum und einen vergleichsweise großen Golgi-Apparat. Die Speicherung des Hormons erfolgt extracellulär in einer Follikelhöhle. Von hier aus erfolgt bei Bedarf die Mobilisierung des Hormons (Einzelheiten S. 354). Die in der Schilddrüse gespeicherte Hormonmenge ist auffällig groß.

Eine weitere Sonderstellung nehmen die *Steroidhormon-bildenden Zellen* ein (z.B. Nebennierenrinde, Ovar). Diese Zellen haben wenig rauhes endoplasmatisches Reticulum und freie Ribosomen. Dafür ist der Golgi-Komplex groß und es kommen relativ viele Lysosomen und Peroxisomen vor. Am auffälligsten sind jedoch ein stark entwickeltes glattes endoplasmatisches Reticulum und Mitochondrien vom tubulären Typ. Die Zellen speichern nur wenig Hormon, enthalten aber größere Mengen Vorläufer, z.B. Cholesterin. Die Synthese der steroidbildenden Zellen paßt sich den jeweiligen Anforderungen an.

Alle endokrinen Drüsenzellen geben ihre Produkte durch Exocytose ab.

Enge Beziehungen bestehen zwischen endokrinen Zellen und Capillaren. In den meisten endokrinen Drüsen haben die Capillaren ein sehr dünnes gefenstertes Endothel (Ausnahmen: z.B. Nebenniere, endokrine Anteile des Hodens).

Regulation
Die Tätigkeit der endokrinen Drüsen kann auf verschiedene Weise geregelt werden, z.B. durch **negative Rückkopplung** (negativer Feedback-Mechanismus). Bildung und Freisetzung eines Hormons wird gehemmt, sobald das Erfolgsorgan vermehrt Stoffwechsel- oder Zellprodukte ausscheidet. Die Rückkopplung erfolgt auf dem Blutweg. *Beispiele:* Das Nebenschilddrüsenhormon mobilisiert Calcium aus dem Knochen; ein erhöhter Calciumspiegel im Blut hemmt die Freisetzung von Nebenschilddrüsenhormonen.

Rückkopplungen bestehen auch zwischen endokrinen Drüsen, insbesondere zwischen dem Hypophysenvorderlappen und den vom Hypophysenvorderlappen abhängigen endokrinen Drüsen.

Neuroendokrine Regulation. In diesen Regelkreisen wirken Zentralnervensystem und endokrine Drüsen zusammen. Je größer die Anzahl der Zwischenglieder ist, um so komplizierter sind die Regelkreise.

C. Binde- und Stützgewebe

I. Definitionen

Das Binde- und Stützgewebe ist vielgestaltig; gemeinsam ist allen Formen das Vorkommen größerer Mengen geformter bzw. ungeformter Interzellularsubstanzen sowie von Bindegewebszellen. Der Aufbau des Binde- und Stützgewebes ist den lokalen Erfordernissen angepaßt.

Binde- und Stützgewebszellen
Jede der verschiedenen Arten der Bindegewebszellen hat eigene morphologische Charakteristika. Neben Bindegewebszellen, die ortsgebunden sind (**fixe Bindegewebszellen**, z.B. Reticulumzellen, Fettzellen, Fibrocyten, Knorpel- und Knochenzellen), kommen solche vor, die beweglich sind und wandern können (**freie Bindegewebszellen**, z.B. Makrophagen, Lymphocyten, Plasmazellen, Granulocyten).

Intercellularsubstanz
Sie kann amorph (ungeformt) oder geformt sein. **Amorphe** Intercellularsubstanzen besitzen je nach ihrer chemischen Zusammensetzung und ihrem physiko-chemischen Verhalten unterschiedliche Konsistenz. Sie kann z.B. bei Knochen und Zahnbein anorganisches Material einlagern. – Die **geformten** Intercellularsubstanzen sind Fasern.

Bei allen Formen des Bindegewebes mit fasrigen Intercellularsubstanzen kommen gleichzeitig amorphe Intercellularsubstanzen vor. – Es gibt jedoch nur wenige Bindegewebe ohne intercelluläre Fasern (z.B. Mesenchym).

Das Verhältnis von geformter zu amorpher (ungeformter) Intercellularsubstanz ist bei den Bindegeweben sehr unterschiedlich. Der Unterschied bestimmt u.a. die mechanischen Eigenschaften des Bindegewebes.

Funktion

Die *mechanischen* Aufgaben erfüllt das Bindegewebe, z.B. als Organkapsel oder Bindegewebsgerüst in Organen, als Verschiebeschicht z.B. zwischen Muskeln, als Knorpel, Knochen und Zahnbein. Der *immunologischen Abwehr*, z.B. bei Infektionen dienen vor allem die in großer Zahl vorkommenden freien Bindegewebszellen. Ferner wirkt das Bindegewebe mit bei der *Speicherung* (z.B. von Wasser und Fett), dem *Stofftransport* (z.B. zwischen Blutgefäßen und Zellen) und der *Wundheilung* (z.B. Narbenbildung).

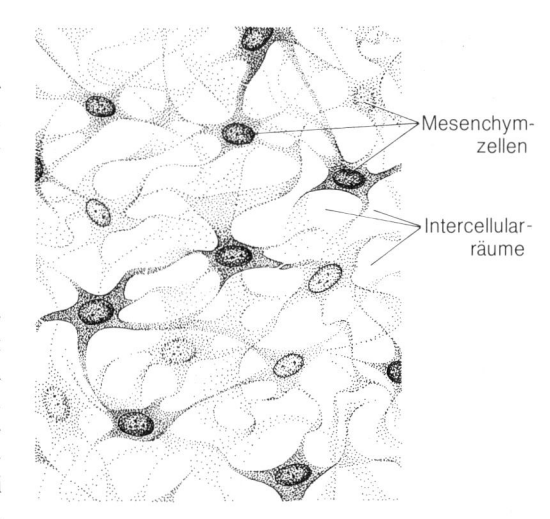

Abb. 22. Mesenchym. Die embryonalen Bindegewebszellen sind in allen Ebenen des Raumes stark verzweigt. Ihre Ausläufer berühren sich. Zwischen den Zellen bestehen weite Intercellularräume

Gliederung des Bindegewebes

Eine Gliederung des Bindegewebes ist unter verschiedenen Gesichtspunkten möglich:

Ungeformte Bindegewebe – Geformte Bindegewebe. Jedes Bindegewebe besteht aus geformten und ungeformten Intercellularsubstanzen (Ausnahme: Mesenchym, faserfrei). Bei den geformten Bindegeweben ist die Intercellularsubstanz entweder fest (Knorpel, Knochen, Zahnbein) oder besteht aus dicht zusammengelagerten parallel gerichteten Fasern (z.B. Sehne).

Ungeformtes Binde- und Stützgewebe:
- Mesenchym
- gallertiges Bindegewebe
- retikuläres Bindegewebe
- Fettgewebe
- lockeres Bindegewebe
- dichtes Bindegewebe.

Geformtes Binde- und Stützgewebe:
- Sehne, Bänder
- Knorpel
- Knochen
- Zahnbein.

Begrifflich ist zwischen geformter und ungeformter Intercellularsubstanz einerseits und geformten und ungeformtem Bindegewebe andererseits zu unterscheiden. Auch das ungeformte Bindegewebe besitzt in der Regel geformte Intercellularsubstanz.

Bindegewebe mit überwiegend mechanischen Aufgaben – Bindegewebe mit speziellen Eigenschaften. Das eigentliche Bindegewebe ist faserreich und hat wenig amorphe Intercellularsubstanz (z.B. **lockeres – dichtes Bindegewebe**); es erfüllt in erster Linie mechanische Aufgaben. – Zum Bindegewebe mit speziellen Eigenschaften gehört z.B. das **Fettgewebe** oder das Stützgewebe im engeren Sinne (**Knorpel, Knochen**). – Die der immunologischen Abwehr dienenden freien Zellen gehören zwar herkunftsmäßig zum Bindegewebe, bilden jedoch ein eigenes System.

Faserfreies bzw. faserarmes Bindegewebe – Faserreiches Bindegewebe. Alle Gliederungen des Bindegewebes sind jedoch unvollkommen, da es zwischen den verschiedenen Bindegewebsarten Zwischenformen gibt. Außerdem sind im Bindegewebe verschiedenartige Systeme miteinander verquickt.

II. Mesenchym

Mesenchym (embryonales Bindegewebe) kommt nur während der Entwicklung vor. Es ist ein Grundgewebe, aus dem sich Binde- und Stützgewebe sowie einige andere Gewebe (z.B. Muskulatur) entwickeln können. Mesenchym ist wegen seiner Pluripotenz für die Entwicklung und Funktion aller Organe von größter Wichtigkeit. Mesenchym entsteht vor allem aus den Somiten sowie z.T. aus der Neuralleiste.

Mesenchymzellen (Abb. 22) sind fortsatzreich und bilden ein lockeres dreidimensionales Netzwerk. Die Zellfortsätze stehen durch veränder-

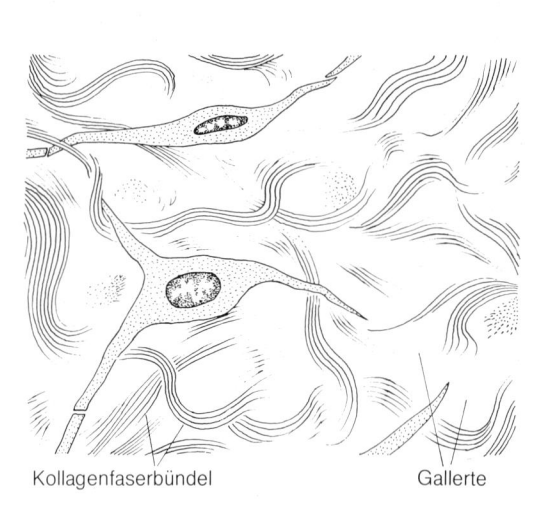

Abb. 23. Gallertgewebe, z. B. in der Nabelschnur. Die Bindegewebszellen sind lang ausgezogen und wenig verzweigt. Intercellulär kommen größere und kleinere Kollagenfaserbündel vor, die in eine Gallerte aus sauren Mucosubstanzen eingebettet sind

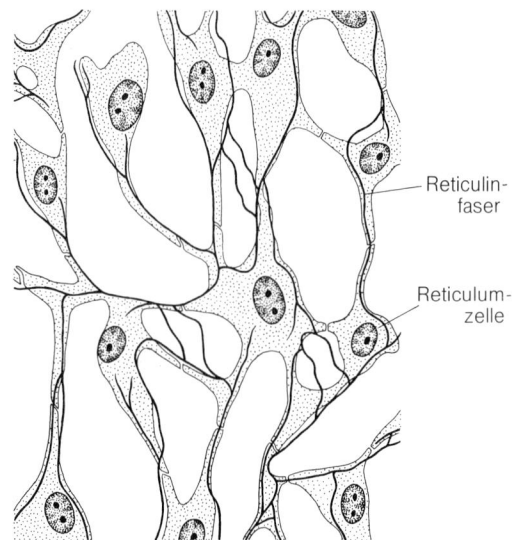

Abb. 24. Retikuläres Bindegewebe. Die Reticulumzellen sind stark verzweigt und ihre Ausläufer stehen miteinander in Verbindung. Der Oberfläche der Reticulumzellen schließen sich Retikulinfasern an, die verzweigt sind und ein den Reticulumzellen überlagertes Maschenwerk bilden

liche Haftungen miteinander in Verbindung. Die Intercellularsubstanz ist amorph und solartig. Fasern fehlen.

III. Gallertgewebe

Gallertgewebe (Abb. 23) kommt in der Nabelschnur und in der Pulpa junger Zähne vor. Die Zellen sind flach, besitzen langgestreckte verzweigte Ausläufer, die mit denen der Nachbarzellen in Berührung stehen. Die Intercellularsubstanz wird von einer Gallerte gebildet, die reich an sauren Mucoplysacchariden ist und locker gebündelte kollagene sowie einzelne elastische und retikuläre Fasern enthält. Das Gallertgewebe der Nabelschnur wird *Whartonsche Sulze* genannt.

IV. Reticuläres Bindegewebe

Retikuläres Bindegewebe (Abb. 24) kommt vor allem im Knochenmark und in den lymphatischen Organen (z. B. Lymphknoten, Milz, Thymus, Tonsillen) vor. Das retikuläre Bindegewebe besteht aus Reticulumzellen und Retikulinfasern (S. 40).

Die Reticulumzellen bilden einen weitmaschigen, dreidimensionalen Zellverband: ihre langen Ausläufer stehen mit denen von Nachbarzellen in Verbindung. Zu erkennen sind Reticulumzellen an ihrem großen chromatinarmen (daher hellen) Zellkern mit 1 oder mehreren Nucleoli.

Die Reticulumzellen sind biologisch aktiv. Sie können phagocytieren, speichern und aufgenommene Stoffe abbauen. Bei Reizung lösen sie sich aus dem Verband und wandern.

Reticulumzellen sind an bestimmten Orten in der Lage, sich in Fettzellen umzuwandeln. Ferner wird die Fähigkeit von Reticulumzellen, sich über viele Zwischenformen in Blutzellen umzubilden, diskutiert. Offenbar stehen Reticulumzellen den Mesenchymzellen, aus denen sie hervorgehen, sehr nahe und haben noch deren Pluripotenz.

Die Retikulinfasern bilden ein feines lichtmikroskopisch gerade erkennbares Gitterwerk; die Fasern lagern sich teilweise den Reticulumzellen an, teilweise kommen sie unabhängig vor. Einzelheiten S. 40.

V. Fettgewebe

Fettgewebe kann als Sonderform des retikulären Bindegewebes aufgefaßt werden. Das Fett liegt stets *im* Cytoplasma der Fettzellen. Intercellulär befinden sich Retikulinfasern.

Fettgewebe kommt fast überall im Körper vor (es fehlt z. B. am Augenlid, Penis). Die Fettzellen können einzeln liegen, z. B. in Organen; meist jedoch bilden sie kleinere oder größere Gruppen im Bindegewebe oder *Fettläppchen* (Fettorgane), die von einer Bindegewebskapsel umgeben sind; Bindegewebszüge können Fettgewebsfelder steppkissenartig unterteilen. Das Fettgewebe beträgt durchschnittlich 10–20% des Körpergewichtes.

Fettgewebe hat mechanische Aufgaben, z. B. als Druckpolster an Hand- und Fußsohle oder als Fettkapsel zur Lagebefestigung von Organen. Fettgewebe trägt dazu bei, Lücken z. B. zwischen Organen zu füllen und die Körperform zu modellieren. Fettgewebe ist ein schlechter Wärmeleiter und schützt deswegen vor Wärmeverlust. Fettgewebe dient der Energiespeicherung.

Grundsätzlich kann man zwischen schwer mobilisierbarem **Baufett** (z. B. an der Ferse, in der Nierenkapsel, Wange) und leicht mobilisierbarem **Speicherfett** (im Unterhautbindegewebe) unterscheiden.

Ferner lassen sich cytologisch und funktionell weißes (**univacuoläres**) und braunes (**plurivacuoläres**) Fettgewebe trennen.

Alle Fettzellen, vor allem die des braunen Fettgewebes haben einen hohen Stoffumsatz. Die biologische Halbwertzeit für Depotfett beträgt 15–20 Tage.

1. Weißes Fettgewebe

Die Fettzellen (Durchmesser bis zu 100 μm) enthalten jeweils *einen* großen Fettropfen. Kern und Cytoplasma sind an den Rand gedrängt: Siegelringform der Fettzelle nach Herauslösen des Fettes.

Univacuoläre Fettzellen (Abb. 25) enthalten relativ wenige Mitochondrien, ein organellenarmes Cytoplasma aber viele Pinocytosebläschen. Elektronenmikroskopisch finden sich noch einige wenige kleinere Fettropfen. Fettzellen werden an ihrer Oberfläche von einer Basallamina umgeben.

Das Fett in den univacuolären Fettzellen besteht hauptsächlich aus Neutralfetten oder Triglyceriden (Ester aus Fettsäuren und Glycerin). Die Fettsäuren stammen überwiegend aus der Nahrung; Triglyceride werden in der Leber gebildet. Fettsäuren können auch aus Kohlenhydraten und Proteinen in den Fettzellen synthetisiert werden.

Die Aufnahme von Fettsäuren in die Fettzellen ist mit einer Zunahme der Pinocytose ver-

univacuoläre Fettzellen   plurivacuoläre Fettzellen

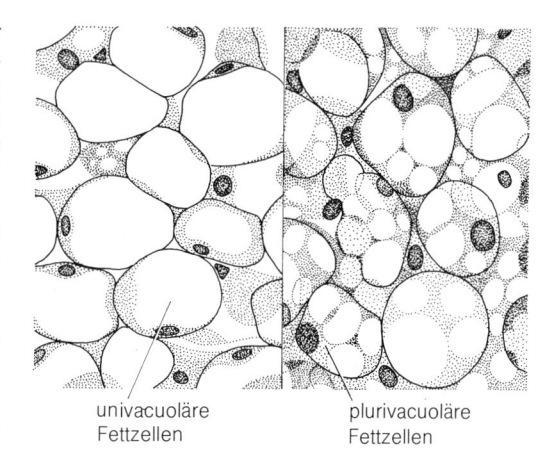

Abb. **25**. Fettzellen können einen großen (univacuolär) oder zahlreiche kleine (plurivacuolär) Fettropfen enthalten. Fettgewebe aus univacuolären Fettzellen ist meist weiß-gelblich, plurivacuoläres meist bräunlich

bunden. − Bei der Lipolyse bilden sich 60–100 nm große Bläschen, die kommunizieren können und durch Hydrolyse freigesetzte Fettsäuren ausschleusen.

Die **Regulierung** der Fettaufnahme und -abgabe erfolgt hormonal (Mobilisierung von Fett z. B. unter dem Einfluß der Nebennierenmarkhormone Adrenalin und Noradrenalin, der Hypophysenvorderlappenhormone ACTH und TSH, des Schilddrüsenhormons Thyroxin; Fettspeicherung unter dem Einfluß von Östrogenen, Insulin). Die Fettverteilung ist von Alter und Geschlecht abhängig. Bei Kindern findet sich Fett gleichmäßig im subcutanen Bindegewebe, bei Frauen überwiegt das Vorkommen an der Brust und am Gesäß, bei Männern im Nacken und am Bauch.

Die **Fettmobilisierung** erfolgt nicht in allen Fettdepots gleichmäßig; sie beginnt in der Regel im subcutanen Fettgewebe. Die Fettzellen, die ihr Fett verlieren, werden zunächst plurivacuolär und enthalten dann eine seröse Flüssigkeit (seröse Fettzellen). Sie können sich in Reticulumzellen oder Fibrocyten rückverwandeln und gegebenenfalls später wieder Fett aufnehmen.

2. Braunes Fettgewebe

Die Fettzellen des braunen Fettgewebes (Abb. **25**) sind vielgestaltig, kleiner als die univacuolären Fettzellen und enthalten stets mehrere kleinere Fettropfen, z. T. dicht gepackt und in großer Zahl (**plurivacuoläre Fettzellen**). Charakteristisch sind zahlreiche Mitochondrien. Die braune Farbe des frischen Gewebes entsteht durch Lipochrome.

Plurivacuoläres Fettgewebe kommt beim Säugling an Hals und Brust und im Retroperitonealraum vor. Beim Erwachsenen enthält die Fettkapsel der Niere braunes Fettgewebe.

Charakteristisch für das braune Fett ist das Vorkommen zahlreicher vegetativer Nerven, die sich den Zellen anlegen und synapsenähnliche Strukturen bilden. Braunes Fettgewebe kann rasch eingeschmolzen werden, wobei die Lipolyse offenbar auf vegetativ-nervösen Reiz hin erfolgt. Auch das braune Fettgewebe kann der chemischen Thermogenese dienen.

Fettgewebe, vor allem braunes Fett, wird reichlich durchblutet. Die Durchblutungsgröße kann nervös geregelt werden.

VI. Bindegewebe im engeren Sinne

Hierbei handelt es sich um lockeres bzw. dichtes (straffes) Bindegewebe. Es ist faserreich. Grundsätzlich bestehen auch diese beiden Bindegewebe aus (verschiedenartigen) Bindegewebszellen sowie intercellulär gelegenen Fasern (**kollagene Fasern, elastische Fasern, retikuläre Fasern**) und — histologisch in der Regel wenig sichtbar — **amorpher Grundsubstanz**.

Der Unterschied zwischen lockerem und dichtem Bindegewebe betrifft vor allem Menge und Anordnung der interzellulären kollagenen Fasern: beim dichten (straffen) Bindegewebe kommen mehr und in der Regel strenger geordnete Kollagenfasern vor als beim lockeren.

1. Bindegewebszellen

Hierzu gehören die ortsständigen (**fixen**) Bindegewebszellen und die freien (beweglichen, **mobilen**) Bindegewebszellen.

Ortsständige Bindegewebszellen
Fibrocyt, Fibroblast. Ortsständig sind die Fibrocyten bzw. Fibroblasten. Die Begriffe Fibrocyt und Fibroblast werden häufig synonym gebraucht. Tatsächlich handelt es sich um ein und dieselbe Zellart in verschiedenen Funktionsstadien; jeder Fibrocyt kann wieder in das Stadium der Faserbildung eintreten.

Die Fibrocyten (Fibroblasten) produzieren die Grundbestandteile der Bindegewebsfasern und die amorphe Intercellularsubstanz (Fibrillogenese S. 39). Die Fibrocyten sind verzweigt und haben kurze flach ausgebreitete Fortsätze. Ihr Zelleib ist flach, das Cytoplasma reich an rauhem endoplasmatischen Reticulum sowie Mitochondrien und Golgi-Strukturen. Der Zellkern ist abgeplattet und erscheint in der Aufsicht ellipsoid, im Profil spindelförmig. Bei den Fibroblasten sind alle Zellorganellen, die der Bildung von Interzellularsubstanz dienen, stärker entwickelt, insbesondere das rauhe endoplasmatische Reticulum und der Golgi-Apparat. Meist sind die Fibroblasten schmäler und haben längere und feinere Fortsätze als die Fibrocyten. Zwischen Fibrocyten und Fibroblasten bestehen Übergangsformen. *In vivo* werden bei Fibrocyten und Fibroblasten selten Zellteilungen gefunden.

Undifferenzierte Reticulumzelle. Sie sind ähnlich wie die embryonalen Mesenchymzellen pluripotent. Ihre Abkömmlinge sind z. B. Fibrocyten und Fibroblasten. Über Zwischenformen können sich Mesenchymzellen zu freien Bindegewebszellen entwickeln.

Histologisch unterscheiden sich die undifferenzierten Reticulumzellen wenig von den Fibrocyten. Sie sind allenfalls etwas schmäler und etwas weniger differenziert. Sie liegen hauptsächlich im lockeren Bindegewebe in Gefäßnähe.

Freie Bindegewebszellen
Hierbei handelt es sich um Zellen, die nicht an der Bildung von Intercellularsubstanz (z. B. Fibrillen) beteiligt sind. Charakteristisch für freie Bindegewebszellen ist die Fähigkeit, ihre Lage zu verändern. Entwicklungsgeschichtlich leiten sich diese Zellen von den Mesenchymzellen ab. Freie Zellen sind die weißen Blutzellen, Plasmazellen, Histiocyten und Mastzellen. Die weißen Blutzellen, Plasmazellen und Histiocyten gehören zum immunologischen Abwehrsystem. Die Stellung der Mastzellen ist noch unklar.

Weiße Blutzellen sind Granulocyten, Lymphocyten und Monocyten. Die Granulocyten und Moncyten werden im Knochenmark, die Lymphocyten überwiegend in den lymphatischen Organen gebildet. Diese Zellen haben die Fähigkeit, die Gefäßwand zu durchwandern. Deswegen kommen sie sowohl im strömenden Blut als auch im Bindegewebe vor. Ihre Besprechung erfolgt im Kapitel Blut (S. 128).

Plasmazellen sind Endstufen aus der Reihe der Lymphocyten. Sie kommen unter normalen Umständen nur im Gewebe — aber nicht im Blut — vor. Ihre Besprechung erfolgt im Kapitel Immunsystem (S. 136).

Histiocyten (*Makrophagen*, Abb. 26). Es handelt sich um aus dem Blut ins Bindegewebe eingedrungene Monocyten, die ihre Wanderung zeitweise unterbrochen haben (*ruhende Wanderzellen*). Histiocyten können abgerundet aber auch spindel- oder sternförmig sein, sie haben einen mittleren Durchmesser von 10–20 µm. Der Kern ist etwas kleiner und dichter als der der Fibrocyten. Das Cytoplasma enthält zahlreiche Granula und Vacuolen. Histiocyten sind schwer von Fibrocyten zu unterscheiden.

Aus der ruhenden Wanderzelle kann eine bewegliche Wanderzelle werden, die kurze pseudopodienartige Fortsätze und eine irreguläre Form hat. Im Cytoplasma kommen zahlreiche Einschlüsse, insbesondere Lysosomen und sehr häufig Fettropfen, vor. – Oft liegen die Wanderzellen in Gefäßnähe.

Eine hervorstechende Eigenschaft der ruhenden und der in Bewegung befindlichen Wanderzellen ist die **Phagocytose**. Deswegen werden sie auch als *Gewebsmakrophagen* bezeichnet. Aufgenommen werden zugrundegegangenes Zellmaterial, geschädigte Intercellularsubstanz, Mikroorganismen oder inerte Partikel. Gewebsmakrophagen sind in der Lage, zu fusionieren und Fremdkörperriesenzellen mit 100 oder mehr Zellkernen zu bilden. – Die im Blut vorkommenden Formen dieser Zellen, die Monocyten, werden auch Blutmakrophagen genannt.

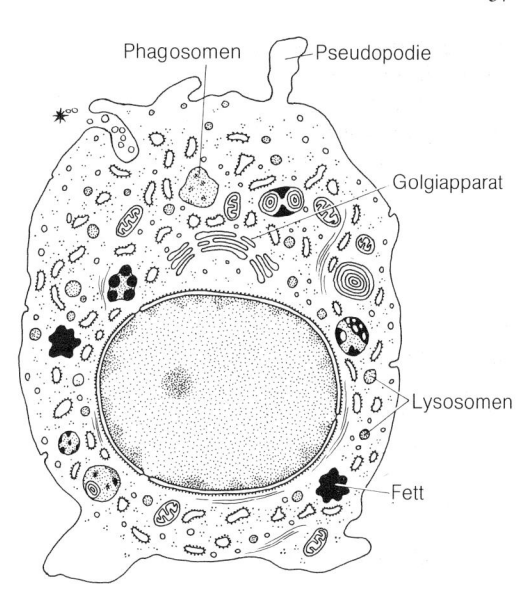

Abb. 26. Histiocyt (Makrophage). Das Cytoplasma enthält zahlreiche Phagosomen sowie andere Lysosomen. x = Phagocytose

Reticulo-endotheliales System (RES, Aschoff, 1924). Es handelt sich um ein im Organismus weit verbreitetes System von Zellen gemeinsamer Eigenschaften, die sich vom Bindegewebe ableiten. Alle Zellen des RES gehen auf Vorläuferzellen im Knochenmark zurück; diese wandeln sich zu Monocyten um. Die Monocyten werden im Blut transportiert und dringen dann ins Gewebe ein, wo eine weitere Umwandlung (mit Rückverwandlung) möglich ist. Gemeinsame Eigenschaften aller Zellen des RES sind das Vorkommen von Receptorstellen für Immunoglobuline an der Oberfläche und begierige Phagocytose. Zellen mit geringer Phagocytose (z. B. Fibroblasten) rechnen nicht zu diesem System. Immunologisch haben die Zellen des RES die Aufgabe, Antigene aufzunehmen, zu „verarbeiten" und als Produkt höherer spezifischer Immunwirkung freizusetzen (S. 137).

Nach unserem heutigen Wissen gehören zu diesem System die Monocyten des Blutes, die Gewebsmakrophagen im Bindegewebe zahlreicher Organe, die gebundenen (Reticulumzellen) und freien Makrophagen in Milz und Lymphknoten, die v. Kupfferschen Sternzellen der Leber (S. 435), die Alveolarmakrophagen der Lunge (S. 385), die Makrophagen des Knochenmarks und die der serösen Höhlen sowie die Mesoglia des Gehirns.

Mastzellen. Sie sind im lockeren Bindegewebe weit verbreitet und liegen besonders in der Nähe kleiner Blutgefäße. Charakteristisch für die relativ großen Mastzellen sind dicht liegende, basophile Granula in Cytoplasma. Die Granula enthalten *Heparin* und *Chondroitinsulfat*; beides sind stark saure Mucosubstanzen, die Metachromasie hervorrufen können. Heparin wirkt der Blutgerinnung entgegen. Außerdem enthalten Mastzellen *Histamin*, das die Gefäße erweitert und z. B. bei Entzündungen und allergischen Erkrankungen freigesetzt wird.

Pigmentzellen (Chromatophoren). Sie kommen im Bindegewebe vor, gehören aber herkunftsmäßig nicht dazu; sie stammen aus der Neuralleiste. Die Pigmentbildung in den Chromatophoren unterliegt einer hormonalen Steuerung, möglicherweise durch das Melatonin der Epiphyse.

2. Intercellularsubstanzen

Die Intercellularsubstanz besteht hauptsächlich aus Fasern unterschiedlicher Struktur und physikalischer Eigenschaften sowie aus amorpher Grundsubstanz und (meist gebundener) Gewebsflüssigkeit.

Fasern
Zu unterscheiden sind
– Kollagenfasern,
– elastische Fasern,
– Retikulinfasern.

Kollagenfasern
Sie kommen praktisch überall im Körper vor und sind weit zahlreicher als alle anderen Bindegewebsfasern. Chemisch bestehen Kollagenfasern aus einem Protein (*Kollagen*) und Polysacchariden. Kollagen ist das im Körper am meisten vorkommende Protein (ca. 30% des gesamten Körperproteins).

Ihre Bezeichnung haben die Kollagenfasern dadurch erhalten, daß sie beim Kochen quellen und Leim geben (Kolla = Leim). Dabei gehen das Kollagen und die polysaccharid-haltigen Kittsubstanzen in Lösung. Aus dem Leim können wieder Fibrillen ausgefällt werden. Bei Behandlung mit schwachen Säuren quellen die Kollagenfasern und sind mikroskopisch nicht mehr sichtbar.

Morphologie. Bei Betrachtung mit bloßem Auge erscheint kollagenes Bindegewebe weiß. Im Lichtmikroskop sind die einzelnen frischen Kollagenfasern farblos. Zur Anfärbung von Kollagenfasern dienen bestimmte saure Farbstoffe, z. B. färben sich Kollagenfasern mit Eosin (HE-Färbung) rot, mit Anilinblau (Azan-Färbung) blau, mit Lichtgrün (Trichrom-Färbung nach Goldner bzw. Masson) grün.

Im Polarisationsmikroskop weisen Kollagenfasern eine Doppelbrechung auf. Zurückzuführen ist die Doppelbrechung auf die langen, in Faserrichtung parallel liegenden Kollagenmoleküle. Die Doppelbrechung ist veränderlich, z. B. wird sie bei Dehnung verstärkt, beim Trocknen der Fasern oder bei Erwärmen (z. T. irreversibel) gesenkt. Die Doppelbrechung kann dazu benutzt werden, „maskierte", d. h. in Grundsubstanz eingebettete Kollagenfasern (z. B. in Knorpel und Knochen) polarisationsmikroskopisch nachzuweisen.

Kollagenfasern liegen im Organismus selten einzeln, meist bilden sie größere oder kleinere Bündel, die im histologischen Präparat – vor allem im lockeren Bindegewebe – einen gewellten (haarlockenförmigen) Verlauf haben.

Kollagenfasern haben einen Durchmesser von 1–10 µm.

Elektronenmikroskopisch lassen sich folgende Faserbestandteile der Kollagenfasern nachweisen:
– **Kollagenfibrille** (Durchmesser 0,2–0,5 µm)
– **Mikrofibrille** (Durchmesser 30–200 nm = 0,003–0,02 µm)
– **Protofibrille** (Durchmesser 10–50 nm).

Jede Fibrille größeren Durchmessers besteht aus Fibrillen kleineren Durchmessers, die durch Kittsubstanz zusammenhalten. Der Durchmesser wird jeweils von der Anzahl der in einer Fibrille vereinigten Fibrillen kleinerer Größenordnung bestimmt.

Die Faser- bzw. Fibrillendurchmesser sind in den einzelnen Geweben verschieden und außerdem altersabhängig. Durchschnittlich nimmt der Durchmesser der Fibrillen bei Beanspruchung zu, mit dem Alter ab.

Die Länge der Kollagenfasern wird wesentlich vom Spannungszustand beeinflußt. Wird längere Zeit die Spannung erhöht, werden die Kollagenfasern länger, wird die Spannung vermindert, verkürzen sie sich.

Klinischer Hinweis. Längere Ruhestellung von Gelenken führt durch Verkürzung der Kollagenfasern des Bandapparates zu einer vorübergehenden Versteifung. Nach Übung kann sich der vorherige Zustand wieder einstellen. Auch eine Überdehnung ist möglich.

Die **Mikrofibrillen** sind elektronenmikroskopisch durch das Vorkommen von dunklen und hellen Banden mit einer Periodizität von 64 nm gekennzeichnet. Die dunklen Querstreifen entstehen bei der Präparateherstellung dort, wo Schwermetallionen vermehrt gebunden bzw. in die Fibrillen eingelagert werden.

Aufgebaut wird jede Mikrofibrille aus vielen gestreckten **Tropokollagenmolekülen**, die aneinander und nebeneinander liegen. Zwischen den aufeinanderfolgenden Molekülen bestehen feine Spalten. Die nebeneinander liegenden sind jeweils um ein Viertel ihrer Länge versetzt. Die Tropokollagenmoleküle sind miteinander durch Valenzen vernetzt.

Jedes einzelne Tropokollagenmolekül hat eine Länge von 280 nm und eine Breite von 1,5 nm. Es besteht aus je 3 helixartig umeinander gewundenen Polypeptidketten mit charakteristischer Aminosäurenfrequenz. Vor allem kommen die Aminosäuren Glycin, Prolin und Hydroxyprolin vor. Die Polypeptidketten sind durch Querbrücken miteinander verbunden.

Die Vernetzung der Tropokollagenmoleküle und die Querbrücken zwischen den Polypeptidketten bedingen die *wichtigste physikalische Eigenschaft der Kollagenfasern, nämlich die Zugfe-*

Binde- und Stützgewebe

stigkeit (bis zu 6 kg/mm^2). Reversibel dehnbar sind die Kollagenfasern etwa um 5%. Tritt eine stärkere Dehnung auf, kommt es vor dem Zerreißen zu einer irreversiblen Längsdehnung („fließen"). – Biegungskräften setzen Kollagenfasern keinen Widerstand entgegen.

Kollagenfasern sind die wichtigsten Bestandteile des lockeren und dichten Bindegewebes sowie der Sehnen. Die mechanischen Eigenschaften der Bindegewebe werden u. a. von der Anordnung der kollagenen Fasern bestimmt (s. u.).

Fibrillogenese (Abb. 27). Sie findet teilweise extracellulär statt. Die Vorstufen der Fibrillen werden jedoch *in* den Fibrocyten (-blasten) synthetisiert. Und zwar wird im rauhen endoplasmatischen Reticulum über verschiedene Zwischenstufen Tropokollagen gebildet. Weitere Syntheseschritte können im Golgi-Apparat ablaufen. Die Abgabe der Kollagenvorstufen aus der Zelle kann aus dem Cytoplasma, direkt aus den Zisternen des rauhen endoplasmatischen Reticulum oder aus Golgi-Vesikel erfolgen. Die Fibroblasten produzieren außer den Proteinen noch Polysaccharide, die teilweise bei der Kollagenbildung verwendet und teilweise in die Zellumgebung abgegeben werden. Außerhalb der Zelle, in unmittelbarer Nähe der Zelloberfläche erfolgt eine Orientierung der Tropokollagenmoleküle sowie ihre Aggregation zu Prokollagenfibrillen (Protofibrillen, Durchmesser 10–50 nm). Mehrere Protofibrillen bilden eine Mikrofibrille.

Elastische Fasern
Die elastischen Fasern unterscheiden sich morphologisch, physikalisch und chemisch deutlich von den Kollagenfasern.

Morphologie. Elastische Fasern sind verzweigt und bilden dreidimensionale Netze. Der Durchmesser der Fasern schwankt stark: dünnere haben einen Durchmesser von 0,2–1,0 µm, elastische Fasern im Nackenband 4–5 µm. Lichtmikroskopisch sehen elastische Fasern homogen aus und verlaufen innerhalb des Netzes gestreckt. Ihre färberische Darstellung gelingt nur mit speziellen Farbstoffen, z. B. Orcein, Resorcinfuchsin, Aldehydfuchsin. In Zupfpräparaten, in denen das elastische Fasernetz zerrissen ist, rollen sich die Faserenden auf.

Elektronenmikroskopisch bestehen die elastischen Fasern überwiegend aus einer amorphen glykoproteinreichen Grundsubstanz, in der vor allem randständig Mikrofibrillen (Durchmesser 10 nm) liegen.

In der Regel kommen elastische Fasern und Netze zusammen mit den kollagenen Fasern vor (z. B. in der Kapsel und im Stroma von Organen). Der Bestand an elastischen Fasern wechselt jedoch regional stark. Besonders viele elastische Fasern besitzt die Lunge. – Elastische Fasern sorgen für die reversible Dehnbarkeit der Gewebe.

Außer elastischen Fasern kommen gefensterte Membranen vor, z. B. in der Aorta.

Nur ausnahmsweise bilden elastische Fasern Bänder. Bei Menschen finden wir diese nur zwi-

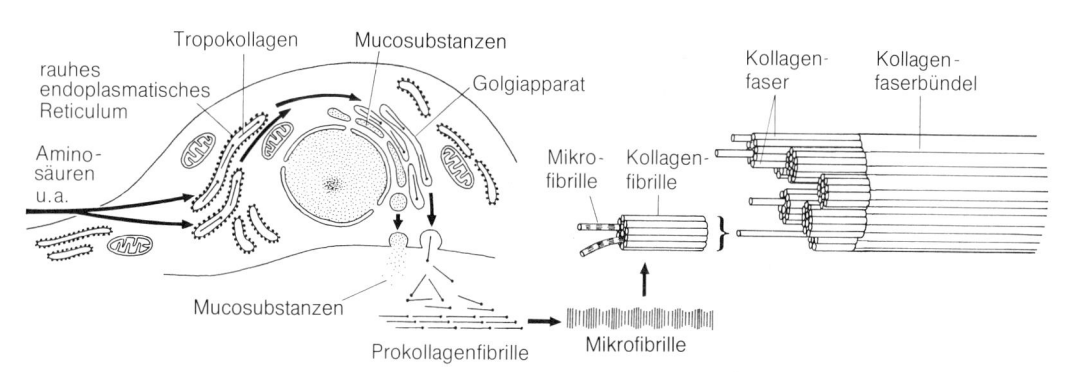

Abb. 27. Schematische Darstellung der Kollagenfaserbildung. Aminosäuren gelangen in den Fibroblasten, wo im rauhen endoplasmatischen Reticulum Tropokollagen synthetisiert wird. Im Golgi-Apparat werden außerdem saure Mucosubstanzen gebildet. Tropokollagenmoleküle und saure Mucosubstanzen werden in die Umgebung der Zelle abgegeben. Dort entstehen durch Polymerisation von Tropokollagen Prokollagenfibrillen, aus denen Mikrofibrillen (mit charakteristischer Querstreifung) hervorgehen. Mikrofibrillen lagern sich zu Kollagenfibrillen und diese zu Kollagenfasern zusammen. Viele Kollagenfasern bilden Kollagenfaserbündel

schen den Wirbelbögen. Aufgrund der Eigenfarbe der elastischen Fasern erscheinen diese gelb (*Ligg. flava*). — Die Eigenfarbe der elastischen Fasern (Membranen) ruft auch die Gelbtönung der Aortenwand hervor.

Physikalische und chemische Eigenschaften. Elastische Fasern haben einen geringen Elastizitätsmodul; dies bedeutet, daß sie stark dehnbar sind (bei einem Zug von 20–30 kg/cm^2 bis auf 150% ihrer Ausgangslänge). Diese Dehnung ist reversibel. Bei stärkerer Dehnung zerreißen die elastischen Fasern. — Im Alter nimmt die Elastizität der elastischen Fasern und Membranen ab.

Im Gegensatz zu den Kollagenfasern sind die elastischen Fasern im polarisierten Licht nur schwach doppelbrechend. Entquellung oder starke Dehnung ruft jedoch durch Änderung in der Ordnung der Molekülketten eine Doppelbrechung hervor (Dehnungsdoppelbrechung).

Der Hauptbestandteil der elastischen Fasern ist das Protein *Elastin*, dessen Aminosäurenzusammensetzung gewisse Unterschiede zum Kollagen aufweist. Elastin (und damit die elastischen Fasern) sind im Gegensatz zum Kollagen widerstandsfähig gegen Säuren und Laugen, gegen Hitze und Proteasen; lediglich das Pankreasenzym Elastase baut elastische Fasern ab.

Fibrillogenese. Während der Embryonalentwicklung scheiden Fibroblasten (-cyten), glatte Muskelzellen und andere vom Mesenchym abgeleitete Zellen Tropoelastin ab, daß extracellulär in Elastin umgewandelt wird und zusammen mit bereits vorhandenen Mikrofibrillenbündel die elastischen Fasern bildet.

Retikulinfasern
Retikulinfasern kommen in enger Nachbarschaft von Reticulumzellen vor (s. o.), aber auch als zellunabhängige Fasernetze (deswegen Gitterfasern). Die Retikulinfasern sind stets sehr fein (Durchmesser 0,2–1,0 µm). Sie bestehen aus kollagenen Mikrofibrillen (mit typischer Querstreifung) und größeren Mengen polysaccharidreicher Grundsubstanz (bis 12% Grundsubstanz in Retikulinfasern, gegenüber 1% in Kollagenfasern). Dadurch können Retikulinfasern mit der Perjodsäure-Schiff-Reaktion (PAS, S. 72) sichtbar gemacht werden.

Die färberische Darstellung, besonders auch der feineren Retikulinfasern, gelingt durch Silberimprägnationen (Argyrophilie, argyrophile Fasern). Silbersalze legen sich der Oberfläche der Mikrofibrillen an (periodische Außenversilberung der Retikulinfasern; Kollagenfasern haben eine entsprechende Innenversilberung). Die Retikulinfasern erscheinen bei Silberfärbungen schwarz.

Die Retikulinfasern bilden Fasergerüste, z. B. in den hämatopoetischen Organen (rotes Knochenmark, Milz, Lymphknoten) und im Bindegewebe (Stroma) zahlreicher anderer Organe. Außerdem kommen sie an der Oberfläche von Nervenfortsätzen, Muskelzellen, Capillaren und manchen Epithelzellen vor. Retikulinfasern sind wesentlicher Bestandteil von Basalmembranen.

Physikalische und chemische Eigenschaften. Die Retikulinfasern sind zugfest, aber biegungselastisch; sie geben dem Gewebe eine gewisse Steife. Retikulinfasern sind doppelbrechend. In Säuren quellen sie nicht, in Trypsinlösung werden die Retikulinfasern nicht angegriffen, von Pepsin jedoch verdaut. Beim Kochen geben sie keinen Leim.

Entwicklung. Während der Ontogenese erscheinen Retikulinfasern überall dort, wo auch Kollagenfasern gebildet werden, jedoch in der Regel früher.

Amorphe Intercellularsubstanz (Grundsubstanz, Matrix)
Morphologisch sind die amorphen Intercellularsubstanzen nur schwer zu erfassen. Die meisten werden bei der üblichen histotechnischen Vorbehandlung der Gewebe herausgelöst. Erhalten bleiben in der Regel Grundsubstanzen, die Bestandteile geformter Intercellularsubstanzen sind (z. B. in Bindegewebsfasern, in Knorpel und Knochen). Elektronenmikroskopisch kann die extracellulär an Zelloberflächen gelegene Glykocalix dargestellt werden.

Wesentliche Bestandteile der Grundsubstanzen sind *Glykane* (Polysaccharide) und *Proteine*. In der Zusammensetzung der Grundsubstanz, ihrer Festigkeit und ihrem färberischen Verhalten bestehen z. T. erhebliche orts- und gewebeabhängige Unterschiede. Histochemisch können Glykan-Protein-Komplexe als neutrale oder saure (sulfatierte bzw. carboxylierte) **Mucosubstanzen** vorliegen. Eine häufig vorkommende sulfatierte Mucosubstanz ist die Grundsubstanz des Knorpels, die als wichtigsten Glykananteil Chondroitinsulfat enthält. — Neutrale Mucosubstanzen bilden die Kittsubstanz der Kollagenfasern.

Für die Festigkeit der Intercellularsubstanz ist der Polymerisationsgrad der Glykane bzw. Glykan-Protein-Komplexe von Wichtigkeit: die Fe-

Binde- und Stützgewebe

stigkeit steigt mit fortschreitender Polymerisation. Für das färberische Verhalten der Intercellularsubstanz gegenüber basischen Farbstoffen spielt das Ladungsmuster der Intercellularsubstanz die entscheidende Rolle: kommen z. B. wie in der Knorpelgrundsubstanz zahlreiche dicht benachbarte, freie elektronegative Gruppen vor, reagiert das Gewebe metachromatisch. Neutrale und einige nicht-sulfatierte Mucosubstanzen sind Perjodsäure-Schiff-positiv.

Amorphe Intercellularsubstanzen bilden durch ihre Viscosität einen Schutz gegen die Ausbreitung fremder Partikel in das Gewebe. Ferner sind die Grundsubstanzen in der Lage, Wasser zu binden. Das Wasser ermöglicht die Diffusion zahlreicher wasserlöslicher Substanzen durch das Bindegewebe. Vermehrte Wassereinlagerung führt zu Ödemen.

Zur Bildung geringer Mengen amorpher Intercellularsubstanz sind offenbar alle Zellen fähig. Hierbei handelt es sich im wesentlichen um einen in der Regel dünnen, nur elektronenmikroskopisch erkennbaren Oberflächenfilm, **Glykocalyx** (S. 7). Epithelzellen, Muskelzellen, Nervengewebe und die Blutcapillaren besitzen zum Bindegewebsraum hin eine **Basallamina**, die im wesentlichen aus Glykoproteiden (unterschiedlicher Zusammensetzung) besteht. Die Basallamina ist Bestandteil der **Basalmembran**, die als weiteren Bestandteil Retikulinfasern enthält.

Die Bildung größerer Mengen von Intercellularsubstanz, die z. B. die freien Räume im Bindegewebe ausfüllen, ist jedoch den Bindegewebszellen vorbehalten.

Im Alter nehmen die Menge der Grundsubstanzen des Bindegewebes ab, infolgedessen die Fasern zu. Dadurch kommt es zu einer Verminderung des Hydratationsgrades der Extracellularräume; der Gewebsturgor und die Permeabilität werden geringer.

Gewebsflüssigkeit

In sehr geringer Menge kommt im Gewebe eine Gewebsflüssigkeit vor, deren Zusammensetzung dem Blutplasma ähnlich ist. Die Gewebsflüssigkeit wird von Lymphcapillaren abgeleitet.

3. Lockeres Bindegewebe

Das lockere Bindegewebe (Abb. **28**) füllt Lücken (interstitielles Gewebe), ermöglicht die Verschiebung benachbarter Organe (Verschiebeschicht) und kann als Hüllgewebe Gefäße u. a. umgeben. Hauptsächlich besteht es aus kollagenen Faserbündeln (mit Fibrocyten), enthält aber auch regelmäßig elastische und retikuläre Fa-

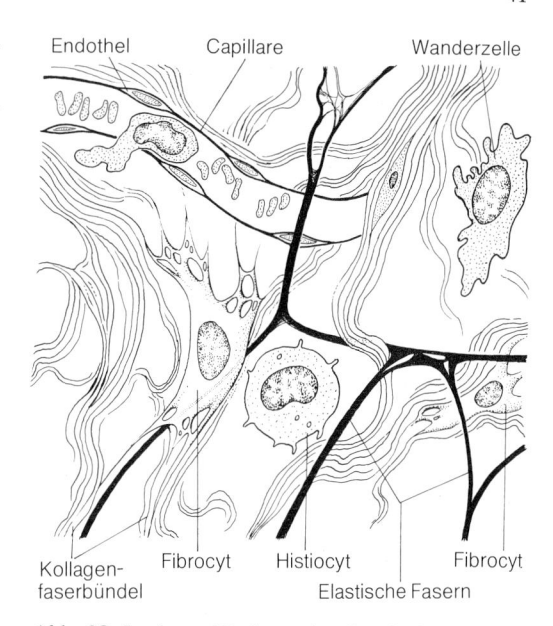

Abb. **28**. Lockeres Bindegewebe. Das lockere Bindegewebe enthält außer Fibrocyten zahlreiche Formen von freien Bindegewebszellen, z. B. Histiocyten. Intercellulär kommen u. a. Kollagenfaserbündel, elastische Fasern und amorphe Grundsubstanz vor

sern. Charakteristisch sind die weiten Intercellularräume, die viel amorphe Grundsubstanz (deswegen die Fähigkeit des lockeren Bindegewebes Wasser zu speichern, *Ödeme*) und viele freie Bindegewebszellen. Das lockere Bindegewebe ist sehr regenerationsfähig.

Die kollagenen Faserbündel sind häufig nach dem *Scherengitterprinzip* angeordnet (Abb. **29**). Der Winkel zwischen den einzelnen Faserbündeln ändert sich bei Zug. Dadurch wird ein Nachgeben möglich, obgleich die kollagenen Fasern selbst zugfest sind. Läßt der Zug nach, stellen die elastischen Fasern die Ausgangsstellung des Scherengitters wieder her.

Sonderformen des lockeren Bindegewebes sind:
– zellreiche Bindegewebe, z. B. das „Stroma" in verschiedenen Organen,
– lamelläres Bindegewebe, z. B. in Muskelfascien. Die Faserbündel verlaufen schichtweise,
– netzförmiges Bindegewebe des Omentum majus. Die kollagenen Faserbündel bilden ein lockeres Netzwerk.

4. Dichtes, straffes Bindegewebe

Das Gewebe ist faserreich, aber relativ zellarm. Es besitzt wenig amorphe Intercellularsubstanz

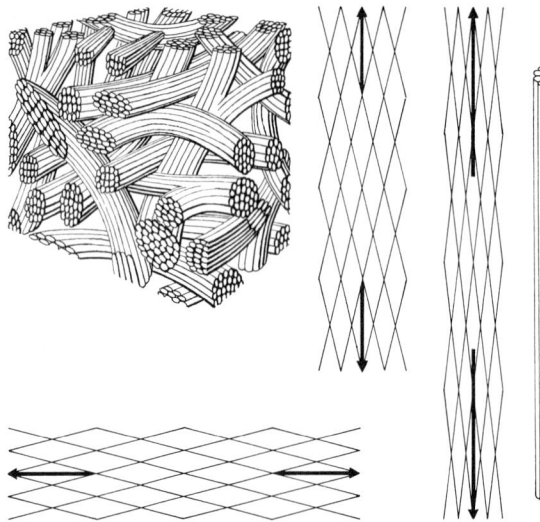

Abb. 29. Kollagenfaserbündel und Darstellung des Scherengitterprinzips

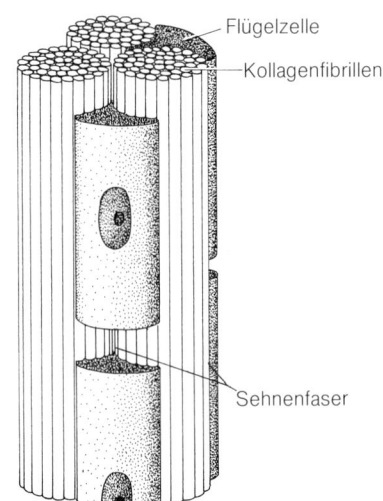

Abb. 30. Ausschnitt aus einer Sehne. Zwischen gestreckt verlaufenden Kollagenfasern liegen Fibrocyten, die wegen ihrer besonderen Zellform als Flügelzellen bezeichnet werden

und wenig freie Bindegewebszellen. Das dichte Bindegewebe hat einen vergleichsweise geringen Stoffwechsel. Es ist mechanisch sehr widerstandsfähig.

Geflecht- oder filzartig ist das dichte Bindegewebe z. B. in den Kapseln vieler Organe, um Sehnen und in Nerven, im Corium der Haut und in der Submucosa des Darmtraktes. die Faserbündel bilden ein dreidimensionales Netzwerk, so daß den Zugbeanspruchungen aus allen Richtungen Widerstand geleistet werden kann.

In dem gerichteten dichten Bindegewebe, z. B. in Bändern, Fascien und Aponeurosen verlaufen die Kollagenfaserbündel nach einem festgelegten Muster, das der Zugbeanspruchung angepaßt ist. In der Sklera beträgt der Winkel zwischen den einzelnen Faserbündeln nahezu 90 Grad.

VII. Stützgewebe

Stützgewebe sind in erster Linie die geformten Binde- und Stützgewebe. Sie zeichnen sich durch Interzellularsubstanzen größerer Festigkeit aus; dadurch haben Stützgewebe eine Eigenform, können Weichgeweben einen Halt geben und Schutzfunktionen ausüben.

Stützgewebe sind Sehnen und **Bänder**, **Knorpel**, **Knochen** und **Dentin** (S. 333).

1. Sehnen

In Sehnen (Abb. 30) verlaufen die Kollagenfasern parallel, in großen Sehnen häufig in leichten Spiralen. In ungedehntem Zustand sind die Kollagenfaserbündel leicht gewellt.

Zwischen den Kollagenfasern (Sehnenfasern) liegen in Reihenstellung hintereinander angeordnet die Fibrocyten (Sehnenzellen). Diese Zellen haben langgestreckte Kerne und wenig Cytoplasma. Sie passen sich in ihrer Form der Umgebung dadurch an, daß ihr schmal ausgezogenes Cytoplasma "flügelartig" den Sehnenfasern anliegt (*"Flügelzellen"*).

Sehnen werden von lockerem Bindegewebe umhüllt (Peritendineum externum), das in das Innere der Sehne eindringt (Peritendineum internum) und kleinere Bündel (primäre Bündel) und größere Bündel (sekundäre Bündel) zusammenfaßt. Mit dem lockeren Bindegewebe dringen Nerven und Blutgefäße in die Sehne ein.

Sehnen haben eine gute Regenerationsfähigkeit.

Elastische Bänder. Es besteht aus Bündeln dicker parallel angeordneter elastischer Fasern. Jedes Bündel umfaßt geringe Mengen lockeren Bindegewebes mit abgeplatteten Fibrocyten. Die elastischen Fasern rufen in frischem Gewebe ns Binde- und Stützgewebe

eine gelbe Farbe hervor. Beim Menschen kommen geschlossene elastische Bündel in den Ligg. flava der Wirbelsäule und im Lig. suspensorium penis vor.

2. Knorpel

Knorpel besteht nur aus organischem Material; Knorpelgewebe ist schneidbar. Eine besondere Eigenschaft des Knorpels ist seine *Druckelastizität*; das bedeutet, daß Knorpel bis zu einem gewissen Grade komprimierbar (und dehnbar) ist. Beim Nachlassen der Druck- und Zugkräfte gewinnt Knorpel seine Ausgangsform wieder. In Gelenken begünstigt der Knorpel das Gleiten der Skeletteile.

Wie jedes Binde- und Stützgewebe wird der Knorpel aus Zellen (**Chondrocyten**) und Intercellularsubstanz (**Matrix**) aufgebaut. Aufgrund morphologischer (und funktioneller) Unterschiede im Aufbau der Intercellularsubstanz lassen sich folgende Knorpelarten beschreiben (Abb. 31):

- **Faserknorpel:** Die Intercellularsubstanz besteht aus einem dichten kollagenen Bindegewebe ohne nennenswerten amorphen Anteil.
- **Hyaliner Knorpel:** Die Intercellularsubstanz wird von vielen Kollagenfasern gebildet, die in eine amorphe Intercellularsubstanz eingebettet sind und von dieser „maskiert" werden.
- **Elastischer Knorpel:** Die Intercellularsubstanz besteht aus kollagenen *und* elastischen Fasern in amorpher Grundsubstanz.

Gemeinsam sind allen 3 Knorpelarten **Chondrone** (Knorpelterritorien). Sie werden jeweils von ein oder mehreren Knorpelzellen (**Chondrocyten**) mit einer umgebenden Intercellularsubstanz intensiver Basophilie (**Knorpelhof**) gebildet. — Werden die Knorpelzellen herausgelöst, bleiben an ihrer Stelle Knorpelhöhlen (**Lacunen**) übrig.

Knorpelzellen. Sie liegen gewöhnlich als keine Gruppen in einer Knorpelhöhle. Im histologischen Präparat sind sie oft geschrumpft, so daß sie scheinbar von einem Spalt umgeben sind. Intravital füllen die Knorpelzellen die Knorpelhöhlen jedoch vollständig aus. Junge Knorpelzellen — unter dem Perichondrium gelegen — sind oft flach, ältere rund und hypertrophiert. Auch reife Knorpelzellen sind zur Synthese von Grundsubstanz (Matrix) und Fasern befähigt. — Die Tätigkeit der Chondrocyten wird endokrin beeinflußt, z. B. gesteigert durch Thyroxin, Testosteron; gehemmt durch Cortison, Hydrocortison, Östradiol.

Knorpelhof. Dies ist jener Teil der Intercellularsubstanz, der die Knorpelhöhle (mit den Knorpelzellen) unmittelbar umgibt. Der Knorpelhof fällt färberisch durch eine zur weiteren Umgebung hin abnehmende *Basophilie* und *Metachromasie* aufgrund eines erhöhten Vorkommens von sauren Mucosubstanzen auf. Der Knorpelhof enthält nur wenige (oder keine) Kollagenfasern.

Ernährung. Knorpel ist gefäß- und nervenfrei. Die Ernährung erfolgt durch Diffusion von der Knorpeloberfläche her: aus randständigen Ca-

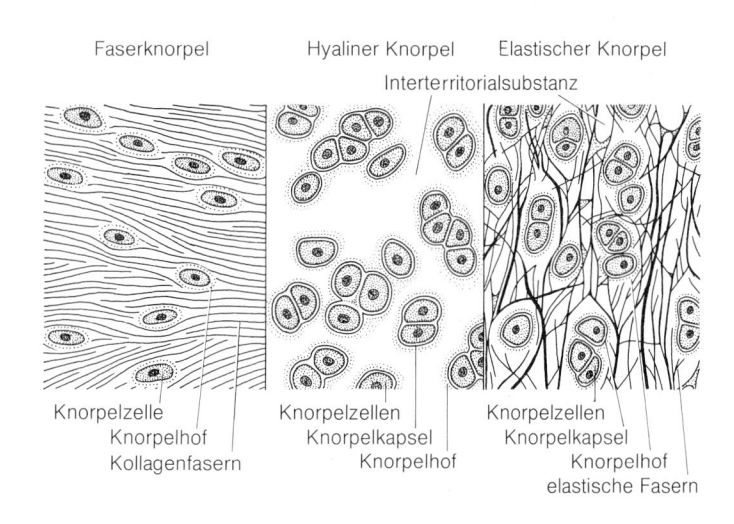

Abb. 31. Faserknorpel-Hyaliner Knorpel-Elastischer Knorpel. Alle Knorpelarten enthalten Chondrone. Diese bestehen aus Knorpelzellen, die in einer Knorpelhöhle liegen und von einer Knorpelkapsel und dem Knorpelhof umgeben werden. Beim Faserknorpel besteht die Intercellularsubstanz aus sichtbaren, z. B. fischgrätenartig angeordneten Kollagenfasern. Beim hyalinen Knorpel sind die Kollagenfasern durch amorphe Grundsubstanz maskiert. Beim elastischen Knorpel kommen in der Grundsubstanz außer Kollagenfasern elastische Fasern vor

pillaren oder beim Gelenkknorpel aus der Gelenkflüssigkeit. Knorpel hat einen geringen Stoffwechsel.

Entwicklung. Sie beginnt mit einem Zusammenrücken von Mesenchymzellen, die ihre Fortsätze einziehen (*prächondrales Gewebe*). Gleichzeitig treten in diesen Zellen viel rauhes endoplasmatisches Reticulum, ein großer Golgi-Apparat sowie zahlreiche Mitochondrien auf. Die Zellen beginnen Tropokollagen und große Mengen mucopolysaccharidhaltiger Matrix zu bilden; sie werden jetzt als *Chondroblasten* (Knorpelbildner) bezeichnet. Die Chondroblasten geben die von ihnen synthetisierten Substanzen nach allen Seiten ab: „sie mauern sich ein". Durch das Abscheiden von Intercellularsubstanz rücken die Knorpelzellen auseinander und der Knorpel wächst. Chondroblasten sind in der Lage, sich innerhalb ihrer Höhlen zu teilen. Diese Art des Knorpelwachstums wird als interstitiell (intussuszeptionell) bezeichnet; sie findet praktisch nur z. Zt. der Knorpelbildung statt. Später wächst der Knorpel appositionell, d. h. von der Knorpeloberfläche her. — Knorpel entsteht u. a. dort, wo Zug- und Scheerkräfte wirken, während Knochen durch Scheerkräfte abgebaut wird.

Perichondrium. Hierbei handelt es sich um das den Knorpel umgebende Bindegewebe. An der Knorpeloberfläche ist das Perichondrium sehr zellreich (*Stratum cellulare*), weiter außen faserreich (*Stratum fibrosum*). Vom Perichondrium aus kann Knorpel neu gebildet werden. Das Perichondrium ist gefäß- und nervenreich.

Ein Perichondrium fehlt am Gelenkknorpel, der deswegen nicht neu gebildet werden kann.

Faserknorpel (Abb. **31**)
Die Intercellularsubstanz besteht fast ausschließlich aus geflechtartig angeordneten Kollagenfasern. Die Chondrone sind in der Regel klein und enthalten nur einen oder wenige Chondrocyten; oft liegen die Chondrone des Faserknorpels in Reihen. Faserknorpel ist gegen Zug sehr widerstandsfähig.

Vorkommen. Zwischenwirbelscheibe (die Kollagenfasern sind im Anulus fibrosus nach Art eines Fischgrätenmusters angeordnet), Gelenkzwischenscheiben, Symphysis pubica, in Bändern.

Hyaliner Knorpel (Abb. **31**)
Hyaliner Knorpel hat makroskopisch ein bläulich-milchglasartiges Aussehen. Die Chondrone sind in der Regel groß und zellreich. Häufig liegen in einem Territorium mehrere Knorpelhöhlen mit ihren Zellen. Die Gebiete zwischen den Chondronen, **Interterritorien**, erscheinen färberisch-lichtmikriskopisch homogen. Polarisationsmikroskopisch und elektronenmikroskopisch sind jedoch in der Matrix interterritorialis zahlreiche feine Kollagenfasern und Mikrofibrillen nachzuweisen. Mit anderen histologischen Methoden sind die Kollagenfasern nicht zu erfassen, weil sie ein ähnliches färberisches Verhalten wie die Matrix haben.

Der Wassergehalt des Knorpels beträgt etwa 60–70%. Die verbleibende Trockensubstanz (30–40%) enthält etwa zu gleichen Teilen Kollagen und Grundsubstanz. Bei den Grundsubstanzen handelt es sich um saure Mucosubstanzen mit besonders viel Chondroitinsulfat.

Der Verlauf der Kollagenfasern im hyalinen Knorpel kann polarisationsmikroskopisch (Doppelbrechung der Kollagenfasern S. 38) studiert werden. Die Kollagenfasern umfassen die Territorien einzeln und in Gruppen und gehen schließlich in dichtere Faserbündel über, die am Knorpelrand dichte parallel zur Oberfläche verlaufende Bündel bilden. Die Anordnung der Kollagenfasern im einzelnen ist den jeweiligen funktionellen Ansprüchen angepaßt; z. B. verlaufen im Gelenkknorpel die Kollagenfasern bogenförmig tangential zur Oberfläche. Die eigentliche Druckschicht im Knorpel ist die Außenzone. Hier gehen die Kollagenfasern in das Perichondrium über.

Eine Regeneration von hyalinem Knorpel erfolgt nicht. Es kann aber vom Perichondrium aus eine Neubildung stattfinden. Hierbei tritt zunächst Faserknorpel auf, der dann zu hyalinem Knorpel umgebildet wird.

Altersveränderungen. Der Wassergehalt des Knorpels nimmt im Alter ab; verbunden ist damit ein Nachlassen der Druckelastizität. Gleichzeitig kann es zu einer Verminderung der Knorpelgrundsubstanz kommen, so daß Kollagenfasern „demaskiert" werden; es tritt eine sog. *„Asbestfaserung"* auf. Ferner kann es zu einer Höhlenbildung im Knorpel und zu Verkalkungen kommen.

Vorkommen. An Gelenken als Gelenkknorpel, beim Knochenwachstum (S. 48), in den Luftwegen (als Knorpelspangen in der Trachea und Knorpelstückchen in den Bronchien), Nasenknorpel, große Teile des Kehlkopfes, knorpliger Anteil der Rippen.

Elastischer Knorpel (Abb. 31)
Der elastische Knorpel ist ähnlich dem hyalinen gebaut, jedoch sind die Territorien kleiner und die Knorpelhöhlen enthalten weniger Zellen. Zusätzlich zu den kollagenen Fasern kommen in der Matrix interterritorialis *elastische Fasern* vor, die Netze bilden; diese umfassen die Chondrone und strahlen ins Perichondrium ein. Die elastischen Fasern sind nicht maskiert und können deswegen mit Elastica-Färbungen dargestellt werden.

Vorkommen. Knorpel der Ohrmuschel, des äußeren Gehörganges, Tuba auditiva, Epiglottis, kleinere Anteile des Kehlkopfskeletes.

3. Knochen

Knochen ist *fest gegen Zug, Druck, Biegung und Torsion* (Einzelheiten s. Allgemeine Anatomie des Bewegungsapparates S. 104). Knochen hat die Fähigkeit, sich optimal den an ihn gestellten Anforderungen anzupassen. Ferner ist Knochen zum Umbau befähigt (*biologische Plastizität*, Einzelheiten s. u.). Knochen lebt.

Intercellularsubstanz. Die Druckfestigkeit des Knochens beruht auf Einlagerung von **anorganischen Bestandteilen** (etwa 50% des Trockengewichtes) in organische Knochengrundsubstanz (Intercellularsubstanz). Eingelagert ist Hydroxylapatit ($Ca_{10}[PO_4]_6[OH]_2$) in Kristallform. Die Kristalle haben einen Durchmesser von $40 \times 30 \times 3$ nm. Sie liegen parallel zu Kollagenfasern und werden an ihrer Oberfläche von einem Mantel aus gebundenem Wasser umgeben.

Die **organischen Bestandteile** des Knochens bestehen zu 95% aus Kollagenfasern; der Rest sind amorphe Intercellularsubstanzen (vor allem neutrale und saure Mucosubstanzen). Außerdem enthalten Knochen Zellen (Osteocyten) und meist Blutgefäße.

Osteocyten. Sie liegen einzeln in kleinen Knochenhöhlen, Lacunae osseae. Knochenzellen sind flach; sie haben allseitig lange Fortsätze. Die Fortsätze liegen in feinen Knochenkanälchen. Die Knochenkanälchen kommunizieren untereinander und die Fortsätze der Knochenzellen stehen durch adhäsive Kontakte („gap junctions") in Verbindung. Offenbar erfolgt zwischen den Knochenzellen ein Stoffaustausch. Dem Stofftransport dürften außerdem schmale pericelluläre Räume dienen, die dadurch entstehen, daß Knochenzellen die Knochenhöhlen unvollständig füllen.

Histologisch unterscheidet man Lamellenknochen und Geflechtknochen. Während der Entwicklung entsteht Knochen durch desmale Ossifikation oder durch chondrale Ossifikation.

Lamellenknochen
Die Baueinheit des Lamellenknochens ist die Knochenlamelle (Dicke 3–7 µm). In einer Knochenlamelle verlaufen alle Kollagenfasern parallel zueinander. Die Richtung des Faserverlaufs wechselt in der Regel von Lamelle zu Lamelle, häufig rechtwinklig. – Die Osteocyten liegen überwiegend an der Lamellengrenze, jedoch gelegentlich mitten in der Lamelle.

Knochenlamellen liegen als Speziallamellen (Lamellen in einem Osteon, s. u.), als Schaltlamellen (z. B. Lamellen zwischen den Osteonen) und als Generallamellen an der äußeren und inneren Knochenoberfläche vor.

Osteon (*Haverssches System*, Abb. 32 u. 33). Hierunter wird ein Komplex aus einem mehr oder weniger zentral gelegenen *Canalis centralis* und 4–20 konzentrisch um den Kanal angeordnete **Speziallamellen** verstanden. Der Zentralkanal enthält Blutgefäße, Nerven und lockeres

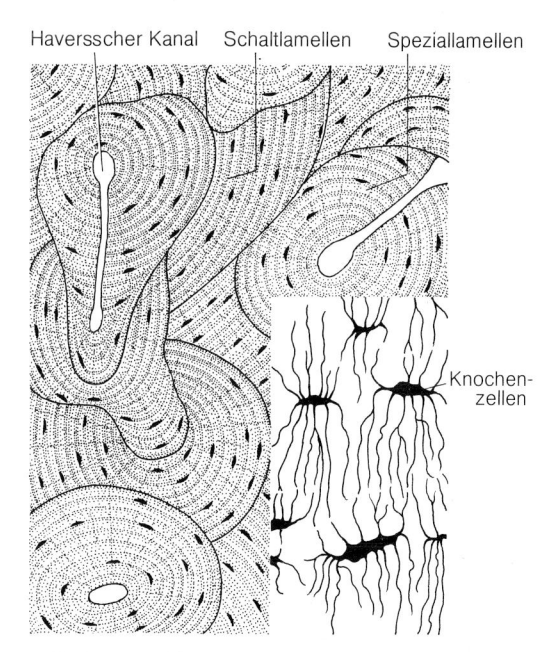

Abb. 32. Lamellenknochen. Baueinheit ist das Osteon. Hierbei handelt es sich um ein System aus Speziallamellen, die um einen Blutgefäße führenden Haversschen Kanal angeordnet sind. Zwischen den Osteonen liegen Schaltlamellen. – Die Knochenzellen liegen einzeln in kleinen Knochenlacunen. Knochenzellen sind stark verzweigt; ihre Ausläufer berühren sich

Bindegewebe. Die Durchmesser der Zentralkanäle schwanken erheblich (20–100 µm); meist sind sie in jüngeren Knochen größer als in älteren.

Vom Zentralkanal aus erfolgt die Ernährung der Knochenzellen durch Diffusion, und zwar durch die miteinander kommunizierenden Knochenkanälchen. Die Knochenkanälchen der innersten Lamelle öffnen sich zum Zentralkanal hin.

In den Speziallamellen verlaufen die Kollagenfaserbündel in der Regel schraubenförmig; der Steigungswinkel ändert sich von Lamelle zu Lamelle. Regelmäßig wechseln einzelne Kollagenfasern von einer Lamelle zur anderen über.

Abgesetzt wird jedes Osteon von seiner Umgebung durch eine kollagenfaserarme, mucosubstanzreiche *Zementlinie*.

Osteone kommen fast nur in den Diaphysen von Röhrenknochen vor (kleinere Osteone gelegentlich auch an anderen Stellen). Ein Osteon kann eine Länge von mehreren Zentimetern erreichen (durchschnittlich 0,5–1 cm). Die Osteone verlaufen gewöhnlich in der Knochenlängsachse, sind verzweigt und kommunizieren untereinander.

Schaltlamellen (Lamella interstitialis, Abb. 32). Hierbei handelt es sich um Lamellenbruchstücke, die in der Compacta der Diaphysen von Röhrenknochen die Räume zwischen den Osteonen füllen. Sie sind Reste früherer Generationen von Osteonen; die nicht mehr vorhandenen Anteile der Osteone sind dem während des ganzen Lebens erfolgenden Knochenumbau anheim gefallen. Der Bau der Schaltlamellen entspricht dem der Speziallamellen.

Lamellenbruchstücke kommen aber nicht nur zwischen den Osteonen vor, sondern – als einziger Baustein des Knochens – überall dort, wo Osteone fehlen, z. B. in der Spongiosa der Epiphysen oder der kurzen Knochen, in der Diploë des Schädels.

Generallamellen (Abb. 33). Es handelt sich um jeweils mehrere Lamellen, die an der äußeren und inneren Oberfläche den Knochen als Ganzes umfassen. Die äußeren Generallamellen liegen unter dem Periost und sind geschlossen. Die inneren Generallamellen liegen zur Knochenhöhle hin, sind weniger zahlreich und an vielen Stellen unterbrochen, insbesondere im Bereich der Spongiosa (z. B. in den Epiphysen, den platten und kurzen Knochen).

Periost. Der äußeren Knochenoberfläche liegt ein sehr zellreiches Bindegewebe (**Stratum osteogenicum**) auf, dem weiter nach außen eine faserreiche Schicht (**Stratum fibrosum**) folgt. In der zellreichen Schicht kommen osteogene Zellen vor, die sich bei Reizung, z. B. nach einem Knochenbruch (s. u.) in Osteoblasten umwandeln können.

Die Kollagenfasern des Periosts dringen als sog. Sharpeysche Fasern in den Knochen ein und befestigen das Periost am Knochen.

Das Periost ist gefäß- und nervenreich (z. B. Periostschmerz, ggf. Bluterguß beim Stoß an die Schienbeinkante).

Periost endet am Gelenkknorpel sowie an den Befestigungen von Sehnen und Bändern. – Wenn Periost an anderer Stelle fehlt, kann es dort zum Knochenabbau kommen.

Endost. Es bekleidet den Knochen auf der Seite der Knochenhöhle und wird von den Stromazellen des Knochenmarks gebildet. Bindegewebsfasern fehlen.

Blutgefäße. Vom Periost dringen größere Gefäße durch die Foramina nutritia, kleinere Gefäße an vielen Stellen senkrecht zur Knochenoberfläche und unabhängig vom Lamellenverlauf in den Knochen ein. Die kleineren Gefäße verlaufen in den *Canales perforantes* (v. Volkmannsche Kanälchen), die nicht von Speziallamellen umgeben sind. Die Gefäße setzen sich in die längsverlau-

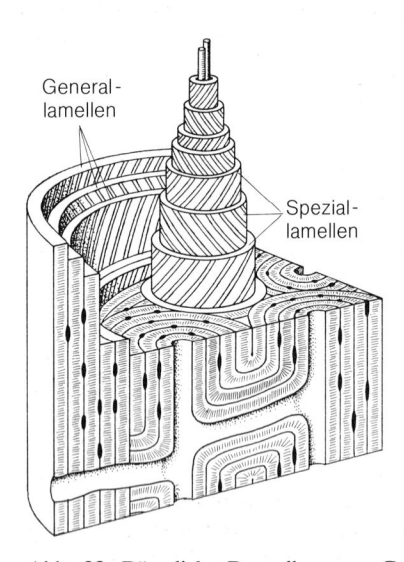

Abb. 33. Räumliche Darstellung von Grundlamellen und Speziallamellen. Der Steigungswinkel der Kollagenfasern ist in den einzelnen Systemen unterschiedlich, von Lamelle zu Lamelle in der Regel gegensinnig

fenden Haversschen Gefäße fort, die in den Zentralkanälchen der Osteone liegen. Von hier aus ziehen Gefäße ins Knochenmark.

Geflechtknochen
In Geflechtknochen verlaufen die Kollagenfasern teils als grobe, teils als feine Bündel ohne besondere Orientierung zu den ernährenden Gefäßen. Dadurch fehlt eine Lamellenbildung. Der Bestand an Mineralien ist geringer als beim Lamellenknochen, der an Osteocyten höher.

Geflechtknochen kommen beim Erwachsenen nur an wenigen Stellen vor, z. B. Pars petrosa des Felsenbeins, Zahnalveolen, in der Umgebung der Schädelnähte, an der Insertion einzelner Sehnen. Dagegen ist jeder neugebildete Knochen Geflechtknochen (z. B. während der Entwicklung und bei der Knochenbruchheilung).

Geflechtknochen ist besonders fest gegen Zug und Biegung.

Knochen als lebendige Struktur
Für die Aufrechterhaltung der inneren Struktur des Knochens ist eine dauernde ausgewogene Belastung und eine entsprechende Ernährung erforderlich. Ändern sich diese, erfolgt ein Umbau des Knochens mit dem Ziel, sich den neuen Bedingungen anzupassen. Ärztlich ausgenutzt wird diese Fähigkeit des Knochens bei der Zahnregulierung. Dort, wo durch kieferorthopädische Maßnahmen ein dauernder Druck auf den Knochen ausgeübt wird, wird Knochen abgebaut; dort, wo der Druck nachläßt, wird Knochen aufgebaut. Auf diese Weise ändern die Zähne im Laufe der Zeit ihre Stellung.

Knochen ist wichtigstes *Calcium-Reservoir* des Organismus. – Calcium spielt bei der Muskelkontraktion, in zahlreichen enzymatischen Systemen, bei der Blutgerinnung, der Zellhaftung und bei anderen wichtigen biologischen Vorgängen eine große Rolle. – 99% des Gesamtcalciums des Organismus enthält der Knochen. Das übrige Calcium kommt teils im Blut, teils im Gewebe vor. Zwischen Blut- und Knochencalcium besteht ein lebhafter Austausch: Bei Erhöhung des Blut-Calciumspiegels wird Calcium im Knochen abgelagert, bei Verminderung aus den Knochen mobilisiert. – Die Calciummobilisierung aus dem Knochen erfolgt teils schnell (direkte Freisetzung des Calciums aus dem Hydroxylapatit der Interzellularsubstanz) teils langsam (auf hormonalem Wege, s. u.). – Bei länger anhaltendem Calciummangel in der Nahrung kann es zu ungenügendem Einbau von Mineralstoffen in den Knochen kommen (Osteomalacie).

Ein weiterer Hinweis auf die lebendige Knochenstruktur ist seine Fähigkeit, *nach Brüchen zu heilen*. Die Knochenneubildung an Bruchstellen geht vom Periost und z. T. vom Endost aus. Zunächst kommt es an der Bruchstelle zum Bluterguß. Dann räumen Makrophagen das an der Frakturstelle zugrundegegangene Gewebe ab. Anschließend kommt es zu einer Knorpelbildung und dann zu enchondraler, aber auch zu desmaler Ossifikation (s. u.). Der an der Bruchstelle z. T. im Überschuß neugebildete junge Knochen wird als Callus bezeichnet.

Im *Alter* kommt es im Knochen zu einer Verminderung der Kalksalze, verbunden mit Wasserentzug und Abnahme der Viscosität der Grundsubstanz. Dadurch wird der Knochen spröde und bricht leichter.

Osteoblasten, Osteoklasten. Jeder Umbau des Knochens sowie die Knochenbruchheilung ist an das Vorkommen von Osteoklasten und Osteoblasten gebunden. Beide Zellarten gehen aus sog. osteogenen Zellen (pluripotente Bindegewebszellen) des am oder im Knochen vorhandenen Bindegewebes hervor.

Osteoklasten sind vielkernige Riesenzellen, die offenbar durch Verschmelzung osteogener Zellen entstehen. Osteoklasten enthalten viele Lysosomen sowie heterophagische Vacuolen, in denen häufig Bruchstücke von aufgenommenen Kollagenfibrillen und Knochenkristalle vorkommen. Osteoklasten liegen oft in kleinen Buchten des abzubauenden Knochens, den Howshipschen Lacunen. Osteoklasten können sich in osteogene Zellen rückverwandeln.

Osteoblasten. Osteogene Zellen haben eine Generationszeit von etwa 36 Stunden; von den neu entstandenen Zellen wandeln sich einige in Osteoblasten um. Die Osteoblasten besitzen die Ultrastruktur von Zellen mit hoher Syntheseleistung. Sie produzieren Tropokollagen und neutrale sowie saure Mucosubstanzen für die Knochenmatrix (vgl. Fibrillogenese S. 39). Die von ihnen gebildeten Substanzen scheiden die Osteoblasten nach allen Seiten ab, so daß sie sich – ähnlich wie die Knorpelzellen – allmählich „einmauern". Sobald die Osteoblasten ringsum von Intercellularsubstanz umgeben sind, werden sie als Osteocyten bezeichnet. – Osteoblasten werden vor allem in Reihenstellung an der Oberfläche von Knochenbälkchen gefunden (s. u.). Grundsätzlich können sich Osteoblasten in osteogene Zellen rückverwandeln.

4. Knochenentwicklung

Knochen kann sich entweder direkt im Mesenchym bilden (**direkte desmale Knochenbildung**) oder enchondral dadurch, daß eine Knorpelmatrize schrittweise abgebaut und durch Knochen ersetzt wird (**indirekte Knochenbildung**). In beiden Fällen entsteht zunächst Geflechtknochen, der mit wenigen Ausnahmen (s. o.) während der weiteren Entwicklung durch Lamellenknochen ersetzt wird.

Desmale Ossifikation (Abb. 34)

An Orten vorgesehener Knochenbildung verdichtet sich das Mesenchym und wird stärker capillarisiert. Die Mesenchymzellen werden größer, ihre Ausstattung mit Zellorganellen (rauhes endoplasmatisches Reticulum, Golgi-Apparat, Mitochondrien) nimmt zu. Gleichzeitig werden die Zellen fortsatzreich. Die Zellen sind zu Osteoblasten geworden.

Die Osteoblasten produzieren Tropokollagen und Mucosubstanzen, die an den Intercellularraum abgegeben werden. Extracellulär entstehen Kollagenfasern (S. 38), die in eine homogene Grundsubstanz (Osteoid) eingebettet sind. In der Folgezeit werden der Intercellularsubstanz Calcium- und Phosphationen zugeführt und es entstehen in enger Beziehung zu den Kollagenfibrillen Hydroxylapatitkristalle.

Die Knochenbildung schreitet von zahlreichen isoliert gelegenen Zentren zur Umgebung fort. Es entstehen **Knochenbälkchen**, die später miteinander in Verbindung treten und eine Spongiosa bilden (bei den Schädelknochen als Diploë bezeichnet). Als letztes wird die äußere und innere Knochenschale gebildet. Aus dem Mesenchym zwischen den Knochenbälkchen entwickeln sich weitere Osteoblasten sowie das Knochenmark und Endost.

Desmal werden u. a. Teile des Schädels (Os frontale, Os parietale, Teile der Ossa temporalia, occipitale, mandibulare, maxillare) sowie die Knochenmanschetten der Röhrenknochen (s. u.) gebildet.

Fast gleichzeitig mit dem Knochenaufbau beginnen auch **Umbauvorgänge**. Diese bestehen einerseits in einem Abbau, andererseits in einem Aufbau von Knochen. Dem Abbau dienen vielkernige Riesenzellen (Osteoklasten, s. o.), dem Aufbau Osteoblasten, die sich in Reihen der Oberfläche der Knochenbälkchen anlagern (appositionelles Wachstum). Bei diesen Umbauvorgängen werden die zunächst als Geflechtknochen angelegten Skeletteile zu Lamellenknochen.

Das **Wachstum** desmal angelegter Knochen erfolgt appositionell, d. h. dadurch, daß an der äußeren Oberfläche neuer Knochen gebildet wird; an der inneren Oberfläche wird Knochen abgebaut.

Chondrale Ossifikation (Abb. 35a u. b)

Vorläufer des Knochens ist ein Modell aus hyalinem Knorpel, das, verglichen mit den späteren Knochen, plump ist und keine Oberflächendetails aufweist. Bei den Anlagen von Röhrenknochen sind aber die beiden Epiphysen und die Diaphyse zu erkennen.

Beim Röhrenknochen beginnt die Verknöcherung dadurch, daß an der Oberfläche der Diaphyse eine **perichondrale Knochenmanschette** nach Art der desmalen Ossifikation entsteht. Die Umwandlung des Knorpelmodells selbst erfolgt durch **enchondrale Ossifikation** (Ersatzknochenbildung).

Perichondrale Ossifikation. Die perichondrale **Knochenmanschette** der Röhrenknochen wird von osteogenen Zellen des Perichondriums

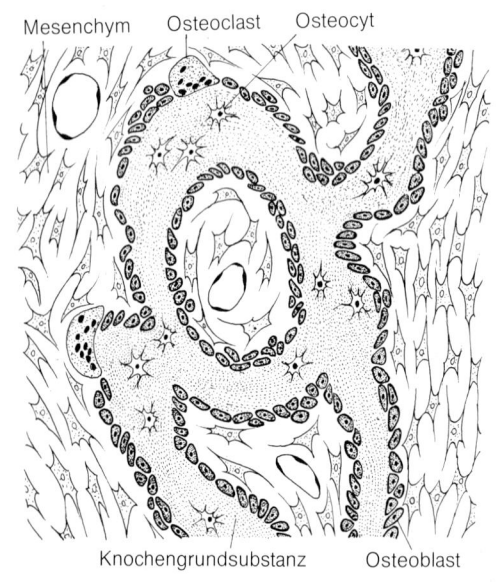

Abb. 34. Desmale Knochenbildung. Osteoblasten, die aus Mesenchymzellen hervorgegangen sind, bilden an der Oberfläche eines Knochens eine zusammenhängende Schicht. Durch Abgabe von Knochengrundsubstanz werden die Osteoblasten in den Knochen mit einbezogen; sie sind zu Osteocyten geworden. Knochenaufbau und Knochenabbau gehen parallel. Osteoklasten, die Knochen abbauen, sind mehrkernige Riesenzellen. (Nach Junqueira et al., 1975)

Binde- und Stützgewebe

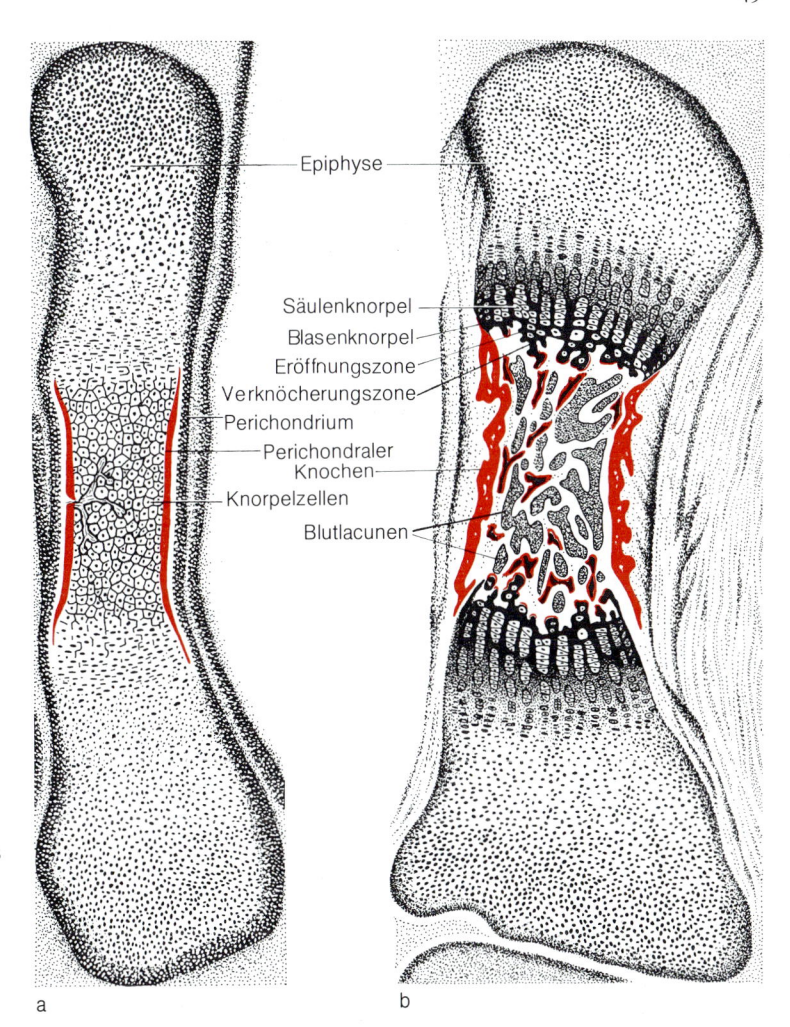

Abb. 35a u. b. 2 Stadien aus der Entwicklung eines Röhrenknochens. (a) Stadium der perichondralen Knochenbildung; (b) Stadium der enchondralen Knochenbildung

(nach der Knochenbildung Periost) gebildet. Die Knochenmanschette reicht etwa bis zum späteren Knochenhals (Abb. 35a).

Enchondrale Ossifikation. Im Prinzip wird hierbei der Knorpel des Knorpelmodells abgebaut und durch neugebildeten (Geflecht-)Knochen ersetzt. Später wird der Geflechtknochen in Lamellenknochen umgebaut (Abb. 35b).

Der **Abbau des Knorpels** beginnt im Bereich der perichondralen Knochenmanschette. Eingeleitet wird dieser Vorgang dadurch, daß die Knorpelzellen hypertrophieren – es entsteht sog. Blasenknorpel – und teilweise zugrundegehen. In die verbleibende Knorpelgrundsubstanz lagern sich Kalksalze ein. Gleichzeitig dringen aus dem dichten Bindegewebe an der Oberfläche der Knochenmanschette (Anlage des Periosts) Gefäße und Mesenchymzellen durch die Knochenmanschette in den veränderten Knorpel der Diaphyse ein. Die Mesenchymzellen bauen teilweise den Knorpel ab (**Chondroklasten**), teilweise füllen sie die ehemaligen Knorpellacunen aus. Ein Teil der Knorpelzellen kann sich zu Mesenchymzellen rückverwandeln. Viele der Mesenchymzellen werden zu Osteoblasten, die an der Oberfläche der Knorpelreste Geflechtknochen bilden. Es resultiert ein **Bälkchenwerk aus Geflechtknochen**.

Die Räume zwischen den Bälkchen werden von Blutgefäßen und Mesenchym ausgefüllt (primäres Knochenmark). Etwa ab dem 5. Embryonalmonat wandeln sich Mesenchymzellen in Reticulumzellen um und es beginnt die Bildung von Blutzellen. Von diesem Zeitpunkt an wird von sekundärem Knochenmark gesprochen.

Die Knochenbälkchen im Bereich der Knochenmanschette werden im Laufe der Zeit durch Osteoklasten abgebaut; dadurch erweitert sich die Knochenmarkshöhle bis zu einer Umbauzone zwischen Diaphyse und Epiphyse. In dieser Umbauzone spielt sich – solange der Knochen wächst – die enchondrale Verknöcherung ab. Beim Jugendlichen, bei dem Epiphyse und Diaphyse bereits weitgehend verknöchert sind, wird diese Umbauzone als Wachstumsfuge (Metaphyse, Epiphysenplatte) bezeichnet.

Die **Umbauzone zwischen Epiphyse und Diaphyse** läßt eine Zonengliederung erkennen. Jede Zone entspricht einem Entwicklungsschritt während der enchondralen Verknöcherung.

– *Gebiet des hyalinen Knorpels.* In frühen Entwicklungsstadien handelt es sich um die ganze Epiphyse; später, wenn in der Epiphyse selbst die Verknöcherung beginnt (s. u.), liegt ein breiter zur Epiphyse hin gelegener Streifen aus hyalinem Knorpel vor.

– *Zone des Säulenknorpels.* In dieser Zone teilen sich die Knorpelzellen lebhaft und ordnen sich säulenartig in der Längsachse des Knochens an. Die Intercellularsubstanz hat abgenommen, da sie nur noch in geringer Menge gebildet wird.

– *Zone des Blasenknorpels.* Diaphysenwärts werden die Knorpelzellen (und damit die Knorpelhöhlen) immer größer; die Knorpelzellen enthalten viel Glykogen. die Intercellularsubstanz beschränkt sich auf schmale Septen.

– *Eröffnungszone.* Die Knorpelzellen gehen entweder zugrunde oder werden aus ihren Knorpelhöhlen durch Abbau des Knorpels durch Mesenchymzellen (Chondroklasten) freigesetzt. In der Knorpelgrundsubstanz kommt es zu Kalkablagerungen.

– *Verknöcherungszone.* Auf den verbliebenen, z. T. verkalkten Knorpelspangen wird von Osteoblasten Geflechtknochen abgelagert. Es entsteht ein Netzwerk aus Knochenbälkchen, das mit der perichondralen Knochenmanschette in Verbindung steht.

Verknöcherung der Epiphyse. Sehr viel später als in den Diaphysen bildet sich im Inneren der Epiphysen Blasenknorpel. Aus der Umgebung wachsen in dieses Gebiet Gefäße und Mesenchymzellen ein. Es folgen Umbauvorgänge, die denen in den Diaphysen zur Zeit der Verknöcherung entsprechen (s. o.). Die Ausbildung der Knochenbälkchen schreitet vom Epiphysenzentrum zur Peripherie hin fort. An der Oberfläche der Epiphysen bildet sich eine Knochenschale. Ausgenommen bleibt der Gelenkbereich (Gelenkknorpel) und – solange der Knorpel wächst – die Grenze zwischen Epi- und Diaphyse (**Metaphyse, Wachstumsfuge**, s. o.).

Die Knochenkerne in den Epiphysen bilden sich in jedem einzelnen Knochen zu festgelegter Zeit, meist postnatal. Bei der Geburt besitzen lediglich die distalen Femurepiphysen und proximalen Tibiaepiphysen Knochenkerne. Anhand der bereits gebildeten epiphysären Knochenkerne kann das Alter eines Kindes bestimmt werden (Reifezeichen S. 96, S. 298).

Umbau und Wachstum. Das während der chondralen Ossifikation gebildete Knochengewebe ist Geflechtknochen. Dieser Geflechtknochen wird zu Lamellenknochen umgebaut. Hierbei bauen Osteoklasten Knochen ab, während Osteoblasten, die aus den um Gefäße gelegenen Mesenchymzellen hervorgehen, Lamellenknochen aufbauen.

Beim Dickenwachstum wird im wesentlichen Knochen an der äußeren Oberfläche appositionell angelagert, während von der inneren Oberfläche her Knochen abgebaut wird. Das Längenwachstum kommt dadurch zustande, daß das Gebiet der enchondralen Verknöcherung unter Beibehaltung der Dicke der Wachstumsfuge langsam epiphysenwärts rückt.

Regulation der Ossifikation

Knochenentwicklung, Knochenwachstum und Knochenerhaltung unterliegen humoralen (hormonalen) und mechanischen Regulationen. Zu den Hormonen, die die Knochenentwicklung beeinflussen, gehört das Wachstumshormon der Hypophyse. Mangel an Wachstumshormon bedingt Zwergwuchs, überschüssige Bildung führt zur Akromegalie (Wachstum der „Acren": Hände, Füße, Nase, Kinn). – Der Calciumbestand des Knochens wird durch das Zusammenwirken von Nebenschilddrüsenhormon und dem Calcitonin der C-Zellen der Schilddrüse geregelt. Das Nebenschilddrüsenhormon aktiviert und steigert die Zahl der Osteoklasten in der Knochenmatrix mit dem Ziel, Calcium freizusetzen. Calcitonin hemmt dagegen die Resorption von Knochengrundsubstanz und die Calciumfreisetzung. – Einen direkten Einfluß auf die Ossifikation hat Vitamin D. Bei Vitamin D-Mangel tritt eine ungenügende Calcifizierung des Knochens ein. – Vitamin A steuert die reguläre Verteilung und Aktivität von Osteoblasten und Osteoklasten. Bei Vitamin A-Mangel wird nicht genug amorphe Intercellularsubstanz synthetisiert. – Einfluß auf das Knochenwachstum haben auch die Geschlechtshormone.

Für die Aufrechterhaltung des Kalkbestandes ist eine Beanspruchung des Knochens erforderlich. Bei Patienten, die lange bettlägerig sind, kommt es zu einer Verminderung des Kalkbestandes im Knochen. Außerdem wirkt die Belastung strukturerhaltend auf den Knochen: Calciumverlust bei Aufenthalt im schwerelosen Raum.

Ektopische Knochenbildung
Unter bestimmten Bedingungen kann es spontan im Bindegewebe zur Knochenbildung kommen. Insbesondere ist dies im Nierenbecken, in Arterienwänden, in den Augen, in Muskeln und Sehnen möglich. Zurückzuführen ist dies auf die latente Fähigkeit vieler Bindegewebszellen zur Knochenbildung.

D. Muskelgewebe

Kontraktilität ist die auffälligste Eigenschaft des Muskelgewebes. Muskelgewebe ist u. a. für die Bewegungen des Körpers verantwortlich.

Jedes Muskelgewebe besteht aus hochdifferenzierten langgestreckten Muskelzellen, die als wichtigste Struktur in ihrem Cytoplasma kontraktile Eiweißfibrillen, die *Myofibrillen*, enthalten.

Zusammen mit jedem Muskelgewebe kommt Bindegewebe vor, das u. a. zur Verknüpfung der Muskelzellen untereinander dient und die Verkürzung des Muskelgewebes auf die Umgebung überträgt.

Unter Berücksichtigung morphologischer und funktioneller Gesichtspunkte werden unterschieden (Abb. **36**)
– Glatte Muskulatur
– Quergestreifte Muskulatur
  • Skeletmuskulatur
  • Herzmuskulatur

Die Muskelzellen der Skeletmuskulatur werden als **Muskelfasern** bezeichnet.

Für die verschiedenen Muskelzellbestandteile haben sich besondere Benennungen eingebürgert. Das Cytoplasma der Muskelzellen (ohne Myofibrillen) wird als **Sarkoplasma**, das endoplasmatische Reticulum als **sarkoplasmatisches Reticulum** und die Mitochondrien werden als **Sarkosomen** bezeichnet. Das **Sarkolemm** ist die Zellmembran der Muskelzelle mit einer Basallamina und anliegenden Retikulinfasern.

Der auffälligste morphologische Unterschied zwischen glatter und quergestreifter Muskulatur besteht darin, daß die kontraktilen Myofibrillen in der quergestreiften Muskulatur licht- und elektronenmikroskopisch eine Querstreifung aufweisen, die in der „glatten" Muskulatur fehlt. Außerdem wird die glatte Muskulatur nur vom vegetativen Nervensystem, die Skeletmuskulatur überwiegend vom somatischen Nervensystem in-

nerviert. Deswegen erfolgen die Kontraktionen der glatten Muskulatur unwillkürlich, während die Skeletmuskulatur willkürlich betätigt werden kann. Die Kontraktionen der glatten Muskulatur verlaufen langsam (wurmartig), die der quergestreiften Muskulatur schnell. — Eine Sonderstellung nimmt in vielfacher Hinsicht die Herzmuskulatur ein, die zwar u. a. quergestreift ist, aber doch vom vegetativen Nervensystem innerviert wird und autonom tätig ist.

Entwicklung. Die Muskulatur entstammt dem Mesoderm. Ausnahmen: Myoepithelzellen, in-

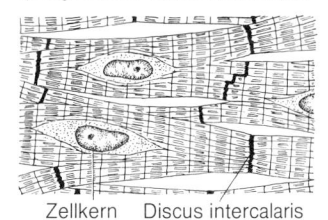

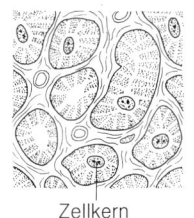

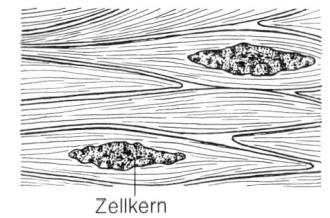

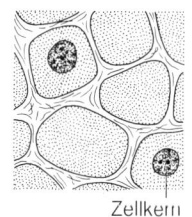

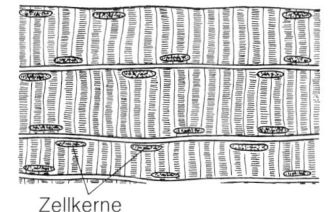

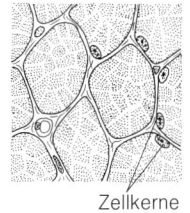

Abb. **36**. Glatte Muskelzellen (längs und quer), quergestreifte Skeletmuskelzellen (längs und quer), quergestreifte Herzmuskelzellen (längs und quer). — In der glatten Muskulatur liegt der Zellkern in der Mitte der Muskelzelle. — Quergestreifte Muskelfasern enthalten viele randständige Zellkerne. Quergestreift sind die Myofibrillen. — In den Herzmuskelzellen liegen die Zellkerne in der Mitte der Faser; die Herzmuskelzellen sind verzweigt und haften über Disci intercalares aneinander

nere Augenmuskeln (S. 559), die aus dem Ektoderm hervorgehen. Das Ausgangsmaterial des größten Teils der Skeletmuskulatur sind die Myoblasten der aus den Somiten entstandenen Myotome (S. 91).

Die glatte Muskulatur und die Herzmuskulatur entwickelt sich hauptsächlich aus dem unsegmentierten visceralen Mesoderm (Splanchnopleura, S. 91, S. 392) und der Cutisplatte. Eine Sonderstellung nehmen die Kopfmuskulatur und die aus den Kiemenbögen hervorgegangenen Muskeln (z. B. Mm. trapezius und sternocleidomastoideus) ein. Obgleich es sich um quergestreifte Skeletmuskulatur handelt, entstehen sie wie die glatte Muskulatur aus unsegmentiertem Mesoderm.

Während der Muskelzelldifferenzierung treten als erstes dünne, noch unregelmäßig angeordnete Filamente auf. Beim Skelet- und Herzmuskel folgen später dickere Filamente (Myosin). Dabei ordnen sich die Filamente und es bilden sich die für die reife Muskelfaser charakteristischen Myofibrillen. Die Vermehrung der Myofibrillen erfolgt durch Längsteilung.

Skeletmuskelfasern entstehen durch Verschmelzung von Myoblasten und sind deswegen vielkernig. Ihre Zellkerne liegen zunächst in der Fasermitte, wandern später jedoch unter die Zelloberfläche.

I. Glatte Muskulatur

Glatte Muskulatur kommt u. a. in der Gefäßwand (S. 122) und in der Wand der Eingeweide vor (Eingeweidemuskulatur, z. B. des Magen-Darm-Kanals, S. 426, vieler Organe des Urogenitalsystems, S. 462). Die Verlaufsrichtung der glatten Muskulatur kann lagenweise wechseln. In manchen Organen sind glatte Muskelzellen locker im Bindegewebe verteilt (z. B. Prostata, Samenblase). Schließlich können glatte Muskelzellen kleine Muskeln bilden, z. B. die Mm. arrectores pilorum der Haut.

Glatte Muskelzellen (Abb. **36** u. **37**) sind meist spindelförmig und selten verzweigt. Ihre Länge beträgt 30–200 µm, ihr Durchmesser 5–10 µm. Besonders lang sind die glatten Muskelzellen des Uterus (bis 500 µm). Der Kern der glatten Muskelzellen ist zigarrenförmig und hat abgerundete Enden. Er liegt in der Mitte der Zelle und weist bei Kontraktion Fältelungen auf.

Das *Cytoplasma* (Sarkoplasma) der glatten Muskelzellen weist in der Umgebung des Kerns wenige Mitochondrien, Anteile eines granulären endoplasmatischen Reticulum, Glykogen und einen kleinen Golgi-Apparat auf. Der größte Teil der glatten Muskelzelle außerhalb der Kernzone wird von dünnen Filamenten eingenommen, die parallel zur Längsachse verlaufen. An und unter der Zellmembran liegen in der Regel sehr viele pinocytotische Bläschen.

Biochemisch können in der glatten Muskulatur die kontraktilen Proteine Actin und Myosin nachgewiesen werden. Morphologisch werden regelmäßig nur dünne Filamente (Durchmesser 3 nm) gefunden. Außerdem kommen vereinzelt, unregelmäßig verteilt, dickere Filamente vor (Myosin?). Eine Querstreifung fehlt in der glatten Muskulatur.

Die *Zellmembran* jeder glatten Muskelzelle wird von einer Basallamina bedeckt, die mit Gitterfasern verbunden ist. Glatte Muskelzellen können auch mit elastischen Fasern und elastischen Membranen in Verbindung stehen. Sie bilden dann musculo-elastische Systeme (z. B. in elastischen Gefäßen S. 122).

Die *Verbindung der glatten Muskelzellen* untereinander kann entweder durch Bindegewebsfasern oder durch Zellhaften erfolgen. Es bestehen Maculae occludentes vom Typ der „gap junctions" (S. 23). An diesen Stellen soll es zur Erregungsübertragung von einer glatten Muskelzelle auf die andere kommen.

Glatte Muskelzellen sind zur Hypertrophie befähigt (z. B. im Uterus während der Schwangerschaft).

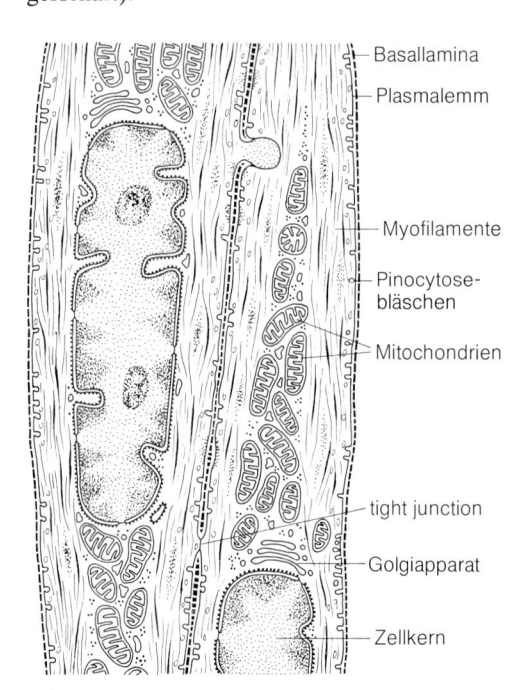

Abb. **37**. Glatte Muskelzellen elektronenmikroskopisch

Muskelgewebe 53

Die *Innervation* der glatten Muskulatur erfolgt durch das vegetative Nervensystem (S. 148). Die glatte Muskulatur ist außerdem zu spontanen Eigenkontraktionen befähigt.

II. Quergestreifte Muskulatur

1. Skeletmuskulatur

Die Muskulatur des Bewegungsapparates besteht aus quergestreifter Muskulatur. Skeletmuskulatur wird sie genannt, weil die meisten Muskeln am Skelet entspringen und ansetzen. Außerdem gibt es quergestreifte Muskulatur in den Eingeweiden von Kopf und Hals, z. B. in der Zunge, im Pharynx und Larynx sowie im oberen Ösophagus.

Das kontraktile Element der Skeletmuskulatur ist die Muskelfaser. Ein Hüllsystem aus kollagenen und elastischen Fasern faßt die Muskelfasern zu Muskelbündeln und Muskeln zusammen (S. 113).

Muskelfaser

Skeletmuskelfasern können bis zu 15 cm lang sein. Die Faserdicke schwankt zwischen 10 und 100 μm.

Charakteristisch für die reife Skeletmuskelfaser (Abb. 36) sind die vielen (bis zu 100) unter dem Sarkolemm in der Peripherie der Zellen gelegenen Zellkerne und die quergestreiften Myofibrillen. Zwischen den Myofibrillen, die mehr oder weniger dicht nebeneinander liegen, befinden sich wenig mitochondrienreiches Sarkoplasma mit Glykogen, in der Regel stark entwickeltes glattes endoplasmatisches Reticulum u. a. Zellorganellen sowie der sauerstoffbindende Muskelfarbstoff Myoglobin. Granuläres endoplasmatisches Reticulum und Ribosomen kommen nur in geringer Menge vor (geringe Proteinsynthese).

Die geringe Proteinsynthese in der reifen Skeletmuskelfaser erklärt, daß kaum eine Regeneration von Muskulatur erfolgt. In der Regel entstehen an Stellen zugrundegegangener Muskelfasern Bindegewebsnarben.

Myofibrillen (Abb. 38 u. 39). Es handelt sich um in Längsrichtung der Zelle verlaufende zylindrische Fibrillen, die lichtmikroskopisch eben sichtbar sind (Durchmesser 1–2 μm). Sie werden aus nur elektronenmikroskopisch erkennbaren dünneren und dickeren **Myofilamenten** aufgebaut, die aufgrund ihrer charakteristischen Anordnung zueinander und ihres unterschiedlichen

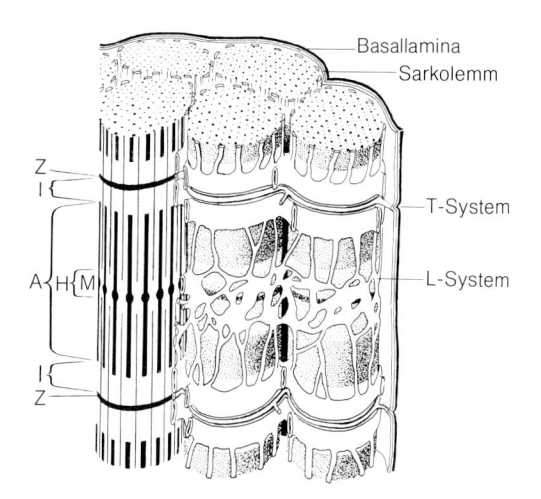

Abb. **38**. Quergestreifte Muskelfaser. Den Myofibrillen legen sich an der Grenze zwischen isotropen (I) und anisotropen (A) Streifen transversale Tubuli (T-System) an. Die Tubuli des T-Systems haben unmittelbaren Kontakt mit dem sarkoplasmatischen Reticulum (longitudinales System, L-System). An der linken Faser ist an einer Sarkomere die Streifenfolge gekennzeichnet (Z-I-A-H-M-H-A-I-Z)

molekularen Baus die charakteristische Querstreifung der Myofibrillen hervorrufen.

Folgende Querstreifen sind licht- und elektronenmikroskopisch zu unterscheiden:
- ***A-Streifen:*** anisotrop, d. h. in polarisiertem Licht stark doppelbrechend, bei Färbungen dunkel.
- ***I-Streifen:*** isotrop, d. h. in polarisiertem Licht schwach doppelbrechend, bei Färbungen hell.
- ***Z-Streifen:*** dunkel Querlinie in der Mitte des I-Streifens.
- ***H-Zone*** (Hensensche Zone); eine helle Zone in der Mitte des A-Streifens.
- ***M-Streifen:*** ein feiner dunkler Streifen in der Mitte der H-Zone.

Die regelmäßige Anordnung der Streifen ruft in den Myofibrillen eine Periodizität hervor. Eine Periode reicht von einem Z-Streifen zum folgenden und wird als *Sarkomere* bezeichnet. Im erschlafften Muskel beträgt die Länge einer Sarkomere etwa 2 μm. In einer Sarkomere besteht folgende Streifenfolge: Z-I-A-H-M-H-A-I-Z.

Die Querstreifung der Muskelfaser entsteht dadurch, daß bei allen in der Muskelfaser vorhandenen Myofibrillen in gleicher Höhe jeweils gleiche Streifen nebeneinander liegen.

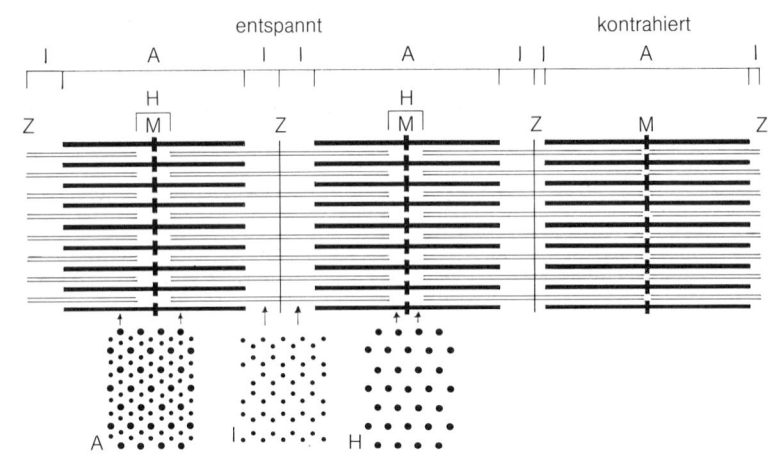

Abb. 39. Anordnung der Actin- und Myosinfilamente, entspannt und kontrahiert. Die Myosinfilamente sind dicker als die Actinfilamente. Im unteren Bildteil sind Querschnitte durch verschiedene Sarkomerenabschnitte gezeichnet

Myofilamente (Abb. 38 u. 39). Myofilamente sind kurze Elementarfibrillen, die aus Strukturproteinen bestehen. Wir unterscheiden
— **dünne Filamente (Actinfilamente)**, die aus Actin, Tropomyosin und Troponin bestehen, und
— **dicke Filamente (Myosinfilamente)**, die aus Myosin bestehen.

Actinfilamente (ca. 1 µm lang, 5–6 nm breit) sind dünner als Myosinfilamente (ca. 1,5 µm lang, 10–15 nm breit). Actin, das am Aufbau der Actinfilamente beteiligt ist, ist ein kugelförmiges Protein. Die globulären Partikel (Durchmesser 5,5 nm) legen sich zu 2 verdrillten Strängen zusammen. Tropomyosin besteht aus fadenförmigen Molekülen und zieht durch das ganze Actinfilament hindurch. Verbunden mit dem Tropomyosin ist Troponin, dessen Moleküle in einem regelmäßigen Abstand von 40 nm angeordnet sind. An Troponin werden während der Kontraktion Calciumionen gebunden.

Myosin ist ein typisches Faserprotein von ca. 150 nm Länge, das aus einem dünnen stäbchenförmigen Schaftteil (L-Merosin) besteht, dem am Ende ein seitlich gelegener, an einem spiraligen und beweglichen Hals befestigter, kugelförmiger Kopf aufsitzt. Viele Myosinmoleküle legen sich zu einem dicken Myofilament zusammen, wobei die Schaftteile zur Filamentmitte orientiert sind.

Anordnung der Myofilamente. Actin- und Myosinfilamente sind miteinander verzahnt und zwar dadurch, daß das eine Ende der Actinfilamente zwischen die Myosinfilamente ragt.

Die dünnen Filamente sind in den *Z-Streifen* mit denen der folgenden Sarkomere durch sog. Z-Filamente befestigt. Die stärkere Anfärbbarkeit des Z-Streifens beruht teilweise auf dem Vorkommen einer Grundsubstanz. — Die *I-Streifen* bestehen allein aus dünnen Filamenten. — Die *A-Streifen* werden von dicken (Myosin) Filamenten gebildet, zwischen denen sich bei entspanntem Muskel die dünnen Filamente bis an die Grenze des H-Streifens legen. Die Anordnung der dünnen und dicken Filamente ist dabei so, daß eine hexagonale Struktur entsteht: um jedes dicke Filament liegen jeweils 6 dünne Filamente. — Die *H-Zone* ist der Abschnitt des A-Streifens, der nur aus dicken Filamenten besteht. In diesem Bereich haben die dicken Filamente den relativ größten Durchmesser. — Im *M-Streifen*, der in der Mitte der H-Zone liegt, befinden sich zwischen den dicken Filamenten molekulare Querverbindungen.

Kontraktion (Abb. 39). Sie erfolgt dadurch, daß die Actinfilamente weiter zwischen die Myosinfilamente gezogen werden. Sowohl die Länge der dicken als auch die der dünnen Filamente bleibt dabei konstant.

In Abhängigkeit von der Stärke der Kontraktion (d. h. der Tiefe des Eindringens der dünnen Filamente zwischen die dicken) werden I und M schmäler (oder können verschwinden). Die Sarkomeren werden kürzer.

Die Verschiebung der dünnen Filamente kommt dadurch zustande, daß durch Einströmen von Calciumionen ins Sarkoplasma eine Verbindung zwischen den Köpfchen des Myosins und den Actinfilamenten zustandekommt und ATP gespalten wird. Durch Umlegen der Myosinköpfchen, Spannungsentwicklung und Bewegung des Halses zwischen Schaft und Kopf des Myosins werden die dünnen Filamente zwischen die dicken gezogen.

Muskelgewebe

Sarkoplasmatisches Reticulum und T-System (Abb. 38). Die für die Auslösung der Kontraktion erforderlichen Calciumionen sind im sarkoplasmatischen Reticulum gespeichert. Die Calciumionen gelangen ins Sarkoplasma, wenn die Durchlässigkeit der Membranen des sarkoplasmatischen Reticulum geändert wird. Diese Permeabilität erfolgt immer dann, wenn eine nervöse Erregung über die transversalen Tubuli ins Innere der Muskelfaser gelangt. Sobald die nervöse Erregung aufhört, wird die Freisetzung von Calciumionen aus dem sarkoplasmatischen Reticulum unterbrochen und es setzt ein aktiver Rücktransport von Calciumionen in das sarkoplasmatische Reticulum ein.

Sarkoplasmatisches Reticulum. Hierbei handelt es sich um die Tubuli des sarkoplasmatischen (endoplasmatischen) Reticulum, die jede Myofibrille netzförmig umgeben.

Transversale Tubuli (T-System). Von der Oberfläche der Muskelfaser dringen schmale Tubuli in Form schlauchförmiger Invaginationen in das Innere der Muskelfaser ein. Die Tubuli legen sich den Myofibrillen der Skeletmuskelfasern an der Grenze zwischen I- und A-Streifen an.

Triade. An die transversalen Tubuli treten 2 Erweiterungen des sarkoplasmatischen Reticulum, sog. Zisternen, heran. Dadurch entstehen Triaden, die von einem dünnen transversalen Tubulusabschnitt gebildet werden, an den beiderseits Bläschen des sarkoplasmatischen Reticulum herantreten. Gelegentlich kommen auch *Diaden* vor; dann legt sich nur eine Zisterne des endoplasmatischen Reticulum an einen Tubulus heran. Infolge der Lage der Triaden an der Grenze jedes A- und I-Streifens befinden sich in jeder Sarkomere 2 Triaden. — Eine direkte Verbindung zwischen den Lumina der transversalen Tubuli und den Zisternen des sarkoplasmatischen Reticulum besteht nicht.

Unterschiede zwischen Skeletmuskelfasern

Nicht alle Skeletmuskelfasern sind gleich. Morphologische Unterschiede betreffen vor allem das Mengenverhältnis von Myofibrillen zu Sarkoplasma und Mitochondrien. Außerdem bestehen zwischen den Muskelfasern histochemische und funktionelle Unterschiede.

Folgende **3 Fasertypen** kommen vor:
— *Fasertyp 1.* Die Fasern sind schmal und relativ sarkoplasmareich. Außerdem enthalten sie viele Mitochondrien, die in Reihenstellung zwischen den Myofibrillen liegen. Die Fasern enthalten viel Myoglobin. Typ 1-Fasern kontrahieren sich relativ langsam, sind aber zu langandauernder und kräftiger Kontraktion befähigt.
— *Fasertyp 2.* Die Fasern sind größer aber mitochondrienärmer, dafür myofibrillenreicher als die des Typ 1. Das Sarkoplasma der Typ 2-Fasern enthält weniger Myoglobin. Die Fasern kontrahieren sich schnell, sind aber nicht für langdauernde Arbeit geeignet.
— *Intermediärtyp.* Die Eigenschaften dieser Fasern liegen zwischen den beiden anderen.

Beim Menschen sind die Skeletmuskelfasern in der Regel aus allen 3 Fasertypen aufgebaut, deren Verhältnis zueinander die speziellen Leistungen des jeweiligen Muskels bestimmen.

Innervation

Jede Muskelfaser hat in der Regel eine Synapse (*motorische Endplatte*, myoneurale Verbindung, S. 66), die besonders fein arbeitenden (z. B. die Muskelfasern der äußeren Augenmuskel, Mm. lumbricales der Hand) mehrere. In der Regel liegen die motorischen Endplatten in der Fasermitte. — Denervierte Muskelfasern atrophieren. Jeder Muskel ist reichlich durchblutet.

Sehnenbefestigung (Abb. 40)

Die meisten Skeletmuskeln stehen über Sehnen mit Knochen, manche untereinander in Verbindung (S. 112).

Die Befestigung der (kollagenen) Sehnenfasern erfolgt an der Basallamina der Muskelfa-

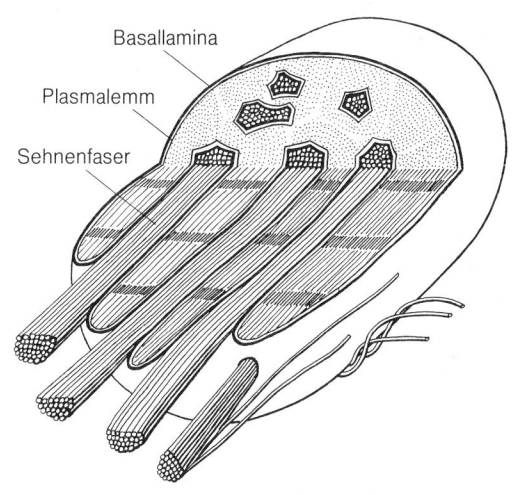

Abb. **40**. Sehnenansatz an einer Skeletmuskelfaser. Die Sehnenfasern befestigen sich in tiefen Invaginationen der Skeletmuskelfaser. Weitere Sehnenfasern stehen mit der Basallamina der Muskelfaser in enger Verbindung. Rechts argyrophile Fasern. (Nach Gelber, Moore, Ruska, 1960)

sern. Außerdem haben die Muskelfasern am Ort der Sehnenbefestigung fingerförmige Einstülpungen, in die sich Sehnenfasern hineinschieben. Die Retikulinfasern des Sarkolemms setzen sich auf die Sehnenfasern fort.

2. Herzmuskulatur

Die Herzmuskulatur ist quergestreift. Jedoch unterscheidet sie sich deutlich von der Skeletmuskulatur.

Die Herzmuskulatur besitzt folgende **Besonderheiten** (Abb. **36** u. **41**):
— Die Herzmuskelzellen sind unregelmäßig verzweigt und etwa 100 µm lang.
— Die Herzmuskelzellen haben untereinander End-zu-End-Verbindungen. Dadurch bilden alle Muskelzellen des Herzens zusammen ein Netzwerk.
— Bei den End-zu-End-Verbindungen handelt es sich um Zellgrenzen (mit Intercellularspalt). Die End-zu-End-Verbindungen bilden die **Disci intercalares** (Glanzstreifen).
— Der Kern der Herzmuskelzelle liegt zentral. Gelegentlich kommen mehrere (2–3) in einer Herzmuskelzelle vor.
— Die Myofibrillen bilden in den Herzmuskelzellen meist größere Verbände; ihr Feinbau entspricht dem der Myofibrillen des Skeletmuskels (s. o.).
— Zwischen den Myofibrillen und unter der Zelloberfläche liegen viele Mitochondrien in Reihenstellung.
— Sarkoplasma ist vor allem an den oberen und unteren Polen der Zellkerne angereichert. Diese Gebiete entstehen durch Auseinanderweichen der Myofibrillen um den Zellkern. Im Sarkoplasma kommt hier außer den Zellorganellen braunes Pigment (Lipofuscin) vor, das mit fortschreitendem Alter zunimmt.
— Den Myofibrillen liegt ein reichlich entwickeltes sarkoplasmatisches Reticulum an, dessen Zisternen an die Membranen des T-Systems herantreten.
— Das transversale System ist im Herzmuskel weniger kräftig entwickelt als im Skeletmuskel und liegt in Höhe der Z-Streifen.

Disci intercalares (Abb. **41** u. **42**). Sie können gerade oder stufenförmig zwischen den Herzmuskelzellen verlaufen. Außerdem sind die Herzmuskelzellen in den Disci intercalares miteinander verzahnt.

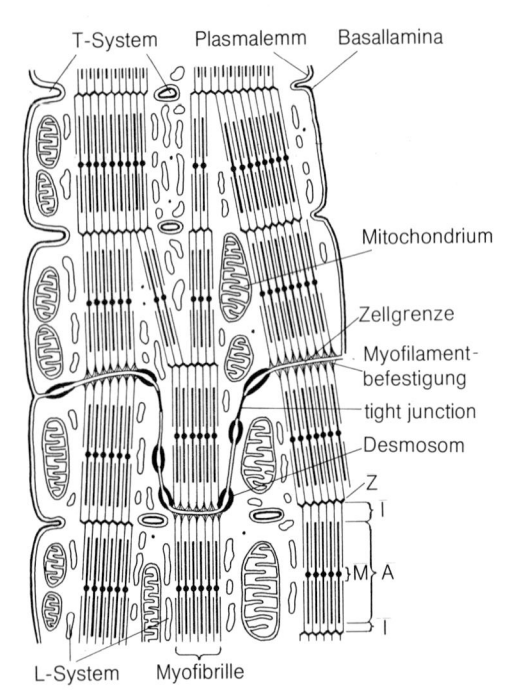

Abb. **41**. Schematische Darstellung einer Herzmuskelzelle mit Discus intercalaris. Die Myofibrillen in Herzmuskelzellen können sich verzweigen. Sie befestigen sich am Discus intercalaris. Die Tubuli des T-Systems liegen in Höhe der Z-Streifen. Im Bereich des Discus intercalaris dienen „tight junction" und Desmosomen der Zellhaftung. Zwischen den Myofibrillen sind viele Mitochondrien und die Tubuli des sarkoplasmatischen Reticulum (L-System). (Nach Leonhardt, 1974)

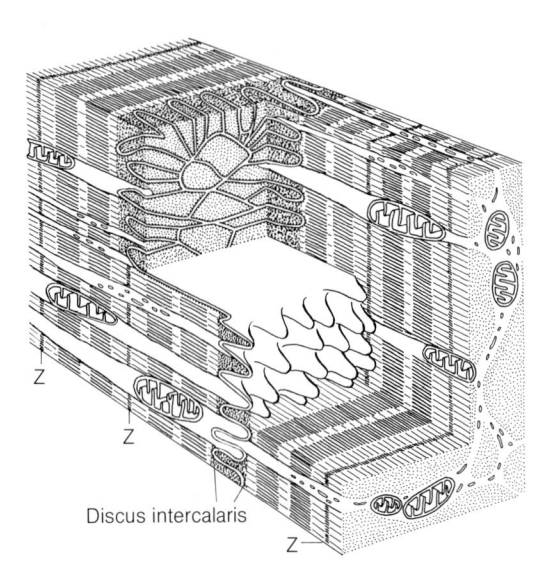

Abb. **42**. Darstellung des stufenförmigen Verlaufs eines Discus intercalaris. Die benachbarten Herzmuskelzellen sind miteinander verzahnt (Z). (Nach Bargmann, 1967)

In den Disci intercalares sind die Zellmembranen speziell strukturiert. Diese Strukturen dienen der Zellhaftung und teilweise der Befestigung der Myofibrillen.

An den Zellmembranen in den Disci intercalares sind **Desmosomen**, „**tight**" und „**gap junctions**" (Definitionen S. 22) zu erkennen. Die „gap junctions", die sich vor allem am Rand der Disci intercalares befinden, sollen der Erregungsleitung von einer Zelle zur anderen dienen.

Im Bereich von Cytoplasmaverdichtungen unter der Zellmembran befestigen sich die Myofibrillen. Die Myofibrillen überschreiten die Zellgrenze nicht, aber die Befestigung der Myofibrillen einander folgender Zellen liegen an den jeweiligen Zellmembranen einander gegenüber.

Funktion, Blutversorgung, Innervation. Die Herzmuskulatur ist zur Dauerleistung befähigt. Die Blutversorgung erfolgt durch ein engmaschiges Capillarnetz.

Die Erregung des Herzmuskels erfolgt durch ein spezialisiertes Muskelgewebe, das Erregungsleitungssystem, das autonom tätig ist. Außerdem wird die Herzmuskulatur vom vegetativen Nervensystem innerviert (S. 450).

Eine Regeneration von Herzmuskelgewebe erfolgt nicht, jedoch ist eine Hypertrophie möglich.

Erregungsleitungsmuskulatur (Reizleitungssystem)

Die Muskelzellen des Erregungsleitungssystems (S. 399) sind in der Regel größer als die der übrigen Herzmuskulatur. Die Erregungsleitungsmuskulatur ist sarkoplasmareich aber myofibrillenarm. Die Myofibrillen liegen überwiegend randständig. In der Fasermitte kommen in der Regel mehrere Zellkerne vor, die amitotisch entstanden sind. Die Muskelzellen des Erregungsleitungssystems sind glykogenreich und haben einen geringen oxydativen Stoffwechsel. Die Zellgrenzen sind kaum miteinander verzahnt.

E. Nervengewebe

Das Nervengewebe besteht aus Nervenzellen und Neuroglia.

Entwicklung. Alle Nervenzellen stammen aus dem Ektoderm. Die Neuroglia ist teilweise neuroektodermaler, teilweiser mesenchymaler Herkunft (Entwicklung des Nervensystems S. 577).

I. Neuron, Nervenzelle

Die Nervenzellen (im menschlichen Gehirn ca. 10^{10}) dienen der Signalleitung und -verarbeitung. Wesentlich ist, daß die Nervenzellen die Erregung auf andere Nervenzellen bzw. Erfolgsorgane (z. B. Muskeln, Drüsenzellen) übertragen. Die Stellen der Erregungsübertragung sind die Synapsen (S. 64).

Jede Nervenzelle (Abb. **43**) ist eine *genetische, morphologische, funktionelle und trophische Einheit*. Sie besteht aus einem Zelleib (**Perikaryon**), der den Zellkern enthält, und Fortsätzen. Unter den Fortsätzen fällt meistens einer durch seine Länge auf. Es handelt sich um das **Axon** (**Neurit**), das gemeinsam mit einer umgebenden speziellen Hülle die **Nervenfaser** bildet. Das Axon kann sehr lang sein: in Abhängigkeit von der Körpergröße bis zu 1 m.

Die meisten übrigen Fortsätze der Nervenzelle sind kürzer, stark verzweigt und in sehr unterschiedlicher Zahl vorhanden. Sie werden als **Dendriten** bezeichnet. Ein Sonderfall sind die Dendriten der Spinalganglienzellen, die so lang sein können wie Neuriten.

Die niedrigste Reizschwelle besitzen Dendriten und Perikaryon; dadurch kommt es hier zur Signalaufnahme. Im Dendriten werden die Signale in Richtung auf das Perikaryon geleitet. Die Fortleitung vom Perikaryon weg erfolgt im Axon. Daraus ergibt sich, daß jede Nervenzelle die Signale nur in eine Richtung überträgt.

Zwischen den Nervenzellen bestehen hinsichtlich Größe, Form und Feinbau des Zellkörpers

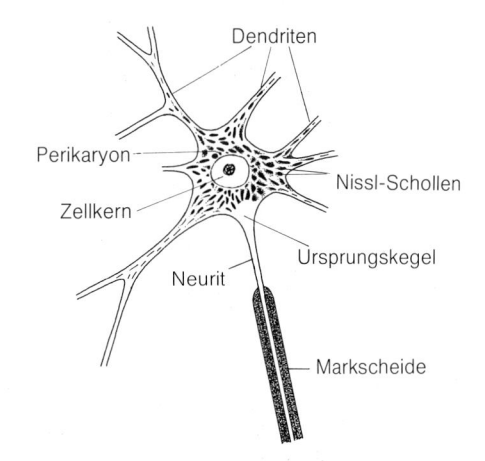

Abb. **43**. Schema einer multipolaren Nervenzelle, lichtmikroskopische Darstellung. Zu unterscheiden sind Perikaryon und Fortsätze. Das Perikaryon enthält Nissl-Substanz. Der Zellkern ist bläschenförmig, liegt zentral und hat einen deutlichen Nucleolus

sowie Zahl und Art der Verzweigungen der Fortsätze und auch in funktioneller Hinsicht bemerkenswerte Unterschiede. Die größten Nervenzellen haben Durchmesser bis zu 120 µm (Motoneurone des Rückenmarks), die kleinsten von 4–5 µm (Körnerzellen des Kleinhirns). Dadurch, daß viele Nervenzellen gleichen Aussehens zusammenliegen, die sich von denen der Nachbarschaft unterscheiden, entsteht im Gehirn und Rückenmark eine *cytoarchitektonische Gliederung*.

Eine gewisse Systematisierung der Nervenzellen ist möglich. Es gibt Nervenzellen mit sehr langem Neurit und feinen Verzweigungen und solche mit kurzem Neurit, der sich in der Nähe des Perikaryons verästelt. Nervenzellen, die nur ein Axon aber keine Dendriten haben, sind **unipolar** (z. B. modifizierte Nervenzellen in Sinnesorganen, z. B. Auge). **Bipolar** ist eine Nervenzelle dann, wenn außer dem Axon noch 1 Dendrit vorhanden ist (auch in Sinnesorganen, z. B. im Ganglion spirale des Gehörgangs). Bei **pseudounipolaren** Nervenzellen (z. B. im Spinalganglion, S. 148) sieht es so aus, als ob am Perikaryon nur 1 Fortsatz vorhanden sei. Dieser teilt sich nach kurzem Verlauf T-förmig, wobei der eine Ast in die Peripherie, der andere zum Zentralnervensystem zieht. Ursprünglich sind diese Nervenzellen bipolar gewesen; die Fortsätze haben sich im Laufe der Entwicklung vereinigt.

Die meisten Nervenzellen sind **multipolar** (Abb. 44). Unter ihnen gibt es Spezialformen, z. B. die Purkinje-Zellen des Kleinhirns (S. 621), deren Neuriten sich in einer Ebene spalierobstartig verzweigen.

Auch eine funktionelle Unterscheidung der Nervenzellen ist möglich: **Efferente Neurone** (S. 141) erreichen u. a. quergestreifte und glatte Muskulatur sowie Drüsenzellen; **afferente Neurone** (S. 141) dienen der Erregungsleitung von Reizen aus der inneren und äußeren Körperperipherie zum Zentralnervensystem. **Interneurone** (S. 141) sind Zwischenglieder neuronaler Ketten oder Kreise.

Perikaryon

Nervenzellen (Abb. 46a) sind an ihrem großen, bläschenförmigen, in der Regel zentral im Zellleib gelegenen Zellkern mit deutlichem Nucleolus, den basophilen Schollen (Nissl-Substanz), einem auffälligen Golgi-Apparat und Neurofibrillen im Perikaryon zu erkennen. Zur Darstellung einiger dieser Strukturen bedarf es Spezialmethoden, z. B. Versilberungen von Golgi-Apparat und Neurofibrillen.

Das Perikaryon — gebildet vom Zellkern mit umgebendem Cytoplasma — ist das trophische Zentrum der Nervenzelle. Die Oberfläche kann erregend (exzitatorisch) und hemmend (inhibitorisch) wirkende Reize anderer Nervenzellen aufnehmen.

Nervenzellen haben praktisch ihre Teilbarkeit verloren. Sie sind deswegen unersetzbar. Die Nervenzellen verharren in der G1-Phase (Cytologie S. 14).

Nissl-Substanz. Elektronenmikroskopisch erweist sich die Nissl-Substanz als eine lokale Anhäufung von Zisternen des rauhen endoplasmatischen Reticulum. Für die Basophilie dieser Strukturen sind die Ribosomen verantwortlich, die entweder an der Oberfläche der Membranen des endoplasmatischen Reticulum oder als Nester dazwischen in großer Zahl vorkommen. Die Größe und Menge der Nissl-Schollen ist in den einzelnen Nervenzellen unterschiedlich und wechselt funktionsabhängig.

Die Nissl-Substanz ist, wie das Ergastoplasma von Drüsenzellen (z. B. Pankreas), der Ort der

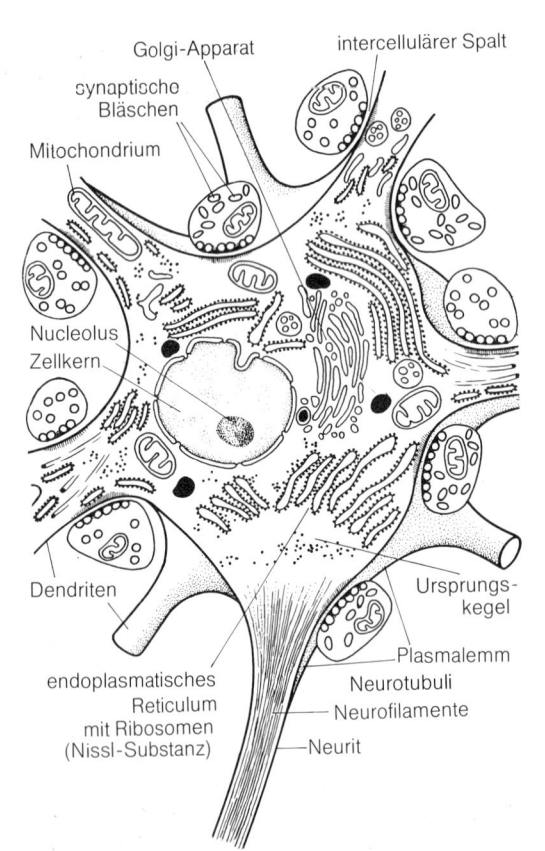

Abb. 44. Elektronenmikroskopische Darstellung einer multipolaren Nervenzelle

Proteinsynthese. Es werden Struktur- und Transportproteine gebildet.

Golgi-Apparat. Golgi-Apparat und Nissl-Substanz arbeiten bei der Proteinsynthese eng zusammen (Cytologie S. 10). Entdeckt wurde der Golgi-Apparat durch Camillo Golgi (Nobelpreis 1906) in Nervenzellen nach Versilberung. Der Golgi-Apparat ist in jeder Nervenzelle vorhanden und in manchen besonders stark entwickelt. Er erscheint dann netzförmig in der Umgebung des Kerns. Die funktionelle Bedeutung des Golgi-Apparates in Nervenzellen ist besonders dort evident, wo Neurosekret gebildet wird (z. B. in den Nervenzellen der Nuclei supraopticus und paraventricularis des Hypothalamus S. 628).

Veränderungen der Nissl-Substanz und des Golgi-Apparates treten nach Reizung einer Nervenzelle in Erscheinung; übermäßige Beanspruchung der Muskulatur führt z. B. zu einer „**Chromatolyse**" in den Nervenzellen, d. h. zu einer verminderten Anfärbung der Nissl-Substanz. Ähnliches tritt auf, wenn Fortsätze durchtrennt sind und regenerieren. In beiden Fällen ist der Eiweißumsatz der Nervenzelle extrem erhöht. Die Nervenzelle reagiert auf Belastung mit einer „*primären Reizung*".

Neurofibrillen. Es handelt sich um Mikrotubuli und -filamente. Ihre funktionelle Bedeutung im Perikaryon ist nicht geklärt.

Weitere Bestandteile des Neuroplasmas. Mitochondrien kommen in sehr unterschiedlicher Menge vor. — Viele Nervenzellen besitzen ein braunes Pigment, z. B. Lipofuscin. In den Nervenzellen bestimmter Gebiete liegt ein dunkelbraunes bzw. schwarzes Pigment (Melanin, z. B. in der Substantia nigra des Mittelhirns) oder ein eisenhaltiges rotes Pigment (im Nucleus ruber des Mittelhirns) vor.

Fortsätze
Dendrit. Es handelt sich um baumartig verzweigte Fortsätze der Nervenzellen mit Cytoplasma, dessen Feinbau dem des Perikaryons entspricht. In der Nähe des Zelleibes werden noch Nissl-Schollen gefunden. Mit jeder Aufzweigung wird der Durchmesser der Dendriten kleiner. In sehr dünnen Dendriten fehlen auch Mitochondrien.

Die Dendriten gehören zum Receptorfeld der Nervenzelle. An die Dendriten der Purkinje-Zellen des Kleinhirns sollen bis zu 200 000 Endigungen von Axonen herantreten. Die Oberfläche der Dendriten ist in der Regel nicht glatt, sondern besitzt dorn- oder knospenförmige Fortsätze, die mit den Neuriten anderer Nervenzellen Synapsen bilden.

Axon (Neurit). Hierbei handelt es sich um den Fortsatz der Nervenzelle, der für die efferente Erregungsleitung verantwortlich ist. Sein Abgang vom Perikaryon ist durch den Nissl-Schollen-freien *Ursprungskegel* gekennzeichnet. Es folgt ein kurzes dünnes Initialsegment. In den folgenden Teilen wird der Durchmesser bis zum Ende nicht geringer; wohl haben aber Axone vegetativer Nerven aufeinanderfolgende örtliche Auftreibungen (*Varicositäten*). Regelmäßig sind die Enden der Axone kolbenförmig verdickt.

Nicht alle Axone haben gleiche Durchmesser. Es bestehen z. T. erhebliche Unterschiede.

In der Nähe des Perikaryons können Axone Fortsätze abgeben, sog. Kollateralen, die an andere Neurone herantreten. Das Axonende ist ramifiziert (*Telodendron*).

Das Plasma in den Axonen (*Axoplasma*) ist organellenarm. Hauptbestandteil sind Neurofibrillen und -tubuli. Außerdem kommen vereinzelt Mitochondrien vor. Das Axoplasma ist in einer dauernden, nach distal gerichteten Strömung begriffen (*axoplasmatischer Fluß*), der etwa 1 mm pro Tag beträgt. Die Oberflächenmembran des Axons ist das *Axolemm*.

II. Nervenfasern

Alle Axone des erwachsenen Menschen werden von einer Zellscheide umgeben, in der Körperperipherie auch einige lange Dendriten (S. 581). *Die Einheit aus Axon und Axonscheide wird als Nervenfaser bezeichnet.* Auch die Zellen der Axonscheide sind neuroektodermaler Herkunft (S. 581).

Im Zentralnervensystem (Gehirn und Rückenmark S. 577) wird diese Scheide von Cytoplasmafortsätzen der *Oligodendrocyten* (S. 68) gebildet; eine Oligodendrogliazelle kann die Hülle um mehrere Axone bilden.

Die Zellen, die im peripheren Nervensystem (S. 60) ein Axon umhüllen, sind die *Schwannschen Zellen* (Neurolemmocyten). Je nach Differenzierung der Hülle um das Axon unterscheiden wir markscheidenhaltige und markscheidenfreie (marklose) Nervenfasern.

Jeder Nervenfaser des peripheren Nervensystems liegen eine Basallamina und eine zarte mesenchymale Hülle aus feinen retikulären Fasern an, die zum Bindegewebssystem des Nerven gehören (S. 62).

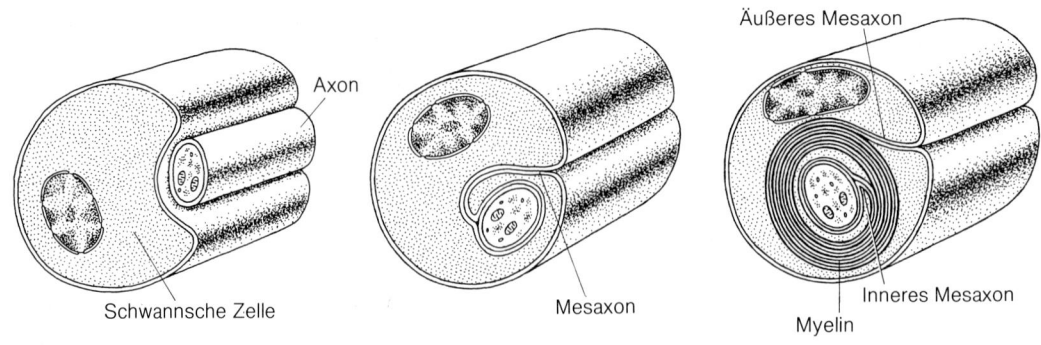

Abb. 45. Entwicklung der Markscheide eines peripheren Nerven. Das Axon verlagert sich in die anliegende Schwannsche Zelle, wobei die Verbindung mit der Oberfläche durch ein Mesaxon erhalten bleibt. Durch Drehbewegungen wickeln sich die Membranen der Schwannschen Zelle um das Axon. (Nach Junqueira et al., 1975)

1. Markscheidenhaltige Nervenfasern (Abb. 46)

Bei der Markscheide handelt es sich um spiralförmig das Axon umgebende Membranwickel, die von den markscheidenbildenden Zellen hervorgebracht werden. Die Membranen bestehen aus einer Aufeinanderfolge von Lipid- und Proteinschichten. Diese Lipoproteinkomplexe werden als **Myelin** bezeichnet. Sie lassen sich lichtmikroskopisch nur mit speziellen Färbemethoden darstellen (z. B. Fettfärbungen). Die Markscheide ist für die elektrische Isolierung des Axons verantwortlich.

Entwicklung der peripheren Nervenfaser (Abb. 45). Während der Entwicklung legt sich das Axon in eine vorhandene flache Einbuchtung der Schwannschen Zelle, die sich vertieft und dadurch zu einer Einfaltung wird. Im Bereich der Einfaltung legen sich die Membranen der Schwannschen Zellen aneinander und bilden das **Mesaxon**. In der Folgezeit wickelt sich das Mesaxon wiederholt um das Axon, wobei die Zahl der Wicklungen die Dicke der Myelinscheide bestimmt.

Periphere Nervenfaser
Dem Axon liegen die Membranen des Myelins unmittelbar auf. Außen befindet sich das nach Abschluß der Entwicklung verbleibende Cytoplasma der Schwannschen Zellen und der Zellkern. Die Abschnitte der Schwannschen Zellen, in denen zwischen den Membranwickeln Cytoplasma übrig bleibt, erscheinen lichtmikroskopisch bei der Darstellung von Markscheiden ungefärbt; sie bilden die conusförmigen **Schmidt-Lantermanschen Einkerbungen**.

Eine Schwannsche Zelle umhüllt ein Axon auf eine Länge von 0,08–1 mm. Zwischen dieser und der folgenden Schwannschen Zelle besteht ein funktionell wichtiger Intercellularspalt. Er entsteht durch eine lockere Verzahnung der Fortsätze benachbarter Schwannscher Zellen. Über den Intercellularspalt zieht die Basallamina der Nervenfasern hinweg.

Das Gebiet des Intercellularspaltes wird als *Ranvierscher Knoten* bezeichnet. Der Abstand von Ranvierschem Knoten zu Ranvierschem Knoten ist das Internodium.

Ranvierscher Knoten (auch Ranvierscher Schnürring, Abb. **45**). Im Bereich des Ranvierschen Knotens ist infolge des Intercellularspaltes die elektrische Isolierung des Axons geringer als im **Internodium**; dadurch kann es zu einem Ionenaustausch, der bei der Erregung des Nerven auftritt, nur an dieser Stelle des Axons kommen. Das hierbei entstehende Aktionspotential kann – wegen der Isolierung des folgenden Internodiums durch die Myelinscheiden – erst am nächsten Ranvierschen Schnürring ein neues Aktionspotential auslösen. Dadurch „springt" die Erregung von Ranvierschem Knoten zu Ranvierschem Knoten; dies wird als *saltatorische Erregungsleitung* bezeichnet.

Größenverhältnisse. Der Abstand der Ranvierschen Knoten voneinander bestimmt die Leitungsgeschwindigkeit der Erregung. Außerdem spielen die Durchmesser der Axone und der Markscheide eine Rolle. Dicke Axone besitzen dicke Markscheiden und lange Internodien; sie leiten die Erregung rasch. Dünnere Axone werden von einer dünneren Markscheide umgeben, die kürzere Internodien bilden; die Erregung wird langsamer geleitet.

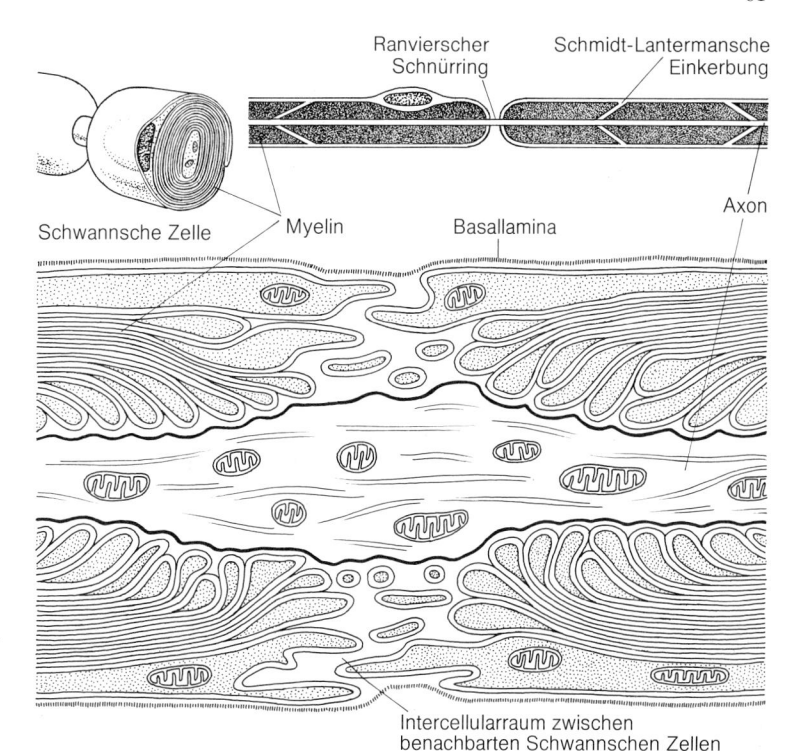

Abb. 46. Ranvierscher Schnürring eines peripheren markhaltigen Nerven. Oben rechts: lichtmikroskopische Darstellung, sonst Elektronenmikroskopie. Im Bereich des Ranvierschen Schnürringes verzahnen sich benachbarte Schwannsche Zellen. Es entsteht zwischen den Zellen ein Intercellularraum

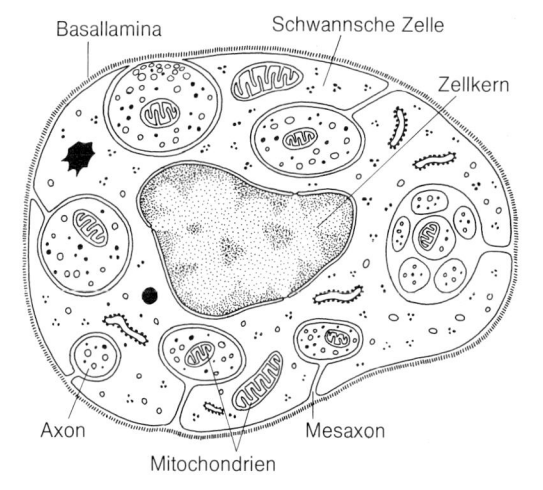

Abb. 47. Querschnitt durch eine marklose Nervenfaser. Die Neuriten sind entweder einzeln oder zu mehreren in das Innere einer Schwannschen Zelle invaginiert

Markscheidenhaltige Nervenfasern des Zentralnervensystems

Die Markscheiden werden in gleicher Weise wie die peripheren Nervenfasern gebildet, jedoch von den Oligodendrocyten (s. u.). Ranviersche Knoten werden nicht überall gesehen; Schmidt-Lantermansche Einkerbungen fehlen.

2. Markscheidenfreie Nervenfasern (Abb. 47)

Bei diesen Nervenfasern sind die Axone einzeln oder zu mehreren in Hüllzellen — im peripheren Nervensystem sind es Schwannsche Zellen — eingebettet. Jedes Axon kann ein eigenes Mesaxon haben, aber es können auch mehrere dünne Axone ein gemeinsames Mesaxon besitzen. Da das Mesaxon nicht ausgewachsen ist (s. o.), fehlen die Markscheiden und damit Myelin; deswegen können markscheidenfreie Nervenfasern nicht mit Myelinfärbungen dargestellt werden. Ranviersche Knoten fehlen in markscheidenfreien Axonen.

Im peripheren Nervensystem gehören markscheidenfreie Axone meist zum vegetativen Nervensystem (S. 148). Hier kommt es häufig vor, daß einzelne Axone aus einem von Schwannschen Zellen gebildeten Leitstrang in einen anderen überwechseln; dadurch können netzartige Bilder entstehen. Nie verlieren dabei die einzelnen Axone ihre Integrität.

Im Zentralnervensystem ist vor allem die graue Substanz (S. 145) reich an markscheidenfreien Nervenfasern.

Größenverhältnisse

Die Nervenfasern lassen sich in Gruppen zusammenfassen (Tabelle 1).

Tabelle 1. Nervenfasergruppierung nach Größenverhältnissen

Gruppe	Nervenfaser-querschnitt	Leitungsgeschwindigkeit (Warmblüter)	Beispiele
Markscheidenhaltige Nervenfasern			
A α	10–20 µm	60–120 m/sec	Efferenzen zu quergestreiften Muskelfasern (Arbeitsmuskulatur S. 53), Afferenzen aus Muskelspindeln (S. 143)
A β	7–15 µm	40–90 m/sec	Afferenzen aus der Haut (Berührungsempfindung S. 160)
A γ	4–8 µm	30–45 m/sec	Efferenzen zu intrafusalen Muskelfasern von Muskelspindeln (S. 143)
A δ	3–5 µm	5–25 m/sec	Afferenzen aus der Haut (Wärme-, Kälte-, Schmerzleitung S. 160)
B	1–3 µm	3–15 m/sec	Präganglionäre vegetative Nervenfasern
Markscheidenfreie Nervenfasern			
C	0,3–1 µm	0,5–2 m/sec	Postganglionäre vegetative Nervenfasern (S. 149) sowie Schmerzleitung

III. Nervenfaserbündel

Die meisten Nervenfasern verlaufen in Bündeln. Im Zentralnervensystem werden diese Bündel als Fasciculi (S. 146) bezeichnet, im peripheren Nervensystem als Nerven (auch „periphere Nerven", Abb. **48**).

Nerven
Die Nerven verbinden Körperperipherie und Zentralnervensystem. Nerven, die nur zum Zentralorgan hin signalleitende Fasern enthalten (sensible oder sensorische Fasern) werden als *afferente Nerven* bezeichnet, die nur vom Zentralorgan signalwegleitende (motorische oder sekretorische) Fasern enthalten, werden als *efferente* bezeichnet (S. 141). Die meisten Nerven sind *gemischt*. Außerdem enthalten die meisten Nerven myelinhaltige und myelinfreie Fasern.
 Zwischen den peripheren Nerven bestehen hinsichtlich Zahl und Kaliber der Nervenfasern große Unterschiede. Dies ist besonders bei Markscheidenfärbungen von Nervenquerschnitten sichtbar.
 Die Nervenfasern verlaufen in peripheren Nerven nicht gestreckt – wie dies im Zentralnervensystem der Fall ist –, sondern schraubenförmig. Diese Anordnung verschafft den Nervenfasern eine Reservelänge, die bei Bewegung eine geringe Verlängerung des Nerven erlaubt, ohne daß Überdehnung eintritt.
 Die Nervenfasern sind im Nerven in charakteristischer Weise durch Bindegewebsstrukturen untereinander und mit der Umgebung verbunden (Abb. **48**).

Endoneurium nennt man das zarte, Kollagen- und Retikulinfasern führende Bindegewebe, das

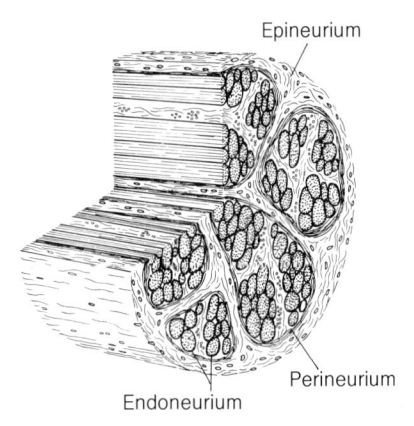

Abb. **48**. Räumliches Bild eines Teilabschnittes eines Nerven. Das Bindegewebsgerüst besteht aus Epineurium, Perineurium und Endoneurium

unmittelbar alle Nervenfasern umgibt. Es schließt gegen die Nervenfasern mit einer Basallamina ab. Das Endoneurium führt Blut- und Lymphcapillaren zur Ernährung der Nervenfasern. Im Endoneuralraum, der vom Perineurium umschlossen wird, soll Flüssigkeit von proximal nach distal strömen.

Perineurium ist ein straffer Bindegewebsstrumpf, der Bündel von wenigen bis zu einigen hundert Nervenfasern und den dazugehörigen Endoneuralraum umschließt. Die Kollagenfasern des Perineuriums verlaufen spiralig, sie sind mit elastischen Netzen durchsetzt. Das Perineurium erlaubt eine geringe reversible Verlängerung des Nerven, setzt aber stärkerer Dehnung Widerstand entgegen. Das Perineurium wird innen vom sog. Perineuralepithel, einem Abkömmling der weichen Hirnhaut, ausgekleidet; dieses soll eine Diffusionsbarriere zwischen Endoneuralraum und epineuralem Bindegewebe bilden.

Bei Übersichtsfärbungen ist das derbe faserreiche Perineurium neben der wellenförmigen Anordnung der Nervenfasern das wichtigste Kriterium für die histologische Diagnose eines Nerven. Das gilt auch für kleinste Nerven, da das Perineurium die Nervenfasern bis zu den feinsten Nervenaufteilungen begleitet.

Epineurium, lockeres Bindegewebe, schließt die von Perineurium umgebenen Nervenfaserbündel zum Nerven zusammen und vermittelt gleichzeitig einen beweglichen Einbau des Nerven in das umgebende Gewebe. Größere Nerven lassen sich wegen der lockeren Bauweise des Epineuriums makroskopisch-präparatorisch leicht in einzelne Nervenfaserbündel zerlegen. Das Epineurium besitzt vorwiegend längsverlaufende Kollagenfaserzüge, die einer Überdehnung des Nerven entgegenwirken, aber eine gegenseitige Verschiebung der Nervenfaserbündel ermöglichen.

IV. Degeneration und Regeneration

Nervenzellen (Abb. **49a**) sind nicht mehr teilungsfähig. Gehen sie zugrunde, ist kein Ersatz möglich. Nervenfasern jedoch — insbesondere

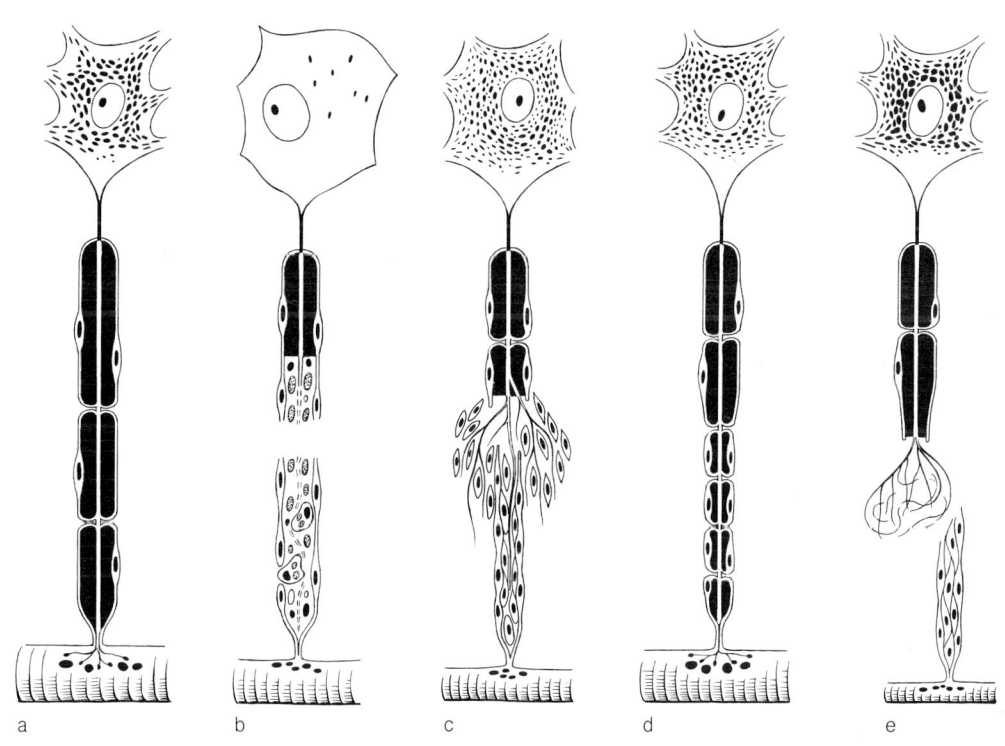

a   b   c   d   e

Abb. **49a–e.** Veränderungen, die sich im Perikaryon, Neuriten und in der zugehörigen Muskelzelle nach Durchtrennung eines Neuriten abspielen; (**a**) Normale Verhältnisse; (**b**) Nach der Neuritendurchtrennung verlagert sich der Nervenzellkern in die Peripherie des Perikaryon und die Nissl-Substanz nimmt ab. Distal der Durchtrennungsstelle degeneriert der abgetrennte Teil des Neuriten. Die Reste werden von Makrophagen phagocytiert. Auch oberhalb der Durchtrennungsstelle tritt eine begrenzte Faserdegeneration ein. Die dargestellten Veränderungen zeigen die Verhältnisse etwa 2 Wochen nach Neuritendurchtrennung; (**c**) Etwa 3 Wochen nach Nervenfaserdurchtrennung beginnt in der denervierten Muskelfaser eine Atrophie. Jenseits der Durchtrennungsstelle des Neuriten proliferieren die Schwannschen Zellen und es bildet sich ein kompakter Strang, in den das auswachsende Axon eindringt. Im Bereich der Durchtrennungsstelle können Verzweigungen des Neuriten in die Umgebung wachsen; (**d**) Die Regeneration war erfolgreich: Perikaryon, Neurit und Muskelzelle haben wieder ihr normales Aussehen. Dieser Zustand kann etwa 3 Monate nach der Durchtrennung erreicht werden; (**e**) Erreicht der Neurit den distalen Strang aus Schwannschen Zellen nicht, bildet der auswachsende Neurit ein sog. Amputationsneuron. Die Muskelfaser degeneriert weiter. (Aus Willis u. Willis, 1972)

des peripheren Nervensystems — können regenerieren, solange das zugehörige Perikaryon nicht zerstört ist. Allerdings kommt es nach Durchtrennung einer Nervenfaser nie zu einer Wiedervereinigung von proximalem und distalem Stumpf. Vielmehr wächst das proximale Ende der durchtrennten Nervenfaser aus.

Degeneration

Nach einer Nervenfaserdurchtrennung (Abb. **49b**) ist zwischen dem proximalen (zentralen) und dem distalen (peripheren) Segment zu unterscheiden. Das proximale Segment steht weiter mit dem trophischen Zentrum, d. h. dem Perikaryon, in Verbindung.

Die Veränderungen des proximalen Segmentes werden als **aufsteigende (retrograde) Degeneration** bezeichnet. Das Perikaryon des betroffenen Neuriten rundet sich ab und schwillt an, der Kern tritt an den Rand der Zelle, die Nissl-Substanz verschwindet weitgehend („Chromatolyse").

Die Erscheinung der aufsteigenden bzw. absteigenden Degeneration ermöglicht es, methodisch angewandt, z. B. im Gehirn die Ursprungskerngebiete bestimmter Nervenfaserbündel und ihr Ziel zu identifizieren.

Absteigende (sekundäre, Wallersche) Degeneration nennt man die Veränderungen im distalen Segment. Das Axonfragment einschließlich seiner Synapsenkolben geht zugrunde. Die Axonscheide zerfällt, sofern sie markhaltig ist, in Markballen. Diese können in den ersten zwei Wochen durch Osmiumsäure geschwärzt (Marchi-Stadium), später nach Abbau der Lipide zu Neutralfetten durch Scharlachrot angefärbt werden (Scharlachrot-Stadium). Das zerfallende Material wird durch Makrophagen abgeräumt.

Regeneration

Bei der Regeneration (Abb. **49c**) von Nervenfasern, die nur im peripheren Nervensystem in nennenswertem Umfang beobachtet wird, wächst der proximale Axonstumpf distalwärts. Der funktionelle Erfolg der Regeneration, d. h. die Reinnervation des Erfolgsgewebes, hängt hauptsächlich von der Bahnung des Weges ab, die es den auswachsenden Neuriten ermöglicht, das Erfolgsgewebe zu finden.

Das Auswachsen des Axonstumpfes setzt vermehrte Proteinbildung im Perikaryon voraus und geht mit Zunahme der Nissl-Substanz einher. Der Zellkern gewinnt seine zentrale Lage im Perikaryon zurück.

Die Bahnung des Weges zum Erfolgsorgan geschieht so, daß die von den Markballen befreiten Schwannschen Zellen des distalen Segmentes und nachwachsende Schwannsche Zellen innerhalb des perineuralen Stumpfes zunächst bis zum Erfolgsgewebe reichende bandartige Zellreihen, Leitschienen (*Hanken-Büngenersche Bänder*) bilden. Diesen Bändern entlang wächst der Neurit, täglich etwa 0,5–3 mm; am Erfolgsgewebe entstehen Synapsenkolben. Schließlich bilden die Schwannschen Zellen um den regenerierten Neuriten erneut eine, wenn auch dünnere Axonscheide (Abb. **49d**).

Werden die auswachsenden Neuriten eines durchtrennten Nerven durch zwischengelagerte bindegewebige Narben oder durch zu große Abstände zum distalen Segment darin gehindert, den Weg in die „Leitschiene" zu finden, so verirren sie sich und bilden am proximalen Axonende makroskopisch sichtbare Knoten, *Neurinome* (Abb. **49e**).

Da der auswachsende Neurit, je nach dem Ort der Durchtrennung, 30 cm lange und längere Strecken zurücklegen muß, kann der funktionelle Erfolg einer solchen Regeneration oft mehr als ein Jahr auf sich warten lassen.

Klinischer Hinweis. Durch eine Nervennaht, bei der die Bindegewebsstrukturen (Perineurium) des proximalen und distalen Fragmentes einander genähert werden, kann man den Weg in die „Leitschiene" erleichtern. Ist die Lücke zwischen beiden Fragmenten durch Vernichtung eines Teils des Nerven zu groß, so kann man versuchen, durch Zwischenlagerung einer künstlichen Leitschiene, durch eine sog. „Nerventransplantation", die Lücke zu überbrücken. Näht man den proximalen Stumpf eines durchtrennten Nerven auf den distalen eines anderen Nervenfragmentes, so wird dessen Innervationsgebiet vom proximalen Nervenfragment aus versorgt (Ersatz eines Nerven bei Zerstörung des Kerngebietes eines anderen Nerven). — Wachsen sensible Nervenfasern in einen ehemals motorischen Nerven mit einer motorischen Endplatte ein, wird die Muskelfunktion nicht bzw. ungenügend wiederhergestellt.

V. Synapsen

Die Erregungsübertragung von einem Neuron auf das nächste oder auf ein Erfolgsgewebe (Muskulatur, Drüsenzellen u. a.) erfolgt am morphologisch besonders gebauten Kontaktstellen, den Synapsen.

Abhängig vom Mechanismus der Erregungsübertragung werden chemische Synapsen und elektrische Synapsen unterschieden. Bei **chemischen Synapsen** spielen für die Erregungsübertragung besondere Übertragerstoffe (Transmitter) eine Rolle. Die Erregungsübertragung er-

Nervengewebe

folgt nur in einer Richtung. Bei Menschen kommt ausschließlich dieser Synapsentyp vor.

Bei **elektrischen Synapsen** kann die Erregung direkt über einen Membranverbund auf die Folgezelle übergreifen und auch rückläufig sein. Verwirklicht ist dieser Synapsentyp besonders im elektrischen Organ verschiedener Fischarten.

Bau einer Synapse (Abb. 50a u. b)
Eine Synapse wird gebildet
- von einer kolbenförmigen Endformation des Neuriten, von dem die Erregung ausgeht,
- dem Spalt zwischen diesem und der Zelle, auf die die Erregung übergreift,
- dem Plasmalemm der Folgezelle. Die Axonscheide gibt im Bereich der Synapse das Neuritenende frei.

Lichtmikroskopisch können Synapsen durch Versilberung nach Golgi (im „Golgi-Präparat") als knopfförmige Verdickung, als Bouton, Endknopf, dargestellt werden. Enzymhistochemisch lassen sich Synapsen durch Darstellung der Enzyme, die den chemischen Überträgerstoff, den **Transmitter**, abbauen, in vergrößerter Form nachweisen. Die strukturellen Einzelheiten der Synapse zeigen sich erst im Elektronenmikroskop.

Im Synapsenkolben, einer etwa 0,5 µm messenden Anschwellung des Neuritenendes, umschließt das Plasmalemm einen Cytoplasmabereich, der hauptsächlich zahlreiche **synaptische Bläschen** sowie Mitochondrien enthält. Die synaptischen Bläschen sind „Transmitterorganellen"; in ihnen wird der Überträgerstoff gespeichert.

Das Plasmalemm des Synapsenkolbens bildet im Synapsenbereich die **präsynaptische Membran**. Sie erscheint häufig durch Substanzanlagerung von der Cytoplasmaseite her verdickt.

Der **Synapsenspalt**, etwa 20 nm breit, trennt die präsynaptische Membran von der subsynaptischen Membran. Er enthält feinste Filamente.

Subsynaptische Membran ist das Plasmalemm der Erfolgszelle im Bereich der Synapse. Auch die subsynaptische Membran ist meist durch Substanzanlagerung verdickt. Das an die subsynaptische Membran anschließende umgebende Plasmalemm wird **postsynaptische Membran** genannt.

Spezielle Synapsenformen. Sie kommen vor allem an Dendriten vor. Die subsynaptische Struktur kann — evtl. mehrfach aufgeteilt — dornartig in die präsynaptische invaginiert sein. Eine kammartig aufgefaltete subsynaptische Struktur kann mehrere präsynaptische Strukturen tragen.

Erregungsübertragung
Die über das Plasmalemm des Neuriten im Synapsenkolben ankommende Erregung veranlaßt die Synapsenbläschen, ihren Inhalt, den Transmitter, nach Art der Exocytose (S. 27) in den Synapsenspalt abzugeben. Der Transmitter gelangt zur subsynaptischen Membran und erregt diese. In Millisekunden wird der Transmitter wieder enzymatisch abgebaut, er kann sich nicht in die Umgebung ausbreiten. Teile des Transmitters bzw. seiner Metabolite werden vom Nervenfaserende reabsorbiert und erneut zur Synthese verwendet.

Die Erregungsübertragung ist also mit einer rasch ablaufenden, kurzdauernden gezielten Wirkstoffabgabe verbunden. Im Gegensatz hierzu haben endokrine Drüsenzellen (S. 31)

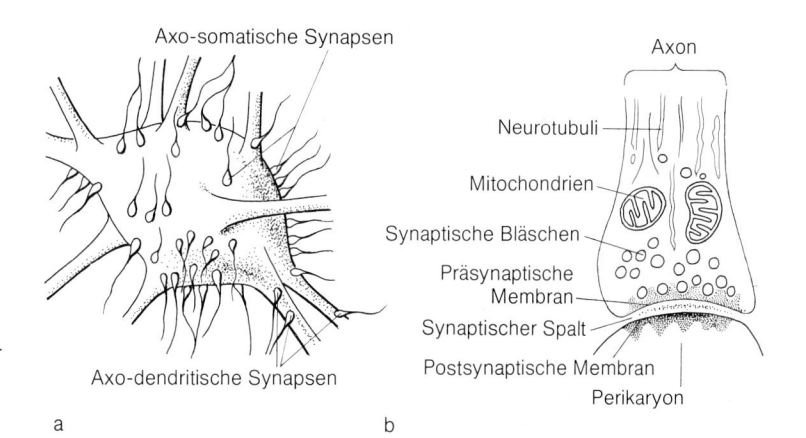

Abb. **50a** u. **b**. Darstellung von Synapsen: (**a**) axo-somatische und axo-dendritische Synapsen; (**b**) Synapse elektronenmikroskopisch

eine andauernde Basissekretion von Hormonen; außerdem fehlt bei endokrinen Drüsenzellen jede Rückresorption abgegebener Produkte.

Entwicklung
Synapsen im Zentralnervensystem werden größenteils erst bald nach der Geburt gebildet. Die Ausbildung von Synapsen wird durch Afferenzen (aus den Sinnesorganen, aus dem Bewegungsapparat) erheblich gefördert.

Es gibt Hinweise, daß sich Synapsen auch noch im ausgewachsenen Nervensystem bilden können.

Synapsentypen
Zwischen Synapsen bestehen erhebliche morphologische, funktionelle und pharmakologische Unterschiede. Wir unterscheiden u. a. *interneuronale Synapsen, myoneurale Synapsen, Synapsen en passant, neuroglanduläre Synapsen*.

Interneuronale Synapsen (Abb. **50a** u. **b**). Nach der Lokalisation der subsynaptischen Membran am innervierten Neuron gibt es
– axo-dendritische Synapsen: dies ist die häufigste Form der interneuronalen Synapse;
– axo-somatische Synapsen: sie befinden sich am Plasmalemm des Perikaryons;
– axo-axonale Synapsen: häufig am Initialsegment des Axons oder am Axonende.

An jedem Nerven sind praktisch alle Synapsentypen vorhanden (Ausnahme: Perikaryon der Spinalganglienzellen, die keine axo-somatische Synapsen besitzen). Die Zahl der Synapsen an einem Neuron schwankt stark, von einzelnen bis zu vielen tausenden.

Die Synapsen, die ein Neuron empfängt, stammen meist von zahlreichen verschiedenen Neuronen (*Konvergenz der Erregungsleitung*).

Umgekehrt kann der Neurit eines Neurons durch Kollateralen und durch Endaufzweigungen an zahlreichen verschiedenen Neuronen Synapsenkolben bilden (*Divergenz der Erregungsleitung*). – Nach vorsichtigen Schätzungen soll jedes Neuron durchschnittlich 100 konvergierende und 100 divergierende Verbindungen haben.

Neuromuskuläre (myoneurale) Synapsen (Abb. **51**). Sie befinden sich zwischen Axonende und dem Plasmalemm quergestreifter Muskelfasern. Das Axonende bildet meist mehrere, nahe beieinander liegende Endkolben.

Die subsynaptische Membran (das Plasmalemm der Muskelfaser) ist im Bereich der Endkolben wannenförmig ins Innere der Muskelfa-

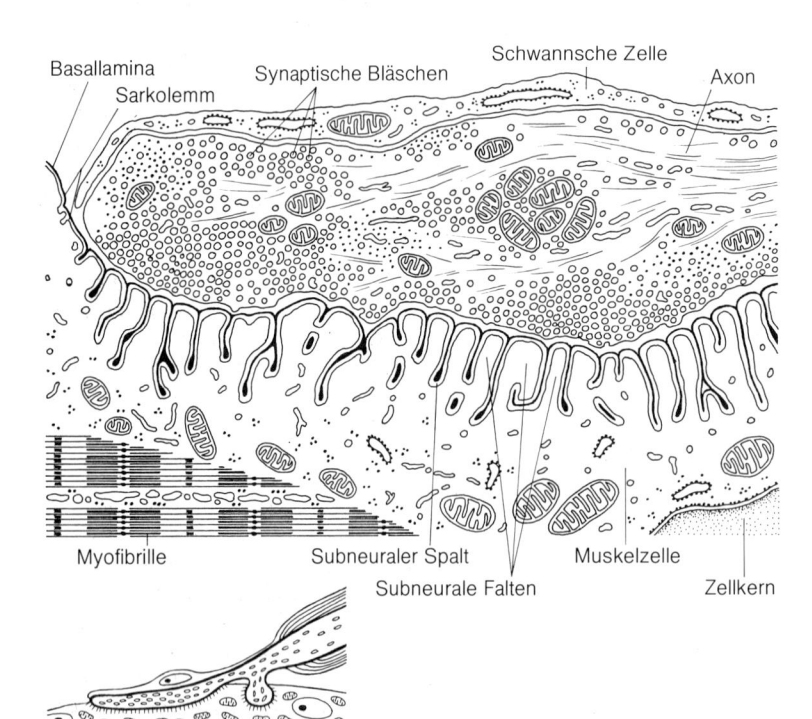

Abb. **51**. Myoneurale Verbindung (motorische Endplatte). Das Sarkolemm der Muskelfaser hat an der Berührungsstelle mit dem Nerven tiefe Einfaltungen

ser ausgebuchtet und in tiefe parallele Falten gelegt ("**subneurales Faltenfeld**"). Im Synapsenspalt liegt in dünner Schicht ein Material, das die Basallamina der Muskelfaser fortsetzt. Lichtmikroskopisch ist die myoneurale Synapse nur mit besonderen Methoden darzustellen. Sie hat ein plattenförmiges Aussehen und wird deswegen auch "**motorische Endplatte**" genannt.

Die Zahl der von einem Neuron durch Kollateralen gleichzeitig versorgten quergestreiften Muskelfasern schwankt erheblich; auch ist die Zahl der motorischen Endplatten in einem Muskel sehr unterschiedlich: besonders viele in den äußeren Augenmuskeln und den Mm. lumbricales der Hand. Ein Motoneuron und die abhängigen Muskelfasern bilden gemeinsam die "motorische Einheit".

Synapse en passant. Sie kommen vor allem zwischen vegetativen Nerven und glatten Muskelzellen bzw. Herzmuskelzellen vor. Die Axone der vegetativen Nerven, die an den glatten bzw. Herzmuskelzellen entlang verlaufen, bilden perlschnurartig angeordnete spindelförmige Verdickungen (**Varicositäten**), in denen gehäuft Transmitterorganellen vorkommen. An den Varicositäten wird Transmitter abgegeben. Der synaptische Spalt beträgt bis zu 150 nm. Nur selten wird die Basallamina der Herzmuskelzelle vom Axon durchbrochen.

Neuroglanduläre Synapsen werden zwischen Axonende und dem Plasmalemm von Drüsenzellen ausgebildet.

Pharmakologische Unterschiede
Nach Art des Übertragerstoffes werden cholinerge und adrenerge Synapsen unterschieden.

Es überwiegen die **cholinergen Synapsen**. Der Übertragerstoff ist das Acetylcholin. Elektronenmikroskopisch finden sich in den cholinergen Synapsen "leere" Bläschen mit einem Durchmesser von 40 nm.

In postganglionären Endigungen des sympathischen Systems (S. 149) und in den vegetativen Zentren des Hirnstamms dienen biogene Amine (z. B. Noradrenalin) als Übertragerstoffe. Sie werden als **adrenerge Synapsen** bezeichnet. In diesen Synapsen kommen Bläschen mit dichtem Inhalt und einem Durchmesser von etwa 80 nm vor.

In den Synapsen des Zentralnervensystems variieren die Transmitterorganellen nach Größe und Substanzdichte erheblich; eine Zuordnung von Übertragerstoffen zu bestimmten Transmitterorganellen ist hier nicht möglich.

Funktionelle Unterschiede
Es werden erregende (**exzitatorische**) und hemmende (**inhibitorische**) Synapsen unterschieden. Angenommen wird, daß im allgemeinen die axodendritischen Synapsen erregende und die axoaxonalen Synapsen hemmende Funktionen haben (präsynaptische Hemmung). Morphologisch sind bei den exzitatorischen Synapsen die Membrananlagerungen asymmetrisch, der Synapsenspalt relativ weit, die Synapsenbläschen rund; bei den inhibitorischen Synapsen sind die Membrananlagerungen symmetrisch, der Spalt enger, die Bläschen vorwiegend flach.

VI. Neuroglia

Ein weiterer wichtiger Bestandteil des peripheren und zentralen Nervensystems ist die Neuroglia. Gliazellen haben mechanische Aufgaben, dienen dem Stofftransport und der Ernährung der Nervenzellen, der Abwehr und der Isolierung. Sie haben keine unmittelbare Bedeutung für die Erregungsleitung. Gliazellen behalten ihre Teilungsfähigkeit. Sie proliferieren nach Reizung und nach Verletzungen.

Zur Glia des peripheren Nervensystems gehören die Schwannschen Zellen (S. 59), die Mantelzellen der Ganglien (S. 148) und der Nervenendkörperchen (S. 161).

Die Neuroglia des Zentralnervensystems liegt als **Makroglia** (*Astrocyten und Oligodendroglia*) und **Mikroglia** vor. Ferner gehören die *Ependymzellen* und die *Zellen des Plexus choroideus* und die *Pituicyten* zur Glia. – Zur färberischen Darstellung der Neuroglia eignen sich Gold- und Silberimprägnationen.

Entwicklung. Die Mikroglia leitet sich aus dem Mesenchym ab und ist somit mesodermaler Herkunft. Die übrige Glia entstammt dem Ektoderm. Die Gliazellen des Zentralnervensystems gehen aus den Matrixzellen der Neuralanlage hervor (Entwicklung des Nervensystems S. 577).

Neuroglia des Zentralnervensystems
Die Glia füllt im Zentralnervensystem die Räume zwischen den Nervenzellen und ihren Fortsätzen aus. Es bleiben jeweils nur schmale, ca. 20 nm breite Intercellularspalten übrig, die in ihrer Gesamtheit 5–7% des Hirnvolumens einnehmen. Obgleich etwa 10 Gliazellen auf eine Nervenzelle kommen, beansprucht die Glia nur die Hälfte des Gesamtvolumens des Nervensystems, da die Gliazellen viel kleiner als die Nervenzellen sind.

Neuroglia und Nervenzellen hängen stoffwechselmäßig eng zusammen. Veränderungen in der einen Zellart führen zu Veränderungen in der anderen.

Gliazellen können ihre Form verändern, sind zur Kontraktion befähigt und manche wandern. Gliazellen können sich den Nervenzellen als Satellitenzellen anlagern.

Astrocyten. Dies sind die größten Gliazellen. Sie sind wie alle Gliazellen fortsatzreich. Viele ihrer Fortsätze treten an die Hirngefäße heran, an deren Oberfläche sie mit Verbreiterungen (sog. Füßchen) enden. Sie bilden um die Gefäße eine dichte *Membrana limitans gliae vascularis*. Eine ähnliche Grenzmembran bilden sie unter der äußeren Oberfläche von Gehirn und Rückenmark (*Membrana limitans gliae superficialis*).

Nach ihrer Form lassen sich zwei Astrocytenarten voneinander unterscheiden, nämlich die *Faserastrocyten* und die *protoplasmatischen Astrocyten*.

Faserastrocyten (Abb. **52a**). Sie haben lange dünne, sehr schmale Fortsätze, die miteinander in Berührung stehen. Sie kommen vor allem in der weißen Substanz (S. 145) von Gehirn und Rückenmark vor.

Protoplasmatische Astrocyten (Abb. **52b**). Sie sind sehr viel stärker verzweigt, haben relativ dicke, aber kürzere Fortsätze. Protoplasmatische Astrocyten kommen vor allem in der grauen Substanz des Nervensystems (S. 145) vor und können sich der Oberfläche der Nervenzellkörper anlegen.

Zur Unterscheidung von Nervenzellen besitzen die Gliazellen keine Nissl-Substanz. Außerdem ist bei den Astrocyten das Cytoplasma verhältnismäßig schmal und der Kern teilweise sehr chromatinreich.

Funktion. Die Astrocyten sind offenbar in der Lage, intracellulär Stoffe von den Gefäßen zu den Nervenzellen und zurück zu transportieren. Sie sind für das Elektrolytgleichgewicht im Zentralnervensystem verantwortlich. — Astrocyten reagieren auf Reizung durch Anschwellung. Ferner sind sie zur Proliferation befähigt und decken Parenchymschäden des Hirns durch Narbenbildung.

Oligodendroglia (Abb. **52c**). Diese Gliazellen sind kleiner, haben meist ein dunkles, sehr schmales Cytoplasma mit vielen Ribosomen und Mitochondrien und einen kleinen runden, dichten Zellkern. Ihre Fortsätze sind weniger zahlreich und kürzer als bei Astrocyten. Sie kommen in der grauen und weißen Substanz von Gehirn und Rückenmark vor. Während der Entwicklung bilden die Oligodendrocyten die Markscheiden der Axone des Zentralnervensystems (s. o.). Bei Reizung umschließen die Oligodendrogliazellen die Nervenzellen (Satellitenzellen) und teilen sich.

a Faserastrocyt

b Protoplasmatischer Astrocyt

c Oligodendrocyten

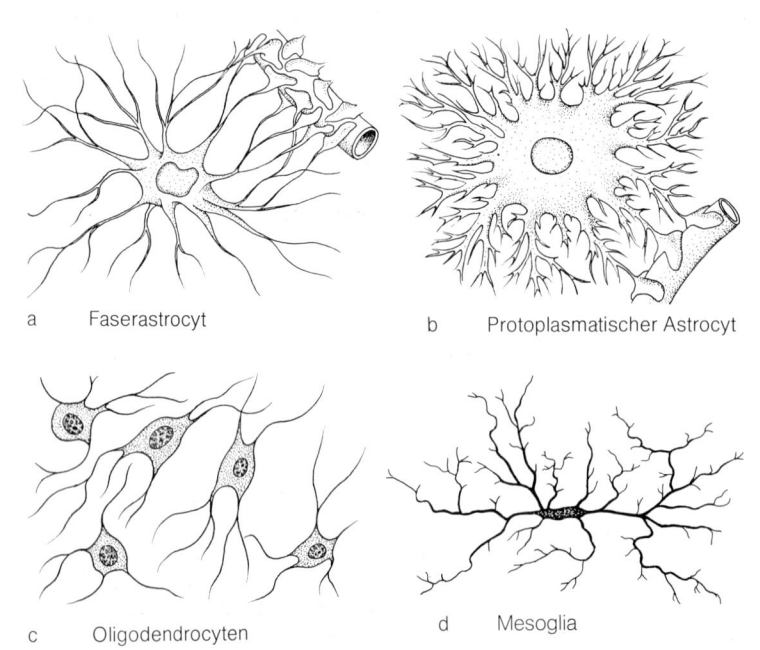

d Mesoglia

Abb. **52a–d**. Darstellung verschiedener Gliatypen. (**a**) Der Faserastrocyt zeichnet sich durch zahlreiche sehr schmale Fortsätze aus, die teilweise mit Erweiterungen (Füßchen) an der Oberfläche von Gefäßen enden; (**b**) Protoplasmatische Astrocyten haben breitere, in der Regel kürzere Fortsätze, die gleichfalls an der Gefäßoberfläche enden können; (**c**) Oligodendrocyten sind viel kleinere Zellen mit Fortsätzen; (**d**) Die Mesoglia besteht aus kleinen beweglichen, stark veränderlichen Zellen mesenchymaler Herkunft

Mikroglia (Abb. **52 d**). Diese Zellen sind mesenchymaler Herkunft. Sie kommen in der grauen und weißen Substanz von Gehirn und Rückenmark vor und sind nicht sehr zahlreich. Die Zellen sind klein; ihr Zellkörper ist schmal und dicht, der Zellkern langgestreckt und dunkel gefärbt – dadurch unterscheidet er sich deutlich von den runden Zellkernen der anderen Gliazellen. Die Mikroglia hat zahlreiche verzweigte, wie mit Dornen besetzte Fortsätze. – Mikrogliazellen sind wahrscheinlich identisch mit Monocyten und gehören damit in die Gruppe der Abwehrzellen, d. h. zum Makrophagensystem (S. 37).

Neuropil. Gliazellen und die Fortsätze der Nervenzellen bilden in der grauen Substanz des Zentralnervensystems das sog. „Neuropil". Das Neuropil füllt den Raum zwischen den Perikarya der Nervenzellen.

Ependymzellen. Sie kleiden die Oberfläche der inneren Hohlräume von Gehirn und Rückenmark aus (Ventrikelsystem, Zentralkanal, S. 654). Sie sind epithelial angeordnet. Ependymzellen stehen durch Zellhaften miteinander in Verbindung. Zwischen den Ependymzellen der verschiedenen Regionen bestehen Unterschiede: z. B. isoprismatisch in den Seitenventrikeln, hochprismatisch mit langen Fortsätzen ins Nervengewebe hinein am Boden des 3. Ventrikels (*Tanycyten*). Ein Stoffaustausch zwischen dem Liquor cerebrospinalis und dem Nervengewebe durch das Ependym hindurch wird diskutiert.

Plexus choroideus (S. 656). Die Oberflächenbekleidung der Plexus choroidei der Hirnventrikel wird von isoprismatischen Zellen mit sekretorischen Fähigkeiten gebildet.

Pituicyten. Es handelt sich um die Spezialglia der Neurohypophyse (S. 631).

F. Grundzüge der histologischen Technik

Histologische Untersuchungen können nur an Präparaten mit geringen Schichtdicken durchgeführt werden; dies hängt u. a. mit der geringen Tiefenschärfe der *Lichtmikroskope* bzw. der hohen Auflösung der *Elektronenmikroskope* zusammen. Bei der Anfertigung histologischer Präparate kommt es darauf an, alle Strukturen in einem lebensnahen Zustand zu erhalten. Grundsätzlich sind histologische Untersuchungen an lebenden und an toten Zellen und Geweben möglich.

Klinischer Hinweis. Zur Diagnosestellung müssen dem Patienten oft (in Narkose) kleine Gewebsstückchen zur histologischen Untersuchung entnommen werden. Die so gewonnenen Gewebestückchen werden im klinischen Sprachgebrauch als „*Biopsie*" bezeichnet.

Untersuchungen an lebenden Zellen und Geweben

Hierzu eignen sich **Gewebekulturen**. Zur Herstellung von Kulturen werden kleine Gewebsstückchen nach der Entnahme aus dem lebenden Organismus in einem speziellen Milieu aus Blutplasma und zahlreichen Zusätzen gezüchtet. Für die Gewebezüchtung sind besonders embryonale und jugendliche Gewebe geeignet. Insgesamt ist es schwierig, an Gewebekulturen histologische Aussagen zu machen, da die Gewebe häufig in der Kultur ihre spezifischen Strukturen verlieren. Geeigneter sind Gewebekulturen für cytologische Untersuchungen. Eine mikroskopische Untersuchung lebender Kulturen ist durch **Dunkelfeld-** und **Phasenkontrastmikroskopie** möglich, vor allem in Kombination mit der **Mikrokinematographie**. – Zellen und Zellverbände, die nach dem Herauslösen aus dem Organismus nicht sofort in ein Kulturmedium gebracht werden, überleben nur kurze Zeit.

Eine Möglichkeit, Einblick in intravitale Strukturen zu bekommen, bietet die mikroskopische Untersuchung von Zellen und Geweben, die einem lebendem Organismus entnommen wurden, dem vorher geeignete Farbstoffe verabfolgt wurden (*Vitalfärbung*). Mit diesem Verfahren können Aussagen über den Bindungsort der jeweiligen Farbstoffe und über celluläre Mechanismen gemacht werden, die zur Farbstoffbindung führen. Bei diesen Untersuchungen hat sich die **Fluorescenzmikroskopie** wegen der höheren Empfindlichkeit des Farbstoffnachweises besonders bewährt.

Zum Studium von Stoffumsätzen ist die **Autoradiographie** hervorragend geeignet. Intravital werden radioaktiv markierte Substanzen injiziert, die von den Zellen im Laufe ihres normalen Stoffwechsels eingebaut werden, z. B. ^{3}H-Thymidin in Desoxyribonucleinsäuren, markierte Aminosäuren in Proteine. Nach der Injektion werden dem Organismus Gewebe entnommen, fixiert und geschnitten (s. u.). Die Schnitte werden mit einer Photoemulsion überdeckt, in der sich später nach der photographischen Entwicklung die Orte der radioaktiven Strahlung mikroskopisch nachweisen lassen.

Untersuchungen an toten oder abgetöteten Zellen und Geweben

Hierbei handelt es sich um die am häufigsten gebrauchten Methoden zur Erforschung von Zell- und Gewebsstrukturen (Abb. 53).

Um Zellen und Gewebe mit vergrößerten Instrumenten untersuchen zu können, müssen Schnitte hergestellt werden. Bei den Schnitten handelt es sich um dünne Gewebsscheiben, die zwischen 20 nm (Elektronenmikroskopie) und etwa 20 μm (Gefrierschnitte) dick sind. Zur Anfertigung dieser Schnitte werden **Mikrotome** (Feinhobel) benutzt. In allen Fällen muß das Gewebe vor der Schnittherstellung gehärtet werden, da ein Schnitt um so dünner hergestellt werden kann, je härter der zu schneidende Block ist. Im einfachsten Fall werden Gewebestückchen unmittelbar nach der Entnahme aus dem Organismus tiefgefroren (flüssiger Stickstoff, Kohlensäureschnee) und in Kältekammern (**Kryostat**) geschnitten. Auf diese Art gewonnene Schnitte sind besonders gut für die sofortige Untersuchung von Substanzen geeignet, die gegenüber jeder anderen Vorbehandlung der Gewebe empfindlich sind (z. B. einige Enzyme).

Die übliche Methode für die Herstellung von **Dauerpräparaten** ist jedoch die Einbettung in Paraffin (Abb. 53). Zunächst wird das entnommene Gewebe fixiert; es wird durch Einlegen in eine Fixierungsflüssigkeit *(Immersionsfixierung)* oder durch Injektion des Fixierungsmittels in ein Blutgefäß *(Perfusionsfixierung)* konserviert und gehärtet.

Fixierung. Jede Fixierung ist ein erheblicher chemischer und physiko-chemischer Eingriff in die Zellstruktur und führt daher oft zur Artefaktbildung. Manche Zellstrukturen sind schlecht zu fixieren, sie sind fixationslabil. Hinzu kommt, daß manche Zellsubstanzen durch Fixierungsmittel gelöst werden (z. B. Fette und Lipoide durch Alkohol). Bei anderen Fixierungsmitteln dagegen bewahren die Zell- und Gewebsstrukturen in gewissen Grenzen ihre Naturtreue, sie sind fixationsstabil.

Fixierungsmittel, die sehr schnell wirken, aber durch Eiweißfällung das Protoplasmagefüge zum Zusammenbrechen bringen (Proteincoagulatoren), sind u. a. Alkohol, Sublimat, Essigsäure, Pikrinsäure. Sie werden nur in Ausnahmefällen

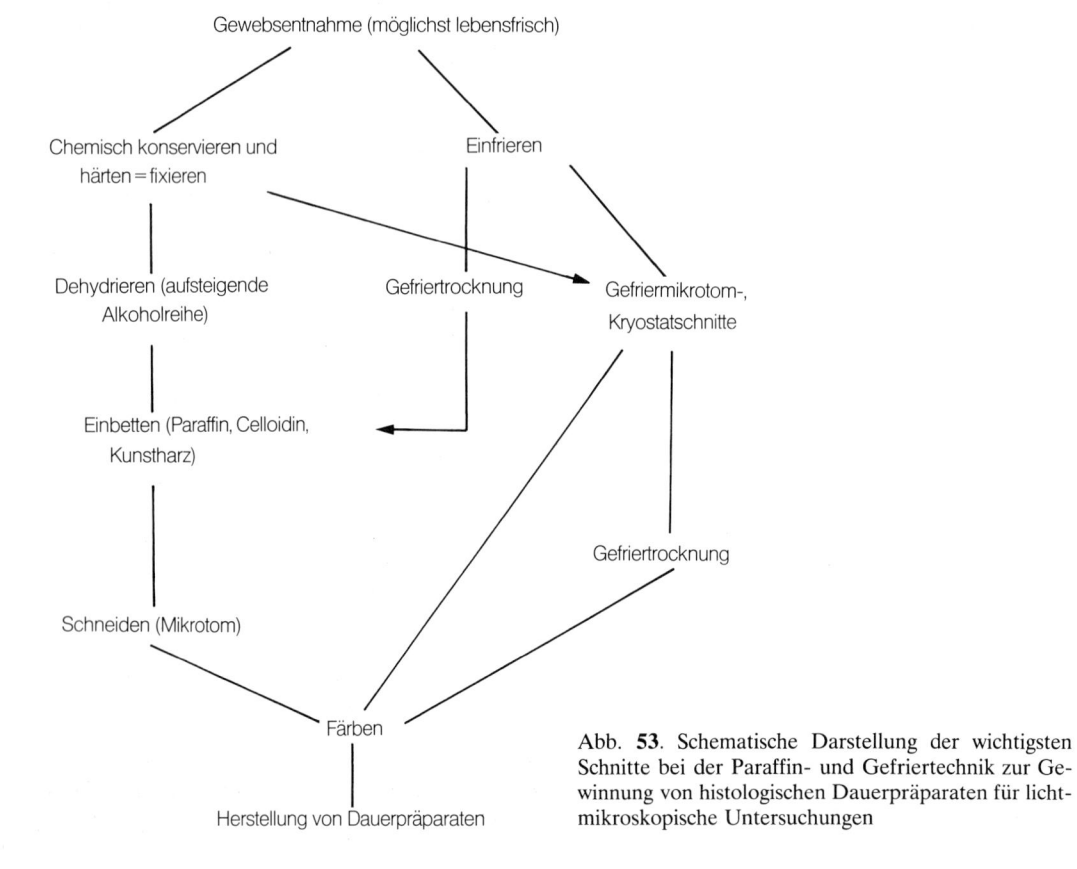

Abb. 53. Schematische Darstellung der wichtigsten Schnitte bei der Paraffin- und Gefriertechnik zur Gewinnung von histologischen Dauerpräparaten für lichtmikroskopische Untersuchungen

unverändert verwendet. Besser werden Strukturen durch sog. Lipoidstabilisatoren erhalten, z. B. Osmiumsäure, Chromsäure, Kaliumbichromat und in gewissen Grenzen auch durch das vielbenutzte **Formalin**. In der Elektronenmikroskopie werden nur Vertreter dieser Gruppen benutzt (Osmiumsäure, Glutaraldehyd). In der Lichtmikroskopie bedient man sich gerne Gemischen aus Fixierungsmitteln beider Gruppen.

Weiterbehandlung. Soll nach der Fixierung jede Weiterbehandlung vermieden werden, kann die Schnittanfertigung auf Gefriermikrotomen oder in Kryostaten erfolgen. Diese Verfahren finden vor allem in der Histochemie (s. u.) Verwendung.

Für die Herstellung von üblichen lichtmikroskopischen Dauerpräparaten besteht die Weiterbehandlung des fixierten Gewebes in der Regel in einer Entwässerung und Härtung durch Alkohol und in einem Einbetten in erstarrende Massen (z. B. Paraffin, Celloidin, Kunstharz). Hierbei soll, um eine optimale Schnittdicke zu erreichen, die Härte von Gewebe und Einbettmittel übereinstimmen. Die mit dem Mikrotom hergestellten Schnitte werden zur weiteren Verarbeitung in der Regel auf *Objektträger* (Glasscheiben bestimmten Formats) aufgeklebt.

Zur Herstellung **elektronenmikroskopischer Präparate** muß das Gewebe lebensfrisch fixiert werden. Deswegen werden sehr kleine Gewebsblöcke verwendet, die das Fixierungsmittel schnell durchdringt. Die Einbettung erfolgt in hartem Kunststoff. Zum Schneiden sind Spezialmikrotome mit Glas-(Diamant)messern erforderlich.

Färbung. Zur Darstellung von Struktureinzelheiten wird, insbesondere für lichtmikroskopische Untersuchungen, der histologische Schnitt in der Regel gefärbt. Dazu wird das Einbettmittel entfernt. Anschließend werden die Präparate mit einer oder mehreren Farblösungen behandelt. Die verschiedenen Zell- und Gewebselemente nehmen aus den Farblösungen bzw. -gemischen die Farben in sehr unterschiedlicher Weise auf. Prinzip bei jeder Färbung ist, daß unterschiedliche Zell- und Gewebsbestandteile verschieden, gleichartige aber überall gleich gefärbt werden. Der Farbton selbst, ob blau, rot oder grün, ist ohne Belang.

Auf das Ergebnis der Färbung nehmen die physikochemischen Eigenschaften der Farblösungen sowie die submikroskopischen Strukturen und der chemische Aufbau der Gewebsbestandteile Einfluß. Die chemische *Theorie der Färbung von Paul Ehrlich* nahm eine salzartige, also chemische Bindung der Farbstoffe an die jeweiligen Gewebsstrukturen an und unterschied demnach **acidophile, basophile** und **neutrophile Strukturen**, je nachdem ob ein saurer oder ein basischer Farbstoff oder beide zugleich gebunden werden. Offenbar spielen aber auch andere Umstände, z. B. Teilchengröße des Farbstoffs, Strukturdichte des Gewebes, Ladungsverhältnisse von Farbstoff und Struktur für die Färbung eine entscheidende Rolle. − Viele Einzelheiten über den Mechanismus der Färbung von Zell- und Gewebsstrukturen sind noch unbekannt.

Basische Farbstoffe, die in der Histologie verwendet werden, sind z. B. Methylenblau, Toluidinblau, Hämatoxylin- und Karmin-Lacke, Azokarmin. Einige basische Farbstoffe, z. B. Toluidinblau haben unter bestimmten Bedingungen die Fähigkeit, ihre Farbe zu wechseln; sie sind *metachromatisch. Saure Farbstoffe* sind u. a. Eosin, Anilinblau, Säurefuchsin, Pikrinsäure. Zum praktischen Gebrauch wurden zahlreiche Färbevorschriften entwickelt. Die bekannteste Färbung ist die mit *Hämatoxylin-Eosin (H. E.)*. Hierbei treten basophile Zell- und Gewebsstrukturen (z. B. das Chromatin der Zellkerne, manche Cytoplasmabestandteile, Knorpelgrundsubstanz) blau hervor. Das Eosin wird zur Gegenfärbung für die im fixierten Präparat acidophilen Zell- und Gewebsbestandteile (Cytoplasma, die meisten Intercellularsubstanzen) verwendet. Andere Methoden benutzen die Erfahrung, daß einzelne Gewebsteile nach Vorbehandlung (Beizung) mit Schwermetallsalzen oder Phosphorwolfram- bzw. Phosphormolybdänsäure mit bestimmten Farbstoffen intensiv dargestellt werden, z. B. Bindegewebsfasern für die *Azo*karmin-*An*ilinblau *(Azan)-Färbung*, Hämatoxylin-Säurefuchsin-Pikrinsäure *(van Gieson)-Färbung* usw.

Nach der Färbung werden die Schnitte gewöhnlich mit Alkohol entwässert, in Xylol aufgehellt und mit Harz (Canadabalsam oder Ersatzstoffe) sowie einem dünnen Deckglas eingedeckt. Sofern die Alkoholbehandlung den Präparaten schadet, können wasserlösliche Eindeckmittel verwendet werden.

In der **Elektronenmikroskopie** werden keine im lichtmikroskopischen Sinne gefärbten Präparate benutzt. Durch Anlagerung von Schwermetallionen an bestimmte Strukturen wird jedoch deren Elektronendichte erhöht.

Für lichtmikroskopische Spezialuntersuchungen ist auch die Verwendung ungefärbter Präparate möglich, z. B. in der **Phasenkontrastmikroskopie** (Hervorheben von Brechungsunterschieden), **Polarisationsmikroskopie** (Bestimmung der Doppelbrechung), **Fluorescenzmikroskopie** (Nachweis einer Eigenfluorescenz), **Ultrarot-, Ultraviolett-** und **Röntgenmikroskopie**.

Cytochemie, Histochemie

Sie bemüht sich um einen topographisch einwandfreien, also ortsrichtigen Nachweis kleinster Mengen bestimmter Stoffe in Zellen und Geweben. Sie überträgt die chemisch-analytischen Verfahren auf Mikrotomschnitte. Es werden hierbei höchste Anforderungen an die Empfindlichkeit und Spezifität der Methoden gestellt, da die in Mikrotomschnitten nachzuweisenden Substanzmengen weit kleiner sind als bei den üblichen biochemischen Verfahren. Durch cyto- und histochemische Methoden können auch am histologischen Schnitt Aussagen über die für den Stoffwechsel von Zellen und Geweben wichtigen Stoffe und Enzyme gemacht werden.

Besonders kritisch ist bei der Herstellung histochemischer Präparate die Gewebevorbehandlung. Besonders bewährt haben sich die Gefrier-

Beispiele für histochemische Methoden:
Perjodsäure-Schiff-Reaktion (PAS-Reaktion) zum Nachweis von Kohlenhydraten:

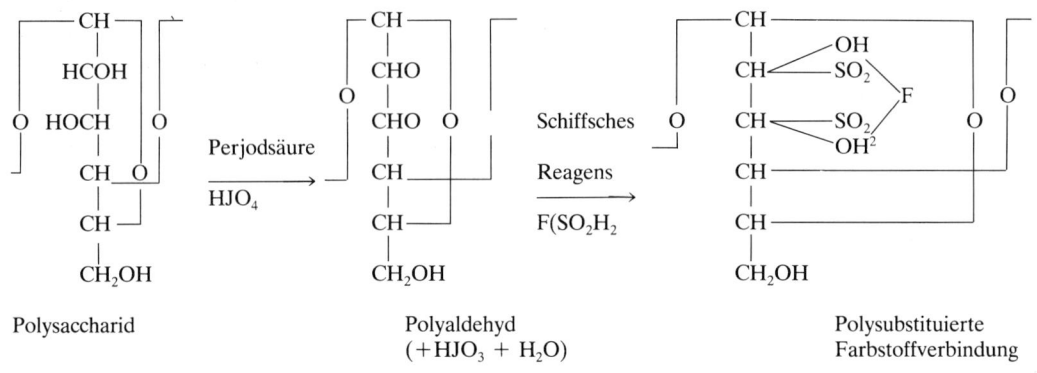

$$\text{Polysaccharid} \xrightarrow[\text{HJO}_4]{\text{Perjodsäure}} \text{Polyaldehyd} (+\text{HJO}_3 + \text{H}_2\text{O}) \xrightarrow[\text{F(SO}_2\text{H}_2)]{\text{Schiffsches Reagens}} \text{Polysubstituierte Farbstoffverbindung}$$

Polysaccharid:
- CH
- HCOH
- HOCH
- CH—O
- CH
- CH$_2$OH

Polyaldehyd:
- CH
- CHO
- CHO
- CH
- CH
- CH$_2$OH

Polysubstituierte Farbstoffverbindung:
- CH
- CH—OH, SO$_2$
- CH—SO$_2$, OH^2 — F
- CH
- CH
- CH$_2$OH

Das Reaktionsprodukt ist rot.

Nachweis des Enzyms alkalische Phosphatase im Schnitt:

Spaltungs- und Fällungsreaktion

$$\begin{array}{l} \text{CH}_2-\text{OH} \\ | \\ \text{CH}-\text{O}-\text{P}\!\!\stackrel{\text{ONa}}{\stackrel{\displaystyle =}{\text{ONa}}}\!\!\text{O} \\ | \\ \text{CH}_2-\text{OH} \end{array} \xrightarrow[\text{H}_2\text{O} + \text{Ca}^{2+}]{\text{Enzym}} \begin{array}{l} \text{CH}_2-\text{OH} \\ | \\ \text{CH}-\text{OH} + \text{Ca}_3(\text{PO}_4)_2\downarrow \\ | \\ \text{CH}_2-\text{OH} \end{array}$$

2-Glycerophosphat, Na-Salz — Glycerin Calciumphosphat (weiß)

Erste Umwandlungsreaktion (neues Medium)

$$\text{Ca}_3(\text{PO}_4)_2 + 3\,\text{Co}^{2+} \longrightarrow \text{Co}_3(\text{PO}_4)_2 \downarrow$$

Calciumphosphat — Kobaltkationen — Kobaltphosphat

Zweite Umwandlungsreaktion (neues Medium)

$$\text{Co}_3(\text{PO}_4)_2 + 3\,\text{S}^{2-} \longrightarrow 3\,\text{CoS} \downarrow$$

Kobaltphosphat — Sulfidanionen — Kobaltsulfid (schwarz)

methoden (Abb. **53**) und zur Schnittherstellung der Kryostat. Durch Gefriertrocknung des Gewebes bzw. von Kryostatschnitten kann ein Verlust von nachzuweisenden Substanzen vermieden werden.

Histochemische Methoden (für Licht- und Elektronenmikroskopie) stehen heute für alle wichtigen Stoffklassen sowie für den Nachweis von etwa 80 Enzymen zur Verfügung. In neuer Zeit spielen immunhistochemische Verfahren zum Nachweis spezifischer, für die Abwehr wichtiger Proteine, eine große Rolle.

Morphometrie
Vielfach sind Ergebnisse auch in der Cytologie und Histologie nur durch eine Quantifizierung, z. B. von Größen und Mengen, zu gewinnen. Hierzu dient die Morphometrie, die sich unter Verwendung zahlreicher Verfahren um derartige Aussagen bemüht.

Stereologie, Raster-Elektronenmikroskopie
Besonders schwierig ist es, aus lichtmikroskopischen Präparaten räumliche (dreidimensionale) Vorstellungen zu gewinnen. Stereologische Verfahren, die gleichzeitig quantitative Verfahren sind, versuchen durch Bildkonstruktionen diese Lücke zu schließen. – Die Raster-(Scanning)-Elektronenmikroskopie liefert dagegen unmittelbar räumliche Bilder von Oberflächen.

Maßeinheiten
Zur Beurteilung der Größe der mikroskopisch untersuchten Strukturen ist die Kenntnis der wichtigsten Maßeinheiten von Bedeutung. Im Lichtmikroskop können Strukturen im Mikrometerbereich (µm) beurteilt werden (1 µm = 10^{-3} mm). Die Auflösungsgrenze des Lichtmikroskops liegt bei 0,5 µm. Das Elektronenmikroskop gestattet Aussagen im Nanometerbereich (nm, 1 nm = 10^{-3} µm). Die Auflösungsgrenze eines Elektronenmikroskops liegt bei etwa 0,3 nm; die meisten elektronenmikroskopischen Untersuchungen werden jedoch bei einer weit geringeren Auflösung (2–3 nm) durchgeführt.

Allgemeine Entwicklungsgeschichte

A. Definitionen

Die Entwicklungsgeschichte beschäftigt sich mit allen Vorgängen von der Entstehung der Urkeimzellen bis zur Bildung eines ausgewachsenen Organismus. Die Entstehung der Gestalt eines Organismus, seine **Morphogenese**, vollzieht sich in unterschiedlich schnellen Entwicklungsphasen und in unterschiedlicher Folge innerhalb der Körperabschnitte, so daß in die Analyse der Morphogenese stets der Faktor „Zeit" einbezogen werden muß.

Die Entwicklung eines Einzelwesens (Individuum) nennt man **Ontogenese**. Die Vergleiche von Ontogenesetypen rezenter Formen mit den entsprechenden erwachsenen Lebewesen in Gegenüberstellung mit prähistorischen Formen lassen Aussagen über die Stammesgeschichte, **Phylogenese**, zu. Zum Verständnis des fertigen Organismus ist auch die Entstehung seiner Organe, **Organogenese**, und die **Histogenese**, d.h. die Differenzierung zu spezifischen Zellen mit ihren besonderen Funktionen, notwendig. Die **Entwicklungsphysiologie** stellt die Frage nach den Ursachen. Als kausalanalytische Wissenschaft versucht sie, die Bedingung zu analysieren, die zur Ausbildung von Strukturen und Formen führen. Die „klassische" Entwicklungsphysiologie bedient sich hierzu eines speziellen Instrumentariums.

Sie vermochte beispielsweise durch einfaches Durchschnüren sehr junger Embryonen mit einem Seidenfaden experimentell Doppel- und Zwillingsbildungen zu erzeugen. Die „moderne" Entwicklungsphysiologie analysiert experimentelle Veränderungen mit empfindlichen physikalischen und biochemischen Verfahren, z.B. den Beginn der Proteinsynthese in verschiedenen embryonalen Gewebeteilen. Durch *Farbstoffmarken* während der Entwicklung läßt sich das Schicksal bestimmter Zellgruppen verfolgen und damit eine Aussage über Gestaltungsvorgänge machen.

Im Gegensatz zu den meisten Wirbellosen, Amphibien, Vögeln und Reptilien erfolgt die Embryonalentwicklung der meisten Säugetiere und des Menschen im Mutterleib. Die Wechselbeziehungen Mutter/Keim mit ihrer hormonalen Steuerung stehen heute im Zentrum des Interesses. Daraus resultiert eine wissenschaftliche Disziplin, die im deutschen Sprachraum *Fortpflanzungs-*, **Reproduktionsbiologie** oder Reproduktionsphysiologie genannt wird.

Während der Entwicklung eines Lebewesens kommt es relativ häufig zu fehlerhaften oder zumindest von der Norm abweichenden Entwicklungsabläufen. Das Spektrum reicht von der Abnormität bis zur schweren **Mißbildung**. Die Erkenntnisse der Entwicklungsphysiologie sowie der Reproduktionsbiologie liefern zusammen mit Folgerungen aus der Vererbungslehre (Genetik) die Basis für die Analyse der Mißbildungen. Die Disziplin von der Entstehung von Mißbildungen wird **Teratologie** bezeichnet.

Die **Gametogenese**, Entstehung und Reifung der *Keimzellen*, *Gameten*, wird im Abschnitt Beckenorgane besprochen (S. 489, 491, 525, 553).

B. Befruchtung

Die Entwicklung des Menschen beginnt mit der **Befruchtung**. Dies ist die Vereinigung väterlichen und mütterlichen Erbmaterials durch Verschmelzung der Kerne von Keimzellen beider Geschlechter. Die männliche Keimzelle wird als **Spermium** (Spermie, Spermatozoon, Samenzelle), die weibliche als **Oocyte** (**Ovum**, Eizelle, Ei) bezeichnet. Der Befruchtung geht das Eindringen des Spermiums in die Oocyte voraus. Dieser Vorgang ist die **Besamung**.

Beide Keimzellen unterscheiden sich charakteristisch von allen übrigen Zellen des Körpers. Sie besitzen im Gegensatz zur Somazelle (Körperzelle) nur den halben Chromosomensatz. Sie sind **haploid** haben also nur 23 Chromosomen, nämlich 22 Autosomen und 1 Geschlechtschromosom, X oder Y. Ein weiteres Charakteristikum der Gameten ist ihre außergewöhnliche Kern-Plasma-Relation. Die männliche Keimzelle besitzt sehr wenig Cytoplasma, das in hochspezialisierter Form im Bereich des Spermienkopfes, des Spermienmittelstückes und des Schwanzes besondere Funktionen erfüllt. Die

Befruchtung

weibliche Keimzelle dagegen besitzt sehr viel Cytoplasma. Ihr Durchmesser beträgt im ausgereiften Zustand 120–130 μm; damit ist sie eine der größten Zellen des menschlichen Körpers (Feinbau S. 527).

Vor der Befruchtung müssen die Keimzellen eine Entwicklung durchlaufen, bei der aus den undifferenzierten **Urgeschlechtszellen** (Urkeimzellen) befruchtungsfähige Gameten entstehen. Die Vorgänge, die sich in den Keimdrüsen (Hoden bzw. Eierstock) abspielen, heißen **Spermatogenese** bzw. **Oogenese**. Sie bestehen im wesentlichen in der Reduktion des Chromosomensatzes und in der Umgestaltung der Zellformen (Spermiogenese S. 525; Oogenese S. 533). Durch die Reduktion des Chromosomensatzes wird erreicht, daß die Zahl der Chromosomen nach der Befruchtung wieder der Zahl der Körperzellen der Eltern entspricht.

Weitere Reifungsvorgänge spielen sich in den männlichen und weiblichen Geschlechtswegen ab (S. 541). Die Spermien erlangen ihre Befruchtungsfähigkeit erst im Milieu des weiblichen Genitalapparates. Dieser Reifungsvorgang wird **Capacitation** genannt.

Die Befruchtung der Eizelle, eigentlich der Oocyte, erfolgt in der Ampulla tubae uterinae (Abb. **54**). Dort wird sie von befruchtungsfähigen Spermien erwartet. Bei den Säugetieren trifft der Östrus (Brunst) mit dem Höhepunkt der Begattungsbereitschaft vor dem Ovulationszeitpunkt zusammen. Beim Menschen gibt es die endokrine Koppelung zwischen Coitus und Ovulation normalerweise nicht. Infolgedessen muß bisweilen auch die Eizelle auf die Spermien warten. Die **fertile Phase der Eizelle** des Menschen ist wahrscheinlich kürzer als 24 Stunden. Bereits nach wenigen Stunden beginnen degenerative Veränderungen.

I. Besamung

Die befruchtungsfähige Oocyte, die aus dem Eierstock durch den **Follikelsprung** (S. 535) ausgestoßen wurde (Abb. **54**), ist von einer besonderen Hülle, **Zona pellucida**, und von den noch anhaftenden Follikelepithelzellen der **Corona radiata** umgeben. Die befruchtenden Spermien müssen zunächst zwischen den Follikelepithelzellen der Corona hindurchwandern. Das erstbeste Spermium durchdringt dann die Zona pellucida. Dieser Vorgang wird durch die Freisetzung von Hyaluronidase und Proteasen bei der **Acrosomreaktion** (Abb. **55**) ermöglicht (Acrosom S. 528). Hierbei verschmelzen mehrere Abschnitte der äußeren Acrosommembran mit dem Plasmalemm des Spermiums, die Bläschen öffnen sich und die innere Acrosommembran bildet

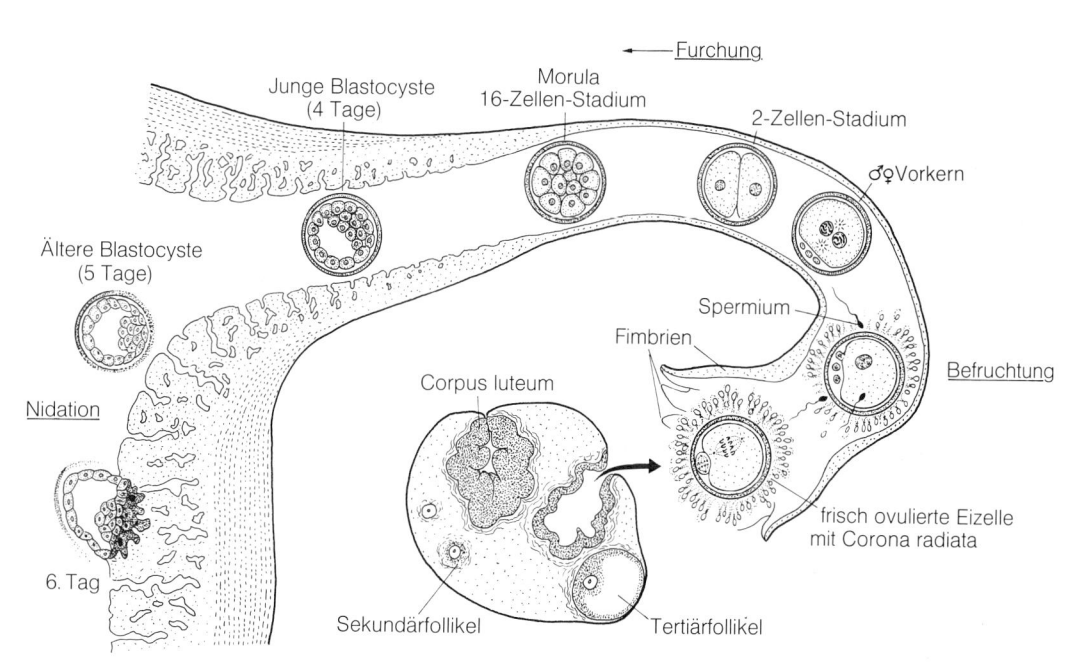

Abb. **54**. Synoptische Darstellung des Follikelsprunges, der Befruchtung, Furchung und Nidation der Blastocyste. Die Keimstadien sind in einem wesentlich größeren Maßstab gezeichnet, als Tube und Uterus. Die Größe der Keimstadien entspricht etwa der der Oocyte des Tertiärfollikels

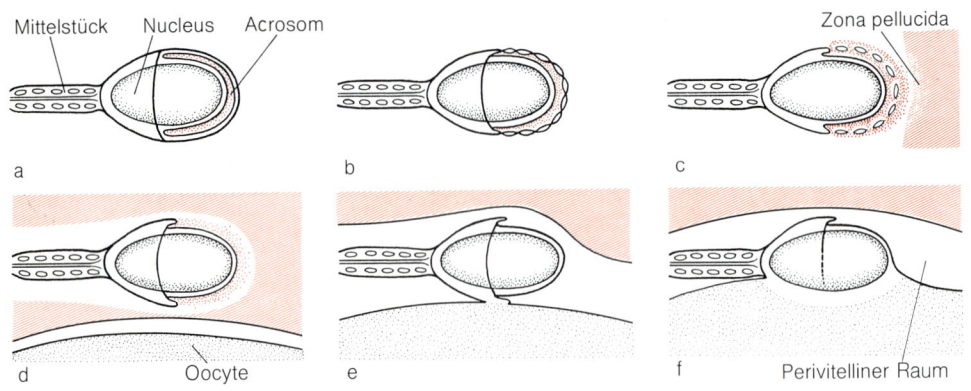

Abb. **55 a–f.** Acrosomreaktion des Spermiums. Zona pellucida schraffiert, Inhalt des Acrosoms rot punktiert. e = Anheftung des Spermiums an der Oocytenoberfläche und Beginn der Verschmelzung beider Plasmalemmata

jetzt die freie Oberfläche des Spermiumkopfes. Die Auflösung der Zona pellucida erfolgt anscheinend durch eine trypsinähnliche Protease.

Nach Eindringen in den **perivitellinen Raum** (Raum zwischen Zona pellucida und Oocytenoberfläche) heftet sich das Spermium sofort der Oocytenoberfläche an (e). Die Verschmelzung der beiden sich berührenden Zellmembranen beginnt zwischen den Mikrovilli der Eizelle und der mittleren Region des Spermienkopfes. Die Membran- und Cytoplasmaverschmelzung schreitet voran, bis schließlich die Samenzelle in die Oocyte inkorporiert ist. Die vom Spermium mitgebrachten Mitochondrien gehen bald zugrunde; sie sind offenbar für die Befruchtung nicht wesentlich. Entscheidend ist aber das genetische Material, das im Spermienkopf lokalisiert ist. Vermutlich liefert das Spermium auch noch den Teilungsapparat für die erste Teilung.

Durch das Eindringen des Spermiums wird die Oocyte aktiviert. Folgende Vorgänge laufen ab:

Unmittelbar nach der Verschmelzung beider Zellmembranen erfolgt eine Reaktion, die das Eindringen weiterer Spermien verhindert. Hierfür sind elektronenmikroskopisch nachweisbare Rindengranula der Eizelle verantwortlich, deren Inhalt nach Abgabe in den perivitellinen Raum einer Veränderung der Zona pellucida bewirken. Dennoch kommt es hin und wieder zum Eindringen von 2 oder 3 Spermien (Polyspermie), so daß eine unphysiologische Besamung erfolgt; doch gelangt nur 1 Spermium zur Befruchtung.

Nach der Membranverschmelzung wird die 2. Reifungsteilung der Oocyte vollendet. Ein zweiter Polkörper wird in den perivitellinen Raum abgeschnürt und die Bildung des weiblichen Vorkerns eingeleitet (Abb. **54**). *Eigentlich erst jetzt kann man von der reifen Eizelle (Ovum) sprechen.*

II. Syngamie, Vorkernverschmelzung

Sehr bald nach dem Eindringen des Spermiums in die Eizelle bilden sowohl die Chromosomen des Spermienkopfes als auch die nach der 2. Reifeteilung in der Eizelle verbliebenen Chromosomen **Vorkerne, Pronuclei.**

Ihr Chromatin ist stark aufgelockert. Die beiden Kerne sind deshalb bläschenförmig, auffallend groß und zeichnen sich durch zahlreiche Kernkörperchen aus. Beide Vorkerne nähern sich und treffen in der Eizellmitte aufeinander (Abb. **54**). Noch vor der Verschmelzung ihres Genmaterials, **Syngamie,** verdoppeln sie ihre DNS-Menge und bilden Chromosomen aus. Sie vermischen sich und ordnen sich in der Teilungsebene an. Damit ist die **Cygote** entstanden. Die 23 „väterlichen" und 23 „mütterlichen" Chromosomen spalten sich sodann wie bei einer normalen Mitose; die erste Zellteilung des neuen Organismus ist eingeleitet.

Auf diese Weise erhält das Produkt der Syngamie, die Zygote (befruchtete und sich teilende Eizelle), die erforderliche Chromosomenzahl (Mensch 2 n = 46 Chromosomen, davon 44 Autosomen und 2 Heterosomen = Geschlechtschromosomen) und eine dem doppelten Chromosomensatz entsprechende, normale DNS-Menge. Das Ziel der Syngamie ist die Vereinigung mütterlichen und väterlichen Genmaterials im diploiden Chromosomensatz und die Geschlechtsbestimmung des neuentstandenen Le-

Tabelle 2. Artspezifische zeitliche Parameter der Embryonalentwicklung

Art	2-Zellen-Stadium	8-Zellen-Stadium	Blastocyste	Uteruseintritt	Implantation	Dauer der Schwangerschaft
Mensch	1–2 d	3–4 d	4–6 d	3 d	6 d	252–274 d
Rhesusaffe	26–29 h	4–6 d		3 d	9–12 d	159–174 d
Maus	21–23 h	60–70 h	66–82 h	3 d	4 d	19–20 d
Katze	40–50 h	4 d	5–6 d	4–8 d	13–14 d	52–65 d
Rind	27–42 h	4 d	7–8 d	3–4 d	30–35 d	275–290 d

bewesens. Sie erfolgt durch die vom Zufall bestimmte Kombination von XX oder XY-Geschlechtschromosomen.

C. Entwicklung des Keimes vor der Implantation

I. Furchung

Die ersten Zellteilungen der Zygote, *Furchungen,* laufen in schneller Folge ab. Die Tochterzellen wachsen nicht zur ursprünglichen Größe der Mutterzellen heran. Die Entwicklungsstadien werden **Furchungsstadien** oder, wenn sie nach dem 8-Zellen-Stadium wie eine Maulbeere aussehen, **Morula** genannt. Die einzelnen Zellen, die durch die Furchungsteilungen entstehen, nennt man **Blastomeren.** Die Mitosen führen also zur Verteilung von genetischem Material, wobei auch das Cytoplasma der Eizelle gleichmäßig auf die Blastomeren aufgeteilt wird. Dies hat zur Folge, daß sich die Morula an Masse nicht von der Zygote unterscheidet (Abb. **54**).

Das 2-Zellen-Stadium wird beim Menschen in der Regel etwa 30 Stunden nach der Befruchtung erreicht (künstliche Besamung und In-vitro-Kultivierung), das 4-Zellen-Stadium nach 40–50 Stunden (Tabelle 2). Die weiteren Zellteilungen verlaufen nicht synchron, so daß häufig Furchungsstadien mit ungeraden Zellzahlen gefunden werden. Nach dem 16-Zellen-Stadium ordnen sich die Blastomeren so an, daß eine Gruppe „innen", andere „außen" liegen. In diesem Stadium ist die zukünftige Entwicklung der inneren Zellen bereits festgelegt, d. h. determiniert. Sie bilden den Embryo; man nennt sie deshalb **Embryoblast.** Die äußeren Zellen bilden den einschichtigen **Trophoblast.** Er liefert in der weiteren Entwicklung das kindliche Ernährungsorgan, die **Placenta.**

Die Blastomeren der frühen Furchungsstadien gleichen einander morphologisch und offenbar auch funktionell völlig. Eine jede dieser Blastomeren hat die gleichen Fähigkeiten wie die befruchtete Eizelle, nämlich einen ganzen Embryo zu bilden. Jede Blastomere ist noch omnipotent. Entwicklungsphysiologisch wird die Summe der Fähigkeiten, die jede Blastomere hat (gleichgültig, ob sie ausgenutzt wird oder ausgenützt werden kann), als ihre **prospektive Potenz** bezeichnet.

Beim Menschen kommt eine Trennung von Blastomeren nur selten vor. Trennen sich die Blastomeren jedoch im 2-Zellen-Stadium, dann entstehen eineiige Zwillinge. Bleiben die Blastomeren zusammen – was beim Menschen die Regel ist – bildet jede nur einen Teil des Keims. Entwicklungsphysiologisch bedeutet dies, daß unter normalen Bedingungen jede Blastomere nur einen Teil ihrer Fähigkeiten nutzt. Das, was im normalen Entwicklungsablauf aus einer Blastomere (voraussichtlich) wird – ihre **prospektive Bedeutung** – ist also geringer als das, was aus ihr werden könnte, wenn sie sich isoliert entwickeln würde. Die prospektive Potenz jeder Blastomere ist also größer als ihre prospektive Bedeutung.

Entwicklungsphysiologische Grundbegriffe
Pluripotenz. Hierunter wird eine in Embryonalzellen, Organanlagen und Organen wirkbereit vorhandene Fähigkeit verstanden, unter geeigneten Bedingungen verschiedene Entwicklungsrichtungen einzuschlagen.

Prospektive Potenz. Hierunter wird verstanden, was aus einer Anlage/Zellgruppe *entstehen kann*; also die mögliche Entwicklungsleistung.

Prospektive Bedeutung. Damit wird bezeichnet, was unter den gegebenen Umständen jeweils aus einer Anlage/Zellgruppe entsteht.

Induktion. Dies ist die Auslösung eines Differenzierungsvorganges durch meist gegenseitige Beeinflussung zweier Gewebe.

Determination. Ein Vorgang, durch den die betreffende Zelle/Zellgruppe festgelegt wurde (determiniert), was aus ihr wird. Sie hat dadurch ihre Omnipotenz bzw. Pluripotenz verloren. Sie ist durch die Induktion in eine bestimmte Entwicklungsrichtung gelenkt und zur Selbstdifferenzierung auch in einer anderen Umgebung befähigt.

II. Blastocysten-Entwicklung

Die Frühentwicklung der Säugetiere und des Menschen ist durch die frühzeitige Sonderung der Morula in Embryoblast und Trophoblast charakterisiert. Während die Trophoblastzellen eine geschlossene äußere Schicht bilden, entsteht um den Embryoblast eine flüssigkeitsgefüllte Höhle: Aus dem Morulakeim wurde die **Blastocyste** (Abb. **54**). Die Flüssigkeit strömt aus dem Eileiter und dem Uteruslumen unter Kontrolle der Trophoblastzellen ein. In ihr sind Stoffe des mütterlichen Organismus (Sauerstoff, Ionen, Aminosäuren, Kohlenhydrate, Proteine) gelöst, die auf diese Weise frühzeitig in die Kompartimente des Keims gelangen. Besondere Bedeutung wird den uterusspezifischen Proteinen (z.B. Uteroglobin) zugeschrieben.

Der Durchmesser der Morula beträgt 150 μm, der Blastocyste 2–3 mm.

Wechselbeziehungen zwischen Blastocyste und Uterus
Experimentelle Untersuchungen sprechen dafür, daß die frei in der Tubenflüssigkeit flottierende Blastocyste bereits ihre Anwesenheit durch die Abgabe von Choriongonadotropin signalisiert. Ist sie im Uterus angelangt, dann ist sich der mütterliche Organismus bereits weitgehend „sicher", daß eine Schwangerschaft vorliegt; völlig sicher dann, wenn sich die Blastocyste in die Uterusschleimhaut einzunisten beginnt.

Die Blastocyste besitzt im Trophoblast ein selektiv arbeitendes Stoffwechselorgan, das den Flüssigkeits- und Stoffaustausch vom und zum „mütterlichen Milieu" reguliert. Die Trophoblastzellen sind deshalb früher differenziert als die Embryoblastzellen. Das elektronenmikroskopische Bild zeigt, daß die Trophoblastzellen an ihrer Oberfläche Mikrovilli tragen und untereinander durch zahlreiche Verzahnungen (Interdigitationen) sowie durch Zellhaften („tight junction") verbunden sind. Die Zellen des Embryoblast sind dagegen noch morphologisch undifferenziert und ohne besondere Zellkontakte.

Hinweis. Die Blastocyste ist einerseits in ihrer Entwicklung sehr abhängig von der Synchronisierung mit der uterinen „Umwelt", andererseits erweist sie sich als ein erstaunlich regulationsfähiges und im Tierexperiment widerstandsfähiges Gebilde. So können *in vitro* Blastocysten in entsprechenden Medien gezüchtet und in den Uterus replantiert werden.

D. Implantation

Die **Implantation** (**Nidation, Einnistung**) beginnt, wenn sich die Blastocyste im Uterus an der Oberfläche des Epithels anheftet und in das darunterliegende Bindegewebe eindringt. Sie nimmt damit den ersten direkten Kontakt mit dem mütterlichen Organismus auf.

Die Implantation erfolgt um den 6. Tag der Keimesentwicklung, (Tabelle 2) überwiegend im oberen Drittel des Uterus an der Hinterwand. Hierbei legt sich die Blastocyste dem Epithel der Uterusschleimhaut zwischen 2 Drüsenausführungsgängen an. Vorher haben die Trophoblastzellen mittels proteolytischer Enzyme die Zona pellucida aufgelöst.

Dort, wo zu Beginn der Implantation der Keim Kontakt mit dem Uterusepithel aufnimmt, wandelt sich der Trophoblast unter Verlust der Zellgrenzen in ein Syncytium, **Syncytiotrophoblast**, um. Unmittelbar unter dieser stark proliferierenden Schicht bleiben die Zellen als solche erhalten und bilden den **Cytotrophoblast** (Abb. 56). Die Trophoblastsprossen dringen in die Intercellularspalten des Uterusepithels vor und lösen das Epithel auf. Schließlich dringt der gesamte Keim in das Bindegewebe der Uterusschleimhaut ein. Die Stelle, an der bei der Implantation die Epitheloberfläche durchbrochen wurde, wird durch ein Schlußcoagulum verschlossen.

Synchronisierung zwischen Embryoentwicklung und mütterlichem Reproduktionssystem
Die Trophoblastaktivitäten sind nicht alleinige Auslöser der Implantation. Zweifellos kontrolliert auch die Uterusschleimhaut, die sich zur Zeit der Ankunft der Blastocyste im Uterus in der Sekretionsphase befindet, die Trophoblastentwicklung und seine proteolytische Aktivität. Die Implantation ist somit das Ergebnis einer gegenseitigen Beeinflussung und Kontrolle.

Nur eine relativ kurze Zeitspanne ist, wie Transplantationsversuche zeigen, für die Implantation günstig. Während dieser Zeit scheint kurzfristig das biochemische und immunologische „Fremdgewebe"-Erkennungsvermögen des Endometriums einer Toleranzphase zu weichen.

Placentation

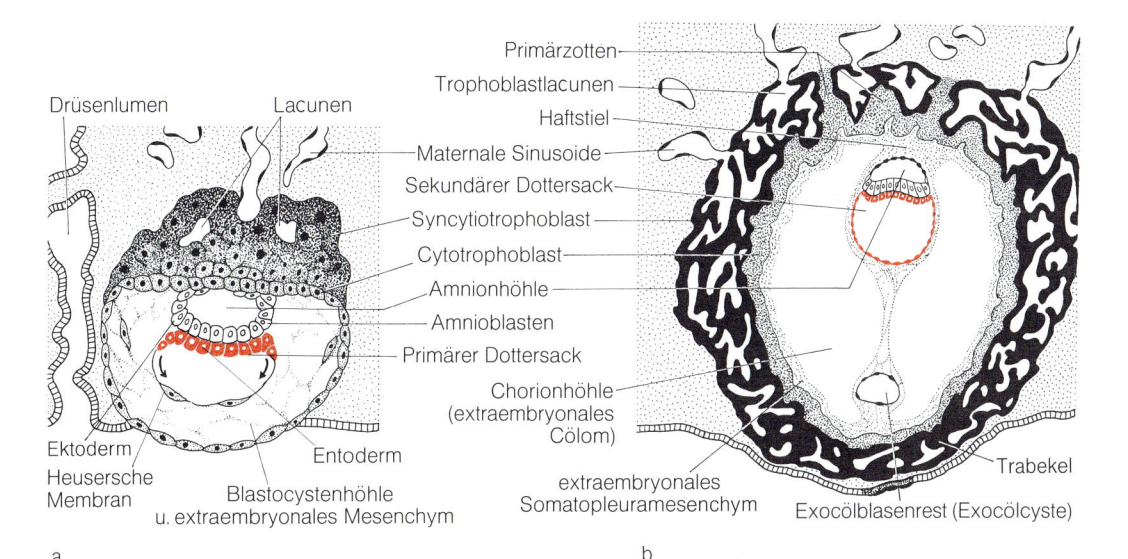

Abb. 56. (**a**) 8 Tage alter Keim während der Implantation. Aus dem Cytotrophoblast entsteht durch Auflösung der Zellgrenzen der Syncytiotrophoblast. Rote Pfeile = Wachstumsrichtung des Entoderms. Der Anschluß an die mütterlichen Blutgefäße beginnt. (**b**) 13 Tage alter menschlicher Keim. Syncytiotrophoblast dunkel. In 3 Primärzotten (oben) wächst der Cytotrophoblast ein. Primäre Trophoblastschale unten. (Nach Langman, 1970)

Nur wenn eine normal entwickelte Blastocyste zur receptiven Zeit im Uterus angekommen ist, folgt die Implantation. Überschreitet man mit der asynchronen Phase zwischen Embryo und Mutter mehr als 36 Stunden, so kommt es bei vielen Species zum Embryonaltod ohne Implantation. Imbalancen im mütterlichen endokrinen Regulationssystem wirken sowohl hemmend auf die Blastocystenentwicklung als auch auf die normale Implantation.

Klinischer Hinweis. Fehlimplantationen sind an mehreren Orten möglich. Wenn die Eizelle während der Ovulation nicht die Follikelhöhle verläßt, kann es dort zur Befruchtung und Embryonalentwicklung kommen, zur Ovarialgravidität. Erfolgt eine normale Befruchtung in der Tubenampulle, ist aber der Transport des Keims gestört, z.B. durch eine Östrogen/Progesteron-Imbalance oder durch Verwachsungen der Schleimhautzotten des Eileiters nach entzündlichen Erkrankungen, kann es zu einer Tubenschwangerschaft kommen. Wird die befruchtete Eizelle aus dem Infundibulum der Tube herausgespült, kann sich der Keim auf der Oberfläche der Bauchorgane implantieren (Bauchhöhlenschwangerschaft). Wenn sich die Blastocyste im Uterus in der Nähe des inneren Muttermundes einnistet, entsteht eine Placenta praevia, die bei der Geburt dem Kind den Weg verlegen und zu schwangerschafts- oder geburtsgefährdenden Blutungen führen kann.

Die präimplantatorische und implantatorische Letalitätsrate ist bei manchen Species hoch. Sie soll beim Menschen 20–25% betragen. Für die Entwicklung von Kontrazeptionsmethoden bot sich die Anwendung dieser Erkenntnis an. Einige Kontrazeptiva wirken weniger ovulationshemmend als vielmehr implantationshemmend (Progesteron-Dauerapplikation).

Die ausgewogene Östrogen- und Progesteronsekretion des Ovars macht den Uterus „reif" für die Implantation. Daher sind Erhöhungen des Östrogen- und Progesteronblutspiegels, bedingt durch „Pilleneinnahme" ebenso implantationshemmend wie die drastische Erniedrigung der entsprechenden Ovarialhormone. Entzug dieser Hormone, z.B. durch Ovariektomie oder Corpusluteum-Insuffizienz, führt zum Scheitern der Implantation. Eine therapeutische Substitution, vor allem des Progesterons, kann sowohl die Implantation als auch die Schwangerschaft erhalten.

E. Placentation

I. Placentaentwicklung

Nach der Implantation spielen sich sowohl an der Uterusschleimhaut als auch am Trophoblast erhebliche Veränderungen ab.

In der Uterusschleimhaut vergrößern sich vor allem die Stromazellen, lagern Fett und Glykogen ein und ändern ihren Feinbau. Sie werden jetzt als **Deciduazellen** bezeichnet und die Schleimhaut des schwangeren Uterus als **Decidua graviditatis.**

Klinischer Hinweis. Der Gerichtsmediziner kann aufgrund des Vorkommens von Deciduazellen im Abrasionsmaterial (Uterusschleimhaut, die durch Ausschabung gewonnen wurde) entscheiden, ob eine Schwangerschaft vorgelegen hat.

Führend bei den Veränderungen in der Uterusschleimhaut, die sich nach der Implantation des Keims abspielen, ist der Trophoblast. Nach der Implantation proliferieren die Trophoblastzellen an der gesamten Oberfläche des Keims, bevorzugt im Bereich des ehemaligen Implantationspols. Hier entwickelt sich die **Placenta** (s. u.). Zunächst kommt es nahezu an der ganzen Oberfläche des Keims unter Verlust der Zellgrenzen zu einer Verschmelzung der Trophoblastzellen; es entsteht der **primäre Syncytiotrophoblast.** Es verbleiben nur relativ wenige Einzelzellen, die **primären Cytotrophoblastzellen.**

In der Folgezeit vermehren sich die Cytophoblastzellen erheblich und tragen durch weitere syncytiale Verschmelzung zur Massenzunahme des Syncytiums bei.

Der Syncytiotrophoblast hat die Fähigkeit, das Gewebe des Endometriums proteolytisch aufzulösen. Die hierbei freigesetzten Stoffe werden von ihm resorbiert und zur Ernährung des Keims verwendet (**histiotrophe Phase** der Ernährung des Keims). Aufgelöst werden Stromazellen sowie Gefäße und Drüsen.

Am 8. Tag der Keimesentwicklung entstehen in dem verdickten Syncytiotrophoblast am ehemaligen Implantationspol Aussparungen, die schnell größer werden und konfluieren. Sie werden als **Lacunen** bezeichnet (Abb. **56**). Die zwischen ihnen verbleibenden Trophoblastanteile bilden **Trabekel**, die im wesentlichen radiär orientiert sind. Sie bestehen aus Syncytiotrophoblast. Gegen die Fruchthöhle wird das Trabekelgeflecht durch eine geschlossene Schicht aus Cytotrophoblastzellen abgegrenzt; lacunenwärts liegt Syncytiotrophoblast auf; beide Schichten zusammen bilden *das primäre Chorion.* Auch gegen das Endometrium hin gehen die Trabekel in eine geschlossene Trophoblastlage über (*primäre Trophoblastschale*), die aus Syncytiotrophoblast besteht (Abb. **56 b**).

Etwa am 12. Tag sind die Gefäße des Endometriums von dem Syncytiotrophoblast soweit arrodiert, daß mütterliches Blut austritt und durch Öffnungen der Trophoblastschale in das Lacunensystem zwischen die Trabekel gelangt. Das mütterliche Blut tritt aus eröffneten arteriellen Gefäßabschnitten aus, fließt zwischen die Trabekel und gelangt dann in die venösen Gefäßabschnitte. Es entsteht ein **uteroplacentarer Kreislauf.** Die Stromrichtung ergibt sich aus der arteriovenösen Druckdifferenz.

Mit der Ausbildung dieses Kreislaufs ändert sich die Ernährung des Keims; sie erfolgt jetzt für die verbleibende Zeit der Schwangerschaft durch Aufnahme von Stoffen aus dem mütterlichen Blut (**hämotrophe Phase**).

Verbunden ist die Umstellung der Ernährung mit einer gesteigerten Proliferation der Cytotrophoblastzellen und einer Umgestaltung der Trabekel. Von der primären Chorionplatte dringen Cytotrophoblastzellen in die Trabekel ein, die sich unterdessen an ihrer Oberfläche weiterverzweigen. Auf diese Weise wird das Trabekelwerk vielgestaltig; es besteht jetzt aus **Primärzotten** (Zotten aus Cytotrophoblastzellen und oberflächlichem Syncytiotrophoblast, Abb. **56 b**).

Etwa am 14. Tag sind Cytotrophoblastzellen auch in der primären Trophoblastschale nachzuweisen (Abb. **57 a**).

In der Folgezeit vermehren sich die Zotten durch Aussprossungen erheblich. Es entwickeln sich Zottenbäume (Kotyledonen). Die Zottenabschnitte, die mit dem Chorion in Verbindung stehen, werden zu den **Stammzotten**, und diejenigen Äste, bei denen eine Verbindung mit der (ehemaligen) Trophoblastschale erhalten bleibt, zu **Haftzotten**. Aus dem Lacunensystem wird der **intervillöse Raum** (Abb. **57 b**).

Chorion

Das primäre Chorion besteht aus Cytotrophoblastzellen und einem lacunenwärts gelegenen Syncytiotrophoblast. Bald wird das Chorion dreischichtig. Zur Blastocystenhöhle hin differenzieren sich aus dem Cytotrophoblastzellen Mesenchymzellen, die als extraembryonales Mesenchym dem Cytotrophoblast anliegen (extraembryonales Somatopleuramesenchym) (Abb. **56 b u. 57 a**).

Weitere Veränderungen treten am Chorion später ein, nämlich dann, wenn es zu einer Vergrößerung der Amnionhöhle kommt. Keimwärts legen sich den bereits vorhandenen Schichten Amnionbindegewebe und Amnionepithel an (S. 93). Alle Schichten zusammen bilden das endgültige Chorion.

Chorion laeve und Chorion frondosum. Ursprünglich überziehen Chorionzotten die gesamte Oberfläche der Keimblase, **Chorion villosum**. Etwa in der 3. Woche beginnen sich Zotten zurückzubilden. Sie verbleiben jedoch in einem

Placentation

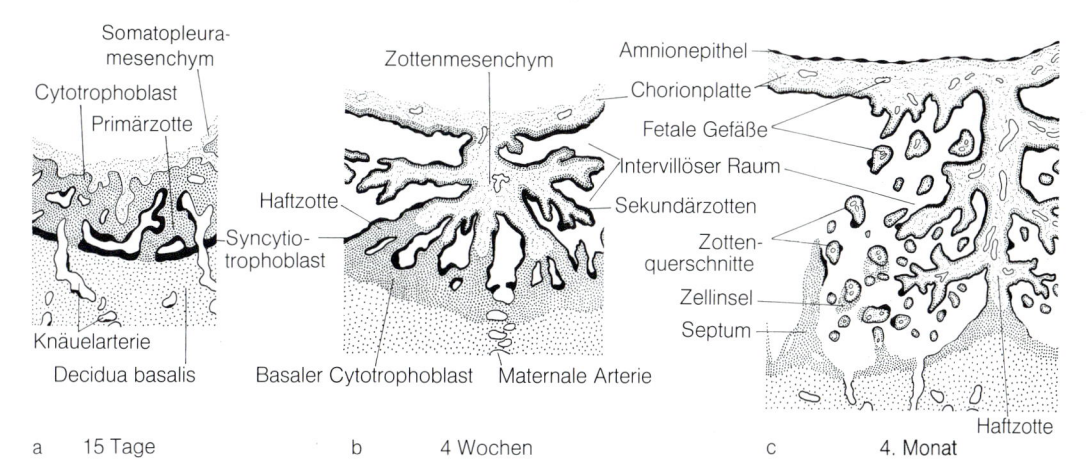

Abb. 57 a–c. Stadien der Placentabildung. (**a**) Stadium der Primärzotten (Cytotrophoblast dicht punktiert, Syncytiotrophoblast massiv schwarz). In der Mitte des Bildes eine Primärzotte, in die Somatopleuramesenchym einzudringen beginnt; (**b**) Sekundärzotten, die Ausbildung der Blutgefäße beginnt im Zottenstamm; (**c**) Tertiärzotten mit geschlossenem Blutgefäßsystem und zunehmender Verzweigung der Zottenbäume. (Nach Starck, 1965)

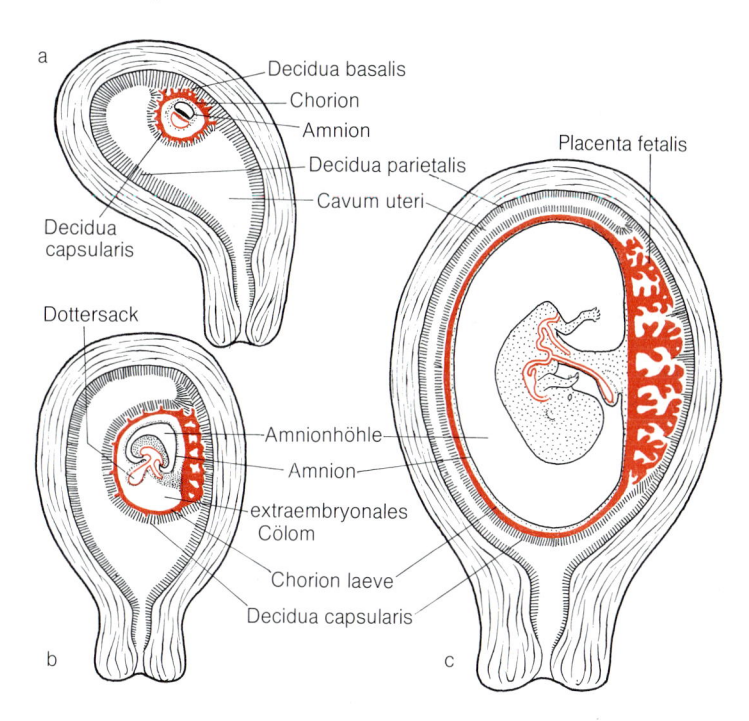

Abb. 58 a–c. Placentation, Eihautbildung und Ausweitung der Amnionhöhle, (**a**) zu Beginn des 2. Monats, (**b**) am Ende des 2. Monats, (**c**) im 4./5. Monat. Obliteration des Uteruslumens. Das extraembryonale Cölom ist durch die Verwachsung des Amnions mit dem Chorion bereits obliteriert. Entoderm, Chorion und Derivate rot

Gebiet, das dem früheren Implantationspol entspricht und an dem sich die Placenta entwickelt. Der zottenfreie Abschnitt wird als **Chorion laeve**, der zottentragende als **Chorion frondosum** bezeichnet (Abb. 58).

Zotten

Im folgenden wird über die Veränderung der Zotten des Chorion frondosum berichtet. Sie werden so umgestaltet, daß sie den Stoffaustausch zwischen mütterlichem und kindlichem Blut bewerkstelligen können. Erst hierdurch wird die Ernährung des Keims sichergestellt. Sowohl der Syncytiotrophoblast als auch die Cytotrophoblastzellen sind zu aktiven Stoffwechselleistungen befähigt (s.u.).

Da das mütterliche Blut unmittelbar ohne Abgrenzung durch ein Endothel mit der Zottenoberfläche in Berührung kommt, spricht man von einer **hämochorialen Placenta.**

Der Teil des Chorions, an dem die Zotten befestigt sind, wird als Chorionplatte bezeichnet.

Sekundärzotten. Etwa am 15. Tag beginnt Bindegewebe von der Chorionplatte in die Zotten einzudringen (Abb. **57 a**). Hierbei handelt es sich offenbar um extraembryonales Mesenchym. Zusätzlich dürften Mesenchymzellen in den Zotten aus Cytotrophoblastzellen hervorgehen. Auf diese Weise entstehen Sekundärzotten, deren Charakteristikum ein lockerer Bindegewebskern ist. Oberflächlich liegen Cytotrophoblastzellen, die vom Syncytiotrophoblast überzogen sind.

Zellsäulen. Das Auftreten von Bindegewebe in den Zotten schreitet von der Chorionplatte aus nach distal fort, ohne jedoch die Anheftungsstellen der Zotten an der (äußeren) Trophoblastschale zu erreichen.

Die auf dem Primärzottenstadium verharrenden Zottenabschnitte werden Zellsäulen genannt. Sie bestehen aus einer umfangreichen Ansammlung von Cytotrophoblastzellen mit einem dünnen Mantel von Syncytium. Im Laufe der Zeit verbrauchen sich die Zellsäulen dadurch, daß sich die Cytotrophoblastzellen in Syncytium oder Zottenstroma umwandeln bzw. in die Basalplatte (s.u.) einwandern. Etwa bis zur Schwangerschaftsmitte sind alle Zellsäulen abgebaut.

Tertiärzotten. Hierbei handelt es sich um gefäßführende Zotten. Die Blutgefäße treten im Zottenbindegewebe etwa um den 20. Tag auf. Möglicherweise entstehen sie am Ort selbst und bekommen Anschluß an größere zu- und abführende Gefäße der Chorionplatte und an die Gefäße, die durch Einsprossung vom Keim aus über den Haftstiel (s.u.) entstehen.

Mit dem Eindringen der Gefäße besitzen die Zotten alle Bauelemente, die zur weiteren Ausreifung erforderlich sind. An allen Zotten kommt es zu allseitigen Sprossungen. Es bilden sich Verzweigungen, die bis zu einer Astfolge 3. Ordnung gehen können (s.u.). Dadurch wird der Zottenbaum im Laufe der Placentaentwicklung immer dichter und der intervillöse Raum enger. Die auswachsenden Äste sind überwiegend von den Zottenstämmen weg und zur Trophoblastschale hin gerichtet. Alle neugebildeten Zotten haben einen kleineren Durchmesser als die Ausgangszotten. Dadurch kommt es zu einer erheblichen Vergrößerung der Zottenoberfläche.

In den Zotten sprossen die Capillaren und bilden Netze. Längere Abschnitte der Zottencapillaren legen sich dem Cytotrophoblast bzw. Syncytiotrophoblast der Zottenoberfläche unmittelbar an. Ferner werden immer mehr Cytotrophoblastzellen in den Syncytiotrophoblast aufgenommen; jenseits des 4. Monats ist die Schicht der Cytotrophoblastzellen unter dem Syncytiotrophoblast nicht mehr geschlossen. Schließlich differenziert sich der Syncytiotrophoblast in Abschnitte unterschiedlichen Feinbaus (S. 84).

Basalplatte

Sie entsteht durch Umwandlung der primären, nur aus Syncytium bestehenden Trophoblastschale und Verzahnung mit dem angrenzenden mütterlichen Gewebe (Decidua). Eingeleitet wird dieser Vorgang dadurch, daß in den Trabekeln Cytotrophoblastzellen in die extrem zerklüftete Trophoblastschale eindringen. Das Syncytium geht mit Ausnahme einer oberflächlichen zu den Lacunen hin gelegene Schicht zugrunde (Abb. **57 b**). Die Cytotrophoblastzellen und Deciduazellen vermischen sich zu einer breiten Durchdringungszone. Cytotrophoblastzellen können auch zu Riesenzellen verschmelzen.

In den Gebieten, in denen besonders starke Umbauvorgänge ablaufen, entsteht *Fibrinoid*: Nitabuchsches Fibrinoid an der äußersten Grenze zur Decidua hin und Rohrsches Fibrinoid unter dem Syncytium. Außer in der Basalplatte tritt während der Placentaentwicklung spärlich, später mehr Fibrinoid an der Oberfläche von Zotten auf, wobei stellenweise das Syncytium zugrundegehen kann. Außerdem kommt es an der Chorionplatte zur Ausbildung von Fibrinoid (Langhanssches Fibrinoid).

Septa placentae, Zellinseln

Beide treten im Verlauf des 3.–4. Monats auf. Ihre Herkunft ist noch unklar. Die Septen stehen mit der Basalplatte in Verbindung (Abb. **57 c**) und sind säulen-, platten- und segelförmig. Die Zellinseln erinnern hinsichtlich ihres Baus teilweise an die Basalplatte, teilweise an stark veränderten Primärzotten.

Decidua

Durch das Wachstum des Keims kommt es zu einer Gliederung der Decidua (Abb. **58**) in:
— **Decidua basalis,** das ist der Teil der Schleimhaut des schwangeren Uterus, die basal vom Chorion frondosum liegt.
— **Decidua capsularis,** die Decidua über dem Chorion laeve.
— **Decidua parietalis,** die Decidua im übrigen Teil des Uterus.

Etwa im 3. Monat wölbt sich der Keim mit der Decidua capsularis so weit in das Uterusinnere vor, daß es zu einem Verschluß des Uteruslumens kommt. Unter Auflösung des Uterusepithels verschmelzen Decidua parietalis und Decidua capsularis (Abb. **58 c**).

Nicht voll in die Veränderungen einbezogen wird die Schleimhaut der Cervix uteri, die auch weiterhin ihr Lumen behält. Es wird durch einen Schleimpfropf verschlossen, der vor aufsteigenden Keimen schützt.

II. Reife Placenta

Makroskopie

Die reife menschliche Placenta ist ein scheibenförmiges Organ mit einem Durchmesser von ca. 20 cm und einem Gewicht von ungefähr 500 g. Ihr Dicke beträgt etwa 3 cm. An der dem Kind zugewandten Oberfläche inseriert die Nabelschnur. In der Regel liegt der Nabelschnuransatz in der Mitte der Placenta, kann jedoch auch ohne funktionelle Beeinträchtigung zur Seite verschoben sein. Bei der geborenen Placenta sind auf der dem Endometrium zugewandten Seite unterschiedlich tiefe, unregelmäßig angeordnete Furchen zu erkennen. Sie begrenzen die **Placentalappen**.

Bau

Die menschliche Placenta dient im wesentlichen dem Stoffaustausch zwischen mütterlichem und kindlichem Blut. Der Austausch erfolgt durch die Oberfläche der (fetalen) Chorionzotten hindurch. Die menschliche Placenta ist **hämochorial**.

Begrenzt wird der für den Stoffaustausch zwischen mütterlichem und kindlichem Blut benutzte Raum auf der einen Seite durch die Chorionplatte (Abb. **59**), auf der anderen Seite durch die Basalplatte; beide gehen in der Randzone der Placenta ineinander über. Von der Chorionplatte aus wölben sich Zottenbäume in Richtung auf die Basalplatte vor. Nicht alle Zottenbäume, **Kotyledonen**, sind gleich entwickelt; insgesamt sind etwa 200 Kotyledonen vorhanden, davon 50–60 in voller Entfaltung.

Mit der Basalplatte sind Septen, **Septa placentae**, verbunden, die teils säulen-, teils segelartig in den intervillösen Raum vorragen. Die Septen sind bizarr gestaltet und liegen teilweise dort, wo bei der geborenen Placenta an der Unterseite Furchen zu erkennen sind.

Früher wurde der Begriff Kotyledo mit Placentallappen gleichgesetzt. Da jedoch in der menschlichen Placenta keine eigentlichen Lappengrenzen nachweisbar sind – früher wurden die Septen als solche aufgefaßt –, wird heute unter Kotyledo ein (fetaler) Zottenbaum verstanden.

Ein Zottenbaum besteht aus einer verhältnismäßig kurzen Stammzotte, die sich nach relativ kurzem Verlauf in größere, der Basalplatte zugewandte Hauptäste aufgliedert. Ein Teil dieser Äste verbindet sich als Haftzotten mit der Basalplatte. Sowohl von den Stammzotten als auch von den größeren Ästen gehen Verzweigungen mit weiteren Aufteilungen aus, den Rr. chorii folgen die Ramuli chorii und schließlich die Endzotten. Stellenweise kommt es zwischen den Zottenästen zu Verwachsungen und zwar durch sog. **Syncytialbrücken.** In den Randbezirken

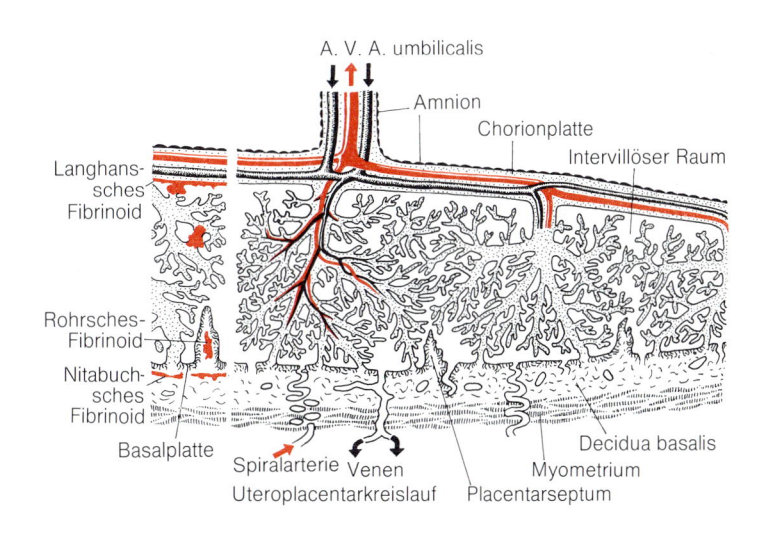

Abb. **59.** Feinbau der Placenta am Ende der Schwangerschaft

zwischen den verschiedenen Cotyledonen verzahnen sich die Enden der Zotten so miteinander, daß keinerlei Cotyledonengrenzen in Erscheinung treten.

In der reifen menschlichen Placenta bleiben zwischen den Zotten nur enge Spalträume übrig. In ihrer Gesamtheit bilden sie den **intervillösen Raum.** Stellenweise entspricht die Spaltweite einem Erythrocytendurchmesser, stellenweise kommen größere Zottenabstände vor. Zurückzuführen ist dies auf Bewegungen der Zotten, die örtliche Erweiterungen der intervillösen Räume zulassen.

Maternes Blut
Der intervillöse Raum wird mit maternem Blut aus etwa 200 Arterien der Basalplatte beschickt. Das Blut tritt aus Arterienöffnungen mit einem Druck von etwa 60–70 mm Hg in das intervillöse Spaltsystem ein. Die Verteilung des mütterlichen Blutes im intervillösen Raum erfolgt in regionalen Strömungseinheiten: das aus den Basalplattenarterien austretende Blut bespült jeweils ein bestimmtes Zottengebiet, fließt am Rand dieses Gebietes zur Basalplatte zurück, wird von dort gelegenen Venen aufgenommen und abgeleitet.

Der intervillöse Raum der reifen menschlichen Placenta enthält etwa 150 ml Blut, das 3–4 mal in der Minute gewechselt wird.

Zotten (Abb. 60)
Der Stoffaustausch vom mütterlichen zum kindlichen Blut erfolgt durch die Oberfläche der Zotten. Die Austauschfläche beträgt in der reifen menschlichen Placenta etwa 14 m².

Die größte Bedeutung für den Stoffaustausch haben die Endzotten. Sie werden – so wie alle übrigen Zotten – von Syncytiotrophoblast umkleidet, der von einzelnen Cytotrophoblastzellen unterlegt ist. Der Syncytiotrophoblast besteht aus sehr unterschiedlich gebauten Abschnitten, die mosaikartig über die Zottenoberfläche verteilt sind.

Auffällig sind sog. **Epithelplatten**, die 0,5–1 μm dick sind und in der Regel über Capillaren liegen. Sie dürften dem Austausch von Gasen und niedermolekularen Substanzen dienen. Andere Syncytiotrophoblastabschnitte sind dicker und enthalten Zellkerne. Kernansammlungen liegen in Syncytialknoten (Vorwölbungen ins Zottenstroma), Proliferationsknoten (Vorwölbungen in den intervillösen Raum) und in Syncytialbrücken (Verbindungen zwischen benachbarten Zotten).

In reifen Endzotten ist – verglichen mit unreifen Zotten, die auch noch in der reifen Placenta vorkommen können – das Stroma (Bindegewebe) verhältnismäßig dicht und capillarreich. Vereinzelt kommen Makrophagen (Hofbauer-Zellen) und Mastzellen vor.

Stamm- und Haftzotten haben einen sehr viel größeren Durchmesser als Endzotten. Ihr Stroma ist dicht und enthält größere Gefäße.

Fetale Placentagefäße
Das fetale Gefäßsystem der Placenta gliedert sich in
– Nabelschnurgefäße (S. 93),
– Gefäße der Chorionplatte und Stammzotten,
– Mikrozirkulationssystem in den Rr. und Ramuli chorii sowie den Endzotten. Außerdem besteht in den Stammzotten ein paravasculärer Gefäßplexus. Funktionell dienen die beiden ersten Abschnitte dem Zu- und Abfluß des Blutes sowie der Blutverteilung für das Mikrozirkulationssystem. In den reifen Zotten legen sich sowohl arterielle als auch venöse Capillarabschnitte dem Syncytiotrophoblast unmittelbar an. Die venösen Capillarabschnitte sind häufig sinusartig erweitert.

Eine Verbindung zwischen mütterlichem und fetalem Gefäßsystem besteht nicht, auch nicht in den Haftzotten. Jedoch können vereinzelt celluläre Elemente durch die Zottenoberfläche vom mütterlichen in den fetalen und umgekehrt vom fetalen in den mütterlichen Kreislauf gelangen.

Klinischer Hinweis. Unter der Geburt kann die Zottenoberfläche einreißen, so daß vermehrt kindliches Blut in den mütterlichen Kreislauf gelangt. Die Mutter bildet dann gegen das kindliche Blut Antikörper. Diese können bei einer erneuten Schwangerschaft durch die Zottenoberfläche hindurch in den neuen kindlichen Organismus gelangen und dort bei entspre-

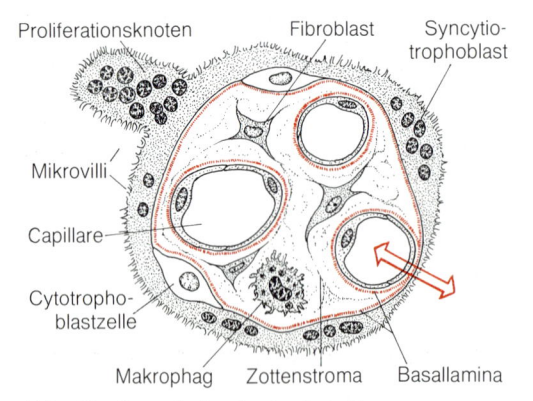

Abb. 60. Querschnitt durch eine Placentarzotte am Ende der Schwangerschaft. Pfeil symbolisiert den Weg des Stoffaustausches

chender Blutgruppenkonstellation das Krankheitsbild der Erythroblastose hervorrufen. Ggf. kann es zum Absterben des Kindes kommen.

Die Placenta ist frei von Nerven.

Basalplatte

Die Basalplatte ist zell- und intercellularsubstanzreich. Sie gliedert sich in mehrere Schichten. Unter dem Syncytiotrophoblast, der die Oberfläche zum intervillösen Raum bildet, liegt eine unterschiedlich dicke Schicht aus **Fibrinoid** *(Rohrsches Fibrinoid)*, in der einzelne Cytotrophoblastzellen vorkommen. Es folgt eine Schicht aus Cytotrophoblastzellen unterschiedlicher Gestalt. Das anschließende Gebiet des *Nitabuchschen Fibrinoids*, das jedoch keine geschlossene Lage bildet, entspricht etwa der Grenze zur Decidua. Die Lösung der Placenta unter der Geburt erfolgt meistens in der anschließenden Schicht aus Deciduazellen.

Unter Fibrinoid wird ein morphologisch amorphes Material verstanden, das eine gewisse Ähnlichkeit mit Fibrin besitzt. Außer Nitabuchschem und Rohrschem Fibrinoid wird ein subchorial gelegenes Langhanssches Fibrinoid unterschieden.

In der Basalplatte kommen vor allem größere Arterien und Venen vor, die sich an der Basalplattenoberfläche zum intervillösen Raum hin öffnen. Die Arterien werden wegen ihres gewundenen Verlaufes als Spiralarterien bezeichnet (Abb. **59**).

Chorionplatte

Sie weist einen typischen, entwicklungsgeschichtlich verständlichen Schichtenbau auf. An ihrer zur Fruchtblase hin gewandten Oberfläche ist sie mit Amnionepithel bekleidet. Es folgen Bindegewebslagen, die sich aus dem Amnion- und Chorionbindegewebe entwickelt haben und in denen die Choriongefäße verlaufen. Die anschließende Schicht der Cytotrophoblastzellen enthält sehr viel Fibrinoid; die Zahl der Cytotrophoblastzellen nimmt vom Rand der Placenta zur Mitte hin stark ab. Bedeckt ist die Chorionplatte zum intervillösen Raum hin von einem lückenhaften Syncytiotrophoblast.

Funktion der Placenta

Außer dem Stoff- und Gasaustausch zwischen mütterlichem und kindlichem Blut sowie umgekehrt dient die Placenta der Hormonbildung. Sie liegt weitgehend im Interesse der Erhaltung der Schwangerschaft. Erfolgsorgan der Placentahormone ist u.a. die Uterusmuskulatur. Zwischen Placentahormonen und den Hormonen des Ovars und Hypophysenvorderlappens bestehen Regelkreise. Bekannt sind gegenwärtig mehr als 10 Placentahormone, zu denen als wichtigste das Human-Chorion-Gonadotropin (HCG), Human-Placenta-Lactogen (HPL) sowie Progesteron und Östrogen gehören.

III. Fruchthüllen

Unter Fruchthüllen (Eihäuten) wird alles verstanden, was nach der Geburt des Kindes zusammen mit der Placenta als Nachgeburt (S. 95) ausgestoßen wird. Hierbei handelt es sich um das Amnion, um alle Anteile des Chorion und den mit dem Chorion verbundenen Teilen der Decidua.

Im strengen Sinne gehört auch die Placenta zu den Fruchthüllen; sie ist jener Teil der Fruchthüllen, die eine besondere Differenzierung, u.a. zur Sicherstellung der Ernährung des Keimes, erfahren hat. Eingebürgert hat sich jedoch, das Gebiet des ehemaligen Chorion laeve als Fruchthüllen (im engeren Sinne) zu bezeichnen. Alle Fruchthüllen hängen zusammen und bilden in utero die Wand der Fruchtblase (Abb. **58 c**).

Zum Verständnis des Aufbaus der Fruchthüllen muß die Entwicklung des Amnions (S. 93), das Chorion (S. 80) und der Decidua (S. 82) berücksichtigt werden.

Von der 2. Hälfte der Schwangerschaft ab besteht die Wand der Fruchtblase, in der sich der Keim – mit der Placenta durch die Nabelschnur verbunden – in Fruchtwasser befindet, aus folgenden Schichten:

– *Amnion:* ein einschichtiges kubisches Amnionepithel und ein gefäßfreies Bindegewebe.
– *Chorion:* ein gefäßfreies Bindegewebe und das mehrschichtige Chorionepithel (Cytotrophoblastzellen). Amnion und Chorion sind leicht voneinander ablösbar.
– *Decidua:* Die Zellen der Decidua capsularis und der gefäßführenden Decidua parietalis bilden eine nicht trennbare Schicht.

F. Differenzierung des Embryoblast und der Embryonalanhänge

I. Bildung der zweiblättrigen Keimscheibe

Während der Nidation beginnt auch der Embryoblast sich zu differenzieren. Die Zellen des Embryoblast ordnen sich zu 2 unterschiedlichen

Lagen. Auf der der Blastocystenhöhle zugewandten Seite formieren sich die abgeflachten Zellen zu einer besonderen Schicht, zum **Entoderm** (inneres Keimblatt) (Abb. **56 a**). Darüber entsteht eine zweite Lage etwas größerer, prismatischer Zellen, das **Ektoderm** (äußeres Keimblatt). Die beiden Zellagen bilden die Keimscheibe. Nur aus ihr geht der Keim hervor.

II. Amnionbildung

Die Bildung des Ektoderms aus den Zellen des Embryoblast steht in unmittelbarem Zusammenhang mit dem Auftreten von Intercellularspalten. Sie konfluieren zu einem exzentrisch gelegenen Hohlraum, der **Amnionhöhle.** Ein auf diese Art entstandenes Amnion bezeichnet man als Spalt- oder Schizamnion. Lücken im Amnionepithel, die beim Auseinanderweichen der Zellen auftreten, werden durch Verschiebungen von Ektodermzellen (Amnioblasten) geschlossen.

III. Extraembryonales Mesenchym und Heusersche Membran

Vom Cytotrophoblast spalten sich jetzt Zellen ab, die allmählich die Blastocystenhöhle in Gestalt eines dreidimensionalen Netzwerkes ausfüllen. Zwischen den sich verzweigenden Zellen bleiben weite Räume mit einer sol- bis gelartigen Grundsubstanz. Es handelt sich ganz offensichtlich bei dem neu entstandenen Gewebe um Bindegewebe. Da es außerhalb der Keimanlage liegt, wird es als **extraembryonales Mesenchym** (auch extraembryonales Mesoderm) bezeichnet. Dort, wo es an das Entoderm angrenzt, bleibt ein Raum frei, der **primäre Dottersack.** Begrenzt wird er von einer Lage abgeplatteter Mesenchymzellen. Diese Zellschicht wird als *Heusersche Membran* bezeichnet (Abb. **56 a**).

IV. Sekundärer (definitiver) Dottersack

Der Entstehungsmechanismus ist für den Menschen noch nicht restlos geklärt. Entweder wandern die Zellen des Entoderms an der Innenseite der Heuserschen Membran entlang und kleiden den primären Dottersack mit einer Entodermzellschicht aus, wobei nicht der gesamte Raum zum sekundären Dottersack wird. Die Exocölcyste (Abb. **56**) wäre damit ein Rest des primären Dottersackes. Oder, vom Entoderm werden Zellen durch Erweiterung der Intercellularräume abgespalten. Dieser konfluierende Spaltraum würde dann die Höhle des **definitiven Dottersackes** bilden. Sein flüssiger Inhalt ist ohne Bedeutung für die Ernährung des Keimes.

V. Differenzierungen des extraembryonalen Mesenchyms

Im extraembryonalen Mesenchym bilden sich Spalten, die zu einer Höhle, dem *extraembryonalen Cölom*, konfluieren. Dadurch sondert sich das extraembryonale Mesenchym in das

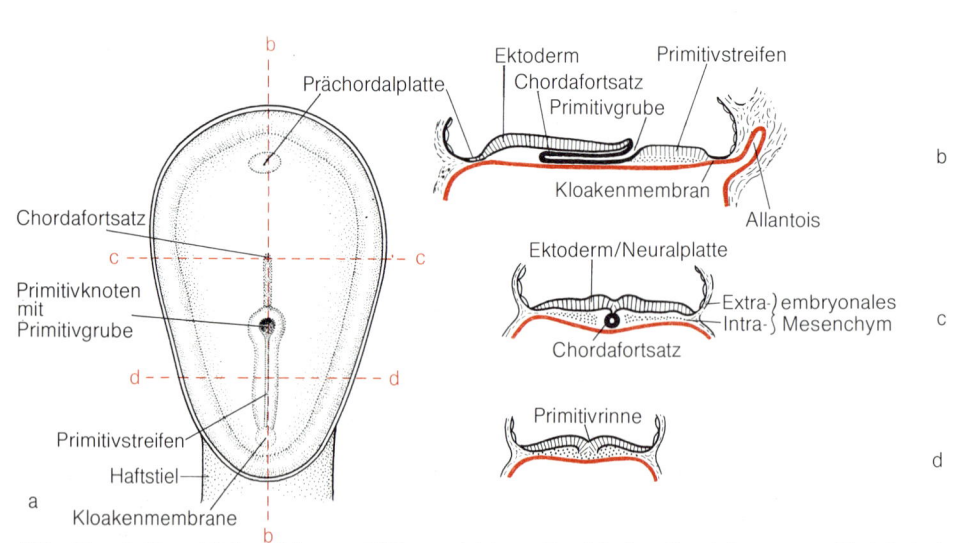

Abb. **61 a–d.** Menschlicher Keim von 17 Tagen; (**a**) in der Ansicht von oben (nach Wegnahme des Amnions, Schnittrand); (**b**) Medianschnitt; (**c**) Querschnitt im Bereich des Chordafortsatzes; (**d**) Schnitt im Bereich des Primitivstreifens. Entoderm rot, Ektoderm schraffiert, Mesoderm punktiert

Differenzierung des Embryoblast und der Embryonalanhänge

- *extraembryonale Splanchnopleuramesenchym* (Splanchnopleuramesoderm), das den Dottersack überzieht und
- *extraembryonale Somatopleuramesenchym* (Somatopleuramesoderm), das dem Cytotrophoblast von innen anliegt und das Amnion umhüllt.

Haftmesenchym wird die bindegewebige Befestigung der Keimanlage an der Fruchtblasenwand genannt. Sie bildet sich später zum Haftstiel um.

Am Ende der 2. Fetalwoche ist die zweiblättrige Keimscheibe leicht gewölbt und längsoval (Abb. **61 a–d**).

VI. Primitivstreifen und Mesodermbildung

Anfang der 3. Entwicklungswoche erscheint auf der Ektodermoberfläche ein unscharf konturierter Streifen, der vom spitz-ovalen Ende der Keimscheibe bis fast zur Mitte reicht: der **Primitivstreifen** (Abb. **61 a**). An seinem vorderen Ende bildet sich der **Primitivknoten** (Hensenscher Knoten). Die breitere, mehr abgerundete Seite der Scheibe entspricht dem künftigen *cranialen*, d.h. kopfwärts gerichteten Abschnitt des Embryos, die mehr zugespitzte dem schwanzwärts gerichteten, *caudalen*. Der Primitivstreifen legt bereits die spätere Körperlängsachse fest; er teilt die Keimscheibe, jetzt auch **Keimschild** genannt, bilateralsymmetrisch in eine linke und rechte „Körperhälfte".

Die Form der Keimscheibe kann bei menschlichen Keimen stark variieren. Die Abweichungen betreffen mehr die Gesamtlänge (0,8 bis 2,0 mm) als die Form.

Im Tierversuch ließ sich auf der Oberfläche der Keimscheibe eine Wanderung der Ektodermzellen in Richtung auf den Primitivstreifen hin nachweisen (Abb. **62**). Dort angekommen runden sie sich ab und „versinken" in der rinnenförmigen Einsenkung des Streifens. Dann wandern sie unter Bildung kleiner Cytoplasmafortsätze zur Seite hin aus und schieben sich zwischen Ektoderm und Entoderm ein.

Im Bereich des Primitivknotens spielt sich ein ähnlicher Vorgang ab. Nach Bildung einer seichten Einsenkung, **Primitivgrube**, die sich zunehmend vertieft, kommt es auch hier zur Verlagerung von Ektodermzellen. Sie lösen sich jedoch nicht aus dem Verband, sondern bilden die Wand des röhrenförmigen, vorne blind endenden **Chordafortsatzes**. Durch weitere Invagination wächst er zwischen den beiden primären Keimblättern cranialwärts vor (Abb. **61**).

Die im Primitivstreif ausgewanderten Zellen formieren sich zu einer kontinuierlichen Lage, dem **Mesoderm**. Nur vor dem Chordafortsatz, im Bereich der **Prächordalplatte**, bleibt eine Stelle ausgespart, wo Ektoderm und Entoderm ohne Zwischenlagerung von Mesoderm fest aneinanderhaften. An den Rändern der Keimscheibe nehmen die Zellen des intraembryonalen Mesoderms mit den Zellen des extraembryonalen Kontaktverbindung auf (Abb. **63**).

Etwa am 17. Entwicklungstag ist das Mesoderm völlig ausgebildet. Nur am caudalen Ende des Primitivstreifens entstand noch ein zweiter mit der Prächordalplatte vergleichbarer Bereich, die **Kloakenmembran** (Abb. **62** u. **63**).

Hinweis. Die Begriffe „Mesoderm" und „Mesenchym" sind nicht gleichbedeutend. Mesoderm ist ein entwicklungsgeschichtlicher Begriff für das 3. Keimblatt nach der an Amphibienlarven durch Präparation entwickelten Keimblattlehre. Mesenchym hingegen ist der histologische Begriff für das erste nichtepitheliale Gewebe des Keimes. Es entsteht intraembryonal als Zellen des Mesoderms. Mesenchymzellen können aber auch aus dem Entoderm (z.B. Thymusreticulum) oder aus dem Ektoderm (Kopfmesenchym S. 91) hervorgehen. Mesenchymzellen haben die Fähigkeit, mittels Pseudopodien zwischen die Primitivorgane des Embryos zu wandern. Dort formieren sie sich zum **embryonalen Bindegewebe** (Abb. **22**), das für die Stoffwechselprozesse des jungen Keimes von hervorragender Bedeutung ist.

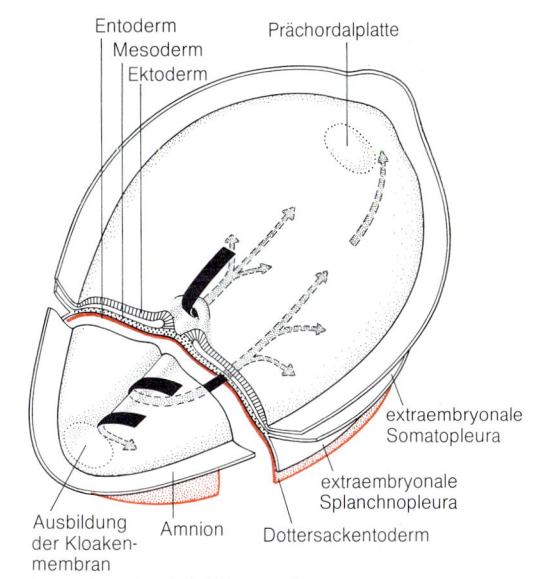

Abb. **62.** Weg (Pfeilrichtung) der Zellen, die aus dem Ektoderm in der Primitivrinne einwandern. Vor dem Transversalschnitt Zellen, die im Bereich des Primitivknotens in die Primitivgrube einwandern und den Chordafortsatz bilden. (Nach Tuchmann-Duplessis, 1972)

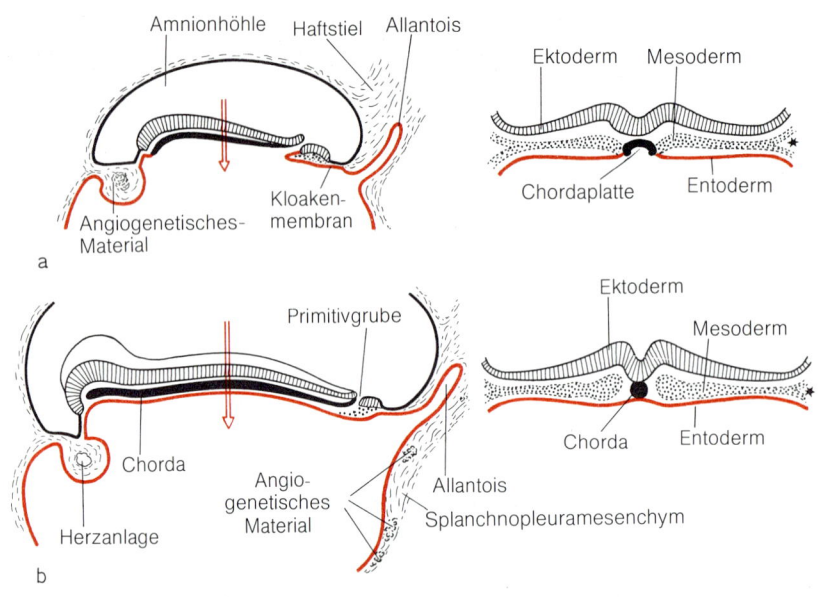

Abb. **63 a** u. **b**. Entwicklung der Chorda (massiv schwarz) und Differenzierung des Mesoderms (punktiert); (**a**) Bildung der Chordaplatte nach Auflösung des Bodens des Chordafortsatzes; (**b**) Ausbildung der Chorda dorsalis. Das Entoderm (rot) hat sich wieder geschlossen. Die Abfaltung beginnt im cranialen Abschnitt des Keimes. Beachte die Stellungsänderung der Prächordalplatte. Die roten Pfeile zeigen an, an welcher Stelle die Querschnitte (rechts im Bild) gelegt wurden.* Extraembryonales Cölom. (Nach Tuchmann-Duplessis, 1972)

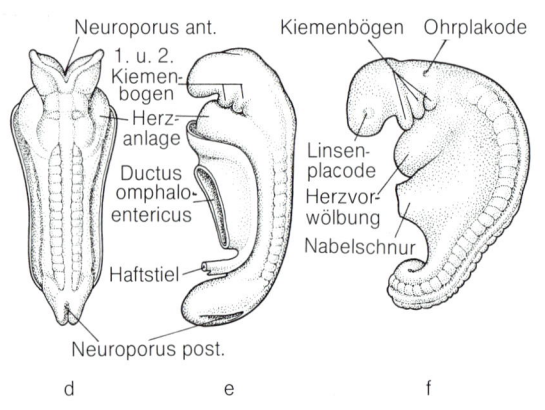

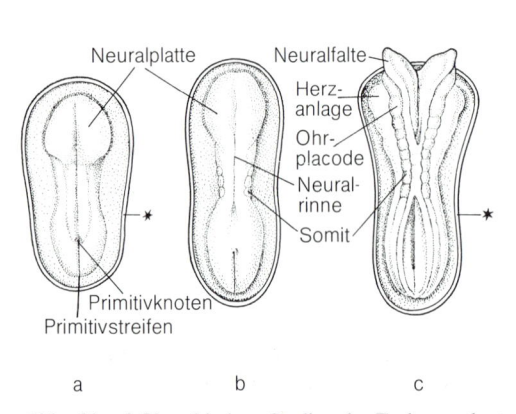

Abb. **64 a–f**. Verschiedene Stadien der Embryonalentwicklung: (**a–d**) in Dorsalansicht; Amnion abgeschnitten,* Schnittrand. (**a**) am 18., (**b**) am 20., (**c**) am 22. und (**d**) am 23. Tag. (**e**) und (**f**) Seitenansicht des Keimes am 25. und am 28. Tag der Entwicklung. (Nach Langman, 1970)

Verdichtungen und Mesenchymzellen, die als erste Anlagen von Organen entstehen, bezeichnet man als **Blasteme**.

VII. Chordaentwicklung

Der Chordafortsatz verschmilzt über seine gesamte Länge mit dem Entoderm. In der Verschmelzungszone lösen sich dann der Boden des Chordafortsatzes und das Entoderm auf. Zwischen Amnionhöhle und Dottersack entsteht dadurch kurzzeitig eine Verbindung, der **Canalis neurentericus** (Abb. **63 a**).

Das „Dach" des Chordafortsatzes bleibt als **Chordaplatte** erhalten. Nachdem sie sich seitlich wieder vom Entoderm gelöst hat, bildet sie sich zur stabförmigen **Chorda dorsalis** um. Unterdessen schließt sich die Längsspalte in Entoderm unter der Chorda zum kontinuierlichen Dottersackdach (Abb. **63 b**).

Tabelle 3. Terminplan der Entwicklung. Erläuterung: d = Tage; Wo = Woche; Mo = Lunarmonate. Die Zahl der Somiten bezieht sich auf Somitenpaare. Die Berechnung der Scheitel-Fersen-Länge (SFL) erfolgt vom 3. bis 6. Monat durch Multiplikation der Anzahl der Monate; ab 6. Monat durch Multiplikation mit dem Faktor 5

	Alter	Somiten	Gesamtlänge	Anlage und Bildung von
Embryonalperiode	20 d	1–4		Neuralrohr
	25 d	17–20	2,5 mm	Herzanlage
	30 d	34–35	4 mm	dorsoventrale Krümmung; Kiemenbögen; Urniere; Herzschleife und embryonaler Kreislauf; vordere Extremitätenknospe
	35 d	42–44	5 mm	Lungenknospe, Nachniere, Septierung des Herzens
	Alter		Scheitel-Steiß-Länge	
	35 d =	5. Wo	5 mm	Augenbecher, Linsenbläschen; hintere Extremitätenknospe
	40 d	6. Wo	10 mm	Nabelschleife, Kiemenbogenapparat umgestaltet; Handplatte
	45 d		20 mm	Gesichtsbildung
	50 d	7. Wo	25 mm	
		8. Wo	30 mm	♀♂ Gonade differenziert; Gaumenbildung; Zahnglocke
		10. Wo	50 mm	
	Alter		Scheitel-Fersen-Länge	
Fetalperiode	ab	3. Mo	7–9 cm	äußeres Genitale differenziert sich, Nabelhernie rückgebildet
		4. Mo	16 cm	
		5. Mo	25 cm	
	ab	6. Mo	30 cm	
		7. Mo	35 cm	Gyrusbildung des Gehirns
		8. Mo	40 cm	Extrauterin lebensfähig
		9. Mo	45 cm	
		10. Mo	50 cm	Reifezeichen

Die Chorda dorsalis wird bei allen Wirbeltieren in der Embryonalentwicklung als primitives Stützskelet angelegt. Bei höheren Wirbeltieren, bei denen sie sich wieder zurückbildet, induziert sie die Bildung des Neuralrohres und die Differenzierung des paraxialen Mesoderms.

Ein Rest der Chorda dorsalis beim Erwachsenen ist der Nucleus pulposus.

VIII. Längenwachstum der Keimscheibe

Die ovale Keimscheibe streckt sich in der cranio-caudalen Achse in die Länge, so daß der Primitivstreifen scheinbar immer kürzer wird und auch der Primitivknoten nach caudal zu wandern scheint (Abb. **64 a–c**). Die o. g. Zellwanderung und Zellströmung im Bereich des Primitivstreifens dauert bis zum Ende der 4. Entwicklungswoche. Dann verschwindet der Primitivstreifen.

Aus der entodermalen Dottersackwand bildet sich am caudalen Embryonalpol (Abb. **61** u. **63**) eine Aussackung, die sich in den Haftstiel erstreckt: das **Allantoisdivertikel**. Es ist ein Rudiment der Allantois niederer Wirbeltiere, bei denen sie als embryonaler Harnsack funktioniert.

G. Anlage der Primitivorgane und Abfaltung vom Dottersack (Tabelle 3)

Unter „Embryonalorgane" werden hier die in der Embryonalperiode auftretenden Primitivorgane verstanden: nämlich Chorda dorsalis, Neuralrohr, Somiten, Seitenplatten, primitives Darmrohr.

Synchron zueinander laufen folgende Vorgänge ab:
— Die Differenzierung der 3 Keimblätter zu den Primitivorganen und Ausbildung des 1. Kreislaufes.
— Die Ausbildung der Gestalt. Sie besteht in:
• der Abfaltung des Keimes vom Dottersack unter zunehmender Einengung der Verbindung zum Dottersack

- der Krümmung der Keimesanlage nach ventral: craniocaudale Krümmung
- dem Längenwachstum

Diese Differenzierungs- und Wachstumsvorgänge laufen in craniocaudaler Richtung ab. *Infolgedessen ist stets der Differenzierungsgrad im cranialen Abschnitt des Keimes weiter fortgeschritten als im caudalen.*

I. Differenzierungen des Ektoderms

Im cranialen Teil des Embryos entsteht durch Induktion der Chorda dorsalis die Anlage des Zentralnervensystems. Zuerst bildet sich die **Neuralplatte** (Abb. 64 a). Dann entsteht in der Mittellinie die **Neuralrinne** (Abb. 65), begrenzt von den beiden **Neuralfalten**. Sie werden höher und verwachsen in der Mittellinie zum **Neuralrohr**. Die Verschmelzung beginnt in Höhe einer taillenförmigen Einziehung des Embryos und schreitet in cranialer und caudaler Richtung fort. Am Kopf- und Schwanzende bleibt eine Öffnung des Neuralrohres kurze Zeit bestehen, der **Neuroporus anterior** und **posterior** (Abb. 64 d u. e). Der Neuroporus anterior schließt sich am 25., der Neuroporus posterior am 27. Tag. Erst danach setzt die Differenzierung des Zentralnervensystem ein (Einzelheiten S. 577).

Während der Abfaltung des Neuralrohres lösen sich aus dem Ektoderm die Zellen der **Neuralleiste** (Abb. 65). Aus ihnen entstehen: Spinalganglienzellen, Zellen der vegetativen Ganglien und des Nebennierenmarks, periphere Glia, Pigmentzellen (ausgenommen des Auges und Gehirns) und Zellen des Mesektoderms des Kopfbereiches.

Nach Verschluß der Neuropori werden noch 2 weitere paarige ektodermalen Anlagen, die **Ohr-** und **Linsenplacoden** sichtbar (Abb. 64 f) (Einzelheiten S. 556, 563).

Unter **Placoden** versteht man ganz allgemein Verdickungen des Ektoderms. Außer der Ohrplacode bildet sich später auch noch die Riechplacode (Abb. 302). Aus diesen beiden Placoden gehen Sinneszellen hervor, während sich aus der Linsenplacode die Epithelzellen der Augenlinse entwickeln. Von den 3 Placoden sind also hinsichtlich ihrer prospektiven Bedeutung nur Ohr- und Riechplacode vergleichbar.

Ektodermaler Herkunft sind: Epidermis mit Anhangsgebilden (Hautdrüsen, Hornsubstanzen); das Epithel im vorderen Bereich der Mundhöhle und Zahnschmelz; Epithel des Analkanales; Linse, Riechschleimhaut, Innenohr, epithelialer Anteil der Adenohypophyse. Zentralnervensystem mit austretenden Nerven und alle Differenzierungsprodukte der Neuralleiste.

II. Differenzierungen des Mesoderms

Das seitlich der Chorda dorsalis gelegene **paraxiale Mesoderm** (Abb. 63) formiert sich unter den Neuralfalten zu blockförmigen Zellaggregaten, den **Somiten** (Abb. 64 u. 65). Sie sind paarig; die ersten entstehen an der Stelle, an der sich das Neuralrohr zu schließen beginnt. Während des Längenwachstums des Keimes entstehen in craniocaudaler Richtung immer neue So-

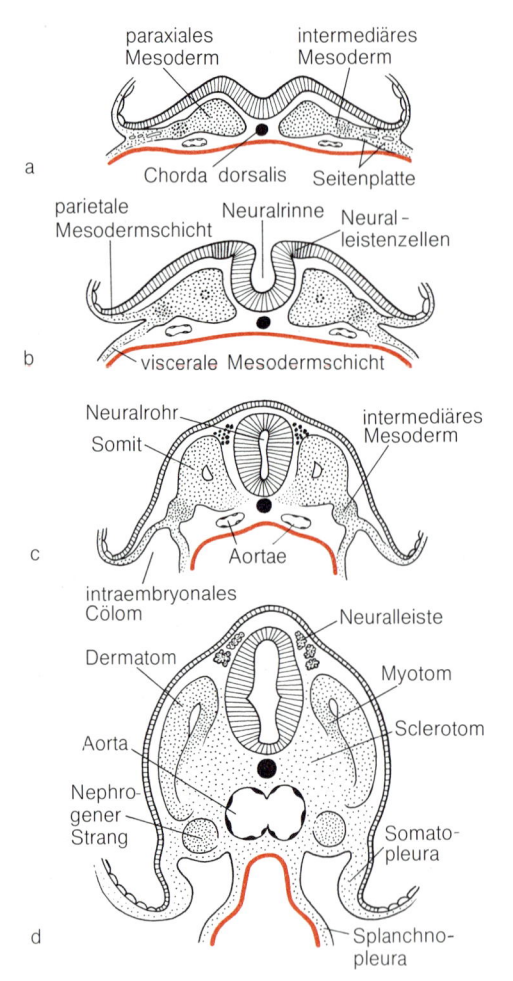

Abb. 65 a–d. Entwicklungsreihe verschieden alter Embryonen im Querschnitt; (**a**) am 19., (**b**) am 20., (**c**) am 21. und (**d**) am 26. Tag. Zu beachten: Neuralrohr- und Neuralleistenbildung, Differenzierung des Mesoderms – in (**a**) treten in den Seitenplatten Spalten auf, die zum Cölom konfluieren, in (**d**) wandern die Sklerotomzellen aus –, Bildung des Cöloms und der Aorta. Entoderm rot. (Nach Langman 1970)

mitenpaare (vgl. hierzu den Abschnitt segmentale Anordnung, Metamerie S. 100). Lateral der Somiten bleibt das Mesoderm unsegmentiert. Es wird als **Seitenplatten** bezeichnet. Sie setzen sich am Rand des Embryonalschildes ohne scharfe Grenze in das extraembryonale Splanchno- und Somatopleuramesenchym fort.

Die Somiten schimmern durch den Embryonalkörper durch (Abb. **68**) und wölben das Ektoderm leicht vor. Insgesamt werden 42–44 Somitenpaare angelegt (4 occipitale, 8 cervicale, 12 thoracale, 5 lumbale, 5 sacrale und 8–10 coccygeale).

Sehr bald tritt im Inneren der Somiten eine Höhle auf (Abb. **65 c**) und die Zellen verlieren ihre epitheliale Anordnung. Die des medialen Somitenabschnittes nehmen die Gestalt von Mesenchymzellen an. Sie wandern aus (Abb. **65 d**), umgeben die Chorda dorsalis und liefern später die Hartsubstanzen für das Achsenskelet. Man nennt deshalb den medialen Abschnitt des Somiten **Sklerotom**. Der dorsale Abschnitt liefert das Bindegewebe der Haut, weshalb er **Dermatom** genannt wird, und der anschließende Abschnitt, das **Myotom**, bildet die Körperwand- und Extremitätenmuskulatur (weiter Differenzierung S. 101).

Zwischen Somiten und Seitenplatten liegt das **intermediäre Mesoderm** (Abb. **65 a**). Im vorderen Körperabschnitt (Hals- und Rumpfregion) ist es gleich den Somiten segmental gegliedert. Es liefert Zellmaterial, aus dem später Abschnitte der Vor- und Urniere entstehen (S. 486). Man hat diese Zellhaufen deshalb auch **Nephrotome** genannt.

Im caudalen Körperabschnitt bildet sich aus dem Intermediärmesoderm eine unsegmentierte Gewebsmasse, der **nephrogene Strang**. Auch er liefert Ausgangsmaterial für die Urniere (Abb. 486).

In den **Seitenplatten** treten (Ende der 3. Woche) Intercellularlücken auf (Abb. **65 a**). Sie konfluieren zu einem gemeinsamen Spalt, dem **intraembryonalen Cölom**. Es steht zunächst noch in offener Verbindung mit dem extraembryonalen Cölom. Erst durch die Abfaltung des Keimes (Abb. **65**) wird das intraembryonale Cölom zur abgeschlossenen Leibeshöhle. Die beiden das Cölom begrenzenden „Blätter" bezeichnet man als **Splanchnopleura** und **Somatopleura**, von denen das erstgenannte Blatt den primitiven Verdauungskanal umhüllt, das andere die primitive Körperwand (ausgenommen die Epidermis) bildet (Abb. **71**).

Unterdessen entwickelt sich im extraembryonalen Mesenchym vor der Prächordalplatte **angiogenetisches Zellmaterial** (Abb. 63). Es besteht aus Anhäufungen von Mesenchymzellen, aus denen Blutgefäße und embryonale Blutzellen hervorgehen (Abb. 63 u. 65). Das hier vor der Prächordalplatte gelegene liefert die erste Anlage des Herzens. Angiogenetisches Material bildet sich dann im extraembryonalen Splanchnopleuramesoderm auf der Oberfläche des Dottersackes. Hieraus entstehen die Gefäße des Dottersackkreislaufes (S. 390). Wenig später findet in der Umgebung des Allantoisdivertikels im Haftstielmesenchym gleichfalls eine Differenzierung zu Blutgefäß- und Blutbildungszellen (auch Blutinseln genannt) statt.

Aus ihnen gehen die Gefäße für den **Placentarkreislauf** hervor. Zunächst werden sie, da sie in Kontakt mit dem Allantoisdivertikel entstehen, als Vasa allantoidea, dann nach Ausbildung von Placenta und Nabelschnur als Vasa umbilicalia bezeichnet.

Mesenchym entsteht nicht nur aus den Somiten. In der Kopfregion fehlen sie (Abb. **64 f**). Hier bildet sich aus den Zellen der Neuralleiste Mesenchym, allgemein als **Kopf-Mesektoderm** bezeichnet. Es liefert die Hüllen des Gehirnes, Bindegewebe, Muskulatur und Hartsubstanzen des Neuro- und Viscerocraniums.

Mesodermaler Herkunft sind: Binde- und Stützgewebe. Muskulatur; Blut, Herz, Blut- und Lymphgefäße; Niere mit Ureter, Gonaden mit Ausnahme der Keimzellen, Nebennierenrinde, Ductus deferens mit Anhangsdrüsen, Tube und Uterus, Serosa.

III. Differenzierungen des Entoderms

Das Entoderm kleidet zunächst nur den Dottersack aus und unterfüttert die ektodermale Embryonalanlage. Bei der Abfaltung des Keimes wird ein Großteil des Dottersackes in den Embryonalkörper einbezogen und die weite Verbindung zwischen Darmanlage und Dottersack zunehmend eingeengt bis nur noch ein Gang, **Ductus omphaloentericus**, übrigbleibt (Abb. **65** u. **66**). Der **Dottersack** fällt, da er keine Nährstoffe enthält, sehr bald der Rückbildung anheim. Nach der 4. Woche findet man nur noch ein höchstens 5 mm großes Bläschen neben dem Nabelstrang. Die Gefäße des Dottersackkreislaufes werden durch die Placentargefäße ersetzt, über die nunmehr die Ernährung des Keimes erfolgt.

Entodermaler Herkunft sind: Epitheliale Auskleidung des Atmungs- und Verdauungstraktes einschließlich dem Parenchym der Anhangsdrüsen; außerdem epitheliale Komponente der Schilddrüse, Epithelkörperchen, Tonsillen, die primär epitheliale Komponente des Thymus. Epithel der Harnblase, Urethra, Prostata und des unteren Abschnittes der Vagina. Übersicht in Abb. **67**.

IV. Bedeutung der Keimblätter

Die 4.–8. Woche der Embryonalperiode ist durch die Differenzierung der Organanlagen aus den Keimblättern gekennzeichnet. An der Bildung der meisten Organe ist Material beteiligt, das aus verschiedenen Keimblättern hervorgeht. Nur die Niere ist ausschließlich mesodermaler Herkunft.

Der Begriff „Keimblätter" stammt aus einer Zeit, als man mit feinen Pinzetten am Amphibienkeim schichtweise präparierte. Die klassische Lehre mit ihrer scharfen Grenzziehung ist verlassen, da sich gezeigt hat, daß die *Keimblätter keine Leistungsspezifität* haben. So kann z.B. Muskelgewebe aus dem Ektoderm als auch aus dem Mesoderm hervorgehen. Auch kann das Mesoderm nicht den beiden anderen morphologisch genau definierbaren Zellschichten als gleichwertig gegenübergestellt werden.

V. Abfaltung des Keims

Die Keimscheibe ist zunächst völlig flach. Die Abfaltung des Keimes und die Bildung der äußeren Gestalt geht mit einer Krümmung des Embryos nach ventral einher (Abb. **66**). Gleichzeitig wächst der Keim in die Länge und Breite, wodurch die zunächst weite Verbindung zwischen primitiven Darm und Dottersack relativ mehr und mehr eingeengt und die im extraembryonalen Mesenchym sich ausbildende Herzanlage in den Embryonalkörper verlagert wird. Der Wachstum- und Einrollungsvorgang führt außerdem zur Verlagerung und Stellungsänderung der Prächordalplatte und der Kloakenmembran (Abb. **61, 63** u. **66**). Die Prächordalplatte, nach der dorsoventralen Krümmung als **Rachenmembran, Membrana buccopharyngea,** bezeichnet, besteht nur aus Ektoderm und Entoderm. Sie reißt in der 3. Woche ein und die primitive Mundbucht tritt mit dem entodermal ausgekleideten Vorderdarm in Verbindung. Gleiches erfährt die Koakenmembran (S. 485).

H. Bildung der Nabelschnur

Während sich die Dottersackgefäße zurückbilden, differenzieren sich im Haftstielmesenchym entlang dem Allantoisdivertikel aus angiogenetischem Material die Vasa allantoidea, 2 Arterien und 2 Venen. Sie stellen den Anschluß an die Placenta her.

Die Bildung der **Nabelschnur, Funiculus umbilicalis,** erfolgt dadurch, daß der lang ausgezogene Dottersackstiel sich bei einer Schwenkung des Keimes an den Haftstiel anlegt (Abb. **66 d**) und den Rest des extraembryonalen Cöloms spaltförmig zusammendrängt. Bei der Darment-

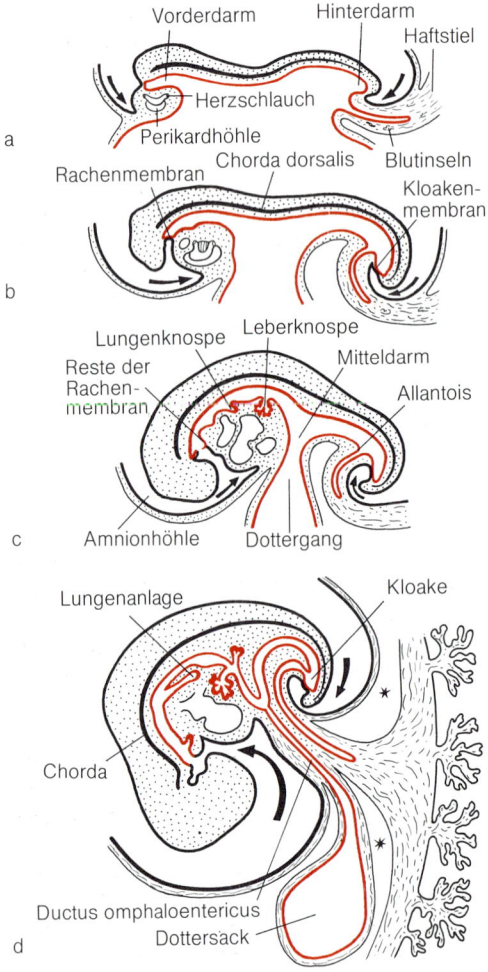

Abb. **66 a–d.** Entwicklungsreihe, Längsschnitte: (**a**) am 19., (**b**) am 25., (**c**) am 28. und (**d**) am 35. Tag. Dargestellt ist die Abfaltung des Embryos (Pfeilrichtung), die Bildung des Ductus omphaloentericus und die Hereinnahme der Herzanlage, die Bildung der Nabelschnur nach einer Schwenkung des Keimes verbunden mit der Aneinanderlagerung von Haftstiel und Dottersackstiel, sowie die Bildung des Amnionüberzuges.* Extraembryonales Cölom. (Nach Langman, 1970)

wicklung wird dieser Cölomrest noch von Bedeutung sein (S. 419). Infolge der zunehmenden Ausweitung der Amnionhöhle lagert sich das Amnion dem Dottersack und Haftstiel auf. Von den Allantoisgefäßen wird die eine Vene (auf dem Embryo bezogen die rechte) zurückgebildet, die andere gewinnt entsprechend an Volumen. Nach Abschluß dieser Vorgänge werden sie **V. umbilicalis** und **Aa. umbilicales** genannt.

Die umeinander verdrillten Nabelschnurgefäße sind in ein an Mucosubstanzen reiches Bindegewebe (Gallertgewebe S. 34), eingelagert. Die Vene führt sauerstoff- und nährstoffreiches Blut dem Keim zu; über die beiden Arterien wird das kohlensäurehaltige schlackenreiche der Plazenta wieder zugeleitet. Die vom Amnionepithel vollständig umkleidete Nabelschnur mißt am Ende der Schwangerschaft ungefähr 50 cm.

Klinischer Hinweis. Nach der Geburt führt die Abkühlung zur Kontraktion der Gefäßmuskulatur und damit zur Unterbrechung des Kreislaufes. Dadurch wird u. a. ein größerer Blutverlust nach dem „Abnabeln" verhindert. Knäuelförmige Schlingenbildungen der Nabelschnurgefäße bilden Verdickungen der Nabelschnur (falsche Nabelschnurknoten).

Amnionhöhle und Fruchtwasser

Das Wachstum des Keimes geht mit einer Ausweitung der Amnionhöhle und einer beträchtlichen Vermehrung der *Fruchtwassermenge* (Liquor amnii) einher. Dadurch wird das extraembryonale Cölom mehr und mehr eingeengt, bis schließlich das Somatopleuramesoderm von Amnion und Chorion laeve verkleben (Abb. **58**). Amnion und Chorion zusammen bilden einen wesentlichen Anteil der Eihäute (s.o.).

Der Keim entwickelt sich schwimmend im Fruchtwasser, unbehindert und geschützt vor Austrocknung und äußeren Insulten. Nur die Nabelschnur verbindet ihn mit der Placenta. Das Fruchtwasser wird vom Amnionepithel sezerniert. Die 500–1000 ml Flüssigkeit unterliegen einem ständigen Austausch. Hieran beteiligt sich außer dem Amnion, das also auch resorbiert, im letzten Drittel der Schwangerschaft ganz besonders der Fet, indem er Fruchtwasser „trinkt", aber auch Urin und Epidermiszellen in das Fruchtwasser abgibt.

Klinischer Hinweis. Bei Verdacht auf Chromosomenschäden des Keimes wird durch Punktion (Amniocentese) Fruchtwasser mit den suspendierten fetalen Zellen entnommen und zur weiteren Untersuchung in eine Gewebekultur gebracht. Bei schweren Mißbildungen des Verdauungsapparates nimmt der Fet kein oder zu wenig Fruchtwasser auf. Eine Vermehrung der Fruchtwassermenge (Polyhydramnion) ist die Folge.

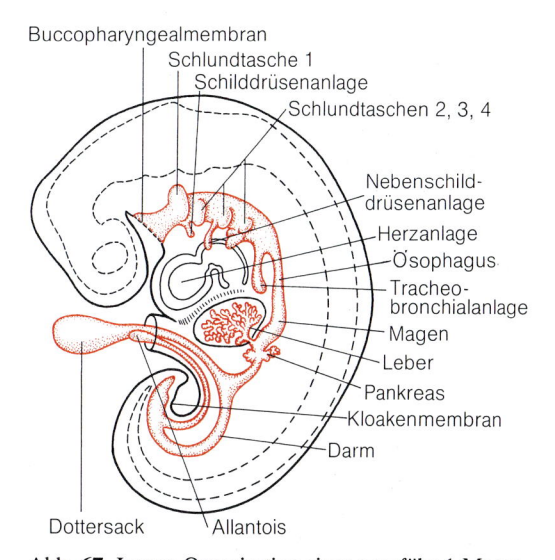

Abb. **67**. Innere Organisation eines ungefähr 1 Monat alten Embryos. Entodermale Bildungen rot. Neuralrohr gestrichelt. Zwischen Herz- und Leberanlage liegt das Septum transversum, unterhalb der 4. Schlundtasche die Anlage des Thymus und des oberen Epithelkörperchens

I. Faktoren der Morphogenese

Die bestimmenden Faktoren der Morphogenese sind Wachstum und Differenzierung.

Dem **Wachstum** liegt eine *Zellvermehrung* zugrunde. Dazu kann auch noch eine *Massenzunahme der einzelnen Zellen* kommen (z.B. bei der Umwandlung vom Neuroblast zur Nervenzelle). Außerdem ist auch die *Bildung von Intercellularsubstanzen* von Bedeutung (z.B. bei der Bildung von hyalinem Knorpel aus einem mesenchymalen Blastem).

Die **Differenzierung** geht mit der Spezialisierung der Zellen von Zellverbänden unter Ausbildung besonderer Strukturen (s. Metaplasma) und Eigenschaften einher; z.B. werden aus Mesenchymzellen Myoblasten und schließlich Muskelzellen mit den Einrichtungen für die Contraktilität. Aus morphologisch völlig gleichartigen Mesenchymzellen können aber auch Osteoblasten und Osteocyten werden. Welcher Weg der Differenzierung eingeschlagen wird, darüber entscheidet das Determinationsgeschehen.

Alle spezialisierten Zellen leiten sich von der Zygote ab. Sie haben wie diese den gleichen Gensatz. Nicht nur in ihrer Gestalt und Struktur unterscheiden sie sich von ihr und untereinander, sondern auch in den Antigeneigenschaften ihrer Glykocalix und in ihren Fähigkeiten zur

Enzymsynthese. Die Faktoren für die Differenzierung liegen im Bereich der Molekularbiologie, nämlich in der Fähigkeit, spezifische Enzymmuster und damit zellspezifische Proteine zu bilden. Man darf annehmen, daß hierfür bestimmte Gene aktiviert, andere durch Wirkung eines Repressors blockiert werden.

Differenzierte Zellgruppen (Grundbegriffe S. 77) vermögen ebenfalls wieder induktiv auf ein anderes reaktionsbereites Gewebe einzuwirken. So können wir uns die Entwicklung als Kettenreaktion von Induktion/Differenzierungsvorgängen vorstellen. Die chemische Zusammensetzung der vom Induktor abgegebenen Stoffe (Nucleoproteine?) ist nicht geklärt.

Beispiel. Die Chorda dorsalis induziert in den Ektodermzellen die Bildung des Nervengewebes, d.h. die Potenz dieser Zellen, die wie der Versuch zeigt, auch Epidermis bilden können, wird eingeengt; die Zellen sind determiniert. Sie bilden jetzt, auch wenn sie in die Bauchepidermis des Embryo verpflanzt werden, Nervengewebe. Die Determination führt dazu, daß sich jetzt das Neuralrohr abfaltet und sich die Ektodermzellen zu Neuralzellen differenzieren. Die Chorda induziert aber gleichzeitig die Differenzierung des Mesoderms zum paraxialen Mesoderm.

J. Altersbestimmung, Gestaltung und Proportionen vom 2. Monat bis zur Geburt

Im 1. Monat wird das Alter eines Embryos anhand der Zahl der Somiten (Tabelle 3), von der 6. Woche an durch Messen der **Scheitel-Steiß-Länge** (SSL) bestimmt. Dieses Maß gibt die Körperlänge von der **Scheitelbeuge** (Abb. **68**) bis zur Schwanzkrümmung in Millimetern an. Da die Krümmungen sehr verschieden sind, können die SSL-Maße nur ungefähre Anhaltspunkte liefern. Ab 3. Monat mißt man die **Scheitel-Fersen-Länge** (SFL), die Gesamtlänge des Keimes.

In der 5. Embryonalwoche ist der Kiemenbogenapparat ausgebildet. Auf den **Mandibularbogen** folgen der **Hyoidbogen**, der **1.** und **2. Branchialbogen**. Oberhalb des Mandibularbogens liegt das Ohrbläschen. Die Herzanlage wölbt sich stark vor. Die oberen und unteren Extremitäten sind als Knospen sichtbar (Abb. **68**). Sie liegen unmittelbar ventral von den Somiten. Die Differenzierung der oberen Extremitäten ist etwas weiter fortgeschritten als die der unteren. Dies entspricht dem zeitlichen Differenzierungsvorsprung, mit dem der Schädel samt Gehirn in der Entwicklung vorauseilt. Beim 8 Wochen alten Embryo sind Ohren und Augen, Nase und Mund soweit typisch ausgebildet, daß sie den späteren Gesichtsschädelproportionen entsprechen. Augenlider fehlen noch; die Augen erscheinen daher weit geöffnet (Abb. **68**). *Ende des 2. Monats sind alle Organe angelegt.*

Vom 3. Monat an nennt man den Keim **Fetus**.

Der Zeitraum vom 3. Monat bis zur Geburt, die Fetalperiode, ist überwiegend durch Wachstumsvorgänge und Gewichtszunahme ausgezeichnet, weniger durch histologische und orga-

5. Woche
SSL 7 mm

6. Woche
SSL 13 mm

7. Woche
SSL 18 mm

8. Woche
SSL 30 mm

3. Monat
SSL 60 mm

5. Monat
SFL 150 mm

bei der Geburt
SSL 500 mm

Erwachsener

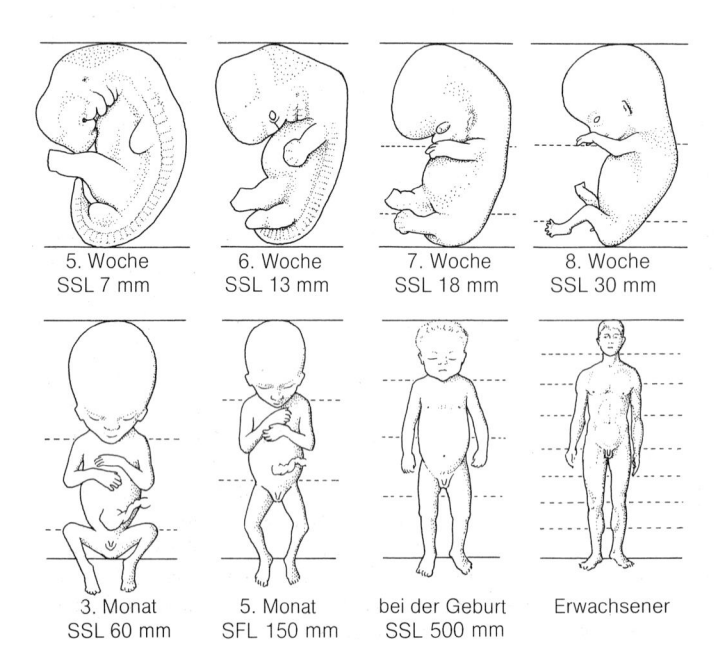

Abb. **68**. Gestalt, Gestaltsänderung und Proportionsverschiebungen in der Embryonal- und Fetalperiode. Zum Vergleich Proportionen des Erwachsenen. (Nach Langman, 1970)

nogenetische Differenzierungsprozesse. Die Tabelle 3 gibt einen Überblick über die durchschnittlichen Werte, die individuell beträchtlichen Schwankungen unterliegen können. Zu Beginn des 3. Monats nimmt der Kopf noch etwa die Hälfte der SSL ein, zu Beginn des 5. Monats ist es noch ein Drittel, kurz vor der Geburt nur noch ungefähr ein Viertel (Abb. **68**). Der Umfang des Kopfes ist zum Zeitpunkt der Geburt von allen Körperpartien am größten. Als vorangehender Teil beim normalen Geburtsverlauf ist der Schädel deshalb der Wegbereiter, dem alle übrigen Körperteile relativ leicht durch den Geburtskanal folgen können.

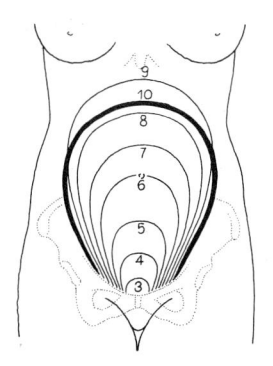

Abb. **69**. Stand des Fundus uteri in verschiedenen Schwangerschaftsmonaten. 10. Lunarmonat dick ausgezogene Kontur; im 6. Lunarmonat in Nabelhöhe

K. Dauer der Schwangerschaft, Geburtsbeginn, Nachgeburt

Die **Dauer der Schwangerschaft** post conceptionem (Befruchtung) beläuft sich auf 263–273 Tage (Tabelle 2). Meist erfolgt die Berechnung vom 1. Tag der letzten Menstruation. Man erhält dann Durchschnittswerte von 280 Tage = 40 Wochen = 10 Lunarmonate = 9 Kalendermonate.

Die **Volumenszunahme** des Uterusinhaltes setzt eine entsprechende Aufweitung des Myometriums voraus. Seine Muskelzellen hypertrophieren und erreichen eine Länge von 500 µm. Die Projektion des sich vergrößernden Uterus auf die vordere Bauchwand erlaubt eine Bestimmung des Zeitpunktes der Schwangerschaft (Abb. **69**).

Geburtsbeginn

Der untere Pol der Fruchtblase spielt nach der Ausstoßung des Schleimpfropfes bei der Erweiterung des Cervicalkanales eine wichtige Rolle. Nach völliger Öffnung des Kanals hält die Blasenwand der Wehentätigkeit nicht mehr stand; sie platzt und das Fruchtwasser läuft ab. Infolge der Preßwehen, die durch die Bauchpresse verstärkt werden, tritt jetzt der kindliche Kopf in das kleine Becken ein. Die Geburt hat begonnen (weitere Einzelheiten S. 543).

Nachgeburt

Nach der Geburt des Kindes kontrahiert sich die Uterusmuskulatur. Die hierbei auftretenden Scherkräfte lösen die Placenta im Bereich einer Demarkationslinie, die sich bereits vor der Geburt in der Zona spongiosa der Decidua bildete. Die uteroplacentaren Gefäße reißen durch und es entsteht hinter der Placenta ein Blutsee, das **retroplacentare Hämatom**. Nach 20–30 Min. sind Placenta mit Nabelschnur und Eihäute als Nachgeburt ausgestoßen. Dieser Vorgang führt zur einer ausgedehnten Wundfläche. Uteruskontraktionen verschließen die eröffneten Gefäße, so daß die Blutung zum Stehen kommt. Die Verheilung der Wundfläche erfolgt durch Regeneration aus der Basalis des Endometriums innerhalb von 3 Wochen. Nach 6–8 Wochen ist auch die Uterusmuskulatur wieder zurückgebildet.

L. Neugeborenes

Normale reife Säuglinge werden in einem Zeitraum zwischen 240 und 335 Tagen nach der letzten Regelblutung der Mutter geboren. Der voraussichtliche Geburtstermin läßt sich nur annähernd aus dem Datum der letzten Regelblutung berechnen.

Reifezeichen

Das Gewicht des reifen Neugeborenen beträgt 3000–3500 g, die Scheitel-Fersen-Länge ungefähr 50 cm, der Schulterumfang 33–35 cm, der frontooccipitale Kopfumfang 35 cm. Finger- und Zehennägel erreichen das Endglied. Die Hoden haben den Descensus bis in das Scrotum vollzogen; bei Mädchen bedecken die großen Labien die kleinen. Durch die Ausbildung des subcutanen Fettgewebes erscheint die Haut rosig (bei einer Frühgeburt „krebsrot"). Sie trägt Härchen, die **Lanugobehaarung**, und ist mit einer weißen fettigen „Schmiere", **Vernix caseosa**, überzogen. Es handelt sich um das Sekret der Talgdrüsen, das sich mit abgestoßenen Epidermiszellen vermischte.

Der Knochenkern der proximalen Tibia- und der distalen Femurepiphyse ist ausgebildet (und röntgenologisch nachweisbar).

Postnatale Entwicklung und Wachstum
Mit der Geburt ist der Entwicklungsprozeß noch nicht abgeschlossen. Nicht nur die allgemein bekannten Veränderungen wie Körperwachstum, Proportionsverschiebungen (Abb. **68**) oder die Zahnbildung laufen noch ab, sondern auch andere wesentliche Vorgänge wie die Reifung von Nervenbahnen (Myelogenese S. 580) oder die Neubildung von Funktionseinheiten in der Niere, oder die Vergrößerung der respiratorischen Oberfläche der Lunge durch Neubildung von Alveolen (S. 382). Das postnatale Wachstum ist also nicht nur Vergrößerung der bei der Geburt angelegten Formteile, sondern auch noch Neubildung.

Der Zuwachs an Knochenmaterial (mit Vermehrung der Muskelmasse) beim **Längenwachstum des Körpers** ist erst abgeschlossen, wenn die knorpeligen Wachstumszonen, **Epiphysenscheiben**, durch Knochen ersetzt sind. Dieser Vorgang der Synostisierung endet mit dem 20.–23. Lebensjahr.

Nach *Abschluß des postnatalen Wachstums* halten sich proliferative und regressive Vorgänge das Gleichgewicht. Der Verlust der durch Zellmauserung physiologischerweise zugrundegehenden Zellen wird in gleichem Umfang wieder durch Zellteilungen wettgemacht.

M. Mehrlinge

Zwillingsgeburten kommen in 1%, Drillingsgeburten in 0,01% und Vierlingsgeburten in 0,0001% vor. Auch über Fünf- bis Siebenlinge wird berichtet.

Zweieiige Zwillinge machen 75% aller Zwillingsgeburten aus. Sie entstehen aus 2 verschiedenen Eizellen, die annähernd gleichzeitig aus 2 verschiedenen Follikeln freigesetzt und befruchtet wurden. Bisweilen enthält ein Follikel auch 2 Oocyten. Die beiden Blastocysten implantieren sich getrennt. Jede bildet ihre eigene Placenta, ihr eigenes Amnion und ihr eigenes Chorion. Liegen die Implantationsstellen dicht beieinander, dann können die Placenten und anscheinend auch die Chorionhöhlen konfluieren. Doch die Amnionhöhlen bleiben stets getrennt.

Die Ähnlichkeit zwischen zweieiigen Zwillingen ist nicht größer als unter Geschwistern. Sie können also auch verschiedengeschlechtlich sein.

Eineiige Zwillinge entstehen aus 1 Cygote, die in ihrer Entwicklung eine atypische Teilung erfährt. Sie führt zu 2 genetisch völlig gleichen Individuen. Die verschiedenen Möglichkeiten der Entstehung, auf die nach Eihautbefunden geschlossen werden kann, sind auf Abb. **70** dargestellt.

N. Mißbildungen

Morphologisch und funktionell erkennbare Defekte werden als Fehl- oder Mißbildungen bezeichnet. Als kongenitale Mißbildungen liegen sie bereits intrauterin vor, werden allerdings oft nicht gleich nach der Geburt bemerkt, sondern manifestieren sich erst gegen Ende des 1. Lebensjahres. Man nimmt an, daß 2–3% aller Lebendgeborenen eine Mißbildung aufweisen. Oft treten auch mehrere bei einem Individuum auf. Graduelle Unterschiede bestimmen das Spektrum. Es reicht von der nicht auffälligen Anomalie bis zu einem Schweregrad der Fehlbildung, die mit dem Leben nicht mehr vereinbar ist.

Als Ursachen kommen **endogene** und diaplacentar wirkende **exogene Faktoren, Teratogene**, in Betracht. Oft ist ein Zusammenwirken beider Faktoren festzustellen. Bisher können nur 20% aller Mißbildungen kausal erklärt werden.

1. Endogene Schäden, Genschäden

Chromosomenaberrationen
Hier stehen im Vordergrund Chromosomenaberrationen bei der Meiose (S. 19). Durch eine fehlerhafte Verteilung infolge Nondisjunction gelangen die beiden homologen Chromosomen in 1 Keimzelle. Nach der Befruchtung mit einem normalen Gameten entsteht eine Zygote mit 3 gleichen Chromosomen. Man bezeichnet dies als **Trisomie**. Betrifft sie das Autosom 21, dann resultieren Mißbildungen im Kopfbereich und vor allem in ZNS, die unter der Bezeichnung Mongolismus (Down-Syndrom) bekannt sind. Mit höherem Lebensalter der Geschlechtspartner nimmt die Häufigkeit dieser Mißbildungen zu.

Entsprechende Aberrationen der Geschlechtschromosomen führen zu Mißbildungen der Keimdrüsen und in deren Gefolge zu Veränderungen der primären und sekundären Geschlechtsmerkmale, wie z.B. beim Klinefelter-Syndrom mit der Chromosomenkombination 44 + XXY oder 44 + XXXY; dem Turner-Syndrom 44 + X oder 44 + XXX.

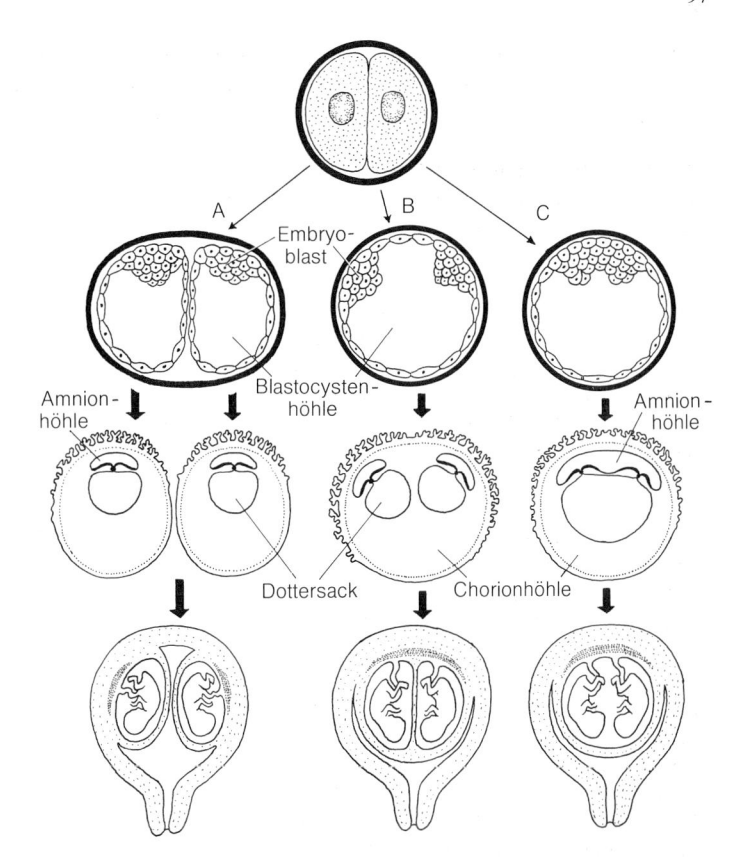

Abb. 70. Bildung eineiiger Zwillinge. A = Die beiden Blastomeren haben sich geteilt und bilden 2 Blastocysten; B u. C = in der Blastocyste hat sich der Embryoblast geteilt. Liegen die beiden Zellhaufen dicht beieinander, so kann sich eine gemeinsame Amnionhöhle bilden (C). (Nach Langman, 1970)

Genombedingte Mißbildungen

Im Genom verankerte Mißbildungen infolge einer Mutation sind z.B. die Spaltbildungen der Extremitäten oder im mikroskopischen Bereich die sichelförmige Gestalt der Erythrocyten, die zur Sichelzellanämie führt. Gendefekte können sich aber auch in Stoffwechselanomalien manifestieren: Wird infolge eines genetisch bedingten Enzymdefektes z.B. das Produkt Phenylketon des Stoffwechsels nicht abgebaut, sondern im ZNS eingelagert, dann führt dies zu einer besonderen Form des Schwachsinns.

2. Exogene Schäden

Chemische Stoffe, wie z.B. das Thalidomid führen unter besonderen Voraussetzungen zu schweren Mißbildungen der Extremitäten, des Herzens und des Verdauungsapparates. Auch die Erreger von Infektionskrankheiten (Rötelviren, Erreger der Toxoplasmose, der Syphilis) können Mißbildungen erzeugen. Im Tierexperiment konnte die teratogene Wirkung von Röntgenstrahlen, von Sauerstoffmangel und von Mangelernährung nachgewiesen werden. Gemeint ist hier die Einwirkung von Röntgenstrahlen direkt auf den Keim. (Ihre Einwirkung auf die Keimzellen kann über Gendefekte zu Mutationen führen).

Nicht zu jedem Zeitpunkt in der Entwicklung sind die Teratogene wirksam. Voraussetzung ist, daß sie zu einem Zeitpunkt auf ein Blastem einwirken, in dem dieses empfindlich reagiert, d.h. sich in einer sensiblen Phase befindet. Das Thalidomid führte nur dann zu Mißbildungen der Arme, wenn es um den 28. Tag der Schwangerschaft eingenommen wurde. Zu einem späteren Zeitpunkt angewendet, rief es evtl. eine Mißbildung der unteren Extremität (vgl. craniocaudale Differenzierung) hervor.

Da die empfindlichen Phasen durchwegs in der Frühschwangerschaft liegen, sprechen wir von **Embryopathien**.

Man hat festgestellt: *Nicht die Art des Teratogens ist für eine bestimmte Mißbildung spezifisch, sondern die Organanlagen beantworten eine Schädigung in einer bestimmten sensitiven Phase mit einer gleichartigen Mißbildung.*

In vielen Fällen reagiert der mütterliche Organismus bereits in frühen Entwicklungsstadien mit der Ausstoßung der mißgebildeten Frucht (Abortus, Fehlgeburt). Schwerste Schädigungen führen zum Tod des Embryo und gleichfalls zur Ausstoßung des abgestorbenen Keimes.

3. Doppelbildungen

Zu den Mißbildungen werden auch Doppelbildungen gerechnet, die infolge unvollständiger Trennung bei der Bildung eineiiger Zwillinge auftreten. Fließende Übergänge, die sich im Ausmaß der Gewebsbrücken äußern, sind bekannt.

Man unterscheidet: **Craniopagus** (Verbindung im Kopfbereich), **Thoracopagus** (Verbindung im Brustbereich, Siamesische Zwillinge), **Pygopagus** (Verbindung im Kreuz/Steißbeinbereich). Eine Spaltbildung, die nur den Kopf betrifft, ist der **Dicephalus**, ein Individuum mit 2 Köpfen. Eine extreme Form ist das **Teratom**. Es handelt sich um einen völlig unförmigen „inkorporierten Zwilling", der nur aus einigen Knochenanlagen, Muskeln, Haaren, Zähnen, Epidermis besteht.

Gestalt, Gliederung und Organisation des Körpers

A. Bauprinzipien und Variationen

Die rezenten und die aus früheren Erdzeitaltern bekannten Lebewesen lassen eine überraschende Mannigfaltigkeit der Formen erkennen. Vergleichend-anatomisch und embryologisch ist es aufgrund von Merkmalen möglich, sie nach Gruppen mit gleichem Bauplan zu ordnen. Wirbeltier und Mensch haben folgende Charakteristika gemeinsam:

1. Cranio-caudale und dorso-ventrale Ordnung

Der „vorne" liegende Körperabschnitt mit den umweltorientierenden Sinnesorganen und dem Gehirn ist der Schädel, *Caput* oder *Cranium*. Er trägt die Öffnungen für die Nahrungsaufnahme und Luftzufuhr. Zwischen Kopf und Stamm ist der Hals, *Collum*, eingeschaltet. Die Hauptmasse des Körpers bildet der Rumpf, *Truncus*. Er besteht aus dem knochenbewehrten *Thorax*, aus dem Bauch, *Abdomen* oder *Venter*, aus dem Rücken, *Dorsum*, und aus dem Becken, *Pelvis*.

Am Rumpf sind die primär für die Lokomotion ausgebildeten Gliedmaßen, *Extremitäten*, befestigt. Die dorsal gelegene Wirbelsäule ist das wichtige, bewegliche Achsenskelet. Es läuft in den Schwanz, *Cauda*, aus.

Der aufrechte Gang des Menschen, der mit einer Umgestaltung der Teile verbunden ist (z. B. vordere Extremitäten werden Greiforgane), bedingt auch eine begriffliche Umorientierung dessen, was eben als „vorn" und „hinten" bezeichnet wurde (vgl. Richtungsbezeichnungen).

2. Bilaterale Symmetrie

Wirbeltier und Mensch zeigen eine bilaterale Symmetrie. Sie besteht primär nicht nur als Symmetrie der äußeren Körperform, sondern auch als innere, d. h. in der symmetrischen Anlage der Organe und Systeme (Abb. **71a**). Sie wird durch die definitive Lage der Organe später verwischt. Nur äußerlich bleibt sie erhalten, wenn sich auch die beiden Körperhälften niemals spiegelbildlich gleichen.

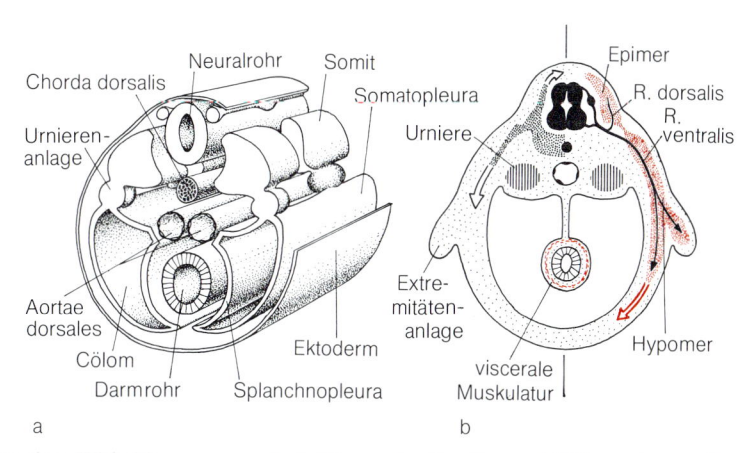

Abb. **71**. (**a**) Organisationsschema eines Wirbeltierembryos im Rumpfbereich. Beachte die bilaterale Symmetrie, die dorso-ventrale Organisation, die Metamerie der Somiten und der Urnierenanlage. Die beiden Cölomanlagen sind noch nicht verschmolzen. (**b**) Schnitt durch einen menschlichen Embryo nach Vereinigung der paarigen Aorten und der Cölomanlagen, nach Auflösung der Somiten und Differenzierung des Myotoms in Epimer und Hypomer (rot punktiert) mit der entsprechenden Nervenversorgung. Die Sklerotomzellen (schwarz punktiert) formieren sich zum Blastem des Achsenskeletes und der Rippen. Pfeile geben die Wachstumsrichtung an. Darmwandmuskulatur (rot gestrichelt) als Beispiel für viscerale Muskulatur

3. Metamerie

Die einzelnen Körperabschnitte lassen einen grundsätzlich verschiedenen Bauplan erkennen. Die Rumpfwand zeigt das Phänomen der Metamerie. Hierunter versteht man eine Folge gleichartiger Bauteile, *Segmente*. Die metamere Gliederung ist beim Fisch noch sehr auffällig. Sie tritt beim Mensch nur in der Embryonalperiode deutlich in Erscheinung (Abb. **71a** u. **64**). Grundelemente der Metamerie sind die *Somiten*. Reste der Metamerie beim Erwachsenen sind die segmental angeordneten Wirbel und Rippen, die Muskeln zwischen den Rippen und einige Muskelgruppen am Rücken. Auch die Innervationsfelder der Haut lassen noch die ursprüngliche Metamerie erkennen (Abb. 191).

Unsegmentiert, d. h. nicht metamer angelegt, ist der Schädel, weder der Gehirnschädel, *Cranium cerebrale*, noch das den Schlunddarm umschließende *Cranium viscerale*. Dieses leitet sich vom Kiemenbogenapparat ab. Wenn auch die Folge der einzelnen Kiemenbögen *Branchomerie* genannt wird, so ist sie nicht mit der Metamerie identisch. Unsegmentiert sind außerdem Gehirn und Rückenmark. Auch den Eingeweiden und der Leibeshöhle, *Cölom*, fehlt jegliche segmentale Gliederung (Abb. **71a**). Das Cölom findet sich nur im Rumpf. Es fehlt im Kopf-Hals- und Schwanzbereich.

4. Rangfolge der Formteile

Tier und Mensch lassen in ihrer Organisation eine Rangfolge der Formteile erkennen. Sie ist in absteigender Größenordnung durch die Begriffe Organismus-Organe, Systeme, Apparate-Gewebe-Zellen-Zellorganellen-Moleküle charakterisiert.

Der Organismus ist das lebendige Ganze, das nur durch die gesteuerte Tätigkeit seiner Teile funktioniert.

5. Variabilität

Hierunter versteht man die Abweichungen von einem „Idealplan" (wie er z. B. in den Anatomischen Atlanten dargestellt wird).

Die Variationsbreite ist genetisch festgelegt. Sie ist artspezifisch und kann nicht überschritten werden. In der Embryonalentwicklung entstehen Varietäten, die kompensiert und in das Ganze funktionell integriert werden. Am auffälligsten sind z. B. die Varietäten des Venensystems.

Nach der Geburt greift modulierend innerhalb der Variationsbreite die Funktion ein. Nichtgebrauch führt zur *Atrophie*, Überbeanspruchung zur *Hypertrophie*. Erhaltend wirkt der Reiz der Funktion. Der Organismus als kybernetisches System ist also in der Lage, sich innerhalb der möglichen Variationsbreite veränderten Bedingungen optimal anzupassen.

Klinischer Hinweis. Eine Verminderung des O_2-Gehaltes der Luft beantwortet der Organismus mit einer Mehrproduktion von Erythrocyten. Selbst der Knochen paßt sich den veränderten mechanischen Bedingungen an. Der Unterkiefer eines Greises, dem die Zähne fehlen und bei dem infolgedessen der Kaudruck wegfällt, atrophiert und nähert sich wieder der Gestalt des Neugeborenenkiefers. Auch Hormonimbalancen können zu Variationen führen, z. B. Zwerg- oder Riesenwuchs.

Proportionen

Das Erscheinungsbild des Menschen wird auch bestimmt durch die unterschiedlichen Proportionen. Im Laufe der Entwicklung verschieben sich die Größenverhältnisse der einzelnen Körperteile (Abb. **68**). Als Maßeinheit hat man sich auf die Kopfhöhe geeinigt. Beim Erwachsenen läßt sich der Körper nach einem Idealbild durch 8 Kopfhöhen unterteilen. Abweichungen von diesem Schema ergeben sich in Abhängigkeit vom Geschlecht und von Rasseeigentümlichkeiten. Sie folgen aber auch einer Zuordnung zu den

Konstitutionstypen

- *Leptosom* = asthenisch. Der Astheniker ist schlankwüchsig, oft schmalbrüstig und langbeinig.
- *Pyknisch*. Der Pykniker ist gedrungen, eher kurzbeinig; er neigt zum Fettansatz.
- *Athletisch*. Menschen diesen Typs sind muskulös, verfügen über einen groben Knochenbau und straffes Hautbindegewebe.

B. Ordnungsprinzipien der Muskulatur

Die beiden folgenden Tabellen 4 u. 5 werden erst nach Kenntnis des Nervensystems und der Muskulatur voll verständlich. Andererseits bleibt die Detailkenntnis der *somatischen, branchialen* und *visceralen Muskulatur* mit ihrer Innervation ohne Wissen um die Entstehung in der Embryonalentwicklung zusammenhanglos. Deshalb wird hier die Entwicklung der Muskulatur mit dem Innervationsschema besprochen.

Außer diesen drei großen Muskelgruppen entstehen auch aus dem Ektoderm Muskelzellen, die über das

Tabelle 4. Entwicklung der Muskulatur mit Innervationsschema

Herkunft	Bezeichnung	Innervation
Myotome	Somatische Muskulatur	Spinalnerven
Mesenchym der Kiemenbögen aus dem Kopfmesektoderm	branchiogene Muskulatur	Branchialnerven der Gehirnnerven (Nn. V, VII, IX, X, XI)
Somatopleura und Splanchnopleuramesenchym	viscerale Muskulatur	vegetatives Nervensystem (N. X und Sympathicus)

Tabelle 5. Zuordnung der branchiogenen Muskulatur nach Herkunft und Innervation

Kiemenbogen	Zugehöriger Nerv	Muskulatur
Mandibularbogen	N. trigeminus (N. V) 3. Ast	Kaumuskulatur, M. mylohyoideus, Venter anterior m. digastrici, M. tensor veli patatini, M. tensor tympani
Hyoidbogen	N. facialis (N. VII)	Mimische Muskulatur, Platysma, Venter posterior m. digstrici, M. stylohyoideus, M. stapedius
1. Branchialbogen	N. glossopharyngeus (N. IX)	M. stylopharyngeus
		Plexus pharyngeus (Nn. IX u. X) Pharynxmuskulatur
2. u. 3. Branchialbogen	N. vagus (N.X)	Kehlkopfmuskulatur, Darmmuskulatur
	N. accessorius (N. XI)	M. trapezius, M. sternocleidomastoideus

vegetative Nervensystem versorgt werden. Hierzu zählen die myoepithelialen Zellen an den Drüsenendstücken und in der Iris. Letztere differenzieren sich aus den Zellen des Randes des Augenbechers. Die Akkomodationsmuskeln des Auges gehen dagegen aus dem Kopf-Mesektoderm hervor. Die Genese der äußeren Augenmuskeln, die für die Bewegung des Auges verantwortlich sind, ist unklar.

1. Somatische Muskulatur

Die somatische Muskulatur ist metamer angelegt. Die Myotome sind durch Septen voneinander getrennt. Jedes Myotom liefert einen dorsalen Anteil, *Epimer*, und einen ventralen, *Hypomer* oder *Bauchfortsatz* (Abb. 71b). Das Hypomer breitet sich ventralwärts aus und bildet die seitliche und vordere Rumpfmuskulatur, während das Epimer an Ort und Stelle bleibt und die autochtone Rückenmuskulatur (S. 175) liefert. Sie wird von den Rr. dorsales der Spinalnerven versorgt, die aus dem Hypomer hervorgegangene ventrolaterale Muskelmasse von Rr. ventrales. Die Extremitätenmuskulatur entwickelt sich aus dem Hypomer. Infolgedessen wird auch sie von Rr. ventrales der Spinalnerven innerviert. Die Überwanderung von Muskelgruppen im Extremitätenbereich hat eine Überkreuzung einzelner Nerven, Plexusbildung, zur Folge.

Die Verbindung, die ein Nerv in der Embryonalentwicklung mit den Myoblasten einer prospektiven Muskelgruppe einging, bleibt zeitlebens erhalten. Der Nerv wird bei einer Verlagerung des Muskels „mitgezogen". Der Verlauf des N. phrenicus ist nur so erklärbar.

Als *unisegmental* bezeichnet man einen Muskel, der aus 1 Myotom hervorgeht und dementsprechend vom Spinalnerv 1 Segmentes versorgt wird (z. B. Mm. interspinales). Durch Konflux entstehen *plurisegmentale* Muskeln (z. B. M. spinalis, gerader Bauchmuskel). Die plurisegmentalen Muskeln lassen aber noch immer die ursprüngliche Nervenversorgung erkennen.

Der Begriff „somatische Muskulatur" bedeutet zwar sprachlich so viel wie „Körpermuskulatur"; er bezieht sich aber in der Anatomie allein auf Muskeln, die von Spinalnerven versorgt werden.

2. Branchiogene Muskulatur

Die branchiogene Muskulatur (auch viscerale Muskulatur des Kiemendarmes) läßt die in Tabelle 5 aufgeführte Zuordnung nach Herkunft und Innervation erkennen.

An der Grenze von Kopf/Rumpf erfolgt eine Überlappung der branchiogenen und der somatischen Muskeln, z. B. schiebt sich der von einem Branchialnerv (N. accessorius) versorgte M. trapezius über die vom Spinalnerven versorgte darunterliegende Muskelgruppe.

3. Viscerale Muskulatur

Zur visceralen Muskulatur zählt die Muskulatur der Blut- und Lymphgefäße, der Darmwand, des Ureters, des Uterus u. a. m., auch die Mm. arrectores pilorum.

Hinweis. Myoblasten aus dem 2. und 3. Somiten bilden die Zungenmuskulatur. Ihr Nerv, der N. hypoglossus (N. XII) ist somit ein sekundär in die Schädelkapsel einbezogener R. ventralis eines Spinalnerven.

Die Rr. dorsales und ventrales führen auch Fasern für die Innervation der einem Dermatom zugeordneten Abschnitte der Epidermis und ihrer Derivate (sensible, sekretorische, pilomotorische Fasern).

Die histologische Einteilung der Muskeln deckt sich also nicht mit der genetischen. Die quergestreifte Muskulatur wird zwar als „Skeletmuskulatur" bezeichnet, doch ungeachtet der Tatsache, daß z. B. die Ösophaguswand im oberen und Mittleren Abschnitt aus quergestreifter Muskulatur besteht und zweifellos die Ösophagusmuskulatur zur visceralen Muskulatur nach Lage und Innervation gerechnet werden muß.

C. Richtungs- und Lagebezeichnungen

Zur Definition von Lage, Lagebeziehungen und Richtungen im Körper und an seiner Oberfläche hat man besondere Bezeichnungen eingeführt. Sie werden unabhängig von der Lage im Raum angewandt: der Kopf ist auch in Rückenlage „oben" und nicht etwa die vordere Bauch- oder Brustwand. Die Begriffe beziehen sich also auf den aufrecht stehenden Menschen und die Bezeichnungen „rechts" und „links" stets auf die entsprechende Seite des zu beschreibenden Objektes. In den Anatomischen Atlanten wird der Mensch in „Normalstellung" abgebildet, wobei die Daumenseite nach außen gedreht ist.

1. Richtungsbezeichnungen

Die Richtungsbezeichnungen werden als gegensätzliche Begriffspaare benützt.

In der *Embryologie* bedeutet cranial-caudal kopf- und schwanzwärts; ventral-dorsal bauch- und rückenwärts.

Beim *Erwachsenen* bedeutet
dexter: rechts; der rechte ...
sinister: links; der linke ...
anterior: weiter vorn; der vordere ...
posterior: weiter hinten der hintere ...
superior: weiter oben; der obere ...
inferior: unten; weiter unten der untere ...
lateral: seitlich; von der Mittelebene weg
medial: zur Mittelebene hin
median: in der Mittelebene gelegen
proximal: näher zum Rumpf
distal: entfernter vom Rumpf

Am Schädel werden noch folgende Bezeichnungen verwendet: *frontal* = in Richtung Stirn; *nasal* = in Richtung Nase; *occipital* = in Richtung Hinterhaupt; *basal* = in Richtung Schädelbasis. Das Begriffspaar *basal* und *apikal* findet auch Anwendung in der Histologie. Nach der Konvention liegt das Epithel in den bildlichen Darstellungen immer „oben". Daraus ergibt sich die „unten" liegende Epithel- oder Zellbasis und die nach „oben" gelegene Zellapex.

Der Verlauf der durch den Körper gelegten **Achsen**, die auf die 3 senkrecht aufeinander im Raum stehenden Grundachsen reduziert werden, ist aus Abb. **72** ersichtlich. Es sind *Sagittal-, Transversal-* und *Longitudinal* (= *Vertical*)-

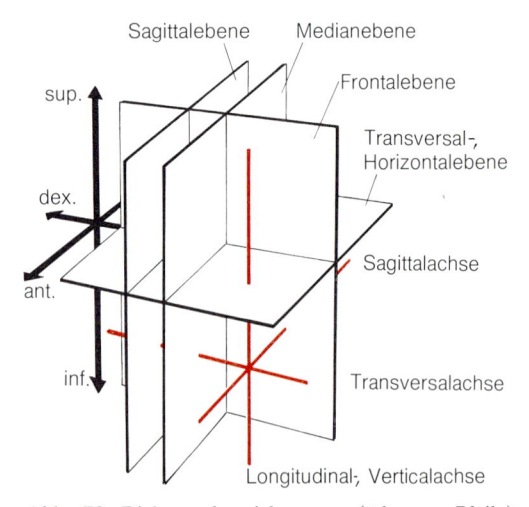

Abb. **72.** Richtungsbezeichnungen (schwarze Pfeile), Ebenen und Achsen (rote Linien) in Bezug auf den Menschen in Normalstellung. Achsen und Ebenen (nicht die Medianebene) können in beliebiger Zahl durch den Körper gelegt werden

Achsen. Die Lage der Muskeln zu entsprechenden **Bewegungsachsen** im Gelenk bestimmt die Funktion und ist für das Verständnis unbedingt wichtig.

2. Lagebezeichnungen

Die **Ebenen**, meist als gedachte oder reale Schnittebenen durch den Körper oder durch Körperteile, sind gleichfalls aus Abb. **72** ersichtlich. Man unterscheidet *Horizontal = Transversal-*, *Sagittal-* und *Frontalebenen* (parallel zur Stirn). Ein Sonderfall der Sagittalebene ist die Mittel- oder *Medianebene.* Sie zerlegt den Körper in 2 bilateral symmetrische Hälften.

Linien, die zur Orientierung am Thorax oder am Becken benützt werden, sind zu Beginn der einschlägigen Kapitel erläutert.

Allgemeine Anatomie des Bewegungsapparats

Der Bewegungsapparat setzt sich aus einem passiven und einem aktiven Anteil zusammen. Der passive Bewegungsapparat ist das Skelet. Es besteht aus knöchernen und knorpeligen Elementen, die durch Bindegewebssysteme, Bänder, mehr oder minder beweglich verbunden sind. Der aktive Bewegungsapparat umfaßt die gesamte Skeletmuskulatur, die die einzelnen Skeletteile gegeneinander bewegen oder in einer bestimmten Stellung fixieren kann.

A. Allgemeine Morphologie und Biologie der Knochen

I. Formen der Knochen

Nach der äußeren Form unterscheiden wir *kurze, lange* und *platte* Knochen. Man könnte auf diese recht oberflächliche Einteilung verzichten, wenn nicht bei den verschiedenen Formen charakteristische Unterschiede in der Knochenstruktur, im Ossifikationsmodus und in der Funktion des Knochenmarks bestünden.
— **Kurze Knochen** (Hand- und Fußwurzelknochen, Wirbelkörper) haben eine dünne oberflächliche Schicht kompakten Knochens, *Substantia corticalis*. Das gesamte Innere füllt ein Schwammwerk aus feinen Knochenbälkchen aus, *Substantia spongiosa*. In den Spongiosamaschen befindet sich Knochenmark.
— **Lange Knochen** oder Röhrenknochen (lange Knochen der Extremitäten) bestehen aus einem röhrenformigen Mittelstück, *Diaphyse*, Schaft, und aus zwei meist verdickten Endstücken, *Epiphysen*. Im Bereich der Diaphyse ist die Corticalis massiv ausgebildet, *Substantia compacta*. Sie umschließt einen mit Knochenmark erfüllten Hohlraum, Markhöhle, *Cavum medullare*. Die Epiphysen besitzen ähnlich wie die kurzen Knochen eine Spongiosa, die von einer relativ zarten Corticalis überzogen ist und ebenfalls Knochenmark enthält.
— **Platte Knochen** (Brustbein, Rippen, Schulterblatt, viele Schädelknochen) bestehen aus zwei Schichten kompakten Knochens, die eine mehr oder weniger dicke Spongiosaschicht zwischen sich fassen. Die Spongiosa kann bei sehr flachen Knochen (dünner Teil des Schulterblatts) überhaupt fehlen. In den Knochen des Schädeldachs wird sie als *Diploë* bezeichnet.
— Nicht alle Knochen sind in dieses Schema einzuordnen. Knochen des Gesichtsschädels, Hüftbeins oder der Wirbel lassen die Strukturmerkmale der vorigen Gruppen in unterschiedlicher Mischung erkennen. Hierher gehören auch einige Schädelknochen, die luftgefüllte und mit Schleimhaut ausgekleidete Hohlräume enthalten (*pneumatisierte* Knochen).

Knochenvorsprünge, die als Bänder oder Muskelansatz dienen, werden als *Apophysen* bezeichnet.

II. Funktioneller Bau des Knochens

1. Bedeutung der Leichtbauweise

Das hervorstechendste Merkmal des menschlichen Skelets ist seine Leichtbauweise. Bei landlebenden Wirbeltieren bedeutet ein möglichst leicht gebauter passiver Bewegungsapparat, der allen mechanischen Beanspruchungen mit genügender Sicherheit gerecht wird, einen Selektionsvorteil in der Evolution. Der Vorteil liegt
— im Sinne des biologischen Ökonomieprinzips
— in der Einsparung von Stoffwechselenergie: eine reduzierte Knochenmasse hat einerseits einen geringeren Eigenbedarf für ihre Ernährung, andererseits ermöglicht sie eine grazilere Ausbildung der Skeletmuskulatur, womit der Energieaufwand für die Bewegungs- und Haltefunktion sinkt. Der Leichtbau des Skelets gewinnt mit steigender Körpergröße der Tiere zunehmend an Bedeutung.

Ein Leichtbau ist wie in technischen Systemen prinzipiell auf zweierlei Weise zu realisieren:
— durch Verwendung von Baumaterial mit hochwertigen mechanischen Eigenschaften. Dementsprechend finden wir beim Menschen fast ausschließlich den **Lamellenknochen** (S. 45), der eine höhere Druck-, Zug- und Biegefestigkeit besitzt als der *Geflechtknochen* (S. 47).
— durch die Anordnung des Baumaterials in

Allgemeine Morphologie und Biologie der Knochen

Richtung der größten Druck- und Zugspannungen und Einsparung von Material an nicht belasteten Stellen: **trajektorielle Bauweise**.

In der Technik werden Linien, welche an jeder Stelle eines belasteten Körpers die Richtungen des größten Drucks oder des größten Zuges angeben, als Trajektorien bezeichnet. Ein trajektorielles Bauprinzip (Abb. 73 u. 74) ist nach allen bisherigen Untersuchungen für die gesamte Spongiosastruktur des Skelets nachgewiesen. Die Spongiosabälkchen sind stets so eingestellt, daß sie mit dem Verlauf der größten Druck- oder Zugspannungen übereinstimmen und damit axial auf Druck oder Zug beansprucht werden (funktionelle Anpassung S. 107). Auf diese Weise wird ein Maximum an Stabilität mit einem Minimum an Materialaufwand erreicht.

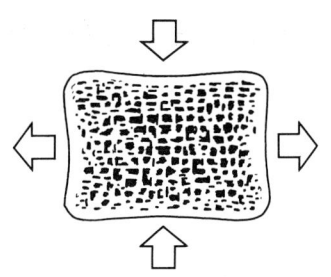

Abb. 73. Spongiosaarchitektur eines Wirbelkörpers. Die Pfeile bezeichnen die Richtung der Druck- und Zugspannungen

2. Leichtbauweise bei den verschiedenen Knochentypen

Kurze Knochen

Ein Beispiel für eine trajektorielle Bauweise ist die Spongiosaarchitektur des Wirbelkörpers. Entsprechend der *Druckbelastung* durch das Körpergewicht verlaufen Spongiosalbälkchen senkrecht von der oberen zur unteren Deckplatte des Wirbels. Gleichzeitig treten in allen Richtungen senkrecht zur Druckrichtung *Zugspannungen* auf. Demgemäß finden wir ein System von Bälkchen, die den Wirbelkörper von vorn nach hinten und von rechts nach links durchziehen (Abb. 73).

Epiphyse und epiphysennaher Knochenabschnitt

Ein weiteres klassisches Beispiel, das unter statischen Gesichtspunkten genau untersucht wurde, stellt das proximale Femurende dar. Infolge der typischen abgewinkelten Form des Oberschenkelknochens werden die Druckkräfte, die durch das Körpergewicht entstehen, zusätzlich durch Biegungs- und Scherkräfte überlagert. Daher erhalten die Spongiosazüge eine bogenförmige Verlaufsrichtung, wobei sich die einzelnen Bogensysteme entsprechend den Druck- und Zugspannungstrajektorien rechtwinklig kreuzen (Abb. 74).

Diaphyse der langen Knochen

Am Beispiel der Ober- und Unterarmknochen läßt sich zeigen, daß lange Knochen vornehmlich einer *Biegebeanspruchung* unterliegen. Der durch Muskelzüge im Ellenbogengelenk rechtwinklig gebeugte und fixierte Arm werde durch ein Gewicht belastet (Abb. 75). In Abb. 75a fixiert ein Oberarmmuskel die Beugestellung des

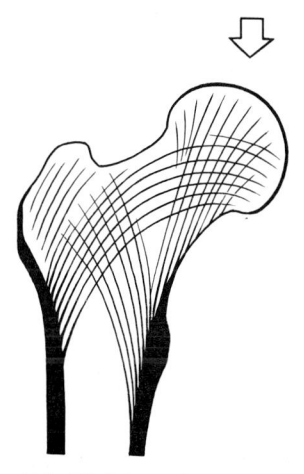

Abb. 74. Schematische Darstellung der Spongiosazüge im proximalen Femurende

Unterarms. Die Gewichtsbelastung verursacht eine Biegebeanspruchung der Unterarmknochen. Gleiches gilt für den Oberarmknochen, wenn die Beugestellung durch einen Unterarmmuskel fixiert wird. (Abb. 75b). Ist somit die *Biegung* die vorherrschende Beanspruchungsform der langen Knochen, dann bietet sich als Leichtbauweise des Knochens die *Rohrform* an.

Wird ein massiver Rundstab (Abb. 76) durch eine äußere Kraft gebogen, so treten an der Konkavität Druckspannungen und an der Konvexität Zugspannungen auf, wie man an der Runzel- und Rißbildung beim Biegen einer Grünholzgerte leicht feststellen kann. Sowohl die Druckspannungen wie die Zugspannungen sind an der äußersten Zone des Rundstabes am größten und nehmen zum Innern zu kontinuierlich ab (Länge der Pfeile in Abb. 76). In der Längsachse des Stabes herrschen weder Druck- noch Zugspannungen (sog. neutrale Zone). Bei einer solchen Spannungsverteilung innerhalb eines auf Biegung bean-

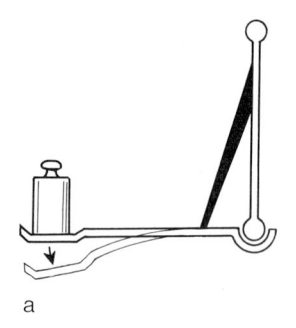

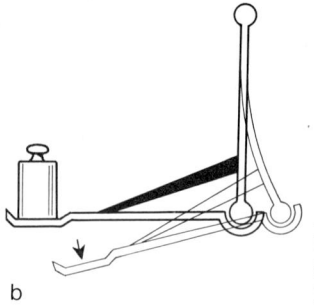

Abb. 75a u. b. Schema der Biegebeanspruchung bei Gewichtsbelastung. (a) Unterarmknochen, (b) Oberarmknochen

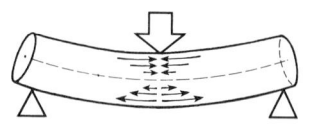

Abb. 76. Verteilung der Zug- und Druckspannungen bei Biegung eines Rundstabes

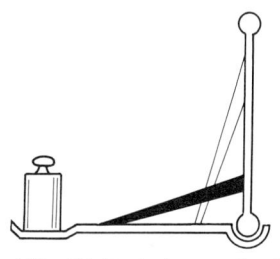

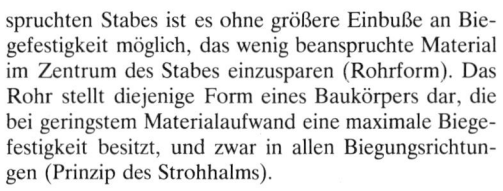

Abb. 77. Reduzierung der Biegekräfte durch die als Zuggurte wirkenden Ober- und Unterarmmuskeln

spruchten Stabes ist es ohne größere Einbuße an Biegefestigkeit möglich, das wenig beanspruchte Material im Zentrum des Stabes einzusparen (Rohrform). Das Rohr stellt diejenige Form eines Baukörpers dar, die bei geringstem Materialaufwand eine maximale Biegefestigkeit besitzt, und zwar in allen Biegungsrichtungen (Prinzip des Strohhalms).

Wichtig ist, daß bei der Biegung als der typischen Beanspruchungsform des Röhrenknochens hohe *Zugspannungen* auftreten. Festigkeitsuntersuchungen der Knochencompacta haben ergeben, daß die *Zugfestigkeit* des Knochens (bis zur Reißgrenze) erheblich geringer ist als seine *Druckfestigkeit*. Infolgedessen ist die *Biegebeanspruchung für den Röhrenknochen die gefährlichste*. Sie könnte vor allem bei dynamischer Belastung (Sprung, Sturz) hohe Werte erreichen und zur Fraktur führen, wenn sie nicht erheblich reduziert würde. Die an den Knochen angreifende *Zugkraft der Muskulatur* erhöht nämlich keineswegs die Belastung, sondern *vermindert* im Gegenteil die Biegebeanspruchung entscheidend.

Im Beispiel der Abb. **77** wirken auf die Unterarmknochen Biegekräfte. Diese werden durch die als Zuggurte wirkenden Unterarmmuskeln stark reduziert. Das Prinzip der Zuggurtung ist bei den Extremitäten allgemein verwirklicht. So ist z.B. die wesentliche Funktion des Tractus iliotibialis (S. 255) in Verbindung mit den ihn straffenden Muskeln in der Herabsetzung der Biegespannungen des Femur während der Standbeinphase zu sehen. *Die Muskulatur schützt also in vielfältiger Weise die langen Knochen vor der gefährlichen Biegebeanspruchung.*

Klinische Hinweise. Infolge der Leichtbauweise des Skelets ist die Frakturgefährdung bei äußerer Gewalteinwirkung relativ groß.

An der Diaphyse der Röhrenknochen treten bei Stauchung oder direkter seitlicher Gewalteinwirkung (Zugspannungen!) Biegungsbrüche mit querer oder schräger Rißfläche auf. Da auch bei gewaltsamer Torsion erhebliche Zugspannungen existieren, entstehen Frakturen mit spiraliger Rißfläche (Skiunfälle).

Im Bereich spongiöser Knochen mit dünner Corticalis (kurze Knochen, Gelenkenden der Röhrenknochen) kommt es bei Kompression zu einem meist irreversiblen Einbruch der Bälkchenstruktur (Wirbelkörper, Femurkopf), besonders nach pathologischer Schädigung der Spongiosa.

Gewaltsame Zugbeanspruchung kräftiger Gelenkbänder hat vielfach einen Abriß der spongiösen gelenknahen Knochenvorsprünge zur Folge, in denen die Bänder verankert sind.

III. Organnatur des Knochens

Der Knochen besteht aus der zellhaltigen Hartsubstanz (S. 45), aus dem Knochenmark und einer bindegewebigen Hülle (*Periost*). Er besitzt eine reiche Gefäßversorgung.

1. Periost, Knochenhaut

Mit Ausnahme der überknorpelten Gelenkflächen werden die Knochen vom Periost strumpfartig überzogen. Es gliedert sich in zwei funktionell ungleichwertige Schichten, eine vorwiegend aus kollagenen Fasern bestehende, derbe, äußere Schicht, *Stratum fibrosum*, und eine zell- und gefäßreiche innere, sog. *Cambiumschicht*. Das Stratum fibrosum ist durch Kollagenfaserbündel (Sharpeysche Fasern), die in die Hartsubstanz einstrahlen, teils fest, teils lockerer mit dem Knochen verbunden. Im Bereich der Sehnen- und Bandansätze wird eine konzentrierte Zugbeanspruchung des Knochens vermieden, indem die kollagenen Fasern der Sehnen nur zum Teil direkt in die Knochensubstanz eindringen, zum anderen Teil breit in das Stratum fibrosum ausstrahlen und damit die Zugkräfte auf eine möglichst große Fläche verteilen.

Die biologisch wichtige Cambiumschicht enthält zahlreiche kleine Gefäße und Capillaren, welche die Volkmannschen und Haversschen Gefäße (S. 46) speisen und damit der Ernährung der Knochensubstanz dienen. Aus der Cambiumschicht differenzieren sich während der Entwicklung Osteoblasten, die das Dickenwachstum des Knochens besorgen. Nach Abschluß des Wachstums unterbleibt die Differenzierung weiterer Osteoblasten. Die Produktion von Knochensubstanz wird eingestellt. Wenn nach einer Fraktur die Regeneration einsetzt, so entstehen aus der Cambiumschicht erneut Osteoblasten. Dabei werden die Knochenfragmente zunächst in einen zell- und faserreichen *Callus* eingeschlossen, in dem bereits nach wenigen Tagen Knochengewebe auftritt. Die Bildung weiterer Knochensubstanz führt zur stabilen Überbrückung des Frakturspaltes durch Geflechtknochen, der später zu Lamellenknochen umgebaut wird.

2. Knochenmark

Beim Neugeborenen sind alle Knochen mit rotem, blutbildendem Mark gefüllt. In den Diaphysen der Röhrenknochen wird es nach und nach durch gelbes, fettzellreiches Mark ersetzt. Beim Erwachsenen findet sich blutbildendes Mark nur noch in den platten und kurzen Knochen sowie in einigen Epiphysen der Röhrenknochen.

Insgesamt beträgt das Gewicht des Knochenmarks eines Erwachsenen 3–4 kg (Leber: 1,5 kg); etwa die Hälfte davon ist blutbildendes Mark.

3. Gefäß- und Nervenversorgung

Die Knochensubstanz wird über die Gefäße des Periosts versorgt. Auch Lymphcapillaren kommen im Periost vor. Größere Gefäße, *Vasa nutricia*, dringen durch gleichnamige Foramina in die Markhöhle vor und versorgen das Knochenmark. Ähnlich verhalten sich Gefäße, die den Epiphysenbereich der Röhrenknochen versorgen. Sie dienen hier zu Ernährung der Spongiosa und des Marks.

Nervenfasern sind im Periost und in den Kanälchensystemen der Knochensubstanz nachgewiesen. Ihre besondere Bedeutung liegt in der sensiblen Innervation des Periosts. Verletzungen des Periosts sind äußerst schmerzhaft.

IV. Biologisches Verhalten des Knochens

Im Gegensatz zum Knorpelgewebe ist die Knochensubstanz ausgezeichnet vascularisiert. Die Durchblutung und damit der Stoffwechsel ist vergleichsweise hoch.

Die Tatsache, daß das Knochengewebe als widerstandsfähige Hartsubstanz erscheint, schließt nicht aus, daß – selbst beim Erwachsenen – unter Aufrechterhaltung der äußeren Form des Knochens ein ständiger innerer Umbau erfolgt.

Wenn man im Tierversuch dem Futter radioaktiv markierten Phosphor beimengt, läßt sich dieser nach verhältnismäßig kurzer Zeit autoradiographisch in einzelnen Haversschen Lamellensystemen nachweisen. Er markiert damit die Stellen, an denen Knochensubstanz neu gebildet worden ist.

Der Knochen zeigt wie die Muskulatur eine Anpassung an veränderte funktionelle Beanspruchung. Dieses Verhalten wird als *funktionelle Anpassung* bezeichnet. Verstärkte systemgerechte – d.h. über die Gelenkenden wirkende – Belastung führt z.B. bei den Röhrenknochen zu einer Verdickung der Compacta und der Spongiosabälkchen: *Aktivitätshypertrophie*. Umgekehrt schwindet Knochenmaterial bei Muskellähmung oder längerer Ruhigstellung (Gipsverband): *Inaktivitätsatrophie*. Sie ist im Röntgenbild durch zarte Spongiosazeichnung zu erkennen. Die Knochenatrophie ist im übrigen eine typische Altersveränderung, die eine erhöhte Bruchgefährdung zur Folge hat.

Die funktionelle Anpassung der Spongiosaarchitektur zeigt sich besonders deutlich, wenn sich bei einer winklig verheilten Fraktur eines Röhrenknochens neue Spannungsverteilungen ergeben. In Richtung der geänderten Druck- und Zugspannungstrajektorien werden neue

Spongiosabälkchen aufgebaut und an nunmehr unbelasteten Stellen alte Bälkchen abgebaut.

Eine *Transplantation* von Knochen ist eine häufige chirurgische Maßnahme zur Überbrückung von Knochendefekten oder zur Unterfütterung von frakturierten Gelenkenden. Transplantierte Compactaspäne oder Spongiosakomplexe heilen gut ein.

B. Allgemeine Gelenklehre

Knochen können entweder *kontinuierlich* durch straffes Bindegewebe oder Knorpelgewebe oder *diskontinuierlich* in Form von echten Gelenken miteinander verbunden sein. Dementsprechend unterscheidet man:

I. Synarthrosen, Fugen, Haften

Die beteiligten Knochen werden durch das Zwischengewebe kontinuierlich miteinander verbunden. Ihre Beweglichkeit ist daher in der Regel gering. Synarthrosen sind häufig Zuwachszonen der Knochen.

Syndesmose, Bandhaft, Junctura fibrosa
Die Knochenverbindung wird mittels straffem kollagenen *Bindegewebe* hergestellt (z. B. Membrana interossea, Lig. stylohyoideum). Eine besondere Form der Syndesmose ist die Naht, *Sutura*. Nähte kommen bei den Schädelknochen vor.

Synchondrose, Knorpelhaft, Junctura cartilaginea
Das verbindende Gewebe kann *hyaliner* oder *Faserknorpel* sein. Beispiele: Zwischenwirbelscheiben, Symphysis pubica und einige Knochenverbindungen der jugendlichen Schädelbasis, die später synostosieren.

Synostose, Knochenhaft
Wird das Zwischengewebe einer Synarthrose durch Knochengewebe ersetzt, so entsteht eine Synostose (z. B. Verknöcherung der Schädelsuturen).

II. Diarthrosen, Gelenke, Juncturae synoviales (Abb. 78)

Echte Gelenke zeichnen sich durch eine diskontinuierliche Verbindung der Skeletteile aus, d.h. sie besitzen einen *Gelenkspalt*. Ihr Bewegungsspielraum variiert je nach Konstruktion erheblich.

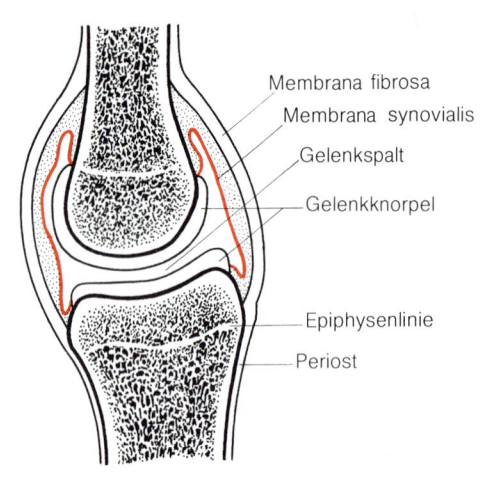

Abb. 78. Schema eines echten Gelenks (Diarthrose, Junctura synovialis)

Diarthrosen mit stark eingeschränktem Bewegungsumfang (z.B. kleine Fußwurzelgelenke) heißen straffe Gelenke, *Amphiarthrosen*.

1. Bestandteile der Gelenke

Facies articulares, Gelenkflächen
Die Gelenkflächen, Facies articulares, sind unterschiedlich geformt und besitzen stets einen *Knorpelüberzug*. Bei knorpelig präformierten Knochen besteht dieser als Rest des embryonalen Knorpels aus hyalinem Knorpel, Wo Deckknochen gelenkig verbunden sind, wie im Kiefergelenk, findet sich als Überzug Faserknorpel. Da dem Gelenkknorpel ein faseriges Perichondrium fehlt, ist seine Oberfläche spiegelnd glatt. Stark druckbelastete Gelenkflächen haben einen besonders dicken Knorpelbelag (Kniegelenk bis 5 mm). Bei inkongruenten Gelenkflächen spielt die Verformbarkeit des Knorpels eine wichtige Rolle: die Kontaktfläche der Gelenkenden wird mit steigendem Druck ständig größer und die Druckverteilung entsprechend besser.

Die hauptsächliche Beanspruchung des Gelenkknorpels auf Druck (und Scherung) kommt auch in der histologischen Architektur zum Ausdruck. Die kollagenen Fibrillen steigen von der Knorpel-Knochen-Grenze etwa senkrecht zur Oberfläche auf und biegen arkadenartig in eine oberflächliche Tangentialschicht ein. Die Knorpelterritorien passen sich dem Fibrillenverlauf an.

Capsula articularis, Gelenkkapsel
Die Gelenkkapsel, Capsula articularis, schließt das Gelenk allseitig ein und kann als Fortsetzung des Periostschlauches betrachtet werden.

Sie besteht wie das Periost — ungeachtet ihrer Dicke — aus einer äußeren Faserschicht, *Membrana fibrosa*, und einer spezifischen Innenschicht, *Membrana synovialis*.

Die **Membrana fibrosa** ist bei den einzelnen Gelenken von sehr unterschiedlicher Dicke. Kräftige Bündel oder Züge kollagener Fasern, an denen auch einstrahlende Sehnenausläufer beteiligt sein können, werden als *Gelenkbänder* gesondert beschrieben.

Die Gelenkinnenhaut, **Membrana synovialis**, besteht aus lockerem Bindegewebe mit einem variablen Gehalt an Fettzellen. An der inneren Oberfläche sind die sonst verzweigten Fibrocyten flächenhaft ausgebreitet und bieten somit histologisch das Bild eines einschichtigen, zuweilen auch mehrschichtigen Epithels. Die Membrana synovialis bildet gefäßreiche *Falten* und fettzellhaltige, auch vascularisierte *Zotten*. Sie enthält zahlreiche Nervenfasern und Receptoren.

Zotten und Falten neigen zur Verkalkung. Reißen diese verkalkten Gebilde infolge einer forcierten Gelenkbewegung ab, so können sie als freie Gelenkkörper eingeklemmt werden und zu einer äußerst schmerzhaften Sperre des Gelenks führen.

Cavum articulare, Gelenkhöhle
Die Gelenkhöhle, Cavum articulare, ist im eigentlichen Sinn keine Höhle, sondern ein *capillarer Spalt*. Er enthält lediglich eine geringe Menge Gelenkschmiere, *Synovia*. Sie dient wie das Öl in technischen Gelenken als *Gleitmittel* und zur *Ernährung* des gefäßlosen Gelenkknorpels. An der Bildung dieser mucopolysaccharidhaltigen, schleimartigen Flüssigkeit sind die Fibrocyten der Synovialis beteiligt.

Gelenkspezifische Ausstülpungen der Gelenkhöhlen und damit der Gelenkkapsel, Bursae und Vaginae synoviales, die das Gleiten gelenknaher Sehnen und Muskeln ermöglichen, werden bei den einzelnen Gelenken besprochen.

Sonderstrukturen der Gelenke
Zu den Sonderstrukturen der Gelenke zählen die *Zwischenscheiben* und die *Pfannenlippen*. Sie bestehen aus sehnigem, teilweise faserknorpeligem Gewebe.

Zwischenscheiben, **Disci articulares**, finden sich nur in einigen Gelenken. Sie sind an ihrer Zirkumferenz rings mit der Gelenkkapsel verwachsen und teilen somit das Gelenk in zwei Abteilungen. Sie dienen als *Druckverteiler* und haben eine *Polsterfunktion*, da sie inkongruente Gelenkflächen ausgleichen. Eine Sonderform der Disci stellen die *Menisci articulares* dar, die nur im Kniegelenk vorkommen. Wegen ihrer C-förmigen Gestalt unterteilen sie das Gelenk unvollständig.

Pfannenlippen, **Labra glenoidalia**, kommen im Schulter- und Hüftgelenk vor. Sie vergrößern als verformbare Ringwülste den äußeren Umfang der Gelenkpfanne und damit die Kontaktfläche der artikulierenden Skeletteile. Außerdem setzen sie den am Pfannenrand entstehenden Druck herab.

Ligg. articularia, Gelenkbänder
Gelenkbänder, Ligg. articularia, sind ein wichtiges Bauelement sämtlicher Gelenke. Sie zeigen wie die Sehnen eine straffe Textur aus weitgehend parallel orientierten *kollagenen Fasern*. Meist sind sie in die Membrana fibrosa der Gelenkkapsel eingewebt (Verstärkungsbänder), können aber auch ohne engere Beziehung zur Kapsel die artikulierenden Knochen miteinander verbinden.

Gelenkbänder haben zwei Aufgaben:
— Sie sichern die Führung der Gelenke in der Bewegung, verhindern also abnorme Bewegungen.
— Sie begrenzen die Gelenkexkursionen, hemmen also übermäßige Gelenkausschläge in bestimmte Richtungen.

2. Zusammenhalt der Gelenke

Nicht die Bänder bewirken — wie man annehmen könnte — den Zusammenschluß der Gelenkflächen. Hierfür sind stets *äußere Kräfte* verantwortlich: in erster Linie die Zugkräfte der über das Gelenk hinwegziehenden Muskeln und z.B. am Bein das Körpergewicht.

3. Führung und Hemmung der Gelenkbewegungen

Eine geordnete Bewegungsführung und eine Hemmung in bestimmten Extremstellungen ist für die Funktionstüchtigkeit der Gelenke unerläßlich. Ein Schlottergelenk ist funktionell wertlos.

An der Führung und Hemmung sind die Knochen mit ihren Gelenkflächen, der Bandapparat und die Muskulatur bei den einzelnen Gelenken in verschiedenem Maße beteiligt.

Eine **Knochenführung** ist nur in einigen Gelenken mit besonders geformten Gelenkflächen gegeben (z.B. Hüftgelenk, oberes Sprunggelenk). Eine **Knochenhemmung** kommt normalerweise nicht vor, allenfalls bei gewaltsamer Überstreckung im Ellenbogengelenk.

Eine **Bänderführung** hat große Bedeutung bei Gelenken mit stark inkongruenten Gelenkflächen (z.B. Kniegelenk), mit planen Gelenkflächen (z.B. Hand- und Fußwurzelgelenke) und bei Scharniergelenken. An die Stelle der hierbei fehlenden Knochenführung tritt der Bandapparat, der Gelenkbewegungen nur in bestimmten Richtungen freigibt.

Die **Bänderhemmung** ist funktionell wichtig. In vielen Gelenken (z.B. Hüft-, Knie- und Ellenbogengelenk, Finger- und Zehengelenke) wird die Streckung ausschließlich durch Bänder gehemmt.

Eine **Muskelführung** ist bei Gelenken erforderlich, deren ausgiebige Bewegungen weder durch Knochen- noch durch Bänderführung gesichert sind (z.B. Schultergelenk). Die Muskeln wirken hierbei als „verstellbare Bänder".

Eine **Muskelhemmung** liegt vor, wenn bei bestimmten Gelenkstellungen die Dehnbarkeit eines mehrgelenkigen Muskels (Muskelgruppe) erschöpft ist.

Eine **Weichteil- oder Massenhemmung** tritt z.B. bei extremer Beugung im Ellenbogen- oder Kniegelenk in Erscheinung.

4. Formen der Gelenke

Die Gelenke des menschlichen Körpers lassen sich nach der unterschiedlichen Gestalt der Gelenkflächen in wenige Grundtypen einteilen.

Dreiachsiges Gelenk, Kugelgelenk

Das dreiachsige Gelenk, Kugelgelenk, besitzt einen kugelförmigen *Gelenkkopf*, der mit einer entsprechend gehöhlten *Gelenkpfanne* artikuliert (z.B. Schultergelenk, Hüftgelenk). Das Gelenk erlaubt Bewegungen in beliebig vielen Richtungen, die aber auf *3 Hauptrichtungen* reduziert werden können. Diese Hauptbewegungen erfolgen um *3 Hauptsachen*, die senkrecht aufeinander stehen und sich alle im Kugelmittelpunkt kreuzen, wie das Beispiel des Schultergelenks bei hängendem Arm zeigt.

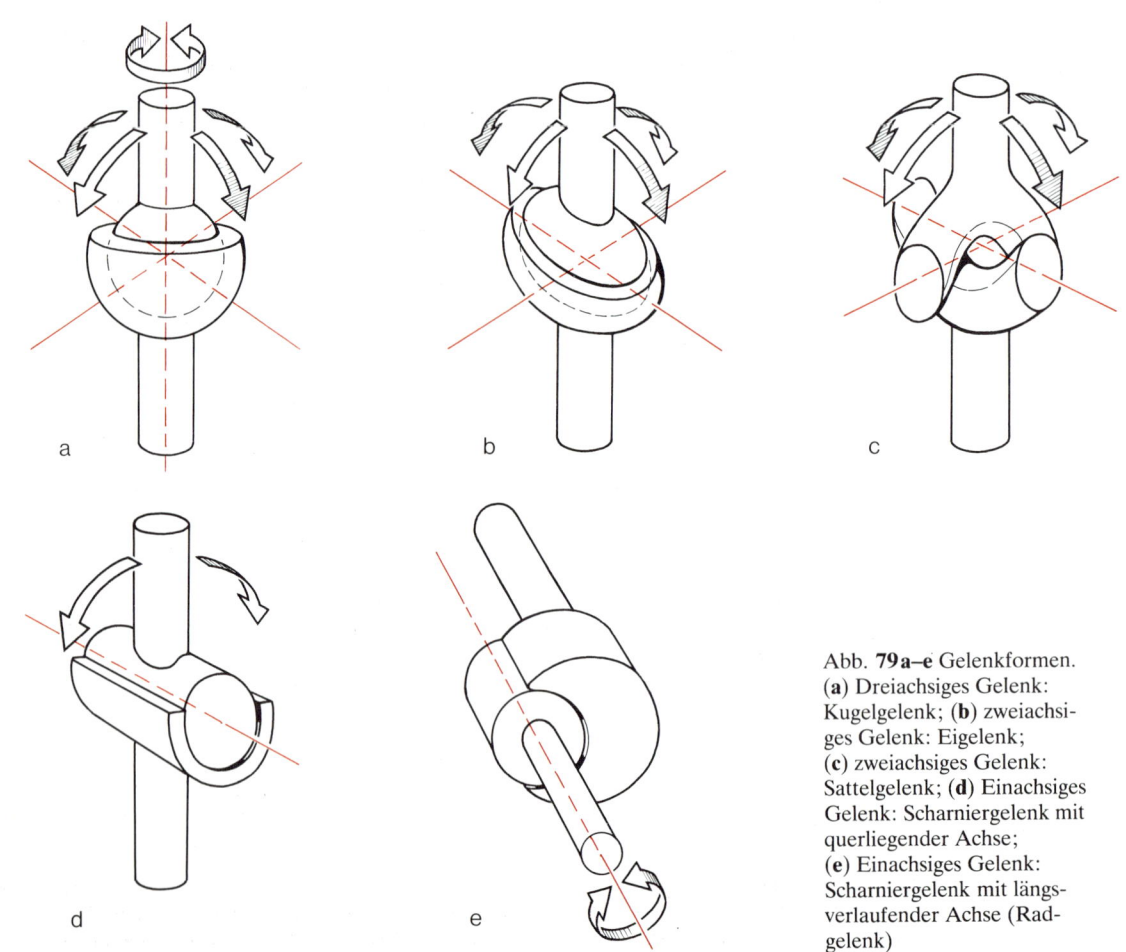

Abb. **79a–e** Gelenkformen. (**a**) Dreiachsiges Gelenk: Kugelgelenk; (**b**) zweiachsiges Gelenk: Eigelenk; (**c**) zweiachsiges Gelenk: Sattelgelenk; (**d**) Einachsiges Gelenk: Scharniergelenk mit querliegender Achse; (**e**) Einachsiges Gelenk: Scharniergelenk mit längsverlaufender Achse (Radgelenk)

Allgemeine Gelenklehre

– Die *erste* Hauptachse verläuft stets in Längsrichtung des bewegten Knochens. Um diese Achse kann der Arm einwärts und auswärts gekreiselt werden: *Innenrotation-Außenrotation*.
– Die *zweite* Hauptsache sei die transversale Achse. Um diese erfolgen Vorhebung und Rückhebung des Arms: *Anteversion-Retroversion* (auch als Beugung, *Flexion*, und Streckung, *Extension*, bezeichnet).
– Die *dritte* Hauptsache verläuft dann sagittal (dorsoventral). Um diese erfolgen Seithebung und Senkung des Arms: *Abduktion-Adduktion* (Abb. **79a**).

Die Kenntnis der Hauptsachen erleichtert das Verständnis der Gelenkexkursionen und der Muskelwirkungen.

Zweiachsiges Gelenk
Zweiachsige Gelenke sind das Eigelenk und das Sattelgelenk. Beim *Eigelenk, Ellipsoidgelenk*, verhindern im Unterschied zum Kugelgelenk der querliegende eiförmige Gelenkkopf und die entsprechend geformte Pfanne eine Rotation um die Längsachse. Bewegungen um die beiden anderen Achsen sind frei (z.B. proximales Handgelenk, Abb. **79b**).

Beim *Sattelgelenk* besitzen die Gelenkflächen jeweils die Form eines Reitsattels (Abb. **79c**). Die Bewegung um die Längsachse ist bei dieser Gelenkart eingeschränkt, um die beiden anderen Achsen ist sie möglich (Carpometacarpalgelenk des Daumens).

Einachsiges Gelenk, Scharniergelenk
Einachsige Gelenke, Scharniergelenke, erlauben eine Bewegung der artikulierenden Knochen entweder um eine querliegende Achse oder um eine in Längsrichtung der Knochen verlaufende Achse.

Bei *querliegender Achse* (Abb. **79d**) wird der Zwangslauf der Gelenkbewegung stets durch Seitenbänder, *Kollateralbänder*, gesichert. Die Bewegungen bestehen in Beugung und Streckung (z.B. Humeroulnargelenk, Mittel- und Endgelenke der Finger).

Bei *längs verlaufender Achse* (Abb. **79e**) spricht man von einem *Radgelenk* (z.B. Gelenk zwischen Atlas und Axiszahn, Articulatio atlantoaxialis mediana).

5. Gefäß- und Nervenversorgung der Gelenke

Die Gelenkarterien bilden meist einen Gefäßring um die Gelenkkörper. Seine Äste erreichen auch die Epiphysen und die Gelenkkapsel. Vor allem die Synovialmembran ist reich capillarisiert.

Im Stratum fibrosum der Kapsel und in der Nachbarschaft finden sich zahlreiche afferente Nervenfasern (Tiefensensibilität, Schmerz).

6. Biologisches Verhalten der Gelenke

Die Grundform der Gelenke ist genetisch festgelegt. Gleichwohl wird sie durch die Funktion in gewissem Ausmaß modifiziert.

Durch *Training* kann man den Bewegungsumfang steigern. Dabei breiten sich die überknorpelten Berührungsflächen entsprechend aus. Gleichzeitig werden Gelenkkapselabschnitte ausgeweitet und Hemmungsbänder verlängert.

Längerdauernde *Ruhigstellung* führt wie bei allen kollagenen Strukturen zu einer Schrumpfung von Kapsel und Bandapparat. Sofern größere Reservefalten der Gelenkkapsel existieren, verklebt deren Synovialmembran. Die sich aneinanderlegenden Oberflächen werden aus Fibrocyten gebildet, die sich aus ihrem epithelartigen Verband lösen und unter Neubildung kollagener Fibrillen eine Verschmelzung der synovialen Oberflächen herbeiführen. Diese Vorgänge schränken die Bewegungen mehr oder weniger ein.

Eine *Regeneration* des hyalinen Gelenkknorpels ist nicht möglich, da ein Perichondrium fehlt. Knorpeldefekte werden durch Bildung von Faserknorpel repariert.

Gelenkbänder, fibröse Kapsel, Disci und Menisci sind bradytrophe Gewebe. Ihre Wiederherstellung nach Verletzungen dauert oft Monate.

Altersveränderungen. Als Folge mangelnder Übung ist der Bewegungsumfang eingeschränkt. Regressive Veränderungen des gefäßfreien Gelenkknorpels führen zu einer Abflachung und zur Asbestdegeneration (S. 44). An den Randpartien des Gelenkknorpels kommt es zuweilen zu Knorpelproliferationen, die verkalken und später durch Knochengewebe ersetzt werden können. Diese proliferativen Veränderungen können bei ständiger Überbelastung oder Fehlbelastung der Gelenke selbst in jüngerem Lebensalter auftreten.

Klinische Hinweise. Unter den Erkrankungen und Verletzungen des Bewegungsapparates sind Gelenkschäden relativ häufig: Unfall- und Sportverletzungen, rheumatische und degenerative Prozesse.

Kapselverletzungen. Bei Verstauchung und Zerrung (Distorsion) oder bei Prellung (Contusion) ist die Gelenkkapsel betroffen. Je nach Stärke der Gewaltein-

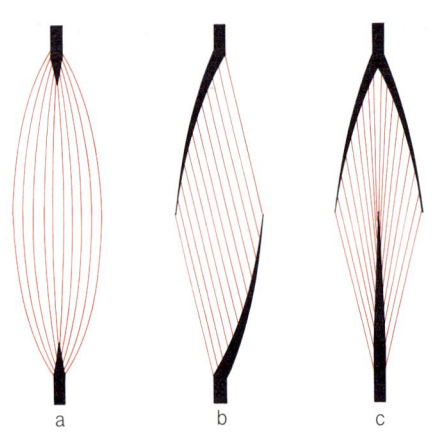

Abb. 80a–c. Verschiedene Arten der Muskelfaseranordnung. (a) M. fusiformis, (äußerlich) spindelförmiger Muskel; (b) M. unipennatus, einfach gefiederter Muskel; (c) M. bipennatus, doppelt gefiederter Muskel

wirkung reagiert sie mit Schwellung, mit vermehrter Flüssigkeitsabsonderung in die Gelenkhöhle (Erguß) oder, falls Kapselgefäße zerreißen, mit Blutaustritt in die Gelenkhöhle (Bluterguß).

Bänderverletzungen. Bei den genannten Traumen sind häufig die Gelenkbänder beteiligt, da sie bei den meisten Gelenken in die Kapsel eingelassen sind. Eine Bänderläsion ist vor allem dann wahrscheinlich, wenn äußere Kräfte eine durch Bänder gehemmte Gelenkbewegung forcieren (Überstreckung im Ellenbogen- oder Kniegelenk). Auch hierbei gibt es verschiedene Verletzungsgrade von der einfachen Zerrung bis zum kompletten Riß.

Knochenverletzungen. Wegen der großen Zugfestigkeit kollagener Fasern kann die Kontinuität kräftiger Bänder erhalten bleiben und statt dessen ein Abriß des Knochenabschnittes erfolgen, in dem das Band inseriert (Abrißfraktur der Knöchel oder des Wadenbeinköpfchens).

Beim Schultergelenk, einem Gelenk mit Muskelführung, kann es z.B. durch Insuffizienz der Haltemuskeln oder infolge Unterentwicklung der Pfannenlippe zur habituellen Luxation (Verrenkung, Auskugelung) kommen. Bei den Gelenken mit Bänderführung haben Luxationen gewöhnlich Kapsel- und Bänderrisse zur Folge.

C. Allgemeine Muskellehre

Die Skeletmuskulatur bildet mit dem passiven Bewegungsapparat eine funktionelle Einheit. Die einzelnen Muskeln lassen sich anatomisch gewöhnlich gut voneinander abgrenzen. Doch wirken sie meist nicht als Individuen, sondern im Verbund mit anderen Muskeln: funktionelle Muskelgruppen.

Übereinkunftgemäß bezeichnet man die Anheftungsstelle eines Muskels am weniger beweglichen, bei den Extremitäten rumpfnahen Skeletteil als Ursprung, *Origo*, und die Befestigungsstelle am stärker beweglichen (distalen) Skeletteil als Ansatz, *Insertio*.

Die Begriffe Ursprung und Ansatz sind für deskriptive Zwecke notwendig und sinnvoll. Man muß sich nur darüber klar sein, daß funktionell durch die Muskelkontraktion beide Befestigungsstellen einander genähert werden, wobei je nach den Gegebenheiten einmal das eine und einmal das andere Skeletstück das stärker bewegte sein kann.

I. Formen der Muskeln

Am einzelnen Muskel unterscheidet man einen aus kontraktilen Muskelfasern bestehenden Mittelteil, Bauch, *Venter*, und die sehr verschiedenen langen Sehnen, mit denen die Kontraktionskraft auf die Skeletelemente übertragen wird.

Ein Muskel kann mehrere selbständige Ursprungsteile, Köpfe, haben, die in eine gemeinsame Ansatzsehne auslaufen: M. biceps, M. triceps, M. quadriceps.

Ein Muskel kann mehrere hintereinanderliegende Bäuche haben, die durch Zwischensehnen verbunden sind: zweibäuchiger Muskel (z.B. M. digastricus); mehrbäuchiger Muskel (z.B. M. rectus abdominis).

Nach der äußerlich sichtbaren Anordnung der Muskelfasern werden verschiedene Muskelformen beschrieben:

M. fusiformis, Spindelförmiger Muskel
(Abb. **80a**)
Der Muskelbauch geht unter Verjüngung beiderseits in die Sehnen über. Die Muskelfasern verlaufen fast parallel in Längsrichtung. Hinter dieser oberflächlichen Faseranordnung verbirgt sich im Innern meist eine klare *Fiederung*.

M. unipennatus, Einfach gefiederter Muskel
(Abb. **80b**)
Die Muskelfasern gehen unter spitzen Winkeln unterschiedlicher Größe, *Fiederungswinkel*, einseitig in die Ansatzsehne über. Diese Anordnung erlaubt die Insertion zahlreicher Muskelfasern an der Sehne (z.B. M. extensor hallucis longus).

M. bipennatus, Doppelt gefiederter Muskel
(Abb. **80c**)
Die Muskelfasern erreichen unter verschiedenen Fiederungswinkeln von zwei Seiten die Ansatz-

Allgemeine Gelenklehre

sehne. Die Ursprungssehne ist meist als Sehnenblatt ausgebildet. Auch bei diesem Typ können sich viele Muskelfasern an der Sehne anheften (z.B. M. flexor hallucis longus).

M. planus, Platter Muskel
Diese flächig ausgebreiteten Muskeln kommen in der Bauchwand und am Rücken vor. Die Muskelfasern verlaufen entweder parallel oder konvergierend.

II. Bau des Muskels

Das kontraktile Element des Muskels ist die *Muskelfaser*. Ihre Größe variiert bei menschlichen Muskeln erheblich. Sie kann eine Länge von wenigen Millimetern bis zu 15 cm (z.B. M. sartorius) und einen Durchmesser zwischen 10 µm und 100 µm besitzen. Jede Muskelfaser ist von einer Basalmembran und einem gitterfaserhaltigen Fibrillenstrumpf, *Sarkolemm*, überzogen (S. 51). Sie setzt sich an beiden Enden in eine zarte Sehne aus kollagenen Fibrillen fort. Etwa 10–50 Muskelfasern sind in einem *Primärbündel* zu gemeinsamer Funktion zusammengeschlossen. Die Sehnen der einzelnen Muskelfasern vereinigen sich zu einer einheitlichen Sehne des Primärbündels.

1. Hüllsysteme

Die Muskelfasern werden durch Bindegewebssysteme zu Einheiten steigender Größenordnung *zusammengefaßt*. Die kollagenen Fasern der bindegewebigen Hüllen besitzen eine spezifische Textur, die eine *Verschieblichkeit* der Muskelfaserbündel gegeneinander gewährleistet. Die Hüllen stellen ferner *Leitbahnen* für die intramuskulären Gefäß- und Nervenäste dar und enthalten Registriereinrichtungen für den Dehnungsgrad der Muskelfasern, Muskelspindeln (S. 143).

Die hierarchische Ordnung der Hüllensysteme kommt in der — nicht einheitlich angewandten — Nomenklatur zum Ausdruck.

Als **Endomysium** werden zarte Faserstrukturen bezeichnet, die das Sarkolemm benachbarter Muskelfasern locker miteinander verbinden. Im Endomysium verlaufen die *Muskelcapillaren* in Form eines dichten längsgerichteten Netzwerks.

Das **Perimysium internum** umhüllt jeweils ein Primärbündel und stellt zugleich eine Verschiebeschicht zwischen den Primärbündeln dar.

Das **Perimysium externum**, ein etwas kräftigeres Bindegewebssystem, faßt Primärbündel gruppenweise zusammen.

Das **Epimysium** bildet eine lockere Hülle um den gesamten Muskel und grenzt ihn von seiner Umgebung oder benachbarten Muskeln verschieblich ab.

III. Bau und Form der Sehnen

1. Bau der Sehnen

Sehnen bestehen im wesentlichen aus parallel gebündelten, in Zugrichtung angeordneten *kollagenen Fasern*. Sie verleihen der Sehne eine beachtliche Zugfestigkeit von 5–10 kp/mm^2. Die Fasern besitzen aufgrund ihrer Molekularstruktur eine natürliche Wellung. Beim Einsetzen des Muskelzuges wird sie ausgeglichen, so daß die Kontraktionskraft leicht federnd am Knochen angreift. Die Faserbündel sind in kurzen Sehnen parallel orientiert, in langen Sehnen können sie parallel oder schraubig verlaufen.

Die *Fibrocyten* passen sich den Raumverhältnissen an und liegen auf Längsschnitten straßenförmig zwischen den kleinsten Faserbündelchen (Flügelzellen S. 42).

Ähnlich wie der Muskel besitzt auch die Sehne bindegewebige *Hüllsysteme*, die Faserbündel verschiedener Ordnung umschließen, *Peritendineum*. Die äußerste lockere Bindegewebshülle wird als *Peritendineum externum* bezeichnet.

Die Gefäßversorgung ist spärlich. Nervenfasern verlaufen im Peritendineum zu Spannungsreceptoren, *Sehnenorganen* (S. 143).

2. Form der Sehnen

Länge und Kaliber der Sehnen wechseln stark. Die Kraft eines Muskels und die Dicke seiner Sehne sind so aufeinander abgestimmt, daß der Muskel auch bei ruckartiger Kontraktion seine Sehne nicht zerreißen kann.

Sehnen können *rundlich, flachoval* oder *flächenförmig* sein. Flächenhaft ausgebreitete Sehnen heißen *Aponeurosen*. Sie kommen entweder als Sehnen platter Muskeln (Bauchmuskeln) vor oder auch als Ursprungssehnen bauchiger Muskeln (z. B. M. gastrocnemius, M. glutaeus medius).

IV. Hilfsvorrichtungen von Muskeln und Sehnen

Hierzu gehören Fascien, Schleimbeutel und Sehnenscheiden.

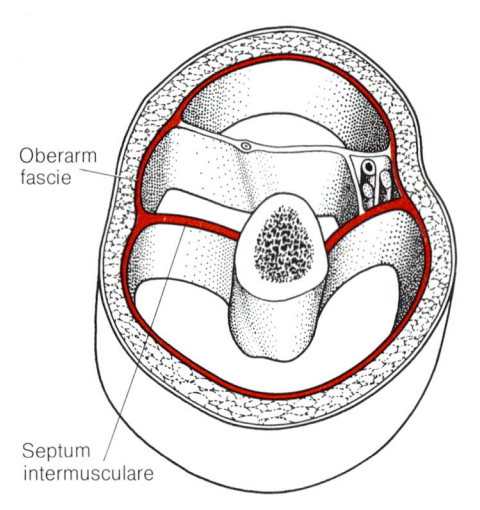

Abb. **81.** Fascienverhältnisse am Oberarm (Muskellogen)

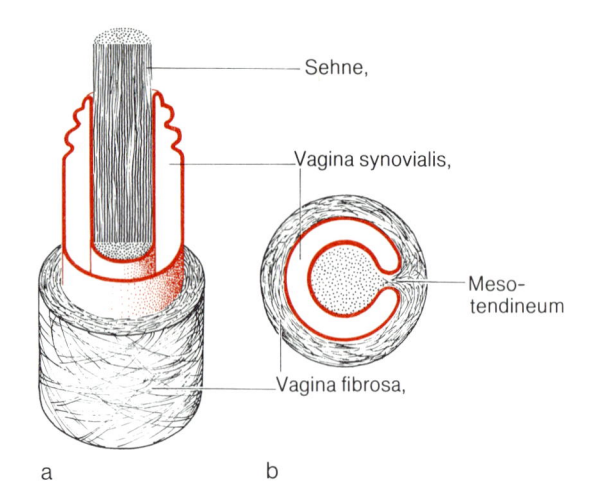

Abb. **82a** u. **b.** Schema einer Sehnenscheide

1. Fascien

Fascien sind Lamellen aus *straffem Bindegewebe*, die einzelne Muskeln oder Muskelgruppen umschließen. Sie bilden vielfach *Ursprungs- oder Ansatzfelder* von Muskelfasern und ergänzen insoweit das Skelet. Im Gegensatz zum Epi- und Perimysium sind sie von der Längenänderung der Muskeln weitgehend ausgeschlossen.

Einzelfascien bilden einen Führungsschlauch für längere Muskeln mit schrauben- oder S-förmigem Verlauf (z.B. M. sartorius, M. sternocleidomastoideus). Eine solche Fascienscheide sichert Form und Lage des Muskels.

Gruppenfascien umgeben Muskeln mit gleicher Funktion. An den Extremitäten senken sie sich zwischen Muskelgruppen in die Tiefe und heften sich am Periost der Knochen fest. Als *Septa intermuscularia* trennen sie gegensinnig wirkende Muskelgruppen (Abb. **81**) und bilden gemeinsam mit der oberflächlichen Extremitätenfascie eigene *Muskellogen* (z.B. Beuger- und Streckerloge am Oberarm).

Die *oberflächliche Körperfascie* überzieht alle Muskeln des Rumpfes und der Gliedmaßen. Sie grenzt die Subcutis gegen die Muskulatur ab.

2. Bursae synoviales, Schleimbeutel

Schleimbeutel, Bursae synoviales, sind Spalträume im Bindegewebe, die mit einer Synovialmembran ausgekleidet sind und wie die Gelenke Synovia enthalten. Sie erleichtern die gegenseitige *Verschieblichkeit* von Strukturen, die unter größerem Druck *flächenhaft* aneinandergepreßt werden. Sie wirken dabei als *Druckverteiler*. Gelenknahe Schleimbeutel stehen in manchen Fällen mit der Gelenkhöhle in Verbindung. (Wenn ein Muskel um einen vorspringenden Knochen herumzieht, bildet sich zwischen Knochen und Muskelunterfläche ein Schleimbeutel).

3. Vaginae synoviales tendinum, Sehnenscheiden

Sehnenscheiden, Vaginae synoviales tendinum, sind bindegewebige Führungsröhren langer Extremitätensehnen. Sie bestehen aus einer kräftigen äußeren *Vagina fibrosa*, die in der Umgebung fest verankert ist und die Sehne in ihrer Lage hält, und einer inneren *Vagina synovialis*, die das Gleiten der Sehne in der Bindegewebsröhre erleichtert. Die Vagina synovialis ist eine doppelwandige Hülle, deren Spaltraum Synovia (S. 109) enthält. Sie ist an beiden Enden unter Faltenbildung verschlossen. Dadurch wird gewährleistet, daß die Synovia nicht ausfließt und zugleich die Verschiebung der Sehne möglich bleibt (Abb. **82a** u. **b**). Das innere Blatt der Vagina synovialis ist mit der Sehne fest verbunden. Zwischen den beiden Blättern der Synovialscheide können Verbindungen (*Mesotendineum*) bestehen, über die Gefäße und Nerven an die Sehne herantreten. *Sehnenscheiden sind zur Reibungsminderung an Stellen angeordnet, an denen Sehnen aus dem geraden Verlauf durch vorspringende Knochen oder zurückhaltende Bänder (Retinacula) abgelenkt werden*. Das ist bei den langen Sehnen der Hand und des Fußes der Fall.

Allgemeine Muskellehre

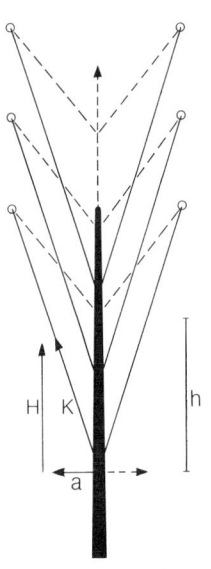

Abb. 83. Verlauf der Muskelfasern eines doppelt gefiederten Muskels in gedehntem Zustand und bei maximaler Kontraktion der Fasern auf die Hälfte der Ausgangslänge (gestrichelt). Die dabei erzielte Hubhöhe ist mit h bezeichnet. Die Kontraktionskraft einer Muskelfaser (K) wird infolge der Fiederung in die Komponenten H und a zerlegt. H. ist die Komponente, die zur Hubkraft in Sehnenrichtung beiträgt; die Teilkraft a wird durch eine gleichgroße Teilkraft kompensiert, die bei Kontraktion der entsprechenden (rechten) Muskelfaser auftritt

V. Innere Mechanik des Skeletmuskels

Bei näherer Untersuchung sind alle Muskeln gefiedert, auch wenn es äußerlich nicht erkennbar ist. Die Muskelfasern und auch die Primärbündel setzen also gestaffelt an ihren Sehnen an (Abb. **80 b, c**). Aus dieser Anordnung ergeben sich einige Folgerungen für die sog. innere Mechanik des Muskels.

1. Mechanische Selbststeuerung

1. Aus der gedehnten Ausgangslage kann sich eine Muskelfaser (Primärbündel) maximal auf etwa *die Hälfte verkürzen* (vgl. elektronenmikroskopische Struktur der Myofibrillen im gedehnten und kontrahierten Zustand). Da ihr Volumen bei der Verkürzung konstant bleibt, muß sie sich entsprechend verdicken. Raum für die Dickenzunahme wird aufgrund der Fiederung zwangsläufig geschaffen, da sich bei Faserkontraktion der Fiederungswinkel und damit der seitliche Abstand der Muskelfasern vergrößert (Abb. **83**). Man spricht von einer mechanischen Selbststeuerung des Muskels. Würde sich ein längsgefaserter Muskel (Abb. **80 a**) unter Belastung verkürzen, käme es zu einem erheblichen Anstieg des Binnendrucks, wodurch nicht zuletzt die zwischen den Muskelfasern gelegenen Capillaren komprimiert würden.

2. Hubkraft

Die Hubkraft eines Muskels (auch Sehnenkraft genannt) ist die bei maximaler Innervation aller seiner Muskelfasern an der gemeinsamen Endsehne entwickelte Kraft. Sie hängt vom physiologischen Querschnitt und vom Fiederungswinkel ab. Als *physiologischer Querschnitt* des Muskels wird die Summe der Querschnittsflächen aller Muskelfasern bezeichnet. Pro Quadratzentimeter Faserquerschnitt entfalten die Muskelfasern eine Kraft von ca. 6 kp. Diese Kraft wird nicht voll an der Endsehne wirksam, da die Fasern und somit die Richtung ihrer Kontraktionskraft schräg zur Endsehne verlaufen. Je größer der Fiederungswinkel, desto geringer die Komponente, die an der Sehne zur Hubkraft beiträgt.

Andererseits kann im gleichen Muskelvolumen bei größerem Fiederungswinkel eine höhere Zahl von Muskelfasern an der Sehne inserieren, wodurch der Verlust an Hubkraft wieder kompensiert wird.

3. Hubhöhe

Die Hubhöhe, d.h. die absolute Verkürzungsgröße des gesamten Muskels richtet sich in erster Linie nach der *Länge* seiner Muskelfasern. Liegen die Muskelfasern (Primärbündel) in Richtung der Endsehne (*„gerade Fasern"*), so entspricht die Hubhöhe direkt der Faserverkürzung. Sie beträgt aus der gedehnten Stellung maximal 50% der Faserlänge. Für alle *schrägen* Muskelfasern im gefiederten Muskel gilt diese einfache Beziehung nicht. Die von ihnen erzielte Hubhöhe ist stets größer als die Faserverkürzung.

Wenn in einem Muskelindividuum Fasern mit unterschiedlich großen Fiederungswinkeln vorkommen, so ist ihre Ausgangslänge im allgemeinen so bemessen, daß alle Fasern bei gleichem Verkürzungsgrad an der gemeinsamen Endsehne die gleiche Hubhöhe erzielen; d.h. Fasern mit größerem Fiederungswinkel haben eine geringere Ausgangslänge als die „geraden" Fasern.

VI. Äußere Mechanik des Skeletmuskels

Die Wirkung eines Muskels auf das Hebelsystem der gelenkig verbundenen Skeletelemente be-

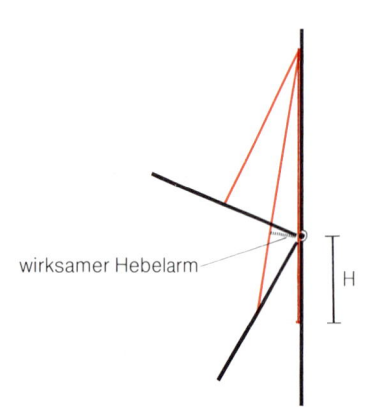

Abb. 84. Knochenpaar in Streck- und Beugestellung zur Erläuterung des wirksamen Hebelarms. Rot: Richtung des Muskelzugs. H: Hebelarm = Insertionsabstand des Muskels von der Drehachse

zeichnet man als äußere Mechanik. In bezug auf Hubkraft, Hubhöhe und Hebelarm sind die Muskeln auf den Bewegungsumfang des übersprungenen Gelenkes abgestimmt und bilden mit ihm ein funktionelles System.

Ein Muskel kann über ein oder mehrere Gelenke hinwegziehen. Dementsprechend unterscheidet man *ein-, zwei- und mehrgelenkige Muskeln*. Für die Beschreibung der Muskelwirkung gilt dabei, daß ein Muskel potentiell in allen Gelenken wirkt, die er überspringt. Ob ein mehrgelenkiger Muskel in einem speziellen Gelenk eine kleine oder große Wirkung entfaltet, richtet sich u.a. nach der Stellung der übrigen übersprungenen Gelenke.

1. Hebelwirkung des Muskels (Abb. 84)

Das Ausmaß der Muskelwirkung auf die Skeletteile wird bestimmt von der *Hubkraft* und dem *wirksamen Hebelarm* (Drehmoment). Am einfachen Beispiel eines Scharniergelenkes seien einige Beziehungen erläutert:

– Bei gleicher *Hubkraft* ist die Muskelwirkung um so höher, je größer der Insertionsabstand des Muskels von der Gelenkachse (Hebelarm) ist.
– Je größer der *Hebelarm*, desto größer muß die Hubhöhe des Muskels (längere Muskelfasern) sein, um maximale Gelenkexkursionen zu erzielen.
– Der wirksame (virtuelle) *Hebelarm* ändert sich mit der Gelenkstellung.

Er ist minimal in Streckhaltung. Die Hubkraft des Muskels wirkt dabei im wesentlichen als *Druckkraft*, die die Gelenkflächen aufeinanderpreßt. Mit zunehmender Beugung wird der wirksame Hebelarm größer und erreicht ein *Maximum*, wenn die Richtung der Hubkraft senkrecht zum bewegten Skeletteil steht. Bei weiterer Beugung wird der wirksame Hebelarm wieder kleiner. Ein Teil der Hubkraft des Muskels wirkt dabei als *Zugkraft*, die die Gelenkflächen voneinander zu ziehen trachtet.

2. Muskelwirkung bei umgelenkter Sehne

Wird eine Sehne durch ein **Hypomochlion** (Knochenvorsprung oder Rückhaltebänder) aus dem geraden Verlauf abgelenkt, gilt folgendes:
– Die Richtung des Muskelzuges wird durch die Richtung der Sehnenstrecke zwischen Hypomochlion und Ansatzstelle (*wirksame Endstrecke*) bestimmt.
– Wird die Sehne durch das Hypomochlion um ein *Gelenk* herumgeleitet, so ist für die Muskelwirkung in diesem Gelenk die Richtung des Muskelzuges und der Hebelarm maßgebend. Die Zugrichtung wird durch die Verlaufsrichtung der Sehne *proximal* vom Hypomochlion und der wirksame Hebelarm durch den senkrechten Abstand der *proximalen* Sehnenstrecke von der Gelenkachse bestimmt.

Diese Verhältnisse liegen z.B. beim langen Beuger der Großzehe (M. flexor hallucis longus) vor (S. 275).

3. Aktive und passive Insuffizienz

Bei *mehrgelenkigen* Muskeln reicht meist die *Verkürzungsgröße* (Hubhöhe) nicht aus, um in *allen* übersprungenen Gelenken *maximale* Ausschläge zu erzielen: **aktive Insuffizienz**.

So können z.B. die zweigelenkigen Beuger am Oberschenkel (ischiocrurale Muskeln) bei extremer Streckung im Hüftgelenk trotz maximaler Kontraktion nicht so stark im Kniegelenk beugen, daß die Ferse das Gesäß berührt.

Andererseits reicht bei mehrgelenkigen Muskeln die *Dehnungsfähigkeit* häufig nicht aus, um in den übersprungenen Gelenken Extremstellungen zuzulassen: **passive Insuffizienz**.

Bei gestreckten Kniegelenken läßt z.B. die Dehnbarkeit der ischiocruralen Muskeln nur schwer zu, durch starke Rumpfbeugung in den Hüftgelenken mit den Handflächen den Boden zu berühren (Muskelhemmung S. 110).

Allgemeine Muskellehre

VII. Der Muskel als Effektor des Nervensystems

1. Nervenversorgung

Ein Muskel wird von einem oder mehreren Nerven versorgt, die motorische (efferente) und sensible (afferente) Fasern enthalten. Eine motorische Nervenfaser, deren Zelleib im Vorderhorn des Rückenmarkes liegt, α-Motoneuron, zweigt sich nach Eintritt in den Muskel vielmals auf und tritt über motorische Endplatten (S. 66) mit einer bestimmten Zahl von Muskelfasern in Kontakt.

Die motorische Vorderhornzelle, die zugehörige Nervenfaser und die von ihren Verzweigungen innervierten Muskelfasern werden als *motorische Einheit* bezeichnet. Alle zu einer motorischen Einheit gehörenden Muskelfasern treten stets gleichzeitig in Aktion.

Die Zahl der Muskelfasern einer motorischen Einheit ist verschieden groß. In Muskeln mit präzise dosierbarer Kontraktion wie den äußeren Augenmuskeln gehören 5–10 Muskelfasern zur Einheit, in gröber arbeitenden Extremitätenmuskeln 500–2000.

Die Muskelfasern einer motorischen Einheit liegen nicht gebündelt nebeneinander, sondern sind über weite Gebiete des Muskelbauches verteilt. Um alle Fasern eines Muskels gleichzeitig in Aktion zu setzen, müssen somit sämtliche Vorderhornzellen, deren Axone den Muskel erreichen, aktiviert werden.

Kleinere Nervenzellen des Vorderhorns entsenden motorische Fasern zu Muskelfasern innerhalb der Muskelspindeln, γ-Motoneurone (S. 143).

Die sensiblen Fasern eines Muskelnerven leiten Erregungen vor allem aus den *Dehnungsreceptoren* (Muskelspindeln) und den *Spannungsreceptoren* (Sehnenorgane) zum Rückenmark. Sie bilden Afferenzen für den Reflexapparat des Rückenmarkes und informieren weiter aufsteigend das Gehirn über den jeweiligen Zustand des betreffenden Muskels.

2. Muskeltonus und Kontraktionsformen

Auch in *Ruhe* laufen ständig Nervenimpulse in den Muskel ein. Diese reflektorische Dauererregung ruft eine Spannung des Muskels hervor, die als *Tonus* bezeichnet wird. Der Tonus ist individuell verschieden, variiert bei den einzelnen Muskeln und Muskelgruppen und kann bei bestimmten Erkrankungen des Nervensystems abgeschwächt oder gesteigert sein. Wird der den Muskel versorgende Nerv durchtrennt, erlischt der Tonus (schlaffe Lähmung).

Verstärkt einlaufende Nervenimpulse führen zu einer *Verkürzung und Spannungszunahme* des Muskels. In der Regel sind beide Komponenten in verschiedenem Ausmaß bei der Kontraktion beteiligt. Experimentell lassen sich zwei Grenzfälle ermitteln: kann sich ein Muskel ungehindert verkürzen, so bleibt seine Spannung weitgehend konstant: **isotonische Kontraktion**. Wird der Muskel durch Fixierung seiner Ursprungs- und Ansatzpunkte an einer Verkürzung gehindert, so steigt seine Spannung bei konstanter Länge: **isometrische Kontraktion**.

Wie beide Kontraktionsformen quantitativ und zeitlich bei der Muskeltätigkeit zusammenwirken, wird deutlich, wenn der Muskel ein Gewicht hebt. Zunächst spannt sich der Muskel ohne Verkürzung an (isometrische Phase). Sobald die Kontraktionskraft so stark gestiegen ist, daß sie das Gewicht anhebt, verkürzt sich der Muskel, ohne daß die Spannung weiter zunimmt (isotonische Phase). Beim Schließen des Mundes z.B. heben die Kaumuskeln den Unterkiefer zunächst isotonisch, bis sich die Zahnreihen berühren. Die weitere Kontraktion ist isometrisch und verstärkt den Kaudruck. Schließlich kann die Spannung des Muskels auch bei seiner Verlängerung anwachsen: durch Verneigung des Rumpfes im Stand *verlängern* sich die Rückenmuskeln und wirken gleichzeitig durch *Spannungserhöhung* der beugenden Schwerkraft entgegen.

Bei der Beschreibung der Muskelwirkung wird gewöhnlich die **Bewegungsfunktion** in den Vordergrund gestellt. Doch ist zu bedenken, daß dieselben Muskeln und Muskelgruppen infolge einer *isometrischen* Kontraktion wichtige **Haltefunktionen** ausüben können: z.B. die Sicherung der aufrechten Haltung der Wirbelsäule, die Stützung der Fußgewölbe, die Führung der Bewegungen im Schultergelenk.

3. Bewegungsaufbau

Die um ein Gelenk gruppierten Muskeln wirken nicht als Individuen, sondern werden durch das Nervensystem zu gemeinsamer Tätigkeit veranlaßt. Muskeln mit gleichsinniger Funktion werden *Synergisten* genannt (z.B. M. biceps brachii und M. brachialis als Beuger im Ellenbogengelenk). Während des Bewegungsablaufes sind auch die gegensinnig wirkenden Muskeln, *Antagonisten*, innerviert (z.B. M. triceps brachii als Strecker im Ellenbogengelenk). Die Antagonisten sorgen durch abgestufte kontrollierte Verringerung ihrer Spannung dafür, daß die von den Synergisten ausgeführte Bewegung nicht schleudernd, sondern gezügelt, genau dosiert und damit harmonisch abläuft.

Beim *einachsigen Gelenk* erlaubt die anatomische Anordnung der Muskeln eine eindeutige Gliederung in Synergisten und Antagonisten. Der Bewegungsaufbau erscheint entsprechend einfach.

Wegen des fehlenden Zwangslaufs ist *beim Kugelgelenk* der Bewegungsaufbau komplexer. Im Prinzip bewirkt jeder Muskel Bewegungen in allen drei Hauptrichtungen zugleich, wenn auch mit unterschiedlichem Drehmoment. So bewirkt z.B. der M. pectoralis major bei herabhängendem Arm eine Innenrotation, Adduktion und Anteversion. Um eine reine Anteversion des Arms zu erzielen, muß die Innenrotations- und Adduktionswirkung dieses Muskels durch entsprechende Antagonisten verhindert werden.

Wenn ein Muskel das Gelenk kegelmantelartig umgreift (z.B. M. deltoideus), ist er bei bestimmten Bewegungen nur mit einzelnen Portionen beteiligt, während andere Portionen zugleich antagonistisch wirken. *Synergisten und Antagonisten brauchen also nicht immer anatomisch abgrenzbare Muskelindividuen zu sein.*

Bei mehrachsigen Gelenken werden Muskeln oder Muskelportionen jeweils für eine bestimmte Bewegung funktionell gruppiert. Die Auswahl und Koordination leistet das Nervensystem. Nach vorgegebenen Bewegungsmustern, die vielfältig abstufbar und variierbar sind, startet und kontrolliert es den Bewegungsablauf.

VIII. Biologisches Verhalten der Muskeln

Durch *Krafttraining* unter kurzzeitigem Einsatz der *maximalen* Muskelkraft (Klimmzüge) entwickelt der Muskel eine *Aktivitätshypertrophie*. Dabei verdickt sich jede einzelne Muskelfaser, behält jedoch ihre ursprüngliche Länge bei. Entsprechend gewinnt der Muskelbauch an Volumen. Eine Aktivitätshypertrophie entsteht auch durch Übungen, bei denen sich der Muskel nur *isometrisch* kontrahiert. Kraftvolles rhythmisches Umspannen einer Kugel z.B. führt zur Hypertrophie der Fingerbeuger.

Dauerarbeit eines Muskels, bei der nicht die maximale Muskelkraft gefordert wird, führt nicht zur Hypertrophie. Dagegen wird durch bessere Ausbildung des Capillarsystems die Durchblutung und damit die Stoffwechselleistung gesteigert (Langstreckenläufer).

Mangelnde Betätigung eines Muskels, längere Ruhigstellung (Gipsverband) oder Ausfall seiner Nervenversorgung haben eine *Inaktivitätsatrophie* zur Folge. Die einzelne Muskelfaser wird dünner und der Muskelbauch insgesamt schlanker.

Mit *Dehnungsübungen* wird zunächst eine bessere Nachgiebigkeit des bindegewebigen Hüllensystems des Muskels, sodann auch eine Verlängerung der Muskelfasern und damit eine größere Hubhöhe erzielt (z.B. Verlängerung des geraden Bauchmuskels bei übungsmäßig gesteigerter Rückneigung der Wirbelsäule).

Umgekehrt führt *Bewegungseinschränkung* in einem Gelenk zur Faserverkürzung in den entsprechenden Muskeln. Dabei werden die Muskelfaserenden teilweise sehnig umgewandelt.

Der Skeletmuskel besitzt beim Menschen eine *geringe Regenerationsfähigkeit*. Nach Muskelrissen bildet sich meist eine bindegewebige Narbe. Wenn der Narbenkomplex nicht zu ausgedehnt ist, brauchen Hubhöhe und Hubkraft nicht wesentlich beeinträchtigt zu sein.

Auch *Sehnen* reagieren in Anpassung an geänderte Beanspruchung mit Hypertrophie oder Atrophie. Als Bindegewebsformation regenerieren sie relativ gut.

Daß durch geeignetes Training eine Hypertrophie nicht nur des Muskelbauches, sondern auch der Sehnen und der zugehörigen Knochen erzielt wird, kennzeichnet diese Elemente als Glieder eines *funktionellen Systems*.

Allgemeine Anatomie des Kreislaufsystems

A. Gliederung und Funktion des Kreislaufs

Zur Erfüllung seiner Transportaufgaben zirkuliert das Blut in einem geschlossenen Röhrensystem. Motor der Blutbewegung ist das Herz. Durch die Ventilfunktion der Herzklappen wird zudem die Stromrichtung festgelegt. Herz und Gefäße bilden die Organe des Blutkreislaufs.

Alle Gefäße, die das Blut vom Herzen fortleiten heißen **Arterien,** Schlagadern. Alle Gefäße, die das Blut zum Herzen zurückführen heißen **Venen,** Blutadern. Diese Bezeichnungen gelten ohne Rücksicht darauf, ob in den Arterien sauerstoffreiches, arterielles, oder sauerstoffarmes, venöses Blut fließt. So führen z. B. die Aa. pulmonales (S. 404) venöses und die Vv. pulmonales arterielles Blut.

Die kleinsten, Arterien und Venen verbindenden Gefäße werden als **Capillaren** bezeichnet. Sie dienen dem Stoff- und Gasaustausch zwischen Blut und Geweben.

Eine einfache Form des Blutkreislaufs findet sich bei niederen Wirbeltieren. Abb. 85 zeigt das Kreislaufsystem bei den Fischen.

Die sich nacheinander kontrahierenden Herzabteilungen Sinus-Vorhof-Kammer befördern das venöse Blut in die Kiemengefäße. Dort wird es mit Sauerstoff angereichert und fließt als arterielles Blut in die Gefäßsysteme der verschiedenen Körperregionen. Von hier aus wird es durch die Körpervenen zum Herzen zurückgeleitet. Das im venösen Abschnitt des Kreislaufs gelegene Herz pumpt das Blut in zwei *hintereinandergeschaltete* Capillarbezirke: die Kiemencapillaren und die Körpercapillaren. Der vom Herzen erzeugte Blutdruck ist insgesamt niedrig (Niederdrucksystem), der Druckabfall im Verlauf des Blutstromkreises gering.

Bei den Säugetieren und beim Menschen wird die Effizienz des Kreislaufs durch den Einbau eines zweiten Pumpwerks im arteriellen Abschnitt erheblich gesteigert. Die venöse und die arterielle Pumpe sind in *einem* Organ, dem Herzen, vereinigt. Durch eine Scheidewand in den Vorhöfen und den Kammern bleiben das venöse rechte Herz vom arteriellen linken Herzen morphologisch und funktionell getrennt. Das Funktionsschema (Abb. 86) zeigt, daß die *venöse* Hälfte des Herzens lediglich den *Lungenabschnitt* des Kreislaufs, und die *arterielle* Hälfte den gesamten *Körperabschnitt* versorgt.

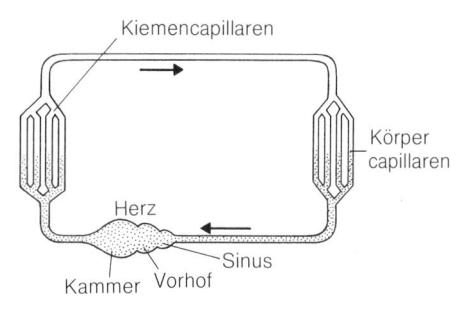

Abb. **85.** Schema des Blutkreislaufs bei den Fischen

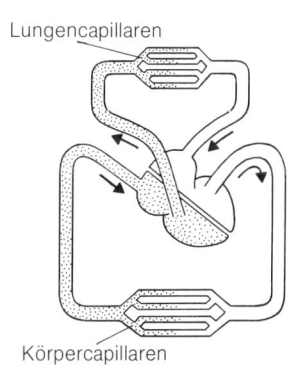

Abb. **86.** Schema des Blutkreislaufs bei den Säugetieren. Gefäße, die venöses Blut führen, sind punktiert dargestellt

Die Förderleistung (Minutenvolumen) jeder Herzhälfte muß zur Vermeidung von Stauungen gleich sein. Dagegen sind die Druckverhältnisse im Körper- und Lungenabschnitt verschieden. Infolge hoher Strömungswiderstände herrscht im arteriellen Abschnitt vom Herzen bis zu den kleinen Arterien ein mittlerer Blutdruck von 100 mm Hg (*Hochdrucksystem*), der von der Arbeit des linken Herzens aufrecht erhalten wird. Im Lungenabschnitt wird durch das venöse rechte Herz ein mittlerer Druck von 20 mm Hg erzeugt (*Niederdrucksystem*). Auch der Capillar-

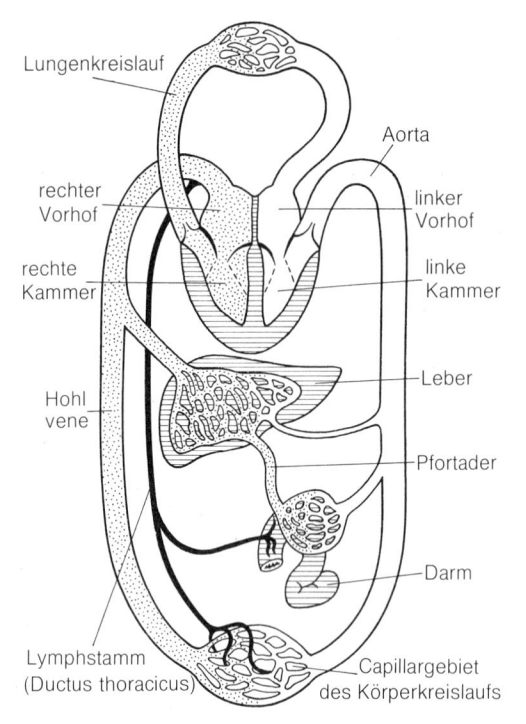

Abb. 87. Schema des Kreislaufsystems. Gefäße, die venöses Blut führen, sind punktiert dargestellt. Lymphstämme schwarz

latur befördert das Blut nach Schluß der Vorhof-Kammer-Klappe durch die *Lungenarterien* in die Lungen. In den Lungencapillaren gibt das Blut Kohlendioxyd an die Atemluft ab und nimmt aus ihr Sauerstoff auf. Das arterialisierte Blut wird über die *Lungenvenen* dem *linken Vorhof* zugeleitet und gelangt von da aus in die *linke Kammer*. Diese pumpt das Blut nach Schluß der linken Vorhof-Kammer-Klappe in die Hauptschlagader, *Aorta*, die es über das Arteriensystem in die verschiedenen Körperregionen und Organe leitet. Nachdem in den *Capillaren des Körperkreislaufs* das Blut Sauerstoff und Nährstoffe an die Gewebe abgegeben und Kohlendioxyd und Stoffwechselprodukte aufgenommen hat, fließt es durch die *Körpervenen*, die sich schließlich zur oberen und unteren Hohlvene vereinigen, wieder zum rechten Vorhof zurück.

Da im kleinen Kreislauf als einziges Organ die Lunge gelegen ist, fließt durch sie die *gesamte* zirkulierende Blutmenge. Dagegen sind im großen Kreislauf die Gefäßsysteme der einzelnen Körperregionen und Organe *nebeneinander* geschaltet. Dadurch wird die zirkulierende Blutmenge prozentual unterschiedlich auf die Organe verteilt und die Durchblutung kann organspezifisch reguliert werden.

Eine Ausnahme von diesem allgemeinen Prinzip bildet das **Pfortadersystem**. Das venöse Blut aus dem Capillargebiet des Magen-Darm-Kanals wird über die Pfortader zunächst einem weiteren Capillarsystem in der Leber zugeführt, bevor es in die untere Hohlvene gelangt. Hier sind also *zwei Capillarbezirke hintereinander geschaltet* (Abb. **87**).

und Venenabschnitt des Körperkreislaufs, in dem der Druck auf 25–0 mm Hg abfällt, gehört zum Niederdrucksystem.

Der hohe Blutdruck im arteriellen Bereich ermöglicht eine differenzierte Regulierung der Durchblutung der verschiedenen Gefäßprovinzen in Anpassung an die jeweilige Organleistung.

Der Blutkreislauf ist, funktionell betrachtet, ein einheitlicher Kreislauf mit zwei Pumpen (rechtes und linkes Herz). Stellt man das Herz in das Zentrum des Kreislaufs, kann man ihn in einen **großen** oder **Körperkreislauf** und einen **kleinen** oder **Lungenkreislauf** unterteilen.

I. Übersicht über den Kreislauf beim Menschen

1. Blutgefäßsystem (Abb. 87)

Aus der Körperperipherie wird das venöse Blut über die obere und untere Hohlvene, *Vv. cavae superior et inferior*, dem *rechten Vorhof* zugeleitet. Von da aus gelangt es bei geöffnetem Ventil (rechte Vorhof-Kammer-Klappe) in die *rechte Kammer*. Die Kontraktion der Kammermusku-

2. Lymphgefäßsystem

Die Gewebsflüssigkeit wird zu einem Teil ins Blut, zum andern Teil in das Lymphsystem aufgenommen. Die in Gewebsspalten entstehenden Lymphcapillaren leiten die fast zellfreie Gewebsflüssigkeit, *Lymphe*, in Lymphgefäße, *Vasa lymphatica*, die zu größeren Stämmen vereinigt in herznahen Venen münden. In ihre Bahn sind in gewissen Abständen Lymphknoten eingeschaltet, die die Lymphe kontrollieren und Lymphocyten an sie abgeben.

II. Mechanik des Kreislaufs

Der hohe Blutdruck im arteriellen Abschnitt des Körperkreislaufs kommt durch die Pumparbeit der linken Herzkammer und den Strömungswiderstand am Ende der arteriellen Strombahn

(*Arteriolen*) zustande. Der Gesamtwiderstand hängt von der Anzahl, der Länge und dem Querschnitt der Arteriolen ab. Infolge der fortschreitenden Aufzweigung des Arterienbaumes ist der Gesamtquerschnitt der Arteriolen größer als der aller zuführenden Arterien. Damit wäre an sich eine Minderung des Strömungswiderstandes verbunden. Doch relativ stärker als der Querschnitt steigt mit der Aufzweigung die gesamte innere Wandfläche des Systems, so daß *Reibungswiderstände* zwischen Blut und Arteriolenwand vermehrt wirksam werden und damit die Strömungsgeschwindigkeit und der Blutdruck zur Peripherie hin absinken.

Für den Strömungswiderstand in der *einzelnen* Arteriole gilt das Hagen-Poiseuillesche Gesetz, wonach sich bei Konstanz von Gefäßlänge und Blutviscosität der Widerstand umgekehrt proportional zur 4. Potenz des Gefäßradius ändert. Das besagt, daß relativ kleine Gefäßverengerungen eine erhebliche Widerstandserhöhung zur Folge haben. *Die Arteriolen sind die wirksamsten Widerstandsregler.* Sie werden daher auch als *Widerstandsgefäße* bezeichnet. Sie sind maßgebend für den *Blutdruck* im vorgeschalteten Arteriensystem und steuern zugleich die *Durchblutungsgröße* der jeweils von ihnen versorgten Organe.

Die den Arteriolen nachgeschalteten *Capillaren* können mangels kontraktiler Wandelemente ihren Querschnitt nicht aktiv ändern. Ihre Durchblutung und der in ihnen herrschende Druck werden von den Arteriolen bestimmt. Sie verhalten sich damit wie *druckpassive* Schläuche. Wegen der ausgedehnten Verzweigung des Capillarnetzes (großer Gesamtquerschnitt) ist die *Strömungsgeschwindigkeit gering.* Dies ist in Abstimmung mit der Capillarlänge wesentliche Voraussetzung für einen intensiven Stoff- und Gasaustausch zwischen Capillaren und Gewebe.

Der größte Teil der Gesamtblutmenge des Körpers, etwa 85%, findet sich im Niederdrucksystem, davon wiederum die größere Menge im Capillar- und Venengebiet des großen Kreislaufs. Hier also liegen wesentliche Blutspeicher.

Der Blutdruck in den Körpervenen ist niedrig; in den herznahen Hohlvenen sinkt er mit der Kammerkontraktion unter 0 mm Hg (negativer Druck, Sog). Das ist ein Zeichen, daß das Herz auch als Saugpumpe wirkt. Für den venösen Rückstrom reicht die *Saugwirkung des Herzens* allein nicht aus; sie wird im Thoraxbereich unterstützt von *Lungenzug* in den Extremitäten durch die *Venenklappen* im Zusammenwirken mit der Skeletmuskulatur, ferner durch die sog. *arterio-venöse Koppelung.*

B. Blutgefäße

I. Bau der Gefäßwand

Arterien, Venen und Capillaren besitzen einen typischen Bauplan (Abb. **88**). Doch ist der Wandbau in den einzelnen Gefäßabschnitten entsprechend den verschiedenen Aufgaben und der Belastung durch den Blutdruck abgewandelt. Arterien und Venen sind Blutleiter, Capillaren dienen Austauschprozessen. Bei Arterien und Venen werden drei Schichten unterschieden: **Tunica intima** (kurz: **Intima**), **Tunica media (Media)** und **Tunica externa (Adventitia).**

Intima

Die Intima besteht aus dem *Endothel*, einem geschlossenen einschichtigen Verband flacher Zellen, und aus dem *subendothelialen Bindegewebe*, das zarte kollagene Fasern und feine elastische Netze enthält. Die Faserzüge und die länglichen Endothelzellen sind vornehmlich in Richtung des Blutstroms angeordnet. Die Intima besorgt den Stoff- und Gasaustausch zwischen Blut und Gefäßwand. Eine unversehrte Endothelschicht ist eine wesentliche Voraussetzung zur Verhinderung einer intravasalen Blutgerinnung (Thrombusbildung).

Media

Die Media nimmt die Ring- und Längsspannungen auf, die durch den Blutdruck und die Pulswelle in der Gefäßwand verursacht werden. Sie fördert den Blutstrom und reguliert die Gefäßweite. Als Bauelemente enthält sie glatte Muskelzellen, kollagene und elastische Fasern in überwiegend ringförmiger Anordnung. Der Mengenanteil dieser Bauelemente richtet sich nach der Beanspruchung und ist für die einzelnen Gefäßabschnitte charakteristisch.

Adventitia

Die Adventitia ist ein Geflecht aus kollagenen Fasern mit einem unterschiedlich großen Gehalt an elastischen Netzen. Sie verankert die Gefäße in ihrer Umgebung. Da die Fasern im wesentlichen in Längsrichtung orientiert sind, kann die Adventitia äußere Längsdehnungskräfte aufnehmen (z.B. bei Extremitäten- und Eingeweidegefäßen).

Die **Ernährung der Gefäßwand** erfolgt in den inneren Schichten durch das strömende Blut. Bei größeren Arterien und Venen dringen eigene Versorgungsgefäße, **Vasa vasorum**, aus der Adventitia in das äußere Drittel der Media vor. Bei kleineren Gefäßen wird die dünne

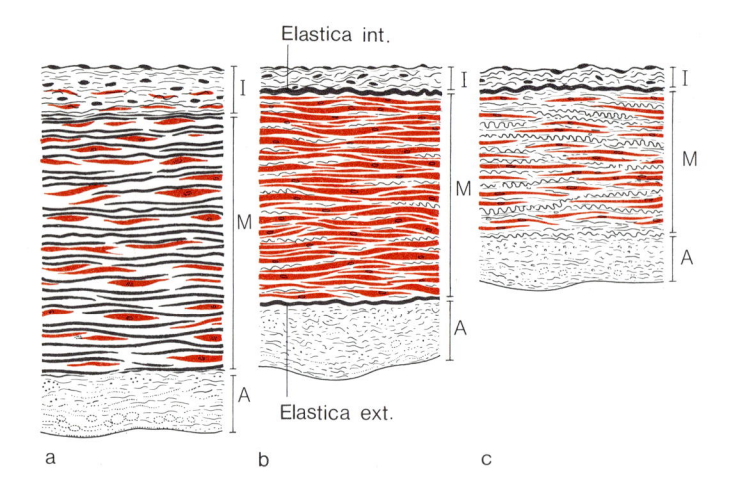

Abb. 88a–c. Querschnitt durch die Gefäßwand. I: Intima; M: Media; A: Adventitia. rot: glatte Muskelzellen, schwarz: elastische Netze. (**a**) Arterie vom elastischen Typ (Aorta); (**b**) Arterie vom muskulären Typ; (**c**) Mittelgroße Vene

Wandung ausschließlich vom Lumen aus versorgt. Hier fehlen Vasa vasorum.

Die **Innervation der Gefäßmuskulatur** erfolgt über Fasern des vegetativen Nervensystems (Vasomotoren), die die Weitenstellung und die Wandspannung regulieren. *Spannungsreceptoren* liegen in der Adventitia.

1. Arterien

Aufgrund des Wandbaus werden Arterien vom *elastischen* Typ und vom *muskulären* Typ unterschieden.

Arterien des elastischen Typs (Abb. 88a)

Zu ihnen gehören die großen herznahen Gefäße: Aorta, A. carotis communis, A. subclavia, A. iliaca communis, ferner Truncus pulmonalis und Aa. pulmonales.

Die *Intima* ist entsprechend der mechanischen Beanspruchung relativ dick. Sie enthält neben kollagenen und elastischen Fasern in Längsrichtung orientierte glatte Muskelzellen. Die *Media* ist unscharf gegen Intima und Adventitia abgegrenzt und zeichnet sich durch eine Vielzahl konzentrisch angeordneter *elastischer Membranen* aus, die untereinander anastomosieren und für den Stoffdurchtritt gefenstert sind. Zwischen benachbarten Membranen sind verzweigte *glatte Muskelzellen* ausgespannt, die den Dehnungswiderstand der Gefäßwand beeinflussen können. Die Bindegewebsgrundsubstanz zwischen den Membranen enthält größere Mengen von Proteoglykanen, in die spärliche kollagene Fasern eingelagert sind. In der *Adventitia* verlaufen Vasa vasorum und Nervenfasern.

Die Arterien des elastischen Typs, vor allem der Anfangsteil der Aorta, besitzen eine sog. *Windkesselfunktion.* Das in der Systole des Herzens ausgeworfene Blutvolumen wird von der Aorta unter Wanddehnung aufgenommen und in der Diastole durch die elastischen Rückstellkräfte der Aortenwand weiterbefördert. Dadurch wird – ähnlich wie beim Windkessel früherer Feuerspritzen – der wegen der rhythmischen Herztätigkeit diskontinuierliche Blutstrom zunehmend in einen kontinuierlichen Strom umgewandelt.

Arterien des muskulären Typs (Abb. 88b)

Zu ihnen zählen die mittleren und kleinen Arterien des großen Kreislaufs. Sie zeigen den Dreischichtenbau am deutlichsten. Die *Intima* bildet an der Grenze zur Media eine *Membrana elastica interna*, die aus stark vernetzten elastischen Elementen besteht. Im histologischen Präparat erscheint sie gefältelt; im lebenden Organismus ist sie in der durch den Blutdruck gedehnten Arterienwand stets glatt.

Die *Media* wird aus Schichten zirkulär oder flach schraubenförmig angeordneter glatter Muskelzellen gebildet. Zwischen ihnen finden sich zarte elastische Membranen. An der Grenze zur Adventitia verdichten sich die elastischen Elemente zu einer *Membrana elastica externa*, die häufig nur schwach entwickelt ist.

Arteriolen

Arteriolen sind die Endstrecken der arteriellen Strombahn. Sie regeln die Durchblutung des nachgeschalteten Capillargebiets. Die *Media* ist charakterisiert durch *ein oder zwei zirkuläre Schichten glatter Muskelzellen.* Im Bereich der Intima liegen die Endothelzellen unmittelbar auf einer sehr feinen Elastica interna. Diese besitzt stellenweise kleine Öffnungen, durch welche

Fortsätze von Endothelzellen mit dem Plasmalemm der Media-Muskelzellen in Kontakt treten.

2. Capillaren

Organe und Gewebe besitzen ein für sie typisches Capillarmuster, flächenhafte oder raumförmige Netze oder Schlingen. Von Ausnahmen abgesehen sind die Capillaren 0,5 bis 1 mm lang. Ihr Durchmesser schwankt je nach Durchblutung zwischen 5 und 15 µm. Einige Organe wie z.B. die Leber oder inkretorische Drüsen haben sehr weite Capillaren. Sie werden *Sinusoide* genannt.

Der *Wandbau* der Capillaren ist organspezifisch und damit funktionsabhängig. Dennoch läßt sich ein Grundtyp mit 3 Komponenten beschreiben (Abb. 89): *Endothel*, *Basalmembran* (Grundhäutchen) und *Pericyten*.

Endothel

Das Endothel besteht aus flachen Zellen, die sich zu einem Rohr zusammenschließen und untereinander durch Zellhaften verbunden sind (Abb. 89). Im Intercellularspalt findet sich Kittsubstanz. Durch Auflösung dieser Kittsubstanz und der Zellhaften können weiße Blutkörperchen die Capillarwand passieren (*Diapedese*). Der Zellkern drängt das Cytoplasma ins Capillarlumen vor und liegt in der Regel an den Stellen, wo er den Stoffaustausch am wenigsten hindert.

In den kernfernen Bezirken schwankt die Dicke der Endothelzellen bei den verschiedenen Capillartypen erheblich (50–500 nm).

In einigen Organen ist das Endothel stellenweise so verdünnt, daß *Fenestrationen* entstehen, über die sich ein einfaches oder doppeltes Plasmalemm, *Diaphragma*, ausspannt (Abb. 89b). Dadurch wird offenbar die Permeation größerer Teilchen erleichtert.

Außerdem kommen rundliche Durchbrechungen des Endothels ohne Diaphragma vor (Abb. 89c). Sie werden *Poren* genannt (z.B. Glomeruluscapillaren der Niere). Es sei erwähnt, daß die Begriffe Fenestration und Poren nicht einheitlich angewandt werden.

In der Leber bildet das Endothel der Sinusoide keinen geschlossenen Belag; es bestehen außer einer Fenestrierung *intercelluläre Lücken* oder Spalten.

Basalmembran

Die Basalmembran erscheint bei den meisten Capillaren als rings geschlossene Schicht von

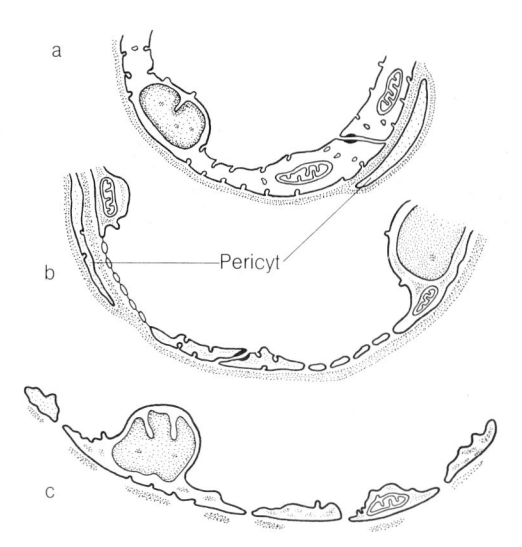

Abb. 89a–c. Bautypen der Capillarwand, nach elektronenmikroskopischen Befunden schematisiert. Basalmembran punktiert. (**a**) Geschlossene Endothelschicht; Cytopempsis. Basalmembran ununterbrochen, schließt einen Cytoplasmafortsatz eines Pericyten ein (z.B. Gehirncapillare); (**b**) links: Endothelzelle mit intracellulärer Fenestrierung, Fenster durch Diaphragmen geschlossen. Basalmembran ununterbrochen (z.B. Niere, Darmzotten); rechts: Endothelzelle mit intracellulären Poren. Basalmembran ununterbrochen (z.B. Nierenglomerulus); (**c**) Endothelzellen mit intercellulären Lücken (Stomata). Basalmembran unterbrochen (z.B. Leber)

30–60 nm Dicke. Sie besteht aus Glykoproteinen (positive PAS-Reaktion) und ist in hohem Maße reversibel *dehnbar*. Lichtmikroskopisch darstellbare *Retikulinfasern* sind Bestandteil der elektronenmikroskopisch nahezu homogen erscheinenden Basalmembran oder sie schmiegen sich ihr außen an.

Bei fenestriertem oder porenhaltigem Endothel ist die Basalmembran eine wesentliche Barriere für die Stoffpassage. Der veränderliche und beeinflußbare physikochemische Zustand der Basalmembran bestimmt die Permeabilität der Capillarwand.

In den Lebersinusoiden fehlt eine geschlossene Basalmembran. Da zudem intercelluläre Endothellücken existieren, steht hier das Blutplasma in direkter Verbindung mit der umgebenden Flüssigkeit.

In den Glomeruluscapillaren ist die Basalmembran offenbar in Anpassung an den hohen Capillardruck (60 mm Hg) besonders kräftig. Sie wirkt hier vermutlich, da das Endothel Poren besitzt, als Ultrafilter (S. 458).

Pericyten
Die Pericyten sind am Wandbau der meisten Capillaren beteiligt. Die flachen Zellen haben stark verzweigte Ausläufer, die fingerartig die Capillare umgreifen. Als echte Gefäßwandzellen werden sie mit allen Cytoplasmafortsätzen von der Basalmembran rings eingeschlossen.

Die Pericyten gehören in die Reihe der Fibrocyten. Sie haben keinen Einfluß auf die Capillarweite, dürften sich aber an der Bildung der Basalmembran beteiligen und damit ihre Permeabilität beeinflussen.

Austauschprozesse. Diffusionsvorgänge sind morphologisch nicht faßbar. Ungeklärt ist, ob einige gelöste Stoffe bevorzugt durch die Intercellularspalten der Endothelzellen hindurchtreten. In vielen Capillaren zeigt das Endothelcytoplasma eine je nach Funktionszustand mehr oder minder starke *Membranvesiculation*. Auf diese Weise werden Flüssigkeitströpfchen in beiden Richtungen durch das Cytoplasma hindurchgeschleust: *Cytopempsis* (S. 8).

Die treibenden Kräfte für den Flüssigkeits- und Stoffdurchtritt durch die Capillarwand sind der Blutdruck (hydrostatischer Capillardruck), die wasseranziehenden Kräfte der Blutplasmaproteine (kolloidosmotischer Druck) und der osmotische Druck der pericapillären Flüssigkeit. Überwiegt der Blutdruck gegenüber dem kolloidosmotischen Druck der Blutplasmaproteine, werden Wasser und gelöste Stoffe aus dem Blut in das umgebende Gewebe abfiltriert. Das ist im arteriellen Schenkel der Capillarstrecke der Fall. Ist umgekehrt der Druck der Blutplasmaproteine höher als der Blutdruck, strömt Flüssigkeit aus dem Gewebe ins Blut zurück. Das ist meistens im venösen Schenkel der Fall.

3. Venen

Der Aufbau der Venenwand variiert je nach Kaliber und Körperregion erheblich. Im allgemeinen sind die Venen weitlumiger und dünnwandiger als die entsprechenden Arterien. Im Unterschied zu der kompakten muskulären Media der Arterien findet sich in der Media der mittleren Venen ein beträchtlicher Gehalt an kollagenen Faserbündeln (Abb. **88c**).

Die *Intima* entspricht im wesentlichen der der Arterien. Nur bei kleinen Venen kann das subendotheliale Bindegewebe fehlen. Die Elastica interna ist unvollständig ausgebildet, in großen Venen erscheint sie aber so kräftig wie bei Arterien.

Die *Media* enthält flach schraubig verlaufende Züge glatter Muskelzellen und elastische Netze. Typisch ist die Auflockerung der Muskulatur durch *kollagenfaseriges Bindegewebe*. Dieses steht wegen fehlender Elastica externa mit den meist kräftig entwickelten Faserbündeln der Adventitia in Verbindung.

Die *Adventitia* besitzt neben kollagenen Geflechten vornehmlich längsgerichtete elastische Netze und Muskelbündel, deren Stärke mit dem Gefäßkaliber zunimmt.

Venenklappen sind baggerschaufelartig ins Lumen vorspringende, endothelbedeckte *Intimafalten*. Sie kommen in den Venen der Rumpfwand und der Extremitäten vor, besonders zahlreich am Bein. Die in der Regel paarweise sich gegenüberstehenden Falten weichen bei herzwärts gerichtetem Blutstrom auseinander und verhindern durch Klappenschluß den Rückfluß. Wird durch Kontraktion der benachbarten Skeletmuskeln die Vene komprimiert, kann das Blut infolge der Klappentätigkeit nur in Richtung zum Herzen befördert werden (*Muskelpumpe*). Bei übermäßiger Dehnbarkeit der Venenwand können die Klappen insuffizient werden. Das Blut stagniert und weitet die Vene zusätzlich (Krampfadern, Varicen).

4. Lymphgefäße

In den flüssigkeitserfüllten Räumen des Bindegewebes finden sich *Lymphcapillaren*. Es handelt sich um Endothelröhren, denen eine Basalmembran fehlt. Das Cytoplasma ist nicht fenestriert; gelegentlich läßt es Cytopempsis erkennen. Passagere Spalten zwischen den Endothelzellen ermöglichen den Durchtritt von Gewebsflüssigkeit und auch gröberen Teilchen ins Lumen.

Die anschließenden Lymphgefäße anastomosieren vielfach untereinander. Sie sind dünnwandig und weitlumig. Zahlreiche *Taschenklappen* sorgen ähnlich wie bei den Venen für die Fortbewegung der Lymphe (Abb. 90). Größere Lymphstämme besitzen in der Wandung *glatte Muskelzellen*. Die zwischen je zwei Klappen liegenden Gefäßabschnitte kontrahieren sich nacheinander (metachron) und pumpen die Lymphe von Segment zu Segment herzwärts.

II. Besonderheiten des Kreislaufs und der Gefäße

Kollateralen. Kleinere Gefäße und miteinander anastomosierende Gefäßverzweigungen, die seitlich von großen Gefäßen zu demselben Versorgungsgebiet ziehen, werden Kollateralen genannt. Bei Verschluß des Hauptgefäßes können sie z.T. beträchtlich erweitert werden und die

Blutversorgung des betroffenen Gebiets sicherstellen (Umgehungs- oder Kollateralkreislauf).

Endarterien. Arterien, die für die Versorgung ihres Capillargebiets allein zuständig sind, denen also Kollateralen oder Anastomosen zu Nachbararterien fehlen, werden als Endarterien bezeichnet. Der Verschluß einer Endarterie führt zum Untergang (Nekrose) des nachgeschalteten Organgebiets. Arterien, bei deren Verschluß das nachgeschaltete Organgebiet zugrundegeht, obwohl in ihrer Endstrombahn — allerdings insuffiziente — Anastomosen zu anderen Arterien bestehen, werden *funktionelle Endarterien* genannt (z.B. Coronararterien des Herzens).

Sperrarterien und Drosselvenen sind kleine Gefäße, die kräftige Intimapolster aus glatten Muskelzellen oder muskelähnlichen Zellen besitzen. Wenn sich die muskuläre Media kontrahiert, kann das Gefäßlumen infolge der zusammengestauchten Polster vollständig verschlossen werden. Capillargebiete können durch Sperrarterien von der Durchblutung abgeschlossen und durch Drosselvenen aufgestaut werden. Das Vorkommen solcher Gefäße ist auf einige endokrine Drüsen und auf Schwellkörper der Genitalien beschränkt.

Arteriovenöse Anastomosen sind Kurzschlußverbindungen zwischen Arteriolen und postcapillären Venen. Sie besitzen Intimapolster als Sperrvorrichtungen. Bei Verschluß der AV-Anastomosen wird das nachgeschaltete Capillargebiet durchströmt, bei Öffnung des Kurzschlußweges wird es in unterschiedlichem Maß ausgeschaltet. Die AV-Anastomosen finden sich vor allem in gipfelnden Körperteilen (Acren), an Händen, Füßen, Nase, auch in den genitalen Schwellkörpern.

Die antiquierte Bezeichnung „Wundernetz", Rete mirabile, bezieht sich auf ein zweites Capillarsystem, das in der arteriellen Strombahn dem Hauptcapillarsystem vorgeschaltet (z.B. Glomeruluscapillaren der Niere) oder in der venösen Strombahn dem ersten Capillargebiet nachgeschaltet ist (z.B. Lebercapillaren nachgeschaltet den Darmcapillaren).

III. Nervenversorgung und Weitenregulierung der Gefäße

1. Vasomotoren, Gefäßnerven

Alle Blutgefäße, in deren Wand glatte Muskelzellen vorkommen, werden vom sympathischen (adrenergen) Anteil des autonomen Nervensystems motorisch innerviert (Vasomotoren). Eine besonders dichte Nervenversorgung haben die peripheren Widerstandsregler, die Arteriolen. Die synaptischen Kontakte zwischen marklosen Nervenfasern und den glatten Muskelzellen der Gefäße entsprechen den Formationen, die als „Synapsen en passant" beschrieben werden (S. 67).

Sympathische Impulse bewirken eine bestimmte Grundspannung der Gefäßwand, *Gefäßtonus*. Verstärkte Impulse führen bei allen Gefäßen zu einer *Vasoconstriction*, mit Ausnahme der Herzkranzgefäße, die unter Sympathicuswirkung erweitert werden. Eine *Vasodilatation* beruht bei den meisten Gefäßen auf einer verminderten sympathischen Erregung. Durchschneidung der sympathischen Fasern (Sympathektomie) bewirkt Dilatation der Blutgefäße.

Afferente Nervenfasern stammen aus umschriebenen Receptorenfeldern im arteriellen System. Sie dienen der Blutdruckregulation. Die Receptoren liegen in der Adventitia der Aorta (Arcus aortae) und der A. carotis interna an ihrem Abgang aus der A. carotis communis (Sinus caroticus). Sie sind *Dehnungsreceptoren* und informieren das Kreislaufzentrum über die Druckverhältnisse im arteriellen System.

2. Gefäßwirksame Substanzen

Die Gefäßweite kann außer der nervalen Steuerung auch durch humorale Substanzen reguliert werden. Diese zirkulieren entweder im Blut und wirken damit allgemein auf die Gefäße, oder ihre Wirkung ist auf die Gefäße am Ort ihrer Entstehung beschränkt.

Zirkulierendes Noradrenalin und in geringerem Maß Adrenalin (und Angiotensin II) wirken gefäßverengend, Histamin gefäßerweiternd. Lokal gebildetes

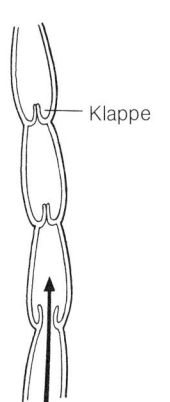

Abb. 90. Längsschnitt durch ein Lymphgefäß. Schematische Darstellung von 3 Segmenten mit Klappen

Venen, die als Arterienersatz eingepflanzt sind, nehmen unter dem Einfluß von Blutdruck und Pulsdehnung allmählich arteriellen Charakter an (Vermehrung und zirkuläre Ausrichtung der Muskelzellen). Krampfadern (Varicen S. 124) kommen vor allem bei epifascialen Venen vor. Capillaren sind sehr regenerationsfähig. Sie sind wesentlicher Bestandteil des neugebildeten Gewebes bei der Wundheilung (Granulationsgewebe).

C. Große Gefäße des Körpers

I. Arterien   (Abb. 91)

An den linken Ventrikel des Herzens schließt sich die Aorta an. Sie zieht zunächst cranialwärts, **Aorta ascendens**, verläuft dann mit dem Aortenbogen, **Arcus aortae**, schräg nach links und dorsal und steigt, etwas links gelagert, vor den Wirbelkörpern abwärts.

Im Bereich des Arcus aortae entspringen 3 große Arterien für die Versorgung der oberen Extremität und des Kopfes;
A. subclavia sinistra für den linken Arm,
A. carotis communis sinistra für die linke Hals- und Kopfseite,
Truncus brachiocephalicus, der sich nach kurzem Verlauf in die *A. carotis communis dextra* für die rechte Hals- und Kopfseite und die *A. subclavia dextra* für den rechten Arm teilt.

Die A. subclavia setzt sich im Bereich der Achselhöhle in die *A. axillaris* fort und verläuft dann als *A. brachialis* am Oberarm bis zur Ellenbeuge. Hier teilt sie sich in die *A. radialis* und die *A. ulnaris*, die an der entsprechenden Seite des Unterarms nach distal zur Hand ziehen. Beide Arterien kommunizieren an der Handinnenfläche miteinander und bilden den *oberflächlichen und tiefen Hohlhandbogen*, von denen die Fingerarterien entspringen.

Vom *Brustteil* der absteigenden Aorta, **Aorta thoracica**, gehen segmental angeordnete, paarige Arterien zur Versorgung der Rumpfwand ab: Zwischenrippenarterien, *Aa. intercostales posteriores*.

Die *Bauchaorta*, **Aorta abdominalis**, gibt nach Durchtritt durch das Zwerchfell ebenfalls paarige, den Aa. intercostales entsprechende Lendenarterien, *Aa. lumbales*, zur Leibeswand ab. Seitliche Äste entsendet sie zu den Nieren, *Aa. renales*, ferner zu den Nebennieren und Keimdrüsen.

Kräftige, unpaare Äste der Bauchaorta zu den Eingeweiden sind:

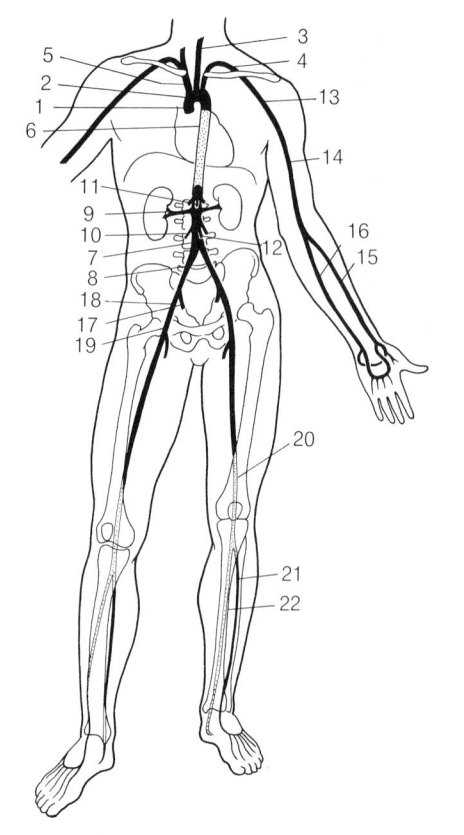

Abb. **91**. Übersicht über das Arteriensystem. *1* Aoarta ascendens; *2* Arcus aortae; *3* A. carotis communis sin.; *4* A. subclavia sin.; *5* Truncus brachiocephalicus; *6* Aorta thoracica; *7* Aorta abdominalis; *8* A. iliaca comm.; *9* A. renalis; *10* A. testicularis (ovarica); *11* A. mesenterica sup.; *12* A. mesenterica inf.; *13* A. axillaris; *14* A. brachialis; *15* A. radialis; *16* A. ulnaris; *17* A. iliaca int.; *18* A. iliaca ext.; *19* A. femoralis; *20* A. poplitea; *21* A. tibialis ant.; *22* A. tibialis post.

Serotonin wirkt verengernd. Zur Vasodilatation führen örtlich: Histamin, verringerter Sauerstoffdruck und erhöhter Kohlendioxyddruck im Gewebe sowie verminderte H-Ionenkonzentration und bestimmte Stoffwechselprodukte (z.B. Milchsäure bei der Muskeltätigkeit). Gefäßerweiternd wirkt ferner lokale Temperaturerhöhung, verengernd lokale Temperaturerniedrigung.

IV. Biologisches Verhalten der Gefäße

Arterien zeigen typische Altersveränderungen in Form von Intimaverdickung, Lipid- und Kalkeinlagerungen in Intima und Media sowie Vermehrung der kollagenen Fasern. Die Elastizität der Arterienwand nimmt ab. Die starren Gefäße verlaufen geschlängelt.

Truncus coeliacus für die Organe des Oberbauchs (Magen, Duodenum, Leber, Milz und Pancreas),

A. mesenterica superior für den Dünndarm, Wurmfortsatz und den Dickdarm bis zur linken Colonflexur,

A. mesenterica inferior für die übrigen Abschnitte des Dickdarms.

In Höhe des 4. Lendenwirbels gabelt sich die Bauchaorta in die rechte und linke **A. iliaca communis**, die sich ihrerseits in die *A. iliaca interna* und *A. iliaca externa* teilen. Die A. iliaca interna versorgt die Beckeneingeweide und die Beckengürtelmuskulatur. Die A. iliaca externa zieht unter dem Leistenband zum Bein, wo sie als **A. femoralis** zunächst ventral und medial am Oberschenkel verläuft. Sie tritt dann auf die Dorsalseite in die Kniekehle, **A. poplitea**, und teilt sich anschließend am Unterschenkel in die **A. tibialis anterior** und die **A. tibialis posterior**. Beide Arterien ziehen weiter zum Fuß.

II. Venen (Abb. 92)

Das Blut wird aus den verschiedenen Körpergebieten durch die *obere und untere Hohlvene*, **V. cava superior** und **V. cava inferior** zum rechten Vorhof des Herzens zurückgeleitet.

Aus dem Kopf- und Halsbereich wird das Blut durch die *V. jugularis interna*, aus dem Arm durch die *V. subclavia* abgeführt. Beide Venen vereinigen sich jederseits im sog. *Venenwinkel* zur *V. brachiocephalica*. Diese wiederum treten im Brustraum zur rechts gelegenen **V. cava superior** zusammen.

Aus der Beinvene, *V. femoralis*, gelangt das Blut in die *V. iliaca externa*, die sich mit der *V. iliaca interna* (Zuflüsse aus den Beckenorganen und der Beckenmuskulatur) zur *V. iliaca communis* vereinigt. Die Vv. iliacae communes beider Seiten bilden die **V. cava inferior**. In diese münden die Venen der paarigen Baucheingeweide (z.B. Vv. renales). Die V. cava inferior steigt rechts vor den Wirbelkörpern auf, tritt durch das Centrum tendineum des Zwerchfells und mündet unmittelbar darauf im rechten Vorhof.

Aus den *unpaaren* Baucheingeweiden (Magen, Dünndarm, Dickdarm, Milz und Pancreas) wird das Blut in die *Pfortader*, **V. portae**, abgeleitet und durch diese der Leber zugeführt (Abb. **87**). Die Lebervenen (*Vv. hepaticae*) münden ihrerseits in die untere Hohlvene.

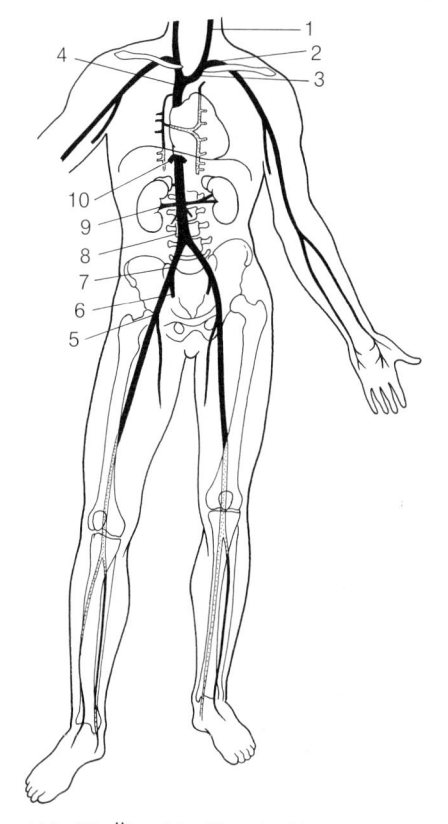

Abb. **92.** Übersicht über das Venensystem. *1* V. jugularis int.; *2* V. subclavia; *3* V. brachiocephalica sin.; *4* V. cava sup.; *5* V. iliaca ext.; *6* V. iliaca int.; *7* V. iliaca comm.; *8* V. cava inf.; *9* V. renalis; *10* Vv. hepaticae

III. Große Lymphgefäße des Körpers (Abb. 93)

Die großen Lymphgefäße der Extremitäten und des Halses begleiten die Blutgefäße zentralwärts. Andere Lymphstämme haben einen eigenständigen Verlauf.

Aus den Lymphgefäßen der unteren Extremitäten, des Beckens und der Beckenorgane bilden sich die paarigen **Trunci lumbales**, die in Höhe des 1. oder 2. Lendenwirbels in einen erweiterten Sammelraum, die **Cisterna chyli**, münden. In die Cisterna mündet außerdem ein dritter Lymphgefäßstamm, **Truncus intestinalis**, der die Lymphe aus den unpaaren Bauchorganen, vor allem aus dem Darm, sammelt.

Wenn nach einer fettreichen Mahlzeit die aus dem Darm resorbierten Fette feintropfig in der Lymphe emulgiert sind, erscheint die Lymphe milchig weiß. Diese Emulsion wird *Chylus* genannt. Die aus dem

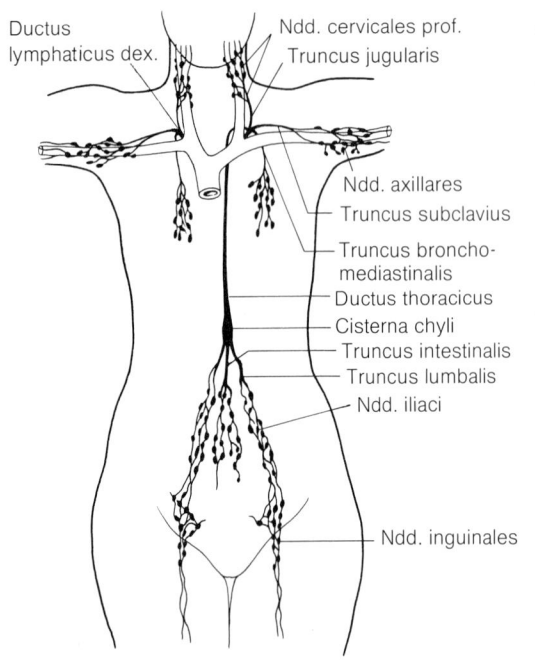

Abb. 93. Übersicht über das Lymphgefäßsystem

(Beschriftungen: Ductus lymphaticus dex., Ndd. cervicales prof., Truncus jugularis, Ndd. axillares, Truncus subclavius, Truncus bronchomediastinalis, Ductus thoracicus, Cisterna chyli, Truncus intestinalis, Truncus lumbalis, Ndd. iliaci, Ndd. inguinales)

gen. Kurz vor seiner Mündung nimmt der Ductus thoracicus die Lymphstämme aus dem linken Arm, *Truncus subclavius sinister*, aus der linken Hälfte vom Kopf und Hals, *Truncus jugularis sinister*, und aus der linken Hälfte des Brustraums, *Truncus bronchomediastinalis sinister*, auf. Der Ductus thoracicus sammelt somit die Lymphe aus der gesamten unteren Körperhälfte und der linken oberen Körperregion.

Die Lymphstämme der *rechten oberen Körperregion* vereinigen sich als *Truncus subclavius dexter*, *Truncus jugularis dexter* und *Truncus bronchomediastinalis dexter* zum **Ductus lymphaticus dexter**, der in den *rechten* Venenwinkel mündet.

D. Blut

Blut kann als „flüssiges Gewebe" aufgefaßt werden. Es enthält Zellen, *Blutkörperchen*, und flüssige Intercellularsubstanz, *Blutplasma*. Es strömt im Röhrensystem des Blutkreislaufs und dient in erster Linie dem Stofftransport. Es versorgt die Körperzellen mit Nährstoffen und Sauerstoff und übernimmt den Abtransport von Stoffwechselprodukten und Kohlendioxyd. Es nimmt die Produkte der endokrinen Drüsen auf und koordiniert somit – gemeinsam mit dem Nervensystem – die Organleistungen im Dienst des Gesamtorganismus.

Das Blut hat ferner Aufgaben in der Wärmeregulation und der Abwehr.

Die Bestandteile des Blutes zeigt Abb. **94**.

Die *Gesamtblutmenge* beträgt etwa $1/12$ des Körpergewichts, bei Erwachsenen also 5 Liter. Geformte Bestandteile (Blutkörperchen) ma-

Darm zum Truncus intestinalis führenden Lymphgefäße heißen daher auch *Chylusgefäße*.

Aus der Cisterna chyli wird die Lymphe durch den Milchbrustgang, **Ductus thoracicus**, abgeleitet. Dieser große Lymphstamm tritt zusammen mit der Aorta durch das Zwerchfell, steigt zwischen Aorta und den Wirbelkörpern aufwärts über die obere Thoraxapertur hinaus und mündet nach bogenförmigem Verlauf im *linken Venenwinkel*, **Angulus venosus**, in dem sich die V. subclavia und die V. jugularis interna vereini-

```
                            Blut
                 ┌───────────┴───────────┐
           Blutkörperchen            Blutplasma
        ┌───────┴────────┐         ┌─────┴──────┐
  rote Blutkörperchen  Blutplättchen  Blutserum  Fibrinogen
    (Erythrocyten)    (Thrombocyten)
              │
      weiße Blutkörperchen
         (Leukocyten)
    ┌─────────┼─────────┐
Lymphocyten Granulocyten Monocyten
              │
    ┌─────────┼─────────┐
neutrophile eosinophile basophile
```

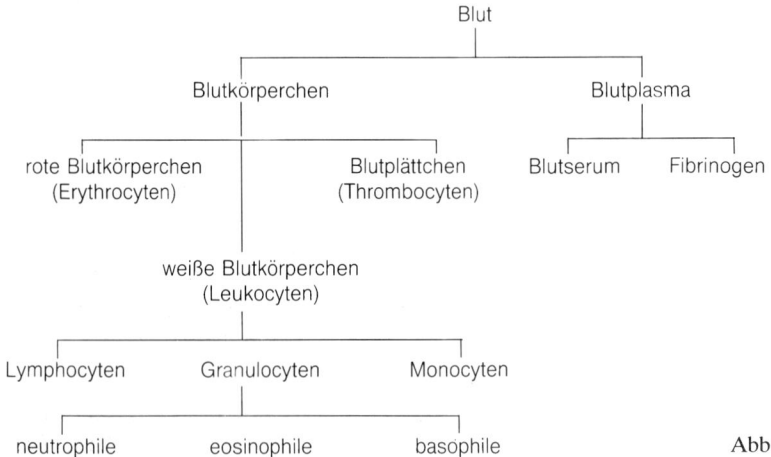

Abb. **94**. Bestandteile des Blutes

chen etwa 45%, flüssige Bestandteile (Blutplasma) etwa 55% des Blutvolumens aus.

I. Blutplasma

Blutplasma enthält 8% Eiweißsubstanzen. Etwa die Hälfte davon ist *Serumalbumin*, ein feindisperser Eiweißkörper, der den kolloidosmotischen Druck des Blutplasmas bestimmt und durch Koppelung mit Lipiden, Pharmaca, Farbstoffen u.a. als Transportmedium dient. Zu den gröberen *Globulinen* zählen Agglutinine und Prothrombin (β-Globuline) sowie Antikörper und Fibrinogen (γ-Globuline).

II. Geformte Bestandteile (Abb. 95)

1. Erythrocyten, rote Blutkörperchen

In 1 mm³ Blut sind beim erwachsenen Mann etwa 5 Millionen, bei der Frau etwa 4,5 Millionen Erythrocyten enthalten. Geringe Abweichungen nach oben oder unten fallen in die normale Variationsbreite, stärkere Vermehrung oder Verminderung (Anämie) ist pathologisch.

Bei einer Gesamtblutmenge von 5 Litern enthält der menschliche Körper 25 Billionen ($25 \cdot 10^{12}$) Erythrocyten, die eine Gesamtoberfläche von 3000–4000 m² haben. Diese erhebliche Oberfläche ist für die Transportaufgabe von Bedeutung. Die roten Blutkörperchen nehmen in den Lungen Sauerstoff auf und befördern ihn in die Gewebe. Andererseits transportieren sie CO_2 aus den Geweben in die Lungen.

Morphologie

Das rote Blutkörperchen des Menschen ist eine runde bikonkave Scheibe von starker *elastischer Verformbarkeit*. Es besitzt eine zentrale Eindellung. Daher erscheint in Flächenansicht das Zentrum heller als der Rand.

Der *Durchmesser* des Erythrocyten beträgt beim Menschen im Mittel 7,5 µm. Stärkere Größenabweichungen sind krankhaft. Die *Dicke* beträgt am Rand etwa 2,5 µm, im Zentrum etwa 1 µm. Der Erythrocyt enthält keine Mitochondrien und kein endoplasmatisches Reticulum. Er besitzt ein Plasmalemm und einen Überzug aus Mucopolysacchariden (Glykocalix), der die Art der Blutgruppe und andere Blutfaktoren bestimmt.

Physiologie

Der Inhalt des Erythrocyten besteht, auf das Trockengewicht bezogen, zu einem geringen Teil aus Strukturprotein und zu 95% aus dem

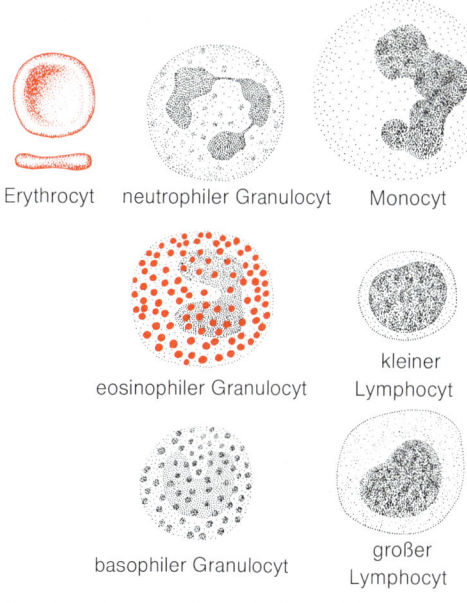

Abb. 95. Geformte Bestandteile des Blutes

eisenhaltigen Blutfarbstoff, *Hämoglobin*. Er verleiht dem einzelnen Erythrocyten im ungefärbten Präparat eine gelblichgrüne Farbe. In dickerer Schicht erhält das Blut dadurch seine Rotfärbung. Hämoglobin ist das Vehikel des *Gastransports*. Sauerstoffreiches Hämoglobin (Oxyhämoglobin) gibt dem Blut eine hellrote, sauerstoffarmes (reduziertes Hämoglobin) eine dunkle blaurote Farbe. Der Hämoglobingehalt des einzelnen Erythrocyten kann bei Erkrankungen vermehrt oder (häufiger) vermindert sein (hyperchrome oder hypochrome Erythrocyten).

In hypotonischen Lösungen schwellen die roten Blutkörperchen durch osmotische Wasseraufnahme. Sie platzen und geben das Hämoglobin an das Medium ab (*Hämocytolyse*). Zurück bleiben die farblosen *Blutkörperchenschatten*, die im wesentlichen aus Plasmalemm und Struktureiweiß bestehen.

Lebensdauer

Die Lebensdauer der menschlichen Erythrocyten beträgt etwa 100 Tage. Jeden Tag werden somit 1% der Gesamtzahl ersetzt. Im roten Knochenmark werden demnach 250 Milliarden Erythrocyten täglich neu gebildet und in gleicher Anzahl gealterte Erythrocyten abgebaut.

Abbau

Für den Abbau sorgen Zellen des reticuloendothelialen Systems in der Milz, in der Leber und im Knochenmark. Aus den Abbauprodukten des Hämoglobins wird u. a. Gallenfarbstoff gebildet, das Eisen bei der Neubildung von Erythrocyten im Knochenmark benutzt.

Als **Reticulocyten** werden nicht ganz ausgereifte Erythrocyten bezeichnet, die noch Reste von Ergastoplasma (*Substantia granulofilamentosa*) enthalten. Normalerweise findet man nach spezieller Anfärbung unter den roten Blutkörperchen etwa 1% Reticulocyten. Eine erhebliche Vermehrung deutet auf überstürzte Ausschleusung jugendlicher Erythrocyten hin.

2. Leukocyten; weiße Blutkörperchen

Die Zahl der Leukocyten beträgt 5000–8000 im mm^3 Blut des Erwachsenen. Sie schwankt innerhalb dieser physiologischen Breite unter den Einflüssen von Tageszeit, Verdauungstätigkeit, körperlicher Arbeit, Gravidität u. a. Eine stärkere Vermehrung oder Verminderung der Leukocytenzahl findet sich bei zahlreichen Erkrankungen; eine Vermehrung (Leukocytose) z.B. bei akuten Entzündungen.

Lebensdauer
Die Lebensdauer der weißen Blutkörperchen zeigt erhebliche Unterschiede: von mehreren Tagen bis zu mehreren Jahren. Meist ist sie viel kürzer als die der Erythrocyten.

Teilweise werden Leukocyten im reticuloendothelialen System abgebaut, teilweise durchwandern sie Schleimhäute (z.B. im Darm) und verlassen auf diese Weise den Organismus. Schließlich gehen sie auch bei Abwehrleistungen zugrunde.

Physiologie
Die weitaus meisten Leukocyten des Körpers befinden sich *außerhalb der Blutbahn* an den Stellen ihrer Tätigkeit in den verschiedenen Geweben und Organen. *Nur ein kleiner Teil hält sich vorübergehend im strömenden Blut auf.* Die Leukocyten sind zur amöboiden Bewegung fähig. Sie können die Capillarwand durchwandern, sich im Gewebe fortbewegen oder auch wieder ins Blut zurücktreten.

Die Leukocyten enthalten an Zellorganellen Mitochondrien, Golgi-Apparat, Centriolen, ferner Ribosomen und endoplasmatisches Reticulum.

Morphologie
Unter den Leukocyten werden unterschieden: **Granulocyten, Lymphocyten und Monocyten** (Abb. **95**).

Tabelle 6. Normalwerte des weißen Differentialblutbildes in Prozent (Mittelwert und Streuung)

Granulocyten			
	neutrophile	60%	(55–65%)
	eosinophile	3,5%	(2–4%)
	basophile	0,5%	(0,5–1%)
Lymphocyten		30%	(20–40%)
Monocyten		6%	(4–7%)

Ihr prozentualer Anteil an der Gesamtzahl der Leukocyten ist trotz physiologischer Schwankungen recht charakteristisch. Bei Erkrankungen können allerdings erhebliche Verschiebungen im Zahlenverhältnis auftreten. Normalwerte zeigt die Tabelle 6.

Granulocyten werden im roten Knochenmark gebildet und zählen daher zu den *myeloischen* Leukocyten. Sie sind kurzlebig. In der Größe übertreffen die Granulocyten die Erythrocyten und Lymphocyten. Die runden Zellen haben einen Durchmesser von 10–15 µm. Sie besitzen eine *amöboide Beweglichkeit* und können *phagocytieren*.

Ihr Cytoplasma ist schwach acidophil. Es enthält typische Granula, die sich bei der panoptischen Färbung nach Pappenheim unterschiedlich anfärben. Darauf beruht die Unterteilung in *neutro-, eosino-* und *basophile Granulocyten*.

Der Zellkern ist gelappt und chromatinreich. Eine bis drei Einschnürungen gliedern den Kern in einzelne Segmente (*segmentkernige Granulocyten*). Die Segmentierung ist typisch für *reife* Zellen. Sie fehlt bei noch nicht ausgereiften Jugendformen (sog. *stabkernige Granulocyten*). Normalerweise findet man etwa 5% Stabkernige unter den Granulocyten.

Neutrophile Granulocyten. Die cytoplasmatischen Granula sind sehr fein und färben sich schwach rötlich-bläulich an. Der kräftig gefärbte Zellkern zeigt 2 bis 4, in der Regel 3 Segmente, die durch zarte Substanzbrücken verbunden sind.

Die *Granula* gehören zu den Cytosomen und sind überwiegend *Lysosomen* mit einem beträchtlichen Gehalt an saurer Phosphatase und proteolytischen Enzymen. Die Neutrophilen zeigen eine ausgesprochene amöboide Beweglichkeit. Am Ort einer akuten Entzündung passieren sie in großer Zahl die Capillarwand (*Diapedese*), durchwandern das Gewebe und phagocytieren Mikroorganismen und Gewebstrümmer. Sie werden daher auch als *Mikrophagen* bezeichnet. Nach reger Phagocytose gehen sie unter Verfettung zugrunde und finden sich massenhaft im Eiter (sog. Eiterkörperchen). Aus den zerfallenden Neutrophilen werden proteolytische Enzyme freigesetzt, die durch Gewebsauflösung zur Erweichung von Entzündungsherden beitragen.

Als „drumstick" wird ein kleines Anhängsel des Zellkerns bezeichnet, das beim weiblichen Geschlecht häufiger gefunden wird und das inaktive X-Chromosom enthält. Wenn unter 500 neutrophilen Granulocyten mindestens 6 mit einem trommelschlegelförmigen Kernanhang gezählt werden, kann die Geschlechtsdiagnose „weiblich" als sicher gelten (Sex-Chromatin S. 15).

Eosinophile Granulocyten. Die Eosinophilen sind etwas größer als die Neutrophilen. Sie enthalten im Cytoplasma relativ große Granula, die sich mit dem sauren Farbstoff Eosin intensiv rot anfärben. Die Granula sind meistens so dicht gelagert, daß sie den gewöhnlich aus 2 Segmenten bestehenden, hantelförmigen Zellkern nahezu überdecken. Ihre Ultrastruktur ist charakteristisch: Von einer Elementarmembran umgeben, enthalten die ovalen Gebilde im Innern zahlreiche längsorientierte parallele Elemente (Kristalloide).

Die Eosinophilen sind ebenfalls zur Wanderung und Diapedese fähig. Man findet sie daher als freie Zellen im Bindegewebe. Sie können *Antigen-Antikörper-Komplexe* phagocytieren und mittels der in den Granula enthaltenen proteolytischen Enzyme abbauen. Bei Überempfindlichkeits-(allergischen)-Reaktionen, z.B. bei Asthma oder Heuschnupfen, treten sie vermehrt im Bindegewebe auf, wobei auch ihre Zahl im Blut erhöht ist (Eosinophilie). In diesem Zusammenhang mag auch ihre Fähigkeit zur Aufnahme oder zum Transport von Histamin von Bedeutung sein.

Basophile Granulocyten. Die sehr groben Granula der Basophilen färben sich mit basischen Farbstoffen tief blauschwarz an. Sie enthalten saure Mucopolysaccharide wie z.B. Heparin, ferner Histamin und Serotonin. Der Zellkern ist plump, kaum gelappt und von den massiven Granulationen meist verdeckt. Die basophilen Granulocyten können sich amöboid bewegen, phagocytieren aber nur selten und besitzen auch keine nachweisbaren proteolytischen Enzyme.

Ob sie mit den ebenfalls histamin- und serotoninhaltigen Gewebsmastzellen (S. 37) verwandt oder gar identisch sind, ist bisher ungeklärt.

Lymphocyten. Die Lymphocyten werden überwiegend in den lymphatischen Organen gebildet (*lymphatische Leukocyten*; im Gegensatz zu den *myeloischen* Leukocyten). Sie gelangen vorwiegend über die Lymphbahnen ins Blut. Die runden Zellen sind etwa so groß wie die Erythrocyten. Der runde oder ovale Zellkern färbt sich infolge seiner dichten Chromatinstruktur intensiv blauviolett an (Färbung nach Pappenheim). Das basophile, granulafreie Cytoplasma bildet einen schmalen blaßblauen Saum um den Kern.

Lymphocyten können sich zwar amöboid bewegen, aber nicht phagocytieren. Sie enthalten auch keine proteolytischen Enzyme. Außer den beschriebenen „kleinen" Lymphocyten kommen im Blut auch große Lymphocyten mit einem Durchmesser von 10–15 µm vor. Ihr Zellkern ist oval oder C-förmig eingebuchtet. Im blauen basophilen Cytoplasma kommen sehr feine „Azurgranula" vor.

Lymphocyten besitzen reichlich Ribosomen in Form von Polysomen, sind also zur Proteinsynthese (Immunproteine), aber nicht zur Proteinausschleusung befähigt. Nach Kontakt mit Antigenen sind sie in der Lage, spezifische zellständige *Antikörper* zu bilden. Sie stehen im Dienst der zellvermittelten *Abwehr* (S. 137). Derartige Lymphocyten sind besonders langlebig. Sie verweilen nur kurze Zeit im Blut, patrouillieren meistens durch die Gewebe auf der Suche nach artfremden Stoffen (Antigenen), kehren auch wieder ins Blut zurück, bevor sie erneut die Gewebe durchwandern.

Monocyten. Die mononucleären Leukocyten (kurz: Monocyten) sind mit 15–20 µm die größten unter den weißen Blutkörperchen. Sie haben ein schwach basophiles graublaues Cytoplasma mit feinsten Azurgranula. Der nicht besonders chromatinreiche, verwaschen grauviolett angefärbte Zellkern ist vielgestaltig: oval, nierenförmig, C-förmig oder S-förmig, selten gelappt. Runde und ovale Kerne kennzeichnen Jugendformen, gelappte Kerne mehr ausgereifte Formen. Im Cytoplasma finden sich zahlreiche kleine Mitochondrien, endoplasmatisches Reticulum, Ribosomen, Lysosomen sowie ein gut ausgebildeter Golgi Apparat. Bei ovalem oder nierenförmigem Kern sind die Zellen leicht mit großen Lymphocyten zu verwechseln; doch ist das Cytoplasma der Lymphocyten klarer blau angefärbt.

Die Monocyten werden im *Knochenmark* gebildet und ihre Vorstufen dort eine Zeitlang *gespeichert*. Nach ihrer Ausschleusung halten sie sich nur wenige Stunden im strömenden Blut auf. Dank ihrer guten amöboiden Beweglichkeit wandern sie durch die Capillarwände ins Gewebe und differenzieren sich dort in Abhängigkeit von ihrer Umgebung zu verschiedenen Typen von *Makrophagen*: *Histiocyten* im lockeren Bindegewebe; *Makrophagen und Sinusendothelzellen* in der Milz, in den Lymphknoten und im Knochenmark; *v. Kupffersche Sternzellen* in der Leber; *Alveolarmakrophagen* in der Lunge; *Peritonealmakrophagen*.

3. Thrombocyten, Blutplättchen

Morphologie
Im Blutausstrich finden sich die Thrombocyten als sehr kleine (ca. 2 µm), meist gruppenförmig gelagerte Partikel, die sich kaum anfärben. Ihre Zahl/mm^3 Blut wird mit 200000 bis 300000 angegeben. Die kernlosen Gebilde sind äußerst empfindlich, zeigen aber bei geeigneter Vorbehandlung ein granuliertes Zentrum, *Granulomer*, und eine helle unstrukturierte Außenzone, *Hyalomer*. Sie besitzen ein Plasmalemm; die zentralen Granula sind teils kleine Mitochondrien, teils Vacuolen und Vesikel.

Lebensdauer
Die Thrombocyten werden im Knochenmark als Cytoplasmaabschnürungen von Riesenzellen (50–60 µm Durchmesser), *Megakaryocyten*, gebildet. Nach kurzer Zirkulation im Blut (5–10 Tage) werden sie hauptsächlich in der Milz phagocytiert.

Physiologie
Die Thrombocyten spielen eine wichtige Rolle bei der **Blutgerinnung**. Das Granulomer enthält u.a. das Enzym Thrombokinase, das beim Plättchenzerfall freigesetzt wird. Die Thrombokinase aktiviert in Gegenwart weiterer Gerinnungsfaktoren das in der Leber gebildete Prothrombin zum Thrombin, welches seinerseits das im Blutplasma gelöste Fibrinogen in das fibrilläre Polymerisat Fibrin umwandelt. Fibrinnetze verfestigen das Blutplasma unter Absonderung des *Blutserums*.
Jede Schädigung oder Verletzung des Gefäßendothels führt zum Verklumpen und Zerfall der Blutplättchen. Mit der dadurch eingeleiteten Gerinnung des Blutplasmas kann eine Blutung aus kleinen Gefäßen zum Stehen gebracht werden. Da die Thrombocyten außerdem große Mengen Serotonin enthalten, das glatte Muskelzellen zur Kontraktion veranlaßt, fördert ihr Zerfall die Blutstillung durch *Gefäßverengung*.

III. Blutbildung in der Embryonalzeit

In der Embryonal- und Fetalzeit erfolgt die Blutbildung an 3 verschiedenen Orten, die nacheinander sich z.T. überschneidend in Funktion treten. Es werden unterschieden:

Megaloblastische Periode. Im 1. Embryonalmonat beginnt die Blutbildung in der mesenchymalen Hülle des Dottersacks. Aus kompakten *Mesenchyminseln* differenzieren sich Zellen (*Angioblasten* S. 91), die sich randwärts zu einem Endothelschlauch zusammenlagern (erste Gefäßanlagen). Zentral gelegene Mesenchymzellen differenzieren sich zu runden, kernhaltigen, relativ großen *Erythrocyten*, die als *Megaloblasten* bezeichnet werden. In der Folgezeit gewinnen die Dottersackgefäße mit den Blutzellen Anschluß an das intraembryonale Gefäßsystem.

Hepatolienale Periode. Im 3. Embryonalmonat wird das Mesenchym der *Leberanlage* zur hauptsächlichen Blutbildungsstätte. Etwas später und in geringerem Umfang beteiligt sich auch die *Milz*. In dieser Phase erscheinen erstmalig weiße Blutkörperchen. Die nun gebildeten *Erythrocyten* sind *kernlos* und *normal groß*.

Medulläre Periode. Während Leber und Milz bis zur Geburt zunehmend an Bedeutung verlieren, übernimmt mit dem 6. Fetalmonat das *Knochenmark* die Bildung der Erythrocyten und der myeloischen Leukocyten. Die Lymphocyten werden dann in den lymphatischen Organen, vornehmlich Milz und Lymphknoten, gebildet.
Zur Zeit der Geburt ist das Mark aller Knochen an der Blutbildung beteiligt (rotes Knochenmark). Beim weiteren Knochenwachstum wandelt sich das rote Knochenmark in den Diaphysen der langen Knochen in gelbes fettzellhaltiges Mark um, und das *blutbildende rote Mark* findet sich nach Abschluß des Körperwachstums nur noch in *kurzen* und *platten Knochen* sowie in den *Epiphysen* langer Knochen. Wenn diese Blutbildungsstätten, z.B. bei chronischen Blutverlusten, nicht mehr ausreichen, kann sich das gelbe Knochenmark beim Erwachsenen wieder in blutbildendes Mark zurückverwandeln.

IV. Blutbildung im Knochenmark

Erythrocyten, Granulocyten, Monocyten und Thrombocyten werden *ausschließlich* im roten Knochenmark gebildet. Lymphocyten (B-Zellen) entstehen in beschränktem Umfang ebenfalls im Knochenmark.

Das Gesamtgewicht des blutbildenden Marks der kurzen und platten Knochen entspricht beim Erwachsenen mit 1400 g etwa dem Gewicht der Leber. So ist auch die Produktionsleistung beachtlich: pro Tag werden 250 Milliarden Erythrocyten, 15 Milliarden Granulocyten, fast ebensoviele Monocyten und 500 Milliarden Thrombocyten ins Blut ausgeschleust.

Das zwischen knöchernen Spongiosabälkchen gelegene *Grundgewebe* des Knochenmarks ist ein **reticuläres Bindegewebe**, das viele Fettzellen enthält. In den Maschen des Reticulum liegen die blutbildenden Zellen.

Das aus den Aa. nutriciae der Knochen gespeiste Gefäßsystem zweigt sich im reticulären Markgewebe in Capillaren auf, die in ein Geflecht aus *weiten venösen Sinus* übergehen. Das *geschlossene Sinusendothel* besteht aus phagocytierenden Zellen, die teils aus dem reticulären Gewebe (RES S. 37) hervorgehen, teils von Monocyten abstammen.

Die **pluripotente Stammzelle** aller roten und weißen Blutkörperchen ist der Hämocytoblast. Mit seinem dichten, runden Zellkern und dem basophilen Cytoplasma ähnelt er weitgehend einem kleinen Lymphocyten. Aus dieser Stammzelle gehen nach Mitosen und Differenzierung weitere Stammzellen hervor, die das Anfangsglied einer *speziellen Bildungsreihe* der Blutkörperchen bilden (Abb. **96**).

In der weiteren Entwicklung der jeweiligen Stammzellen folgt eine *Vermehrungsphase*, an die sich eine mehrere Tage dauernde *Reifephase* anschließt.

Während der Reifung in der Erythro- und Myelopoese verlieren die Zellen allgemein ihre Basophilie; die Vorstufen der Erythrocyten werden mit zunehmender Hämoglobineinlagerung acidophil, das gleiche gilt durch Verlust an Ribosomen für die Vorstufen der Granulocyten. Die Erythrocytenvorläufer stoßen mit Kontraktionsbewegungen des Cytoplasmas den Zellkern aus. Die nunmehr kernlosen *Reticulocyten* enthalten noch Reste von Ergastoplasma (Substantia reticulofilamentosa), die bei den ausgereiften Erythrocyten verschwinden.

Die Granulocytenvorläufer bilden im Cytoplasma die typisch färbbaren neutrophilen, eosinophilen und basophilen Granula aus. Der zunächst rundlich-ovale Zellkern streckt sich („stabkernige" Granulocyten) und wird schließlich durch Einschnürungen segmentiert (ausgereifte Granulocyten).

Reife Erythrocyten, Granulocyten und Monocyten werden auf Vorrat gebildet und zunächst in den Maschen des reticulären Knochenmark-

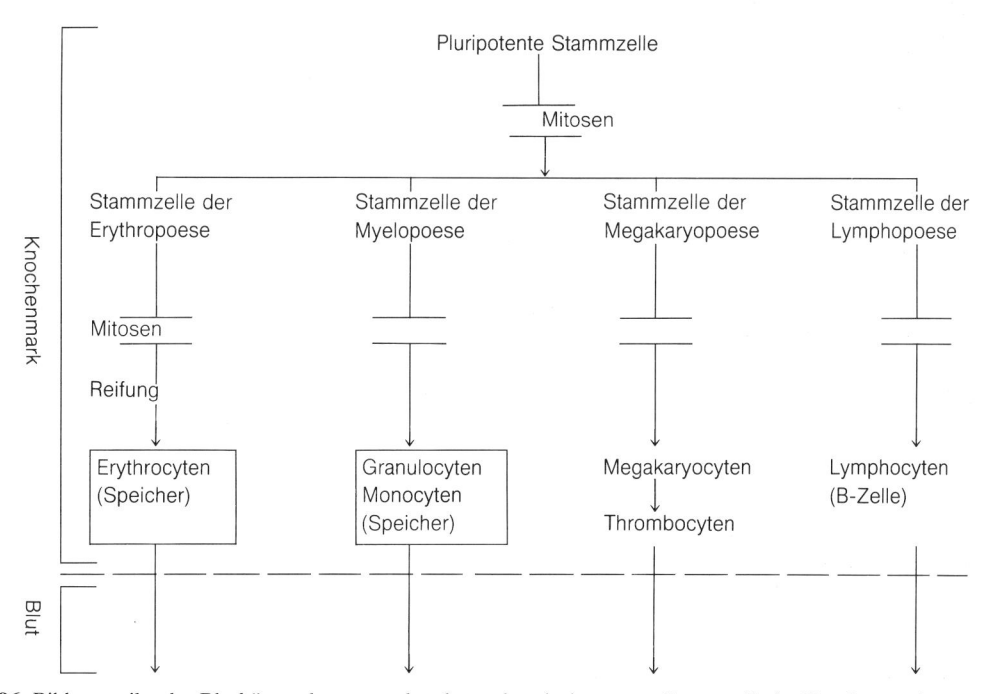

Abb. **96**. Bildungsreihe der Blutkörperchen, ausgehend von der pluripotenten Stammzelle im Knochenmark

bindegewebes gespeichert, bevor sie durch die Sinuswände ins Blut übertreten. Dieser **Knochenmarkspeicher** steht bei erhöhtem Bedarf an Erythrocyten oder an Granulocyten (akute Entzündungen) unmittelbar zur Verfügung. Er wird zuerst mobilisiert, ehe weitere Blutkörperchen aus ihren Vorstufen neu gebildet werden.

E. Lymphatisches System

Zum lymphatischen System gehören
- die Lymphcapillaren und Lymphgefäße (S. 124, 127),
- die Lymphocytenansammlungen im Bindegewebe der Schleimhäute (Lymphfollikel),
- Lymphknoten
- Lymphfollikel der Milz (weiße Pulpa) (S. 441),
- Tonsillen (S. 338),
- Thymus (S. 403).

Mit Ausnahme der Lymphgefäße und -follikel werden diese Gebilde als lymphatische Organe bezeichnet, auch wenn der lymphatische Apparat wie z.B. in der Milz nur eine Organkomponente darstellt.

Die *lymphatischen Organe* insgesamt sind *Bildungsstätten für Lymphocyten* und spielen eine wesentliche Rolle im *Abwehrsystem* des Körpers (Immunsystem S. 136).

I. Lymphoreticuläres Gewebe

Das Grundgewebe aller lymphatischen Organe ist ein reticuläres Gewebe, in dessen Maschen massenhaft Lymphocyten eingelagert sind. Es handelt sich meist um das aus dem Mesenchym entstandene reticuläre Bindegewebe (S. 34). Nur das Grundgewebe des Thymus, das aus dem Epithel des Kiemendarms (3. Schlundtasche) stammt, ist ein epitheliales Reticulum.

Die **fixen Zellen** des reticulären Bindegewebes (*Reticulumzellen*) besitzen einen chromatinarmen, oft ovalen Zellkern, ein schwach basophiles Cytoplasma, das mit seinen Organellen, Cytosomen und Vesikeln dem eines Makrophagen gleicht. Die Reticulumzellen sind zur Speicherung und Phagocytose befähigt. *Sie können sich auf bestimmte Reize hin aus ihrem Verband lösen und amöboid fortbewegen.*

Die **freien Zellen** sind ganz überwiegend *Lymphocyten*. Sie sind stellenweise so dicht gelagert, daß sie die Reticulumzellen überdecken. An freien Zellen kommen außerdem aus Monocyten entstandene Makrophagen und Gruppen von Plasmazellen vor.

Unter den Lymphocyten herrschen besonders die kleinen Lymphocyten vor. Ihr chromatindichter rundlicher Zellkern ist kräftig anfärbbar, während der schmale basophile Cytoplasmasaum sich kaum hervorhebt. Die Zellen sind amöboid beweglich, phagocytieren aber nicht. Die weniger zahlreichen großen Lymphocyten besitzen einen schwächer färbbaren, meist ovalen Zellkern und ein etwas breiteres, schwach basophiles Cytoplasma. Sie werden häufig in mitotischer Teilung gefunden und sind wahrscheinlich Zwischenglieder zwischen großen Lymphoblasten und kleinen Lymphocyten in der Lymphopoese.

II. Folliculi lymphatici, Lymphfollikel

Im reticulären Gewebe sind die Lymphocyten stellenweise zu rundlichen Haufen oder Knötchen konzentriert, Lymphfollikel, Folliculi lymphatici. Lymphfollikel können als Einzelgebilde auftreten, *Solitärfollikel,* wie z.B. in der Schleimhaut des Magen-Darm-Kanals oder der Atemwege. Sie können aber auch gehäuft zusammenliegen, *Folliculi lymphatici aggregati,* wie z.B. im unteren Dünndarm oder Wurmfortsatz.

Lymphfollikel, in denen gleichförmige kleine Lymphocyten etwa gleich dicht verteilt liegen, werden **Primärfollikel** genannt. Sie sind ein Zeichen dafür, daß der Organismus noch nicht mit Antigenen in Berührung gekommen ist. Sie finden sich bei Feten und Neugeborenen.

Wenn die Lymphfollikel eine zentrale Aufhellung und eine lymphocytendichte Randzone aufweisen, spricht man von **Sekundärfollikeln.** Diese hellen Zentren entstehen als Ausdruck von Abwehrreaktionen gegen Antigene: *Reaktionszentren.*

In den Reaktionszentren finden sich schwer zu unterscheidende große, blaß angefärbte Zellen. Einesteils handelt es sich um Reticulumzellen und Makrophagen, anderenteils um Lymphoblasten, aus denen in mehreren Teilungsschritten vornehmlich *Plasmazellen*, aber auch kleine Lymphocyten (B-Zellen) hervorgehen.

Da in den Reaktionszentren eine Zellproliferation stattfindet, werden sie auch Keimzentren genannt.

III. Nodi lymphatici, Lymphknoten

In den Verlauf der Lymphgefäße sind zahlreiche Lymphknoten eingeschaltet. Sie filtern und reinigen die Lymphe und sind die wichtigsten Bildungsstätten der Lymphocyten.

Eine Lymphknotengruppe erhält jeweils Zuflüsse aus einer bestimmten Körperregion oder

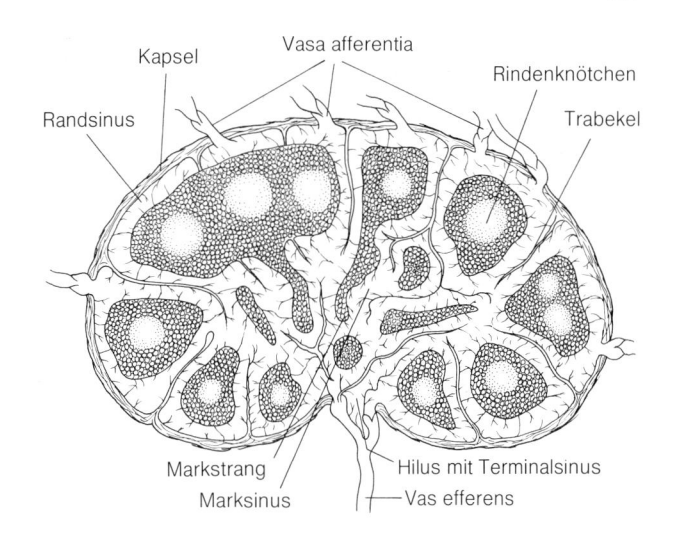

Abb. 97. Lymphknoten (Schema)

Beschriftungen: Randsinus, Kapsel, Vasa afferentia, Rindenknötchen, Trabekel, Markstrang, Marksinus, Hilus mit Terminalsinus, Vas efferens

bestimmten Organen. Diese für eine Region zuständigen Lymphknoten werden **regionäre Lymphknoten** genannt.

So bekommen z.B. die Achsellymphknoten Zuflüsse aus dem Arm, sowie von der vorderen, seitlichen und hinteren Brustwand. Bei Entzündungen innerhalb ihres Einzugsgebiets schwellen sie an, sind tastbar und schmerzhaft. Auch bei fortgeschrittenen Brustdrüsencarcinom sind sie durch Metastasenbildung vergrößert.

Morphologie (Abb. 97)
Lymphknoten sind von sehr unterschiedlicher Größe (2–20 mm Länge). Die kugeligen, mandel- oder bohnenförmigen Knoten sind von einer bindegewebigen *Kapsel* umgeben. Von ihr aus strahlen Bindegewebsbalken, *Trabekel*, ins Innere. Kapsel und Trabekel bilden das *grobe Bindegewebsgerüst* des Knotens. In den Trabekeln verlaufen die kleinen Blutgefäße, die an einer meist vorhandenen Einziehung der Kapsel, *Hilus*, in den Lymphknoten eintreten.

Das *zarte Grundgerüst* ist das reticuläre Bindegewebe, das mit zahlreichen Lymphocyten durchsetzt als *lymphoreticuläres Gewebe* die lymphatischen Organe auszeichnet.

Das lymphoreticuläre Gewebe besitzt in einer Außenzone eine größere Maschendichte und dichter gelagerte Lymphocyten als im Zentrum. Man unterscheidet daher zwischen **Rinde (Cortex)** und **Mark (Medulla)**. Diese Gliederung ist für den Lymphknoten charakteristisch.

In der Rinde sind zahlreiche *Lymphfollikel*, spärlich als Primär-, meistens als *Sekundärfollikel* ausgebildet. Die lymphocytendichte Rindensubstanz setzt sich in Form unregelmäßig gestalteter *Markstränge* ins Mark hinein fort. Die Stränge hängen netzartig miteinander zusammen.

Durchfluß der Lymphe
Die Lymphe wird durch mehrere klappenhaltige *Vasa afferentia*, welche die Kapsel schräg durchdringen, in den Lymphknoten geleitet, durchfließt Rinde und Mark über bevorzugte Straßen, *Lymphsinus*, und tritt am Hilus durch das *Vas efferens*, selten mehrere Vasa efferentia, wieder aus.

Auf dem Weg durch den Lymphknoten passiert die Lymphe zunächst den
– *Randsinus (Marginalsinus)*, der zwischen Kapsel und Rindensubstanz liegt, sodann die
– *Rindensinus*, die radiär die Rinde durchsetzen, gelangt dann in die
– *Marksinus (Intermediärsinus)*, die zwischen den Marksträngen liegen, und sammelt sich häufig in einem
– *Terminalsinus*, bevor sie das Vas efferens erreicht.

Die Sinus sind lymphocytenarme Strombahnen im Lymphknotenreticulum. Gegen das lymphocytenreiche Reticulum der Rinde und der Markstränge sowie gegen die Kapsel und die Trabekel sind die durch *Sinusendothelzellen (Uferzellen)* abgegrenzt. Meist bilden die Endothelzellen einen geschlossenen Wandbelag. Vorübergehende Öffnungen zum Durchtritt geformter Lymphpartikel (z.B. Lymphocyten) sind anzunehmen. Die Endothelzellen können phagocytieren. Ihrer Herkunft nach sind sie teils flächig ausgebreitete *Reticulumzellen*, teils aus *Monocyten* hervorgegangene *Makrophagen*. Sie gehören zum reticuloendothelialen System.

In allen Sinus spannen sich von Wand zu Wand Reticulumzellen und Reticulinfasern aus (Sinusreticulum). So können die Sinus nach Art einer Fischreuse die vorbeiströmende Lymphe kontrollieren und von schädigenden Stoffen befreien. Abgefangen werden sowohl belebte Partikel (Mikroorganismen, Krebszellen) wie unbelebte Partikel (Ruß und andere Schwebeteilchen der Luft, Farbstoffe). Als freie Zellen kommen in den Sinus vor allem kleine Lymphocyten, seltener Granulocyten und Makrophagen vor.

Freie Zellen
Aus Lymphoblasten, die in den Maschen des reticulären Bindegewebes als freie Zellen liegen, werden nach mitotischer Teilung junge kleine Lymphocyten gebildet, die in die Sinuslymphe übertreten. Daher enthält die Lymphe das Vas efferens mindestens fünfmal mehr Lymphocyten als die Vasa afferentia.

B-Lymphocyten finden sich vor allem in den *Reaktionszentren* der Follikel. Dort werden sie auch neu gebildet.

T-Lymphocyten liegen vornehmlich in einer kompakten Rindenschicht, *paracorticale Zone*, die sich unterhalb der follikelhaltigen Rindenschicht zwischen dieser und den Marksträngen ausbreitet.

Plasmazellen kommen in den Rindenfollikeln und in den *Marksträngen* vor.

Funktionen
Die wichtigsten Funktionen der Lymphknoten sind:
— Mechanische Filterwirkung (Reusenfunktion des Sinusreticulum);
— Phagocytose von Fremdkörpern und Fremdstoffen (Sinusendothelzellen und Makrophagen);
— Antikörperbildung (Plasmazellen);
— Abgabe immunologisch kompetenter T-Lymphocyten an Lmyphe und Blutkreislauf (paracorticale Zone).

IV. Lymphe

Die Lymphe entsteht aus der Gewebsflüssigkeit der Intercellularräume. Diese setzt sich örtlich verschieden aus Elektrolyten, Nichtelektrolyten, Proteinen u.a. zusammen. Die Komponenten der Gewebsflüssigkeit werden in unterschiedlicher Konzentration teilweise in die Blutcapillaren, teilweise in die Lymphe resorbiert. Somit entspricht die Lymphe in ihrer Zusammensetzung nicht der Gewebsflüssigkeit. Sie enthält jedoch Proteine, deren Konzentration im Ductus thoracicus z.B. halb so hoch ist wie im Blutplasma. Wegen ihres Gehaltes an Fibrinogen und Gerinnungsfaktoren kann die Lymphe gerinnen. An cellulären Bestandteilen kommen hauptsächlich Lymphocyten vor, nur vereinzelt Granulocyten.

F. Immunsystem

Unter Immunität verstehen wir die Fähigkeit eines Lebewesens, sich von Infektionen mit pathogenen Mikroorganismen und/oder deren Gift aus eigener Kraft zu befreien.

Angeboren (unspezifisch) ist eine Immunität dann, wenn das Lebewesen von Beginn seines Lebens an diese Resistenz hat, ohne zuvor mit pathogenen Mikroorganismen in Berührung gekommen zu sein. *Erworben* (spezifisch) ist die Immunität nach einer vorangehenden Auseinandersetzung mit Mikroorganismen (z.B. Masernvirus). Die Resistenz ist in der Regel langdauernd.

Der Krankheitserreger oder dessen Gift wird als **Antigen** bezeichnet; der Abwehrstoff, den der Körper bildet, ist der **Antikörper**. Die Entgiftung erfolgt durch eine **Antigen-Antikörper-Reaktion**.

Die Bildung der Antikörper erfolgt in Zellen (**Immunocyten**). Die Immunreaktion selbst kann *cellulär*, d.h. an der Zelloberfläche oder *humoral*, d.h. extracellulär, erfolgen.

Alle Zellen des Immunsystems stammen entwicklungsgeschichtlich aus dem Mesenchym. Nach der histologischen Klassifikation gehören sie in die Gruppe der Bindegewebszellen (S. 36).

Im einzelnen sind an immunologischen Vorgängen die Zellen des reticuloendothelialen Systems (S. 37) und vor allem die Lymphocyten (S. 131) und deren Abkömmlinge beteiligt.

Folgende Organe spielen bei der Immunabwehr eine entscheidende Rolle:
— Die *Zentralorgane* zur Entwicklung und Steuerung der Immunität:
  • der Thymus (S. 403),
  • das Knochenmark (S. 132) und
  • das lymphatische Gewebe des Darms als Äquivalent der Bursa Fabricii.

Die Bursa Fabricii kommt bei Vögeln vor und ist ein in der Nähe der Kloake gelegenes lymphoepitheliales Organ des Enddarms; sie fehlt bei Säugern.

Die *peripheren Immunorgane*: z.B. Milz, Lymphknoten, Haut, Lunge.

I. Immunkompetente Zellen

Der Vorbereitung des Organismus auf die Immunabwehr dient die Ausbildung sog. immunkompetenter Zellen. Beim Embryo wandern aus den blutbildenden Geweben (Dottersack, Leber, Knochenmark) *Hämocytoblasten* in die zentralen Immunorgane ein. Hier vermehren und differenzieren sich diese Zellen zu Lymphocyten, die die Fähigkeit haben, auf einen antigenen Reiz spezifisch immunkompetent zu reagieren. Im Thymus spielen bei dieser Differenzierung offenbar Stoffe eine Rolle, die von den epithelialen Thymuszellen abgegeben werden (Thymushormone).

Der größte Teil der im Thymus gebildeten Lymphocyten geht auch im Thymus wieder zugrunde; der kleinere Teil gelangt in die Blutbahn, besiedelt die thymusabhängigen Gebiete der peripheren Immunorgane (z.B. die paracorticale Zone der Lymphknoten, S. 136) und vermehrt sich dort.

Die aus dem *Thymus* stammenden Lymphocyten und deren Tochterzellen werden als **T-Lymphocyten** bezeichnet. Sie sind für die *zellgebundenen Immunitätsreaktionen* verantwortlich. Der größte Teil der im Blut zirkulierenden Lymphocyten sind T-Lymphocyten.

Ein weiterer Ort, an dem immunkompetente Lymphocyten entstehen, ist das Knochenmark.

Aus dem Knochenmark gelangen Lymphocyten in die bursaäquivalenten Strukturen (s.o., z.B. lymphatisches Gewebe des Ileum und Appendix, S. 452).

Die im *Knochenmark* („bone marrow") gebildeten Lymphocyten und deren Tochterzellen werden als **B-Lymphocyten** bezeichnet. Sie sind für die *humorale Immunität* verantwortlich (B steht auch für „Bursaäquivalent").

Morphologisch sind B- und T-Lymphocyten nur mit sehr speziellen Methoden voneinander zu unterscheiden. Jedoch ist ihr Verhalten im Organismus und ihre weitere Entwicklung in Antwort auf einen Reiz durch ein Antigen sehr verschieden.

1. B-Lymphocyten

B-Lymphocyten sind im wesentlichen *ortsgebunden;* sie verweilen in den lymphatischen Organen – in den Lymphknoten vorwiegend in den Follikelzentren und Marksträngen. Sie befinden sich deswegen nur in sehr geringer Zahl in Zirkulation (ca. 10–20% der Lymphocyten des Ductus thoracicus sind B-Lymphocyten, 80–90% T-Lymphocyten).

2. T-Lymphocyten

T-Lymphocyten sind *in ständiger Bewegung*. Von den lymphatischen Organen gelangen sie entweder über die Lymphbahnen (aus den Lymphknoten) oder direkt (in der Milz) ins Blut; nach einer Zirkulation von Stunden erfolgt ihr Rücktritt ins Gewebe: in den Lymphknoten durch das Endothel der postcapillären Venolen (in der Zona paracorticalis), in der Milz in die periarteriolären Scheiden. In diesen Organen verbleiben die Lymphocyten Stunden bis Tage, bis eine Rezirkulation und ein erneuter Eintritt ins Gewebe erfolgt. Diese Vorgänge wiederholen sich, bis die Zellen in Erfüllung ihrer Funktion zugrundegehen oder sich teilen und damit den Ursprung für neue Lymphocyten oder deren Funktionsformen geben. Bis zur Rückbildung des Thymus – zur Zeit der Pubertät – sind genügend immunkompetente T-Lymphocyten ausgeschwemmt, so daß durch den Abbau des Organs keine Ausfallserscheinungen auftreten; außerdem reduplizieren sich die Lymphocyten in den peripheren Organen laufend.

Lebensdauer der Lymphocyten

Sie ist sehr unterschiedlich: etwa 10% sind kurzlebig (Lebensdauer bis 12 Tage) und 90% langlebig (mittlere Lebensdauer 500 Tage). Sowohl B- als auch T-Lymphocyten können langlebig und kurzlebig sein, wenn auch die durchschnittliche Lebensdauer der T-Lymphocyten höher ist (mehrere Jahre).

II. Antigenwirkung

Dringt ein Antigen in die Blut- oder Lymphbahn oder ins Gewebe ein, so kann es auf die immunologisch kompetenten Zellen *direkt* oder *indirekt* wirken.

Indirekte Wirkung

Sie besteht darin, daß das Antigen von *Makrophagen* (Monocyten, Histiocyten, Reticulumzellen, S. 34) aufgenommen, „verarbeitet" und als Produkt höherer spezifischer Immunwirkung freigesetzt wird, das dann auf die immunkompetenten Zellen trifft. Offenbar werden aber nicht alle Antigene aus den Makrophagen wieder freigesetzt; sie können dort auch persistieren. Indirekt (über das Makrophagensystem) wirken die Antigene vor allem auf die *B-Lymphocyten*. Be-

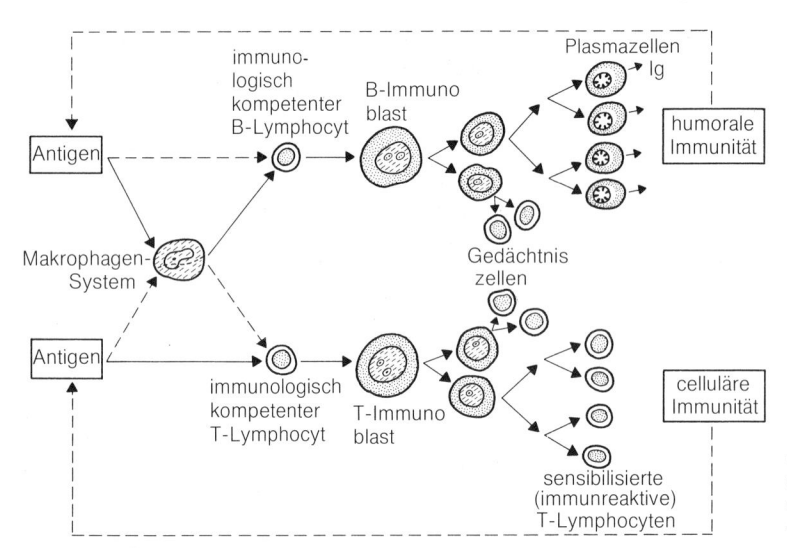

Abb. 98. Schematische Darstellung der Lymphocytenreaktionen bei der Immunantwort nach Antigenkontakt

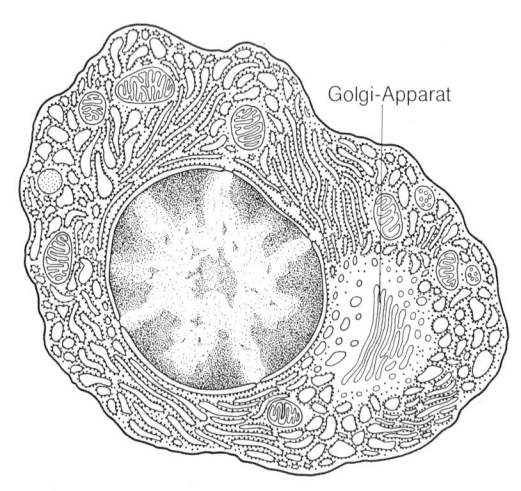

Abb. 99. Plasmazelle mit aktivem granulierten endoplasmatischen Reticulum

sonders eindrucksvoll spielen sich diese Vorgänge in den Tonsillen ab (S. 338).

Direkte Wirkung
Direkt ist die Wirkung eines Antigens dann, wenn es zu einer unmittelbaren Wechselwirkung zwischen Antigen und immunkompetenter Zelle kommt. In erster Linie erfolgt dies bei den T-Lymphocyten.

III. Immunisierung

Die bei der Immunisierung ablaufenden Vorgänge sind vielstufig (Abb. 98). Sie kommen dadurch in Gang, daß die immunkompetenten Zellen an ihren Oberflächen antigenspezifische Receptoren haben. Diese Receptoren (morphologisch nicht faßbar) sind bei B- und T-Lymphocyten verschieden.

Eingeleitet wird die immunologische Abwehr dadurch, daß nach antigener Stimulierung die jeweilige Lymphocytengruppe anfängt, sich zu differenzieren und zu proliferieren. Diese Vorgänge spielen sich in den peripheren Immunorganen ab (Lymphknoten, weiße Milzpulpa, lymphatische Strukturen des Magen-Darm-Kanals und Atmungstraktes).

Aus kleinen *B-Lymphocyten* entstehen nach entsprechender Antigenstimulierung in den Follikeln der lymphatischen Organe (S. 134) große, stark basophile Zellen (*B-Immunoblasten*), die sich lebhaft teilen. Über Zwischenstufen bilden sich kleinere Zellen mit hellen polymorphen Kernen und nur sehr geringer Cytoplasmabasophilie. Die weitere Entwicklung ist zweispurig. Einerseits leiten die letztgenannten Zellen in eine Entwicklungsreihe von Zellen über, an deren Ende die *Plasmazelle* steht. Andererseits entstehen neue spezifisch sensibilisierte Lymphocyten (*B2-Lymphocyten*).

1. Plasmazellen

Morphologie
Plasmazellen sind morphologisch sehr auffällig (Abb. **99**). Ihr Cytoplasma ist lichtmikroskopisch kräftig basophil; elektronenmikroskopisch kommt ein stark entwickeltes rauhes endoplasmatisches Reticulum vor. Der Kern liegt in der Regel exzentrisch und hat Radspeichenstruktur (randständige Anordnung des Chromatins). Plasmazellen haben einen Durchmesser von

Immunsystem

10–15 µm, sind meist kugelig, gelegentlich auch polygonal.

Physiologie
Funktionell sind Plasmazellen Endzellen, d.h. sie teilen sich nicht mehr und leben meistens nur wenige Tage. Sie produzieren in ihrem endoplasmatischen Reticulum die spezifischen Antikörper (γ-*Globuline*), die sie an ihre Umgebung (Gewebe oder Blut) abgeben.

Plasmazellen kommen im Lymphknoten vor allem im Bereich des Markes vor, in der Milz innerhalb der roten Pulpa, im Knochenmark besonders pericapillär, in den Schleimhäuten des Magen-Darm-Traktes, in der Nähe von Blutgefäßen, in den weiblichen Genitalorganen und unter pathologischen Umständen überall dort, wo chronische Entzündungen bestehen. Offenbar können Vorstufen der Plasmazellen — möglicherweise sind große Lymphocyten derartige Vorstufen — an die genannten Orte gebracht werden, wo sie sich dann differenzieren. Im Blut werden unter normalen Umständen keine Plasmazellen gefunden.

2. B2-Lymphocyten

Die B2-Lymphocyten sind mit den üblichen morphologischen Methoden nicht von den übrigen B-Lymphocyten zu unterscheiden. B2-Lymphocyten gehen ebenfalls auf Wanderschaft. Sie haben die Fähigkeit, sich über Zwischenstufen in Plasmazellen umzuwandeln. Diese Umwandlung kann zu einem sehr viel späteren Zeitpunkt erfolgen, z.B. erst dann, wenn der Organismus erneut mit dem Antigen in Berührung kommt. Man bezeichnet deswegen die B2-Zellen auch als *„Gedächtniszellen"* („memory cells"). Sie sind für die sog. *„Sekundärantwort"* des Organismus auf einen erneuten Antigenreiz verantwortlich. Die an die B2-Lymphocyten geknüpfte Sekundärantwort kann in Minuten erfolgen und ist damit sehr viel schneller als die Primärantwort auf den ersten Reiz.

3. T-Lymphocyten

Auch aus den T-Lymphocyten gehen bei entsprechender Antigenstimulierung große basophile Zellen hervor (*T-Immunoblasten*), die sich wie die entsprechenden Zellen der B-Reihe vermehren und in weitere Zellformen übergehen. Am Ende der Entwicklung stehen einerseits (analog den Plasmazellen der B-Reihe) sensibilisierte *immunreaktive T-Zellen*, andererseits *Gedächtniszellen der T-Reihe*.

Die sensibilisierten immunreaktiven T-Lymphocyten zeichnen sich morphologisch durch das Vorkommen besonders vieler Ribosomen im Cytoplasma aus. Der Antikörper, der in diesen Zellen gebildet wird, wird an die Zelloberfläche gebunden, wo auch die Antigen-Antikörper-Reaktion stattfindet. Diese Zellen wandern zum Ort des Antigeneinbruchs, z.B. zu einem implantierten Organ oder Gewebe. Sie sind in der Lage, andere nicht zur eigenen Art gehörende Zellen zum Absterben (*„killer cells"*) zu bringen, so daß ein implantiertes Organ oder Gewebe abgestoßen werden kann.

Die Gedächtniszellen der T-Lymphocyten sind zu gegebener Zeit auch in der Lage, in sensibilisierte immunreaktive T-Lymphocyten überzugehen. Die Sekundärantwort auf einen antigenen Reiz, der sich an die T-Gedächtniszellen wendet, tritt erst Tage nach dem erneuten Antigeneinbruch ein.

Im *Lymphknoten* macht sich die antigene Stimulierung der T-Lymphocyten durch eine Verbreiterung der thymusabhängigen Zone, der *paracorticalen Zone*, in der *Milz* an den *periarteriolären Scheiden* bemerkbar. In diesen Gebieten treten dann vermehrt die basophilen Zellen auf.

Unterstützt werden die Immunreaktionen häufig durch Gefäßerweiterungen in den Gebieten des Antigeneinbruchs. Dies ist darauf zurückzuführen, daß Mastzellen (S. 37) Immunglobuline aufnehmen und dann vermehrt Histamin freisetzen. Durch die Gefäßerweiterung wird der Übertritt von weißen Blutzellen ins Gewebe erleichtert.

Die Beseitigung der inaktiven Antigen-Antikörper-Komplexe — durch Phagocytose und Abbau — erfolgt durch die Zellen des reticuloendothelialen Systems und Granulocyten (z.B. Eosinophile).

Klinischer Hinweis. Die Inkubationszeit bei Infektionskrankheiten entspricht der Periode, in der das Immunsystem des Organismus in Gang gesetzt wird. Die Antigen-Antikörper-Reaktion zur Bindung der Antigene ist häufig mit einer Reaktion des Gesamtorganismus verbunden (Fieber usw.). Um den Körper vor Infektionskrankheiten zu schützen, wird geimpft. Bei der *aktiven Immunisierung* wird ein künstlich abgeschwächtes Antigen gegeben, gegen das der Körper einen Antikörper bildet. *Passive Immunisierung* bedeutet, daß dem Körper ein spezifischer Antikörper zugeführt wird. Hierbei ist der Schutz gegen das Antigen nur kurzfristig. — Wenn eine Immunreaktion eingeschränkt oder unterdrückt werden soll (z.B. nach Organtransplantation), kann durch Röntgenbestrahlung, Injektion eines Antilymphocytenserums, oder auch chemisch und hormonal eine *Immunsuppression* erzielt werden.

Allgemeine Anatomie des Nervensystems

A. Definitionen

Das Nervensystem dient der Regulation und Anpassung des Organismus an die wechselnden Bedingungen der Außenwelt und des Körperinneren. Es ist somit ein Kommunikations- und Steuerungsorgan. Nervenfreie Organe gibt es im Körper nicht.

Zur Erfüllung seiner Aufgaben nimmt das Nervensystem *Reize* aus der Umgebung (exteroceptive Reize) und aus dem Körper selbst (interoceptive Reize) auf. Zur Aufnahme dieser Reize dienen verschiedenartige **Receptoren**, z.B. die Sinnesorgane (S. 548). Durch die Receptoren werden die verschiedensten Arten der Energie (z.B. Temperatur, elektromagnetische Wellen, Druck) in „Erregungen" umgeformt. Es kommt zu einer Depolarisation der erregungsleitenden Nerven (es entstehen Aktionspotentiale), die unabhängig von der Art des Reizes überall gleich sind. Die Aktionspotentiale werden den zentralen Anteilen des Nervensystems durch Nervenzellfortsätze zugeleitet. Hier breiten sich die Erregungen aus und gelangen durch ein abgestimmtes Zusammenspiel von erregend und hemmend wirkenden Neuronen an den Ort ihrer spezifischen Wirksamkeit (z.B. Sehzentren des Großhirns).

In Zentralnervensystem werden alle afferent zugeleiteten Erregungen „verarbeitet", und zwar erfolgt eine *Koordination*, d.h. eine gegenseitige Abstimmung, eine *Integration*, d.h. eine Zusammenfassung und eine *Assoziation*, d.h. ein In-Beziehung-setzen der Erregungen zum Zweck einer einheitlichen Leistung des Nervensystems. Höchstens 5% aller Erregungen werden bewußt.

Zur Steuerung der Körpertätigkeit werden efferente Erregungen des Nervensystems auf periphere Organe (**Effectoren**) übertragen.

Das Nervensystem arbeitet eng mit dem anderen großen Regulationssystem des Körpers zusammen, nämlich dem endokrinen System. Beide Systeme beeinflussen sich gegenseitig.

I. Gliederung

Das Nervensystem läßt sich wie folgt gliedern:
1. Zentrales Nervensystem − Peripheres Nervensystem
2. Animalisches Nervensystem − Vegetatives Nervensystem.

1. Zentrales Nervensystem, Zentralnervensystem, ZNS

Hierzu gehören Rückenmark und Gehirn. Beide Teile sind durch Knochenkapseln geschützt: das Gehirn durch den knöchernen Schädel, das Rückenmark durch die Wirbelsäule. Außerdem umhüllen drei bindegewebige Hirn- bzw. Rückenmarkshäute, die **Meningen**, das ZNS. Zwischen *Pia mater* und *Arachnoidea* (S. 367) befindet sich eine Flüssigkeit, der **Liquor cerebrospinalis**, der als eine Art Wasserkissen das ZNS vor Erschütterungen schützt. Diese äußeren Liquorräume kommunizieren mit den inneren Liquorräumen, die im Gehirn aus einem Hohlraumsystem, den **Ventrikeln**, und im Rückenmark aus dem **Zentralkanal** bestehen. Der Liquor cerebrospinalis wird in den Hirnventrikeln gebildet (S. 654).

Eine Besonderheit des ZNS ist die **Blut-Hirn-Schranke**. Sie erschwert die Passage bestimmter Substanzen vom Blut zum Nervengewebe. Zurückzuführen ist dies auf eine verminderte Permeabilität des Endothels der Blutcapillaren.

Aufgebaut wird das ZNS aus Nervenzellen mit ihren Fortsätzen (S. 57), der Glia (S. 67) und Gefäßen. Die Nervenzellfortsätze (Neuriten) bilden vielfach Bündel, die als Bahnen, **Tractus**, die verschiedenen Gebiete des ZNS untereinander verbinden.

2. Peripheres Nervensystem

Dies sind alle Teile des Nervensystems außerhalb des ZNS. Überwiegend besteht es aus Nerven (S. 62), besitzt aber auch Nervenzellen, die stellenweise angehäuft sind. Ansammlungen von Nervenzellen bilden zusammen mit den zugehörigen peripheren Nervenfasern Anschwellungen und werden als **Ganglien** bezeichnet (S. 148).

Diejenigen peripheren Nerven, die vom Gehirn ausgehen bzw. dorthin führen, werden als **Hirnnerven**, diejenigen, die mit dem Rückenmark in Beziehung stehen, als **Spinalnerven** bezeichnet. Es gibt 12 Hirnnerven- und 31 Rückenmarksnervenpaare.

3. Animalisches, somatisches Nervensystem

Hierunter versteht man alle Bestandteile des Nervensystems (zentral und peripher), die im wesentlichen der Kommunikation zwischen dem Organismus und seiner Umwelt dienen.

4. Vegetatives, autonomes Nervensystem

Hierunter werden die Anteile des zentralen und peripheren Nervensystems zusammengefaßt, die vor allem die inneren Organe innervieren. Die Tätigkeit des vegetativen Nervensystems wird meistens nicht bewußt.

Zentrales und peripheres Nervensystem sowie animalisches und vegetatives Nervensystem sind untrennbar miteinander verflochten; sie beeinflussen sich gegenseitig.

B. Leitungsbogen

Die Leistungen des Nervensystems sind an die Existenz von Leitungsbögen gebunden. Hierunter werden Neuronenketten verstanden.

Ein Leitungsbogen besteht mindestens aus 2 Neuronen, nämlich einem afferenten und einem efferenten Neuron (*einfacher Leitungsbogen*). Die meisten Leitungsbögen sind jedoch aus mehreren Neuronen zusammengesetzt. Es befinden sich dann zwischen dem afferenten und efferenten Neuron weitere Neurone (*Interneurone*) bzw. Neuronenketten. – Im folgenden werden zunächst die Leitungsbögen des somatischen Nervensystems besprochen. Hinsichtlich des vegetativen Nervensystems S. 148.

Afferent ist ein Neuron, wenn es Erregungen aus der Peripherie dem ZNS zuleitet. Sofern es sich um Neurone des somatischen (animalischen) Nervensystems handelt, werden sie als *somato-afferent* bezeichnet.

Efferent ist ein Neuron, das die Erregungen vom Zentralorgan in die Peripherie zum Erfolgsorgan (Effector) leitet. Entsprechende Neurone des somatischen Systems werden als *somato-efferent* bezeichnet.

Die Erregungsübertragung vom somato-afferenten auf das somato-efferente Neuron erfolgt im ZNS. Der Transmitter an den Synapsen ist meist **Acetylcholin**.

Somato-afferent

In der Regel sind die Neurone in der Peripherie mit einem Receptor verbunden. Hierbei handelt es sich z.B. um Receptoren, die in der Haupt oder Unterhaut (S. 161), in den Muskeln oder Sehnen (S. 143) liegen.

Statt von „somato-afferent" wird auch von **„sensibel"** gesprochen. Der Begriff **„sensorisch"** ist für die Erregungen aus den sog. höheren Sinnesorganen (sehen, hören, riechen, schmecken, Gleichgewicht) reserviert; die Erregungen aus den übrigen Receptoren werden als „sensibel" bezeichnet. Ein prinzipieller Unterschied zwischen diesen „Qualitäten" besteht jedoch nicht. Der Erregungsvorgang ist stets gleich. Die Unterscheidung zwischen den verschiedenen Sinnesqualitäten hängt von der Spezifität der Receptororgane und den auf die Wahrnehmung der Sinneseindrücke spezialisierten Gebiete des Gehirns ab. So erregt Licht die Receptoren in der Netzhaut des Auges. Die Erregung wird über den Sehnerv ins Gehirn zum Sehzentrum geleitet. – Im anglo-amerikanischen Schrifttum wird der Begriff „sensibel" nicht verwendet, sondern alle afferenten Nerven werden als „sensorisch" bezeichnet.

Die Perikarya der somato-afferenten Neurone liegt in der Regel außerhalb des ZNS. Es befinden sich die Perikarya der Rückenmarksnerven in den (sensiblen) **Spinalganglien** (S. 148), die der Hirnnerven in den sensiblen **Kopfganglien**.

Somato-efferent

Die Perikarya dieser Neurone befindet sich *im* ZNS. Die Erregungen werden über die Axone in die Peripherie geleitet. Der typische Effector der somato-efferenten Neurone ist die quergestreifte Muskelzelle. Die Qualität der in diesen Neuronen geleiteten Erregungen wird als **„motorisch"** bezeichnet.

Interneurone

Interneurone gibt es nur im ZNS oder in den Ganglien. Sie dienen der Ausbreitung, der Ausrichtung, der Aufrechterhaltung und der Modulation einer Erregung.

Interneurone können kettenförmig hintereinander zwischen aufeinanderfolgenden Neuronen liegen. Durch ihre Verzweigungen (Kollateralen, Endverzweigungen) sorgen sie für eine erhebliche Ausbreitung einer Erregung, z.B. beim Fremdreflex (S. 145).

Interneurone können aber auch in *Erregungskreisen* liegen. Erregungskreise werden dadurch gebildet, daß eine Kollaterale einer Nervenzelle an ein Interneuron herantritt, dessen Neurit mit dem Perikaryon (oder Dendriten) dieser Ausgangsnervenzelle eine Synapse bildet. Erregungskreise können durch Einschaltung mehrerer Interneurone vergrößert werden. — Innerhalb eines Erregungskreises ist eine Selbsterregung möglich.

Es gibt exzitatorische und inhibitorische Interneurone. Sie unterscheiden sich durch ihre Transmitter. Der Transmitter exzitatorischer Synapsen ist *Acetylcholin* bzw. *Noradrenalin* (S. 67), der inhibitorischer *Glycin* (im Rückenmark) bzw. γ-Aminobuttersäure (GABA), *Serotonin* und *Dopamin* (im Gehirn).

Exzitatorische Interneurone in Erregungskreisen spielen für die Aufrechterhaltung einer Erregung eine große Rolle. Für die Auslösung einer Erregung muß eine Nervenzelle Impulse von mehreren vorgeschalteten Axonen erhalten. Greift die ausgelöste Erregung wieder auf die vorgeschalteten Axone über, kommt es zu einer erneuten Erregung des Ausgangsneurons (Widerhalleffekt) bzw. zur Bahnung für neue schwache Erregungen. Möglicherweise spielen die exzitatorischen Erregungskreise für das Erinnern eine wichtige Rolle.

Hemmende Neurone wirken je nach ihrer Lage im Leitungsbogen unterschiedlich. Es gibt 1. eine Vorwärtshemmung, 2. eine Rückwärtshemmung, 3. eine präsynaptische Hemmung.

Bei der *Vorwärtshemmung* liegt das hemmende Interneuron zwischen erregter Zelle und Folgezelle. Das Interneuron kann die Weitergabe der Erregung hemmen. Um ein erregtes Axon entsteht eine „ruhige Zone", wenn seine Kollateralen umliegende inhibitorische Neurone innervieren, die ihrerseits eine Erregung benachbarter Neurone unterbinden.

Bei der *Rückwärtshemmung* (rekurrente Hemmung, inhibitorische Rückkopplung) liegt das Interneuron in einem Erregungskreis. Hemmende Interneurone dieser Art werden im Rückenmark als *Renshaw-Zellen* bezeichnet (S. 588). Die Renshaw-Zelle entsendet ihren Neuriten rückläufig zum Perikaryon des Motoneurons, über dessen Axonkollaterale sie Erregungen empfängt. Durch die inhibitorische Rückkopplung wird verhindert, daß die Dauerentladung eines Motoneurons erschwert wird.

Eine *präsynaptische Hemmung* kommt dadurch zustande, daß inhibitorische Neurone mit den Endabschnitten eines erregten Axons Synapsen bilden (Synapse in einer Synapse). Diese Anordnung ist bisher nur vom Rückenmark bekannt.

Reflexbogen
Ein Reflex ist eine unwillkürliche neuronale Antwort auf einen sensiblen Reiz. Leitungsbögen, die einem Reflexablauf dienen, werden als Reflexbögen bezeichnet.

I. Einfacher Leitungsbogen

Einfache Leitungsbögen (Abb. 100) dienen den **Eigenreflexen** der Skeletmuskeln. Hierbei werden Impulse in den **Dehnungsreceptoren** des jeweiligen Muskels ausgelöst und vom afferenten Neuron direkt (**monosynaptisch**, ohne Interneuron) auf das efferente Neuron übertragen. Sie bedingen eine unwillkürliche Kontraktion der Skeletmuskeln. *Dehnungsreflexe* sind die einzigen monosynaptischen Reflexe im Organismus.

1. Receptoren für Eigenreflexe

Dies sind Muskelspindeln und Golgi-Sehnenorgane; sie werden als **Proprioceptoren** bezeichnet und dienen der **Tiefensensibilität**. Die Proprioceptoren empfangen Informationen über die Spannung der Muskeln; die Erregungen aus diesen Receptoren sollen nicht ins Bewußtsein dringen. Bewußt werden dagegen Informationen über die Lage des Körpers im Raum, die außer durch Auge, Gleichgewichtsorgan sowie Berührungs- und Druckreceptoren der Haut über Gelenkkapselorgane vermittelt werden. Die Gelenkkapselorgane werden auch zu den Proprioceptoren gerechnet.

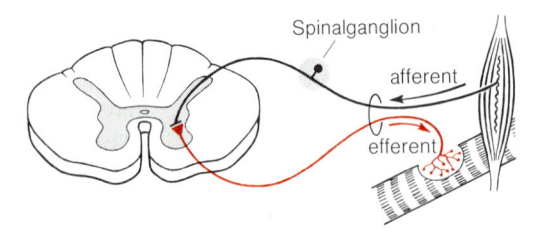

Abb. 100. Schematische Darstellung eines einfachen Leitungsbogens, der mindestens aus 2 Neuronen besteht, nämlich einem afferenten und einem efferenten Neuron

Muskelspindel

Muskelspindeln (Abb. 101) liegen in den Skeletmuskeln. Die Muskelspindel ist bis 20 mm lang und etwa 0,2 mm dick. Sie wird von einer Bindegewebskapsel umgeben, die elastische Netze enthält und im Bindegewebe der übrigen Muskulatur verankert ist.

Im Inneren der Muskelspindel liegen 4–10 quergestreifte Muskelfasern, die als **intrafusale Fasern** bezeichnet werden. Sie verlaufen parallel zu den übrigen extrafusalen Muskelfasern. Jede intrafusale Faser hat in der Mitte eine nichtkontraktile Anschwellung, in der die Zellkerne untergebracht sind; zu beiden Seiten dieser „Kernsack-Region" ist die Faser dünn und kontraktil.

Die intrafusale Muskelfaser hat auf zweierlei Weise Beziehung zum Nervensystem:
– Die mittelständige Anschwellung wird von *anulospiraligen Endigungen* afferenter Nervenfasern vom Typ Aα umwickelt. Im physiologischen Schrifttum wird für die Aα-Fasern der Muskelspindeln im allgemeinen die Bezeichnung Ia-Fasern benutzt. Bei Dehnung des Muskels werden diese receptorischen anulospiraligen Endigungen verformt und damit erregt. Bei Entspannung des mittelständigen Anteils der intrafusalen Fasern, z.B. bei Kontraktion der Arbeitsmuskulatur, erlischt die Erregung in den anulospiraligen Endigungen.
– Die dünnen kontraktilen Enden der intrafusalen Muskelfasern tragen kleine neuromuskuläre Synapsen, *motorische Endplatten* von Aγ-Fasern aus dem Rückenmark. Bei isolierter Kontraktion der Faserenden wird der nichtkontraktile Mittelteil gedehnt, d.h. erregt. Auf diesem Wege können die Aγ-Fasern die Empfindlichkeit der Muskelspindel beeinflussen und sich unterschiedlichen Kontraktionszuständen des Muskels anpassen. Viele Bewegungen werden durch eine primäre Aktivierung der Aγ-Fasern eingeleitet (Starterfunktion des γ-Systems).

Die Muskelspindeln stehen im Dienst eines Rückkopplungssystems, das die Muskellänge und den Tonus steuert.

Golgi-Organe (Tendoreceptoren)

Die Golgi-Sehnenorgane liegen im muskelnahen Anfang von Kollagenfaserbündeln der Sehne, ein Golgi-Organ auf 5–25 Muskelfaserinsertionen. Das geringfügig aufgetriebene Organ („Sehnenspindel") besteht aus zahlreichen Zweigen des dendritischen Anfangs von Aα-Nervenfasern, die zwischen den Kollagenfasern enden. Diese Receptoren werden bei Dehnung der Sehne, z.B. bei Kontraktion des Muskels,

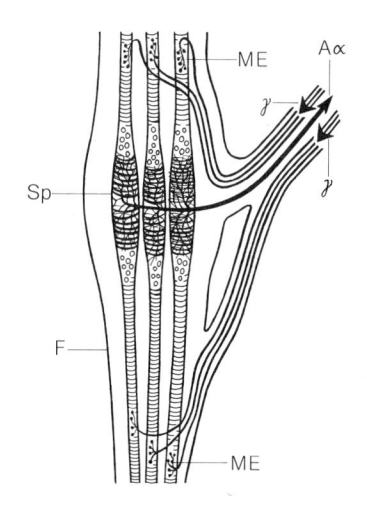

Abb. 101. Schematische Darstellung einer Muskelspindel mit fibröser Hülle (F). I = intrafusale Fasern; ME = motorische Endplatten von efferenten γ-Fasern; Sp = sensorische anulo-spiralige Nervenendigungen im Gebiet der kernhaltigen mittelständigen Anschwellungen der intrafusalen Fasern. Hier werden afferente Aα-Fasern erregt

erregt. – Im physiologischen Schrifttum werden die Aα-Fasern der Golgi-Organe in der Regel als Ib-Fasern bezeichnet.

Die Golgi-Sehnenorgane stehen im Dienst eines Rückkopplungssystems, das die Muskelspannung steuert.

2. Gelenkkapselorgane

Es handelt sich um verzweigte dendritische Endigungen afferenter Neurone, die frei oder von einer dünnen Bindegewebshülle umgeben in der Gelenkkapsel liegen sowie um lamellenförmige, den Pacinischen Körpern (S. 162) ähnliche Gebilde.

3. Afferente und efferente Neurone des Eigenreflexes

Die afferenten Neurone des Eigenreflexes bringen Erregungen aus den verschiedenen Receptoren des Skeletmuskels zum Rückenmark. Nach Eintritt ins ZNS geben die Axone, die selbst weiterziehen, Kollateralen (Reflexkollateralen) ab, die ohne Einschaltung von Interneuronen Synapsen mit efferenten Neuronen bilden. Ein Teil der afferenten Neurone erregt, ein anderer Teil hemmt die efferenten Neurone.

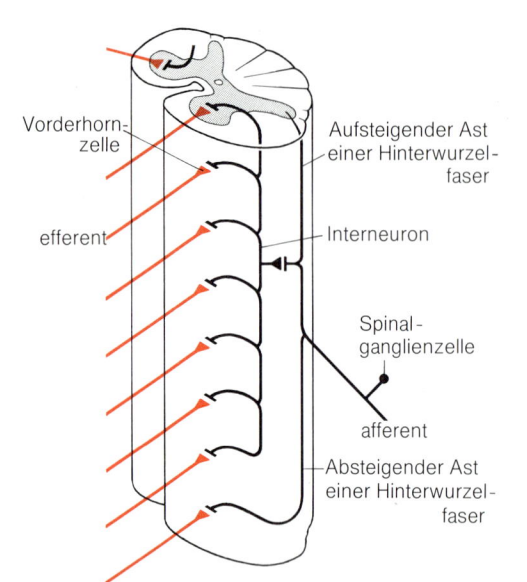

Abb. 102. Schema eines zusammengesetzten Leitungsbogens, der außer einem afferenten und einem efferenten Neuron Schaltneurone besitzt. Als Beispiel dient der Eigenapparat des Rückenmarks

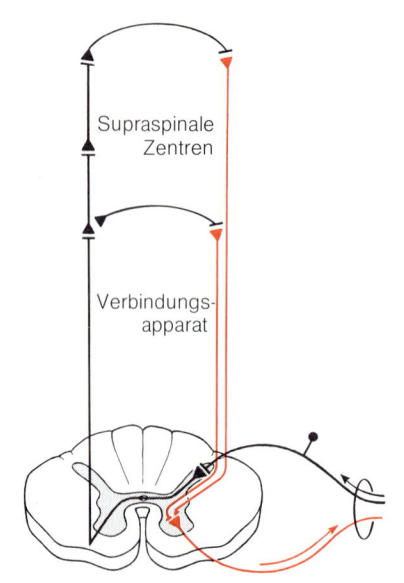

Abb. 103. Dargestellt ist ein zusammengesetzter Leitungsbogen, der auch höhere Zentren einschließt. Die zwischen dem afferenten und dem efferenten Neuron gelegenen Zwischenneurone gehören zum Verbindungsapparat

Die efferenten Neurone sind großzellige Aα-Motoneurone zur Innervation der extrafusalen Fasern (Arbeitsmuskulatur) und kleinzellige Aγ-Neurone zur Innervation der kontraktilen Enden der intrafusalen Fasern.

Von den Kollateralen werden jeweils zahlreiche efferente Neurone erregt und zwar solche, die denselben Muskel innervieren, aus dem die Erregung kommt, aber auch seine Synergisten sowie seine Antagonisten.

Die Erregungen aus den intrafusalen Fasern wirken erregend auf die α-Motoneurone des eigenen Muskels und seiner Synergisten. Außerdem wirken die Erregungen aus den intrafusalen Fasern hemmend auf die kleinzelligen γ-Motoneurone, die die kontraktilen Teile der intrafusalen Fasern innervieren. Auf diese Weise wird erreicht, daß bei Kontraktion der extrafusalen Fasern die Muskelspindeln neu „eingestellt" werden.

Beispiele für Eigenreflexe. Achillessehnenreflex, Patellarsehnenreflex, Bicepsreflex, Masseterreflex (S. 591).

II. Zusammengesetzter Leitungsbogen

Die Mehrzahl der Leitungsbögen ist zusammengesetzt (Abb. 102 u. 103). Zwischen dem afferenten und dem efferenten Neuron liegen Interneurone. Die zusammengesetzten Leitungsbögen stellen keine geschlossenen Einheiten dar. Vielmehr stehen die Neurone eines Leitungsbogens durch Kollaterale und Verzweigungen mit denen anderer Leitungsbögen in Verbindung. Auf diese Weise bildet sich ein kompliziertes, schwer überschaubares System vieler miteinander verbundener Leitungsbögen.

Die Leitungsbögen breiten sich innerhalb des ZNS sehr unterschiedlich weit aus. Leitungsbögen begrenzter Ausdehnung bilden den sog. *Eigenapparat* des jeweiligen Gebietes (z.B. Eigenapparat des Rückenmarks, Abb. 102, oder des Hirnstamms). Überschreitet dagegen ein Leitungsbogen ein begrenztes Gebiet, gehört er zum *Verbindungsapparat* (Abb. 103), z.B. zwischen Rückenmark und Gehirn. Über den Verbindungsapparat nehmen auch weit entfernt gelegene Gebiete des ZNS Einfluß aufeinander, z.B. erfolgt die Steuerung der Willkürmotorik des Rückenmarks durch supraspinale Zentren.

Einfache Leitungsbögen, Eigenapparat sowie Verbindungsapparat enden mit Synapsen an den Perikarya der efferenten Neurone. Das efferente Neuron, dessen Neurit dann das Erfolgsorgan erreicht, wird als *„gemeinsame Endstrecke"* bezeichnet. Das efferente Neuron steht dadurch unter dem Einfluß vielfältiger modulierender

Gliederung des ZNS

Einflüsse der Neurone der verschiedenen Systeme.

1. Fremdreflexe

Zusammengesetzte Leitungsbögen sind auch an der reflektorischen Steuerung der Muskeltätigkeit beteiligt. Sie bilden die Grundlage der Fremdreflexe, bei denen gereiztes Organ und Erfolgsorgan nicht miteinander identisch sind. Fremdreflexe sind stets **polysynaptisch**.

Receptoren, über die Fremdreflexe ausgelöst werden, sind die Schmerz-, Temperatur- und Tastreceptoren der Haut. Sie werden als *Exteroceptoren* bezeichnet. Über den Aufbau dieser Receptoren S. 160.

Afferente Neurone, Interneurone und efferente Neurone der Fremdreflexe

Die *afferenten Neurone* haben Aβ- oder Aδ-Fasern. Ihre Kollateralen enden an Interneuronen.

Die *Interneurone* breiten sich über größere Strecken aus und treten z.B. im Rückenmark mit Kollateralen an (*efferente*) α-Motoneurone und kleine γ-Motoneurone mehrerer Segmente heran. Dadurch können mehrere Muskeln aktiviert werden. Die Interneurone machen den Fremdreflex − im Gegensatz zum Eigenreflex − in seinen Auswirkungen sehr variabel.

Ein grundlegender Unterschied zwischen Eigenreflex und Fremdreflex besteht in den Auswirkungen der Erregungen aus den Proprioceptoren (des Eigenreflexes) und den Exteroceptoren (des Fremdreflexes). Im Gegensatz zu den Proprioceptoren verändern die Exteroceptoren die α-Motoneurone und die γ-Motoneurone gleichsinnig. Beide werden entweder gesteigert oder gehemmt.

Beispiele für Fremdreflexe. Cremasterreflex, Plantarreflex, S. 591. Fremdreflexe spielen auch als Schutzreflexe eine wichtige Rolle (Husten- und Niesreflex, Cornealreflex, Tränenreflex u.a.).

C. Gliederung des ZNS

Gehirn und Rückenmark sind eine untrennbare Einheit. Die Organisation beider Abschnitte ist prinzipiell gleich. Unterschiede bestehen in Größe und Lage sowie funktionell in der Menge der zu verarbeitenden Erregungen.
Im ZNS sind zu unterscheiden:
− graue Substanz − weiße Substanz (Abb. **104**)
− Bahnen − Systeme.

1. Substantia grisea, graue Substanz

Sie ist bereits makroskopisch an einem Schnitt durch ein ungefärbtes frisches oder fixiertes Gehirn bzw. Rückenmark an ihrer dunkleren (grauen) Farbe zu erkennen. Mikroskopisch besteht die graue Substanz aus Ansammlungen von Perikarya. Markhaltige Nervenfasern fehlen dagegen weitgehend.

Im Rückenmark liegt die nervenzellreiche (graue) Substanz in der Mitte. Sie hat auf einem Querschnitt die Form eines H (Schmetterlingsform). Räumlich gesehen wird die graue Substanz von Säulen (Vorder-, Hintersäulen) gebildet, die miteinander verbunden sind.

Im Gehirn bildet die graue Substanz die Oberfläche. Außerdem kommen im Inneren des Gehirns lokale Ansammlungen von Nervenzellen vor. Sie bilden sog. „*Kerne*".

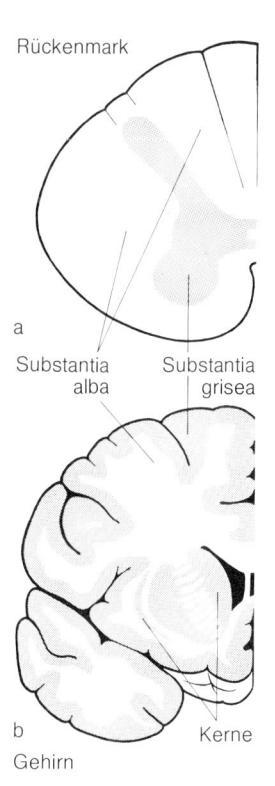

Abb. **104 a** u. **b**. Die Verteilung von grauer und weißer Substanz ist in den verschiedenen Abschnitten des Zentralnervensystems unterschiedlich. (**a**) Im Rückenmark liegt die graue Substanz zentral, die weiße außen; (**b**) im Großhirn bildet die graue Substanz einen äußeren Mantel und die weiße Substanz liegt innen. Außerdem kommen graue Gebiete im Gehirn in Form von Nervenzellansammlungen (Kerne, Rinde) vor

Cytoarchitektonik. Innerhalb der grauen Substanz bestehen große Unterschiede zwischen Form, Größe und Feinbau der Perikarya. In der Regel liegen gleichaussehende Perikarya z.B. in sog. Kernen zusammen. Außerdem ist fast jedes graue Gebiet noch einmal cytoarchitektonisch untergliedert. Nicht alle Nervenzellen des ZNS liegen in „Kernen" zusammen. Es kommen auch verstreut liegende Nervenzellen vor, die vielfach Teile unbekannter Neuronenketten sind.

Myeloarchitektonik, Chemoarchitektonik, Angioarchitektonik. Auch die Markscheiden, die verschiedensten chemisch nachweisbaren Stoffe, die Gefäße u.a. Strukturen sind im ZNS charakteristisch angeordnet; hierdurch entstehen verschiedenartige „architektonische" Gliederungen.

Funktionelle Gliederung. Der morphologischen Gliederung des ZNS entspricht eine funktionelle Gliederung, die sich jedoch nicht in allen Details decken. Im allgemeinen kann man jedoch davon ausgehen, daß morphologisch gleichartige Nervenzellen innerhalb eines „Kerns" auch funktionell zusammengehören, insbesondere, wenn ihre Axone gemeinsam verlaufen. Es gibt jedoch Ausnahmen, nämlich dann, wenn Funktionen an mehrere „Kerne" (oder Teile mehrerer „Kerne") gebunden sind. Nicht von jedem cytoarchitektonischen Gebiet des ZNS ist die funktionelle Zugehörigkeit bekannt.

2. Substantia alba, weiße Substanz

Sie wird überwiegend von markhaltigen Nervenfasern, Gliazellen und Blutgefäßen gebildet.

Im Rückenmark umgibt die Substantia alba die graue Substanz; sie liegt also oberflächlich.

Im Gehirn befindet sich die weiße Substanz unter der grauen Rinde und schließt die zentral gelegenen „Kerne" ein.

3. Tractus, Fasciculus, Bahn

Oft verlaufen Nervenfasern, die von den Perikarya eines „Kerns" ausgehen, gemeinsam. Sie bilden einen Tractus, der Nervenansammlungen miteinander verbindet.

Häufig verlaufen aber auch Nervenfaserbündel aus verschiedenen grauen Gebieten in großen Bahnen weite Strecken gemeinsam. Die einzelnen Nervenfaserbündel, ihre Herkunft und ihr Zielort können dann nicht ohne weiteres gegeneinander abgegrenzt werden. Vielfach verlaufen in den Bahnen Nervenfasern entgegengesetzter Leitungsrichtung.

4. System

Ein System im ZNS besteht aus zahlreichen, untereinander verbundenen grauen Gebieten mit verschiedenen, sich ergänzenden Teilaufgaben im Dienst einer gemeinsamen Tätigkeit.

Große Systeme im ZNS sind z.B. das *pyramidale (willkür-motorische) System* (S. 650), das *extrapyramidal-motorische System* (S. 651), das *limbische System* (S. 653), die *sensorischen Systeme* für Sehen (S. 647), Hören (S. 645), Schmecken (S. 646) und Riechen (S. 649).

Verknüpfung der Systeme. Nahezu alle Systeme des ZNS stehen miteinander in Verbindung. Die Erregung des einen Systems kann auch in einem anderen zu einer Erregung führen oder dessen Hemmung bewirken. Vielfach arbeiten die Systeme auch durch Rückkopplung zusammen, insofern das mitterregte andere System das eigene fördernd oder hemmend beeinflußt.

D. Bau des peripheren Nervensystems

Das periphere Nervensystem (Definition S. 140) wird von den Fortsätzen der afferenten und der efferenten Neurone gebildet. Diese Nervenfasern verlaufen in der Regel in den (peripheren) **Nerven** gemeinsam. Meist enthalten die Nerven auch Fortsätze vegetativer Neurone (S. 149). Deshalb sind die meisten Nerven „*gemischt*". Unter den Hirnnerven gibt es aber auch rein afferente (z.B. *Sinnesnerven*) und rein somato-efferente Nerven (*motorische Hirnnerven*). Schließlich gibt es wenige rein *vegetative Nerven* (S. 149).

Zum Verständnis der Organisation des peripheren Nervensystems muß man davon ausgehen, daß bestimmte Gebiete der Körperperipherie von bestimmten Gebieten des Zentralnervensystems innerviert werden. Beim Rückenmark ist die Zuordnung segmental (Abb. **105**). Den 31 **Rückenmarksegmenten** (S. 583) entsprechen 31 Nervenpaare: *8 Cervicalnerven-, 12 Thorakal-, 5 Lumbal-, 5 Sacralnervenpaare* und *1 Coccygealnervenpaar*. Bei den Hirnnerven fehlt eine entsprechende segmentale Gliederung.

I. Nn. spinales, Rückenmarksnerven, Spinalnerven

Jeder Spinalnerv bildet sich durch Vereinigung der Fasern aus der vorderen und hinteren Wurzel des Rückenmarks. Die Spinalnerven verlassen den Wirbelkanal durch die *Foramina*

Abb. 105. Schema der segmentalen und der peripheren Innervation der Skeletmuskulatur. Die aus den Zellsäulen der grauen Substanz des Rückenmarks entspringenden Neuriten treten durch die vorderen Wurzeln der zugehörigen Segmente aus und vereinigen sich peripher unter Geflechtbildung zu den Muskelästen der Nerven. (Nach Clara, 1953)

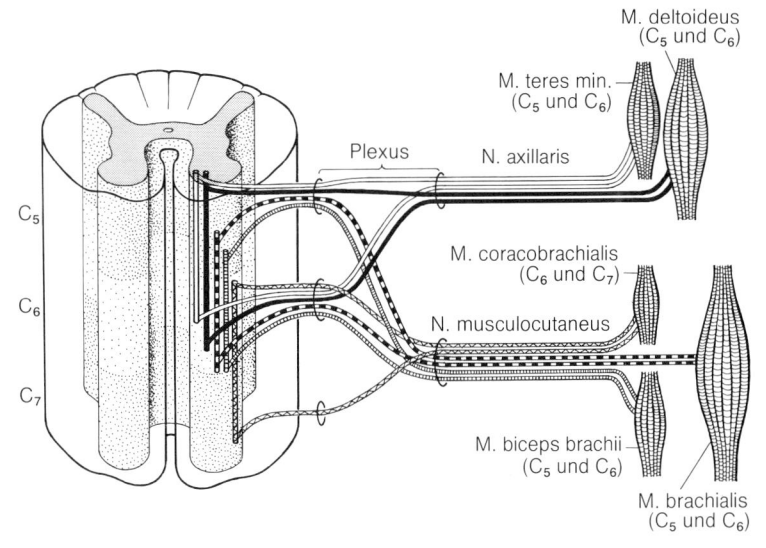

intervertebralia und verzweigen sich bereits nach einem Verlauf von 1 cm in 4 Äste (S. 586). Von den 31 Rückenmarksnerven ziehen nur die 12 Thorakalnerven als individuelle Nerven zu ihren Innervationsgebieten. Bei den übrigen kommt es nach Austritt des Nerven aus dem Wirbelkanal bei den ventralen Ästen zu einer **Geflecht-(Plexus)-Bildung**: die Rr. ventrales der Nerven aus den verschiedenen Segmenten vermischen sich. Die Nerven jenseits des Geflechtes führen Nervenfasern aus mehreren Segmenten (Abb. 105).

Phylogenese
Plexus entstanden in der Phylogenese der Landtiere überall dort, wo es zu einer Verlagerung, Auflösung und Zusammenfassung von ursprünglich segmental angeordnetem Material gekommen ist. Dies trifft vor allem bei den Myotomen der Extremitäten zu.

Plexus
Es gibt 4 Plexus, die aus den Nerven folgender Rückenmarksegmente gebildet werden:
Plexus cervicalis: C 1–C 4
Plexus brachialis: C 5–Th 1 mit Verbindungsästen aus C 4 und Th 2
Plexus lumbalis: L 1–L 3 sowie teilweise von L 4
Plexus sacralis: L 5–S 5 sowie teilweise von L 4.
Plexus lumbalis und Plexus sacralis werden auch als *Plexus lumbosacralis* zusammengefaßt. – Vom Plexus sacralis läßt sich der *Plexus pudendus* (S 2–S 4) und der *Plexus coccygeus* (S 4–Co) abtrennen.

Für die Innervation der Skeletmuskeln bedeutet die Plexusbildung, daß jeder Muskel Nervenfasern aus mehreren Segmenten erhält (multisegmentale Innervation der Muskeln). Auf der anderen Seite ist jedes Segment an der Innervation mehrerer Muskeln beteiligt (Abb. 105).

Für die Haut gilt ein anderes Innervationsmuster. Zwar werden in den durch Plexus innervierten Hautgebieten die afferenten Erregungen von der Körperoberfläche auch in mehreren Nerven fortgeleitet, aber doch ist für die einzelnen Hautfelder (*Dermatome*) eine deutliche Beziehung zu einzelnen Rückenmarksegmenten vorhanden. Im allgemeinen überlappen sich die Innervationsgebiete der peripheren Nerven, es bleiben aber segmentbezogene Areale übrig (Abb. 105).

Klinischer Hinweis. Es bestehen große Unterschiede zwischen den Ausfallserscheinungen nach Durchtrennung eines Spinalnerven an der vorderen oder hinteren Wurzel bzw. peripher des Plexus. Z.B. führt Durchtrennung einer vorderen Wurzel zu keinem endgültigen Ausfall der motorischen Kontraktionsfähigkeit, solange ein Muskel multisegmental innerviert wird. Wird jedoch der Nerv peripher des Plexus durchtrennt, gibt es Lähmungen in den von diesen Nerven innervierten Muskeln.

II. Nn. craniales, Hirnnerven, Kopfnerven

I	Nn. olfactorii	VIII	N. vestibulocochlearis
II	N. opticus		
III	N. oculomotorius	IX	N. glossopharyngeus
IV	N. trochlearis		
V	N. trigeminus	X	N. vagus
VI	N. abducens	XI	N. accessorius
VII	N. facialis	XII	N. hypoglossus

Von den 12 Hirnnerven ist der N. opticus ein in die Peripherie verlagerter Hirnteil. Der N. opticus wird im Gegensatz zu den übrigen Hirnnerven von Hirnhäuten umgeben.

Die Hirnnerven unterscheiden sich wie folgt von den Rückenmarksnerven:

– Die Hirnnerven sind nicht segmental angeordnet, weder ihre „Kerne" (S. 145) noch ihre Innervationsgebiete.

– Nur die Hirnnerven V (N. trigeminus), VII (N. facialis), IX (N. glossopharyngeus) und X (N. vagus) sind gemischt. Es handelt sich um die Kiemenbogennerven, die die aus den Anlagen der Kiemenbogen stammenden Muskeln sowie auch äußere Haut und Schleimhaut des Kopfdarms innervieren.
Nur motorisch sind die Hirnnerven IV (N. trochlearis), VI (N. abducens), XI (N. accessorius) und XII (N. hypoglossus).
Vegetative (parasympathische) Fasern sind den Hirnnerven III, VII, IX und X beigegeben.

– Jeder Hirnnerv har nur *eine* Aus- bzw. Eintrittsstelle am Zentralnervensystem. Rückenmarksnerven haben dagegen *zwei*, und zwar je eine dorsale und ventrale Wurzel. Die Aus- bzw. Eintrittsstellen der Hirnnerven befinden sich im allgemeinen an der basalen Seite des Gehirns. Nur der N. trochlearis tritt dorsal aus.

– Alle Hirnnerven verlassen den Schädel an der Schädelbasis.

III. Ganglien

Eine Ansammlung von Perikarya außerhalb des Zentralnervensystems wird als peripheres Ganglion bezeichnet. Wir unterscheiden craniospinale und vegetative Ganglien.

1. Craniospinale Ganglien

Sie liegen in den dorsalen Wurzeln der Spinalnerven und im Verlauf einiger Hirnnerven. Sie haben gewöhnlich ovale Form und eine Bindegewebskapsel. Im wesentlichen bestehen die craniospinalen Ganglien aus *pseudounipolaren Nervenzellen*, deren Dendriten mit den Receptoren in der Peripherie verbunden sind und deren Neurit zum Zentralnervensystem zieht. Die Perikarya dieser Zellen zeigen gewöhnlich feine Nisslsubstanz und Lipofuscingranula. Umfaßt wird der Zelleib von *Mantelzellen* (Glia). Der einzige Fortsatz dieser Nervenzellen verläuft, bevor er sich außerhalb der Mantelzellkapsel zweiteilt, in irregulären Schlingen um den Zellkörper.
Die Ganglien des N. vestibulocochlearis sind die einzigen Ganglien mit bipolaren Nervenzellen.

2. Vegetative Ganglien

Vegetative Ganglien liegen im Grenzstrang (s.u.) oder als unpaare prävertebrale Ganglien (s.u.) bzw. als Ansammlung von Nervenzellen im Verlauf vegetativer Nerven oder in der Wand von Eingeweiden (intramurale Ganglien).
Die vegetativen Ganglien werden meist von multipolaren Nervenzellen gebildet. Die Perikarya werden in der Regel nur von einigen wenigen Satellitenzellen umgeben.

E. Vegetatives Nervensystem

Das vegetative Nervensystem reguliert die Tätigkeit der glatten Muskulatur (z.B. in Eingeweiden und Gefäßen), der Drüsen und des Herzens. Es dient dazu, das innere Milieu des Körpers konstanz zu halten (*Homöostase*) bzw. den jeweiligen Anforderungen anzupassen. Die Leistungen des vegetativen Nervensystems bleiben überwiegend unbewußt. Selbst in der Ohnmacht übt das vegetative Nervensystem seine Tätigkeit weiter aus. Vegetatives und somatisches Nervensystem sind eng miteinander verknüpft, so daß z.B. auch Umweltreize vegetative Reaktionen hervorrufen. Das vegetative Nervensystem steht in enger Wechselbeziehung zum endokrinen System.

I. Bau des vegetativen Systems

Wie beim somatischen System unterscheidet man periphere und zentrale Anteile. Auch bei der Funktion des vegetativen Nervensystems spielen Reflexe (*Eingeweidereflexe*) eine große Rolle. Das vegetative Nervensystem wird von viscero-afferenten und viscero-efferenten Neuronen gebildet.

1. Viscero-afferente Neurone

Sie ähneln den somato-afferenten Neuronen: die Receptoren befinden sich in den im Körperinneren gelegenen Organen, die Perikarya liegen in den sensiblen craniospinalen Ganglien und die

Neuriten treten in Gehirn und Rückenmark ein. Nach Eintritt ins Rückenmark geben die viscero-afferenten Fasern Kollateralen ab:
- zu Nervenzellen, die gleichzeitig Erregungen von den Schmerz- und Temperaturreceptoren der Haut empfangen,
- zu Interneuronen, die mit den viscero-efferenten und auch mit somato-efferenten Ganglienzellen in Verbindung stehen,
- zu übergeordneten Hirnstrukturen.

2. Viscero-efferente Neurone

Ein entscheidender Unterschied zum somatischen Nervensystem besteht darin, daß im vegetativen Nervensystem der efferente Weg zwischen ZNS und Erfolgsorgan von mindestens 2 aufeinanderfolgenden Neuronen gebildet wird (Abb. 106). Die Erregungsübertragung vom 1. Neuron auf das 2. Neuron erfolgt durch eine Synapse in einem der vegetativen Ganglien. Das 1. Neuron wird als **präganglionär**, das 2. als **postganglionär** bezeichnet.

Präganglionäres Neuron. Die Nervenfasern besitzen Markscheiden; sie gehören zur Kaliberklasse B (Durchmesser 1–3 µm, S. 62). Meist innerviert ein präganglionäres Neuron mehrere postganglionäre Neurone.

Postganglionäres Neuron. Die Nervenfasern sind meist marklos; sie gehören zur Kaliberklasse C (Durchmesser 0,3 µm, S. 62).

Sympathicus-Parasympathicus. Das vegetative Nervensystem besteht aus 2 Teilen, die sich morphologisch und funktionell voneinander unterscheiden, nämlich dem Sympathicus und dem Parasympathicus (Abb. 107). Gemeinsam ist beiden Systemen, daß der Transmitter der präganglionären Fasern *Acetylcholin* ist.

II. Sympathicus

Die Perikarya der präganglionären sympathischen Nervenzellen befinden sich in den thorakalen und lumbalen Segmenten des Rückenmarks (C 8–L 2). Deswegen wird der Sympathicus auch als der thoraco-lumbale Teil des vegetativen Nervensystems bezeichnet.

1. Präganglionäre sympathische Fasern

Sie verlassen segmentweise das Rückenmark gemeinsam mit den somato-efferenten Nerven,

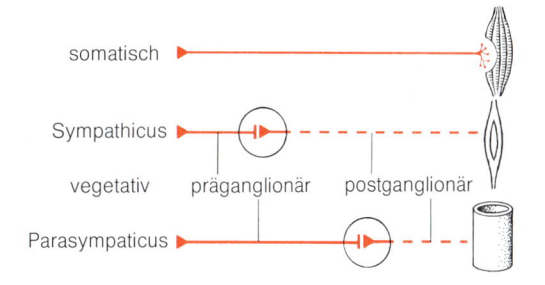

Abb. 106. Schema der efferenten Strecke somatischer und vegetativer Nerven. Bei den somatischen Nerven verbindet *ein* Neuron das Zentralorgan mit dem Effector. Beim vegetativen Nerven liegen überwiegend *zwei* Neurone vor. Im Fall des Orthosympaticus erfolgt in der Regel die Umschaltung nahe am Zentralorgan, beim Parasympathicus nahe am Erfolgsorgan

verlaufen ein sehr kurzes Stück (1 cm) im Spinalnerven und gelangen dann über einen **R. communicans** zum Grenzstrang (Abb. 108).

Der Grenzstrang (**Truncus sympathicus**, Abb. 109), ist eine durch Nervenfasern verbundene Ganglienkette des Sympathicus, die im Brustbereich vor den Rippenköpfchen liegt und von der Höhe des 2. Halswirbels (*Ganglion cervicale superius*) bis zum Os coccygis (*Ganglion impar*) reicht. In den Grenzstrangganglien liegen postganglionäre Neurone.

Ein Teil der präganglionären Fasern endet im Grenzstrang an postganglionären Neuronen (Abb. 108), entweder in den zu dem Segment gehörigen Grenzstrangganglien oder in höher oder tiefer gelegenen.

Ein anderer Teil der präganglionären Fasern zieht durch die Grenzstrangganglien hindurch, bildet eigene (efferente) sympathische Nerven (*Nn. splanchnici major et minor*, Abb. 109) und gelangt zu einem der unpaaren, vor der Wirbelsäule gelegenen, *prävertebralen Ganglien*; hier bilden sie dann Synapsen mit postganglionären Neuronen.

2. Postganglionäre Fasern der Grenzstrangganglien

Sie innervieren Augen, Speicheldrüsen, Bronchien, Herz und Blutgefäße. Sie bilden eigene feine Nerven bzw. Nervengeflechte, die in der Regel die Gefäße als Leitbahn zu den Erfolgsorganen benutzen.

Die Neuriten anderer postganglionärer Neurone, die über Kollateralen von präganglionären

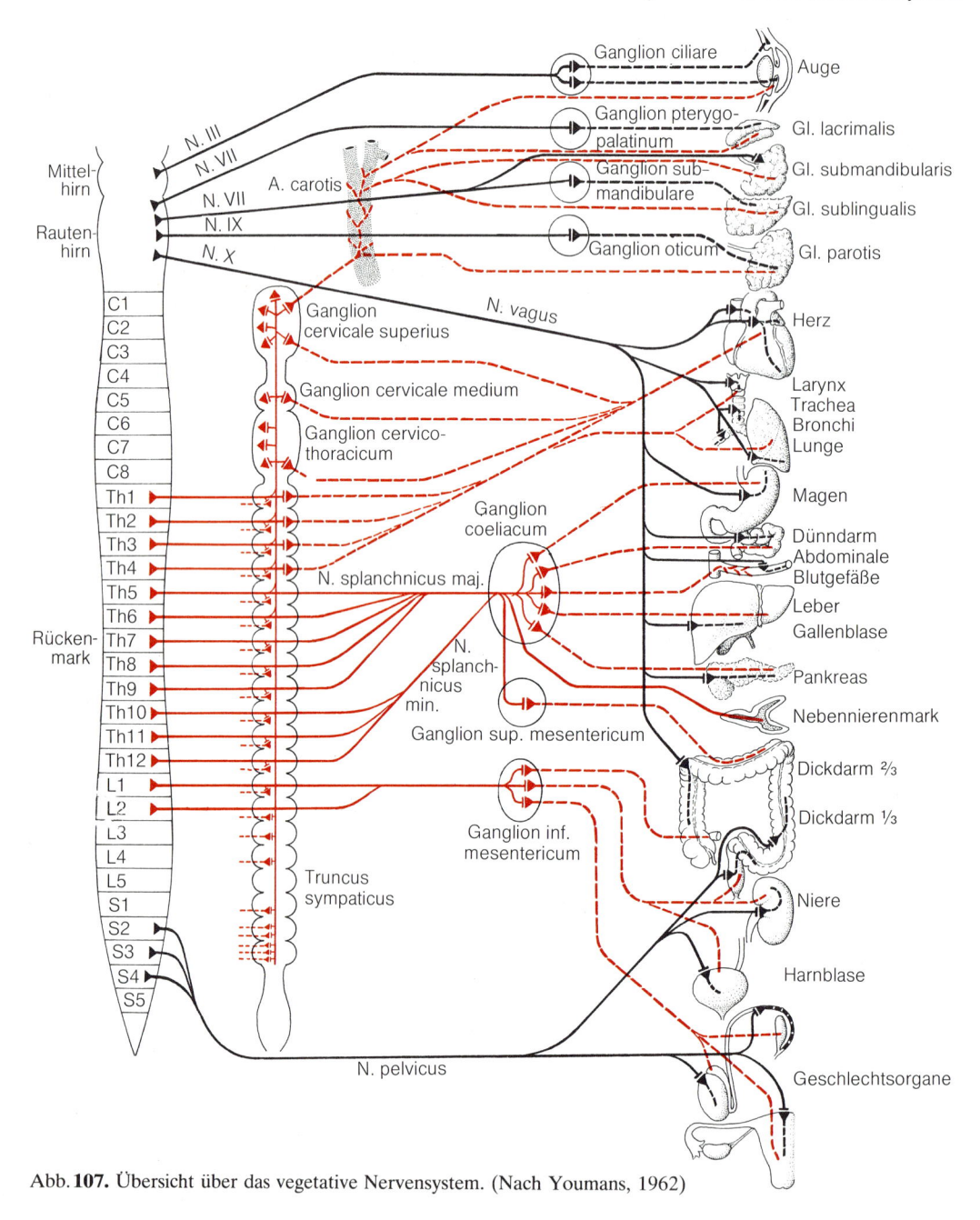

Abb. 107. Übersicht über das vegetative Nervensystem. (Nach Youmans, 1962)

Fasern innerviert werden, verlaufen über einen weiteren **R. communicans** zum peripheren Nerven zurück, dem sie sich dann anschließen. Diese Fasern innervieren teilweise die Drüsen und die glatte Muskulatur der Gefäße und der Haut.

3. Postganglionäre sympathische Fasern der prävertebralen Ganglien

Diese innervieren den Magen-Darm-Kanal, die Harnblase und die Geschlechtsorgane. Sie verlaufen in Geflechten, die überwiegend den Blutgefäßen folgen.

Transmitter der postganglionären sympathi-

Vegetatives Nervensystem

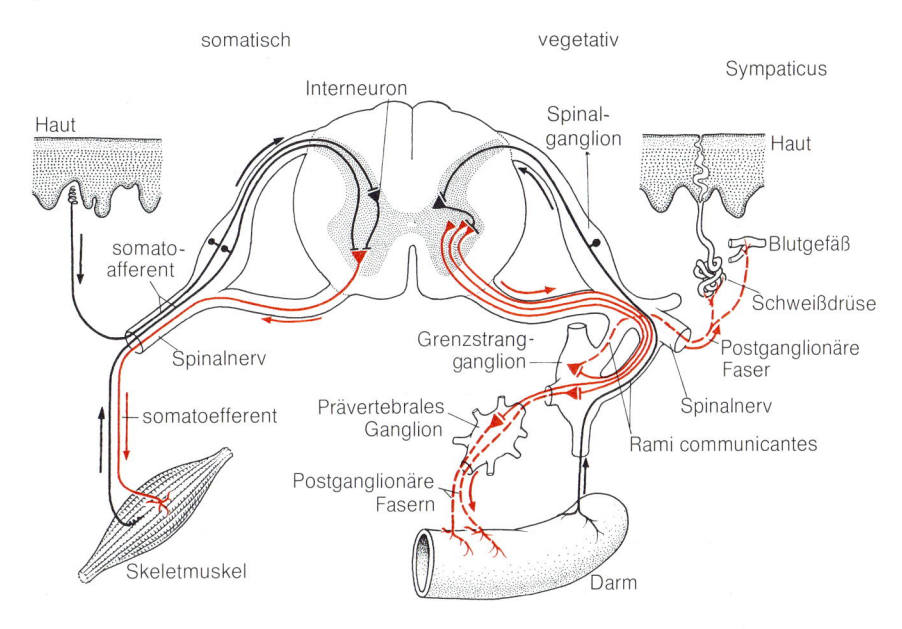

Abb. 108. Schematische Darstellung der Verbindungen zwischen somatischem und vegetativem Nervensystem am Grenzstrang. (Nach Copenhaver u. Bunge, 1971)

schen Neurone ist Noradrenalin. Die Fasern werden deswegen als **adrenerg** bezeichnet.

III. Parasympathicus

Die Perikarya der präganglionären Neurone des Parasympathicus liegen im Stammhirn, und zwar in den Kernen der Hirnnerven III (N. oculomotorius), VII (N. facialis), IX (N. glossopharyngeus) und X (N. vagus) sowie im 2.–4. Sakralsegment des Rückenmarks. Aus diesem Grund wird das parasympathische System auch als der cranio-sacrale Teil des vegetativen Nervensystems bezeichnet.

Ein grundsätzlicher Unterschied gegenüber dem sympathischen System besteht darin, daß die Umschaltung von der präganglionären auf die postganglionäre Strecke erst am oder im Erfolgsorgan erfolgt (Abb. 106). Dies hat zur Folge, daß die Neuriten der präganglionären Neurone stets länger sind als die der postganglionären.

Die präganglionären Fasern des cerebralen Anteils des Parasympathicus verlaufen in den Hirnnerven, die des sacralen bilden Nervengeflechte.

Die parasympathischen Ganglien sind in der Regel klein; sofern sie in der Organwand selbst liegen, werden sie als **intramurale Ganglien** bezeichnet.

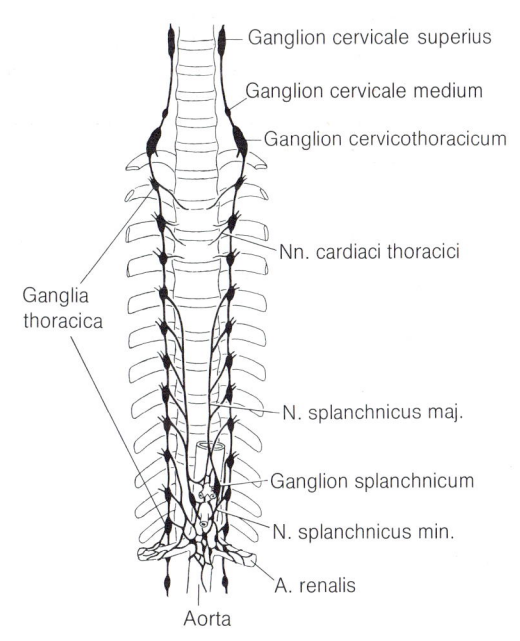

Abb. 109. Darstellung des cervicalen und thorakalen Grenzstrangs mit seinen wichtigsten Ästen. (Nach Feneis, 1970)

Der Transmitter der postganglionären parasympathischen Neurone ist das Acetylcholin. Diese Fasern werden wie alle, deren Transmitter Acetylcholin ist, als **cholinerg** bezeichnet.

Autonomer Grundplexus. Charakteristisch für den Verlauf der Endabschnitte der vegetativen (postganglionären) Nervenfasern ist eine Geflechtbildung. Sie kommt dadurch zustande, daß einzelne vegetative Nervenfasern aus ihren Bündeln in andere überwechseln. Häufig verlaufen im autonomen Grundplexus sympathische (adrenerge) und parasympathische (cholinerge) Nervenfasern gemeinsam. Jede Nervenfaser behält ihre Integrität (S. 61).

Über Synapsen der vegetativen Nervenfasern am Erfolgsorgan S. 67.

IV. Wirkungsweise des vegetativen Nervensystems

Die meisten Organe werden sowohl vom Sympathicus als auch vom Parasympathicus innerviert, einige auch nur von einem der beiden (z.B. die Arteriolen nur durch postganglionäre sympathische Fasern). In einigen Organen wirken beide Teile des vegetativen Nervensystems antagonistisch (z.B. bei Herz und Magen-Darm-Kanal). In anderen Organen hat der eine Teil des vegetativen Nervensystems eine gegenüber dem anderen untergeordnete Bedeutung (z.B. wird die Entleerung der Harnblase überwiegend parasympathisch geregelt). In weiteren Organen ergänzt sich die Tätigkeit der beiden Anteile des vegetativen Nervensystems (z.B. in den Speicheldrüsen hinsichtlich der Zusammensetzung und Menge des Speichels).

Das sympathische Nervensystem hat eine weniger umschriebene Wirkung als das parasympathische. Dies hängt damit zusammen, daß beim Sympathicus die präganglionären Neurone sehr viel mehr postganglionäre innervieren als beim Parasympathicus. Außerdem sind beim Sympathicus die Neuriten der postganglionären Neurone sehr viel länger als beim Parasympathicus. Letzterer hat eine überwiegend lokale Wirkung. Hinzu kommt, daß der Überträgerstoff der postganglionären sympathischen Neurone viel langsamer abgebaut wird als der des Parasympathicus. Dadurch hält die Wirkung des Sympathicus länger an.

V. Zentrale Anteile des vegetativen Nervensystems

Hierzu gehören die in den Segmenten des Rückenmarks gelegenen Anteile der viscero-afferenten und der viscero-efferenten Neurone sowie die vegetativen Kerne der Hirnnerven und der Formatio reticularis (S. 611).

Ferner hat das vegetative Nervensystem zentrale Reflexzentren. Im Rückenmark handelt es sich um das

Centrum genitospinale: im Sacralmark für die Erektion, im Lumbalmark für die Ejaculation.

Centrum vesicospinale: im Lumbal- und Sacralmark für die reflektorische Entleerung der Harnblase.

Bei beiden Reflexzentren sind sowohl Sympathicus als auch Parasympathicus beteiligt.

Centrum anospinale: im Sacralmark für die Darmentleerung. Die efferenten Neurone gehören zum Parasympathicus.

Centrum ciliospinale: an der Grenze zwischen Hals- und Brustmark. Es gehört zum Sympathicus. Beeinflußt wird von diesem Zentrum die Weite der Pupille, die Öffnung der Lidspalte und die Lage des Bulbus oculi in der Orbita.

Weitere Zentren des vegetativen Nervensystems befinden sich im Hirnstamm, nämlich im Rhombencephalon das *Atmungs- und Kreislaufzentrum* sowie ein *Zentrum für Sekretionsreflexe* der Kopfspeicheldrüse (Nucleus salivatorius, S. 612) und im Mittelhirn ein *Zentrum für den Pupillenreflex*.

Übergeordnete Bedeutung für die Steuerung der Tätigkeit des vegetativen Nervensystems haben Teile des **Hypothalamus** im Zwischenhirn (S. 625) und das **limbische System** des Großhirns (S. 653). Von hier werden Funktionskomplexe des vegetativen Nervensystems sowie Trieb- und Instinkthandlungen und emotionelle Reaktionen ausgelöst. Außerdem bestehen durch das Zwischenhirn-Hypophysen-System (S. 628) unmittelbare Kontakte zwischen dem vegetativen Nervensystem und dem endokrinen System.

VI. Reflexe des vegetativen Nervensystems

Das vegetative Nervensystem erfüllt seine Aufgaben überwiegend durch Reflexe. Eigenreflexe (S. 142) bestehen jedoch nicht, schon deswegen nicht, weil Proprioceptoren fehlen. Bei den vegetativen Reflexen lassen die Afferenzen und Efferenzen die Segmentbezogenheit des spinalen Teils des somatischen Systems vermissen. Außerdem spielen im vegetativen Nervensystem die zentralen, im Hirnstamm gelegenen Integrationsorte eine größere Rolle als im somatischen Nervensystem. Auch die im Rückenmark liegenden Sympathicus- und Parasympathicus-Korngebiete stehen unter übergeordnetem zentralnervösem Einfluß.

Grundsätzlich sind im vegetativen Nervensystem viscero-viscerale Reflexe (*Eingeweidereflexe*) von gemischten Reflexen zu unterscheiden. *Gemischte Reflexe* kommen durch Verbindungen zwischen vegetativen und somatischen Bahnen zustande.

1. Eingeweidereflexe

Spezielle periphere Receptoren der Eingeweide, *Interoceptoren*, messen über büschelartige Aufzweigungen des dendritischen Endes afferenter Neurone z.B. den arteriellen Blutdruck (in der Wand des Sinus caroticus und der Aorta), den zentralen Venendruck (in der Wand großer Venen), die Lungendehnung (in der Lunge), über Chemoreceptoren den O_2-Partialdruck (*Glomus caroticum, Glomus aorticum*). Ihre afferenten Nervenfasern verlaufen in den peripheren somatischen Nerven (Hirnnerven und spinale Nerven), wobei die Perikarya in den betreffenden sensiblen craniospinalen Ganglien liegen. Die Neuriten führen zu übergeordneten Zentren (Kreislauf-, Atemzentrum usw.) im Hirnstamm.

Einige Receptoren, *zentrale Interoceptoren*, liegen im Gehirn selbst (z.B. Fühler für das pH des Liquor cerebrospinalis, für den osmotischen Druck des Blutplasmas, für die arteriovenöse Blutzuckerdifferenz). — Die Efferenzen verlaufen in den peripheren vegetativen Nerven zu den verschiedenen Organen und zum Gefäßsystem.

2. Gemischte Reflexe

Viscero-motorische Reflexe kommen dadurch zustande, daß Kollateralen der viscero-afferenten Neurone zu motorischen Vorderhornzellen ziehen, über die die quergestreifte Muskulatur innerviert wird. Auf diesem Wege kommt die sog. Abwehrspannung, z.B. bei entzündlichen Erkrankungen der Bauchorgane an den Bauchdecken, zustande. Über den wirksamen Reflexbogen besteht keine hinreichende Klarheit.

Vasodilatatorischer Axonreflex. Physiologischen Untersuchungen zufolge führt die Reizung von afferenten Nervenfasern aus der Haut zur Erweiterung der Blutgefäße des betreffenden Hautsegmentes. Der Erfolg tritt auch dann ein, wenn der Spinalnerv distal vom Spinalganglion durchtrennt wird. Man erklärt den Vorgang damit, daß das dendritische Ende des afferenten Neuron in Hautnähe Kollateralen zu Blutgefäßen abgibt, in denen die Erregung efferent, „antidrom", zu diesen geleitet wird. Der „Reflexbogen" besteht mithin nur aus dem receptorischen (dendritischen) Ende des afferenten Neurons und einer effektorischen Kollaterale, die einen (unbekannten) gefäßerweiternden Wirkstoff abgibt.

Cuti-viscerale Reflexe. Erregungen aus den Schmerz-, Temperatur- und Druckreceptoren der Haut werden auf viscero-motorische Neurone für die Eingeweide umgeschaltet. Auf diesem Wege kann es z.B. zur Entspannung der Eingeweidemuskulatur nach Erwärmung der Haut kommen. Ferner erfolgt ein Teil der Genitalreflexe auf diesem Wege.

„Fortgeleiteter Schmerz". Bei Erkrankungen innerer Organe können bestimmte Hautzonen schmerzhaft überempfindlich werden (sog. **Headsche Zonen**, z.B. bei Herzerkrankungen die Haut an der Innenseite des linken Oberarmes im Bereich der Segmente Th 2–3). Diese Erscheinung soll darauf beruhen, daß vegetative und somatische Afferenzen in Segmenthöhe miteinander in Beziehung treten; die von den Eingeweiden und die von der Haut kommenden afferenten Neurone treffen im Rückenmark auf ein gemeinsames weiteres Neuron, das die Erregung dem Gehirn zuleitet. Da übergeordnete zentrale Grisea „gelernt" haben, daß Schmerzen zumeist von der Körperoberfläche kommen, werden die betreffenden Hautsegmente „schmerzhaft" (Konvergenztheorie der Headschen Zonen).

Spezieller Teil

Haut und Hautanhangsorgane

Die äußere Körperoberfläche wird von Haut, Cutis (Integument), die innere von Schleimhäuten bedeckt. An den Körperöffnungen (Lippen, Nasenlöcher, Augenlider, Harnröhrenmündung, Scheideneingang, After) geht die Haut kontinuierlich in Schleimhaut über. Im folgenden ist nur von der (äußeren) Haut die Rede. Ihre Oberfläche beträgt in Abhängigkeit von der Körpergröße 1,5–1,8 m².

Die Haut bildet an umschriebenen Stellen besondere Strukturen, die Hautanhangsgebilde (Drüsen, Haare, Nägel).

Aufgaben. Die Haut schützt den Körper vor chemischen, mechanischen, thermischen Schäden, vor zahlreichen Krankheitserregern und manchen Strahlen. Sie ist beim Menschen die wichtigste periphere Einrichtung zur Temperaturregulation. Die Haut hat an der Regulierung des Wasserhaushaltes Anteil, da sie einerseits Flüssigkeit abgeben kann (Schweiß), andererseits den Körper vor Austrocknung schützt. Mit Hilfe nervöser Strukturen können an der Haut Druck, Schmerz und Temperatur wahrgenommen werden.

Hinweise. Durch die Haut können in begrenztem Umfang Stoffe in den Körper eindringen; diese Eigenschaft wird bei der Therapie genutzt (z.B. bei Einreibungen).

Die Haut hat einen elektrischen Widerstand und kann sich deshalb elektrostatisch aufladen. Der elektrische Widerstand hängt u.a. von der Sekretion der Hautdrüsen ab und kann sich z.B. bei seelischer Belastung meßbar ändern („Lügendetektor").

Die Haut ist ein lebenswichtiges Organ. Schon bei Verbrennungen größerer Teile der Hautoberfläche (etwa der eines Armes) kann ein lebensbedrohlicher Zustand entstehen, der u.a. durch Salz- und Wasserverlust verursacht wird.

A. Haut

Die Haut, Cutis (Abb. 100), besteht aus zwei Schichten,
– der Oberhaut, **Epidermis**, einem mehrschichtigen verhornten Plattenepithel,

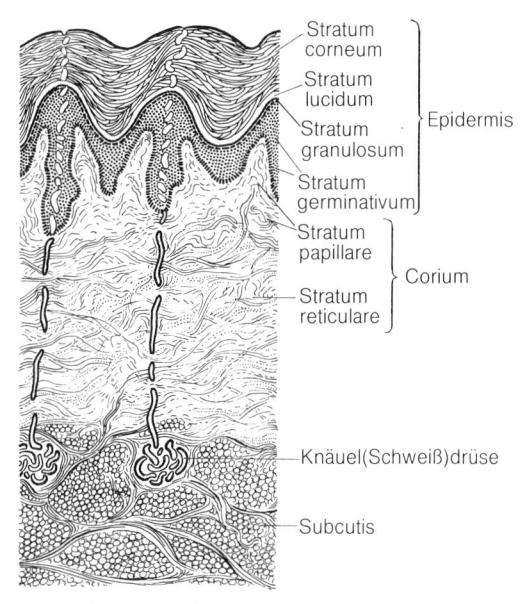

Abb. 110. Schnitt durch die Haut und Unterhaut. Die Schichtenfolge geht aus der Beschriftung hervor

– der Lederhaut, **Corium** (Dermis), einem straffen faserreichen Bindegewebe.

Epidermin und Corium sind miteinander fest verzahnt.

Funktionell – aber nicht entwicklungsgeschichtlich – gehört die Unterhaut, **Subcutis**, zur Haut. Hierbei handelt es sich um eine lockere Bindegewebsschicht, die die Haut mit den tiefer gelegenen Strukturen (Fascien, Knochenhaut) verbindet.

Embryologie. Die Epidermis ist ein Abkömmling des äußeren Keimblattes, das Corium (Dermatom des Ursegmentes, S. 91) und Subcutis entstammen dem mittleren Keimblatt.

Klinischer Hinweis. Transplantation. Bei der freien Hauttransplantation wird entweder nur Epidermis (Thiersch-Lappen) oder diese mit Teilen des Corium (Reverdin-Lappen) oder die gesamte Cutis (Krause-Lappen) übertragen.

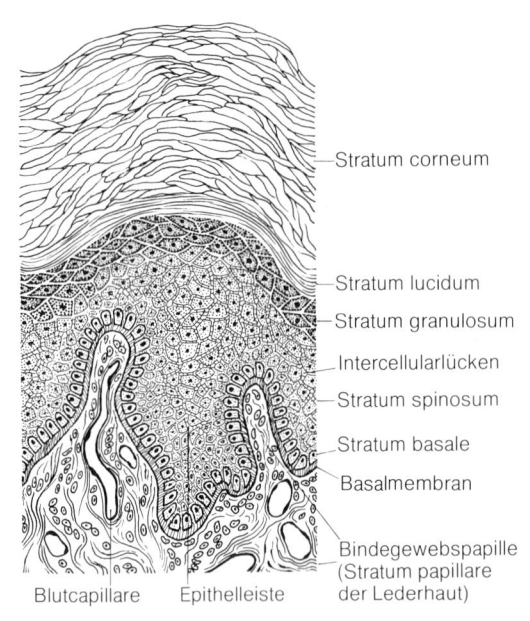

Abb. 111. Schnitt durch die Epidermis und das Stratum papillare des Corium. Die Schichtenfolge geht aus der Beschriftung hervor

I. Geweblicher Aufbau der Haut und Unterhaut

Die Haut ist an verschiedenen Körperpartien unterschiedlich beschaffen. An mechanisch stark beanspruchten Stellen (Handteller, Fußsohle) ist sie dicker als an mechanisch wenig beanspruchten (Augenlid); über Gelenken bildet sie Reservefalten.

1. Epidermis, Oberhaut (Abb. 111)

Die Epidermis hat am Handteller und an der Fußsohle eine Dicke von etwa 1 mm, sonst durchschnittlich von 50 µm, höchstens 0,2 mm. Schwielen sind Epidermisverdickungen von 2 mm und mehr.

Die Epidermis besteht aus mehrschichtigem verhorntem Plattenepithel mit großer Regenerationsleistung. Die Neubildung von Epithelzellen erfolgt in den untersten Zellagen. Von hier gelangen die Zellen zur Oberfläche; in den mittleren Epithellagen kommt es zu einer Verhornung. Schließlich bilden sich Hornschuppen, die abgestoßen werden. Dieser Vorgang dauert etwa 30 Tage und spiegelt sich morphologisch in einer Dreischichtung der Epidermis (Abb. 111) wider.

Stratum germinativum, Regenerationsschicht
Sie ist reich an Mitosen. Die basalen Epithelzellen — sie bilden das **Stratum basale** — sind hochprismatisch, die höher gelegenen groß und rund; sie hängen durch besonders viele Desmosomen zusammen. Bei Erweiterung der Intercellularräume (z. B. durch Schrumpfung bei der Fixierung) können die Zellen Stachelform bekommen (**Stratum spinosum**). Die Zellen des Stratum germinativum enthalten Tonofibrillen, die zu den Desmosomen ziehen und trajektoriell, d. h. im Verlauf der Hauptspannungsrichtungen, angeordnet sind.

Klinischer Hinweis. Bei Erkrankungen können die Zellen der Stachelzellschicht durch Gewebsflüssigkeit und Abwehrzellen (Leukocyten) auseinandergedrängt werden.

Melanocyten. Im Bereich der unteren Zellschicht kommen besondere Zellarten vor, z. B. die Melanocyten (etwa einer auf 4–12 Epithelzellen). Melanocyten sind stark verzweigt und nur mit Spezialfärbungen darstellbar. Sie produzieren das braunschwarze Pigment Melanin, das sie an die basalen Epidermiszellen abgeben. Melanin schützt die in Mitose befindlichen Zellen des Stratum germinativum vor Schäden durch Ultraviolettstrahlen. Durch vermehrte Bestrahlung kann es zu einer Zunahme der Melaninbildung, d. h. zur Hautbräunung kommen.

Auch Albinos, Individuen ohne Hautpigment, besitzen Melanocyten, jedoch ist wegen eines Gendefektes die Melaninsynthese gestört.

Embryologie. Melanocyten wandern aus der Neuralleiste aus und dringen in die basale Lage der Epidermis ein. Die regionale Verteilung der Melanocyten erfolgt nach der Geburt.

Verhornungsschicht
Sie besteht aus **Stratum granulosum** und **Stratum lucidum**. Im Stratum granulosum treten basophile Granula, die Keratohyalinkörner, auf. Anschließend werden die Zellen von einer ölig-homogenen Substanz, dem Eleidin, durchtränkt und erscheinen infolge starker Lichtbrechung homogen (Stratum lucidum).

Stratum corneum, Hornschicht
Die umgewandelten Epithelzellen enthalten Hornsubstanz, das **Keratin**. An der Oberfläche werden Hornschuppen abgestoßen. Hornschuppen sind widerstandsfähig gegen Säuren, während sie unter dem Einfluß von Alkalien aufquellen. Aus diesem Grunde sind Laugenverätzungen in der Regel gefährlicher, weil sie tiefer

Haut

in die Haut eindringen und basal die Zellhaftungen lösen können.

Die Hornbildung steht unter Einfluß von Vitamin A. Bei Vitamin A-Mangel wird vermehrt Horn gebildet (Hyperkeratose).

2. Corium, Lederhaut

Die Lederhaut, Corium, besteht aus Bindegewebe und gliedert sich in zwei nach Dichte und Anordnung der Fasern unterscheidbare Schichten, nämlich das **Stratum papillare** und das **Stratum reticulare**. In den Maschen des Fasergeflechtes liegen Zellen, Gefäße und Nerven. Epidermale Bildungen (Drüsen und Haarwurzeln) reichen ins Corium.

Stratum papillare, Papillarschicht
Der Papillarkörper liegt unmittelbar unter der Epidermis. Epidermis und Stratum papillare sind miteinander verzahnt; Zapfen des Stratum papillare ragen senkrecht in Vertiefungen der Epidermis. Der Umfang der Verzapfung wechselt regional, z.B. starke Verzapfung im Lippenrot und an den Brustwarzen, geringe an der Bauchhaut (vgl. Felder- und Leistenhaut s. u.). Das Stratum papillare ist capillarreich und enthält als Besonderheit Receptororgane sowie Melanocyten und freie Bindegewebszellen.

Stratum reticulare, Geflechtschicht
Diese Schicht folgt dem Papillarkörper; sie grenzt an die Subcutis. Die kräftigen Kollagenfaserbündel der Geflechtschicht geben der Haut eine hohe Zerreißfestigkeit (Leder ist gegerbtes Corium tierischer Haut).

Die Dehnbarkeit der Haut geht hauptsächlich auf Winkelverstellungen der Bindegewebsfasern zurück. Elastische Netze bringen die Fasergeflechte in die Ausgangslage zurück. Läßt die Elastizität nach, wird die Haut schlaff.

Das Kollagenfasergeflecht ist nicht regellos, es läßt eine örtlich verschiedene Ausrichtung erkennen; ein Einstich in die Haut ruft einen Spalt hervor, kein rundes Loch. Sog. Spaltlinien verlaufen in Richtung der geringsten Dehnbarkeit der Haut. Bei kosmetischen Operationen werden deshalb die Hautschnitte in Richtung der Spaltlinien gelegt. Bei Schnitten senkrecht zur Verlaufsrichtung der Spaltlinien klafft dagegen die Haut.

Bei rasch zunehmender Überdehnung der Haut, z.B. der Bauchhaut in der Schwangerschaft, entstehen streifenförmige, durch die Epidermis sichtbare Veränderungen des Coriums, *Striae distensae*.

3. Subcutis, Unterhaut

Die Subcutis, eine Schicht meist lockeren Bindegewebes verbindet die Haut durch Bindegewebszüge (Retinacula) mit den unter ihr liegenden Strukturen (Fascien, Knochenhaut). Die Subcutis dient als Verschiebeschicht sowie an vielen Stellen als Fettspeicher; sie wirkt dadurch als Wärmeisolator. In der Subcutis verlaufen die zur Haut ziehenden Nerven und Gefäße, in ihr liegen Drüsen und Haarwurzeln sowie stellenweise glatte Muskelzellen (Tunica dartos des Scrotum, große Schamlippen, Brustwarze).

Fett der Subcutis. Es handelt sich entweder um Baufett (z.B. Fußsohle) oder Depotfett, *Panniculus adiposus* (z.B. Bauchhaut). Das Fettgewebe wird durch Bindegewebszüge steppkissenartig unterteilt. Die lokale Einlagerung von Depotfett wird u.a. hormonell gesteuert, beim Mann wird die Bauchhaut bevorzugt, bei der Frau ist der Panniculus adiposus über Hüften, Gesäß und Brustbereich verstärkt.

Im Bereich der mimischen Muskulatur und der Kopfschwarte ist die Subcutis extrem reduziert. Die Haut ist hier mit der Muskulatur bzw. mit der Galea aponeurotica unverschieblich verwachsen, sie folgt deshalb unmittelbar den Muskelbewegungen (Mimik).

Ödembereitschaft der Subcutis. An einigen Stellen (z.B. Augenlid, Lippe, Penis, Scrotum u.a.) ist die Subcutis besonders locker und arm an Fettgewebe. Hier entstehen leicht Flüssigkeitsansammlungen, Ödeme, und bei Verletzungen Gefäßstauungen.

II. Felderhaut und Leistenhaut

Die Haut weist in ihrem geweblichen Aufbau sowie in der Verteilung der Hautanhangsgebilde erhebliche regionale Unterschiede auf. Die wichtigsten Unterschiede im geweblichen Aufbau zeigen Felderhaut und Leistenhaut.

1. Felderhaut

Der weitaus größte Teil der Haut ist Felderhaut. Durch feine Rinnen ist die Haut in polygonale Felder unterteilt. Die Verzahnungen von Epidermis und Corium, d.h. die Höhe und Anzahl der Bindegewebspapillen stimmt mit der mechanischen Beanspruchung der Felderhaut des betreffenden Körperteils überein; über Knie und Ellenbogen ist die Epidermisverzahnung stärker, in der Haut des Augenlides schwächer; stellenweise können Papillen ganz fehlen.

Hautanhangsgebilde der Felderhaut. Schweiß- und Duftdrüsen münden auf der Höhe der Felder, Haare und Talgdrüsen stehen in den Furchen. Duftdrüsen kommen nur an umschriebenen Stellen vor.

2. Leistenhaut

Die Beugeseite der Finger und Zehen sowie die Innenfläche von Hand und Fuß tragen Leistenhaut. Die Hautoberfläche zeigt parallel gerichtete Leisten und Furchen, deren Muster auf den Papillarkörper zurückgeht. In die Basis jeder Epidermisleiste ragen zwei Reihen hoher Bindegewebspapillen. In den Epitheleinsenkungen münden die Ausführungsgänge von Schweißdrüsen aus. Haare, Talg- und Duftdrüsen fehlen.

Die Leisten sind genetisch festgelegt. Ihr Verlauf läßt sich im Erkennungsdienst verwenden.

III. Blut- und Lymphgefäße der Haut und Unterhaut

Die Haut ist stark vascularisiert. Die Blutgefäße dienen der Ernährung der Haut und der Regulation der Körpertemperatur. Die hauptsächlich in Leber und Muskeln erzeugte Wärme (das Leberblut mißt 40°–42° C) wird mit dem Blut in die Haut getragen und an der Körperoberfläche teilweise abgegeben. Es entsteht ein Temperaturgefälle vom *„Körperkern"* zur *„Körperschale"*. Während der „Körperkern" (zentrale Anteile vom Rumpf und Kopf) temperaturkonstant bleibt, ändert sich die Temperatur der „Körperschale" (periphere und distale Anteile von Rumpf und Extremitäten) in Abhängigkeit vom Ausmaß der Wärmeabgabe durch die Haut.

Messungen der Körpertemperatur können nur dann direkt verglichen werden, wenn sie an derselben Stelle bei annähernd gleicher Umwelttemperatur vorgenommen werden.

Arterien

Die Arterien der Haut haben stellenweise nur einen kurzen epifaszialen (subcutanen) Verlauf. Aus einem Arteriennetz an der Grenze von Cutis und Subcutis steigen Äste zu den Haarwurzeln und Schweißdrüsen ab und zum Papillarkörper auf. Die aufsteigenden Arterien bilden ein weites subpapilläres Arteriennetz, aus dem Arteriolen und Capillarschlingen in die Bindegewebspapillen ziehen.

Capillaren

Die Dichte der papillären Capillarschlingen schwankt um 20–60/mm^2. Da der Capillarblutdruck höher ist als der Druck des angrenzenden Gewebes bleiben die Capillaren geöffnet.

Kurzdauernder Verschluß hat keine Folgen, längerdauernder Verschluß (z.B. beim bewegungslosen Liegen) führt zum Decubitus.

Venen

Auch die Venen bilden Netze unter den Papillen und an der Grenze von Cutis und Subcutis („cutaner Venenplexus"). Das Venenblut fließt in großlumigen Hautvenen ab, die auf große Strecken epifascial (subcutan) liegen.

Einrichtungen zur Durchblutungssteuerung

Durch die Muskulatur der Arteriolen (Widerstandsgefäße) und durch arteriovenöse Anastomosen werden das Ausmaß der Durchblutung und die Strömungsgeschwindigkeit und damit auch die Wärmeabgabe des Körpers beeinflußt. An einigen vorstehenden Körperteilen, Acren (z.B. Fingerspitzen), bilden arteriovenöse Anastomosen kleine Organe, basale Glomusorgane (S. 125), deren Funktion im einzelnen nicht hinreichend bekannt sind.

Verletzungen von Blutgefäßen führen zu „blauen Flecken", Blutergüssen (Hämatomen) im Corium und in der Subcutis. An Stellen lockerer Subcutis können Hämatome stärkeres Ausmaß annehmen als an Stellen, über denen die Subcutis straff und fettreich ist.

Lymphgefäße

Auch Lymphgefäße bilden Netze in den Schichten der Haut und Unterhaut. Die Lymphe fließt größtenteils über subcutane Lymphbahnen ab.

Verletzungen von Lymphgefäßen des oberen Coriums, z.B. durch Abscherbewegungen, erzeugen „Wasserblasen" der Haut. Die Lymphe hebt die Epidermis ab.

IV. Nerven und Receptororgane der Haut und Unterhaut

An der Haut können zahlreiche Sinnesempfindungen ausgelöst werden (u.a. Berührung, Druck, Schmerz, Temperatur). Einige dienen Regulationsvorgängen, z.B. der Wärmeregulation. Haut und Unterhaut enthalten zahlreiche Receptororgane. Eine Zuordnung bestimmter nervöser Strukturen der Haut und Unterhaut zu definierten Sinnesempfindungen ist jedoch nur unvollkommen möglich. Für die Sinnesempfindung spielt auch die zentrale Verarbeitung der Afferenzen aus der Haut eine Rolle. – Das Vorkommen einiger Receptoren ist nicht auf die Haut beschränkt.

Haut

Die Hautnerven führen größtenteils afferente (sensible), zum kleineren Teil auch efferente (autonome) Fasern (Innervation der Blutgefäße, der Drüsen und der Mm. arrectores pilorum).

1. Afferente nervöse Strukturen

Die Receptoren der Hautsinnesempfindungen sind sensible Nervenendigungen (dendritische Endigungen des 1. Neurons der afferenten Leitung S. 141). Diese kommen in allen Schichten der Cutis und Subcutis vor. Die sensiblen Nervenfasern können „frei", d.h. ohne erkennbare spezifische Endstrukturen, enden. Die Enden der Nervenfasern können aber auch in ein von einer Bindegewebskapsel umgebenes „Endkörperchen" eingebaut sein, die trotz ihrer vielfältigen Erscheinungsformen alle nach einem Prinzip gebaut sind.

Freie Nervenendigungen

An zahlreichen Stellen im Bindegewebe der Haut und Unterhaut sowie endoepithelial kommen freie Nervenendigungen vor. Sie werden mit mechanischen, thermischen und Schmerzempfindungen in Zusammenhang gebracht.

Freie Nervenendigungen an den Haaren umgeben mit zirkulären und longitudinalen Fasern die Wurzelscheide. Sie werden dadurch erregt, daß sich bei Abwinklung des Haares die Bewegung hebelartig auf die Wurzelscheide überträgt. Die Nervenendigungen wirken hierbei als Mechanoreceptoren.

Endkörperchen

Das Ende einer Nervenfaser verzweigt sich und dringt unter Verlust der Markscheide zwischen die zu einer Gruppe vereinigten, epithelial angeordneten Zellen (Lemmocyten S. 59) ein. Die Endkörperchen unterscheiden sich nach Größe, Anzahl und Anordnung ihrer Zellen und nach dem Verhalten des Nervenfaserendes. – Alle corpusculären Receptoren sind nach heutiger Auffassung Mechanoreceptoren.

Merkelsche Tastscheiben bestehen aus hellen Zellen in den basalen Schichten der Epidermis, die von den Endaufzweigungen einer Nervenfaser umgeben werden.

Meissnersche Tastkörperchen (Abb. 112) liegen in den Bindegewebspapillen des Papillarkörpers unter der Epidermis (häufigstes Vorkommen: Finger- und Zehenspitzen). Sie sind etwa 100 µm lang, 40 µm dick, aus mehreren epithelähnlichen aufeinandergeschichteten Zellen auf-

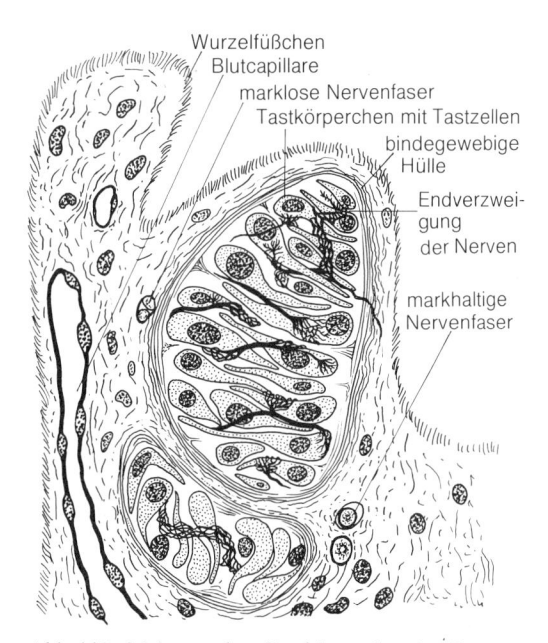

Abb. 112. Meissnersches Tastkörperchen im Stratum papillare des Corium. Das Tastkörperchen ist von einer bindegewebigen Hülle umgeben. Die Tastzellen sind epithelartig übereinander geschichtet. Dazwischen verlaufen die Nervenfasern, die an der Zelloberfläche Synapsen bilden

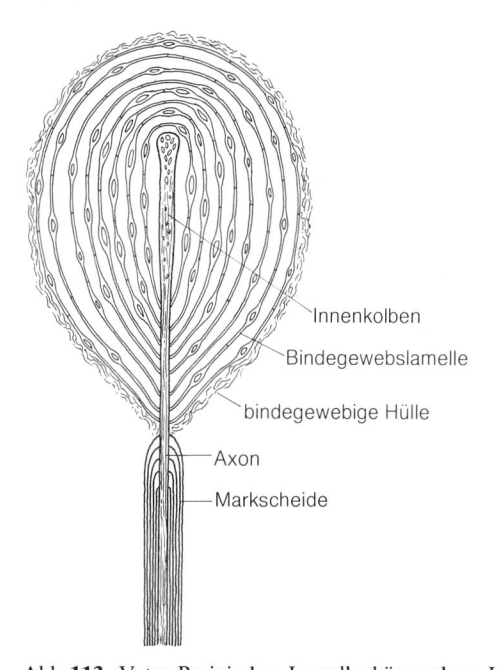

Abb. 113. Vater-Pacinisches Lamellenkörperchen. Im Zentrum befindet sich das als Innenkolben bezeichnete Nervenfaserende. Um den Innenkolben liegen Bindegewebslamellen. Gegen die Umgebung werden die Vater-Pacinischen Körperchen durch eine Bindegewebshülle abgegrenzt

gebaut, zwischen denen eine oder mehrere Nervenfasern gewunden verlaufen.

Vater-Pacinische Lamellenkörperchen (Abb. 113) sind knorpelharte, makroskopisch sichtbare, bis zu 4 mm lange birnenförmige Gebilde. Die Körperchen werden aus zahlreichen (50 und mehr) zwiebelschalenförmig übereinandergelegten lamellären Zellen aufgebaut, die einen zentralen Innenkolben umgeben. Hierbei handelt es sich um eine Nervenfaserendigung. Die Vater-Pacinischen Körperchen liegen in der Subcutis hauptsächlich des Handtellers und der Fußsohle, kommen aber auch außerhalb der Haut an zahlreichen Stellen (an Fascien, Periost, Sehnen, Blutgefäßen, in Mesenterien, im Pancreas) vor.

Jedes Endkörperchen kann von mehreren Nervenfasern versorgt werden, jede Nervenfaser kann mit ihren Endigungen in mehrere Körperchen eindringen. Verschiedene oder gleichartige Endkörperchen können hintereinander auf Nervenfasern gereiht sein. Nervenfasern können nach Durchtritt durch ein Körperchen noch eine „freie" Endigung bilden.

Die Nervenfasern der Nervenendkörperchen sind zumeist markscheidenführende Fasern vom Aβ-Typ. Der weitaus größte Teil der Nervenfasern der Haut gehört aber dem markscheidenfreien C-Typ an (S. 62).

2. Efferente nervöse Strukturen

Die efferenten Nervenfasern der Haut gehören zum autonomen Nervensystem (postsynaptische Neurone des Sympathicus S. 149). Sie enden an den Wänden von Blutgefäßen, an Drüsen und an den Mm. arrectores pilorum mit für das autonome Nervensystem charakteristischen Synapsen. Die autonomen efferenten Nervenfasern bewirken das Erröten, Erblassen, Haarsträuben, Angstschweiß u.a. Sie stehen damit im Dienst vitaler Funktionen (z.B. Wärmeregulation) und der zwischenmenschlichen Kommunikation.

V. Farbe der Haut

Die Hautfarbe hängt weitgehend von der Durchblutung und Melaninpigmentierung ab. Bei dunkelhäutigen Rassen kommt Melanin in allen Schichten der Epidermis und in einzelnen Bindegewebszellen des Corium vor, bei weißen nur in den Zellen des Stratum basale.

Verstärkte Melaninpigmentierung zeigt die Haut des Gesichtes, der Achselhöhle, die Genitalhaut, die Haut der Leistenbeuge, die perianale Haut, die Haut an der Innenseite des Oberschenkels und vor allem Brustwarze und Warzenhof. Bei Farbigen sind Palma manus und Planta pedis weniger pigmentiert als die übrige Haut.

Verstärkte Rötung der Haut wird durch gesteigerte Durchblutung mit sauerstoffreichem Blut hervorgerufen. Bevorzugt erfolgt dies in der Gesichtshaut, der Haut der oberen Rumpfhälfte, der Hände und der Fußsohle.

Verstärkte rotblaue Verfärbung der Haut wird durch sauerstoffarmes Blut hervorgerufen.

VI. Alterung der Haut

Betroffen ist vor allem das Bindegewebe. Es wird atrophisch und verarmt an Flüssigkeit. Die elastischen Fasern der Haut nehmen ab und büßen, ähnlich denen anderer Organe (Lunge), ihre Elastizität teilweise ein. Die Papillarkörper werden flacher. Auch die Epidermis wird atrophisch und gewinnt ein „papierartiges" Aussehen. Es kommt ferner zu unregelmäßiger Pigmentierung. Beschleunigt werden die Altersveränderungen, insbesondere der Verlust der Elastizität, durch jahrelange Sonnenbestrahlung.

VII. Regeneration der Haut

Beim Gesunden zeigt die Haut eine gute Regenerationsfähigkeit. Die Regeneration geht vom Epithel und vom Bindegewebe aus. Wird das Epithel allein beschädigt (Erosion), heilt die Haut spurlos. Sind jedoch Corium und Subcutis mit verletzt, entsteht eine Narbe. Zunächst bildet sich im Wundbereich ein sehr zellreiches Bindegewebe, das zahlreiche Gefäßsprossen enthält (Granulationsgewebe). Vom Wundrand wächst dann Stratum germinativum vor. Später setzt Verhornung ein. Zunächst hat die Narbe wegen der starken Capillarisierung des Bindegewebes eine rötliche Farbe. Mit zunehmender Ausbildung von Kollagenfasern im Narbencorium wird die Narbe weißlich. In der Hautnarbe entstehen in der Regel keine Hautanhangsgebilde mehr. Die Regenerationsfähigkeit nimmt im Alter ab.

Klinische Hinweise. Die Untersuchung der Haut spielt für den Arzt nicht nur bei speziellen Hauterkrankungen eine große Rolle, sondern auch bei zahlreichen Allgemeinerkrankungen (z.B. Infektionen, Herz- und Kreislauferkrankungen, hormonellen Störungen), weil es zu Veränderungen von Farbe, Tonus, Turgor u.a. kommen kann. Bei Erkrankungen der Leber oder der Gallenwege wird die Haut gelb (Ikterus, Gelbsucht). Auch übermäßig carotinreiche Nahrung kann zu einer gelblichen Hauttönung führen (z.B. bei Säuglingen, die zuviel Karotten erhalten haben), besonders in Gesicht, an Handteller und Fußsohle. Bei Störungen des Fettstoffwechsels kann es zur Einlagerung kleiner gelblicher Knötchen, *Xanthome*, in die Haut kommen. Die Haut beteiligt sich an zahlreichen immunologischen Abwehrvorgängen, z.B. bei Masern, Scharlach, Röteln. Es bilden sich charakteristische Hautausschläge.

B. Hautanhangsgebilde

Embryologie. Die Anhangsgebilde der Haut (Drüsen, Haare und Nägel) wachsen aus der Epidermis aus. Das begleitende Bindegewebe bildet in ihrer Umgebung charakteristische, hauptsächlich der Ernährung dienende Strukturen.

I. Drüsen der Haut

Man unterscheidet folgende Hautdrüsen, von denen jede spezifische Sekrete herstellt:
— **Schweißdrüsen**
— **Duftdrüsen**
— **Talgdrüsen**
— **Brustdrüsen**.

1. Gll. sudoriferae eccrinae, Schweißdrüsen

Ihre Gesamtzahl beträgt etwa 2 Millionen. Schweißdrüsen kommen in unterschiedlicher Dichte in allen Hautbezirken vor. Vermehrt treten sie in der Haut der Stirn, des Handtellers und der Fußsohle auf. Sie fehlen im Lippenrot und im inneren Blatt des Praeputium penis. Das saure Sekret der Schweißdrüsen (p 4,5) hemmt das Bakterienwachstum. Der Schweiß bildet auf der Haut einen „Säureschutzmantel". Durch Verdunsten dient der Schweiß der Wärmeregulation. Der Körper scheidet ferner mit dem Schweiß bestimmte Stoffe aus (Kochsalzgehalt etwa 0,4%).

Drüsenbau
Die Schweißdrüsen (Abb. 114) sind unverzweigte tubuläre Drüsen, die bis an die Grenze von Cutis und Subcutis reichen und deren Enden zu einem etwa 0,4 mm großen Knäuel aufgewickelt sind („Knäueldrüse", Abb. 110). Das Lumen ist eng, die Epithelien sind im Knäuel einschichtig isoprismatisch. Ihr Sekretionsmodus ist merokrin (S. 30). Die Epidermis-Endstrecke ist stark geschlängelt und ohne eigene Wandzellen. Der Ausführungsgang mündet ohne Beziehung zu Haaren. Myoepithelzellen sind vorhanden.

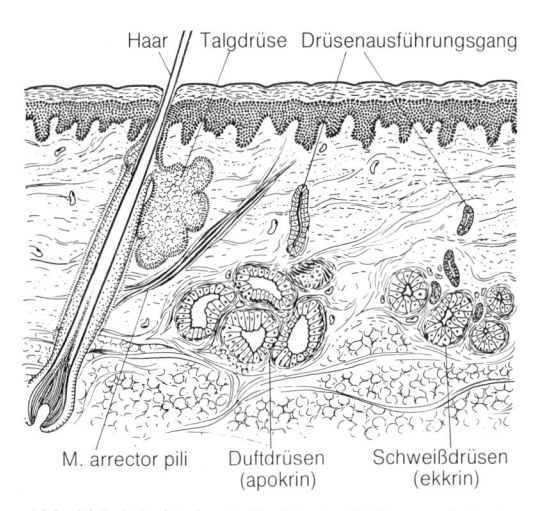

Abb. 114. Schnitt durch die Haut mit Haar und den in der Haut vorkommenden Drüsen: Talgdrüsen, Schweißdrüsen, Duftdrüsen

2. Gll. sudoriferae apocrinae, Duftdrüsen

Sie treten nur an wenigen Stellen, meist zusammen mit Haaren auf (Achselhöhle, Genitalbereich, perianale Haut = Gll. circumanales, äußerer Gehörgang = Gll. ceruminosae). Die Sekretion der Duftdrüsen setzt mit der Pubertät ein. Sie kann bei der Frau cyclusabhängige Schwankungen zeigen. Zum Typ der Duftdrüsen zählen auch die Milchdrüse und die Glandulae areolares des Warzenvorhofes (S. 165). Da im Bereich der Duftdrüsen, die ein fettiges alkalisches Sekret absondern, der Säureschutzmantel fehlt, können diese leicht von Hautbakterien infiziert werden (sog. Schweißdrüsenabszesse).

Drüsenbau
Die Duftdrüsen (Abb. 114) sind verzweigt. Ihre Endstücke liegen in der Subcutis und sind alveolär. Das einschichtige Epithel der Endstücke ist unterschiedlich hoch, häufig ragen kuppelförmige Vorstülpungen der Zelloberfläche ins Lumen (apokrine Sekretion S. 30). Die Endstücke haben zahlreiche spindelförmige Myoepithelzellen. Der von einschichtigem Epithel ausgekleidete Ausführungsgang mündet in einen Haartrichter.

3. Gll. sebaceae, Talgdrüsen

Sie sind, wenige Stellen ausgenommen (s.u.), an Haarbälge gebunden. Ihr Sekret, der Haartalg (Sebum), macht Haut und Haare geschmeidig. Der beim Bürsten der Haare feinverteilte Haar-

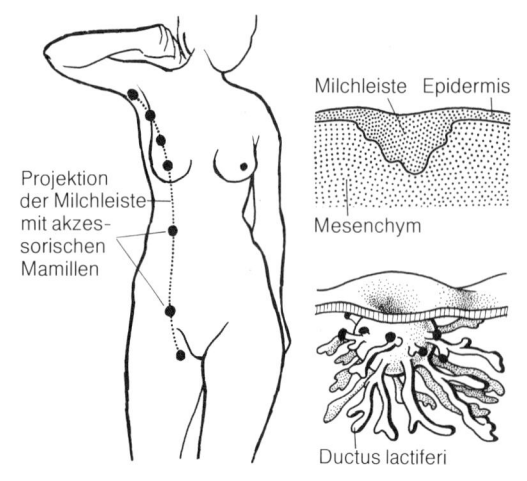

Abb. 115. Verschiedene Stadien der Milchdrüsenentwicklung. Die beidseitig angelegten Milchleisten werden bis auf jederseits eine Brustdrüse zurückgebildet

talg trägt zum Glanz der Haare bei. Die Talgproduktion wird durch Wärme gesteigert. „Rauhe Haut" kommt im Sommer selten vor.

Drüsenbau

Die Talgdrüsen (Abb. 114) sind beeren- oder knollenförmige, etwa 1 mm große mehrlappige Einzeldrüsen. Die Talgdrüse besteht aus vielschichtigem Epithel. In der Peripherie der Drüsenbeere werden laufend neue Zellen gebildet (Vorkommen zahlreicher Mitosen). Die neugebildeten Zellen gelangen zum Drüsenzentrum. Hier und zum Haarschaft hin entsteht der Talg (holokrine Sekretion S. 30). Der Talg wird in den Haartrichter abgeschoben.

Durch Verstopfung des Ausführungsganges entstehen sog. „Mitesser" (*Comedones*).

Freie, d.h. nicht an Haarbälge gebundene Talgdrüsen, kommen u.a. im Lippenrot, im Augenlid (Gll. tarsales S. 550), an der Brustwarze, in den Labia minora, am Anus vor.

4. Gll. mammariae, Brustdrüse

Brustdrüsen sind bei beiden Geschlechtern vorhanden und grundsätzlich gleichartig gebaut. Die weibliche Brustdrüse unterliegt von der Pubertät an sexualcyclischen Veränderungen. Die volle Entfaltung erfährt die Brustdrüse nur bei der Frau und zwar während der Gravidität und Lactation. Das Sekret der Brustdrüse ist die Milch. Nach Abstillen erfolgt eine Rückbildung der Brustdrüse, nach Einstellung der Keimdrüsentätigkeit eine Altersinvolution. Die Drüsenausführungsgänge münden auf der Brustwarze, die vom Warzenhof umgeben ist. Die Brustdrüse ist von einem charakteristischen Bindegewebsapparat umgeben. Brustdrüse und Bindegewebsapparat bilden die *Mamma*.

Entwicklung

Die Brustdrüse geht aus dem nicht zurückgebildeten Rest einer auch beim Menschen angelegten Milchleiste (zwischen den Abgangsstellen der Extremitäten, Abb. 115) hervor. Bei unvollkommener Rückbildung der Milchleiste kann eine Polymastie entstehen. Die Brustdrüse entwickelt sich aus einer umschriebenen Epithelverdickung, von der bis zu 25 sich verzweigende Epithelzapfen in die Subcutis vorwachsen.

Drüsenbau

Die Milchdrüse setzt sich auf 15 bis 20 verzweigten tubuloalveolären Einzeldrüsen zusammen, die einzeln auf der Brustwarze münden. Jede dieser Einzeldrüsen wird von einem lockeren zellreichen Mantelbindegewebe umhüllt und von den Nachbardrüsen durch ein straffes septenartiges Bindegewebe (Retinacula S. 114) voneinander getrennt. Die Retinacula sind mit der Fascia pectoralis verbunden. Ferner ist reichlich Fettgewebe im Bindegewebskörper der Mamma vorhanden. Form und Festigkeit der Brust wird vom Bindegewebsapparat bestimmt. Die gesunde Mamma muß sich gegenüber der Brustfascie verschieben lassen.

Drüsengliederung. Jede Drüse (Abb. 116) gliedert sich in
– **Milchgänge,** Ductus lactiferus colligens.
– **Milchsäckchen,** Sinus lactiferi;
– **Ausführungsgang,** Ductus lactiferus colligens.

Milchgänge. Sie sind vielfach verzweigt und am Ende etwas verdickt. Sie haben ein- bis zweischichtiges Epithel. Prämenstruell kann es zu einer reversiblen Vergrößerung der Brustdrüse durch Sprossung und Längenwachstum der Gänge kommen. Alveoläre Endstücke bilden sich erst während der Schwangerschaft und werden von einem einschichtigen kubischen Epithel ausgekleidet. Bei der Vergrößerung der Brustdrüse während der Schwangerschaft nimmt der Bindegewebsapparat ab.

Die Sekretion beginnt bei der Schwangeren schon vor der Geburt durch Absonderung einer fettarmen eiweißreichen Vormilch, *Colostrum.* Etwa am 3. Tag nach der Geburt „schießt die Milch ein". Von hochprismatischen Drüsenzellen werden nach Art der apokrinen Sekretion Fettröpfchen mit umgebendem schmalen Cyto-

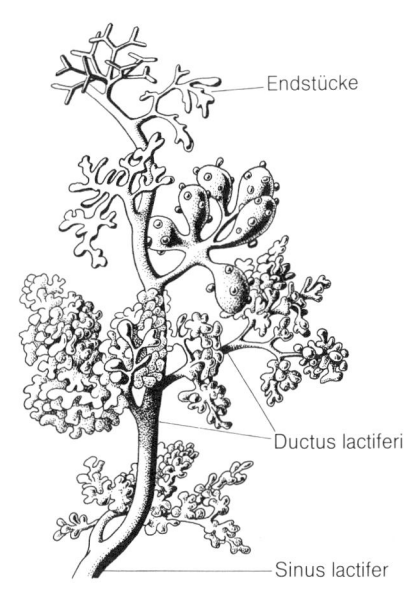

Abb. 116. Brustdrüse. Gliederung in die verschiedenen Abschnitte. (Nach Dabelow, 1957)

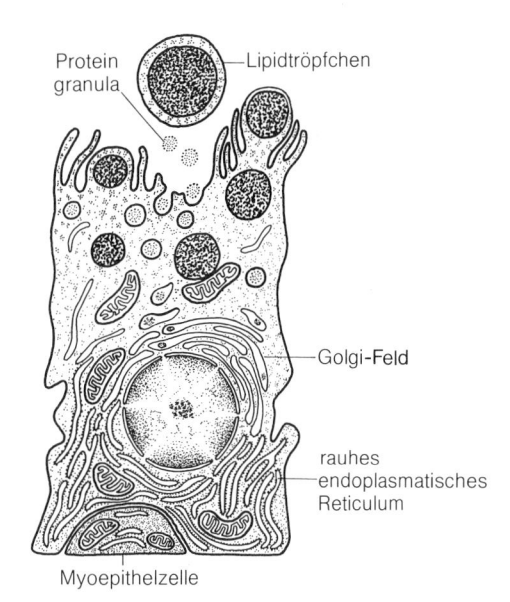

Abb. 117. Die verschiedenen Stadien der Milchsekretion sind in einem Bild zusammengezogen

plasmasaum abgesondert und außerdem Eiweißgranula wie in serösen Drüsen (Abb. 117). Die Drüsenzellen unterliegen einem Arbeitsrhythmus (S. 27) und werden nach einiger Zeit abgestoßen. In der Wand der Alveolen und der Milchgänge kommen Myoepithelzellen vor.

Beim Abstillen des Kindes kommt es zu einer Sekretstauung in den Alveolen, deren Wände einreißen können. Der Abbau der Milchreste erfolgt durch Phagocyten. Nach Rückbildung der Brustdrüse wird wieder annähernd der Zustand der ruhenden Mamma erreicht.

Milchsäckchen. Sie liegen etwa in Höhe der Warzenbasis und sind bei der ruhenden Mamma 1–2 mm weit. Bei der lactierenden Mamma können sie bis zu 8 mm erweitert sein.

Ausführungsgänge. Sie münden auf der Brustwarze und werden von einem zweischichtig kubisch bis zylindrischem Epithel ausgekleidet, das sich in mehrschichtes verhorntes Plattenepithel fortsetzt. Die Ausführungsgänge sind in der Brustwarze zusammen mit den reichlich vorhandenen Blut- und Lymphgefäßen in ein System elastischer Fasern und subcutaner glatter Muskulatur eingebaut. Bei Kontraktion der glatten Muskulatur kommt es zur Erektion der Papille.

Papilla mammae, Brustwarze, und Areola mammae, Warzenhof. Die Haut ist stark pigmentiert. In der Haut der Brustwarze kommen freie Talgdrüsen, Schweißdrüsen, sehr feine Härchen und einige apokrine Gll. areolares vor, die bei Kontraktion der glatten Muskulatur knötchenförmig vorspringen können [Tubercula Montgomery].

II. Pili, Haare

Die Haut ist nur an wenigen Stellen (Handteller, Fußsohle, Teile des äußeren Genitales) völlig frei von Haaren. Die während der Fetalentwicklung gebildeten Lanugohaare (Flaum, Wollhaar), die kurz, dünn und nicht pigmentiert sind und ihre Wurzeln im Corium haben, werden nach der Geburt im Laufe der Zeit durch Terminalhaare ersetzt.

Terminalhaare sind länger und dicker als Lanugohaare und pigmentiert. Sie sind lokal unterschiedlich stark entwickelt und häufig gruppenweise angeordnet. Ihre Wurzeln reichen bis in die obere Subcutis. Während die Terminalbehaarung des Kopfes bereits um den Geburtstermin beginnt, entsteht die Terminalbehaarung von Achselhaut, Gesicht und Mons pubis erst mit der Pubertät. Die Terminalhaare der einzelnen Regionen unterscheiden sich voneinander nach Länge, Kaliber und Gestalt. Die Haare können sowohl der Tastempfindung als auch dem Wärmeschutz dienen.

Die Terminalhaare stecken schräg zur Hautoberfläche in der Wurzelscheide (Abb. 119). Haarstrich und Haarwirbel entstehen dadurch, daß Gruppen von Haaren eine gleichartige Schrägstellung haben, die sich von der Umgebung unterscheiden.

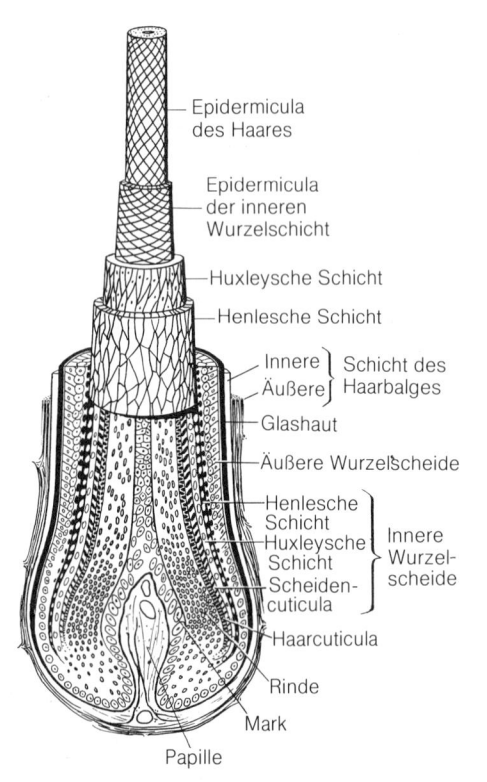

Abb. 118. Räumliche Darstellung eines Haares im Wurzelbereich. In die Zeichnung sind alle Schichten eingetragen. (Nach Benninghoff, 1950)

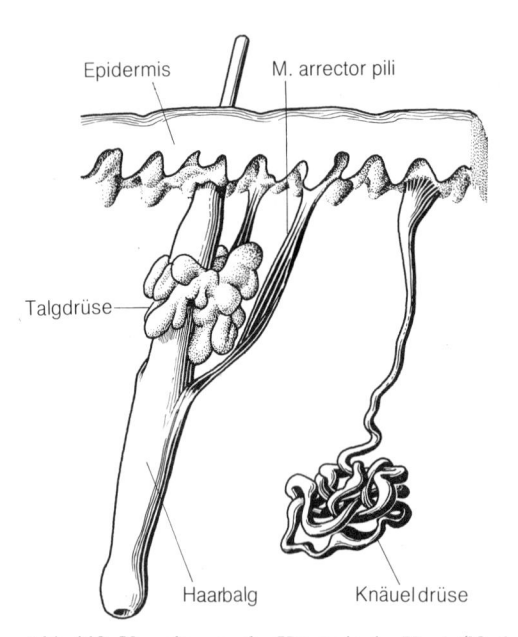

Abb. 119. Verankerung des Haares in der Haut. (Nach Benninghoff, 1950)

Geschlechtsspezifität des Haarkleides
In der Pubertät entsteht das individuelle und geschlechtsspezifische Haarkleid. Für den Mann sind die Bartbehaarung, die rautenförmige, zum Nabel aufsteigende Schambehaarung, die Behaarung der Brust sowie an der Innenfläche der Oberschenkel charakteristisch; für die Frau ist dagegen die dreieckige Schambehaarung bei geringer Terminalbehaarung des Rumpfes typisch.

Klinischer Hinweis. Störungen im Hormonhaushalt oder Organerkrankungen können zu Veränderungen in der Behaarung führen.

Feinbau und Verankerung des Terminalhaares (Abb. 118 u. 119)
Der Teil des Haares, der unter der Oberfläche der Epidermis liegt, ist die Haarwurzel, der die Epidermis überragende Teil der Haarschaft.

Das Haar steckt in einer trichterförmigen Einsenkung der Haut, die sich als **Wurzelscheide** um die Haarwurzel in die Tiefe fortsetzt und mit einer zwiebelförmigen Auftreibung (**Bulbus**) endet. Am Übergang vom Haartrichter in die Wurzelscheiden mündet die Talgdrüse aus. Die Wurzelscheiden bestehen aus 2 dem Haar zugewandten *epithelialen Wurzelscheiden* und aus der außen gelegenen *bindegewebigen Wurzelscheide*, dem Haarbalg. Zwischen epithelialer und bindegewebiger Wurzelscheide befindet sich eine deutliche Basalmembran (Glashaut). Unterhalb der Talgdrüsenmündung entspringt auf der Seite, nach der das Haar geneigt ist, ein kleines Bündel glatter Muskelzellen, der Haarmuskel, **M. arrector pili** (Abb. 119). Er zieht schräg aufwärts unter die Epidermis. Der Haarmuskel kann das Haar aufrichten (Haarsträuben; „Gänsehaut" durch Einziehen der Haut) und dabei die zwischen Muskel und Wurzelscheide liegende Talgdrüse komprimieren. Der Bulbus pili ist glockenförmig und umfaßt die bindegewebige **Haarpapille**. Haarpapille, bindegewebige und epitheliale Wurzelscheiden bilden zusammen den **Haarfollikel**.

Klinischer Hinweis. Acne nennt man die Entzündung von Haarbalg und Talgdrüse. Ein Furunkel entsteht, wenn Wurzelscheide und Haarfollikel dabei absterben und die Entzündung sich in die Umgebung ausbreitet. Beim Karbunkel sind zahlreiche Wurzelscheiden und Haarfollikel erkrankt, die Infektionsherde konfluieren.

Haarbildung
Es handelt sich um eine modifizierte, punktuell gesteigerte Hornbildung der Epidermis, die von einer umschriebenen, in der Embryonalentwicklung zunächst zapfenförmigen Einsenkung der

Epidermis ausgeht. Die Strukturen des Haares und die Wurzelscheiden, in denen das Haar steckt, lassen sich auf die Cutis beziehen: Das Haar ist die Hornspitze, die epithelialen Schichten der Wurzelscheide entsprechen der Epidermis, die bindegewebige Wurzelscheide (Haarbalg), die die epithelialen Wurzelscheiden umgibt, ist dem Papillarkörper der Cutis vergleichbar.

Das Haar selbst besteht aus einem breiteren Rindenteil und einem dünneren Haarmark. Die Rindenschicht ist aus langen verhornten Zellen aufgebaut, in denen Tonofibrillen verbacken sind (vgl. Hornschicht der Epidermis). Haarmark gibt es nur in dickeren Haaren. Die Markzellen sind weniger stark verhornt als die Rindenzellen. In der Haarwurzel sind sowohl die Rinde als auch die epitheliale Wurzelscheide an ihren einander zugewandten Oberflächen je von einer sog. Cuticula bedeckt. Die Haarcuticula besteht aus dachziegelförmig angeordneten Zellen. Die Cuticulae sind miteinander verzahnt. Dadurch ist das Haar in der epithelialen Wurzelscheide verankert. Die Ernährung des Haares erfolgt durch die Gefäße der (bindegewebigen) Haarpapille.

Haarwachstum

Das Wachstum des Haares geht von der stark proliferierenden Matrix der (epithelialen) Haarzwiebel aus. Die Zellen der inneren epithelialen Wurzelscheide wachsen mit dem Haar bis zum Haartrichter. Sie gleiten dabei an den Zellen der äußeren epithelialen Wurzelscheide entlang. Im Haartrichter gehen die Zellen der inneren epithelialen Wurzelscheide zugrunde, so daß der Haarschaft frei von jeder Wurzelscheide ist.

Die Zerstörung von Haarzwiebel und Haarpapille (z.B. durch Elektrocoagulation) verhindert jede Neubildung von Haaren.

Haarfarbe

Die Haarfarbe, ausgenommen die roter Haare, wird u.a. durch den Melaningehalt des Haares hervorgerufen. In der (bindegewebigen) Haarpapille liegen Melanocyten, die in die Haarzwiebel einwandern. Hier geben sie Melanin an die Matrixzellen ab (Pigmentierung der Epidermis S. 158). Grauen Haaren fehlt das Pigment, weil die Melaninproduktion erloschen ist oder die Melanocyten zugrundegegangen sind. Meistens besteht eine Erbanlage hierfür. Ergrauen dicker Haare kann auch durch Einlagerung von Luftbläschen ins Haarmark zustandekommen. Beim Albino dagegen produzieren die Melanocyten infolge eines Erbfehlers kein ausgereiftes Pigment.

Haarwechsel

Haare haben eine begrenzte Lebensdauer (Kopfhaare 2–6 Jahre, Wimpern 3–6 Monate). Den größten Teil der Zeit wachsen die Haare (durchschnittlich 1 cm pro Monat). Der Wachstumsphase folgen eine kurze Involutionsphase und die Ruhepause (bei Kopfhaaren 2–4 Monate). Der Haarwechsel erfolgt dadurch, daß ein neugebildetes Haar das von der ernährenden bindegewebigen Papille abgelöste alte „Kolbenhaar" (wegen des besenförmigen Wurzelkolbens) herausschiebt.

III. Ungues, Nägel

Die Nägel sind Schutzeinrichtungen für die Endglieder der Finger und Zehen. Sie bilden gleichzeitig ein Widerlager für den Druck auf den Tastballen des Nagelgliedes. Geht ein Nagel verloren, ist die Tastempfindung an dem betroffenen Endglied eingeschränkt.

Nagelplatte

Es handelt sich um eine etwa 0,5 mm dicke Hornplatte der Epidermis, die auf dem Nagelbett ruht. Der Nagel wird aus polygonalen, dachziegelartig verbackenen Hornschuppen aufgebaut. An der Festigkeit des Nagels haben Tonofilamente Anteil, die die Hornschuppen versteifen.

Nagelwall

Der Nagel wird seitlich und hinten vom Nagelwall, einer Hautfalte, umrahmt. Im Bereich der Nagelwurzel bildet der Nagelwall die etwa 0,5 cm tiefe Nageltasche. Vom vorderen Rand der Nageltasche wächst ein epitheliales Häutchen, das Eponychium, auf die Oberfläche des Nagels. Es kann ohne Schaden bei der Nagelkosmetik entfernt werden.

Nagelbett

In Nähe der Nagelwurzel schimmert die halbmondförmige, nach vorn konvexe helle *Lunula* durch den Nagel. Sie bezeichnet die vordere Grenze der epithelialen Nagelmatrix, aus der die Nagelplatte durch Verhornung wächst, täglich etwa 0,4 mm. Ist die Nagelmatrix zerstört, kann kein Nagel mehr gebildet werden.

Das Corium des Nagelbettes besitzt längsgestellte Leisten. Die Blutcapillaren dieser Leisten schimmern durch die Nagelplatte hindurch und verursachen die natürliche Farbe des Nagels.

Klinischer Hinweis. Die Nagelplatte zeigt bei einigen Krankheiten diagnostisch wichtige Veränderungen.

Rumpfwand und Extremitäten

A. Rücken

I. Columna vertebralis, Wirbelsäule

1. Allgemeines

Die Wirbelsäule bildet das bewegliche Achsenskelet des Körpers. Sie setzt sich aus Wirbeln und Zwischenwirbelscheiben zusammen. Die Wirbelsäule trägt die Last des Rumpfes und verleiht dem Körper einen Halt („Rückgrat"). Ihr oberes Ende trägt den Kopf, der Kreuzbeinabschnitt bildet einen Teil des Beckengürtels. Die Rippen sind in Form der Rippenwirbelgelenke mit der Brustwirbelsäule verbunden. Im *Wirbelkanal, Canalis vertebralis,* läuft geschützt das Rückenmark.

Einteilung der Wirbelsäule
Wir gliedern die Wirbelsäule in Hals-, Brust- und Lendenwirbelsäule sowie Kreuz- und Steißbein (Abb. **120**).

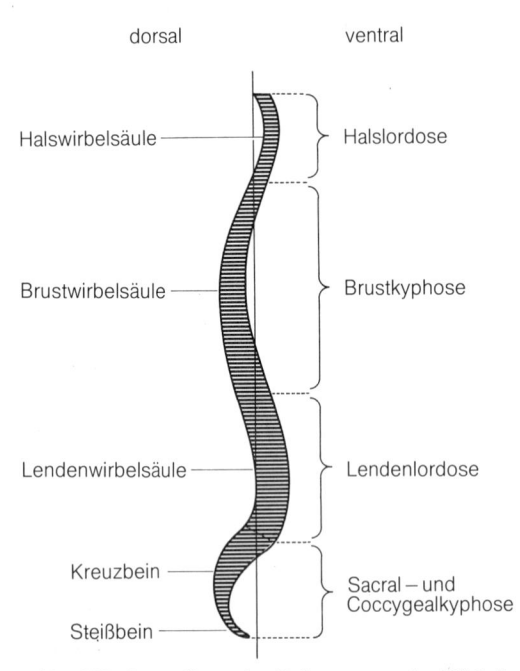

Abb. **120.** Darstellung der Krümmungen der Wirbelsäule

Es gibt 33 Wirbel:
- 7 Halswirbel, *Vetebrae cervicales*
- 12 Brustwirbel, *Vertebrae thoracicae*
- 5 Lendenwirbel, *Vertebrae lumbales*
- 5 Kreuzwirbel, *Vertebrae sacrales*
- 4 Steißwirbel, *Vertebrae coccygeae*.

Die 5 Kreuzwirbel verschmelzen im Alter von etwa 20 bis 30 Jahren zum Kreuzbein, *Os sacrum,* die 4 Steißwirbel zum *Os coccygis.* Gelegentlich gibt es 3 oder 5 Steißwirbel. Vom 2. Halswirbel bis zum Kreuzbein nimmt die Größe der Wirbelkörper gemäß der steigenden Belastung zu. Die Steißwirbel sind stark zurückgebildet.

Grundform der Wirbel
Den allgemeinen Aufbau eines Wirbels können wir am besten an der Brustwirbelsäule kennenlernen (Abb. **121d** u. **122**).

Der **Wirbelkörper, Corpus vertebrae,** besteht hauptsächlich aus Substantia spongiosa und einer äußeren sehr dünnen Substantia compacta. Untere und obere Compactaschicht heißen *Grund-* und *Deckplatte,* ihre verdickten Ränder *Randleisten.*

Dorsal setzt sich der Wirbelkörper in den **Wirbelbogen, Arcus vertebrae,** fort. Vom Wirbelbogen gehen Fortsätze aus. Sie dienen Muskeln als Krafthebel. Der **Querfortsatz** heißt **Processus transversus.** An der Lendenwirbelsäule nennt man ihn *Processus costarius,* da er hier ein Rippenrudiment darstellt. Die **Dornfortsätze, Processus spinosi,** der Brustwirbel stehen schräg dachziegelartig übereinander, ähnlich wie an den Halswirbeln. Sie sind aber wesentlich länger als die des 2.–6. Halswirbels. Wir tasten die Spitze eines Brustwirbeldornfortsatzes in Höhe der Mitte des nächsttieferen Wirbelkörpers.

An der Basis des Wirbelbogens liegt eine obere und untere Einkerbung, *Incisura vertebralis superior et inferior.* Die obere Einkerbung bildet mit der unteren des nächsthöheren Wirbels das **Foramen intervertebrale.** An seiner Begrenzung ist vorn die Bandscheibe und hinten der Processus articularis superior beteiligt. Im Foramen intervertebrale liegen die Spinalnerven und -ganglien sowie Blut- und Lymphgefäße.

Rücken

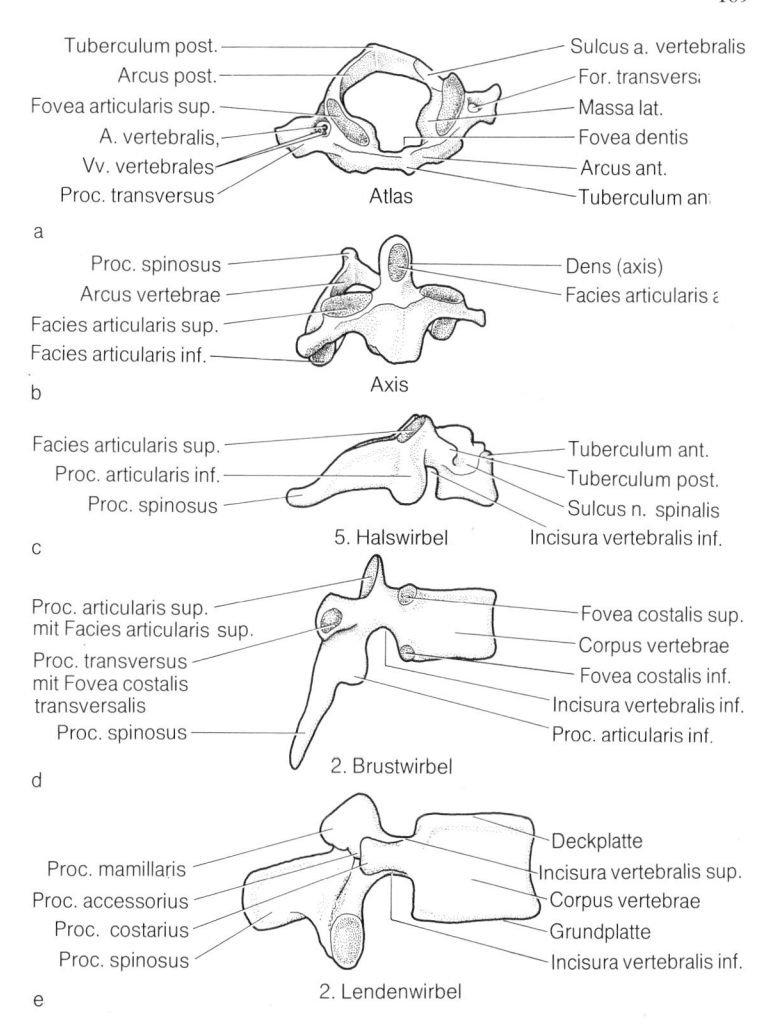

Abb. 121 a–e. Atlas, Axis, 5. Halswirbel, 2. Brustwirbel und 2. Lendenwirbel. (**a**) Atlas von oben; (**b**) Axis von schräg vorne; (**c**) 5. Halswirbel von der rechten Seite; (**d**) 2. Brustwirbel von der rechten Seite; (**e**) 2. Lendenwirbel von der rechten Seite

Der **Processus articularis superior** bildet mit dem **Processus articularis inferior** des nächsthöheren Wirbels jeweils ein kleines Zwischenwirbelgelenk, Articulatio intervertebralis. Corpus vertebrae und Arcus vertebrae begrenzen das Wirbelloch, **Foramen vertebrale**.

An den Brustwirbeln beobachten wir an der Wirbelober- und -unterkante je eine mit Knorpel überzogene **Fovea costalis superior et inferior**. Sie bilden die Gelenkpfannen für den Rippenkopf der Rippenwirbelgelenke. Die Querfortsätze, *Processus transversi*, der Brustwirbel sind schräg in lateral-dorsaler Richtung orientiert. Ihre Fovea costalis transversalis steht mit dem Tuberculum costae in gelenkiger Verbindung (Articulatio costotransversaria).

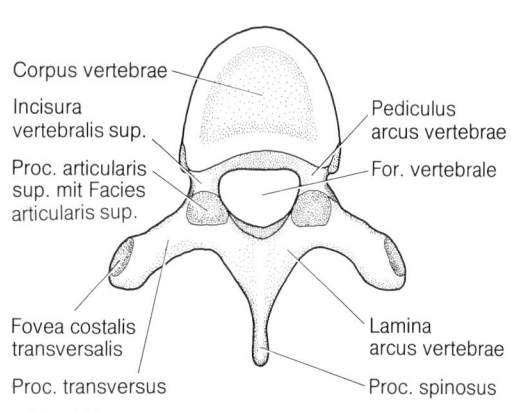

Abb. 122. 2. Brustwirbel in der Ansicht von cranial und dorsal

Der 11. Brustwirbel zeigt beginnende Übergänge zu den Lendenwirbeln. Sein Processus spinosus ist kurz und fast horizontal gestellt, der kurze Querfortsatz besitzt keine Fovea costalis transversalis. Der 12. Brustwirbel zeigt einen deutlichen Übergang zum Lendenwirbeltyp.

2. Halswirbelsäule

1. Atlas, Halswirbel

Der 1. Halswirbel, Atlas (Abb. 121a), ist mit dem Schädel durch das Atlantooccipitalgelenk verbunden, mit dem *2. Halswirbel, Axis,* durch das mittlere und die beiden seitlichen Atlantoaxialgelenke. Der Atlas besitzt anstelle eines Wirbelkörpers beiderseits eine Verdickung, *Massa lateralis.* An ihr sehen wir oben eine konkave Fovea articularis superior. Sie dient den Condylen des Hinterhaupts als Gelenkpfanne. Unten an der Massa lateralis befindet sich die Fovea articularis inferior für das seitliche Atlantoaxialgelenk. Der vordere Atlasbogen, *Arcus anterior,* besitzt vorn ein kleines Höckerchen, Tuberculum anterius. Das Tuberculum posterius befindet sich anstelle eines Dornfortsatzes am hinteren Atlasbogen, *Arcus posterior.* Am vorderen Bogen befindet sich innen eine kleine Grube, Fovea dentis. Im *Sulcus a. vertebralis* liegt beiderseits die A. vertebralis mit ihren Begleitvenen. Zwischen diesen Gefäßen und dem Knochen läuft der 1. Spinalnerv, also oberhalb des 1. Halswirbels. Sein dorsaler Ast heißt N. suboccipitalis. Im Querfortsatz des Atlas befindet sich wie an allen Halswirbeln ein Foramen transversarium für A. et V. vertebralis (Ausnahme s. u.).

Axis, 2. Halswirbel

Der *2. Halswirbel, Axis* (Abb. 121b), besitzt einen Zapfen, *Dens* (axis). Dieser ragt nach oben in den Ring des Atlas. Seine Facies articularis anterior bildet mit dem vorderen Atlasbogen ein Gelenk, seine Facies articularis posterior mit dem Lig. transversum atlantis. Insgesamt handelt es sich um das mediane Atlantoaxialgelenk. Die doppelseitige Facies articularis superior gehört zum seitlichen Atlantoaxialgelenk.

3.–7. Halswirbel (Abb. 121c)

An den Querfortsätzen, Processus transversi, des 3.–7. Halswirbels finden wir ein *Tuberculum anterius* (Rippenrudiment) und ein *Tuberculum posterius* (Rest von Rippe sowie Querfortsatz). Ursprünglich stehen alle Wirbel mit Rippen in Verbindung. Nur die 12 Brustrippenpaare bleiben erhalten. An den Tubercula befinden sich Ursprünge und Ansätze von Muskeln. Zwischen Tuberculum anterius und posterius ist eine Rinne zu beobachten, der Sulcus n. spinalis für den entsprechenden Spinalnerv. Dieser läuft hinter der A. et V. vertebralis. Das Tuberculum anterius des 6. Halswirbels ist meistens besonders stark ausgeprägt. Es heißt auch *Tuberculum caroticum,* da die große Halsschlagader, A. carotis communis, vor ihm nach oben läuft. Hier kann das Gefäß z. B. bei lebensbedrohlichen Blutungen von außen gegen das Tuberculum caroticum gedrückt werden.

In den Querfortsätzen aller Halswirbel befindet sich eine Öffnung, das Foramen transversarium. In ihm läuft vom 6. bis 1. Halswirbel die *A. vertebralis.* Die zugeordnete V. vertebralis ist oft in Form eines venösen Plexus um die A. vertebralis ausgebildet. Der venöse Plexus bzw. die V. vertebralis läuft auch noch durch das Foramen transversarium des 7. Halswirbels. Ein Sympathicusgeflecht, Plexus vertebralis, umhüllt die Vertebralarterie.

Die Dornfortsätze des 2.–6. Halswirbels sind kurz und an der Spitze gespalten. Der Dornfortsatz des 7. Halswirbels ist länger als die vorausgehenden. Er ist daher leicht zu tasten. Der 7. Halswirbel heißt deswegen auch **Vertebra prominens.** Als Variante kann der Processus spinosus des 6. Halswirbels oder erst der des 1. Brustwirbels vorspringen. An den Seiten der Wirbelkörper befindet sich eine schmale Leiste, der Processus uncinatus. Mit dem nächsthöheren Wirbelkörper bildet er die Uncovertebralverbindung. Das Foramen vertebrale der Halswirbel ist etwa dreieckig.

3. Brustwirbelsäule

Die Besprechung der Brustwirbel erfolgte im Abschnitt „Grundform der Wirbel" S. 168.

4. Lendenwirbelsäule

Die Seitenfortsätze heißen *Processus costarii,* da sie Rippenrudimente darstellen. Von den ursprünglichen Processus transversi sind nur die kleinen *Processus accessorii* übriggeblieben (Abb. 121e). Der *Processus mamillaris* befindet sich am Processus articularis superior. Die Processus spinosi sind plattenförmig und fast horizontal orientiert. Gelegentlich sind sie knöchern untereinander verwachsen. An den Processus articulares beobachten wir Gelenkflächen, die nahezu sagittal orientiert sind. Sie lassen keine nennenswerte Rotationsbewegung in der Lendenwirbelsäule zu.

Unter *Promontorium* versteht man die ventrale untere Kante des 5. Lendenwirbels, den vorderen Abschnitt der zugehörigen Bandscheibe und die ventrale obere Kante des Kreuzbeins.

5. Os sacrum, Kreuzbein

Die 5 Sacralwirbel mit ihren zugeordneten Rippenrudimenten verschmelzen zu einem Knochen, dem *Os sacrum* (Abb. 123). – Vordere und hintere Fläche des Os sacrum, *Facies pelvina* und *Facies dorsalis* dienen Muskeln als Ursprung. Die *Basis ossis sacri* (Abb. 123) steht durch eine Bandscheibe mit dem 5. Lendenwirbelkörper in Verbindung, der paarige Processus articularis superior mit dem entsprechenden Processus articularis inferior des letzten Lendenwirbels. Zwischen Apex ossis sacri und Steißbein befindet sich eine kleine Bandscheibe, die oft verknöchert.

Der seitliche Teil des Kreuzbeines, Pars lateralis, ist aus Rippen und Querfortsätzen entstanden. Die *Facies auricularis* bildet mit der gleichnamigen Fläche des Darmbeins ein straffes Gelenk, die Articulatio sacroiliaca. Durch die *Foramina intervertebralia* laufen die sacralen Spinalnerven. Ihre vorderen Äste ziehen durch die *Foramina sacralia pelvina*, ihre hinteren durch die *Foramina sacralia dorsalia*. Die Lineae transversae sind Reste der Verschmelzungszonen zwischen den Sacralwirbeln.

Den Processus spinosi der Wirbel entspricht am Kreuzbein die *Crista sacralis mediana*, den Gelenkfortsätzen die *Crista sacralis intermedia* und den Processus transversi bzw. Processus accessorii die *Crista sacralis lateralis*. Im Kreuzbein heißt der Wirbelkanal *Canalis sacralis*. Er öffnet sich caudal als *Hiatus sacralis*, beiderseits flankiert vom Cornu sacrale. An der Tuberositas sacralis entspringen Bänder.

6. Os coccygis, Steißbein

Die 4 (3–5) Vertebrae coccygeae stehen untereinander in Form von Synchondrosen oder Synostosen in Verbindung: Os coccygis.

7. Canalis vertebralis, Wirbelkanal

Die Foramina vertebralia bilden zusammen mit den dorsalen Flächen der Zwischenwirbelscheiben, dem hinteren Längsband und den gelben Bändern den Wirbelkanal. Er beginnt am Foramen magnum und endet mit dem Hiatus sacralis. Im Wirbelkanal liegt das Rückenmark mit seinen Hüllen (S. 369)

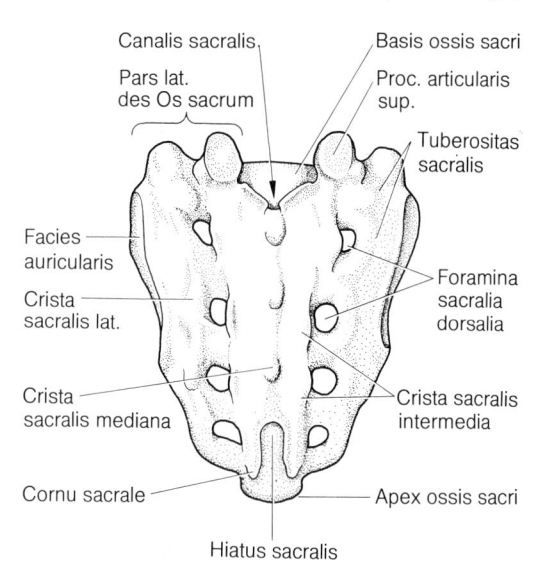

Abb. 123. Kreuzbein, Facies dorsalis. (Nach Lippert, 1975)

8. Verbindungen der Wirbel untereinander

Articulatio atlantooccipitalis

Rechter und linker *Condylus occipitalis* bilden mit der entsprechenden *Fovea articularis superior* des Atlas je ein Gelenk mit eigener Gelenkkapsel, die Atlantooccipitalgelenke. Ihre Gelenkflächen sind Ausschnitte eines Ellipsoids. Um eine transversale Achse durch die Condylen sind Beugung (20 Grad) und Streckung (30 Grad) möglich, um eine sagittale Achse Seitwärtsneigung (10–15 Grad). Es handelt sich um ein **Ellipsoidgelenk** (2 Hauptachsen).

Die **Membrana atlantooccipitalis anterior** entspringt vor dem Foramen magnum an der Pars basilaris des Os occipitale. Sie setzt am vorderen Atlasbogen an und hemmt die Dorsalextension. Die **Membrana atlantooccipitalis posterior** erstreckt sich vom dorsalen Rand des Foramen magnum zum dorsalen Atlasbogen und hemmt die Beugung. Sie wird durchbrochen von der A. vertebralis mit ihren Begleitvenen und dem 1. Spinalnerv.

Wesentlichen Einfluß auf das Atlantooccipitalgelenk nehmen die Bänder des Dens axis sowie Bänder, die der Befestigung des Dens axis dienen. Das **Lig. apicis dentis** läuft von der Spitze des Dens zum Vorderrand des Foramen magnum. Es hemmt die Streckung.

Die paarigen **Ligg. alaria** entspringen am Dens, weichen nach oben auseinander und inserieren seitlich-vorn am Foramen magnum. Sie hemmen die Dorsalextension und Seitwärtsneigung in den Atlantooccipitalgelenken.

Das **Lig. cruciforme atlantis** besteht aus *Fasciculi longitudinales* und dem *Lig. transversum atlantis*. Die *Fasciculi longitudinales* ziehen vom 2. Halswirbelkörper zum Vorderrand des Foramen magnum. Sie hemmen die Streckung im Atlantooccipitalgelenk und schützen die Medulla oblongata vor dem Dens. Das *Lig. transversum atlantis* [Fasciculi transversales] spannt sich aus zwischen rechter und linker Massa lateralis und bildet mit der hinteren Fläche des Dens ein Gelenk.

Articulatio atlantoaxialis mediana
Der Dens (axis) steht vorn mit dem Arcus anterior des Atlas und hinten mit dem Lig. transversum atlantis in Form eines Drehgelenkes in Verbindung. Seine Achse läuft längs durch den Dens. Die Gelenkflächen am Dens sind die Facies articularis anterior et posterior, am vorderen Atlasbogen die Fovea dentis und am Lig. transversum atlantis eine knorpelfasrige Stelle.

Articulatio atlantoaxialis lateralis
Auf jeder Seite bildet die Fovea articularis superior des 2. Halswirbels mit dem Atlas ein Gelenk. Von der weiten Gelenkkapsel ragen meniskusartige Fortsätze in den Rand des Gelenkspaltes. Sie gleichen zusammen mit dem Gelenkknorpel Unebenheiten der Gelenkflächen aus. Das mittlere und die seitlichen Atlantoaxialgelenke bilden eine funktionelle Einheit. Nach beiden Seiten ist aus der Mittelstellung eine Drehung von 25–30 Grad möglich.

Die **Membrana tectoria** entspringt an der dorsalen Fläche des 2. Halswirbelkörpers und zieht innen zum Vorderrand des Foramen magnum. Sie schützt die Medulla oblongata vor dem Dens und vorderen Bandapparat. Die Membrana tectoria liegt ventral auf der harten Hirnhaut der Wirbelsäule, *Dura mater spinalis,* und setzt sich nach unten fort als hinteres Längsband, *Lig. longitudinale posterius* (s. u.).

Disci intervertebrales
Die Bandscheiben (= Zwischenwirbelscheiben) verbinden die Wirbelkörper. Umfang und Höhe der Bandscheiben nehmen von der Hals- bis zur Lendenwirbelsäule zu. Wir unterscheiden an der Bandscheibe einen Ring aus Faserknorpel, **Anulus fibrosus,** und einen Gallertkern, **Nucleus pulposus.**

Die Zwischenwirbelscheibe ist mit der Grund- und Deckplatte der benachbarten Wirbelkörper fest verwachsen. Sie verbindet die Wirbelkörper in Form einer Synchondrose (bzw. Symphysis vertebralis). Der Gallertkern wirkt wie ein federndes Wasserkissen, der Anulus fibrosus hält ihn zusammen. Ein Teil der Druckkräfte zwischen den Wirbelkörpern wird auf diese Weise in Zugkräfte in den kollagenen Fasern des Anulus fibrosus verwandelt. Die Bandscheiben absorbieren einen Teil ruckartiger Kräfte, wie sie beim Laufen und Springen entstehen.

Die Bandscheiben sind in der Hals- und Lendenwirbelsäule vorn höher als hinten, in der Brustwirbelsäule ist es umgekehrt. Sie sind an den normalen Wirbelsäulenkrümmungen beteiligt und ermöglichen die Bewegungen der Wirbelsäule.

Insgesamt beträgt die Länge der Wirbelsäule rund $2/5$ der Körperlänge, bei Männern ca. 76 cm. Die Bandscheiben bedingen etwa $1/4$ der Wirbelsäulenlänge. Im Laufe des Tages sinken die Bandscheiben und Gelenkknorpel etwas zusammen. Dadurch kann die Körperlänge während des Tages um 2–4 cm abnehmen.

Klinischer Hinweis. Die Zwischenwirbelscheiben können in Form eines *Discus intervertebralis-Prolaps* an irgendeiner Stelle vortreten. Wenn sich der Prolaps in ein Foramen intervertebrale vorschiebt, so können je nach Lokalisation infolge von Druck an Nerven sehr heftige Schmerzen oder sogar Lähmungen entstehen. Die meisten Bandscheibenschäden befinden sich im unteren Lumbalbereich.

Articulationes intervertebrales
Je ein oberer und unterer Gelenkfortsatz bilden mit ihren einander zugekehrten Gelenkflächen ein Intervertebralgelenk. Ihre Gelenkflächen sind mit *hyalinem Knorpel* überzogen. Die Gelenkkapseln sind an den Knorpelknochengrenzen befestigt. In der Hals- und mittleren Lendenwirbelsäule ragt ein meniskusartiger Saum von Faserknorpel in den Gelenkspalt. Form und Stellung der Gelenkflächen sind an den einzelnen Wirbelsäulenabschnitten verschieden. Bei den Articulationes intervertebrales handelt es sich im Cervical- und Thorakalbereich um annähernd **ebene Gelenke.**

Uncovertebralverbindungen
Die Bandscheiben der Halswirbel setzen sich nach seitlich-oben fort zwischen je einem Processus uncinatus und dem nächsthöheren Wirbelkörper. Im Laufe des Lebens, gelegentlich schon bei Kindern, entstehen hier fast regelmäßig Spalten im Discus intervertebralis. Man kann die normale Uncovertebralverbindung als physiologische im Laufe des Lebens entstandene **Hemiarthrose** auffassen. Sie kann sich pathologisch verändern.

Rücken

Junctura sacrococcygea

Zwischen Kreuz- und Steißbein kann eine kleine Bandscheibe liegen (*Synchondrose*) oder ein echtes Gelenk vorhanden sein. Gelegentlich entsteht eine *Synostose*.

9. Wirbelsäulenbänder

Das hintere Längsband, *Lig. longitudinale posterius,* ist mit der dorsalen oberen und unteren Kante der Wirbelkörper, hauptsächlich aber an den Bandscheiben, fest verwachsen. Es endet am Os sacrum. Das Band hemmt die übermäßige Beugung. Es sichert die Zwischenwirbelscheiben.

Das vordere Längsband, *Lig. longitudinale anterius,* verbindet die Wirbelkörper an ihrer Vorderfläche. Es beginnt an der Pars basilaris des Hinterhaupts, befestigt sich am Tuberculum anterius des vorderen Atlasbogens und dann an den Wirbelkörpern. Das Band setzt sich auf die Facies pelvina des Os sacrum fort und endet als Lig. sacrococcygeum ventrale vorn am Steißbein. Es hemmt die Streckung.

Die gelben Bänder, **Ligg. flava,** spannen sich zwischen den Wirbelbögen aus. Sie bestehen hauptsächlich aus *elastischen (gelben) Fasern*. Sie sind in jeder Stellung der Wirbelsäule gespannt, insbesondere bei der Beugung nach vorn, da sie hinter der Flexions-Extensions-Achse liegen. Ihre Spannung (elastische Rückstellkraft) wirkt streckend und damit entgegen der nach vorn beugenden Schwerkraft des Rumpfes.

Das **Lig. intertransversarium,** zwischen den Querfortsätzen ausgespannt, verhindert eine übermäßige Lateralflexion auf der Gegenseite.

Zwischen benachbarten Dornfortsätzen liegt das **Lig. interspinale.** Es hemmt die Beugung.

Das **Lig. supraspinale** liegt über dem Lig. interspinale. Es ist an den Dornfortsatzspitzen verwachsen und hemmt die Beugung.

Das Nackenband, **Lig. nuchae** [Septum nuchae], spannt sich aus zwischen dem Hinterhaupt und den Ligg. supraspinalia der Halswirbel. Am Lig. nuchae sind Muskeln verwachsen. Es hemmt die Beugung.

Das **Lig. sacrococcygeum dorsale superficiale** verbindet als paariges Band das Kreuzbein mit dem Steißbein. Ein unpaares Band, das *Lig. sacrococcygeum dorsale profundum,* verbindet in der Tiefe Kreuz-und Steißbein. Es bildet die Fortsetzung des Lig. longitudinale posterius. Das *Lig. sacrococcygeum ventrale* entspricht dem Lig. longitudinale anterius, das *Lig. sacrococcygeum laterale* verbindet Steißbein und Kreuzbein.

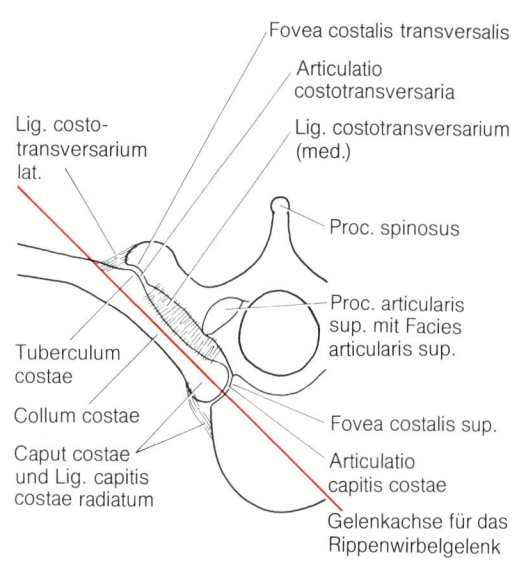

Abb. 124. Rippen-Wirbel-Gelenk. Es setzt sich zusammen aus der Articulatio costotransversaria und Articulatio capitis costae. Im Rippen-Wirbel-Gelenk finden Drehbewegungen um die eingezeichnete Achse statt

10. Gelenke zwischen Wirbelsäule und Rippen (Abb. 124)

Articulatio capitis costae

Der Rippenkopf bildet mit der Fovea costalis superior, dem Discus intervertebralis und der Fovea costalis inferior das Rippenkopfgelenk. Das **Lig. capitis costae radiatum** zieht vom Rippenkopf strahlenförmig zur Bandscheibe und den Wirbelkörpern. Es verstärkt die Kapsel der Articulatio capitis costae.

Das **Lig. capitis costae intraarticulare** erstreckt sich von der Crista capitis costae zur Bandscheibe und teilt das Gelenk in zwei Kammern. (1., 11. und 12. Gelenk enthalten nur eine Gelenkhöhle).

Articulatio costotransversaria

Zwischen Tuberculum costae und Querfortsatz liegt das Costotransversalgelenk. Mehrere Bänder festigen dieses Gelenk. Das **Lig. costotransversarium** (laterale) zieht vom Rippenhals zum Querfortsatz. Zwischen Collum costae und nächsthöherem Querfortsatz liegt das *Lig. costotransversarium superius*. Vom Querfortsatzende zum Tuberculum costae zieht das *Lig. costotransversarium laterale*. Der an der 12. Rippe ansetzende Teil der Fascia thoracolumbalis heißt auch *Lig. lumbocostale*.

Tabelle 7. Bewegungen der Wirbelsäule (Zeichenerklärung: + gering, ++ mittelgradig, +++ ausgiebig)

Wirbelsäulenabschnitt	Beugung	Streckung	Seitwärts-neigung	Drehung
Halswirbelsäule ohne Atlantooccipital- und -axialgelenke	+++	+++	+++	+++ (45 Grad)
Brustwirbelsäule	++	+	++	++ (40 Grad)
Lendenwirbelsäule	+	++	+	∅

11. Verbindung zwischen Kreuz- und Darmbein

Die Facies auricularis des Kreuzbeins bildet mit der gleichnamigen Fläche des Darmbeins ein straffes Gelenk (**Amphiarthrose**). Die Gelenkflächen sind höckrig. Sehr starke Bänder gewährleisten einen festen Zusammenhalt zwischen der Wirbelsäule und den Hüftbeinen. Die Bewegungsmöglichkeiten sind minimal.

Die **Ligg. sacroiliaca ventralia** verbinden vorn das Kreuzbein mit dem Darmbein.

Von der Tuberositas sacralis zur Tuberositas iliaca ziehen dorsal die **Ligg. sacroiliaca interossea.**

Die **Ligg. sacroiliaca dorsalia** liegen oberflächlich auf den vorgenannten und laufen vom Kreuz- zum Darmbein.

Das **Lig. iliolumbale** geht vom Darmbein zum Processus costarius des 5. Lendenwirbels.

Ein kräftiges Band, das **Lig. sacrotuberale** zwischen Tuber ischiadicum einerseits und Os sacrum sowie Os ilium andererseits dient dem M. gluteus maximus als zusätzlicher Ursprung.

Das **Lig. sacrospinale** läuft vom Os sacrum zur Spina ischiadica. Es bildet die Grenze zwischen Foramen ischiadicum majus et minus.

12. Physiologische Krümmungen und Beweglichkeit der Wirbelsäule

Bei Neugeborenen ist die Wirbelsäule nur leicht gebogen. Im Zuge der weiteren Entwicklung entstehen typische Biegungen. Wir nennen sie bei regelrechter Ausprägung *normale oder physiologische Krümmungen* (Abb. **120**). Unter pathologischen Bedingungen sind sie verstärkt oder verringert. Die Krümmungen der Wirbelsäule erhöhen ihre federnd-dämpfende Wirkung und ermöglichen eine variable Anpassung der Gleichgewichtsverteilung bei Bewegungen. Im Alter sind die Krümmungen der Wirbelsäule verstärkt. Bewegungen in der Wirbelsäule s. Tabelle 7.

Halswirbelsäule. Die **Halslordose** ist eine konvexe Krümmung der Wirbelsäule nach vorn. Wenn sie pathologisch erhöht ist, spricht man von Hyperlordose oder verstärkter Lordose. Das Gegenteil ist die Steilstellung der Halswirbelsäule.

Die Beweglichkeit der Wirbelsäule nimmt von cranial nach caudal ab. Am beweglichsten ist die Halswirbelsäule. In ihr sind Drehung (Rotation, Kreiselung), Beugung (Flexion), Streckung (Extension), Seitwärtsneigung (Lateralflexion) und alle dazwischen liegenden Bewegungen, wie z.B. Beugung nach vorn-seitlich, möglich.

Brustwirbelsäule. An ihr beobachten wir von vorn gesehen eine konkave Krümmung, die **Brustkyphose**. In der Brustwirbelsäule sind alle Bewegungen wie in der Halswirbelsäule möglich, jedoch in geringerem Umfang, da die Rippen und Dornfortsätze sperrend wirken. Aufgrund der Summation der kleinen Einzelbewegungen zwischen benachbarten Wirbeln resultieren beachtliche Gesamtbewegungen.

Lendenwirbelsäule. In ihr sind keine nennenswerte Rotationsbewegungen möglich, da die annähernd sagittal gestellten Gelenkfortsätze sich gegenseitig sperren. Die am Skelet und auf Röntgenbildern sichtbaren Abstände zwischen den Gelenkflächen sind mit Knorpel weitgehend ausgefüllt.

Beugung, Streckung und Seitwärtsneigung sind möglich. Wir nennen die Krümmung der Lendenwirbelsäule **Lendenlordose.**

Kreuzbein. Das Os sacrum ist von vorn gesehen konkav. Wir sprechen von **Sacralkyphose**,

Kreuzbeinhöhlung oder -krümmung. Sie gestattet den Durchtritt des kindlichen Kopfes unter der Geburt.

Infolge der Synostose der Kreuzwirbel sind keine Bewegungen möglich.

Steißwirbel. Sie sind in Form einer **Steißkyphose** gebogen.

Skoliosen. Normalerweise beobachten wir an der Wirbelsäule keine oder nur sehr geringe Biegungen zur Seite. Zwischen normalen und pathologischen Skoliosen gibt es keine feste Grenze.

II. Mm. dorsi, Rückenmuskeln

1. Übersicht

Wir unterscheiden aufgrund der Entwicklung
- **Primäre (genuine, autochthone) Rückenmuskeln,**
- **Sekundäre (ventrolaterale, eingewanderte) Rückenmuskeln.**

Die *primären Rückenmuskeln* entwickeln sich von Anfang an am Rücken. Sie werden von Rr. dorsales der Spinalnerven versorgt. Dagegen sind die *sekundären Rückenmuskeln* erst während der Entwicklung aus den ventralen Extremitätenknospen und der ventralen Rumpfmuskulatur in die Rückengegend vorgedrungen. Sie werden von Rr. ventrales der Spinalnerven innerviert. Eine Ausnahme beobachten wir beim *M. trapezius*. Er gehört zu den *sekundären* Rückenmuskeln, ist jedoch seiner Herkunft nach ein Branchialmuskel (Kiemenbogenderivat) und wird hauptsächlich vom XI. Hirnnerv, N. accessorius, versorgt sowie zusätzlich von ventralen Ästen der Spinalnerven.

Die **primären Rückenmuskeln** liegen in der Tiefe, die *sekundären* oberflächlich. Da die *autochthonen Rückenmuskeln* die Wirbelsäule aufrichten (Strecken) nennt man sie in ihrer Gesamtheit auch *M. erector spinae*. Wir teilen sie ein in einen *medialen* und *lateralen Muskelstrang (Trakt)*. Die Muskeln des *medialen Trakts* werden mit einigen Ausnahmen von den medialen Ästen der Rr. dorsales aus den Spinalnerven versorgt, die Muskeln des *lateralen Trakts* aus lateralen Ästen. Der mediale Muskelstrang liegt größtenteils in der Tiefe, hauptsächlich in der Rinne zwischen den Processus spinosi und den Querfortsatzspitzen (Sulcus dorsalis), der laterale etwas weiter oberflächlich, überwiegend seitlich der Querfortsätze (Sulcus costovertebralis).

Tabelle 8. Einteilung der autochthonen Rückenmuskulatur

Medialer Tract	Lateraler Tract
Transversospinales System	Spinotransversales System
Interspinales System	Intertransversales System
	Sacrospinales System

2. Primäre (autochthone) Rückenmuskeln
(Abb. 125)

Die autochthonen Rückenmuskeln werden nach ihrer Verlaufsrichtung sowie ihren Ursprüngen und Ansätzen in fünf Systeme eingeteilt (Tabelle 8).

Es gibt kurze und lange primäre Rückenmuskeln. Bei den kurzen ist die ursprüngliche metamere Gliederung deutlich erhalten geblieben. Sie liegen nahe an den Gelenken und deren Achsen.

Fascien und Aponeurosen

Die autochthone Rückenmuskulatur liegt im Thorakal- und Lumbalbereich in einer Fascienloge, der **Fascia thoracolumbalis**. Mit einem tiefen Blatt ist sie an den Seitenfortsätzen der Brust- und Lendenwirbelsäule befestigt, mit einem *oberflächlichen* an den entsprechenden Dornfortsätzen. Das oberflächliche Blatt dient dem M. latissimus dorsi als Ursprungsaponeurose, das tiefe dem M. transversus abdominis.

Spinotransversales System (Tabelle 9)
Die Muskeln dieses Systems entspringen an Dornfortsätzen und inserieren an Querfortsätzen bzw. seitlich am Hinterhaupt. Ihre Verlaufsrichtung ist schräg von medial nach lateral oben. Bei einseitiger Kontraktion drehen sie zur Gegenseite, bei beiderseitiger strecken sie.
- **M. splenius cervicis.** Er liegt unter dem M. trapezius, den Mm. rhomboidei und dem M. serratus posterior superior. Der M. splenius cervicis zieht schräg über den M. semispinalis capitis und den M. longissimus capitis.
- **M. splenius capitis.** Er ist weitgehend vom M. trapezius bedeckt.
- **M. obliquus capitis inferior.** Er gehört zu den kurzen Nackenmuskeln in der Tiefe der Regio nuchae. Sein Name ist irreführend, er inseriert nicht am Kopf, sondern am Querfortsatz des Atlas.

SPINO-
TRANSVERSALES SYSTEM:

M. splenius capitis

INTERTRANSVERSALES
SYSTEM:

Mm. intertransversarii
post. cervicis

ILIOCOSTALIS-
GRUPPE:

M. iliocostalis cervicis

M. iliocostalis thoracis

M. iliocostalis lumborum

TRANSVERSO-
SPINALES SYSTEM:

M. multifidus

Mm. rotatores

INTERSPINALES
SYSTEM:

M. spinalis thoracis

Mm. interspinales
lumborum

LONGISSIMUS-GRUPPE:

M. longissimus capitis

M. longissimus cervicis

M. longissimus thoracis

INTERSPINALES
SYSTEM:

M. spinalis thoracis

INTERTRANS-
VERSALES SYSTEM:

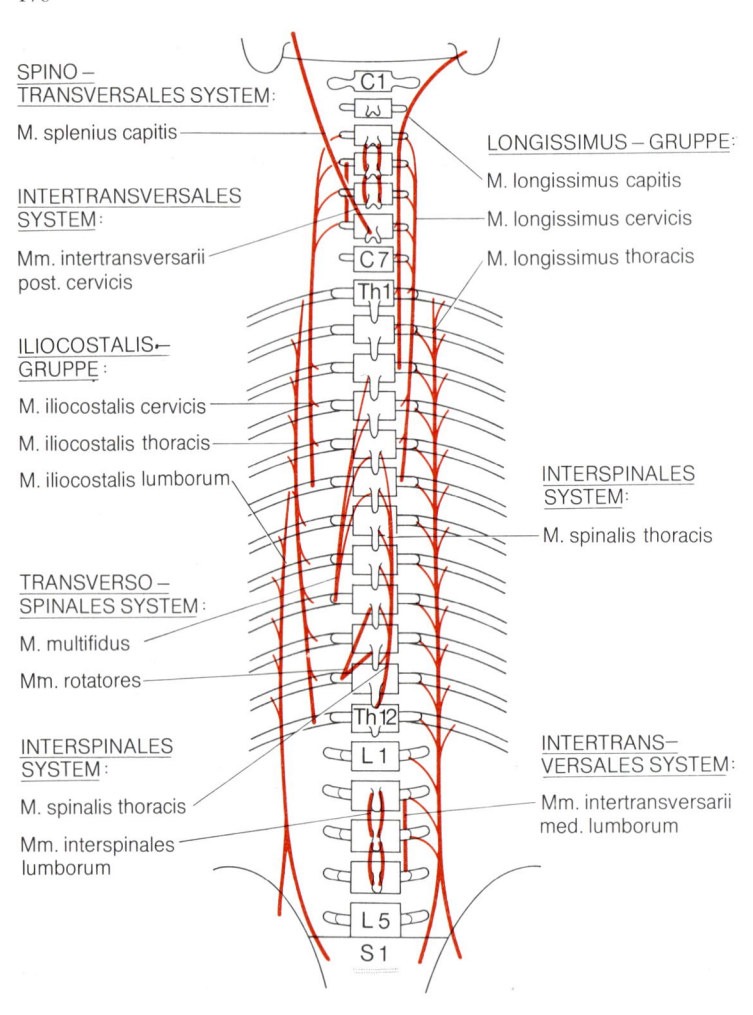

Mm. intertransversarii
med. lumborum

Abb. 125. Systeme der autochthonen Rückenmuskulatur. Schwarz: lateraler Strang (Longissimusgruppe, Iliocostalisgruppe und M. splenius). Rot: medialer Strang; vom medialen Strang ist der M. semispinalis nicht gezeichnet. Sämtliche Systeme des medialen Stranges sind nur exemplarisch eingetragen. Vom M. splenius ist nur eine Symbollinie des M. splenius capitis zur Verdeutlichung des Systems eingezeichnet

Tabelle 9. Primäre Rückenmuskeln, Spinotransversales System

Muskel	Ursprung	Ansatz	Funktion	Innervation
M. splenius cervicis	Proc. spinosus des 3.–6. Brustwirbels	Tuberculum post. des 1.–3. Halswirbels	*einseitig:* Drehung der HWS zur selben Seite *doppelseitig:* Dorsalextension in der HWS	Rr. dorsales der Spinalnerven
M. splenius capitis	Proc. spinosus des 3. Hals- bis 3. Brustwirbels	Laterale Hälfte der Linea nuchae sup. bis zum Processus mastoideus	*einseitig:* Drehung und Neigung zur gleichen Seite im Atlantooccipitalgelenk und der HWS *doppelseitig:* Dorsalextension im Atlantooccipitalgelenk und der HWS	Rr. dorsales der Spinalnerven
M. obliquus capitis inf.	Proc. spinosus des Axis	Processus transversus des Atlas	Drehung in der Articulatio atlantoaxialis mediana et lateralis	Ast des R. dorsalis des 1. Cervicalnerven (N. suboccipitalis)

Rücken

Transversospinales System (Tabelle 10)
Die Muskeln dieses Systems ziehen von den Querfortsätzen schräg nach oben-medial zu den Dornfortsätzen bzw. zum Hinterhaupt. Bei doppelseitiger Kontraktion bewirken sie eine Dorsalextension der Wirbelsäule, bei einseitiger eine Drehung. An der Lendenwirbelsäule rufen sie nur eine Streckung hervor.

Innerhalb des transversospinalen Systems bilden die *Mm. semispinales* die *oberflächliche Schicht*, die *Mm. multifidi* die *mittlere* und die *Mm. rotatores* die *tiefe*.

— **M. semispinalis thoracis.** Wir finden diesen Muskel im unteren Cervical- und gesamten Thorakalbereich. Hier liegt er zwischen dem M. spinalis thoracis und dem M. longissimus thoracis, weitgehend überdeckt von beiden.

— **M. semispinalis cervicis.** Er ist mit dem M. semispinalis thoracis verwachsen.

— **M. semispinalis capitis.** Nach Entfernung des M. trapezius ist ein kleiner Teil des Muskels zwischen den medialen Rändern des M. splenius capitis zu sehen. Im übrigen liegt er unter diesem und auf dem M. semispinalis cervicis. Der M. se-

Tabelle 10. Primäre Rückenmuskeln, Transversospinales System

Muskel	Ursprung	Ansatz	Funktion	Innervation
M. semispinalis thoracis (seine Fasern überspringen 4–6 Wirbel)	Querfortsätze des 6.–12. Brustwirbels	Dornfortsätze der unteren Hals- und oberen Brustwirbel	*einseitig:* Drehung der Wirbelsäule zur Gegenseite *doppelseitig:* Streckung	Rr. dorsales der Spinalnerven
M. semispinalis cervicis (seine Fasern überspringen 4–6 Wirbel)	Querfortsätze des 1.–6. Brustwirbels	Dornfortsätze des 2.–7. Halswirbels	ähnlich wie der M. semispinalis thoracis	Rr. dorsales der Spinalnerven
M. semispinalis capitis (seine Fasern überspringen 4–6 Wirbel)	Querfortsatz des 3. Hals- bis 6. Brustwirbels	zwischen Linea nuchae sup. und Linea nuchae inf. am Hinterhaupt	*einseitig:* Drehung des Kopfes zur Gegenseite, Neigung des Kopfes zur gleichen Seite *doppelseitig:* Streckung im Atlantooccipitalgelenk und der HWS	Rr. dorsales der Spinalnerven
Mm. multifidi (ihre Fasern überspringen 2–3 Wirbel)	Facies dorsalis des Os sacrum, Proc. mamilares der Lendenwirbel, Querfortsätze der Brustwirbel, Proc. articulares der vier untersten Halswirbel	Dornfortsätze der Lenden- und Brustwirbel sowie des 2.–7. Halswirbels	*einseitig:* Drehung der Wirbelsäule zur Gegenseite (nicht in der LWS) *doppelseitig:* Streckung	Rr. dorsales der Spinalnerven
Mm. rotatores lumborum (ziehen zum nächsthöheren Wirbel)	Proc. mamillares der Lendenwirbel	Basis der Dornfortsätze, Wirbelbögen	Streckung in der LWS; sehr geringe Wirkung. (In der LWS sind keine Drehungen möglich.)	Rr. dorsales der lumbalen Spinalnerven
Mm. rotatores thoracis (ziehen zum nächst- oder übernächsthöheren Wirbel)	Querfortsätze der Brustwirbel	Basis der Dornfortsätze, Wirbelbögen	Streckung und Rotation der BWS; sehr geringe Wirkung	Rr. dorsales der thorakalen Spinalnerven
Mm. rotatores cervicis (ziehen zum nächsthöheren Wirbel)	Quer- und Gelenkfortsätze der Halswirbel	Basis der Dornfortsätze, Wirbelbögen	Streckung und Rotation der HWS; sehr geringe Wirkung	Rr. dorsales der cervicalen Spinalnerven

mispinalis capitis ist oft längs gespalten in einen schmalen medialen und breiten lateralen Teil. Eine Intersectio tendinea ist meistens zu beobachten.

– **Mm. multifidi.** Wir finden sie unter den Mm. semispinales und auf den Mm. rotatores. In den Lordosebereichen sind sie am stärksten ausgeprägt, insbesondere an der Lendenwirbelsäule.

– **Mm. rotatores lumborum.** Sie sind sehr schwach ausgebildet und haben keine drehende, sondern eine äußerst geringe streckende Wirkung.

– **Mm. rotatores thoracis.** Als Mm. rotatores longi überspringen sie einen Wirbel, als Mm. rotatores breves ziehen sie zum hächsthöheren Wirbel.

– **Mm. rotatores cervicis.** Sie sind sehr schwach ausgebildet.

Interspinales System (Tabelle 11)
Die Muskeln dieses Systems spannen sich zwischen den Dornfortsätzen aus, die obersten ziehen zum Hinterhaupt.

– **Mm. interspinales lumborum.** Sie ziehen in der Lendengegend von einem Dornfortsatz zum nächsten.

– **Mm. interspinales thoracis.** Sie sind sehr schwach ausgebildet oder fehlen, oft sind sie nur oben und unten an der Brustwirbelsäule zu beobachten.

– **Mm. interspinales cervicis.** Entsprechend den gespaltenen Dornfortsätzen sind sie paarig.

Tabelle 11. Primäre Rückenmuskeln, Interspinales System

Muskel	Ursprung	Ansatz	Funktion	Innervation
Mm. interspinales lumborum	Dornfortsätze der Lendenwirbel	Dornfortsätze der Lendenwirbel	Streckung der LWS, äußerst geringe Wirkung	Rr. dorsales der lumbalen Spinalnerven
Mm. interspinales thoracis (fehlen oft)	Dornfortsätze der Brustwirbel	Dornfortsätze der Brustwirbel	Streckung der BWS, äußerst geringe Wirkung	Rr. dorsales der thorakalen Spinalnerven
Mm. interspinales cervicis	Dornfortsätze der Halswirbel, doppelt	Dornfortsätze der Halswirbel, doppelt	Streckung der HWS	Rr. dorsales der cervicalen Spinalnerven
M. spinalis thoracis	Dornfortsätze der unteren Brustwirbel	Dornfortsatz der oberen Brustwirbel	Streckung der BWS	Rr. dorsales der thorakalen Spinalnerven
M. spinalis cervicis	Dornfortsätze des 4.–7. Halswirbels	Dornfortsätze des 2. und 3. Halswirbels	Streckt in der HWS	Rr. dorsales der cervicalen Spinalnerven
M. spinalis capitis (fehlt meistens)	Dornfortsätze der unteren Hals- und oberen Brustwirbelsäule	zwischen Linea nuchae sup. et inf. zusammen mit dem M. semispinalis capitis	*doppelseitig:* Dorsalextension im Atlantooccipitalgelenk und in der HWS *einseitig:* Drehung des Kopfes zur Gegenseite	Rr. dorsales der cervicalen Spinalnerven
M. rectus capitis post. maj.	Proc. spinosus des Axis	mittleres Drittel der Linea nuchae inf.	*einseitig:* Drehung und Neigung des Kopfes zur selben Seite *doppelseitig:* Dorsalextension im Atlantooccipitalgelenk	Äste aus dem N. suboccipitalis
M. rectus capitis post. min.	Tuberculum post. des Atlas	medial unterhalb der Linea nuchae inf.	*einseitig:* Neigung des Kopfes zur selben Seite *doppelseitig:* Dorsalextension im Atlantooccipitalgelenk	Äste aus dem N. suboccipitalis

- **M. spinalis thoracis.** Er entspringt und inseriert an Dornfortsätzen, wobei er mindestens einen überspringt. Seine Ursprünge können mit dem M. longissimus dorsi, seine Ansätze mit dem M. semispinalis thoracis und den Mm. multifidi verwachsen sein.
- **M. spinalis cervicis.** Er ist schwächer ausgeprägt als der M. spinalis thoracis und mit ihm verwachsen.
- **M. spinalis capitis.** Der inkonstante Muskel ist mit dem M. semispinalis capitis verwachsen.
- **M. rectus capitis posterior major.** Gehört zu den kurzen Nackenmuskeln.
- **M. rectus capitis posterior minor.** Liegt medial vom vorigen und zählt auch zu den kurzen Nackenmuskeln.

Intertransversales System (Tabelle 12)
Die Muskeln dieses Systems spannen sich zwischen Querfortsätzen aus, der oberste zieht vom Querfortsatz des Atlas zum Hinterhaupt.
- **Mm. intertransversarii mediales lumborum.** Sie spannen sich aus zwischen den Processus costarii der Lendenwirbelsäule. Im Gegensatz zu den medialen Muskeln gehören die Mm. intertransversarii laterales lumborum zu den sekundären Rückenmuskeln, entwickeln sich aus der ventralen Rumpfmuskulatur, werden von den Rr. ventrales der lumbalen Spinalnerven versorgt und entsprechen der Intercostalmuskulatur.
- **Mm. intertransversarii thoracis.** Sie liegen zwischen den Querfortsätzen der Brustwirbel und sind sehr schwach ausgeprägt oder fehlen.
- **Mm. intertransversarii posteriores cervicis.** Im Gegensatz zu ihnen gehören die Mm. intertransversarii anteriores cervicis nicht zu den autochthonen Rückenmuskeln, da sie von den Rr. ventrales der cervicalen Spinalnerven versorgt werden.
- **M. obliquus capitis superior.** Er gehört topographisch zu den kurzen Nackenmuskeln.

Sacrospinales System (Tabelle 13)
Die Muskeln dieses Systems entspringen zum Teil am Os sacrum und setzen unter anderen an der Wirbelsäule an. Das sacrospinale System setzt sich zusammen aus der **Iliocostalis-** und **Longissimusgruppe.** Bei der Präparation müssen die Muskeln künstlich isoliert werden. Die einzelnen Muskeln sind dachziegelartig neben- und übereinander angeordnet (Überlappung). Der Iliocostalis liegt lateral vom Longissimus.
- **M. iliocostalis lumborum.** Der Muskel liegt von allen primären Rückenmuskeln am weitesten lateral.
- **M. iliocostalis thoracis.** Seine Ursprungszacken werden von der Seite her von den Ansatzzacken des M. iliocostalis lumborum dachziegelartig überlagert. Aufgrund dieser topographischen Anordnung sowie der Richtung der Ursprungs- bzw. Ansatzzacken lassen sich beide Muskeln unterscheiden.
- **M. iliocostalis cervicis.** Er liegt seitlich vom M. longissimus capitis und beginnt am Winkel der 3.–6. Rippe.
- **M. longissimus thoracis.** Er beginnt an der Dorsalfläche des Kreuzbeins.

Tabelle 12. Primäre Rückenmuskeln, Intertransversales System

Muskel	Ursprung	Ansatz	Funktion	Innervation
Mm. intertransversarii med. lumborum	Proc. mamillares und Proc. accessorii der Lendenwirbel	Proc. mamillares und Proc. accessorii der Lendenwirbel	Lateralflexion der LWS	Rr. dorsales der lumbalen Spinalnerven
Mm. intertransversarii thoracis (inkonstant)	Querfortsätze der Brustwirbel	Querfortsätze der Brustwirbel	Lateralflexion der BWS	Rr. dorsales der thorakalen Spinalnerven
Mm. intertransversarii post. cervicis	Tubercula post. der Querfortsätze der Halswirbel	Tubercula post. der Querfortsätze der Halswirbel	Lateralflexion der HWS	Rr. dorsales der cervicalen Spinalnerven
M. obliquus capitis sup.	Proc. transversus des Atlas	seitlich an der Linea nuchae inf.	Dorsalextension und Lateralflexion des Kopfes im Atlantooccipitalgelenk, Drehung des Kopfes zur Gegenseite	N. suboccipitalis (R. dorsalis des I. Cervicalnerven)

Tabelle 13. Primäre Rückenmuskeln, Sacrospinales System

Muskel	Ursprung	Ansatz	Funktion	Innervation
M. iliocostalis lumborum	Labium ext. der Crista iliaca, Facies dorsalis des Os sacrum	Angulus costae der 5. oder 6. bis 12. Rippe	Streckung und Seitwärtsneigung der BWS und LWS; Exspiration	Rr. dorsales der Nn. spinales
M. iliocostalis thoracis	Angulus costae der 6 caudalen Rippen	Angulus costae der 6 cranialen Rippen	Streckung und Seitwärtsneigung der BWS; Exspiration	Rr. dorsales der thorakalen Spinalnerven
M. iliocostalis cervicis	Angulus costae der 3.–6. Rippe	Tuberculum post. des 3.–6. Halswirbels	Dorsal- und Lateralflexion der HWS; Inspiration	Rr. dorsales der Spinalnerven
M. longissimus thoracis	Facies dorsalis des Os sacrum, Dornfortsätze der Lendenwirbel, Querfortsätze der unteren BWS	Querfortsätze der Brust- und Lendenwirbel, an allen Rippen zwischen Angulus costae und Tuberculum costae	Streckung und Seitwärtsneigung in der BWS und LWS; Exspiration	Rr. dorsales der Spinalnerven
M. longissimus cervicis	Querfortsätze des 1.–6. Brustwirbels	Tubercula post. des 2.–7. Halswirbels	Streckung und Seitwärtsneigung in der HWS und oberen BWS	Rr. dorsales der Spinalnerven
M. longissimus capitis	Querfortsätze des 3. Hals- bis 3. Brustwirbels	Proc. mastoideus	Streckung, Seitwärtsneigung und Drehung des Kopfes und der HWS	Rr. dorsales der Spinalnerven

— **M. longissimus cervicis.** Seine Ursprungszacken liegen medial von den oberen Ansatzzacken des M. longissimus thoracis („Dachziegelprinzip"). Vom M. longissimus capitis ist er aufgrund seiner Ansätze zu unterscheiden.

— **M. longissimus capitis.** Er setzt hinten am Processus mastoideus an.

3. Sekundäre Rückenmuskeln (Tabelle 14, Abb. **126**)

Aufgrund der Ursprünge und Ansätze lassen sich folgende Gruppen unterscheiden:

Spinocostale Gruppe (Wirbelsäule → Rippen): M. serratus posterior superior et inferior.

Spinoscapulare Gruppe (Wirbelsäule → Schulterblatt + Schlüsselbein): M. trapezius, M. rhomboideus major et minor, M. levator scapulae.

Spinohumerale Gruppe (Wirbelsäule → Oberarmknochen): M. latissimus dorsi.

— **M. trapezius.** Der Muskel breitet sich großflächig unter der Haut des Nackens und Rückens aus. Die Muskelfasern von den Ursprüngen am Hinterhaupt und der Halswirbelsäule steigen zum Ansatz hin ab *(Pars descendens),* die Fasern von der oberen Brustwirbelsäule laufen vertikal *(Pars transversa)* und die unteren Partien steigen auf *(Pars ascendens).* In der Pars transversa liegt am Ursprung ein Sehnenspiegel (Lindenblattsehne).

Der M. trapezius dreht das Schulterblatt, wenn sich seine oberen und unteren Teile kontrahieren; bei gedrehtem Schulterblatt kann der Arm über die Horizontale hinaus gehoben werden (Elevation).

Klinischer Hinweis. Bei vollständiger Lähmung des M. trapezius ist die Dehnung des Schulterblattes und damit das Erheben des Armes über die Horizontale hinaus nicht mehr möglich. Die Scapula sinkt nach vorn-unten, steht etwas ab und der untere Winkel rückt nach medial.

Bei festgestelltem Schulterblatt dreht der Muskel einseitig in der Halswirbelsäule zur Gegen-

Tabelle 14. Sekundäre Rückenmuskeln

Muskel	Ursprung	Ansatz	Funktion	Innervation
M. trapezius	Protuberantia occipitalis ext. zwischen Linea nuchae sup. und suprema; durch das Lig. nuchae an den Proc. spinosi der HWS; an allen Proc. spinosi der BWS und ihren Ligg. supraspinalia	laterales Drittel der Clavicula, Acromion, Spina scapulae (gegenüber dem Ursprung des M. deltoideus)	die oberen Fasern ziehen das Schulterblatt nach oben-medial, die mittleren nach medial und die unteren nach unten-medial; im Zusammenwirken mit anderen Muskeln dreht er das Schulterblatt oder hält es fest; Drehung des Kopfes und der Wirbelsäule; Dorsalextension des Kopfes und der HWS	Hauptsächlich N. accessorius, daneben Zweige aus den Rr. ventrales der cervicalen Spinalnerven
M. latissimus dorsi	Proc. spinosi der 6 unteren Brustwirbel und aller Lendenwirbel, Facies dorsalis des Os sacrum, Labium ext. der Crista iliaca, 9.–12. Rippe und meistens vom Angulus inf. der Scapula. Ursprungsaponeurose: Oberflächliches Blatt der Fascia thoracolumbalis	an der Crista tuberculi min. vor dem Ansatz des M. teres maj.	Innenrotation, Adduktion und Retroversion des Armes, zieht den erhobenen Arm herab, spannt sich beim Aufschwung am Reck und Klimmzügen	N. thoracodorsalis (Plexus brachialis)
M. rhomboideus maj.	Dornfortsätze der 4 oberen Brustwirbel	Margo med. des Schulterblattes unterhalb der Spina scapulae	zieht das Schulterblatt nach medial-cranial, hält das Schulterblatt am Rumpf fest	N. dorsalis scapulae (Plexus brachialis)
M. rhomboideus min.	Dornfortsätze der beiden unteren Halswirbel	Margo med. des Schulterblattes oberhalb der Spina scapulae	zieht das Schulterblatt nach medial-cranial, hält das Schulterblatt am Rumpf fest	N. dorsalis scapulae (Plexus brachialis)
M. levator scapulae	Tubercula post. der 4 oberen Halswirbelquerfortsätze	obere Ecke des Schulterblattes	zieht das Schulterblatt nach medial-oben	N. dorsalis scapulae (Plexus brachialis)
M. serratus post. sup.	Dornfortsätze der beiden untersten Hals- und beiden obersten Brustwirbel	2. oder 3. bis 5. Rippe jeweils lateral vom Angulus costae	sehr geringe inspiratorische Wirkung	Rr. ventrales aus Spinalnerven
M. serratus post. inf.	an den Dornfortsätzen der unteren Brust- und oberen Lendenwirbel mit der Fascia thoracolumbalis verwachsen	Untere Ränder der 9. bis 12. Rippe	sehr geringe exspiratorische Wirkung	Rr. ventrales aus Spinalnerven
Mm. intertransversarii lat. lumborum	Proc. costarii der Lendenwirbel	Proc. costarii der Lendenwirbel	sehr geringe Seitwärtsneigung der LWS	Rr. ventrales der lumbalen Spinalnerven
M. transversus nuchae (inkonstant)	Protuberantia occipitalis ext., liegt auf oder unter dem M. trapezius	Proc. mastoideus	spannt die Nackenhaut (entspricht dem Platysma)	Ast aus dem N. auricularis post. des N. facialis (= VII. Hirnnerv)

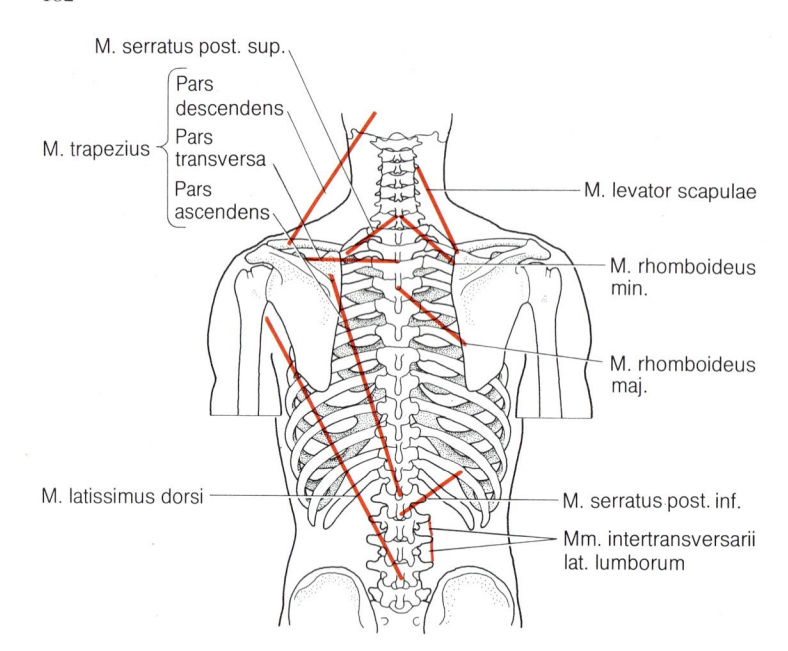

Abb. 126. Sekundäre Rückenmuskeln

seite und doppelseitig bewirkt er in der Halswirbelsäule und im Atlantooccipitalgelenk eine Dorsalextension.

Das oberflächliche Blatt der Fascia cervicalis setzt sich nach hinten fort als Nackenfascie, **Fascia nuchae**. Ihre Lamina superficialis liegt auf dem M. trapezius, ihre Lamina profunda zwischen ihm und dem M. splenius capitis et cervicis.

— **M. latissimus dorsi.** Der Muskel und seine Ursprungsaponeurose bedecken eine große Fläche der unteren Rückengegend.
Als Variante beobachten wir eine muskulöse oder bindegewebige Brücke zwischen M. latissimus dorsi und M. pectoralis major (Langerscher Achselbogen) oder anderen Muskeln.

Klinischer Hinweis. Aufgrund seiner expiratorischen Wirkung hypertrophiert der Muskel bei chronischem Husten (Bronchitis, pulmonale Hypertension).

— **M. rhomboideus major.** Zusammen mit dem M. rhomboideus minor bildet er eine funktionelle Einheit. Zwischen beiden ist gelegentlich ein bindegewebiger Spalt erkennbar. Am Margo medialis zieht durch diesen Spalt ein Seitenzweig des R. profundus aus der A. transversa colli.
— **M. rhomboideus minor.** Er bildet den schmalen oberen Teil des M. rhomboideus.
— **M. levator scapulae.** Die Funktion geht aus seinem Namen hervor.
— **M. serratus posterior superior.** Im Gegensatz zum M. serratus anterior ist der platte Muskel sehr schwach ausgeprägt und seine Wirkung äußerst gering.
— **M. serratus posterior inferior.** Der Muskel ist beim Menschen weitgehend zurückgebildet, seine Aponeurose ist mit dem oberflächlichen Blatt der Fascia thoracolumbalis verwachsen.
— **Mm. intertransversarii laterales lumborum.** Sie zählen aufgrund ihrer Innervation zu den sekundären Rückenmuskeln (entwicklungsgeschichtlich rudimentäre Intercostalmuskeln).
— **M. transversus nuchae.** Der kleine inkonstante Muskel liegt in der Nackengegend. Entwicklungsgeschichtlich gehört er wie das Platysma zum 2. Kiemenbogen (N. facialis).

III. Leitungsbahnen und Topographie

Arterien

Wirbelsäule und Rückenmark erhalten ihr Blut aus Ästen der *A. vertebralis, A. cervicalis ascendens et profunda, Aa. intercostales posteriores, Aa. lumbales, A. iliolumbalis* und *A. sacralis lateralis et mediana*. Muskeln und sonstige Weichteile des Rückens werden ebenfalls von den genannten Gefäßen versorgt, hinzu kommen Äste aus der *A. occipitalis, A. transversa colli, A. suprascapularis, A. circumflexa scapulae* und *A. thoracodorsalis*.

Venen

Sie entsprechen weitgehend den beschriebenen Arterien. Der Abfluß erfolgt u.a. über die *V.*

azygos, V. hemiazygos, V. hemiazygos accessoria und die *V. lumbalis ascendens.*

Der *Plexus venosus vertebralis externus,* ein ausgeprägtes Venengeflecht, befindet sich außen an den Wirbelkörpern und -bögen;

Der *Plexus venosus vertebralis internus* liegt innen an der knöchernen Wand des Wirbelkanals. Hier befindet er sich im Cavum epidurale eingebettet in Fett- und Bindegewebe zwischen Dura mater spinalis einerseits sowie andererseits Bändern (Lig. longitudinale posterius, Ligg. flava) und Periost [Endorhachis].

In den inneren Plexus münden die *Vv. spinales* aus dem Rückenmark und die *Vv. basivertebrales* aus den Wirbelkörpern.

Zwischen Plexus venosus vertebralis internus et externus gibt es zahlreiche *Anastomosen.* Da beide Plexus in die Venen der Umgebung münden, bildet sich beim Verschluß der V. cava superior oder V. cava inferior über die V. azygos, V. hemiazygos und andere benachbarte Venen ein Umgehungskreislauf.

Lymphsystem
Die Lymphgefäße laufen meistens zusammen mit den Venen. Sie münden in die *Nodi lymphatici cervicales superficiales, Nodi lymphatici axillares* und *Nodi lymphatici inguinales superficiales.*

Topographie der Foramina intervertebralia
Die Foramina intervertebralia sind begrenzt von der Incisura vertebralis superior et inferior, Bandscheibe, dem Processus articularis superior et inferior, den Gelenkkapseln der kleinen Wirbelgelenke und Ligg. flava. In den Foramina intervertebralia befinden sich N. spinalis bzw. Wurzelfasern, Ganglion spinale, Fett- und Bindegewebe, Lymphgefäße, ein arterieller R. spinalis und Venengeflechte für das Rückenmark und seine Hüllen sowie ein R. meningeus mit sensiblen und vegetativen Fasern für die Rückenmarkshüllen.

Regio colli posterior, Nackengegend, und Trigonum suboccipitale
Der **1. Cervicalnerv** tritt zwischen Hinterhaupt und Arcus posterior des Atlas aus dem Wirbelkanal. Er verläuft im Sulcus a. vertebralis. Am hinterem Rand des Wirbelbogens teilt er sich in einen R. ventralis und R. dorsalis. Der R. dorsalis des 1. Cervicalnerven heißt *N. suboccipitalis.* Er ist motorisch. Wir finden ihn im Trigonum suboccipitale. Er versorgt die kurzen (tiefen) Nackenmuskeln und gibt Äste ab an den M. semispinalis et longissimus.

Der R. dorsalis des **2. Cervicalnerven** heißt *N. occipitalis major.* Motorisch versorgt er den M. longissimus capitis, M. splenius capitis und M. semispinalis capitis. Er schlingt sich unten um den M. obliquus capitis inferior, durchbricht den M. semispinalis capitis und M. trapezius. Danach versorgt er die Haut in der Nacken- und Hinterhauptgegend.

Der R. dorsalis des **3. Cervicalnerven** heißt *N. occipitalis tertius.* Er durchbricht den M. semispinalis capitis und M. trapezius, anschließend versorgt er einen Teil der Nackenhaut. Mit dem N. occipitalis major bildet er Anastomosen.

Das **Trigonum suboccipitale** begrenzen M. rectus capitis posterior major, M. obliquus capitis superior und M. obliquus capitis inferior. Seinen Boden bilden Membrana atlantooccipitalis posterior und hinterer Atlasbogen. Der M. semispinalis capitis überdeckt das Dreieck. Im Trigonum suboccipitale liegen *A. vertebralis, Vv. vertebrales, N. suboccipitalis* und ein Teil des Plexus venosus suboccipitalis, der mit den Vv. vertebrales und dem Plexus venosus vertebralis externus in Verbindung steht.

Nn. spinales
Die Spinalnerven teilen sich in einen **R. ventralis** und **R. dorsalis.**

Aus dem R. dorsalis gehen *Rr. musculares* hervor für die autochthonen Rückenmuskeln sowie ein *R. cutaneus medialis* und *R. cutaneus lateralis* für die Rückenhaut.

IV. Congenitale Anomalien

Entwicklung
Bei einem Fetus von 5 cm Scheitel-Steiß-Länge (2. Hälfte des 3. Embryonalmonats) sind alle Teile der Wirbelsäule angelegt. Jeder Wirbel besitzt **drei Ossifikationszentren,** ein *unpaares enchondrales* im Wirbelkörper und ein *paariges perichondrales* im Wirbelbogen. Der knöcherne Schluß des Wirbelbogens vollzieht sich nach dem 1. Lebensjahr. − Die knöcherne Randleiste verschmilzt um das 25. Lebensjahr mit dem Wirbelkörper.

Entwicklungsstörungen
Die Anzahl der Wirbel kann gegenüber der Norm erhöht oder verringert sein, insbesondere können 6 Lendenwirbel vorkommen. In der Embryonalentwicklung werden die fünf obersten Ursegmente in das Os occipitale aufgenommen. Als Fortsetzung dieses Vorganges kann der Atlas mehr oder weniger stark mit dem Os occipitale verwachsen sein. Wird der 5. Lendenwirbel

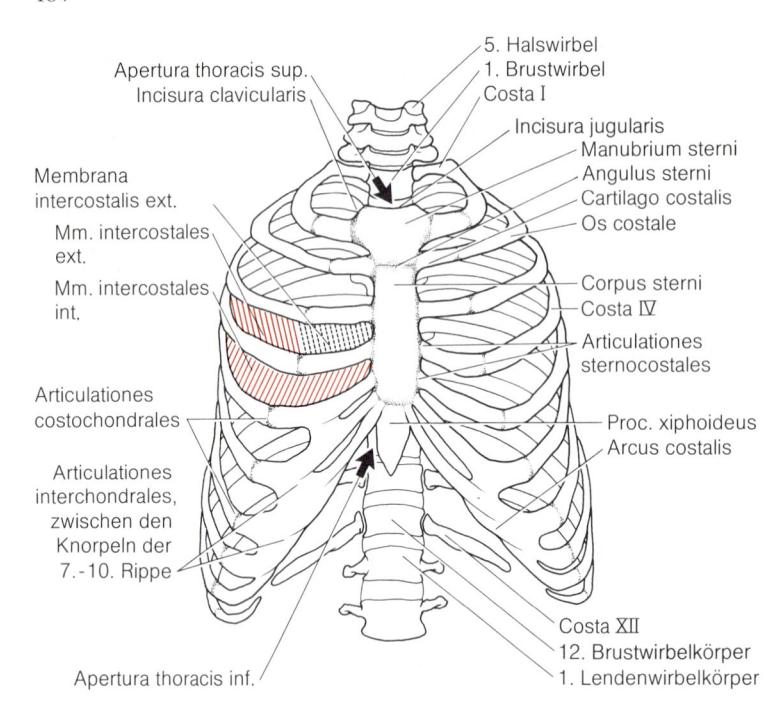

Abb. 127. Darstellung des knöchernen Thorax mit Intercostalmuskeln und Membrana intercostalis externa

ins Kreuzbein aufgenommen, so spricht man von der *Sacralisation* dieses Wirbels. Ist der Vorgang einseitig (unsymmetrisch), so entsteht der sog. lumbosacrale Übergangswirbel. Die Asymmetrie kann eine Skoliose bedingen. Wenn der oberste Sacralwirbel in die Lendenwirbelsäule eingegliedert ist, so sprechen wir von der *Lumbalisation* des 1. Kreuzwirbels.

Sonstige Mißbildungen: Halsrippen, Lendenrippen, Wirbelbogenspalt, Blockwirbelbildung.

B. Thorax

I. Knöcherner Thorax

Der knöcherne Thorax setzt sich zusammen aus (Abb. **127**):
— Sternum, Brustbein
— Costae, Rippen
— Vertebrae thoracicae, Brustwirbel S. 168

Der Brustkorb, Thorax, umschließt die Brusthöhle, Cavum thoracis. Sie enthält die Brustorgane, das Mediastinum (Mittelfellraum) und wichtige Leitungsbahnen. Durch die obere Brustkorböffnung, Apertura thoracis superior, laufen Leitungsbahnen vom Kopf und Hals in den Thorax und umgekehrt. Die untere Brustkorböffnung, Apertura thoracis inferior, ist wesentlich größer als die obere Thoraxapertur.

1. Sternum, Brustbein

Das Brustbein, ein flacher Knochen, enthält auch im Erwachsenenalter noch *rotes Knochenmark*. Wir können das Sternum unter der Haut abtasten. Man hat seine Form mit einem Schwert verglichen und entsprechende Bezeichnungen für seine Teilstücke gewählt.

Manubrium sterni, Brustbeinhandgriff.
Corpus sterni, Brustbeinkörper.
Processus xiphoideus, Schwertfortsatz.

— **Manubrium sterni** und Brustbeinkörper sind durch eine Knorpelhaft, die *Synchondrosis manubriosternalis,* etwas beweglich miteinander verbunden. Die Einkerbung am oberen Rand des Manubrium sterni heißt *Incisura jungularis.* Sie ist leicht zu tasten und bildet die untere Grenze der Fossa jugularis, einer Grube unmittelbar oberhalb des Brustbeines. Seitliche Einkerbungen am Manubrium sterni, die *Incisura clavicularis* und *Incisura costalis I,* dienen der Verbindung mit dem Schlüsselbein und der 1. Rippe.

— **Corpus sterni.** Am Brustbeinkörper befinden sich seitlich die *Incisurae costales* für die 3. bis 7. Rippe. Die Incisura costalis für die 2. Rippe liegt am Übergang des Manubrium zum Corpus sterni.

— **Processus xiphoideus.** Die *Synchondrosis xiphosternalis* verbindet den Schwertfortsatz gering beweglich mit dem Brustbeinkörper.

Der Übergang des Manubrium sterni zum Corpus sterni ist etwas abgewinkelt und als Querleiste meistens zu tasten. Dieser **Angulus sterni** [Ludovici] dient zur Orientierung. Seitlich setzt die 2. Rippe an. Damit kann man die 2. Rippe, den 2. Zwischenraum und somit auch die übrigen Rippen und Intercostalräume abtasten und abzählen. Dies ist wichtig z. B. beim Abhorchen des Herzens und der Feststellung des Herzspitzenstoßes. Die 1. Rippe liegt versteckt unter dem Schlüsselbein.

Der Winkel unterhalb des Sternums zwischen rechtem und linkem Rippenbogen, *Arcus costalis,* heißt **Angulus infrasternalis** oder epigastrischer Winkel. Hier befinden sich in der Tiefe Teile des Magenkörpers und des linken Leberlappens.

Klinischer Hinweis. Bei Sternalpunktionen entnimmt man rotes Knochenmark für Untersuchungen bei Verdacht auf Blutkrankheiten. Dabei meidet man den Angulus sterni, da hier der Knorpel der Synchondrosis manubriosternalis liegt. Bei der sog. äußeren Herzmassage übt man rythmische Kompressionen auf das Brustbein und die hier ansetzenden Rippen aus.

2. Costae, Rippen

Die Form der Rippen entspricht der Rundung des Brustkorbes. Sie sind hinsichtlich ihrer Flächen, Kanten und ihrer Achse gekrümmt. Die Rippen gehören zu den platten Knochen. Eine Rippe besteht aus einem knöchernen Teil, *Os costale* und einem knorpeligen, *Cartilago costalis.* Der knorpelige Teil ist kürzer als der knöcherne und bildet den vorderen Rippenabschnitt. In den Rippenknorpel wird etwa vom 30. Lebensjahr an Kalk eingelagert.

Zwischen aufeinanderfolgenden Rippen liegt der Intercostalraum, *Spatium intercostale.*
Es gibt 12 Rippenpaare. Man unterscheidet folgende Gruppen:
Costae verae, 7 Paare, Nr. 1–7
Costae spuriae, 5 Paare, Nr. 8–12
Costae affixae, 3 Paare, Nr. 8–10
Costae fluctuantes, 2 Paare, Nr. 11 und 12
— **Costae verae.** Die wahren Rippen setzen mit ihrem knorpligen Endteil direkt in den *Incisurae costales* an.
— **Costae spuriae.** Die sog. falschen Rippen sind die *Costae affixae* (8. bis 10. Rippe) und *Costae fluctuantes* (11. und 12. Rippe). Dabei lagern sich die knorpligen Teile der Costae affixae an den knorpligen Abschnitt der 7. Rippe, ohne selbst das Brustbein zu erreichen. Die Costae fluctuantes – gelegentlich schon die 10. Rippe – enden frei in der Bauchmuskulatur.

Aufbau der Rippen

Der Rippenkopf, *Caput costae,* steht mit den Wirbelkörpern in gelenkiger Verbindung (S. 169). Ein kurzer Halsabschnitt, *Collum costae,* geht in der Gegend des Rippenhöckerchens, *Tuberculum costae,* in den Rippenkörper, *Corpus costae,* über.

Die Gelenkfläche des Rippenkopfes, *Facies articularis capitis costae,* der 2. bis 9. Rippe ist durch eine kleine Leiste, die *Crista capitis costae,* in zwei Flächen geteilt, die jeweils mit zwei Wirbeln artikulieren.

Die Oberkante des Rippenhalses heißt *Crista colli costae.*

Am Tuberculum costae beobachten wir eine Gelenkfläche, *Facies articularis tuberculi costae,* die mit dem Brustwirbelquerfortsatz die *Articulatio costotransversaria* bildet.

Der dorsale leichte Knick in der Rippe heißt *Angulus costae.*

Am unteren Rand der Rippen läuft etwas nach innen verschoben eine Rinne, der *Sulcus costae.* In ihm befinden sich in der Reihenfolge von oben nach unten *V. intercostalis, A. intercostalis* und *N. intercostalis.*

1. Rippe. Sie ist kurz, dick, von allen Rippen am stärksten gekrümmt, steht fast horizontal und läßt sich von außen schlecht abtasten. Der Kopf der 1. Rippe artikuliert nur mit dem 1. Thorakalwirbel. Am *Tuberculum m. scaleni anterioris* der 1. Rippe setzt der M. scalenus anterior an. Vor dem Tuberculum m. scaleni anterioris läuft im *Sulcus v. subclaviae* die V. subclavia, hinter ihm im *Sulcus a. subclaviae* die A. subclavia. Die Gefäße befinden sich zwischen Schlüsselbein und 1. Rippe.

Die *V. subclavia* läuft **vor** dem *M. scalenus anterior, A. subclavia* und *Plexus brachialis* liegen **hinter** ihm.

2. Rippe. Der M. serratus anterior entspringt an der 1. oder 2. bis 9. Rippe. Seine ausgeprägte Ursprungsstelle an der 2. Rippe ist die *Tuberositas m. serrati anterioris.*

Varianten. Überzählige Rippen können an Halswirbeln, insbesondere dem 7., vorkommen. Wenn sie am Plexus brachialis oder den Gefäßen Druckschäden hervorrufen, so werden sie operativ entfernt. Die Rippen, insbesondere die 12., sind variabel. Wenn die Verschmelzung eines Rippenrudimentes mit dem Querfortsatz des entsprechenden Lendenwirbels zum Processus costarius ausbleibt, so entsteht eine *Lendenrippe.*

Klinischer Hinweis. Der Zwischenrippenraum, *Spatium intercostale,* spielt beim Abhorchen des Herzens und der Thorakotomie, der operativen Eröffnung des Thorax, eine Rolle. Den Rippenbogen, *Arcus costalis,* bilden die Knorpelabschnitte der 7. bis 10. Rippe. Der *Sulcus pulmonalis* ist eine flache Rille neben der Wirbelsäule. Sie ist nach dorsal begrenzt durch die Innenfläche der Rippen. Hier sammeln sich beim liegenden Patienten Flüssigkeiten an, z.B. Blut oder Exsudat. Im Sitzen oder Stehen sammeln sie sich im Recessus costodiaphragmaticus (siehe Pleurahöhle).

II. Bänder und Gelenke

Articulationes costovertebrales
S. Wirbelsäule

Synchondrosis costosternalis costae I
Der Knorpelteil der 1. Rippe ist in der Incisura costalis I am Manubrium sterni in Form einer Knorpelhaft verwachsen.

Articulationes sternocostales
Die 2. bis 7. Rippe bildet mit dem Brustbein echte Gelenke. Der Gelenkspalt ist schmal, die Kapsel mit Bändern verwachsen. Im Innern der Gelenke, insbesondere dem 2., kommen Bänder vor (*Lig. sternocostale intraarticulare*). Die *Ligg. sternocostalia radiata* strahlen fächerförmig von den Rippen auf das Brustbein aus. Hier setzen sie sich als *Membrana sterni* fort. Die *Ligg. costoxiphoidea* laufen von der 6. und 7. Rippe zum Schwertfortsatz.

Articulationes interchondrales
Zwischen dem 7. bis 10. Rippenknorpel gibt es Gelenke mit schmalem Gelenkspalt und dünner Kapsel.

Funktion der Rippengelenke
Die Rippenwirbelgelenke, Sternocostal- und Interchondralgelenke, sind **Drehgelenke.** Bewegungen in den Rippengelenken heben und senken den Thorax. Dadurch vergrößert und verkleinert sich das Thoraxvolumen, es resultieren Ein- und Ausatmung, In- und Exspiration. Da sie durch die Rippenbewegungen bedingt sind, sprechen wir von costaler oder Brustatmung im Gegensatz zur diaphragmatikalen oder Bauchatmung, die aufgrund der Zwerchfellbewegungen entsteht. Rippen- und Zwerchfellatmung wirken zusammen. Der N. phrenicus innerviert das Zwerchfell. Wenn die costale Atmung aufgrund einer Lähmung ausgefallen, der N. phrenicus aber funktionsfähig ist − z.B. bei einer Querschnittslähmung in Höhe von C6 −, so reicht die Zwerchfellatmung zur Sauerstoffversorgung aus. Ist der N. phrenicus ein- oder doppelseitig

Tabelle 15. Atem- und Atemhilfsmuskeln

Inspiratorisch wirkende Muskeln	Exspiratorisch wirkende Muskeln
Zwerchfellmuskeln	M. transversus thoracis
Mm. intercostales ext.	Mm. intercostales int.
Mm. scaleni	(Funktion beim Menschen
M. serratus ant. bei festgestellter Scapula	nicht ausreichend geklärt)
	M. latissimus dorsi
M. sternocleidomastoideus	M. obliquus ext. abdominis
	M. obliquus int. abdominis
M. pectoralis maj. bei aufgestütztem Arm	M. transversus abdominis
	M. rectus abdominis
M. pectoralis min. bei fixierter Scapula	M. iliocostalis lumborum
Mm. infrahyoidei	

unterbrochen, so ist bei erhaltener costaler Atmung der Gasaustausch gewährleistet (Tabelle 15). Wenn costale und diaphragmatikale Atmung ausgefallen sind, so muß umgehend künstlich beatmet werden.

III. Brustmuskeln

Man unterscheidet aufgrund entwicklungsgeschichtlicher Beobachtungen zwei Arten von Brustmuskeln (Mm. thoracis):

Primäre (autochthone) Thoraxmuskeln. Sie entwickeln sich bodenständig aus den ventralen Fortsätzen der Myotome. Ihre Ursprünge und Ansätze bleiben auf den Thorax beschränkt. Sie werden von Intercostalnerven versorgt. Die *Nn. intercostales* sind die Rr. ventrales der thorakalen Spinalnerven.

Sekundäre (eingewanderte) Thoraxmuskeln. Sie stammen von den Extremitätenblastemen ab. Im Zuge der Entwicklung wandern sie in den Thoraxbereich ein. Dabei behalten sie eine Verbindung zum Schultergürtel oder Oberarmknochen. Ihre Ursprünge und Ansätze befinden sich am Brustkorb, dem Schultergürtel und an den Oberarmknochen. Sie werden von Ästen aus dem Plexus brachialis innerviert.

Funktionell wirken alle Thoraxmuskeln bei der Atmung mit (Tabelle 15).

1. Primäre Thoraxmuskeln (Tabelle 16)

− **Mm. intercostales externi** (Abb. 127): Sie liegen in den Zwischenrippenräumen und reichen vom Tuberculum costae bis zur Knorpelknochengrenze. Von hier bis zum Brustbein befindet sich anstelle der äußeren Zwischenrippen-

Tabelle 16. Primäre Thoraxmuskeln

Muskel	Ursprung	Ansatz	Funktion	Innervation
Mm. intercostales ext.	unten, am äußeren Rand des Sulcus costae (Crista costae)	oberer Rand der nächst tieferen Rippe	verspannen den Intercostalbereich, heben die Rippen, wirken inspiratorisch, verhindern Einziehungen der Intercostalräume	Rr. ventrales [Nn. intercostales] der Nn. thoracici (= thorakale Spinalnerven)
Mm. intercostales int.	oberer Rand der Rippen	unterer Rand der nächsthöheren Rippe (im Sulcus costae)	verspannen den Intercostalbereich, wirken teilweise exspiratorisch, verhindern Einziehungen der Zwischenrippenräume	Rr. ventrales [Nn. intercostales] der thorakalen Spinalnerven
Mm. intercostales intimi	oberer Rand der Rippen	unten am inneren Rand der nächsthöheren Rippe (hinterer Rand des Sulcus costae)	verspannen den Intercostalbereich, wirken teilweise exspiratorisch	Rr. ventrales [Nn. intercostales] der thorakalen Spinalnerven
Mm. subcostales	Sehnig am oberen Rand der caudalen Rippen zwischen Tuberculum costae und Angulus costae	dorsale Fläche der übernächsten oder höherer Rippen	verspannen die Thoraxwand	Rr. ventrales [Nn. intercostales] der thorakalen Spinalnerven
M. transversus thoracis	dorsal am Proc. xiphoideus und unteren Bereich des Corpus sterni	mit 5 Zacken am unteren Rand des 2. bis 6. Rippenknorpels	verspannt die Thoraxwand, exspiratorische Wirkung	Rr. ventrales [Nn. intercostales] der thoracalen Spinalnerven

muskeln eine dünne Bindegewebsschicht, die Membrana intercostalis externa. Die Mm. intercostales externi haben eine schräge Verlaufsrichtung, ähnlich wie der äußere schräge Bauchmuskel.

Wenn sich die Mm. intercostales externi kontrahieren, so entwickeln sie eine Kraft in schräger Richtung von ventral-unten nach dorsal-oben. Dieser Kraftvektor läßt sich zerlegen in eine Kraft in Richtung der Rippenachse und in eine darauf senkrecht stehende, nach oben wirkende Kraft. Diese hebt den Thorax und wirkt damit inspiratorisch.

— **Mm. intercostales interni** (Abb. 127): Die inneren Zwischenrippenmuskeln erstrecken sich vom seitlichen Rand des Brustbeines bis zum Angulus costae. Von hier aus bis zum Rippenkopf setzen sie sich als Membrana intercostalis interna fort. Ihre Faserverlaufsrichtung entspricht dem M. obliquus internus abdominis.

— **Mm. intercostales intimi.** Es handelt sich um eine Abspaltung der Mm. intercostales interni nach innen zum Thoraxzentrum hin.

— **Mm. subcostales** (inkonstant). Sie finden sich innen an den unteren Rippen zwischen Angulus costae und Tuberculum costae, an Stellen, wo die Mm. intercostales interni fehlen. Im Gegensatz zu diesen überspringen sie eine oder mehrere Rippen.

— **M. transversus thoracis.** Der quere Brustmuskel kann als Fortsetzung des M. transversus abdominis aufgefaßt werden. Er beginnt innen am Sternum und strahlt fächerförmig aus.

2. Sekundäre Thoraxmuskeln (Tabelle 17)

— **M. pectoralis major.** Der große Brustmuskel zieht vom Thorax und benachbarten Gebieten zum Oberarmknochen. Vor dem Ansatz überkreuzen die oberen Fasern die unteren. Auf dem M. pectoralis major liegt die Fascia pectoralis. Sie ist mit dem Periost der Clavicula und des Sternums verwachsen. In der Achselhöhle geht sie in die Fascia axillaris über.

— **M. pectoralis minor.** Er liegt unter dem M. pectoralis major, von dem er sich abgespalten hat.

Tabelle 17. Sekundäre Thoraxmuskeln

Muskel	Ursprung	Ansatz	Funktion	Innervation
M. pectoralis maj.				
Pars clavicularis	Mediale Hälfte der Clavicula	Crista tuberculi maj.	Innenrotation, Adduktion, Anteversion, Inspiration bei aufgestützten Armen und Erheben der Arme	N. pectoralis med. und N. pectoralis lat. aus dem Plexus brachialis
Pars sternocostalis	Manubrium sterni, Corpus sterni, Rippenknorpel der 2.–7. Rippe			
Pars abdominalis	Vorderes Blatt der Rectusscheide			
M. pectoralis min.	2. oder 3. bis 5. Rippe 1–2 cm seitlich der Knorpelknochen-Grenze	Proc. coracoideus	zieht das Schulterblatt nach vorn unten, bei aufgestützten Armen wirkt er inspiratorisch	N. pectoralis medialis und N. pectoralis lateralis
M. serratus ant.	seitlich mit Ursprungszacken von der 1. bis 9. Rippe	medialer Rand und oberer sowie unterer Winkel der Scapula	dreht die Scapula beim Erheben des Armes über die Horizontale, hält die Scapula am Thorax; seine unteren Teile wirken bei aufgestützten Armen inspiratorisch	N. thoracicus longus aus dem Plexus brachialis
M. subclavius	vordere Fläche der I. Rippe an der Knorpelgrenze	untere Fläche der Extremitas acromialis der Clavicula	hält die Clavicula im Sternoclavicular-Gelenk, polstert die Vasa subclavia	N. subclavius aus dem Plexus brachialis
M. sternalis Variante	Manubrium Sterni	mittlere und untere Rippen	Verspannung des vorderen Thorax	N. pectoralis med., Nn. intercostales

— **M. serratus anterior.** Seine Ursprungszacken (serratus = sägezahnförmig) kommen von seitlichen Abschnitten der 1. bis 9. Rippe. Mit seinen Antagonisten kann er das Schulterblatt feststellen. Bei aufgestützten Armen können die unteren Muskelteile inspiratorisch wirken. Der M. serratus anterior kann die Scapula drehen, insbesondere so, daß sich der untere Schulterblattwinkel nach lateral bewegt (s. Elevation S. 213). Beim Werfen und Schieben zieht der Muskel die Scapula an den Körper heran. Er hält die Scapula beim Aufstützen fest. Bei einer schlaffen Lähmung des Muskels steht die Scapula flügelartig ab: *Scapula alata*.
— **M. subclavius.** Er liegt zwischen I. Rippe und Clavicula. Der *N. subclavius* aus dem Plexus brachialis innerviert ihn. Gelegentlich versorgt ihn teilweise oder vollständig ein Seitenast des *N. phrenicus*. Ausnahmsweise kommt der N. phrenicus aus dem N. subclavius.
— **M. sternalis.** Eine Variante, die vorn auf dem Thorax in Längsrichtung verläuft.

3. Fascienverhältnisse der Thoraxwand

Die **Fascia pectoralis** bedeckt den M. pectoralis major. Sie setzt sich in der Nachbarschaft auf die Clavicula, Lamina superficialis der Fascia cervicalis, die oberflächliche Schicht der Fascia axillaris und das Sternum fort. Auf der Fascia pectoralis ist die Mamma verschieblich. Bei fortgeschrittenen Fällen von Brustkrebs ist dies nicht mehr möglich (Spätsymptom).

Im Inneren des Thorax liegt unter der Pleura costalis et diaphragmatica eine Bindegewebsschicht, die **Fascia endothoracica.** An der Pleurakuppel heißt sie auch *Membrana suprapleuralis* und auf dem Zwerchfell *Fascia phrenicopleuralis*.

IV. Thorax als Ganzes

Größe, Form, Elastizität und Beweglichkeit des Brustkorbs hängen von Alter, Geschlecht, Konstitution und pathologischen Veränderungen ab.

Thorax

Altersabhängigkeit. Beim Fetus ist die obere Thoraxapertur geneigt und die unteren Rippen sind gehoben. Der Thorax sieht glockenförmig aus. Im Säuglingsalter ist die Brustkyphose nur angedeutet, die Rippen stehen annähernd horizontal. Die *Zwerchfellatmung* überwiegt stark. Im Kindesalter senken sich die Rippen aufgrund unproportionaler Wachstumsvorgänge. Allmählich setzt die *thorakale Atmung* zusätzlich zur Zwerchfellatmung ein. Auch im Erwachsenenalter haben wir eine „*gemischte Atmung*". Im höheren Lebensalter überwiegt wieder die diaphragmatikale Atmung, da der Thorax infolge von Kalkeinlagerungen starr wird und die Brustkyphose zunimmt.

Geschlecht. Frauen haben einen länglicheren und schmaleren Thorax als Männer.

Konstitution. Der Pykniker hat einen faßförmigen Thorax, der Leptosome einen flachen schmalen, der athletische Typ einen normalen und der Dysplastiker oft eine atypische Form.

Röntgenanatomie des Thorax und Zwerchfells. Im posterior-anterioren Strahlengang sind die dorsalen Rippenabschnitte am besten zu beurteilen aufgrund ihrer deutlichen Abbildung und Konvexität nach oben. Die seitlichen Rippenbezirke sind infolge von Überlagerungen unübersichtlich. Vorn scheinen die Rippen frei zu enden, da der Rippenknorpel auf den üblichen Aufnahmen nicht zu erkennen ist. Im mittleren und höheren Lebensalter wird er aufgrund zunehmender Kalkeinlagerung sichtbar. Rippenfrakturen ohne Verschiebung der Bruchenden können sehr schwer erkennbar sein, wenn sie sich am Knochen-Knorpel-Übergang befinden oder seitlich, wo sich auf dem Bild die Rippen überlagern und die Strahlen eine tangentiale Richtung haben. Die klinische Untersuchung ist dann wesentlich, gelegentlich müssen besondere Aufnahmen in schrägen und seitlichen Strahlgängen angefertigt werden. Zur Beurteilung von Knochenveränderungen und Frakturen des Brustbeins sowie der Sternoclaviculargelenke sind Spezialaufnahmen mit seitlicher und schräger Richtung der Strahlen erforderlich, da auf den üblichen Bildern das Sternum vom Mediastinum (Mittelfellraum) überlagert ist. Bei Lungenaufnahmen und -durchleuchtungen achtet man auf die Lungenfelder, Lungenzeichnungen, den Hilus, das Herz und Mediastinum. Man beobachtet die Zwerchfellbewegungen und die inspiratorische Entfaltung des Recessus costodiaphragmaticus.

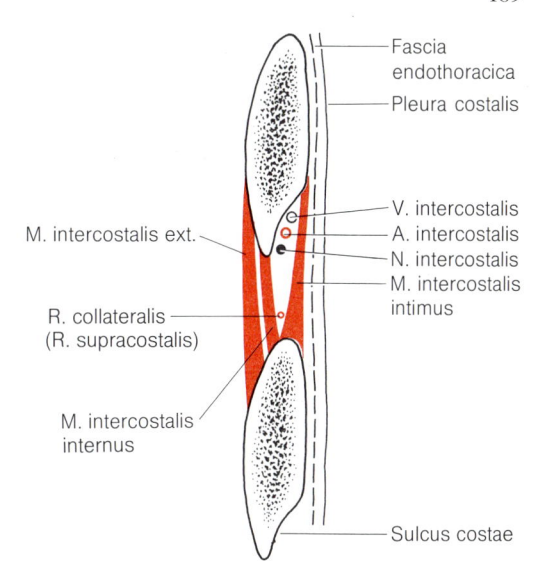

Abb. **128.** Darstellung eines Intercostalraums mit Muskeln, Nerv und Gefäßen

Congenitale Mißbildungen und erworbene (pathologische) Brustkorbveränderungen. Die sog. *Trichterbrust, Pectus excavatum*, ist eine angeborene Anomalie unbekannter Ätiologie. Corpus sterni und Rippenknorpel sind muldenförmig nach innen gesunken. Je nach Tiefe des „Trichters" entstehen Schäden an Herz und Lungen.

Ausgeprägte *Kyphoskoliosen* (S. 174) mit Thoraxdeformitäten können im Laufe der Zeit Herz- und Lungenstörungen hervorrufen. Beim Emphysem erweitern sich die Lungenbläschen und ihre Zahl nimmt ab. Der Thorax neigt zur inspiratorischen, nach vorn gewölbten Form, die Zwerchfelle flachen sich ab.

Intercostalräume. Die Intercostalräume, **Spatia intercostalia,** enthalten neben Muskeln und Membranen (S. 187) die intercostalen Leitungsbahnen in einer typischen Anordnung (Abb. 128). Innen am unteren Rippenrand im Sulcus costae liegen im Anschluß an die Rippe in der Reihenfolge **von oben nach unten** *V. intercostalis, A. intercostalis* und *N. intercostalis.*

Klinischer Hinweis. Pleurapunktionen nimmt man vor bei Flüssigkeitsansammlungen (Blut, Exsudat, Transsudat) in der Pleurahöhle. Meistens punktiert man durch den 7. oder 8. Intercostalraum in der hinteren Axillarlinie. Man sticht die Nadel in der Mitte zwischen den Rippen oder oberhalb der nächsttieferen Rippe ein, so daß Verletzungen des Gefäßnervenbündels und des dünnen *R. collateralis* [*R. supracostalis*] vermieden werden.

Bei Angina pectoris (funktionelle oder organische Mangeldurchblutung der Herzkranzgefäße) oder einem Herzinfarkt können Schmerzen über den *N. intercostobrachialis* in den linken Arm ausstrahlen.

R. cutaneus med.
R. cutaneus lat.
Rr. musculares
R. dorsalis
R. collateralis (= R. supracostalis)
R. spinalis
A. intercostalis post.
Aorta thoracica
R. cutaneus lat.
Rr. mammarii
Rr. sternales
R. intercostalis ant. aus der A. thoracica int.
Rr. perforantes

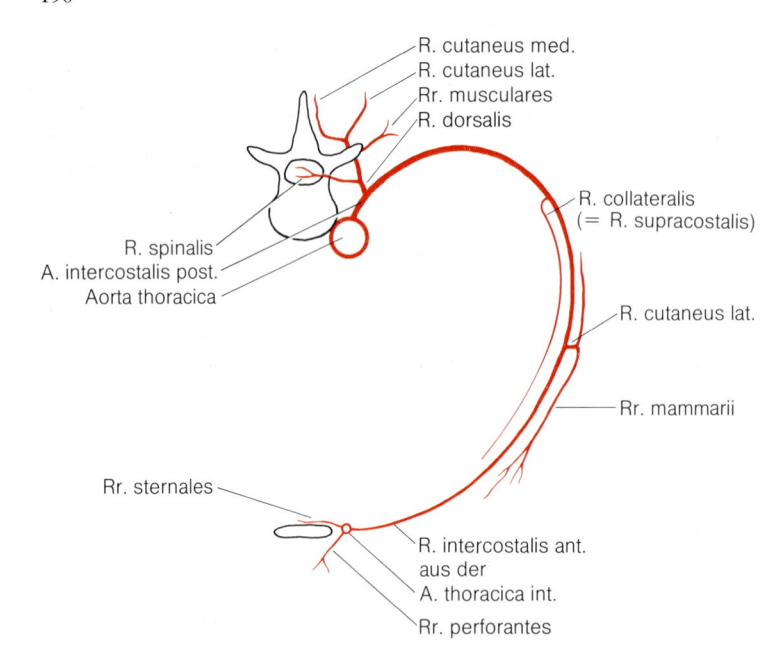

Abb. **129.** A. intercostalis mit Verzweigungen

Orientierungsstellen am Thorax. Die Rippen und Intercostalräume sind mit einigen Ausnahmen abtastbar.
— Im 5. Intercostalraum links in der Linea medioclavicularis ist normalerweise in Rücken- oder linker Seitenlage der Herzspitzenstoß zu tasten.
Weitere wichtige Orientierungsstellen sind
— Angulus sterni, Incisura jugularis, Rippenbogen. Processus xiphoideus, Trigonum deltoideopectorale, Sulcus deltoideopectoralis.

V. Intercostale Leitungsbahnen

Aa. intercostales (Abb. 129)

Es gibt 12 dorsale Intercostalarterien. Der Truncus costocervicalis aus der A. subclavia spaltet sich in eine A. cervicalis profunda und *A. intercostalis suprema,* aus der die **Aa. intercostales posteriores I et II** hervorgehen. Aus der dorsalen Wand der *Brustaorta* kommen die **Aa. intercostales posteriores III–XI** und die letzte, **A. subcostalis** genannte Intercostalarterie. Sie läuft am Unterrand der 12. Rippe. Die Aa. intercostales posteriores unterkreuzen recht den Ductus thoracicus, Ösophagus und die V. azygos, links die V. hemiazygos bzw. V. azygos accessoria und beiderseits den Grenzstrang. Zusammen mit den Intercostalvenen und -nerven laufen die Intercostalarterien am Unterrand der Rippen zwischen den Mm. intercostales interni und Mm. intercostales intimi nach vorn, wo sie mit den **Rr. intercostales anteriores** aus der *A. thoracica interna* anastomosieren.

Aa. intercostales posteriores

— **R. dorsalis,** zieht durch den Intercostalraum nach hinten und spaltet sich in die folgenden Zweige auf:
• *R. spinalis,* durch das Foramen intervertebrale zum Rückenmark und seinen Häuten, Anastomosen mit der A. spinalis anterior und den Aa. spinales posteriores.
• *R. muscularis,* zur autochthonen Rückenmuskulatur.
• *R. cutaneus medialis,* medialer Hautast.
• *R. cutaneus lateralis,* seitlicher Hautast.
— **R. collateralis** [R. supracostalis], dünner, langer Seitenzweig, verläßt die dorsale Intercostalarterie am Angulus costae, läuft dann am Oberrand der nächsttieferen Rippe, bildet Anastomosen mit den Rr. intercostales anteriores, wird begleitet von feinen Seitenzweigen analoger Venen und Nerven.
— **R. cutaneus lateralis,** durchbricht seitlich die Brustwand und teilt sich je in einen nach vorn und hinten gerichteten Zweig, seine *Rr. mammarii* sind vordere Zweige zur Brustdrüse.

Vv. intercostales

Vv. intercostales posteriores entsprechen weitgehend den Arterien. Rechts münden sie in die V. azygos, links in die V. hemiazygos bzw. V. hemiazygos accessoria.

Aus der *2.–3. oder 4. Intercostalvene* läuft das Blut über die **V. intercostalis superior dextra** in die V. azygos.

Rechte und linke *V. intercostalis I* münden in die V. brachiocephalica oder Vertebralvenen.

Nn. thoracici
Übersicht. Die 12 thorakalen Spinalnervenpaare nennt man auch Nn. thoracici. Der 1. läuft unterhalb des 1. Brustwirbels durch das Foramen intervertebrale usw. Die Nn. thoracici spalten sich in Rr. dorsales und Rr. ventrales. Man nennt die Rr. ventrales meistens Nn. intercostales. Die Rr. dorsales versorgen motorisch die autochthone Rückenmuskulatur und geben einen R. cutaneus medialis et lateralis zur Rückenhaut ab.

Rr. ventrales [Nn. intercostales]. Sie laufen zusammen mit den Intercostalarterien und -venen am Unterrand der Rippen.
- *R. cutaneus lateralis.* Der kurze Nerv durchbricht seitlich die Thoraxwand und spaltet sich in einen ventralen und dorsalen Ast, die sensibel und motorisch sind. Die vorderen langen Äste zur Mamma heißen *Rr. mammarii laterales*.
- **Nn. intercostobrachiales,** kommen aus Th2 und Th3, ziehen durch die Achselhöhle und verbinden sich mit einem sensiblen Armnerven, dem N. cutaneus brachii medialis.
- *R. cutaneus anterior,* spaltet sich in einen medialen und lateralen Ast, die medialen Äste zur Mamma heißen *Rr. mammarii mediales*.
- *N. subcostalis,* 12. Intercostalnerv am Unterrand der 12. Rippe.

Hautinnervation. Die Haut des Thorax und Abdomens erfolgt segmental, gürtelförmig, im Gegensatz zu den Extremitäten, wo schräg- und längsverlaufende Streifen zu beobachten sind. Die Mammillen liegen im Segment Th4. Da gemäß dem Sherringtonschen Gesetz alle Hautbezirke mit Ausnahme der Autonomiegebiete auch von benachbarten Segmenten innerviert werden, entstehen vollständige Anästhesien nur, wenn das nächsthöhere und nächstniedrigere Rückenmarksegment oder die zugeordneten Wurzeln auch ausgefallen sind.

A. thoracica interna
An der Unterfläche der *A. subclavia* entspringt die *A. thoracica interna* [A. mammaria interna]. Sie läuft hinter der A. subclavia und Clavicula und dann auf der dorsalen Fläche der Rippenknorpel und Mm. intercostales interni 1–2 cm seitlich vom Brustbeinrand. Von innen betrachtet liegen im Bereiche der 1. bis 2. oder 3. Rippe Fascia endothoracica und Pleura costalis auf der A. thoracica interna, caudal der 3. Rippe bedeckt der M. transversus thoracis die Arterie.
- *Rr. mediastinales* zum vorderen Mediastinum.
- *Rr. thymici* zum Thymus bzw. Thymusfettkörper.
- *Rr. bronchiales* zu den Bronchien.
- *A. pericadiacophrenica,* ein dünner Ast, der den N. phrenicus seitlich auf dem Herzbeutel bis zum Zwerchfell begleitet, Zweige zum Pericard, zur Pleura und zum Zwerchfell.
- *Rr. sternales* zum Sternum und M. transversus thoracis.
- *Rr. perforantes* laufen durch die Intercostalräume zur Thoraxwand.
- *Rr. mammarii* sind Äste zur Mamma.
- *Rr. intercostales anteriores* anastomosieren mit den Aa. intercostales posteriores.
- *A. musculophrenica,* seitlicher Endast versorgt das Zwerchfell, Bauchmuskeln und gibt die *Rr. intercostales anteriores VII–IX* ab.
- *A. epigastrica superior,* Fortsetzung der A. thoracica interna in die vordere Bauchwand, anastomosiert mit der A. epigastrica inferior.

Klinischer Hinweis. Bei einer umschriebenen Verengung der Aorta (Aortenisthmusstenose) erweitern sich die Intercostalarterien, da ein Teil des Blutes auf dem Wege über die A. thoracica interna — Intercostalarterien — Brustaorta den Engpaß umgeht.

C. Bauchwand

Die Bauchwand setzt sich aus platten Muskeln und Aponeurosen zusammen. Innen ist sie vom Bauchfell (Peritoneum) überzogen, außen von Haut.

Die Bauchwand umhüllt die intra- und retroperitonealen Organe. Ihre muskulären und bindegewebigen Fasersysteme sind in verschiedenen Richtungen angeordnet. Zum Teil überkreuzen sie sich. Auf diese Weise ist das Gefüge der Bauchwand widerstandsfähig und beweglich. Es kann sich verschiedenen Füllungszuständen des Bauchraumes anpassen.

Die *Bauchmuskeln* können je nach Verlaufsrichtung exspiratorisch wirken und die Wirbelsäule bewegen. Bei der **Bauchpresse** kontrahieren sich die Bauch-, Zwerchfell- und Beckenmuskeln. Dadurch verkleinert sich das intraabdominale Volumen. Der intraabdominale Druck steigt. Die *Bauchpresse* spielt eine Rolle bei der Entleerung des Mastdarmes (Defäkation), beim Erbrechen, Husten und während der Geburt.

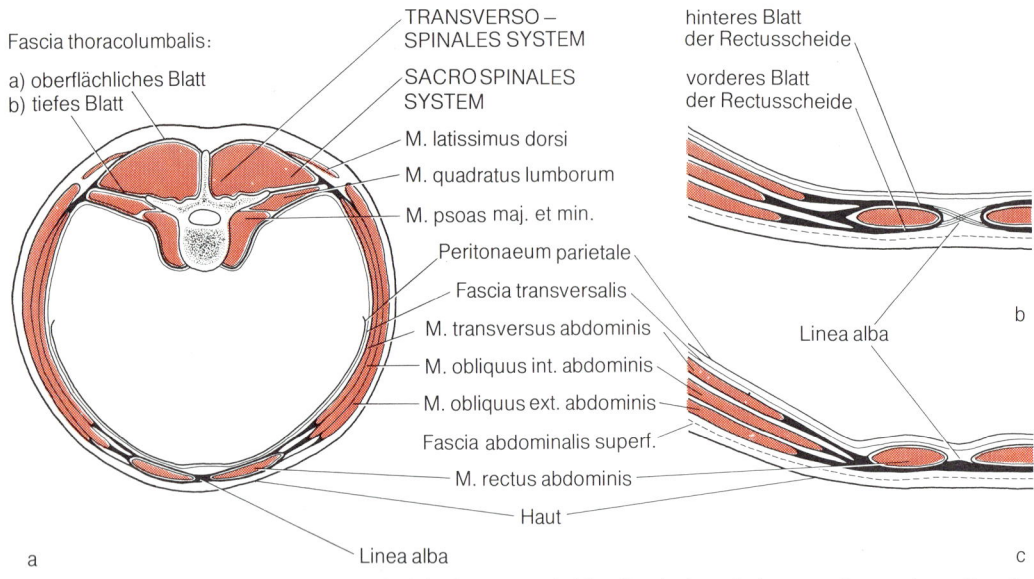

Abb. 130 a–c. Aufbau der Bauchwand. (a) Querschnitt durch den Stamm etwa in Höhe des 1. Lendenwirbels. Der M. rectus abdominis liegt in der Rectusscheide. (b, c) Ausschnitte aus der vorderen Bauchwand: b über, c unter der Linea arcuata. (Nach Lippert, 1975)

I. Mm. abdominis, Bauchmuskeln
(Abb. 130 a–c, Tabelle 18)

Sie bilden mit ihren Aponeurosen und bindegewebigen Membranen um die Bauchorgane einen Mantel. Dieser ist an den Rippen, der Lendenwirbelsäule und dem Becken befestigt.

Entwicklung

Die Bauchmuskeln entwickeln sich aus den Bauchfortsätzen der Myotome. Ihre ursprüngliche Metamerie ist nur noch am M. rectus abdominis in Form sehniger Querstreifen zu erkennen. Wir unterscheiden
 I. Vordere Bauchmuskeln
 II. Seitliche 4 Bauchmuskeln
 III. einen hinteren Bauchmuskel

1. Vordere Bauchmuskeln (Abb. 131 a u. b)

— **M. rectus abdominis.** Der gerade Bauchmuskel liegt in einer derben bindegewebigen Hülle, der Rectusscheide. Am Muskel gibt es 3–4 sehnige Querstreifen, *Intersectiones tendineae*. Sie sind mit dem vorderen Blatt der Rectusscheide verwachsen.

— **M. pyramidalis.** Der inkonstante, dreieckige Muskel entspringt am oberen Schambeinast und strahlt in die Linea alba ein. Er liegt ventral vom M. rectus abdominis in einer eigenen Hülle im vorderen Blatt der Rectusscheide.

2. Seitliche Bauchmuskeln

— **M. obliquus externus abdominis.** Der äußere schräge Bauchmuskel zieht von lateral-oben nach medial-unten (Abb. 131 a). Seine Verlaufsrichtung ist ähnlich wie bei den Mm. intercostales externi und dem vorderen Kreuzband des Kniegelenkes. Die Ursprungszacken des Muskels an den Rippen alternieren mit den Ursprüngen des M. serratus anterior und M. latissimus dorsi (Linea serrata). Vorn geht der Muskel in die breitfläche *Externusaponeurose* über. Ihr unterer, verstärkter, etwa 1–2 cm breiter Randstreifen zwischen *Spina iliaca anterior superior* und *Tuberculum pubicum* heißt **Leistenband, Lig. inguinale.**

Das Leistenband läuft von der Spina iliaca anterior superior zum Tuberculum pubicum. Beide Knochenstellen sind tastbar.

Der untere Rand des Leistenbandes ist nach innen umgebogen. Bindegewebsfasern in Gestalt der Retinacula cutis verbinden das Leistenband mit der Haut. Die Oberschenkelfasie, *Fascia lata* strahlt in das Leistenband ein.

Dicht oberhalb des Leistenbandes spaltet sich die **Externusaponeurose** in ein *Crus mediale* und *Crus laterale*. Zwischen ihnen befindet sich eine dreieckige oder runde Lücke, der oberflächliche Leistenring, *Anulus inguinalis superficialis*. Verschieden stark ausgeprägte Fibrae intercrurales überbrücken das Crus mediale et laterale.

Tabelle 18. Bauchmuskeln

Muskel	Ursprung	Ansatz	Funktion	Innervation
M. rectus abdominis	Vorderfläche des 5.–7. Rippenknorpels, Proc. xiphoideus, Ligg. costoxiphoidea	Symphysis pubica, R. sup. ossis pubis bis zum Tuberculum pubicum	spannt die Bauchdecken, senkt den Thorax, Exspiration, Bauchpresse, beugt in der Wirbelsäule, kippt das Becken nach oben	Spinalnerven Th7 – Th12 (Th5, Th6, L1)
M. pyramidalis (inkonstant)	R. sup. ossis pubis, Symphysis pubica, liegt vor dem M. rectus abdominis	Linea alba	spannt die Linea alba	Spinalnerven Th12 (L1, L2)
M. obliquus ext. abdominis	Außenfläche der 5. oder 6. bis 12. Rippe	vorderes Blatt der Rectusscheide und Linea alba, Labium ext. der Crista iliaca, in Form des Lig. inguinale an der Spina iliaca ant. sup. und dem Tuberculum pubicum	*einseitig:* Drehung des Thorax und der BWS zur Gegenseite (vordere Fasern); nähert Thorax und Becken einander auf derselben Seite (seitliche Fasern); *doppelseitig:* Beugung der BSW und LWS, Exspiration, Bauchpresse	Spinalnerven Th5 – Th12, (L1)
M. obliquus int. abdominis	Spina iliaca ant. sup., Linea intermedia der Crista iliaca, oberflächliches Blatt der Fascia thoracolumbalis	unterer Rand der 9.–12. Rippe vorderes und hinteres Blatt der Rectusscheide, Linea alba (unterhalb der Linea arcuata liegen beide Blätter vor dem M. rectus abdominis)	*einseitig:* dreht den Thorax und die BWS zur selben Seite, die dorsalen Muskelfasern nähern Thorax und Becken einander, Seitwärtsneigung der Wirbelsäule; *doppelseitig:* beugt in der BWS und LWS, Exspiration, Bauchpresse	Spinalnerven Th8 – L1, (L2), N. iliohypogastricus, N. ilioinguinalis, N. genitofemoralis
M. transversus abdominis	Innenfläche der 6 caudalen Rippenknorpel, am tiefen Blatt der Fascia thoracolumbalis und den Proc. costarii, Labium int. der Crista iliaca, Spina iliaca ant. sup.	hinteres Blatt der Rectusscheide, unterhalb der Linea arcuata vorderes Blatt der Rectusscheide, Linea alba	„Einziehen" des Bauches, Verkleinerung des intraabdominalen Volumens, Bauchpresse	Spinalnerven Th7 – Th12, N. iliohypogastricus, N. ilioinguinalis, N. genitofemoralis
M. cremaster	Abspaltung aus dem M. obliquus int. abdominis und M. transversus abdominis	umgreift den Hoden, bei Frauen schließen sich die Fasern dem Lig. teres uteri an	hebt den Hoden, bildet eine der Hüllen des Samenstranges und Hodens	R. genitalis des N. genitofemoralis
M. quadratus lumborum	Labium int. der Crista iliaca	12. Rippe, Proc. costarii des 1.–5. Lendenwirbels	Seitwärtsneigen der LWS, Exspiration	N. subcostalis Th12, Plexus lumbalis L1 – L3

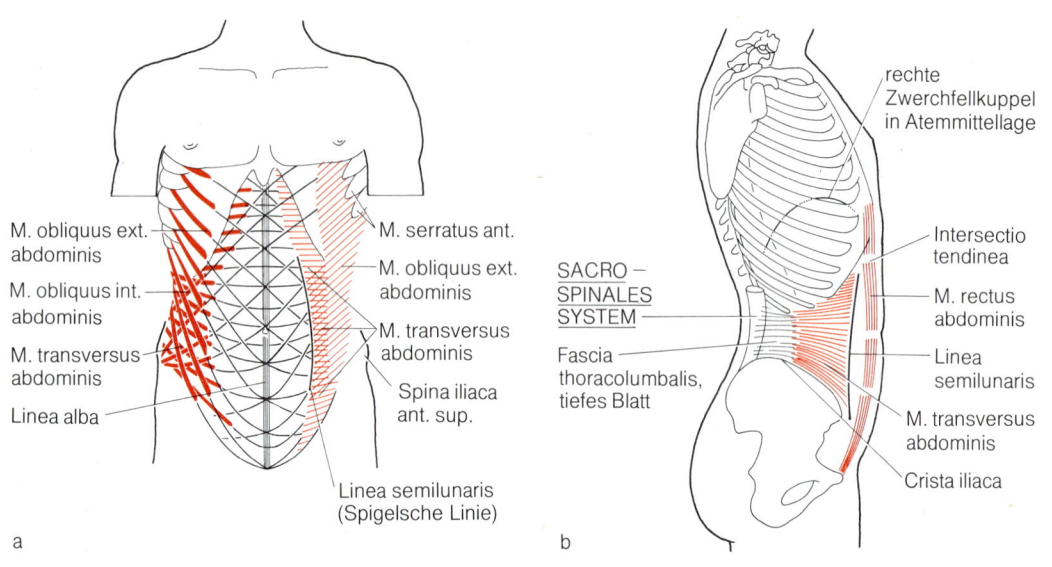

Abb. 131 a u. b. Bauchmuskeln in der Ansicht (a) von vorne und (b) von der Seite. (Nach Lippert, 1975)

— **M. obliquus internus abdominis.** Der innere schräge Bauchmuskel entspringt fächerförmig am Darmbeinkamm. Seine Faserverlaufsrichtung entspricht den Mm. intercostales interni und dem hinteren Kreuzband des Kniegelenkes.

Der untere Rand des M. obliquus internus abdominis befindet sich in variabler Höhe. Wenn der Abstand vom Leistenband groß ist, sprechen wir vom Internushochstand. — Unterhalb der Spina iliaca anterior superior sind M. obliquus internus abdominis und M. transversus abdominis miteinander verwachsen.

— **M. transversus abdominis.** Die Fasern des queren Bauchmuskels laufen etwa horizontal.

— **M. cremaster.** Er spaltet sich vom unteren Rand der Mm. obliquus internus et transversus abdominis ab. Die Muskelfasern bilden im Samenstrang einen oberflächlichen Mantel. Ihre Ausläufer umgreifen den Hoden. Bei der Frau begleiten einige Cremasterfasern das Lig. teres uteri. Beim Bestreichen der Innenseite des Oberschenkels wird der Hoden reflektorisch vom M. cremaster gehoben (*Cremasterreflex*).

3. Hinterer Bauchmuskel

M. quadratus lumborum. Vorn bedeckt ihn die Fascia transversalis, hinten das tiefe Blatt der Fascia thoracolumbalis.

II. Schichtenbau der Bauchwand

Rectusscheide (Abb. 130 a). Der M. rectus abdominis liegt in der bindegewebigen *Rectusscheide,* *Vagina m. recti abdominis.* Oberhalb der Mitte zwischen Nabel und Symphyse unterscheiden wir an der *Rectusscheide* ein *vorderes Blatt, Lamina anterior,* und ein *hinteres Blatt, Lamina posterior.*

Etwa in der Mitte zwischen Nabel und Symphyse endet das hintere Blatt der Rectusscheide in Form der **Linea arcuata** [Douglasi]. Unterhalb davon vereinigt sich das hintere Blatt mit dem vorderen zu einer einheitlichen Lamina anterior. (Gelegentlich kommen zwei Lineae arcuatae vor).

Oberhalb der Linea arcuata strahlt der M. obliquus externus abdominis mit seiner Aponeurose in das vordere Blatt der Rectusscheide ein, der M. obliquus internus abdominis in das vordere und hintere Blatt und der M. transversus abdominis in das hintere Blatt (Abb. 130 b). Unterhalb der Linea arcuata (Abb. 130 c) vereinigen sich die Aponeurosen der genannten seitlichen Bauchmuskeln in der Lamina anterior vor dem M. rectus abdominis. – Die Pars abdominalis des M. pectoralis major ist oben mit dem vorderen Blatt der Rectusscheide fest verwachsen.

Linea semilunaris. An der Übergangszone der Aponeurosen der seitlichen Bauchmuskeln in den lateralen Rand der Rectusscheide entsteht die leicht bogenförmige Linea semilunaris. Hier können Bauchwandbrüche in Form der Spigelschen Hernien entstehen.

Linea alba. Zwischen rechter und linker Rectusscheide läuft ein ca 1 cm breiter Streifen aus straffem Bindegewebe vom Schwertfortsatz zur Symphyse. Der Streifen heißt Linea alba. Seine kollagenen Fasern überkreuzen sich und laufen kontinuierlich von der Rectusscheide der einen Seite zur Gegenseite. Die Anheftungsstelle der Linea alba an der Symphyse heißt *Adminiculum lineae albae*.

Anulus umbilicalis und Nabel. Der Nabel, Umbilicus, liegt etwa in der Mitte zwischen Schwertfortsatz und Symphyse. Hier befindet sich eine Aussparung in der Linea alba, ihr Rand ist als *Nabelring*, Anulus umbilicalis, tastbar. Innerhalb des Nabelringes laufen die beiden Aa. umbilicales und eine V. umbilicalis. Die Gefäße veröden nach der Geburt. *Ductus omphaloentericus* und *Urachus* verwandeln sich schon lange vor der Geburt in Bindegewebe. Die inkonstanten Vv. parumbilicales können das Pfortadersystem durch den Nabelring mit subcutanen Venen verbinden. Den Rest des Nabelringes füllt das Bindegewebe aus. Innen überzieht den Nabel die Fascia transversalis. Auf ihr liegt das parietale Peritoneum. Da in der Gegend des Nabelringes nur sehr wenig subcutanes Fettgewebe vorhanden ist, befindet sich hier eine grubenförmige Vertiefung. In ihr bleibt als narbiger Rest des Nabelstranges die *Papilla umbilicalis* übrig.

Klinischer Hinweis. Wenn die Linea alba abnorm breit ist und die medialen Ränder der Rectusmuskeln weit auseinanderweichen, so sprechen wir von *Rectusdiastase*. Bei Neugeborenen ist sie physiologisch. – In der Linea alba können sich zwischen den Bindegewebsfasern Lücken bilden. Hier kann präperitoneales Fettgewebe durchtreten oder eine Bauchfellausstülpung in Form eines Bruchsackes. Wir nennen diese Bruchformen *epigastrische Hernien*. Als Bruchinhalt finden wir im Bruchsack oft einen Zipfel des Omentum majus. Befindet sich eine derartige Hernie in der Umgebung des Nabelringes, so sprechen wir von *parumbilialer Hernie*.

Zwischen der 6. und 12. Embryonalwoche entwickelt sich der größte Teil des Darmes in demjenigen Teil des extraembryonalem Cöloms, der in der Nabelschnur liegt (physiologischer Nabelschnurbruch). Während der 10. bis 12. Embryonalwoche verlagert sich der Darm zurück in die Bauchhöhle. Bleibt diese Rückverlagerung aus, so entsteht die *Omphalocele* (= Hernia funiculi umbilicalis, Nabelschnurbruch).

Fascia transversalis
Sie überzieht nicht nur die Innenfläche des M. transversus abdominis, sondern die gesamte Wand der Bauchhöhle, die abdominale Fläche des Zwerchfells, das Becken als *Fascia pelvis parietalis* und *Fascia diaphragmatis pelvis superior* sowie den M. quadratus lumborum und den M. iliopsoas als *Fascia iliaca*. Oberhalb der Linea arcuata bedeckt sie innen das hintere Blatt der Rectusscheide, unterhalb der Linea arcuata liegt sie direkt auf dem M. rectus abdominis. Auf der Fascia transversalis liegt von innen gesehen das parietale Peritoneum.

III. Topographie der Bauchwand

Inneres Relief der Bauchwand (Abb. 132)
Plica umbilicalis mediana. Es handelt sich um eine mediane Bauchfellfalte, die vom Scheitel der Harnblase zum Nabel läuft (Abb. 132). In der Falte befindet sich das *Lig. umbilicale medianum*, ein bindegewebiger Strang, der Rest des *Urachus*. Der Urachus, ein Residuum der Allantois, erstreckt sich vom Scheitel der Harnblase bis in den Nabelstrang.

Plica umbilicalis medialis. Unter dieser paarigen Bauchfellfalte verbirgt sich beiderseits das *Lig. umbilicale mediale*. Es handelt sich um den verödeten Rest der doppelseitigen Nabelarterie, A. umbilicalis.

Plica umbilicalis lateralis. Unter dieser Falte liegt auf beiden Seiten die A. epigastrica inferior mit je zwei flankierenden Venen.

Fossa supravesicalis. Diese Vertiefung befindet sich zwischen Plica umbilicalis mediana et medialis. Von hier aus bildet sich die seltene Hernia supravesicalis.

Fossa inguinalis medialis. Diese grubenförmige Vertiefung liegt zwischen Plica umbilicalis medialis et lateralis. Der Fossa inguinalis medialis liegt außen der Anulus inguinalis superficialis gegenüber.

Fossa inguinalis lateralis. Es handelt sich um eine Grube seitlich von der Plica umbilicalis lateralis. Ihr Rand ist der innere Leistenring, Anulus inguinalis profundus.

Äußeres Relief der Bauchwand
Wenn die Muskulatur gut entwickelt ist, so lassen sich die sehnigen Querstreifen des M. rectus abdominis von außen erkennen. Die Linea alba befindet sich zwischen den medialen Rändern der Rectusmuskeln.

McBurneyscher Punkt. Der laterale Drittelpunkt einer Verbindungslinie zwischen Spina iliaca anterior superior und Nabel heißt McBur-

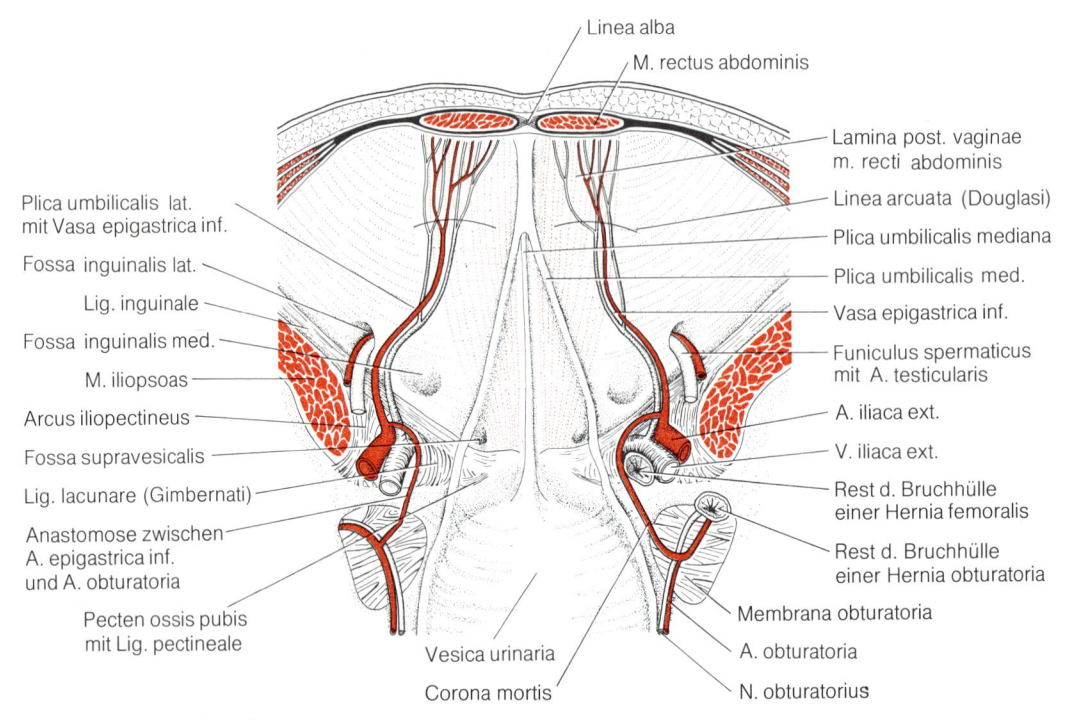

Abb. 132. Vordere Bauchwand, Ansicht von innen

neyscher Punkt. Hier liegt meistens die Basis des Wurmfortsatzes.

Trigonum lumbale. Zwischen den Rändern des M. latissimus dorsi, M. obliquus externus abdominis und dem Darmbeinkamm befindet sich ein muskelschwaches Feld, das Trigonum lumbale. Hier können die sehr seltenen Petitschen Hernien entstehen.

Einteilung der Bauchwand in Felder. Durch den Nabel legt man eine Längs-und Querlinie. Die vier Quadranten heißen rechter und linker Ober-und Unterbauch.

IV. Leitungsbahnen in der Bauchwand

Arterien

A. epigastrica superior, stellt die Fortsetzung der A. thoracica interna dar und anastomosiert in Nabelhöhe mit der A. epigastrica inferior.

A. epigastrica inferior (Abb. 132). Sie kommt aus der A. iliaca externa und läuft wie die A. epigastrica superior auf der dorsalen Fläche des M. rectus abdominis in der Rectusscheide. Ihr *R. pubicus* zieht zum Os pubis und gibt einen *R. obturatorius* ab. Dieser anastomosiert mit dem R. pubicus aus der A. obturatoria. Gelegentlich entspringt die A. obturatoria aus der A. epigastrica inferior oder direkt aus der A. iliaca externa (*A. obturatoria accessoria*). Wenn die Anastomose sehr stark ausgebildet ist oder die A. obturatoria einen abnormen Ursprung besitzt, so sprechen wir von **Corona mortis.** Bei operativen Eingriffen in der Leistengegend, insbesondere der Operation von Schenkelhernien, können dabei starke Blutungen auftreten, die früher, vor der Entwicklung einer exakten chirurgischen Blutstillungstechnik, oft tödlich waren.

Aus der A. epigastrica inferior zweigt die **A. cremasterica** zum Samenstrang ab. Bei Frauen entspricht ihr die **A. lig. teretis uteri.**

A. epigastrica superficialis. Sie entspringt aus der A. femoralis, überquert das Leistenband vorn und verteilt sich im subcutanen Gewebe der vorderen Bauchwand.

A. circumflexa ilium profunda. Sie läuft entlang dem Beckenkamm, gibt Äste in die Bauchmuskeln ab und anastomosiert mit dem *R. iliacus* aus der A. iliolumbalis.

A. circumflexa ilium superficialis, kommt aus der A. femoralis, läuft subcutan entlang dem Leistenband zum Beckenkamm.

Aa. pudendae externae entspringen aus der A. femoralis und ziehen zum äußeren Genitale.

Aa. intercostales posteriores VI–XI und A. subcostalis stammen aus der Aorta thoracica. Ihre Endstrecken wenden sich nicht mit den Rippen zum Sternum, sondern ziehen schräg nach unten, wo sie mit Begleitvenen und -nerven zwischen dem M. obliquus internus abdominis und M. transversus abdominis verlaufen. Die Endzweige gelangen mit Nerven von der Seite her in die Rectusscheide und anastomosieren mit der A. epigastrica superior et inferior.

A. musculophrenica, stammt aus der A. thoracica interna, ihre Äste ziehen in das Zwerchfell und die Bauchmuskeln.

Aa. lumbales. Es handelt sich um vier parietale Äste, die beiderseits aus der Aorta abdominalis abzweigen. Ihr *R. dorsalis* versorgt die Haut und Muskulatur des Rückens und der Flanken, ihr *R. spinalis* läuft durch das entsprechende Foramen intervertebrale zum Rückenmark und seinen Hüllen.

Venen

Vv. epigastricae superiores. Sie begleiten die gleichnamige Arterie, anastomosieren mit Ästen der V. epigastrica inferior und münden in die Vv. thoracicae internae.

V. epigastrica inferior. Sie verzweigt sich in flankierende Begleitvenen der A. epigastrica inferior und mündet in die V. iliaca externa.

V. epigastrica superficialis, entspricht der gleichnamigen Arterie.

Vv. thoracoepigastricae, anastomosieren mit Unterhautvenen der Bauchwand und münden in die V. axillaris.

V. thoracica lateralis. Als Begleitgefäß der A. thoracica lateralis steht sie caudal mit Venen der Bauchwand in Verbindung.

V. circumflexa ilium profunda, begleitet die A. circumflexa ilium profunda, mündet in die V. iliaca externa.

V. circumflexa ilium superficialis. Sie begleitet die gleichnamige Arterie und mündet in die V. femoralis.

Vv. pudendae externae. Aus den äußeren Genitalien und der Bauchwand ziehen sie in die V. femoralis.

Vv. lumbales. Nr. I und II münden in die V. lumbalis ascendens. Nr. III und IV in die V. cava inferior.

V. lumbalis ascendens. Sie steht in Verbindung mit der V. iliaca communis, den Vv. lumbales und der unteren Hohlvene. Nach oben setzt sie sich rechts in die V. azygos und links in die V. hemiazygos fort.

Cava-Cava-Anastomosen. Zwischen oberer und unterer Hohlvene gibt es zahlreiche Verbindungen, die z. B. bei einem Verschluß der unteren Hohlvene durch eine Thrombose eine große Bedeutung als Umgehungskreislauf gewinnen können. Alle o. g. Venen spielen dabei eine Rolle, hinzu kommen weitere Anastomosen über die Plexus venosi vertebrales internus et externus.

Porto-Cavale Anastomosen. Es gibt mehrere Umgehungskreisläufe:
– über die *Vv. parumbilicales* zu den Venen der Bauchwand
– über die *V. coronaria ventriculi* (= V. gastrica dextra et sinistra, V. praepylorica) und die *Vv. gastricae breves* zu Ösophagusvenen
– über die *Venen des Rectums*
– über *retroperitoneale Anastomosen*.

Lymphgefäße
– *Aus den oberflächlichen Schichten cranial vom Nabel.* Achsellymphknoten, **Nodi lymphatici axillares.**
– *Aus den oberflächlichen Schichten caudal vom Nabel.* Oberflächliche Leistenlymphknoten, **Nodi lymphatici inguinales.**
– *Aus tiefen Schichten.* Die tiefen Lymphgefäße und -knoten begleiten meistens die Blutgefäße. Mit den Vasa epigastrica superiora et thoracica interna gelangen Lymphbahnen in die **Nodi lymphatici parasternales.** Aus der seitlichen und hinteren Bauchwand fließt Lymphe in die **Nodi lymphatici lumbales.** Sie liegen neben den Vasa lumbalia. In Begleitung der Vasa epigastrica inferiora und den Vasa circumflexa ileum profunda gelangen Lymphbahnen in die **Nodi lymphatici iliaci externi.**

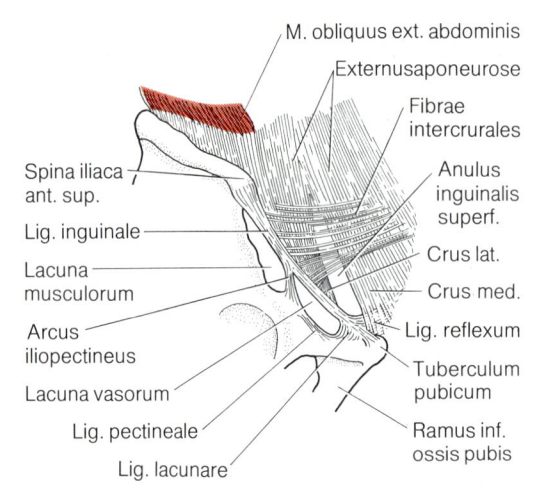

Abb. 133. Bänder und Aponeurosen der Regio inguinalis

Nerven

Nn. intercostales VI–XI. Es handelt sich um die *Rr. ventrales* der Nn. thoracici VII–XI. Hinzu kommt der ventrale Ast des XII. Intercostalnerven. Er heißt *N. subcostalis*. Entsprechende Intercostalgefäße begleiten die Nerven. Diese beschränken sich nicht auf den Thorax sondern gelangen hinter den Rippenknorpeln in die Bauchwand zwischen M. obliquus internus abdominis und M. transversus abdominis.

Aus dem N. intercostalis VII–XI und dem N. subcostalis kommen motorische Äste für die vorderen und seitlichen Bauchmuskeln sowie sensible Äste für die Bauchhaut. Der M. subcostalis überquert den M. quadratus lumborum unter der Fascia transversalis.

N. iliohypogastricus, N. ilioinguinalis und N. genitofemoralis beteiligen sich an der motorischen und sensiblen Innervation der unteren Bauchregion und Genitalien (s. *Plexus lumbalis*).

Bauchdeckenreflexe. Beim Bestreichen der Bauchhaut mit einem spitzen Gegenstand entstehen Muskelkontraktionen.

V. Regio inguinalis, Leistengegend
(Abb. 133)

Grenzen
Die Leistengegend, *Regio inguinalis,* liegt am Übergang des Unterbauches zum Oberschenkel. Ihre Grenzen bilden die unteren Ränder der Mm. obliquus internus abdominis et transversus abdominis, der mediale Rand der Rectusscheide oberhalb der Symphyse und der nach innen umgebogene Rand des Leistenbandes. Die Leistengegend stellt eine schwache Stelle in der Bauchwand dar. Hier können sich verschiedene Formen von Leistenbrüchen entwickeln.

Canalis inguinalis, Leistenkanal (Tabelle 19)
Er enthält beim Manne den Samenstrang, **Funiculus spermaticus,** bei Frauen das runde Mutterband, **Lig. teres uteri.**

Der Leistenkanal durchsetzt die vordere Bauchwand schräg von lateral-cranial nach medial-caudal in Form eines 4–6 cm langen Gewebsspaltes. An seiner inneren Öffnung, dem *Anulus inguinalis profundus,* befindet sich die von Peritoneum parietale überzogene *Fossa inguinalis lateralis*. Die äußere Öffnung des Leistenkanals, der *Anulus inguinalis superficialis,* ist von Haut und subcutanen Gewebe bedeckt. Der Samenstrang tritt durch den inneren Leistenring in den Canalis inguinalis ein. Er verläßt ihn durch den äußeren Leistenring, wo er unter der Haut tastbar ist, und senkt sich dann in das Scrotum ein. Den Kleinfinger kann man unter vorsichtiger Einstülpung der Haut neben dem Funiculus spermaticus in den Leistenkanal einführen.

Die Wände des Leistenkanals gehen aus Tabelle 20 hervor. Vor dem Leistenkanal auf dem Leistenband und der Externusaponeurose laufen A. et V. epigastrica superficialis, hinter dem Leistenkanal zwischen Fossa inguinalis medialis et lateralis die Vasa epigastrica inferiora.

Bänder der Leistengegend (Abb. 133)
Das Leistenband, **Lig. inguinale** [Pouparti], ist kein scharf begrenztes Gebilde wie z. B. das Lig. capitis femoris. Es stellt den unteren, etwa 1–2 cm breiten, verstärkten Randstreifen der Externusaponeurose dar (S. 192). Sein unterer Teil ist wie eine Rinne nach innen umgebogen und mit der Fascia iliaca verwachsen. Auf diese Weise bildet das Leistenband die vordere und untere Wand des Leistenkanals (Tabelle 20).

Vom Ansatz des Bandes am tastbaren Tuberculum pubicum strahlen Faserzüge bogenförmig als **Lig. reflexum** [Collesi] dorsal um den Samenstrang und befestigen sich an der Rectusscheide. Somit ist das Lig. reflexum medial an Bildung der unteren und dorsalen Wand des Leistenkanals beteiligt.

Nach unten setzen sich vom Ansatz des Leistenbandes Fasern als **Lig. lacunare** [Gimbernati] fort (S. 293).

Die **Falx inguinalis** (Tendo conjunctivus) strahlt vom lateralen Rand der Rectusscheide bogenförmig in das Lig. inguinale et pectineale.

Tabelle 19. Inhalt des Leistenkanals beim Manne

Leitungsbahnen und Schichten	Bemerkungen
Funiculus spermaticus (Samenstrang)	er enthält u. a. den Ductus deferens, Gefäße und Nerven
Ductus deferens (Samenleiter)	beginnt am Ductus epididymidis, mündet als Ductus ejaculatorius in die Pars prostatica der Urethra; 60 cm lang. Tastbefund: Der Ductus deferens ist so dick wie eine Kugelschreibermine und sehr hart (Muskulatur)
A. ductus deferentis, R. ascendens	kommt aus der A. iliaca int., einer der Aa. vesicales oder der A. umbilicalis; der R. ascendens begleitet den Ductus deferens im Leistenkanal, der R. descendens zieht zur Vesicula seminalis
V. ductus deferentis	entspricht der gleichnamigen Arterie
M. cremaster *Fascia cremasterica*	Abspaltung aus dem M. obliquus int. abdominis und M. transversus abdominis; der Muskel wird innerviert vom R. genitalis des N. genitofemoralis
A. cremasterica (bei Frauen *A. lig. teretis uteri*)	stammt aus der A. epigastrica inf.
V. cremasterica	entspricht der gleichnamigen Arterie
A. testicularis	kommt aus der Aorta abdominalis, Anastomosen mit der A. cremasterica und A. ductus deferentis
Plexus pampiniformes, V. testicularis	Venengeflecht im Samenstrang und Hoden; Abfluß durch die V. testicularis rechts in die V. cava inf., links in die V. renalis, Anastomosen mit der V. ductus deferentis und V. cremasterica
Vasa lymphatica	Abfluß in die Nodi lymphatici iliaci int.
Vestigium processus vaginalis (inkonstant)	Reste eines im Bereiche des Funiculus spermaticus unvollständig verödeten Processus vaginalis peritonaei
Plexus deferentialis	Nervengeflecht des autonomen Nervensystems um den Ductus deferens
Plexus testicularis	autonome Fasern um die A. testicularis aus dem Plexus aorticus abdominalis
Fascia spermatica ext.	bildet sich aus dem Stratum fibrosum subcutaneum (und der Externusaponeurose)
Fascia spermatica int.	entsteht aus der Fascia transversalis
N. ilioinguinalis	er legt sich im Leistenkanal an den Samenstrang, am äußeren Leistenring liegt er antero-lateral am Funiculus spermaticus, seine Äste (Nn. scrotales ant. bzw. Nn. labiales ant.) versorgen die vordere Scrotalhaut bzw. die Labia maj., den Mons pubis und etwas Oberschenkelhaut
R. genitalis des N. genitofemoralis	zieht durch den Anulus inguinalis prof., liegt medial am Samenstrang, läuft durch den Anulus inguinalis superf., innerviert motorisch den M. cremaster, sensibel die Scrotalhaut bzw. Labia maj.

Tabelle 20. Wände des Leistenkanals

4 Wände	Die wichtigsten Wandschichten
Obere Wand (schmal)	untere Ränder des *M. obliquus int. abdominis* und *M. transversus abdominis*
Untere Wand (schmal)	nach innen umgebogener caudaler Teil des *Lig. inguinale,* Lig. reflexum (nur medial)
Vordere Wand (breit)	*Aponeurose des M. obliquus ext. abdominis,* Lig. inguinale, Fibrae intercrurales
Hintere Wand (breit)	*Peritoneum parietale, Fascia transversalis,* Lig. reflexum (nur medial), Lig. interfoveolare, Plica umbilicalis lat. mit Inhalt

Tabelle 21. Analoge Schichten der Bauchwand, des Funiculus spermaticus und des Scrotums

Bauchwand	Funiculus spermaticus und Scrotum
Cutis (Bauchhaut)	Cutis (Scrotalhaut)
Tela subcutanea	Tunica dartos
Fascia abdominalis superf. (und Aponeurose des M. obliquus ext. abdominis)	Fascia spermatica ext.
M. obliquus int. abdominis und M. transversus abdominis	M. cremaster und Fascia cremasterica
Fascia transversalis	Fascia spermatica int. [Tunica vaginalis communis]
Peritoneum parietale	Tunica vaginalis testis [Cavum serosum testis, Rest des Proc. vaginalis peritonei] − Lamina parietalis [Periorchium] − Lamina visceralis [Epiorchium]

Zwischen Fossa inguinalis medialis et lateralis befindet sich eine bindegewebige Verstärkung der Fascia transversalis, das **Lig. interfoveolare.**

Entwicklung
Die männlichen Keimdrüsen sind in der 7. Embryonalwoche als Hodenstränge zu erkennen. Vom Beginn des 3. Monats an wandern die Hoden aus der Lendengegend hinter dem Peritoneum nach unten. Dieser als **Descensus testis** bezeichnete Vorgang resultiert aus einer relativen Lageveränderung des Hodens zur Körperwand im Zuge des Wachstums. Anfang des 3. Monats entsteht beiderseits in der Leistengegend eine Peritonealausstülpung in die sog. Scrotalwülste hinein. Die fingerförmige Ausstülpung des Peritoneums heißt *Processus vaginalis peritonei.* Der Hoden benutzt sie als Leitschiene auf seinem Weg ins Scrotum. Dabei bleibt er immer außerhalb der Peritonealhöhle. Der Hoden erscheint um den 6. Monat am inneren Leistenring, bewegt sich im 7. Monat durch den Leistenkanal und befindet sich am Ende des 8. Monats im oberen Scrotalfach. Nach der Geburt ist er meistens im Scrotum zu tasten.

Der **Processus vaginalis peritonei** hat einige Schichten der Bauchwand vor sich hergeschoben. Aus ihnen entstehen gemäß Tabelle 21 Hüllen des Samenstranges und Hodens. Der Processus vaginalis peritonei obliteriert im Bereiche des Samenstranges kurz vor oder nach der Geburt. Nur ein kleiner Rest bleibt als Exklave der Bauchhöhle neben dem Hoden in Form der allseits geschlossenen **Tunica vaginalis testis** [Cavum serosum testis] übrig. An ihr unterscheiden wir ein *viscerales und parietales Blatt* (Tabelle 21). Es handelt sich um eine kleine seröse Höhle mit einer minimalen Menge seröser Flüssigkeit.

Entwicklungsstörungen
Wenn der Descensus testis unvollständig bleibt oder an eine atypische Stelle erfolgt ist, so

Bauchwand

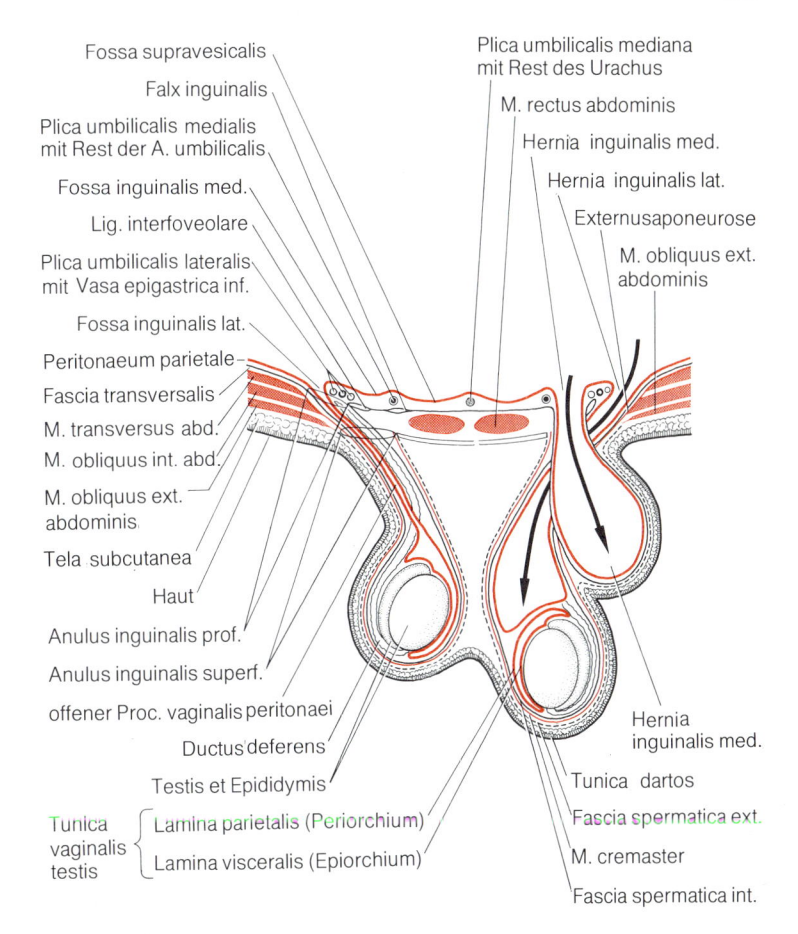

Abb. 134. Schematische Darstellung der Leistengegend und Leistenbrüche. Auf der linken Seite ist ein offener Proc. vaginalis peritonaei abgebildet. Er obliteriert meistens. Rechts sind eine mediale (direkte) und laterale (indirekte) Leistenhernie gezeichnet. (Nach Waldeyer-Mayet, 1974)

Beschriftungen:
- Fossa supravesicalis
- Falx inguinalis
- Plica umbilicalis medialis mit Rest der A. umbilicalis
- Fossa inguinalis med.
- Lig. interfoveolare
- Plica umbilicalis lateralis mit Vasa epigastrica inf.
- Fossa inguinalis lat.
- Peritonaeum parietale
- Fascia transversalis
- M. transversus abd.
- M. obliquus int. abd.
- M. obliquus ext. abdominis
- Tela subcutanea
- Haut
- Anulus inguinalis prof.
- Anulus inguinalis superf.
- offener Proc. vaginalis peritonaei
- Ductus deferens
- Testis et Epididymis
- Tunica vaginalis testis { Lamina parietalis (Periorchium) / Lamina visceralis (Epiorchium) }
- Plica umbilicalis mediana mit Rest des Urachus
- M. rectus abdominis
- Hernia inguinalis med.
- Hernia inguinalis lat.
- Externusaponeurose
- M. obliquus ext. abdominis
- Hernia inguinalis med.
- Tunica dartos
- Fascia spermatica ext.
- M. cremaster
- Fascia spermatica int.

sprechen wir allgemein von **Kryptorchismus**. Speziell unterscheiden wir:
- *Retentio testis abdominalis* (Bauchhoden)
- *Retentio testis inguinalis* (Leistenhoden) und
- *Dystopia testis* (atypische Lage, der Hoden liegt z. B. im subcutanen Gewebe des Oberschenkels oder Dammes).

Leistenhernien (Abb. 134, Tabelle 22):
Wenn sich der Processus vaginalis peritonei nicht schließt, so können in ihn Teile des großen Netzes oder Darmschlingen hineinrutschen. Der **offene Processus vaginalis peritonei** stellt dann den Bruchsack einer *congenitalen Leistenhernie* dar.

Wenn sich das Cavum serosum testis vergrößert und vermehrt Flüssigkeit enthält, so sprechen wir von *Hydrocele testis*.

Klinischer Hinweis. Unter einer Hernie verstehen wir eine abnorme Ausstülpung des Peritoneums mit oder ohne Bruchinhalt. Die abnorme Peritonealausstülpung heißt *Bruchsack*. Als *Bruchinhalt* finden wir intraabdominale Organe oder Teile davon, z.B. großes Netz, Dünndarm, Dickdarm, Harnblase, Wurmfortsatz, Ovar, Tuba uterina.

Wir unterscheiden *äußere* und *innere* Hernien. Die äußeren entwickeln sich an der Bauchwand, die inneren durch das Zwerchfell oder in Bauchfelltaschen, wie z.B. die Treitzsche Hernie im Recessus duodenalis superior. Wir teilen die Brüche der Leistengegend ein in:
- **Laterale (indirekte) Leistenhernie**
  - angeborene laterale Leistenhernie
  - erworbene laterale Leistenhernie
- **Mediale (direkte) Leistenhernie**

Die lateralen Leistenhernien können angeboren oder erworben sein, die medialen sind erworben (Tabelle 22).

Je nachdem wie weit ein Bruchsack vorgedrungen ist, unterscheiden wir verschiedene Stadien (s.u.).

Angeborene laterale Leistenhernie. Der offene *Processus vaginalis peritonei* stellt den Bruchsack dar (Bruchinhalt s.o.).

Tabelle 22. Leistenhernien und typische Schenkelhernien

Kennzeichen	Hernia inguinalis lateralis congenita	Hernia inguinalis lateralis aquisita	Hernia inguinalis medialis (directa)	Hernia femoralis medialis (typica)
Ausgangsstelle der Hernie	Fossa inguinalis lat.	Fossa inguinalis lat.	Fossa inguinalis med.	innen medial von der V. femoralis
Bruchkanal	Leistenkanal (schräg)	Leistenkanal (schräg)	Bauchwand (gerade)	Schenkelkanal (gerade)
Bruchpforte	Anulus inguinalis prof.	Anulus inguinalis prof.	Anulus inguinalis superf.	Anulus femoralis (Schenkelring)
Austrittstelle	Anulus inguinalis superf. oberhalb des Leistenbandes	Anulus inguinalis superf. oberhalb des Leistenbandes	Anulus inguinalis superf. oberhalb des Leistenbandes	unterhalb des Leistenbandes
Bruchsack	offener Proc. vaginalis peritonei	es bildet sich eine Peritonealausstülpung	es bildet sich eine Peritonealausstülpung	es bildet sich eine Peritonealausstülpung
Beziehung zu Leitungsbahnen	beginnt lateral von den Vasa epigastrica inf.	beginnt lateral von den Vasa epigastrica inf.	medial von den Vasa epigastrica inf.	medial von der V. femoralis, lateral vom Lig. lacunare
Lage des Bruchsackes im Endstadium	innerhalb des Proc. vaginalis peritonei im Scrotum	innerhalb des Fascia spermatica int. im Scrotum	außerhalb der Fascia spermatica ext., meistens vor dem äußeren Leistenring	vor dem Hiatus saphenus im subcutanen Gewebe

Erworbene laterale Leistenhernie. Die Fossa inguinalis lateralis vertieft sich. Das Peritoneum kann dann in Form einer Peritonealverwölbung in den Leistenkanal vordringen (*Hernia interstitialis*), schließlich am äußeren Leistenring erscheinen (*Hernia completa*) und zuletzt in den Hodensack gelangen (*Hernia scrotalis,* Hodenbruch). Der Anulus inguinalis profundus bildet den (inneren) Bruchring. Die Gewebsschichten einer Hernie nennt man Bruchhüllen. Sie gehen aus Tabelle 22 und Abb. 134 hervor.

Mediale Leistenhernie. Sie beginnt als Vorwölbung des Peritoneum und der Fascia transversalis im Bereiche der Fossa inguinalis medialis (Tabelle 22). Die mediale Leistenhernie durchsetzt die Bauchwand gerade, die laterale schräg. Dabei dringt die direkte Hernie nicht durch den Leistenkanal. Sie erscheint am Anulus inguinalis superficialis wie die laterale Leistenhernie. Die direkte Leistenhernie befindet sich nicht innerhalb der Fascia spermatica interna (im klinischen Sprachgebrauch Tunica vaginalis communis). Sie schiebt die Fascia transversalis vor sich her, breitet sich vor dem äußeren Leistenring aus und senkt sich meistens nicht in den Hodensack. Im Gegensatz zur lateralen Hernie tritt die mediale nicht in den Samenstrang ein.

Regio subinguinalis und Schenkelhernie S. 293.

D. Cingulum membri superioris, Schultergürtel

I. Knochen des Schultergürtels

Der Schultergürtel setzt sich zusammen aus
— Clavicula, Schlüsselbein und
— Scapula, Schulterblatt.

Im Gegensatz zum Beckengürtel bildet der Schultergürtel (Cingulum membri superioris) keinen geschlossenen Ring. Er ist mit dem Brustkorb über das Brustbein-Schlüsselbein-Gelenk beweglich verbunden. Zahlreiche Muskeln können den Schultergürtel verschieben.

1. Clavicula, Schlüsselbein

An dem flach S-förmig gebogenen Knochen unterscheiden wir ein *sternales* und ein *acrominales* Ende mit je einer zugeordneten Gelenkfläche. Dem Ansatz gleichnamiger Bänder dienen lateral die *Linea trapezoidea,* medial davon das *Tuberculum conoideum* und am sternalen Ende die *Impressio lig. costoclavicularis*.

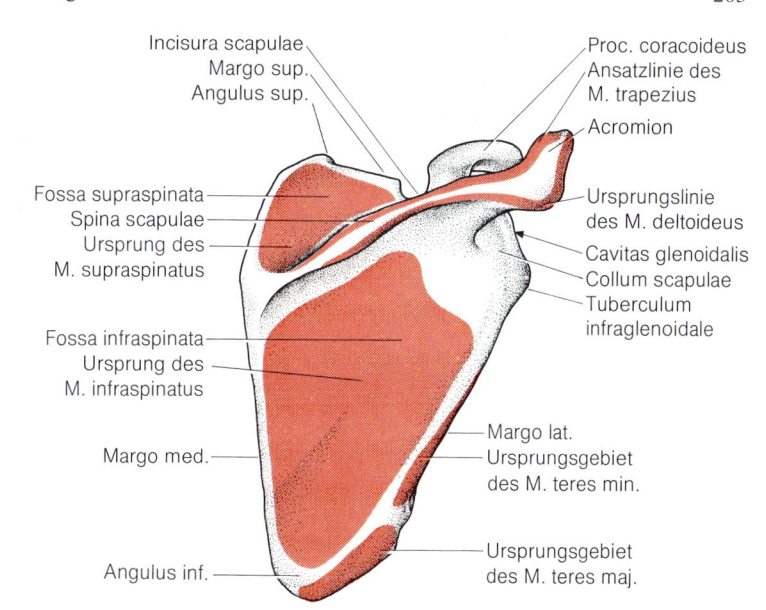

Abb. 135. Scapula. Rot: Muskelursprünge und Ansätze

Das Mittelstück der Clavicula verknöchert desmal (6. Embryonalwoche), die Enden chondral.

2. Scapula, Schulterblatt

An dem platten, etwa dreieckigen Knochen unterscheiden wir drei Seiten und drei Ecken (Abb. 135). Die laterale Ecke ist umgebildet zum Schulterblatthals, *Collum scapulae*, und zur Schulgergelenkspfanne, *Cavitas glenoidalis*. Oberhalb der Gelenkpfanne dient das *Tuberculum supraglenoidale* dem Ursprung des langen Bicepskopfes. Am *Tuberculum infraglenoidale* entspringt der lange Tricepskopf.

Die ventrale Fläche, **Facies costalis**, ist flach muldenförmig vertieft zur *Fossa subscapularis*. In ihr entspringt der M. subscapularis.

An der dorsalen Fläche, **Facies dorsalis**, unterscheiden wir eine *Fossa supraspinata* und eine *Fossa infraspinata*, getrennt durch die *Spina scapulae*, Schulterblattgräte. An ihr sind Muskeln zur Bewegung des Schulterblattes und -gelenkes befestigt. Die Spina scapulae stabilisiert die Scapula nach dem T-Träger-Prinzip.

In der Fossa supraspinata entspringt der M. supraspinatus, in der Fossa infraspinata der M. infraspinatus. Oben-seitlich endet die Spina scapulae in Form des *Acromion* (Schulterecke, Schulterhöhe). Am Rabenschnabelfortsatz, *Processus coracoideus*, entspringt der M. coracobrachialis und kurze Kopf des M. biceps brachii. Der M. pectoralis minor setzt hier an.

Am oberen Schulterblattrand befindet sich die *Incisura scapulae*. Das *Lig. transversum scapulae* überbrückt diese Einkerbung. Auf dem Band läuft die A. suprascapularis, unter dem Band in der Incisura scapulae der N. suprascapularis.

II. Gelenke und Bänder des Schultergürtels

Articulatio sternoclavicularis

Das sternale Ende des Schlüsselbeins bildet den Gelenkkopf, die *Incisura clavicularis* des Manubrium sterni und ein kleiner Teil des 1. Rippenknorpels die Gelenkpfanne. Ein *Discus articularis* aus Faserknorpel teilt die Gelenkhöhle in zwei Kammern.

Die Gelenkflächen sind von Faserknorpel überzogen. *Lig. sternoclaviculare anterius et posterius* verstärken die Gelenkkapsel. Sie verhindern die Distraktion des Gelenkes bei seitlichem Zug.

Das *Lig. interclaviculare* verbindet die sternalen Enden der Schlüsselbeine.

Den Zusammenhalt zwischen dem Knorpelteil der 1. Rippe und Schlüsselbein gewährleistet das *Lig. costoclaviculare*.

Funktionell verhält sich das Sternoclaviculargelenk wie ein *Kugelgelenk mit eingeschränkter Drehbewegung*.

Articulatio acromioclavicularis, Schultereckgelenk

Acromion und Schlüsselbein bilden das Acromioclaviculargelenk: Meistens teilt eine Gelenkscheibe aus Faserknorpel die Gelenkhöhle unvollständig in zwei miteinander kommunizierende Kammern. Die Gelenkflächen sind annä-

204 Rumpfwand und Extremitäten

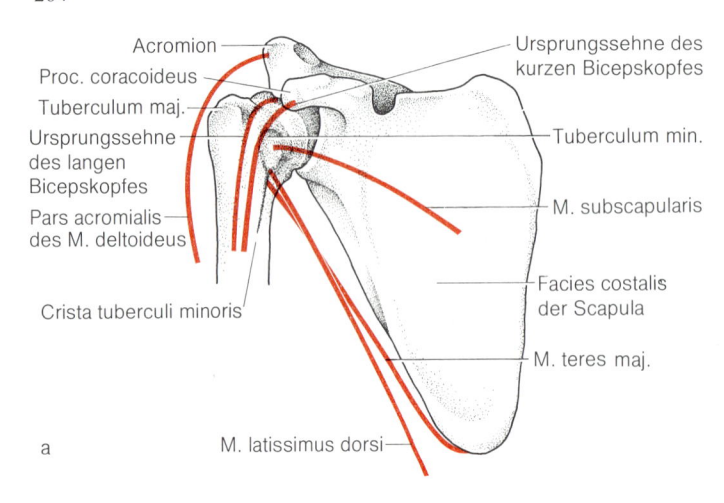

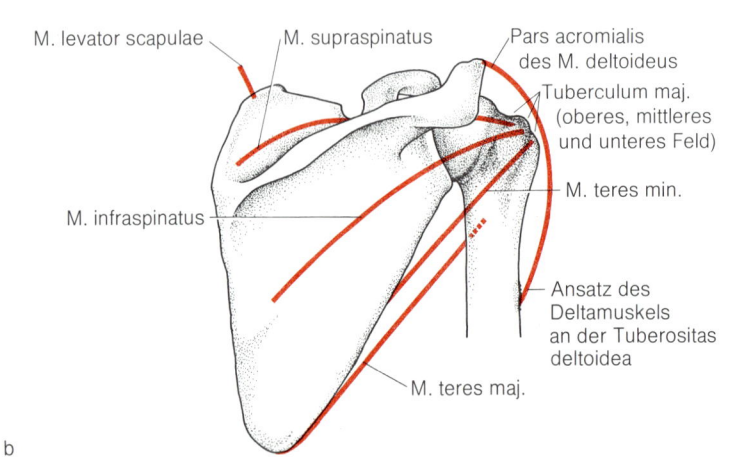

Abb. 136 a u. b. Darstellung der am Schulterblatt entspringenden bzw. ansetzenden Schultergürtelmuskel. (**a**) Ansicht von ventral. (**b**) Ansicht von dorsal

hernd plan und von Faserknorpel überzogen. Aufgrund der Verformbarkeit des faserreichen Knorpels und Discus verhält sich das Gelenk funktionell wie ein *Kugelgelenk mit eingeschränkter Drehbewegung.*

Das *Lig. acromioclaviculare* verstärkt die Gelenkkapsel.

Für den Zusammenhalt zwischen Schulterblatt und Schlüsselbein ist das *Lig. coracoclaviculare* verantwortlich. Es besteht aus einem lateralen Teil, dem *Lig. trapezoideum*, vom Processus coracoideus zur Linea trapezoidea des Schlüsselbeins, und einem medialen Teil, dem *Lig. conoideum*, vom Processus coracoideus zum Tuberculum conoideum des Schlüsselbeins.

III. Schultermuskeln (Abb. 136, Tabelle 23)

Die Schultermuskeln ziehen vom Schultergürtel zum Humerus. Wir nennen sie auch Schulteroberarmmuskeln. Sie bilden einen Muskelmantel um den Oberarmkopf und geben dem Schultergelenk eine Führung. Der Muskelmantel sichert das Gelenk, er wirkt einer Luxation (Verrenkung, Auskugelung) entgegen.

— **M. supraspinatus.** Der Muskel abduziert im Schultergelenk. Er kann etwas außenrotieren, insbesondere, wenn der Oberarm adduziert und retrovertiert ist. Sein zusätzlicher Ansatz an der Schultergelenkkapsel verhindert ihre Einklemmung bei Bewegungen.

— **M. infraspinatus.** Wie der M. supraspinatus ist er an der Bewegungsführung und Stabilisierung des Schultergelenkes beteiligt. Der M. infraspinatus strahlt mit seiner Sehne auch in die Schultergelenkskapsel und verhindert ihre Einklemmung bei Bewegungen.

— **M. teres minor.** Er ist am Schulterblatt mit dem M. infraspinatus verwachsen.

— **M. teres major.** Er entsteht entwicklungsgeschichtlich zusammen mit dem M. latissimus dorsi und setzt wie dieser an der Crista tuberculi minoris an. Beide Muskeln innerviert der N. thoracodorsalis. Zwischen den Ansatzsehnen der

Tabelle 23. Schultermuskeln

Muskel	Ursprung	Ansatz	Funktion	Innervation
M. supraspinatus	Fossa supraspinata, Fascia supraspinata	Obere Facette des Tuberculum maj., Gelenkkapsel	Abduktion (Außenrotation)	N. suprascapularis aus dem Plexus brachialis (Pars supraclavicularis)
M. infraspinatus	Fossa infraspinata	mittlere Facette des Tuberculum maj., Gelenkkapsel	Außenrotation N. suprascapularis	N. suprascapularis
M. teres min.	Margo lat. der Scapula	untere Facette des Tuberculum maj.	Außenrotation Adduktion	N. axillaris aus dem Fasciculus post.
M. teres maj.	Angulus inf. der Scapula	Crista tuberculi min.	Innenrotation, Adduktion, Retroversion	N. thoracodorsalis (oder ein Ast des N. subscapularis)
M. subscapularis	Fossa subscapularis	Tuberculum min., Gelenkkapsel	Innenrotation	N. subscapularis (meistens zwei)
M. deltoideus Pars clavicularis	lateralis Drittel der Clavicula	Tuberositas deltoidea	Innenrotation, Adduktion, Anteversion, (Abduktion bei über 60 Grad Stellung)	
Pars acromialis	Acromion	Tuberositas deltoidea	Abduktion	N. axillaris aus dem Fasciculus post.
Pars spinata	Spina scapulae	Tuberositas deltoidea	Außenrotation Adduktion Retroversion (Abduktion bei über 60 Grad Stellung)	

beiden Muskeln sowie der Sehne des M. teres major und dem Humerusschaft liegen Bursen zur Herabsetzung der Scherkräfte.
— **M. subscapularis.** Der Muskel ist an der Führung des Schultergelenkes wesentlich beteiligt.
— **M. deltoideus.** Der dreieckige Muskel entspringt mit breiter Basis vom Schultergürtel (Tabelle 23). Seine Fasern konvergieren in Richtung auf ihren Ansatz an der Tuberositas deltoidea am Humerus (Tabelle 23). Die *drei Ursprungsportionen* liegen gegenüber dem Ansatz des M. trapezius.

Die *Pars acromialis* abduziert, weil sie oberhalb und seitlich der sagittalen Achse des Schultergelenkes liegt. Da sich die *Pars clavicularis* vor der Rotationsachse und vor der transversalen Achse befindet, dreht sie nach innen und antevertiert (S. 213). Die *Pars spinata* läuft hinter der Drehachse und hinter der transversalen Achse. Sie rotiert daher nach außen und retrovertiert. Bis zur Abduktionsstellung von 60 Grad im Schultergelenk adduzieren *Pars clavicularis* und *Pars spinata*. Ist die Abduktionsstellung größer als 60 Grad, so abduzieren sie. Diese Funktionen in Abhängigkeit vom Abduktionswinkel ergeben sich aus der jeweiligen Verlaufsrichtung der Muskelfasern bezüglich der sagittalen Achse.

Wenn der M. deltoideus vollständig gelähmt ist, so kann der Arm gegen einen größeren Widerstand nicht mehr abduziert werden. Die abduzierende Wirkung des M. supraspinatus und Caput longum des M. biceps brachii reichen nur aus, um den Arm gegen die Schwerkraft oder sehr geringe Widerstände abzuspreitzen. Sind M. deltoideus und M. supraspinatus vollständig gelähmt — z.B. bei einer Unterbrechung des N. axillaris — so hat der Oberarmkopf die Tendenz zur Subluxation (Teilversenkung) nach unten.

IV. Bewegungen des Schultergürtels

Das Schulterblatt ist über die Clavicula als Führungsstange beweglich mit dem Thorax verbunden. Bei herabhängendem Arm bildet die Ebene des Schulterblattes mit der Medianebene einen Winkel von 60 Grad und die Clavicula steht etwa horizontal.

Bewegungen der Scapula:
- **Verschiebungen** erfolgen im lockeren Bindegewebe zwischen dem M. subscapularis und M. serratus anterior (*Translationsbewegungen*).
- **Drehungen** sind möglich um Achsen, die senkrecht zur Schulterblattfläche stehen (*Rotationsbewegungen*). Bei den Drehbewegungen wandert der untere Schulterblattwinkel nach medial oder lateral. Der Arm kann nur über die Horizontale hinaus erhoben werden, wenn das Schulterblatt gedreht wird.
- **Abhebungen** sind in geringem Ausmaß möglich.

V. Muskelwirkungen auf den Schultergürtel
(Abb. **137**)

Viele Muskeln haben ihren Ursprung oder Ansatz am Schultergürtel und üben damit eine haltende oder bewegende Funktion aus. Neben dieser direkten Funktion auf den Schultergürtel gibt es eine indirekte, indem Muskeln vom Rumpf mit Ansätzen am Oberarm bei festgestelltem Schultergelenk auf den Schultergürtel wirken.

Am Schultergürtel ansetzende oder entspringende Muskeln
Halsmuskeln mit Verbindung zum Schultergürtel
- Caput claviculare des M. sternocleidomastoideus.
- M. omohyoideus.

Sekundäre Thoraxmuskeln mit Ursprüngen oder Ansätzen am Schulterblatt (ventrale Rumpf-Schultergürtel-Muskeln)
- Pars clavicularis des M. pectoralis major
- M. pectoralis minor
- M. serratus anterior
- M. subclavius

Sekundäre Rückenmuskeln mit Verbindung zum Schultergürtel (dorsale Rumpf-Schultergürtel-Muskeln)
- M. trapezius.
- M. latissimus dorsi, der am Angulus inferior inserierende Teil ist inkonstant.
- M. rhomboideus major
- M. rhomboideus minor
- M. levator scapulae.

Schultermuskeln (Schulter-Oberarm-Muskeln) (S. 204).
Schultermuskeln mit Ursprüngen am Schulterblatt
- M. biceps brachii
- M. coracobrachialis
- Caput longum des M. triceps brachii.

Aus dieser Vielfalt von Muskelursprüngen und -ansätzen ergeben sich zahlreiche Bewegungsmöglichkeiten der Scapula. Antagonistisch wirkende Muskelpartien bilden Muskelschlingen oder Wirkungsketten. Die Scapula kann sich nach oben, unten, medial und lateral sowie in alle dazwischenliegenden Richtungen verschieben und außerdem drehen (Abb. **137**). Die am Schultergürtel, Thorax und Oberarm befestigten Muskeln werden beansprucht beim Tragen von Lasten mit der Hand oder auf dem Arm, beim Tragen von Lasten auf der Schulter, beim Ziehen, Schieben und Aufstützen sowie sportlichen Bewegungen.

VI. Leitungsbahnen

Arterien
Zusammen mit dem Plexus brachialis läuft die **A. subclavia** zwischen M. scalenus anterior und M. scalenus medius (sog. *hintere Scalenuslücke*) auf der 1. Rippe unter dem Schlüsselbein zum Oberarm. Sie gibt folgende Arterien ab:
- **A. vertebralis,** läuft vom 6. Halswirbel an durch die Foramina transversaria (S. 182).
- **A. thoracica interna,** zieht auf der Hinterfläche der Rippenknorpel nach unten (S. 191).
- **Truncus thyrocervicalis,** spaltet sich in Arterien zum Hals und zur Schulter.
  - *A. thyroidea inferior,* zur Schilddrüse und Halsorganen (S. 354).
  - *A. cervicalis ascendens,* läuft als dünnes Gefäß auf dem M. scalenus anterior medial vom N. phrenicus nach oben.
  - *A. cervicalis superficialis,* läuft auf dem M. scalenus anterior und dann über den Plexus brachialis durch das seitliche Halsdreieck.
  - *A. suprascapularis,* kann auch direkt aus der A. subclavia kommen, zieht auf dem Lig. transversum scapulae in die Fossa supraspinata und bildet dann um den seitlichen Rand der Spina scapulae eine wichtige Anastomose mit der A. circumflexa scapulae aus der A. subscapularis (s. A. axillaris).
- **A. transversa colli,** kommt unmittelbar lateral vom M. scalenus anterior aus der A. subclavia oder zweigt aus dem Truncus thyrocervicalis ab. Sie zieht durch den Plexus brachialis. Am oberen Schulterblattwinkel teilt sie sich in einen

1. **cranial-medial:**
Pars descendens des M. trapezius,
M. rhomboideus maj. et min.,
M. levator scapulae,

2. **cranial:**
M. levator scapulae,
Zusammenwirken von 1. und 3.,
Caput claviculare

3. **cranial-lateral:**
oberer Teil des M. serratus ant.

4. **medial-dorsal:**
Pars transversa des M. trapezius,
Zusammenwirken von 1. und 6.

5. **lateral-ventral:**
mittlerer Teil des M. serratus ant.,
obere Fasern des M. pectoralis min.,
Zusammenwirken von 3. und 8.

Fossa supraspinata
Spina scapulae
Fossa infraspinata

Drehung der Scapula (Angulus inf.) nach medial hinten:
M. rhomboideus maj. et min.,
M. levator scapulae

Drehung der Scapula (Angulus inf.) nach lateral-vorn:
unterer Teil des M. serratus ant.,
Pars descendens des M. trapezius,
Pars ascendens des M. trapezius

6. **caudal-medial:**
Pars ascendens des M. trapezius,
M. latissimus dorsi
(Ansatz am Angulus inf. inkonstant)

7. **caudal:**
Zusammenwirken von 6. und 8.

8. **caudal-lateral:**
unterer Teil des M. serratus ant.,
mittlere und untere Fasern des M. pectoralis min.,
indirekt M. latissimus dorsi,
Pars sternocostalis et abdominalis des M. pectoralis maj.

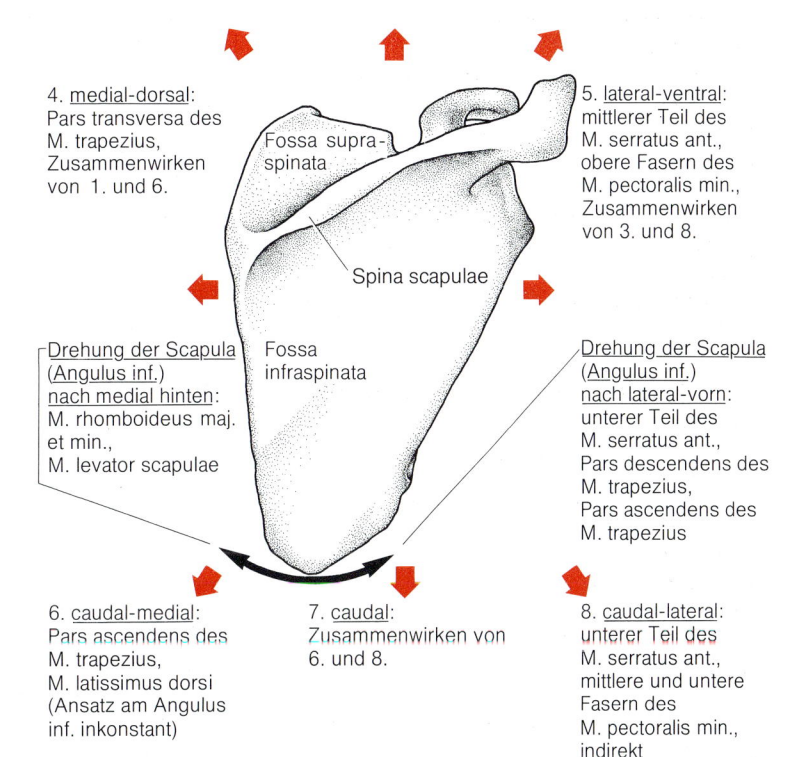

Abb. 137. Bewegungsrichtungen der Scapula mit zugehörigen Muskeln

R. superficialis [A. cervicalis superficialis] zur Nackenmuskulatur und in einen *R. profundus* [A. scapularis descendens] zu den Mm. rhomboidei, der am medialen Rand des Schulterblattes nach unten läuft. Der R. profundus anastomosiert mit den Ästen der A. circumflexa scapulae. Die Äste des Truncus thyrocervicalis und die A. transversa colli sind sehr variabel. Sie können sich gegenseitig ersetzen. Die A. scapularis descendens kann direkt aus der A. subclavia kommen.
- **Truncus costocervicalis,** spaltet sich in zwei Äste.
- *A. cervicalis profunda,* läuft zu den tiefen Hals- und Nackenmuskeln.
- *A. intercostalis suprema,* spaltet sich in die A. intercostalis posterior I et II.

Die A. subclavia setzt sich nach ihrem Durchtritt zwischen 1. Rippe und Clavicula bzw. M. subclavius als **A. axillaris** fort.

Venen
Die **V. subclavia** läuft als Fortsetzung der *V. axillaris* unter der Clavicula und dem M. subclavius auf der 1. Rippe vor dem M. scalenus anterior (sog. *vordere Scalenuslücke*). Hinter den Sternoclaviculargelenken vereinigen sich auf beiden Seiten **V. jugularis interna** und V. subclavia zur **V. brachiocephalica.** Rechte und linke V. brachiocephalica münden in die obere Hohlvene, **V. cava superior.**

Die Äste der V. subclavia entsprechen weitgehend den Arterien.

Fascia clavipectoralis, M. subclavius und elastisches Bindegewebe halten das Lumen der V. subclavia offen. Damit ist der Blutrückfluß ungehindert. Bei Verletzungen kann aufgrund des negativen Venendruckes eine *Luftembolie* entstehen.

Lymphgefäße
An der Vereinigungsstelle von V. subclavia und V. jugularis interna liegt der Venenwinkel, *Angulus venosus*. In ihn mündet links der **Ductus thoracicus,** recht der variable, etwa 1 cm lange **Ductus lymphaticus dexter.**

Der *Truncus jugularis* nimmt die Lymphe aus dem Kopf-Hals-Bereich auf, der *Truncus subclavius* aus dem Schulter-Achsel-Arm-Gebiet und der *Truncus bronchomediastinalis* aus Lungen, Bronchien und Mediastinum. Diese drei Lymphstämme münden links in den Ductus thoracicus (S. 410) und rechts in den Ductus lymphaticus dexter oder direkt in die Venen am Angulus venosus. In den Lymphstämmen befinden sich Lymphklappen. Die genannten Trunci können in der Mehrzahl vorkommen.

Plexus brachialis, Pars supraclavicularis
Die Rr. ventrales der Spinalnerven von C5 bis Th1 mit kleinen Zuflüssen aus C4 und Th2 bilden das Armgeflecht, den Plexus brachialis.

Zunächst formieren sich die Rr. ventrales der Spinalnerven zu den **Trunci plexus:**
Der *Truncus superior* entsteht aus C5 und C6 mit kleinen Zuflüssen aus C4.
Aus C7 bildet sich der *Truncus medius.*
Der *Truncus inferior* entsteht aus C8 und Th1 mit kleinen Zuflüssen aus Th2.
Aus dem *Truncus superior* und Truncus medius entsteht der **Fasciculus lateralis,**
aus dem *Truncus inferior* der **Fasciculus medialis.**
Die *dorsalen Äste aller drei Trunci* bilden den **Fasciculus posterior.**

Aus den Fasciculi gehen eine Reihe von Nerven für Schulter und Arm hervor. Wir unterscheiden am Plexus brachialis *topographisch* eine *Pars supraclavicularis* und *Pars infraclavicularis:*
Die *Pars supraclavicularis* erstreckt sich von der Wirbelsäule bis zur unteren Fläche der Clavicula,
die *Pars infraclavicularis* von hier bis in die Achselhöhle (S. 236).

Aus der **Pars supraclavicularis** zweigen folgende Nerven ab:
– **N. dorsalis scapulae,** durchbohrt den M. scalenus medius, versorgt den M. levator scapulae, M. teres major und M. teres minor.
– **N. thoracicus longus,** durchsetzt den M. scalenus medius (oft zweigeteilt) unterhalb vom N. dorsalis scapulae, läuft nun in der mittleren Achsellinie nach unten auf dem M. serratus anterior, den er innerviert.
– **N. subclavius,** läuft auf dem M. scalenus anterior zum M. subclavius. Gelegentlich gibt er einen Ast an den N. phrenicus ab (*Nebenphrenicus*). Der N. phrenicus kann vollständig aus dem N. subclavius stammen.
– **N. suprascapularis.** Er läuft durch die Incisura scapulae unterhalb des Lig. transversum scapulae zum M. supraspinatus und M. infraspinatus.
– **N. pectoralis medialis und N. pectoralis lateralis,** versorgen den pectoralis major et minor.
– **N. subscapularis,** besteht meistens aus mehreren Ästen, versorgt den M. subscapularis.
– **N. thoracodorsalis,** geht oft aus dem Fasciculus posterior hervor, versorgt den M. latissimus dorsi und M. teres major.

Zwischen Schlüsselbein und der 1. Rippe liegt die Arterie bedeckt vom Plexus brachialis unmittelbar auf der 1. Rippe im *Sulcus a. subclaviae.*

VII. Angewandte Anatomie

Tastbare Knochenstellen. Die vordere und obere Fläche des Schlüsselbeins lassen sich leicht abtasten. Am Schulterblatt können wir die Spina scapulae palpieren, ebenso das Acromion und den Processus coracoideus, je nach Stellung auch den Angulus inferior und Margo medialis.
Trigonum deltoideopectorale (Mohrenheimsche Grube). M. deltoideus, M. pectoralis major und Clavicula begrenzen ein kleines Dreieck. In ihm finden wir oberflächlich die V. cephalica, in den mittleren Schichten die A. et V. thoracoacrominalis mit abzweigenden Ästen und in der Tiefe die A. et V. axillaris. Das Trigonum deltoideopectorale setzt sich als Sulcus deltoideopectoralis auf den Oberarm fort. Er enthält die verschieden stark ausgebildete V. cephalica. Sie ist hier für eine Venae sectio leicht freizulegen.

E. Membrum superius: Obere Extremität

I. Knochen der oberen Extremität

1. Humerus, Oberarmknochen
(Abb. **138** a u. b)

An den halbkugelförmigen Oberarmkopf, **Caput humeri**, schließt sich das *Collum anatomicum* an. Unterhalb vom Tuberculum majus und Tuber-

Membrum superius: Obere Extremität

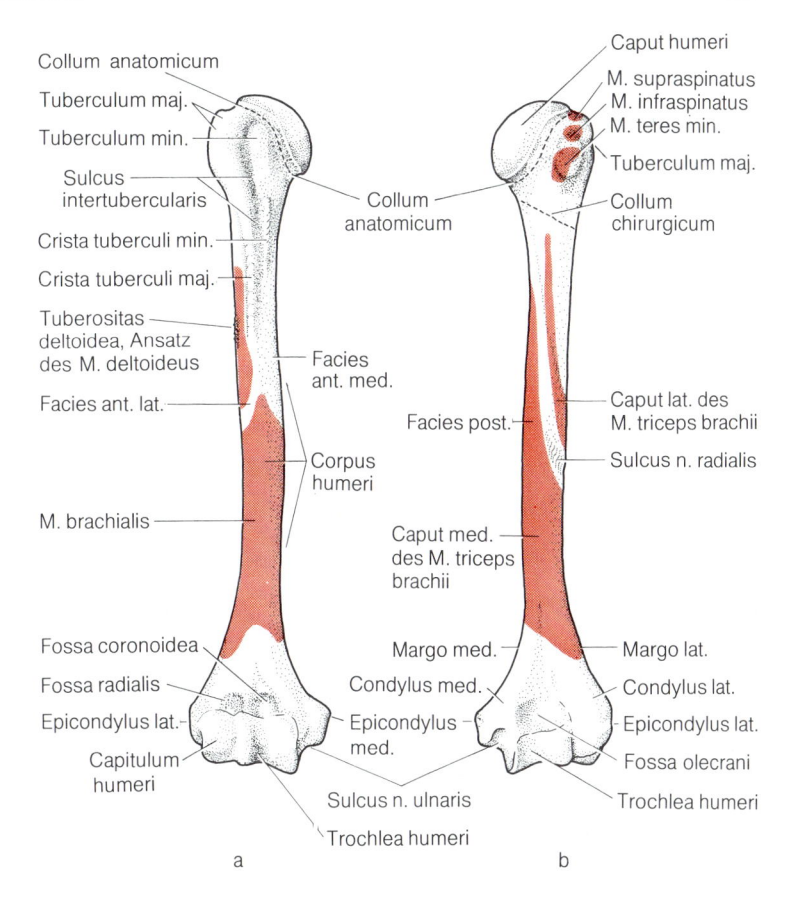

Abb. 138 a u. b. Humerus. (a) Ansicht von ventral und (b) von dorsal. Rot: Ursprünge und Ansätze von Muskeln

culum minus befindet sich das *Collum chirurgicum*.

Das *Tuberculum majus* ist nach lateral-dorsal gerichtet, das *Tuberculum minus* nach vorn. Beide Tubercula setzen sich nach unten als Leisten fort, Christa tuberculi majoris et minoris. Zwischen den Tubercula und ihren zugehörigen Leisten liegt eine Rinne, der *Sulcus intertubercularis*. In ihm gleitet die Sehne des langen Bicepskopfes.

Auf der seitlichen Fläche des Humerus befindet sich etwas oberhalb der Mitte eine rauhe Stelle, die *Tuberositas deltoidea*. An ihr setzt der Deltamuskel an. Eine flache, oft nur andeutungsweise erkennbare Rinne läuft spiralförmig hinten am Humerusschaft. Es handelt sich um den *Sulcus n. radialis* für den *N. radialis*. Vom Knochen ist er durch eine wenige Millimeter dicke Bindegewebsschicht getrennt. Die Kanten des Oberarmknochens heißen *Margo medialis et lateralis*.

An der Humerusdiaphyse (**Corpus humeri**, *Humerusschaft*) unterscheiden wir eine vordere mediale, vordere laterale und hintere Fläche (*Facies anterior medialis, Facies anterior lateralis* und *Facies posterior*).

Das untere Ende des Oberarmknochens ist medial zu einer Gelenkrolle umgeformt, der **Trochlea humeri**. Auf ihr gleitet die Incisura trochlearis der Elle. Das **Capitulum humeri** liegt seitlich neben der Trochlea humeri. Die Vertiefung oberhalb der Trochlea humeri heißt vorn *Fossa coronoidea*, hinten *Fossa olecrani*. Oberhalb des Capitulum humeri befindet sich die *Fossa radialis*.

Epicondylus medialis et *lateralis* sind die am stärksten vorspringenden Teile des *Condylus medialis et lateralis*. Beide faßt man auch unter der Bezeichnung Concylus humeri (medialer und lateraler Gelenkknöchel) zusammen. Der *Sulcus n. ulnaris* ist eine Knochenrinne unter dem Epicondylus medialis. In ihr läuft der *N. ulnaris*.

Am Humerus kann man je nach Entwicklung von Fett- und Muskelgewebe tasten: Tuberculum majus et minus, Sulcus intertubercularis, Margo medialis et lateralis, Epicondylus medialis et lateralis sowie den Sulcus n. ulnaris.

Flächen und 3 Kanten (*Facies anterior, posterior, medialis; Margo anterior, posterior, interosseus*).

Die Ulna umfaßt mit ihrer *Incisura trochlearis* die Trochlea humeri. Eine kleine seitliche Einkerbung an der Elle (*Incisura radialis ulnae*) dient der Circumferentia articularis des Speichenkopfes als Gelenkpfanne (proximales Radioulnargelenk).

An der *Tuberositas ulnae* setzt der M. brachialis an. Die *Crista m. supinatoris* bildet eine der Ursprungsstellen des gleichnamigen Muskels.

Das distale Ende der Ulna heißt auch **Caput ulnae**. Seine *Circumferentia articularis* bildet mit der Incisura ulnaris (radii) das *distale Radioulnargelenk*.

Der kegelförmige Knochenfortsatz am unteren Ende der Ulna heißt **Processus styloideus** (ulnae).

Am **Processus coronoideus**, Kronenfortsatz, entspringen Muskeln. Das *Olecranon* (Ellenhaken) bildet einen Hebel für den an ihm ansetzenden dreiköpfigen Oberarmmuskel.

Die Elle läßt sich dorsal in ganzer Länge abtasten, insbesondere Olecranon, Margo et Facies posterior, Caput ulnae und Processus styloideus (ulnae).

3. Radius, Speiche (Abb. 139)

Die Speiche ist im Gegensatz zur Elle proximal dünn und distal dick. Der Speichenkopf, **Caput radii**, bildet mit dem Capitulum humeri einen Teil des Ellenbogengelenkes. Eine leichte Vertiefung am Speichenkopf heißt *Fovea capitis radii*. Die *Circumferentia articularis* des Kopfes ist mit Gelenkknorpel überzogen.

An den Speichenkopf schließt sich das **Collum radii**, der Speichenhals, an. Die Sehne des M. biceps brachii inseriert an der *Tuberositas radii* (Speichenrauhigkeit).

Der Speichenschaft, **Corpus radii** (Speichendiaphyse) besitzt einen dreieckigen Querschnitt. Man unterscheidet 3 Flächen und 3 Kanten (*Facies anterior, posterior, lateralis; Margo anterior, posterior, interosseus*).

Distal bildet die Speiche mit der Reihe der proximalen Handwurzelknochen das proximale Handgelenk. Ihre distale Gelenkfläche heißt *Facies articularis carpea*. In der *Incisura ulnaris (radii)* dreht sich die Circumferentia articularis des Caput ulnae. Ein kegelförmiger Fortsatz am unteren Spechenende heißt **Processus styloideus (radii)**.

Am Radius lassen sich Kopf und unteres Ende abtasten.

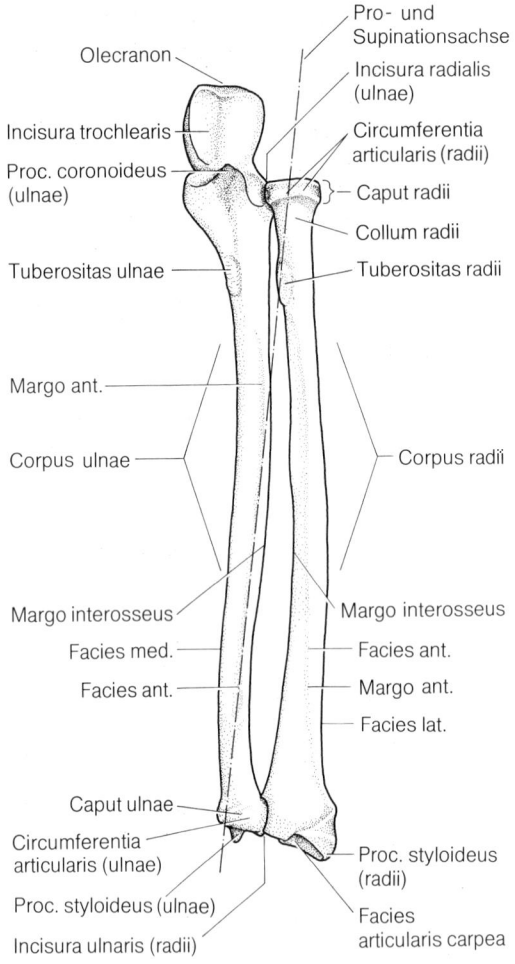

Abb. 139. Ulna und Radius des linken Arms, Ansicht von vorne

Klinischer Hinweis. Der *N. radialis* kann an der Humerusdiaphyse im Bereiche des Sulcus n. radialis bei Oberarmschaftbrüchen oder unsachgemäßer Frakturbehandlung verletzt werden. Im Sulcus n. ulnaris kann der *N. ulnaris* durch Druck, Prellungen und Schnittwunden geschädigt werden.

2. Ulna, Elle (Abb. 139)

Die Elle bildet zusammen mit der Speiche das Unterarmskelet. In *Supinationsstellung* (Daumen zeigt nach lateral) liegen die Unterarmknochen parallel nebeneinander, die Elle medial, die Speiche lateral.

Der Ellenschaft **Corpus ulnae** (Ellenmittelstück, Ellendiaphyse) hat einen etwa dreieckförmigen Querschnitt und dementsprechend 3

4. Ossa carpi, Handwurzelknochen

Wir unterscheiden die *Reihe der proximalen und distalen Handwurzelknochen.* Jede Reihe setzt sich aus vier Knochen zusammen.

Reihe der proximalen Handwurzelknochen

- **Os scaphoideum** [Os naviculare]. Das Kahnbein liegt in der Verlängerung des Radius. Meistens ist das *Tuberculum ossis scaphoidei* palmar zu tasten. Die lateral-dorsale Fläche des Kahnbeins kann man in der Tiefe der anatomischen Tabatière zwischen den Sehnen des M. extensor pollicis longus et brevis abtasten.
- **Os lunatum** *(Mondbein).* Es liegt zwischen Kahnbein und Dreieckbein.
- **Os triquetrum.** Das *Dreieckbein* hat eine etwa pyramidenförmige Gestalt. Es ist mit dem Erbsbein in Form eines Gelenkes, *Articulatio ossis pisiformis,* verbunden.
- **Os pisiforme.** Es handelt sich beim *Erbsbein* um einen Sesamknochen, in den die Sehne des M. extensor carpi ulnaris einstrahlt. An der Bildung der Handgelenke ist das Erbsbein nicht beteiligt. Es läßt sich in Verlängerung der Sehne des M. extensor carpi ulnaris im proximalen Beginn des Kleinfingerballens tasten.

Reihe der distalen Handwurzelknochen

- **Os trapezium** [Os multangulum majus]. Das *große Vieleckbein* besitzt ähnlich wie das Os scaphoideum ein palmar gerichtetes Höckerchen, das *Tuberculum ossis scaphoidei.*
- **Os trapezoideum** [Os multangulum minus]. An das große Vieleckbein schließt sich medial das *kleine Vieleckbein* an.
- **Os capitatum.** Das *Kopfbein* liegt in der Verlängerung des III. Mittelhandknochens und ragt bis in das Zentrum der Handwurzel.
- **Os hamatum** *(Hakenbein).* Die Bezeichnung hat man wegen seines hakenförmigen Fortsatzes *(Hamulus ossis hamati)* gewählt.

Tuberculum ossis scapoidei et trapezii bilden die *Eminentia carpi radialis.* Ihr entspricht auf der Ellenseite die *Eminentia carpi ulnaris,* gebildet vom Os pisiforme und dem Hamulus ossis hamati. Auf diese Weise entsteht der *Sulcus carpi,* eine Rinne für Beugesehnen.

5. Ossa metacarpalia, Mittelhandknochen

Die fünf Mittelhandknochen sind längliche Röhrenknochen. Am längsten ist der zweite, am kürzesten der erste. An den Mittelhandknochen unterscheidet man *Basis, Mittelstück* (Schaft, Corpus) und *Kopf* (Caput). — Die Mittelhandknochen lassen sich dorsal in ganzer Länge, palmar nur an den Köpfen abtasten.

Sesamknochen (Ossa sesamoidea). An der Hand gibt es mehrere kleine rundliche Knochen (Sesambeine), die in Sehnen und Bänder eingelassen sind. Das größte Sesambein an der Hand ist das Erbsbein. Die Sesamknochen liegen auf der palmaren Seite. Über dem Kopf des I. Mittelhandknochens beobachten wir regelmäßig ein radiales und ulnares Sesambein. Zwischen beiden läuft die Sehne des langen Daumenbeugers. Weitere Sesambeine sind radial über dem Metacarpophalangealgelenk des II. Fingers und ulnar über dem entsprechenden Gelenk des V. Fingers zu beobachten.

6. Ossa digitorum manus, Fingerknochen

Der Daumen, **Pollux,** besitzt zwei, die übrigen Finger drei Fingerknochen (Phalangen). Wir unterscheiden am Daumen eine *Phalanx proximalis* (Grundgliedknochen) und *Phalanx distalis* (End- oder Nagelgliedknochen).

Die übrigen Finger besitzen eine *Phalanx proximalis, media* und *distalis.*

An den Fingerknochen unterscheidet man *Basis phalangis, Corpus phalangis* und *Caput phalangis.*

Die *Tuberositas phalangis distalis* ist eine rauhe Stelle auf der Beugeseite der Nagelphalanx. Hier sind Bindegewebsfasern aus der Haut (Retinacula cutis) am Knochen verankert. Sie verhindern starke Verschiebungen der Haut auf dem Knochen.

II. Gelenke und Bänder der oberen Extremität

1. Articulatio humeri, Schultergelenk
(Abb. **140**)

Gelenkkörper und -typ
Den **Gelenkkopf** bildet das *Caput humeri.*

Als **Gelenkpfanne** dient die *Cavitas glenoidalis* des Schulterblattes.

Das Schultergelenk ist ein **Kugelgelenk.** Es hat den größten Bewegungsumfang aller Gelenke. Der Oberarmkopf stellt eine Halbkugel dar. Ihr Krümmungsradius beträgt 2,5 cm. Die Gelenkfläche des Oberarmkopfes verhält sich zur Fläche der Gelenkpfanne wie 4:1.

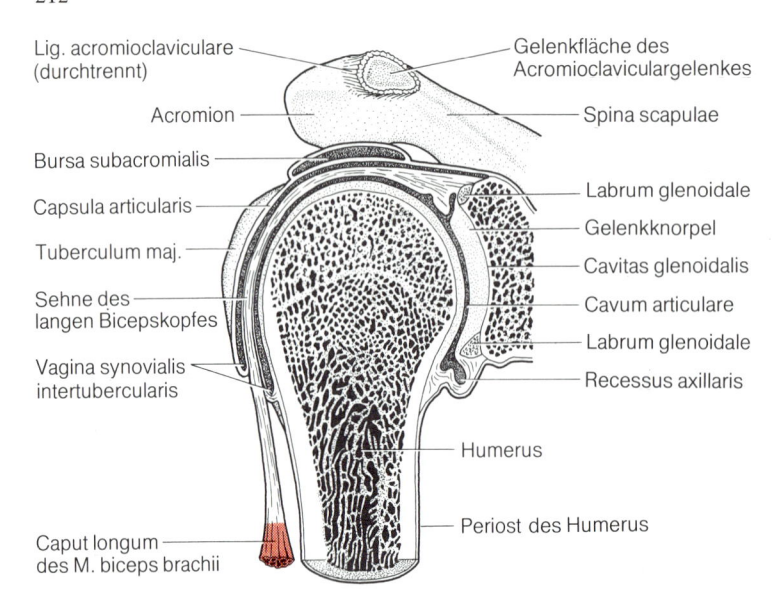

Abb. 140. Frontalschnitt durch das rechte Schultergelenk, Ansicht von hinten

Am Schultergelenk sind die Bänder schwach und die Pfanne flach. Daher ist die *Schulterluxation* die häufigste Verrenkung (Auskugelung).

Am knöchernen Rand der Gelenkpfanne ist eine ringsum laufende Gelenkklippe befestigt. Sie heißt **Labrum glenoidale**, besteht aus Faserknorpel, erhöht den Pfannenrand und hindert den Kopf aus der Pfanne zu rutschen. Das Labrum glenoidale ist mit der Schultergelenkskapsel und den Ursprungssehnen des langen Biceps- und Tricepskopfes verwachsen.

Gelenkkapsel
Sie entspringt am *Collum scapulae* und inseriert am *Collum anatomicum* mit Ausstrahlungen zum *Tuberculum majus et minus*, die aber größtenteils extracapsulär liegen, so daß an ihnen Sehnen ansetzen können.

Medial liegt die Epiphysenfuge innerhalb des Kapselansatzes, lateral außerhalb von ihm.

Die **Sehne des langen Bicepskopfes** entspringt am *Tuberculum supraglenoidale* und läuft durch die Gelenkhöhle. Im *Sulcus intertubercularis* verläßt sie die Kapsel. Die *Vagina synovialis intertubercularis*, eine eingestülpte Reservefalte, gewährleistet die Abdichtung zwischen Gelenkkapsel und langer Bicepssehne. Sie setzt die Reibung zwischen Sehne und Knochen herab.

Die Schultergelenkkapsel ist weit um einen großen Bewegungsspielraum zu ermöglichen. Bei der Adduktion bildet sie medial als *Recessus axillaris* eine Reservefalte, die bei der Abduktion verstreicht.

Gelenkbänder und Muskelführung
Der Bandapparat des Schultergelenkes ist schwach ausgebildet. Es handelt sich um ein *Gelenk mit Muskelführung*. Ein Muskelmantel umhüllt den Oberarmkopf und hält ihn in der Gelenkpfanne.

Das **Lig. coracoacromiale** spannt sich aus zwischen *Processus coracoideus* und *Acromion*. Es bildet das Dach des Schultergelenkes. Zwischen dem Band und Arcomion einerseits und der Schultergelenkskapsel andererseits befindet sich die *Bursa subacromialis*. Sie setzt die Scherkräfte herab. (Die Bursa subacromialis heißt auch *subacromiales Nebengelenk*).

Das **Lig. coracohumerale** zieht von der Basis des *Processus coracoideus* zur Oberkante des *Tuberculum majus*. Es ist ein verstärkter Teil der Gelenkkapsel und wirkt dem Herausgleiten des Oberarmkopfes nach unten entgegen, z.B. beim Heben und Tragen von Lasten.

Die **Ligg. glenohumeralia** sind Verstärkungszüge in der vorderen Kapselwand.

Bursen
Zwischen M. deltoideus und Gelenkkapsel liegt die **Bursa subdeltoidea**. Sie kann mit der **Bursa subacromialis** in Verbindung stehen.

Die **Bursa subtendinea m. subscapularis** kommuniziert meistens mit der Gelenkhöhle. Sie liegt zwischen Sehne und Gelenkkapsel. Die **Bursa subtendinea m. infraspinati** ist eingebaut zwischen der Sehne des M. infraspinatus und der Schultergelenkskapsel.

Membrum superius: Obere Extremität

Tabelle 24. Bewegungen im Schultergelenk

Bewegung	Muskel oder Teil eines Muskels
Abduktion	Pars acromialis des M. deltoideus M. supraspinatus Caput longum des M. biceps brachii Pars clavicularis und Pars spinata des M. deltoideus, wenn die Abduktionsstellung größer als 60 Grad ist
Adduktion	M. pectoralis maj. M. coracobrachialis M. latissimus dorsi M. teres maj. Pars clavicularis und Pars spinata des M. deltoideus, wenn die Abduktionsstellung kleiner als 60 Grad ist
Anteversion	Pars clavicularis des M. deltoideus Pars clavicularis des M. pectoralis maj. M. coracobrachialis M. biceps brachii
Retroversion	Pars spinata des M. deltoideus M. latissimus dorsi M. teres maj.
Innenrotation	Pars clavicularis des M. deltoideus M. pectoralis maj. M. subscapularis M. latissimus dorsi M. teres maj.
Außenrotation	Pars spinata des M. deltoideus M. supraspinatus M. infraspinatus M. teres min.

Zwischen Haut und Acromion liegt die **Bursa subcutanea acromialis**. Sie setzt beim Tragen von Lasten auf der Schulter die Scherkräfte zwischen Haut und Knochen herab.

Gelenkmechanik (Tabelle 24)
Das Schultergelenk hat als Kugelgelenk unendlich viele Achsen. Davon hat man 3 Achsen als Hauptachsen definiert:
- **Rotationsachse (Drehachse).** Sie läuft durch das Zentrum des Oberarmkopfes und längs durch den Oberarmschaft. Um diese Achse erfolgen *Außen- und Innenrotation.*
- **Ab- und Adduktionsachse (Ab- und Anspreizachse, sagittale Achse).** Sie geht durch das Zentrum des Oberarmkopfes und steht senkrecht auf den Frontalebenen des Körpers. Bei Bewegungen im Schultergelenk wandert sie definitionsgemäß nicht.
- **Ante- und Retroversionsachse (transversale Achse).** Sie läuft quer durch das Zentrum des Oberarmkopfes und steht senkrecht auf der Medianebene. Man spricht auch von *Flexions- und Extensionsachse (Beuge- u. Streckachse).* Sie ändert ihre Lage bei Bewegungen nicht.

Sagittale und transversale Achsen stehen aufeinander senkrecht. Die Rotationsachse steht nur bei herabhängendem Arm gleichzeitig auf den beiden anderen Achsen senkrecht. Das Heben des Armes über die Horizontale hinaus nennt man auch *Elevation.* Sie ist nur möglich, wenn zugleich das Schulterblatt gedreht wird. Bei der Circumduktion bewegt sich der Oberarm auf einem Kegelmantel, dessen Spitze im Zentrum des Caput humeri liegt.

Klinischer Hinweis. Bei *Schulterluxationen* tritt der Kopf aus der Gelenkpfanne. Steht der Kopf unterhalb der Pfanne, so sprechen wir von einer **Luxatio infraglenoidalis** (= Luxatio axillaris), liegt er vor der Pfanne, von **Luxatio praeglenoidalis.** Als zusätzliche

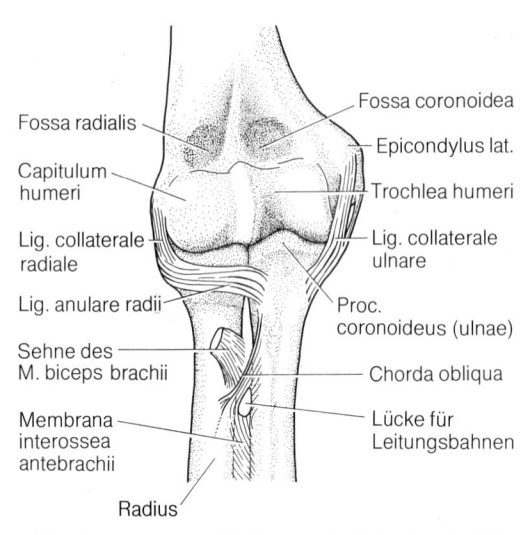

Abb. 141. Rechtes Ellenbogengelenk in der Ansicht von vorne, ohne Gelenkkapsel

Verletzungen sind z.B. Abrißfrakturen des Tuberculum majus und Lähmungen des N. axillaris zu beobachten.

2. Articulatio cubiti, Ellenbogengelenk (Abb. 141)

Gelenkkörper
Das distale Humerusende und die oberen Enden der Elle und Speiche bilden das Ellenbogengelenk. Es setzt sich aus drei Einzelgelenken zusammen, die eine gemeinsame Gelenkhöhle und -kapsel besitzen:
– *Humeroulnargelenk*
– *Humeroradialgelenk*
– *Proximales Radioulnargelenk*
} Ellenbogengelenk

Articulatio humeroulnaris. Die *Incisura trochlearis* der Elle bildet mit der *Trochlea humeri* ein *Scharniergelenk* mit Knochenführung.

Articulatio humeroradialis. Das *Capitulum humeri* stellt den Gelenkkopf dar. Als Gelenkpfanne dient die *Fovea capitis radii*. Der Form nach könnte es sich um ein Kugelgelenk handeln. Da der Radius mit Bändern und einer festen Bindegewebsplatte, der *Membrana interossea antebrachii*, an der Elle befestigt ist, sind nur Scharnierbewegungen möglich. Wir bezeichnen das Humeroradialgelenk als *funktionelles Scharniergelenk*.

Articulatio radioulnaris proximalis. Die *Circumferentia articularis* des Speichenkopfes bildet mit der *Incisura radialis* der Elle ein *Drehgelenk* *(Articulatio trochiodea)*. Im proximalen und distalen Radioulnargelenk erfolgen die Umwendbewegungen des *Unterarmes* (**Pronation und Supination**).

Gelenkkapsel
Die drei Teilgelenke besitzen eine gemeinsame Gelenkhöhle und -kapsel. Bei einem *Gelenkerguß* (seröse Flüssigkeit, Blut, Eiter) hält der Patient das Ellenbogengelenk von selbst in der Entspannungsstellung leicht gebeugt (etwa 135 Grad). In dieser Stellung faßt der Kapselraum am meisten Flüssigkeit, Beuge- und Streckmuskeln sind am stärksten entspannt.

Vorn entspringt die Gelenkkapsel oberhalb der *Fossa coronoidea et radialis*, hinten im obersten Bereich der *Fossa olecrani*. Epicondylus medialis et lateralis liegen als Ursprungsfelder für Unterarmmuskeln extrakapsulär.

Der Kapselansatz befindet sich an der Elle am Rand der *Incisura trochlearis*, an der Speiche am *Collum radii*.

Unterhalb des *Lig. anulare radii* ist die Kapsel dünn und weit ausgebuchtet als *Recessus sacciformis* [superior]. Auf diese Weise sind bei wasserdichtem Kapselabschluß die ausgiebigen Drehbewegungen der Speiche gegenüber der Elle möglich.

Gelenkbänder
Sie sind als Verstärkungszüge in die Gelenkkapsel eingebaut.

Das **Lig. collaterale ulnare** entspringt am Epicondylus medialis. Es verbreitert sich fächerförmig und strahlt proximal in die Elle ein.

Das **Lig. collaterale radiale** kommt vom Epicondylus lateralis und setzt an am **Lig anulare radii**. Auf diese Weise kann es die Pro- und Supination des Unterarmes nicht hindern.

Das **Lig. anulare radii** entspringt vorn an der Elle, läuft ringförmig um das Collum radii und inseriert hinten an der Ulna. Bei Kleinkindern ist der Speichenkopf klein. Er kann durch ruckartiges Hochziehen des Ärmchens beim Stolpern des Kindes aus dem Lig. anulare radii herausrutschen (**radio-anuläre-Luxation**, Pronation douloureuse, „nurse's luxation").

Bursen
Unter der Haut auf dem Olecranon liegt die **Bursa subcutanea olecrani**. Sie kann sich schwielig verdicken oder in verschiedener Form entzünden.

Zwischen Tricepssehne und Olecranon befindet sich die **Bursa subtendinea m. tricipitis brachii**.

Tabelle 25. Beugung und Streckung im Ellenbogengelenk (Auswahl)

Beugung	Streckung
M. biceps brachii	M. triceps brachii
M. brachialis	M. anconaeus
Caput humerale des M. pronator teres	
M. palmaris longus	
M. brachioradialis	
M. extensor carpi radialis longus	
M. extensor carpi radialis brevis	

Scherspannungen zwischen Bicepssehne und Speiche setzt die **Bursa bicipitoradialis** herab.

Gelenkmechanik   (Tabelle 25)
Die Bewegung zwischen Humerus und Unterarmknochen ist eine Scharnierbewegung, zwischen Elle und Speiche eine Drehbewegung. Aus der Kombination eines Scharniergelenkes (Ginglymus) mit einem Drehgelenk (Articulatio trochoidea) ergibt sich ein *Drehscharniergelenk (Trochoginglymus)*.

Die Achse für die *Streckung und Beugung (Flexion und Extension, Scharnierbewegung)* läuft quer durch den Humerus unterhalb der Epicondylen.

Proximales und distales Radioulnargelenk ermöglichen die Dreh- oder Umwendbewegung des Unterarmes nach innen und außen, *Pronation und Supination*.

Im Ellenbogengelenk ist die Beugung bis auf 40 Grad möglich, die Streckung bis auf 180 Grad. Frauen und Kinder können oft um 5 bis 10 Grad überstrecken. In Streckstellung beträgt der Armaußenwinkel zwischen den Schaftachsen des Humerus und der Elle etwa 170 Grad. Bei Frauen ist der Winkel kleiner als bei Männern. Die Scharnierbewegung erfolgt nicht genau in einer Ebene, die Bahnkurve der Unterarmknochen weicht zur Seite ab (Schraubung).

3. Articulationes radioulnares Speichen-Ellen-Gelenke

Aufbau
Speiche und Elle sind mit zwei Gelenken untereinander verbunden.

Das *obere Speichenellengelenk*, **Articulatio radioulnaris proximalis**, ist ein Teil des Ellenbogengelenkes. Der Speichenkopf dreht sich mit seiner *Circumferentia articularis* in einer Aussparung der Elle, der *Incisura radialis (ulnae)*, die durch das mit der Gelenkkapsel verwachsene *Lig. anulare radii* zu einem osteofibrinösen Kanal ergänzt wird.

Das untere Speichenellengelenk, **Articulatio radioulnaris distalis**, bildet zusammen mit dem distalen Ende der Elle (*Caput ulnae*) und dem *Discus articularis* eine gemeinsame Gelenkhöhle. Die *Circumferentia articularis* des Ellenkopfes dreht sich in einer Vertiefung am distalen Speichenende, der *Incisura ulnaris (radii)*.

Vom unteren Speichenellenbogengelenk aus erstreckt sich eine Aussackung der Gelenkkapsel zwischen Radius und Ulna nach proximal, *Recessus sacciformis* [inferior]. Diese Aussackung stellt eine Reservefalte dar. Sie ermöglicht bei den Umwendbewegungen (Pro- und Supination) einen großen Spielraum und schließt die Gelenkhöhle flüssigkeitsdicht ab.

Zwischen *Caput ulnae* und *Handwurzel* befindet sich ein dreieckiger **Discus articularis.** Er ist hauptsächlich an der Basis des *Processus styloideus (ulnae)* und der *ulnaren Seite des Radius* befestigt. Der Discus articularis füllt die Lücke zwischen Elle und Handwurzel aus. Er hält Elle und Speiche wie ein Band zusammen. Der Gelenkspalt des distalen Speichenellengelenkes ist L-förmig, der senkrechte Balken entspricht des *Recessus sacciformis* [inferior] zwischen Speiche und Elle, der waagerechte dem Gelenkraum zwischen Ellenkopf und Gelenkscheibe.

Membrana interossea antebrachii
Zwischen Elle und Speiche spannt sich eine bindegewebige Platte aus. Sie ist am *Margo interosseus* beider Knochen befestigt. Ihre Fasern laufen überwiegend vom Radius schräg abwärts zur Ulna. An der Membrana interossea antebrachii entspringen mehrere Unterarmmuskeln der Beuger- und Streckergruppe. Sie hält Elle und Speiche zusammen. Einen Teil der von proximal nach distal gerichteten Kräfte überträgt sie von der Speiche auf die Elle und damit auf das Humeroulnargelenk. Die *Chorda obliqua*, ein spindelförmiges Band, entspringt an der *Tuberositas ulnae* und läuft schräg abwärts zum Radius. Sie ist also umgekehrt angeordnet wie die Hauptverlaufsrichtung der Fasern in der Membrana interossea antebrachii. Durch Aussparungen in der Membrana interossea antebrachii ziehen Leitungsbahnen und die Ansatzsehne des M. biceps brachii.

Funktion
Die Speichenellengelenke gehören zum Typ der Articulatio trochoidea. In ihnen dreht sich die Speiche um die Elle.

Tabelle 26. Muskeln mit pro- und supinatorischer Wirkung

Supination aus extremer Pronation	Pronation aus extremer Supination
M. biceps brachii	M. pronator teres
M. supinator	M. pronator quadratus
M. brachioradialis	M. brachioradialis
M. extensor indicis	M. flexor carpi radialis
M. extensor pollicis longus	M. palmaris longus
M. extensor pollicis brevis	M. extensor carpi radialis longus
M. abductor pollicis longus	

Bemerkung: Der M. brachioradialis kann je nach Stellung sowohl pronieren als auch supinieren

Die Bewegungen in den Speichenellengelenken nennt man *Supinations- und Pronationsbewegung* oder Umwendbewegung nach außen und innen.

In extremer Supinationsstellung zeigt die Hohlhand nach oben und der Daumen nach lateral, in extremer Pronationsstellung ist der Handrücken nach oben gerichtet und der Daumen nach medial. Im ersten Fall laufen Radius und Ulna etwa parallel, im letzten Fall überkreuzen sie sich. Die wichtigsten pro- und supinierenden Muskeln sind in Tabelle 25 zusammengestellt. Das Bewegungsausmaß zwischen endgradiger Pro- und Supinationsstellung beträgt etwa 180 Grad.

Die Achse für die Pro- und Supinationsbewegung läuft diagonal im Unterarm durch das Zentrum des Caput radii und die Basis des Processus styloideus (ulnae).

4. Articulationes manus, Handgelenke

Articulatio radiocarpea, proximales Handgelenk
Aufbau. Das untere Speichenende und die Reihe der proximalen Handwurzelknochen mit Ausnahme des Os pisiforme bilden das proximale Handgelenk, ein *Ellipsoidgelenk* (2 Achsen).

In Normalstellung steht die Längsachse des III. Mittelhandknochens parallel zu den Achsen der Elle und Speiche. In dieser Stellung artikuliert das Kahnbein mit der Gelenkfläche des Radius. Mit dem Discus articularis steht das Os lunatum in Gelenkverbindung. Das Os triquetrum artikuliert mit der Gelenkkapsel, dem Lig. collaterale carpi ulnare und dem Os pisiforme.

Die Kraftübertragung erfolgt von der Handwurzel hauptsächlich auf den Radius.

Gelenkbänder. Zahlreiche Bänder befestigen die Handwurzelknochen untereinander und mit den benachbarten Knochen. Sie lassen sich aufgrund ihrer Vielfalt und Verzweigungen nur willkürlich isolieren. Wir unterscheiden vier Gruppen von Bändern:
— Von Elle und Speiche zu den Handwurzelknochen.
— Zwischen den Handwurzelknochen.
— Von den Handwurzelknochen zu den Mittelhandknochen.
— Zwischen den Basen der Mittelhandknochen.

Funktion und Achsen. S. distales Handgelenk.

Articulatio mediocarpea, distales Handgelenk
Zwischen der Reihe der proximalen Handwurzelknochen mit Ausnahme des Os pisiforme und der Reihe der distalen Handwurzelknochen befindet sich das distale Handgelenk. Der Gelenkspalt ist wellenförmig. Es handelt sich um ein *verzahntes Scharniergelenk*. Die Achse läuft quer durch das Zentrum des Os capitatum (Funktion und Summationsachse des proximalen und distalen Handgelenkes s.u.). Seitliche Bewegungen sind trotz der Verzahnung möglich aufgrund von Verschiebungen innerhalb der Reihe der proximalen Handwurzelknochen.

Funktion des proximalen und distalen Handgelenkes. Die Beugung und Streckung in den Handgelenken heißt auch **Palmarflexion** und **Dorsalextension**. An der Palmarflexion ist überwiegend das proximale Handgelenk beteiligt, an der Dorsalextension das distale. Da an der Flexions- und Extensionsbewegung beide Gelenke beteiligt sind, läuft die kombinierte Beuge- und Streckachse quer durch das Zentrum des Os capitatum (Summationsachse). Die maximale Palmarflexion im proximalen und distalen Handgelenk beträgt zusammen 80 Grad, die Dorsalextension 70 Grad.

Die Bewegung in den Handgelenken nach radial nennen wir *Speichenrandbewegung* oder **Radialabduktion** (Radialdeviation), nach ulnar *Ellenrandbewegung* oder **Ulnarabduktion** (Ulnardeviation). Diese Bewegungen erfolgen um eine dorsopalmare Achse durch das Zentrum des Os capitatum. Ellen- und Speichenrandbewegungen sind infolge von Verschiebungen der proximalen Handwurzelknochen möglich. Die maximale Ulnardeviation beträgt 40 Grad, die maximale Radialdeviation 15 Grad.

Aufgrund der Palmarflexion, Dorsalextension, Ellen- und Speichenrandbewegung ist in den Handgelenken die Circumduktionsbewegung möglich.

Articulatio carpometacarpea pollicis (I), Handwurzelmittelhandgelenk des Daumens

Aufbau. Das Gelenk befindet sich zwischen dem Os trapezium und der Basis des I. Mittelhandknochens.

Es handelt sich um ein **Sattelgelenk**, das im Gegensatz zu den Handwurzelmittelhandgelenken II–V ausgiebige Bewegungen ermöglicht.

Die sattelförmigen Gelenkflächen ermöglichen die *Ab- und Abduktion* (Ab- und Anspreizung) des Daumens sowie die *Opposition und Reposition* (Gegenstellung und Rückstellung) (s. Abb. 3). Aufgrund dieser beiden Hauptachsen ist eine Circumductionsbewegung möglich.

Articulationes carpometacarpeae II–V, Handwurzelmittelhandgelenke II–V

Aufbau. Die Reihe der distalen Handwurzelknochen bildet mit den Basen des II–V Mittelhandknochens die Articulationes carpometacarpeae II–V in Form von *Amphiarthrosen*. Der II. Mittelhandknochen ist mit einem kammartigen Vorsprung des Os trapezoideum verzahnt. Die Gelenkhöhlen kommunizieren untereinander und mit benachbarten Gelenken.

Gelenkbänder s. Tabelle 27.

Articulationes intercarpeae, Zwischenhandwurzelgelenke

Die Gelenke befinden sich zwischen den Handwurzelknochen innerhalb der proximalen und distalen Reihe. Dorsale, palmare und interossäre Bänder befestigen die Handwurzelknochen untereinander.

Die Handwurzelknochen der proximalen Reihe *verschieben sich* bei Bewegungen in den Handgelenken; die Gelenke zwischen den Handwurzelknochen der distalen Reihe sind *Amphiarthrosen*.

Das Erbsbeingelenk, *Articulatio ossis pisiformis*, befindet sich zwischen Os triquetrum und Os pisiforme. An ihm setzt der *M. flexor carpi ulnaris* an. *Lig. pisohamatum* und *Lig. pisometacarpeum* übertragen die Zugkraft dieses Muskels vom Os pisiforme auf die Basis des V. Mittelhandknochens und den Hamulus ossis hamati.

Articulationes intermetacarpeae, Zwischenmittelhandknochengelenke

Die Basen der einander zugekehrten Flächen des II–V Mittelhandknochens bilden straffe Gelenke, *Amphiarthrosen*. Sie kommunizieren mit den Carpometacarpalgelenken. Den festen Zusammenhalt gewährleisten Bänder.

Articulatio metacarpophalangea pollicis (I), Daumengrundgelenk

Im Gegensatz zum II–V Fingergrundgelenk ist das Daumengrundgelenk ein *Scharniergelenk* mit kräftigen *Ligg. collateralia*. In die Gelenkkapsel ist palmar ein *mediales und laterales Sesambein* eingebaut. An ihnen setzen Thenarmuskeln an.

Articulationes metacarpophalangeae, Fingergrundgelenke

Die Köpfe der Mittelhandknochen bilden mit den Basen der Phalangen die Fingergrundgelenke. Meistens faßt man sie als *Kugelgelenke* auf, deren Bewegungsspielräume durch Kollateralbänder mehr oder weniger stark eingeschränkt sind. Eine aktive Rotation ist nicht zu beobachten. Einige Autoren betrachten die Fingergrundgelenke als *Ellipsoidgelenke mit zwei Hauptachsen*. Um die quere Achse erfolgen Beugung und Streckung, um die dorsopalmare Achse Bewegungen nach radial und ulnar. Aufgrund dieser beiden Achsen ist die Circumduktionsbewegung möglich, sie ist am Zeigefingergrundgelenk am deutlichsten ausgeprägt.

Die Seitenbänder, *Ligg. collateralia*, sind wegen ihres Ursprunges dorsal von der Flexions- und Extensionsachse und infolge des zunehmenden Krümmungsradius des Mittelhandkopfes von dorsal nach palmar in Streckstellung entspannt und in Beugestellung gespannt. In Streckstellung können die Finger deutlich, in Beugestellung nur geringfügig gespreizt werden. Aus der sog. *Neutral-Null-Stellung* (Mittelhandknochen und Grundphalanx in einer Linie) ist eine Beugung von 80 bis 90 Grad und eine Streckung von 10 Grad möglich. Die Abspreizwinkel zwischen den Fingern sind individuell sehr verschieden.

Articulationes interphalangeae manus, Mittel- und Endgelenke der Finger

Es handelt sich um reine *Scharniergelenke*. Der Daumen besitzt nur ein Fingergelenk (Endgelenk).

Im Aufbau sind die Mittel- und Endgelenke (*Articulationes interphalangeae manus proximales et distales*) gleich. Das *Caput phalangis*

Tabelle 27. Bänder der Handwurzelknochen und Umgebung

Gruppe	Band	Ursprung	Ansatz
Von Elle und Speiche zu den Handwurzelknochen	Lig. collaterale carpi radiale	Processus styloideus (radii)	Os scaphoideum
	Lig. collaterale carpi ulnare	Processus styloideus (ulnae)	Os triquetrum und Os pisiforme
	Lig. radiocarpeum palmare	Radius	Os lunatum und Os capitatum
	Lig. radiocarpeum dorsale	Radius	Os lunatum und Os triquetrum
	Lig. ulnocarpeum palmare	Ulna	Os capitatum
Zwischen den Handwurzelknochen	Ligg. intercarpea dorsalia	verbinden auf der Streckseite benachbarte Handwurzelknochen	
	Ligg. intercarpea palmaria	verbinden auf der Beugeseite benachbarte Handwurzelknochen	
	Ligg. intercarpea interossea	verbinden einander zugewandte Flächen der Handwurzelknochen innerhalb derselben Reihe	
	Lig. carpi radiatum	palmar am Kopf des Os capitatum	benachbarte Handwurzelknochen bis zu den Basen der Mittelhandknochen, bildet mit den Ossa carpalia einen osteofibrösen Kanal für die Sehne des M. flexor carpi radialis
	Lig. pisohamatum	Os pisiforme	Hamulus ossis hamati
Von den Handwurzelknochen zu den Mittelhandknochen	Ligg. carpometacarpea palmaria	palmar an den Handwurzelknochen überwiegend der distalen Reihe	an den palmaren Basen der Mittelhandknochen
	Ligg. carpometacarpea dorsalia	dorsal an den Handwurzelknochen überwiegend der distalen Reihe	an den dorsalen Basen der Mittelhandknochen
	Lig. pisometacarpeum	Os pisiforme	palmare Basis des V. Mittelhandknochens
Zwischen den Basen der Mittelhandknochen	Ligg. metacarpea palmaria	sie spannen sich auf der palmaren Fläche aus zwischen den Basen des II–V Mittelhandknochens	
	Ligg. metacarpea dorsalia	dorsal zwischen den Basen des II–V Mittelhandknochens	
	Ligg. metacarpea interossea	verbinden die Zwischenknochenflächen der Basen des II–V Mittelhandknochens	

stellt den Gelenkkopf dar. Er besitzt die Form einer Rolle mit einer mittleren Führungsnut. Die *Basis phalangis* bildet die Gelenkpfanne. Die Gelenkpfanne enthält eine mittlere Knorpelleiste, die sich in der Führungsnut des Gelenkkopfes bewegt. Die Gelenke besitzen eine quere (radio-ulnare) Achse. Da die Gelenkbänder vor und hinter der Achse laufen, sind bei Beugung die dorsalen und bei Streckung die ventralen Teile gespannt.

III. Mm. brachii, Oberarmmuskeln
Abb. **142** u. **143**, Tabelle 28)

Auf den Humerus und seine Gelenke wirken zahlreiche Muskeln. Von diesen faßt man einige zusammen unter der Bezeichnung Oberarmmuskeln, Mm. brachii. Wir teilen sie ein in eine *ventrale* und *dorsale Muskelgruppe*. Der *N. musculocutaneus* innerviert die ventrale, der *N. radialis* die dorsale Gruppe.

Membrum superius: Obere Extremität

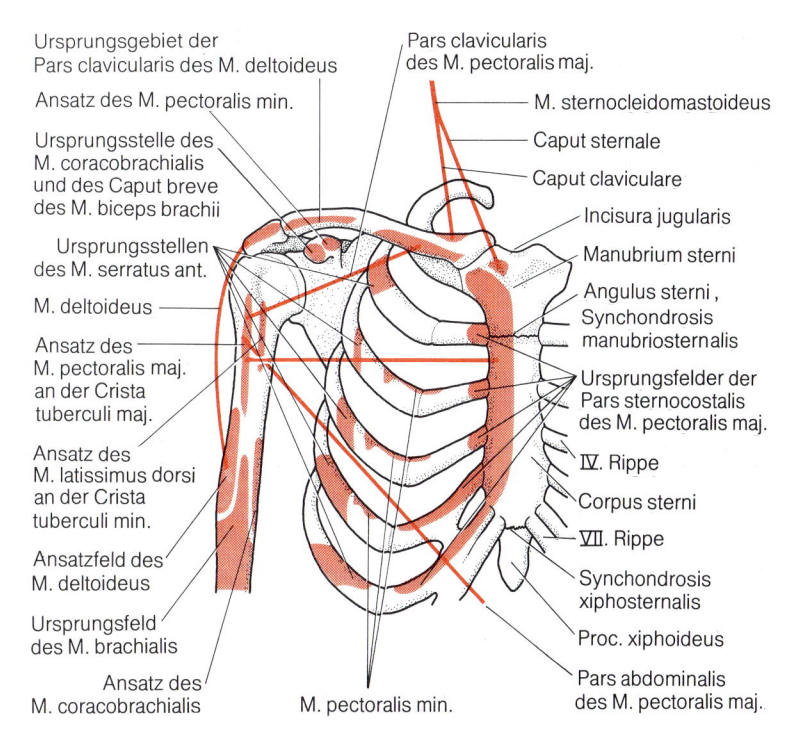

Abb. 142. Muskeln in der Gegend des Schultergelenks

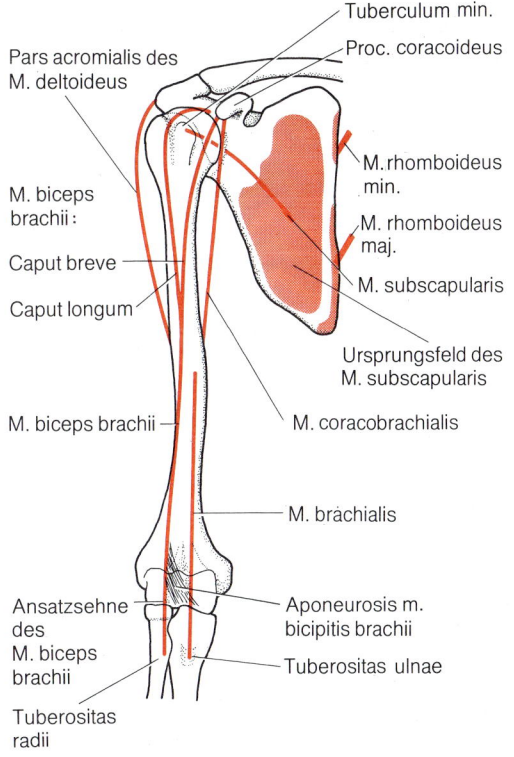

Abb. 143. Muskeln an der Schulter und am Oberarm

Die Grenze zwischen ventraler und dorsaler Gruppe bilden Bindegewebssepten und der Oberarmknochen. *Septum intermusculare brachii mediale* und *Septum intermusculare brachii laterale* spannen sich aus zwischen Humerus und Oberarmfascie (*Fascia brachii*). Diese umhüllt die Oberarmmuskulatur in ihrer Gesamteinheit. An der Verbindungsstelle der Septen mit der Oberarmfascie entstehen medial und lateral längs verlaufende Rinnen im Hautrelief, die oft nur bei angespannter Muskulatur zu erkennen sind. Sie heißen einschließlich der darunterliegenden Weichteile *Sulcus bicipitalis medialis* und *Sulcus bicipitalis lateralis*. Im Sulcus bicipitalis medialis liegen Blutgefäße, Lymphgefäße, Lymphknoten und Nerven. Die Pulsationen der A. brachialis (Oberarmschlagader) und vergrößerte Lymphknoten lassen sich hier tasten.

1. Ventrale Muskelgruppe

— **M. biceps brachii** (zweiköpfiger Oberarmmuskel). Mit einem langen Kopf, *Caput longum*, entspringt er vom *Tuberculum supraglenoidale* und mit einem kurzen Kopf, *Caput breve* vom *Processus coracoideus*. Die lange Ursprungsseh-

Tabelle 28. Ventrale Gruppe der Oberarmmuskeln

Muskel	Ursprung	Ansatz	Funktion	Innervation
M. biceps brachii, **Caput longum**	Tuberculum supraglenoidale	Tuberositas radii; mit der Aponeurosis m. bicipitis brachii an der Fascia antebrachii	*Schultergelenk:* Abduktion, Anteversion *Ellenbogengelenk:* Beugung und Supination	Rr. musculares des N. musculocutaneus aus dem Fasciculus lat. des Plexus brachialis (Der M. biceps brachii kann zusätzliche Äste aus dem N. medianus erhalten)
Caput breve	Proc. coracoideus		*Schultergelenk:* Adduktion, Anteversion, Innenrotation *Ellenbogengelenk:* Beugung und Supination	
M. coracobrachialis	Proc. coracoideus	antero-medial am mittleren Humerusdrittel	Anteversion, Adduktion, Innenrotation	Rr. musculares des N. musculocutaneus
M. brachialis	distale Hälfte bis distale ²/₃ der Vorderfläche des Humerus; Septum intermusculare brachii med. et lat.	Tuberositas ulnae	beugt im Ellenbogengelenk, spannt die Gelenkkapsel	Rr. musculares des N. musculocutaneus

ne des Caput longum läuft durch die Gelenkhöhle des Schultergelenkes und dann im Sulcus intertubercularis. Beide Ursprungsköpfe vereinigen sich im proximalen Oberarmdrittel.

Der M. biceps brachii inseriert mit einer kräftigen, leicht tastbaren Sehne an der *Tuberositas radii* und zusätzlich mit der *Aponeurosis m. bicipiti brachii* [Lacertus fibrosus] an der Fascia antebrachii.

Zwischen der Ansatzsehne und dem Radius liegt die *Bursa bicipitoradialis*. Sie dämpft die hier entstehenden Scherspannungen und verhindert dadurch Gewebsschäden.

Da der M. biceps brachii Schulter- und Ellenbogengelenk überspringt, wirkt er auf beide Gelenke. Im *Schultergelenk* kann er je nach Stellung und Lage zu den Achsen *antevertieren, abduzieren* (Caput longum) und *adduzieren* (Caput breve). Aus gleichzeitiger Anteversion und Adduktion resultiert eine Bewegung nach anteromedial, aus gleichzeitiger Anteversion und Abduktion die Bewegung nach anterolateral. Im *Ellenbogengelenk* kann der Biceps *beugen, supinieren* und die Unterarmfascie spannen. Er ist der *stärkste Supinator*.

− **M. coracobrachialis.** Er setzt an im anteromedialen Bereich des mittleren Humerusdrittels in Verlängerung der *Crista tuberculi minoris* etwa gegenüber der Tuberositas deltoidea. Der *N. musculocutaneus* durchbohrt den M. coracobrachialis und innerviert ihn.

− **M. brachialis.** Er entspringt vorn vom Oberarmknochen größtenteils bedeckt vom M. biceps brachii und setzt an der *Tuberositas ulnae* an.

2. Dorsale Muskelgruppe (Tabelle 29)

− **M. triceps brachii** (dreiköpfiger Oberarmmuskel). Er besitzt drei Ursprungsköpfe.
- *Caput longum,*
- *Caput laterale* und
- *Caput mediale.*

Seine Muskelmasse bildet die dorsale Form des Oberarmes.

Das *Caput longum* kommt vom Tuberculum infraglenoidale und dem sich anschließenden Abschnitt des Margo lateralis der Scapula. Da die zugeordneten Sehnen- und Muskelfasern Schulter- und Ellenbogengelenk überspringen, ist dieser Teil des Triceps zweigelenkig und übt eine Wirkung auf beide Gelenke aus.

Das *Caput laterale* entspringt von der dorsalen Fläche des Humerus *oberhalb und seitlich des Sulcus n. radialis* sowie von den proximalen zwei Dritteln des Septum intermusculare brachii laterale.

Das *Caput mediale* entspringt *unterhalb und medial vom Sulcus n. radialis* sowie von der gan-

Tabelle 29. Dorsale Gruppe der Oberarmmuskeln

Muskel	Ursprung	Ansatz	Funktion	Innervation
M. triceps brachii **Caput longum**	Tuberculum infraglenoidale	Olecranon	*Schultergelenk:* Adduktion, Retroversion *Ellenbogengelenk:* Streckung	N. radialis
Caput laterale	dorsale Fläche des Humerus oberhalb und seitlich des Sulcus n. radialis, proximale ²/₃ des Septum intermusculare brachii lat.	Olecranon	Streckung im Ellenbogengelenk	N. radialis
Caput mediale	dorsale Fläche des Humerus unterhalb und medial vom Sulcus n. radialis, ganze Länge des Septum intermusculare brachii med., distale ¹/₃ des Septum intermusculare brachii lat.	Olecranon	Streckung im Ellenbogengelenk	N. radialis
M. anconaeus (Fortsetzung des Caput mediale seitlich)	Epicondylus lat.	Olecranon, Facies post. der Ulna	Streckung im Ellenbogengelenk	N. radialis
M. articularis cubiti (kleine Fortsetzung des Caput mediale)	distal an der dorsalen Fläche des Humerus	dorsal an der Kapsel des Ellenbogengelenkes	spannt die Gelenkkapsel, verhindert ihre Einklemmung bei der Streckung	N. radialis

zen Länge des Septum intermusculare brachii mediale und vom distalen Drittel des Septum intermusculare brachii laterale. Es ist zu beachten, daß das Caput mediale auch am Septum intermusculare brachii laterale einen Ursprung besitzt.

Die Grenze zwischen den Ursprungsfeldern des Caput laterale und Caput mediale bilden Sulcus n. radialis, N. radialis und die Vasa profunda brachii.

Der M. triceps brachii setzt an am Olecranon und der Fascia antebrachii, mit einigen Fasern auch an der Capsula articularis des Ellenbogengelenkes (*M. articularis cubiti*).
— **M. anconeus.** Er entspringt hinten am Epicondylus lateralis als Fortsetzung des lateralen Ursprungs des Caput mediale des M. triceps brachii.
— **M. articularis cubiti.** Kleiner Muskel, ein Teil des Caput mediale des M. triceps brachii.

IV. Mm. antebrachii, Unterarmmuskeln

Die Unterarmmuskeln teilen wir in eine Beuger- und Streckergruppe ein. Jede Muskelgruppe besteht aus mehreren Muskelschichten.
— **Beugergruppe**
  • *Oberflächliche Schicht*
  • *Tiefe Schicht.*
— **Streckergruppe**
  • *Oberflächliche Schicht* ⎫ Dorsale
  • *Tiefe Schicht* ⎭ Streckergruppe
  • *Radiale Schicht,* radiale Streckergruppe
Radiale Streckergruppe = Radialextensorengruppe
N. medianus und *N. ulnaris* versorgen die **Beugergruppe,**
der *N. radialis* die **Streckergruppe.**

Mit einigen Ausnahmen gilt die Faustregel: „*Die Beuger entspringen am Epicondylus medialis, die Strecker am Epicondylus lateralis.*"

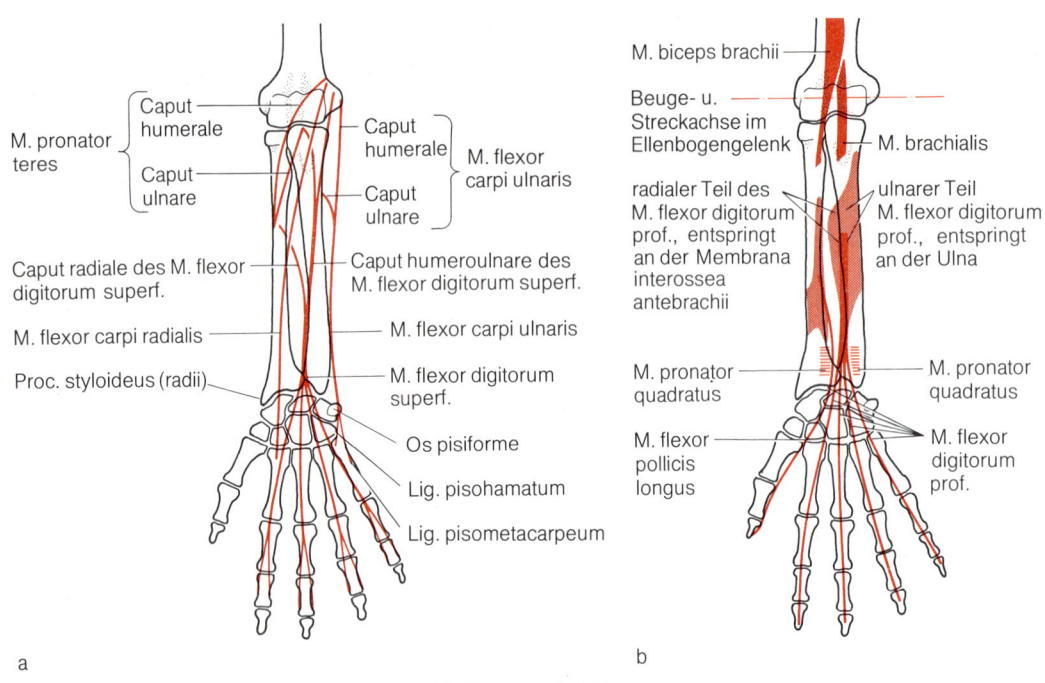

Abb. 144a u. b. Oberflächliche (a) und tiefe (b) Flexoren des Unterarms

1. Beugergruppe

Oberflächliche Schicht (Abb. **144a**, Tabelle 30)
— **M. pronator teres.** Mit einem *Caput humerale*, das die Hauptmasse des Muskels bildet, entspringt er vom Epicondylus medialis, mit einem kleinen *Caput ulnare* vom Processus coronoideus der Elle.
Der *N. medianus* innerviert und durchbohrt den M. pronator teres (Pronatorkanal).
— **M. flexor carpi radialis.** Seine starke Sehne ist bei leichter Beugung im Handgelenk am distalen Ende des Unterarmes als längliche Vorwölbung zu sehen und zu tasten (Abb. **145**).
Der *N. medianus* liegt oberhalb des Handgelenkes direkt ulnar von der Sehne des M. flexor carpi radialis, meistens zwischen ihr und der Sehne des M. palmaris longus. Wenn diese Sehne fehlt oder verschoben ist, so finden wir den N. medianus zwischen der Sehne des M. flexor carpi radialis und der Sehne des M. flexor digitorum superficialis.
Radial von der Sehne des M. flexor carpi radialis tasten wir auf der Vorderfläche des unteren Speichenendes den *Radialispuls*.
— **M. palmaris longus.** Seine Form ist variabel, er fehlt in über 20% der Fälle einseitig, gelegentlich auch beidseitig. In der Hohlhand verbreitet sich seine Sehne fächerartig in Form der *Aponeurosis palmaris*, die mit der Haut und Unterlage fest verwachsen ist.
Der M. palmaris longus beugt im Handgelenk und spannt die Palmaraponeurose. Die Haut der Handfläche ist durch Bindegewebsfasern (*Retinacula cutis*) fest mit der Palmaraponeurose verwachsen. Daher können Werkzeuge und Gegenstände mit rundem Griff (z.B. Hammer, Schraubenzieher, Reckstange) mit der Hand sehr fest gehalten werden.

Klinischer Hinweis. Aufgrund von Bindegewebsschrumpfungen an der Palmaraponeurose können Beugekontrakturen der Finger entstehen, die am Kleinfinger beginnen. Das Krankheitsbild heißt *Dupuytrensche Kontraktur*.

— **M. flexor carpi ulnaris.** Seine Ansatzsehne ist oberhalb des Os pisiforme zu tasten, insbesondere wenn die gestreckte Hand gegen einen Widerstand gebeugt wird. Zwischen den beiden Ursprungköpfen (*Caput humerale* und *Caput ulnare*) bildet sich ein Sehnenbogen aus, der den N. ulnaris überspannt. Der Ansatz befindet sich am Os pisiforme, das in Form eines Sesambeines als Hypomochlion dient. Vom Os pisiforme aus wird die Kraft durch Bänder auf das Os hamatum und den 5. Mittelhandknochen übertragen.

Tabelle 30. Unterarmmuskeln: Oberflächliche Schicht der Beugergruppe

Muskel	Ursprung	Ansatz	Funktion	Innervation
M. pronator teres **Caput humerale**	Epicondylus med. humeri	laterale und dorsale Fläche des mittleren Radiusdrittels	Beugung im Ellenbogengelenk, Pronation	N. medianus
Caput ulnare	Proc. coronoideus der Elle	laterale und dorsale Fläche des mittleren Radiusdrittels	Pronation	N. medianus
M. flexor carpi radialis	Epicondylus med.	palmare Basis des Os metacarpale II	Beugung in den Handgelenken, Pronation aus extremer Supination, Radialabduktion	N. medianus
M. palmaris longus	Epicondylus med.	Aponeurosis palmaris	beugt im Handgelenk, spannt die Palmaraponeurose	N. medianus
M. flexor carpi ulnaris, **Caput humerale**	Epicondylus med.	Os pisiforme, von ihm aus über das Lig. pisohamatum am Hamulus ossis hamati und über das Lig. pisometacarpeum an der palmaren Basis des Os metacarpale V	beugt im Handgelenk; zusammen mit dem M. extensor carpi ulnaris Ulnarabduktion	N. ulnaris
Caput ulnare	Olecranon und obere ²/₃ der Ulna			
M. flexor digitorum superficialis **Caput humeroulnare**	Epicondylus med. Proc. coronoideus	Mittelphalangen des II. bis V. Fingers	Beugung in den Handgelenken sowie den Grund- und Mittelgelenken des II. bis V. Fingers	N. medianus
Caput radiale	Vorderfläche des Radius			

— **M. flexor digitorum superficialis** (oberflächlicher Fingerbeuger). Zwischen seinen beiden Ursprungsköpfen befindet sich ein bogenförmiger Bindegewebsstreifen. Dieser überkreuzt den N. medianus, die A. mediana und A. ulnaris sowie die Begleitvenen. Etwa über der Grundphalanx befindet sich ein Schlitz in jeder der vier Ansatzsehnen (Perforatus), durch den die entsprechende Sehne des M. flexor digitorum profundus (Perforans) zieht. Die Sehnen des M. flexor disitorum superficialis inserieren den Mittelphalangen.

Tiefe Schicht (Abb. **144 b**, Tabelle 31)
— **M. flexor digitorum profundus** (tiefer Fingerbeuger). Mit einem *radialen Ursprungsteil* entspringt er von der Membrana interossea antebrachii und mit einem *ulnaren Ursprungsteil* von der Vorderfläche der Elle.

Den radialen Teil versorgt der *N. medianus*, den ulnaren der *N. ulnaris* (Doppelinnervation).

Die vier Ansatzsehnen des M. flexor carpi ulnaris laufen durch den *Canalis carpi*, divergieren in der Hohlhand, durchbohren als Perforans über den Grundphalangen die Spalten der Sehnen des M. flexor digitorum superficialis (Perforatus) und inserieren an der palmaren Basis der Endphalangen des II. bis V. Fingers. In der Hohlhand entspringen an den vier Sehnen die 4 Mm. lumbricales (S. 228).

— **M. flexor pollicis longus** (langer Daumenbeuger). Sein Ursprung ist teilweise überdeckt vom Caput radiale des M. flexor digitorum superficialis. Die Ansatzsehne läuft im Bereiche des I. Mittelhandknochens zwischen oberflächlichem und tiefem Kopf des M. flexor pollicis brevis. Sie inseriert an der palmaren Basis der Endphalanx des Daumens. In etwa 40% der Fälle ist ein zu-

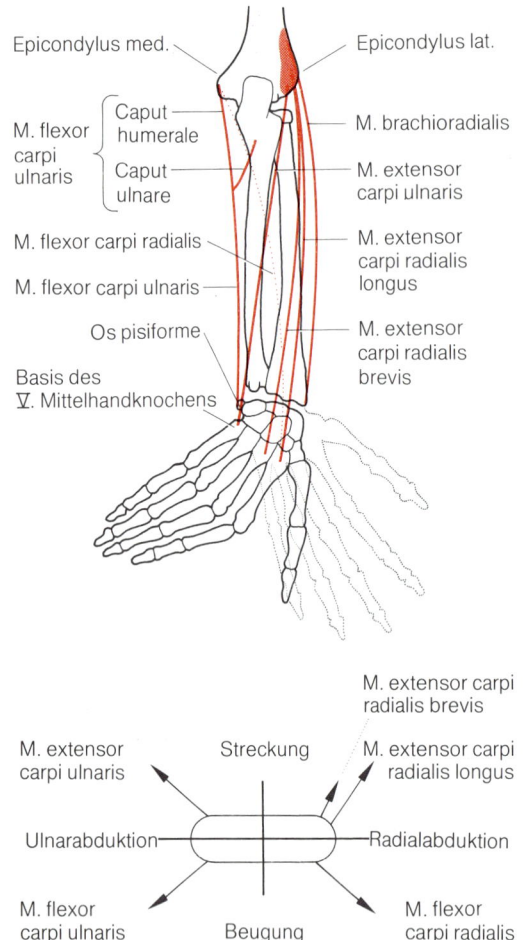

Abb. 145. Unterarmmuskeln mit Ansätzen an den Handwurzel- und Mittelhandknochen

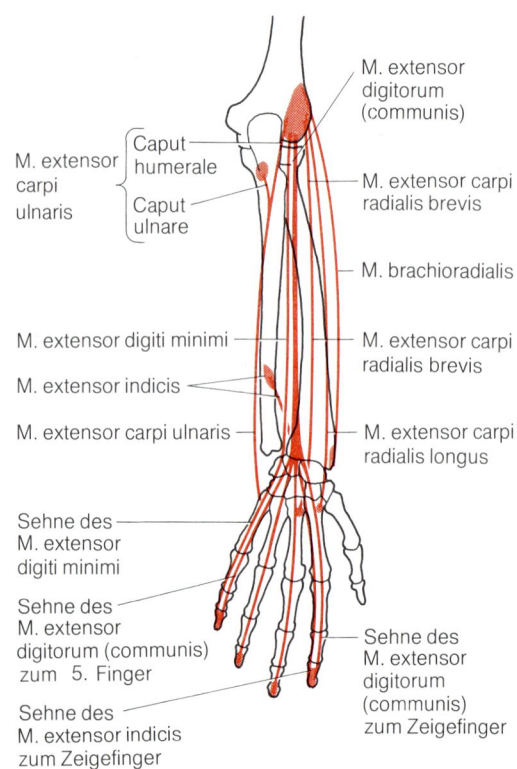

Abb. 146. Unterarmmuskeln: Oberflächliche Schicht der Streckergruppe

sätzlicher Ursprungskopf vom Epicondylus medialis zu beobachten (*Caput humerale*).
– **M. pronator quadratus.** Der Muskel hat etwa quadratische Form und ist an der Pronation des Unterarmes beteiligt.

2. Streckergruppe

Oberflächliche Schicht (Abb. **146**, Tabelle 32)
– **M. extensor digitorum** (communis). Der „gemeinsame Fingerstrecker" liegt proximal zwischen M. extensor carpi ulnaris und M. extensor carpi radialis brevis. Im distalen Bereich des Handrückens sind seine vier Sehnen in variabler Form mit bindegewebigen Strängen untereinander verbunden. Diese *Connexus intertendinei* schränken die unabhängige Bewegung der einzelnen Finger mehr oder weniger stark ein.

Die Sehnen zum II., III. und V. Finger können in den Grundgelenken geringgradig spreitzen. Die geschlossene Faust kann man mit Gewalt öffnen, wenn man die Handgelenke maximal beugt, da in dieser Stellung Muskel und Sehnen des Fingerstreckers „zu kurz" sind (*passive Insuffizienz*).
– **M. extensor digiti minimi** (Kleinfingerstrecker). Seine Sehne strahlt zusammen mit der 4. Sehne des M. extensor digitorum (communis) in die Dorsalaponeurose des V. Fingers.
– **M. extensor carpi ulnaris.** Zusammen mit dem M. extensor carpi radialis longus et brevis sowie den übrigen Extensoren streckt er in den Handgelenken. Bei der Abduktion des Daumens werden M. extensor et flexor carpi ulnaris reflektorisch gespannt, um der Radialabduktion (Speichenrandbewegung) entgegenzuwirken.

Tiefe Schicht (Abb. **147**, Tabelle 33)
M. supinator. Er liegt in der Tiefe am Ellenbogengelenk. Hier umhüllt er dorsal und lateral das Humeroradialgelenk. Der R. profundus des N. radialis durchbohrt den M. supinator (*Supinatorkanal*) zwischen dem oberflächlichen (schrägen) und tiefen (queren) Teil der Muskelmasse.

Tabelle 31. Unterarmmuskeln: Tiefe Schicht der Beugergruppe

Muskel	Ursprung	Ansatz	Funktion	Innervation
M. flexor digitorum prof. **ulnarer Teil** **radialer Teil**	Vorderfläche der Elle Membrana interossea antebrachii	palmare Basis der Endphalangen des II. bis V. Fingers	Beugung in den Handgelenken und allen Fingergelenken des II. bis V. Fingers, der ulnare Teil ist an der Ulnarabduktion beteiligt	N. ulnaris für den ulnaren Teil N. medianus für den radialen Teil
M. flexor pollicis long.	Vorderfläche des Radius, Membrana interossea antebrachii	palmare Basis der Endphalanx des Daumens	Beugung in den Hand- und Daumengelenken; Beugung u. Adduktion im Sattelgelenk; geringe Radialabduktion im proximalen Handgelenk	N. medianus
M. pronator quadratus	distal von der Vorderfläche der Ulna	distal an der Vorderkante des Radius	Pronation	N. interosseus (antebrachii) ant. aus dem N. medianus

Tabelle 32. Unterarmmuskeln: Oberflächliche Schicht der Streckergruppe

Muskel	Ursprung	Ansatz	Funktion	Innervation
M. extensor digitorum (communis)	Epicondylus lat.	Dorsalaponeurose des II. bis V. Fingers	Streckung in den Handgelenken und den Fingergelenken des II. bis V. Fingers, Spreizung des II, III. und V. Fingers	R. prof. des N. radialis
M. extensor digiti minimi	Epicondylus lat.	Dorsalaponeurose des V. Fingers	Streckung in den Handgelenken und den Gelenken des V. Fingers, Ulnarabduktion, Abspreizen des V. Fingers	R. prof. des N. radialis
M. extensor carpi ulnaris **Caput humerale** **Caput ulnare**	 Epicondylus lat. Olecranon und proximal an der Hinterkante der Ulna	dorsale Basis des Os metacarpale V	Streckung und Ulnarabduktion im Handgelenk	R. prof. des N. radialis

Der *oberflächliche Teil* des Muskels entspringt vom Epicondylus lateralis, Lig. collaterale radiale, Lig. anulare radii,
  der *tiefe Teil* kommt von der Crista m. supinatoris.
  Sein Ansatz befindet sich an der Vorder- und Seitenfläche des Radius oberhalb, in Höhe und unterhalb der Tuberositas radii.

— **M. abductor pollicis longus.** Seine Ansatzsehne liegt direkt ulnar neben der des M. extensor pollicis brevis. Beide Muskeln und Sehnen sind in variablem Ausmaß miteinander verwachsen. Ihre Ansatzsehnen überkreuzen in der Reihenfolge von dorsal nach radial die Sehnen des M. extensor carpi radialis brevis, M. extensor carpi radialis longus und die A. radialis mit ihren

Tabelle 33. Unterarmmuskeln: Tiefe Schicht der Streckergruppe

Muskel	Ursprung	Ansatz	Funktion	Innervation
M. supinator	Epicondylus lat., Lig. collaterale radiale, Lig. anulare radii, Crista m. supinatoris	proximal an der Vorder- und Seitenfläche des Radius	Supination	R. prof. des N. radialis
M. abductor pollicis longus	Membrana interossea antebrachii, dorsale Fläche der Elle und Speiche	radial an der Basis des Os metacarpale I und Os trapezium	Abspreizung des I. Mittelhandknochens, Radialabduktion im proximalen Handgelenk	R. prof. des N. radialis
M. extensor pollicis brevis	dorsale Fläche der Speiche unterhalb des vorigen, Membrana interossea antebrachii	dorsale Basis der Grundphalanx des Daumens	Streckung im Daumengrundgelenk, Radialabduktion im proximalen Handgelenk	R. prof. des N. radialis
M. extensor pollicis longus	Facies post. der Ulna, Membrana interossea antebrachii	dorsale Basis der Endphalanx des Daumens	Streckung im Grund- und Endgelenk des Daumens, Streckung in den Handgelenken	R. prof. des N. radialis
M. extensor indicis	distal an der dorsalen Fläche der Ulna und der Membrana interossea antebrachii	Dorsalaponeurose des II. Fingers	Streckung in den Zeigefingergelenken, Anspreizbewegung des Zeigefingers an den Mittelfinger, Streckung in den Handgelenken	R. prof. des N. radialis

Tabelle 34. Unterarmmuskeln: Radiale Schicht der Streckergruppe

Muskel	Ursprung	Ansatz	Funktion	Innervation
M. brachioradialis	Margo lat. des Humerus, Septum intermusculare brachii lat.	seitliche Fläche des Radius oberhalb der Basis des Proc. styloideus	Beugung im Ellenbogengelenk, je nach Stellung Pro- oder Supination	Rr. musculares aus dem N. radialis
M. extensor carpi radialis longus	Margo lat. Epicondylus lat.	dorsale Basis des II. Mittelhandknochens	Beugung im Ellenbogengelenk, Streckung in den Handgelenken, zusammen mit dem M. flexor carpi radialis Radialabduktion, Pronation aus extremer Supination	Rr. musculares aus dem N. radialis
M. extensor carpi radialis brevis	Epicondylus lat.	dorsale Basis des III. Mittelhandknochens	Streckung in den Handgelenken	R. prof. des N. radialis

Membrum superius: Obere Extremität

Begleitvenen, sie unterkreuzen den R. superficialis des N. radialis und den Anfangsteil der V. cephalica.
— **M. extensor pollicis brevis** (kurzer Daumenstrecker). Er entspringt ulnar und unterhalb vom Ursprung des M. extensor pollicis longus, mit dem er hier teilweise verwachsen ist, und von der dorsalen Fläche des Radius sowie den angrenzenden Gebieten der Membrana interossea antebrachii.
— **M. extensor pollicis longus.** Seine Ansatzsehne überkreuzt den M. extensor carpi radialis brevis et longus sowie die A. et Vv. radiales.

Klinischer Hinweis. Die Sehne kann sich nach Überbeanspruchung oder örtlicher Schädigung degenerativ verändern und reißen, z.B. Trommlerlähmung, gedeckte Sehnenruptur nach typischer Radiusfraktur.

— **M. extensor indicis.** Von den Muskeln der tiefen Schicht liegt sein Ursprungsfeld am weitesten distal.
Die Ansatzsehne zieht unmittelbar ulnar von der 1. Sehne des M. extensor digitorum (communis) gemeinsam mit dieser zur Dorsalaponeurose des Zeigefingers.

Radiale Schicht (Radialextensoren) (Tabelle 34)
— **M. brachioradialis.** Von den Muskeln der radialen Schicht entspringt er am weitesten proximal vom Humerus. Er ist der Leitmuskel der radialen Gefäßnervenstraße (*Speichenstraße*).
Oberhalb und in Höhe des Ellenbogengelenkes trifft man in der Tiefe zwischen M. brachialis und der Radialextensorengruppe auf den N. radialis und seine Spaltung in R. superficialis und R. profundus.
— **M. extensor carpi radialis longus.** Er entspringt unterhalb des M. brachioradialis.
— **M. extensor carpi radialis brevis.** Im proximalen Drittel des Unterarmes sind die Radialextensoren in der Reihenfolge von radial nach dorsal in folgender Weise angeordnet: M. brachioradialis — M. extensor carpi radialis longus — M. extensor carpi radialis brevis.
Der *R. profundus des N. radialis* durchbohrt den M. supinator und innerviert die Muskeln der Streckergruppe des Unterarmes. M. brachioradialis, M. extensor carpi radialis longus und M. supinator erhalten *Rr. musculares* hauptsächlich aus dem Stamm des N. radialis.

V. Mm. manus, Handmuskeln

Die kurzen Handmuskeln (Mm. manus) teilen wir in drei Gruppen ein:

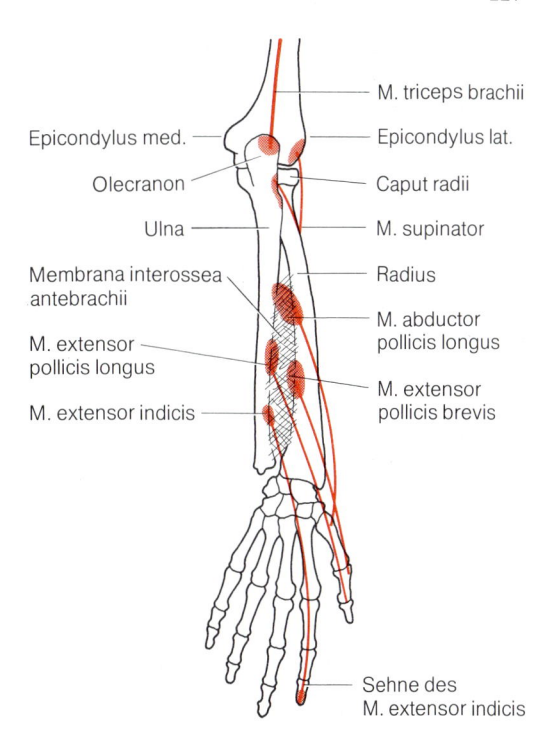

Abb. 147. Unterarmmuskeln: Tiefe Schicht der Streckergruppe. Rot: Muskelursprünge

— **Daumenballengruppe, Thenargruppe.**
— **Mittlere Gruppe, Intermediäre Gruppe** und
— **Kleinfingerballengruppe, Hypothenargruppe.**
• Auf die Gelenke des Daumens und das Sattelgelenk wirkt die *Thenargruppe*.
• Die *mittlere Gruppe* übt eine Funktion auf den II.–V. Finger aus. Ihre Muskeln beugen im Grundgelenk, strecken im Mittel- und Endgelenk. Je nach Lage können sie in den Grundgelenken an- und abspreitzen.
• Die *Hypothenargruppe* ist an den Bewegungen des V. Mittelhandknochens und Kleinfingers beteiligt.
Der *N. medianus* innerviert von den Handmuskeln die Mm. lumbricales I et II sowie die Thenarmuskeln mit Ausnahme des M. adductor pollicis und des Caput profundum des M. flexor pollicis brevis. Alle anderen Handmuskeln einschließlich der genannten Ausnahmen werden vom *N. ulnaris* versorgt.

Thenargruppe (Tabelle 35)
— **M. abductor pollicis brevis.** Medial (ulnar) an den Muskeln schließt sich kontinuierlich das *Caput superficiale* des *M. flexor pollicis brevis* an, mit dem er oft verwachsen ist und einen gemeinsamen Ansatz bildet. Der M. abductor pollicis

Tabelle 35. Handmuskeln: Thenargruppe

Muskel	Ursprung	Ansatz	Funktion	Innervation
M. abductor pollicis brevis	Retinaculum flexorum, Tuberculum ossis scaphoidei	Grundphalanx des Daumens, lat. Sesamknochen	Abduktion, Innenkreiselung während der Oppositionsbewegung	N. medianus
M. flexor pollicis brevis				
Caput superficiale	Retinaculum flexorum	Grundphalanx des Daumens, lat. Sesamknochen	Abduktion, Innenkreiselung während der Oppositionsbewegung	N. medianus
Caput profundum	Os trapezium, Os trapezoideum Os capitatum	Grundphalanx des Daumens, med. Sesamknochen	Beugung, Adduktion, Opposition	N. ulnaris
M. opponens pollicis	Retinaculum flexorum, Tuberculum ossis trapezii	Vorderfläche und radiale Kante des I. Mittelhandknochens	Beugung, Opposition im Sattelgelenk	N. medianus
M. adductor pollicis,				
Caput obliquum	Basis des Os metacarpale II, Os capitatum, Os hamatum	med. Sesamknochen, Grundphalanx des Daumens	Adduktion, Opposition	N. ulnaris
Caput transversum	palmare Fläche des III. Mittelhandknochens	med. Sesamknochen, Grundphalanx des Daumens	Adduktion, Opposition	N. ulnaris

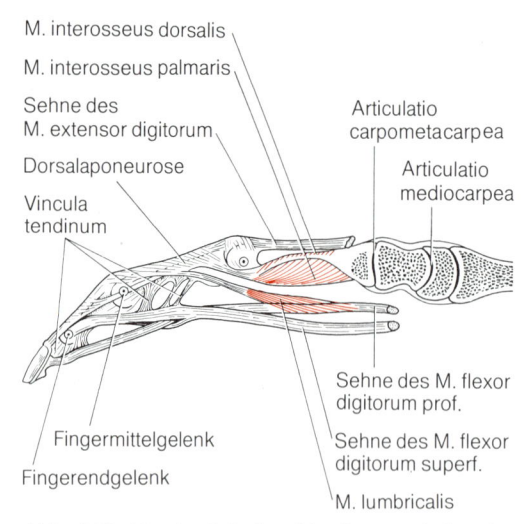

Abb. 148. Mm. lumbricales, Mm. interossei dorsales und Mm. interossei palmares beugen im Fingergrundgelenk, sie strecken im Mittel- und Endgelenk. Die Achsen der Fingergelenke stehen senkrecht auf der Papierebene, sie sind durch einen Punkt mit Kreis gekennzeichnet. (Nach Lippert, 1975)

brevis liegt im Bereich des I. Mittelhandknochens auf dem *M. opponens pollicis*. Beide Muskeln lassen sich von radial (lateral) aus trennen.

— **M. flexor pollicis brevis.** Wir unterscheiden einen *oberflächlichen* und *tiefen Kopf*. Zwischen beiden läuft die Sehne des M. flexor pollicis longus.

Das *Caput superficiale* innerviert der *N. medianus*, das *Caput profundum* der *N. ulnaris*.

— **M. opponens pollicis.** Der Muskel liegt in der Tiefe auf der Vorderfläche des I. Mittelhandknochens unter dem oberflächlich angeordneten M. abductor pollicis brevis.

— **M. adductor pollicis.** Er besitzt zwei Ursprungsköpfe, *Caput obliquum* und *Caput transversum*.

Beide Köpfe versorgt der *N. ulnaris*.

Mittlere Gruppe (Abb. **148**, Tabelle 36)
— **Mm. lumbricales.** Nr. I. und II. werden vom *N. medianus* innerviert, Nr. III. und IV. vom *N. ulnaris*.

Membrum superius: Obere Extremität

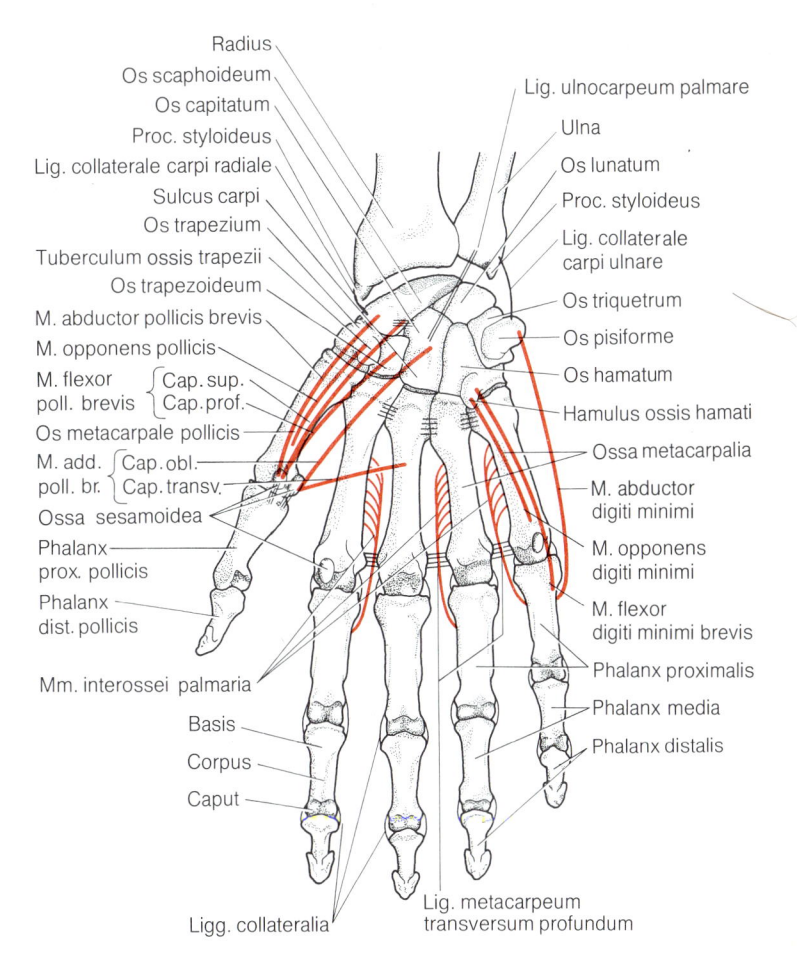

Abb. 149. Handskelet von palmar. Eingetragen sind die Handmuskeln. Die Ansatzsehnen der 3 Mm. interossei palmares laufen vor dem Lig. metatarseum transversum prof.

Die vier *Mm. lumbricales* entspringen von den Sehnen des M. flexor digitorum profundus. Die Ansatzsehnen der Mm. lumbricales laufen palmar vom *Lig. metacarpeum transversum profundum* und strahlen von der radialen Seite her ein in die Dorsalaponeurosen des II. bis V. Fingers.

Sie *beugen in den Grundgelenken* und *strecken in den Mittel- und Endgelenken*. Diese Funktionen sind darauf zurückzuführen, daß die Fasern der Ansatzsehnen vor den Beuge- und Streckachsen der Grundgelenke laufen, jedoch dann nach ihrer Einstrahlung in die Streckaponeurose dorsal von den Achsen der Mittel- und Endgelenke.

— **Mm. interossei palmares** (Abb. 149). Ihre drei Ansatzsehnen laufen palmar von der Beuge- und Streckachse der Grundgelenke.

Sie *beugen im Grundgelenk* und *strecken im Mittel- und Endgelenk*. Zusätzlich können sie in den Grundgelenken in Richtung auf den Mittelfinger hin adduzieren.

— **Mm. interossei dorsales** (Abb. 150). Die vier Ansatzsehnen der Mm. interossei dorsales laufen palmar von den Flexions-Extensions-Achsen der Grundgelenke.

Sie *beugen in den Grundgelenken* und *strecken in den Mittel- und Endgelenken* des II., III. und IV. Fingers. Den Zeige- und Ringfinger *adduzieren* sie in Richtung auf den Mittelfinger.

Klinischer Hinweis. Wenn die *Mm. lumbricales* sowie die *Mm. interossei palmares et dorsales* gelähmt sind, so ist die Beugung in den Grundgelenken bei gleichzeitiger Streckung in den Mittel- und Endgelenken nicht mehr möglich (Abb. 148).

Hypothenargruppe (Tabelle 37)

— **M. abductor digiti minimi.** Er liegt oberflächlich im palmar-ulnaren Bereich des Kleinfingerballens.

— **M. flexor digiti minimi brevis.** Er liegt unmittelbar lateral (radial) vom M. abductor digiti minimi, mit dem er proximal verwachsen ist.

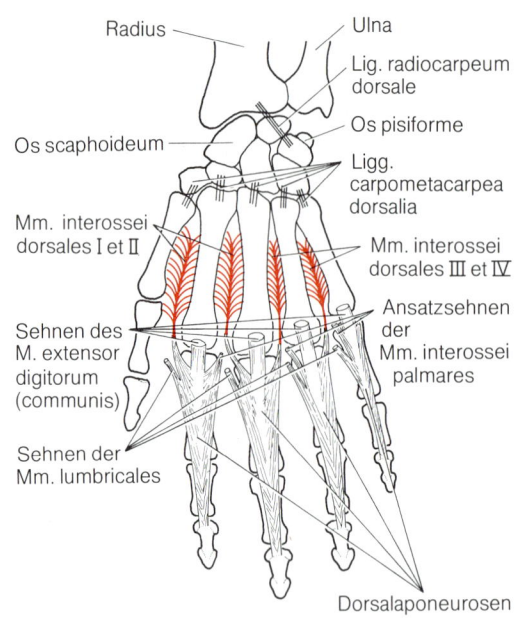

Abb. 150. Hand von dorsal. Eingetragen sind die Mm. interossei dorsales und Dorsalaponeurosen. Die Mm. interossei dorsales sind zweiköpfig und entspringen an den einander zugewandten Flächen der Mittelhandknochen

— **M. opponens digiti minimi.** Bedeckt vom M. abductor digiti minimi und M. flexor digiti minimi brevis liegt er in der Tiefe des Kleinfingerballens. Wir können seine Ansatzregion am V. Mittelhandknochen sehen, wenn wir von der medialen (ulnaren) Mittelhandkante aus den oberflächlich angeordneten M. abductor digiti minimi vorsichtig anheben und dabei interstitielles Bindegewebe durchtrennen.

— **M. palmaris brevis.** Unbedeutender Hautmuskel im subcutanen Fettgewebe des Daumenballens.

Klinischer Hinweis. Die kurzen Handmuskeln werden vom N. medianus und N. ulnaris aus dem VIII. Cervical- und I. Thorakalsegment innerviert. Daher atrophieren sie bei Prozessen des Rückenmarks in der genannten Höhe.

VI. Leitungsbahnen

1. Arterien

A. axillaris

Die **A. subclavia** setzt sich am Unterrand der Clavicula in die A. axillaris fort. Vom unteren

Tabelle 36. Handmuskeln: Mittlere Gruppe

Muskel	Ursprung	Ansatz	Funktion	Innervation
Mm. lumbricales I–IV (Nr. I und II einköpfig Nr. III u. IV zweiköpfig)	Sehnen des M. flexor digitorum prof.	Dorsalaponeurose des II. bis V. Fingers (Langfinger)	*beugen* in den Grundgelenken, *strecken* in den Mittel- und Endgelenken der Langfinger	I et II vom *N. medianus,* III et IV vom *N. ulnaris*
Mm. interossei palmares I–III (einköpfig)	ulnare Seite des II., radiale Seite des IV. und V. Fingers	Dorsalaponeurose des II., IV. und V. Fingers	*beugen* in den Grundgelenken, *strecken* in den Mittel- und Endgelenken der entsprechenden Finger, *adduzieren* in Richtung auf den Mittelfinger	N. ulnaris
Mm. interossei dorsales I–IV (zweiköpfig)	einander zugekehrte Flächen des I. bis V. Mittelhandknochens	Dorsalaponeurose des II., III. und IV. Fingers	*beugen* in den Grundgelenken, *strecken* in den Mittel- und Endgelenken der entsprechenden Finger, *adduzieren* in Richtung auf den Mittelfinger	N. ulnaris

Rand des M. pectoralis major an sprechen wir von **A. brachialis.**
— **Rr. subscapulares,** versorgen den *M. subscapularis.*
— **A. thoracica suprema,** variables Gefäß zu Muskeln der vorderen Thoraxwand (Tabelle 38).
— **A. thoracoacromialis,** liegt im Trigonum deltoideopectorale, teilt sich in folgende Äste:
- *R. acromialis* zum *Rete acromiale,* einem arteriellen Gefäßnetz am Acromion (Tabelle 38).
- *R. clavicularis* zum Schlüsselbein und *M. subclavius.*
- *R. deltoideus* zum *M. deltoideus.*

- **Rr. pectorales** für den *M. pectoralis major et minor.*
— **A. thoracica lateralis,** läuft am Seitenrand des M. pectoralis etwa in der vorderen Achsellinie auf dem *M. serratus anterior,* den sie versorgt. Ihre **Rr. mammarii laterales** ziehen zur Brustdrüse (Tabelle 38).
— **A. subscapularis,** das kurze Gefäß läuft hinter der *V. axillaris* und spaltet sich in folgende Arterien:
- **A. thoracodorsalis,** sie setzt die Richtung der A. subscapularis fort und verzweigt sich zur Versorgung des *M. latissimus dorsi, M. teres major* und *M. serratus anterior.* Die A. thoracodorsalis

Tabelle 37. Handmuskeln: Hypothenargruppe

Muskel	Ursprung	Ansatz	Funktion	Innervation
M. abductor digiti minimi	Retinaculum flexorum, Os pisiforme	mediale Basis der Grundphalanx des V. Fingers	Abduktion im Grundgelenk des V. Fingers	Äste aus dem R. prof. n. ulnaris
M. flexor digiti minimi brevis	Retinaculum flexorum, Hamulus ossis hamati	Basis der Grundphalanx des V. Fingers	beugt im Grundgelenk des Kleinfingers	Äste aus dem R. prof. n. ulnaris
M. opponens digiti minimi	Retinaculum flexorum, Hamulus ossis hamati	V. Mittelhandknochen	zieht den V. Mittelhandknochen nach vorn (palmar)	Äste aus dem R. prof. n. ulnaris
M. palmaris brevis	Palmaraponeurose	Haut über dem Kleinfingerballen	schützt die ulnaren Leitungsbahnen, spannt die Haut	Ast aus dem R. superf. n. ulnaris

Tabelle 38. Arterielle Anastomosen in der Schultergegend und Achselregion

A. cervicalis superficialis → *R. acromialis* → *Rete acromiale* ← *R. acromialis* ← *A. thoracoacromialis*
A. suprascapularis ↔ *A. circumflexa scapulae* ← *A. subscapularis*
A. suprascapularis → *Rete scapulare* ← *A. scapularis descendens* (inkonstant)
A. scapularis descendens (inkonstant) → *Rete scapulare* ← *A. circumflexa scapulae*
A. axillaris → *A. thoracica suprema* ← *Aa. intercostales*
A. thoracica lateralis ↔ *Aa. intercostales*
A. thoracoacromialis ↔ *A. circumflexa humeri posterior*
A. subscapularis → *A. thoracodorsalis* ↔ *Aa. intercostales*
A. circumflexa humeri posterior ↔ *A. profunda brachii*
A. circumflexa humeri posterior ↔ *A. circumflexa humeri anterior*

Tabelle 39. Arterielle Anastomosen an der oberen Extremität (Auswahl)

A. collateralis radialis → *R. anterior* ↔ *A. recurrens radialis* ← *A. radialis*
A. collateralis ulnaris inferior ↔ *R. anterior* ← *A. recurrens ulnaris* ← *A. ulnaris*
Über das *Rete articulare cubiti* stehen folgende Gefäße untereinander in Verbindung: A. collateralis media, R. posterior aus der A. collateralis radialis, A. collateralis ulnaris superior, R. posterior der A. recurrens ulnaris, A. interossea recurrens aus der A. interossea posterior
Verbindungen über das *Rete carpi palmare:* je ein R. carpeus palmaris aus der A. radialis und A. ulnaris, A. interossea anterior
Verbindungen über das *Rete carpi dorsale:* je ein R. carpeus dorsalis aus der A. radialis und A. ulnaris, Aa. metacarpeae dorsales II–V, A. interossea posterior, Seitenast distal durch die Membrana interossea antebrachii aus der A. interossea anterior
A. radialis → *R. palmaris superficialis* → *Arcus palmaris superficialis* ← *A. ulnaris*
A. radialis → *Arcus palmaris profundus* ← *R. palmaris profundus* ← *A. ulnaris*
Aa. metacarpeae palmares → *Rr. perforantes* ↔ *Aa. metacarpeae dorsales*

liegt dorsal vom *N. thoracicus longus,* ihre distalen Zweige können den Nerv begleiten.
- **A. circumflexa scapulae,** läuft durch die mediale Achselmuskellücke zusammen mit begleitenden Venen.

Die A. circumflexa scapulae bildet eine **wichtige Anastomose mit der A. suprascapularis** aus dem *Truncus thyrocervicalis* oder direkt aus der *A. subclavia.*
— **A. circumflexa humeri anterior,** dünnes Gefäß, läuft vorn um das Collum chirurgicum.
— **A. circumflexa humeri posterior,** zusammen mit den begleitenden *Vv. circumflexae humeri posteriores* und dem *N. axillaris* läuft sie durch die laterale Achselmuskellücke, sie entsendet Zweige an den *M. deltoideus und Oberarmmuskeln* (Tabelle 38).

A. brachialis
Gefäßstrecke vom unteren Rand des M. pectoralis major bis zu ihrer Aufzweigung in **A. radialis** und **A. ulnaris** in der Ellenbeuge. Die A. brachialis läuft im *Sulcus bicipitalis medialis* von Haut und Oberarmfascie bedeckt, begleitet vom *N. medianus,* den *Vv. brachiales* und *Lymphgefäßen.*

In der Achselhöhle und am Oberarm gibt es zahlreiche Varianten der Arterien, von denen zwei Formen wegen ihrer praktischen Bedeutung zu erwähnen sind. Embryonal entsteht eine oberflächliche und tiefe A. brachialis. Die oberflächliche Arterie bildet sich normalerweise zurück. Bleibt sie erhalten, so sprechen wir von einer persistierenden **A. brachialis superficialis.** Diese Gefäßvariante liegt vor der Medianusgabel, am Oberarm ventral vom N. medianus und geht meistens in die A. radialis über. Da sie in der Ellenbeuge oberflächlich liegt, kann sie bei Venenpunktionen versehentlich getroffen werden.

Bei der *hohen Teilung der A. brachialis* handelt es sich um einen Sonderfall der erstgenannten Variante. Der Abgang der A. radialis befindet sich am Oberarm. Entwicklungsgeschichtlich ist dabei der distale Abschnitt der A. brachialis superficialis erhalten geblieben.
— **A. profunda brachii,** läuft zusammen mit dem *N. radialis* und Begleitvenen zwischen Caput mediale et laterale des *M. triceps brachii* dorsal in einer Spiraltour um den Humerusschaft (Abb. **151**).
- *Aa. nutriciae humeri* zum Humerus.
- *R. deltoideus* zum Deltamuskel.
- **A. collateralis media,** zieht zum *Rete articulare cubiti,* einem arteriellen Gefäßnetz am Olecranon.
- **A. collateralis radialis,** spaltet sich in einen *R. anterior* und *R. posterior* (Tabelle 39).
— **A. collateralis ulnaris superior,** entspringt distal vom Abgang der A. profunda brachii aus der A. brachialis. Sie geht über in das *Rete articulare cubiti* sowie den *R. posterior der A. recurrens ulnaris.*

Membrum superius: Obere Extremität

– **A. collateralis ulnaris inferior,** bildet eine Anastomose mit dem *R. anterior der A. recurrens ulnaris* (Abb. **151**, Tabelle 39).

A. radialis (Abb. **152**)
In der Ellenbeuge teilt sich die **A. brachialis** in A. radialis und A. ulnaris (Abb. **151**). Distal können wir den Radialispuls auf der Vorderfläche des Radius an typischer Stelle tasten. Die A. radialis zieht auf der radialen Seite der Handwurzel unter den Sehnen in die anatomische Tabatière und gelangt dann zwischen I. und II. Mittelhandknochen auf die Palmarseite, wo sie in den tiefen Hohlhandbogen übergeht.
– **A. recurrens radialis,** rückläufiges Gefäß, bildet Anastomosen (Tabelle 39).
– **R. carpeus palmaris** zum *Rete carpi palmare*, einem Gefäßnetz vorn auf den Handwurzelknochen.
– **R. palmaris superficialis** zum oberflächlichen Hohlhandbogen.
– **R. carpeus dorsalis,** zum *Rete carpi dorsale* einem Gefäßnetz dorsal auf der Handwurzel unter den Extensorsehnen.
• **Aa. metacarpeae dorsales,** Nr. I zweigt dorsal aus der A. radialis ab, Nr. II–V aus dem *Rete carpi dorsale.*
• **Aa. digitales dorsales,** gehen aus den Aa. metacarpeae dorsales hervor, am Daumen aus der A. radialis.
– **A. princeps pollicis,** kommt als kurzer Ast aus der A. radialis zwischen M. interosseus dorsalis I und M. adductor pollicis, spaltet sich in die beiden *Aa. digitales palmares* für den Daumen.
• **A. radialis indicis,** stammt aus der A. princeps pollicis oder dem tiefen Hohlhandbogen und geht zur Speichenseite des Zeigefingers.
– **Arcus palmaris profundus,** tiefer Hohlhandbogen, Fortsetzung der A. radialis, Anastomose mit dem R. palmaris profundus aus der A. ulnaris. Der tiefe Hohlhandbogen liegt in Begleitung des tiefen Astes des N. ulnaris unter den langen Flexorsehnen.
• **Aa. metacarpeae palmares,** dünne Gefäße aus dem tiefen Hohlhandbogen zur Muskulatur zwischen den Mittelhandknochen.
• **Rr. perforantes,** Verbindungen der *Aa. metacarpeae palmares* zu den *Aa. metacarpeae dorsales.*

A. ulnaris (Abb. **152**)
Leitmuskel ist der *M. flexor carpi ulnaris.* An der Hand geht sie in den oberflächlichen Hohlhandbogen über, der durch eine Verbindung mit einem Ast der A. radialis entsteht.

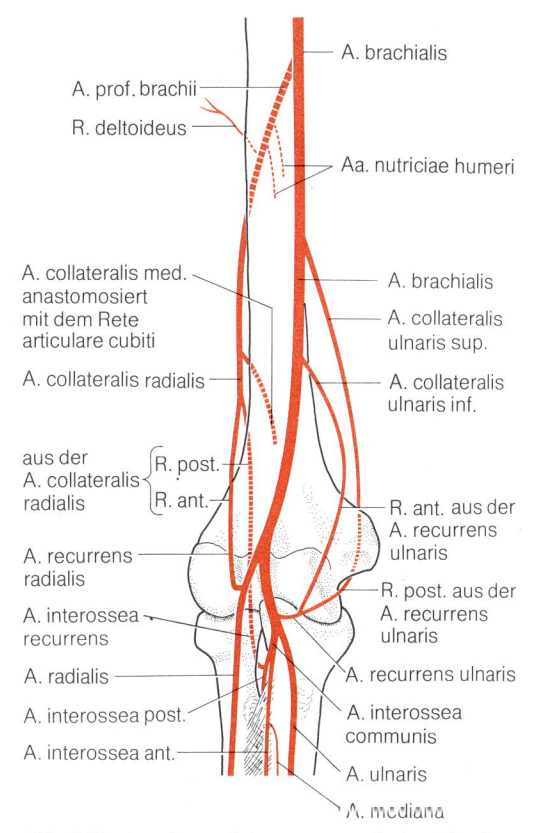

Abb. **151.** Arterien und Anastomosen in der Ellenbogengegend

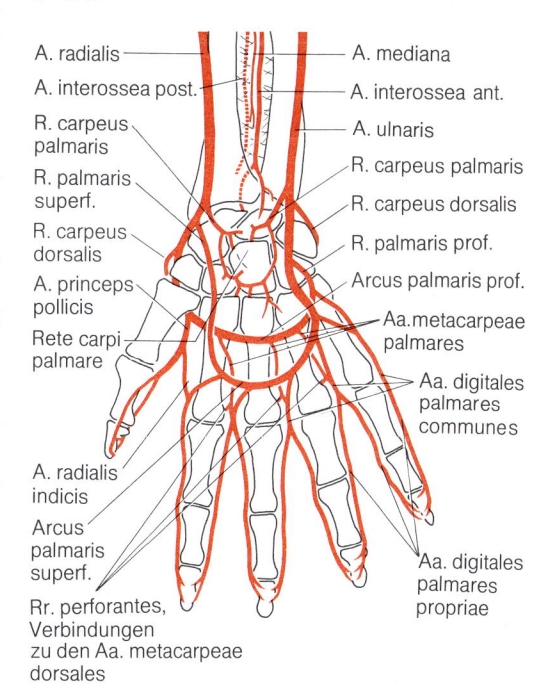

Abb. **152.** Arterien der Hand, palmare Seite

— **A. recurrens ulnaris,** spaltet sich in einen vorderen und hinteren Zweig.
- *R. anterior,* bildet eine Anastomose mit der *A. collateralis ulnaris inferior.*
- *R. posterior,* gewinnt Anschluß an das *Rete articulare cubiti* und die *A. collateralis ulnaris superior.*

— **Rete articulare cubiti.** Arterielles Gefäßnetz um das Ellenbogengelenk, hauptsächlich auf der Streckseite (Tabelle 39).

— **A. interossea communis,** kurzes Gefäß, spaltet sich in die A. interossea anterior et posterior.
- **A. interossea anterior,** läuft auf der Membrana interossea antebrachii nach unten, ihr Endast zieht zum *Rete carpi palmare,* ein anderer distal durch die Membrana interossea antebrachii zum *Rete carpi dorsale.* Ein längerer dünner Seitenast begleitet den N. medianus als **A. mediana.**
- **A. interossea posterior,** läuft proximal durch die Membrana interossea antebrachii, dann zwischen der oberflächlichen und tiefen Streckerschicht zusammen mit ihren Begleitvenen und dem tiefen Ast des N. radialis. Ein rückläufiger Seitenast, die **A. interossea recurrens,** zieht nach oben.

— **R. carpeus palmaris,** zum *Rete carpi palmare,* einem Gefäßnetz vorn auf den Handwurzelknochen (Tabelle 38).

— **R. carpeus dorsalis,** zum *Rete carpi dorsale,* einem Gefäßnetz auf dem Handrücken.

— **R. palmaris profundus,** geht in den tiefen Hohlhandbogen über.

— **Arcus palmaris superficialis,** geht aus der A. ulnaris hervor und bildet eine inkonstante Anastomose mit dem *R. palmaris superficialis aus der A. radialis.* Der inkonstante oberflächliche Hohlhandbogen liegt zwischen Palmaraponeurose und den langen Flexorsehnen auf den Nn. digitales palmares communes. Äste:
  Eine *A. digitalis palmaris propria* für die ulnare-palmare Kante des 5. Fingers und 3 *Aa. digitales palmares communes.*
- **Aa. digitales palmares propriae,** laufen zur radialen und ulnaren Kante der palmaren Fingerflächen (Abb. **152**).

Zusammenstellung der Anastomosen (Tabelle 38).

Klinischer Hinweis. Gefäßunterbindungen sollten, wenn sie sich nicht vermeiden lassen, *vor dem Abgang der A. subscapularis* vorgenommen werden, da dann das Blut auf dem Wege über die *A. suprascapularis →*

A. circumflexa scapulae → A. subscapularis in die *A. axillaris* und weiter in die *A. brachialis* fließt. *Nach dem Abgang der A. subscapularis bis vor die Abzweigung der A. profunda brachii dürfen A. axillaris und A. brachialis nicht ligiert werden.*

2. Venen

Wir unterscheiden am Arm:
— **Oberflächliche Venen (Hautvenen)**
— **Tiefe Venen (Begleitvenen)**

Die oberflächlichen Venen befinden sich hauptsächlich epifascial im subcutanen Gewebe. Sie bilden Netze, verlaufen unabhängig von den Arterien und stehen mit den tiefen Venen durch viele Anastomosen in Verbindung. Im Gegensatz zu den oberflächlichen Venen laufen die tiefen zusammen mit den Arterien (*Begleitvenen, Vv. commitantes*). Größere Arterien werden von zwei Venen flankiert. Die beiden Begleitvenen stehen untereinander durch quere oder schräge Anastomosen in Verbindung.

Oberflächliche Venen

— **V. cephalica,** sie beginnt an der Dorsalfläche des Daumens, gelangt dann auf die radiale Seite des Unterarmes, liegt in der Ellenbeuge lateral, zieht im *Sulcus bicipitalis lateralis* und anschließend im *Sulcus deltoideopectoralis* zum *Trigonum deltoideopectorale,* wo sie in die **V. axillaris** mündet. Die V. cephalica steht mit tiefen Armvenen sowie anderen oberflächlichen Venen und venösen Netzen an vielen Stellen in Verbindung. Ein *inkonstante V. cephalica accessoria* kann vom *Rete venosum* über die Streckseite des Unterarmes proximal Anschluß an die V. cephalica gewinnen.

— **V. basilica,** sie beginnt in der ulnaren Gegend des Handrückens, läuft auf der medialen Beugeseite des Unterarms zur Ellenbeuge, durchbricht am Hiatus basilicus die Fascia brachii etwa am Übergang vom distalen zum mittleren Oberarmdrittel und mündet in die *mediale V. brachialis.*
- **V. mediana cubiti,** verbindet die V. cephalica mit der V. basilica in der Ellenbeuge.
- **V. mediana antebrachii,** inkonstante Vene am Unterarm zwischen V. cephalica und V. basilica.
- **V. mediana basilica,** inkonstante Vene in der Ellenbeuge.
- **V. mediana cephalica,** inkonstanter Zufluß zur V. cephalica.

— **Rete venosum dorsale manus,** venöses Netz auf der Streckseite des Handrückens mit zahlreichen Verbindungen zu tiefen und anderen oberflächlichen Armvenen, insbesondere zu der V. cephalica und V. basilica.

Oberflächliche Venen in der Ellenbeuge. Hier gibt es zahlreiche Varianten.

Tiefe Venen
Ihr Verlauf und ihre Bezeichnungen entsprechen den Arterien. Im allgemeinen besitzt *eine Arterie zwei Vv. commitantes*. Dem arteriellen oberflächlichen und tiefem Hohlhandbogen entspricht ein *Arcus venosus palmaris superficialis et profundus*.

Die **beiden Vv. brachiales** vereinigen sich proximal in variabler Höhe zu einer **V. brachialis** bzw. **V. axillaris**. Ihre wichtigsten Zuflüsse sind die Vv. radiales et ulnares. Sie sind dünn im Vergleich zu den Arterien.

In die **V. axillaris** mündet außer den typischen Begleitvenen die V. thoracoepigastrica. Sie steht netzartig mit den epigastrischen Venen in Verbindung. Auf diese Weise entstehen Anastomosen zwischen oberer und unterer Hohlvene. Bei portaler Hypertension können sich portocavale Anastomosen ausbilden.

Klinischer Hinweis. Die oberflächlichen Armvenen eignen sich zur Venenpunktion und Venae sectio. Da die oberflächlichen Venen hinsichtlich Stärke, Verlauf und Anordnung sehr variabel sind, muß die Venenpunktion für Blutabnahmen und Injektionen mit großer Sorgfalt und bewährter Technik nach Maßgabe der individuellen Situation vorgenommen werden.

Bei Injektionen in der Ellenbogengegend ist an den „hohen Abgang" der *A. brachialis* und eine oberflächliche Lage der *A. brachialis superficialis* bzw. *A. radialis* an atypischer Stelle auf der Aponeurosis m. bicipiti brachii zu denken, wenn man solche Mittel intravenös zu injizieren hat, die intraarteriell nicht appliziert werden dürfen.

3. Lymphsystem

Lymphknoten und Lymphbahnen lassen sich ähnlich wie die Venen in ein *oberflächliches und tiefes System* einteilen, die untereinander in Verbindung stehen, und sich in der Achselhöhle treffen. Die Lymphgefäße laufen hauptsächlich in Begleitung der oberflächlichen Venen und tiefen Gefäßstraßen. Sie bilden Bahnen und Netze.

— **Nodi lymphatici axillares, Achsellymphknoten.** Im Fett- und Bindegewebe der Achselhöhle liegen etwa 20–30 Lymphknoten. Einige sind hintereinander in den Lymphstrom eingeschaltet. Ihre Lymphe fließt in den *Truncus subclavius* (S. 208). Man teilt die Achsellymphknoten in 6 Gruppen ein:

- **apicale Lymphknoten,** oberhalb der Ansatzsehne des *M. pectoralis minor,* unterhalb der Clavicula mit Verbindungen zu supraclaviculären Lymphknoten.
  Zufluß: Mamma, Armlymphgefäße entlang der V. cephalica.
- **centrale Lymphknoten,** auf der ventralen Fläche des *M. subscapularis.*
  Zufluß: Arm und andere Achsellymphknoten.
- **laterale Lymphknoten,** seitlich entlang der *V. axillaris.* *Zufluß:* Arm.
- **mediale Lymphknoten,** entlang der *A. et V. thoracica lateralis* an der Thoraxwand.
  Zufluß: Mamma, Thorax.
- **pectorale Lymphknoten,** am unteren Rand des *M. pectoralis major.*
  Zufluß: Mamma.
- **subscapulare Lymphknoten,** an der *A. et V. subscapularis.*
  Zufluß: hintere Thoraxwand.

Klinischer Hinweis. Bei Verdacht auf Mammacarcinom, Blutkrankheiten und Entzündungen sind die Achsellymphknoten sorgfältig abzutasten.

Wenn Lymphknotenveränderungen in der Nähe des *N. intercostobrachialis* entstehen, so strahlen die Schmerzen auf die mediale Seite des Oberarmes aus.

— **Nodi lymphatici cubitales,** vereinzelte Lymphknoten.
- entlang der *V. basilica* im *Sulcus bicipitalis medialis* distal vom Hiatus basilicus.
- oberflächlich in der Ellenbeuge.
- in der Tiefe der Ellenbeuge.

Oberflächliche Lymphbahnen. Laufen hauptsächlich in der Nachbarschaft von *V. cephalica* und *V. basilica.*

Tiefe Lymphbahnen, begleiten die tiefen Arterien und Venen.

Klinische Hinweise. Vergrößerte Lymphknoten kommen z.B. vor bei eitrigen Entzündungen an der Hand (*Panaritien*) und bei Erkrankungen des Lymphsystems (*Lymphogranulomatose*).

4. Nerven

Aus dem *Truncus superior, medius* und *inferior* gehen u.a. *Fasciculus lateralis, medialis* und *posterior* hervor. Die Einteilung des **Plexus brachialis** in Trunci und Fasciculi ist schematisch. In Wirklichkeit handelt es sich um ein kompliziertes Geflecht (Abb. **153**).

Fasciculus lateralis	↗	*N. musculocutaneus*
	↘	*Radix lateralis des N. medianus*
Fasciculus medialis	↗	*Radix medialis des N. medianus*
	↗	*N. ulnaris*
	↘	*N. cutaneus brachii medialis*
	↘	*N. cutaneus antebrachii medialis*
Fasciculus posterior	↗	*N. axillaris*
	↘	*N. radialis*

Aus dem *Fasciculus posterior* gehen oft auch die *Nn. subscapulares* und der *N. thoracodorsalis* hervor.

Fasciculus lateralis
— **N. musculocutaneus.** Er durchbohrt den *M. coracobrachialis*.
• **Rr. musculares,** innervieren den *M. brachialis*, *M. coracobrachialis* und *M. biceps brachii*.
• **N. cutaneus antebrachii lateralis,** läuft zwischen M. biceps brachii und M. brachialis nach unten, erscheint distal an den seitlichen Rändern beider Muskeln und versorgt die *radiale Unterarmgegend sensibel*.

Lähmungen. Nach Ausfall des N. musculocutaneus ist die Beugefähigkeit im Ellenbogengelenk stark eingeschränkt, sie ist nicht vollständig aufgehoben, da der M. brachialis auch vom N. radialis kleine Zuflüsse erhält und eine Reihe von Unterarmmuskeln im Ellenbogengelenk beugen können.

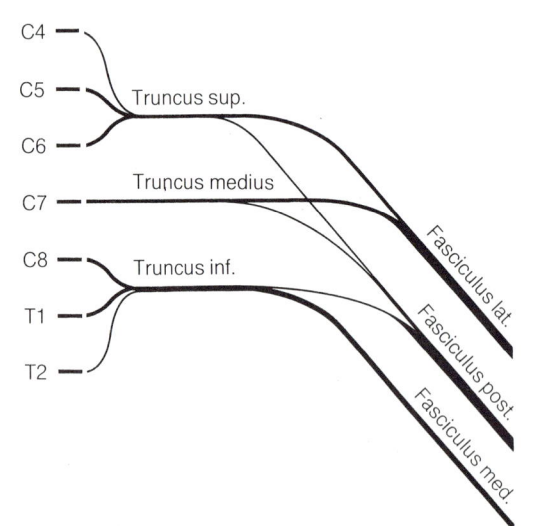

Abb. 153. Der Plexus brachialis bildet sich aus den ventralen Ästen von C5–Th1. Aus dem Truncus sup. und med. entsteht der Fasciculus lat. aus dem Truncus inf. der Fasciculus med. Der Fasciculus post. erhält Zuflüsse aus allen 3 Trunci

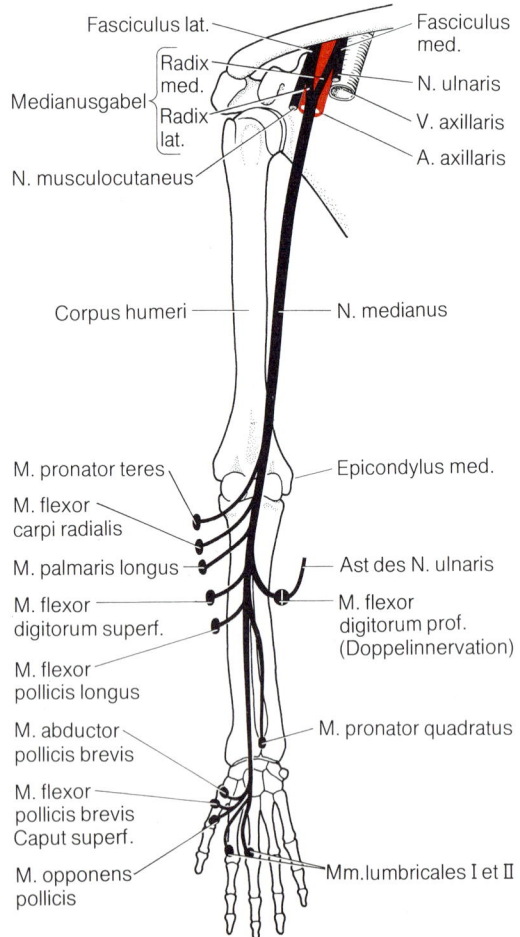

Abb. 154. N. medianus und sein motorisches Innervationsgebiet.

Membrum superius: Obere Extremität

— **N. medianus** (Abb. 154). Er bildet sich aus einem lateralen Teil, **Radix lateralis,** aus dem *Fasciculus lateralis* und einem medialen Teil, **Radix medialis,** aus dem *Fasciculus medialis*.

Die beiden Teile (*Medianuszinken*) liegen lateral und medial an der A. axillaris und vereinigen sich vor ihr zum N. medianus. Man spricht daher auch von *Medianusschlinge* oder *Medianusgabel*. Sie ist variabel. Die laterale Medianuszinke kann dünn sein, ein Teil der Medianusfasern läuft dann zunächst mit dem N. musculocutaneus, spaltet sich später von ihm ab und schließt sich in Oberarmmitte dem N. medianus an. Umgekehrt können für den N. musculocutaneus bestimmte Fasern zunächst in der Radix lateralis und dann im N. medianus laufen. Sie spalten sich erst am Oberarm vom N. medianus ab und erreichen nun den N. musculocutaneus. Eine der Medianuszinken kann gespalten sein, so daß eine doppelte Gabel zu beobachten ist.

- **Rr. musculares,** innervieren Muskeln der *Beugergruppen am Unterarm*.
- **N. interosseus antebrachii anterior,** versorgt den *M. pronator quadratus*, Äste zur Beugergruppe, sensible Äste zum *Periost*.
- **R. palmaris n. mediani,** kleiner sensibler Ast aus dem unteren Drittel des M. medianus zur *Haut über der Handwurzel und dem Daumenballen*.
- **R. communicans cum n. ulnari,** Verbindung des *N. medianus* oder seiner Zweige mit dem *R. superficialis des N. ulnaris* auf den langen Beugesehnen in der Hohlhand.
- **Nn. digitales palmares communes I–III:** Aus dem N. medianus oder dem ersten (radialen) N. digitalis palmaris communis zweigen motorische Äste ab für einen Teil der Daumenballen- und Lumbricalmuskeln. Die Nn. digitales palmares communes spalten sich in die folgenden sensiblen Fingernerven auf:

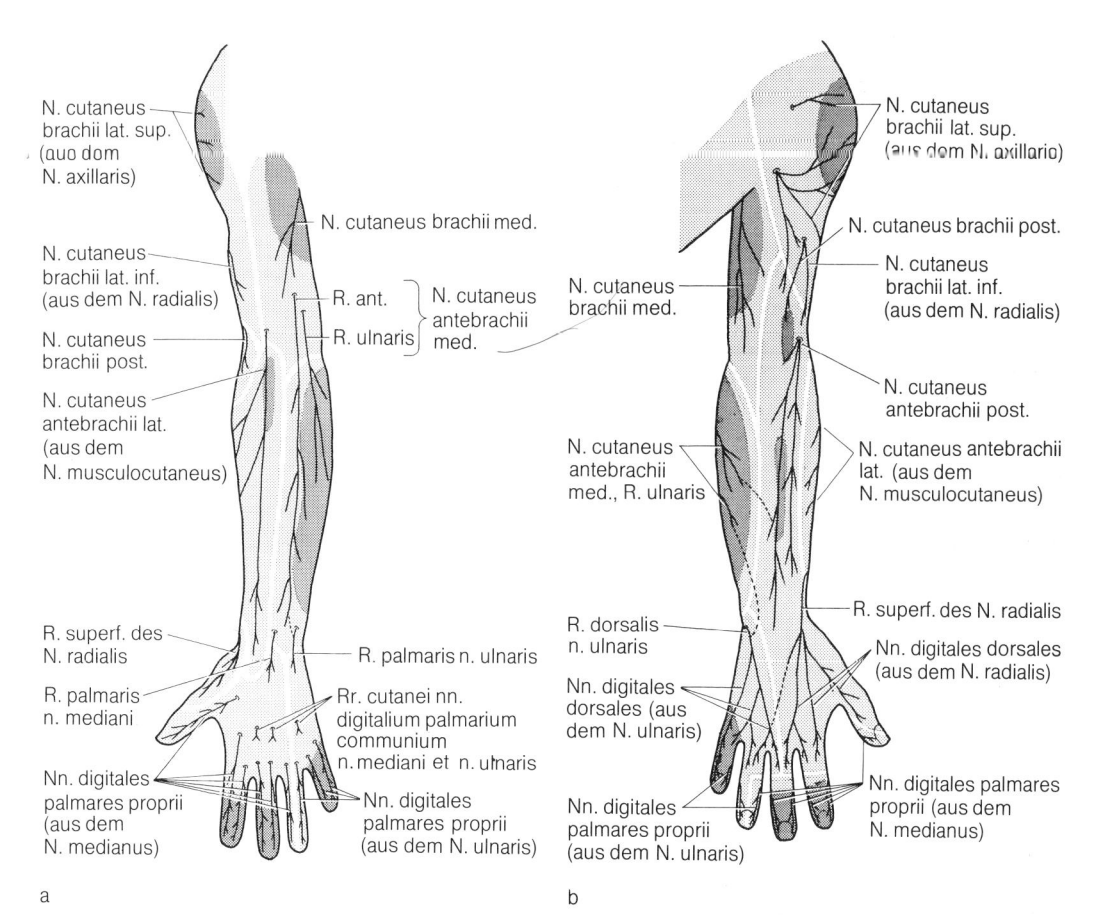

Abb. **155 a** u. **b.** Sensible Innervation des Arms, (**a**) Beugeseite, (**b**) Streckseite. (Nach Lanz-Wachsmuth, 1959)

Nn. digitales palmares proprii, sie versorgen palmar 3½ Finger

Am Unterarm versorgt der N. medianus alle *Flexoren* mit Ausnahme des M. flexor carpi ulnaris und des ulnaren Teils des M. flexor digitorum profundus.

An der Hand innerviert der N. medianus die *Mm. lumbricales I et II* sowie von den Thenarmuskeln den *M. abductor pollicis brevis, M. opponens pollicis* und den *oberflächlichen Kopf des M. flexor pollicis brevis* (Abb. **154**).

Sensible Autonomgebiete des N. medianus an der Hand sind die *Endglieder des Zeige- und Mittelfingers.* Unter sensiblen Autonomgebieten verstehen wir solche Hautbezirke, die ausschließlich von einem Nerv und nicht durch Überlappungen auch noch von anderen Nerven versorgt werden (Abb. **155 a** u. **b**).

Lähmungen. Medianusparesen kommen nach supracondylären Humerusfrakturen, Schnittverletzungen oberhalb des Handgelenkes und Lunatumluxationen vor.

Medianusparese: Der Faustschluß ist unvollständig, Zeige- und zum Teil auch der Mittelfinger können im Mittel- und Endgelenk nicht flektiert werden, die Beugefähigkeit des Daumens im Grund- und Endgelenk ist aufgehoben (*„Schwurhand"*).

Ring- und Kleinfinger können noch gebeugt werden, da die Sehnen zu diesen Fingern vom ulnaren Teil des M. flexor digitorum profundus kommen, der vom N. ulnaris versorgt wird. Der Daumen steht in Adduktionsstellung, da der M. adductor pollicis vom N. ulnaris innerviert wird (*„Affenhand"*). Die Daumengelenke sind überstreckt, weil die Extensoren vom N. radialis versorgt werden. Da der M. opponens pollicis ausgefallen ist, können Daumen- und Kleinfingerkuppe nicht zur Berührung gebracht werden (*Daumen-Kleinfinger-Probe nicht möglich*). Vom N. medianus innervierte Thenarmuskeln atrophieren.

Fasciculus medialis

— **N. ulnaris** (Abb. **156**). Er läuft auf der medialen Seite des Oberarmes hinter dem *Septum intermusculare brachii mediale* zum *Sulcus n. ulnaris,* wo er dicht unter der Haut liegt („Musikantenknochen", Verletzungsgefahr). Anschließend dringt er zwischen Caput humerale und Caput ulnare des *M. flexor carpi ulnaris* zur Beugeseite des Unterarmes vor.

- **Rr. musculares** für den *M. flexor carpi ulnaris* und den ulnaren Teil des *M. flexor digitorum profundus.*
- **R. dorsalis n. ulnaris,** zweigt etwa am Übergang vom mittleren zum distalen Unterarmdrittel ab, läuft unter dem M. flexor carpi ulnaris zum Handrücken, anastomosiert mit dem R. superficialis des *N. radialis* und gibt die folgenden Nerven ab:

Nn. digitales dorsales zur sensiblen Innervation der ulnaren 2½ Finger im Bereiche des Grund- und Mittelgliedes; die Endglieder werden von palmar aus versorgt.

- **R. palmaris n. ulnaris,** zweigt am Unterarm ab, versorgt die ulnare Haut der Hohlhand.
- **R. superficialis,** unter der Palmaraponeurose, Anastomose mit dem *N. medianus,* Ast für den *M. palmaris brevis,* spaltet sich in die folgenden Nerven.

Nn. digitales palmares communes, aus dem N. ulnaris, meistens nur in der Einzahl.

Nn. digitales palmares proprii für die ulnaren 1½ Finger.

- **R. profundus,** motorischer Ast für alle Hypothenarmuskeln (*M. flexor digiti minimi brevis, M. abductor digiti minimi, M. opponens digiti minimi*), für alle *Mm. interossei palmares et dorsales,* die *Mm. lumbricales III et IV* sowie für

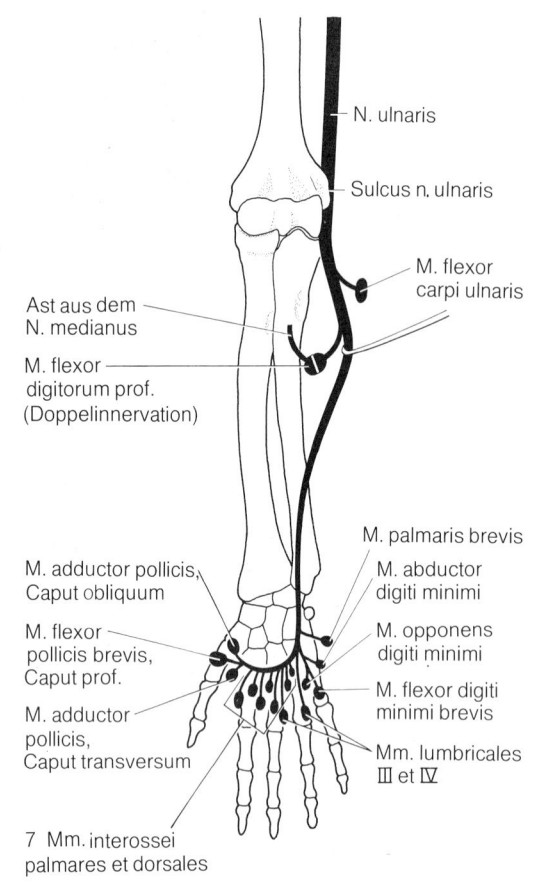

Abb. **156.** N. ulnaris und sein motorisches Innervationsgebiet den *M. adductor pollicis* und das *Caput profundum des M. flexor pollicis brevis*.

Der *N. ulnaris* versorgt **motorisch** den *M. flexor carpi ulnaris* und *ulnaren Teil des M. flexor digitorum profundus*, alle *Hypothenarmuskeln*, einen Teil der *Thenarmuskeln*, alle *Mm. interossei* und die *Mm. lumbricales III et IV* (Abb. **156**), **sensibel** palmar 1½, dorsal 2½ Finger (Abb. **155 a** u. **b**).

Das **Autonomgebiet** des N. ulnaris ist das *Endglied des Kleinfingers*.

Lähmungen des N. ulnaris entstehen durch *Druckschädigung* am Sulcus n. ulnaris (z. B. unzureichende Polsterung des Armes, wenn der Patient auf Operationstischen liegt) sowie bei Schnittverletzungen und Brüchen des *Epicondylus medialis*.

Die *Mm. lumbricales* und *Mm. interossei* beugen in der Grundphalanx und strecken in der Mittel- und Endphalanx des 2.–5. Fingers. Da sie mit Ausnahme der Mm. lumbricales I et II vom N. medianus innerviert werden, beobachten wir beim Ausfall des Nerven folgendes Bild:

Ulnarisparese: Überstreckung in den Fingergrundgelenken bei gleichzeitiger Beugung in den Mittel- und Endgelenken, insbesondere des 4. und 5. Fingers (*„Krallenhand"*).

Die Ab- und Adduktionsfähigkeit in den Fingergrundgelenken ist aufgehoben (Fingeran- und -abspreizen nicht möglich). Am Daumen- und Kleinfingerballen entwickeln sich mit der Zeit Muskelatrophien, die Zwischenknochenräume der Ossa metacarpalia sinken ein. Der Daumen kann das Endglied des kleinen Fingers nicht erreichen (*Daumen-Zeigefinger-Probe nicht möglich*). Die Ulnarabduktion ist eingeschränkt. Der Faustschluß ist unvollständig, 4. und 5. Finger können kaum gebeugt werden. Die Adduktion des Daumens ist nicht möglich (sensible Ausfälle Abb. **155 a** u. **b**).

— **N. cutaneus brachii medialis,** versorgt die Haut an der medialen Seite des Oberarmes, bildet Anastomosen mit dem *N. intercostobrachialis* aus dem 2. und 3. Intercostalnerven.

— **N. cutaneus antebrachii medialis,** schließt sich der V. basilica an, spaltet sich in zwei Äste, die am Hiatus basilicus liegen. Der *R. anterior*, versorgt sensibel die mediale Hälfte der Beugeseite des Unterarmes, der *R. ulnaris*, die ulnare Hautzone des Unterarmes.

Fasciculus posterior

— **N. radialis** (Abb. **157**). Er läuft in einer steilen Schraubentour am *Sulcus n. radialis* zwischen Caput mediale et laterale des M. triceps brachii nach unten. In der Ellenbeuge spaltet er sich vor dem Speichenkopf in einen *oberflächlichen und tiefen Ast.*

• **N. cutaneus brachii posterior,** zur dorsalen Oberarmhaut (Abb. **155 a** u. **b**).

• **N. cutaneus brachii lateralis inferior** für den unteren seitlichen Hautbezirk am Oberarm.

• **N. cutaneus antebrachii posterior** zur Haut der Unterarmstreckseite.

• **Rr. musculares** zum *M. triceps brachii, M. anconaeus, M. brachioradialis* und *M. extensor carpi radialis longus*.

• **R. profundus,** durchbohrt den M. supinator, läuft dann zwischen oberflächlicher und tiefer Schicht der Streckergruppe, versorgt die *Streckergruppe des Unterarmes*.

N. interosseus antebrachii posterior, erreicht als Endast des R. profundus auf der Membrana interossea antebrachii die Handgelenke, die er sensibel versorgt.

• **R. superficialis,** begleitet die A. radialis, läuft am Übergang des mittleren zum unteren Radiusdrittel unter dem M. brachioradialis zur Streckseite und zum Handrücken.

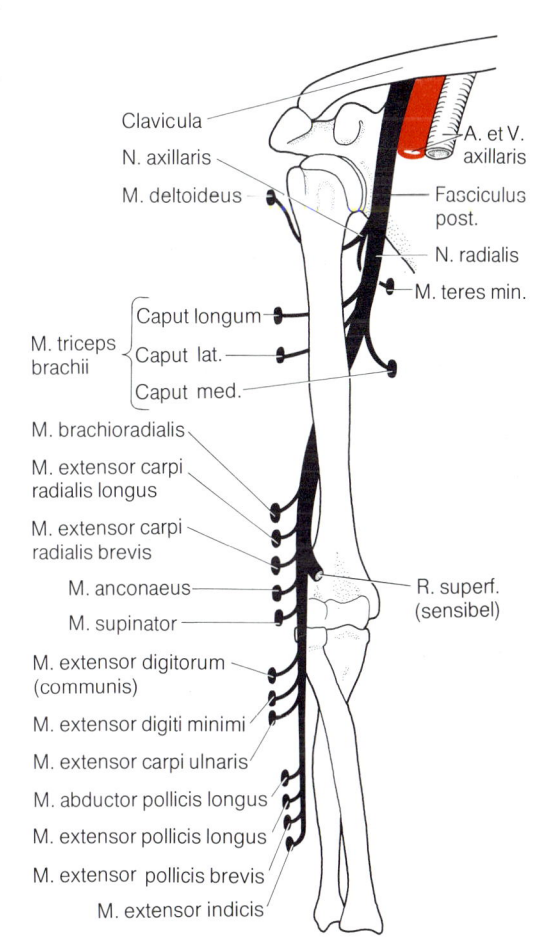

Abb. **157.** N. radialis und sein motorisches Innervationsgebiet

R. communicans ulnaris, verbindet den R. superficialis mit dem R. dorsalis n. ulnaris.

Nn. digitales dorsales, Endäste des R. superficialis für die Grund- und Mittelglieder der radialen 2½ Finger (Abb. **155a** u. **b**). Die Endglieder werden von palmar aus erreicht.

Der N. radialis versorgt **motorisch** die Streckergruppe des Ober- und Unterarmes (Abb. **157**), **sensibel** die Streckseite des Ober- und Unterarmes sowie dorsal 2½ Finger (Abb. **155a** u. **b**).

An der Hand besitzt der N. radialis kein Autonomgebiet.

Lähmungen des N. radialis können vorkommen bei Oberarmschaftbrüchen, Fracturen und Luxation des proximalen Speichenendes sowie nach Bleivergiftungen.

Radialisparese: Wenn die Streckergruppe des Unterarmes ausgefallen ist, kann die Dorsalextension im Handgelenk nicht mehr aktiv ausgeführt werden. Es entsteht eine „*Fallhand*".

Beim Ausfall des *M. triceps brachii* kann im Ellenbogengelenk nicht mehr aktiv gestreckt werden. Bei gestrecktem Arm kann infolge der Lähmung des *M. supinator* nicht mehr supiniert werden (der M. biceps brachii kann nur bei gebeugtem Ellenbogengelenk supinieren).

— **N. axillaris.** Er läuft durch die laterale Achselmuskellücke um das *Collum chirurgicum* begleitet von der *A. circumflexa humeri posterior* und zwei gleichnamigen Venen.

• **Rr. musculares** für den *M. deltoideus* und *M. teres minor.*

• **R. cutaneus brachii lateralis superior,** erscheint am hinteren Rand des Deltamuskels, versorgt die oberen *seitlichen und dorsalen Hautgebiete des Oberarmes.*

Lähmungen. Motorische Lähmungen des N. axillaris S. 205. Wenn der sensible Ast des N. axillaris ausfällt, so entstehen Sensibilitätsstörungen seitlich über dem Deltamuskel.

VII. Topographische Hinweise

1. Fossa axillaris, Achselhöhle

Grenzen

vorn: M. pectoralis major
hinten: M. latissimus dorsi
oben: Schultergelenk
unten: Fascia axillaris superficialis und Haut
medial: M. serratus anterior
lateral: Humerus und Oberarmmuskel

Plicae axillares, Achselfalten. Die vordere Achselfalte bildet der M. pectoralis major, die hintere der M. latissimus dorsi.

Achselmuskellücken. Es handelt sich um Bindegewebsspalten zwischen Muskeln mit durchlaufenden Leitungsbahnen (Tabelle 40).

Fascia axillaris

Die **Fascia axillaris superficialis** liegt unter der Haut, sie enthält feine Öffnungen für Lymphbahnen, Nerven und Gefäße. Sie breitet sich aus zwischen den Rändern des *M. pectoralis major* und *M. latissimus dorsi,* in deren Fascien sie übergeht. Muskelfasern können in die oberflächliche Achselfascie ausstrahlen.

Die **Fascia axillaris profunda** steht in Verbindung mit der *Fascia clavipectoralis,* dem perivasculären Bindegewebe von *A. et V. axillaris* und der Fascie des *M. serratus lateralis.*

Als **Fascia clavipectoralis** bezeichnet man die Fascie des *M. subclavius* und *M. pectoralis minor* sowie die Bindegewebslamelle zwischen beiden. Die Fascia clavipectoralis ist verwachsen mit der Clavicula, dem Processus coracoideus und der Fascia axillaris profunda.

Binde- und Fettgewebe

Die Achselhöhle enthält reichlich lockeres Bindegewebe, das in wechselndem Ausmaß mit

Tabelle 40. Grenzen der Achselmuskellücken und durchlaufende Leitungsbahnen

Achselmuskellücke	Grenzen	durchlaufende Leitungsbahnen
Mediale Achselmuskellücke, dreieckig	M. teres minor M. teres major Caput longum des M. triceps brachii	A. et Vv. circumflexae scapulae
Laterale Achselmuskellücke, viereckig	M. teres minor M. teres major Caput longum des M. triceps brachii Humerus	A. et Vv. circumflexae humeri posteriores, N. axillaris

Membrum superius: Obere Extremität

Fettgewebe durchsetzt ist und sich in die bindegewebige Gefäßnervenscheide fortsetzt. Dieser Aufbau gestattet ausgiebige Bewegungen ohne Schädigung der Nerven und Gefäße. Blutungen und Entzündungen können sich im Binde- und Fettgewebe der Achselhöhle auf die mediale Seite des Oberarmes, die seitliche Thoraxwand und in andere Richtungen ausbreiten. Im Binde- und Fettgewebe der Achselhöhle liegen etwa 20–30 Lymphknoten.

Blutgefäße

Am Oberrand der 1. Rippe läuft die *A. subclavia* hinter der *V. subclavia,* getrennt durch den *M. scalenus anterior.*

In der Achselhöhle liegt die Arterie, hier *A. axillaris* genannt, lateral, die *V. axillaris* medial. Das lockere Bindegewebe der Achselhöhle hält die Vene offen. Der venöse Rückfluß wird nicht behindert. Bei Verletzungen besteht Luftemboliegefahr.

Man unterscheidet eine *V. brachialis medialis,* die die *V. basilica* aufnimmt und eine *V. brachialis lateralis.* Beide Venen vereinigen sich proximal zu einer *V. brachialis,* oder die laterale mündet nach Überkreuzung eines Teils des Plexus brachialis und der *A. axillaris* in die *V. axillaris.*

Nerven

Zur Darstellung des *Plexus brachialis* und der aus ihm hervorgehenden Nerven, suchen wir zunächst den *M. coracobrachialis* auf. Der *N. musculocutaneus* durchbohrt ihn. Verfolgen wir den Nerv nach proximal, so finden wir den *Fasciculus lateralis* und damit auch die *laterale Medianuszinke (Radix lateralis),* die sich mit der *medialen Zinke* zum *N. medianus (Medianusgabel)* vor der *A. axillaris* vereinigt.

Geht man nun an der *medialen Medianuszinke (Radix medialis)* nach oben, so trifft man auf den *Fasciculus medialis* und die aus ihm hervorgehenden Nerven.

Wenn man Fasciculus medialis und lateralis gefunden hat, sucht man den hinten-seitlich liegenden *Fasciculus posterior* auf, der sich als *N. radialis* fortsetzt und am Oberarmschaft spiralförmig nach dorsal-lateral zieht.

2. Regio brachii, Oberarmgegend

Die *Fascia brachii* umhüllt die Oberarmmuskeln. Sie ist mit dem *Septum intermusculare brachii mediale et laterale* verwachsen. Dadurch entsteht eine vordere und hintere Muskelloge für die beiden Muskelgruppen des Oberarmes (Gefäßnervenstraßen s. Tabelle 41).

3. Regio cubiti, Ellenbogengegend

In der vorderen Ellenbogengegend, **Regio cubiti anterior,** liegen epifascial die oberflächlichen Venen und Hautnerven.

Die Y-förmige **Fossa cubitalis** begrenzt seitlich der *M. brachioradialis,* medial der *M. pro-*

Tabelle 41. Gefäßnervenstraße am Oberarm

Bündel	Leitmuskeln	Inhalt
N. medianus mit Begleitgefäßen (*vor* dem Septum intermusculare brachii med.)	M. biceps brachii M. coracobrachialis	N. medianus, liegt prox. vor der A. brachialis, überkreuzt sie in Oberarmmitte und befindet sich distal hinter ihr A. brachialis A. collateralis ulnaris inf. Vv. brachiales V. collateralis ulnaris inf. N. cutaneus brachii med. N. cutaneus antebrachii med.
N. ulnaris mit Begleitgefäßen (*hinter* dem Septum intermusculare brachii med.)	Caput med. des M. triceps brachii	N. ulnaris A. collateralis ulnaris sup. V. collateralis ulnaris sup.
N. radialis mit Begleitgefäßen (am Sulcus n. radialis im sog. Canalis n. radialis)	zwischen den Ursprüngen des Caput med. und Caput lat. vom M. triceps brachii	N. radialis A. prof. brachii mit A. collateralis radialis und ihrem R. ant. Vv. prof. brachii mit entsprechenden Vorzweigungen

nator teres und in der Mitte der *M. biceps brachii* zusammen mit dem *M. brachialis*.

Der *N. medianus* begleitet von *A. et V. brachialis* unterkreuzt die *Aponeurosis m. bicipitis brachii*.

Die *A. radialis* läuft über den *M. pronator teres*, die *A. ulnaris* unter ihm und der *N. medianus* durchbohrt ihn.

Dringt man in die Tiefe der Spalte zwischen *M. brachialis* und *M. corabrachialis* vor, so trifft man auf den *N. radialis*. Er teilt sich in einen *R. superficialis* und *R. profundus*. Der letztgenannte durchbohrt den *M. supinator*.

Der *N. ulnaris* zieht durch den *Sulcus n. ulnaris*. Hier kann er leicht verletzt oder durch Druck geschädigt werden. Bei maximaler Beugung im Ellenbogengelenk verschwindet der Radialispuls.

4. Regio antebrachii, Unterarmgegend

Wir unterscheiden am Unterarm **drei Muskellogen,**
— für die Beugergruppe,
— für die oberflächliche und tiefe Schicht der Streckergruppe und
— für die radiale Schicht der Streckergruppe (Radialextensorengruppe).

Gefäßnervenstraßen Tabelle 42.

5. Manus, Hand

Die Hand teilen wir topographisch ein in 1. Hohlhand, 2. Handrücken und 3. Finger.

Hohlhand

Canalis carpi

Der Carpalkanal befindet sich auf der Beugeseite der Handwurzelknochen. Er wird begrenzt dorsal von den Handwurzelknochen, medial vom Os pisiforme sowie Hamulus ossis hamati, lateral vom Tuberculum ossis scaphoidei und Tuberculum ossis trapezii und palmar vom *Retinaculum flexorum*. Das Band spannt sich aus zwischen Os scaphoideum und Os trapezium einerseits sowie Os pisiforme und Hamulus ossis hamati andererseits. Es verhindert das Herausspringen der Beugesehnen.

Durch den Canalis carpi laufen:
— N. medianus,

Tabelle 42. Gefäßnervenstraßen des Unterarms

Gefäßnervenstraße	Leitmuskeln	Leitungsbahnen
Radiale Gefäßnervenstraße	M. brachioradialis	R. superf. des N. radialis (proximale ²/₃ des Unterarmes) A. radialis Vv. radiales
Ulnare Gefäßnervenstraße	M. flexor carpi ulnaris	N. ulnaris A. ulnaris Vv. ulnares
Mittlere Gefäßnervenstraße	zwischen oberflächlicher und tiefer Beugerschicht; am distalen Unterarmende zwischen den Sehnen des M. flexor carpi radialis und M. palmaris longus bzw. M. flexor digitorum superf. (M. palmaris longus kann fehlen)	N. medianus A. mediana V. mediana
Palmare Zwischenknochenstraße der Gefäße und Nerven	auf der Membrana interossea antebrachii zwischen M. flexor digitorum prof. und M. flexor pollicis longus	N. interosseus antebrachii ant. A. interossea antebrachii ant. Vv. interosseae antebrachii ant.
Dorsale Gefäßnervenstraße	zwischen oberflächlicher und tiefer Schicht der Streckergruppe; distal auf der Membrana interossea antebrachii	R. prof. des N. radialis, distaler Endast: N. interosseus antebrachii post. A. interossea antebrachii post. Vv. interosseae antebrachii post.

- Sehnen des M. flexor digitorum superficialis (4 Stück),
- Sehnen des M. flexor digitorum profundus (4 Stück),
- Sehne des M. flexor pollicis longus.

Palmar vom Retinaculum flexorum und somit außerhalb vom Canalis carpi befinden sich
- A. ulnaris,
- Vv. ulnares,
- N. ulnaris,
- Sehne des M. palmaris longus,
- R. palmaris n. mediani,
- R. palmaris n. ulnaris.

Der *N. ulnaris* und seine *Begleitgefäße* laufen auf dem Retinaculum flexorum in einem eigenen Bindegewebskanal. Die *Sehne des M. flexor carpi radialis* läuft in einem eigenen osteofibrösen Kanal zu ihrer Ansatzstelle an der Basis des II. Mittelhandknochens.

Palmaraponeurose
Der *M. palmaris longus* verbreitert sich in der Hohlhand zur Palmaraponeurose. Sie ist an der Haut mit *Retinacula cutis* befestigt, an den Mittelhandknochen I–IV und zugehörigen Grundphalangen mit septenartigen Bindegewebszügen. Auf diese Weise ist die Haut der Handfläche nahezu unverschieblich, im Gegensatz z.B. zur Haut des Handrückens.

Bindegewebsräume
Wir unterscheiden
- eine Thenarloge für die Daumenballenmuskeln,
- eine Hypothenarloge für die Hypothenarmuskeln und
- eine mittlere Loge für Leitungsbahnen, die langen Beugesehnen und die mittlere Gruppe der Handmuskeln.

Hohlhandbögen
Der oberflächliche Hohlhandbogen, *Arcus palmaris superficialis,* ist inkonstant. Er liegt auf den langen Beugesehnen. Seine Zuflüsse sind *A. ulnaris* und der schwache *R. superficialis* aus der *A. radialis.*

Der tiefe Hohlhandbogen, *Arcus palmaris profundus,* liegt proximaler und tiefer als der oberflächliche. Seine Zuflüsse sind *A. radialis* und *R. profundus* der *A. ulnaris.*

Sehnenscheiden (Abb. 158a u. b)
- **Sehnenscheide des M. flexor carpi radialis** (Vagina synovialis tendinis m. flexoris carpi radialis). Kurze Sehnenscheide in Höhe der Handwurzel.
- **Gemeinsame Sehnenscheide des oberflächlichen und tiefen Fingerbeuger** (Vagina synovialis communis mm. flexorum). Die acht Sehnen liegen in der carpalen Sehnenscheide im Carpal-

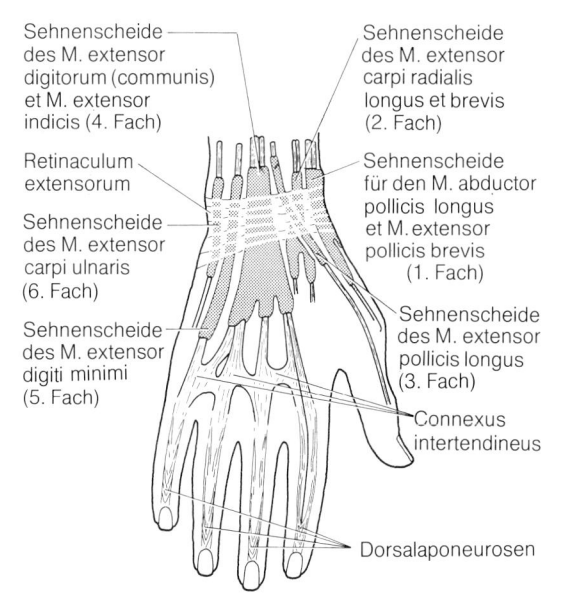

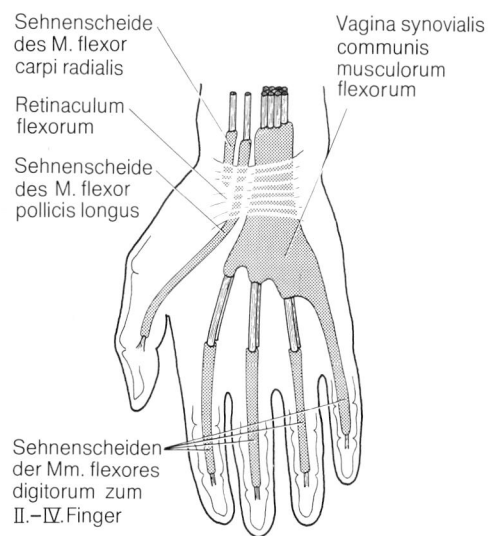

Abb. **158a** u. **b.** Sehnenscheiden der (**a**) Beuge- und (**b**) Streckseite der Hand

kanal, den sie nach proximal und distal um einige Zentimeter überragen. Im allgemeinen steht die carpale Sehnenscheide mit der distalen Sehnenscheide des 5. Fingers in Verbindung.

— *Sehnenscheide des M. flexor pollicis longus* (Vagina synovialis m. flexoris pollicis longi). Sie erstreckt sich vom Carpalkanal bis auf den Daumen. Carpale und digitale Sehnenscheide gehen am Daumen kontinuierlich ineinander über.

— *Fingersehnenscheiden* (Vaginae synoviales tendinum digitorum). 2. 3. und 4. Finger besitzen eigene digitale Sehnenscheiden.

Embryonal entstehen für die einzelnen Sehnen carpale und digitale Sehnenscheiden, die später miteinander verschmelzen. Varianten kommen oft vor.

Klinischer Hinweis. Entzündungen breiten sich leicht in den Sehnenscheiden aus. Wenn die dünne Trennwand zwischen der Sehnenscheide des M. flexor pollicis longus und M. flexor digitorum communis im Zuge der Entwicklung oder aufgrund eines eitrigen Prozesses durchbricht, entsteht das Krankheitsbild der *V-Phlegmone*.

Beim *Carpaltunnelsyndrom* können sensible, trophische und motorische Störungen im Ausbreitungsgebiet des N. medianus entstehen. Ursachen: Verdickung des Retinaculum flexorum, Navicularfraktur.

Handrücken
Anatomische Tabatière
Wenn man den Daumen streckt, so entsteht zwischen der Sehne des *M. extensor pollicis longus* und der des *M. extensor pollicis brevis* eine Grube, die anatomische Tabatière. Radial von der Sehne des M. extensor pollicis brevis läuft die Sehne des *M. abductor pollicis longus*. Sie ist tastbar und sichtbar, wenn man am abduzierten Daumen aktiv die Oppositions- und Repositionsbewegung ausführt.

Durch die Tabatière läuft oberflächlich die *V. cephalica*. Auf der Sehne des M. extensor pollicis longus sind Stamm, und ein oder mehrere Äste des *R. superficialis* aus dem *N. radialis* zu tasten.

In der Tiefe der Tabatière läuft die *A. radialis* mit dem hier abzweigenden *R. carpeus dorsalis* und den begleitenden Venen. Der Radialispuls ist in der anatomischen Tabatière zu tasten.

Im Grund der Tabatière liegen *Os scaphoideum* [Os naviculare], und *Os trapezium*. Hier läßt sich bei Navicularfrakturen (Scaphoidfrakturen) meistens ein Druckschmerz auslösen.

Retinaculum extensorum
Am Übergang der *Fascia antebrachii* in die *Fascia dorsalis manus* befindet sich eine bandartige Verstärkung der Fascie, das Retinaculum extensorum. Es steht durch derbe Bindegewebszüge, die senkrecht in die Tiefe strahlen, mit dem Radius, der Ulna und proximalen Reihe der Handwurzelknochen in Verbindung. Dazwischen befinden sich längs angeordnete osteofibröse Kanäle, die als Sehnenfächer für die Streckergruppe ausgebildet sind. Jedem der 6 Sehnenfächer ist eine Sehnenscheide zugeordnet.

1. *Sehnenfach:* M. abductor pollicis longus, M. extensor pollicis brevis.
2. *Sehnenfach:* M. extensor carpi radialis longus, M. extensor carpi radialis brevis.
3. *Sehnenfach:* M. extensor pollicis longus.
4. *Sehnenfach:* M. extensor digitorum (4 Sehnen), M. extensor indicis.
5. *Sehnenfach:* M. extensor digiti minimi.
6. *Sehnenfach:* M. extensor carpi ulnaris.

Klinischer Hinweis. Bei einer (serofibrinösen) Sehnenscheidenentzündung der Strecksehnen kann man in der Gegend des Retinaculum extensorum ein „Knirschen und Reiben" tasten, insbesondere, wenn die Hand längere Zeit nicht bewegt wurde. Bei entzündlichen und traumatischen Prozessen in der Hohlhand finden wir oft ein Ödem auf dem Handrücken, da die Bindegewebsräume der Hohlhand und die Palmaraponeurose nur wenig dehnungsfähig sind.

Finger
Gefäßnervenbündel
An den Fingern gibt es 4 Gefäßnervenbündel. Jedes Bündel besteht aus einem Nerv, einer Arterie und einer Vene. Die beiden palmaren Gefäßnervenbündel erstrecken sich bis auf die Nagelphalanx. Sie versorgen auch die Dorsalfläche der Nagelphalanx, da die dorsalen Gefäßnervenbündel nur bis auf die Mittelphalanx laufen.

Fingersehnenscheiden
Die langen Beugesehnen laufen in Sehnenscheiden, die zusammen mit den Fingerknochen osteofibröse Kanäle bilden. Wir unterscheiden an den Sehnenscheiden einen äußeren Bindegewebsmantel, die *Vagina fibrosa digitorum manus* und eine innere Auskleidung, die *Vagina synovialis digitorum manus*. Die Vaginae fibrosae gewährleisten die Festigkeit, die Vaginae synoviales die Gleitfähigkeit.

Bei dem bindegewebigen Anteil unterscheidet man ring- und kreuzförmig verlaufende Fasern, *Pars anularis et Pars cruciformis vaginae fibrosae*. Zwischen den Sehnen und Phalangen laufen Bindegewebszüge, *Vincula tendinum*. Sie führen Blutgefäße und Nerven an die Sehnen. Die Blutversorgung und Innervation erfolgt sonst über das *Mesotendineum.*

Dorsalaponeurose
Auf den Dorsalflächen der Finger beobachten wir eine flächenartige Verbreiterung der Fingerstrecksehnen. Die Dorsalaponeurose des Daumens ist nur sehr schwach ausgeprägt.

Klinischer Hinweis. Beim Querriß der Dorsalaponeurose können die Gelenke bzw. das Gelenk distal von der Verletzungsstelle nicht mehr gestreckt werden.

F. Membrum inferius, Untere Extremität

I. Knochen der unteren Extremität

1. Femur, Oberschenkelknochen

An den kugelförmigen Oberschenkelkopf, **Caput femoris,** schließt sich der Schenkelhals, **Collum femoris,** an (Abb. 159 u. 160). Das distale Ende ist in Form des *Condylus medialis* und *Condylus lateralis* verdickt. Der Oberschenkelschaft, das **Corpus femoris,** heißt auch Diaphyse oder Mittelstück des Femur.

In der *Fovea capitis femoris* ist das *Lig. capitis femoris* befestigt.

Am großem Rollhügel, *Trochanter major,* setzen Hüftmuskel an. In der *Fossa trochanterica*

Abb. 159. Femur, Ansicht von ventral. Rot: Muskelursprünge bzw. Ansätze

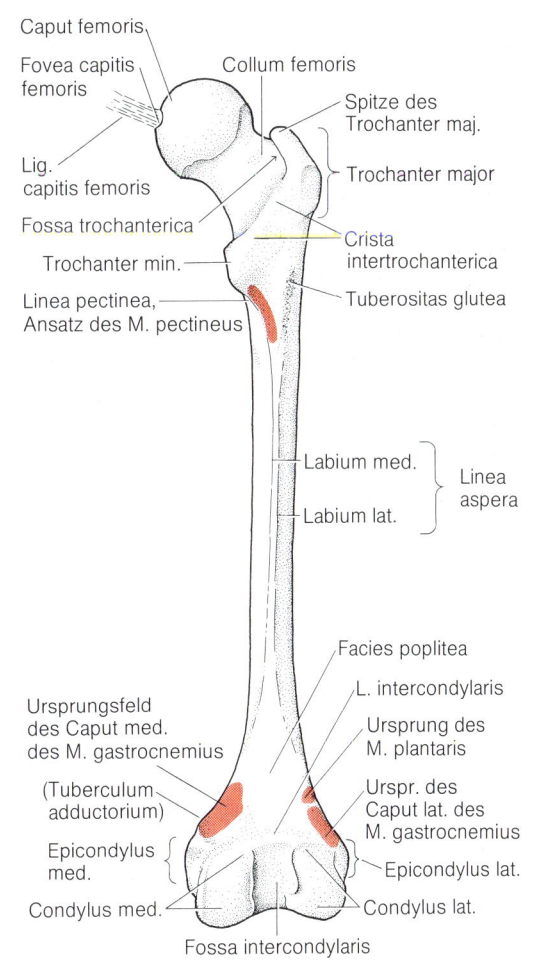

Abb. 160. Femur, von dorsal. Rot: Muskelursprünge und Ansätze

inserieren M. obturatorius externus et internus.

Am kleinen Rollhügel, *Trochanter minor,* setzt der M. iliopsoas an. Vom Trochanter major zum Trochanter minor läuft ventral eine flache Leiste, die *Linea intertrochanterica,* dorsal ein kräftiger Knochenkamm, die *Crista intertrochanterica.*

Eine Knochenleiste, die *Linea aspera,* verstärkt den Oberschenkelschaft und dient Muskeln als Ansatz. Wir unterscheiden an ihr ein *Labium mediale* und *Labium laterale.* An der *Linea pectinea* setzt der M. pectineus an. Das *Labium laterale* ist proximal als *Tuberositas glutea* (gelegentlich als *Trochanter tertius*) ausgebildet. Distal weichen Labium mediale et laterale auseinander. Dazwischen liegt die *Facies poplitea.*

Die **Femurcondylen** sind teilweise von Gelenkknorpel überzogen. Zwischen den Condylen befindet sich die *Fossa intercondylaris.* — *Epicondylus medialis et lateralis* sind die am weitesten nach medial und lateral vorspringenden kuppenförmigen Erhebungen des *Condylus medialis et lateralis.* Oberhalb des Epicondylus medialis kann als Variante ein *Tuberculum adductorium* ausgebildet sein.

Tastbare Knochenstellen am Femur sind *Trochanter major, Epicondylus medialis et lateralis* sowie die *Knochenkanten medial* und *lateral* am *Kniegelenksspalt.*

Die Achsen des Schenkelhalses- und schaftes bilden den *Schenkelhals-Schenkelschaft-Winkel* (**Collodiaphysenwinkel**). Er beträgt im Erwachsenenalter durchschnittlich 127 Grad, beim Neugeborenen 140 Grad. Im höheren Lebensalter wird er kleiner. Ist der Collodiaphysenwinkel kleiner als 127 Grad, sprechen wir von *Coxa vara,* im umgekehrten Fall von *Coxa valga.*

Die **Traglinie** (auch Senkrechte, *mechanische Achse, Dreh-* oder *Hauptachse* genannt) läuft durch den Mittelpunkt des Caput femoris, die Eminentia intercondylaris und in der Mitte der Knöchelgabel durch die Sprungbeinrolle. Im Schienbein entspricht sie ungefähr der Schaftachse. Die Schenkelhalsachse ist um etwa 12 Grad gegenüber der queren Condylenachse nach vorn gedreht (**Antetorsionswinkel**).

Der *Knochenkern der distalen Epiphyse* entsteht um die Mitte des 9. Fetalmonats und hat zur Zeit der Geburt einen Durchmesser von 5 mm (Reifezeichen).

Vasa nutricia versorgen Compacta, Spongiosa und Knochenmark. Sie laufen durch Canales nutricii (Foramina nutricia).

Die *Compacta* ist am Schenkelkopf und -hals dünn, die Festigkeit gewährleistet hauptsächlich die Spongiosa. Sie ist in Form von Spannungstrajektoren angeordnet, die bei einem minimalen Materialaufwand ein Maximum an Kraftübertragung ermöglichen.

Klinischer Hinweis. Aufgrund altersbedingter Spongiosaveränderungen kann es bei älteren Menschen beim Sturz insbesondere in Ab- oder Adduktionsstellung zu *Schenkelhalsbrüchen* kommen.

2. Patella, Kniescheibe

In die *Basis patellae* strahlt die Quadricepssehne ein. Das *Lig. patellae* (Kniescheibenband) überträgt die Kraft von der *Apex patellae* auf das Schienbein. Die Kniescheibe ist das größte Sesambein. Ihre dorsale Fläche, *Facies articularis,* ist von hyalinem Knorpel überzogen. Im entspannten Zustand läßt sich die Kniescheibe leicht nach medial und lateral verschieben. Vorderfläche und Ränder lassen sich leicht abtasten.

3. Tibia, Schienbein

Der Schienbeinkopf, **Caput tibiae,** setzt sich zusammen aus *Condylus medialis et lateralis.* Ihre Flächen heißen zusammen *Facies articularis superior.* Zwischen ihnen befindet sich die *Eminentia intercondylaris* mit einem *Tuberculum intercondylare mediale et laterale.* Vor ihr liegt die *Area intercondylaris anterior,* hinter ihr die *Area intercondylaris posterior* (Abb. 161 u. 162).

Das **Corpus tibiae** nennt man auch *Schienbeinschaft* oder *-diaphyse.* Der Innenknöchel, *Malleolus medialis,* bildet zusammen mit dem Außenknöchel (*Malleolus lateralis*) des Wadenbeines die Knöchelgabel.

Der Querschnitt des Schienbeinschaftes ist etwa dreieckig. Es lassen sich drei Flächen und drei Ränder (Kanten) unterscheiden: *Facies medialis, lateralis* und *posterior; Margo anterior, medialis* und *interosseus.* Die vordere Schienbeinkante läuft oben in die *Tuberositas tibiae* aus. An der *Linea m. solei* entspringt der M. soleus.

Facies articularis inferior und *Facies articularis malleoli* (medialis) sind die Gelenkflächen für das obere Sprunggelenk. Im *Sulcus malleolaris* laufen die Sehnen des M. tibialis posterior und M. flexor digitorum longus.

Tastbar am Schienbein sind mediale Fläche, Vorderkante, Tuberositas tibiae mit Lig. patellae, Teilflächen der Condylen, medial und lateral die oberen Kanten der Condylen als Begren-

Membrum inferius, Untere Extremität

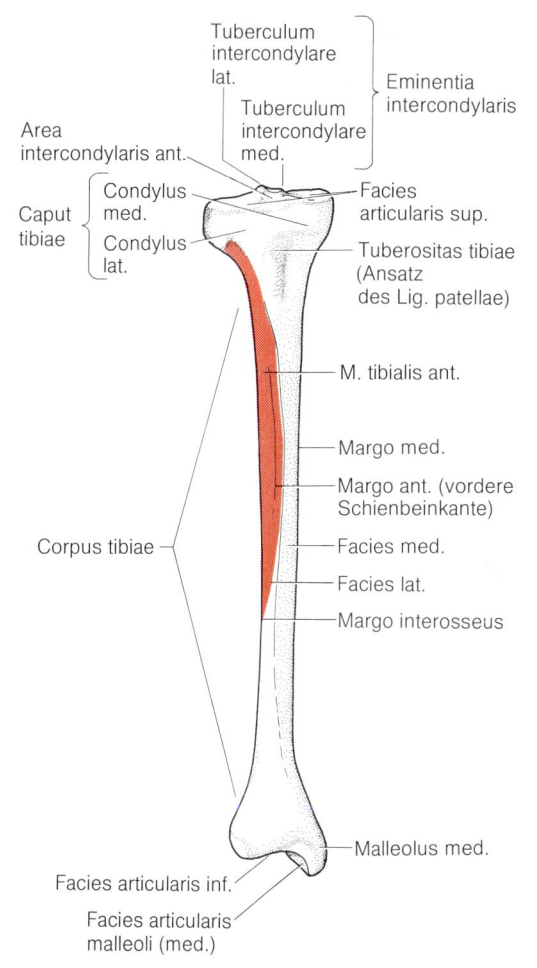

Abb. 161. Tibia von ventral. Rot: Ansatz des M. tibialis ant.

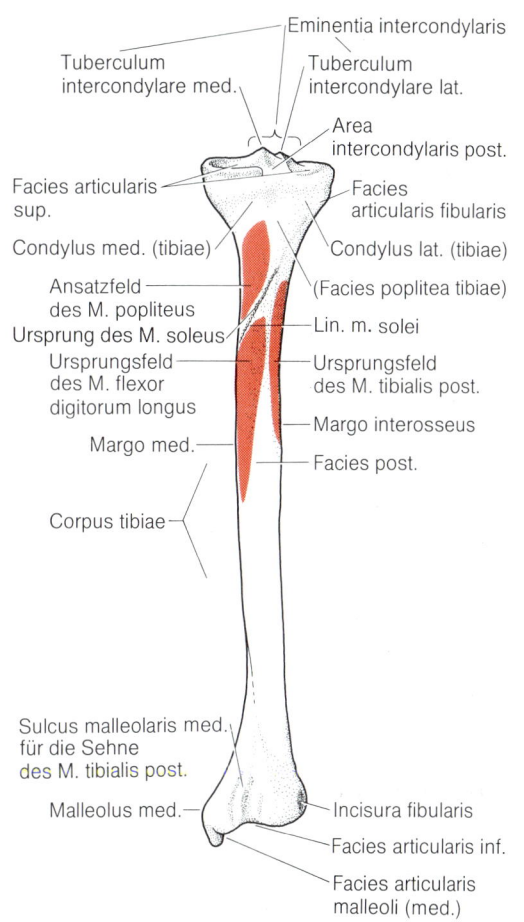

Abb. 162. Tibia von dorsal. Rot: Muskelursprünge und Ansätze

zung des Kniegelenkspaltes und der Innenknöchel.

Die Gelenkfläche des Schienbeinkopfes (Facies articularis superior) ist nach hinten geneigt (*Retroversio tibiae*). Der *Neigungswinkel* beträgt bei Erwachsenen 7 bis 10 Grad, bei Neugeborenen 38 Grad. Die *normale Torsion* des Schienbeines ist eine Außendrehung des unteren Schienbeinendes gegenüber dem oberen um 15 bis 20 Grad, (bei Neugeborenen 0 Grad).

Der *Knochenkern der proximalen Epiphyse* entsteht meistens kurz vor der Geburt gleichzeitig oder nach dem Knochenkern in der distalen Femurepiphyse (Reifezeichen).

4. Fibula, Wadenbein

Das Wadenbein teilen wir ein in *Kopf, Hals, Schaft* und *Außenknöchel*.

Am **Caput fibulae** setzt das seitliche Collateralband des Kniegelenkes an. Um den Wadenbeinhals, **Collum fibulae,** läuft zwischen Haut und Knochen der N. peroneus communis. Am *Wadenbeinschaft*, **Corpus fibulae,** unterscheiden wir eine *Facies lateralis, medialis* und *posterior,* zwischen den beiden letztgenannten Flächen eine Knochenleiste, die *Crista medialis* sowie die Wadenbeinkanten, *Margo anterior, posterior* und *interosseus*.

Am Außenknöchel, *Malleolus lateralis,* befindet sich eine Sulcus für die Sehnen des M. peroneus longus et brevis. Der Sprungbeinrolle schmiegt sich seitlich die *Facies articularis malleoli* an.

Tastbar sind Kopf, Außenknöchel und distal der Schaft.

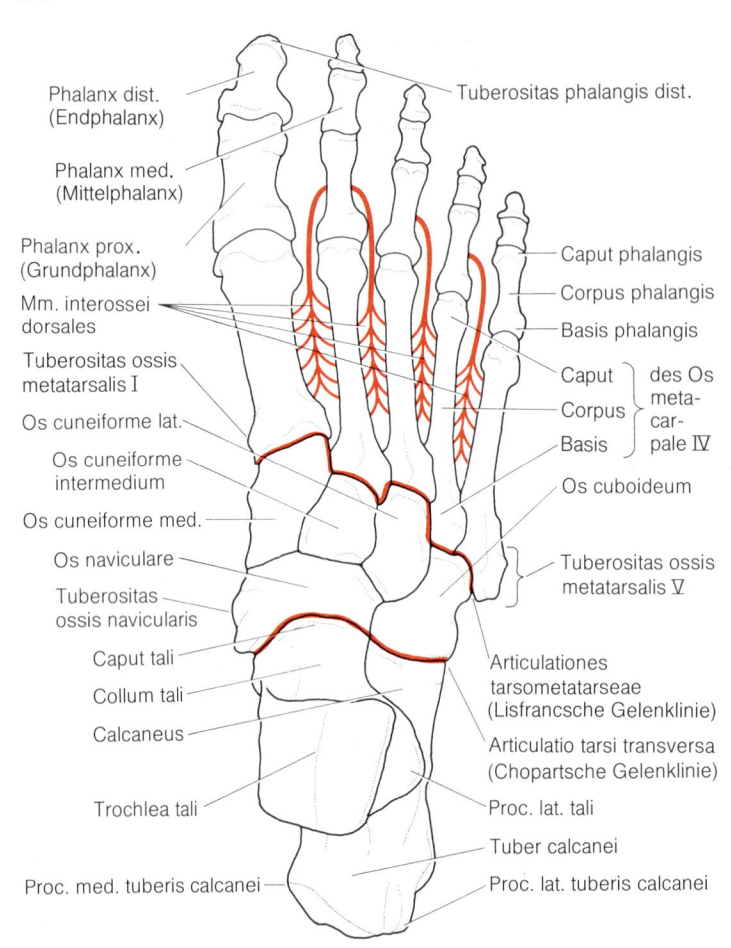

Abb. 163. Fußskelet, Ansicht von dorsal. Eingezeichnet sind die Mm. interossei dorsales

5. Ossa tarsi, Fußknochen

Talus, Sprungbein
Die wichtigsten Abschnitte des Sprungbeines sind Sprungbeinkörper, *Corpus tali,* mit der Sprungbeinrolle, *Trochlea tali* (Abb. 163), dem ventral liegende Sprungsbeinhals, *Collum tali* und dem sich daran vorn anschließende Sprungbeinkopf, *Caput tali.*

Die **Trochlea tali** ist von hyalinem Gelenkknorpel überzogen. Ihre *Facies superior* ist der unteren Gelenkfläche des Schienbeins zugewandt, die *Facies malleolaris medialis et lateralis* den entsprechenden Gelenkflächen des Innen- und Außenknöchels.

Am **Corpus tali** gibt es einen *Processus lateralis tali* und *Processus posterior tali.* In ihm befindet sich eine Rinne (*Sulcus tendinis m. flexoris hallucis longi*) für die Sehne des langen Großzehenstreckers, begrenzt von einem *Tuberculum mediale et laterale.*

Am Talus beobachten wir drei dem Calcaneus zugewandte Gelenkflächen, *Facies articularis calcanea anterior, media* und *posterior.* Die hintere Gelenkfläche ist von der mittleren durch den *Sulcus tali* getrennt. Dieser bildet zusammen mit dem *Sulcus calcanei* den schräg zwischen Sprung- und Fersenbein verlaufenden *Canalis tarsi.* Die seitliche trichterförmige Erweiterung des *Canalis tarsi* heißt *Sinus tarsi,* seine Ränder sind tastbar. Die Knorpelfläche des Caput tali kann man in drei Teilbereiche gliedern (S. 269).

Das *Tuberculum laterale* des *Processus posterior tali* kann als selbständiger Knochen, *Os trigonum,* vorkommen und darf nicht mit einer Fraktur des Processus posterior tali verwechselt werden.

Tastbar sind bei Plantarflexion Teile des Caput tali, Collum tali und der Trochlea tali.

Calcaneus, Fersenbein
Die Compacta des Fersenbeins ist dünn, der Kraftübertragung dient hauptsächlich die Spongiosa. Ihre Trabekel sind ähnlich wie im proximalen Femurbereich in Form von Spannungstrajektoren angeordnet.

Membrum inferius, Untere Extremität

Das Fersenbein besitzt vier mit Knorpel überzogene Gelenkflächen. Dem Würfelbein zugewandt ist die *Facies articularis cuboidea.* Der Gelenkverbindung zwischen Fersenbein und Sprungbein dienen *Facies articularis talaris posterior, media und anterior.* Die letztgenannte Gelenkfläche ist von den übrigen durch den *Sulcus calcanei* getrennt.

Der nach hinten gerichtete Fersenbeinhöcker, **Tuber calcanei,** dient der Achillessehne als Ansatz und Hebel. Am Tuber calcanei unterscheidet man einen *Processus medialis et lateralis tuberis calcanei.*

Am **Sustentaculum tali** befindet sich der *Sulcus tendinis m. flexoris hallucis longi.* Ein kleiner Vorsprung an der seitlichen Fläche des Fersenbeins, **Trochlea peronealis,** dient der Sehne des M. peroneus longus als Hypomochlion (Umlenkrolle). Unter ihr befindet sich der *Sulcus tendinis m. peronei longi.* Das Herausspringen der Sehnen verhindern straffe Bindegewebszüge, *Retinaculum mm. peroneorum superius et inferius.*

Os naviculare, Kahnbein
An der tastbaren *Tuberositas ossis navicularis* und benachbarten Knochen setzt der M. tibialis posterior an.

Os cuneiforme mediale, Mediales Keilbein
Das mediale Keilbein steht in straffer gelenkiger Verbindung mit dem Kahnbein, der Basis des I. Mittelfußknochens und dem mittleren Keilbein.

Os cuneiforme intermedium, Mittleres Keilbein
Das mittlere Keilbein bildet straffe Gelenke mit den benachbarten Knochen.

Os cuneiforme laterale, Seitliches Keilbein
Das seitliche Keilbein steht in straffer Gelenkverbindung mit dem Kahnbein, III. Mittelfußknochen und Würfelbein.

Os cuboideum, Würfelbein
Im *Sulcus tendinis m. peronei longi* läuft die Sehne des M. peroneus longus. Straffe Gelenkverbindungen bestehen zu benachbarten Fußwurzel- und Mittelfußknochen.

6. Ossa metatarsalia I–V, Mittelfußknochen

An den Mittelfußknochen unterscheiden wir *Basis, Corpus* und *Caput.* Teilbereiche aller Mittelfußknochen sind tastbar, insbesondere die *Tuberositas ossis metatarsalis V* (Ansatzfeld des M. peroneus brevis).

Klinischer Hinweis. Knochenbrüche der nach oben konvexen Mittelfußknochen entstehen meistens durch direkte Gewalteinwirkung, wenn z.B. ein schwerer Gegenstand auf den Fuß fällt. Nach langen Märschen kann als Materialermüdungsbruch aufgrund einer cyclischen Dauerbelastung die sog. *Marschfraktur* entstehen.

7. Ossa digitorum pedis, Zehenknochen

Die Zehenknochen teilen wir ein in Grund-, Mittel- und Endgliederknochen, *Phalanx proximalis, media, distalis.* Die Großzehe besitzt nur einen Mittel- und Endgliederknochen. Bindegewebszüge fixieren als *Retinacula cutis* das Corium der Haut an der Tuberositas phalangis distalis. Mediales und laterales Sesambein am Großzehengrundgelenk sind in die Gelenkkapsel und Sehnen von Muskeln des Großzehenballens (Thenargruppe S. 278) eingebaut. An den Zehenknochen unterscheiden wir Basis, Schaft und Kopf (*Basis phalangis, Corpus phalangis, Caput phalangis*).

II. Articulatio coxae, Hüftgelenk

Gelenkkörper
Das *Caput femoris* stellt den **Gelenkkopf** dar. Die **Gelenkpfanne** besteht aus der *Facies lunata* des Acetabulums und dem *Lig. transversum acetabuli,* das die *Incisura acetabuli* ausfüllt. Das *Labrum acetabulare,* eine Gelenklippe aus Faserknorpel, sitzt auf dem Rand des Acetabulums und des Lig. transversum acetabuli. Über die Hälfte des Oberschenkelkopfes befindet sich in der knöchernen und bindegewebigen Pfanne (*Nußgelenk:* Sonderform eines Kugelgelenkes).

Gelenkkapsel
Sie entspringt außen am Rand des Acetabulums. Mit dem Labrum acetabulare ist sie größtenteils nicht verwachsen. Vorn inseriert sie an der Linea intertrochanterica, hinten etwa 1,5 cm proximal von der Crista intertrochanterica.

Entspannt ist die Gelenkkapsel, wenn der Oberschenkel leicht gebeugt, geringgradig abduziert und etwas außenrotiert ist. Ein Patient mit einem Erguß im Hüftgelenk nimmt reflektorisch diese Stellung ein, der Kapselraum faßt dabei das größte Volumen. Zugleich verstärkt sich reflektorisch die Lendenlordose. Die Beugung fällt daher im Liegen nicht immer gleich auf.

Gelenkachsen
Als Kugelgelenk besitzt das Hüftgelenk unendlich viele Achsen, von denen man *drei als Hauptachsen* festgelegt hat. Sie schneiden sich

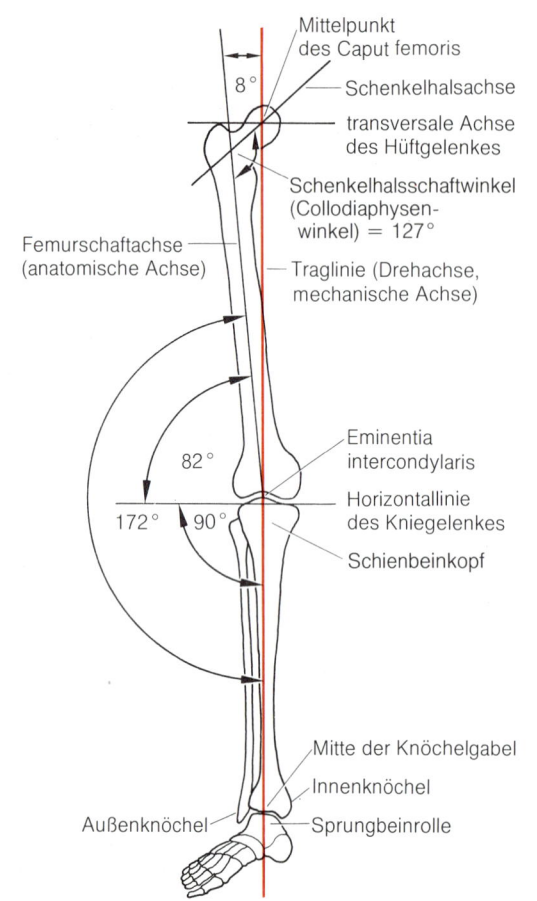

Abb. 164. Beinachse und Bewegungsmöglichkeiten des Kniegelenks

im Mittelpunkt des Caput femoris und stehen aufeinander senkrecht (Abb. 164).

Die **transversale Achse** läuft durch die Mittelpunkte beider Oberschenkelköpfe. Sie heißt auch *Anteversions-Retroversions-Achse,* Flexions-Extensions-Achse oder Beuge- und Streckachse. Um diese Achsen werden Ante- und Retroversion (Flexion und Extension, Beugung und Streckung) ausgeführt.

Die **sagittale Achse** nennt man auch *Adduktions-Abduktions-Achse* (An- und Abspreitzachse). Um die sagittale Achse erfolgt die Ad- und Abduktion (An- und Abspreizung).

Die **Rotationsachse** (Drehachse) geht durch den Mittelpunkt des Oberschenkelkopfes und die Eminentia intercondylaris des Schienbeinkopfes. Sie ist also nicht identisch mit der Schaftachse des Femur und entspricht der *Traglinie* des Beins. Um die Rotationsachse erfolgt die Außen- und Innenrotation (Außen- und Innendrehung).

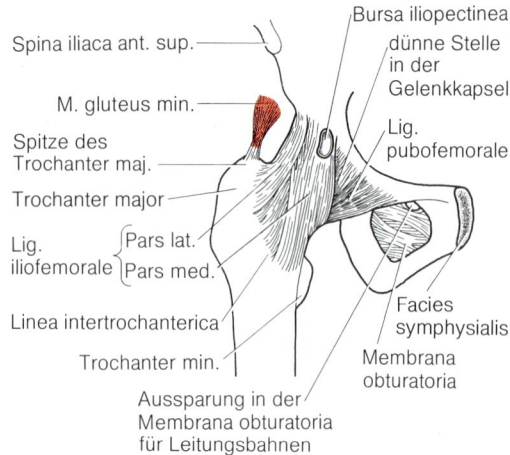

Abb. 165. Bandapparat des Hüftgelenks, Ansicht von ventral

Im Stehen erfolgt um die *transversale Achse* das Beugen und Strecken des Beckengürtels, beim Stand auf einem Bein um die *sagittale Achse* das Seitwärtsneigen des Beckens und um die *Rotationsachse* seine Drehung. – Bei den meisten Bewegungen ist die Wirbelsäule beteiligt.

Gelenkbänder und Bewegungsumfang (Tabelle 43 u. 44)

Das Hüftgelenk besitzt die stärksten Bänder des Körpers. Sie schränken die Bewegungsmöglichkeiten ein, so daß sich aus der Normalstellung heraus folgende Bewegungsausmaße ergeben: Streckung 10–15 Grad, Beugung 120 Grad, Abduktion 40 Grad, Adduktion 20 Grad, Außenrotation 45 Grad, Innenrotation 35 Grad. Bei mäßiger Beugung im Hüftgelenk sind der Bewegungsumfang für die Rotation sowie Ab- und Adduktion vergrößert.

Lig. iliofemorale, Lig. ischiofemorale und *Lig. pubofemorale* entspringen am Darm-, Spitz- und Schambein (Tabelle 43). Sie sind in die Gelenkkapsel eingebaut und umfassen den Oberschenkelkopf mehr oder weniger schraubenförmig (Abb. 165). Alle drei spannen sich bei der *Retroversion,* hemmen die Überstreckung des Oberschenkels im Hüftgelenk oder verhindern das „Hintenüberkippen" des Beckens. Je stärker die Retroversion ist, um so mehr ist die „Bänderschraube zugedreht" und um so fester sind Hüftbein und Oberschenkelknochen miteinander verbunden.

Bei der *Innenrotation* spannen sich die drei Bänder mit Ausnahme der *Pars lateralis* des *Lig. iliofemorale* (Tabelle 44). Der letztgenannte Teil

Tabelle 43. Bänder des Hüftgelenkes

Band	Ursprung	Verlauf	Ansatz	Funktion
Lig. iliofemorale (stärkstes Band, Reißfestigkeit 3,4 kN)	Spina iliaca ant. inf.	fächerförmig mit verstärkten Flanken; Pars med. et lat. (umgekehrtes „V"), schraubenförmiger Verlauf	Linea intertrochanterica, Trochanter maj.	verhindert die Strekkung bzw. das Zurückkippen des Beckens über 10–15 Grad hinaus; der starke lat. Teil hemmt die Außenrotation und Adduktion, der med. Teil verhindert die übermäßige Innenrotation
Lig. ischiofemorale	Corpus ossis ischii	schraubenförmig dorsal und cranial um das Caput et Collum femoris	seitlich oben an der Linea intertrochanterica, Fossa trochanterica, Zona orbicularis	verstärkt die dorsale Kapselwand; hemmt die Innenrotation und Streckung sowie geringfügig die Adduktion
Lig. pubofemorale	R. sup. ossis pubis	ventral-medial	Zona orbicularis, unten med. an der Linea intertrochanterica und dem Trochanter min.	verstärkt die med. Kapselwand, hemmt die Abduktion und Außenrotation
Lig. capitis femoris	Rand der Incisura acetabuli, Lig. transversum acetabuli	läuft intraartikulär, Anfangsteil eingebettet in das Fett- u. Bindegewebe der Fossa acetabuli	Fovea capitis femoris	enthält den R. acetabularis aus der A. obturatoria zur Ernährung des Caput femoris; das Gefäß ist inkonstant. Angespannt nur bei extremer Adduktion und Außenrotation sowie beginnender Luxation
Zona orbicularis	Bindegewebsfasern, die sich aus anderen Bändern vereinigen	zirkulär die Gelenkkapsel verstärkend um den Schenkelhals und -kopf	Ausstrahlungen in Bänder	hält den Kopf in der Pfanne, mit der Gelenkkapsel innig verwachsen
Lig. transversum acetabuli	Rand der Incisura acetabuli	in der Incisura acetabuli	Rand der Incisura acetabuli	verschließt die Incisura acetabuli bis auf Lücken für Gefäße; Mitbeteiligung an der Gelenkfläche
Labrum acetabulare	Rand des Acetabulums und Lig. transversum acetabuli	kreisförmig, mit der Gelenkkapsel größtenteils nicht verwachsen.	–	vergrößert die Gelenkfläche, besteht aus fibrösem oder fibrocartilaginärem Gewebe

Tabelle 44. Bänderhemmung am Hüftgelenk

Bewegungshemmung durch Bänder	Band
Retroversion	Lig. iliofemorale Lig. ischiofemorale } „Bänderschraube" Lig. pubofemorale Bänderschraube wird bei Retroversion bzw. Hintenüberneigen des Beckens angedreht
Anteversion	bei gebeugtem Kniegelenk Weichteilhemmung, bei gestrecktem Knie aktive Insuffizienz der retrovertierenden Muskeln
Innenrotation	Pars med. des Lig. iliofemorale Lig. ischiofemorale
Außenrotation	Pars lat. des Lig. iliofemorale Lig. pubofemorale
Abduktion	Pars lat. des Lig. iliofemorale Lig. pubofemorale
Adduktion	Pars lat. des Lig. iliofemorale Lig. ischiofemorale

und das Lig. pubofemorale hemmen die *Außenroation*.

Bei der *Abduktion* steht die hemmende Wirkung des *Lig. pubofemorale* im Vordergrund, bei der *Adduktion* der laterale Teil des *Lig. iliofemorale*.

Auf der Seite des Standbeines verhindert der seitliche Teil (*Pars lateralis*) des *Lig. iliofemorale* das übermäßige Absinken des Beckens zur Seite des Spielbeines. – Die Wirkungen der Hüftgelenksbänder lassen sich aus ihrem Ursprung, Ansatz und Verlauf bezüglich der Achsen herleiten (Tabelle 43 u. 44).

Muskeln

Auf das Hüftgelenk wirken die *inneren und äußeren Hüftmuskeln* und solche Oberschenkelmuskeln (Tabelle 45), die am *Hüftbein entspringen*. Die genannten Muskeln bilden einen dicken Mantel um das Gelenk. Ihre Funktion ergibt sich aus ihrem Verlauf bezüglich der Hauptachsen des Hüftgelenkes. Muskeln, die z.B. vor der transversalen Achse laufen, beugen (antevertieren), die dorsal von dieser Achse vorbeiziehen, strecken (retrovertieren).

Im allgemeinen geben wir die Funktion eines Muskels an für Bewegungen aus der Normalstellung. Überwandert ein Muskel oder Teile von ihm während einer Bewegung eine Achse, so kann sich seine Wirkung oder Teilwirkung umkehren.

Bursen

Die *Bursa subcutanea trochanterica* liegt unter der Haut auf der Ansatzsehne des großen Gesäßmuskels. Zwischen ihr und dem Trochanter major befindet sich die *Bursa trochanterica m. glutei maximi*. Die Bursa iliopectinea (Abb. **165**) liegt zwischen Pecten ossis pubis und M. iliopsoas. Sie kann mit dem Hüftgelenk kommunizieren.

Klinischer Hinweis.
Nerven, die motorisch auf das Hüftgelenk wirkende Muskeln versorgen, erhalten aus dem Hüftgelenk sensible Äste. Da einige dieser Nerven auch aus dem Kniegelenk Zuflüsse erhalten, geben viele Patienten mit Hüftgelenkserkrankungen anfangs *Beschwerden im Kniegelenk* an.

Nach Schenkelhalsfrakturen kann aufgrund mangelnder Blutversorgung eine *Oberschenkelkopfnekrose* entstehen. Die Blutversorgung des Hüftgelenks einschließlich des Oberschenkelkopfes und der medialen Schenkelhalsbereichs stammt aus der *A. circumflexa femoris medialis et lateralis*, dem Stamm der *A. profunda femoris*, der *A. glutea superior* sowie der *A. obturatoria* (S. 283).

III. Hüftmuskeln

Wir teilen Hüftmuskeln in zwei Gruppen ein. Die *inneren Hüftmuskeln* entspringen innen an der Beckenwand, die *äußeren Hüftmuskeln* an der Außenfläche des Beckens. Beide Gruppen setzen am Femur an.

Tabelle 45. Wirkung von Muskeln auf das Hüftgelenk aus der Normalstellung (Auswahl). Muskeln mit hohem Drehmoment stehen jeweils am Anfang. (Nach v. Lanz – Wachsmuth – Lang, 1973)

Anteversion (120 Grad)	Retroversion (12 Grad)
M. rectus femoris	M. gluteus maximus
M. iliopsoas	M. adductor magnus
M. tensor fasciae latae	M. semimembranosus
M. sartorius	M. gluteus medius, dorsaler Teil
M. gluteus medius, vorderer Teil	M. semitendinosus
M. gluteus minimus, vorderer Teil	M. biceps femoris, Caput longum
M. pectineus	M. quadratus femoris
	M. gluteus minimus, dorsaler Teil

Abduktion (40 Grad)	Adduktion (20 Grad)
M. gluteus medius	M. adductor magnus
M. tensor fasciae latae	M. gluteus maximus, unterer Teil
M. gluteus maximus, oberer Teil	M. adductor longus
M. rectus femoris	M. adductor brevis
M. gluteus minimus	M. semimembranosus
M. piriformis	M. iliopsoas
M. sartorius	M. biceps femoris, Caput longum
	M. semitendinosus
	M. pectineus
	M. gracilis
	M. obturatorius ext.

Innenrotation (35 Grad)	Außenrotation (45 Grad)
M. tensor fasciae latae	M. gluteus maximus
M. gluteus minimus, vorderer Teil	M. gluteus medius, dorsaler Teil
M. gluteus medius, vorderer Teil	M. adductor magnus, am Labium med. ansetzender Teil
M. adductor magnus, am Epicondylus med. und an der Membrana vastoadductoria ansetzender Teil	M. iliopsoas (siehe Text)*
M. iliopsoas (s. Text)*	M. gluteus minimus, dorsaler Teil
	M. piriformis
	M. pectineus
	M. adductor brevis
	M. adductor longus
	M. obturatorius ext.
	M. obturatorius int.
	M. quadratus femoris
	M. sartorius
	M. biceps femoris, Caput longum

* Funktion stellungsabhängig

1. Innere Hüftmuskeln (Tabelle 46)

– **M. psoas major.** Er vereinigt sich oberhalb des Leistenbandes mit dem **M. iliacus** zum **M. iliopsoas,** der vor der sagittalen Achse des Hüftgelenkes verläuft und daher beugt. M. iliopsoas und M. rectus femoris sind die stärksten Beuger des Hüftgelenkes. Die übrigen Muskeln mit antevertierender Funktion (Tabelle 45) haben eine schwächere Wirkung auf das Hüftgelenk (geringeres Drehmoment), da ihr Querschnitt verhältnismäßig gering oder ihr Hebelarm klein ist.

In Normalstellung läuft der M. iliopsoas lateral von der Rotationsachse, er rotiert daher im Hüftgelenk nach innen. Wenn der Oberschenkel um mehr als 20 Grad aus der Normalstellung nach innen oder außen gedreht ist, so hat der Muskel die Drehachse nach medial überwandert, er wirkt nun als Außenrotator.

Lähmung des M. iliopsoas. Der Körper kann nicht mehr aus horizontaler Rückenlage aufgerichtet werden. Im Stand ist jedoch durch andere Muskeln eine Anteversion möglich.

Tabelle 46. Gruppe der inneren Hüftmuskeln

Muskel	Ursprung	Ansatz	Funktion	Innervation
M. psoas maj.	*oberflächliche Schicht:* 12. Brust- und 1.–4. LWK sowie den zugehörigen Zwischenwirbelscheiben; *tiefe Schicht:* Proc. costarii aller Lendenwirbel	Trochanter min.	Lateralflexion der LWS, Beugung im Hüftgelenk, Innenrotation aus Normalstellung, sonst Außenrotation	Plexus lumbalis (N. femoralis)
M. psoas min. (inkonstant)	12. BWK und 1. LWK	Fascia iliaca	Lateralflexion der Wirbelsäule	Plexus lumbalis
M. iliacus	Fossa iliaca	Trochanter min.	Beugung und Rotation im Hüftgelenk, Innenrotation aus Normalstellung, sonst Außenrotation	Plexus lumbalis (N. femoralis)
M. piriformis	Facies pelvina des Os sacrum	Spitze des Trochanter maj.	Abduktion, Außenrotation	Plexus sacralis
M. obturatorius int.	Membrana obturatoria, knöcherner Rand des For. obturatum	Fossa trochanterica	Außenrotation	Plexus sacralis

— **M. psoas minor.** Der Muskel ist inkonstant.
— **M. iliacus.** Seine Fasern schließen sich dem M. psoas major an. Der M. iliopsoas läuft durch die Lacuna musculorum zum Trochanter minor (Abb. 174, S. 246).
— **M. piriformis.** Zusammen mit dem M. gluteus minimus setzt er an der Spitze des Trochanter major an.
— **M. obturatorius internus.** Er läuft durch das Foramen ischiadicum minus. Dann biegt er an der Incisura ischiadica minor scharf um und setzt gemeinsam mit dem M. obturatorius externus in der Fossa trochanterica an.

2. Äußere Hüftmuskeln
(Abb. 166 u. 167, Tabelle 47)

— **M. gluteus maximus.** Beim Menschen ist der Muskel wegen des aufrechten Ganges sehr stark entwickelt. Er ist der stärkste Strecker im Hüftgelenk (Tabelle 45). Seine höchste Wirkung entfaltet er aus gebeugter Stellung des Hüftgelenkes, z.B. beim Aufstehen aus dem Sitzen und beim Treppensteigen. Die Haltefunktion des Muskels kommt am deutlichsten im Stehen zum Ausdruck, dabei verhindert er das Vornüberkippen des Beckens. Haltefunktionen und retrovertierende Wirkung des M. gluteus maximus unterstützen M. adductor magnus, M. semimembranosus, M. gluteus medius et minimus (Tabelle 45).

Die derbe **Fascia glutea** strahlt ein zwischen die groben Muskelfaserbündel des M. gluteus maximus. Der untere Muskelrand läuft schräg. Er entspricht nicht der quer angeordneten unteren Gesäßfalte.

Bei doppelseitiger **Lähmung des M. gluteus maximus** werden die Arme retrovertiert gehalten und die Lendenlordose verstärkt, um ein Vornüberkippen zu verhindern. Dabei wird der Schwerpunkt des Körpers nach hinten verlagert. (Normalerweise liegt der Schwerpunkt im 3. Sacralwirbelkörper). Die doppelseitige Lähmung des M. gluteus maximus beeinträchtigt das Treppensteigen und Bergaufgehen.

— **M. gluteus medius.** Der M. gluteus maximus bedeckt seine dorsalen Abschnitte (Funktion s. M. gluteus minimus).
— **M. gluteus minimus.** Der M. gluteus medius überdeckt ihn weitgehend. Die Mm. glutei medius et minimus haben etwa die gleiche Funktion (Tabelle 45 u. 47). Wird das Spielbein gehoben, so spannen sich M. gluteus medius et minimus auf der Gegenseite und verhindern auf diese

Membrum inferius, Untere Extremität

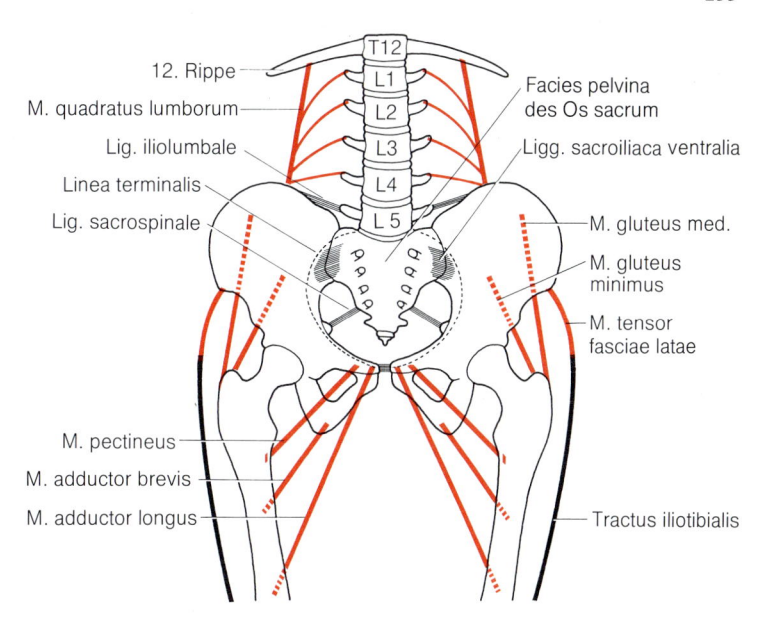

Abb. 166. Darstellung verschiedener Muskeln, die am Becken entspringen

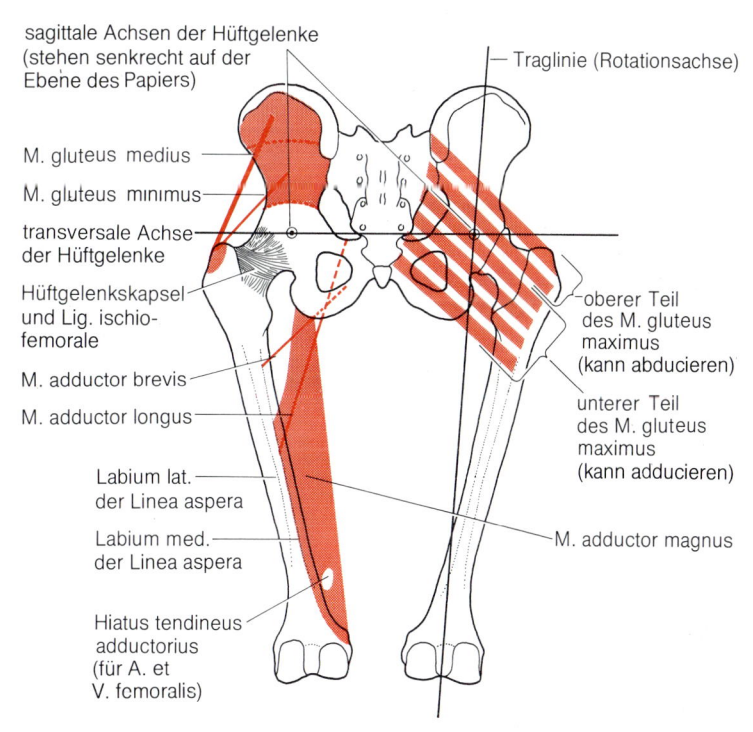

Abb. 167. Adductoren, Mm. glutaei

Weise das Herabsinken des Beckens zur Seite des Spielbeines.

Sind beide Muskeln gelähmt oder insuffizient, z. B. aufgrund einer hochgradigen Coxa vara oder Verschiebung des Caput femoris nach oben, so ist das *Trendelenburgsche Symptom* zu beobachten („Watschelgang"). Dabei kippt das Becken jeweils zur Seite des gehobenen Beines.

— **M. tensor fasciae latae.** Er spannt die Oberschenkelfascie, *Fascia lata*. Diese ist seitlich in Form längs angeordneter Fasern wesentlich verstärkt. Wir nennen diesen Verstärkungsstreifen *Tractus iliotibialis*. Er zieht vom äußeren Rand der Crista iliaca zum Condylus lateralis der Tibia und Caput fibulae. Am Oberschenkel steht er in Verbindung mit dem *Septum intermusculare fe-*

Tabelle 47. Gruppe der äußeren Hüftmuskeln

Muskel	Ursprung	Ansatz	Funktion	Innervation
M. gluteus maximus	dorsale Fläche des Kreuzbeins; an einem kleinen Bezirk des Darmbeins dorsal von der Linea glutea post.; Fascia thoracolumbalis, Lig. sacrotuberale	Tuberositas glutea; Fascia lata; Septum intermusculare femoris lat.; Tractus iliotibialis	Streckung; Außenrotation; der obere Teil abduziert, der untere adduziert	N. gluteus inf.
M. gluteus medius	an einem dreieckigen Feld zwischen Labium ext. der Crista iliaca, Linea glutea ant. und post.	lat. Umfang des Trochanter maj.	Abduktion, Innenrotation, Außenrotation, Beugung und Streckung	N. gluteus sup.
M. gluteus minimus	zwischen Linea glutea ant. und inf.	innen an der Spitze des Trochanter maj.	wie beim M. gluteus medius	N. gluteus sup.
M. tensor fasciae latae	Spina iliaca ant.	Tractus iliotibialis	Beugung und Innenrotation im Hüftgelenk, spannt die Fascia lata	N. gluteus sup.
M. gemellus sup.	Spina ischiadica	Sehne des M. obturatorius int.	Außenrotation, Adduktion	Plexus sacralis
M. gemellus inf.	Tuber ischiadicum	Sehne des M. obturatorius int.	Außenrotation, Adduktion	Plexus sacralis
M. quadratus femoris	Tuber ischiadicum	Crista intertrochanterica	Außenrotation, Adduktion	N. ischiadicus
M. obturatorius ext.	außen am knöchernen Rahmen des Foramen obturatum und an der Membrana obturatoria	Fossa trochanterica	Außenrotation, Adduktion	N. obturatorius

moris laterale. Ventral strahlt der M. tensor fasciae latae in den Tractus iliotibialis ein, dorsal ein Teil des M. gluteus maximus.

Der Tractus iliotibialis sichert das gestreckte Kniegelenk. Beim Heben des Spielbeines treten auf der Seite des Standbeines am Femur nach lateral gerichtete Biegekräfte auf. Diesen wirkt der Tractus iliotibialis in Form eines Zuggurtungsmechanismus entgegen.

Wenn der **M. iliopsoas gelähmt** ist, hypertrophiert der M. tensor fasciae latae. Bei Kurzstreckenläufern ist er stark entwickelt (Sprintermuskel).

— **M. gemellus superior.** Er strahlt ein in den oberen Rand der Ansatzsehne des M. obturatorius internus.
— **M. gemellus inferior.** Er befestigt sich am unteren Rand der Ansatzsehne des M. obturatorius internus.
— **M. quadratus femoris.** Wenn man zwischen seinem Oberrand und dem M. gemellus inferior eingeht, kann man die Sehne des M. obturatorius externus darstellen.
— **M. obturatorius externus.** Der Muskel liegt versteckt unter dem M. gemellus inferior und M. quadratus femoris. Er zieht dorsal um den Ober-

Tabelle 48. Ventrale Gruppe der Oberschenkelmuskeln

Muskel	Ursprung	Ansatz	Funktion	Innervation
M. sartorius	Spina iliaca ant. sup.	Pes anserinus, Condylus med. der Tibia	*Hüftgelenk:* Beugung, Außenrotation und Abduktion *Kniegelenk:* Je nach Stellung Beugung und Innenrotation	N. femoralis
M. rectus femoris	Spina iliaca ant. inf.	Patella, Lig. patellae, Tuberositas tibiae	beugt im Hüftgelenk, streckt im Kniegelenk	N. femoralis
M. vastus lat.	seitlich am Femur	Patella, Lig. patellae, Tuberositas tibiae	streckt im Kniegelenk	N. femoralis
M. vastus intermedius	Oberschenkelschaft, vorn	Patella, Lig. patellae, Tuberositas tibiae	streckt im Kniegelenk	N. femoralis
M. vastus med.	medial am Femur	Patella, Lig. patellae, Tuberositas tibiae	streckt im Kniegelenk	N. femoralis
M. articularis genus	distal an der Vorderfläche des Femur	Kniegelenkskapsel	spannt die Kniegelenkskapsel	N. femoralis

schenkelhals zur Fossa trochanterica, wo er ebenso wie der M. obturatorius internus ansetzt.

Klinischer Hinweis. Der Ort der Wahl für intramuskuläre Injektionen ist der M. gluteus medius. Beim Verfahren der *dorsalen Injektion* erfolgt die Injektion in den äußeren oberen Quadranten. Die Quadranteneinteilung ergibt sich aus einer Verbindungslinie zwischen Spinae iliacae anterior superior und posterior superior sowie einer darauf errichteten Mittelsenkrechten. Beim Einstich muß die Injektionskanüle etwas nach oben-lateral gerichtet sein.

Bei der *lateralen Injektion* bestimmt man die Einstichstelle indem man die Zeigefingerspitze der linken Hand auf die rechte Spina iliaca anterior superior legt und die Spitze des stark abgespreizten Mittelfingers auf die Crista iliaca. In der Mitte des dreieckigen Feldes zwischen den Fingern und dem Labium externum der Crista iliaca befindet sich dann die Injektionsstelle. Auf der linken Seite legt man die Spitze des Mittelfingers auf die Spina iliaca anterior superior und den abduzierten Zeigefinger auf den Rand der Crista iliaca.

IV. Oberschenkelmuskeln

Die Oberschenkelmuskeln besitzen Ursprungsfelder am Beckengürtel oder Oberschenkelknochen. Ihre Ansätze befinden sich am Femur oder den Unterschenkelknochen. Wir teilen die Oberschenkelmuskeln ein in eine
— *Ventrale,*
— *Mediale* und
— *Dorsale Gruppe.*

Zwischen den Muskelgruppen befinden sich Septen aus straffem Bindegewebe. Sie dienen einigen Muskeln als zusätzliche Ursprünge (*Septum intermusculare femoris mediale et laterale*).

1. Ventrale Oberschenkelgruppe
(Abb. 176, Tabelle 48)

— **M. sartorius.** Er läuft von seinem Ursprungsgebiet diagonal über die vordere Oberschenkelgegend zu seinem Ansatzfeld am *Condylus medialis tibiae*. Da der Muskel Hüft- und Kniegelenk überquert, übt er auf beide Gelenke eine Wirkung aus (zweigelenkiger Muskel).

In den **Pes anserinus** („Gänsefuß"), eine flächenhaft ausgebreitete Sehne am *Condylus medialis (tibiae)*, strahlen M. sartorius, M. gracilis und M. semitendinosus ein in der Weise, daß die Sehne des M. sartorius die beiden anderen Sehnen überkreuzt (Abb. **168**). Dabei treten Scherkräfte auf. Die *Bursa subtendinea m. sartorii*

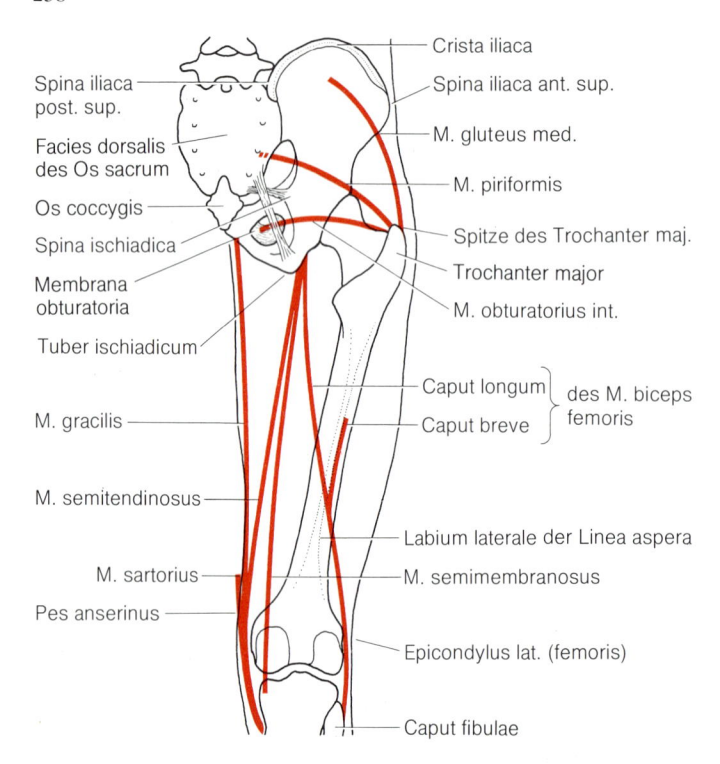

Abb. 168. Muskeln der Dorsalseite von Hüfte und Oberschenkel

wirkt hier als Flüssigkeitspolster und verhindert Faserdegenerationen der Sehnen. Zwischen *Lig. collaterale tibiale* und Pes anserinus befindet sich die *Bursa anserina*.

— **Quadricepsgruppe.** Unter der Bezeichnung Quadricepsgruppe faßt man vier Muskeln zusammen:
— *M. rectus femoris,*
— *M. vastus lateralis,*
— *M. vastus intermedius* und
— *M. vastus medialis,*

oft rechnet man auch den M. articularis genus noch dazu.

— **M. rectus femoris.** Er ist der einzige *zweigelenkige Muskel* der Quadricepsgruppe. Er beugt im Hüftgelenk und streckt im Kniegelenk. Die übrigen Muskeln der Quadricepsgruppe können nur im Kniegelenk strecken.

— **M. vastus lateralis.** Er bildet die vordere seitliche Muskelmasse am Oberschenkel.

— **M. vastus intermedius.** Zwischen M. vastus lateralis und medialis eingebettet liegt er unter dem M. rectus femoris.

— **M. vastus medialis.** Sein Ursprungsfeld liegt medial am Femur und Septum intermusculare femoris mediale.

— **M. articularis genus.** Kleiner Muskel, der oft in zwei Portionen distal an der Vorderfläche des Femur entspringt und an der Kniegelenkskapsel ansetzt.

Die Quadricepsgruppe inseriert in Form der **Quadricepssehne** hauptsächlich am *Oberrand der Patella*. Von hier aus überträgt das *Lig. patellae* die Kraft auf die Tuberositas tibiae und damit auf das Schienbein. Ein Teil der Quadricepssehnenfasern läuft flächenförmig verbreitert und mit den Rändern der Kniescheibe verwachsen als *Retinaculum patellae mediale et laterale* zu den Schienbeincondylen (Reservestreckapparat), und über die Vorderfläche der Kniescheibe direkt in das Lig. patellae (S. 263).

Wenn die **Quadricepsgruppe gelähmt** ist, kann das Kniegelenk nicht mehr aktiv gestreckt werden.

2. Mediale Oberschenkelgruppe (Adductorengruppe)
(Abb. 166 u. 167, Tabelle 49)

Die Ursprungsgebiete der Muskeln dieser Gruppe sind entsprechend der unten angegebenen Reihenfolge um das Foramen obturatum angeordnet. Ihre Wirkung besteht in Adduktion, Außenrotation und einigen zusätzlichen Funktionen (Tabelle 49).

— **M. pectineus.** Zwischen Ansatzsehne und Oberschenkelknochen liegt eine *Bursa*.

Tabelle 49. Oberschenkelmuskeln

Muskel	Ursprung	Ansatz	Funktion	Innervation
M. pectineus	Pecten ossis pubis	Linea pectinea	Beugung, Außenrotation, Adduktion	N. femoralis und N. obturatorius (Doppelinnervation)
M. adductor longus	Corpus ossis pubis, Symphysis pubica	Labium med. der Linea aspera des mittleren Femurdrittels	Adduktion, Außenrotation, Beugung	N. obturatorius
M. gracilis	R. inf. ossis pubis	Pes anserinus Condylus med. der Tibia	*Hüftgelenk:* Adduktion *Kniegelenk:* Beugung und Innenrotation	N. obturatorius
M. adductor brevis	R. inf. ossis pubis	Labium med. der Linea aspera des oberen Femurdrittels	Adduktion Außenrotation	N. obturatorius
M. adductor magnus	R. ossis ischii, Tuber ischiadicum	Labium med. der Linea aspera des oberen und mittleren Femurdrittels, Epicondylus med. des Femur und und Membrana vastoadductoria	Adduktion, Außenroatation, Innenrotation (Membrana vastoadductoria, Epicondylus med.), Streckung	N. obturatorius und N. tibialis (Doppelinnervation)

— **M. adductor longus.** Er verschmilzt am Ansatz teilweise mit dem M. adductor magnus und dem M. vastus medialis (s.a. *Membrana vastoadductoria* u. *Canalis adductorius*).
— **M. gracilis.** Als einziger Muskel der Adductorengruppe inseriert er (über den *Pes anserinus*) an der Tibia.
— **M. adductor brevis.** Man kommt an den Muskel heran, wenn man z.B. zwischen M. adductor longus und M. pectineus in die Tiefe vordringt oder beide Muskeln abträgt (Tabelle 49).
— **M. adductor magnus.** Der mächtige Muskel bildet die tiefste Schicht der Adductorengruppe. Eine Bindegewebsplatte, die *Membrana vastoadductoria*, verbindet ihn mit dem M. vastus medialis. Den obersten Teil des Muskels nennt man auch M. adductor minimus.
Funktion: Adduktion, Außenrotation, Streckung sowie Innenrotationsfähigkeit des am Epicondylus medialis inserierenden Teils und über die Membrana vastoadductoria.

3. Dorsale Oberschenkelgruppe (Tabelle 50)

Alle Muskeln der dorsalen Gruppe setzen proximal am Schien- und Wadenbein an. Ihr Ursprung liegt mit Ausnahme des Caput breve des M. biceps femoris am *Tuber ischiadicum*. Die hier entspringenden Muskeln mit der genannten Ausnahme faßt man unter der Bezeichnung **ischiocrurale Muskelgruppe** zusammen. Sie streckt im Hüftgelenk und beugt im Kniegelenk.
— **M. biceps femoris.** Der zweiköpfige Oberschenkelmuskel entspringt mit einem **Caput longum** vom *Tuber ischiadicum* und mit einem **Caput breve** vom *Septum intermusculare femoris laterale* sowie vom *Labium laterale* der *Linea aspera* des mittleren Oberschenkeldrittels.

Zwischen der Ursprungssehne des M. semimembranosus und Caput longum liegt die *Bursa m. bicipitis femoris superior.* Scherspannungen zwischen der Ansatzsehne und dem *Lig. collaterale fibulare* absorbiert die *Bursa subtendinea m. bicipitis femoris inferior.*
— **M. semitendinosus.** Die Bezeichnung wurde gewählt, da fast die Hälfte (semi = halb) des Muskels aus einer langen Sehne besteht. Er wirkt auf das Hüft- und Kniegelenk (zweigelenkig).
— **M. semimembranosus.** Die Bezeichnung „halbhäutiger Muskel" ist auf seine lange, breite Ursprungssehne zurückzuführen. Die Ansatz-

Tabelle 50. Dorsale Gruppe der Oberschenkelmuskeln

Muskel	Ursprung	Ansatz	Funktion	Innervation
M. biceps femoris **Caput longum** (zweigelenkig)	Tuber ischiadicum	Caput fibulae	*Hüftgelenk:* Streckung, Außenrotation, Adduktion *Kniegelenk:* Beugung, Außenrotation	N. tibialis
Caput breve (eingelenkig)	Labium lat. der Linea aspera des mittleren Femurdrittels	Caput fibulae	*Kniegelenk:* Beugung, Außenrotation	N. peroneus communis
M. semitendinosus	Tuber ischiadicum	Pes anserinus Condylus med. der Tibia	*Hüftgelenk:* Streckung, Adduktion, *Kniegelenk:* Beugung, Innenrotation	N. tibialis
M. semimembranosus	Tuber ischiadicum	Condylus med. der Tibia Lig. popliteum obliquum Fascie des M. popliteus	*Hüftgelenk:* Streckung, Adduktion *Kniegelenk:* Beugung, Innenrotation	N. tibialis

sehne teilt sich in drei Portionen. Sie inserieren am *Condylus medialis tibiae, Lig. popliteum obliquum* und an der *Fascie des M. popliteus.*

Zwischen Condylus medialis (tibiae) und Sehne liegt die *Bursa m. semimembranosi.*

V. Articulatio genus, Kniegelenk

Gelenkkörper

Femur, Tibia und *Patella* bilden das Kniegelenk. Die *Meniscen* vergrößern die kraftübertragenden Flächen zwischen Femur und Tibia. Sie bestehen aus Faserknorpel und besitzen Gelenkflächen. Man kann das Kniegelenk in *Femoropatellar-, Meniscofemoral* und *Meniscotibialgelenk* gliedern. *Alle befinden sich in einer gemeinsamen Gelenkhöhle.* Die mit Knorpel überzogene *Facies articularis* der Kniescheibe bewegt sich bei der Beugung und Streckung auf der *Facies patellaris* des Femur.

Gelenkkapsel und Recessus

Die Kapsel entspringt vorn 1 bis 2 cm oberhalb der Knorpelknochengrenze, hinten an der *Linea intercondylaris* und am Knorpelrand der Condylen. *Epicondylus medialis et lateralis* liegen extracapsulär. In die Gelenkkapsel ist vorn die Kniescheibe eingebaut.

Der Kapselansatz befindet sich an der Knorpelknochengrenze der Tibia. Wir unterscheiden eine äußere *Membrana fibrosa* und innere *Membrana synovialis.* Zwischen beiden liegt vorn unterhalb der Patella das **Corpus adiposum infrapatellare.** Dieser Fettkörper füllt den Hohlraum zwischen Lig. patellae und Gelenkhöhle aus. Das Corpus adiposum infrapatellare und die von ihm ausgehenden faltenartigen Fortsätze, *Plicae alares,* vergrößern die Syniovalmembran und damit die Austauschfläche für die Gelenkflüssigkeit (Synovia). Die dünne *Plica synovialis infrapatellaris* zieht vom infrapatellaren Fettkörper zur Fossa intercondylaris.

Zwischen synovialer und fibröser Schicht der Gelenkkapsel befinden sich die Kreuzbänder. Sie liegen also extrasynovial aber innerhalb des fibrösen Kapselanteils. Entwicklungsgeschichtlich sind sie von dorsal her eingewandert unter Mitnahme der Membrana synovialis.

Der **Recessus superior** liegt oberhalb der Kniescheibe. Er entsteht durch eine Kommunikation der *Bursa suprapatellaris* mit der *Kniegelenkshöhle.* Die Verbindung entsteht kurz vor oder in den ersten Monaten nach der Geburt. In Streckstellung reicht bei Erwachsenen der Recessus superior von der Basis der Kniescheibe aus 6 cm nach oben. Der Recessus superior liegt zwischen Quadricepssehne und Femur.

Der **Recessus subpopliteus** entsteht durch eine Verbindung der *Kniegelenkshöhle* mit der *Bursa m. poplitei.* Sie liegt zwischen Condylus lateralis

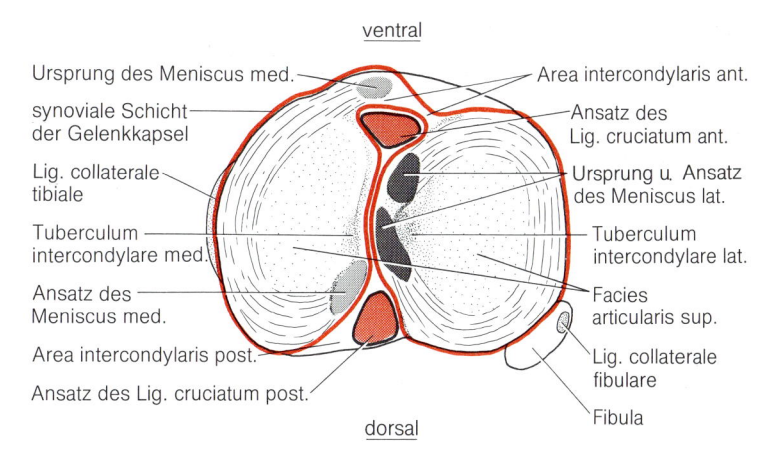

Abb. 169. Aufsicht auf die Kniegelenksfläche der Tibia. Rot: Kreuzbänder

(femoris) und Ursprungssehne des M. popliteus. Der Recessus subpopliteus kommuniziert in 10–20% der Fälle mit dem oberen Schienbein-Wadenbein-Gelenk. Durch diese Verbindung können sich Infektionen ausbreiten aus dem Kniegelenk in das obere Schienbein-Wadenbein-Gelenk und umgekehrt.

Gelenktyp und -achsen

Im Kniegelenk können wir strecken und beugen sowie bei gebeugtem Kniegelenk innen- und außendrehen. In Streckstellung sind Drehungen nicht möglich. Der Umfang der Rotationsbewegung vergrößert sich bei zunehmender Beugung. Bei vereinfachter Betrachtungsweise sind im Knie Dreh- und Scharniergelenk zu einem Drehscharniergelenk (**Trochoginglymus**) vereinigt.

Von medial und lateral haben die Femurcondylen die Form einer logarithmischen Spirale. Die Condylen sind vorn nur leicht und hinten stark gekrümmt. In Streckstellung ergeben sich daher große Kontaktflächen. Die *Ligg. collateralia* sind in dieser Stellung stark gespannt, da die Krümmungsradien vorn am größten sind sowie Ursprung und Ansatz der Bänder am weitesten auseinanderliegen. In Beugestellung sind die Ligg. collateralia größtenteils entspannt und die Kontaktflächen klein. Der Spielraum für Drehbewegungen ist in dieser Stellung groß.

Bewegungsanalysen des Kniegelenkes haben gezeigt, daß die Femurcondylen auf den Schienbeingelenkflächen **Rollgleitbewegungen** ausführen. Daher gibt es keine festen, d.h. auf definierte Punkte des Knochens bezogene Achsen. Die Drehzentren und Achsen wandern während der Bewegung auf Bahnkurven. Zur Vereinfachung nimmt man für elementare Betrachtungen feste Achsen („Kompromißachsen") an, die ungefähr der mittleren Lage der echten (wandernden) Achsen entsprechen.

Die „feste Kompromißachse" für Beugung und Streckung (Flexion und Extension) nennt man auch Beuge- und Streckachse oder *transversale Achse*. Sie läuft quer durch die Femurcondylen.

Die *Rotationsachse* (Drehachse) steht senkrecht auf der medialen Gelenkfläche des Schienbeinkopfes. Um die Rotationsachse erfolgen Außen- und Innendrehung, die nur in Beugestellung möglich sind. Das Kniegelenk ist unter Berücksichtigung der Condylenformen und genauer Bewegungsanalysen ein **Condylengelenk** (Articulatio condylaris).

Das Kniegelenk läßt sich bei vereinfachter Betrachtungsweise als Drehscharniergelenk auffassen, aufgrund von geometrischen Untersuchungen und Bewegungsanalysen ordnen wir es ein in die Gruppe der Condylengelenke.

Gelenkbänder

Man teilt sie auch ein in Außen- und Binnenbänder (Abb. **169–171**).

— **Lig. collaterale tibiale.** Das mediale Seitenband entspringt am *Epicondylus medialis*. Es ist mit der Gelenkkapsel und dem Meniscus medialis verwachsen. Der Ansatz liegt am *Condylus medialis* und *Margo medialis* der Tibia. Das Band verstärkt die Kniegelenkskapsel. In Streckstellung sind alle Teile des Bandes gespannt, ebenso bei Außenrotation.

— **Lig. collaterale fibulare.** Das laterale Seitenband besitzt einen runden Querschnitt und ist nicht mit der Gelenkkapsel verwachsen. Es läuft vom *Epicondylus lateralis* zum *Wadenbeinkopf*. Das laterale Seitenband ist wie das mediale in Streck- und Außenrotationsstellung gespannt.

— **Retinaculum patellae mediale** S. 258.

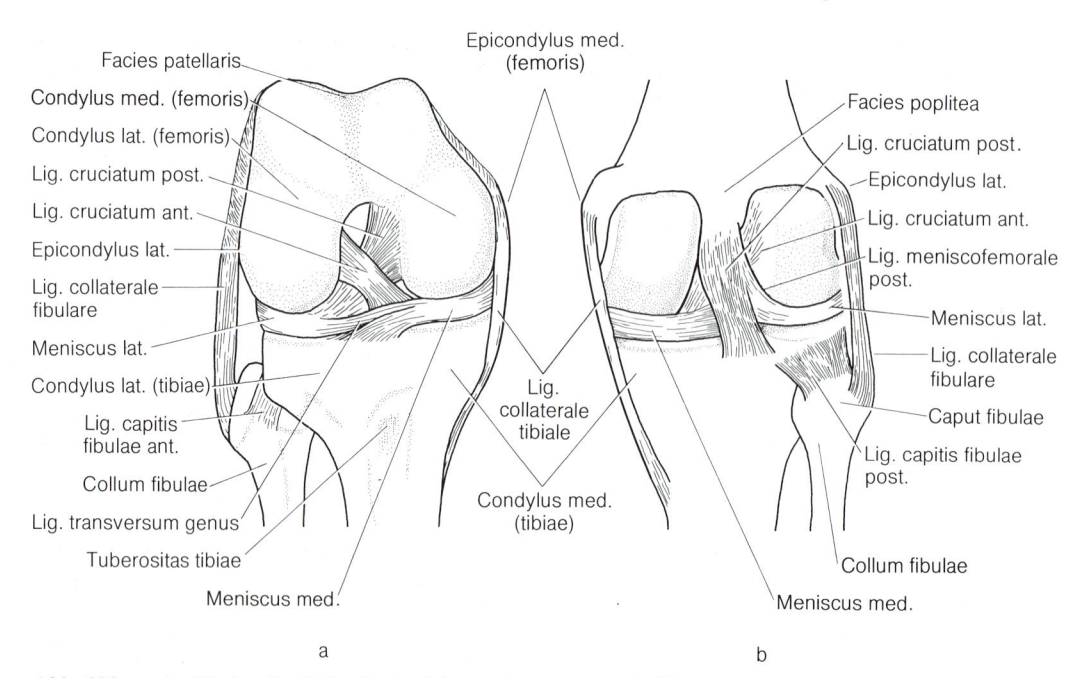

Abb. 170 a u. b. Bänder des Kniegelenks. (a) Ansicht von ventral, (b) Ansicht von dorsal

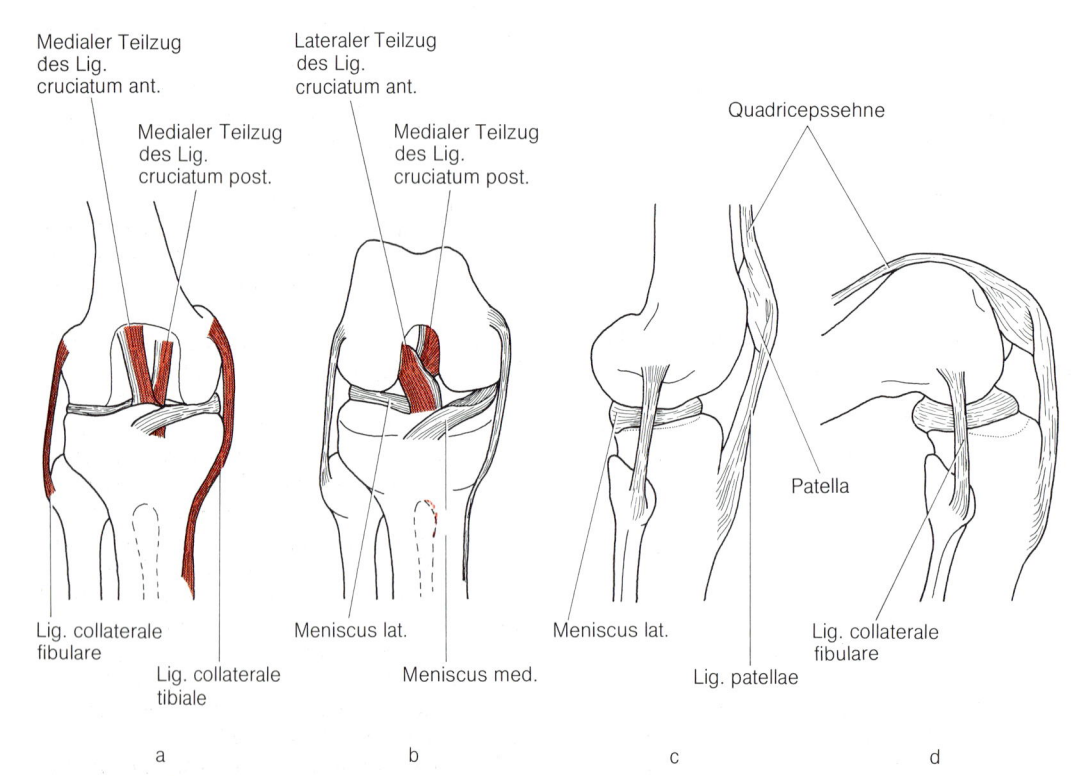

Abb. 171 a–d. Bänder des Kniegelenks bei Streckung und Beugung. (a) und (b) zeigen eine Ansicht von ventral, (c) und (d) eine Ansicht von lateral. (Nach v. Lanz-Wachsmuth-Lang, 1972)

Membrum inferius, Untere Extremität

- **Retinaculum patellae laterale** S. 258. In das Retinaculum patellae laterale strahlen Fasern des Tractus iliotibialis ein. Beide Retincula verstärken die Kniegelenkskapsel. Sie enthalten längs (oberflächlich) und quer (tief) verlaufende Fasern.

Klinischer Hinweis. Wenn die Kniescheibe quer gebrochen ist und die Retinacula nicht miteingerissen sind, so kann der Verletzte – sofern die Schmerzen dies zulassen – das Gelenk noch strecken. Daher heißen die Retinacula auch *Reservestreckapparat*. Sind die Retinacula bei einer Querfraktur der Patella gerissen, so kann das Kniegelenk nicht mehr aktiv gestreckt werden.

- **Lig. patellae.** Das Kniescheibenband zieht von der Patella zur Tuberositas tibiae. Man kann das Band als Teilstück der Quadricepssehne auffassen, in die die Patella als Sesambein eingebaut ist.
- **Lig. popliteum obliquum.** Das Band verstärkt die dorsale Kapselwand. Seine Verlaufsrichtung ist ähnlich wie die des Lig. cruciatum anterius.
- **Lig. popliteum arcuatum.** Das Band überbrückt bogenförmig den M. popliteus. Seine Fasern verstärken die dorsale Kapselwand.
- **Lig. cruciatum anterius.** Das vordere Kreuzband zieht von der medialen Fläche des *Condylus lateralis* (femoris) zur *Area intercondylaris anterior* der Tibia. Der vordere-mediale Teil des Bandes spannt sich bei der Streckung sowie Innenrotation, der hintere laterale spannt sich bei der Beugung (Abb. **171**).
- **Lig. cruciatum posterius.** Das hintere Kreuzband läuft umgekehrt wie das vordere, von der lateralen Fläche des *Condylus medialis* (femoris) zur *Area intercondylaris posterior*. Der hintere-mediale Teil des Bandes spannt sich bei maximaler Beugung und extremer Streckung. Beide Teile des hinteren Kreuzbandes stehen bei Innenrotation unter Spannung.

Die Kreuzbänder verhindern das Abgleiten der Oberschenkelcondylen von den flachen Gelenkpfannen des Schienbeinkopfes. Sie sind bei der Außenrotation entspannt.

Das vordere Kreuzband läuft von lateral-oben nach medial-unten ähnlich wie die Mm. intercostales externi, der M. obliquus externus abdominis, das Leistenband, der M. popliteus und die Linea m. solei; das hintere Kreuzband läuft umgekehrt wie das vordere.

- **Lig. transversum genus.** Das Band läuft vorn vom medialen zum lateralen Meniscus.
- **Lig. meniscofemorale anterius.** Als gelegentliche Variante zieht das Band hinten vom Meniscus lateralis zum vorderen Kreuzband.
- **Lig. meniscofemorale posterius.** Es läuft vom Meniscus lateralis dorsal vom hinteren Kreuzband zur Innenfläche des Condylus medialis (femoris).

Meniscen

Zwischen den gekrümmten Femurcondylen und den flachen Gelenkpfannen des Schienbeinkopfes liegen die im Querschnitt keilförmigen Menisci (Gelenkringe).

Der **mediale Meniscus** ist etwa halbmondförmig und mit der *Gelenkkapsel* sowie dem *Lig. collaterale tibiale* verwachsen. Dagegen ist der **laterale Meniscus** dreiviertelkreisförmig. Er ist mit dem Lig. collaterale fibulare nicht verwachsen.

Die Ursprungs- und Ansatzfelder des medialen Meniscus sind weiter voneinander entfernt als die des lateralen (Abb. **169**). Bei den Rollgleitbewegungen zwischen Femur und Tibia verformen und verschieben sich die Meniscen. Der Meniscus lateralis ist verschieblicher als der Meniscus medialis. Von der mittleren Beugestellung an zieht der M. popliteus das Hinterhorn des Meniscus lateralis nach medial.

Bursae

Schleimbeutel (Gleitbeutel) befinden sich zwischen Geweben, wo größere Druck-, Schub- und Scherkräfte entstehen. In der Umgebung des Kniegelenkes gibt es über 30 Bursen. Davon sind einige von praktischer Bedeutung, da sie sich schwielig verdicken oder entzünden können. Wenn sie mit dem Kniegelenk kommunizieren, so bedarf dies bei Verletzungen, Operationen und Entzündungen besondere Beachtung, da hier die Gefahr der Ausbreitung von Entzündungen im Gelenk gegeben ist.

Die *Bursa subcutanea praepatellaris* befindet sich vor der Patella unter der Haut.

Eine Schicht tiefer liegt die inkonstante *Bursa subfascialis praepatellaris* zwischen der sich nach unten fortsetzenden Quadricepsfascie und einer dünnen Schicht von Sehnenfasern aus der Quadricepsgruppe auf der Vorderfläche der Patella.

Zwischen diesen Sehnenfasern und der Kniescheibe befindet sich die inkonstante *Bursa subtendinea praepatellaris*. Die drei genannten Bursen können untereinander kommunizieren.

Zwischen Schienbeinkopf und Lig. patellae befindet sich die *Bursa infrapatellaris profunda*.

Unter der Haut liegt in dieser Gegend die *Bursa subcutanea infrapatellaris*.

Die *Bursa subcutanea tuberositatis tibiae* finden wir unter der Haut auf der Tuberositas tibiae.

Bursa subtendinea m. gastrocnemii medialis et lateralis liegen zwischen Caput mediale sowie Caput laterale einerseits und der Kniegelenkskapsel andererseits.

Gelenkmechanik und Bewegungsausmaße

Das Kniegelenk kann bis auf 180 Grad gestreckt werden. *Die letzten 10 Grad der Streckung von 170 bis auf 180 Grad sind nur bei gleichzeitiger zwangsläufiger Außenrotation um 5 Grad möglich.* Dieser als *Schlußrotation* bezeichnete Mechanismus ist bedingt durch:
— die *Form der Gelenkflächen,*
— die *Spannung des medialen Teils des Lig. cruciatum anterius* in Streckstellung mit der Tendenz Ursprung und Ansatz des Bandzuges unter Drehung einander zu nähern,
— die *Spannungsrichtung des Tractus iliotibialis.*

Kapsel und Bandapparat sind bei leichter Beugung (150–160 Grad) am stärksten entspannt (Entspannungsstellung).

Wenn im Kniegelenk eine Überstreckung möglich ist, sprechen wir von *Genu recurvatum.* Bei Kleinkindern ist sie bis etwa 200 Grad physiologisch.

Eine *aktive Beugung* ist bis auf 50 Grad möglich. Dann werden die Beugemuskeln aktiv insuffizient. Passiv kann im Kniegelenk bis 20 Grad gebeugt werden.

Die ersten 20 Grad der Beugebewegung aus der Streckstellung heraus vollziehen sich hauptsächlich als Rollbewegung. Bei rechtwinklig gebeugtem Kniegelenk beträgt die Außenrotationsfähigkeit 40 Grad, die Innenrotation 5–10 Grad.

Die *Stabilisierung des Kniegelenkes in Streckstellung* gewährleisten Sehnen und Bänder:

vorn: Quadricepsgruppe, Patella, Lig. patellae
hinten: M. popliteus, Lig. popliteum obliquum, dorsale Wand der Gelenkkapsel, Caput mediale und Caput laterale des M. gastrocnemius
medial: M. semitendinosus, M. gracilis und M. sartorius (Pes anserinus), M. semimembranosus, Lig. collaterale tibiale, Retinaculum patellae mediale
lateral: M. biceps femoris, Lig. collaterale fibulare, Tractus iliotibialis, Retinaculum patellae laterale
innen: Ligg. cruciata.

In Streckstellung befinden sich die nur leicht gekrümmten vorderen Bereiche der Femurcondylen in Kontakt mit den Menisken und Schienbeingelenkflächen. Die Berührungsfläche ist in dieser Stellung am größten.

Wirkung von Muskeln auf das Kniegelenk (Tabelle 51).

Die *Quadricepsgruppe streckt,* die *ischiocrurale Gruppe und der M. gastrocnemius beugen.* Medial ansetzende oder entspringende Muskeln rotieren nach innen, seitlich ansetzende oder entspringende Muskeln drehen nach außen (Tabelle 51). Die Rotation ist nur bei gebeugtem Kniegelenk möglich. Bei rechtwinklig gebeugtem Kniegelenk ist die Wirkung der Rotatoren am größten. Die Strecker sind dreimal so stark wie die Beuger, die Innenrotatoren sind etwas kräftiger als die Außenrotatoren.

Lähmungserscheinungen ergeben sich gemäß Tabelle 51 aus dem Ausfall von Muskeln bzw. Nerven.

Klinischer Hinweis und Gelenkpunktion. Normalerweise befinden sich im Kniegelenk nur wenige Kubikmillimeter *Synovialflüssigkeit.* Sie setzt die Reibung zwischen den Gelenkflächen herab und ernährt den Knorpel.

Unter pathologischen Bedingungen beobachten wir in der Gelenkhöhle *Blutergüsse (Hämarthros),* Exsudate und eitrige Ergüsse (*Pyarthros*). Wenn die Gelenkflüssigkeit deutlich vermehrt ist, so sind die Konturen des Kniegelenkes verstrichen, manchmal wölbt sich sogar der Recessus superior etwas vor. Beim Gelenkerguß läßt sich das „*Tanzen der Patella*" mit den Zeigefingern nachweisen, wenn man gleichzeitig die Gegend ober- und unterhalb der Kniescheibe mit der Handfläche komprimiert.

Für die **Punktion des Kniegelenkes** gibt es mehrere Methoden. Hier sei nur ein Verfahren erwähnt, bei dem ein Erguß von lateral aus punktiert wird. Die Lagerung des Kniegelenkes erfolgt in leichter Beugestellung von 160 Grad. Etwas dorsal vom Schnittpunkt der Linien, die der oberen und seitlichen Kante der Patella entsprechen, sticht man transversal in den oberen Recessus oder nach unten medial in den Bereich dorsal der Patella ein. Wenn ein Erguß vorhanden ist, kann man sich durch Kompressionen des oberen Recessus und Kippen der Patella durch Druck auf die Kniescheibenspitze oder mediale Kante die Punktion erleichtern.

Bei sehr hoher plötzlicher Belastung des Kniegelenkes, insbesondere extremer Beugung und Rotation (Drehsturztrauma), können die **Menisken** in verschiedener Form ein- oder durchreißen (Ski- und Fußballsport). Der mediale Meniscus ist 20 mal häufiger verletzt als der laterale, da er aufgrund seiner Form sowie der Verwachsungen mit der Gelenkskapsel und dem medialen Seitenband bei extremen Bewegungsabläufen nicht ausweichen kann. Der Abriß eines größeren Meniscusteils mit Verlagerung nach innen kann zur *Meniscuseinklemmung* führen, bei der eine plötzliche Gelenksperre mit schmerzhafter Streckhemmung in einer Stellung von 130 bis 160 Grad zu beobachten ist. Bei jahrelanger unphysiologischer Belastung kommt es zur *chronischen Meniscopathie,* einer degenerativen Erkrankung des Meniscusgewebes.

Tabelle 51. Wirkung von Muskeln auf das Kniegelenk, geordnet nach Bewegungsrichtung und Stärke (Größe ihres Drehmomentes). (Nach v. Lanz – Wachsmuth – Lang, 1972)

Bewegung	Muskel	Innervation
Streckung (Extension)	M. quadriceps femoris (Quadricepsgruppe)	N. femoralis
	M. tensor fasciae latae	N. gluteus sup.
Beugung (Flexion)	M. semimembranosus	N. ischiadicus (N. tibialis)
	M. semitendinosus	N. ischiadicus (N. tibialis)
	M. biceps femoris	N. ischiadicus
	Caput longum	N. ischiadicus (N. tibialis)
	Caput breve	N. ischiadicus (N. peroneus communis)
	M. gracilis	N. obturatorius
	M. sartorius	N. femoralis
	M. gastrocnemius	N. tibialis
	M. popliteus	N. tibialis
	M. plantaris	N. tibialis
Innenrotation (nur bei gebeugtem Kniegelenk möglich)	M. semimembranosus	N. ischiadicus (N. tibialis)
	M. semitendinosus	N. ischiadicus (N. tibialis)
	M. popliteus	N. tibialis
	M. sartorius	N. femoralis
	M. gastrocnemius	N. tibialis
	Caput lat.	N. tibialis
	M. gracilis	N. obturatorius
Außenrotation (nur bei gebeugtem Kniegelenk möglich)	M. biceps femoris	N. ischiadicus
	Caput longum	N. tibialis
	Caput breve	N. peroneus communis
	M. gastrocnemius	N. tibialis
	Caput med.	N. tibialis
	M. tensor fasciae latae	N. gluteus sup.

Sind ein oder beide **Kreuzbänder** gerissen oder ist eine Abrißfraktur in der Gegend der Eminentia intercondylaris und Area intercondylaris anterior et posterior entstanden, dann kann der Untersucher bei rechtwinklig gebeugtem Kniegelenk das Schienbein gegenüber dem Oberschenkelknochen mehr oder weniger stark vor- und zurückschieben. (Die Seitenbänder sind in Beugestellung ja entspannt). Man nennt das Zeichen „*Schubladenphänomen*". Im Kniegelenk befindet sich bei den genannten Verletzungen meistens ein blutiger Erguß.

Ist ein **Seitenband** durchgerissen, so läßt sich das Gelenk in einer Beugestellung von 150–160 Grad bei entspannter Muskulatur „*aufklappen*".

Oberschenkelschaft- und Schienbeinschaftachse bilden einen zur Seite offenen Winkel, den *Knieaußenwinkel*. Er beträgt 172 Grad. Ist dieser Winkel deutlich vergrößert, so sprechen wir von **Genu varum** (O-Bein), im umgekehrten Fall von **Genu valgum** (X-Bein). Bei Neugeborenen sind O-Beine physiologisch. Sie bilden sich in den ersten Lebensjahren zurück.

VI. Verbindungen zwischen Schien- und Wadenbein

Articulatio tibiofibularis superior, Oberes Schienbein-Wadenbein-Gelenk

Zwischen Condylus lateralis der Tibia und Wadenbeinkopf befindet sich die *Articulatio tibiofibularis superior*. Mit der Gelenkkapsel verwachsene Bänder, *Lig. capitis fibulae anterius et posterius* und die *Membrana interossea cruris* lassen nur sehr geringe Bewegungen zu.

Syndesmosis tibiofibularis, Schienbein-Wadenbein-Bandhaft

Zwischen den distalen Enden des Schien- und Wadenbeins befindet sich meistens eine Bandhaft (*Syndesmosis tibiofibularis*). Gelegentlich ist diese Verbindung als echtes Gelenk mit Knorpel ausgebildet (*Articulatio tibiofibularis inferior*). Den Zusammenhalt gewährleisten *Lig. tibiofibulare anterius et posterius* sowie die *Membrana interossea cruris*.

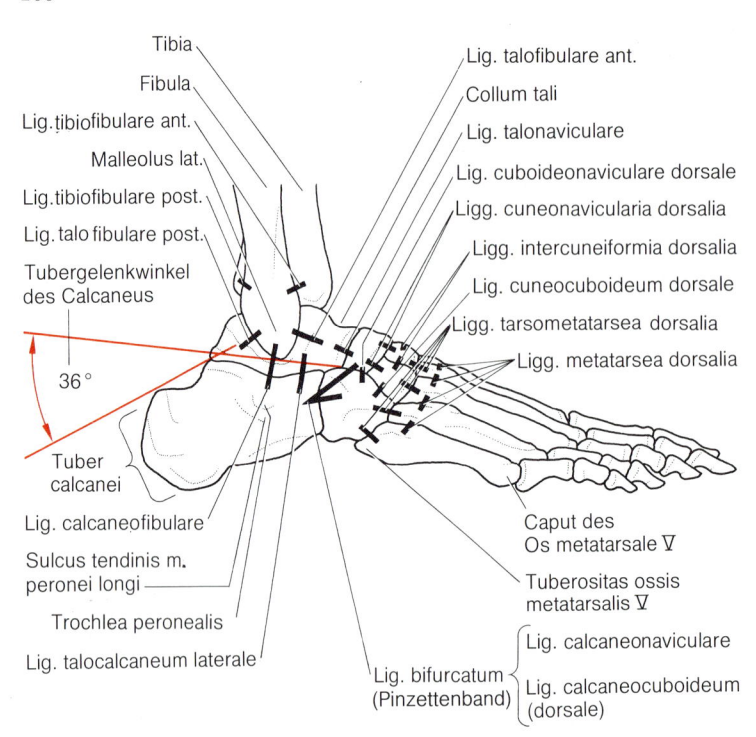

Abb. 172. Bänder an den Fußgrundgelenken. Ansicht von lateral

Membrana interossea cruris
Sie spannt sich aus zwischen Schien- und Wadenbein, hält die Unterschenkelknochen zusammen und dient Muskeln als Ursprung. Durch eine proximale und distale Öffnung laufen Blutgefäße.

VII. Articulationes pedis, Fußgelenke

1. Articulatio talocruralis, Oberes Sprunggelenk

Gelenkbildende Knochen
Tibia, Fibula und *Talus* bilden das obere Sprunggelenk. Die Sprungbeinrolle liegt in der Knöchelgabel.

Gelenkkapsel
Sie entspringt an der *Knorpelknochengrenze der Unterschenkelknochen* und inseriert am *Collum tali*. Vorn und hinten ist die Kapsel dünn und weit, seitlich durch Bänder wesentlich verstärkt. Außen- und Innenknöchel liegen abgesehen von ihren Gelenkflächen extracapsulär.

Gelenkbänder (Abb. 172)
– **Lig. mediale deltoideum.** Es ist etwa dreieckförmig. Vom Innenknöchel aus strahlt es fächerförmig in Fußwurzelknochen ein. Das Band hat vier Verstärkungszüge:

- *Pars tibionavicularis,*
- *Pars tibiotalaris anterior,*
- *Pars tibiocalcanea,*
- *Pars tibiotalaris posterior.*

Die *Pars tibiocalcanea* zieht zum *Sustentaculum tali* des Fersenbeines.
Auf der *medialen Seite* gibt es drei Kollateralbänder:
– **Lig. talofibulare anterius,**
– **Lig. calcaneofibulare,**
– **Lig. talofibulare posterius.**

Zur Verstärkung der Knöchelgabel dienen auch die Bindegewebszüge zwischen Schien- und Wadenbein:
– **Lig. tibiofibulare anterius,**
– **Lig. tibiofibulare posterius,**
– **Membrana interossea cruris.**

Gelenktyp und -achsen
Im oberen Sprunggelenk sind Heben und Senken der Fußspitze möglich. Wir nennen die Bewegungen im oberen Sprunggelenk *Dorsalextension* und *Plantarflexion,* die zugeordneten Muskeln Dorsalextensoren und Plantarflexoren. Das obere Sprunggelenk ist ein *Scharniergelenk*. Seine Achse läuft quer durch die Knöchelgabel und Sprungbeinrolle. Medial liegt die Achse vorn-unten oder unmittelbar vor und unterhalb vom Malleolus medialis.

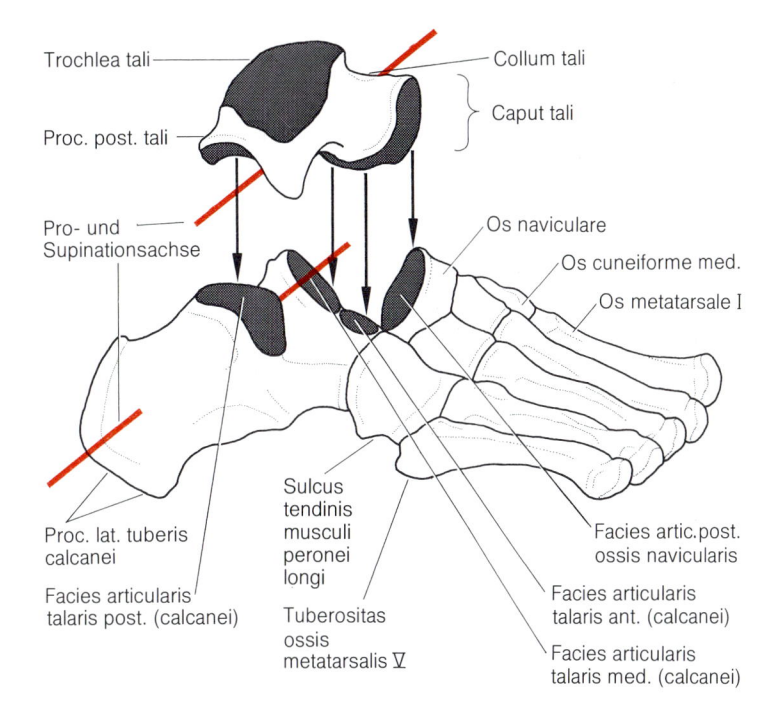

Abb. 173. Fußwurzelknochen. Darstellung der Gelenkfläche des proximalen und distalen Sprunggelenks (Nach v. Lanz-Wachsmuth-Lang, 1972)

Gelenkmechanik und Bewegungsausmaße

Die *Trochlea tali* ist vorn breiter als hinten (Abb. 173). Daher ist der Gelenkschluß in der Knöchelgabel bei maximaler Dorsalextension am festesten, z.B. in der Hockstellung. Tibia und Fibula weichen bei maximaler Dorsalextension um 2–3 mm auseinander gegenüber maximaler Plantarflexion.

Muskelwirkungen

Die Sehnen der *Extensorengruppe* des Unterschenkels sind vor der Gelenkachse angeordnet, sie bewirken daher eine Dorsalextension. Dagegen erzeugen die *oberflächliche* und *tiefe Flexorengruppe* sowie die *Peroneusgruppe* aufgrund ihres Verlaufes hinter der Achse eine Plantarflexion (Tabelle 52).

Klinischer Hinweis. Im oberen Sprunggelenk und seiner Umgebung kommen oft Verletzungen vor, z.B. Verstauchungen (Distorsionen), Verrenkungen (Luxationen), Knochenbrüche (Frakturen) mit und ohne Verschiebung der Bruchstücke sowie Verrenkungsbrüche (Luxationsfrakturen).

2. Articulatio subtalaris, Hinteres unteres Sprunggelenk

Die dorsale Gelenkfläche des Talus bildet mit der entsprechenden Gelenkfläche des Calcaneus das hintere untere Sprunggelenk. Am Calcaneus befindet sich der vorgewölbte, am Talus der vertiefte Teil des Gelenkes. Die Gelenkflächen heißen *Facies articularis talaris posterior (calcanei)* und *Facies articularis calcanea posterior (tali)*.

Ursprung und Ansatz der **Gelenkkapsel** befinden sich an den Rändern der Gelenkflächen. Das *Lig. calcaneofibulare* und die *Pars tibiocalcanea* des *Lig. mediale (deltoideum)* überspringen den Talus. Sie sichern zugleich das obere und die unteren Sprunggelenke. Bänder zwischen Talus und Calcaneus verstärken das Gelenk: *Lig. talocalcaneum mediale, laterale* und *interoseum* (Abb. 174)

Das kräftige *Lig. talocalcaneum interosseum* befindet sich im *Sinus et Canalis tarsi*. Es bildet die Grenze zwischen hinterem und vorderem unterem Sprunggelenk. – (*Achsen und Gelenkmechanik* S. 269).

3. Articulatio talocalcaneonavicularis, Vorderes unteres Sprunggelenk

Gelenkkörper

Gelenkflächen des *Talus, Calcaneus* und *Os naviculare* bilden das vordere untere Sprunggelenk. (In ihm artikulieren *Facies articularis calcanea anterior et media* des Sprungbeins mit der *Facies articularis talaris anterior et media* des

Tabelle 52. Wirkung der Muskeln auf die Sprunggelenke

Bewegung	Muskel	Innervation
Oberes Sprunggelenk: *Plantarflexion*	M. gastrocnemius M. soleus M. flexor hallucis longus M. tibialis post.	N. tibialis
	M. flexor digitorum longus M. peroneus longus M. peroneus brevis	N. peroneus superf.
Oberes Sprunggelenk: *Dorsalextension*	M. tibialis ant. M. extensor digitorum longus M. extensor hallucis longus M. peroneus tertius	N. tibialis
Untere Sprunggelenke: *Supination*	M. gastrocnemius M. soleus M. tibialis post.	N. tibialis
	M. tibialis ant.	N. peroneus prof.
	M. flexor digitorum longus M. flexor hallucis longus	N. tibialis
Untere Sprunggelenke: *Pronation*	M. peroneus longus M. peroneus brevis	N. peroneus superf.
	M. extensor digitorum longus M. peroneus tertius M. tibialis ant.* M. extensor hallucis longus	N. peroneus prof.

* Der M. tibialis anterior kann in Abhängigkeit von der Stellung supinieren und pronieren. Seine Supinationswirkung überwiegt

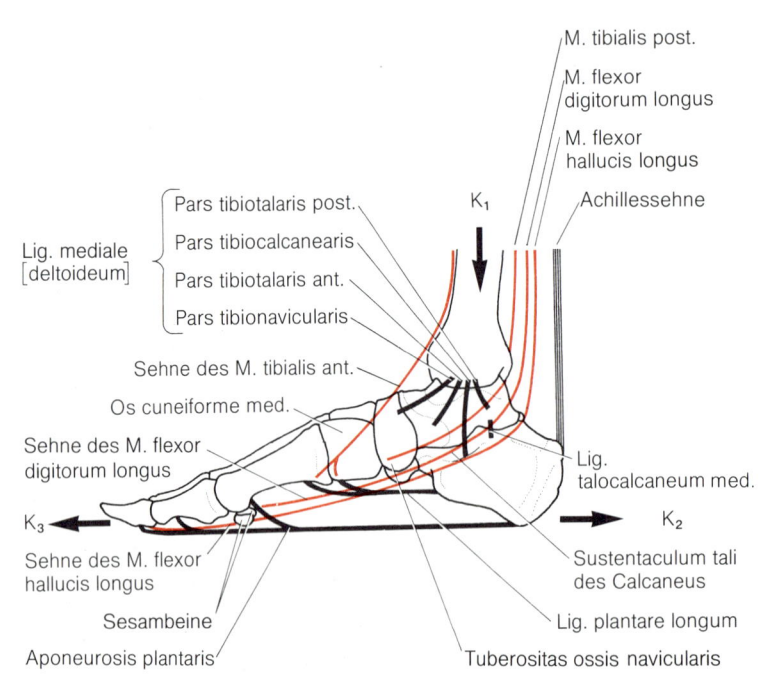

Abb. 174. Ansicht des Fußes von medial mit Bändern und Muskeln

Fersenbeins und die *Facies articularis navicularis* des Talus mit der *Facies articularis talaris* des Os naviculare).

Die **Gelenkfläche des Caput tali** läßt sich in drei Bereiche (Facetten) einteilen:
- Die *untere Facette* bildet mit dem *Faserknorpel des Pfannenbandes (Lig. calcaneonaviculare plantare)* eine Gelenkverbindung.
- Die *vordere Facette (Facies articularis navicularis)* artikuliert mit dem Kahnbein.
- Die *seitliche Facette (Facies articularis calcanea anterior)* steht mit dem Fersenbein in Gelenkverbindung.

Gelenkkapsel und Bänder
Ursprung und Ansatz der Gelenkkapsel liegen an den Knorpelknochengrenzen.
- **Lig. calcaneonaviculare plantare.** Es ist das wichtigste Band am Fuß. Es zieht vom *Sustentaculum tali* des Calcaneus und dem *Corpus tali* zur plantaren und medialen Fläche des Kahnbeins. Da das Band einen Teil der Gelenkpfanne für den Taluskopf bildet, nennt man es auch *Pfannenband*. Der am Gelenk beteiligte mediale Teil des Bandes besteht aus Faserknorpel, *Fibrocartilago calcaneonavicularis*. Das Lig. calcaneonaviculare plantare trägt zusammen mit dem Sustentaculum tali den Kopf-Hals-Komplex des Talus. Es hindert den Talus nach medial-unten abzugleiten. Das Pfannenband bildet gemeinsam mit den Sehnen der *tiefen Flexorengruppe* eine wesentliche Stütze des Fußlängsgewölbes. Die *Sehne des M. tibialis posterior* unterfängt und stützt das Band.
Im Stehen und beim Abrollen des Fußes während des Gehens wird das 7 mm dicke Band sowohl auf Zug als auf Druck von oben seitens des Taluskopfes beansprucht.
- **Lig. talonaviculare.** Es läuft vom Taluskopf zum Kahnbein. Es bildet eine Verstärkung der fibrösen Kapselschicht.
- **Lig. plantare longum.** Von der plantaren Fläche des Calcaneus zieht das Lig. plantare longum zur *Tuberositas ossis cuboidei* und den Basen der *Ossa metatarsalia II–V*. Die Mehrzahl der Bandfasern überbrückt den *Sulcus tendinis m. peronei longi (ossis cuboidei)*.

Gelenkmechanik
In den unteren Sprunggelenken läßt sich der Fuß ein- und auswärtskanten, man spricht auch vom Heben des medialen und lateralen Fußrandes oder Supinations- und Pronationsbewegung, kurz von *Supination* (Einwärtskanten) und *Pronation* (Auswärtskanten). Gelegentlich verwendet man dafür auch die Bezeichnung *Inversion*

und *Eversion*. Supination bzw. Pronation sind mit einer Ad- bzw. Abduktion verknüpft. Bei der Pro- und Supination sind in geringem Ausmaß auch die übrigen Gelenke des Fußes beteiligt (Summationsbewegung). Bei genauen Analysen lassen sich die einzelnen Komponenten trennen.

Die gemeinsame Achse für das hintere und vordere untere Sprunggelenk verändert sich während der Bewegungen in diesen Gelenken. Zur Vereinfachung betrachtet man eine „Kompromißachse" als Pro- und Supinationsachse (Abb. **173**).

Die Pro- und Supinationsachse läuft von medial-vorn-oben nach lateral-hinten-unten. Sie tritt an der medialen-oberen Kante des Caput tali ein und unten-hinten an der seitlichen Fläche des Tuber calcanei aus.

Hinteres und vorderes unteres Sprunggelenk faßt man als *atypisches Drehgelenk* auf. (Einige Autoren betrachten es als Kegelgelenk oder auch irreguläres Gelenk). Die Supination beträgt maximal etwa 60 Grad, die Pronation 30 Grad. Es gibt erhebliche individuelle Unterschiede. In der Praxis sind daher Messungen an beiden Seiten zum Vergleich erforderlich.

Muskelwirkungen
Die Muskeln der *oberflächlichen* und *tiefen Beugergruppe* des Unterschenkels supinieren, die Muskeln der *Extensoren-* und *Peroneusgruppe* pronieren. Der M. tibialis anterior nimmt eine Sonderstellung ein. In Abhängigkeit von der Stellung der unteren Sprunggelenke kann er supinieren und pronieren. Seine Supinationswirkung überwiegt (Tabelle 54). Insgesamt ist die Wirkung der Supinatoren größer als die der Pronatoren.

4. Articulatio calcaneocuboidea, Fersenbein-Würfelbein-Gelenk

Das Gelenk liegt zwischen Fersenbein und Würfelbein. Es handelt sich bei dem Gelenk um eine *Amphiarthrose* mit eigener an den Knorpelknochengrenzen verwachsener Gelenkkapsel und -höhle.

Gelenkbänder
Das V-förmige **Lig. bifurcatum** (Pincettenband) besteht aus *Lig. calcaneonaviculare* und *Lig. calcaneocuboideum*. Es entspringt in der Tiefe versteckt vom Calcaneus in der Gegend des Sinus tarsi. Seine beiden Teilbänder befestigen sich an den dorsalen Flächen von Kahn- und Würfelbein. Das *Lig. calcaneocuboideum plantare* ver-

stärkt zusätzlich die Gelenkkapsel. Bei der Pro- und Supinationsbewegung des Gesamtfußes ist das Calcaneocuboidgelenk beteiligt.

Unter der sog. *Articulatio tarsi transversa* (**Chopartsche Gelenklinie**) versteht man einen flach S-förmigen quer verlaufenden Spalt zwischen Talus und Os naviculare einerseits sowie Calcaneus und Os cuboideum (Abb. 163) andererseits. Die Articulatio tarsi transversa besitzt keine einheitliche Gelenkhöhle.

5. Articulatio cuneonavicularis, Keilbein-Kahnbein-Gelenk

Die Gelenkflächen der drei Keilbeine artikulieren mit dem Kahnbein, die *Ligg. cuneonavicularia dorsalia et plantaria* gestatten nur minimale Bewegungen (*Amphiarthrose*).

6. Sonstige Intertarsalverbindungen

Das inkonstante Keilbeinwürfelbeingelenk (*Articulatio cuneocuboidea*) liegt zwischen Os cuneiforme laterale und dem Würfelbein. *Lig. cuneocuboideum dorsale, plantare* und *interosseum* geben dem Gelenk bzw. der Syndesmose einen straffen Halt.

Außer den beschriebenen Gelenken gibt es weitere Verbindungen zwischen den Fußwurzelknochen in Form von Amphiarthrosen und Syndesmosen.

7. Articulationes tarsometatarseae, Fußwurzel-Mittelfuß-Gelenke

Die straffen Gelenke stehen teilweise untereinander und mit den Articulationes intermetatarseae in Verbindung. In ihrer Gesamtheit bilden die Gelenkspalten die **Lisfrancsche Gelenklinie**, in der man früher amputiert hat. Zum Aufsuchen der Chopartschen und Lisfrancschen Gelenklinie orientiert man sich an tastbaren Knochenstellen: *Tuberositas ossis metatarsalis V* und *Tuberositas ossis navicularis* (Abb. 163).

Gelenkbänder: *Ligg. tarsometatarsea dorsalia*, *Ligg. tarsometatarsea plantaria* und *Ligg. cuneometatarsea interossea*.

8. Articulationes intermetatarseae, Zwischenmittelfußgelenke

Sie liegen zwischen den Basen der einander zugekehrten Seiten des II. bis V. Mittelfußknochens und stehen mit benachbarten Gelenken in Verbindung (*Amphiarthrosen*). Bänder verknüpfen die Basen benachbarter Mittelfußknochen,

Ligg. metatarsea dorsalia, plantaria und *interossea*. Das *Lig. metatarseum transversum profundum* verbindet die Mittelfußköpfe.

9. Articulationes metatarsophalangeae, Zehengrundgelenke

Die Zehengrundgelenke faßt man als *Kugelgelenke* auf, deren Bewegungsspielraum durch Bänder eingeschränkt ist. Einige Autoren betrachten sie als *Ellipsoidgelenke*. In den Zehengrundgelenken sind hauptsächlich Plantarflexion und Dorsalextension möglich: Die mäßige An- und Abspreizbewegung sowie die geringe passive Rotation werden mit zunehmender Plantarflexio aufgrund der hemmenden Wirkung der exzentrisch angeordneten *Ligg. collateralia* eingeschränkt und schließlich unmöglich. Unten verstärken die *Ligg. plantaria* die Gelenkkapsel und bilden zusammen mit den *Vaginae synoviales tendinum digitorum* rinnenförmige Gleitlager für die Sehnen des M. flexor hallucis longus und M. flexor digitorum longus. In kurze Sehnen und die Gelenkkapsel sind mediales und laterales Sesambein am Großzehengrundgelenk eingebaut.

Klinischer Hinweis. Wenn sich der Kopf des I. Mittelfußknochens und die Basis der Grundphalanx nach medial verlagern, sprechen wir von Hallux valgus. Durch den Zug der Sehnen zur Großzehe wird das Krankheitsbild verstärkt.

10. Articulationes interphalangeae, Mittel- und Endgelenke der Zehen

Um ihre transversale Achse sind Beugung und Streckung möglich (Scharniergelenke). Die *Ligg. collateralia* sind exzentrisch angeordnet.

Klinischer Hinweis. Bei der Hammerzehe, einer erworbenen Deformität, ist das Zehengrundgelenk überstreckt, Mittel- und Endgelenk befinden sich in fixierter Beugestellung.

VIII. Mm. antecruris, Unterschenkelmuskeln

Wir teilen die Unterschenkelmuskeln in vier Gruppen ein (Tabelle 53).

Muskellogen
Die Muskelgruppen liegen in länglichen Kammern, deren Wände aus Fascien, Septen und Knochen bestehen. Diese Kammern heißen Muskellogen (Fascienschläuche, Muskelköcher). Jede Muskelgruppe liegt am Unterschenkel in einer eigenen Muskelloge (Abb. 175). Dement-

Membrum inferius, Untere Extremität

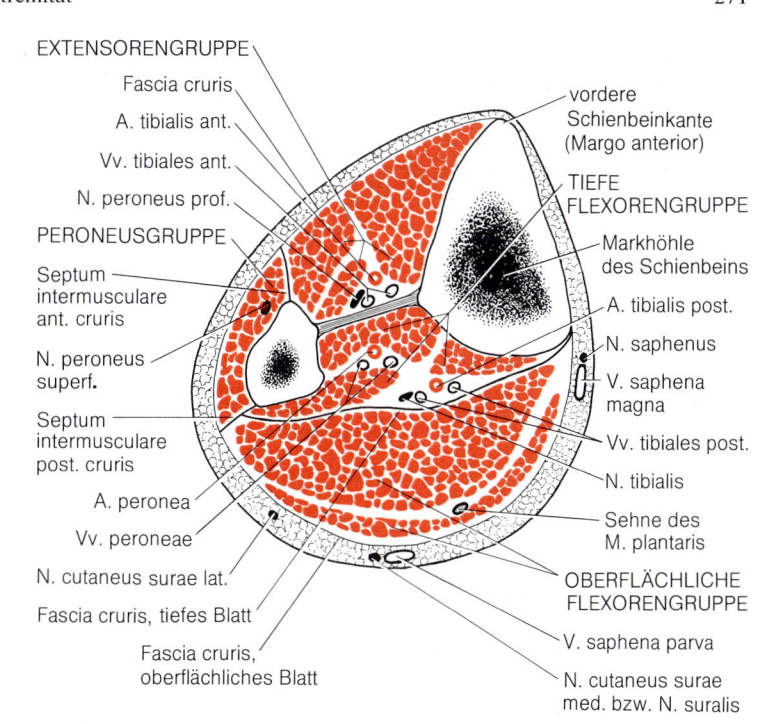

Abb. 175. Querschnitt durch einen Unterschenkel mit Muskulatur

Labels (im Uhrzeigersinn):
EXTENSORENGRUPPE; Fascia cruris; A. tibialis ant.; Vv. tibiales ant.; N. peroneus prof.; PERONEUSGRUPPE; Septum intermusculare ant. cruris; N. peroneus superf.; Septum intermusculare post. cruris; A. peronea; Vv. peroneae; N. cutaneus surae lat.; Fascia cruris, tiefes Blatt; Fascia cruris, oberflächliches Blatt; vordere Schienbeinkante (Margo anterior); TIEFE FLEXORENGRUPPE; Markhöhle des Schienbeins; A. tibialis post.; N. saphenus; V. saphena magna; Vv. tibiales post.; N. tibialis; Sehne des M. plantaris; OBERFLÄCHLICHE FLEXORENGRUPPE; V. saphena parva; N. cutaneus surae med. bzw. N. suralis

Tabelle 53. Unterschenkelmuskeln

Muskelgruppe	Innervation
Extensorengruppe (Streckergruppe)	N. peroneus prof.
Oberfläche Flexorengruppe (Oberflächliche Beugergruppe)	N. tibialis
Tiefe Flexorengruppe (Tiefe Beugergruppe)	N. tibialis
Peroneusgruppe (Seitliche Gruppe)	N. peroneus superf.

sprechend unterscheiden wir eine *Extensoren-, oberflächliche Flexoren-, tiefe Flexoren-* und *Peroneusloge* (Tabellen 54–57).

Klinischer Hinweis. Unter pathologischen Bindungen können sich in den Fascienschläuchen Entzündungen, Blutungen und ödematöse Schwellungen ausbreiten z.B. ausgehend von der tiefen Flexorenloge bis in die tiefe Fußsohlengegend.

Muskelsepten
Sie liegen zwischen den Muskelgruppen, bilden einen Teil der Wände der Muskellogen und dienen einigen Muskeln als zusätzlicher Ursprung (Abb. 175). Zwischen Extensoren- und Peroneusgruppe liegt das *Septum intermusculare anterius cruris*. Das *Septum intermusculare posterius cruris* trennt die Peroneusgruppe von der oberflächlichen und tiefen Flexorengruppe. Zwischen oberflächlicher und tiefer Beugergruppe liegt das *tiefe Blatt der Unterschenkelfasciae* (Fascia cruris profunda). Den gesamten Unterschenkel umhüllt die *Fascia cruris*. Sie ist am Übergang vom Unterschenkel zum Fuß wesentlich verstärkt in Form von Retinacula. Diese verhindern das Vorspringen der Sehnen (*Retinaculum mm. extensorum superius et inferius, Retinaculum mm. peroneorum* und *Retinaculum mm. peroneorum inferius, Retinaculum mm. flexorum*).

1. Extensorengruppe (Abb. 176, Tabelle 54)

— **M. tibialis anterior.** Er ist an der proximalen Hälfte des Unterschenkels seitlich von der vorderen Schienbeinkante zu tasten. Seine kräftige Ansatzsehne am medialen Fußrand kann man als Hautvorwölbung sehen und durch die Haut fühlen. Der M. tibialis anterior ruft im oberen Sprunggelenk eine Dorsalextension hervor. In den unteren Sprunggelenken kann er aus der Normal- und Supinationsstellung heraus *supinieren*, aus der Pronationsstellung *pronieren*. Die Supinationswirkung überwiegt.

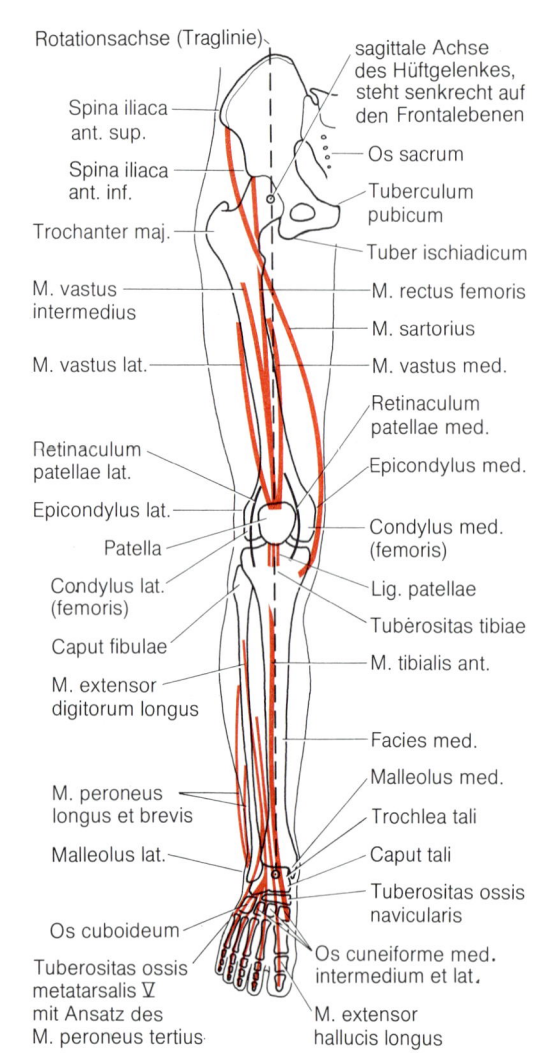

Abb. 176. Ventrale Beinmuskulatur

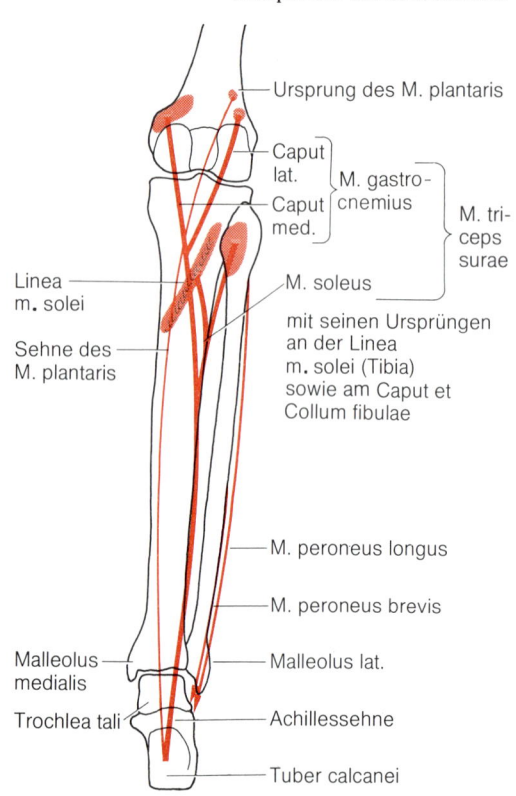

Abb. 177. Dorsale Unterschenkelmuskulatur, Oberflächliche Schicht

Seine Sehne *inseriert* u. a. oben und medial am Os cuneiforme mediale und dem I. Mittelfußknochen, die Sehne des M. peronaeus longus an den plantaren Flächen derselben Knochen. Auf diese Weise entsteht eine Sehnenschlinge, die den Mittel- und Vorfuß hebt und dreht (*Steigbügel oder Trittschlinge*).

- **M. extensor hallucis longus.** Zwischen den Ursprungsfeldern des M. tibialis anterior und M. extensor digitorum longus liegen in der Tiefe die Ursprünge des M. extensor hallucis longus.

  Die A. dorsalis pedis liegt meistens unmittelbar lateral von der Sehne des M. extensor hallucis longus. Hier kann man ihren Puls tasten.

- **M. extensor digitorum longus.** Seine Sehne spaltet sich in vier Einzelsehnen. Diese setzen sich fort als Dorsalaponeurose der II–V Zehe.

- **M. peronaeus tertius.** Es handelt sich um eine variable seitliche Teilabspaltung aus dem M. extensor digitorum longus.

2. Oberflächliche Flexorengruppe
(Abb. 177, Tabelle 55)

- **M. gastrocnemius.** Mit einem *Caput mediale et laterale* entspringt er am Condylus medialis et lateralis des Oberschenkelknochens. Die gemeinsame Ansatzsehne beider Köpfe und des M. soleus heißt *Achillessehne (Tendo calcaneus)*. Sie inseriert am *Fersenbeinhöcker*.

  M. gastrocnemius und M. soleus heißen zusammen **M. triceps surae.** Die Achillessehne kann man unter der Haut tasten und ihre Umrisse durch die Haut beobachten. Sie ist die stärkste Sehne des Körpers.

- **M. soleus.** Der platte Muskel liegt unter dem M. gastrocnemius. Er kommt vom *Caput et Collum fibulae* sowie der *Linea m. solei* am Schienbein. Zwischen beiden Ursprüngen liegt ein Sehnenbogen, der *Arcus tendineus m. solei*. Unter ihm laufen Leitungsbahnen aus der Kniekehle in die tiefe Flexorenloge (*A. tibialis*

Tabelle 54. Unterschenkelmuskeln: Extensorengruppe

Muskel	Ursprung	Ansatz	Funktion	Innervation
M. tibialis ant.	Condylus lat. und Facies lat. der Tibia, Membrana interossea cruris, Fascia cruris	mediale und plantare Fläche des Os cuneiforme med. und Basis des Os metatarsale I	Dorsalextension; Supination (Inversion), hebt den medialen Fußrand; aus pronierter Stellung geringe Pronationswirkung	N. peroneus prof.
M. extensor hallucis longus	Facies med. der Fibula, Membrana interossea cruris	dorsal an der Basis der Phalanx dist.	Dorsalextension im oberen Sprunggelenk sowie dem Grund- und Endgelenk der Großzehe, geringe Pronationswirkung	N. peroneus prof.
M. extensor digitorum longus	Condylus lat. der Tibia, Margo ant. der Fibula, Membrana interossea cruris	Dorsalaponeurose der II. bis V. Zehe	Dorsalextension im oberen Sprunggelenk sowie in den Gelenken der II. bis IV. Zehe, Pronation	N. peroneus prof.
M. peroneus tertius	Margo ant. der Fibula	Basis und seitliche Fläche des V. Mittelfußknochens	Dorsalextension im oberen Sprunggelenk Pronation, hebt den seitlichen Fußrand	N. peroneus prof.

Tabelle 55. Unterschenkelmuskeln: Oberflächliche Flexorengruppe

Muskel	Ursprung	Ansatz	Funktion	Innervation
M. gastrocnemius, Caput med.	Condylus med. (femoris)	mit der Achillessehne am Tuber calcanei	Beugung im Kniegelenk, Plantarflexion im oberen Sprunggelenk, Supination in den unteren Sprunggelenken	N. tibialis
Caput lat.	Condylus lat. (femoris)	mit der Achillessehne am Tuber calcanei	Beugung im Kniegelenk, Planterflexion im oberen Sprunggelenk, Supination in den unteren Sprunggelenken	N. tibialis
M. soleus (Schollenmuskel)	Caput et Collum fibulae, Linea m. solei	mit der Achillessehne am Tuber calcanei	Plantarflexion im oberen Sprunggelenk, Supination in den unteren Sprunggelenken	N. tibialis
M. plantaris	Condylus lat. (femoris)	medial am Tuber calcanei meistens zusammen mit der Achillessehne	Innenrotation im Kniegelenk, Plantarflexion im oberen Sprunggelenk, Supination in den unteren Sprunggelenken	N. tibialis

Tabelle 56. Unterschenkelmuskeln: Tiefe Flexorengruppe

Muskel	Ursprung	Ansatz	Funktion	Innervation
M. flexor digitorum longus	dorsale Fläche der Fibula	Basis der Endphalangen II–V	Plantarflexion im oberen Sprunggelenk, Supination in den unteren Sprunggelenken, Verspannung des Fußlängsgewölbes, Beugung in den Zehengelenken II–V	N. tibialis
M. tibialis post.	Tibia, Fibula, Membrana interossea cruris	Tuberositas ossis navicularis, zusätzlich an den Keilbeinen und Mittelfußknochen	Plantarflexion im oberen Sprunggelenk, Supination in den unteren Sprunggelenken, Verspannung des Fußlängs- und Quergewölbes, Antivalguswirkung	N. tibialis
M. flexor hallucis longus	Fibula, Membrana interossea cruris	Endphalanx der Großzehe	Plantarflexion im oberen Sprunggelenk, Supination in den unteren Sprunggelenken, Verspannung des Fußlängsgewölbes, Beugung in den Großzehengelenken	N. tibialis
M. popliteus	am Übergang des Condylus lat. zum Epicondylus lat. und Hinterhorn des Außenmeniscus	an der Tibia oberhalb der Linea m. solei	Beugung und Innenrotation im Kniegelenk, verhindert die Einklemmung der Kniegelenkskapsel bei Beugung, zieht das Hinterhorn des Meniscus lat. von der mittleren Beugestellung an nach hinten	N. tibialis

posterior, *Vv. tibiales posteriores, N. tibialis* und Lymphgefäße).

Der M. soleus strahlt ein in die Achillessehne.

Klinischer Hinweis. Die Achillessehne kann ein- oder durchreißen bei unphysiologisch hohen und schnellen Belastungen oder degenerativen Erkrankungen mit Verringerung ihrer Festigkeitseigenschaften.

— **M. plantaris.** Der kleine inkonstante Muskel liegt versteckt in der Kniekehle, teilweise überdeckt von Caput laterale des M. gastrocnemius.

3. Tiefe Flexorengruppe (Abb. 178, Tabelle 56)

— **M. flexor digitorum longus.** Der lange Zehenbeuger entspringt an der *dorsalen Fläche der Tibia* und mit einer kleinen Sehne an der *Fibula*, die arkadenförmig über den M. tibialis posterior zieht.

Seine Ansatzsehne läuft von dorsal aus gesehen über die des M. tibialis posterior (*Chiasma crurale*).

Der M. flexor digitorum longus und seine Sehne überkreuzen am Unterschenkel von dorsal aus gesehen den M. tibialis posterior (*Chiasma crurale*) und am Fuß von plantar aus gesehen die Sehne des M. flexor hallucis longus (*Chiasma plantare*).

Die Endsehnen des M. flexor digitorum longus laufen durch die Ansatzsehnen des M. flexor digitorum brevis.

— **M. tibialis posterior.** Der Muskel liegt im proximalen und mittleren Drittel des Unterschenkels zwischen dem M. flexor digitorum longus und dem M. flexor hallucis longus. Die Sehne des M. tibialis posterior unterfängt das *Lig. calcaneonaviculare plantare* (Pfannenband), und unterstützt damit den Taluskopf (*Antivalguswirkung*).

— **M. flexor hallucis longus.** Von den drei langen Muskeln der tiefen Flexorengruppe liegt der M. flexor hallucis longus am weitesten lateral, gelangt im Verlauf aber am weitesten nach medial, um an der *Basis der Nagelphalanx der Großzehe* anzusetzen. Der Muskel trägt zur *Aufrechterhaltung des Fußlängsgewölbes* bei, ist ein *Antivalgusmuskel* und maßgeblich am *Abrollvorgang* beim Gehen und Laufen beteiligt.

— **M. popliteus.** Der Kniekehlenmuskel entspringt oberhalb des Epicondylus lateralis am *Condylus lateralis*. Ein zusätzlicher Ursprung befindet sich am *Hinterhorn des Meniscus lateralis*.

4. Peroneusgruppe (Tabelle 57)

Die Peroneusgruppe wird auch *seitliche oder Fibularisgruppe* genannt. Ihre Muskeln entspringen im wesentlichen am Wadenbein und setzen an der Fußwurzel und dem Mittelfuß an. Sie können im oberen Sprunggelenk beugen und in den unteren Sprunggelenken pronieren (*evertieren*).

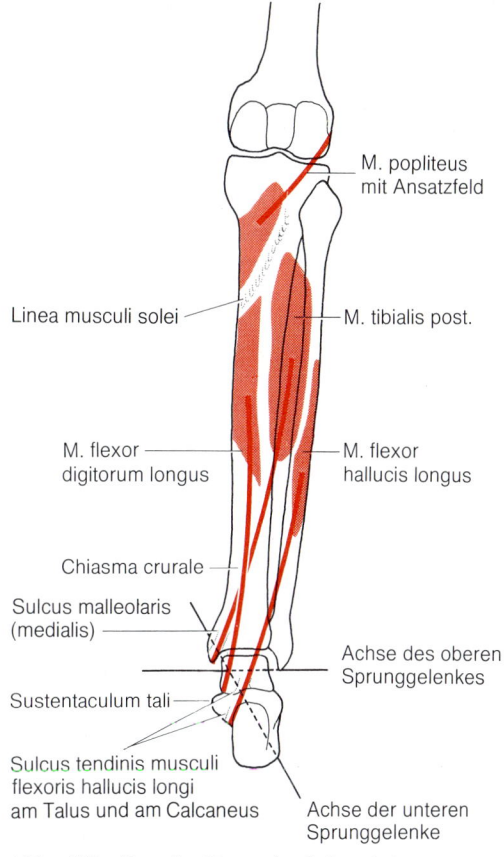

Abb. **178.** Dorsale Unterschenkelmuskulatur, Tiefe Schicht

Tabelle 57. Unterschenkelmuskeln: Peroneusgruppe

Muskel	Ursprung	Ansatz	Funktion	Innervation
M. peroneus longus	oberes (und mittleres) Drittel der seitlichen Fläche des Wadenbeins, Caput fibulae, Septum intermusculare ant. et post. cruris, Fascia cruris	Os cuneiforme med., Basis des I. Mittelfußknochens; zusammen mit der Sehne des M. tibialis ant. „Steigbügel"	Plantarflexion Pronation (Eversion), Verspannung des Fußlängs- und Querbogens	N. peroneus superf.
M. peroneus brevis	mittleres und unteres Drittel (untere Hälfte) der seitlichen Fläche des Wadenbeins, Septum intermusculare ant. et post. cruris	Tuberositas ossis metatarsalis V	Plantarflexion, Pronation (Eversion)	N. peroneus superf.

— **M. peroneus longus.** Der lange Wadenbeinmuskel liegt auf dem M. peroneus brevis. Die Sehnen beider Muskeln laufen in einer Rinne am distalen Ende der Fibula. Am Herausspringen hindern sie die derben *Retinacula mm. peroneorum superius et inferius*. Die Sehnen ziehen dann zur seitlichen Fläche des Calcaneus. Hier dient der Sehne des M. peroneus longus die kleine *Trochlea peronealis* als Hypomochlion. Die Sehne des M. peroneus longus biegt am seitlichen Fußrand nach medial um und läuft in einer Knochenrinne des Würfelbeines (*Sulcus tendinis m. peronei longi*) schräg durch die Tiefe der Fußsohle zum medialen Fußrand, wo sie an der *Basis des Os metatarsale I* und dem *Os cuneiforme mediale* inseriert.

Zusammen mit der an dieser Stellen ansetzenden Sehne des M. tibialis anterior bildet sie den sog. *Steigbügel (Trittschlinge)*. Am Os cuboideum ist die Sehne faserknorplig verstärkt. Deswegen können die Scher- und Reibungskräfte an dieser mechanisch kritischen Stelle die Sehne nicht schädigen. Ein Sesamknochen kann hier in die Sehne eingebaut sein (Röntgenbild). Die synoviale Sehnenscheide in der Fußsohle wird verstärkt durch eine fibröse Hülle, deren Fasern mit dem *Lig. plantare longum* in Verbindung stehen. Das Band überbrückt die Sehnenrinne im Os cuboideum und verhindert das Herausspringen der Sehne.

— **M. peroneus brevis.** Er liegt versteckt unter dem M. peroneus longus. Seine Sehne befestigt sich an der *Tuberositas ossis metatarsalis* V. Diese Stelle springt etwas zur Seite vor und ist leicht tastbar.

Klinischer Hinweis. Verletzungen des N. peroneus communis können besonders leicht am Collum fibulae erfolgen. Hier liegt der Nerv dicht unter der Haut.

Bei einer *vollständigen Lähmung des N. peroneus communis* ist die Streckung (= Extension) des Fußes nicht mehr möglich, die Fußspitze kann also nicht mehr gehoben werden, die Zehen können nicht mehr gestreckt werden, der Fuß gerät in Supinationsstellung, es entwickelt sich ein Spitzfuß in Varusstellung

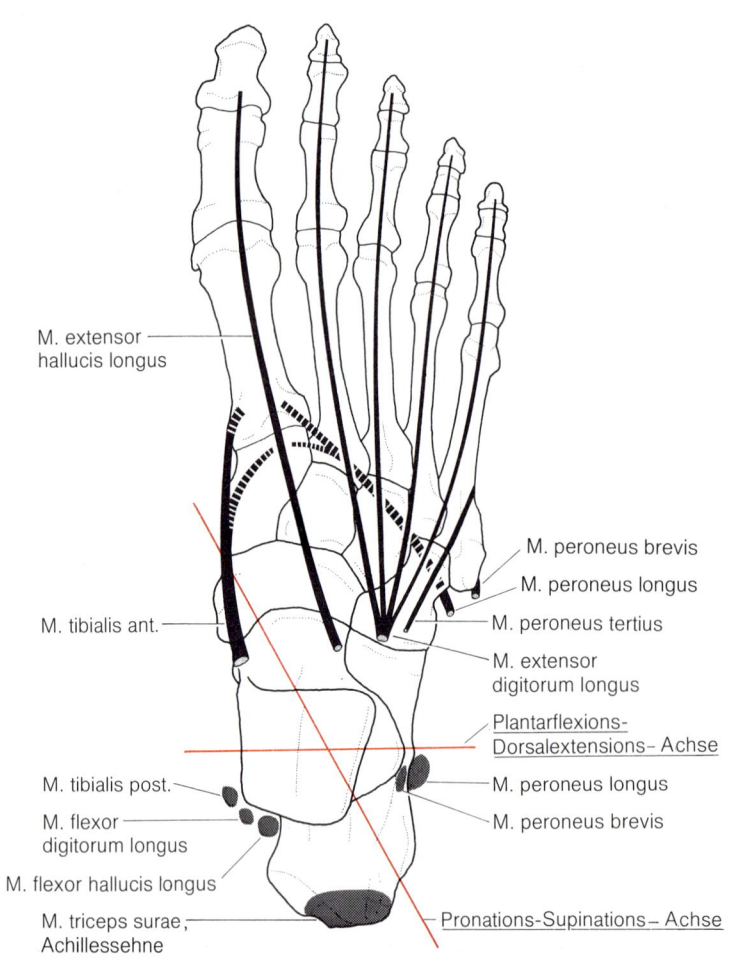

Abb. **179.** Dorsale Ansicht des Fußes mit Muskeln. Rot: Muskelursprünge und Ansätze. (Nach v. Lanz-Wachsmuth-Lang, 1972)

Membrum inferius, Untere Extremität

(**Pes equinovarus**) und die Haut des Fußrückens (ohne den äußeren Fußrand, diesen versorgt der *N. cutaneus dorsalis lateralis* aus dem *N. suralis*) und des unteren Drittels der Streckseite des Unterschenkels wird unempfindlich. Beim Gehen schleift die Fußspitze am Boden, was der Patient durch übermäßiges Hochheben des Fußes beim Gehen auszugleichen sucht (**Steppergang**).

Wenn nur der *N. peroneus superficialis* gelähmt ist, so *fallen M. peroneus longus et brevis* aus und es treten entsprechende Sensibilitätsstörungen auf (mit Ausnahme der einander zugekehrten Seiten der 1. und 2. Zehe). Der Fuß steht in Supinationsstellung.

Eine isolierte *Lähmung des N. peroneus profundus* hat den *Ausfall der Extensoren* zur Folge. In der Haut der einander zugekehrten Seiten der 1. und 2. Zehe treten Sensibilitätsstörungen auf.

IX. Mm. pedis, Fußmuskeln

Die kurzen Fußmuskeln üben aufgrund des aufrechten Ganges und der damit verbundenen hohen Belastung hauptsächlich eine *Haltefunktion* aus. Sie verspannen zusammen mit Bändern und den langen Beugesehnen den Fußlängs- und -querbogen. Wir unterscheiden die Muskeln des Fußrückens und der Fußsohle. Die letztgenannten teilen wir ein in drei Gruppen mit drei zugeordneten Muskellogen.

Die *Muskeln des Fußrückens* innerviert der *N. peroneus profundus* (Tabelle 58), die *Muskeln der Fußsohle N. plantaris medialis et lateralis* aus dem *N. tibialis* (Tabelle 59).

Dem N. plantaris medialis entspricht an der Hand der N. medianus und dem N. plantaris lateralis der N. ulnaris (Analogiegesetz).

1. Muskeln des Fußrückens
(Abb. 179, Tabelle 58)

- **M. extensor hallucis brevis**
- **M. extensor digitorum brevis**

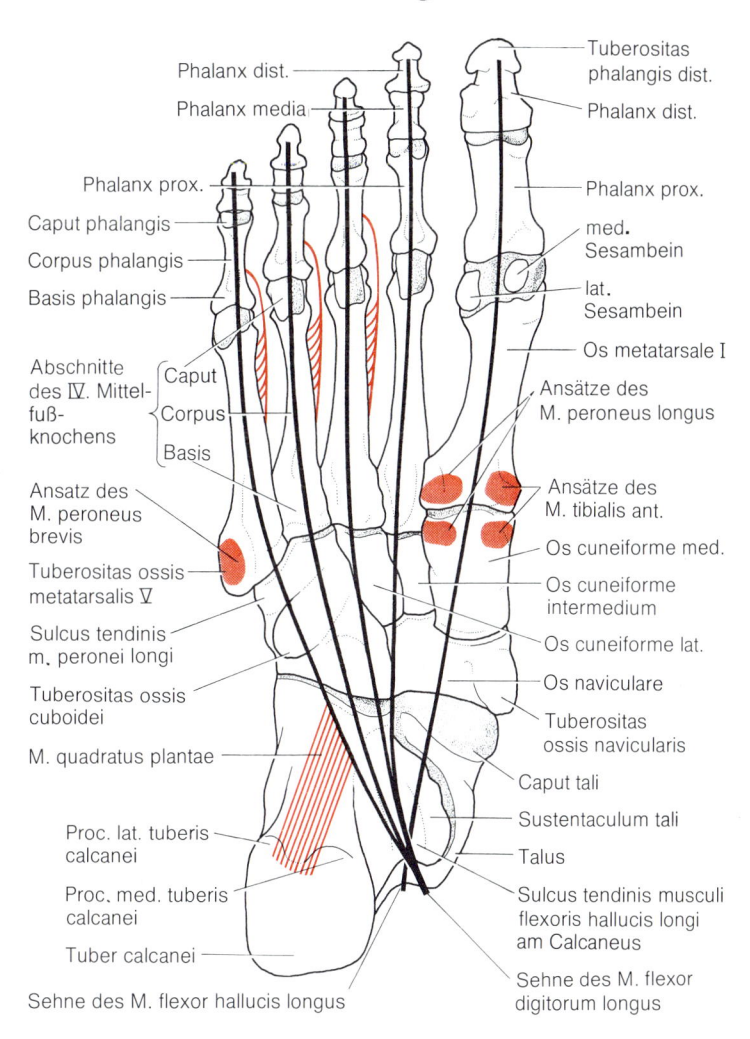

Abb. 180. Ansicht des Fußes von plantar mit Muskeln und (rot) Muskelansätzen

2. Muskeln der Fußsohle

Thenargruppe (Abb. 180, Tabelle 59)
M. abductor hallucis
- M. flexor hallucis brevis
  - *Caput mediale*
  - *Caput laterale*
- M. adductor hallucis
  - *Caput obliquum*
  - *Caput transversum*

Mittlere Gruppe (Tabelle 60)
- M. flexor digitorum brevis:
- M. quadratus plantae
- Mm. lumbricales (4 Stück)
- Mm. interossei plantares (3 Stück)
- Mm. interossei dorsales (4 Stück)

Hypothenargruppe (Tabelle 61)
M. abductor digiti minimi
- M. flexor digiti minimi brevis
- M. opponeus digiti minimi (inkonstant)

Tabelle 58. Muskeln des Fußrückens

Muskeln	Ursprung	Ansatz	Funktion	Innervation
M. extensor hallucis brevis	dorsale Fläche des Fersenbeins	Grundphalanx der Großzehe	Dorsalextension im Großzehengrundgelenk	N. peroneus prof.
M. extensor digitorum brevis	dorsale Fläche des Fersenbeins	Dorsalaponeurose der II.–IV. Zehe	Dorsalextension der II.–IV. Zehe	N. peroneus prof.

Tabelle 59. Muskeln der Fußsohle: Thenargruppe

Muskel	Ursprung	Ansatz	Funktion	Innervation
M. abductor hallucis	Proc. med. tuberis calcanei, Aponeurosis plantaris	med. Sesambein, Gelenkkapsel des Großzehengrundgelenkes, Grundphalanx I	Plantarflexion und Abduktion im Großzehengrundgelenk	N. plantaris med.
M. flexor hallucis brevis, Caput med.	Ossa cuneiformia, Lig. calcaneocuboideum plantare	über das med. Sesambein an der Grundphalanx der Großzehe	beugt im Großzehengrundgelenk	N. plantaris med.
Caput lat.	Ossa cuneiformia, Lig. calcaneocuboideum plantare	über das lat. Sesambein an der Grundphalanx der Großzehe	beugt im Großzehengrundgelenk	N. plantaris lat.
M. adductor hallucis, Caput obliquum	Os cuneiforme laterale, Os cuboideum, plantare Bänder	lat. Sesambein, Großzehengrundphalanx	Adduktion und Beugung im Großzehengrundgelenk, verspannt das Fußlängsgewölbe	N. plantaris lat.
Caput transversum	Gelenkkapseln des II.–V. Zehengrundgelenkes, Lig. metatarseum transversum prof.	lat. Sesambein und Großzehengrundphalanx	Adduktion im Großzehengrundgelenk, verspannt das Fußlängsgewölbe	N. plantaris lat.

Tabelle 60. Muskeln der Fußsohle: Mittlere Gruppe

Muskel	Ursprung	Ansatz	Funktion	Innervation
M. flexor digitorum brevis [M. perforatus]	Tuber calcanei, prox. an der Aponeurosis plantaris	plantare Basis der Mittelphalanx der II.–V. Zehe	Plantarflexion in den Grund- und Mittelgelenken der II.–V. Zehe, Verspannung des Fußlängsgewölbes	N. plantaris med.
M. quadratus plantae	Calcaneus, Lig. plantare longum	seitlich an der Sehne des M. flexor digitorum longus	Unterstützt die Wirkung des M. flexor digitorum longus, zieht dessen Sehne etwas nach lateral	N. plantaris lat.
Mm. lumbricales (4 Stück)	Sehnen des M. flexor digitorum longus	ziehen von medial her zur medialen Fläche der Grundphalangen II–V bzw. zur Dorsalaponeurose der II.–V. Zehe	Beugung im Grundgelenk der II.–V. Zehe bzw. Streckung im Mittel- und Endgelenk der II.–V. Zehe, Medialadduktion der II.–V. Zehe	Nr. I u. II vom N. plant. med., Nr. III u. IV vom N. plantaris lat.
Mm. interossei plantares (3 Stück, einköpfig)	medial-plantare Fläche des III.–V. Mittelfußknochens, Lig. plantare longum	mediale Fläche der Grundphalangen III.–V. bzw. Dorsalaponeurose III–V	Beugung im Grundgelenk der III–V Zehe bzw. Streckung im Mittel- und Endgelenk der III–V Zehe, Medialadduktion im Grundgelenk der III.–V. Zehe	N. plantaris lat.
Mm. interossei dorsales (4 Stück, zweiköpfig)	einander zugekehrte Flächen der Mittelfußknochen I–V	Nr. I inseriert medial an der Grundphalanx bzw. Dorsalaponeurose der II. Zehe Nr. II, III und IV lat. an der Grundphalanx bzw. Dorsalaponeurose der II, III u. IV Zehe	Beugung im Grundgelenk sowie Streckung im Mittel- und Endgelenk der II–V Zehe, je nach Verlauf lateralabduktion (Nr. II, III u. IV) oder Medialadduktion (Nr. I)	N. plantaris lat.

Schichtengliederung der Fußsohlenmuskeln (Tabelle 62).

X. Statik und Dynamik der unteren Extremität

1. Statik des Stehens

Wir unterscheiden beim Stehen drei Grundstellungen:

— **Normalstellung.** (mittlere Stellung): Beide Beine sind gleichmäßig belastet und die Muskeln sind mäßig gespannt. Eine vertikale Linie (Lot) durch den Schwerpunkt des Körpers (Corpus vertebrae des 3 Sacralwirbels) schneidet die Mitte der transversalen Achsen des Hüft-, Knie- und oberen Sprunggelenkes.

— **Entspannte Stellung.** Der Schwerpunkt wird nach hinten verlagert. Das Lot durch den Schwerpunkt läuft hinter der Ante-Retroversionsachse des Hüftgelenkes. Der Beckengürtel kippt nach hinten. Die Muskeln, insbesondere der *M. gluteus maximus,* sind teilweise entspannt. In entspannter Stellung nimmt der Kör-

Tabelle 61. Muskeln der Fußsohle: Hypothenargruppe

Muskeln	Ursprung	Ansatz	Funktion	Innervation
M. abductor digiti minimi	Proc. lat. tuberis calcanei, Plantaraponeurose	Tuberositas ossis metatarsalis V, Grundphalanx der Kleinzehe,	Beugung und Abduktion im Grundgelenk der Kleinzehe, Verspannung des Fußlängsgewölbes	N. plantaris lat.
M. flexor digiti minimi brevis	Basis des V. Mittelfußknochens, Lig. plantare longum	plantare Basis der Grundphalanx der Kleinzehe	Beugung im Grundgelenk der Kleinzehe, Verspannung des Fußlängsgewölbes	N. plantaris lat.
M. opponens digiti minimi (inkonstant)	Lig. plantare longum, am Ursprung mit dem vorigen verwachsen	plantare und seitliche Fläche des V. Mittelfußknochens	Verspannung des Fußlängsgewölbes	N. plantaris lat.

Tabelle 62. Schichtengliederung der Fußsohlenmuskeln

Erste Schicht
M. abductor hallucis
M. flexor digitorum brevis
M. abductor digiti minimi

Zweite Schicht
M. quadratus plantae
Mm. lumbricales

Dritte Schicht
M. flexor hallucis brevis
M. adductor hallucis
M. flexor digiti minimi
M. opponens digiti minimi

Vierte Schicht
Mm. interossei plantares
Mm. interossei dorsales

per eine bequeme („lässige") Haltung ein, er ermüdet weniger als in anderen Stellungen.
— **Straffe Stellung.** Der Schwerpunkt wird nach vorn verlagert. Das Lot durch den Schwerpunkt läuft vor der transversalen Achse des Hüftgelenkes und Kniegelenkes. Der *M. gluteus maximus* und andere im Hüftgelenk streckende Muskeln, die oberflächlichen und tiefen Flexoren des Unterschenkels sowie die Rückenmuskeln spannen sich („still gestanden", „stramme Haltung").

2. Statik des Fußes

Der menschliche Fuß ist wegen des aufrechten Ganges extrem hohen statischen und dynamischen Belastungen ausgesetzt. Beim Stehen wirkt das Körpergewicht als statische Kraft. Dynamische Kräfte entstehen beim Gehen, Laufen, Springen und Hüpfen. Sie sind gemäß dem *2. Newtonschen Axiom* (Kraftvektor gleich Masse mal Beschleunigungsvektor) von der Masse und Geschwindigkeitsänderung abhängig.

Das Fußskelet bildet zusammen mit den Bändern und Knorpeln eine viscoelastische Bogenkonstruktion (*Gewölbekonstruktion*). Wir unterscheiden ein Fußlängs- und -quergewölbe (Abb. **181**). Längs- und Quergewölbe nennt man auch *Längs-* und *Querbogen*. Da sie in sich verdreht sind, spricht man auch von Verwringungskonstruktion.

Auf den *Fußlängsbogen* wirkt von oben über den Unterschenkel eine Kraft. Dadurch hat der Fußlängsbogen die Tendenz sich abzuflachen. Dem wirken gemäß dem 3. Newtonschen Axiom (Kraft gleich Gegenkraft) Muskeln, Sehnen und Bändern entgegen um die Form des Fußlängsbogens aufrecht zu erhalten.

Aufrechterhaltung des Fußlängsbogens. *M. tibialis anterior* (Antiplanusmuskel), *M. flexor hallucis longus* (Antivalgusmuskel), *M. flexor digitorum longus, M. tibialis anterior, Kleine Muskeln der Fußsohle, Lig. calcaneonaviculare plantare* (Pfannenband), *Lig. plantare longum, Aponeurosis plantaris, Lig. calcaneocuboideum plantare*, weitere plantare und interossäre Bänder am Fußskelet.

Aufrechterhaltung des Fußquerbogens. *M. peroneus longus, M. tibialis posterior, kleine Muskeln der Fußsohle, Lig. metatarseum transversum profundum*, weitere plantare und interossäre Bänder am Fußskelet.

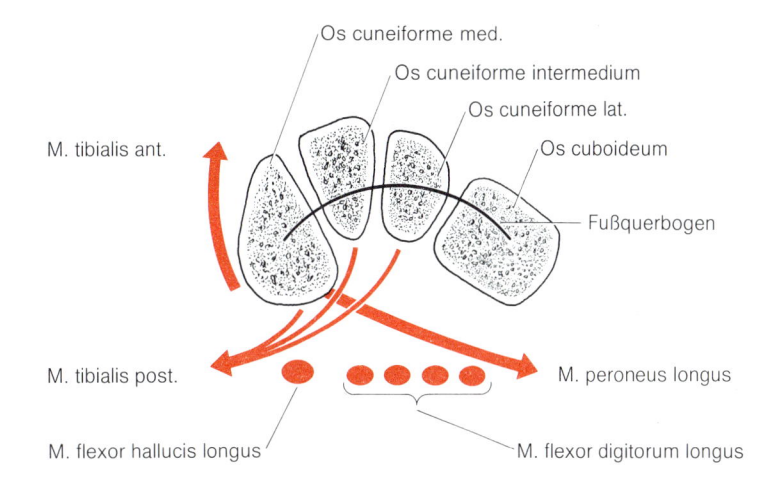

Abb. 181. Querschnitt durch das Fußskelet im Bereich der distalen Fußwurzelknochen. Eingetragen ist der Verlauf und die Wirkungsrichtung von Muskeln. (Nach v. Lanz-Wachsmuth-Lang, 1972)

Schräg verlaufende Muskeln, Sehnen und Bänder dienen gemäß dem Gesetz über die Zerlegung von Kräften der gleichzeitigen Verspannung des Längs- und Querbogens. Die Sehne des M. peroneus longus z. B. läuft an der Fußsohle schräg, sie verspannt hauptsächlich den Querbogen, in geringem Maße aber auch den Längsbogen.

3. Fußdefomitäten

Aufgrund der hohen Belastungen infolge von Lähmungen und aus anderen Ursachen kann sich das Fußskelet und Verspannungssystem verändern.

Pes calcaneus, Hackenfuß. Wenn die *oberflächliche und tiefe Flexorengruppe* des Unterschenkels ausfällt, so überwiegen die Dorsalextensoren. Die *Ferse* ist nach *unten* gerichtet, die *Fußspitze* nach *oben*.

Pes valgus, Knickfuß. Der reine Knickfuß ist sehr viel seltener als der Knickplattfuß. Das Fußlängsgewölbe bleibt erhalten, der *Talus* verschiebt sich gegenüber dem Calcaneus nach *medial*, das *Fersenbein* steht in *Valgusstellung*. Wenn die Kinder laufen lernen, ist der Knickfuß physiologisch.

Pes planus, Plattfuß. Der *reine Plattfuß* ist selten, wir beobachten ihn meistens in Kombination mit einem Knickfuß. Beim reinen Plattfuß unterscheidet man eine erworbene von der sehr seltenen angeborenen Form.

Das *Fußlängsgewölbe sinkt* ein, die Bänder geben nach. Aus einem anfänglichen Haltungsfehler entsteht allmählich ein Stellungsfehler. Langes Stehen verstärkt die Schmerzen eher als längeres Laufen.

Pes varus, Klumpfuß. Wir unterscheiden eine angeborene und erworbene Form. Der Fuß befindet sich in *Varusstellung,* die *seitliche Fußkante* steht nach *unten,* die *mediale* nach *oben*.

Bei Neugeborenen steht der Fuß normalerweise in Supinationsstellung, so daß eine Verwechslung mit einem Pes varus möglich ist.

Spreizfuß. Er ist meistens mit einem *Hallux valgus* kombiniert. Der *Fußquerbogen flacht* sich *ab,* die Abstände zwischen den *Mittelfußköpfen vergrößern* sich. Dies ist am I. und V. Strahl besonders deutlich zu beobachten.

Pes valgo-planus, Knickplattfuß (Senkfuß). Wenn sich ein Knickfuß mit einem Plattfuß kombiniert, und die erstgenannte Komponente überwiegt sprechen wir von Pes valgo-planus. Man unterscheidet
— eine angeborene Form,
— den Knickplattfuß des Kindesalters,
— der Adoleszens („Lehrlingsplattfuß") und
— eine Erwachsenenform.

Das *Fußlängsgewölbe flacht* sich *ab, Kahnbein und Taluskopf* treten nach *medial* und *plantar* vor. Von dorsal aus betrachtet knickt die *Ferse* im *Valgussinn* nach außen ab.

Pes plano-valgus, Plattknickfuß. Die Planuskomponente überwiegt gegenüber der Valguskomponente.

4. Gehbewegung

Beim Gehen dient abwechselnd jedes Bein als *Standbein* oder *Schwungbein* (Spielbein). Ein Schrittcyclus setzt sich aus zwei Schwung- und zwei Standphasen zusammen. Das Schwungbein bewegt sich nach vorn, die Großzehe löst sich als letzter Teil vom Boden. Gleichzeitig wird das Körpergewicht auf das Standbein verlagert. Das Schwungbein wird mit der Ferse zuerst aufgesetzt, anschließend rollt der Fuß von der Ferse bis zur Spitze ab. Beim Laufen sind Phasen ohne Bodenberührung zwischengeschaltet.

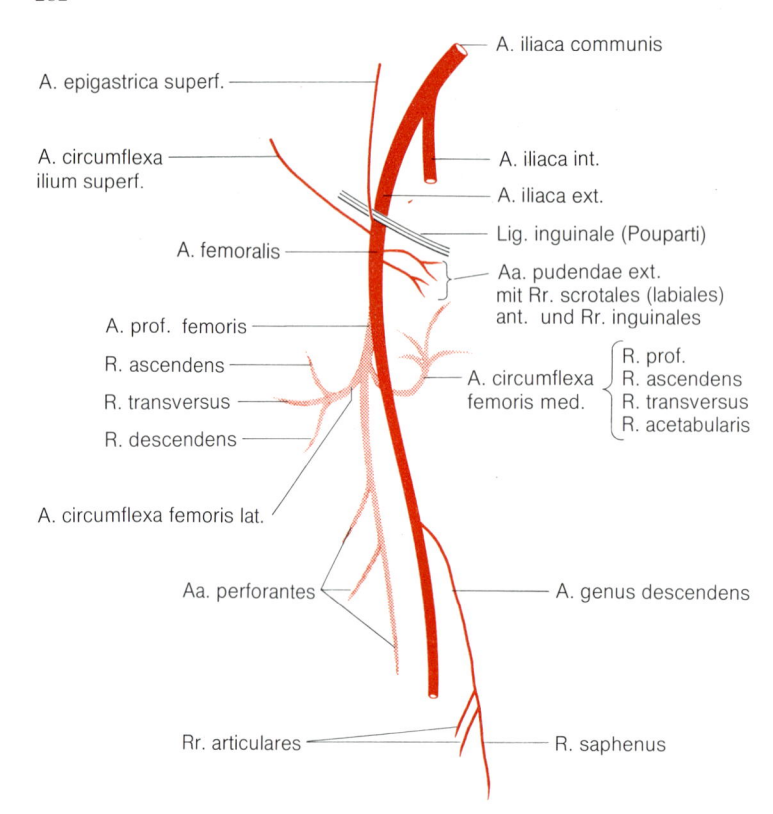

Abb. 182. A. femoralis mit Verzweigungen. (Nach Lippert, 1975)

XI. Leitungsbahnen der unteren Extremität

1. Arterien der unteren Extremität

A. femoralis

Unterhalb des Leistenbandes setzt sich die **A. iliaca externa** als A. femoralis auf den Oberschenkel fort. Sie liegt hinter dem Leistenband in der Mitte einer Verbindungsstrecke zwischen *Spina iliaca anterior superior* und *Tuberculum pubicum* oder bis ca. 1 cm medial davon (Abb. **182**, Tabelle 63).
− **A. epigastrica superficialis,** zieht über das Leistenband zur Haut des Unterbauches.
− **A. circumflexa ilium superficialis,** läuft in die Gegend der Spina iliaca anterior superior.
− **Aa. pudendae externae.**
• *Rr. scrotales anteriores* ziehen zum Scrotum.
• *Rr. labiales anteriores* versorgen die Labia majora.
• *Rr. inguinales,* laufen zur Leistengegend, sie können auch aus der *A. femoralis* abzweigen.
− **A. profunda femoris.** Die tiefe Oberschenkelschlagader verläßt als stärkster Ast die A. femoralis 3–6 cm unterhalb des Leistenbandes und versorgt die Oberschenkelmuskulatur. Abgang, Verzweigungen und Anastomosen der A. profunda femoris sind variabel (Tabelle 63).

• *A. circumflexa femoris medialis.* Sie zweigt nach medial ab.
Ihr *R. profundus* dringt in die Tiefe zur Adductorengruppe und ischiocruralen Muskulatur.
Der *R. ascendens* läuft nach oben in die Adductorengruppe.
Ein *R. transversus* geht zur ischiocruralen Muskulatur.
Der *R. acetabularis* durchdringt das *Lig. transversum acetabuli* und läuft im *Lig. capitis femoris* zur proximalen Femurepiphyse.
• *A. circumflexa femoris lateralis.* Das Gefäß geht aus der A. profunda femoris nach lateralhinten ab. In die *Quadricepsgruppe* laufen
  R. ascendens,
  R. descendens und
  R. transversus.
• *Aa. perforantes.* Aus dem Stamm der *A. profunda femoris* zweigen drei bis fünf Aa. perforantes ab. Sie durchbohren die Adductoren in der Nähe ihrer Ansätze und versorgen die *dorsalen Muskeln* sowie die *Adductorengruppe.*
Aus den Aa. perforantes gehen die *Aa. nutriciae femoris* ab.
Die letzte A. perforans stellt den Endast der A. profunda femoris dar.
− **A. genus descendens.** Das Gefäß zweigt im

Tabelle 63. Anastomosen der Äste der A. femoralis und A. profunda femoris. Die Aufstellung ist schematisch, die individuellen Unterschiede sind erheblich

A. epigastrica sup. ↔ A. epigastrica inf. ← A. iliaca ext.
A. circumflexa ilium superf. ↔ A. circumflexa ilium prof. ← A. iliaca ext.
A. circumflexa femoris med. → R. prov. ↔ A. glutea sup. et inf. ← A. iliaca int.   A. circumflexa femoris med. → R. ascendens ↔ R. acetabularis ← A. obturatoria ← A. iliaca int.   A. circumflexa femoris med. → R. transversus ↔ A. perforans I   A. circumflexa femoris med. → R. acetabularis ↔ A. obturatoria ← A. iliaca int.
A. circumflexa femoris lat. → R. ascendens → A. glutea sup. ← A. iliaca int.   A. circumflexa femoris lat. → R. descendens ↔ Aa. perforantes   A. circumflexa femoris lat. → R. transversus ↔ A. perforans I
A. perforans I ↔ A. glutea inf. ← A. iliaca int.
A. genus descendens ↔ Rete articulare genus ↔ Äste der A. poplitea
A. genus sup. med. ↔ Rete articulare genus
A. genus sup. lat. ↔ Rete articulare genus
A. genus inf. med. ↔ Rete articulare genus
A. genus inf. lat. ↔ Rete articulare genus
A. recurrens tibialis ant. ↔ Rete articulare genus
R. circumflexus fibulae ↔ Rete articulare genus
A. obturatoria → R. ant. → A. circumflexa femoris med.
A. obturatoria → R. post. → A. circumflexa femoris med.
A. obturatoria → R. ant. → A. glutea inf.
A. obturatoria → R. post. → A. glutea inf.

Adductorenkanal aus der *A. femoralis* ab, durchbricht zusammen mit der *V. genus descendens* und dem *N. saphenus* die Membrana vastoadductoria und teilt sich dann in einen *R. saphenus* und *Rr. articulares*.
• Der **R. saphenus** begleitet den *N. saphenus* und die *V. saphena magna,*
• die *Rr. articulares* ziehen zum *Rete articulare genus.*

A. poplitea (Abb. **183**)
Als Fortsetzung der **A. femoralis** erstreckt sie sich vom Ausgang des Adductorenkanals (*Hiatus tendineus*) bis zum unteren Rand des *M. popliteus* bzw. oberen Rand des *m. soleus.*
— **A. genus superior lateralis,** läuft oben am *Condylus lateralis* (femoris) unter der Sehne des *M. biceps femoris* nach vorn.

— **A. genus superior medialis,** zieht oben um den *Condylus medialis* (femoris) nach vorn.
— **A. genus media** entspringt in Höhe der *Fossa intercondylaris,* läuft zum Kniegelenk.
— **Aa. surales,** ziehen zu den Wadenmuskeln.
— **A. genus inferior lateralis,** läuft unter dem seitlichen Ursprungskopf des *M. gastrocnemius* nach vorn.
— **A. genus inferior medialis,** unter dem medialen Ursprungskopf des *M. gastrocnemius* gelangt sie um den *Condylus medialis* (tibiae) nach vorn.
— **Rete articulare genus,** feines arterielles Gefäßnetz auf der *Vorderseite des Kniegelenkes* mit vielen kleinen Zu- und Abflüssen. Sie reichen meistens nicht aus, um einen Verschluß der A. poplitea zu überbrücken. Aus dem Rete articulare genus ziehen Äste in die *Haut* und die *Kniegelenkskapsel.*

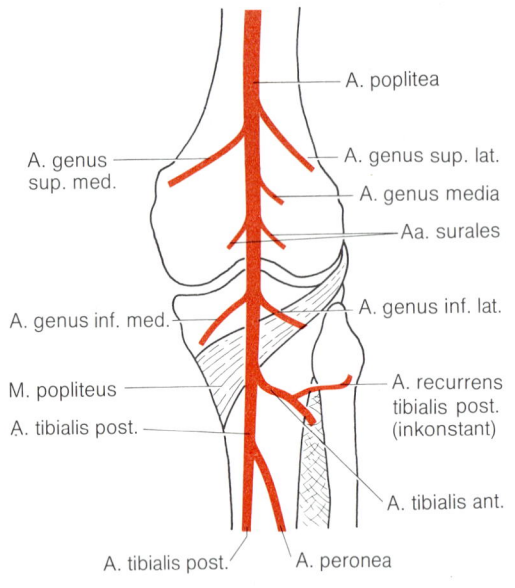

Abb. 183. A. poplitea mit Verzweigungen. (Nach Lippert, 1975)

— **Rete patellae,** arterielles Netz auf der Vorderfläche der Kniescheibe, *Teil des Rete articulare genus.*

A. tibialis anterior (Abb. 184, 185a)
Am unteren Rand des *M. popliteus*, oberhalb oder gelegentlich unterhalb des *Arcus tendineus m. solei* teilt sich die **A. poplitea** in die **A. tibialis anterior et posterior.** Die erstgenannte läuft zusammen mit ihren beiden Begleitvenen proximal durch die *Membrana interossea cruris* nach vorn in die *Extensorenloge.*
— **A. recurrens tibialis posterior,** kleines, inkonstantes Gefäß, zieht unter dem *M. popliteus* in die *Kniekehle.*
— **A. recurrens tibialis anterior,** verläßt die A. tibialis anterior nachdem diese durch die *Membrana interossea cruris* gelaufen ist.
— **A. malleolaris anterior lateralis,** zieht unter der Sehne des *M. extensor digitorum longus* zum Gefäßnetz auf dem Außenknöchel, dem *Rete malleolare laterale.*
— **A. malleolaris anterior medialis,** mündet in das *Rete malleolare mediale.*
— **Rete malleolare laterale.** Arterielles Gefäßnetz auf dem Außenknöchel, seine Zuflüsse sind *A. malleolaris anterior lateralis* sowie *R. perforans* und *Rr. malleolares laterales.*
— **Rete malleolare mediale,** arterielles Gefäßnetz auf dem Innenknöchel seine Zuflüsse sind *A. malleolaris anterior medialis* und *Rr. malleolares mediales.*

A. tibialis posterior (Abb. 185b)
Sie läuft als direkte Fortsetzung der **A. poplitea** durch den *Arcus tendineus m. solei* zusammen mit *zwei Vv. tibiales posteriores* und dem *N. tibialis* in die tiefe Flexorenloge.
— **R. circumflexus fibulae,** kleiner Ast um das *Caput fibulae* nach vorn.
— **Rr. malleolares mediales,** ziehen von hinten her in das *Rete malleolare mediale.*
— **Rr. calcanei,** zum *Rete calcaneum,* einem Gefäßnetz am *Tuber calcanei* (s. u.).

A. peronea
Sie kommt dicht unterhalb des *Arcus tendineus m. solei* aus der **A. tibialis posterior.**
— **R. perforans,** gelangt oberhalb vom oberen Sprunggelenk durch eine Öffnung in der *Membrana interossea cruris* zum *Rete malleolare laterale* und Fußrücken. Als Variante kann die **A. dorsalis pedis** aus ihr stammen.
— **R. communicans,** distaler Verbindungsast zwischen *A. tibialis posterior* und *A. peronea.*
— **Rr. malleolares laterales,** zum *Rete malleolare laterale.*
— **Rr. calcanei,** zur seitlichen Fläche des *Calcaneus* und zum *Rete calcaneum.*
— **Rete calcaneum,** arterielles Gefäßnetz am *Tuber calcanei.*

A. dorsalis pedis (Abb. 184)
Fortsetzung der **A. tibialis anterior** auf den Fußrücken. Die Grenze der Bezeichnungen liegt am Übergang des Unterschenkels zum Fuß in *Höhe des Gelenkspaltes des oberen Sprunggelenkes.*
— **A. tarsea lateralis,** zieht unter den Sehnen der langen und kurzen Extensoren in die Gegend des Os cuboideum und anastomosiert mit der *A. arcuata* (s. u.). Ein feiner motorischer Ast aus dem *N. peroneus profundus* zu den kurzen Muskeln des Fußrückens begleitet die Arterie.
— **Aa. tarseae mediales,** 2 bis 3 feine Äste zum *medialen Fußrand.*
— **A. arcuata,** läuft bogenförmig auf den Basen des II. bis V. Mittelfußknochens unter den Sehnen und Muskeln des *M. extensor digitorum longus et brevis* zum seitlichen Fußrand, wo sie mit der *A. tarsea lateralis* anastomosiert.
Aus der A. arcuata gehen die *Aa. metatarseae dorsales* hervor.
— **Aa. metatarseae dorsales.** Die A. dorsalis pedis setzt sich als Aa. metatarseae dorsales fort. Proximal gibt sie ein starken *R. plantaris profundus* durch den Intermetatarsalraum zur Fußsohle ab, der mit dem *Arcus plantaris* anastomosiert.

Membrum inferius, Untere Extremität

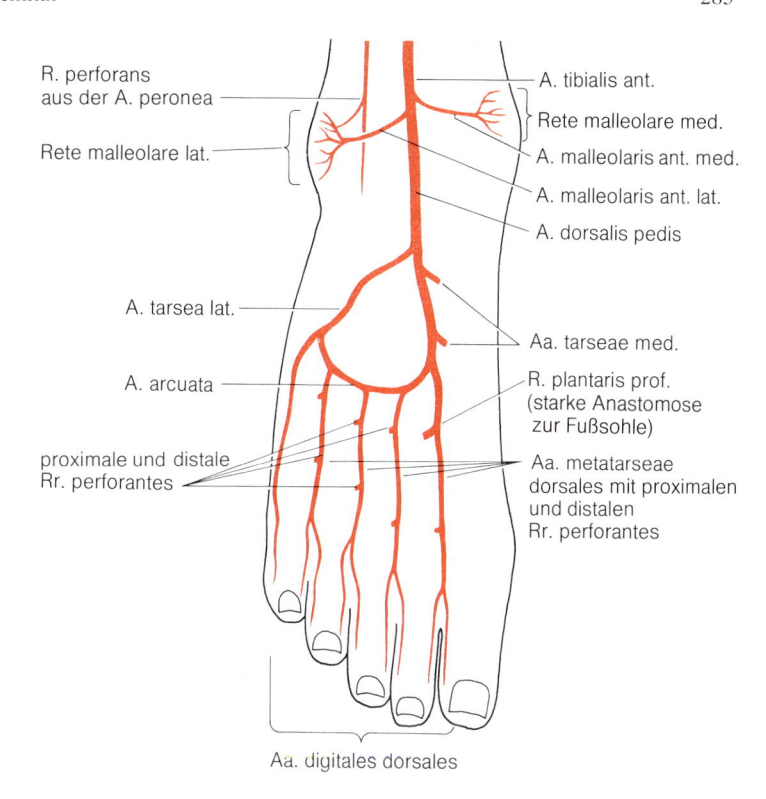

Abb. 184. A. tibialis ant. und A. arcuata

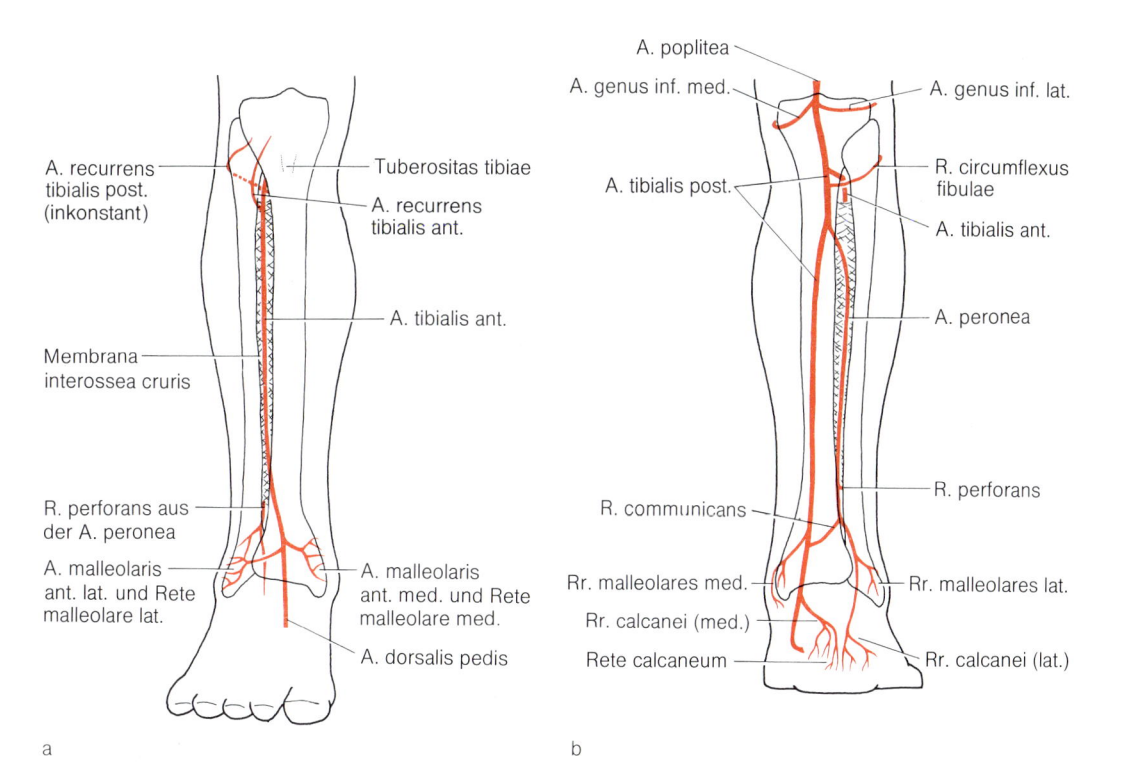

Abb. 185. (a) Verlauf der A. tibialis anterior, (b) der A. tibialis posterior. (Nach Lippert, 1975)

Distal steht im I. Zwischenknochenraum ein *R. perforans* mit *der analogen A. metatarsea plantaris* in Verbindung.

Die *A. metatarsea dorsalis I* spaltet sich distal in die beiden *Aa. digitales dorsales* auf. Sie versorgen die einander zugekehrten Seiten der I. und II. Zehe. die A. metatarsea dorsalis I und ihre beiden Zweige werden vom Endast des *N. peroneus profundus* begleitet.

Die übrigen *Aa. metatarseae dorsales* laufen auf den Mm. interossei dorsales des II. bis IV. Zwischenknochenraums nach distal und spalten sich in die *Aa. digitales dorsales*.

Seitlich am V. Mittelfußknochen kann eine zusätzliche A. metatarsea dorsalis liegen.

Die dorsalen Mittelfußarterien Nr. II bis V kommen aus der *A. arcuata*. Mit je einem proximalen und distalen *R. perforans* stehen sie in Verbindung mit den entsprechenden *Aa. metatarseae plantares*.

– **Aa. digitales dorsales,** sie entstehen als Aufspaltungen der Aa. metatarseae dorsales und versorgen die Streckseite der Grund- und Mittelphalangen.

– **R. plantaris profundus,** Bezeichnung für den stark entwickelten proximalen R. perforans der I. dorsalen Mittelfußarterien, anastomosiert mit dem *Arcus plantaris*.

A. plantaris medialis

Sie ist etwas schwächer als die *A. plantaris lateralis* und läuft zum medialen Fußrand zwischen *M. abductor hallucis* und *M. flexor digitorum brevis*. Die Arterie teilt sich meistens in einen oberflächlichen und tiefen Ast.

• **R. profundus.** Er anastomosiert oft mit dem *Arcus plantaris*.

• **R. superficialis,** läuft oberflächlich, verbindet sich distal mit der *A. metatarsea plantaris I*. Oft zieht ein feiner Ast bogenförmig nach lateral, aus dem kleine Zweige mit den *Aa. metatarseae plantares* anastomosieren.

A. plantaris lateralis

verläuft zwischen *M. flexor digitorum brevis* und *M. quadratus plantae* in die Tiefe der seitlichen Fußsohlenregion.

– **Arcus plantaris.** Die A. plantaris lateralis läuft bogenförmig als Arcus plantaris von lateral nach medial zwischen dem *Caput obliquum* des *M. adductor hallucis* und den *Mm. interossei*.

– **Aa. metatarseae plantares.** Aus dem Arcus plantaris gehen vier Aa. metatarseae plantares hervor.

– **Rr. perforantes,** sie liegen proximal und distal in den Zwischenknochenräumen des Mittelfußes, verbinden die plantaren und dorsalen Metatarsalarterien untereinander.

– **Aa. digitales plantares communes,** Bezeichnung für die Gefäßabschnitte distal vom Abgang der Rr. perforantes aus den Aa. metatarseae plantares bis zur Aufzweigung in die *Aa. digitales plantares propriae*.

– **Aa. digitales plantares propriae.** Sie laufen medial und lateral im plantaren Bereich der Zehen. Ihre Versorgungsgebiete entsprechen den Aa. digitales palmares propriae an der Hand.

2. Venen der unteren Extremität

Wir unterscheiden ein **oberflächliches und tiefes** Venensystem. Die oberflächlichen Venen liegen im subcutanen Fettgewebe außerhalb der Fascien (epifascial), die tiefen innerhalb der Fascien. Beide Venensysteme stehen durch zahlreiche Anastomosen untereinander in Verbindung.

Die *oberflächlichen Venen* laufen unabhängig von den Arterien. Sie bestehen aus einigen großen Stämmen und flächenhaft ausgebreiteten venösen Netzen.

Die tiefen *Beinvenen* laufen zusammen mit den Arterien als *Vv. comitantes* (Begleitvenen). Den A. femoralis und A. poplitea sind je eine Vene zugeordnet. Alle anderen tiefen Arterien werden jeweils von zwei flankierenden Vv. comitantes begleitet, die oft durch quere Brücken verbunden sind („Strickleiter") oder geflechtartig um die zugehörige Arterie angeordnet sind. Arterie und begleitende Vene bzw. Venen liegen jeweils in einer gemeinsamen Bindegewebshülle.

Oberflächliches Venensystem

– **V. saphena magna.** Sie beginnt am medialen Rand des Fußrückens. Hier mündet der *Arcus venosus dorsalis pedis* medial in die V. saphena magna und lateral in die *V. saphena parva*. Zahlreiche Verbindungen bestehen zum *Rete venosum dorsale pedis*.

Die *V. saphena magna* läuft dann *vorn am Innenknöchel* zur *medialen Seite des Unterschenkels*. Hier steht sie durch Seitenäste, die die Fascia cruris durchbrechen, mit tiefen Beinvenen in Verbindung. Vorn am Außenknöchel kann man die V. saphena magna meistens tasten und sehen. Hier befindet sich eine geeignete Stelle für eine Venae sectio. Proximal am Oberschenkel läuft die V. saphena magna durch den *Hiatus saphenus* in den subfascialen Bereich und mündet in der *Fossa iliopectinea* unterhalb des Leistenbandes in die **V. femoralis**.

In der Gegend des *Hiatus saphenus* laufen mehrere Hautvenen aus verschiedenen Richtungen in die V. saphena magna oder direkt in die V. femoralis („*Venenstern*"). Es handelt sich um die
Vv. pudendae externae,
V. circumflexa ilium superficialis und
V. epigastrica superficialis.

Die *Vv. dorsales penis (clitoridis) superficiales* und *Vv. scrotales (labiales) anteriores* münden in die *Vv. pudendae externae* oder *V. femoralis.*

— **V. saphena accessoria.** Inkonstanter Seitenast der *V. saphena magna* am Oberschenkel, der vorn oder medial liegen kann, oft parallel zum Stammgefäß läuft und gelegentlich mit der *V. saphena parva* anastomosiert.

— **V. saphena parva.** Die Vene steht am seitlichen Fußrand mit dem *Arcus venosus dorsalis pedis* und dem *Rete venosum dorsale pedis* in Verbindung. Sie läuft dorsal vom Außenknöchel zur Beugeseite des Unterschenkels, durchbricht in der Kniekehle die Fascie und mündet zwischen den beiden Ursprungsköpfen des *M. gastrocnemius* in die **V. poplitea.** Die V. saphena parva steht am Unterschenkel mit tiefen Beinvenen in Verbindung. Sie bildet oberflächliche netzförmige Anastomosen mit der *V. saphena magna.*

Die V. saphena parva begleiten im Verlauf von unten nach oben der *N. cutaneus dorsalis lateralis, N. suralis* und *N. cutaneus surae medialis.*

Tiefe Beinvenen
— **V. femoralis,** begleitet die *A. femoralis.*
— **Vena profunda femoris,** läuft zusammen mit der gleichnamigen Arterie, meistens doppelt vorhanden. In die *V. profunda femoris* münden
• *Vv. circumflexae femoris mediales et laterales* sowie die
• *Vv. perforantes.*
— **V. poplitea,** nimmt die
• *Vv. genus* und
• *V. saphena parva* auf.
— **Vv. tibiales anteriores,** Vv. comitantes der gleichnamigen Arterie, ihre Zuflüsse sind
• *Rete venosum dorsale pedis*
• *Arcus venosus dorsalis pedis,*
• *Vv. digitales dorsales pedis* und
• *Vv. metatarseae dorsales pedis.*
— **Vv. tibiales posteriores.** Als Begleitvenen der gleichnamigen Arterie sammeln sie das Blut aus dem
• *Arcus venosus plantaris,*
• *Vv. metatarseae plantares,*
• *Vv. digitales plantares* und dem

• *Rete venosum plantare.*
— **Vv. peroneae,** begleiten die *A. peronea.*

Klinischer Hinweis. Die oberflächlichen Beinvenen, insbesondere die *V. saphena magna et parva* können erweitert und geschlängelt sein (**Varicen**). Ihre Klappen schließen sich nicht mehr. Es kommt zum Rückstau des Blutes, gelegentlich bilden sich **Thrombosen** (wandständige Blutgerinnsel). Bei den Thrombosen der tiefen Beinvenen kann sich ein Thrombus lösen und zur gefürchteten **Lungenembolie** führen.

3. Lymphsystem der unteren Extremität

Ähnlich wie bei den Venen unterscheiden wir ein oberflächliches und tiefes Lymphsystem. Sie stehen untereinander in Verbindung. Die oberflächlichen Lymphbahnen laufen im subcutanen Fettgewebe, insbesondere in Begleitung der V. saphena magna et parva.

— **Nodi lymphatici poplitei.** Im Fettgewebe der *Fossa poplitea* liegen etwa 6 Lymphknoten. Sie erhalten Zuflüsse aus oberflächlichen Lymphbahnen entlang der *V. saphena parva* und aus tiefen in Begleitung der *Vv. tibiales anteriores, posteriores* und *peroneae.* Ihr Abfluß erfolgt in die *Nodi lymphatici inguinales profundi.*

— **Nodus lymphaticus tibialis anterior,** inkonstanter Lymphknoten vorn auf der *Membrana interossea cruris* an der Durchtrittsstelle der *Vasa tibialia anteriora.*

— **Nodi lymphatici inguinales superficiales et profundi.** Ihre Lymphzuflüsse stammen aus Lymphgefäßen des Beines, insbesondere aus Lymphbahnen, die die *V. saphena magna* begleiten (s.a. Leistengegend).

Klinischer Hinweis. Bei entzündlichen Prozessen am Bein kann es zur **Lymphangitis** (rötlicher Streifen) und Schwellung der regionalen Lymphknoten kommen.

4. Nn. lumbales, sacrales et N. coccygeus

Nn. lumbales. Die fünf lumbalen Spinalnerven teilen sich in *Rr. dorsales et ventrales.*

Rr. dorsales, spalten sich in einen
motorischen *R. medialis* für autochthone Rückenmuskeln und einen überwiegend sensiblen *R. lateralis* für die Rückenhaut. Einige Rr. laterales ziehen als *Nn. clunium superiores* über die Crista iliaca hinweg zur Gesäßhaut.

Rr. ventrales, beteiligen sich am *Plexus lumbosacralis.*

Nn. coccygei. Hauptsächlich sensibel, geben Zweige an den *Plexus coccygeus* ab.

Plexus lumbosacralis. Das Lumbosacralgeflecht teilt man künstlich in einen **Plexus lumbalis und Plexus sacralis.** Es wird von den *Rr. ventrales* der *lumbalen und sacralen Spinalnerven* gebildet. Wir beobachten an den Nerven Schlingenbildungen (*Ansae*), Aufspaltungen und Vereinigungen.

Plexus lumbalis
Die *Rr. ventrales* aus *L 1 bis L 3* mit Zuflüssen aus *Th 12 und L 4* bilden das Lendengeflecht. Es liegt zwischen der oberflächlichen und tiefen Ursprungsschicht des *M. psoas major*.

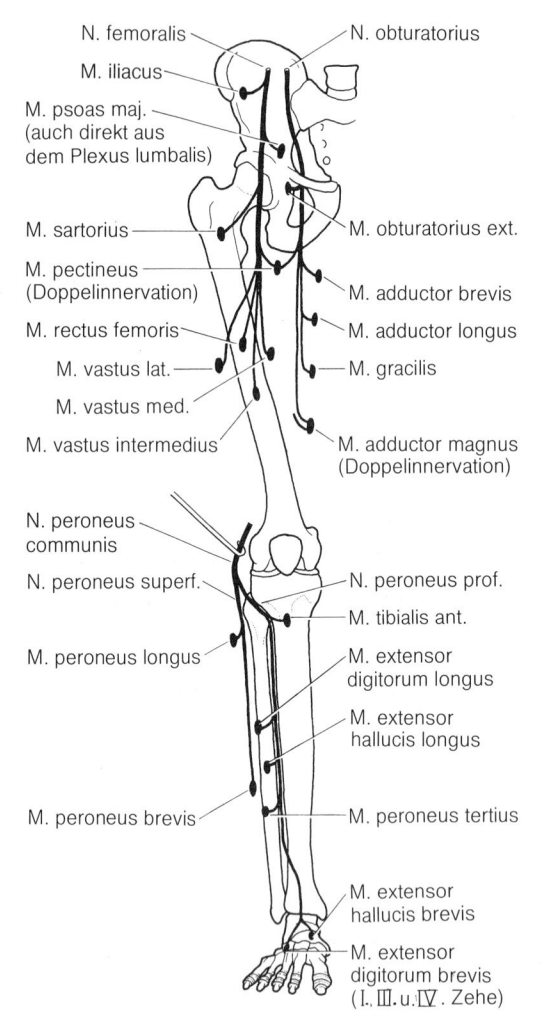

Abb. **186.** Motorische Innervationsgebiete des N. femoralis, N. obturatorius und N. peroneus communis

– ***Rr. musculares,*** aus dem Plexus oder direkt den Rr. ventrales für den *M. quadratus lumborum, M. psoas major et minor.*
– **N. iliohypogastricus,** gemischter Nerv, läuft anfangs parallel unterhalb vom N. subcostalis zwischen M. quadratus lumborum und Niere, dann zwischen M. obliquus internus abdominis und M. transversus abdominis.
• ***Rr. musculares*** für Bauchmuskeln.
• ***R. cutaneus lateralis*** zur unteren Bauch- und oberen Hüftgegend.
• ***R. cutaneus anterior,*** läuft zwischen Externusaponeurose und M. obliquus internus abdominis zur Haut über dem Anulus inguinalis superficialis und der Symphyse.
– **N. ilioinguinalis,** läuft unterhalb und parallel vom N. iliohypogastricus, mit dem er anfangs einen gemeinsamen Stamm bilden kann, seitlich gelangt er zwischen M. obliquus internus abdominis und M. transversus abdominis. Sein Endast läuft durch den Leistenkanal.
• ***Rr. musculares*** zu Bauchmuskeln,
• ***Nn. scrotales anteriores*** zum Scrotum,
• ***Nn. labiales anteriores*** zu den Labia majora.
– **N. genitofemoralis,** durchbohrt den M. psoas major, läuft auf ihm nach unten, spaltet sich in zwei Äste. Der Stamm oder die Äste unterkreuzen den Ureter (Schmerzausstrahlungen bei Uretersteinkoliken).
• ***R. genitalis,*** läuft durch den Leistenkanal im Funiculus spermaticus, versorgt motorisch den *M. cremaster* und die *Tunica dartos,* sensibel die *Haut des Scrotums* bzw. der *Labia majora*.
• ***R. femoralis,*** zieht lateral von der A. femoralis durch die Lacuna vasorum, versorgt die *Oberschenkelhaut* in der Umgebung des *Hiatus saphenus*.
– **N. cutaneus femoris lateralis** (Abb. **188**), läuft in der Fossa iliaca auf dem M. iliacus, dann etwa 1 cm medial von der Spina iliaca anterior superior durch die Lacuna musculorum zur *seitlichen Oberschenkelhaut*.
– **N. obturatorius** (Abb. **186**), liegt am medialen Rand des M. psoas major, gelangt dann durch den Canalis obturatorius in die mediale Gruppe der Oberschenkelmuskeln. Oberhalb des M. adductor brevis teilt er sich in einen *R. anterior* und *R. posterior*.
• ***R. anterior,*** versorgt den *M. adductor brevis, M. adductor longus, M. gracilis* und gemeinsam mit Muskelästen aus dem N. femoralis den *M. pectineus* (Doppelinnervation).
 Sein Endast, der ***R. cutaneus,*** gelangt zur Haut der *Innenfläche des Oberschenkels und Kniegelenkes* (Schmerzausstrahlungen bei Prozessen am Ovar und Obturatoriushernien).

Membrum inferius, Untere Extremität

- **R. posterior,** versorgt den *M. obturatorius externus* sowie den *M. adductor magnus* zusammen mit dem N. tibialis (Doppelinnervation). Er gibt einen *Hautast in die Kniekehle* ab.

Lähmung des N. obturatorius. Die Adductoren fallen aus, auf der medialen Seite des Oberschenkels entstehen Sensibilitätsstörungen.

— **N. femoralis** (Abb. **186**). Er ist der stärkste Nerv des Plexus lumbalis. Wir finden ihn im retroperitonealen Bereich, wenn wir stumpf von lateral aus zwischen M. psoas major und M. iliacus vordringen. Durch die Lacuna musculorum (Abb. **190**) gelangt er in die *Fossa iliopectinea*. Hier oder schon etwas höher spaltet er sich fächerförmig auf.

- **Rr. musculares.** Die oberen Rr. musculares ziehen retroperitoneal zum *M. psoas major* und *M. iliacus*. Unterhalb des Leistenbandes laufen die unteren Rr. musculares zum *M. quadriceps femoris* und *M. sartorius*. Den *M. pectineus* versorgen sie gemeinsam mit dem N. obturatorius.
- **Rr. cutanei anteriores** (Abb. **188**) durchbrechen die Fascia lata, versorgen die Haut des *Oberschenkels vorn und medial*.
- **N. saphenus** sensibel, läuft vor der A. femoralis, zieht mit den Femoralgefäßen in den Adductorenkanal, verläßt diesen durch die Membrana vastoadductoria und gelangt dann zwischen M. sartorius und M. vastus medialis zur medialen Gegend des Kniegelenkes. In Begleitung der V. saphena magna erreicht er den Fuß. Parallel zum N. saphenus laufen am Oberschenkel einige Rr. cutanei anteriores und einer der Rr. musculares zum M. vastus medialis.

Der sensible *R. infrapatellaris* des N. saphenus läuft durch den M. sartorius und dann bogenförmig unterhalb der Kniescheibe.

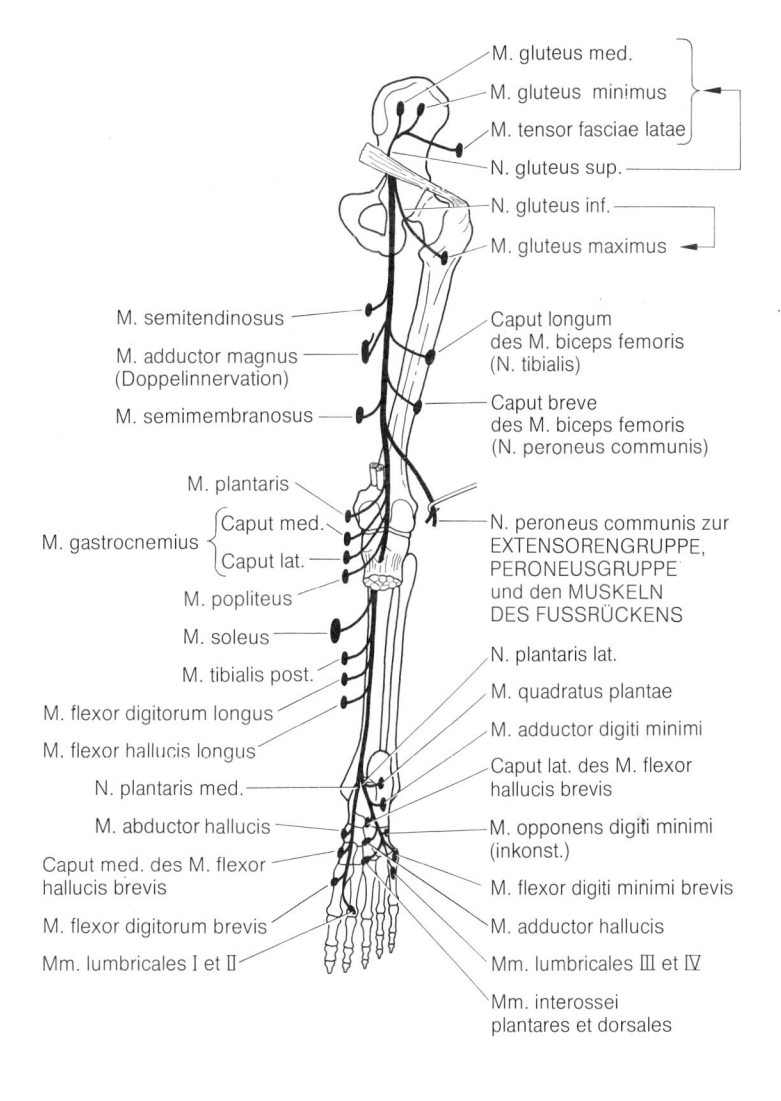

Abb. **187**. Motorische Innervationsgebiete des N. ischiadicus und N. tibialis

Die *Rr. cutanei cruris mediales* sind sensible Äste aus dem N. saphenus zur medialen Fläche des Unterschenkels und Fußes.

Lähmungen des N. femoralis sind selten. Auf der Beugeseite des Oberschenkels und Innenseite des Unterschenkels entstehen *Sensibilitätsstörungen*. Das Knie kann aktiv nicht gestreckt werden.

Plexus sacralis

Die *Rr. ventrales* aus *L5* bis *S3* mit Zuflüssen aus *S4* bilden den Plexus sacralis. Er liegt auf dem M. piriformis bedeckt von der Fascia pelvis parietalis.

− **Truncus lumbosacralis,** gemeinsamer Stamm aus den Rr. ventrales von L5 und dem unteren Teil von L4. Er vereinigt sich mit S1. Zwischen Truncus und S1 läuft die A. glutea superior zum *Foramen suprapiriforme*.

− **N. gluteus superior,** zieht durch das *Foramen suprapiriforme* zwischen *M. gluteus medius et minimus* zum *M. tensor fasciae latae,* innerviert die drei genannten Muskeln.

− **N. gluteus inferior,** durch das *Foramen infrapiriforme* gelangt er zum *M. gluteus inferior,* den er motorisch versorgt.

− **N. cutaneus femoris posterior** (Abb. **189**), zusammen mit dem N. ischiadicus und anderen Leitungsbahnen läuft er durch das *Foramen infrapiriforme*. Wir finden ihn am Unterrand des M. gluteus maximus. Er versorgt die Haut auf der *dorsalen Oberschenkelgegend* und in der *Kniekehle*.

• *Nn. clunium inferiores* (Abb. **189**), ziehen um den caudalen Rand des M. glutaeus maximus zur Gesäßhaut.

• *Rr. perineales,* innervieren die Haut der Dammgegend.

− **N. ischiadicus** (Abb. **187**), stärkster Nerv des Menschen, verläßt das kleine Becken durch das *Foramen infrapiriforme*. Am Übergang vom mittleren zum distalen Drittel des Oberschenkels teilt er sich in den **N. tibialis** und **N. peroneus communis**. Die Teilungsstelle kann auch höher oder tiefer liegen. Als Variante beobachtet man die Teilung bereits im kleinen Becken. Der N. peroneus communis durchbricht in diesem Fall den M. piriformis, der N. tibialis läuft durch das Foramen infrapiriforme wie sonst der N. ischiadicus.

Lähmungen des N. ischiadicus. Mit Ausnahme der Kniestrecker und Adductoren ist das Bein gelähmt. Die Berührungsempfindung fehlt auf der Dorsalseite des Unterschenkels und an der Fußsohle.

− **N. peroneus communis** (Abb. **186**). Er liegt am Oberschenkel lateral vom N. tibialis unter dem M. biceps femoris. In der Kniekehle befindet er sich am dorsalen Rand der Ansatzsehne des M. biceps femoris. Nachdem er das Caput laterale des M. gastrocnemius überkreuzt hat, dringt er zwischen M. soleus und M. peroneus longus in die Tiefe. Er schlingt sich um das Collum fibulae. Nun teilt er sich vorn in einen **N. peroneus superficialis** und **N. peroneus profundus.**

• *R. muscularis* zum Caput breve des M. biceps femoris.

• *N. cutaneus surae lateralis* (Abb. **188**), versorgt die proximalen ²/₃ der dorsalen lateralen Unterschenkelhaut.

• *R. communicans peroneus,* spaltet sich aus dem vorigen oder dem Stamm des N. peroneus communis ab. Der variable Ast verbindet sich mit dem *N. cutaneus surae medialis* aus dem N. tibialis zum *N. suralis*. Fehlt der R. communicans peroneus, so nennt man den N. cutaneus surae medialis vom distalen Unterschenkeldrittel an N. suralis.

− **N. peroneus superficialis.** Der Stamm des Nerven liegt in der Loge.

• *Rr. musculares* des N. peroneus superficialis versorgen den *M. peroneus longus et brevis.*

• *N. cutaneus dorsalis medialis,* durchbricht die Fascia cruris meistens gemeinsam mit dem folgenden Nerv in Form eines einheitlichen Stammes; versorgt die Haut des Fußrückens.

• *N. cutaneus dorsalis intermedius,* sensibler Nerv zum Fußrücken lateral vom vorigen.

• *Nn. digitales dorsales,* je zwei Äste für die Haut über der Streckseite der Grund- und Mittelphalangen (Ausnahmen s. N. peroneus profundus).

− **N. peroneus profundus,** durchbricht das Septum intermusculare anterius cruris, um in die Extensorenloge zu gelangen.

• *Rr. musculares,* des N. peroneus profundus versorgen die *Extensorengruppe* (M. tibialis anterior, Mm. extensor hallucis longus et digitorum longus, M. peroneus tertius) und die *Muskeln des Fußrückens* (Mm. extensor hallucis brevis et digitorum brevis).

• *Nn. digitales dorsales, hallucis lateralis et digiti secundi medialis,* versorgen die einander zugekehrten Seiten der 1. und 2. Zehe.

− **N. tibialis** (Abb. **187**), durch den Arcus m. solei gelangt er zwischen die oberflächliche und tiefe Flexorengruppe des Unterschenkels. Am Malleolus medialis oder oberhalb davon teilt sich der N. tibialis in **N. plantaris medialis et lateralis.**

Membrum inferius, Untere Extremität

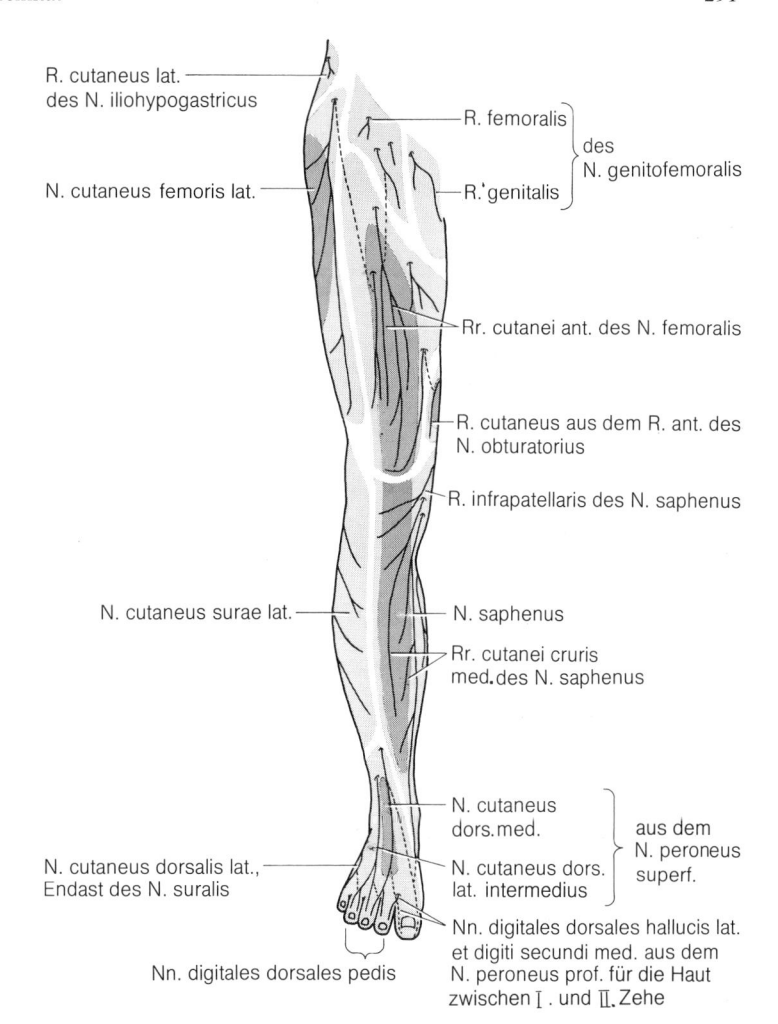

Abb. 188. Hautinnervation des Beins von ventral. (Nach v. Lanz-Wachsmuth-Lang, 1972)

- **Rr. musculares.** *M. gemellus superior et inferior, M. quadratus femoris* und *M. obturatorius internus* werden von Ästen aus dem Plexus sacralis oder dem Tibialisteil des N. ischiadicus versorgt.

Am Oberschenkel innerviert der N. tibialis bzw. der Tibialisteil des N. ischiadicus die *dorsale Muskelgruppe* mit Ausnahme des Caput breve des M. biceps femoris, das vom N. peroneus communis versorgt wird.

- **N. interosseus cruris,** sensibler Ast für das *Tibiaperiost* und die *Syndesmosis tibiofibularis*.
- **N. cutaneus surae medialis,** verläßt den N. tibialis in der Kniekehle, nach der Vereinigung mit dem *R. communicans peroneus* heißt er *N. suralis*.
- **N. suralis,** gibt an die seitliche Fersenhaut die *Rr. calcanei laterales* ab und setzt sich fort als *N. cutaneus dorsalis lateralis* auf die seitliche Gegend des *Fußrückens* und die *Außenkante des Fußes*.
- **Rr. calcanei mediales,** Äste aus dem N. tibialis zur medialen Fersengegend.

– **N. plantaris medialis.**

- **Rr. musculares** innervieren den *M. abductor hallucis*, das *Caput mediale* des *M. flexor hallucis brevis*, den *M. flexor digitorum brevis* und die *Mm. lumbricales I et II*.
- *Nn. digitales plantares communes et plantares proprii.* Sensible Äste für die *medialen 3½ Zehen.* (Analogie zum N. medianus). Sie versorgen die plantaren Flächen der entsprechenden Zehen und zusätzlich ihre Endglieder dorsal.

– **N. plantaris lateralis** (Abb. **189**), entspricht an der Hand dem N. ulnaris.

- **R. superficialis** spaltet sich in *Nn. digitales plantares communes* und dann in *Nn. digitales plantares proprii* lateral für 1½ Zehe.

internus. Die Fascienduplikatur heißt *Canalis pudendalis* oder Alcockscher Kanal.

Für die **Rr. ventrales aus S3 und S4** gibt es auch die Bezeichnung **Plexus pudendalis**.
- **Nn. rectales inferiores,** versorgen sensibel die *Haut am Anus* und motorisch den quergestreiften *M. sphincter ani externus.*
- **Nn. perineales,** versorgen die *Dammhaut und -muskeln.*
- *Nn. scrotales posteriores* ziehen hinten zum Scrotum.
- *Nn. labiales posteriores* innervieren die Labia majora.
- **N. dorsalis penis,** paariger Nerv für die Haut des Penis.
- **N. dorsalis clitoridis,** paariger Hautnerv für die Clitoris.

Plexus coccygeus

Er entsteht aus den *Rr. ventrales von S4 und S5* sowie den vorderen Ästen einer variablen Zahl von Coccygealnerven.
- **Nn. anococcygei,** dünne Nerven, durchbrechen das Lig. anococcygeum, versorgen die *Haut über dem Steißbein bis zum Anus.*

XII. Topographische Hinweise

1. Regio glutea, Gesäßgegend

Die Gesäßgegend umfaßt das Gebiet der Glutealmuskeln — *Lig. sacrospinale* und *Lig. sacrotuberale* ergänzen die *Incisura ischiadica major et minor* zum *Foramen ischiadicum majus et minus.* Der *M. piriformis* teilt das erstgenannte in ein *Foramen suprapiriforme et infrapiriforme.*

Foramen suprapiriforme. A. et V. glutea superior, N. gluteus superior.

Foramen infrapiriforme. N. ischiadicus, A. commitans n. ischiadici, A. et V. glutea inferior, N. gluteus inferior, N. cutaneus femoris posterior, Rr. musculares aus dem Plexus sacralis, A. et V. pudenda interna, N. pudendus.

Foramen ischiadicum minus. A. et V. pudenda interna, N. pudendus, M. obturatorius internus.

2. Gliederung des Beines

Die äußeren Fascien bilden die Fortsetzung der oberflächlichen Körperfascien. Sie umhüllen die Muskulatur des Beines in Form des **Fascia lata** (Oberschenkelfascie), **Fascia cruris** (Unterschenkelfascie) und **Fascia dorsalis pedis** (Fußrückenfascie). Die tiefen Fascien und Septen trennen die Muskeln und Muskelgruppen.

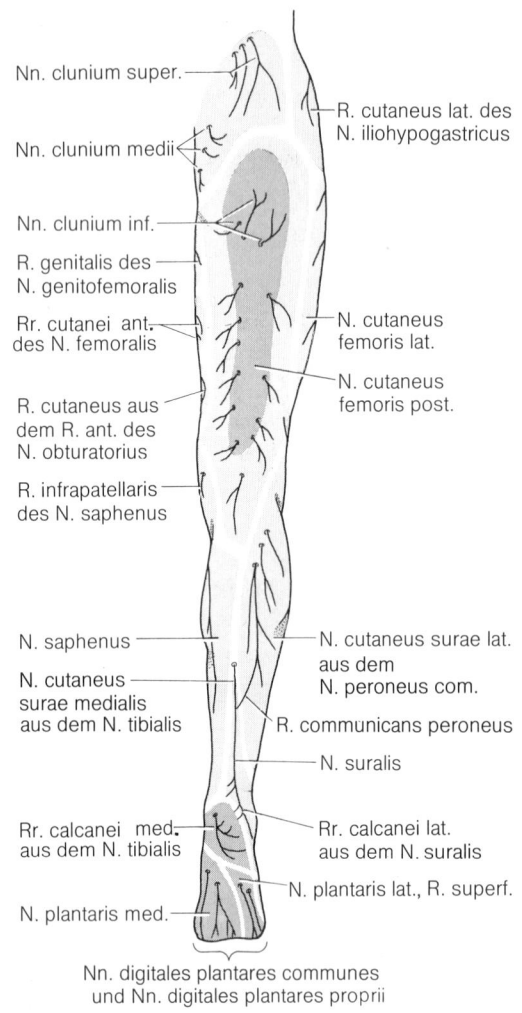

Abb. 189. Hautinnervation des Beins von dorsal. (Nach v. Lanz-Wachsmuth-Lang, 1972)

- *R. profundus* innerviert alle *Muskeln der Fußsohle* mit Ausnahme der vom N. plantaris medialis versorgten.

Lähmungen des N. tibialis. Die Wadenmuskeln und Zehenbeuger fallen aus. Der Zehenstand ist nicht mehr möglich. Es entwickelt sich ein **Krallen- und Hackenfuß.** Die Sensibilität fehlt auf der Innenseite der Unterschenkels und an der Fußsohle.

— **N. pudendus,** zieht in Begleitung der Vasa pudenda interna durch das *Foramen infrapiriforme,* dann bogenförmig um die Spina ischiadica und das Lig. sacrospinale durch die Incisura ischiadica minor in die *Fossa ischiorectalis.* Hier liegt das Gefäßnervenbündel in einer Duplikatur der Fascia obturatoria auf dem M. obturatorius

Membrum inferius, Untere Extremität

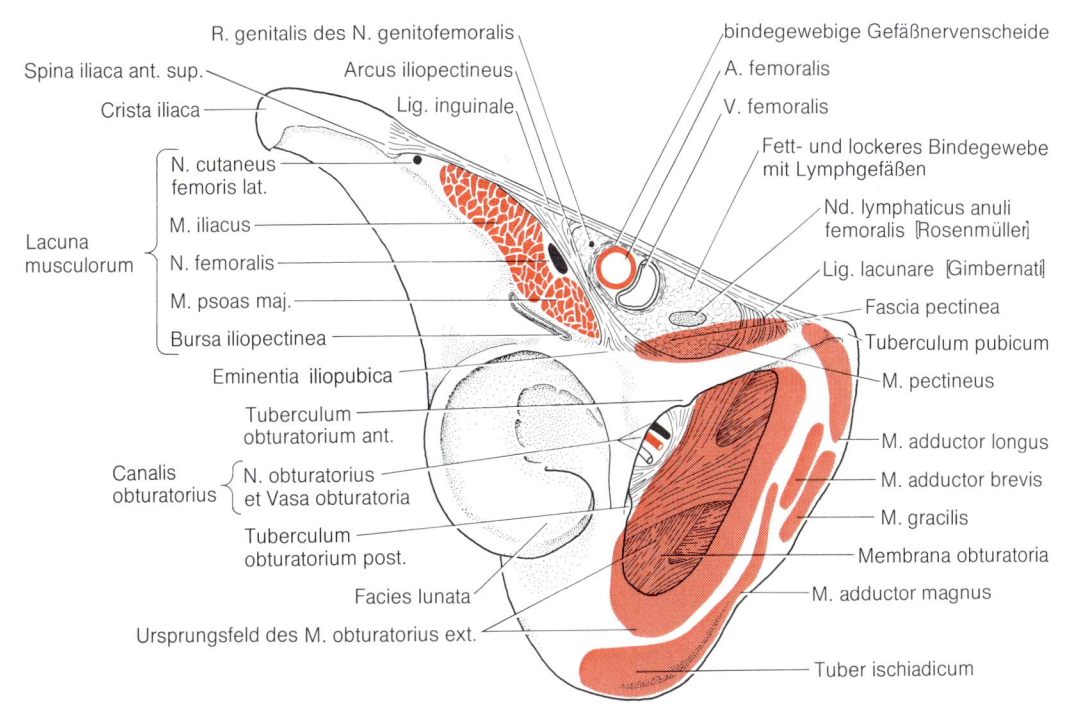

Abb. 190. Seitenansicht des Beckens. Rot: Ursprünge und Ansätze von äußeren Beckenmuskeln

3. Regio subinguinalis (Abb. 190)

Die Gegend unterhalb des Leistenbandes nennt man Regio subinguinalis. Ein bindegewebiger Streifen, der *Arcus iliopectineus,* teilt das Gebiet zwischen Leistenband und Beckenrand in eine **Lacuna vasorum** und **Lacuna musculorum**. Der Arcus iliopectineus ist ein Teil der Fascia iliaca. Er ist am Leistenband und an der Eminentia iliopubica verwachsen.

Lacuna vasorum
Sie liegt medial. Ihre Grenzen sind Leistenband, Lig. lacunare, Pecten ossis pubis mit Lig. pectineale und Arcus iliopectineus. Das straffe *Lig. lacunare* [Gimbernati] läuft bogenförmig im medialen Winkel der Lacuna vasorum vom Leistenband zum oberen Schambeinast. Hier strahlt es in das *Lig. pectineale* ein. Bei diesem Band handelt es sich um verstärktes Periost des *Pecten ossis pubis*. Das Lig. pectineale bildet die seitliche Fortsetzung des Lig. pubicum superius [Coopersches Band].

In der Lacuna vasorum liegen nebeneinander medial die V. femoralis und lateral die A. femoralis.

Beide Gefäße sind von einer gemeinsamen bindegewebigen Gefäßscheide umgeben. Zwischen Lig. lacunare und V. femoralis liegt der *Rosenmüllersche Lymphknoten.* Hier laufen auch Lymphbahnen. Den bindegewebigen Abschluß zwischen Lig. lacunare und Oberschenkelvene nennt man auch *Septum femorale* [Cloqueti]. Der kleine *R. femoralis des N. genitofemoralis* läuft zwischen A. femoralis und Arcus iliopectineus zum Oberschenkel. Er zieht durch den Hiatus saphenus zur Oberschenkelhaut.

Canalis femoralis, Schenkelkanal
Er bildet sich bei einer *Schenkelhernie,* indem der Bruchsack Fett und Bindegewebe beiseite drängt. In der Länge erstreckt sich der Canalis femoralis je nach Ausdehnung des Bruchsackes von der Innenfläche der vorderen Bauchwand unterhalb des Leistenbandes bis in die Fossa iliopectinea (s. u.). Der kritische Engpaß des Schenkelkanals und damit auch der Schenkelhernie liegt zwischen *Lig. lacunare* und *V. femoralis.*

Klinischer Hinweis. Es gibt mehrere Formen von Schenkelhernien. Die **typische (mediale) Schenkelhernie** bahnt sich ihren Weg, indem eine pathologische Bauchfellausstülpung unterhalb des Leistenbandes in das Bindegewebe des Schenkelkanals vordringt. Der *(innere) Bauchring* entspricht dem Anulus femoralis, gebildet vom Lig. lacunare, Leistenband, R. superior ossis pubis und von der V. femoralis. Je nachdem, wie weit eine Schenkelhernie (*Hernia femoralis*) fortgeschritten ist, erscheint sie unterhalb des Leistenbandes, dann in der Fossa iliopectinea und schließlich dringt sie durch den Hiatus saphenus in das subcutane Gewebe des Oberschenkels vor. Am Rand des Lig. lacunare besteht die Gefahr der Brucheinklemmung. Schenkelhernien sind im Gegensatz zu Leistenbrüchen bei Frauen häufiger als bei Männern.

Lacuna musculorum

Ihre Grenzen sind Leistenband, Arcus iliopectineus und Becken (Abb. **190**). In der Lacuna musculorum befinden sich *M. iliopsoas, N. femoralis* und *N. cutaneus femoris lateralis*.

4. Fossa iliopectinea

Zusammen mit dem *M. iliopsoas* bildet der *M. pectineus* die *Fossa iliopectinea*. Sie liegt im proximalen Bereich des *Trigonum femorale* (s. u.). Ihr bindegewebiger Überzug aus Fascia iliopsoica et Fascia pectinea heißt **Fascia iliopectinea**. Sie läßt sich als tiefes Blatt oder Abspaltung der Fascia lata auffassen.

Im Grund der Fossa iliopectinea liegen in der Reihenfolge von medial nach lateral: *V. femoralis, A. femoralis* und der sich hier fächerartig aufzweigende *N. femoralis*. Im Fett- und Bindegewebe befinden sich Lymphknoten und -gefäße.

Die epifascial angeordnete *V. saphena magna* läuft durch den *Hiatus saphenus* in die Fossa iliopectinea, wo sie in die *V. femoralis* mündet.

5. Trigonum femorale

Lig. inguinale sowie die einander zugewandten Ränder des *M. sartorius* und *M. gracilis* begrenzen das Oberschenkeldreieck. Unterhalb des Leistenbandes liegt die *Fossa iliopectinea* im Trigonum femorale. Sie setzt sich nach unten als rinnenartige Vertiefung fort, gebildet vom M. vastus medialis sowie dem M. adductor longus und M. adductor magnus.

6. Oberschenkelregion (Tabelle 64)

Canalis adductorius

Vom *M. vastus medialis* zieht eine feste Bindegewebsplatte zum *M. adductor longus* und hauptsächlich zum *M. adductor magnus*. Die Bindegewebsplatte heißt **Membrana vastoadductoria**. Sie bildet zusammen mit den drei genannten Muskeln den Adductorenkanal (*Canalis adductorius*). In ihm laufen *A. et V. femoralis* und anfangs auch der *N. saphenus*. Der Nerv verläßt oberhalb des Kniegelenkes den Adductorenkanal indem er zusammen mit der A. et V. genus descendens die Membrana vastoadductoria durchbricht.

Durch den Adductorenkanal gelangen die Vasa femoralia aus der vorderen Oberschenkelgegend in die Kniekehle. Das untere Ende das Canalis adductorius ist der **Hiatus tendineus** *[adductorius]*, ein Schlitz in der Ansatzsehne des M. adductor magnus oberhalb des Epicondylus medialis.

Wände des Canalis adductorius

vorn:	Membrana vastoadductoria (vorn teilweise überdeckt vom M. sartorius)
medial-dorsal:	M. adductor magnus
	M. adductor longus (teilweise)
lateral-dorsal:	M. vastus medialis
Inhalt:	A. et V. femoralis, proximal N. saphenus

Tabelle 64. Gefäßnervenstraßen des Oberschenkels (Auswahl)

Gefäßnervenstraße	Leitmuskeln	Leitungsbahnen
A. femoralis	M. iliopsoas M. pectineus *Ventrale Muskelgruppe* *Mediale Muskelgruppe*	A. femoralis V. femoralis N. saphenus R. muscularis des N. femoralis zum M. vastus medialis tiefe Lymphgefäße
A. prof. femoris	*Ventrale Muskelgruppe* *Mediale Muskelgruppe*	A. prof. femoris V. prof. femoris
N. ischiadicus	Caput longum m. bicipitis femoris M. adductor magnus	N. ischiadicus A. commitans n. ischiadici

Membrum inferius, Untere Extremität

Anordnung der A. femoralis
Die Oberschenkelschlagader stellt die Fortsetzung der *A. iliaca interna* dar, die Grenze der Benennung liegt in Höhe des Leistenbandes. Am Adductorenschlitz, Hiatus tendineus, geht sie in die Kniekehlenschlagader (*A. poplitea*) über. Wir unterscheiden drei Verlaufsstrecken der A. femoralis:
1. Strecke. Vom Leistenband bis zum medialen Rand des M. sartorius in der Fossa iliopectinea bedeckt von der Oberschenkelfascie.
2. Strecke. Vom medialen Rand des M. sartorius bedeckt von ihm und seinem Fascienschlauch bis zum Eingang in den Adductorenkanal.
3. Strecke. Im Adductorenkanal, vom Eingang des Kanals bis zum Adductorenschlitz.

Klinischer Hinweis. *A. et V. femoralis* werden in der Leistenbeuge gelegentlich punktiert. Zur Orientierung dient der **Femoralispuls.** Er fehlt bei Gefäßverschluß, z.B. infolge einer arteriellen Embolie oder arterieller Verschlußkrankheit. — Bei lebensbedrohlichen Blutungen aus der A. femoralis muß man sofort mit dem Daumen, dem Handteller oder der Faust mit großer Kraft die A. femoralis gegen den oberen Schambeinast oder die Oberschenkelmuskeln drücken.

Canalis obturatorius
In der Membrana obturatoria befindet sich vorn-seitlich eine Aussparung. In ihr laufen die *Vasa obturatoria* und der *N. obturatorius* aus dem kleinen Becken in die Tiefe der Oberschenkelmuskulatur. Im strengen Sinne des Wortes ist erst dann ein *Canalis obturatorius* vorhanden, wenn ein Bruchsack durch die erwähnte Aussparung unter Verdrängung von Bindegewebe nach unten vorgedrungen ist (**Hernia obturatoria**).
Die **A. obturatoria** aus der A. iliaca interna anastomosiert mit ihrem *R. pubicus* oberhalb des Canalis obturatorius mit dem R. obturatorius aus dem *R. pubicus* der A. epigastrica inferior.
Der *R. acetabularis* läuft durch das Lig. transversum acetabuli und Lig. capitis femoris zum Oberschenkelkopf.
R. anterior et posterior versorgen die medialen Oberschenkelmuskeln. Sie anastomosieren mit Ästen der A. circumflexa femoris medialis und A. glutea inferior.
Der *N. obturatorius* teilt sich am oberen Rand des M. adductor brevis in einen *R. anterior* und *R. posterior*. Anschließend liegt der R. anterior auf dem M. adductor brevis bedeckt vom M. pectineus. Der R. posterior läuft zwischen M. adductor brevis und M. adductor magnus nach unten.

7. Regio genus, Kniegelenksgegend

Regio genus anterior. Quadricepssehne, Kniescheibe und *Lig. patellae* lassen sich leicht abtasten. Die sensible Versorgung der Haut erfolgt seitlich aus Ästen des N. cutaneus femoris lateralis sowie dem N. cutaneus surae lateralis, vorn aus Rr. cutanei anteriores sowie dem R. infrapatellaris und medial aus dem N. saphenus. Medialer lateraler Kniegelenksspalt lassen sich am Lebenden abtasten.

In der **Regio genus posterior** befindet sich die rautenförmige Kniekehle, *Fossa poplitea*.

Begrenzung der Fossa poplitea
oben-medial: M. semimembranosus
oben-lateral: M. biceps femoris
unten-medial: Caput mediale des M. gastrocnemius
unten-lateral: Caput laterale des M. gastrocnemius

Alle wichtigen Leitungsbahnen vom Oberschenkel zum Unterschenkel laufen durch die Kniekehle. Sie sind hier — eingebettet in einem Fett- und Bindegewebskörper — in typischer Reihenfolge angeordnet. Der *N. peroneus communis* läuft am dorsalen Rand des M. biceps femoris und seiner Ansatzsehne. Es folgen nach medial in die Tiefe *N. tibialis, V. poplitea* und schließlich die *A. poplitea*.

Zwischen den beiden Ursprungsköpfen des M. gastrocnemius läuft die *V. saphena parva* in die Kniekehle und mündet hier in die *V. poplitea*.

Die Hautinnervation erfolgt medial aus dem *R. cutaneus des N. obturatorius*, hinten aus dem *N. cutaneus femoris posterior* und seitlich aus dem *N. cutaneus surae lateralis*.

8. Regio cruris, Unterschenkelgegend

Wir teilen sie ein in eine *Regio cruris anterior et posterior*. Die vier Muskelgruppen des Unterschenkels befinden sich in vier Logen. In ihnen laufen auch die tiefen Gefäß-Nervenstraßen (Tabelle 65).

Regio cruris anterior
Leitmuskel der *A. et Vv. tibiales anteriores* ist der *M. tibialis anterior.*

Proximales Unterschenkeldrittel. Die A. tibialis anterior liegt mit ihren Begleitvenen zwischen M. tibialis anterior und M. extensor digitorum longus auf der Membrana interossea cruris.

Tabelle 65. Gefäßnervenstraße des Unterschenkels

Gefäßnervenstraße	Topographie	Leitungsbahnen
A. tibialis post.	zwischen *oberflächlicher* und *tiefer Flexorengruppe* innerhalb der Fascia cruris prof.	A. tibialis post. Vv. tibiales post. N. tibialis
A. tibialis ant.	in der *Extensorenloge*	A. tibialis ant. Vv. tibiales ant. N. peroneus prof. N. interosseus cruris
A. peronea	zwischen den Muskeln der *tiefen Flexorengruppe* der distalen ²/₃ des Unterschenkels	A. peronea Vv. peroneae
N. peroneus superf.	in der *Peroneusgruppe*	N. peroneus superf.
V. saphena magna	ventral und medial epifascial (außerhalb der Muskellogen)	V. saphena magna N. saphenus
V. saphena parva	dorsal und lateral epifascial (außerhalb der Muskellogen)	V. saphena parva N. cutaneus surae med. bzw. N. suralis

Mittleres Unterschenkeldrittel. Hier läuft die A. tibialis anterior mit ihren Begleitvenen und dem Endast des N. peroneus profundus in der Tiefe zwischen M. tibialis anterior und M. extensor hallucis longus.

Distales Unterschenkeldrittel. Das Gefäßnervenbündel aus A. tibialis anterior mit Begleitvenen und Endast des N. peroneus profundus gelangt allmählich in oberflächliche Schichten. Zur Darstellung des Gefäßnervenstranges geht man zwischen M. tibialis anterior und M. extensor hallucis longus ein. Die Sehne des M. extensor hallucis überkreuzt im distalen Unterschenkelbereich das Gefäßnervenbündel.

Am Übergang des Unterschenkels zum Fußrücken heißt die Fortsetzung der A. tibialis anterior *A. dorsalis pedis*. Sie liegt oberflächlich und ist zwischen der Sehne des M. extensor hallucis longus und M. extensor digitorum longus proximal auf dem Fußrücken zu tasten. Wegen der häufigen Varianten der A. tibialis anterior sind nicht selten abweichende Verläufe festzustellen. Ist die A. dorsalis pedis nicht zu tasten, so kann die Ursache ein arterieller Gefäßverschluß oder eine Variante sein.

Sehnenscheiden. Am Übergang der Unterschenkelfascie zur Fußrückenfascie finden wir kräftige Verstärkungszüge aus Bindegewebe, **Retinaculum mm. extensorum superius et inferius.** Sie verhindern das Vorspringen der Strecksehnen. Auch der Übergang der A. tibialis anterior in die A. dorsalis und begleitende Leitungsbahnen liegen unter ihnen. Die synovialen Sehnenscheiden sind in bindegewebige Fächer unter den Retinacula eingebaut.
1. *Fach:* Sehne des M. tibialis anterior
2. *Fach:* Sehne des M. extensor hallucis longus
3. *Fach:* Sehne des M. extensor digitorum communis

Regio cruris posterior
Wir gliedern diesen Bereich in eine oberflächliche und tiefe Schicht mit der *oberflächlichen und tiefen Flexorengruppe* und zugeordneten Muskellogen. Die *A. tibialis posterior* mit ihren *Begleitvenen* und dem *N. tibialis* sowie den *Vasa lymphatica tibialia posteriora* bildet das stärkste Gefäßnervenbündel des Unterschenkels. Es liegt von dorsal aus gesehen in einer Rinne der tiefen Flexorengruppe unter dem tiefen Blatt der Unterschenkelfascie bedeckt vom M. triceps surae. Distal läuft das Gefäßnervenbündel hinter und unterhalb vom Innenknöchel zur Fußsohle.

Der Puls der A. tibialis posterior ist etwa 2 cm dorso-caudal vom Innenknöchel zu tasten.

Sehnen und Leitungsbahnen sind hinter dem Innenknöchel in bestimmter Reihenfolge angeordnet:

Sehne des *M. tibialis posterior,* Sehne des *M. flexor digitorum longus,* vordere Begleitvene, *A.*

Membrum inferius, Untere Extremität

Tabelle 66. Gefäßnervenstraßen am Fuß

Gefäßnervenstraße	Leitungsbahnen	Lage, Verlauf
Dorsale Gefäßnervenstraße	A. dorsalis pedis Vv. dorsales pedis N. peroneus prof. Lymphgefäße	die A. dorsalis pedis liegt am Fußrücken meistens seitlich neben der Sehne des M. extensor digitorum longus, sie läuft subfascial
Plantare mediale Gefäßnervenstraße	A. plantaris med. Vv. plantares med. N. plantaris med. Lymphgefäße	anfangs zwischen M. abductor hallucis brevis und M. flexor digitorum brevis, später trennt sich der Nerv von den Gefäßen
Plantare laterale Gefäßnervenstraße	A. plantaris lat. Vv. plantares lat. N. plantaris lat. Lymphgefäße	das Gefäßnervenbündel läuft anfangs zwischen M. flexor digitorum brevis und M. quadratus plantae, später begleitet der R. prof. des Nerven den Arcus plantaris, beide liegen zwischen dem Caput obliquum des M. adductor hallucis und den Mm. interossei

tibialis posterior, hintere Begleitvene, *N. tibialis* und schließlich sehr tief liegend die Sehne des *M. flexor digitorum longus.* Oft hat sich der Nerv schon in N. plantaris medialis et lateralis geteilt. Der erstgenannte liegt dann vor, der letztgenannte hinter dem Gefäßbündel.

Etwa 2 cm unterhalb des Innenknöchels teilt sich die *A. tibialis posterior* in die *A. plantaris medialis et lateralis.*

Die Freilegung des Gefäßnervenstranges in der hinteren Unterschenkelgegend erfolgt ventromedial vom Caput mediale des M. gastrocnemius je nach Höhe mit Teildurchtrennung des M. soleus oder hinter bzw. unterhalb vom Innenknöchel.

Die *A. peronea* läuft in der tiefen Flexorenloge hauptsächlich zwischen M. tibialis posterior und M. flexor hallucis longus nach unten.

Sehnenscheiden. Vom Innenknöchel zum Fersenbein zieht das **Retinaculum mm. flexorum**. Seine bindegewebigen Führungskanäle enthalten synoviale Sehnenscheiden für Sehnen der *tiefen Flexorengruppe.*
1. Fach: Sehne des M. tibialis posterior
2. Fach: Sehne des M. flexor digitorum longus
3. Fach: Sehne des M. flexor hallucis longus

Retinaculum mm. peronaeorum superius et inferius halten die Sehnen der *Peroneusgruppe* am Calcaneus fest. Die synovialen Sehnenscheiden des *M. peroneus longus et brevis* stehen untereinander in Verbindung.

9. Pes, Fuß (Tabelle 66)

Wir unterscheiden Innenknöchelgegend, Außenknöchelgegend, Fußrücken, Fußsohle und Fersengegend.

Regio malleolaris medialis

Vorn auf dem Außenknöchel laufen *N. saphenus* und *V. saphena magna.* Hier kann man die Vene leicht freilegen. Hinter und unterhalb vom Innenknöchel sind die Leitungsbahnen und Sehnen in typischer Reihenfolge angeordnet (s.o.).

Regio malleolaris lateralis

Hinten am Außenknöchel läuft die *V. saphena parva* in Begleitung des *N. cutaneus dorsalis lateralis.*

Fußrücken

Epifascial liegt ein Venengeflecht, das *Rete venosum dorsale pedis* und der *Arcus venosus dorsalis pedis.* Die Sehnen der *Extensorengruppe des Unterschenkels und die Muskeln des Fußrückens* sowie die *A. dorsalis pedis* lassen sich abtasten, zum Teil auch als Relief durch die Haut beobachten.

Der Puls der A. dorsalis pedis ist seitlich von der Sehne des M. extensor hallucis longus tastbar. Er fehlt bei arteriellen Verschlußkrankheiten oder anatomischen Varianten.

Fußsohle

In eigenen Muskellogen liegen die Muskeln der Fußsohle: *Thenargruppe, Mittlere Gruppe* und *Hypothenargruppe.* Die Fußsohle stellt in ihrer Gesamtheit ein Druckpolster dar, das die Druckkräfte gleichmäßig verteilt. Das Druckpolster besteht aus Fettgewebe und anderen Weichteilen, durch die zahlreiche Bindegewebsfasern und -züge mit fester Verankerung laufen. Die drei Muskelgruppen der Fußsohle bedingen drei Erhebungen an der Fußsohle, *Eminentia plantaris medialis, intermedia* und *lateralis.*

Gefäße und Nerven der tiefen Fußsohlengegend teilen sich in einen medialen und lateralen Strang.

Aponeurosis plantaris
Unter der Haut und dem subcutanen Fettgewebe liegt eine derbe Bindegewebsplatte, die Aponeurosis plantaris. Ihr Ursprung befindet sich am Calcaneus. Sie inseriert mit fünf Zipfeln an den *Kapseln der Zehengrundgelenke I–V*, den *Ligg. plantaria, Vaginae fibrosae digitorum pedis,* am *Lig. metatarseum transversum superficiale* und geht am medialen und lateralen Fußrand in die Fußrückenfascie, *Fascia dorsalis pedis,* über. Von der Plantaraponeurose strahlen Bindegewebsfasern als *Retinacula cutis* in das Corium (Lederhaut). Sie verhindern Verschiebungen zwischen Haut und Aponeurose. Zwischen den Retinacula cutis befindet sich Fettgewebe, das als dämpfendelastisches (viscoelastisches) Druckpolster wirkt. An der Plantaraponeurose unterscheiden wir längsverlaufende Bindegewebsfasern, *Fasciculi longitudinales* und quer angeordnete, *Fasciculi transversi*. Die Plantaraponeurose dient einigen Muskeln als Ursprung, bildet eine Längs- und Querverklammerung der Fußgewölbe und verhindert Verschiebungen zwischen Haut und Fascien beim Gehen und Laufen.

Fersengegend
Ihre Form erhält sie durch den Fersenbeinhöcker, an dem die Achillessehne ansetzt. Zwischen Haut und dorsaler Fläche des Tuber calcanei liegt die *Bursa subcutanea calcanea*. Die *Bursa tendinis calcanei* liegt zwischen Achillessehne und oberen Teil des Fersenbeinhöckers.

G. Entwicklung der Extremitäten

1. Anlage der Extremitäten und Bildung des knorpeligen Skeletes

Die Determination der Extremitäten erfolgt wahrscheinlich schon zum Zeitpunkt der Bildung des Neuralrohres. Die Extremitäten entstehen als kleine mesenchymale Verdickungen der ventrolateralen Leibeswand am Ende der 4. Embryonalwoche, bei einer Länge von 3 mm. Beide Extremitätenanlagen lassen sich in einen *proximalen Abschnitt,* den Schulter- bzw. Hüftgürtel und einen *distalen Abschnitt,* der der freien Extremität entspricht, unterteilen. Der proximale Abschnitt setzt sich aus einem ventralen und einem dorsalen Anteil zusammen. Im Schultergürtel entsteht die Scapula größtenteils aus dem dorsalen Anteil, vom ventralen Anteil bleibt beim Menschen nur noch der Processus coracoideus (und möglicherweise der knorpelige Anteil der Clavicula) erhalten. Aus der ventralen Anlage des Beckengürtels bildet sich das Os pubis und Os ischii.

Die Extremitätenknochen wachsen schnell, wobei die Armanlage in der Entwicklung deutlich vorauseilt. Die knorpelige Präformation der einzelnen Extremitätenknochen beginnt jeweils proximal und schreitet distalwärts fort. Am *Ende der 7. Embryonalwoche* ist die Ausbildung des knorpeligen Skeletes im wesentlichen abgeschlossen, lediglich die Endphalangen sind noch nicht knorpelig präformiert. Beim 11,5 mm langen Embryo können die Finger als dickere Stränge innerhalb der Handplatte erkannt werden. Bis zum 18 mm langen Embryo bleiben zwischen den aussprossenden Fingern *Interdigitalhäute* (Schwimmhäute) bestehen. Die in der Ellbogengegend abgeknickte Armanlage beginnt sich ab 13,5 mm Länge auch im Oberarmbereich von der Rumpfwand zu lösen. Die Armanlage dreht sich während dieses Entwicklungsvorganges zunächst in eine Pronations-, später in eine Supinationsstellung.

Im Bereich des Hüftgürtels bleibt die knorpelige Präformation des ventralen Anteils gegenüber dem dorsalen Anteil zeitlich zurück. Das Foramen obturatum ist beim 18 mm langen Embryo noch ventral offen, die Gegend der späteren Hüftgelenkspfanne ist ebenfalls noch nicht knorpelig angelegt. Im übrigen verläuft die Bildung des knorpeligen Skeletes des Beines genau so, wie die in der oberen Extremität, nur zeitlich verzögert.

2. Verknöcherung der Extremitätenknorpel

Die erste Verknöcherung im gesamten Skeletsystem beginnt in der *6. Embryonalwoche an der Clavicula*. In der 8. Embryonalwoche erscheint ein Knochenkern im Collum scapulae. Der Processus coracoideus bildet als Anteil der ventralen Anlage einen eigenen Knochenkern, der im 1. Lebensjahr entsteht. Erst mit der Pubertät verschmelzen die akzessorischen Knochenkerne in Acromion, Fossa articularis und Angulus inferior mit dem Hauptkern des Schulterblattes.

Die *Verknöcherungen von Humerus, Radius und Ulna* beginnen zwischen 2. und 4. Embryonalmonat (in den Diaphysen) und werden postnatal (1.–6. Lebensjahr) fortgesetzt. Bei den Handwurzelknochen erfolgt die Verknöcherung zwischen 2. Lebensmonat und 12. Lebensjahr.

Die *Mittelhandknochen* (Ossa metacarpalia) und die *Fingerknochen* (Ossa digitorum manus) bilden neben einem Diaphysenkern nur je einen Epiphysenkern aus. Der Epiphysenkern liegt beim Os metacarpale I am proximalen Ende, bei den Ossa metacarpalia II–V im distalen Epiphysenbereich. Die Knochenkerne der Epiphysen der Mittelhandknochen erscheinen im 2.–3. Lebensjahr. Auch die *Phalangealknochen* bilden nur je einen Epiphysenkern, und zwar am proximalen Ende, aus. Die Diaphysenkerne treten in der 7.–8. Embryonalwoche in den Endphalangen, in der 9. Woche in den Grundphalangen, in der 11.–12. Woche in den Mittelphalangen auf. Epiphysenkerne bilden sich in den Phalangen erst im 1.–3. Lebensjahr aus.

Im *Beckengürtel* beginnt die Verknöcherung der 3 großen Beckenknochen zeitlich abgestuft und zwar Os ilium im 2.–3. Embryonalmonat, Os ischii im 4. Embryonalmonat und Os pubis im 4.–5. Embryonalmonat. Die Knochenkerne wachsen in Richtung auf die Hüftgelenkspfanne (Fossa acetabuli) zu und bilden hier eine Y-förmige Knorpelfuge aus. In dieser Knorpelfuge treten im 9.–11. Lebensjahr Nebenknochenkerne auf, die erst zum Zeitpunkt der Pubertät mit dem Hauptkern verschmelzen. Die Verknöcherungen von *Femur, Tibia und Fibula* verhalten sich ähnlich wie bei den Knochen der oberen Extremität. Eine Besonderheit ist, daß die Knochenkerne in distaler Femurepiphyse und proximaler Tibiaepiphyse z.Zt. der Geburt auftreten. In den Fußwurzelknochen treten im Calcaneus und Talus Knochenkerne im 6.–7. Embryonalmonat auf.

Für die *Mittelfußknochen* (Ossa metatarsalia) und die *Zehenknochen* (Ossa digitorum pedis) gilt in Bezug auf die Anzahl der Knochenkerne und die Reihenfolge der Verknöcherung das gleiche wie bei den entsprechenden Knochen der Hand. Die Verknöcherung findet an den Knochen der unteren Extremität insgesamt jedoch zeitlich später statt, als an der oberen Extremität. So erscheinen die Epiphysenkerne der Metatarsalknochen erst im 3.–8. Lebensjahr. Die Epiphysenkerne in den Phalangen treten im 3.–4. Lebensjahr auf.

3. Entwicklung der Extremitätenmuskulatur

Die Entwicklung der Extremitätenmuskulatur aus *Somitenmaterial oder parietalem Mesenchym* beginnt in der 7. Embryonalwoche. Das noch undifferenzierte Muskelgewebe läßt schon frühzeitig einen *ventralen Flexorenanteil* und einen *dorsalen Extensorenanteil* erkennen. Im Schultergürtelbereich gewinnen auch Muskeln Anschluß an die Extremität, die ursprünglich nicht zur Gliedmaßenmuskulatur zählen z.B. M. trapezius, Mm. rhomboidei, Mm. pectorales, M. latissimus dorsi, M. serratus anterior, M. levator scapulae. An der unteren Gliedmaße fehlen diese Übergangsmuskeln.

4. Nervöse Versorgung der Extremitäten

Die *ventralen Spinaläste* dringen mit Ausbildung der Extremitätenknospen in diese ein. Sie innervieren nicht nur die Extremitätenmuskulatur, sondern leiten auch die sensiblen Afferenzen aus allen Geweben der Extremität. In der sensiblen Innervation der Haut bleibt der Segmentcharakter in Form der *Dermatome* erhalten. Die sensiblen Zonen überlappen sich lediglich im Randbereich.

5. Mißbildungen

Die schwerste Form angeborener Mißbildungen ist das völlige Fehlen aller Gliedmaßen (*Amelie*).

Bei der *Phokomelie* fehlen die langen Röhrenknochen, so daß Hände und Füße unmittelbar oder mit Hilfe kleiner, unregelmäßiger Knochen am Stamm befestigt sind. Meist sind derartige Mißbildungen genetisch bedingt. Vor ca. 10 Jahren ist jedoch die Phokomelie und die Amelie deutlich häufiger geworden, nachdem Mütter in der Frühzeit der Schwangerschaft *thalidomidhaltige Präparate* eingenommen hatten.

Bei der *Sympodie* (Sirenenbildung) finden sich bei schwerer Mißbildung des Beckens die unteren Extremitäten zusammengewachsen. Eine Verschmelzung mehrerer Finger oder Zehen wird als *Syndaktylie* bezeichnet. Bei der Hummerscherenhand bzw. -fuß besteht eine Spalte zwischen den Metacarpal- bzw. Metatarsalknochen, wodurch Hand oder Fuß zweigeteilt erscheinen. Auch überzählige Finger oder Zehen (*Polydaktylie*) kommen vor.

Kopf und Hals

A. Knöcherner Schädel

I. Entwicklung des Schädels

Der Schädel besteht aus zwei Anteilen:
dem **Hirnschädel** *Neurocranium, Cranium cerebrale*, der das Gehirn, sowie die Nasen- und Labyrinthkapsel umfaßt und
dem **Visceralschädel** (*Splanchnocranium, Cranium faciale*), der den Eingang zum Verdauungs- und Atmungstrakt darstellt.

Der Schädel des Menschen besteht teilweise aus knorpelig präformierten Knochen: den **Ersatzknochen** (*Primordialcranium*), zum anderen Teil aus **Deck- oder Belegknochen**, die unmittelbar durch desmale Ossifikation entstehen.

Wie das Neurocranium so entsteht auch das Splanchnocranium nicht nur auf knorpeliger Grundlage, sondern zum Teil durch eine desmale Ossifikation (**Mischknochen**).

— Ausschließlich *knorpeliger Grundlage* sind:
 Im Bereich des Hirnschädels: Siebbein (Os ethmoidale) und untere Nasenmuschel (Concha nasalis inferior).
 Im Bereich des Visceralskeletes: Amboß (Incus), Steigbügel (Stapes) und das Zungenbein (Os hyoideum).

— Ausschließlich *bindegewebiger Grundlage* sind:
 Im Bereich des Hirnschädels: Scheitelbein (Os parietale), Stirnbein (Os frontale), Nasenbein (Os nasale), Tränenbein (Os lacrimale).
 Im Bereich des Visceralschädels: Oberkiefer (Maxilla), Jochbein (Os zygomaticum), Gaumenbein (Os palatinum), Pflugscharbein (Vomer) und Unterkiefer (Mandibula).

— *Gemischter Herkunft* sind:
 Im Bereich des Hirnschädels: Hinterhauptsbein (Os occipitale), Schläfenbein (Os temporale) und Keilbein (Os sphenoidale).
 Im Bereich des Visceralschädels: Hammer (Malleus).

1. Entwicklung des Neurocranium

Bereits in der 5. und 6. Embryonalwoche ist eine Mesenchymverdichtung im Kopfbereich sichtbar, die das sich entwickelnde Gehirn umhüllt. Das Mesenchym stammt vom **Kopffortsatz** der Chorda dorsalis (Chordamesodermfortsatz), der etwa in Höhe der späteren Fossa hypophysialis endet. Die Anteile des Schädels, die vor und seitlich des Kopffortsatzes gelegen sind, werden knorpelig differenziert. Zu beiden Seiten des vorderen Chordaabschnittes bilden sich **Parachordalia**, die, paarig angelegt, schon bald zu einer einheitlichen **Basalplatte** verwachsen. Vor dem vorderen Ende des Chordafortsatzes entstehen die ebenfalls knorpeligen, paarigen **Prächordalia**, die durch einen breiten Spalt, die spätere **Hypophysengrube**, voneinander getrennt sind. Vor und hinter der Hypophysengrube verschmelzen die beiden Prächordalia miteinander. Ferner kommt es zu einer Verwachsung der Prächordalia mit den Parachordalia, so daß eine einheitliche Aufliegefläche für das sich entwickelnde Gehirn entsteht. Die Verschmelzungsstelle der Prächordalia und Parachordalia entspricht dem späteren **Türkensattel (Sella turcica)**. Mit den Parachordalia verbinden sich die knorpeligen Anteile der **Labyrinthkapsel**. Am vorderen Ende der Prächordalia kommt es zu einer Verwachsung dieser knorpeligen Platte mit der **Nasenkapsel**.

Die weitere Ausbildung des knöchernen Neurocranium aus dieser knorpeligen Grundplatte ist ein sehr komplizierter Vorgang. Einmal treten an zahlreichen Stellen des einheitlichen Chondrocranium verschiedene Knochenkerne auf. Hierdurch entstehen Ersatzknochen. An den seitlichen Flächen der Basalplatte entwickeln sich Hartsubstanzen durch eine desmale Ossifikation. Ersatzknochen und Deckknochen verschmelzen zu sog. Mischknochen.

Für die Entwicklung der Schädelknochen ergeben sich somit folgende Möglichkeiten:

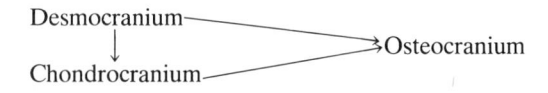

```
Desmocranium
     ↓           ↘
                   Osteocranium
Chondrocranium ↗
```

Das Dach (**Calvaria**) und der Gesichtsteil des Neurocranium entwickeln sich in Form einer rein desmalen Ossifikation. An den Stellen, wo zwei benachbarte Knochen aneinanderstoßen, bildet das Bindegewebe **Knochennähte (Suturae)** aus (Abb. **191**). An Stellen, wo mehrere Knochen aufeinanderstoßen, bleiben größere mit bindegewebigen Platten bedeckte Lücken erhalten, die als **Fontanellen** auch beim Kleinkind noch eine zeitlang offenbleiben (S. 303).

2. Entwicklung des Splanchnocranium

Das Splanchnocranium entsteht aus den Knorpelspangen der **Visceralbögen (Kiemenbögen)**, die zumindest teilweise aus dem Material der Ganglienleiste hervorgehen (Abb. **192**).

Erster Visceralbogen, Mandibularbogen
Er besteht aus dem **Palato-quadratum**, dem primären Oberkiefer, und dem **Mandibulare**, dem primären Unterkiefer. Beide Knorpel sind in der Gegend der späteren Paukenhöhle gelenkig miteinander zum **primären Kiefergelenk** verbunden. Das Palato-quadratum wird später durch die **Maxilla** vollständig ersetzt. Anstelle des Mandibulare entsteht der Unterkiefer (**Mandibula**) durch eine rein desmale Ossifikation. Ein Rest des Mandibulare bleibt im Unterkiefer jederseits als lange schlanke Knorpelspange, **Meckelscher Knorpel**, noch längere Zeit erhalten. Das definitive Kiefergelenk wird topographisch-anatomisch ventral vom primären Kiefergelenk angelegt. Von den artikulierenden Knorpeln des primären Kiefergelenkes geht aus dem Mandibulare die Anlage des **Hammers (Malleus)**, aus dem Palatoquadratum die des **Amboß (Incus)** hervor. Der lange Fortsatz des Hammers (**Processus anterior mallei**) bleibt noch längere Zeit mit dem Meckelschen Knorpel in Verbindung.

Zweiter Visceralbogen, Hyoidbogen
In seinem dorsalen Anteil, der **Hyomandibula**, liefert dieses Blastem die Anlage des **Steigbügels (Stapes)**, sowie den Knorpelring des **Foramen ovale (Anulus stapedialis)**. Der ventrale Anteil des Hyoidbogens, das Stylohyale, liefert zum großen Teil den **Processus styloideus**, der nach Verknöcherung des Os temporale mit diesem verschmilzt, ferner das Lig. stylohyoideum und das Cornu minus ossis hyoidei.

Dritter Visceralbogen
Er bleibt nur in seinem vorderen Abschnitt erhalten und liefert die beiden **Cornua majora ossis hyoidei**. Die Verschmelzungsbrücke des zweiten und dritten Kiemenbogens bildet das **Corpus ossis hyoidei**.

Der vierte und fünfte Visceralbogen, die beim Menschen nicht mehr als Knorpelspangen angelegt werden, liefern Material für die **Cartilago thyroidea (Schildknorpel)**.

Aus dem sechsten Visceralbogen entsteht wahrscheinlich die **Cartilago cricoidea (Ringknorpel)**.

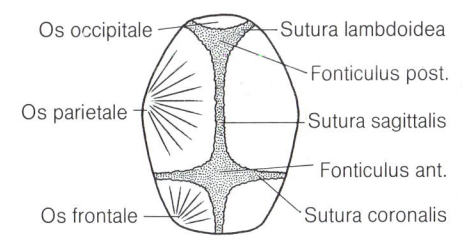

Abb. **191**. Suturen und Fontanellen der kindlichen Calvaria. Ansicht der Außenseite des Schädeldaches von oben. Der Fonticulus post. ist dreieckig, der Fonticulus ant. viereckig

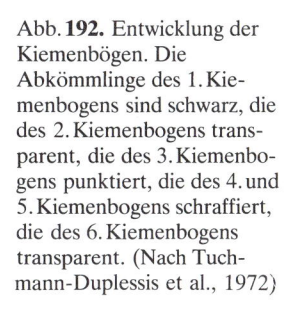

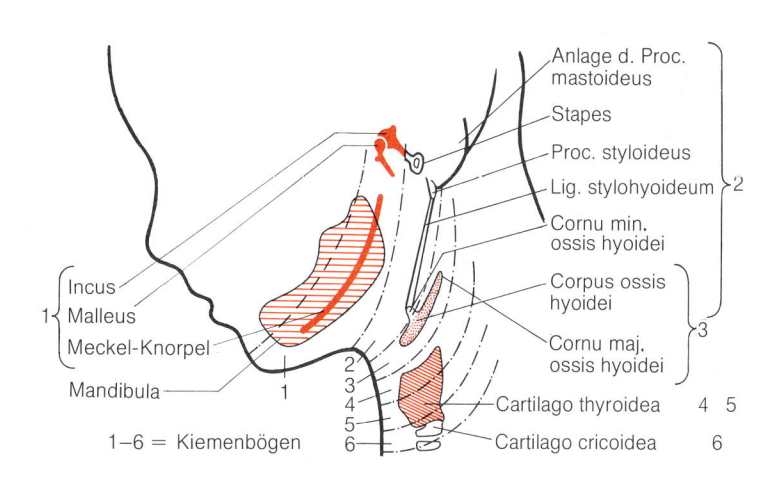

Abb. **192**. Entwicklung der Kiemenbögen. Die Abkömmlinge des 1. Kiemenbogens sind schwarz, die des 2. Kiemenbogens transparent, die des 3. Kiemenbogens punktiert, die des 4. und 5. Kiemenbogens schraffiert, die des 6. Kiemenbogens transparent. (Nach Tuchmann-Duplessis et al., 1972)

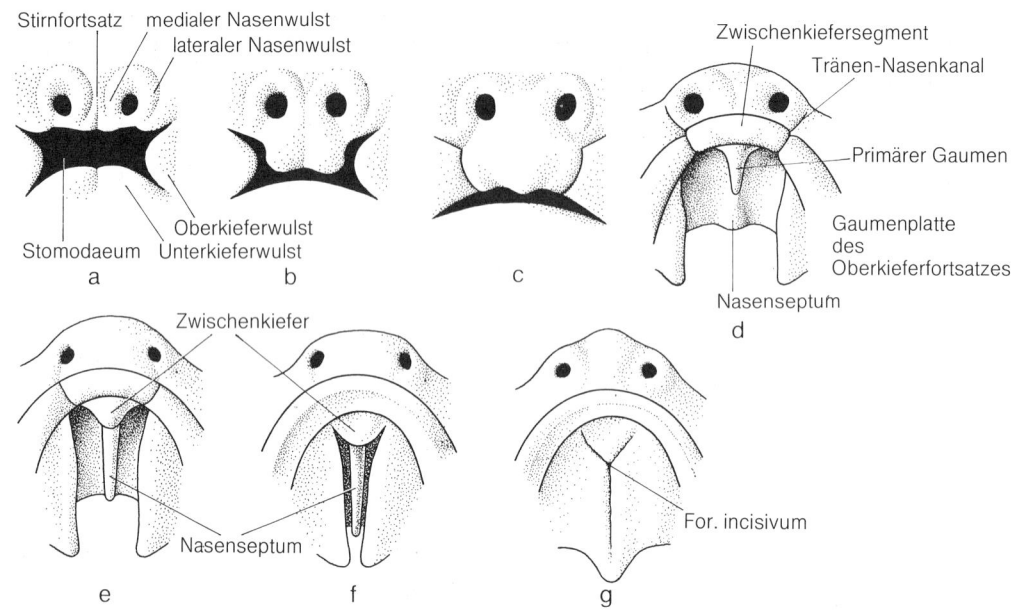

Abb. 193 a–g. Gesichtsentwicklung und Bildung des Gaumens: (**a–c**) von frontal, (**d–g**) Ansicht auf das Mundhöhlendach. (Nach Tuchmann-Duplessis et al., 1972). (**a**) Primäre Mundbucht in der 5. Embryonalwoche; (**b**) Vorwachsen der Oberkieferfortsätze und der medialen Nasenwülste; (**c**) Verschmelzung des Oberkieferfortsatzes mit den medialen Nasenwülsten in der 7. Embryonalwoche; (**d**) In der 7. Embryonalwoche besteht eine breite Verbindung zwischen Mundhöhle und Nasenhöhle; (**e**) Am Ende der 7. Embryonalwoche wachsen die horizontal gestellten Gaumenplatten des Oberkieferfortsatzes aufeinander zu, vom Nasendach senkt sich das sagittal gestellte Nasenseptum in Richtung auf die Mundhöhle; (**f**) In der 9. Embryonalwoche besteht nur noch eine spaltförmige Verbindung zwischen Nasenhöhle und Mundhöhle; (**g**) In der 10. Embryonalwoche ist die Gaumenbildung abgeschlossen. Die beiden Gaumenfortsätze sind untereinander und mit dem Zwischenkiefersegment verwachsen. Am Y-förmigen Treffpunkt der 3 Platten entsteht das Foramen incisivum. In der Nasenhöhle ist auch das Nasenseptum mit der Berührungsstelle der beiden Oberkieferfortsätze verwachsen

3. Gesichts- und Gaumenbildung
(Abb. **193a–g**)

Die primitive Mundbucht wird **Stomodaeum** genannt. Es stellt eine Einsenkung des Ektoderms dar, die gegen den Schlunddarm durch die **Buccopharyngealmembran** abgeschlossen ist. Verschiedene Mesenchymverdichtungen begrenzen das Stomodaeum:
– cranial: Stirnfortsatz mit Riechplacode
– caudal: die paarigen Unterkieferwülste
– lateral: die paarigen Oberkieferwülste

Die Riechplacode wird zur Riechgrube und in der 5. Woche von zwei Leisten, dem medialen und lateralen Nasenwulst, umgeben. In den folgenden Wochen drängen die von lateral vorwachsenden Oberkieferwülste die Nasenwülste medialwärts. Die medialen Nasenwülste vereinigen sich zum primären Gaumen und verwachsen mit den Oberkieferwülsten, die sich kaudal an den lateralen Nasenwülsten vorbeischieben. Der primäre Gaumen, aus der Verschmelzung der beiden medialen Nasenwülste entstanden, umfaßt einen Lippenanteil, Oberkiefer- und Gaumenanteil.

Durch die seitliche Verschmelzung der Oberkieferwülste mit den Unterkieferwülsten wird das Stomodaeum eingeengt. Die Oberkieferwülste verschmelzen auch mit den nach oben verschobenen lateralen Nasenwülsten und lassen dabei die **Tränennasenfurche** entstehen, eine Rinne, die wesentlich an der Bildung des **Ductus nasolacrimalis** beteiligt ist.

Die Trennung des Stomodaeums in die Mundhöhle und die beiden Nasenhöhlen erfolgt durch die Vereinigung von 4 aufeinander zuwachsenden Wülsten. Seitlich wachsen in der 7. Woche die Gaumenplatten aufeinander zu, um in der Mitte mit dem sich von cranial absenkenden Nasenseptum zu verschmelzen. Von vorne schiebt sich das Zwischenkiefersegment in die horizontale Abschlußplatte ein. Der *sekundäre (definiti-*

Knöcherner Schädel

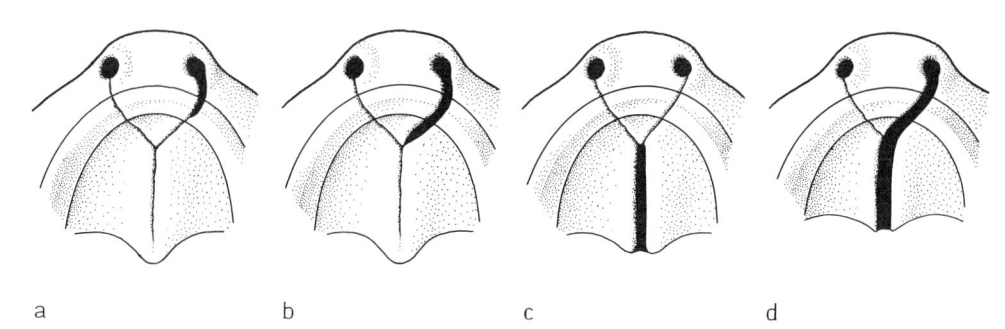

Abb. 194 a–d. Die häufigsten genetisch bedingten Mißbildungen im Gesichts- und Gaumenbereich: (**a**) Cheilochisis = Lippenspalte (Hasenscharte), kann einseitig oder doppelseitig auftreten; (**b**) Cheilo-gnathochisis = Lippen-Kiefer-Spalte. Diese ein- oder doppelseitige Spalte reicht bis zum Foramen incisivum; (**c**) Palatochisis, Gaumenspalte, tritt auf, wenn die beiden Gaumenfortsätze nicht miteinander verschmelzen; (**d**) Cheilo-gnatho-palatochisis = Lippen-Kiefer-Gaumen-Spalte. Doppelseitig wird diese Mißbildung Wolfsrachen genannt

ve) Gaumen ist damit entstanden. Am sternförmigen Verwachsungspunkt der beiden Gaumenplatten mit der Spitze des Zwischenkiefersegmentes entsteht das **Foramen incisivum**.

Mißbildungen (Abb. 194a–d)
Aus den geschilderten Wachstumsvorgängen können die verschiedenen genetisch bedingten Spaltbildungen im Oberkieferbereich erklärt werden. Unterbleibt die Mesenchymeinwanderung oder kommt es zu einem Gewebsabbau in den Furchen zwischen dem primären Gaumen und dem Oberkieferwulst, so entsteht die (laterale) **Lippenspalte** oder **Lippen- Kiefer-Spalte**. Unterbleibt die Vereinigung der beiden Gaumenplatten, resultiert die **Gaumenspalte**. Auch eine Kombination dieser Spaltbildungen (**Lippen-Kiefer-Gaumen-Spalte**), ist möglich.

4. Fonticuli cranii

Fonticuli cranii sind durch bindegewebige Platten verschlossene Lücken zwischen kindlichen Schädelknochen. Es gibt vier größere Fontanellen. Für die Verformung des Schädels beim Durchtritt durch den engen Geburtskanal, sind der viereckige Fonticulus anterior und der dreieckige Fonticulus posterior von besonderer Wichtigkeit (Abb. **191**).
– Die große viereckige Fontanelle (**Fonticulus anterior**) (Abb. **191**) bildet sich zwischen den beiden Ossa frontalia und den beiden Ossa parietalia aus.
– Die kleine dreieckige Fontanelle (**Fronticulus posterior**) (Abb. **191**) liegt zwischen den Ossa parietalia und dem unpaaren Os occipitale.
– Die beiden übrigen Fontanellen, der **Fonticulus sphenoidalis** und der **Fonticulus mastoideus** sind paarig ausgebildete Lücken.

II. Ossa cranii, Schädelknochen

1. Os frontale, Stirnbein (Abb. 195 u. 196)

Das Os frontale bildet mit seiner **Squama frontalis** das Dach der Augenhöhle, mit seiner **Pars nasalis** einen Teil der Begrenzung der Nasenhöhle und grenzt mit der **Pars orbitalis** die vordere Schädelgrube ab.

Das Os frontale ist aus einem paarigen Deckknochen hervorgegangen. Die ursprüngliche Sutura frontalis verknöchert jedoch im zweiten Lebensjahr zu einer Synostose. Bleibt die Sutura frontalis bestehen, so spricht man von einem *Metopismus*.

Klinischer Hinweis. Bei einem frühzeitig auftretenden bzw. angeborenen Hydrocephalus (äußerer oder innerer Wasserkopf) entsteht regelmäßig ein Metopismus.

Squama frontalis
Die Außenfläche der Squama frontalis läßt am Übergang zur Pars orbitalis den *Arcus superciliaris* entstehen, der den oberen Augenhöhlenrand, die *Margo supraorbitalis*, bildet. In diesem Rand findet sich
– das *Foramen supraorbitale* für den R. lateralis n. supraorbitalis und die gleichnamigen Gefäße. Neben dem letztgenannten Foramen liegt
– das größere *Foramen frontale*, das dem Durchtritt des R. medialis n. supraorbitalis sowie dem R. medialis a. supraorbitalis dient (beide Nervenäste stammen aus dem N. fronta-

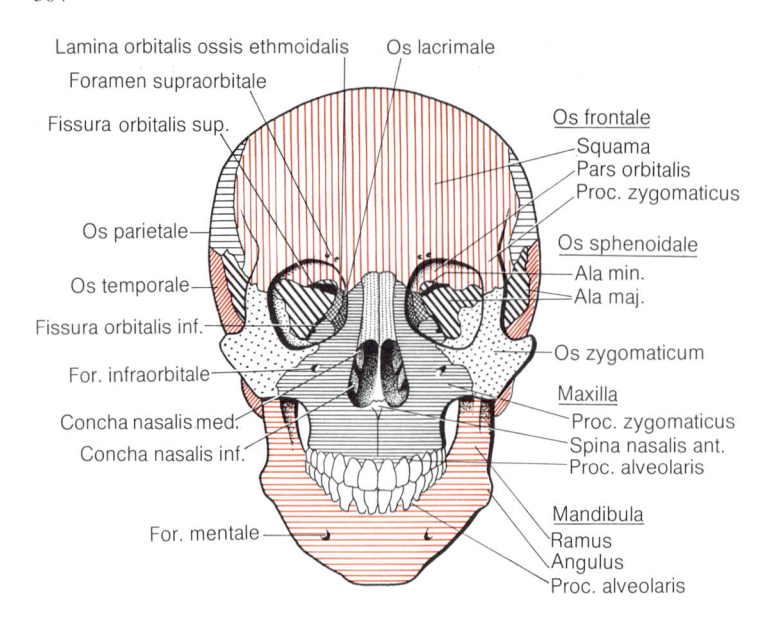

Abb. 195. Knöcherner Schädel von frontal

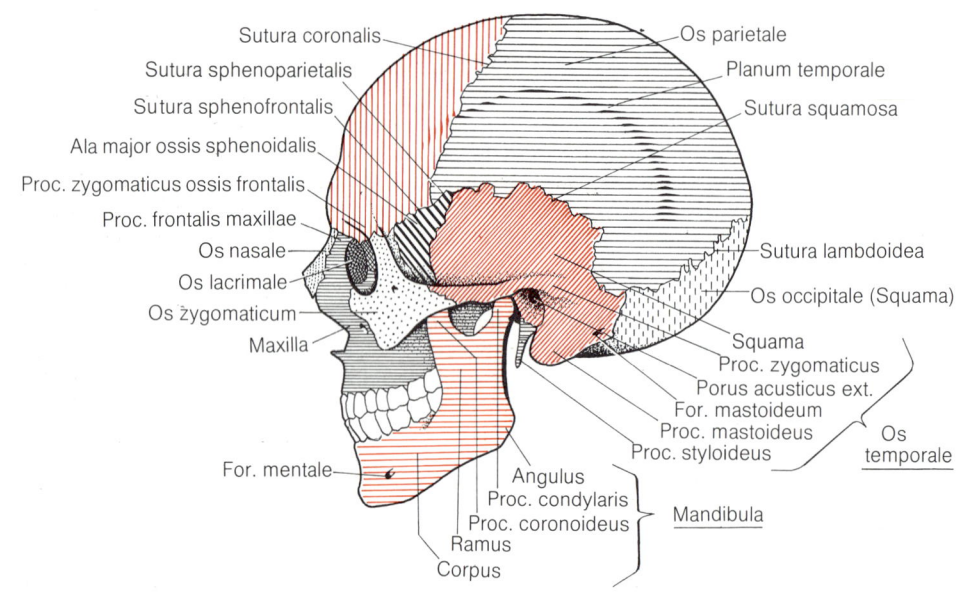

Abb. 196. Knöcherner Schädel, Seitenansicht

lis, einem Ast des N. ophthalmicus = N. V₁, die Arterien sind Äste der A. ophthalmica).

Der Arcus superciliaris geht nach lateral in den Processus zygomaticus ossis frontalis über. Dieser steht in syndesmalem Kontakt mit dem Os zygomaticum.

Die **Facies interna** der Squama frontalis läßt im oberen Teil in der Gegend der Sutura frontalis einen *Sulcus* entstehen, in dem der *Sinus sagittalis superior* gelegen ist. Dieser Sulcus verstreicht nach caudal und geht in eine Leiste, die *Crista frontalis* über, an der die Hirnsichel, die Falx cerebri, befestigt ist.

Pars nasalis

Die Pars nasalis verbindet die beiden Partes orbitales miteinander. Sie steht in syndesmalem Kontakt mit dem Os nasale und dem Processus frontalis maxillae. Ein unpaarer Mittelsteg ist die *Spina nasalis ossis frontalis*.

Pars orbitalis (Abb. **199**)

Die paarige Pars orbitalis bildet das Dach der Augenhöhle. An ihrem medialen Rand liegt die *Incisura ethmoidalis*, in die das Os ethmoidale mit seiner Lamina cribrosa eingefügt ist.

Lateral läßt sich an der Pars orbitalis des Os frontale eine seichte Mulde erkennen, die *Fossa glandulae lacrimalis,* in der die Tränendrüse gelegen ist.

Vorne medial findet sich die kleine *Fovea trochlearis,* in der die Sehne des M. obliquus bulbi superior gleitet (S. 552).

An der Stelle, wo die Pars orbitalis ossis frontalis mit dem Os ethmoidale eine Sutur bildet, erkennt man zwei kleine Foramina,
- das *Foramen ethmoidale anterius* für den N. ethmoidalis anterior (aus dem N. nasociliaris, einem Ast des N. ophthalmicus, N. V$_1$), und die A. und V. ethmoidalis anterior (aus der A. bzw. V. ophthalmica), sowie
- das *Foramen ethmoidale posterius* für den N. ethmoidalis posterior (ebenfalls aus dem N. nasociliaris) und die Vasa ethmoidales posteriores.

Sinus frontalis (Abb. **219**)

Im Bereich der Pars nasalis entsteht eine mit Schleimhaut ausgekleidete Nebenhöhle der Nase, der *Sinus frontalis.* Die Ausdehnung dieses paarigen Sinus ist sehr variabel und oftmals auf beiden Seiten sehr verschieden. In wechselnder Weise weitet sich der Sinus frontalis auch auf die Squama und die Pars orbitalis ossis frontalis aus. Das Dach des Sinus frontalis wird ebenfalls von einer dünnen Knochenlamelle gebildet, der *Facies interna* der Pars orbitalis.

Klinischer Hinweis. Die Ausdehnung des Sinus frontalis zwischen zwei dünne Knochenlamellen der Pars orbitalis ossis frontalis lassen bei Entzündungen (*Sinusitiden*) die Gefahren des Durchbruchs in die Augenhöhle (*Orbitalabscesse*), bzw. die Fortleitung auf die Hirnhaut (*Meningitis*) entstehen.

Die beiden Stirnhöhlen sind durch ein *Septum sinuum frontalium* voneinander getrennt. Am Boden der Stirnhöhle liegt die Abflußöffnung in den mittleren Nasengang (*Meatus nasi medius*) der Nasenhöhle.

2. Os ethmoidale, Siebbein

Das Os ethmoidale beteiligt sich an der Begrenzung der Nasenhöhle und der Augenhöhle. Mit seiner *Lamina cribrosa,* einer medial gelegenen, horizontalen durchlöcherten Platte ist das Os ethmoidale an der Begrenzung der vorderen Schädelgrube beteiligt.

Lamina cribrosa (Abb. **199**)

Die Lamina cribrosa ist an der Bildung des Nasendaches beteiligt und verbindet sich seitlich mit der Pars orbitalis des Os frontale. Auf der Mitte der Lamina cribrosa ragt die *Crista galli* (Hahnenkamm) in die vordere Schädelgrube hinein. Sie dient der Befestigung der Falx cerebri. Die Lamina cribrosa wird von zahlreichen Fasern des N. olfactorius (Riechnerv) durchzogen.

Lamina perpendicularis

Mit einer unpaaren mittelständigen Lamina perpendicularis ist das Os ethmoidale an der Bildung des *Nasenseptums* beteiligt.

Cellulae ethmoidales, Siebbeinzellen (Abb. **219**)

Das Os ethmoidale enthält zahlreiche pneumatisierte, mit Schleimhaut ausgekleidete Hohlräume, die mit der Nasenhöhle in Verbindung stehen. Die Summe dieser Siebbeinzellen nennt man den *Labyrinthus ethmoidalis.* Die *Cellulae ethmoidales* und die größere vordere *Bulla ethmoidalis* sind nur mit einer sehr dünnen Knochenlamelle von der Orbita abgegrenzt.

Conchae nasales, Nasenmuscheln

Das Os ethmoidale bildet auch zwei sich von seitlich in die Nasenhöhle hinein vorwölbende Nasenmuscheln, die *Concha nasalis superior* und die *Concha nasalis media* (Abb. **195**). Die obere Muschel umfaßt den oberen Nasengang, den *Meatus nasi superior,* in den die hinteren Siebbeinzellen ausmünden. Die Mittlere Nasenmuschel umfaßt den mittleren Nasengang, den *Meatus nasi medius.* Die Bulla ethmoidalis wölbt den Meatus nasi medius im vorderen Teil vor. Hinter dieser Vorwölbung liegt das *Infundibulum ethmoidale,* die Mündungsstelle des Sinus frontalis, Sinus maxillaris, und der vorderen Cellulae ethmoidales.

3. Concha nasalis inferior, Untere Nasenmuschel

Die Concha nasalis inferior hat sich bereits zu einem frühen Zeitpunkt der Embryonalentwicklung vom Os ethmoidale abgespalten und stellt einen selbständigen Knochen dar. Diese untere Nasenmuschel besitzt drei Fortsätze, einen *Processus lacrimalis, Processus maxillaris* und *Processus ethmoidalis.* Der Processus ethmoidalis verbindet sich mit dem Processus uncinatus des Os ethmoidale.

Die untere Nasenmuschel umfaßt den *Meatus nasi inferior.*

Im vorderen Abschnitt dieses unteren Nasen-

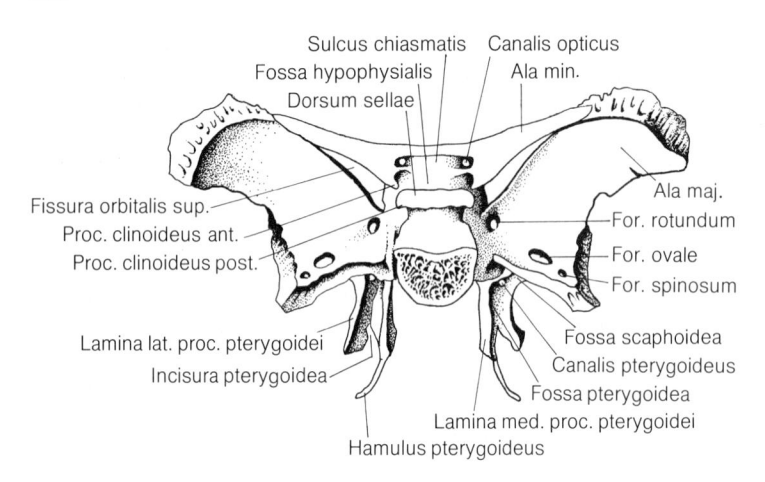

Abb. 197. Os sphenoidale. Blick von dorsocranial auf den isolierten Knochen

ganges mündet der Tränenkanal, der Canalis nasolacrimalis, der den Ductus nasolacrimalis enthält.

4. Os sphenoidale, Keilbein (Abb. 197)

Das Os sphenoidale ist zwischen Os frontale, Os occipitale und Os temporale verkeilt. Das Os sphenoidale ist entscheidend beteiligt am Aufbau der *mittleren Schädelgrube*.

Früher wurde das Os sphenoidale auch das *Wespenbein* genannt. Der Vergleich mit diesem Insekt dient dem Verständnis des Aufbaues beim isolierten Knochen. Der Körper der Wespe bildet das *Corpus ossis sphenoidalis*. Von diesem ragen nach cranial zwei Flügelpaare, die vorderen *Alae minores* und die hinteren *Alae majores*. Zwischen beiden Flügelpaaren bleibt eine Spalte, die *Fissura orbitalis superior* (s. u.). Am Rumpf der Wespe hängen nach unten die beiden paarigen Beine, die *Laminae mediales* und *Laminae laterales*, die aus den paarigen Wurzeln, den *Processus pterygoidei*, hervorgehen.

Corpus ossis sphenoidalis

Das Corpus ossis sphenoidalis besitzt eine würfelförmige Gestalt und enthält einen mit Schleimhaut ausgekleideten Hohlraum, dessen Ausdehnung sehr variabel ist. Der Hohlraum wird durch ein *Septum sinuum* in zwei **Sinus sphenoidales** unterteilt. Es handelt sich um zwei Nasennebenhöhlen, deren Öffnungen (*Aperturae sinus sphenoidales*) in eine Aussackung des oberen Nasenganges, dem *Recessus sphenoethmoidalis*, münden.

Die der inneren Schädelbasis zugewandte Seite des Corpus bildet den sog. Türkensattel, *Sella turcica* aus, in dem eine tiefe Grube, die *Fossa hypophysialis* zur Aufnahme der Hirnanhangsdrüse (Hypophyse) entsteht. Die Fossa hypophysialis wird vorne durch das *Tuberculum sellae*, hinten durch das *Dorsum sellae* begrenzt.

Klinischer Hinweis. Die Ausbildung der Fossa hypophysialis ist für die röntgen-diagnostische Erkennung verschiedener Tumoren der Hypophyse von großer Bedeutung.

Vor dem Tuberculum sellae befindet sich ein schwacher *Sulcus chiasmatis* der zum **Canalis opticus** hinführt. Der Kanal liegt an der Wurzel der *Ala minor ossis sphenoidalis*. Der Canalis opticus verbindet die Schädelgrube mit der Orbita. Durch ihn ziehen der Sehnerv (N. opticus, II. Hirnnerv) und die A. ophthalmica (ein Ast der A. carotis interna).

Seitlich am Türkensattel liegt der durch die A. carotis interna hervorgerufene *Sulcus caroticus*.

Alae minores ossis sphenoidalis (Abb. 195 u. 197)

Die paarig ausgebildeten Alae minores des Os sphenoidale sind in der Mitte miteinander verschmolzen. Sie sind an der Bildung der *vorderen Schädelgrube* beteiligt und im Bereich der *Sutura sphenofrontalis* (Abb. 196) mit der Pars orbitalis des Os frontale syndesmotisch verwachsen. Die Alae minores des Os sphenoidale stellen gleichzeitig die Grenze der vorderen Schädelgrube zur mittleren Schädelgrube dar. Den *Canalis opticus* lateral begrenzend zieht ein schmaler Fortsatz auf die Hypophysengrube zu, der *Processus clinoideus anterior*, an dem die Dura mater, das Tentorium cerebelli und das Diaphragma sellae befestigt sind.

Ala minor und Ala major des Os sphenoidale sind stufenartig gegeneinander abgesetzt. Dadurch entsteht eine breite, nach lateral ausgezipfelte Spalte, die **Fissura orbitalis superior**, die eine Verbindung der mittleren Schädelgrube zur Orbita darstellt. Durch die Fissur ziehen die Hirnnerven III, IV, V_1, VI sowie die V. ophthalmica superior und inkonstant die V. ophthalmica inferior.

Ala major ossis sphenoidalis (Abb. **195–197**)
Die Ala major des Os sphenoidale bildet eine zum Schädelinneren konkave Knochenplatte aus. Man unterscheidet an ihr verschiedene Flächen:
– Innenfläche: *Facies cerebralis*.
– Nach vorne oben: *Facies orbitalis*, sie bildet einen Teil der lateralen Wand der Orbita.
– Nach vorne unten: Die *Facies maxillaris*, die dorsal die Flügelgaumengrube, die *Fossa pterygopalatina*, begrenzt (S. 317).
– Nach lateral: Die *Facies temporalis*. An dieser ist außen die *Crista infratemporalis* ausgebildet, an der die verticale Facies temporalis in die weiter caudal gelegene, annähernd horizontale Facies infratemporalis übergeht.

Die Facies orbitalis begrenzt mit der Facies orbitalis maxillae die **Fissura orbitalis inferior**, eine Spalte, durch die die A. und V. infraorbitalis, V. ophthalmica inferior, der N. zygomaticus, N. infraorbitalis (beides Zweige des 2. Trigeminusastes, N. maxillaris), sowie die Rr. orbitales (aus dem Ganglion pterygopalatinum) ziehen.

An der hinteren Kante der Ala major des Os sphenoidale, am *Margo squamosus* bleibt eine Spalte zwischen dem großen Flügel und der Pars petrosa des Os temporale bestehen, das **Foramen lacerum**. Es ist mit Faserknorpel bedeckt und wird unvollständig vom N. petrosus major und N. petrosus minor durchzogen.

In der Ala major des Os sphenoidale finden sich folgende Foramina:
Das **Foramen rotundum** ist eine Verbindung der mittleren Schädelgrube zur Flügelgaumengrube (*Fossa pterygopalatina*). Hindurch tritt der N. maxillaris (2. Trigeminusast = $N.V_2$), sowie kleinere Blutgefäße.

Das **Foramen ovale** liegt im latero-dorsalen Abschnitt des großen Flügels und dient dem Durchtritt des N. mandibularis (3. Trigeminusast, $N.V_3$).

Das **Foramen spinosum** findet sich latero-dorsal des Foramen ovale. Es dient dem Durchtritt der A. meningea media (aus der A. maxillaris).

Processus pterygoidei
An der Unterfläche des Corpus ossis sphenoidalis bilden sich nach unten die beiden Fortsätze, Processus pterygoidei, aus. Jeder Processus pterygoideus läßt zwei spitzwinkelig abstehende Knochenplatten, die *Lamina lateralis* und *Lamina medialis processus pterygoidei*, entstehen. Zwischen beiden Laminae liegt die *Fossa pterygoidea* (Ursprungsort des M. pterygoideus medialis).

Die **Lamina lateralis** ist Ursprungsstelle eines Teiles des M. pterygoideus lateralis.

An der **Lamina medialis** entspringt zum Teil der M. tensor veli palatini. Die Sehne dieses Muskels läuft um einen kleinen hakenförmigen Fortsatz der Lamina medialis des Processus pterygoideus, den *Hamulus pterygoideus*, herum (Abb. **212**, S. 337).

Die Wurzel des Processus pterygoideus wird von einem horizontal verlaufenden Kanal, dem *Canalis pterygoideus* [Canalis Vidii], durchbohrt. Durch ihn laufen der N. petrosus major und der N. petrosus profundus in die Flügelgaumengrube hinein (S. 324).

5. Os temporale, Schläfenbein (Abb. **198**)

Das Schläfenbein liegt zwischen dem Os occipitale, dem Os sphenoidale und dem Os parietale. Es beteiligt sich mit seiner Pars squamosa an der Bildung der *mittleren Schädelgrube*. Die *Pars petrosa*, die das Innenohr enthält, bildet die Grenze der mittleren zur hinteren Schädelgrube. Am Os temporale können drei große Abschnitte unterschieden werden, die sich um den knöchernen Gehörgang (*Meatus acusticus externus*) gruppieren:
– Nach oben bildet sich die **Pars squamosa**

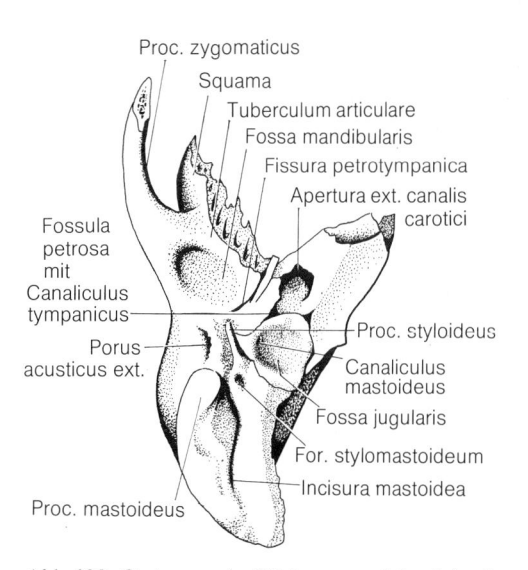

Abb. **198**. Os temporale, Blick von caudal auf den isolierten Knochen

- nach dorso-caudal die **Pars mastoidea** und
- nach innen die **Pars petrosa** aus.

Pars squamosa, Schläfenbeinschuppe (Abb. 195, 196, 198)

Die Pars squamosa, die Schläfenbeinschuppe, läßt an der Außenfläche einen *Processus zygomaticus* entstehen, der sich mit dem Jochbein, (Os zygomaticum) verbindet und damit an der Bildung des Jochbogens beteiligt ist. Unterhalb des Processus zygomaticus liegt die *Fossa mandibularis*, eine Grube, die die *Facies articularis*, also die Gelenkfläche für das Unterkiefergelenk, bildet. Die Fossa mandibularis wird nach vorne durch das *Tuberculum articulare* abgegrenzt.

Am medialen Rand der Fossa mandibularis verbindet sich die Pars squamosa [Pars tympanica] mit der Pars petrosa ossis temporalis. An dieser Stelle entsteht die *Fissura petrotympanica* [Glasersche Spalte], durch die die Chorda tympani aus dem Schädel austritt (S. 324). An der Innenseite zeigt die Pars squamosa einen tiefen *Sulcus* der durch einen Ast der A. meningea media entsteht.

Processus mastoideus, Warzenfortsatz (Abb. 196 u. 198)

Der Warzenfortsatz liegt hinter dem äußeren Gehörgang und ist hinter der Ohrmuschel tastbar. Der Warzenfortsatz setzt sich medial von der Pars squamosa durch eine tiefe Rinne, die *Incisura mastoidea*, ab, an der der M. digastricus entspringt.

Der Processus mastoideus ist ein pneumatisierter Knochen, der beim Erwachsenen zahlreiche, mit Schleimhaut ausgekleidete **Cellulae mastoideae** enthält. Diese Cellulae mastoideae stehen über einen größeren Hohlraum, dem *Antrum mastoideum*, mit der Paukenhöhle (*Cavum tympani*) in Verbindung.

Klinischer Hinweis. Mittelohrentzündungen können daher in die Cellulae mastoideae fortschreiten (*Mastoiditis*). Der Processus mastoideus dient als chirurgischer Zugangsweg zum Cavum tympani.

An der *Außenfläche des Processus mastoideus* entspringt der M. sternocleidomastoideus, hier setzen ferner der M. splenius capitis und der M. longissimus capitis an.

Hinter dem Warzenfortsatz liegt ein *Foramen mastoideum*, ein venöses Emissarium, das den *Sinus sigmoideus* mit äußeren Kopfvenen verbindet. An der cerebralen Seite des Processus mastoideus liegt der tiefe *Sulcus sinus sigmoidei*, in dem der Sinus sigmoideus gelegen ist.

Klinischer Hinweis. Die Cellulae mastoideae sind nur durch dünne Knochenlamellen von dem Sulcus sinus sigmoidei getrennt. Eine *Mastoiditis* kann daher leicht auf den Sinus sigmoideus übergreifen. Bei operativen Eingriffen muß außer dem Sinus sigmoideus auch der laterale Bogengang und der N. facialis, die in unmittelbarer Nähe der Cellulae mastoideae gelegen sind, geschont werden.

Pars petrosa

Die Pars petrosa ossis temporalis stellt die Grenze der mittleren zur hinteren Schädelgrube dar. In ihr befindet sich der mit Schleimhaut ausgekleidete *Mittelohrraum* (*Tympanon*, Paukenhöhle) mit dem Trommelfell, den Gehörknöchelchen, dem M. stapedius und dem M. tensor tympani und dem Beginn der Tuba auditiva.

Weiter innen ist in der Pars petrosa das Gehör- und Gleichgewichtsorgan gelegen. Die Pars petrosa bildet dabei das **knöcherne Labyrinth** aus. Die Wand des knöchernen Labyrinthes ist mit Schleimhaut ausgekleidet und bildet die Perilymphe. In der Perilymphe liegt mit kleinen Bindegewebssträngen an der Schleimhaut des knöchernen Labyrinthes befestigt das häutige Labyrinth (S. 574).

Die Pars petrosa berührt mit ihrer Spitze das Corpus ossis sphenoidalis. Zwischen der Pars petrosa und der Ala major ossis sphenoidalis bleibt das *Foramen lacerum*, das mit Faserknorpel ausgekleidet ist, bestehen. An der dorsalen Kante ist die Pars petrosa mit dem Os occipitale verwachsen. Auch hier bleibt eine unregelmäßige Spalte zwischen dem Os occipitale und der Pars petrosa ossis temporalis offen: das *Foramen jugulare* (über die Unterteilung des Foramen jugulare und die durchziehenden Nerven und Gefäße S. 309).

In der Mitte der hinteren Pyramidenfläche (**Facies posterior partis petrosae**) liegt der *Porus acusticus internus*, der Eingang in den *Meatus acusticus internus*. In ihn ziehen der N. facialis (VII. Hirnnerv), der N. vestibulocochlearis (VIII. Hirnnerv) und die A. et V. labyrinthi ein.

Lateral des Porus acusticus internus findet sich unter einem kleinen knöchernen Vorsprung die *Apertura externa aquaeductus vestibuli*, die Öffnung des *Aquaeductus vestibuli*. Hier liegt der *Saccus endolymphaticus*, das subdurale Ende des Ductus endolymphaticus.

Die **Facies anterior partis petrosae** läßt eine kleine Vorwölbung erkennen, die *Eminentia arcuata*, die durch den oberen Bogengang bedingt ist. Seitlich der Eminentia arcuata ist das Dach der Paukenhöhle zu suchen, das *Tegmen tympani*.

Klinischer Hinweis. Das Tegmen tympani ist nur eine sehr dünne Knochenlamelle, die bei eitrigen Prozessen in der Paukenhöhle die Möglichkeit eines Übergreifens der entzündlichen Vorgänge auf die Hirnhäute (*Meningitis*) ermöglicht.

Im *vorderen Teil* der Facies anterior partis petrosae öffnen sich zwei kleine Knochenkanäle zu zwei parallel auf das Foramen lacerum zulaufenden seichten Furchen:

Der mediale *Sulcus n. petrosi majoris* enthält den N. petrosus major, der, aus dem N. intermedius stammend, sekretorische Fasern in das Ganglion pterygopalatinum führt.

Der lateral von diesem gelegene *Sulcus n. petrosis minoris* enthält sekretorische Fasern aus dem Plexus tympanicus, und zieht in das Ganglion oticum.

An der medialen Kante der Pars petrosa nahe der vorderen Spitze liegt eine kleine Einkerbung, die *Impressio trigemini*, die durch das Cavum trigeminale [Meckeli] und das darin gelegene *Ganglion trigeminale* [Ganglion semilunare Gasseri] bedingt ist.

Die untere Fläche der Pars petrosa (**Facies inferior partis petrosae**) ist sehr unregelmäßig gestaltet. Am lateralen Rand ragt nach caudal der *Processus styloideus*. Dieser ist ein Relikt des zweiten Kiemenbogens und sekundär mit dem Os temporale verwachsen. Vom Processus styloideus entspringen das Lig. stylomandibulare, das Lig. stylohyoideum, der M. stylohyoideus, M. styloglossus und M. stylopharyngeus.

Unmittelbar dorsal des Processus styloideus bzw. zwischen dem Processus styloideus und dem Processus mastoideus liegt das **Foramen stylomastoideum**, aus dem der N. facialis (VII. Hirnnerv) und die Vasa stylomastoideae aus- bzw. eintreten.

Ventromedial des Processus styloideus bildet sich die **Fossa jugularis** aus, eine große Grube, die den *Bulbus v. jugularis internae* beherbergt. Am Boden dieser Grube liegt der kleine *Canaliculus mastoideus*, in den der sensible R. auricularis des N. vagus (X. Hirnnerv) einzieht.

Die Fossa jugularis setzt sich nach ventral in das **Foramen jugulare** fort, das eine Spalte zwischen der Pars petrosa ossis temporalis und der Pars lateralis ossis occipitalis darstellt. Das Foramen jugulare wird durch zwei *Processus intrajugulares* (die von den beiden das Foramen begrenzenden Knochen ausgebildet werden) in zwei unterschiedlich große Abschnitte unterteilt:

Durch den *vorderen kleineren Abschnitt* zieht der Sinus petrosus inferior und der N. glossopharyngeus (IX. Hirnnerv),

der *hintere größere* Abschnitt dient dem Durchtritt der V. jugularis interna sowie des N. vagus (X. Hirnnerv) und N. accessorius (XI. Hirnnerv).

Ventromedial der Fossa jugularis findet sich die Apertura externa canalis carotici, der Eingang in den gebogenen **Canalis caroticus** für die A. carotis interna (begleitet von dem sympathischen Plexus caroticus). Der Canalis caroticus zieht in einem Bogen nach medial aufwärts und öffnet sich mit der Apertura interna canalis carotici nahe der Spitze der Pars petrosa in die mittlere Schädelgrube. Innerhalb des Canalis caroticus gehen zwei kleine Kanäle nach hinten ab, die *Canaliculi caroticotympanici*, die sich in die Paukenhöhle hinein öffnen (von dem sympathischen Plexus caroticus ziehen die Nn. caroticotympanici durch diese Kanäle in den Plexus tympanicus).

Zwischen der Fossa jugularis und der Apertura externa canalis carotici befindet sich eine kleine Knochenleiste, die sich am lateralen und medialen Rand jeweils zu einer kleinen Grube verbreitert. Die laterale Grube ist die **Fossula petrosa**. In ihr liegt das Ganglion tympanicum des N. glossopharyngeus (IX. Hirnnerv). Am Grunde dieser Fossula petrosa zieht der, vom Ganglion inferius n. glossopharyngei ausgehende N. tympanicus in den *Canaliculus tympanicus*. Der Canaliculus tympanicus öffnet sich in die Paukenhöhle. Der N. tympanicus bildet zusammen mit den Nn. caroticotympanici den Plexus tympanicus auf dem Promontorium der Paukenhöhle.

In der medialen Grube, die sich an der Leiste zwischen Fossa jugularis und Apertura externa canalis carotici ausbildet, liegt die *Apertura externa canaliculi cochleae*. An dieser Stelle endet der Ductus perilymphaticus aus dem Innenohr.

Vor dem Canalis caroticus, von diesem nur durch eine schmale Knochenlamelle getrennt, liegt der **Canalis musculotubarius**. Dieser Kanal verbindet den Pharynx mit dem vorderen Teil der Paukenhöhle. Der Kanal wird durch ein Septum unvollständig in zwei Abschnitte unterteilt, in den cranial gelegenen *Semicanalis m. tensoris tympani* und den darunter gelegenen Abschnitt, den *Semicanalis tubae auditivae*.

6. Os parietale, Scheitelbein (Abb. **196** u. **197**)

Das Os parietale bildet eine viereckige, außen konvexe Knochenplatte, die vier Ränder aufweist:

— Der *Margo sagittalis* bildet mit dem Os parietale der Gegenseite die *Sutura sagittalis* aus.

- Der *Margo frontalis* verbindet sich mit der Squama ossis frontalis zur *Sutura coronaria*.
- Der *Margo occipitalis* steht mit der Squama occipitalis über die *Sutura lambdoidea* in Verbindung.
- Der *Margo squamosus* steht über die *Sutura squamosa* mit der Squama ossis temporalis in Verbindung.

Ähnlich den vier Rändern bilden sich vier Winkel aus: *Angulus frontalis, Angulus sphenoidalis, Angulus occipitalis* und *Angulus mastoideus*.

An der Außenfläche, der **Facies externa**, bildet sich eine gebogene Linie, die *Linea temporalis superior*, an der Ansatzstelle der Fascia temporalis, und eine *Linea temporalis inferior* am Ursprung des M. temporalis aus. Ein *Foramen parietale* (für die V. emissaria parietalis) findet sich in der Nähe der Margo sagittalis.

An der Innenfläche, **Facies interna**, des Os parietale entsteht durch den venösen Sinus sagittalis superior nahe der Margo sagittalis ein **Sulcus sinus sagittalis superioris**. Seitlich dieses Sulcus liegen zahlreiche *Foveolae granulares*. Es handelt sich um Durchbrüche durch die Tabula interna des Knochens. Durch die Foveolae ragen die *Granulationes arachnoideales* in die Diploë des Knochens hinein.

7. Os occipitale, Hinterhauptsbein (Abb. 196 u. 199)

Das Os occipitale besteht aus der *Pars basilaris*, der *Squama occipitalis* und den paarigen *Partes laterales*.

Pars basilaris
Die Pars basilaris vereinigt sich mit dem Corpus des Os sphenoidale zum *Clivus*. Seitlich besteht eine Verbindung der Pars basilaris mit der Pars petrosa ossis temporalis. An der Außenfläche der Pars basilaris findet sich ein kleiner Höcker, das *Tuberculum pharyngeum*, das dem Ansatz der Raphe pharyngis für die Schlundmuskulatur dient.

Squama occipitalis
Die Squama occipitalis ist über die *Sutura lambdoidea* mit dem Os parietale und mit dem Processus mastoideus syndesmotisch verbunden.

An der Außenseite der Squama wölbt sich die beim Lebenden tastbare *Protuberantia occipitalis externa* vor.

Dem äußeren Höcker entspricht auf der Facies interna der Squama die *Protuberantia occipitalis interna*. An dieser Stelle treffen der *Sulcus sinus transversi* und der *Sulcus sinus sagittalis superioris* senkrecht aufeinander. Die Sulci enthalten die entsprechenden venösen Blutleiter. Im Bereich des Sulcus sinus transversi heftet sich ferner das Tentorium cerebelli an, während in der Gegend des Sulcus sagittalis superioris die Falx cerebri befestigt ist. Zwischen Protuberantia occipitalis interna und Foramen occipitale magnum entsteht eine Leiste (*Crista occipitalis interna*), an der die Falx cerebelli befestigt ist.

Partes laterales
Die Partes laterales des Os occipitale begrenzen lateral das *Foramen occipitale magnum*. Sie bilden auf der Außenseite die kräftigen *Condyli occipitales* aus. Diese Condylen stellen den Gelenkkopf für das Atlantooccipitalgelenk dar, in dem die Nickbewegungen des Kopfes stattfinden. Hinter den Condylen liegt die *Fossa condylaris*, in der inkonstant ein Emissarium (*Emissarium condylaris*) mündet.

In Höhe der Condylen wird die Pars lateralis vom *Canalis hypoglossi* (für den XII. Hirnnerv) durchbohrt.

Die Verbindung der Pars lateralis ossis occipitalis mit der Pars petrosa des Os temporale ist in etwa der Mitte der Berührungsstellen unvollständig. In dieser Aussparung entsteht das *Foramen jugulare* (S. 309).

8. Maxilla, Oberkieferbein (Abb. 195 u. 196)

Die Maxilla ist an der Begrenzung der Nasenhöhle, der Augenhöhle und der Mundhöhle beteiligt.

Die Maxilla zeigt vier Fortsätze: *Processus frontalis, Processus zygomaticus, Processus alveolaris, Processus palatinus*.

Corpus maxillae
Das Corpus maxillae besitzt vier Flächen: *Facies nasalis, Facies orbitalis, Facies anterior, Facies infratemporalis*.

Das Corpus maxillae enthält die größte Nebenhöhle der Nase, den *Sinus maxillaris*.
- Die **Facies nasalis** bildet einen Teil der lateralen Nasenwand. In ihrem mittleren Abschnitt liegt die Öffnung der Kieferhöhle (*Hiatus maxillaris*).
- Die **Facies orbitalis** bildet den größten Teil des Bodens der Augenhöhle. Der mediale Rand verbindet sich mit dem Processus orbitalis des Os palatinum sowie mit der Lamina orbitalis des Os ethmoidale und dem Os lacrimale. Am lateralen Rand bleibt eine freie Kante, die mit der Ala major des Os shpenoidale die *Fissura orbitalis inferior* begrenzt. Durch die Fissura orbita-

lis inferior zieht der N. und die A. und V. infraorbitalis in den *Canalis infraorbitalis* ein. (Der N. infraorbitalis stammt aus dem N. maxillaris, = $N.V_2$; die A. infraorbitalis ist Endast der A. maxillaris). Der *Canalis infraorbitalis* öffnet sich an der Facies anterior mit dem *Foramen infraorbitale.*

— An der **Facies anterior** liegt das *Foramen infraorbitale,* und zwar 0,5 cm unter dem unteren Rand der Orbita.

Klinischer Hinweis. Der Canalis infraorbitalis liegt in einer schmalen Knochenlamelle zwischen Orbita und Sinus maxillaris. Eine Entzündung der Kieferhöhle (*Sinusitis*) führt daher oft zu einer schmerzhaften Reizung des N. infraorbitalis, die durch Druck auf den Nerven am Austrittspunkt (Foramen infraorbitale) festgestellt werden kann.

— Der *hintere Teil* der *Facies infratemporalis* ist als *Tuber maxillae* blasig vorgewölbt und läßt zwei bis drei *Foramina alveolaria* für die hinteren Oberkiefernerven (Rr. alveolares superiores posteriores aus dem N. maxillaris, = $N.V_2$) erkennen.

Der *mediale freie Rand* der Facies infratemporalis bildet zusammen mit der Lamina lateralis des Processus pterygoideus die *Fissura pterygomaxillaris,* die ein Zugang zur Fossa pterygopalatina darstellt.

Processus frontalis maxillae
Der Processus frontalis maxillae verbindet sich vorne mit dem Nasenbein (Os nasale), hinten mit dem Tränenbein (Os lacrimale), oben mit der Pars nasalis des Os frontale.

Am dorsalen Rand des Processus frontalis liegt der *Sulcus lacrimalis.* Dieser wird durch das Os lacrimale zum *Canalis nasolacrimalis* ergänzt (für die tränenabführenden Wege: Saccus lacrimalis und Ductus nasolacrimalis).

Processus zygomaticus maxillae
Der Processus zygomaticus ist an der Bildung des Jochbogens mitbeteiligt.

Processus alveolaris maxillae
Im Processus alveolaris liegen die *Alveoli dentales* für die Zähne des Oberkiefers. Die einzelnen Alveoli werden durch *Septa interalveolaria* getrennt.

Processus palatinus
Der Processus palatinus steht horizontal und ist syndesmotisch mit dem Os palatinum verbunden. Er bildet den Boden der Nasenhöhle und gleichzeitig den größten Anteil des knöchernen Gaumens.

An der Stelle, wo das unpaare *Os incisivum* mit dem Processus palatinus maxillae verwachsen ist, entsteht das *Foramen incisivum,* die äußere Öffnung des *Canalis incisivus.* Der Kanal dient dem Durchtritt des N. nasopalatinus (aus dem N. maxillaris = $N.V_2$). Beim Erwachsenen sind die paarigen Kanäle, die sich zu dem unpaaren Foramen incisivum öffnen, oftmals rudimentiert und verschlossen. Bei einigen Wirbeltieren ist das Foramen incisivum der Eingang zum Organon vomeronasale (Jacobsonsches Organ), einem Spezialorgan im Dienste des Geruchsinnes.

9. Os palatinum, Gaumenbein (Abb. 200)

Das Os palatinum ist ein paariger Deckknochen, das die Form eines Winkeleisens aufweist. Die horizontale Platte beider Ossa palatina bilden das *hintere Drittel des knöchernen Gaumens.* Die vertikal aufsteigende *Lamina perpendicularis* beteiligt sich an der Bildung des hinteren Abschnittes der lateralen Nasenwand.

Die **Lamina perpendicularis** spaltet sich am oberen Ende in zwei Fortsätze: In den vorderen *Processus orbitalis* und den hinteren *Processus sphenoidalis.* Die Incisur zwischen beiden Fortsätzen wird vom Corpus des Os sphenoidale überbrückt, so daß das *Foramen sphenopalatinum* entsteht, das die *Fossa pterygopalatina* mit der Nasenhöhle verbindet. Durch das Foramen sphenopalatinum ziehen die Nn. nasales superiores posteriores (die sekretorische Fasern aus dem Ganglion pterygopalatinum und sensible Fasern des N. maxillaris (= $N.V_2$) enthalten) und die gleichnamigen Arterien (aus der A. maxillaris).

10. Os zygomaticum, Jochbein (Abb. 195, 186, 200)

Das Os zygomaticum ergänzt den Processus zygomaticus maxillae und Processus zygomaticus ossis temporalis zum *Jochbogen.*

Mit seiner *Facies orbitalis* bildet das Os zygomaticum einen Teil der unteren und lateralen Augenhöhlenwandung. Die *Facies temporalis* begrenzt die Fossa temporalis nach vorne. Der *Processus frontalis* verbindet sich mit dem Processus zygomaticus ossis frontalis und mit der Ala major des Os sphenoidale.

Das Corpus des Os zygomaticum wird von zwei kleinen Kanälen, dem *Canalis zygomaticofacialis* und dem *Canalis zygomaticotemporalis* durchbohrt. In diesen Kanälen laufen die gleichnamigen Nerven aus dem N. zygomaticus (Ast des N. maxillaris = N.V$_2$). Der N. zygomaticofacialis beteiligt sich an der Tränendrüsenanastomose und leitet damit die sekretorischen Fasern vom Ganglion pterygopalatinum über den N. lacrimalis zur Tränendrüse.

11. Os lacrimale, Tränenbein (Abb. 195 u. 196)

Das kleine viereckige Os lacrimale liegt an der medialen Wand der Augenhöhle und beteiligt sich ferner an der Bildung der lateralen Nasenwand.

Das Os lacrimale verbindet sich oben mit der Pars orbitalis des Os frontale, vorne mit dem Processus frontalis der Maxilla, hinten mit der Lamina orbitalis des Os ethmoidale, unten mit der Facies orbitalis der Maxilla und medial mit den vorderen Cellulae ethmoidales.

Mit dem Processus frontalis der Maxilla ist das Tränenbein beteiligt an der Bildung der *Fossa sacci lacrimalis*, in der der Saccus lacrimalis liegt. Ferner vervollständigt das Os lacrimale mit dem Corpus der Maxilla und der Concha nasalis inferior den *Canalis nasolacrimalis*, in dem der Ductus nasolacrimalis bis zum Meatus nasi inferior verläuft.

12. Os nasale, Nasenbein (Abb. 195 u. 196)

Das Os nasale bildet das Dach der Nasenhöhle und verbindet sich mit dem Processus frontalis maxillae und der Pars nasalis des Os frontale.

13. Vomer, Pflugscharbein (Abb. 200)

Der Vomer ist eine dünne unpaare Knochenlamelle, die mit der Lamina perpendicularis des Os palatinum und der Crista nasalis der Maxilla sowie der Crista nasalis des Os palatinum das *Septum nasi osseum* ausbildet. Der hintere freie Rand begrenzt medial die hintere Nasenöffnung, die *Choanen*.

Klinischer Hinweis. Bei über 70% der Menschen steht das Nasenseptum nicht in der Medianebene, sondern ist häufiger nach links als nach rechts verbogen. Diese *Septumdeviation* kann Ursache einer chronischen Entzündung der Nasenhöhle oder der Nebenhöhlen sein.

14. Mandibula, Unterkiefer (Abb. 195 u. 196)

An der Mandibula unterscheidet man einen *Corpus* und *Ramus mandibulae*. Corpus und Ramus sind durch einen *Angulus mandibulae* gegeneinander abgeknickt. Dieser Winkel beträgt beim Erwachsenen etwa 120 Grad, er ist beim Neugeborenen größer (150 Grad) und nähert sich diesem Wert wieder im Greisenalter.

Ursprünglich wird der Unterkiefer als paariger Belegknochen angelegt und liegt den Resten des ersten Visceralbogens, dem Meckelschen Knorpel, lateral auf. Die beiden Unterkieferkörper verschmelzen im Kinnbereich und bilden eine Symphyse aus. Diese synostiert am Ende des ersten Lebensjahres. Die Verschmelzungsstelle bildet den Kinnvorsprung, die *Protuberantia mentalis*.

Klinischer Hinweis. Die Protuberantia mentalis kann sich krankhaft vergrößern (Akromegalie). Dieses charakteristische Symptom tritt auf, wenn das Wachstumshormon nach Abschluß der Wachstumsperiode bei Hypophysentumoren vermehrt gebildet wird.

Corpus mandibulae

Die **Pars alveolaris** des Unterkiefers trägt die *Alveoli dentales* des Unterkiefers, in denen die Unterkieferzähne mit Hilfe des Parodontiums befestigt sind. Die Alveoli dentales sind durch *Septa interalveolaria* voneinander getrennt. Im Alter werden die Septa interalveolaria abgebaut, wodurch die Alveoli dentales abflachen und sich die Zähne lockern.

Unter den Alveoli dentales des ersten oder zweiten Prämolaren öffnet sich das *Foramen mentale*. Aus diesem Foramen tritt der N. mentalis (Endast des N. alveolaris inferior, aus N.V$_3$) und die A. mentalis (Ast der A. maxillaris) aus dem *Canalis mandibulae*.

An der Innenfläche des Corpus mandibulae erkennt man zwei kleine Knochenvorsprünge, *Spinae mentales*, die obere dient der Anheftung des M. genioglossus, an der unteren entspringt der M. geniohyoideus.

Seitlich der Spina findet sich die *Fossa digastrica* als Ursprungsstelle für den Venter anterius des M. digastricus. Cranial dieser Fossa entspringt an der *Linea mylohyoidea* der M. mylohyoideus.

Gl. submandibularis und Gl. sublingualis hinterlassen an der Innenseite des Corpus mandibulae leichte Eindrücke (*Fovea submandibularis* bzw. *Fovea sublingualis*).

Ramus mandibulae

Der Ramus mandibulae weist außen an seinem *Angulus* eine Rauhigkeit, die *Tuberositas masseterica* für den Ansatz des M. masseter auf. Der Tuberositas masseterica entspricht auf der Innenseite des Angulus die *Tuberositas pterygoidea* für den Ansatz des M. pterygoideus medialis (beide Kaumuskeln werden von der Radix motorica des N. mandibularis [= N. V_3] innerviert).

In der Mitte des Ramus mandibulae findet sich auf der Innenseite das *Foramen mandibulae*, der Eingang in den *Canalis mandibulae*. In diesen Kanal ziehen der N. alveolaris inferior (aus dem N. mandibularis, = N. V_3) und die Vasa alveolares inferiores ein.

Der Canalis mandibulae zieht durch Ramus und Corpus mandibulae und nimmt die sensiblen Nerven aus den Pulpahöhlen aller Unterkieferzähne auf. Die sensiblen Nerven der Unterkieferhaut gelangen durch das Foramen mentale in den Canalis mandibulae hinein. Die A. alveolaris inferior stammt aus der A. maxillaris.

Klinischer Hinweis. Da der N. alveolaris inferior für eine Leitungsanästhesie bei Eingriffen an den Unterkieferzähnen aufgesucht werden muß, ist es wichtig, die Lage des Foramen mandibulae genau zu kennen. *Das Foramen mandibulae liegt ca. 2 cm hinter und 1 cm oberhalb der Krone des 3. Dens molaris.*

An der Innenseite des Ramus mandibulae, vom Canalis mandibulae bis in das Corpus mandibulae, erstreckt sich eine gebogene Rinne, der *Sulcus mylohyoideus*, in dem der N. mylohyoideus liegt (aus der Radix motorica des N. trigeminus stammend innerviert er den M. mylohyoideus und Venter anterior des M. digastricus).

Der Ramus läßt am cranialen Ende zwei Fortsätze erkennen, den *Processus coronoideus* und den *Processus condylaris*. Beide Fortsätze sind durch die *Incisura mandibulae* voneinander getrennt.

Der **Processus coronoideus**, der vordere Fortsatz, dient dem Ansatz des M. temporalis.

Der **Processus condylaris** ist der Gelenkfortsatz, der auf einem schlanken Hals, *Collum mandibulae*, den walzenförmigen Gelenkkopf, das *Caput mandibulae*, trägt. Die laterale Kante des Caput mandibulae liegt weiter vorne als die mittlere Kante, so daß das Caput mandibulae etwas schräg steht (S. 328).

Am Collum mandibulae ist medial eine kleine Grube ausgebildet, die *Fovea pterygoidea*, in der zum Teil der M. pterygoideus lateralis inseriert.

III. Gehirnschädel als Ganzes

1. Calvaria, Schädeldach, Kalotte

An der Bildung der Schädelkalotte beteiligen sich das *Os occipitale*, die beiden *Ossa parietalia* sowie die beiden *Ossa frontalia*. Die Ossa frontalia verschmelzen während des zweiten Lebensjahres zu einem einheitlichen Stirnknochen (**Synostose**). Die übrigen Knochen bleiben durch bindegewebige Nähte (**Suturae**) voneinander getrennt (**Syndesmose**).

Schädelnähte (Abb. 196)
- **Kranznaht (Sutura coronalis).** Sie liegt zwischen dem einheitlichen Os frontale und den beiden Ossa parietalia.
- **Pfeilnaht (Sutura sagittalis).** Die Pfeilnaht liegt median zwischen den beiden Ossa parietalia. Sie kann sich bei ausgebliebener Synostose des Os frontale bis in das Nasenbein erstrecken (*Sutura frontalis* oder *Sutura metopica*).
- **Lambda-Naht (Sutura lambdoidea).** Diese Naht bildet sich zwischen dem einheitlichen Os occipitale und den beiden Ossa parietalia aus.

Bau der Schädelknochen
An den Schädelknochen läßt sich, wie bei allen Knochen, eine Compacta und eine Spongiosa unterscheiden. Die äußere Compacta wird *Tabula externa* genannt, die innere Compacta ist die *Tabula interna*.

Die Spongiosa der Schädelknochen (*Diploë*) enthält auch während des Erwachsenenalters eine wichtige Blutbildungsstätte.

Die **Tabula externa** ist von Periost bedeckt.

An der **Tabula interna** übernimmt die harte Hirnhaut (Dura mater, S. 365) die Funktion eines inneren Periostes. Die Gefäße der Dura mater hinterlassen an der Tabula interna seichte Rinnen (*Sulci*). So erkennt man z. B. an der Tabula interna des Os parietale verschiedene Sulci, die den Gefäßaufsplitterungen der A. meningea media entsprechen.

Auch die weiten Hirnblutleiter (*Sinus durae matris*) hinterlassen in der Tabula interna Einkerbungen. So findet sich beispielsweise im Bereich der Sutura sagittalis der *Sulcus sinus sagittalis superioris*. Seitlich dieses Sulcus bilden sich unterschiedlich große, bis in die Diploë hineinragende Gruben aus (*Foveolae granulares*), in der Ausstülpungen der weichen Hirnhaut (*Granulationes arachnoideales*, S. 368) verankert sind. Im Bereich der Sulci finden sich Foramina, die durch alle drei Schichten der Schädelkalotte hindurchziehen (*Emissarien*). Sie enthalten Venen, die die Sinus durae matris mit Venen der Kopfschwarte verbinden (S. 364).

2. Basis cranii, Innenfläche der Schädelbasis (Abb. 199)

Die Innenfläche der Schädelbasis besteht aus drei stufenförmig abgesetzten Abschnitten: **vordere, mittlere** und **hintere Schädelgrube**.

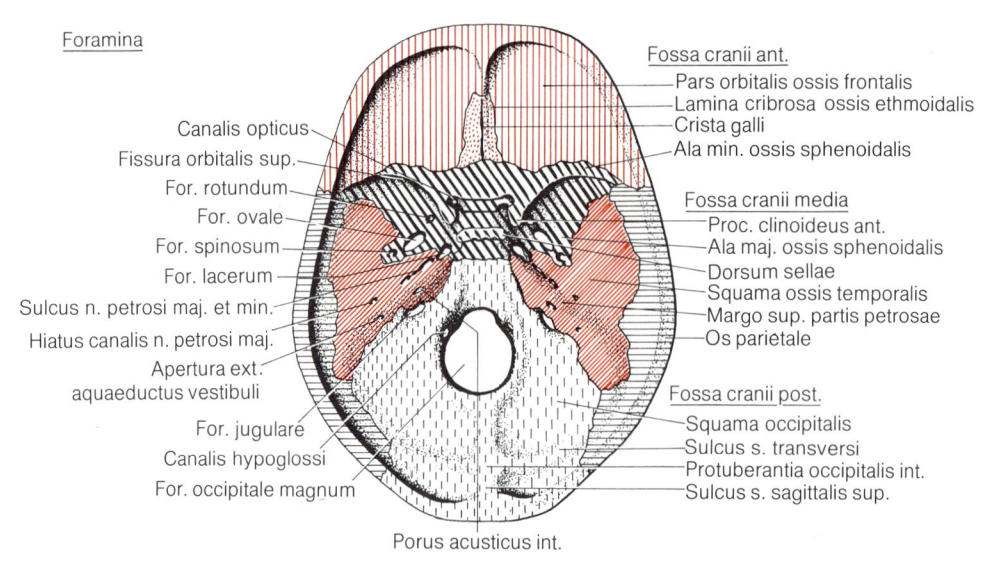

Abb. 199. Schädelbasis von innen. Das Os frontale ist längs-schraffiert, das Os ethmoidale punktiert. Das Os sphenoidale grob schräg-schraffiert, das Os temporale fein schräg-schraffiert, das Os parietale quer-schraffiert und das Os occipitale gestrichelt dargestellt

Fossa cranii anterior, Vordere Schädelgrube

An der Bildung der vorderen Schädelgrube sind beteiligt:
– *Partes orbitales ossis frontalis.*
– *Lamina cribosa ossis ethmoidalis.*
– *Corpus ossis sphenoidalis, Keilbeinkörper.*

Die Grenze zur mittleren Schädelgrube wird durch die kleinen Keilbeinflügel (*Alae minores ossis sphenoidalis*) gebildet.

In der vorderen Schädelgrube liegen die Gyri orbitales des Frontalhirns, die am Knochen Einkerbungen (*Impressiones gyrorum*) modellieren, die durch Leisten (*Juga cerebralia*) getrennt sind.

In der Mitte der Lamina cribrosa steht eine solide Leiste, die *Crista galli,* an der sich die Durasichel (Falx cerebri) befestigt.

Die Crista galli des Os ethmoidale setzt sich als *Crista frontalis* auf das Os frontale fort. Am Übergang der Crista galli zur Crista frontalis liegt das kleine *Foramen caecum*. Beim Kind ist es ein venöses Emmissarium, beim Erwachsenen dagegen blind verschlossen.

Öffnungen der vorderen Schädelgrube:
– **Lamina cribrosa.** Sie ist eine siebförmig durchlöcherte Platte des Os ethmoidale. Durch diese Löcher ziehen Fasern des Riechnerven (N. olfactorius) ferner A. und N. ethmoidalis anterior zur Nasenhöhle.
– Der **Canalis opticus** [Canalis fasciculi optici] liegt an der Wurzel der Ala minor und bildet die Durchtrittspforte für den N. opticus und die A. ophthalmica (aus der A. carotis interna) in die Augenhöhle (Orbita).

Fossa cranii media, Mittlere Schädelgrube

An der Bildung der mittleren Schädelgrube sind beteiligt:
– *Os sphenoidale (Keilbein)*
– *Os temporale (Schläfenbein)*

Die Grenze zur vorderen Schädelgrube wird durch die *Ala minor* des Keilbeins gebildet, die Grenze zur hinteren Schädelgrube stellt die *Pars petrosa* des Schläfenbeins dar.

Die mittlere Schädelgrube ist paarig, die mittlere Trennwand wird durch den *Türkensattel (Sella turcica)* des Keilbeinkörpers gebildet. Den Boden der mittleren Schädelgrube bilden die *Ala major ossis sphenoidalis* und die Schläfenbeinschuppe (*Pars squamosa ossis temporalis*).

Im Bereich der Sella turcica findet sich eine Vertiefung, die *Fossa hypophysialis*, in der die Hirnanhangsdrüse (Hypophyse) gelegen ist.

Öffnungen der mittleren Schädelgrube
– Die **Fissura orbitalis superior** ist ein Spalt zwischen der Ala minor und Ala major des Os sphenoidale. Sie verbindet die mittlere Schadelgrube mit der Augenhöhle. Durch diese Spalte ziehen die drei motorischen Augenmuskelnerven, der N. oculomotorius (III. Hirnnerv), der N. trochlearis (IV. Hirnnerv), N. abducens (VI. Hirnnerv), der sensible N. ophthalmicus (1. Ast des N. trigeminus = N.V_1), sowie die V. ophthalmica superior.

— *Foramen rotundum.* Es ist ein kurzer Kanal (*Canalis rotundus*) in der Ala major des Os sphenoidale, der die mittlere Schädelgrube mit der Fossa pterygopalatina verbindet. Hindurch zieht der N. maxillaris (2. Ast des N. trigeminus).

— *Foramen ovale.* Dieses liegt im hinteren Anteil der Ala major des Os sphenoidale und verbindet die mittlere Schädelgrube mit der Fossa infratemporalis an der Außenfläche der Schädelbasis. Hindurch tritt der N. mandibularis (3. Ast des N. trigeminus).

— *Foramen lacerum,* eine unregelmäßige Spalte zwischen der Pars petrosa ossis temporalis und dem Os sphenoidale. Sie ist von Faserknorpel bedeckt. Das Foramen lacerum durchziehen unvollständig der N. petrosus major und der N. petrosus minor.

— *Foramen spinosum,* am latero-dorsalen Rand der Ala major des Os sphenoidale gelegen, stellt eine Öffnung der mittleren Schädelgrube zur Fossa infratemporalis dar. Hindurch zieht die A. meningea media, ein Ast der A. maxillaris.

— *Apertura interna canalis carotici,* die innere Öffnung des Carotiskanals, liegt hinter dem Foramen lacerum, an der Spitze der Pyramide (Pars petrosa) des Os temporale.

Fossa cranii posterior, Hintere Schädelgrube
An der Bildung der hinteren Schädelgrube sind beteiligt:
— *Corpus ossis sphenoidalis, Keilbeinkörper* und
— *Os occipitale, Hinterhauptsbein*

Der dorsale Teil des Keilbeinkörpers (*Dorsum sellae turcicae*) verbindet sich mit der *Pars basalis des Os occipitale* zum *Clivus.*

Die Grenze zur mittleren Schädelgrube wird durch die *Pyramide* (Pars petrosa) des Os temporale gebildet.

Öffnungen der hinteren Schädelgrube
— *Porus acusticus internus.* Er liegt an der Facies posterior der Pyramide. Er ist Eingang in einen in der Tiefe gespaltenen Kanal (*Meatus acusticus internus*), in den der N. facialis (VII. Hirnnerv) und der N. vestibulocochlearis (VIII. Hirnnerv), sowie die Vasa labyrinthi einziehen.

— *Apertura externa aquaeductus vestibuli,* latero-dorsal des Porus acusticus internus unter einem kleinen knöchernen Vordach gelegen. In der seichten Mulde dieser Apertur liegt der *Saccus endolymphaticus,* die Abflußstelle der Endolymphe aus dem häutigen Labyrinth.

— *Foramen jugulare,* eine Lücke zwischen der Facies posterior der Pyramide und der Pars lateralis des Os occipitale. Es ist durch zwei gegenüberliegende kleine *Processus intrajugulares* unvollständig in zwei ungleich große Abschnitte unterteilt.

Durch den vorderen kleineren Abschnitt zieht der N. glossopharyngeus (IX. Hirnnerv) und der Sinus petrosus inferior zur äußeren Schädelbasis.

Der hintere, laterale, größere Abschnitt des Foramen jugulare dient dem Durchtritt der V. jugularis interna, des N. vagus (X. Hirnnerv) und des N. accessorius (XI. Hirnnerv).

— *Foramen mastoideum,* ein Emissarium im Sulcus sinus sigmoidei.

— *Foramen occipitale magnum.* Es ist die Verbindung des Cavum cranii mit dem Canalis vertebralis. Hindurch zieht die Medulla oblongata, die Aa. spinales anteriores und posteriores, die Aa. vertebrales und die spinalen Wurzeln der Nn. accessorii (XI. Hirnnerv).

— *Canalis hypoglossi.* Er liegt vorne, seitlich am Foramen occipitale magnum. Hindurch zieht der N. hypoglossus (XII. Hirnnerv) zur Außenfläche der Schädelbasis.

— *Canalis condylaris,* ein Emissarium hinter dem Condylus occipitalis.

3. Außenfläche der Schädelbasis (Abb. 200)

Auch die Außenfläche der Schädelbasis läßt sich in drei Abschnitte untergliedern.

Vorderer Abschnitt: Palatum durum, harter Gaumen
An der Bildung des Palatum durum sind beteiligt:
— *Processus palatinus maxillae* (zu etwa ³/₄),
— *Lamina horizontalis ossis palatini* (zu etwa ¹/₄).

Bei der Entwicklung des Gaumens spielt noch der *unpaare Nasenfortsatz (Os incisivum)* eine Rolle, der im Säuglingsalter mit dem Processus palatinus maxillae zur Synostose verwächst.

Öffnungen im harten Gaumen
— *Foramen incisivum,* es bildet sich an der Stelle aus, an der die beiden Processus palatinus maxillae und das Os incisivum zusammenstoßen. Es stellt die Mündungsstelle der paarigen Canales incisivi dar (Durchtritt der Nn. nasopalatini).

— *Foramen palatinum majus,* zwischen dem Processus palatinus maxillae und der Lamina horizontalis ossis palatini gelegen, stellt die Öffnung des Canalis palatinus major dar. Am Foramen treten der N. palatinus major und die gleichnamigen Gefäße aus dem Kanal zur Gaumenschleimhaut.

— *Zwei kleine Foramina palatina minora* befinden sich hinter dem Foramen palatinum ma-

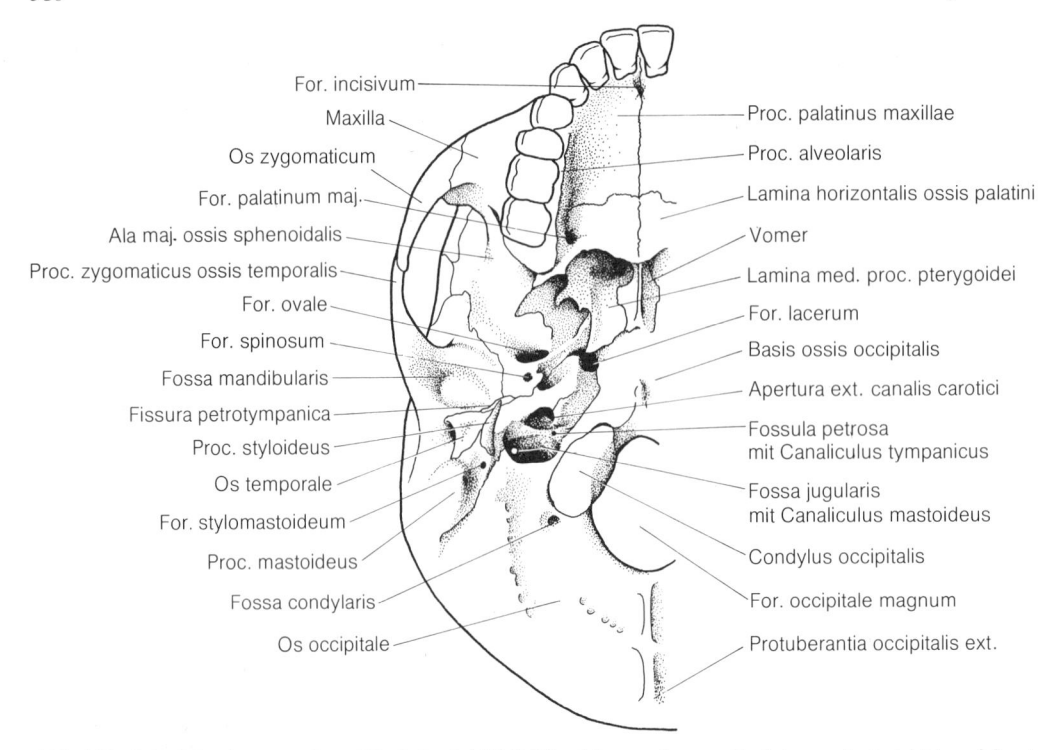

Abb. 200. Schädelbasis von außen. Die linke Schädelhälfte ist weggelassen, die Suturen sind nicht bezeichnet

jus. Aus Ihnen verlassen die gleichnamigen Nerven und Gefäße die Canales palatini minores.

Mittlerer Abschnitt der äußeren Schädelbasis
Der mittlere Abschnitt umfaßt
— *Teile des Keilbeins* (Corpus, Processus pterygoidei und Ala major) und
— *große Teile des Os temporale* (basaler Teil der Pars petrosa, Processus mastoideus, Pars squamosa, Pars tympanica).

Der **Processus pterygoideus** des Os sphenoidale spaltet sich bereits kurz nach seinem Ursprung in zwei dünne Lamellen: der *Lamina medialis* und *Lamina lateralis*. Zwischen beiden Laminae bildet sich die *Fossa pterygoidea* aus. Die Wurzel des Processus pterygoideus wird vom *Canalis pterygoideus* durchbohrt.

Öffnungen im mittleren Abschnitt der äußeren Schädelbasis
— **Choanae.** Die hintere Öffnung der Nasenhöhlen, die durch den Vomer in zwei Räume getrennt wird.
— *Canalis pterygoideus,* er zieht horizontal durch die Wurzel des Processus pterygoideus und öffnet sich in die Fossa pterygopalatina. Er enthält die Nn. et Vasa canalis pterygoidei (S. 341, Abb. **216**).

— *Foramen ovale,* es liegt seitlich vom Processus pterygoideus in der Ala major des Os sphenoidale und dient dem Durchtritt des N. mandibularis (= N.V$_3$).
— *Foramen spinosum,* kurz vor der Spina ossis sphenoidalis, latero-dorsal vom Foramen ovale gelegen, dient dem Durchtritt der A. meningea media.
— *Foramen lacerum,* eine unregelmäßige Lücke zwischen der Margo posterior partis petrosae ossis temporalis und der Ala major ossis sphenoidalis. Mit Faserknorpel bedeckt ist es Durchtrittsort für den N. petrosus major und N. petrosus minor.
— *Canalis caroticus.* Er beginnt zwischen dem Foramen jugulare und dem Canalis musculotubarius in der Facies inferior der Pars petrosa ossis temporalis. Im S-förmig gewundenen Kanal verlaufen die A. carotis interna und der sympathische Plexus caroticus.
— *Canaliculi caroticotympanici* sind kleine vom Canalis caroticus aus zur Paukenhöhle ziehende Kanäle für die Nn. caroticotympanici (sympathische Fasern für den Plexus tympanicus).
— *Canalis musculotubarius.* Er ist ein vor dem Canalis caroticus gelegener, geteilter Kanal, der den Pharynxraum mit dem Mittelohrraum ver-

bindet. Der Kanal enthält die Tuba auditiva [Tuba pharyngo-tympanica, Tuba Eustachii] und den M. tensor tympani.

— *Foramen jugulare,* eine unregelmäßige Spalte zwischen der Pars petrosa ossis temporalis und dem Os occipitale. Es ist durch die Processus intrajugulares unvollständig in zwei Abschnitte unterteilt. Durch den vorderen Abschnitt zieht der N. glossopharyngeus (N. IX) und der Sinus petrosus inferior, durch den hinteren Abschnitt die V. jugularis interna, der N. vagus (N. X) und der N. accessorius (N. XI).

Um das Foramen jugulare entsteht an der Facies inferior der Felsenbeinpyramide eine halbkugelige Grube, die Fossa jugularis. Diese Grube nimmt den Bulbus superior v. jugularis internae auf.

— *Canaliculus mastoideus.* Es ist ein kleiner Kanal, der in der Fossa jugularis beginnt und den R. auricularis des N. vagus (N. X) enthält.

Auf dem Knochenkamm zwischen dem Canalis caroticus und der Fossa jugularis liegt eine kleine Grube, die Fossula petrosa. In ihr liegt das Ganglion inferius des N. glossopharyngeus (IX. Hirnnerv).

— *Canaliculus tympanicus,* ein kleiner Kanal, der am Boden der Fossula petrosa beginnt und den N. tympanicus (aus dem Ganglion inferius des N. glossopharyngeus) zum Tympanon leitet.

— *Apertura externa canaliculi cochleae,* eine kleine Öffnung am medialen Rand des Knochenkammes zwischen Canalis caroticus und Fossula jugularis. Im Canaliculus cochleae liegt der Ductus perilymphaticus, durch den über einen Filtrationsvorgang die Perilymphe des Innenohres in die V. jugularis interna abgeführt wird.

— *Foramen stylomastoideum,* es liegt hinter dem Processus styloideus und vor dem Processus mastoideus. Es stellt die Öffnung des Canalis n. facialis dar.

Von den *Nähten (Fissurae),* die die Knochen untereinander verbinden, sei hier nur genannt die
Fissura petrotympanica [Glasersche Spalte]. Diese Fuge, die hinter der Fossa articularis des Kiefergelenkes gelegen ist, dient dem Durchtritt der Chorda tympani.

Hinterer Abschnitt der äußeren Schädelbasis

Der hintere Abschnitt der äußeren Schädelbasis umfaßt
— **Os occipitale** mit seiner **Pars basilaris,** den **Partes laterales** und der **Squama occipitalis**.
Öffnungen des hinteren Abschnitts der äußeren Schädelgrube

— *Foramen occipitale magnum,* es dient dem Durchtritt der Medulla oblongata, den Aa. spinales anteriores et posteriores, den Aa. vertebrales und den spinalen Wurzeln des N. accessorius (XI. Hirnnerv).

— *Canalis hypoglossi,* ein in der Pars lateralis ossis occipitalis gelegener, nach lateral vorne verlaufender Kanal für den N. hypoglossus (XII. Hirnnerv). Der Kanal wird außen von dem Condylus occipitalis bedeckt.

— *Canalis condylaris.* Er stellt ein Emissarium dar.

Fossa pterygopalatina, Flügelgaumengrube

Die knöchernen Wände der Flügelgaumengrube sind:
— Dach: **Corpus ossis sphenoidalis**
— Mediale Wand: **Lamina perpendicularis** des Os palatinum.
— Hintere Wand: **Processus pterygoideus** des Os sphenoidale, die **Facies maxillaris alae majoris ossis sphenoidalis.**
— Vordere Wand: **Processus orbitalis ossis palatini, Corpus maxillae.**
— Nach lateral steht die Flügelgaumengrube in offener Verbindung mit der *Fossa infratemporalis.*

Inhalt: **Ganglion pterygopalatinum,** sowie Endäste der *A. und V. maxillaris.*

Das Ganglion pterygopalatinum ist ein parasympathisches Ganglion (Umschaltung sekretorischer Fasern von prä- auf postganglionär).

Vom Ganglion pterygopalatinum aus ziehen Nerven in die Nasenschleimhaut, zur Gaumenschleimhaut sowie zur Tränendrüse.
Öffnungen in die Fossa pterygopalatina
— *Foramen rotundum* (in der Ala major des Os sphenoidale). Es ist Durchtrittsstelle für den N. maxillaris (2. Ast des N. trigeminus = $N.V_2$). Der Nerv legt sich dem Ganglion pterygopalatinum von dorsal an.

— *Canalis pterygoideus,* ein von dorsal durch die Wurzel des Processus pterygoideus ziehender Kanal für den N. petrosus major und N. petrosus profundus. Der N. petrosus major stammt aus dem N. intermedius und führt sekretorische Fasern in das Ganglion pterygopalatinum. Der N. petrosus profundus führt sympathische Fasern aus dem Plexus caroticus internus zum Ganglion pterygopalatinum (keine Umschaltung der sympathischen Fasern im Ganglion pterygopalatinum).

— *Foramen sphenopalatinum,* eine Öffnung zwischen der Lamina perpendicularis des Os palatinum und dem Os sphenoidale zur Nasenhöhle. Hindurch ziehen die Rr. nasales posteriores des sensiblen N. maxillaris (2. Ast des N. trigeminus = N.V₂), sowie sekretorische Fasern aus dem Ganglion pterygopalatinum für die Nasenschleimhaut und die Aa. nasales posteriores.

— **Canalis palatinus major,** er ist ein nach abwärts führender Kanal, der sich am Foramen palatinum majus öffnet. Er enthält die A. palatina descendens und die Nn. palatini (letztere leiten sekretorische und sensible Fasern zur Gaumenschleimhaut).

— **Fissura orbitalis inferior,** eine Spalte zwischen der Ala major des Os sphenoidale und der Pars orbitalis der Maxilla. Hindurch zieht der N. infraorbitalis, ein sensibler Nerv des zweiten Trigeminusastes (N. maxillaris), der N. zygomaticus, der neben sensiblen Fasern (aus N.V₂) auch parasympathische Fasern aus dem Ganglion pterygopalatinum für die Tränendrüse enthält, und die A. infraorbitalis, ein Endast der A. maxillaris.

B. Gesichtsmuskulatur

Tabelle 67 faßt alle Gesichtsmuskeln mit Ursprung, Ansatz und Angabe ihrer Funktionen zusammen (Abb. **201**). Die *motorische Innervation* der Gesichtsmuskulatur erfolgt durch den *N. facialis (N.VII)*.

C. Nn. craniales, Hirnnerven

I	= N. olfactorius
II	= N. opticus
III	= N. oculomotorius
IV	= N. trochlearis
V	= N. trigeminus
VI	= N. abducens
VII	= N. facialis
VIII	= N. vestibulocochlearis (N. octavus)
IX	= N. glossopharyngeus
X	= N. vagus
XI	= N. accessorius
XII	= N. hypoglossus

Von den 12 Hirnnerven entsprechen die Nerven III bis XII morphologisch dem Bau peripherer Nerven.

Die Nerven I und II sind *zentrale Fasersysteme*, die in diesem Kapitel nicht erörtert werden.

Die Nerven V, VII, IX, X und XI werden als Branchialnerven (*Kiemenbogennerven*) bezeichnet, die phylogenetisch den Kiemenbögen (Visceralbögen) zugeordnet waren (Tabelle 68).

Die Nerven III, IV, VI sind *motorische Augenmuskelnerven*, der N. VIII leitet die *Afferenzen des Hör- und Gleichgewichtsorgans*, der N. XII innerviert die *Zungenmuskulatur*.

1. N. oculomotorius (N. III)

Der N. oculomotorius verläßt den Hirnstamm in der Fossa interpeduncularis. Er führt motorische und parasympathische Fasern. In seinem intracranialen Verlauf zieht der N. oculomotorius zwischen A. cerebri posterior und A. cerebelli superior, tritt im Bereich des Processus clinoideus posterior durch die Dura mater, zieht in der lateralen, oberen Wand des Sinus cavernosus und verläßt die mittlere Schädelgrube durch die Fissura orbitalis superior. Nach dem Durchtritt durch den Anulus tendineus communis der äußeren Augenmuskeln teilt er sich in seine Endäste auf.

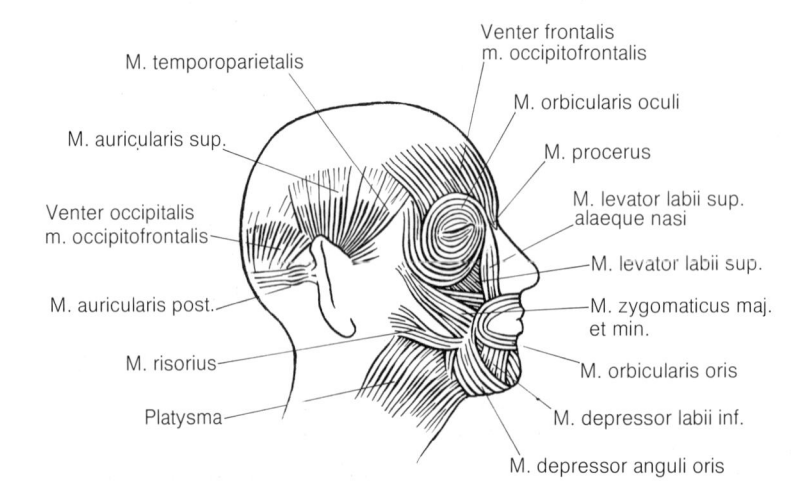

Abb. **201**. Oberflächliche Kopfmuskulatur. Die Ohrmuschel ist zur besseren Darstellung des M. auricularis post. nach vorne gezogen. (Nach Feneis, 1974)

Tabelle 67. Gesichtsmuskulatur

Muskel	Ursprung	Ansatz	Funktion
Mm. epicranii, Muskeln des Schädeldaches			
Venter frontalis m. occipitofrontalis	Haut d. Augenbraue	Galea aponeurotica	Stirnrunzeln „Erstaunen", zieht Augenbraue aufwärts
Venter occipitalis m. occipitofrontalis	Linea nuchae suprema	Galea aponeurotica	zieht Galea aponeurotica nach dorsal
M. temperoparietalis	craniale Wurzel d. Ohrmuschel	Galea aponeurotica	Hochziehen d. Ohren (bedeutungslos)
M. corrugator supercilii	Pars nasalis d. Os frontale	Haut über d. Glabella	senkrechte Stirnfalten (Zornesfalten)
M. orbicularis oculi, Muskeln der Lidspalte			
Pars palpebralis	Lig. palpebrale mediale	Lig. palpebrale laterale	Lidschlag u. Lidschluß
Pars orbitalis	Crista lacrimalis anterior	konzentrisch um Orbitalrand	„Zukneifen" des Auges
Pars lacrimalis	Crista lacrimalis posterior, Saccus lacrimalis	Pars palpebralis	Erweiterung des Tränensackes
Muskeln der Nase			
M. procerus	Os nasale	Haut zwischen Augenbrauen	Querfalten des Nasenrückens „Nasenrümpfen"
M. nasalis			
Pars transversa	Haut über Eckzahn	Nasenrücken	Verengerung d. Nasenloches
Pars alaris	Haut über Schneidezahn	Nasenflügelrand	Verengerung d. Nasenloches
Muskeln des Mundes			
M. orbicularis oris Pars marginalis Pars labialis	umschließt ringförmig die Mundöffnung		Schließen, Zuspitzen d. Mundes
M. levator labii superioris	über For. infraorbitale	M. orbicularis oris	Heben des Mundwinkels
M. levator labii superioris alaeque nasi	medial d. Orbitalwand	Nasenflügel Oberlippe	Heben d. Mundwinkels, Erweiterung d. Nasenöffnung, („Nasenflügelatmen" b. Pneumonie)
M. zygomaticus major M. zygomaticus minor	Außenseite d. Os zygomaticum	Mundwinkel	Heben v. Oberlippe u. Mundwinkel „Lachmuskel"
M. levator anguli oris	Fossa canina corporis maxillae	Mundwinkel	zieht Mundwinkel aufwärts
M. risorius	Fascia parotidea	Mundwinkel	zieht Mundwinkel zur Seite „Lächeln"
M. buccinator	Raphe pterygomandibularis, Maxilla, Mandibula	M. orbicularis oris	„Backenblaser" „Trompetermuskel" „Saugmuskel"
M. depressor anguli oris	Unterrand d. Mandibula	Mundwinkel	zieht Mundwinkel nach abwärts „Trauermuskel"
M. depressor labii inferioris	Unterrand d. Mandibula, Platysma	Unterlippe	zieht Unterlippe abwärts „Trinkmuskel"
M. mentalis	Alveolenwand d. Unterkieferschneidezähne	Haut d. Kinnes	Runzeln der Kinnhaut

Tabelle 68. Branchialnerven

Nerv	Viszeralbogen (Vb)	motor. Innervationsgebiet
N. V₁ ophthalmicus V₂ maxillaris V₃ mandibularis	1. Vb = Maxillare Mandibulare	Kaumuskulatur
N. VII facialis	2. Vb = Hyalbogen	mimische Gesichtsmuskulatur
N. IX glossopharyngeus	3. Vb = 1. Branchialbogen	Schlundmuskulatur
N. X vagus	4. Vb = 2. u. nachfolgende Branchialbogen	Schlundmuskulatur, Eingeweidemuskulatur
N. XI accessorius	somatomotorischer Ast des N. X	größtenteils den M. sternocleidomastoideus und M. trapezius

Der **R. superior** versorgt den *M. rectus superior* und *M. levator palpebrae*;
der **R. inferior** innerviert den *M. rectus medialis, M. rectus inferior* und *M. obliquus inferior*.

Vom R. inferior ziehen präganglionäre parasympathische Fasern zum **Ganglion ciliare**. Das lateral dem N. opticus aufliegende Ganglion ist Umschaltstelle parasympathischer Fasern von prä- auf postganglionär. Die postganglionären Fasern ziehen zum *M. sphincter pupillae* und zum *M. ciliaris*.

2. N. trochlearis (N. IV)

Der N. trochlearis verläßt den Hirnstamm als einziger Nerv dorsal, und zwar caudal der Colliculi inferiores laminae quadrigeminae. Der Nerv zieht innerhalb der Cisterna ambiens um die Crura cerebri (S. 368) herum. Am vorderen Ansatz des Tentorium cerebelli durchdringt er die Dura mater, läuft in der lateralen Wand des Sinus cavernosus und gelangt durch die Fissura orbitalis superior oberhalb des Anulus tendineus communis in die Orbita, wo er den *M. obliquus superior* innerviert.

3. N. trigeminus (N. V) (Abb. 202)

Der N. trigeminus verläßt den Hirnstamm am lateralen Rand der Pons mit einer breiten *sensiblen Portio major (Radix sensoria)* und einer schwachen *motorischen Portio minor (Radix motoria)*. An der Spitze der Pars petrosa ossis temporalis bildet die Portio major in einer taschenförmigen Aussackung der Dura mater, *Cavum trigeminale* [Meckeli] das breite halbmondförmige **Ganglion trigeminale** [Gasseri] aus, das am Knochen der Pars petrosa eine seichte Einkerbung (*Impressio trigemini*) hinterläßt. Das Cavum trigeminale liegt unter dem Ansatz des Tentorium cerebelli und ist von der hinteren Schädelgrube aus zugängig.

Hinter dem Ganglion teilt sich die **Radix sensoria** n. trigemini in ihre 3 Endäste auf:
N. ophthalmicus (N. V₁), der in die Orbita einzieht,
N. maxillaris (N. V₂), der sich in der Fossa pterygopalatina aufzweigt und den
N. mandibularis (N. V₃), der in die Fossa infratemporalis gelangt.

Die **Radix motoria** läuft medio-caudal am Ganglion trigeminale vorbei und schließt sich in ihrem weiteren Verlauf dem N. mandibularis an.

N. ophthalmicus (N. V₁)

Der N. ophthalmicus zieht als rein *sensibler Nerv* durch die laterale Wand des Sinus cavernosus und gelangt über die Fissura orbitalis superior in die Orbita, wo er sich in 3 Äste aufspaltet.

— **Der N. lacrimalis** zieht am oberen Rand des M. rectus lateralis und durchdringt die Tränendrüse. Mit seinen Endästen versorgt er sensibel die lateralen Abschnitte der Augenlider (**Rr. palpebrales**) sowie die Conjunctivae (**Rr. conjunctivales**). Über eine Anastomose mit dem N. zygomaticofacialis (aus dem N. maxillaris, N. V₂) lagern sich dem N. lacrimalis sekretorische Fasern für die Tränendrüse an (Abb. **216**, S. 341).

— **Der N. frontalis** liegt auf dem M. levator palpebrae superioris. Auf dem Muskel gibt er den dünnen **N. supratrochlearis** ab, der, nachdem er über die Trochlea des M. obliquus superior gezogen ist, die Haut des medialen Augenwinkels versorgt.

Der starke Hauptstamm des N. frontalis wird nach Abgang des N. supratrochlearis als **N. su-**

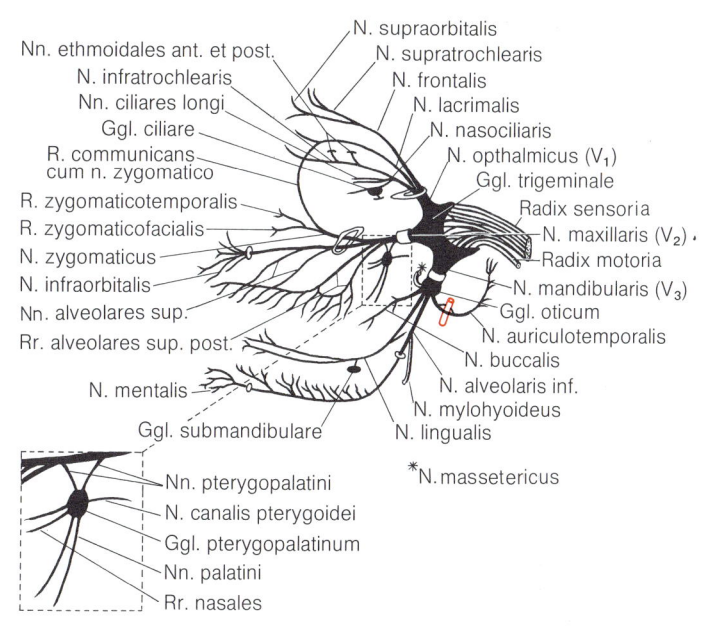

Abb. 202. Verästelung des N. trigeminus. Die motorischen Anteile des Nerven sind transparent gezeichnet. Sie ziehen ohne Umschaltung am Ganglion vorbei. Die Hülsen um die Wurzeln der 3 großen Nervenäste stellen die Durchtrittsforamina durch die Schädelbasis dar. Es ist ebenfalls eingezeichnet, an welcher Stelle der N. infraorbitalis in den gleichnamigen Kanal eintritt und ihn verläßt, ebenso die Stelle an der der N. alveolaris inf. in den Canalis mandibulae eintritt und ihn verläßt. Der N. auriculotemporalis umgibt mit einer Schlinge die A. meningea med. (Nach Ferner, 1970)

praorbitalis bezeichnet. Dieser teilt sich in einen stärkeren *R. lateralis* und einen schwächeren *R. medialis*. Die beiden Äste ziehen über die Incisura (bzw. Foramen) supraorbitalis bzw. Incisura frontalis zur Stirnhaut.

— **Der N. nasociliaris** verläuft zunächst zwischen M. rectus superior und N. opticus, dann zwischen M. rectus medialis und M. obliquus superior. Sein Endast versorgt als **N. infratrochlearis** die Haut des medialen Augenwinkels.

Kleinere Nervenbündel durchziehen ohne Umschaltung das *Ganglion ciliare*.

Andere Fasern lagern sich als **Nn. ciliares longi** dem N. opticus medial an und versorgen mit den vorigen sensibel den Bulbus oculi.

Auch die sensible Innervation eines Teiles der Nasenhöhle sowie der Cellulae ethmoidalis erfolgt über Äste des N. nasociliaris. Der **N. ethmoidalis anterior** zieht durch die vordere Öffnung der Lamina cribrosa ossis ethmoidalis mit der gleichnamigen Arterie in die Nasenhöhle, wo er sich in *Rr. nasales laterales et mediales* und in einen *R. nasalis externus* aufteilt.

Der **N. ethmoidalis posterior** gelangt über das Foramen ethmoidale posterius zur Schleimhaut der Siebbeinzellen und der Keilbeinhöhle.

N. maxillaris (N. V$_2$)

Der N. maxillaris ist ein rein *sensibler Nerv*. Er tritt durch das Foramen rotundum aus der mittleren Schädelgrube in die Fossa pterygopalatina, wo er sich in seine Endäste aufspaltet. In der Fossa pterygopalatina lagert sich das parasympathische Ganglion pterygopalatinum mediocaudal dem Nerv an. Die sekretorischen postganglionären Fasern ziehen in Begleitung der sensiblen Äste des N. maxillaris zur Nasenschleimhaut, Mundschleimhaut und zur Tränendrüse. Die Äste des N. maxillaris sind:

— **N. zygomaticus**. Er tritt durch die Fissura orbitalis inferior in die Orbita ein. An der lateralen Wand der Orbita spaltet sich der N. zygomaticus in den *R. zygomaticofacialis*, der durch das Foramen zygomaticoorbitale des Os zygomaticum zur Haut über dem Jochbogen zieht und den *R. zygomaticotemporalis*, der das Foramen zygomaticotemporale des Os temporale durchläuft und die Haut der Schläfengegend versorgt. Dem R. zygomaticofacialis lagern sich postganglionäre parasympathische Fasern aus dem Ganglion pterygopalatinum an, die über eine Anastomose mit dem N. lacrimalis (aus N. V$_1$) zur Tränendrüse gelangen.

— **Nn. pterygopalatini**. Sie sind die Aufhänger des *Ganglion pterygopalatinum*. Nach Passieren des Ganglions ohne Umschaltung treten sie als
• **Nn. palatini** in den Canalis palatinus major abwärts und gelangen durch das Foramen palatinum majus (**N. palatinus major**) und Foramen palatinum minus (**Nn. palatini minores**) in den Bereich des Gaumens, wo sie sensibel die Schleimhaut des Gaumens, der Gaumenbögen, der Tonsillen und der Uvula innervieren. Sekretorische postganglionäre Fasern für die Glandulae palatinae lagern sich ihnen an.
• Vor Erreichen des Ganglion pterygopalatinum spalten sich aus den Nn. pterygopalatini die **Rr. alveolares superiores posteriores** ab, die mit ihren *Rr. dentales superiores* und *Rr. gingivales superiores* die oberen Mahlzähne und die zugehörige Gingiva sensibel versorgen.
— **Die Rr. nasales posteriores superiores mediales et laterales** bringen sensible Fasern aus dem N. maxillaris und sekretorische postganglionäre Fasern aus dem Ganglion pterygopalatinum durch das Foramen sphenopalatinum zur lateralen und septalen Nasenwand.
— **N. infraorbitalis**. Der Hauptstamm des N. maxillaris zieht als N. infraorbitalis mit den zugehörigen Gefäßen in den gleichnamigen Kanal ein und gelangt durch das Foramen infraorbitale in die Gesichtshaut seitlich der Nasenflügel.

Innerhalb des Canalis infraorbitalis zweigt von dem Nerven der **R. alveolaris superior medius** und die **Rr. alveolares superiores anteriores** zu Backen-, Eck- und Schneidezähnen des Oberkiefers (*Rr. dentales superiores*) und die entsprechenden Regionen des Zahnfleisches (*Rr. gingivales superiores*) ab.

Klinischer Hinweis. Der Canalis infraorbitalis ist nur durch eine dünne Knochenlamelle von der Oberkieferhöhle getrennt. Eine Entzündung der Oberkieferhöhle kann daher zu einer schmerzhaften Reizung des N. infraorbitalis führen.

N. mandibularis (N. V_3)

Dem *sensiblen* N. mandibularis schließt sich die motorische Portio minor [*Radix motoria*] des N. trigeminus an. Beide verlassen die mittlere Schädelgrube durch das Foramen ovale. Unmittelbar unter dem Foramen ovale legt sich dem Nerv das parasympathische *Ganglion oticum* an.
— Die motorische **Portio minor [Radix motoria]** innerviert sämtliche Kaumuskeln (*N. massetericus, Nn. temporales profundi, N. pterygoideus lateralis* und *N. pterygoideus medialis*). Der N. pterygoideus medialis versorgt mit entsprechenden Ästen auch den M. tensor veli palatini und den M. tensor tympani, da sich beide Muskeln aus dem M. pterygoideus medialis abgespalten haben.

Auch der **N. mylohyoideus** geht aus der Radix motoria des N. trigeminus hervor. Er innerviert den M. mylohyoideus und den Venter anterior des M. digastricus. In seinem Verlauf lagert sich der Nerv streckenweise dem N. alveolaris inferior (aus N. V_3) an. Vor dem Foramen mandibulae verläßt er diesen Leitnerven und liegt dann im Sulcus mylohyoideus mandibulae.
— Die sensible **Portio major [Radix sensoria]** hat 4 Äste:
• Der **N. buccalis** zieht zwischen den beiden Köpfen des M. pterygoideus lateralis und dann auf der Außenfläche des M. buccinator zur äußeren Wangenhaut. Er gibt auch Äste zur Wangenschleimhaut ab.
• Der **N. auriculotemporalis** umschließt mit seinen beiden Wurzeln die A. meningea media, trifft hinter dem Collum mandibulae auf die A. temporalis superficialis, der er sich im weiteren Verlauf anschließt und die Haut in der Schläfengegend versorgt. Kleinere Äste des N. auriculotemporalis dienen der sensiblen Versorgung der Gl. parotis (*Rr. parotidei*), ferner des äußeren Gehörganges, sowie des Trommelfells (*N. meatus acustici externi*).

Dem N. auriculotemporalis lagern sich postganglionäre parasympathische Fasern aus dem *Ganglion oticum* an, die für die sekretorische Innervation der Gl. parotis bestimmt sind.

Klinischer Hinweis. Bei der Parotitis epidemica (Mumps) können durch entzündliche Beeinträchtigungen des Nerven ausstrahlende Schmerzen in die Schläfenregion und Ohrenschmerzen entstehen.

• Der **N. alveolaris inferior** zieht zwischen den Mm. pterygoidei medialis und lateralis mit den gleichnamigen Gefäßen am Foramen mandibulae in den Canalis mandibulae ein. Im Mandibularkanal zweigen aus dem Nerven *Rr. dentales inferiores* und *Rr. gingivales inferiores* für die Unterkieferzähne und die Gingiva des Unterkiefers ab.

Die Endäste des N. alveolaris inferior gelangen als **N. mentalis** aus dem Foramen mentale zur Haut des Kinnes und der Unterlippe.

Klinischer Hinweis. Bei operativen Eingriffen an den Unterkieferzähnen kann der N. alveolaris inferior kurz vor Eintritt in den Canalis mandibulae horizontal über und hinter den Unterkiefermolaren anästesiert werden.

• Der **N. lingualis** zieht bogenförmig ventral vor dem N. alveolaris inferior, zwischen M. pterygoideus medialis und lateralis, nach caudal. Am Mundboden liegt er oberhalb der Gl. submandibularis unmittelbar unter der Mundbodenschleimhaut, überkreuzt lateral den Ductus submandibularis und dringt unterhalb des Zungenseitenrandes in den Zungenkörper ein. In seinem Verlauf gibt der Nerv Äste zum weichen Gaumen (*Rr. palatini*) und zur Schleimhaut des Mundbodens (*N. sublingualis*) ab. Der N. lingualis versorgt sensibel die vorderen zwei Drittel des Zungenrückens. Während seines Verlaufs zwischen M. pterygoideus medialis und M. pterygoideus lateralis lagert sich dem N. lingualis von dorsal kommend die Chorda tympani an (*R. communicans cum chorda tympani*). Sie enthält sekretorische und Geschmacksfasern (S. 324).

4. N. abducens (N. VI)

Der N. abducens tritt zwischen Pons und Pyramis der Medulla oblongata aus dem Hirnstamm und zieht zwischen einer Gefäßgabel hindurch, die von der A. labyrinthi und der A. cerebelli inferior anterior gebildet wird. Die Dura mater durchdringt der rein motorische Nerv am Clivus, mediocaudal der Spitze der Pars petrosa ossis temporalis. Der N. abducens hat von allen Hirnnerven den längsten intraduralen Verlauf, er durchzieht lateral der A. carotis interna den Sinus cavernosus und gelangt durch die Fissura orbitalis superior in die Orbita, wo er den M. rectus lateralis innerviert.

Klinischer Hinweis. Der N. abducens kann schon bei einer Commotio cerebri (Hirnerschütterung) am Duraeintritt geschädigt werden, wobei das Symptom des *Strabismus convergens* (Einwärtsschielen) entsteht.

5. N. facialis (N. VII) (Abb. 203)

Der N. facialis ist ein *gemischter Nerv*. Er verläßt den Hirnstamm am Kleinhirnbrückenwinkel, zwischen Medulla oblongata und Pons (gemeinsam mit dem N. vestibulocochlearis). Der N. facialis zieht (mit dem N. vestibulocochlearis) durch den Porus und Meatus acusticus internus in das Os temporale ein. Dicht unter der vorderen Felsenbeinwand biegt er rechtwinklig im Genu n. facialis um und verläuft unter dem lateralen Bogengang, über dem Tympanon im Canalis n. facialis nach dorsal. Der N. facialis zieht dann bogenförmig um das Tympanon herum nach caudal und kommt somit in nahe topographische Beziehung zum Sinus sigmoideus, den er

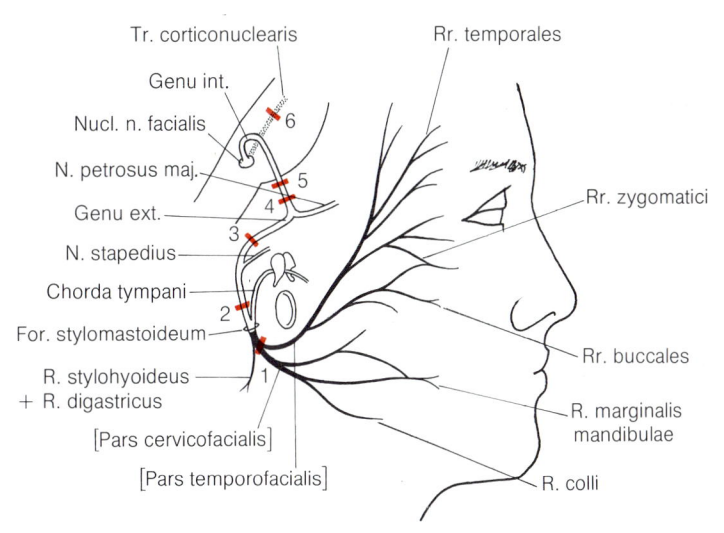

Abb. 203. Verlauf und Aufzweigung des N. facialis. Intracranieller Verlauf transparent gezeichnet. Die bei 1–6 lokalisierten Schädigungen des Nerven führen zu charakteristischen Symptomen: (1) Periphere Facialislähmung, Ausfall der gesamten mimischen Muskulatur der betroffenen Seite; (2) einseitige Lähmung der mimischen Gesichtsmuskulatur und Geschmacks- wie Speichelsekretionsstörung; (3) zusätzlich zu den unter (2) genannten Störungen eine Hyperakusis; (4) zusätzlich zu den unter (3) genannten Störungen eine Verminderung der Tränendrüsensekretion; (5) Kleinhirnbrückenwinkelläsion, meist Acusticusneurinom, daher auch Störung des VIII. Hirnnerven; (6) zentrale Facialisschädigung, Ausfall der Fibrae corticonucleares [Tractus corticobulbaris]; in der Regel mit einer Hemiplegie verbunden. Der obere Facialisast bleibt wegen der Versorgung seines Ursprungsgebietes aus beiden Hemisphären von der Lähmung verschont (Augenschluß, Stirnerunzeln intakt). (Nach Rohen, 1966)

lateral überkreuzt. Der Canalis n. facialis ist in seinem distalen, vertikal orientierten Teil sichelförmig von Cellulae mastoideae umgeben.

Klinischer Hinweis. Bei operativen Eingriffen im Tympanon mit Zugang über die Cellulae mastoideae muß der N. facialis geschont werden.

Der VII. Hirnnerv verläßt den Canalis n. facialis am Foramen stylomastoideum und zieht bogenförmig in die Gl. parotis ein. Innerhalb der Gl. parotis löst er sich in den **Plexus parotideus** auf. Seine Äste strahlen vom vorderen Rand der Gl. parotis aus fächerförmig in die mimische Gesichtsmuskulatur ein.

— Die **motorischen Äste des N. facialis** sind:
• Der *N. stapedius*, der noch innerhalb des Canalis n. facialis abgegeben wird und den M. stapedius innerviert.

Klinischer Hinweis. Eine Unterbrechung des N. facialis oberhalb des Abganges des N. stapedius hat die Lähmung des entsprechenden Muskels und damit eine Hyperakusis zur Folge.

• Der *N. auricularis posterior* zweigt kurz nach Austritt des N. facialis aus dem Foramen stylomastoideum ab. Er zieht zwischen Processus mastoideus und Ohrmuscheln zu den Muskeln der Ohrmuschel und zum M. occipitalis.
• Der *R. digastricus* innerviert den hinteren Bauch des M. digastricus.
• Der *R. stylohyoideus* versorgt den M. stylohyoideus.
• Der aus dem **Plexus parotideus** hervortretende Fächer besteht aus den *Rr. temporales, Rr. zygomatici, Rr. buccales, R. marginalis mandibulae*, die die mimische Gesichtsmuskulatur innervieren.
Der am weitesten caudal gelegene Ast, der *R. colli*, bildet mit einem Ast des N. transversus colli aus dem Plexus cervicalis eine Anastomose, über die er das Platysma versorgt.
— **N. intermedius.** Der Teil des N. facialis, der *sekretorische und Geschmacksfasern* führt, wird als N. intermedius bezeichnet. Der N. intermedius spaltet sich im Bereich des Geniculum n. facialis in seine beiden Endäste auf:
• Der *N. petrosus major* zieht als präganglionärer parasympathischer Ast im *Sulcus n. petrosi majoris* der Facies anterior partis petrosae durch den Faserknorpel des Foramen lacerum. Vereinigt mit dem sympathischen *N. petrosus profundus* durchläuft der N. petrosus major den *Canalis pterygoideus* und endet in der Flügelgaumengrube am *Ganglion pterygopalatinum*, wo die Umschaltung auf das postganglionäre Neuron erfolgt.

Das *postganglionäre Neuron* zieht in Begleitung des R. zygomaticotemporalis [*R. zygomaticotemporalis*] und dessen Anastomose mit dem N. lacrimalis zur Tränendrüse. Postganglionäre Neurone erreichen auch über die *Rr. nasales posteriores* die Gll. nasales und über die *Nn. palatini* die Gll. palatinae.
• Die **Chorda tympani** enthält *parasympathische und Geschmacksfasern.*
Die *Geschmacksfasern* besitzen im Bereich des Geniculum n. facialis ein Ganglion (**Ganglion geniculi**), das in seiner Funktion einem Spinalganglion vergleichbar ist. Die Geschmacksfasern leiten die Empfindung aus den Geschmacksknospen der vorderen zwei Drittel des Zungenrückens über den *N. lingualis* der Chorda tympani zu. Die Chorda tympani verläuft durch die *Fissura petrotympanica* [Glasersche Spalte], zieht durch die Paukenhöhle, unter der Schleimhaut an der Grenze der Pars flaccida und Pars tensa der Membrana tympani zwischen Manubrium mallei und Crus longum incudis in den Canalis n. facialis zum Ganglion geniculi.
Das *zentrale Neuron* gelangt über den N. intermedius zum *Tractus solitarius*.
Die *präganglionären parasympathischen* Fasern ziehen am Ganglion geniculi vorbei in die Chorda tympani und den N. lingualis zum *Ganglion submandibulare*, das über kleine Nervenbrücken dem N. lingualis an seinem caudalen Punkt anhängt.
Die *postganglionären parasympathischen* Fasern erreichen die Gl. submandibularis, Gl. sublingualis und Gll. linguales anteriores.

6. N. vestibulocochlearis (N. VIII)

Der N. vestibulocochlearis setzt sich aus dem Gleichgewichtsnerven, **Radix superior (vestibularis)**, und dem Gehörnerv, **Radix inferior (cochlearis)**, zusammen. Die Perikarien der Nerven liegen im **Ganglion vestibulare** bzw. im **Ganglion spirale** in Nähe der Sinnesorgane.

In der Tiefe des Meatus acusticus internus vereinigen sich beide Nerven zum N. vestibulocochlearis. Dieser verläßt den Kanal am Porus acusticus internus. In den Hirnstamm zieht der Nerv im Kleinhirnbrückenwinkel, zwischen Pons und Medulla oblongata, lateral der Austrittsstelle des N. facialis (S. 323).

7. N. glossopharyngeus (N. IX)

Der N. glossopharyngeus führt motorische, sekretorische, sensible und Geschmacksfasern. Am Hirnstamm tritt er gemeinsam mit dem N.

vagus (N. X) und N. accessorius (N. XI) im *Sulcus lateralis posterior* [Sulcus retroolivaris] aus. Die hintere Schädelgrube verläßt er durch den vorderen Teil des *Foramen jugulare*. Im Foramen jugulare bildet der N. glossopharyngeus ein **Ganglion superius**, unmittelbar unter dem Foramen ein **Ganglion inferius** aus. In beiden Ganglien finden sich Ganglienzellen von sensiblen, sensorischen und Geschmacksneuriten. Der Nerv zieht dann zwischen A. carotis interna und V. jugularis interna, weiter caudal zwischen M. stylopharyngeus und A. carotis interna, schließlich zwischen M. stylopharyngeus und M. styloglossus zum Seitenrand der Radix linguae und zur lateralen Pharynxwand.

Seine Äste sind:

– Der **N. tympanicus** enthält *sensible* Fasern für die Paukenhöhle und *parasympathische* Fasern für die Gl. parotis. Er verläßt den Stamm des N. glossopharyngeus unmittelbar unter dem Ganglion inferius, gelangt über den Canaliculus tympanicus, der mit seiner Apertura externa canaliculi tympanici in der *Fossula petrosa*, an der basalen Fläche der Pars petrosa ossis temporalis, beginnt, in das Cavum tympani.

• Auf dem Promontorium der Paukenhöhle bildet der Nerv dicht unter der Schleimhaut gemeinsam mit den sympathischen **Nn. caroticotympanici** den **Plexus tympanicus** (letztere gelangen vom *Plexus caroticus internus* durch den Canaliculus caroticotympanicus zur Paukenhöhle).

• Die *sekretorischen Fasern* des N. tympanicus ziehen nach Passieren des Plexus tympanicus als **N. petrosus minor** zum **Ganglion oticum** [Jacobsonsche Anastomose]. Der N. petrosus minor verläuft in der mittleren Schädelgrube unter der Dura mater im Sulcus n. petrosi minoris der Pars petrosa ossis temporalis. Er durchzieht den Faserknorpel des Foramen lacerum.

• Die *präganglionären parasympathischen* Nervenfasern werden im Ganglion oticum umgeschaltet,

• die *postganglionären Axone* gelangen über den N. auriculotemporalis (aus N. V_3) zur Gl. parotis.

– Die **Rr. pharyngei** innervieren den M. constrictor pharyngis superior. Sie versorgen ferner *sensibel* die Pharynxschleimhaut und *sekretorisch* (mit Umschaltung von prä- auf postganglionäre Fasern im Ganglion inferius n. glossopharyngei) die Gll. pharyngei.

Die Rr. pharyngei bilden mit den gleichnamigen Ästen des N. vagus (N. X) und des Truncus sympathicus den **Plexus pharyngeus**, der den M. constrictor pharyngis medius innerviert.

– Der **R. m. stylopharyngei** innerviert den M. stylopharyngeus.

– Die **Rr. tonsillares** versorgen sensibel Tonsilla palatina und das Palatum molle.

– *Parasympathische* und *afferente* Fasern ziehen als **R. sinus carotici** mit sympathischen Fasern aus dem Plexus sympathicus der A. carotis interna und Fasern aus dem N. laryngeus superior (aus N. X) zum *Glomus caroticum* und zum *Sinus caroticus*.

– Die **Rr. linguales** enthalten *sensible* und *Geschmacksfasern* des hinteren Zungendrittels. Die Neurone beider Faserqualitäten haben im Ganglion inferius bzw. superius n. glossopharyngei ihre Perikarien.

8. N. vagus (N. X) (Abb. 204)

Der N. vagus führt motorische, sekretorische, sensible und Geschmacksfasern. Er verläßt die Medulla oblongata im *Sulcus lateralis posterior* zwischen den Austrittsstellen des N. glossopharyngeus und den Radices craniales des N. accessorius. Er tritt durch den hinteren Abschnitt des *Foramen jugulare* aus der hinteren Schädelgrube aus. Im Foramen jugulare bildet er ein kleineres sensibles **Ganglion superius** [jugulare], unterhalb des Foramen ein spindelförmiges **Ganglion inferius** [nodosum]. Der Nerv verläuft am Hals im Gefäßnervenstrang zwischen A. carotis interna und V. jugularis interna.

Auf der **linken Seite** zieht er, nach Eintritt durch die obere Thoraxapertur, vor dem Arcus aortae und hinter dem Bronchus principalis sini-

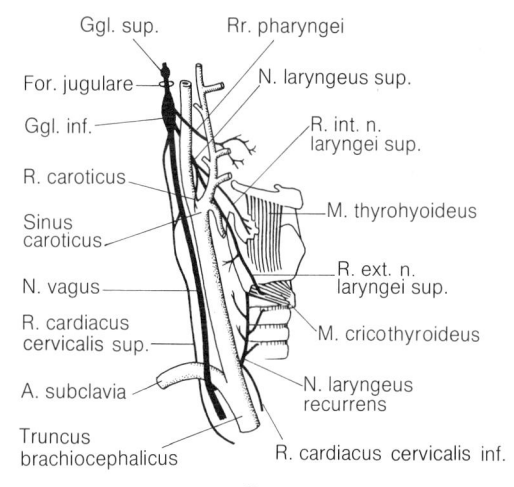

Abb. 204. Verlauf der Äste des N. vagus dexter im Halsbereich. Der Nerv läuft mit der A. carotis communis und der V. jugularis interna (nicht dargestellt) in der Vagina carotica

ster zur ventralen Fläche des Ösophagus, auf dem er mit dem rechten N. vagus den **Plexus oesophageus** bildet. Durch den Hiatus oesophageus des Zwerchfells gelangt er als **Truncus vagalis anterior** auf die Vorderfläche des Magens und gibt Äste in das linke *Ganglion coeliacum* ab. Auf der **rechten Seite** zieht der N. vagus über die A. subclavia dextra durch die obere Thoraxapertur, dann zwischen V. brachiocephalica dextra und Truncus brachiocephalicus, dicht an der Trachea hinter dem Bronchus principalis dexter zur dorsalen Fläche des Ösophagus. Nach dem Durchtritt durch den Hiatus oesophageus des Zwerchfells gelangt er als **Truncus vagalis posterior** auf die dorsale Magenfläche und gibt Äste in das *Ganglion coeliacum dextrum* ab.

Seine Äste sind:

— Der **R. auricularis** zweigt als sensibler Nerv vom Hauptstamm innerhalb des Ganglion superius ab. Er durchzieht den Canaliculus mastoideus, den er an der Fissura tympanomastoidea verläßt, um den proximalen Teil des äußeren Gehörganges zu innervieren.

Klinischer Hinweis. Berühren der Haut des Gehörganges kann durch Reizung des R. auricularis n. vagi Hustenreflexe auslösen. Das Spülen des äußeren Gehörganges mit kaltem Wasser kann zu einer vagotonen Reaktion führen.

— Die sensiblen sekretorischen und motorischen **Rr. pharyngei** bilden mit den gleichnamigen Ästen des N. glossopharyngeus und des Truncus sympathicus den **Plexus pharyngeus** (Versorgungsgebiet s. N. IX).

— Der **R. lingualis** enthält Geschmacksfasern aus der Radix linguae und der Regio epiglottica.

— Unmittelbar unterhalb des Ganglion inferius n. vagi zweigt der **N. laryngeus superior** ab. Er verläuft medial der A. carotis interna und den Verästelungen der A. carotis externa. Er teilt sich schon frühzeitig in einen *motorischen R. externus* und einen *sensiblen R. internus*.

Der **R. externus** zieht mediocaudal der A. thyroidea superior zum M. cricothyroideus, den er innerviert.

Der stärkere **R. internus** verläuft craniomedial der A. thyroidea superior und durchbricht mit der A. laryngea superior die Membrana thyrohyoidea, um sensibel die Kehlkopfschleimhaut oberhalb der Rima glottidis zu versorgen. Am Boden des Recessus piriformis ruft der R. internus die *Plica n. laryngei* hervor.

Klinischer Hinweis. Fremdkörper im Recessus piriformis können den R. internus n. laryngei reizen, was zu heftigen Würg- und Hustenreflexen führt.

— Die parasympathischen **Rr. cardiaci cervicales superiores** ziehen in den *Plexus cardiacus* auf dem Arcus aortae ein. Sie werden als **N. depressor** bezeichnet, weil sie eine negative (hemmende) chronotrope und inotrope Wirkung auf das Herz ausüben.

— Der **N. laryngeus recurrens** umschlingt links den Aortenbogen lateral vom Lig. arteriosum, rechts die A. subclavia. Er zieht zwischen Trachea und Ösophagus aufwärts dorsal der Schilddrüse und innerviert mit seinem Endast, dem **N. laryngeus inferior**, *motorisch* die inneren Kehlkopfmuskeln, *sensibel* die Kehlkopfschleimhaut unterhalb der Rima glottidis.

An seinem tiefsten Punkt gibt er die parasympathischen **Rr. cardiaci cervicales inferiores** zum Plexus cardiacus ab.

Rr. tracheales und **Rr. oesophagei** enthalten für die genannten Organe sensible, motorische und sekretorische Fasern.

Klinischer Hinweis. N. laryngeus recurrens kann bei Gefäßaneurysmen, ferner bei Schwellungen der Nodi lymphatici tracheales und bei Struma mit der Folge der Stimmbandlähmung geschädigt werden. Bei operativen Eingriffen an der Schilddrüse muß eine Verletzung des N. laryngeus recurrens (bzw. des N. laryngeus inferior) peinlichst vermieden werden.

— Die kräftigen **Rr. tracheales** und **Rr. bronchiales** bilden den **Plexus pulmonalis.**
— Unterhalb der Bifurcatio tracheae löst sich der N. vagus beider Seiten in den **Plexus oesophageus** auf. Im unteren Abschnitt des Ösophagus gruppiert sich der Plexus oesophageus in einen stärkeren **Truncus vagalis posterior** auf der Rückseite der Speiseröhre und einen schwächeren **Truncus vagalis anterior** auf der Vorderseite des Ösophagus (s.o.). Die beiden letztgenannten Äste führen sensible, motorische und sekretorische Fasern.
— Die **Rr. gastrici anteriores** werden vom Truncus vagalis anterior, die **Rr. gastrici posteriores** vom Truncus vagalis posterior gebildet. Über die Ganglia coeliaca und das Ganglion mesentericum superius reichen die Fasern des N. vagus im Eingeweidesystem bis zum *Cannon-Böhmschen Punkt*, der an der Grenze zum linken Drittel des Colon transversum zu suchen ist.

9. N. accessorius (N. XI)

Der N. accessorius entspringt als *motorischer* Anteil des N. vagus, wie dieser, im *Sulcus lateralis posterior* der Medulla oblongata und Medulla spinalis. Die **Radices spinales** ziehen durch das Foramen occipitale magnum in die hintere Schädelgrube ein, um sich dort mit den **Radices craniales** n. accessorii zu vereinen. Der vereinheitlichte Nerv verläßt die Schädelhöhle durch das Foramen jugulare. Der Nerv tritt in die mediale Fläche des oberen Drittels des M. sternocleidomastoideus ein, den er mit **Rr. musculares** versorgt. In seinem weiteren Verlauf durchzieht der N. accessorius das seitliche Halsdreieck und gelangt an die Innenfläche des M. trapezius, den er gemeinsam mit Ästen des *Plexus cervicalis* motorisch innerviert.

10. N. hypoglossus (N. XII)

Der *motorische* N. hypoglossus (N. XII) tritt aus der Medulla oblongata im *Sulcus lateralis anterior* [Sulcus praeolivaris] zwischen Pyramide und Olive aus. Er verläßt die Schädelhöhle durch den *Canalis n. hypoglossi*, verläuft streckenweise in gemeinsamer Nervenscheide mit dem N. vagus zwischen A. carotis interna und V. jugularis interna, überkreuzt dann die A. carotis externa, zieht bogenförmig unter den Venter posterior m. digastrici in eine Spalte zwischen M. mylohyoideus und M. hyoglossus zur Zungenmuskulatur, die er innerviert. Der N. hypoglossus dient streckenweise als Leitbahn für Fasern aus C_1 und C_2, motorische Fasern, die zum einen über die Ansa cervicalis die untere Zungenbeinmuskulatur, zum anderen den M. thyrohyoideus und M. geniohyoideus innervieren.

Klinischer Hinweis. Eine Lähmung des N. hypoglossus führt zu Sprech- und Schluckstörungen, die herausgestreckte Zunge weicht dabei zur gelähmten Seite aus.

D. Eingang in den Verdauungstrakt

Zum Verständnis des Aufbaus und der Funktion der proximalen Teile des Verdauungskanals wird zunächst die Entwicklung des Kiemendarms sowie Bau und Funktion des Kiefergelenkes behandelt. Einzelheiten über die Kiemenbögen S. 301.

I. Schlundtaschen und Kiemen-(=Schlund-)furchen (Abb. 205)

Die Kiemenbögen sind sowohl an der ektodermalen Außenseite als auch im Inneren des Schlunddarms durch tiefe Rinnen gegeneinander abgegrenzt. Diese Abgrenzungen beginnen im Schlunddarm bilateral-symmetrisch in Form von fünf Aussackungen, den *Schlundtaschen*. Die 5. Schlundtasche ist ein Anhang der 4. Schlundtasche. Die Rinnen vertiefen sich mehr und mehr und gelangen in Kontakt zum Ektoderm. Dieses wird an den Kontaktstellen zu *Kiemenfurchen* eingestülpt. Da die 5. Schlundtasche rudimentär als Anhängsel der 4. Schlundtasche entsteht, stehen den 5 entodermalen Schlundtaschen 4 ektodermale Kiemenfurchen gegenüber. Das entodermale Epithel der Schlundtaschen verklebt mit dem ektodermalen Epithel der Kiemenfurchen zur *Membrana branchialis*.

1. Entwicklung der Schlundtaschen

Die **1. Schlundtasche** bewahrt den Charakter einer Tasche und bildet sich zur *Tuba auditiva* [Eustachische Röhre] um. Ihr lateraler Endab-

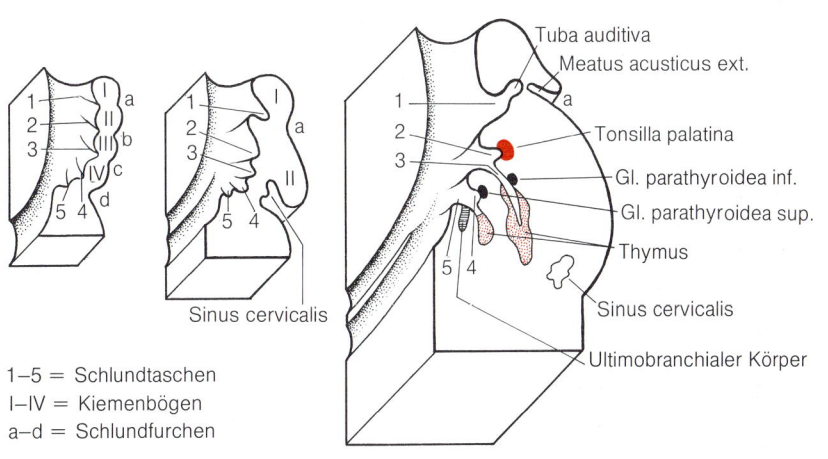

Abb. 205. Schema über die Entwicklung der Schlundtaschen und Schlundfurchen. Aus der ersten Schlundfurche (a) entsteht der Meatus acusticus externus. Die Schlundfurchen (b–d) vereinigen sich zum Sinus cervicalis, der normalerweise nur temporär besteht und sich vollständig zurückbildet. Die erste Schlundtasche vertieft sich zur Tuba auditiva. An der Bildung der übrigen Schlundtaschenabkömmlinge ist vor allem das Epithel der entsprechenden Tasche beteiligt. (Nach Tuchmann-Duplessis et al., 1972)

1–5 = Schlundtaschen
I–IV = Kiemenbögen
a–d = Schlundfurchen

schnitt erweitert sich zum *Cavum tympani*, die Membrana branchialis wird zum *Trommelfell (Membrana tympani)*.

Die **2. Schlundtasche** differenziert sich zur *Fossa tonsillaris*. Aus dem Epithel dieser Tasche entsteht zusammen mit einwanderndem mesenchymalen Gewebe die *Tonsilla palatina*.

Das Epithel der **3.–5. Schlundtasche** bildet den Mutterboden für die *branchiogenen Organe*:

Die **3. Schlundtasche** läßt eine ventrale und eine dorsale Ausstülpung erkennen. Aus dem Epithel der ventralen Anlage entsteht der *Thymus*, aus dem Epithel der dorsalen Anlage die *Gl. parathyroidea inferior*. Beide Anlagen verlieren die Verbindung zum Mutterboden und wandern in mediocaudaler Richtung abwärts.

Die *Gll. parathyroideae inferiores* finden ihren endgültigen Platz an der Hinterfläche der Gl. thyroidea, nahe dem unteren Pol der beiden Schilddrüsenlappen.

Der Hauptanteil der sich lang ausziehenden *Thymusanlagen* verschmilzt im oberen Mediastinum zu einem einheitlichen Organ. Der Schwanzanteil der Thymusanlagen bildet sich normalerweise zurück. Reste von Thymusgewebe kann in der Gl. thyroidea persistieren.

Die **4. Schlundtasche** läßt auch eine ventrale und eine dorsale Ausstülpung erkennen. Aus dem Epithel der dorsalen Ausstülpung geht die *Gl. parathyroidea superior* hervor. Sie wandert zum dorsalen oberen Pol der Schilddrüsenlappen ab. Die ventrale Vorwölbung soll sich an der Bildung des *Thymus* beteiligen.

5. Schlundtasche. Das Epithel liefert den *ultimobranchialen Körper*. Dieser wandert in die Gl. thyroidea ein und löst sich unter Bildung der parafolliculären C-Zellhaufen im Schilddrüsengewebe auf.

Klinischer Hinweis. Bei angeborenem Fehlen der Schilddrüse (*Athyreose*) bleibt der ultimobranchiale Körper als einheitliches Organ erhalten.

2. Entwicklung der Kiemenfurchen

Die 1. der vier Kiemenfurchen wird zum *Meatus acusticus externus*. Die Proliferation des Mesenchyms im 2. Kiemenbogen und die beengten räumlichen Verhältnisse infolge der Nackenkrümmung führen zu einer tiefen Einsenkung der Halsbucht (*Sinus cervicalis*), in die hinein sich die 2.–4. Kiemenfurche öffnen. In der weiteren Entwicklung schiebt sich der untere Rand des 2. Kiemenbogens wie ein *Operculum* über den Sinus cervicalis und engt den Eingang zum *Ductus cervicalis* ein. Der Ductus wird schließlich verschlossen und es entsteht ein von ektodermalem Epithel ausgekleidetes Halsbläschen (*Vesicula cervicalis*). Auch die Vesicula cervicalis wird im Laufe der Entwicklung vollständig abgebaut.

Klinischer Hinweis. Aus diesen Entwicklungsvorgängen erklären sich zwei Mißbildungen. Die am vorderen Rand des M. sternocleidomastoideus gelegentlich anzutreffende *seitliche Halsfistel* entsteht durch Persistenz des Ductus cervicalis. Er kann sich bis zur Aufteilungsstelle der A. carotis communis erstrecken. Reste der Vesicula cervicalis werden als *branchiogene Cysten* bezeichnet.

II. Articulatio temperomandibularis, Kiefergelenk

Es artikuliert das *Caput mandibulae* des *Processus condylaris* mit der *Facies articularis* der *Fossa mandibularis*, die dem Os temporale angehört. Das Caput mandibulae bildet eine sich weit nach medial ausdehnende Walze. Die von Faserknorpel überzogene Gelenkfläche dehnt sich bis über das Tuberculum articulare aus. Zwischen beiden Gelenkflächen ist ein bikonkaver faserknorpeliger *Discus articularis* gelegen.

Die **Gelenkkapsel,** Capsula articularis, ist schlaff, sie umfaßt das Tuberculum articulare und reicht dorsal bis zur Fissura petrotympanica. An der Mandibula zieht die am Discus articularis befestigte Capsula articularis bis zum Collum mandibulae.

Bandapparat

– **Lig. laterale.** Vom Processus zygomaticus zum Collum mandibulae ziehend hemmt es die Verschiebung des Caput mandibulae nach dorsal und lateral. Faserige Züge des Bandes strahlen in die Gelenkkapsel ein.

– **Lig. stylomandibulare.** Vom Processus styloideus zum Angulus mandibulae.

– **Lig. sphenomandibulare.** Von der Spina ossis sphenoidalis (lateral des Foramen spinosum) zur Innenseite des Ramus mandibulae ziehend liegt es zwischen dem M. pterygoideus lateralis und M. pterygoideus medialis.

– **Raphe pterygomandibularis.** Sie zieht vom Hamulus des Processus pterygoideus zum Ramus mandibulae. Am Band inseriert von lateral kommend der M. buccinator, das Band ist gleichzeitig Ursprungsstelle des M. constrictor pharyngis superior. Beide Muskeln bilden mit dem Ligament die ventrale Begrenzung des Spatium retro- und parapharyngeum.

Eingang in den Verdauungstrakt

Bewegungsmöglichkeiten des Kiefergelenkes
Sie lassen sich in drei Hauptformen gliedern:
- *Öffnungs- und Schließbewegung.* Beim Öffnen treten die beiden Gelenkköpfe mit dem Discus articularis nach ventrocaudal auf das Tuberculum articulare. Die Scharnierbewegung ist also mit einer Gleitbewegung kombiniert. Hieraus erklärt sich auch die Erweiterung des äußeren Gehörganges beim Öffnen des Mundes.
- *Schiebebewegung nach vor- und rückwärts.* Sie ist stets verbunden mit einer geringen Senkung der Mandibula. Die Bewegung findet im oberen (discotemporalen) Gelenk statt.
- *Mahlbewegung.* Verschiebung der Mandibula seitwärts. Da die Capites mandibulae nie zur gleichen Phase in gleicher Höhe stehen, tritt bei der seitlichen Verschiebung eine Schräglagerung des Unterkiefers ein. Das Caput der Seite, nach der der Unterkiefer verschoben wird, dreht sich dabei um die vertikale Achse, während das Köpfchen der Gegenseite gleichzeitig eine Bewegung nach ventrocaudal erfährt.

Gebiß und Kiefergelenk
Die **Beschaffenheit des Gebisses** wie die **Gebißform** haben entscheidenden Einfluß auf die Ausbildung des Kiefergelenkes. Diese Beziehung zwischen Gebiß und Kiefergelenk wird besonders beim Jugendlichen und im Alter deutlich. Dem Neugeborenen fehlt noch ein Tuberculum articulare, dieses bildet sich erst mit dem Zahndurchbruch. Umgekehrt flacht bei länger bestehender Zahnlosigkeit das Tuberculum articulare ab.

Eine Beziehung besteht auch zwischen den **Bißarten** und dem Kiefergelenk:

Bei einem Gebiß, bei dem die Schneidekanten der Zähne senkrecht aufeinander stehen, findet sich eine flache Gelenkpfanne, der Kieferhals ist gerade nach oben gerichtet und das Tuberculum articulare weist einen flachen Neigungswinkel auf. Es werden vorwiegend Seitenbewegungen ausgeführt (*Gleitgelenk*).

Bei deutlichem *Überbiß* erscheint das Kiefergelenk stark gekrümmt, das Tuberculum articulare besitzt einen steilen Neigungswinkel, die Seitenbewegungen sind eingeschränkt, Drehbewegungen herrschen vor.

Auch am *Lückengebiß* kommt es zu Umbauvorgängen am Kiefergelenk.

Aktive Bewegung im Kiefergelenk
- **Heben** des Unterkiefers: M. temporalis, M. masseter, M. pterygoideus medialis.
- **Senken** des Unterkiefers: Mundbodenmuskulatur (M. digastricus, M. mylohyoideus, M. geniohyoideus). Nachlassen des Tonus der Schließmuskeln.
- **Vorschieben** des Unterkiefers: M. pterygoideus lateralis, vorderer Anteil des M. masseter.
- **Rückschieben** des Unterkiefers: M. temporalis, hinterer Anteil.
- **Seitwärtsverschiebung** des Unterkiefers: Vor allem M. pterygoideus lateralis.

III. Kaumuskulatur (Abb. 206, Tabelle 69)

IV. Mundbodenmuskulatur (Abb. 207)

An der Bildung der Mundbodenmuskulatur beteiligen sich die *Derivate der beiden oberen Kiemenbögen* und *somatische Muskulatur*.

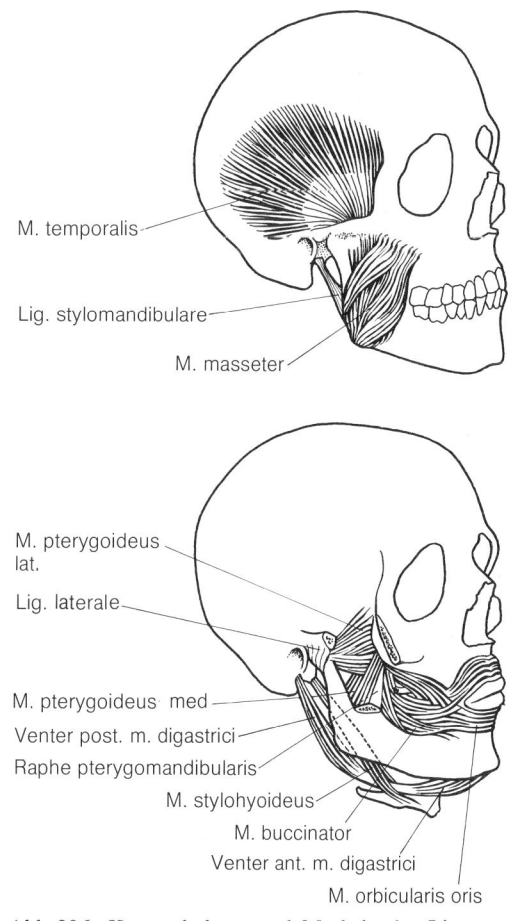

Abb. 206. Kaumuskulatur und Muskeln des Lippen-Wangen-Bereiches. Darstellung von vorne rechts. Im unteren Bild ist der Arcus zygomaticus mit dem M. masseter und der Proc. coronoideus mit dem M. temporalis entfernt. (Nach Benninghoff, 1954)

Tabelle 69. Kaumuskulatur. Alle Kaumuskeln bis auf den M. pterygoideus lat. sind Schließmuskeln. Die motorische Innervation aller Kaumuskeln erfolgt durch Äste der Radix motoria n. trigemini

Muskel	Ursprung	Ansatz	Funktion	Nerv
M. masseter	Arcus zygomaticus	Tuberositas masseterica am Angulus mandibulae	Kieferschluß	N. massetericus
M. temporalis	Linea temporalis d. Squama ossis temporalis u. d. Os parietale	Proc. coronoideus mandibulae	Kieferschluß, der dorsale Teil zieht vorgeschobenen Unterkiefer zurück	Nn. temporales prof.
M. pterygoideus med.	Fossa pterygoidea	Tuberositas pterygoidea am Angulus mandibulae	Kieferschluß	N. pterygoideus med.
M. pterygoideus lat. Caput med.	Crista infratemporalis ossis sphenoidalis	Discus articularis	zieht Discus articularis nach vorn, leitet damit Kieferöffnung ein	N. pterygoideus lat.
Caput lat.	Lamina lat. d. Proc. pterygoideus	Proc. condylaris mandibulae	einseitig: Verschieben d. Unterkiefers z. Gegenseite doppelseitig: Vorschieben d. Unterkiefers	N. pterygoideus lat.

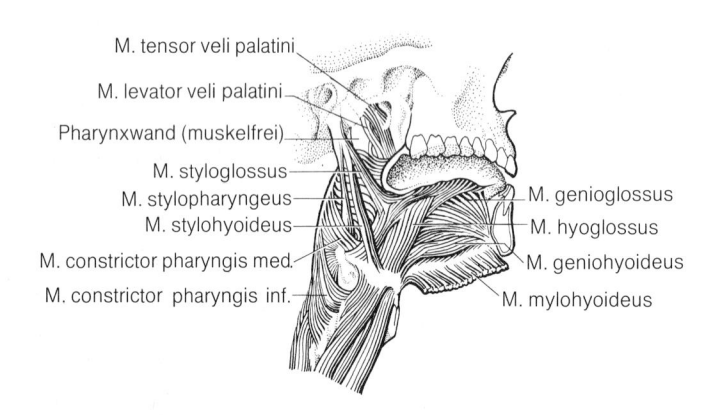

Abb. 207. Zungen- und Schlundmuskulatur. Darstellung von rechts unter Wegnahme der rechten Hälfte der Mandibula. Der M. mylohyoideus der rechten Seite ist nach unten geklappt. (Nach Benninghoff, 1954)

Der *N. trigeminus* (N. mylohyoideus, aus N. V₃) versorgt die **Derivate des Mandibularbogens**: M. mylohyoideus und Venter anterior des M. digatricus.

Der *N. facialis (N. VII)* innerviert die **Abkömmlinge des Hyalbogens**: Venter posterior des M. digastricus und M. stylohyoideus.

Der genetisch zur **somatischen Muskulatur** zählende M. geniohyoideus wird von Fasern des *2. Cervicalnerven* innerviert, die sich dem N. hypoglossus anlagern.

Tabelle 70 zeigt eine Zusammenstellung von Ursprung, Ansatz, Funktion und Innervation der Mundbodenmuskulatur.

E. Cavum oris, Mundhöhle

Die Mundhöhle ist der Eingang in den Apparatus digestorius. Das Cavum oris beginnt an der *Rima oris* (Mundspalte) und endet am *Isthmus faucium* (Schlundenge).

Tabelle 70. Mundbodenmuskulatur

Muskel	Ursprung	Ansatz	Funktion	Nerv
M. digastricus Venter post.	Incisura mastoidea ossis temporalis		Hebung des Zungenbeins beim Schluckakt	N. VII
Venter ant.	Zwischensehne ist mit dem Cornu min. ossis hyoidei verbunden	Fossa digastrica	Kieferöffnung	N. mylohyoideus (aus N. V$_3$)
M. mylohyoideus (bildet Diaphragma oris)	Linea mylohyoidea der Mandibula	Raphe mylohyoidea u. Os hyoideum	Kieferöffnung, Hebung des Zungenbeins bei Schluckakt	N. mylohyoideus (aus N. V$_3$)
M. stylohyoideus	Proc. styloideus	Cornu min. ossis hyoidei (Der gespaltene Muskelbauch umfaßt die Sehne d. M. digastricus)	Hebung des Zungenbeins beim Schluckakt	N. VII
M. geniohyoideus	Spina geniohyoidei d. Mandibula (unter M. mylohyoideus)	Corpus ossis hyoidei	zieht Zungenbein nach vorne	N. C$_2$

I. Vestibulum oris, Vorhof der Mundhöhle

Der Vorhof der Mundhöhle ist der Raum zwischen Lippe und Wange einerseits und der Ober- und Unterkieferzahnreihe andererseits. Muskuläre Grundlage der Lippen- und Wangenweichteile sind der *M. orbicularis oris* und der paarige *M. buccinator*. Diese Muskeln spielen gemeinsam mit dem Bichatschen Fettpfropf (*Corpus adiposum buccae*), der in einer Tasche zwischen M. buccinator und M. masseter gelegen ist, eine wesentliche Rolle beim Saug- und Schluckakt.

Die Wangenmuskulatur wird außen von *Cutis* und *Subcutis*, innen von der Mundschleimhaut (*mehrschichtiges unverhorntes Plattenepithel*) bedeckt.

In Cutis bzw. Subcutis finden sich *Schweiß- und Talgdrüsen*,

in der Schleimhaut *gemischte Speicheldrüsen:* **Gll. labiales** und **Gll. buccales** eingelagert.

In das Vestibulum oris mündet in Höhe des II. oberen Molaren auf einer kleinen Papille der *Ductus parotideus*.

Im Bereich des **Lippenrot** fehlen Haare und Schweißdrüsen, dagegen kommen am Lippenrand frei endende *Talgdrüsen* vor. Die Verhornung ist in dieser Region gering. Da Pigmenteinlagerungen in den Zellen und Pigmentzellen fehlen, erkennt man als das typische Lippenrot die durch die Epithelschichten durchscheinenden Gefäße des Stratum papillare.

Die Schleimhaut von Wange und Lippe geht über eine obere und untere Aussackung (*Fornix vestibuli*) auf die Alveolarfortsätze des Ober- und Unterkiefers über und wird hier **Gingiva** (Zahnfleisch) genannt. Die Gingiva reicht bis an den Zahn und verschließt so den Spalt zwischen Alveolarwand und Zahn gegen die Mundhöhle. Zwischen benachbarten Zähnen schiebt die Gingiva *Interdentalpapillen* vor.

Klinischer Hinweis. Durch Ablösen der Gingiva vom Zahnschmelz können Taschenbildungen entstehen (*Parodontose*), die die Ursache für Entzündungserscheinungen (*Gingivitis*) darstellen.

II. Dentes, Zähne

Das menschliche Gebiß ist **heterodont** (unterschiedliche Zahnformen) und **diphydont** (einmaliger Zahnwechsel). Die Milchzähne (*Dentes decidui*) werden zwischen dem 7. und 14. Lebens-

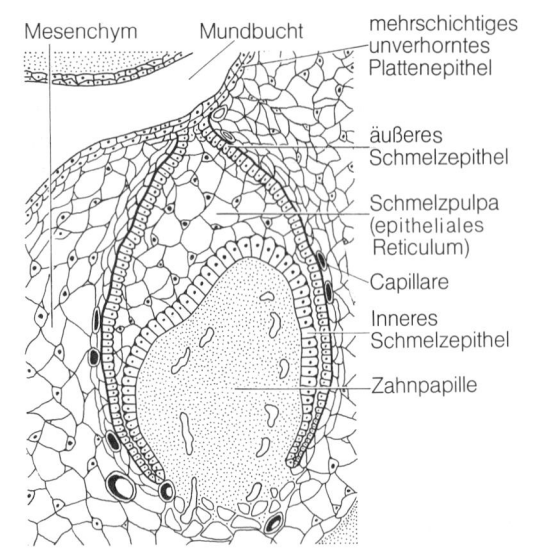

Abb. 208. Zahnentwicklung. Stadium der Zahnglocke am Ende der 10. Embryonalwoche

Labels in figure: Mesenchym, Mundbucht, mehrschichtiges unverhorntes Plattenepithel, äußeres Schmelzepithel, Schmelzpulpa (epitheliales Reticulum), Capillare, Inneres Schmelzepithel, Zahnpapille

jahr durch die bleibenden Zähne (*Dentes permanentes*) ersetzt.

In der Regel ragen die Zähne des Oberkiefers etwas über die Zähne des Unterkiefers hinweg (*Vorbiß oder Überbiß*). Ein überweites Vorspringen der Oberkieferzähne gegenüber den Unterkieferzähnen wird als *maxilläre Prodenti* bezeichnet. Sie ist etwas häufiger als der Zangenbiß (*mandibuläre Prodenti*), bei dem bei Kieferschluß die Unterkieferzähne über die Oberkieferzähne zu stehen kommen.

Die Oberkieferzähne sind gegen die Unterkieferzähne in der Regel um *eine halbe Zahnbreite* verschoben. Dadurch arbeiten beim Kauen stets drei Zähne zusammen.

1. Zahnflächen und -abschnitte

Facies occlusialis
= Kaufläche
Facies vestibularis [buccalis, labialis]
= Außenfläche
Facies lingualis [palatina]
= Innenfläche
Facies contactus
= die dem Nachbarzahn zugekehrte Seite
Facies mesialis
= die vordere vertikale Kontaktfläche
Facies distalis
= die hintere vertikale Kontaktfläche

Zahnabschnitte
Der Zahn besteht aus drei Abschnitten:

— Die **Corona dentis** (Zahnkrone), der sichtbare Teil des Zahnes, der Schneidekante bzw. Kauflächen (Facies occlusialis) erkennen läßt.
— Das **Collum dentis** (Zahnhals), das von der Gingiva bedeckt wird und bei Parodontose sichtbar wird.
— Die **Radix dentis** (Zahnwurzel), die in der Alveole verankert ist. In der Zahnachse befindet sich das **Cavum dentis** (Pulpahöhle), das sich in den *Canalis radicis dentis* (Wurzelkanal) fortsetzt.

2. Zahnentwicklung (Abb. 208, 209)

An der Bildung des Zahnes beteiligen sich das **ektodermale Epithel der Mundbucht,** das den Schmelz (*Substantia adamantina*) liefert und das **Kopf-Mesenchym** (Abkömmling der Kopfneuralleiste), aus dem die übrigen Hartsubstanzen des Zahnes, das *Dentin* (Zahnbein) und das *Cementum* entstehen.

Vom mehrschichtigen unverhornten Plattenepithel der Mundbucht senkt sich beim 14 mm langen Embryo die **primäre Zahnleiste** in das Corium ab. Wenig später entstehen an der labialen Fläche dieser Leiste 10 knotenartige, epitheliale Verdichtungen (**Schmelzorgane**). In unmittelbarer Nähe der Schmelzorgane verdichtet sich das Mesenchym zur *Zahnpapille*. Die Zahnpapille wird schließlich durch die ungleich schnell wachsenden Ränder des Schmelzorgans kappenartig belagert (*Zahnglocke*). Der Innenraum der Glocke ist zunächst lippenwärts gerichtet, kippt aber mit Vergrößerung des Schmelzorganes mundbodenwärts ab, so daß die Achse des Schmelzorgans später parallel zur Zahnleiste verläuft. Die Verbindung zur Zahnleiste geht etwa Mitte des 4. Embryonalmonats verloren. Das Schmelzorgang besteht also nunmehr aus einem Epithelhaufen, der glockenartig das zellreiche Mesenchym der Zahnpapille umgibt. In Umgebung des Schmelzorgans verdichtet sich das Mesenchym zum *Zahnsäckchen*. Die Zahnleiste bildet sich allmählich zurück. Nur ihr unterer Rand bleibt als **Ersatzleiste** erhalten. Sie stellt die Anlage des definitiven Gebisses (*Dentes permanentes*) dar. Reste der Zahnleiste können als *Malassesche Epithelreste* gelegentlich beim Erwachsenen gefunden werden.

— Die **Aufgabe des Schmelzorgans** besteht einmal in der Bildung des Schmelzes (*Substantia adamantina*), zum anderen hat das Organ eine *prägende Funktion auf die Gestalt des Zahnes*. Die Glockenform des Schmelzorgans weist demnach bei den einzelnen Zahnanlagen Formunterschiede auf. Durch Ansammlung einer eiweiß-

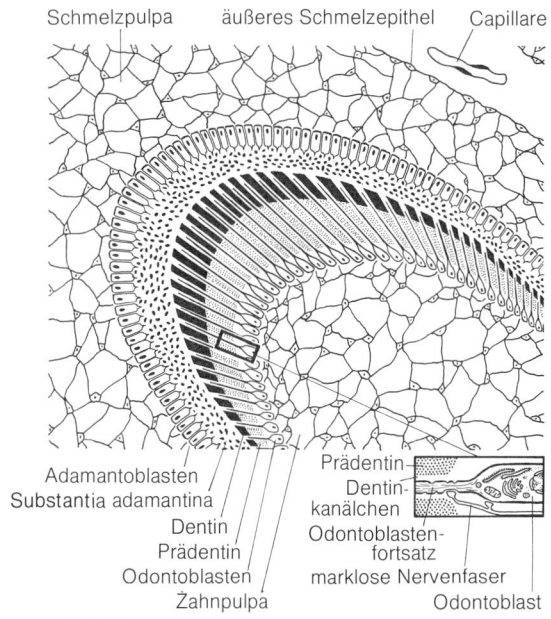

Abb. 209. Zahnentwicklung. Stadium der Dentin- und Schmelzbildung 6. Embryonalmonat. Der Ausschnitt zeigt den ultrastrukturellen Aufbau eines Odontoblasten

reichen Intercellularflüssigkeit im Epithelverband des Zahnschmelzorgans gliedert sich dieses in *3 Abschnitte* (Abb. **208**):
- *das äußere Schmelzepithel*, das die Grenze zum Zahnsäckchen bildet,
- *die Schmelzpulpa*, in der die Zellen durch Ansammlung der Intercellularflüssigkeit eine sternförmig verzweigte Form angenommen haben,
- *das innere Schmelzepithel*, das der Zahnpapille zugewandt ist.

Dem äußeren Schmelzepithel lagern sich bald zahlreiche weitlumige Capillaren an. Es wird demnach in die Nährfunktion der übrigen Anteile des Schmelzorgans einbezogen. Der Schmelzpulpa sollen induktive Funktionen für die Gestaltung des Zahnes zukommen. Das innere Schmelzepithel differenziert sich zu hochzylindrischen Zellen, den **Adamantoblasten**, die die Substantia adamantina (Schmelz) sezernieren (Abb. **209**).

— An der Grenze zwischen Schmelzorgan und Zahnpapille reihen sich Bindegewebszellen der Zahnpapille auf. Aus ihnen entsteht eine *einschichtige hochprismatische Zellage*, die **Odontoblasten**, deren Aufgabe die Bildung des *Zahnbeins (Dentin)* ist. Die Dentinbildung erfolgt ähnlich der desmalen Ossifikation und beginnt am Ende des 4. Embryonalmonats. Aus der Zahnpapille wird durch die Differenzierung der Odontoblasten die *Zahnpulpa*, deren Grundgewebe zeitlebens ein gallertiges Bindegewebe bleibt (Abb. **209**).

— Auch die Bildner des *Cementum*, die **Cementoblasten**, sind der Struktur nach typische Osteoblasten. Sie gehen aus dem Mesenchym des Zahnsäckchens hervor.

3. Dentin

Die **Odontoblasten** können (im Gegensatz zu den Adamantoblasten) während des ganzen Lebens *unverkalktes Prädentin* bilden, das durch Einlagerung von anorganischen Substanzen (überwiegend *Hydroxylapatit*) zum harten *Dentin* wird. Die Odontoblasten durchsetzen mit langen Fortsätzen die gesamte Dicke des Dentins (*Tomessche Fasern*) und sind hier in radiär orientierten Dentinkanälchen gelegen.

Im Dentin sind **kollagene Fibrillen** eingelagert, die vorwiegend in Längsrichtung des Zahnes ausgerichtet erscheinen. Die Kollagenfibrillen fehlen in einer schmalen Zone um die Dentinkanälchen (*Neumannsche Scheide*). Die Einlagerung von anorganischen Substanzen in das Prädentin erfolgt in Form kleiner Kugeln. Zwischen den *Sphäriten* bleiben oftmals schwach verkalkte Zonen (*Interglobulardentin*) bestehen.

In der äußeren Zone des Dentins im Bereich der Wurzel ist das Interglobulardentin dichter angeordnet und bildet die *Tomessche Körnerschicht* aus.

4. Substantia adamantina, Schmelz

Der Schmelz ist die härteste Substanz des menschlichen Körpers und enthält über 96% anorganische Substanzen (vorwiegend *Hydroxylapatit*). Die Ausscheidung der Substantia adamantina durch die **Adamantoblasten** erfolgt in Form von **Schmelzprismen**, die durch eine interprismatische Kittsubstanz zusammengefügt werden. Die Anordnung der Prismen bedingt auf Längsschnitten durch den Zahn die parallele Streifung (*Hunter-Schregersche Streifung*). Quer zu den Hunter-Schregerschen Streifen ziehen zirkulär das Dentin umgreifende Linien, die *Retziusschen Streifen*. Diese, mit den Jahresringen eines Baumes vergleichbaren Strukturen entsprechen Zonen einer schwächeren bzw. stärkeren Verkalkung der Schmelzprismen.

5. Cementum, Zement

Es gleicht in seiner Entstehung und in seinem histologischen Bau einem *Geflechtknochen*. Die **Cementoblasten** bilden radiär auswachsende

Zellausläufer, die in Canaliculi gelegen mit den Ausläufern benachbarter Zellen in desmosomalem Kontakt stehen. Wie der Knochen enthält die Grundsubstanz des Zementes **kollagene Fasern**. In der Grundsubstanz des Zementes sind die Kollagenfaserbündel der Wurzelhaut verankert.

6. Pulpa dentis

Die Pulpa dentis füllt das Cavum dentis und besteht aus *gallertigem Bindegewebe*, dessen *Fibrocyten* ein dreidimensionales zelliges Netzwerk bilden. Neben weitlumigen Gefäßen enthält die Pulpa *markarme Nervenfasern*, deren marklose Verästelungen sich bis in die Dentinkanälchen erstrecken.

7. Periodontium, Desmodontium, Wurzelhaut

Das Periodontium ist die bindegewebige Verbindung zwischen Zement einerseits und der Gingiva, dem Periost sowie der Alveolarwand andererseits. Es besteht vorwiegend aus *kollagenen Faserbündeln*, den **Sharpeyschen Fasern**, durch die der Zahn in der Alveole aufgehängt ist. Die Sharpeyschen Fasern sind so angeordnet, daß sie sich bei Druckbelastung des Zahnes anspannen und dem Zahn nur eine geringgradige Bewegungsmöglichkeit lassen. Zwischen den Sharpeyschen Fasern sind zahlreiche knäuelartige Gefäßschlingen und mit Flüssigkeit gefüllte Gewebsspalten vorhanden, denen bei Belastung des Zahnes eine Art hydraulische Pufferwirkung zukommen soll. Beim Kauakt werden die Zähne minimal verkippt, wodurch der Kronenkontakt gewährleistet wird.

Paradentium, Parodontium, Zahnhalteapparat
Zementum, Periodontium, Periost der alveolaren Wand und knöcherne alveolare Wand werden zum Paradentium (Parodontium, Zahnhalteapparat) zusammengefaßt.

8. Gebiß (Tabelle 71)

Das **Dauergebiß besteht aus 32 Zähnen**. In jeder Kieferhälfte finden sich
zwei Schneidezähne = Dentes incisivi
ein Eckzahn = Dens caninus
zwei Backenzähne = Dentes praemolares
drei Mahlzähne = Dentes molares

— Da eine *bilaterale Symmetrie* des Ober- wie des Unterkiefers gegeben ist, gibt man als **Zahnformel für das definitive Gebiß** an:

$$\frac{2\ 1\ 2\ 3}{2\ 1\ 2\ 3} = \frac{8}{8} \times 2 = 32 \text{ Zähne}$$

— Dem **Milchgebiß** fehlen die Mahlzähne, weshalb die Formel für das Milchgebiß lautet:

$$\frac{2\ 1\ 2}{2\ 1\ 2} = \frac{5}{5} \times 2 = 20 \text{ Zähne}$$

— Die neue, für den **Computer lesbare Zahnformel** beginnt mit der

rechten Oberkieferreihe: 11, 12, 13, 14, 15, 16, 17, 18
linke Oberkieferreihe: 21, – 28
linke Unterkieferreihe: 31, – 38
rechte Unterkieferreihe: 41, – 48

- Es lautet also die **Zahnformel des Erwachsenen**

rechts: $\dfrac{11,\ 12,\ 13,\ 14,\ 15,\ 16,\ 17,\ 18}{41,\ 42,\ 43,\ 44,\ 45,\ 46,\ 47,\ 48}$

links: $\dfrac{21,\ 22,\ 23,\ 24,\ 25,\ 26,\ 27,\ 28}{31,\ 32,\ 33,\ 34,\ 35,\ 36,\ 37,\ 38}$

- Beim *Milchgebiß* wird die Zahnfolge entsprechend dem Erwachsenengebiß angegeben, jedoch ist die Erstzahl auf das Erwachsenengebiß folgend. Es ergibt sich somit für das Milchgebiß:

rechts: $\dfrac{51,\ 52,\ 53,\ 54,\ 55}{81,\ 82,\ 83,\ 84,\ 85}$

links: $\dfrac{61,\ 62,\ 63,\ 64,\ 65}{71,\ 72,\ 73,\ 74,\ 75}$

Die **Schneidezähne** sind meißelförmig konstruiert und besitzen eine einfache konische Wurzel.

Tabelle 71. Tabelle über den Zahndurchbruch

Zahn	Milchgebiß (Monate)	Definitives Gebiß (Jahre)
Dens incisivus 1	6–8	7–8
Dens incisivus 2	8–12	8–9
Dens caninus	16–20	11–13
Dens praemolaris 1	12–16	9–11
Dens praemolaris 2	20–24	11–13
Dens molaris 1	–	6–7
Dens molaris 2	–	12–14
Dens molaris 3	–	17–40

Die **Eckzähne** tragen eine abgewinkelte dreikantige Schneidekrone. Die Zahnwurzel ist länger als die aller übrigen Zähne.

Die Krone der **Prämolaren** weist zwei Höcker auf (Wangen- und Zungenhöcker). Die Wurzel der oberen Prämolaren ist gefurcht, die der unteren einwurzelig.

Die Krone der **Molaren** zeigt eine vier- bis fünfhöckerige Oberfläche. Die ersten beiden Molaren des Oberkiefers besitzen drei divergierende Wurzeln, die des Unterkiefers haben nur zwei Wurzeln.

III. Lingua, Zunge

1. Zungenmuskulatur

Die Zunge ist ein von Schleimhaut *umkleideter* Muskelkörper (quergestreifte Skeletmuskulatur).

Binnenmuskulatur
Die sog. Binnenmuskulatur der Zunge besteht aus dem
- *M. verticalis,*
- *M. longitudinalis superior,*
- *M. longitudinalis inferior* sowie dem
- *M. transversus linguae.*

Die in den drei Raumebenen aufeinander senkrecht stehenden Muskelbündel sind für die starke Verformung der Zunge beim Kauen, Saugen, Singen, Sprechen und Pfeifen verantwortlich.

Außenmuskulatur (Tabelle 72, Abb. **207**)
Die paarige Außenmuskulatur der Zunge verbindet die Innenmuskulatur bzw. die sich an Stelle der Subcutis ausspannende *Aponeurosis linguae* mit dem Skeletsystem. Innenmuskulatur und Außenmuskulatur der Zunge werden vom *N. hypoglossus (= N. XII)* innerviert.

2. Topographie der Zunge

An der Zunge lassen sich die *Radix linguae* (Zungenwurzel), *Corpus linguae* (Zungenkörper) und *Apex linguae* (Zungenspitze) unterscheiden. Wurzel und Körper sind durch den *Sulcus terminalis* geschieden, eine V-förmige Furche, deren Spitze nach hinten gerichtet ist. An der Spitze des Sulcus terminalis ist eine kleine Einsenkung, das *Foramen caecum* gelegen. Dieses kennzeichnet den Ort, an dem sich die *Gl. thyroidea* aus dem ektodermalen Mundboden abgesenkt hat (Abgangsstelle des Ductus thyroglossus).

Das *Dorsum linguae* (Zungenrücken) geht am *Margo linguae* (Rand) in die Unterfläche der Zunge (*Facies inferior*) über. Die glatte Zungenunterseite läßt eine mediale Schleimhautfalte, das *Frenulum linguae* erkennen.

3. Papillae linguales, Zungenpapillen

Am *Dorsum linguae* (Abb. **210**) bzw. an der *Margo linguae* (Abb. **211**) werden vier verschiedenartige Zungenpapillen ausgebildet:
- **Papillae filiformes** sind zahlenmäßig am häufigsten vorhanden und bedecken den ganzen *Zungenrücken*. Grundlage der Papille ist eine Aufwerfung der Lamina propria zu einer *Primärpapille (Papillenstock)*, die sich in *Sekundärpapillen* aufteilt. Der Epithelüberzug des Papillenstocks zeigt lokalisierte Verhornungsprozesse, wobei die fadenförmigen Hornschuppen rachenwärts geneigt sind. Die bei manchen Tieren viel stärker ausgebildeten Papillae filiformes ha-

Tabelle 72. Die Außenmuskulatur der Zunge

Name	Ursprung	Ansatz	Funktion	Nerv
M. genioglossus	Spina mentalis mandibulae	Aponeurosis linguae	zieht Zunge nach vorne u. unten	N. XII
M. hyoglossus	Cornu ossis hyoidei	Aponeurosis linguae am Zungenrand	zieht Zunge nach hinten u. unten, senkt Zunge zur gleichen Seite bei einseitiger Kontraktion	N. XII
M. styloglossus	Proc. styloideus	am Zungenrand bis zur Spitze	zieht Zunge nach hinten, oben und zur gleichen Seite bei einseitiger Kontraktion	N. XII

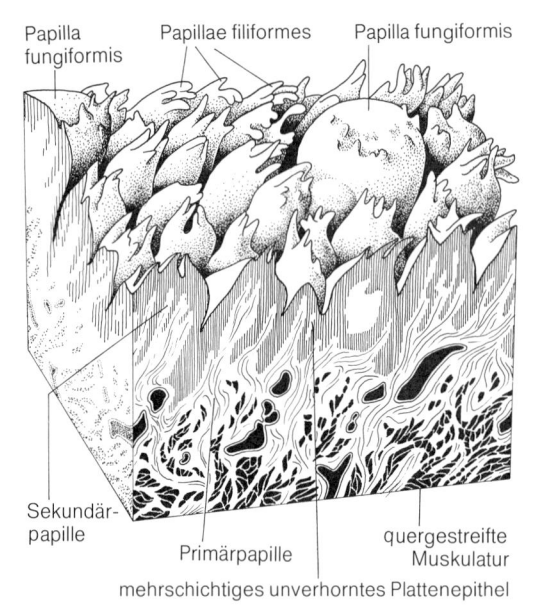

Abb. 210. Ausschnitt des Zungenrückens in der Lupenbetrachtung. Das Präparat wurde so entnommen, daß die Zungenspitze links, der Zungengrund rechts gelegen wäre. (Nach Braus-Elze, 1956)

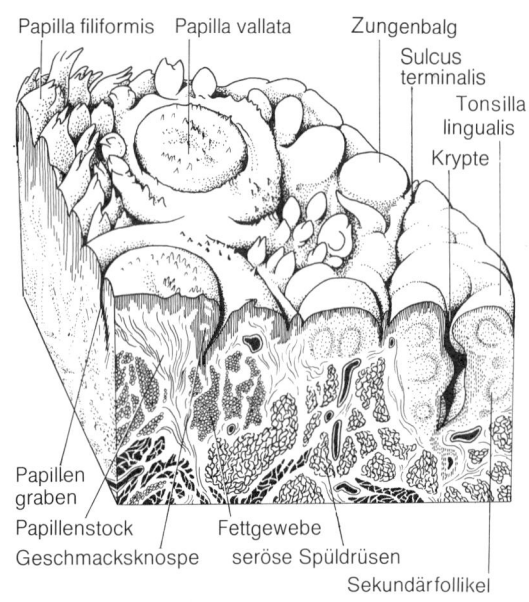

Abb. 211. Zungenoberfläche an der Grenze zwischen Zungenrücken (links) und Zungengrund (rechts). (Nach Braus-Elze, 1956)

ben mechanische Aufgaben sowie eine Tastfunktion.

Klinischer Hinweis. Lange Hornschuppen (bei Einnahme vorwiegend flüssiger Nahrung) geben das Bild der „belegten" Zunge.

– **Papillae fungiformes** liegen ebenfalls am *Dorsum linguae*. Sie sind viel spärlicher als die Papillae filiformes und stellen wegen der fehlenden Verhornung rötliche Erhabenheiten dar. Die Papillae fungiformes haben eine pilzartige Form, d.h. sie sind an ihrer Basis schmäler als an der Oberfläche. *Sekundärpapillen* bilden sich auch an der seitlichen Fläche des Papillenstockes aus (Differentialdiagnose zur Papilla vallata). Bei Kindern und Jugendlichen enthält das mehrschichtige Plattenepithel der Papillenoberfläche *Geschmacksknospen*.
– **Papillae foliatae.** Auch die am hinteren Abschnitt der *Margo linguae* gelegenen Papillae foliatae sind beim Menschen in Rückbildung begriffen. In der seitlichen Wandung der Papillen sind zahlreiche *Geschmacksknospen* eingelagert. In den Graben, der benachbarte Papillae foliatae trennt, münden Ausführungsgänge *seröser Spüldrüsen*.
– **Papillae vallatae.** Die 6–12 Papillae vallatae liegen unmittelbar vor dem *Sulcus terminalis* und sind mit 1 bis 3 mm Durchmesser die größten Zungenpapillen. Am Boden der tiefen Gräben der Wallpapillen münden die Ausführungsgänge *seröser Spüldrüsen*. In der seitlichen Papillenwand fehlen Sekundärpapillen. Im Epithel beiderseits des Papillengrabens sind zahlreiche *Geschmacksknospen* eingelagert.

4. Zungengrund

Er zeigt eine höckerige Oberfläche mit zahlreichen *Krypten*. Die epithelialen Einbuchtungen werden von einem lymphoreticulären Bindegewebe umgeben, das zahlreiche *Folliculi lymphatici* (mit und ohne Reaktionszentrum) ausbildet.

Die *Lymphocyten* zeigen eine Tendenz, in die Krypten vorzudringen, sind aber durch das mehrschichtige unverhornte Plattenepithel der Kryptenwand vom Kryptenlumen getrennt. Um die *Diapedese* der Lymphocyten durch den Epithelverband zu ermöglichen, wird das Epithel über dem lymphoreticulären Bindegewebe „entdifferenziert", d.h. die Epithelzapfen flachen ab, die Epithelschichten vermindern sich zahlenmäßig und zahlreiche Desmosomen werden abgebaut. Hierdurch werden intercelluläre Passagewege für die Diapedese von Lymphocyten durch den Epithelverband hindurch geschaffen (Abb. **214**).

Krypten und lymphoreticuläres Bindegewebe bilden einen **Zungenbalg (Folliculus lingualis).**

Die Gesamtheit der Follikel stellt als *Tonsilla lingualis,* einen Teil des Waldeyerschen Rachenringes, dar.

In die Krypten der Folliculi linguales münden Ausführungsgänge der **Gll. linguales.** (Differentialdiagnose der Tonsillen Tab. 73 S. 339).

Im Bereich der Zunge kommen zahlreiche seröse und muköse Drüsen vor. Die gemischte *Gl. lingualis anterior* (Nuhnsche Drüse) liegt zwischen der Zungenmuskulatur in der Apex linguae. Die Ausführungsgänge dieser Drüsen münden im Bereich des Frenulum. Die serösen *von Ebnerschen Spüldrüsen* münden mit ihren Ausführungsgängen in die Gräben der Papillae vallatae und foliatae. Die Drüsen des Zungengrundes (*Gll. linguales*) sind rein mukös.

5. Innervation der Zunge

— **Motorisch** wird die Zunge einheitlich vom *N. hypoglossus (N. XII)* innerviert.

— Die **sensible Innervation** übernimmt im Bereich des Apex linguae der *N. lingualis* (Ast des N. mandibularis, = N. V₃), im Bereich beiderseits des Sulcus terminalis der *N. glossopharyngeus* (= N. IX), am Zungengrund der *N. vagus* (= N. X).

— Die **Geschmacksfasern der Papillae fungiformes** werden über die *Chorda tympani* und dem *N. intermedius* (parasympathischer Teil des N. facialis, N. VII) zum oberen Teil des Tractus solitarius geleitet. Die Perikarien dieser Nerven liegen im Ganglion geniculi.

— Die Geschmacksfasern der **Papillae vallatae und foliatae** werden über den *N. glossopharyngeus* (N. IX) dem unteren Teil des Tractus solitarius zugeleitet. Die Perikarien dieser Nerven befinden sich im Ganglion inferius und superius des N. glossopharyngeus.

— Die Geschmacksnerven, die sich von Geschmacksknospen aus dem **Zungengrund und Pharynx** rekrutieren, laufen über den *N. vagus* (N. X) zum unteren Abschnitt des Tractus solitarius. Die Perikarien dieser Nervenbahnen liegen im Ganglion superius und inferius des N. vagus.

IV. Palatum, Gaumen

— Zwei Drittel des Gaumens besitzen eine knöcherne Grundlage: **Palatum durum** (*Processus palatinus maxillae* und *Lamina horizontalis* der Ossa palatina).

— Der hintere Teil des Gaumens (**Palatum molle**) ist an der Bildung des *Isthmus faucium* beteiligt. Besonders im Bereich des Palatum molle finden sich in die Schleimhaut zahlreiche mukö-

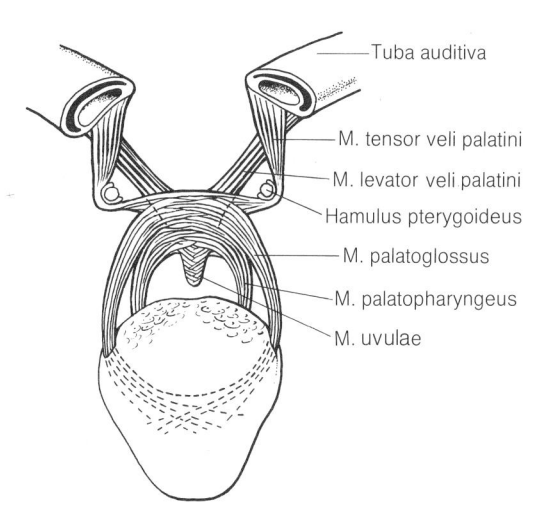

Abb. 212. Schema über die Muskeln des weichen Gaumens und ihre Beziehung zur Tuba auditiva. Aus dem Schema wird verständlich, daß sich das Ostium pharyngeum tubae auditivae bei Kontraktion des M. levator veli palatini und Abflachung des Tubenknorpels verschließt, während der M. tensor veli palatini die Öffnung der Ohrtrompete durch Zug an der Lamina membranacea tubae auditivae erweitert

se *Gll. palatinae* eingelagert. Bindegewebige Grundlage des weichen Gaumens ist die **Aponeurosis palatina**. Es handelt sich um eine derbe Bindegewebsplatte, die am hinteren Rand des Palatum durum ansetzt und sich seitlich bis zu den Hamuli pterygoidei ausspannt.

Der weiche Gaumen bildet die beiden Gaumensegel (**Velum palatinum**) aus, die an der **Uvula** (Zäpfchen) miteinander verbunden sind. Die orale Seite des Velum palatinum und der Uvula trägt das *mehrschichtige unverhornte Plattenepithel* der Mundhöhle, während an der pharyngealen Seite des Gaumensegels eine scharfe Grenze zum *mehrreihigen Flimmerepithel* des Respirationstraktes besteht. Das Gaumensegel berührt bei abgeschlossener Mundbucht den Zungengrund. Beim Schluckakt verschließt das Gaumensegel die oberen Luftwege, indem das Segel sich der vorgewölbten hinteren Pharynxwand (*Passavantscher Wulst*) anlegt.

Muskeln des weichen Gaumens

In die Aponeurosis palatina strahlen die *Sehnen von 4 paarigen und einem unpaaren Muskel* ein (Abb. **212**, Tabelle 73):

- **M. levator veli palatini,**
- **M. tensor veli palatini,**
- **M. palatoglossus,**
- **M. palatopharyngeus,**
- **M. uvulae.**

Tabelle 73. Muskeln des weichen Gaumens

Muskel	Ursprung	Ansatz	Funktion	Innervation
M. levator veli palatini	Knorpel der Tuba auditiva, Facies inferior partis petrosae	die Sehnen der Muskeln beider Seiten durchflechten sich u. bilden Muskelschlingen zur Aponeurosis palatina	hebt Gaumensegel und drückt es gegen hintere Pharynxwand, verschließt Ostium pharyngeum tubae auditivae	Plexus pharyngeus (N. IX, N. X, möglicherweise auch N. VII und Truncus sympathicus)
M. tensor veli palatini	Fossa scaphoidea der Ala major ossis sphenoidalis u. Lamina membranacea tubae auditivae	zieht um Hamulus pterygoideus herum zur Aponeurosis palatina	spannt Gaumensegel, öffnet Tuba auditiva	N. tensoris veli palatini (aus N. V$_3$)
M. uvulae	Aponeurosis palatina	Spitze der Uvula	Abschluß des Isthmus faucium	Plexus pharyngeus
M. palatoglossus	Aponeurosis palatina	Seitenrand d. Radix linguae	Verengung des Isthmus faucium	N. IX
M. palatopharyngeus	Aponeurosis palatina, Hamulus pterygoideus, Lam. med. proc. pterygoidei	seitliche Pharynxwand u. Seitenfläche d. Cartilago thyroidea	Verengung des Isthmus faucium	N. IX

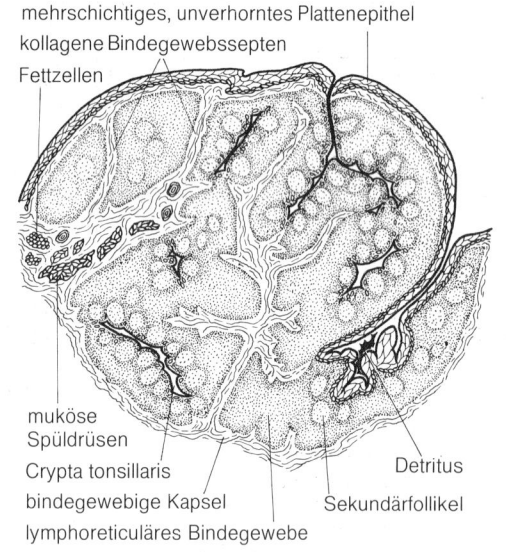

Abb. 213. Histologischer Schnitt durch die Tonsilla palatina

(Bildbeschriftungen: mehrschichtiges, unverhorntes Plattenepithel; kollagene Bindegewebssepten; Fettzellen; muköse Spüldrüsen; Crypta tonsillaris; bindegewebige Kapsel; lymphoreticuläres Bindegewebe; Detritus; Sekundärfollikel)

Der M. palatoglossus bewirkt am Isthmus faucium den *Arcus palatoglossus*, der weiter dorsal gelegene M. palatopharyngeus wirft den *Arcus palatopharyngeus* auf. Beide Bögen begrenzen eine nach caudal sich weitende dreieckige Nische, die nicht ganz vollständig von der Tonsilla palatina (Gaumenmandel) ausgefüllt wird. Oberhalb der Tonsilla palatina bleibt zwischen den Gaumenbögen eine kleine *Fossa supratonsillaris* erhalten.

V. Tonsilla palatina, Gaumenmandel
(Abb. 213)

Die Gaumenmandel ist aus dem *Epithel der zweiten Schlundtasche* entstanden und gehört mit der Tonsilla lingualis und der Tonsilla pharyngea dem **Waldeyerschen lymphatischen Rachenring** an (Tabelle 74).

Die Tonsilla palatina ist durch eine schwache bindegewebige Kapsel vom Gewebe der Fossa palatina abgesetzt. Sie hat einen Überzug aus *mehrschichtigem unverhornten Plattenepithel*. Das Epithel weist zahlreiche tiefe und verzweigte Cryptae tonsillares auf.

Die Grundlage der Tonsilla palatina bildet ein lymphoreticuläres Bindegewebe, in dem **Folliculi lymphatici** mit und ohne Reaktionszentren (**Primär- und Sekundärfollikel**) vorkommen. Bei den Sekundärknötchen sitzt der Lymphocytenwall stets kappenartig auf der dem Oberflächenepithel zugewandten Seite des Knötchens. Das Epithel ist durch Abbau der Desmosomen aufgelockert (Abb. **214**). In den Maschen des „entdifferenzierten" Epithelverbandes liegen aus

Cavum oris, Mundhöhle

Tabelle 74. Differentialdiagnose der Tonsillen

Charakteristika	**Tonsilla lingualis**	**Tonsilla palatina**	**Tonsilla pharyngea**
Epithel	mehrschichtiges unverhorntes Plattenepithel	mehrschichtiges unverhorntes Plattenepithel	mehrreihiges Flimmerepithel mit Becherzellen
Epitheleinsenkungen	flache Krypten	tiefe verzweigte Krypten	Rinnen und Buchten
Drüsen	am Boden der Krypten münden die Ausführungsgänge rein muköser Drüsen	keine	am Boden der Buchten münden die Ausführungsgänge sero-muköser Drüsen
Detritus	keine	regelmäßig	selten
Bindegewebskapsel	keine	gut ausgeprägt	schwach ausgeprägt

den Kappen der Sekundärknötchen eingewanderte *Lymphocyten und Makrophagen*. Die Makrophagen gelangen in Kontakt mit den Bakterien-Antigenen und geben ihre Antigen-Information an antigen-sensitive T- oder B-Lymphocyten weiter. Die derart stimulierten Lymphocyten wandern in die Reaktionszentren der Lymphfollikel zurück und teilen sich hier in *antikörperproduzierende Plasmazellen, immunologisch kompetente Lymphocyten* und in *Lymphocyten mit immunologischem Gedächtnis*.

Klinischer Hinweis. Im Lumen der verzweigten Krypten findet man regelmäßig *Detriti* (Pfröpfe), die sich aus Speiseresten, abgeschilferten Epithelzellen, Bakterien und Lymphocyten bilden. Sie können Ausgangspunkt einer Tonsillitis sein.

Die **Gefäßversorgung** der Tonsilla palatina ist sehr variabel. Den stärksten arteriellen Zufluß bildet der **R. tonsillaris**, der meist aus der ***A. palatina ascendens***, gelegentlich aus der ***A. facialis*** abgeht. Das Gefäß, das meist caudal, seltener lateral an die Tonsille herantritt, spaltet sich schon vor der Kapsel in zahlreiche Äste auf.

Auch Äste der ***A. lingualis*** und der ***A. pharyngea ascendens*** sind an der arteriellen Versorgung der Tonsilla palatina beteiligt.

Klinischer Hinweis. Bei unstillbaren Blutungen nach Tonsillektomie kann eine sichere Blutstillung nur durch Unterbindung der A. carotis externa proximal vom Abgang der A. facialis erreicht werden.

Zu den **regionalen Lymphknoten** der Tonsilla palatina gehören die *Nodi lymphatici submentales* und die *Nodi lymphatici jugulodigastrici*. **Überregionale Lymphknoten** sind die *Nodi lymphatici cervicales profundi*.

Die **sensible Innervation** der Tonsillen übernimmt der *N. glossopharyngeus (N. IX)*.

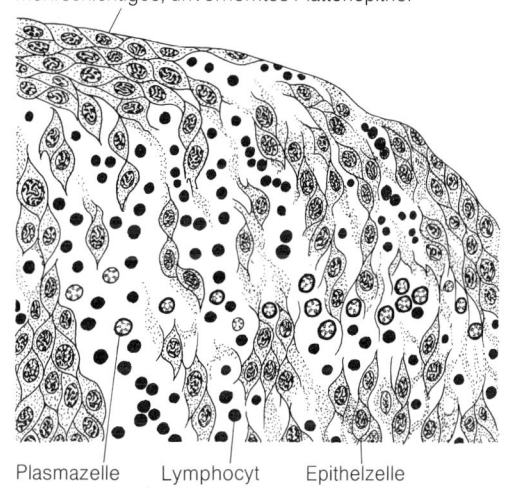

Abb. 214. Lymphoepithel bei starker mikroskopischer Vergrößerung (schematisiert). Der Epithelverband ist durch eingewanderte Lymphocyten und Plasmazellen aufgelöst

VI. Speicheldrüsen

Zu den *kleinen Speicheldrüsen* zählen die **Gll. labiales, buccales, linguales, palatinae**.
• Die *großen Speicheldrüsen sind die* **Gll. parotis, submandibularis** und **sublingualis**.

Aufbau der großen Speicheldrüsen
– Die **Endstücke** der großen Speicheldrüsen haben die Form von *Acini* und von *Tubuli*:
• Die ***Acini*** produzieren ein dünnflüssiges Sekret und werden daher als **seröse Endstücke** bezeichnet.

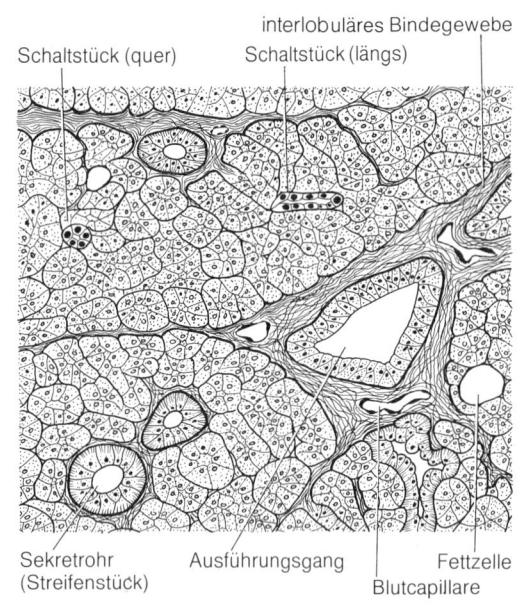

Abb. 215. Histologischer Schnitt durch die Gl. parotis

Labels on figure:
- Schaltstück (quer)
- interlobuläres Bindegewebe
- Schaltstück (längs)
- Sekretrohr (Streifenstück)
- Ausführungsgang
- Fettzelle
- Blutcapillare

- Die mehr einen zähflüssigen Schleim produzierenden **tubulösen Drüsenendstücke** werden als **mukös** bezeichnet. Die Zahl der mukösen Drüsen nimmt rachenwärts immer mehr zu.

Die **Endstücke** sezernieren den *Primärspeichel*, der durch das Ausführungsgangsystem sekundär eine Veränderung erfährt:
— Das Sekret gelangt von den serösen Endstücken in die **Schaltstücke**. Die Wand der engen Schaltstücke besteht aus einem *platten bis kubischen Epithel*. Wie an den Endstücken, so sitzen auch der Basalmembran der Schaltstücke *Myoepithelzellen* auf. Die Schaltstücke sind sekretorisch tätig. Sie können sich durch Vergrößerung der Epithelzellen in *muköse tubulöse* Endstücke umwandeln („Verschleimung" der Schaltstücke).
— Auch die **Sekretrohre (Streifenstücke)**, in die die Schaltstücke einmünden, liegen intralobulär. Das relativ weite Lumen der Sekretrohre wird von *prismatischen Zellen* begrenzt. Ihr eosinophiles Cytoplasma läßt eine *basale Streifung* erkennen (Aufreihung von Mitochondrien bedingt durch Invaginationen des basalen Cytolemm). Die Streifenstücke haben eine Rückresorptions-, wahrscheinlich auch eine Sekretionsfunktion.
— Die **Ausführungsgänge** liegen mehrheitlich interlobulär und besitzen ein *ein- bis zweireihiges prismatisches Epithel*.

1. Gl. parotis, Ohrspeicheldrüse (Abb. 215)

Die Gl. parotis ist eine rein *acinöse seröse Drüse*. Das Ausführungsgangsystem ist gut entwickelt. Im interlobulären Bindegewebe sind Fettzellen eingelagert. Die Drüse breitet sich auf dem M. masseter aus (*Regio parotideomasseterica*), reicht cranial fast bis an den Arcus zygomaticus und dorsal bis an den Meatus acusticus externus. Caudal überschreitet sie mit dem Lobus colli den Unterkieferrand. Die von der *Fascia parotidea* überdeckte Drüse setzt sich mit einem faszienlosen Fortsatz tief in die Fossa retromandibularis fort und bildet hier die laterale Begrenzung des Spatium parapharyngeum (S. 374).

Im Drüsenkörper verzweigt sich der *N. facialis* (N. VII) zum *Plexus parotideus*.

Der **Ductus parotideus** überquert den M. masseter, durchbohrt den M. buccinator und mündet mit der Papilla ductus parotidei in Höhe des zweiten oberen Molaren in das Vestibulum oris.

Innervation (Abb. 216)

Die sekretorische parasympathische Innervation vom **Nucleus salivatorius inferior** aus zieht über den *N. glossopharyngeus (N. IX), N. tympanicus, Plexus tympanicus, N. petrosus minor* zum *Ganglion oticum*. Im letzteren erfolgt die Umschaltung von präganglionär auf postganglionär.

Die postganglionären Fasern laufen über den *N. auriculotemporalis* zur Gl. parotis. Der N. auriculotemporalis umschlingt die A. meningea media. Hier nimmt der Nerv auch sympathische Fasern auf, die aus dem *sympathischen Plexus der A. meningea media* stammen.

2. Gl. submandibularis, Unterkieferdrüse (Abb. 217)

Sie ist eine *heterokrine Drüse*. Ein Teil der Schaltstücke findet sich zu tubulösen Drüsen verschleimt. Da jedoch die Zahl der acinösen Endstücke überwiegen, handelt es sich um eine *vorwiegend seröse (gemischte) Drüse*.

Die Gl. submandibularis liegt auf den Mm. mylohyoideus, hyoglossus und styloglossus im Trigonum submandibulare.

Der **Ductus submandibularis** zieht um den Hinterrand des M. mylohyoideus. Er vereinigt sich auf dem Diaphragma oris mit dem *Ductus sublingualis major* und mündet auf der *Caruncula sublingualis* unmittelbar neben dem Frenulum linguae in das Cavum oris.

3. Gl. sublingualis

Bei der Gl. sublingualis überwiegt die Zahl der *tubulösen Endstücke*. Die Acini sind oft bis auf

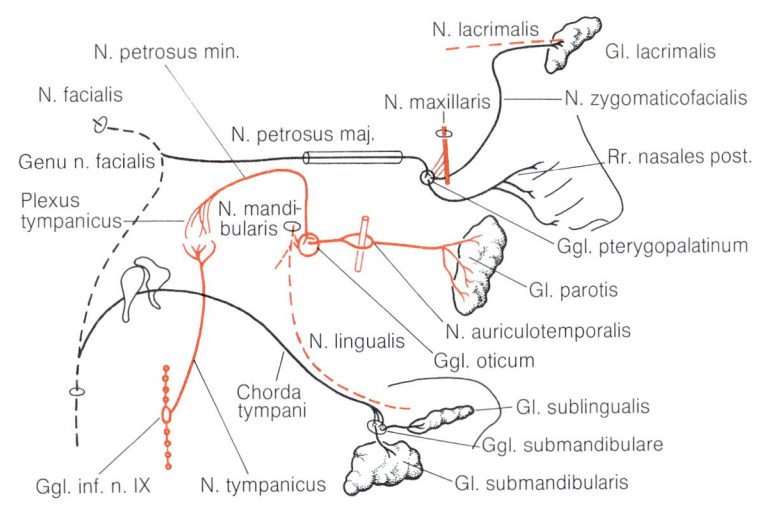

Abb. 216. Schema über die sekretorische Innervation der Kopfdrüsen.
Innervation der Gl. lacrimalis: Nucl. salivatorius sup. – Pars intermedia n. facialis – N. petrosus major – Ggl. pterygopalatinum – N. zygomaticofacialis – N. lacrimalis – Gl. lacrimalis
Innervation der Gl. parotis: Nucl. salvatorius inf. – N. glossopharyngeus – N. tympanicus – Plxus tympanicus – N. petrosus minor – Ggl. oticum – N. auriculotemporalis – Gl. parotis
Innervation der Gl. submandibularis und Gl. sublingualis: Nucl. salivatoris sup. – N. intermedius n. facialis – Chorda tympani – N. lingualis – Ggl. submandibulare – Gl. submandibularis und Gl. sublingualis

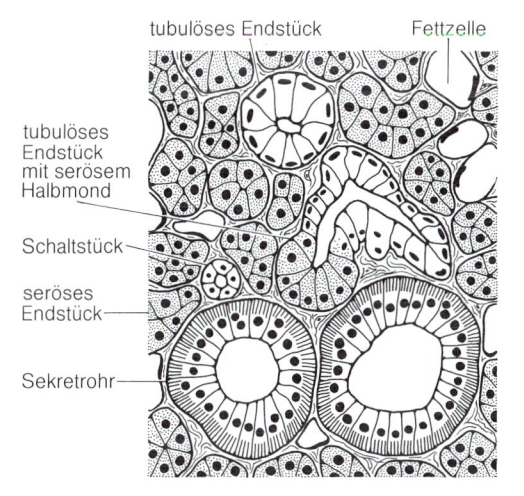

Abb. 217. Histologischer Schnitt durch die Gl. submandibularis

kappenartige Reste (*Gianuzzische oder v. Ebnersche Halbmonde*) verdrängt. In der *überwiegend mukösen (gemischten) Drüse* fehlen die Sekretrohre, die Schaltstücke sind mehr oder weniger zu tubulösen Endstücken verschleimt.

Die Drüse liegt lateral vom M. genioglossus und ist nicht selten in zahlreiche **Gll. sublinguales minores** aufgegliedert.

Der **Ductus sublingualis major** endet mit dem *Ductus submandibularis* auf der *Caruncula sublingualis*.

Mehrere **Ductus sublinguales minores** münden selbständig auf der *Plica sublingualis*.

Innervation (Abb. 216).

Gl. submandibularis und sublingualis erfahren die gleiche Innervation
– Die *parasympathische* Bahn zieht vom **Nucleus salivatorius superior** über den *N. intermedius* (parasympathischer Anteil des N. facialis, N. VII), *Chorda tympani, N. lingualis* (Ast des N. mandibularis, N. V₃) zum *Ganglion submandibulare*, in dem die Umschaltung auf die nur kurze postganglionäre Strecke erfolgt.
– Die *sympathischen* Fasern stammen aus dem *Plexus* der A. maxillaris bzw. der A. lingualis.

F. Nasus, Nase

In der Nase erfolgt die Reinigung, Anfeuchtung und Erwärmung der Atemluft, ferner hat die Nase Sinnesfunktion (Geruchssinn).

An der äußeren Nase lassen sich Nasenwurzel (*Radix*), Nasenrücken (*Dorsum*), Nasenspitze (*Apex*) und Nasenflügel (*Alae*) erkennen.

Im inneren Aufbau können knöcherne, knorpelige und cutane Nasenteile unterschieden werden, eine Einteilung, die auch das Nasenseptum umfaßt.

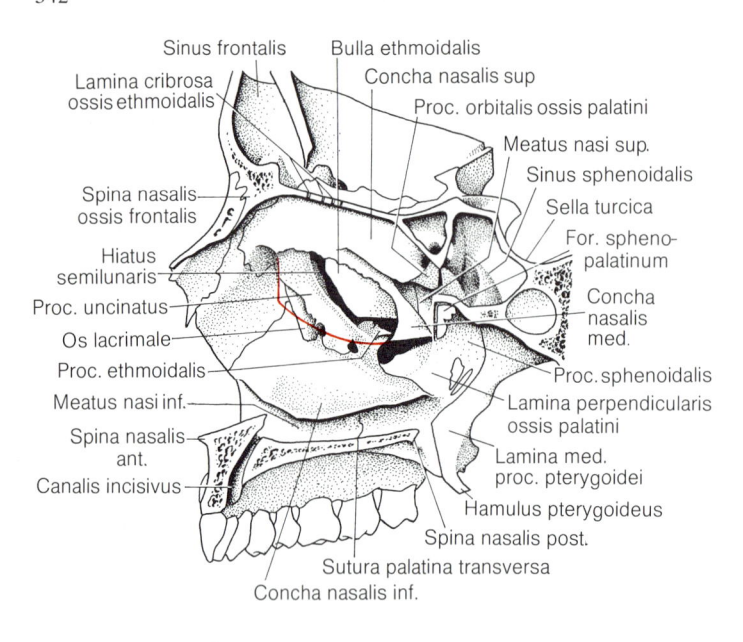

Abb. 218. Die knöcherne laterale Nasenwand, Concha nasalis med. ist z. T. abgetragen, ihre natürliche Grenze mit einer roten Linie markiert. (Nach Braus-Elze, 1956)

Tabelle 75. Die vier knöchernen Nasenwände

Dach:
Lamina cribrosa ossis ethmoidalis
Os nasale
Pars nasalis ossis frontalis
Teil des Corpus ossis sphenoidalis

Laterale Wand:
Processus frontalis maxillae
Os lacrimale
Labyrinth des Os ethmoidale
Lamina perpendicularis ossis palatini
Concha nasalis inf.

Boden (= Gaumen)
Proc. palatinus maxillae
Lamina horizontalis ossis palatini

Mediale Wand (= Nasenseptum):
Lamina perpendicularis ossis ethmoidalis
Vomer

1. Knöcherne Nasenwände (Abb. 218)

Tabelle 75 führt die Anteile der vier Wände am knöchernen Teil der Nase auf.

2. Pars cartilaginea nasi

Die Pars cartilaginea besteht aus *hyalinem Knorpel*.

3. Pars cutanea nasi

In der Pars cutanea finden sich z. T. nach außen **frei endende Talgdrüsen.**

Klinischer Hinweis. Das Sekret der freien Talgdrüsen kann sich in den erweiterten Ausführungsgängen anstauen = *Comedones* (Mitesser).

Bei den Drüsen des **Vestibulum nasi** handelt es sich um *apokrine* Drüsen. Im Bereich der Nasenflügel wechselt das *mehrschichtige verhornte Plattenepithel* der äußeren Haut auf der Innenseite in ein *unverhorntes geschichtetes Plattenepithel* und geht dann in das typische *respiratorische Epithel* (mehrreihiges Flimmerepithel mit eingelagerten Becherzellen) über.

Regio respiratoria

Das *mehrreihige Flimmerepithel* der Regio respiratoria liegt einer breiten *Basallamina* auf. Diese grenzt an eine *Lamina propria*, die vorwiegend aus retikulärem Bindegewebe besteht. In die Lamina propria sind *mukoseröse Gll. nasales* eingelagert (vermehrte Sekretabsonderung bei Schnupfen). In der Lamina propria breitet sich ein weitlumiger Venenplexus aus (*Plexus caver-*

nosi concharum), der durch arteriovenöse Anastomosen im Bereich des knorpeligen Nasenseptum eine besondere Dichte erfährt. Dieser *Locus Kiesselbachii* kann zu starkem Nasenbluten führen.

Regio olfactoria

Die Regio olfactoria (Riechzone) besteht aus 4 je pfenniggroßen Feldern, die im mittleren Teil der oberen Nasenmuschel und den gegenüberliegenden Abschnitten des Septum nasi gelegen sind. Die aus Sinneszellen und Stützzellen aufgebaute hohe mehrreihige Regio olfactoria wird auf S. 576 besprochen. In der Lamina propria dehnen sich verzweigte *Gll. olfactoriae* [Bowmansche Drüsen] aus.

4. Conchae nasales, Nasenmuscheln

Die laterale Fläche der Nasenwand wird durch drei Nasenmuscheln vergrößert, **Concha nasalis superior, media und inferior**, die nach lateral rinnenförmig umgebogen erscheinen. Die obere Nasenmuschel ist die kleinste, die untere Nasenmuschel besitzt die größte Ausdehnung.

Entwicklungsgeschichtlich gehen alle drei Nasenmuscheln aus dem *Os ethmoidale* hervor. Die untere Nasenmuschel verliert jedoch schon frühzeitig den Zusammenhang mit dem Os ethmoidale und entwickelt sich als selbständiger Knochen.

Jede Nasenmuschel bedeckt mit ihrem eingebogenen Rand einen Nasengang: *Meatus nasi superior, medius, inferior*. Eine Nische oberhalb des Hinterrandes der Concha nasalis superior wird als *Recessus sphenoethmoidalis* bezeichnet. In die Nasengänge öffnen sich die Nasennebenhöhlen und der Tränenkanal (Tabelle 76).

G. Sinus paranasales, Nasennebenhöhlen
(Abb. 219)

Alle Nasennebenhöhlen sind *paarig* angelegt und stehen mit der Nasenhöhle in Verbindung. Sie werden von respiratorischem Epithel ausgekleidet, *Gll. nasales* finden sich nur spärlich. Die Nebenhöhlen dienen der Oberflächenvergrößerung der Nasenhöhle und sind daher in deren Funktion eingeschaltet.

Die **Entwicklung** der im 2.–4. Schwangerschaftsmonat angelegten Nebenhöhlen vollzieht sich, durch Ausstülpung des Nasenepithels, nach der Geburt. Ein stärkeres Wachstum setzt um das 6. Lebensjahr (Beginn der 2. Dentition) ein.

Tabelle 76. Mündungsgebiete der Nasennebenhöhlen

Nebenhöhlen	Nasengang
Sinus sphenoidalis	Recessus sphenoethmoidalis
Cellulae ethmoidales posteriores	Meatus nasi superior
Cellulae ethmoidales anteriores Sinus frontalis Sinus maxillaris	Meatus nasi medius
Ductus nasolacrimalis	Meatus nasi inferior

Die endgültige Ausdehnung der Nebenhöhlen wird erst nach der Pubertät erreicht. Die Ausbildung der Nasennebenhöhlen ist individuell starken Schwankungen unterworfen und erscheint oft auch seitenunterschiedlich.

1. Cellulae ethmoidales, Siebbeinzellen

Die Siebbeinzellen sind nur unvollständig voneinander getrennt. Sie grenzen medial an die Nasenhöhle, lateral an die Augenhöhle, caudal an die Kiefernhöhle, cranial an die vordere

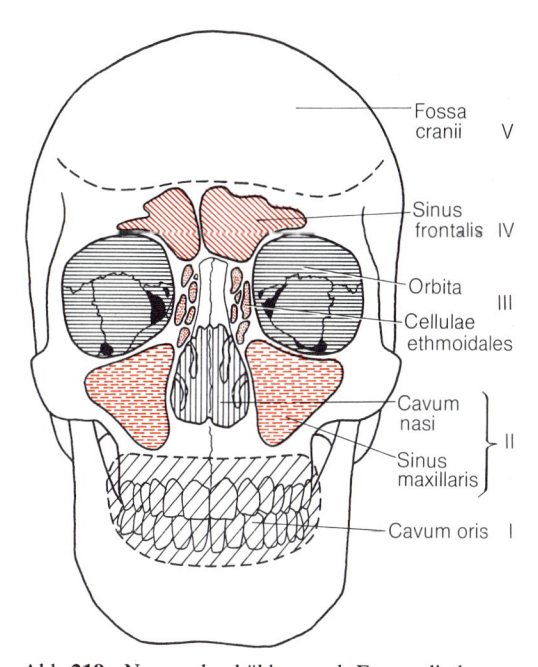

Abb. 219. Nasennebenhöhlen und Etagengliederung des Schädels. Das Dach der Mundhöhle ist Boden der Kiefernhöhle, das Dach der Kiefernhöhlen ist Boden der Orbita, das Dach der Orbita ist Boden der Stirnbeinhöhle, das Dach der Stirnbeinhöhle ist z. T. Boden der vorderen Schädelgrube

Schädelgrube bzw. die Stirnbeinhöhle. Eine besonders aufgetriebene Siebbeinzelle bildet als **Bulla ethmoidalis** den hinteren Abschluß des *Hiatus semilunaris*. Während sich die hinteren Siebbeinzellen in den Meatus nasi superior öffnen, münden die vorderen und mittleren Siebbeinzellen in den mittleren Nasengang dorsal des Hiatus semilunaris.

Klinischer Hinweis. Wegen der engen topographischen Beziehung zur Schädelhöhle und zur Orbita kann eine Entzündung der Siebbeinzellen auf die Nachbarhöhlen übergreifen (*Meningitis, retrobulbäre Abscesse*).

2. Sinus frontalis, Stirnbeinhöhle

Die Stirnbeinhöhle ruft den individuell unterschiedlich stark ausgeprägten Augenwulst (*Arcus superciliaris*) hervor. Der Boden des Sinus frontalis ist nur durch eine dünne Knochenlamelle von der Orbita getrennt, sein Dach bildet einen großen Teil des Bodens der vorderen Schädelgrube. Die Trennwand zwischen beiden Sinus, das *Septum sinuum frontalium*, steht in der Regel paramedian, so daß sich der Sinus frontalis einer Seite weit auf die Gegenseite ausdehnen kann. Der Sinus frontalis mündet im Bereich des Hiatus semilunaris in den mittleren Nasengang.

3. Sinus maxillaris, Kiefernhöhle

Die Kiefernhöhle, die geräumigste Nebenhöhle der Nase grenzt durch eine dünne Knochenlamelle cranial an die Orbita, medial an die Nasenhöhle und caudal über den harten Gaumen an die Mundhöhle, dorsal an die Fossa pterygopalatina. Die sichelartige Öffnung der Kiefernhöhle in den mittleren Nasengang ist der *Hiatus semilunaris*. Er wird hinten von der Bulla ethmoidalis, vorne vom Processus uncinatus des Os ethmoidale begrenzt.

Klinischer Hinweis. Die Kiefernhöhle steht in enger topographischer Beziehung zu den Wurzeln der zweiten Prämolaren und ersten Molaren. Wurzelgranulome dieser Zähne können leicht zu einer Entzündung der Kiefernhöhle (*Sinusitis*) führen.

Der *Hiatus semilunaris* liegt nicht an der tiefsten Stelle der Kiefernhöhle, weshalb es leicht zu Sekretstauungen kommt, was die Entwicklung einer Infektion fördert.

Wegen der engen topographischen Beziehung zwischen Sinus maxillaris, Cellulae ethmoidales und Sinus frontalis kann eine Entzündung (*Sinusitis*) des Sinus maxillaris über die Cellulae ethmoidales bis in den Sinus frontalis fortschreiten (*aufsteigende Infektion*).

4. Sinus sphenoidalis, Keilbeinhöhle

Die Keilbeinhöhle liegt im Corpus ossis sphenoidalis. Das *Septum sinuum sphenoidalium* trennt paramedian beide ungleich großen Höhlen voneinander. Der knöcherne Boden der Keilbeinhöhle bildet das Dach des *Meatus nasopharyngeus*. Das Dach der Keilbeinhöhle erscheint durch Ausbildung der *Fossa hypophysialis* konvex. Die Seitenwand hat topographische Beziehung zum Sinus cavernosus und der A. carotis interna, die Vorderwand zu den hinteren Siebbeinzellen sowie dem hinteren Abschnitt der medialen Orbitalwand und zum N. opticus. Die Keilbeinhöhle öffnet sich in den *Recessus sphenoethmoidalis*.

H. Fascien des Kopfes

In der vorderen Gesichtsregion gibt es keine Fascien. In den **lateralen Gesichtsregionen** finden sich die **Fascia parotidea, Fascia masseterica** und **Fascia temporalis**, die alle eine *Lamina superficialis* und eine *Lamina profunda* erkennen lassen.

1. Fascia parotidea

Sie stellt eine Fortsetzung der *Lamina superficialis fasciae cervicalis* dar. Sie ist unten an der Mandibula und oben am Arcus zygomaticus befestigt, ventral vereinigt sie sich mit der Fascia masseterica. Dorsal befestigt sich die Fascia parotidea an der ventralen Wand des Meatus acusticus externus und geht hier, indem sie die *Fossa mandibularis* auskleidet, in das tiefe Blatt über.

Die **Lamina profunda fasciae parotideae** überzieht ventral den Processus styloideus mit den hier entspringenden Muskeln (M. stylohyoideus, M. styloglossus, M. stylopharyngeus = „*Bouquet de Riolan*") und geht dann mit der derben, annähernd frontal gestellten *Aponeurosis stylopharyngea* in die **Fascia pharyngo basilaris** über. Die Fascia pharyngobasilaris befestigt sich an der Schädelbasis.

2. Fascia masseterica

Auch die Fascia masseterica läßt eine Lamina superficialis und eine Lamina profunda erkennen. Die **Lamina superficialis** bedeckt den *M. masseter* bis zum Arcus zygomaticus und gelangt dorsal mit dem M. masseter unter die Gl. parotis. Um den dorsalen Rand des Ramus mandibulae und um den unteren Rand des Angulus mandibulae geht die Lamina superficialis in die **Lamina profunda** über und bedeckt hier die mediale Fläche des M. pterygoideus medialis.

Während die Lamina profunda fasciae massetericae caudal am Übergang zur Lamina superficialis, zusammen mit der Fascia parotidea und der Lamina superficialis fasciae cervicales am Angulus mandibulae befestigt ist, reicht sie cranial bis an die Schädelbasis.

3. Fascia temporalis

Die Fascia temporalis bedeckt mit 2 Blättern den *M. temporalis*. Beide Blätter liegen an der oberen Anheftungsstelle, der *Linea temporalis superior* dicht aneinander, weichen jedoch caudal auseinander. Die **Lamina superficialis** befestigt sich an der Außenseite des Arcus zygomaticus, die **Lamina profunda** an der Innenseite des Jochbogens. Zwischen beiden Blättern findet sich lockeres Bindegewebe und Fettgewebe, ferner die A. und V. temporalis media.

I. Pharynx, Rachen

Der Rachen (Schlund) ist ein 13–15 cm langer fibrös-muskulöser Schlauch, der sich von der Schädelbasis bis zu Beginn des Ösophagus erstreckt. Er ist ein Verbindungsstück zwischen Mundhöhle und Ösophagus sowie Nasenhöhle und Kehlkopf. Während die seitliche und hintere Pharynxwand geschlossen sind, hat die Vorderwand drei große Öffnungen. Entsprechend teilt man den Pharynx in drei Abschnitte ein.

Die obere **Pars nasalis pharyngis** [Epipharynx] steht über die Choanen mit der Nasenhöhle in Verbindung.

Die **Pars oralis pharyngis** [Mesopharynx] ist über den Isthmus faucium in Kommunikation mit dem Cavum oris.

Die **Pars laryngea pharyngis** [Hypopharynx] verschmälert sich nach ventral in den Larynx (Kehlkopf), nach dorsal in den Ösophagus.

1. Pars nasalis pharyngis

Am Dach des Pharynx, **Fornix pharyngis**, liegt die *unpaare* **Tonsilla pharyngea**, die zu den lymphoepithelialen Organen des Rachenringes zählt. Ihr Epithelüberzug besteht aus dem mehrreihigen Flimmerepithel des Respirationstraktes (Tabelle 74, S. 339).

An der lateralen Kante der pharyngealen Vorderwand findet sich etwa in der Verlängerung der unteren Nasenmuschel das **Ostium pharyngeum tubae auditivae** (die Öffnung der Ohrtrompete, die den Pharynx mit dem Cavum tympani verbindet). Der obere und hintere Rand des Ostium erscheint durch den freien Rand des Tubenknorpels zum *Torus tubarius* (Tubenwulst) aufgeworfen. Als *Torus levatorius* (Levatorwulst) bezeichnet man den durch den M. levator veli palatini hervorgerufenen Schleimhautwulst am unteren Rand des Ostium pharyngeum. Die Schleimhaut enthält um die Tubenöffnung lymphoretikuläre Bindegewebe (*Tonsilla tubaria*), sie kann bei Entzündungen anschwellen und die Tubenöffnung verschließen, was zu einer Blockade der Ventilation des Cavum tympani führt.

2. Pars laryngea pharyngis

Die Pars laryngea pharyngis ist geräumiger als der Kehlkopfeingang. Zwischen der seitlichen Pharynxwand und den Plicae aryepiglotticae entstehen so paarige Schleimhauttaschen, die **Recessus piriformes** (Abb. **225**). Die ventrale Wand des Recessus piriformis läßt eine kleine Falte, die *Plica n. laryngei* erkennen, die durch den R. internus des N. laryngeus superior (aus dem N. vagus, N. X) hervorgerufen wird.

Klinischer Hinweis. Fremdkörper, die in den Recessus piriformis geraten, können den sensiblen N. laryngeus superior reizen und damit heftige Würgereflexe auslösen.

3. Schleimhaut des Rachens

Die Schleimhaut der **Pars nasalis** besteht größtenteils aus einem *mehrreihigen Flimmerepithel*, die der **Pars oralis und Pars laryngea** dagegen aus einem *mehrschichtigen unverhornten Plattenepithel*.

In die Lamina propria mucosae sind zahlreiche gemischte **Gll. pharyngeae** eingelagert. Eine Muscularis mucosae fehlt.

4. Fascien des Rachens

Die hintere Rachenwand ist mit der *Fascia pharyngobasilaris* an der Schädelbasis befestigt. Der Pharynx ist von der *Lamina praevertebralis fasciae cervicalis* durch einen bindegewebigen Verschiebespalt (*Spatium retropharyngeum*) abgesetzt. Das Spatium retropharyngeum ist durch ein Septum saggitale von dem seitlich der Pharynxwand sich ausdehnenden Spatium parapharyngeum getrennt (S. 374).

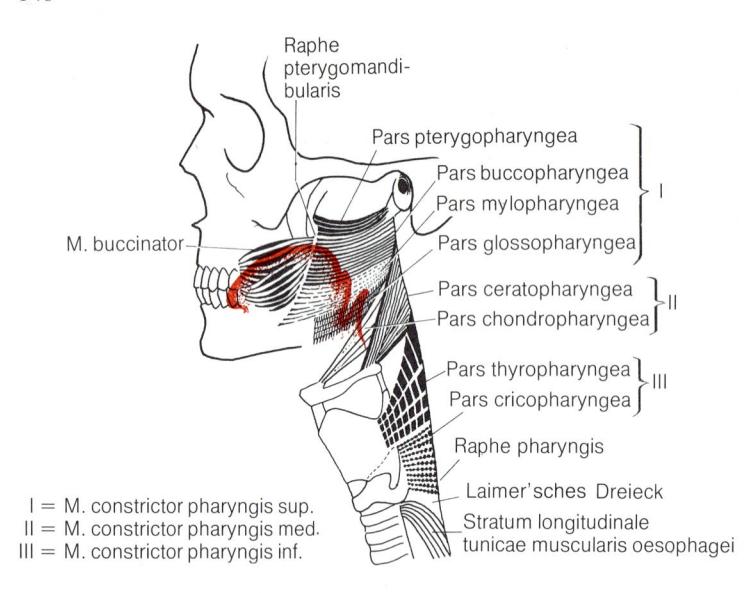

Abb. 220. Schema der Schlundmuskulatur

I = M. constrictor pharyngis sup.
II = M. constrictor pharyngis med.
III = M. constrictor pharyngis inf.

Tabelle 77. Muskulatur des Pharynx

Muskel	Ursprung	Ansatz	Funktion	Nerv
M. constrictor pharyngis sup.				
Pars pterygopharyngea	Lamina med. proc. pterygoidei u. Hamulus pterygoideus	Raphe pharyngis		N. IX
Pars buccopharyngea	Raphe pterygomandibularis	Raphe pharyngis	Verengung des Pharynx beim Schluckakt	N. IX
Pars mylopharyngea	Linea mylohyoidea mandibulae	Raphe pharyngis		N. IX
Pars glossopharyngea	Radix linguae	Raphe pharyngis		N. IX
M. constrictor pharyngis med.				
Pars chondropharyngea	Cornu min. ossis hyoidei	Raphe pharyngis	Verengung des Pharynx beim Schluckakt	Plexus pharyngeus (N. IX + X), Truncus sympathicus
Pars ceratopharyngea	Cornu maj. ossis hyoidei	Raphe pharyngis		
M. constrictor pharyngis inf.				
Pars thyropharyngea	Seitenfläche d. Cartilago thyroidea	durchflechten sich gegenseitig	Verengung des Pharynx beim Schluckakt	N. X
Pars cricopharyngea	Cartilago cricoidea			N. X
M. palatopharyngeus	Aponeurosis palatina, Hamulus pterygoideus	Cartilago thyroidea Raphe pharyngis	Heben des Pharynx Schlundschnürer	N. IX
M. stylopharyngeus	Proc. styloideus	Cartilago thyreoidea, Tunica submucosa pharyngis	Heben des Pharynx Schlundheber Schlundschnürer	N. IX

Pharynx, Rachen

5. Muskulatur des Pharynx (Abb. 220, Tabelle 77)

6. Schluckakt

Im Pharynx überkreuzen sich Luft- und Speisewege. Der Luftweg ist in der Regel offen und wird nur kurzfristig beim Schluckakt verschlossen. Umgekehrt verhält es sich mit dem Eingang in den Ösophagus.

Der Schluckakt vollzieht sich als ein kontinuierlicher Vorgang, der in zahlreichen Einzelfunktionen zerlegt werden kann:

— *Heben des Gaumensegels*, dabei *Öffnen der Tuba auditiva*.
— Kontraktion der Pars pterygopharyngea des M. constrictor pharyngis superior. Hierdurch entsteht der *Passavantsche Ringwulst*.
— Das *hintere Gaumensegel* wird fest an den Passavantschen Wulst gepreßt und schließt da-

Tabelle 78. Muskeln des Halses

Muskel	Ursprung	Ansatz	Funktion	Nerv
Oberflächliche Halsmuskeln				
Platysma	Basis mandibulae, Fascia parotidea	Fascia pectoralis	spannt die Haut des Halses	R. colli n. facialis (N. VII)
M. sternocleidomastoideus	Caput med.: Manubrium sterni Caput lat.: Clavicula	Proc. mastoideus, Linea nuchae sup.	*einseitig:* Beugung der HWS zur gleichen Seite, Drehung des Gesichtes zur Gegenseite, Hebung des Gesichtes *doppelseitig:* Beugung der HWS nach vorne, Hebung des Gesichtes, Atemhilfsmuskel	N. accessorius (N. XI), Plexus cervicalis
Infrahyale Muskulatur				
M. sternohyoideus	Manubrium sterni	Corpus ossis hyoidei	Senkung des Zungenbeins	Ansa cervicalis (C_1, C_4)
M. sternothyroideus	Manubrium sterni 1. Rippe	Linea obliqua d. Cartilago thyroidea	Senkung des Kehlkopfs	Ansa cervicalis
M. thyrohyoideus	Linea obliqua der Cartilago thyroidea	Corpus ossis hyoidei	Senkung des Zungenbeins, Hebung des Kehlkopfs	Ansa cervicalis
M. omohyoideus	Venter sup.: Corpus ossis hyoidei Venter inf.: Lig. transversum scapulae	über eine Zwischensehne sind beide Bäuche vereinigt, diese über mittlere Halsfascie mit Vagina carotica verbunden	Senkung des Zungenbeins, Anspannen der Lamina praetrachealis fasciae cervicalis	Ansa cervicalis
Scalenusgruppe				
M. scalenus ant.	Procc. costotransversaria 3.–6. HW	Tuberculum m. scaleni der 1. Rippe		
M. scalenus med.	Procc. costotransversaria 1.–7. HW	1. Rippe	Hebung der 1. Rippe (Atemhilfsmuskel) Neigung der HWS nach lateral	Rr. ventrales nn. cervicalium
M. scalenus post.	Procc. costotransversaria 6.–7. HW	2. Rippe		

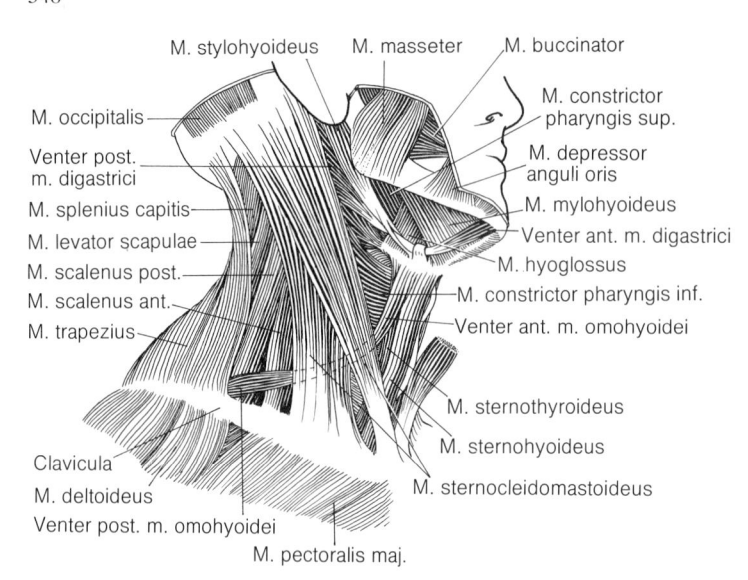

Abb. 221. Halsmuskulatur. Blick auf die rechte Halsseite. Der M. omohyoideus ist unter dem M. sternocleidomastoideus gestrichelt eingezeichnet. (Nach Testut, 1949)

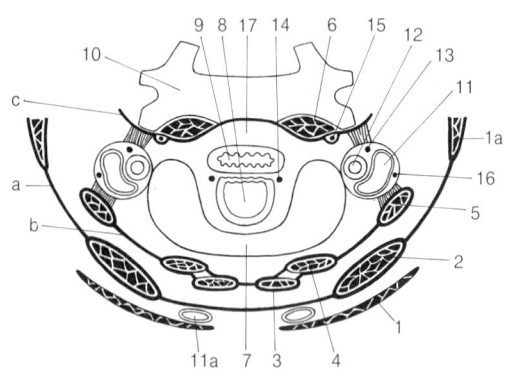

Abb. 222. Schema über die Fascien des Halses, Fascia cervicalis: (a) Lamina superficialis, (b) Lamina praetrachealis, (c) Lamina praevertebralis. 1 = Platysma, 1a = M. trapezius, 2 = M. sternocleidomastoideus, 3 = M. sternohyoideus, 4 = M. sternothyroideus, 5 = M. omohyoideus, 6 = M. longus colli, 7 = Gl. thyroidea, 8 = Trachea, 9 = Ösophagus, 10 = 7. Halswirbel, 11 = V. jugularis int., 11a = V. jugularis ext., 12 = A. carotis communis, 13 = N. vagus, 14 = N. laryngeus recurrens, 15 = Truncus sympathicus, 16 = Ansa cervicalis, 17 = Spatium retroviscerale. (Nach Braus-Elze, 1956)

durch die Pars nasalis pharyngis von den übrigen Pharynxabschnitten ab.
— Durch *Kontraktion der Mundbodenmuskulatur* wird der Larynx angehoben und nach vorne gezogen, wobei sich die Epiglottis über den Aditus laryngis (Kehlkopfeingang) legt. Damit ist auch der Zugang zu den unteren Luftwegen abgeschlossen.

— Durch *Kontraktion der Mm. styloglossi und Mm. hyoglossi* wird die Zunge nach hinten geführt und die Speise von der Mundhöhle über die Pars oralis pharyngis in den Ösophagus gedrückt.
— Die *Kontraktion der hinteren Pharynxmuskulatur* verstärkt den Druck auf die zu transportierenden Speisen, wobei sich durch Kontraktion des M. constrictor pharyngis inferior (Schlundheber) die Rachenwand verkürzt und über die Speise cranialwärts hinweggezogen wird. Hinter dem Isthmus faucium unterliegt der Weitertransport der Speise nicht mehr dem Willen (*Peristaltik*).

J. Halsmuskulatur (Abb. 221, Tabelle 78)

K. Fascia cervicalis, Fascien des Halses (Abb. 222)

Die Fascia cervicalis (Halsfascie) dehnt sich in 3 Schichten aus.
— Die **Lamina superficialis fasciae cervicalis** liegt unter dem Platysma und hüllt den M. sternocleidomastoideus, sowie dorsal den M. trapezius ein. Die oberflächliche Halsfascie ist an der Unterkante der Mandibula befestigt und setzt sich in die Fascia masseterica des Kopfes fort. Caudal ist sie an der Clavicula befestigt.
— Die **Lamina praetrachealis fasciae cervicalis** spannt sich zwischen den cranialen Bäuchen der beiden Mm. omohyoidei aus. Sie hat die Form eines Dreiecks, dessen Spitze am Corpus ossis

hyoidei, dessen Basis an der Clavicula und Innenseite des Sternum anheftet. Die mittlere Halsfascie ist mit der *Vagina carotica*, einem Bindegewebsstrumpf um den Gefäßnervenstrang des Halses, verbunden. Dabei wird als wichtige Funktion der Fascie das Lumen der V. jugularis interna offengehalten, in der als herznahe Vene ein Unterdruck herrscht.

– Die **Lamina praevertebralis fasciae cervicalis** überlagert die Mm. scaleni, den M. longus capitis und M. longus colli, ist an der Halswirbelsäule fixiert und geht dorsal in die *Fascia nuchae* über. Sie erstreckt sich von der Schädelbasis bis in den Brustkorb, wo sie in die *Fascia endothoracica* übergeht. Die tiefe Halsfascie bedeckt den Truncus sympathicus, den Plexus brachialis und die A. subclavia.

Klinischer Hinweis. Von Halswirbeln ausgehende Entzündungsherde können sich als *Senkungsabscesse* entlang der Fascie bis in das Mediastinum oder entlang der Mm. scaleni bis in die Achselhöhlen ausbreiten.

L. Larynx, Kehlkopf

1. Kehlkopfskelet (Abb. 223)

Cartilago thyroidea, Schildknorpel
Er besteht aus zwei großen Platten, die winkelig in der Medianebene verbunden sind. Zwischen beiden Platten besteht cranial ein tiefer Einschnitt (*Incisura thyroidea superior*). Er reicht bis zu dem am weitesten vorspringenden Teil des Kehlkopfs, der *Prominentia laryngis* (Adamsapfel).

Am unteren Rand der medialen Kante ist ebenfalls eine kleine Einkerbung (*Incisura thyroidea inferior*) ausgebildet. Der dorsale Rand beider Platten läßt je ein oberes und ein unteres Horn (*Cornu superius, Cornu inferius*) erkennen.

Cartilago cricoidea, Ringknorpel
Er ähnelt in seiner Form einem Siegelring. Die dorsale Siegelplatte (*Lamina cartilaginis cricoideae*) dehnt sich in die dorsale Öffnung des Schildknorpels aus. Der Bogen (*Arcus cartilaginis cricoideae*) liegt unter der Schildplatte der Cartilago thyroidea. Am Übergang von Lamina in Arcus cartilaginis cricoideae bildet sich eine paarige Gelenkpfanne (*Facies articularis thyroidea*) für die Artikulation mit dem Cornu inferius des Schildknorpels aus. Am seitlichen Rand der Lamina cartilaginis cricoideae findet sich eine ebenfalls paarige Gelenkfläche für die Arti-

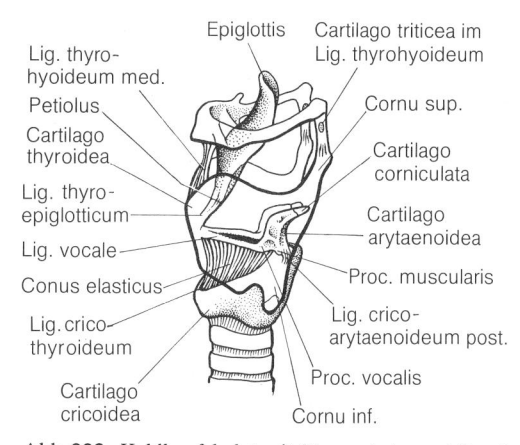

Abb. 223. Kehlkopfskelet mit Zungenbein und Bandapparat. Die Cartilago thyroidea ist transparent gezeichnet. (Nach Benninghoff, 1954)

kulation mit der Basis der beiden Stellknorpel (*Facies articulares arytaenoideae*).

Cartilagines arytaenoideae, Stell- oder Giesbeckenknorpel
Jeder dieser Knorpel besteht aus zwei dorsomedial spitzwinklig zusammengefügten dreikantigen Platten. Die einzelnen Platten bilden ein ungleichschenkeliges, annähernd rechtwinkeliges Dreieck. Das laterale Dreieck weist zwei unregelmäßige Gruben auf (*Fovea triangularis, Fovea oblonga*). Die kurzen Schenkel beider Platten bilden die Basis mit der Facies articularis cricoidea. Die Spitze des kurzen Schenkels der medialen Platte dient als *Processus vocalis* dem Ansatz des *Lig. vocale* [besser: Lig. thyroarytaenoideum = Stimmband]. Die Spitze der entsprechenden lateralen Platte wird als *Processus muscularis* bezeichnet und ist Ansatz einiger innerer Kehlkopfmuskeln. Die am weitesten cranial gelegene Spitze (*Apex cartilaginis arytaenoideae*) ist leicht nach dorsal umgebogen. Hier sitzt die **Cartilago corniculata** auf.

Cartilago epiglottica, Kehldeckelknorpel
Er besteht aus elastischem Knorpel und ist in die Epiglottis eingelagert. Er hat die Form eines Tischtennisschlägers, dessen nach unten gerichteter Stiel (*Petiolus*) über das *Lig. thyroepiglotticum* am Schildknorpel befestigt ist. An der rückwärtigen Schleimhaut des Kehldeckels tritt beim Spiegeln des Kehlkopfes der Petiolus als *Tuberculum epiglotticum* in Erscheinung.

Für das Verständnis der Funktion des Kehlkopfes weniger wichtig sind die beiden paarigen elastischen Kehlkopfknorpel, die **Cartilago corniculata** und die **Cartilago cuneiformis**.

2. Gelenke des Kehlkopfes

Am Kehlkopf bestehen *zwei einachsige Gelenke*, deren Achsen senkrecht aufeinander stehen.

Articulatio cricothyroidea
Ein paariges Gelenk zwischen der *Facies articularis thyroidea* der Cartilago cricoidea und dem *Cornu inferius* der Cartilago thyroidea. Die durch beide Gelenkflächen ziehende Achse steht horizontal transversal (frontal). In dem Gelenk kann die Cartilago thyroidea gegen die Einheit der Cartilago cricoidea und Cartilagines arytaenoideae verkippt werden.

Die **Funktion** des Gelenkes besteht in einer *Anspannung bzw. Erschlaffung des Lig. vocale*.

Articulatio cricoarytaenoidea
Sie besteht zwischen der *Facies articularis cricoidea* beider Aryknorpel und den beiden *Facies articulares arytaenoideae* an der Seitenfläche der Lamina cartilaginis cricoideae.

Es handelt sich um ein *Drehgelenk,* dessen Achse vertikal durch die Gelenkfläche zieht. An dem Gelenk sind auch *Schiebebewegungen* möglich, in dem sich die beiden Aryknorpel aufeinander zu bewegen oder voneinander wegrücken.

Die **Funktion** des Gelenkes besteht in einer *Erweiterung bzw. Verengerung der Stimmritze.*

3. Bandapparat des Kehlkopfes

— **Membrana thyrohyoidea.** Ein flächenhaftes Band, das das Zungenbein in seiner gesamten Ausdehnung mit dem oberen Rand der Cartilago thyroidea verbindet. In den freien lateralen Rand auf beiden Seiten des Bandes (*Lig. thyrohyoideum*) ist oftmals ein kleiner kollagenfaseriger Knorpel, die *Cartilago triticea* (Weizenkornknorpel), eingelagert.

Es handelt sich bei der Membrana thyrohyoidea um das *Aufhängeband des Kehlkopfes* an das Zungenbein. Alle Bewegungen des Zungenbeines werden von dem Larynx mit vollzogen.

Die Membran besitzt seitlich eine Öffnung für die A. und V. laryngea superior und dem R. internus des N. laryngeus superior (aus dem N. vagus = N. X).

— Die **Tela submucosa** der Kehlkopfschleimhaut enthält reichlich elastische Fasern. Diese Schicht wird daher in der Gesamtheit als **Membrana fibroelastica laryngis** bezeichnet.

Die Membrana fibroelastica ist zwischen Lig. vocale und Ringknorpel zum *Conus elasticus* verstärkt.

— Das **Lig. vocale** spannt sich zwischen dem *Processus vocalis* des Aryknorpels und der Innenfläche der *Cartilago thyroidea* aus. Das Band bildet den oberen Abschluß des Conus elasticus.

— Der untere freie Rand des Conus elasticus spannt sich zwischen der unteren Kante des Schildknorpels und dem Arcus cartilaginis cricoideae aus. Dieser Teil des Bandes wird als **Lig. cricothyroideum** bezeichnet.

Klinischer Hinweis. Bei Erstickungsgefahr (z.B. beim Glottisödem) kann die Durchtrennung des Lig. cricothyroideum (*Coniotomie*) lebensrettend sein.

4. Muskulatur des Kehlkopfes
(Abb. **224**, Tabelle 79)

5. Schleimhautrelief des Larynx
(Abb. **225** u. **226**)

Kehlkopfhohlräume
Der *Hohlraum des Kehlkopfes* kann in 3 Abschnitte unterteilt werden:

— das **Vestibulum laryngis** reicht vom *Aditus laryngis* bis zu den Taschenbändern (den „falschen Stimmbändern", *Rima vestibuli*).

— die **Glottis** erstreckt sich von den Taschenbändern bis zu den „wahren" Stimmbändern

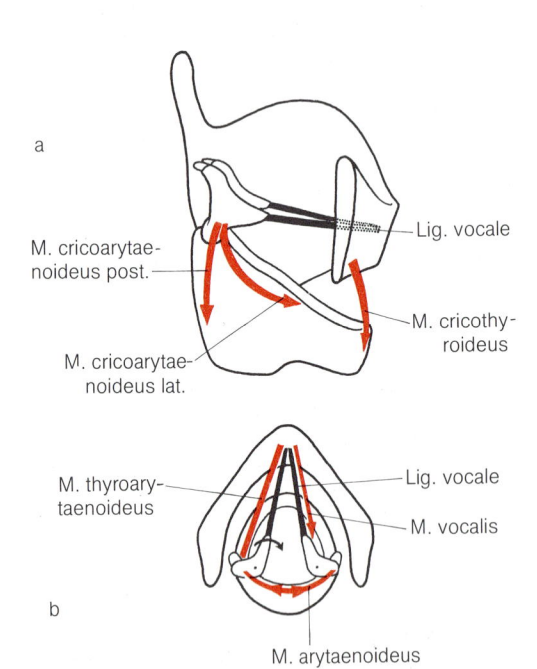

Abb. 224 a u. b. Schema über die Wirkungsrichtung (Pfeile) der Kehlkopfmuskeln. (**a**) Blick von rechts, die Cartilago thyroidea ist teilweise entfernt; (**b**) Blick von oben auf das Kehlkopfskelet

Larynx, Kehlkopf

Tabelle 79. Muskeln des Larynx

Muskel	Ursprung	Ansatz	Funktion	Nerv
M. cricothyroideus	Lamina cartilaginis thyroideae	Arcus cartilaginis cricoideae	Kippung der Lamina cartilaginis cricoideae nach hinten, dadurch Anspannung des Lig. vocale	R. ext. n. laryngei sup. (aus N. X)
M. cricoarytaenoideus post. [„Posticus"]	Lamina cartilaginis cricoideae	Proc. muscularis cartilaginis arytaenoideae	zieht Proc. muscularis nach dorsal, d. h. Proc. vocalis nach lateral = Erweiterung der Stimmritze u. Anspannung des Stimmbandes	N. laryngeus inf. (aus N. X)
M. cricoarytaenoideus lat.	Arcus cartilaginis cricoideae	Proc. muscularis cartilaginis arytaenoideae	zieht Proc. muscularis nach ventral, d. h. verschließt Stimmritze u. Entspannung des Stimmbandes	N. laryngeus inf.
M. thyroarytaenoideus	Innenfläche der Cartilago thyroidea	Fovea oblonga (= Grube zwischen Proc. muscularis und Proc. vocalis) der Cartilago arytaenoidea	verengt Stimmritze	N. laryngeus inf.
M. vocalis	Innenfläche der Cartilago thyroidea	Proc. vocalis der Cartilago arytaenoidea	reguliert Spannung des Stimmbandes, Verschluß der Stimmritze	N. laryngeus inf.
M. arytaenoideus transversus	Proc. muscularis der Cartilago arytaenoidea einer Seite	Proc. muscularis der Cartilago arytaenoidea der anderen Seite	verengt Stimmritze	N. laryngeus inf.
M. arytaenoideus obliquus	Proc. muscularis der Cartilago arytaenoidea einer Seite	Apex der Cartilago arytaenoidea der anderen Seite	verengt Stimmritze	N. laryngeus inf.
M. aryepiglotticus	Apex der Cartilago arytaenoidea	Seitenrand der Epiglottis	verengt Aditus laryngis und zieht Epiglottis nach dorsal	N. laryngeus inf.
M. thyroepiglotticus	Innenseite der Cartilago thyroidea	Seitenrand der Epiglottis	erweitert den Aditus laryngis und zieht Epiglottis nach ventral	N. laryngeus inf.

(von der *Rima vestibuli* bis zur *Rima glottidis*). *Die Glottis besitzt auf jeder Seite eine tiefe Bucht, den Ventriculus laryngis* [Morgagnische Tasche]. — das **Cavum infraglotticum** dehnt sich unterhalb der *Rima glottidis* bis zum Exitus laryngis aus.

Schleimhautfalten

— **Plica aryepiglottica.** Am Aditus laryngis entsteht sie zwischen Epiglottis und Cartilago arytaenoidea als paarige Schleimhautfalte.

Diese wird durch den M. aryepiglotticus und die Membrana fibroelastica laryngis hervorgeru-

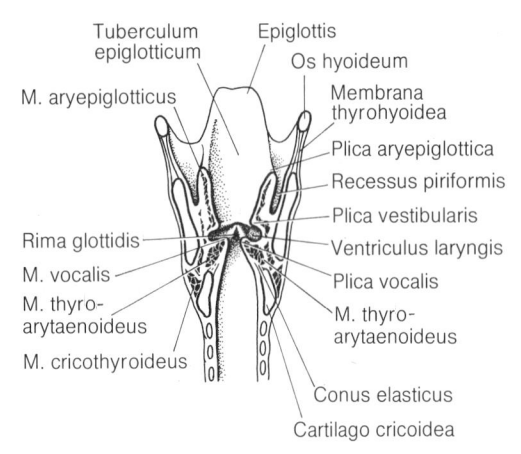

Abb. 225. Frontalschnitt durch den Kehlkopf. Blick von dorsal. (Nach Benninghoff, 1954)

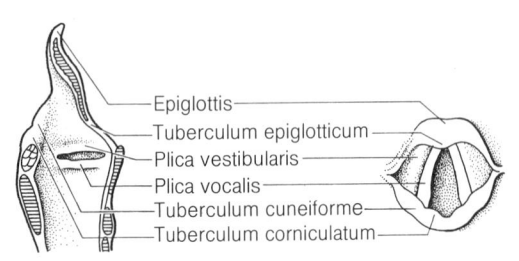

Abb. 226. Medianer Sagittalschnitt durch den Kehlkopf (links) zur Erläuterung des Bildes bei Einführen eines Kehlkopfspiegels (rechts)

fen. Am dorsocaudalen Ende der Membrana fibroelastica laryngis sind auf jeder Seite die Cartilago corniculata [Santorinischer Knorpel] und lateral von dieser die Cartilago cuneiformis [Wrisbergscher Knorpel] eingelagert. Die Knorpel führen zu einer bei der Kehlkopfspiegelung zu beachtenden Vorwölbung der Schleimhaut in Form des *Tuberculum corniculatum* und *Tuberculum cuneiforme* (Abb. 226).

Die Plicae aryepiglotticae bilden die mediale Wand der *Recessus piriformes* (S. 345).

— **Incisura interarytaenoidea.** Zwischen beiden Aryknorpeln ist ein seichter Einschnitt, die Incisura interarytaenoidea zu erkennen, die sich bei Auseinanderweichen der Aryknorpel zur Plica interarytaenoidea anspannt.

— **Membrana quadrangularis.** Im oberen Kehlkopfabschnitt enthält die Schleimhaut eine derbe Bindegewebsplatte, die Membrana quadrangularis. Ihr oberer Rand reicht bis an die Plica aryepiglottica, ihr unterer Rand geht in das *Lig. vestibulare*, das Taschenband, über.

— Das **Lig. vestibulare** ist von Schleimhaut überzogen und bildet mit ihr die **Plica vestibularis** *[ventricularis]*. Die Plica vestibularis zieht von der Innenseite der Cartilago thyroidea nahe der medialen Kante zur Seitenfläche der Cartilago arytaenoidea. Sie hängt als Wulst oberhalb des Stimmbandes in das Innere des Kehlkopfes hinein und ist von der Plica vocalis durch den *Ventriculus laryngis* getrennt.

— Die **Plica vocalis** wird durch das **Lig. vocale**, dem freien Rand des Conus elasticus hervorgerufen. Das Lig. vocale entspringt an der Innenseite der Cartilago thyroidea, 0,5 cm unterhalb der Incisura thyroidea superior und setzt am Processus vocalis der Cartilago arytaenoidea an. Die Plica vocalis ragt stets weiter in den Kehlkopf hinein als die Plica vestibularis.

— Unter dem **Ventriculus laryngis** [Morgagnische Tasche] versteht man eine paarige, seitliche Aussackung der Schleimhaut in der Glottis-region zwischen Plica vestibularis und Plica vocalis. Der *Ventriculus laryngis* kann sich durch einen Blindsack, *Sacculus laryngis* [Appendix ventriculi laryngis], hinter die *Plica vestibularis* nach aufwärts erstrecken (phylogenetisches Relikt der seitlichen Kehlsäcke mancher Primaten.

— **Rima glottidis** (Abb. 225). Zwischen den beiden Plicae vocales liegt die Stimmritze, Rima glottidis, an der ein vorderer Anteil zwischen den Ligg. vocalia (*Pars intermembranacea,* Rima phonatoria) und ein hinterer, zwischen beiden Processus vocales der Aryknorpel gelegener Abschnitt (*Pars intercartilaginea,* Rima respiratoria) unterschieden werden.

• Bei der **Respirationsstellung** klafft die Stimmritze weit durch *Kontraktion der Mm. cricoarytaenoidei posteriores* und das dadurch bedingte *Auseinanderweichen der Stimmbänder.*

• Bei der **Phonation** verschließt sich nach vorangegangener Inspiration die Pars intermembranacea der Stimmritze durch *Kontraktion der Mm. cricoarytaenoidei laterales,* sowie die Pars intercartilaginea durch *Kontraktion des M. arytaenoideus transversus* und *M. arytaenoideus obliquus.* Die Phonation wird durch gewaltsame Sprengung dieses Stimmritzenverschlusses bei kraftvoller Exspiration erreicht.

Die *Schwingungszahl* (Tonhöhe) kann dabei durch Veränderung der Spannung des Stimmbandes im Wechselspiel der Mm. vocales und Mm. cricothyroidei reguliert werden.

Klinischer Hinweis. Der einzige Muskel, der die Stimmritze erweitert, ist der **M. cricoarytaenoideus posterior** („Posticus" der Kliniker), der über den N. laryngeus inferior aus dem N. laryngeus recurrens (Ast des N. vagus, N. X) innerviert wird. Eine *doppelseitige Recurrensparese* führt daher zum Erstickungstod.

6. Mikroskopischer Bau des Larynx

– Die *Cartilago thyroidea, Cartilago cricoidea* und die *Cartilagines arytaenoideae* bestehen aus **hyalinem Knorpel.** Diese haben im Alter die Tendenz zu verknöchern.
– Die *kleinen Knorpel* und die *Epiglottis* sind dagegen **elastische Knorpel.**

Die **Epiglottis** ist von einem *mehrschichtigen unverhornten Plattenepithel* überzogen, das auf der der Mundhöhle zugekehrten Seite durch tiefe Zapfen im papillären Bindegewebe verankert ist. Im vorwiegend reticulären Bindegewebe der Tunica propria liegen mucoseröse *Gll. epiglotticae.*

Im **Vestibulum laryngis** wird das mehrschichtige unverhornte Plattenepithel durch ein *respiratorisches Epithel* (mehrreihiges Flimmerepithel mit Becherzellen) ersetzt.

Auch die **Plica vestibularis** enthält *gemischte Drüsen.*

Klinischer Hinweis. Eine ödematöse Schwellung der gefäßreichen Plica vestibularis bringt eine Erstickungsgefahr mit sich durch Ausbildung des lebensbedrohlichen Glottisödems.

Die drüsenfreie **Plica vocalis** ist wieder mit einem *mehrschichtigen unverhornten Plattenepithel* überzogen, das unterhalb dieser Plica in das *mehrreihige Flimmerepithel* des Respirationstraktes wechselt.

M. Gl. thyroidea, Schilddrüse

Die Gl. thyroidea entsteht als *epitheliale Aussprossung aus dem Boden des Kiemendarmes* in einer medianen, seichten Grube, unmittelbar hinter der Rachenmembran. Die Stelle, an der die Absenkung erfolgte, ist an der Spitze des *Sulcus terminalis* [„V" linguae] durch das *Foramen caecum* gekennzeichnet. Die Aussprossung bleibt noch über den *Ductus thyroglossus* mit dem Mutterboden eine Zeit verbunden, bildet sich aber in der Regel vollständig zurück. Im caudalen Abschnitt kann ein Rest des Ductus thyroglossus als **Lobus pyramidalis** persistieren.

1. Makroskopischer Bau

Die Gl. thyroidea hat eine U-Form mit einem **Lobus dexter und sinister,** sowie einem **Isthmus,** der beide Seitenlappen miteinander verbindet. Der Isthmus bedeckt den 2.–4. Trachealknorpel. Die beiden Seitenlappen legen sich der Cartilago cricoidea und Cartilago thyroidea an. Die Gl. thyroidea wird von der *infrahyalen Muskulatur* und der *Lamina praetrachealis fasciae cervicalis* überlagert. Die dorsolaterale Fläche der Schilddrüse grenzt an die *A. carotis communis.* Der mediale caudale Anteil der Drüse steht in Beziehung zum *N. laryngeus recurrens.*

Klinischer Hinweis. Bei Vergrößerung der Schilddrüse *(Struma)* dehnt sich das Drüsenparenchym wegen der engen Fascienräume vorwiegend nach caudal aus *(Senkkropf)* und kann die Trachea einengen *(Säbelscheidentrachea).* Eine Struma kann ferner den N. laryngeus recurrens mit dem Symptom der Heiserkeit *(Stimmbandlähmung)* schädigen.

2. Mikroskopischer Bau (Abb. 227)

Das Schilddrüsenparenchym ist von einer zarten *Capsula fibrosa* bedeckt, die gefäßreiche Septen in den Drüsenkörper aussendet. Eine derbe *Capsula externa* wird von der Lamina praetrachealis fasciae cervicalis ausgebildet.

Die Epithelzellen des Organs bilden rundliche oder langgestreckte Bläschen (**Folliculi gl. thyroideae**) aus. Die Follikel haben eine einschichtige, je nach Funktionszustand unterschiedlich hohe Wandbegrenzung und beinhalten ein homogenes, stark eosinophiles Kolloid. An den Drüsenfollikeln können 3 Funktionsphasen unterschieden werden:
– *Sekretionsphase.* In den prismatischen Drüsenzellen wird das Thyroglobin im rauhen endoplasmatischen Reticulum gebildet und über den Golgi-Komplex in den Follikelhohlraum abgeschieden.
– *Speicherphase.* Das Epithel flacht ab. Durch Wasserresorption findet eine Eindickung des Sekretes statt.

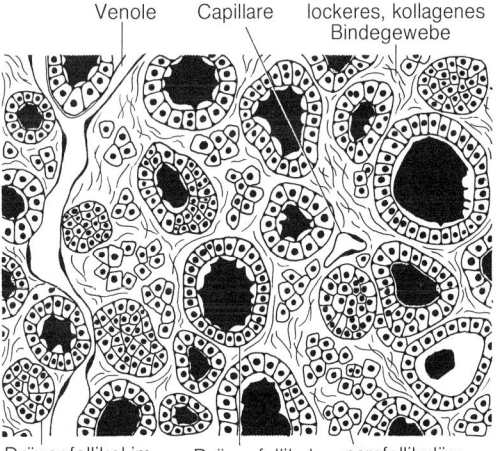

Abb. 227. Histologischer Schnitt durch die Gl. thyroidea des Hundes. Beim Menschen liegen die C-Zellen auch innerhalb des Follikelepithels

— *Resorptionsphase*. Oftmals nur an einzelnen Stellen des Follikels wird das Epithel wieder prismatisch [Sandersonsche Polster], das Thyroxin nach Absonderung von proteolytischen Fermenten durch die Zellen von diesen wieder aufgenommen und durch das basale Cytolemm in das Gefäßsystem eingeschleust.

3. Funktion

Produktion von **Thyroxin** und **Trijodthyronin**.

Das Schilddrüsenhormon steigert Stoffwechselprozesse (meßbar an der Erhöhung des Grundumsatzes) und erhöht die Erregbarkeit des vegetativen Nervensystems.

Klinischer Hinweis. Eine *Überfunktion* der Gl. thyroidea findet man beim **Morbus Basedow**, der durch die *Merseburger Trias* (Struma, Exophthalmus, Tachykardie) gekennzeichnet ist.
Eine *angeborene Unterfunktion* der Schilddrüse kann den Kretin (**thyrotroper Zwergwuchs**) bedingen.
Die teigige Schwellung der Haut (**Myxoedem**) bei geistiger und körperlicher Trägheit ist für die Unterfunktion der Gl. thyroidea im *Erwachsenenalter* charakteristisch.

Vom Epithel der 5. Schlundtasche wandert in die sich absenkende Schilddrüsenanlage der *ultimobrachiale Körper* ein, löst sich in der Drüse auf und bildet die **parafollikulären C-Zellhaufen** aus. Diese Zellen produzieren das inkretorische Hormon *Thyrocalcitonin*, das eine Senkung der Calciumkonzentration des Blutplasmas durch Hemmung der Calciumfreisetzung aus dem Knochen bewirkt.

4. Gefäße und Nerven

— Die reiche Blutversorgung der Gl. thyroidea erfolgt durch die **A. thyroidea superior** (aus der A. carotis externa) und die **A. thyroidea inferior** (aus dem Truncus thyrocervicalis).
Das venöse Blut fließt über die **V. thyroidea superior** und **Vv. thyroideae mediae** in die V. jugularis interna, über den **Plexus thyroideus impar** und die **V. thyroidea inferior** in die V. brachiocephalica sinistra.
— Als *regionale* Lymphknoten dienen die **Nodi lymphatici thyroideae** an der Facies vascularis thyroideae, *überregionale* Lymphknoten sind die **Nodi lymphatici cervicales profundi.**
Die Innervation erfolgt *parasympathisch und sensibel* über Zweige des **N. laryngeus superior** und **N. laryngeus inferior** (Äste des N. vagus, N. X), *sympathisch* über den Plexus der eintretenden Gefäße.

N. Gll. parathyroideae, Nebenschilddrüsen

Die *paarigen linsengroßen* **Gll. parathyroideae superior et inferior** (Nebenschilddrüsen, Epithelkörperchen) finden sich zwischen der *Capsula fibrosa* und *Capsula externa* der beiden Schilddrüsenlappen.

Das *craniale* Epithelkörperchen entstammt dem Epithel der *dorsalen 4. Schlundtaschenwand*.

Aus dem Epithel der *dorsalen Wand der 3. Schlundtasche* entwickeln sich die *caudale* Gll. parathyroideae.

Ihre **Lage** ist *variabel*. In der Regel liegen die oberen Epithelkörperchen in Höhe des Unterrandes der Cartilago cricoidea, die unteren in Höhe des 3.–4. Trachealknorpels.

1. Mikroskopischer Bau (Abb. 228)

Die von einer lockeren Bindegewebskapsel umgebenen Drüsenkörper bestehen aus Epithelsträngen, die durch anastomosierende Capillarschlingen getrennt sind.

An den Epithelzellen lassen sich zwei Zelltypen unterscheiden, *Hauptzellen* und *oxyphile Zellen.*

— Die **Hauptzellen** enthalten *basophile Granula,* die sich besonders in der Zellperipherie an-

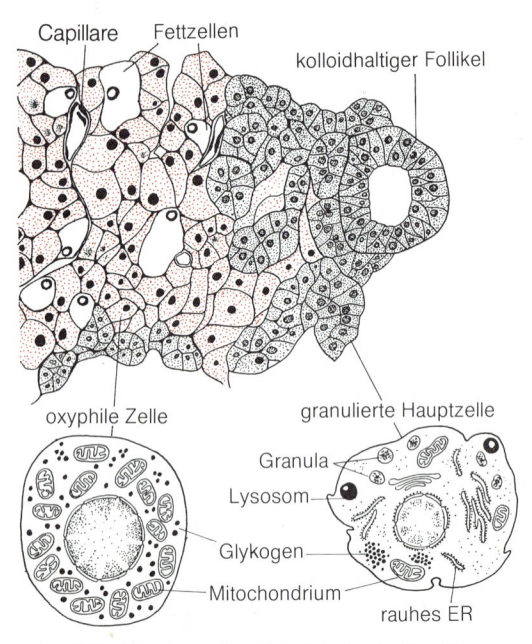

Abb. 228. Histologischer Schnitt durch die Gl. parathyroidea. Unten die Ultrastruktur der beiden Hauptzellformen

häufen. Die runden bis längsovalen Granula, die sich auch mit Silberfärbungen und mit Aldehyd-Fuchsin darstellen lassen, enthalten das Sekret der Gl. parathyroidea, das **Parathormon**. Die Synthese dieses Polypeptids erfolgt in den Cisternen des rauhen endoplasmatischen Reticulum. Auffallend ist der Glykogenreichtum der Hauptzellen.

– Die **oxyphilen Zellen** sind weniger zahlreich als die granulierten Hauptzellen. Sie enthalten nur geringe Mengen *Glykogen*. Die oxyphilen Zellen sind oft prall mit Mitochondrien angefüllt und besitzen daher einen großen Reichtum an *oxydativen Enzymen*. Die übrigen Zellorganellen scheinen nur spärlich entwickelt. Sekretgranula enthalten die oxyphilen Zellen nicht, weshalb sie wahrscheinlich auch nicht an der Produktion des Parathormons beteiligt sind. Im Alter nimmt die Zahl der oxyphilen Zellen zu. Degenerierende oxyphile Zellen werden als **Onkocyten** bezeichnet.

– *Andere beschriebene Zellformen* (nichtgranulierte Hauptzellen, oxyphil-granulierte Zellen u.a.) müssen als *Hauptzellen in unterschiedlichem Funktionszustand* angesehen werden. Selten kommen in der Gl. parathyroidea auch kolloidhaltige Follikel vor. Ab mittleren Lebensalter läßt sich eine Fettdurchwachsung der Drüse beobachten.

2. Funktion

Das **Parathormon** erhöht im Blutplasma den Calciumspiegel über 3 Mechanismen:
– *Mobilisierung von Calcium und Phosphat* aus dem Knochen
– *Steigerung der Calciumresorption* im Darm in Gegenwart von *Vitamin D*
– *Steigerung der Calcium-Rückresorption* in der Niere.

Ferner *erniedrigt* das Parathormon die Plasmakonzentration an *Phosphat* durch Stimulierung der Phosphatausscheidung in der Niere.

Ein **Calcitonin** des Epithelkörperchens soll eine im Vergleich zum Thyrocalcitonin schnellere Senkung des Calciumspiegels im Blutplasma bewirken.

Klinischer Hinweis. Eine *Hypofunktion* der Epithelkörperchen führt durch Absinken des Calciumspiegels im Blut zu einer Übererregbarkeit des Nervensystems bis zur *Tetanie*.

Bei der *Hyperfunktion* finden sich *Knochenerweichungsherde* durch vermehrte Mobilisation des Calciums aus dem Knochen sowie *Kalkabscheidungen im Nierenparenchym*.

O. Nerven des Halses

I. Plexus cervicalis

Der Plexus cervicalis entsteht aus den **Rr. ventrales der Nn. spinales C_1–C_4**. Die Nerven treten zwischen dem M. scalenus anterior und M. scalenus medius in das seitliche Halsdreieck.

Der Plexus cervicalis versorgt **sensibel** die *Haut hinter dem Ohr*, die Gegend des *Kieferwinkels*, ferner die *Haut des vorderen und seitlichen Halsdreiecks* bis unterhalb der Clavicula.

Motorisch innerviert der Plexus cervicalis die *prävertebrale Halsmuskulatur*, die *Mm. scaleni*, die *untere Zungenbeinmuskulatur*, das *Zwerchfell* und einen Teil des *M. trapezius*, des *M. sternocleidomastoideus* und des *M. levator scapulae*.

1. Radix sensoria

Die Radix sensoria tritt an der Mitte des hinteren Randes des M. sternocleidomastoideus aus den tiefen Muskelschichten in die Subcutis. Von diesem *Punctum nervosum [Erbscher Punkt]* aus streben die 4 sensiblen Hauptstämme flächenhaft auseinander in ihr Versorgungsgebiet (Abb. 229).

– Der **N. occipitalis minor ($C_{2,3}$)** steigt am hinteren Rande des M. sternocleidomastoideus auf dem M. splenius capitis aufwärts und versorgt die *Haut der seitlichen Hinterhauptsgegend*. Seine Endzweige stehen in Verbindung mit dem

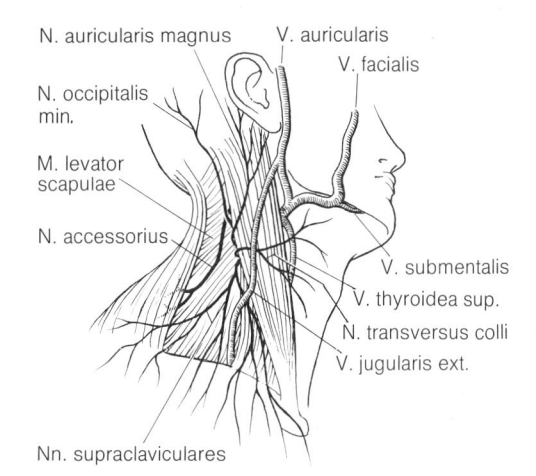

Abb. 229. Oberflächliche Halsnerven und oberflächliche Halsvenen. Die sensiblen Halsnerven treten am Punctum nervosum (Erb) in der Mitte des Hinterrandes des M. sternocleidomastoideus aus der tiefen Muskelschicht hervor. Die oberflächlichen Halsvenen liegen auf der Lamina superf. fasciae cervicalis

N. occipitalis major (dorsaler Ast aus $C_{2,3}$) und dem N. auricularis magnus.

– Der **N. auricularis magnus (C_3)** ist der stärkste Ast des Plexus cervicalis. Er steigt, anfangs vom Platysma bedeckt, auf dem M. sternocleidomastoideus aufwärts und überquert allmählich den Muskel. In Nähe des Kieferwinkels teilt er sich in einen *R. anterior* für die *Haut der unteren lateralen Gesichtshälfte, des Ohrläppchens* und einen *Teil der Ohrmuschel* und einen *R. posterior* für den *hinteren Teil der Ohrmuschel*.

– Der **N. transversus colli ($C_{2,3}$)** zieht quer über den M. sternocleidomastoideus in die vordere Halsregion. Noch unter dem Platysma teilt er sich in seine zahlreichen Endäste auf. Sein Versorgungsgebiet reicht vom *Unterkieferrand bis zur Fossa jugularis.*

– Die **Nn. supraclaviculares ($C_{3,4}$)** sind zahlreiche kräftige Äste, die bedeckt vom Platysma abwärts in das seitliche Halsdreieck ziehen. Sie überkreuzen den Plexus brachialis und den M. omohyoideus. Die Endzweige überschreiten teilweise die Grenze des Halses und versorgen in 3 Gruppen (**Nn. supraclaviculares mediales, intermedii, laterales**) die *Haut über der Pars clavicularis des M. pectoralis, die Gegend des Schlüsselbeines und der Schulter.*

2. Radix motoria

Die Radix motoria läßt *kurze und lange Äste* erkennen.

Die **kurzen Äste** dienen der Innervation des *M. rectus capitis anterior* ($C_{1,2}$), *M. longus capitis* (C_{1-4}) *M. longus colli* ($C_{3,4}$), *Mm. scaleni* ($C_{3,4}$), und *M. levator scapulae* (C_3).

Zu den **langen Ästen** zählen:
– Die **Ansa cervicalis.** Mit dieser Nervenbrücke verbinden sich *Fasern aus C_1*, die sich streckenweise dem *N. hypoglossus* (XII. Hirnnerv) anlagern, mit *Fasern aus C_{2-4}* zur Innervation der *unteren Zungenbeinmuskeln.*
– **R. sternocleidomastoideus** ($C_{2,3}$)
– **R. trapezius** ($C_{3,4}$)
– Der **N. phrenicus (C_4)** zieht am hinteren Rand des M. scalenus anterior außerhalb der Lamina praevertebralis fasciae cervicalis zwischen A. und V. subclavia in das Mediastinum ein. Im vorderen Mediastinum wird er von der *A. pericardiacophrenica* begleitet.
• Der **rechte N. phrenicus** läuft *lateral der V. brachiocephalica dextra* und der *V. cava superior*, vor der Lungenwurzel, zwischen Pleura mediastinalis und Perikard zum Zwerchfell und tritt durch das *Foramen v. cavae inferioris* in die Bauchhöhle ein.

• Der **linke N. phrenicus** unterkreuzt die *V. subclavia sinistra* und die Einmündungsstelle des *Ductus thoracicus* in den linken Venenwinkel, überkreuzt den *N. vagus* und zieht in Nähe der Herzspitze durch das Zwerchfell.

Der N. phrenicus enthält auch **sensible** Fasern für das *Perikard*, für die *Pleura mediastinalis, Pleura diaphragmatica*, das *Peritonaeum parietale* und den *Plexus coeliacus*.

Der **motorische** Teil innerviert das *Zwerchfell*.

Klinischer Hinweis. Bei der früher vielfach durchgeführten *Phrenicusexairese* (Quetschung des Nerven oder Ausschalten des Nerven durch Einmauern in eine Paraffinplombe zur Ruhigstellung der Zwerchfellatmung z. B. bei Lungentuberkulose) suchte man den N. phrenicus am M. scalenus anterior auf. Folge einer Lähmung ist der *Zwerchfellhochstand*.

II. Rr. dorsales der Halsnerven

Die Rr. dorsales der Halsnerven sind **gemischte Nerven aus C_1–C_8.** Sie ziehen um die *Processus articulares* der Halswirbel nach dorsal und spalten sich in überwiegend **sensible Rr. mediales,** die die *Nackenhaut und Hinterhauptsregion* versorgen, und in die vorwiegend **motorischen Rr. laterales,** welche die *Nackenmuskulatur* innervieren.

3 Äste sind besonders benannt:

– Der **N. suboccipitalis (C_1)** ist *überwiegend motorisch*. Er tritt unter der A. vertebralis zwischen Occiput und Atlas in das tiefe Nackendreieck (das vom M. rectus capitis posterior major und minor, vom M. obliquus capitis inferior und M. obliquus capitis superior gebildet wird) ein und innerviert einen Großteil der *Nackenmuskulatur*.

– Der **N. occipitalis major (C_2)** ist ein starker sensibler R. medialis. Er zieht caudal vom M. obliquus inferior durch den M. semispinalis capitis und die Ursprungssehne des M. trapezius, begleitet von der A. und V. occipitalis in die *Kopfhaut*.

– Der **N. occipitalis tertius (C_3)** ist ebenfalls ein sensibler R. medialis, der den M. semispinalis capitis und den M. trapezius durchzieht und die *Haut der Nackengegend* versorgt.

P. Arterien von Kopf und Hals

I. A. subclavia (Abb. 230)

Sie entspringt auf der *linken* Körperseite aus dem **Arcus aortae,** auf der *rechten* Seite geht sie aus dem **Truncus brachiocephalicus** hervor. Sie

Arterien von Kopf und Hals

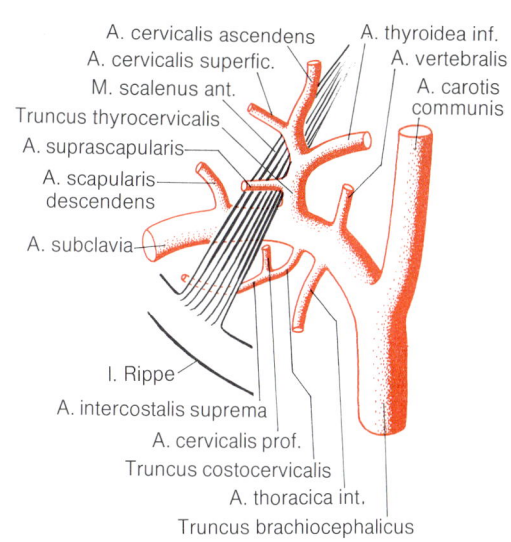

Abb. 230. Schema der Äste der A. subclavia. Rechte A. subclavia im Blick von vorne

tritt durch die *Scalenuslücke* zwischen dem M. scalenus anterior und M. scalenus medius in den Bereich des Halses ein und liegt hier ventrocaudal der Wurzel des Plexus brachialis. Die Arterie zieht bogenförmig zwischen Clavicula und 1. Rippe in die Tiefe des *Trigonum deltoideopectorale* weiter. Sie hinterläßt an der 1. Rippe eine Einkerbung (*Sulcus a. subclaviae*). Jenseits des Sulcus geht die A. subclavia in die **A. axillaris** über.

Äste der A. subclavia:
1. A. thoracica interna

Sie entspringt an der konkaven Seite des Subclaviabogens und zieht ca. 1 cm vom Sternalrand entfernt auf den Rippenknorpeln durch das vordere Mediastinum. Ihr Endast, die **A. epigastrica superior,** läuft durch das *Trigonum sternocostale (Larreysche Spalte)* des Diaphragma und anastomosiert mit der *A. epigastrica inferior* aus der A. iliaca externa.

Klinischer Hinweis. Die Anastomose garantiert einen *aortalen Kollateralkreislauf* bei Verschluß der Aorta thoracica (z. B. bei Aortenisthmusstenose).

2. A. vertebralis

Sie ist der 1. Ast der konvexen Seite. Sie tritt in das *Foramen transversarium des 6. Halswirbels* und zieht durch die gleichnamigen Foramina der übrigen cranialen Halswirbel. Hinter der Massa lateralis des Atlas beschreibt sie einen Bogen, dringt durch die *Membrana atlantooccipitalis* in das Cavum subarachnoideale ein und gelangt durch das Foramen occipitale magnum in die hintere Schädelgrube.

Auf dem *Clivus,* in Höhe des unteren Randes der Pons, vereinigen sich die Aa. vertebrales beider Seiten zur **A. basilaris**. Die A. basilaris spaltet sich am oberen Brückenrand in ihre beiden Endäste, die **Aa. cerebri posteriores** auf.

Äste der A. vertebralis
— **Rr. spinales** für die Nn. spinales und die Ganglia spinalia.
— **Rr. musculares** für die tiefe Halsmuskulatur.
— Der **R. meningius** versorgt nach Einzug durch das Foramen occipitale magnum z. T. die Dura mater der Fossa cranii posterior.
— Die **A. spinalis posterior** zieht im *Sulcus lateralis posterior* des Rückenmarks abwärts und versorgt die dorsale Hälfte des Spinalmarks.
— Die **A. spinalis anterior** vereinigt sich mit dem gleichnamigen Gefäß der Gegenseite und zieht in der *Fissura mediana anterior* des Rückenmarks abwärts um die ventrale Hälfte des Spinalmarks zu versorgen.
— Die **A. cerebelli inferior posterior** verläuft geschlängelt an der Unterseite des Kleinhirns (sie entspringt gelegentlich auch aus der A. basilaris).

Äste der A. basilaris
— Die **A. cerebelli inferior anterior** zieht zur Vorder- und Unterfläche des Kleinhirns und gibt die **A. labyrinthi** ab.
— **Rr. ad pontem**
— Die **A. cerebelli superior** verläuft an der cranialen Kleinhirnfläche unterhalb des Tentorium cerebelli und gibt Äste für die *am Boden der Rautengrube gelegenen Kerngebiete* der Hirnnerven ab.
— **A. cerebri posterior,** die Endaufzweigung A. basilaris, läuft oberhalb des Tentorium cerebelli und versorgt den *Occipitallappen* sowie die *basalen Abschnitte des Temporallappens*. Sie steht über den *R. communicans posterior* mit der A. carotis interna in Verbindung.

3. Truncus thyrocervicalis

Er entspringt am *medialen Rand des M. scalenus anterior*. Er teilt sich in 4 Äste auf.
— Die **A. thyroidea inferior** kreuzt unter der Lamina praevertebralis fasciae cervicalis die Gefäß-Nervenstraße des Halses und durchbohrt die *Schilddrüsenkapsel* an deren unteren Pol; sie versorgt auch noch Teile des *Pharynx*, des *Öso-*

phagus und der *Trachea* mit gleichnamigen Ästen und gibt die **A. laryngea inferior** zum *Kehlkopf* ab.

— Die **A. cervicalis ascendens** zieht medial vom N. phrenicus auf dem M. scalenus anterior cranialwärts und versorgt mit *Rr. musculares* die *Mm. scaleni* sowie die *tiefe Nackenmuskulatur*.

— Die **A. cervicalis superficialis** überkreuzt den M. scalenus anterior und den Plexus brachialis und versorgt Teile der *Schultergürtel- und der tiefen Nackenmuskulatur*.

— Die **A. suprascapularis** gelangt nach Abgabe des *R. acromialis* über das Lig. transversum scapulae in die Fossa supraspinata und anastomosiert in der Fossa infraspinata mit der *A. circumflexa scapulae* aus der A. subscapularis.

4. Truncus costocervicalis

Er entspringt hinter dem M. scalenus anterior aus der *dorsalen* Wand der *A. subclavia* und teilt sich in 2 Äste auf:

— Die **A. cervicalis profunda** läuft zwischen den Querfortsätzen des 7. Halswirbels und des 1. Brustwirbels zur *tiefen Nackenmuskulatur*. Sie gibt **Rr. spinales** zu den *Rückenmarkshäuten* ab.

— Die **A. intercostalis suprema** teilt sich auf in die beiden ersten Intercostalarterien (**A. intercostalis posterior I und II**).

5. A. transversa colli

Sie entspringt am weitesten lateral aus der A. subclavia, nicht selten ist sie ein *Ast des Truncus thyrocervicalis*. Sie zieht zwischen den Wurzeln des Plexus brachialis und teilt sich in einen R. descendens (zum M. latissimus dorsi) und einen R. ascendens (für den lateralen Trakt der Nackenmuskulatur) auf.

II. A. carotis communis

Sie entspringt **rechts** aus dem **Truncus brachiocephalicus**, **links** aus dem **Aortenbogen**.

Sie läuft in der Gefäßnervenstraße des Halses *medial der V. jugularis interna* und des *N. vagus*, bedeckt vom M. sternocleidomastoideus. Sie tritt dann in das **Trigonum caroticum** ein, einem Dreieck, das lateral vom Vorderrand des M. sternocleidomastoideus, oben vom Venter posterior des M. digastricus und medial vom M. omohyoideus begrenzt wird. Im Trigonum caroticum ist die A. carotis communis tastbar. Innerhalb des Trigonum caroticum, in Höhe des oberen Randes der Cartilago thyroidea, teilt sie

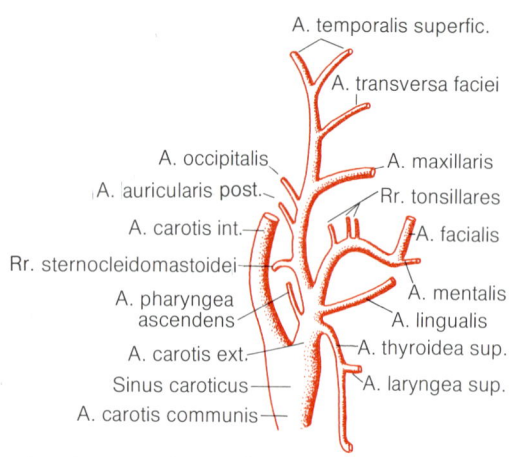

Abb. 231. Schema der Äste der A. carotis externa. Rechte Carotisaufzweigung im Blick von vorne-rechts

sich in die **A. carotis externa** und **A. carotis interna** auf.

An der Teilungsstelle ist die A. carotis zum **Sinus caroticus** erweitert. In der Wand des Sinus caroticus liegen *Pressoreceptoren*. In der dorsalen Wand der Aufteilungsstelle finden sich ferner *Chemoreceptoren*, die als **Glomus caroticum** das *Paraganglion caroticum* ausbilden. Die pressoreceptiven und chemoreceptiven Reize werden über die *Rr. sinus carotici* des *N. glossopharyngeus (N. IX)*, *N. laryngeus superior* und *Truncus sympathicus* dem Kreislauf- und Atemzentrum der Formatio reticularis myelencephali zugeleitet.

Die Zellen des *nicht-chromaffinen Paraganglion* enthalten z. T. auch *Katecholamine*, weshalb es sich nicht um ein rein parasympathisches Paraganglion (wie bisher angenommen) handeln kann.

1. A. carotis externa (Abb. 231)

Sie versorgt den größten Teil des knöchernen Schädels, der Kopfweichteile, sowie der Dura mater. Sie liegt in ihrem Anfangsteil im oberen Abschnitt des *Trigonum caroticum* ventral der A. carotis interna. Auf dem M. stylopharyngeus, unter dem Venter posterior des M. digastricus und dem M. stylohyoideus, zieht die A. carotis externa dann in die Fossa retromandibularis ein. Sie wird vom *N. hypoglossus* überkreuzt, vom *N. laryngeus inferior* unterkreuzt. Sie läuft durch das Drüsengewebe der *Gl. parotis*, wo der *Plexus parotideus* des N. facialis (N. VII) über sie hinwegzieht. In Höhe des Collum mandibulae teilt sich die A. carotis externa in ihre beiden Endäste, die **A. maxillaris** und **A. temporalis superficialis** auf.

An den Ästen der A. carotis externa unterscheidet man eine *vordere Gruppe*, eine *mediale Gruppe* und eine *hintere Gruppe*.

Vordere Gruppe
— Die **A. thyroidea superior** entspringt im *Trigonum caroticum*. Sie besitzt 2 Äste, von denen
• die **A. laryngea superior** gemeinsam mit dem N. laryngeus superior durch die *Membrana thyrohyoidea* tritt.
• Der **R. cricothyroideus** zieht zum *M. cricothyroideus*.
— Die **A. lingualis** entspringt im *Trigonum caroticum*, zieht cranial-medial unter dem M. hyoglossus auf dem M. genioglossus bis zur Zungenspitze. Wegen des Ausgleichs bei den Zungenbewegungen hat sie zwischen beiden Muskeln einen stark geschlängelten Verlauf.
• Vor ihrem Eintritt in die Zungenmuskulatur gibt sie die **A. sublingualis** ab.
• Ihr Endast, nach Abgang verschiedener **Rr. dorsales linguae,** wird als **A. profunda linguae** bezeichnet.
— Auch die **A. facialis** entspringt noch im Bereich des *Trigonum caroticum* aus der A. carotis externa. Bedeckt vom M. stylohyoideus und dem Venter posterior des M. digastricus sowie der Gl. submandibularis erreicht sie den Unterkiefer an der Insertionsstelle des M. masseter. Im Bereich des Gesichtes ist sie vom Platysma sowie dem M. zygomaticus major bedeckt, zieht dicht am Mundwinkel und Nasenflügel vorbei und reicht mit ihrem Endast, der **A. angularis,** in die Gegend des medialen Augenwinkels.

Die A. facialis hat *6 Äste:*
• Die **A. palatina ascendens** zieht an der Seitenwand des Pharynx nach cranial und benutzt den *M. stylopharyngeus* als Leitmuskel. Es besteht eine Anastomose dieser Arterie mit der *A. palatina descendens* aus der *A. maxillaris*.

Klinischer Hinweis. Nach Tonsillektomie kann es bei Verletzung dieser Anastomose zu einer lebensbedrohenden Nachblutung kommen.

• **R. tonsillaris** zieht in die Gaumenmandel.
• Die **A. submentalis** verläuft an der Außenfläche des M. mylohyoideus zur *Gl. submandibularis* und den *suprahyalen Muskeln*. Sie wird begleitet von der V. submentalis und dem N. mylohyoideus.
• Im M. orbicularis oris anastomosieren die **A. labialis inferior** und die **A. labialis superior** mit Endästen der A. lingualis bzw. A. maxillaris, sowie mit den gleichnamigen Ästen der Gegenseite.

• Die **A. angularis** ist der schon genannte Endast der A. facialis. Sie anastomosiert mit der *A. dorsalis nasi*, einem Endast der *A. ophthalmica* (aus der A. carotis interna).

Mediale Gruppe
— Die **Rr. sternocleidomastoidei** entspringen ebenfalls im *Trigonum caroticum*, ziehen hakenförmig über den *Arcus n. hypoglossi* zur Innenfläche des M. sternocleidomastoideus.

Hintere Gruppe
— Die **A. pharyngea ascendens** liegt zunächst zwischen der A. carotis externa und interna, verläuft dann an der Seitenwand des Pharynx im Spatium parapharyngeum und gibt
• zahlreiche **Rr. pharyngei** in die Pharynxmuskulatur ab.
• Sie reicht mit einem Endast durch das Foramen jugulare in die hintere Schädelgrube und bildet hier die **A. meningea posterior** aus.
— Die **A. occipitalis** verläuft hinter dem Venter posterius des M. digastricus über die V. jugularis interna, dann in einem Sulcus a. occipitalis des Os temporale, bedeckt vom M. sternocleidomastoideus, nach dorsal. Sie durchbohrt den Ansatz des M. trapezius lateral von der Protuberantia occipitalis externa und erstreckt sich mit ihren Endästen, begleitet von der gleichnamigen Vene und dem N. occipitalis bis in die Gegend der *Sutura coronalis*.
— Die **A. auricularis posterior** zieht über den M. stylohyoideus und splittert sich vor dem Processus mastoideus in die **Rr. auriculares** für die Ohrmuschel und die **Rr. occipitales** auf. Letztere ziehen in das Arteriennetz der Kopfschwarte. Paukenhöhle, Cellulae mastoideae und M. stapedius gehören ebenfalls zum Versorgungsgebiet dieser Arterie.
— Die **A. maxillaris** versorgt als stärkerer Endast der A. carotis externa die tiefe Gesichtsregion (Abb. 232). Sie entsteht innerhalb der *Gl. parotis*, läuft zwischen dem Collum mandibulae und dem Lig. sphenomandibulare und dann zwischen den beiden Köpfen des M. pterygoideus lateralis zur *Fossa pterygopalatina*.

Die *12 Äste* der A. maxillaris teilt man zweckmäßigerweise in *4 Gruppen* ein:
Die **erste Gruppe** versorgt die *Dura mater der mittleren Schädelgrube* und den *Unterkiefer*.
Die **zweite Gruppe** sendet Äste in *sämtliche Kaumuskeln*.
Die **dritte Gruppe** versorgt *Wange und Oberkiefer*.
Die **vierte Gruppe** versorgt *Gaumen und Nasenhöhle*.

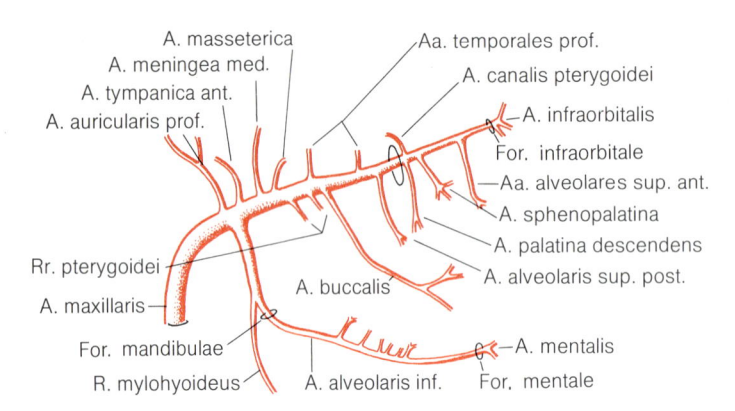

Abb. 232. Schema über die Äste der A. maxillaris. Der Verlauf im Canalis mandibulae und im Canalis infraorbitalis ist durch Einzeichnung der Ein- und Austrittsforamina gekennzeichnet

- Die **A. auricularis profunda** versorgt Kiefergelenk, äußeren Gehörgang und Cavum tympani.
- Die **A. tympanica anterior** gibt ebenfalls einen Ast an das Kiefergelenk ab und gelangt über die Fissura petrotympanica in die Paukenhöhle, wo sie mit der *A. tympanica posterior* anastomosiert.
- Die **A. alveolaris inferior** läuft gemeinsam mit dem N. alveolaris inferior durch den Canalis mandibulae, versorgt Zähne und Zahnfleisch des Unterkiefers.

Ihr Endast, die **A. mentalis,** zieht durch das Foramen mentale zu Kinn und Unterlippe.

Vor dem Eintritt in den Canalis mandibulae gibt sie einen **R. mylohyoideus** zum gleichnamigen Muskel ab.
- Die **A. meningea media** gelangt über das Foramen spinosum in die mittlere Schädelgrube und versorgt mit einem vorderen und einem hinteren Ast die Dura mater dieser Schädelgrube. Im Os parietale hinterläßt sie tiefe Sulci arteriosi.

Klinischer Hinweis. Verletzungen dieser Arterie führen zum epiduralen Hämatom.

In ihrem Anfangsteil wird die Arterie vom N. auriculotemporalis umgeben. Ein kleines Ästchen, das durch den *Porus acusticus internus* zieht, versorgt den M. tensor tympani.
- Die **A. masseterica** zieht durch die Incisura mandibulae zum M. masseter.
- Die **Aa. temporales profundae** gelangen auf dem Planum temporale zum M. temporalis.
- Die **Rr. pterygoidei** versorgen die beiden Mm. pterygoidei.
- Die **A. buccalis** zieht mit dem N. buccalis auf dem M. buccinator und versorgt Muskeln, wie Schleimhaut und äußere Haut der Wange. Sie anastomosiert mit Ästen der *A. facialis.*
- Die **A. infraorbitalis** geht in der Fossa pterygopalatina aus der A. maxillaris hervor. Sie zieht durch die Fissura orbitalis inferior im Canalis infraorbitalis und gelangt durch das Foramen infraorbitale in die Weichteile der Oberkieferregion.
- Vor Eintritt in den Canalis infraorbitalis gibt sie die **A. alveolaris superior posterior** ab, die zu den Molaren und Prämolaren, zur Gingiva des Oberkiefers und zur Schleimhaut der Kieferhöhlen zieht.

Innerhalb des Canalis infraorbitalis gibt die A. infraorbitalis die **Aa. alveolares superiores anteriores** ab, welche die vorderen Zähne und die Gingiva des Oberkiefers versorgen.
- Die **A. palatina descendens** zieht von der Fossa pterygopalatina in den Canalis palatinus major ein und teilt sich hier in eine **A. palatina major** (die durch das Foramen palatinum majus zum harten Gaumen zieht) und die **Aa. palatinae minores** (die die Foramina palatina minora zum weichen Gaumen hin verlassen). Die Arterie bildet Anastomosen mit der *A. palatina ascendens* und der *A. pharyngea ascendens* aus.
- Die **A. canalis pterygoidei** läuft im Canalis pterygoideus zu den cranialen Abschnitten des Pharynx.
- Die **A. sphenopalatina** zieht über das Foramen sphenopalatinum in den hinteren Teil der Nasenhöhle ein und verzweigt sich in Gefäße für die Schleimhaut der Nasenhöhle und Nasennebenhöhlen: **Aa. nasales posteriores et laterales.**
- Die **A. temporalis superficialis** ist der schwächere Endast der A. carotis externa. Sie zieht zwischen Unterkieferköpfchen und äußerem Gehörgang über der Fascia temporalis in die Regio temporalis und teilt sich in einen **R. frontalis** und einen **R. parietalis.** Beide Äste beteiligen sich an der Bildung des *Arteriennetzes der Kopfschwarte.* Sie gibt Äste an die Gl. parotis (**Rr. parotidei**), den äußeren Gehörgang (**Rr. auriculares anteriores**) und zum lateralen Augenwinkel (**A. zygomaticoorbitalis**) ab.

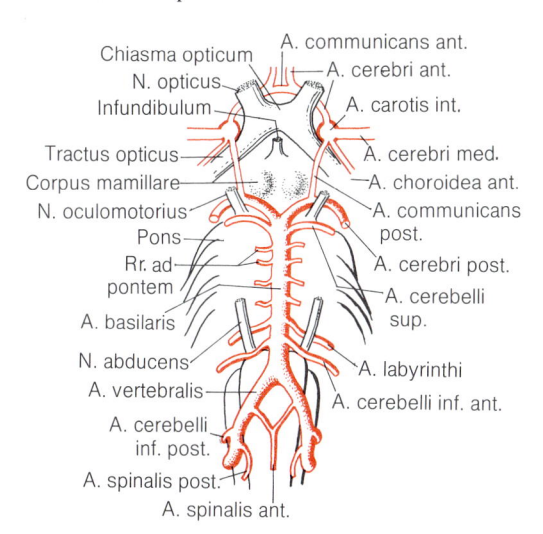

Abb. 233. Circulus arteriosus cerebri. Dieser Gefäßkranz liegt in der Cisterna basalis, von Liquor cerebrospinalis umspült

• Ein stärkerer Ast, die **A. transversa faciei,** zieht durch die Gl. parotis quer über den M. masseter und versorgt einen großen Teil der mimischen Gesichtsmuskulatur.

2. A. carotis interna

Sie ist an der Bildung des **Circulus arteriosus cerebri** [Willisi] (Abb. 233) beteiligt. Mit der A. vertebralis übernimmt sie die Versorgung des Gehirns und der Orbita. Sie entspringt im *Trigonum caroticum* aus der **A. carotis communis.**

Der Anfangsteil der A. carotis interna ist zum **Sinus caroticus** erweitert. In der Wand dieses Sinus liegen Spannungsreceptoren, die ähnlich dem Glomus caroticum ihre Afferenzen über den *N. glossopharyngeus* in die *Formatio reticularis myelencephali* weiterleiten.

Am Anfangsteil liegt die A. carotis interna dorsal der A. carotis externa, gelangt dann nach medial und zieht auf der Lamina praevertebralis fasciae cervicalis zur Schädelbasis. Sie wird cranial von der A. carotis externa durch den M. styloglossus, M. stylopharyngeus und den N. glossopharyngeus getrennt. Die A. carotis interna zieht dann durch den *Canalis caroticus* in der Pars petrosa ossis temporalis. Im Kanal beschreibt sie einen nach fronto-medial gerichteten Bogen. Innerhalb dieses Bogens gibt sie die **Rr. caroticotympanici** zur Paukenhöhle ab.

Über die Fibrocartilago des Foramen lacerum gelangt sie in den Sulcus caroticus an der Seitenfläche des Corpus ossis sphenoidalis.

Seitlich der Sella turcica bildet die A. carotis interna einen nach vorne konvexen Bogen, den sog. **Carotissiphon.** Sie liegt dabei vom venösem Blut umspült im Sinus cavernosus. Nach Austritt aus dem Sinus cavernosus teilt sich die A. carotis interna in *5 Äste* auf: Mit 2 Ästen versorgt sie bis auf den Occipitallappen und den basalen Teil des Temporallappens das gesamte Großhirn und steht über einen *A. communicans posterior* mit der Endaufzweigung der **A. basilaris** in Verbindung.

Ein vorderer Ast zieht in die Orbita und versorgt alle Gebilde der Augenhöhle, einschließlich Auge und Augenlider.

— Die **A. ophthalmica** zieht durch den Canalis opticus und verzweigt sich innerhalb der Orbita in zahlreiche Äste:

• Die **A. centralis retinae** entspringt aus der A. ophthalmica innerhalb der Orbita und tritt etwa 1 cm vor dem Bulbus oculi mit der *V. centralis retinae* in den *N. opticus* ein. Sie versorgt das *2. und 3. Neuron der Retina.*

• Die **A. lacrimalis** zieht an der lateralen Orbitalwand oberhalb des M. rectus lateralis mit dem N. lacrimalis zur Tränendrüse und gibt kleinere Äste zum *Ober- und Unterlid* ab.

• Die **Aa. ciliares posteriores longae et breves** dringen in Nachbarschaft des N. opticus in den *Bulbus* ein.

Die 12 bis 20 **Aa. ciliares posteriores breves** versorgen den Gefäßplexus der *Choroidea* (damit das *1. Neuron der Retina*) und ziehen mit ihren Endausläufern in den *Circulus arteriosus iridis* ein.

Die **2 Aa. ciliares posteriores longae** verlaufen zwischen der Sclera und Choroidea bis zum *Circulus arteriosus iridis.*

• Die **A. supraorbitalis** läuft auf dem M. levator palpebrae superioris und gelangt über die Incisura supratrochlearis in die Stirnhaut und anastomosiert dort mit der *A. temporalis superficialis* aus der A. carotis externa.

• Die **A. ethmoidalis posterior** zieht durch das Foramen ethmoidale posterius und versorgt die *hinteren Siebbeinzellen.*

• Die **A. ethmoidalis anterior** versorgt die *vorderen Siebbeinzellen* nach ihrem Durchtritt durch das Foramen ethmoidale anterius.

Vor dem Eintritt in die Orbita gibt sie die **A. meningea anterior** zur Dura mater der vorderen Schädelgrube ab.

• *Rr. musculares* versorgen die äußeren Augenmuskeln.

• Die **A. supratrochlearis** versorgt die Stirnhaut medial dem Versorgungsgebiet der A. supraorbitalis und geht in das Arteriennetz der Kopfschwarte über.

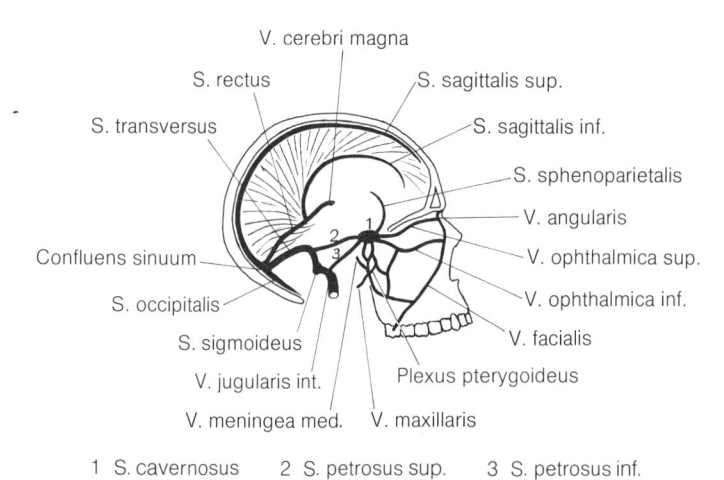

Abb. 234. Schema über die venösen Abflüsse des Kopfes. Die weitlumigen muskelfreien Venen der Hirnhäute, die auch das venöse Blut aus dem Gehirn aufnehmen, werden Sinus (S.) genannt

1 S. cavernosus   2 S. petrosus sup.   3 S. petrosus inf.

• Die **A. dorsalis nasi** ist der Endast der A. ophthalmica. Sie durchbohrt den M. orbicularis oculi und anastomosiert mit der *A. angularis* aus der A. facialis.

Die übrigen Äste der A. carotis interna sind:
– Die **A. cerebri anterior** zieht in die Fissura longitudinalis cerebri ein und versorgt den größten Teil des *medialen Hirnmantels*. Mit der gleichnamigen A. der Gegenseite steht sie über die **A. communicans anterior** in Verbindung.
– Die **A. choroidea anterior** zieht mit dem Tractus opticus um den Hirnschenkel und gelangt dann in der medialen Wand des Temporallappens zum *Plexus choroideus des Seitenventrikels*.
– Die **A. cerebri media** ist die Fortsetzung der A. carotis interna in den Sulcus cerebri lateralis. Sie versorgt die Großhirnteile beiderseits des Sulcus cerebri lateralis.
– Die **A. communicans posterior** stellt die hintere Verbindung der A. carotis interna zur *A. cerebri posterior* aus der *A. basilaris* dar und vervollständigt den Circulus arteriosus cerebri.

Der **Circulus arteriosus cerebri** (Abb. 233) besteht aus
• den ***Aa. cerebri posteriores*** als Endäste der A. basilaris,
• den beiden ***Aa. communicantes posteriores*** als Verbindungsarme der Aa. cerebri posteriores mit den Aa. carotides internae und
• deren vorderen Ästen, die ***Aa. cerebri anteriores***, die über
• die ***A. communicans anterior*** miteinander verbunden sind.

Klinischer Hinweis. Trotz dieser ausgiebigen Anastomose kann bei plötzlichem Verschluß eines der Stammgefäße (A. carotis interna dextra oder sinistra, A. basilaris) keine ausreichende Kompensation erreicht werden.

Q. Venen von Kopf und Hals

1. Sinus durae matris (Abb. 234)

Bei den Sinus durae matris handelt es sich um *weitlumige Venen*, die in die Dura mater eingespannt sind und daher stets von gleichbleibender Weite erscheinen. In ihrer Wand fehlen Tunica media und Tunica adventitia; die kollagenen Faserbündel der Dura mater reichen bis an die Basallamina des lückenlosen Endothels. Durch **Vv. emissariae** stehen die Sinus durae matris mit den *Diploëvenen* und den *Venen der Kopfhaut* in Verbindung.

Sinus cavernosus
Der *paarige* Sinus cavernosus breitet sich beiderseits der Sella turcica aus und bildet mit den *Sinus intercavernosi* ein ringförmiges Venengeflecht. Der Sinus wird von der A. carotis interna und vom N. abducens (N. VI) durchzogen. In der lateralen Wand des Sinus cavernosus liegen von cranial nach caudal der N. oculomotorius (N. III) N. trochlearis (N. IV) Und N. ophthalmicus (N. V_1).

Das Blut des Sinus cavernosus **fließt ab** in
• den *Sinus petrosus superior,*
• den *Sinus petrosus inferior* und
• den *Plexus basilaris.*

Seine **Zuflüsse** sind:
– Die **V. ophthalmica superior,** die latero-cranial des Anulus tendineus communis durch die Fissura orbitalis superior aus der Orbita kommt.
– Die **V. ophthalmica inferior.** Sie leitet das Blut des Orbitalbodens unterhalb des Anulus tendineus communis durch die Fissura orbitalis superior in den Sinus cavernosus. Die Vene hat über die Fissura orbitalis inferior wichtige Ana-

stomosen zur *V. facialis, V. retromandibularis und Plexus pterygoideus.*
- Die **V. cerebri media,** die das Blut der Hirnhäute aus der mittleren Schädelgrube dem Sinus cavernosus zuleitet.
- Der **Sinus sphenoparietalis,** der unterhalb des freien Randes der Ala minor ossis sphenoidalis verläuft und das Blut aus der V. cerebri media superficialis aufnimmt.

Sinus sagittalis superior

Der *unpaare* Sinus sagittalis superior beginnt an der Crista galli und verläuft an der Ansatzstelle der Falx cerebri im Sulcus sinus sagittalis superioris des Os frontale, der Ossa parietalia und des Os occipitale und mündet in der Gegend der Protuberantia occipitalis interna in die **Confluens sinuum.**
- Er nimmt das Blut aus den **Vv. cerebri superiores** auf.

Sinus sagittalis inferior

Er verläuft am freien Rand der Falx cerebri und mündet in den *Sinus rectus.*

Sinus rectus

Der Sinus rectus liegt an der Anheftungsstelle der Falx cerebri mit dem Tentorium cerebelli und führt das Blut des Sinus sagittalis inferior zum **Confluens sinuum.**
- In den Sinus mündet die **V. cerebri magna** [Galeni].

Confluens sinuum

Der an der Protuberantia occipitalis interna gelegene Confluens sinuum ist der Zusammenfluß der beiden *Sinus transversi* mit dem *Sinus sagittalis superior, Sinus rectus* und *Sinus occipitalis.*

Sinus transversus

Der *paarige* Sinus transversus liegt an der Anheftungsstelle des Tentorium cerebelli und hinterläßt an der Squama ossis temporalis den *Sulcus sinus transversi.* Er setzt sich fort in den

Sinus sigmoideus

Dieser bildet S-förmig gebogen in der Pars mastoidea des Os temporale den *Sulcus sinus sigmoidei* aus. Er zieht durch den hinteren Abschnitt des Foramen jugulare und geht in den Bulbus superior der V. jugularis interna über.

Sinus occipitalis

Der *unpaare* Sinus occipitalis liegt an der Anheftungsstelle der Falx cerebelli und verbindet den *Sinus marginalis* mit dem *Confluens sinuum.*

Sinus marginalis

Der Sinus marginalis breitet sich um das Foramen occipitale magnum aus und verbindet den *Plexus basilaris* mit dem *Sinus occipitalis.*

Plexus basilaris

Der Plexus basilaris liegt auf dem Clivus und hat Verbindungen zu *beiden Sinus cavernosi* und zum *Sinus marginalis.*

Sinus petrosus superior

Der an der oberen Kante der Pars petrosa ossis temporalis gelegene *Sinus petrosus superior* leitet das Blut aus dem *Sinus cavernosus* in den *Sinus sigmoideus.*

2. Vv. diploicae

Bei den Vv. diploicae, deren Verlauf starken Schwankungen unterworfen ist, handelt es sich um dünnwandige Venen in der *Spongiosa des Schädeldaches.* Sie stehen durch *Vv. emissariae* mit dem Sinus durae matris und mit den Venen der Schädelweichteile in Verbindung (Tabelle 80).

3. Vv. emissariae

Die Vv. emissariae verhindern einen Überdruck in den Sinus durae matris und können das Blut aus den Sinus in die äußeren Kopfvenen und in die Diploëvenen ableiten (Tabelle 81).

4. Venen der Schädelweichteile und des Halses

Das venöse Blut der äußeren Schädelweichteile sammelt sich in der V. facialis, V. retromandibularis und V. jugularis externa. Es wird entweder in die V. jugularis interna, oder direkt in die V. subclavia abgeleitet.
- **V. facialis.** Die V. facialis beginnt am medialen Augenwinkel als
- ***V. angularis.*** Diese hat eine Anastomose zur *V. ophthalmica superior* und über
- die **V. supraorbitalis** zur *V. diploica frontalis.*

Klinischer Hinweis. Beide Anastomosen können Entzündungen der äußeren Haut in die Sinus durae matris (*Sinus cavernosus-Thrombose*) und in die Meningen (*Meningitis*) fortleiten.

Die V. facialis zieht unter der mimischen Gesichtsmuskulatur schräg über die Wange zur Mitte der Unterkante des Corpus mandibulae. Auf diesem Weg nimmt sie die Venen des Augenwinkels (***Vv. palpebrales superiores et inferiores***), der Nasenflügel (***Vv. nasales externae***),

Tabelle 80. Verbindungen der Diploëvenen zu intra- und extrakraniellen Abflüssen

V. diploica	Verbindung nach innen zum Sinus	Verbindung nach außen zur
V. diploica frontalis	S. sagittalis sup.	V. supraorbitalis
V. diploica temporalis ant.	S. sphenoparietalis	V. temporalis prof.
V. diploica temporalis post.	S. transversus	V. auricularis post.
V. diploica occipitalis	S. transversus	V. occipitalis

Tabelle 81. Verbindungen der Vv. emissariae zu intra- und extrakraniellen Abflüssen

V. emissaria	Innere Verbindung zum Sinus	Durchtrittstelle	Äußere Verbindung zur
V. emissaria parietalis	S. sagittalis sup.	For. parietale	V. temporalis superf.
V. emissaria mastoidea	S. sigmoideus	For. mastoideum	V. occipitalis
V. emissaria occipitalis	Confluens sinuum	durch die Squama occipitalis	V. occipitalis
V. emissaria condylaris	S. sigmoideus	Canalis condylaris	Plexus venosi vertebrales ext.

der Lippen (*Vv. labiales superiores et inferiores*), der Gl. parotis (*Rr. parotidei*) und der Mandelgegend (*V. palatina externa*) auf.
- In sie münden ferner die **V. faciei profunda,** die aus dem *Plexus pterygoideus* entsteht und
- die **V. submentalis** (Abb. 229).

— **V. retromandibularis.** Sie entsteht durch Zusammenfluß der *Vv. temporales superficiales, V. temporalis media* und *V. transversa faciei.*
Sie zieht vor dem Meatus acusticus externus gemeinsam mit der A. carotis externa durch die Gl. parotis und mündet entweder über einen gemeinsamen Stamm mit der *V. facialis* oder direkt in die *V. jugularis interna.*

— **Plexus pterygoideus.** Er breitet sich als Venengeflecht in der Fossa infratemporalis, vorwiegend unter dem M. pterygoideus lateralis, aus. Er hat Zuflüsse aus den **Vv. meningeae mediae,** den Venen des Gehörganges (**Vv. auriculares anteriores**) und der Paukenhöhle (**Vv. tympanicae**), den Venen der Gl. parotis (**Vv. parotideae**) und des Kiefergelenkes (**Vv. articulares temperomandibulares**).
Der Plexus hat auch Abflüsse zur *V. facialis* und zur *V. retromandibularis.*

— **V. jugularis externa.** Sie entsteht durch Zusammenfluß der *V. occipitalis* und *V. auricularis posterior.*
Sie zieht unter der Lamina superficialis fasciae cervicalis und mündet gemeinsam mit der **V. transversa colli** (Begleitvene der gleichnamigen Arterie) und **V. jugularis anterior** (die das Blut der Haut des unteren Halsabschnittes und der unteren Zungenbeinmuskel sammelt) in die *V. subclavia.*

— **V. jugularis interna.** Sie geht aus den *Sinus sigmoideus,* nach dessen Durchtritt durch das Foramen jugulare hervor. Ihr Beginn ist durch eine Auftreibung, dem **Bulbus v. jugularis superior** gekennzeichnet, der die Fossa jugularis des Os temporale ausfüllt. Der Bulbus soll strömungsmechanisch eine Wirbelbildung des Blutes erzeugen und damit verhindern, daß die in ihrer Weite nicht veränderbaren Sinus durae matris leerlaufen. Am Anfangsteil liegt die V. jugularis dorsal, dann lateral der A. carotis interna bzw. der A. carotis communis im Gefäßnervenstrang des Halses. Zwischen beiden Gefäßen verläuft der N. vagus (= N. X).
Hinter der Articulatio sternoclavicularis vereinigt sich die V. jugularis interna im *Angulus venosus* mit der *V. subclavia* zur **V. brachiocephalica.** Kurz vor der Einmündung findet sich eine weitere Erweiterung, der **Bulbus v. jugularis inferior,** an dessem cranialen Ende die einzige Klappe der V. jugularis interna gelegen ist. Die Adventitia der V. jugularis interna ist über die Vagina carotica mit der Lamina praevertebralis fasciae cervicalis verbunden (S. 348).

R. Lymphgefäßsystem von Kopf und Hals

Ein Drittel aller Lymphknoten liegt im Halsbereich (Abb. **235**, Tabelle 82).

Klinischer Hinweis. Der *Nodus lymphaticus supraclavicularis sinister* hat große klinische Bedeutung. Er ist der letzte Lymphknoten vor Einfluß des Ductus thora-

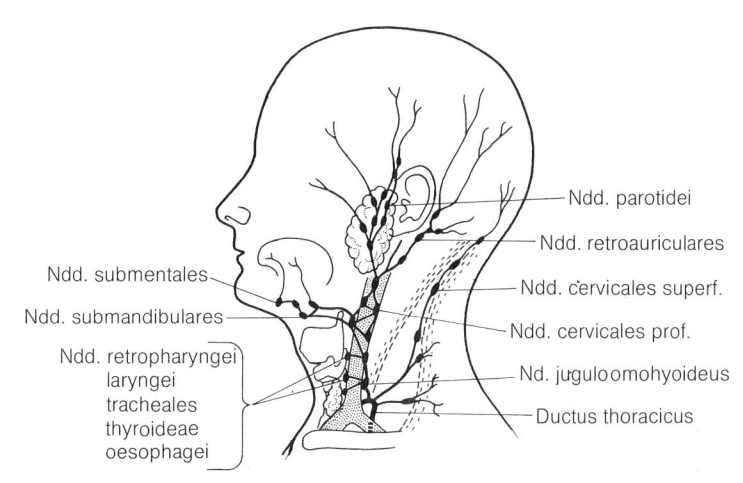

Abb. 235. Schema über die Lymphgefäße und Lymphknoten des Kopfes. Dargestellt ist die linke Seite, auf der der Truncus jugularis in den Ductus thoracicus einmündet. Auf der rechten Seite vereinigt sich der Truncus jugularis mit dem Truncus subclavius und dem Truncus bronchomediastinalis zum Ductus lymphaticus dext., um dann in den Angulus venosus einzumünden

cicus in den linken Venenwinkel. Eine Schwellung dieses Lymphknotens kann daher Hinweis für eine Erkrankung (z. B. Carcinom) des Magen-Darm-Traktes geben [Virchowscher Lymphknoten].

Oberhalb der Nasenöffnung gibt es im Kopfbereich keine Lymphknoten mehr. Die Gefahr der Verschleppung von Entzündungen in dieser Region über die zahlreichen Gefäßanastomosen in die Hirnhäute oder Sinus durae matris ist daher sehr groß.

S. Hirn- und Rückenmarkshäute

I. Hüllen des Gehirns

Das Gehirn wird von *3 Hüllen* umgeben:
Dura mater *(harte Hirnhaut)*   Pachymeninx
Arachnoidea *(Spinnwebenhaut)*
Pia mater *(weiche Hirnhaut)*   Leptomeninx

Entwicklungsgeschichtlich bildet das unsegmentierte Kopfmesoderm zusammen mit Elementen aus der Kopfganglienleiste eine zellreiche faserarme Hülle, die *Meninx primitiva,* um das ektodermale Neuralrohr aus. Diese zellreiche Hülle entspricht der späteren Arachnoidea.

1. Dura mater encephali, harte Hirnhaut

Die Meninx primitiva wird außen von einer faserreichen Mesenchymschicht überlagert, die als Dura mater encephali 2 Funktionen übernimmt. Einmal stellt die Dura mater die **äußere Schutzhaut** des Gehirns dar, gleichzeitig übernimmt sie auch *Nährfunktionen* für die *Tabula interna* der angrenzenden Schädelknochen, ist also gleichzeitig **Periost.**

Die Hirnhautarterien (*A. meningea anterior* aus der A. ethmoidalis anterior, *A. meningea media* aus der A. maxillaris, *A. meningea posterior* aus der A. pharyngea ascendens) liegen zwischen Dura mater und Tabula interna des Knochens und hinterlassen in der Tabula interna *Sulci arteriosi.*

Klinischer Hinweis. Verletzungen der Schädelkalotte können zu einem Zerreißen eines Astes der Meningealgefäße (meist A. meningea media) führen. Die entstehende Blutung drängt die Dura mater von der Tabula interna des Knochens ab, es entsteht das **epidurale Hämatom.**

Die **Sinus durae matris** liegen allseitig von straffem Bindegewebe umgeben in die Dura mater encephali eingebettet. Sie trennen die an anderen Orten einheitliche harte Hirnhaut in ein *äußeres periostales Blatt* und ein *inneres meningeales Blatt.*

An manchen Stellen besitzt die Dura mater **Verstärkungen,** die nicht mehr mit dem Knochen in unmittelbarem Kontakt stehen: das *Diaphragma sellae,* die *Falx cerebri,* das *Tentorium cerebelli* und die *Falx cerebelli.*

– Das **Diaphragma sellae** spannt sich zwischen den Processus clinoidei über der *Fossa hypophysialis* aus. Es hat in der Mitte ein Loch für den Durchtritt des Hypophysenstieles.

– Die **Falx cerebri** (Großhirnsichel) ist eine sagittal gestellte Duraplatte zwischen den beiden Großhirnhemisphären. Sie befestigt sich an der

Tabelle 82. Lymphknoten des Kopf-Hals-Bereiches

Nodi lymphatici	Lokalisation	Zuflußregion	Abfluß
Ndd. occipitales (2–4)	in Höhe der Linea nuchae inf.	Kopfschwarte	Ndd. cervicales prof.
Ndd. retroauriculares	auf dem Proc. mastoideus	Kopfschwarte, Mandibularregion	Ndd. cervicales prof.
Ndd. parotidei superf. et prof.	vor dem äußeren Gehörgang	Wange, Parotis, Augenlider	Ndd. submandibulares
Ndd. buccales	auf dem M. buccinator	Regio faciei	Ndd. submandibulares
Ndd. mandibulares	um die V. facialis	Wange	Ndd. submandibulares
Ndd. submentales	unter dem Kinn	Kinn und Unterlippe, Gingiva	Ndd. cervicales prof.
Ndd. submandibulares	im Bereich der Gl. submandibularis	Gesicht, Zunge, Tonsillen	Ndd. cervicales prof.
Ndd. cervicales superf.	entlang der V. jugularis ant.	Oberfläche des Halses, Parotis	Ndd. cervicales prof.
Ndd. tracheales oesophagei retropharyngei thyroideae linguales	regionale Ndd. der entsprechenden Organe		Ndd. cervicales prof.
Ndd. cervicales prof.	entlang der V. jugularis int.	überregionale Lymphknotenkette der regionalen Ndd.	die gesammelte Lymphe fließt über den Truncus jugularis in den Ductus lymphaticus dext. bzw. Ductus thoracicus und von dort in den Angulus venosus
Nd. jugulodigastricus	unter dem M. digastricus		
Nd. juguloomohyoideus	an der Kreuzung des M. omohyoideus und der V. jugularis int.		
Nd. supraclavicularis	in der Fossa supraclavicularis		

Crista galli ossis ethmoidalis, an den Rändern des Sulcus sinus sagittalis, an der Protuberantia occipitalis interna, sowie am Giebel des zeltförmigen Tentorium cerebelli. Am unteren freien Rand ist in die Falx cerebri der *Sinus sagittalis inferior* eingelagert, an der oberen Anheftungsstelle umgreift die Falx cerebri den *Sinus sagittalis superior*.

— Das **Tentorium cerebelli** (Kleinhirnzelt) trennt die mittlere von der hinteren Schädelgrube ab. Es ist dorsal an den Rändern der *Sulci sinus transversi*, seitlich an der Margo superior partis petrosae ossis temporalis und ventral an den Processus clinoidei befestigt. Das Tentorium cerebelli schiebt sich zwischen Occipitallappen und Kleinhirn und besitzt in Richtung auf den Clivus eine Lücke für den Durchtritt des Hirnstammes, die *Incisura tentorii*. Am Giebel des zeltförmigen Tentoriums setzt, wie bereits erwähnt, die Falx cerebri an. An dieser Stelle fin-

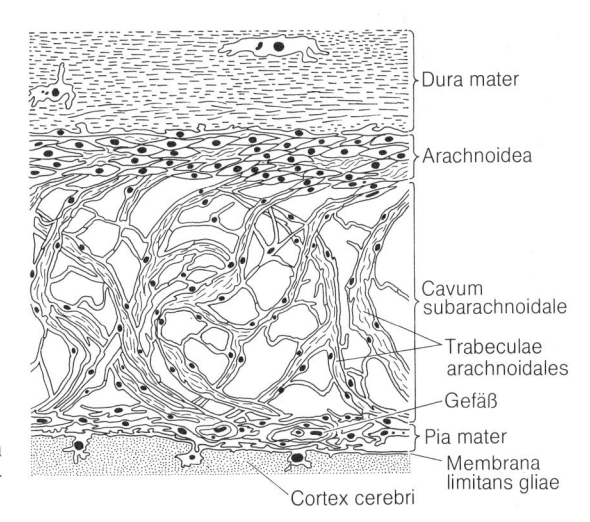

Abb. 236. Bau der Hirnhäute und Konstruktion des Subarachnoidealraumes aufgrund ultrastruktureller Befunde

det sich auch der *Sinus rectus* in das Tentorium eingelagert. An seiner occipitalen Anheftungsstelle umgreift das Tentorium cerebelli den paarigen Sinus transversus.

Klinischer Hinweis. Bei seitlicher Kompression des kindlichen Schädels (z. B. bei Zangengeburt) kann das Tentorium cerebelli an seiner occipitalen Anheftungsstelle abreißen. Dabei kommt es zu einer tödlichen Blutung aus dem Sinus transversus.

– Die **Falx cerebelli** (Kleinhirnsichel) stellt in ihrer Ausbildung eine Fortsetzung der Falx cerebri unterhalb des Tentorium cerebelli dar. Sie befestigt sich an der Spina occipitalis interna und umfaßt den *Sinus occipitalis*.

2. Arachnoidea, Spinnwebenhaut

Die durchsichtige dünne, zellreiche Arachnoidea steht nur in lockerer Verbindung mit der Dura mater. Bei der Sektion läßt sich die Dura mater leicht von der Arachnoidea lösen. Das **Spatium subdurale** stellt *in vivo* jedoch nur einen capillaren Spaltraum dar.

3. Cavum subarachnoideale (Abb. 236)

Von der *Pia mater* ist die *Arachnoidea* durch einen wechselnd großen Raum, dem Cavum subarachnoideale getrennt. Hier fließt der *Liquor cerebrospinalis*. Der Subarachnoidealraum wird von **Arachnoidealtrabekeln** durchzogen, die die Arachnoidea mit der Pia mater verbinden. Ein Arachnoidealtrabekel besteht aus einer bindegewebigen Achse, die vollkommen von verzweigten *Arachnoidealzellen* eingehüllt wird. Die Arachnoidealzellen haben die Fähigkeit der Phagocytose.

Zisternen

Während die Pia mater die Windungen des Gehirns nachvollzieht, überspannt die Arachnoidea die Sulci cerebri. Das Cavum subarachnoideale ist also im Bereich der Sulci cerebri geräumiger als über den Gyri cerebri.

An verschiedenen Stellen ist das Cavum subarachnoideale zu Zisternen erweitert:

– Die **Cisterna cerebellomedullaris** ist die geräumigste Zisterne und liegt zwischen der unteren und hinteren Kleinhirnfläche und der Medulla oblongata. In sie öffnet sich die *Apertura mediana ventriculi quarti* [Magendi] und die *Foramina lateralia* [Luschkae].

Klinischer Hinweis. Aus der Cisterna cerebellomedullaris entnimmt man den Liquor cerebrospinalis bei der *Suboccipitalpunktion*, bei der die Nadel durch die Membrana atlantooccipitalis in die Zisterne gestoßen wird. Auch bei der *Luftencephalographie* (röntgenologische Darstellung der Ventrikelräume des Gehirns) wird die Luft in diese Zisterne gepumpt.

– Die **Cisterna basalis** dehnt sich an der Hirnbasis aus und umfaßt die **Cisterna pontis, Cisterna interpeduncularis** (zwischen den Pedunculi cerebri) und die **Cisterna chiasmatis** (um das Chiasma opticum). In der Cisterna basalis liegt die A. basilaris, durch sie ziehen sämtliche Hirnnerven.

– Die **Cisterna fossae lateralis cerebri** dehnt sich zwischen den Opercula und der Insel des Großhirns aus. Sie ist ein paariger blind-enden-

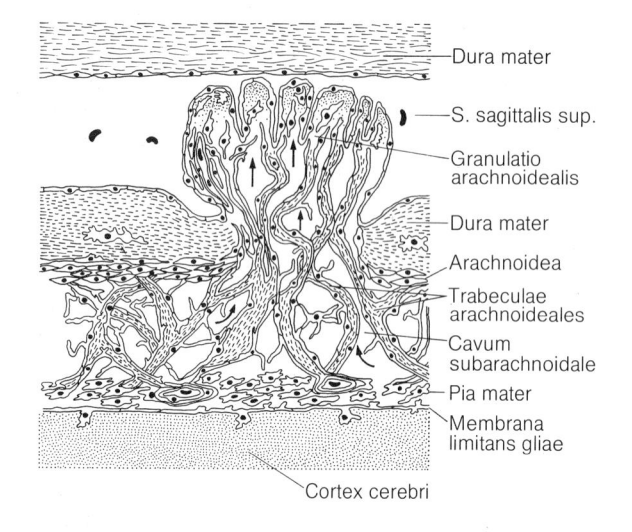

Abb. 237. Bau der Granulationes arachnoideales [Pacchionische Granulationen] aufgrund ultrastruktureller Befunde. Das Cavum subarachnoideale dehnt sich im Bereich der Granulationen durch das meningeale Blatt der Dura mater bis unmittelbar unter das Endothel der Sinus aus

der Schlauch, der seine Öffnung in der Cisterna chiasmatis hat. Durch sie läuft die A. und V. cerebri media.

− Die **Cisterna corporis callosi** [Cisterna interhemisphaerica], die sich über dem Balken ausdehnt, beginnt ventrocaudal an der *Cisterna chiasmatis* und geht dorsal in die *Cisterna v. cerebri magnae* über.

− Die am dorsalen Ende des Corpus callosum, über der Epiphysis cerebri (Corpus pineale) gelegene **Cisterna v. cerebri magnae** wird von der V. cerebri magna durchzogen, die aus der Fissura transversa cerebri ziehend durch die Zisterne in den Sinus rectus gelangt.

− Die *paarige* **Cisterna ambiens** zieht beidseits um die Crura cerebri herum und verbindet die *Cisterna v. cerebri magnae* mit der *Cisterna basalis*. Durch sie läuft die A. und V. cerebri posterior und der N. trochlearis.

Granulationes arachnoideales (Abb. 237)
In der Nähe der *Sinus durae matris*, besonders entlang des Sinus sagittalis superior, Sinus petrosus superior, Sinus rectus und Sinus transversus bildet die Arachnoidea hirsekorngroße zottenartige, gestielte Fortsätze, die Granulationes arachnoideales [Pacchionische Granulationen] aus. Es handelt sich um *lokale Ausdehnungen des Cavum subarachnoideale durch das meningeale Blatt der Dura mater* bis unter die venösen Blutleiter. Das Cavum subarachnoideale grenzt in dem Bereich der Granulationen unmittelbar an das Sinusendothel.

Experimentell ließ sich nachweisen, daß es sich bei den Pacchionischen Granulationen um *Filtrationsorte des Liquor cerebrospinalis* handelt. Die beim Neugeborenen flächenhaften, beim Erwachsenen blumenkohlartigen Arachnoidalzotten blähen sich bei Drucksteigerungen im Liquorsystem in die venösen Blutleiter vor und bewirken durch diesen Vorgang eine Vergrößerung der Filtrationsfläche. Die Granulationes arachnoideales durchstoßen teilweise auch beide Blätter der Dura mater. Sie ragen in diesem Fall durch Lücken der Tabula interna des Schädeldaches (*Foveolae granulares*) in die Vv. diploicae hinein.

4. Pia mater encephali, weiche Hirnhaut

Die Pia mater *liegt der Hirnrinde unmittelbar auf* und begleitet die Hirngefäße bis in die arterioläre Strecke in die Rindensubstanz (*Piatrichter*). Auch das Cavum subarachnoideale setzt sich entlang der Gefäße trichterartig in die Rindensubstanz fort und bildet die *perivasculären Virchow-Robinschen Räume* aus. An den Stellen, an denen aus der Lamina tecti (Deckplatte) der embryonalen Hirnwand der Plexus chorioideus entsteht, bildet die Pia mater die gefäßführende bindegewebige Unterlage, die *Tela chorioidea* aus.

5. Innervation der Hirnhäute

Dura mater und Pia mater sind *sehr schmerzempfindlich, die Arachnoidea ist gefäß- und nervenlos.*

Rr. meningei besitzen der N. ophthalmicus, N. maxillaris, N. mandibularis, N. vagus und N. glossophrayngeus.

Rr. tentorius für das Tentorium cerebelli sind Äste des N. ophthalmicus.

II. Hüllen des Rückenmarkes

Das Rückenmark wird, wie das Gehirn, von **Dura mater** (spinalis) **Arachnoidea** (spinalis) und **Pia mater** (spinalis) umgeben. Alle drei Hirnhäute ragen als *blind endende Schläuche* in die Foramina intervertebralia und umschließen die Vorder- und Hinterwurzeln sowie die Spinalganglien. Am lateralen Ende der Spinalganglien gehen die Hirnhäute in das *Epineurium* der Spinalnerven über.

1. Dura mater spinalis, harte Rückenmarkshaut

Die Dura mater spinalis teilt sich am Foramen occipitale magnum in eine **Lamina externa** (Periost des Wirbelbogens) und **Lamina interna** (meningeales Blatt). Zwischen beiden Blättern der Dura mater spinalis entsteht das mit Fettgewebe und den *Plexus venosi vertebrales interni* ausgefüllte **Cavum epidurale**. Beide Blätter der Dura mater vereinigen sich in Höhe des 2.–3. Sacralwirbels.

2. Arachnoidea spinalis

Auch die Arachnoidea spinalis hat den gleichen Bau wie die Spinnwebenhaut des Gehirns und legt sich der Dura mater eng an. Das **Cavum subarachnoideale** steht mit der Cisterna cerebellomedullaris und der Cisterna basalis in Kommunikation. Unterhalb der *Cauda equina* der Medulla spinalis ist das Cavum subarachnoideale von beträchtlicher Weite (**Cisterna lumbalis**).

Klinischer Hinweis. In diesem Bereich kann ohne Gefahr der Verletzung des Nervengewebes Liquor cerebrospinalis punktiert werden (Lumbalpunktion zwischen L_3 und L_4).

Innerhalb der Foramina intervertebralia, wo lateral der Spinalganglien das Cavum subarachnoideale blind endet, bildet die Arachnoidea spinalis den Pacchionischen Granulationen vergleichbare, *kleine zottenartige Wülste* aus, über die der Liquor cerebrospinalis in die Plexus venosi vertebrales interni filtrieren kann. Eine weitere Abflußmöglichkeit für den Liquor cerebrospinalis soll in diesem Bereich auch in das Lymphgefäßsystem des Cavum epidurale bestehen.

3. Pia mater spinalis, weiche Rückenmarkshaut

Die gefäßführende Pia mater spinalis legt sich der weißen Substanz des Rückenmarkes unmittelbar an und entsendet Septen bis in die graue Substanz. Verstärkungsbänder der Pia mater, die *Lig. denticulata*, durchbohren die Arachnoidea und strahlen in die Dura mater spinalis ein.

Die **sensible Versorgung** der Dura mater spinalis und der Pia mater spinalis geht über die **Rr. meningei** der Spinalnerven.

T. Topographie des Kopfes

Die Topographie der Hirnnerven wurde in den einzelnen Abschnitten der Hirnnervenverläufe besprochen.

I. Regiones capitis

Zu den Regiones capitis zählen die **Regio frontalis, Regio parietalis, Regio temporalis** (Feld über dem M. temporalis) und die **Regio infratemporalis** (Feld über der Fossa infratemporalis). Es soll hier nur auf die beiden letztgenannten topographischen Regionen eingegangen werden.

1. Regio temporalis

Die Regio temporalis entspricht in der Tiefe der *Fossa temporalis*.

Wände der Fossa temporalis:
laterale Wand:
Fascia temporalis mit Lamina superficialis und Lamina profunda
mediale Wand:
Pars squamosa ossis temporalis, Ala major ossis sphenoidalis, Os parietale, Os frontale
untere Wand:
Übergang in die Fossa infratemporalis
vordere Wand:
Processus zygomaticus ossis frontalis
Processus frontalis ossis zygomatici
obere und hintere Wand:
Ansatz der Fascia temporalis an dem Periost der Schädelkalotte in Höhe der Linea temporalis superior.

Klinischer Hinweis. Die Fossa temporalis stellt eine osteofibröse Kammer dar, die sich lediglich in die Fossa infratemporalis hinein öffnet. Eiterungen in dieser Kammer dehnen sich ausschließlich in die Fossa infratemporalis aus und kommen erst am Vorderrand des M. masseter in die Subcutis. Eiterungen der Kopfschwarte können dagegen nicht in die Fossa temporalis eindringen.

Die Fossa temporalis enthält den **M. temporalis** mit seiner *Gefäß- und Nervenversorgung*, sowie *Fettgewebe*.

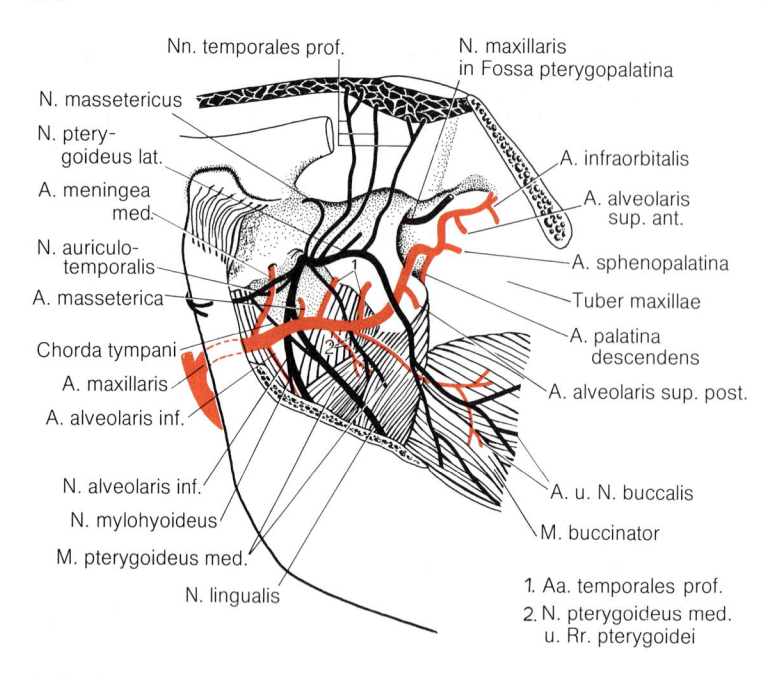

Abb. 238. Topographie der Fossa infratemporalis (Regio faciei lateralis profunda). Dargestellt sind die Verhältnisse auf der rechten Seite. Der M. temporalis und Arcus zygomaticus sind z. T., der Proc. coronoideus und der M. pterygoideus lat. sind vollständig abgetragen. In der tiefen Gesichtsregion verzweigt sich der N. mandibularis unmittelbar nach seinem Durchtritt durch das Foramen ovale. (Nach Grant, 1962)

1. Aa. temporales prof.
2. N. pterygoideus med. u. Rr. pterygoidei

2. Regio infratemporalis

In der Tiefe der Regio infratemporalis liegt die *Fossa infratemporalis* (Abb. 238). Da sich dieser Raum caudal bis medial des Ramus mandibulae ausdehnt und damit in der Tiefe der Regio parotideomasseterica zu liegen kommt, sollte man diese Region besser als Hauptraum der *Regio faciei lateralis profunda* bezeichnen.

Begrenzungen der Regio infratemporalis
laterale Wand:
Arcus zygomaticus und Ramus mandibulae
mediale Wand:
Lamina lateralis processus pterygoidei, Eingang in die Fossa pterygopalatina
untere Wand:
Ansatz des M. pterygoideus medialis und tiefes Blatt der Fascia masseterica
obere Wand:
Planum infratemporale der Ala major ossis sphenoidalis, Öffnung in die Fossa temporalis
vordere Wand:
Corpus maxillae
hintere Wand:
Übergang in die Fossa retromandibularis.

Zugänge der Fossa infratemporalis
Die Fossa infratemporalis besitzt Zugang zu allen übrigen Räumen der Regio faciei lateralis profunda, nach oben in die *Fossa temporalis,* nach medial in die *Fossa pterygopalatina* (über diese in die Orbita, Nasenhöhle, mittlere Schädelgrube), nach hinten in die *Fossa retromandibularis,* nach ventrolateral stößt sie bis in die Subcutis der *Regio buccalis* am vorderen Rand des M. masseter vor.

Inhalt des Hauptraumes der Regio faciei lateralis profunda
Der Raum wird ausgefüllt durch den *M. pterygoideus medialis, M. pterygoideus lateralis* und dem *Corpus adiposum buccae* [Bichatscher Fettpfropf].

Von der Fossa retromandibularis kommend, durchzieht die **A. maxillaris** den Hauptraum und liegt hier zwischen M. pterygoideus lateralis und M. pterygoideus medialis. Nicht selten läuft die A. maxillaris zwischen beiden Köpfen des M. pterygoideus lateralis hindurch. Über die Fossa infratemporalis, wo sie einen Großteil ihrer Äste abgibt, gelangt die A. maxillaris in die Fossa pterygopalatina, wo sie sich in ihre 3 Endäste aufzweigt.

Medial und lateral des M. pterygoideus lateralis dehnt sich in der Fossa infratemporalis der **Plexus pterygoideus** aus, ein Venengeflecht, das nach vorne und unten Verbindungen mit der *V. facialis,* nach dorsal einen Abfluß zur *V. maxillaris* und *V. retromandibularis,* von oben einen Zufluß aus der *V. meningea media* und *V. ophthalmica inferior* besitzt (Abb. **234**, S. 362).

In der Fossa infratemporalis verzweigt sich auch der **N. mandibularis (N. V₃).** Von den Ästen des N. mandibularis verlaufen der *N. buc-*

calis, *N. lingualis, N. alveolaris inferior* in dieser Reihenfolge von ventral nach dorsal auf dem M. pterygoideus medialis abwärts. Die Nerven werden in der Regel lateral von der A. maxillaris überkreuzt.

Medial hinter dem N. alveolaris inferior zieht die **Chorda tympani,** von der Fissura petrotympanica kommend, zum N. lingualis hin, um in der gemeinsamen Bindegewebsscheide mit diesem Nerven in die Regio sublingualis zu gelangen.

Von der Fossa infratemporalis läuft der **N. auriculotemporalis** (aus N. V_3) dorsal in die Fossa retromandibularis und umschlingt dabei mit seinen beiden Ursprungsarmen die A. meningea media.

Über die Crista temporalis der Ala major ossis sphenoidalis ziehen die beiden **Nn. temporales profundi** und die **Aa. und Vv. temporales profundi.**

Der **N. massetericus** gelangt durch die Incisura mandibulae aus der Fossa infratemporalis in den M. masseter.

Das **Ganglion oticum** liegt in der Fossa infratemporalis medial des Hauptstammes des N. mandibularis, unmittelbar unter dem Foramen ovale.

Klinischer Hinweis. Bei der *Trigeminusneuralgie* des 3. Trigeminusastes kann man den Stamm des N. mandibularis anästhesieren, indem man die Injektionskanüle über der Incisura mandibulae schräg nach dorsal bis zum Austritt des Nerven aus dem Foramen ovale führt. Auch der Zugang zum Stamm des N. maxillaris in der Fossa pterygopalatina erfolgt über die Incisura mandibulae durch die Fossa infratemporalis hindurch.

II. Regiones faciei

Zu den Regiones faciei gehören die **Regio nasalis, Regio oralis, Regio orbitalis, Regio buccalis, Regio zygomatica, Regio parotideomasseterica.**

Regio parotideomasseterica

Von besonderer klinischer Wichtigkeit ist die Regio parotideomasseterica. Sie wird bestimmt durch die Ausdehnung der **Parotisloge.** Diese Loge besteht aus einem Fasciensack, der, bis auf einen Zugang zum Spatium parapharyngeum, allseitig geschlossen ist.

Begrenzungen der Parotisloge (Abb. **240**)

Lateral ist die Parotisloge durch die Lamina superficialis fasciae parotideae von der Subcutis getrennt. Die *Fascia parotidea* verbindet sich ventral spitzwinklig mit der Fascia masseterica, dorsal geht sie unter Auskleidung der Fossa retromandibularis in die Lamina profunda fasciae parotideae über.

Die *ventrale* Begrenzung der Parotisloge wird durch die Lamina profunda fasciae massetericae gebildet, die sich um den Ramus mandibulae herum auf die Innenfläche des M. pterygoideus medialis fortsetzt.

Cranial ist die Parotisloge durch die Anheftung der Fascia parotidea am Arcus zygomaticus,

Caudal durch die Befestigung dieser Fascie am Angulus mandibulae abgeschlossen.

Klinischer Hinweis. Wegen der geschilderten Fascienverhältnisse können sich Eiterungen in der Parotisloge nur in das Spatium parapharyngeum ausdehnen.

Inhalt der Parotisloge

Die Parotisloge enthält neben der *Gl. parotis* den *Plexus parotideus* des N. facialis (N. VII), Äste des *N. auriculotemporalis* (aus N. V_3), die *V. retromandibularis, A. carotis externa* und die *Nodi lymphatici parotidei.*

Von der A. carotis interna und der V. jugularis interna ist die Parotisloge durch das tiefe Blatt der *Fascia parotidea* und die *Aponeurosis stylopharyngea* getrennt (S. 374).

U. Topographie des Halses, Regiones colli

Wegen der wechselnden topographischen Beziehungen wird der Hals in 8 topographische Regionen unterteilt.

1. Trigonum submandibulare

Das Trigonum submandibulare ist **begrenzt durch:**
cranial: Mandibula
caudal: Os hyoideum
ventral: Venter anterior m. digastrici
dorsal: M. stylohyoideus und Venter posterior m. digastrici.
medial: M. mylohyoideus (Diaphragma oris).
Dieser Muskel stellt gleichzeitig die Grenze zur Regio sublingualis dar. Am dorsalen Ende des M. mylohyoideus findet sich denn auch der Eingang in die Regio sublingualis.

Inhalt des Trigonum submandibulare
Das Trigonum submandibulare enthält die **Gl. submandibularis,** deren Ausführungsgang zwischen Diaphragma oris und M. hyoglossus in die Regio sublingualis einzieht. Durch das Tri-

gonum submandibulare verlaufen die *A. und V. facialis* (teilweise durch den Drüsenkörper der Gl. submandibularis) und der *N. mylohyoideus* (motorischer Ast aus N. V₃).

2. Regio sublingualis

Die Regio sublingualis ist ein schmaler Raum zwischen M. mylohyoideus und M. hyoglossus.

Nach *cranial* wird dieser Raum durch die Mundbodenschleimhaut, *caudal* durch das Os hyoideum begrenzt.

Im oberen Teil dieser Muskelloge liegt die **Gl. sublingualis,** sie dehnt sich entlang dem *Ductus submandibularis* aus. Oberhalb der Gl. sublingualis findet sich die Schlinge des **N. lingualis** (aus N. V₃) und das dem Nerven anhängende parasympathische **Ganglion submandibulare.** Der N. lingualis kreuzt in seinem Verlauf den Ductus submandibularis.

Der **N. hypoglossus (N. XII)** zieht unter dem M. stylohyoideus und Venter posterior m. digastrici eine kurze Strecke durch das Trigonum submandibulare, um dann am Hinterrand des M. mylohyoideus in die Regio sublingualis einzutreten. Er liegt hier caudal der Gl. sublingualis und spaltet sich in seine Endäste auf.

Die *A. lingualis* zieht, von der Regio sublingualis durch den M. hyoglossus geschieden, in die Zungenmuskulatur ein.

3. Trigonum caroticum

Das Trigonum caroticum wird *cranial* vom Venter posterior m. digastrici, *dorsolateral* vom M. sternocleidomastoideus, *ventromedial* vom Venter superior m. omohyoidei begrenzt.

Das Trigonum caroticum enthält die Aufteilungsstelle der **A. carotis communis** in die ventromedial gelegene *A. carotis externa* und die *A. carotis interna.* Noch innerhalb des Trigonum caroticum gehen aus der A. carotis externa 5 Äste hervor (*A. thyroidea superior, A. pharyngea ascendens, A. lingualis, A. facialis* und *A. sternocleidomastoidea*).

Klinischer Hinweis. Die A. carotis externa kann im Trigonum caroticum getastet werden.

Am dorsalen Rand grenzt die **V. jugularis interna,** größtenteils vom M. sternocleidomastoideus bedeckt, an das Trigonum caroticum. Sie nimmt in diesem Bereich meist die *V. thyroidea superior,* oft auch die *V. facialis* auf. Entlang der V. jugularis interna finden sich die **Nodi lymphatici cervicales profundi.**

Die **Radix superior ansae cervicalis** läuft zwischen A. carotis interna und A. carotis externa durch das Trigonum caroticum.

4. Regio sternocleidomastoidea

Die Regio sternocleidomastoidea entspricht der Ausdehnung dieses Muskels. Der Muskel bedeckt zu ²/₃ den Gefäßnervenstrang des Halses. Die **V. jugularis interna** liegt zunächst lateroventral der **A. carotis communis** und dreht sich caudal weiter ventral gelegentlich bis vor die A. carotis communis. Zwischen beiden Gefäßen, eher dorsolateral der Arterie, verläuft der **N. vagus** (N. X). Neben diesen 3 Gebilden zieht auch die **Radix superior ansae cervicalis** durch die *Vagina carotica* und legt sich der A. carotis communis ventral auf.

5. Regio colli anterior

Unter der Regio colli anterior versteht man ein unpaares Feld, dessen
laterale Begrenzung durch die sternalen Ansätze der Mm. sternocleidomastoidei und die oberen Bäuche der Mm. omohyoidei gebildet wird.

Die *caudal gerichtete Spitze* des Feldes zeigt auf das Manubrium sterni,
cranial endet die Region am Os hyoideum.

Inhalt der Regio colli anterior
Die Region enthält den **Larynx** (Regio laryngis), die **Gl. thyroidea** und die **Gll. parathyroideae.**

Der Larynx, dessen vordere Kontur sich in der Regio colli anterior individuell unterschiedlich stark abzeichnet (*Prominentia laryngis*), ist gegen Haut und Subcutis durch die Lamina superficialis und Lamina praetrachealis fasciae cervicalis geschieden. Seitlich lagern sich dem Larynx die infrahyalen Muskeln und die beiden Schenkel des Platysma an.

Klinischer Hinweis. Bei mechanischer Atembehinderung, bei Entzündungen und Tumoren des Larynx, bei Allergien und zur künstlichen Dauerbeatmung kann es notwendig werden, die Luftwege unterhalb der Rima glottidis zu eröffnen. Die zahlreichen Methoden leiten sich in ihrer Praktikabilität von den topographisch-anatomischen Gegebenheiten ab.
− Von der *Laryngotomia media,* der Spaltung der Cartilago thyroidea unterhalb der Rima glottidis wird heute abgeraten.
− Bei der *Coniotomie* wird das Lig. cricothyroideum [früher Lig. conicum] durchtrennt. Es handelt sich um die relativ leicht und rasch durchführbare „Nottracheotomie", da der Arcus cricoideus und der untere Rand der Cartilago thyroidea gut tastbar sind und

Topographie des Halses, Regiones colli

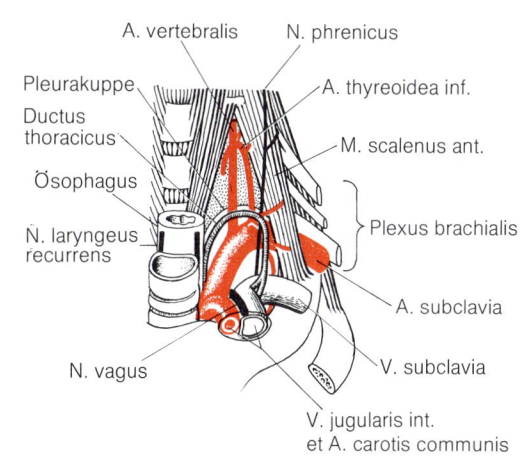

Abb. 239. Topographie des Trigonum omoclaviculare [Fossa supraclavicularis major]. Die Pleurakuppe überragt die erste Rippe. Zur besseren Übersicht ist die Vagina carotica mit A. carotis communis, V. jugularis int. und N. vagus über die 1. Rippe nach vorne gezogen. (Nach Grant, 1962)

keine größeren Gefäße bei dem Eingriff verletzt werden können.
– Die *Tracheotomia superior,* unterhalb der Cartilago cricoidea, wird heute wegen der Gefahr einer postoperativen Nekrose des Ringknorpels nicht mehr angewendet.
– Bei der vielfach durchgeführten *Tracheotomia media* (Tracheotomia superior der Kliniker) muß der Isthmus der Gl. thyroidea oftmals durchtrennt werden. Der Zugang zum Trachealraum erfolgt durch den 2. Trachealknorpel hindurch. Bei der Durchtrennung des Isthmus führen die capillären Blutungen zu einer erheblichen Erschwernis des Eingriffs, weshalb die Tracheotomia media nicht als Notoperation infrage kommt.
– Die *Tracheotomia inferior* wird unmittelbar über dem Manubrium sterni angelegt. Man geht in das Jugulum ein und durchbricht den 6. Trachealknorpel unterhalb des Isthmus gl. thyroideae. Die Trachea liegt in diesem Bereich schon weit dorsal. Ausbildung und Verlauf der V. thyroidea ima können den operativen Eingriff erschweren. Bei dem Eingriff besteht auch die Gefahr einer Verletzung des Truncus brachiocephalicus und einer Infektion des Mediastinum.

6. Trigonum omoclaviculare (Abb. 239)

Das Trigonum omoclaviculare [Fossa supraclavicularis major, ein Teil der Regio colli lateralis] ist
laterocranial vom Venter inferior m. omohyoidei,
caudal von der Clavicula,
medial vom hinteren Rand des M. sternocleidomastoideus begrenzt.

Durch die *Fascia omoclavicularis* wird das Trigonum in 2 Etagen gegliedert:
Die **oberflächliche Etage** zwischen Lamina superficialis fasciae cervicalis und Fascia omoclavicularis [Spatium interaponeuroticum supraclaviculare] enthält neben Fett- und Bindegewebe vordere Äste der *Nn. supraclaviculares* und am medialen Rand die *V. jugularis externa.*

In der **tiefen Etage,** zwischen Fascia omoclavicularis und Lamina praevertebralis fasciae cervicalis, liegt die *A. subclavia, die A. und V. cervicalis superficialis,* der *Truncus subclavius,* der *N. phrenicus* und am laterodorsalen Rand Teile des *Plexus brachialis.*

Die *V. subclavia* bleibt hinter der Clavicula verborgen.

Die *A. subclavia* ist in ihrem Abschnitt nach Durchtritt durch die Scalenuslücke sichtbar und gibt im Trigonum omoclaviculare die *A. transversa colli* ab, die durch den Plexus brachialis zieht. Der *N. phrenicus* liegt auf dem M. scalenus anterior. Von den Lymphgefäßen verläuft der *Truncus subclavius* kurz vor der Vereinigung mit dem Truncus jugularis und dem *Truncus bronchomediastinalis* (bzw. auf der linken Seite vor der Vereinigung mit dem *Ductus thoracicus*) über den M. scalenus anterior.

In der Fossa supraclavicularis major liegen auch die *Nodi lymphatici supraclaviculares.* Linksseitig besitzen sie als Virchowsche Drüsen klinische Bedeutung. (S. 356).

7. Regio colli lateralis

Die Regio colli lateralis (ausgenommen Trigonum omoclaviculare) ist
ventral und cranial durch den hinteren Rand des M. sternocleidomastoideus,
dorsal durch den M. trapezius und
caudal durch den Venter inferior m. omohyoidei begrenzt.

Es handelt sich um eine mit Binde- und Fettgewebe ausgefüllte Loge zwischen der Lamina superficialis und Lamina praevertebralis der Fascia cervicalis. In dieser Region findet sich am Hinterrand des M. sternocleidomastoideus das **Punctum nervosum** (Erbscher Punkt). Nur die *Nn. supraclaviculares* ziehen durch die Fascienloge und dringen erst kurz vor ihrem Versorgungsgebiet durch die oberflächliche Fascie. Auf der tiefen Halsfascie, über dem M. levator scapulae, durchläuft der *N. accessorius (N. XI),* zum M. trapezius ziehend, schräg die Regio colli lateralis. Auch die *A. und V. cervicalis superficialis* verzweigen sich in dieser Region.

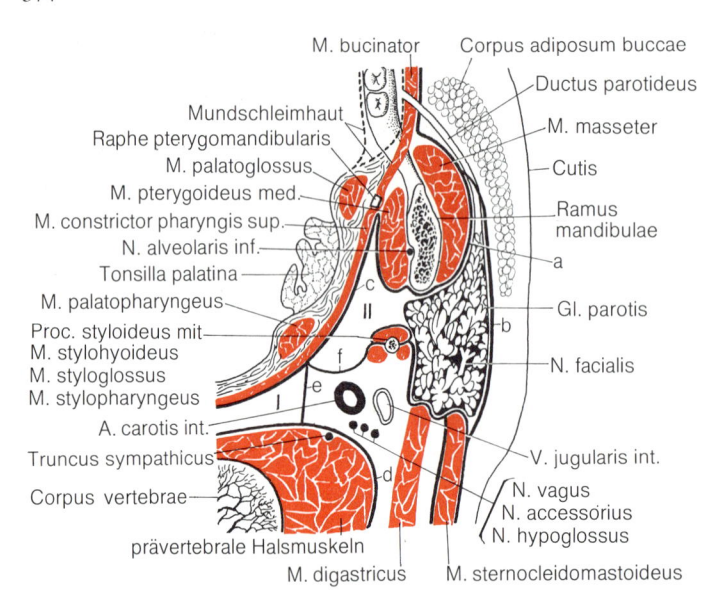

Abb. 240. Schema über die Ausbreitung des Spatium retro- und parapharyngeum. Horizontalschnitt durch die rechte Kopfhälfte in Höhe des Axis

Spatien
I = Spatium retropharyngeum
II = Spatium parapharyngeum

Fascien
a = Fascia masseterica
b = Fascia parotidea
c = Fascia peripharyngea
d = Lamina prof. fasciae cervicalis
e = Septum sagittale
f = Aponeurosis stylopharyngea

8. Regio colli posterior

Die Regio colli posterior umfaßt die *Nackengegend*. Der M. trapezius wird von der Lamina superficialis fasciae cervicalis eingehüllt und bleibt vom M. splenius capitis, M. levator scapulae und dem M. errector spinae durch die Lamina praevertebralis fasciae cervicalis getrennt.

Der sensible Teil des *N. occipitalis major* durchzieht, aus C_2 unterhalb des tiefen Nackendreiecks kommend, den M. semispinalis capitis und die Ursprungssehne des M. trapezius, um sich erst in der Subcutis in seine Endäste aufzuteilen. Unmittelbar lateral des Nerven liegt die *A. und V. occipitalis major.* Die Arterie zieht als Ast der A. carotis externa von ventral unter dem M. splenius capitis in ihr Versorgungsgebiet. Der *N. suboccipitalis* (aus C_1) tritt aus dem tiefen Nackendreieck in die Nackenmuskulatur ein, die er innerviert.

V. Spatium retro- und parapharyngeum
(Abb. 240)

Zwischen der *Lamina praevertebralis fasciae cervicalis* und der *Fascia peripharyngea* (die dem Mm. constrictores pharyngis außen aufliegt) findet sich ein bindegewebiger Verschiebespalt, das **Spatium retroviscerale,** das caudal bis in das hintere Mediastinum herunterreicht und sich cranial bis an die Schädelbasis ausdehnt. Im oberen Bereich wird das Spatium durch ein derbes *Septum sagittale* in ein **Spatium retropharyngeum** und ein **Spatium parapharyngeum** unterteilt.

1. Spatium retropharyngeum

Das *unpaare* Spatium retropharyngeum hat als *ventrale* Begrenzung die Fascia peripharyngea, als *dorsale* Wand die Lamina praevertebralis fasciae cervicalis und ist *lateral* durch das Septum sagittale begrenzt.

2. Spatium parapharyngeum

Klinisch von besonderer Bedeutung ist das lateral des Septum sagittale gelegene *paarige* Spatium parapharyngeum. Es endet *ventral* etwa in Höhe der *Raphe pterygomandibularis* (Ansatzsehne für den M. constrictor pharyngis superior und den M. buccinator) in Form eines spitzen Winkels. Im vorderen Bereich dieser ventralen Ausstülpung des Spatiums ist die Fascia peripharyngea mit dem tiefen Blatt der Fascia masseterica, die den M. pterygoideus medialis oralwärts bedeckt, verwachsen.

Die Lamina profunda fasciae massetericae bildet dann auch einen Teil der *lateralen Wand* des Spatium parapharyngeum. Hinter dem Ramus mandibulae steht das Spatium parapharyngeum in offener Kommunikation mit der Parotisloge.

Die *dorsale Wand* des Spatiums wird von der Lamina praevertebralis fasciae cervicalis gebildet, unter der der Truncus sympathicus auf den prävertebralen Halsmuskeln verläuft.

Die am Hinterrand der Gl. parotis in die Tiefe ziehende *Lamina profunda fasciae parotidei* befestigt sich am Processus styloideus und hüllt dabei die Muskelgruppe um den Processus styloideus ein (*Bouquet de Riolan*). Die Lamina profunda fasciae parotidei setzt sich medial des Processus styloideus als *Aponeurosis stylopharyngea* fort, die mit der Fascia peripharyngea verwachsen ist.

Das Spatium parapharyngeum wird durch die aufgezeigte Trennwand (Lamina profunda fasciae parotidei, Aponeurosis stylopharyngea) in einen *dorsalen und einen ventralen Abschnitt* unterteilt:

Der **dorsale Abschnitt** [Pars retrostyloidea spatii parapharyngei] enthält die *A. carotis interna, V. jugularis interna, N. glossopharyngeus (N. IX), N. vagus (N. X), N. accessorius (N. XI), und N. hypoglossus (N. XII)*.

In den **ventralen Abschnitt** [Pars praestyloidea spatii parapharyngei] stülpt sich der *Processus pharyngeus* der *Gl. parotis* vor. Die Pars praestyloidea wird im cranialen Bereich vom *N. lingualis, N. alveolaris inferior, N. auriculotemporalis* (alle aus N. V_3) und der *Chorda tympani* durchzogen. Auch das *Ganglion oticum* liegt in diesem Bereich.

Serosa und seröse Höhlen

Bei allen höheren Lebewesen liegen Organe, die ausgedehnten Volumensänderungen oder Lageverschiebungen unterworfen sind, in besonderen Räumen. Sie füllen diese beim fertigen Organismus vollständig aus, so daß die Bezeichnung Körper„höhlen" eigentlich erst dann zutrifft, wenn die Organe entfernt wurden. *In situ* bleibt von der Höhle, *Cavum*, ein capillärer Spalt, der mit Flüssigkeit gefüllt ist. Dieser Spalt mit den hier wirksamen capillären Kräften ist für das reibungslose Gleiten der Organe von größter Wichtigkeit. Beim Embryo sind diese Räume noch weite Höhlen (Abb. 71 b). Auch die Lage der Organe ist noch übersichtlicher, weshalb zur Erläuterung der Grundbegriffe vom embryonalen Zustand ausgegangen wird. Die spiegelglatte Auskleidung dieser Räume heißt *Serosa*.

I. Entwicklung der Körperhöhlen

Sie entstehen aus dem intraembryonalen Cölom (Abb. 65 d). Aus der *Splanchnopleura* geht das Stroma der Organe hervor, also Bindegewebe, Gefäße, Muskulatur und der seröse Überzug. Die *Somatopleura* liefert Anteile der Rumpfwand mit ihrer serösen Auskleidung. Das Cölom reicht beim frühen Embryo vom Rumpfende bis zum Kiemendarm. Im 2. Monat wird es in die 3 definitiven Körperhöhlen unterteilt:
— Durch eine transversale Platte (Zwerchfell = Diaphragma) in Bauch- und Brusthöhle.
— Die Brusthöhle wird durch eine frontale Platte (Membrana pleuropericardiaca) in Perikard- und Pleurahöhle unterteilt.
— Ein kleiner Abschnitt der Bauchhöhle wird beim Descensus testis sekundär abgegliedert.

II. Entwicklung des Zwerchfells

Das Material für diese Bindegewebs-Muskelplatte stammt aus folgenden Quellen:
— **Septum transversum** (Abb. 67), eine Mesenchymplatte, die von der vorderen Rumpfwand bis etwa zur Mitte (bis zur Membrana pleuropericardiaca) reicht. Seitlich des Splanchnopleuramantels des Darmrohres bleiben zunächst als Reste des gemeinsamen Cöloms bis zur Differenzierung der Lunge die *Ductus pleuroperitoneales*. Sie werden verschlossen indem die
— **Membranae pleuroperitoniales** (Abb. 241), zwei sichelförmige Falten der seitlichen Rumpfwand, vorn an das Septum transversum Anschluß finden und dorsal sich nähern, um mit der
— **Splanchnopleura des Ösophagus** und seinem

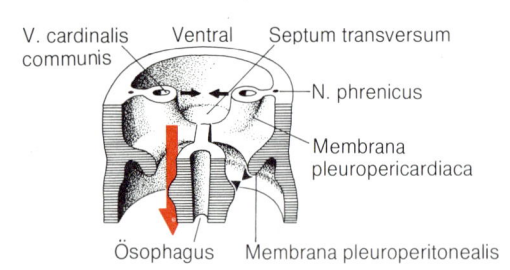

Abb. 241. Schematisierter Frontal- und Querschnitt durch den Rumpf eines Embryos; Ansicht von hinten; Herz und Lunge entfernt; Ösophagus *in situ* belassen. Roter Pfeil liegt im Ductus pleuroperitonealis sinister; schwarze Pfeile bezeichnen Wachstumsrichtung der Membranen

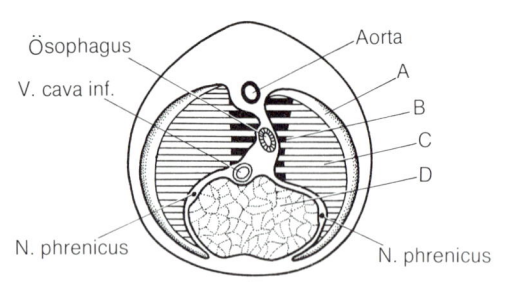

Abb. 242. Querschnitt durch einen Embryo, der die Herkunft der verschiedenen Komponenten des Zwerchfells zeigt. A = Anteil, der sich aus der Rumpfwand herausmodelliert; B = der sich aus der Splanchnopleura des Ösophagus; C = der sich aus der Membrana pleuroperitonealis und D = der sich aus dem Septum transversum entwickelt. Die seitliche Wand des Herzbeutels entsteht aus der Membrana pleuropericardiaca.

Mesenterium zu verwachsen. Aus diesem Bindegewebe entsteht Material für die lumbalen Abschnitte des Zwerchfells. Die Ductus pleuroperitoneales sind damit verschlossen.
– Durch die Ausweitung der Pleurahöhlen wird noch Material der seitlichen Rumpfwand (mit Myoblasten?) dem Zwerchfell zugeschlagen.

Über die Herkunft der verschiedenen Anteile des Zwerchfells gibt Abb. 242 Auskunft. Die geschilderten Vorgänge sind mit einem Tiefertreten, *Descensus*, des Zwerchfelles verbunden.

III. Entwicklung der Membrana pleuropericardiaca

Die beiden frontal verlaufenden Leisten der seitlichen Rumpfwand mit dem Zwerchfellnerv, N. phrenicus, und der großen Hauptvene (V. cardinalis communis = Ductus Cuvieri) nähern sich der Medianebene (Abb. 241) und vereinigen sich mit dem prätrachealen Bindegewebe wie auch mit dem Mesocardium. Dadurch ist die Unterteilung in rechte und linke Pleurahöhle vollzogen. Die Membrana pleuropericardiaca liefert den bindegewebigen Anteil des Herzbeutels, das *Pericardium fibrosum* (S. 405). Durch die Ausdehnung der Pleurahöhlen samt Lungen nach ventral wird der Herzbeutel zunehmend von der vorderen Rumpfwand separiert (vgl. Abb. 242 mit Abb. 260).

IV. Grundlagen für das Verständnis der Serosaverhältnisse (Abb. 243)

Das Gleitmedium ist eine *seröse Flüssigkeit*, die von der auskleidenden Schicht erzeugt wird. Wir bezeichnen sie deshalb als *Tunica serosa* (= Serosa, Brust- oder Bauchfell), die „Höhlen" entsprechend als *seröse Höhlen*. Ihr Inhalt ist ebenfalls mit einem Serosaüberzug versehen. In der

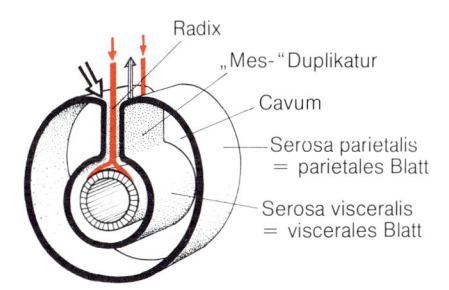

Abb. 243. Schema der Serosaverhältnisse. Bindegewebe herauspräpariert gedacht; erhalten das epitheliale Hohlorgan. Rot = arterielle, längsschraffiert = venöse Gefäßstrecke. Pfeil = bezeichnet die Umschlagstelle vom parietalen Blatt auf die Duplikatur

Bauchhöhle gelegene Organe erhalten über eine Bindegewebsplatte, die von beiden Seiten mit Serosa überzogen ist, Gefäße und Nerven. Wegen des beidseitigen Serosaüberzuges spricht man von *Duplikatur*. Solche Bindegewebs-Serosa-Platten werden mit der Vorsilbe „Mes-" oder „Meso-" und dem Namen des entsprechenden Abschnittes des Organsystems versehen (z. B. Mesenterium, Mesocolon, Mesovar). Seit alters ist auch noch die Bezeichnung „Ligamentum" für einige „Mes"-Abschnitte gebräuchlich (z. B. Lig. pulmonale, Lig. falciforme hepatis, Lig. hepatoduodenale), auch wenn die mechanische Bedeutung solcher Einrichtungen verglichen mit den Bändern des Bewegungsapparates gering ist. Selbst das Omentum (= Netz) ist eine modifizierte Bauchfellduplikatur. Die Entwicklung des Bauchsitus wird dies noch verdeutlichen (S. 417).

Besondere Bezeichnungen (Abb. 243)
Radix bezeichnet die Stelle der Befestigung der Duplikatur an der Rumpfwand. Das Adjektiv *visceral* bezieht sich auf den dem Organ aufliegenden Abschnitt der Serosa, *parietal* auf den randständigen. Oft wird hierfür auch der Terminus *viscerales* und *parietales Blatt* benützt. Umschlagstelle ist das Randgebiet, in dem der parietale in den visceralen Abschnitt übergeht (Abb. 251 u. 260). Serosaauskleidung und Organüberzug der Brusthöhle heißen *Pleura* (parietalis/visceralis), der Bauchhöhle *Peritoneum* (parietale/viscerale). Die Bezeichnung der Serosa im Bereich der Herzbeutelhöhle ist nicht konsequent. Der dem Herzen aufliegende (viscerale) wird *Epicardium*, der parietale *Pericardium serosum* genannt. *Situs* ist der Fachausdruck für Lage und Lagebeziehung der Organe zueinander unter besonderer Berücksichtigung der Lage zur Serosa.

Feinbau
Die Tunica serosa läßt einen Zweischichtenbau erkennen.
– Die *Lamina epithelialis*, besteht aus einem einschichtigen Plattenepithel. Die Zellen sind stark verzahnt. Da das Epithel durch Differenzierung aus dem Mesenchym hervorgeht, nennt man es auch Mesothel. Das Cytoplasma der Zellen ist wenig spezialisiert. Einzelne Mikrovilli an ihrer Oberfläche und pinocytotische Einsenkungen stehen vermutlich mit Resorptionsvorgängen im Zusammenhang.
– Die *Lamina fibrosa*, die sich an der Grenze zum Epithel zur Basalmembran verdichtet, bildet die bindegewebige Unterlage mit Gefäßen und Nerven.

Funktionelle Bedeutung und klinischer Hinweis. Das Gleitvermögen des Serosaüberzuges ist notwendig, damit das Herz im Herzbeutel sich ungehindert kontrahieren und dilatieren, die Lunge reibungslos den Stellungsänderungen des Thorax bei der Atmung folgen und der Darm zur Beförderung des Inhaltes sich zusammenziehen und verkürzen kann. Der parietale und der viscerale Serosaüberzug sind spiegelnd glatt. Wird die Serosa verletzt, dann kommt es hier zu Verwachsungen (Adhäsionen), die eine Beeinträchtigung der Organfunktion zur Folge haben. Die Gleitflüssigkeit wird von der Serosa erzeugt und wieder resorbiert. Sie kann aber auch Luft (z.B. beim Pneumothorax) oder Giftstoffe, wie Toxine von Erregern, resorbieren. Darin liegt die große Gefahr bei einer Bauchfellentzündung (Peritonitis). Eine Vermehrung der serösen Flüssigkeit nennt man *Erguß,* Vermehrung speziell der Peritonealflüssigkeit Bauchwassersucht (*Ascites*).

Brusteingeweide

Die Brusteingeweide liegen in der Brusthöhle, *Cavum thoracis*. Der Raum wird vom knöchernmuskulären Thorax und dem Zwerchfell begrenzt. Durch eine in der Medianebene stehende Gewebeplatte, *Mediastinum*, wird die Brusthöhle in eine linke und rechte Pleurahöhle, *Cavum pleurae sinistrum* und *dextrum*, unterteilt.

I. Bezugspunkte und Linien an der Thoraxoberfläche

Die *Form des Thorax* ist abhängig vom Konstitutionstyp (S. 100), vom Geschlecht, und vom Lebensalter.

Tastbare Punkte an Skeletteilen, die der Orientierung dienen, sind die Clavicula, die Incisura jugularis, der Angulus sterni mit dem Ansatz der 2. Rippe. Von hier aus werden an der vorderen Brustwand Rippen und Intercostalräume abgezählt. Die Arcus costales treffen sich am Processus xiphoideus. Wichtige Markierungspunkte der Dorsalseite sind die Spinae scapulae und die Processus spinosi, die von der Vertebra prominens aus tastend abgezählt werden.

Hilfslinien. Als Untersuchungshilfen führte man Körperlinien ein, die durch markante Punkte an der Körperoberfläche gelegt werden (Abb. 249).
Die *Linea sternalis* verläuft parallel mit dem Sternalrand.
Die *Linea medioclavicularis* wird senkrecht durch die Mitte der Clavicula gelegt; sie ist ungefähr identisch mit der Mamillarlinie, einer Linie senkrecht durch die Mamille. Eine weitere Hilfslinie ist die Linea parasternalis zwischen Sternal- und Medioclavicularlinie.
Die *Linea axillaris media* läuft zur tiefsten Stelle der Axilla; die vordere und hintere Axillarlinie sind zu den entsprechenden Falten der Achselhöhle gedacht.
Die *Linea scapularis* läuft senkrecht durch den Angulus inferior scapulae,
die *Linea paravertebralis* parallel zur äußersten Begrenzung der Wirbelsäule.
Die *Linea interspinalis* verbindet die medialen Enden beider Spinae scapulae.

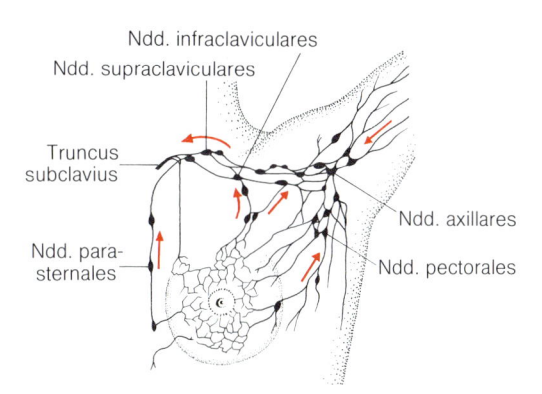

Abb. 244. Regionale Lymphknoten der Brustdrüse und des Armes. Strömungsrichtung durch Pfeile markiert. (Nach Töndury, 1970)

Die Abflußwege der Lymphgefäße der Thoraxoberfläche sind im Bereich der Mamma (Mammacarcinom) von besonderer Bedeutung (Abb. 244). Sie verlaufen von der lateralen Hälfte zu den Nodi lymphatici axillares, pectorales, infraclaviculares und supraclaviculares bevor sie in den *Truncus subclavius* münden. Für die mediale Hälfte der Mamma liegen die regionalen Lymphknoten als Nodi lymphathici parasternales unter der Pleura im Thoraxraum. Sie munden in den *Truncus parasternalis* (S. 410).

A. System der Atemorgane

Die Lunge dient der Respiration, nämlich dem Gasaustausch zwischen Alveolarluft und Blut. Er ist für die Zellatmung erforderlich; denn jede der Milliarden Zellen des Organismus benötigt O_2 und gibt CO_2 ab. Alle übrigen Abschnitte des Atmungstraktes dienen der Kontrolle, Anfeuchtung, Anwärmung und Reinigung der Atemluft. Sie stellen für die Atmung „toten Raum" dar. Zur Erfüllung dieser Aufgaben muß gefordert werden:
— eine große Austauschoberfläche
— die Diffusion der Gase wenig behindernde Barriere zwischen Blut und Luft
— Atemwege geringen Luftströmungswiderstandes

Tabelle 83. Bauprinzip der unteren Atemwege (Trachea und Bronchien)

1. **Tunica mucosa:**	(a) Lamina epithelialis (respiratorisches Epithel)
	(b) Tunica propria mit Drüsen
2. **Tunica fibrocartilaginea:**	Hyaline Knorpelspangen mit Bindegewebe; glatte Muskulatur
3. **Tunica adventitia:**	Lockeres Bindegewebe: Verbindung zur Umgebung

— Atemmuskulatur zum Gastransport.

Im Anschluß an die oberen Atemwege Nase, Pharynx und Larynx (S. 349) folgen Luftröhre und Bronchien. Man faßt sie zusammen unter der Bezeichnung *untere Atemwege*.

I. Trachea, Luftröhre

Die Trachea ist ein biegsames Rohr von 10–12 cm Länge, gemessen von ihrem Beginn am Ringknorpel bis zur *Bifurcatio tracheae*. Hier gabelt sie sich in die beiden Hauptbronchien, *Bronchus principalis sinister und dexter*. Die Wand des Rohres wird versteift durch 16–20 hufeisenförmige Knorpelspangen, *Cartilagines tracheales*. Sie sind durch die *Ligg. anularia* (Abb. **264**) untereinander verbunden. Die Rückseite des Rohres bildet eine Bindegewebs-Muskelplatte, *Paries membranaceus*.

Wandbau

Das Rohr wird von einer *Tunica mucosa* ausgekleidet. Ihre Lamina epithelialis besteht aus respiratorischem Epithel. Sie sitzt auf einer relativ dicken Basalmembran. Der Schleim, der die Epitheloberfläche bedeckt, stammt von den Becherzellen und von den seromukösen Gll. tracheales, die in die Tunica propria mucosae eingelagert sind. Durch den Schlag der Kinocilien wird der Schleim auf der Epitheloberfläche verteilt und mit den anhaftenden Staubpartikelchen rachenwärts befördert. Da eine Submucosa fehlt, haftet die Schleimhaut fest und unverschieblich auf ihrer Unterlage. Sie faßt man unter der Bezeichnung *Tunica fibrocartilaginea* zusammen, um den funktionellen Zusammenhang zwischen den aus hyalinem Knorpel aufgebauten Cartilagines tracheales mit den zwischengeschalteten Ligg. anularia zum Ausdruck zu bringen. Diese bestehen aus Kollagenfasergeflechten mit elastischen Netzen, die in das Perichondrium einstrahlen. Das lockere Bindegewebe der *Tunica adventitia* stellt die Verbindung zum Mediastinum her. Es ermöglicht die funktionsbedingten Verschiebungen beim Atmen oder Schlucken.

Das Bauprinzip der Trachea wird, wenn auch abgewandelt, bis zu den peripheren Verzweigungen der Bronchien und Bronchiolen beibehalten (Tabelle 83).

Funktionelle Gesichtspunkte

Die Knorpelspangen der Trachea stehen im Leben unter Spannung, indem durch den Tonus der glatten Muskulatur im Paries membranaceus ihre freien Enden einander genähert werden. Nach dem Tod läßt der Muskeltonus nach; das Lumen erweitert sich dann von 12 mm im queren Durchmesser auf 16 mm. Im Leben liegt die Tunica mucosa über dem Paries membranaceus in Längsfalten. Beim Schlingen größerer Bissen wird der Paries membranaceus durch die sich entfaltende Speiseröhre ins Lumen vorgedrängt.

Die Trachea steht außerdem ständig unter einer Längsspannung, die der Einbau elastischer Fasernetze in die Ligg. anularia verursacht. Wird während des Schluckens der Kehlkopf gehoben (S. 347), so kehrt er hernach infolge der Längsspannung der Trachea wieder in seine Ausgangslage zurück. Das caudale Ende der Trachea ist durch die *Membrana bronchopericardiaca* mit dem Perikard und dem Zwerchfell verbunden. Bei tiefer Inspiration wird durch diese Verbindung die Trachea um ungefähr 1,5 cm gedehnt. Nimmt man den Kopf zur Vorspannung der Atemhilfsmuskeln des Halses in den Nakken, so verlängert sich die Trachea um mindestens 2,5 cm. Beim Hustenstoß wird die Trachea durch die tiefe Inspiration zuerst ausgiebig gedehnt. Bei der folgenden durch Atemhilfsmuskeln unterstützten Expiration verkürzt sie sich. Der anhaftende Schleim wird gelockert und durch den ausgestoßenen Luftstrom glottiswärts befördert.

Die **Membrana bronchopericardiaca** bildet eine wichtige Verspannung zwischen Bifurcatio tracheae, Perikard, Bronchien, Lungenhilus und Zwerchfell. Sie dient der Fixation der Trachea.

1. Bronchus principalis dexter und sinister (Abb. **264**)

Es handelt sich um die beiden Hauptbronchien, sie sind Fortsetzungen der Trachea bis zum Eintritt in die Lungenpforte. Der rechte Bronchus ist weitlumiger, steht steiler und setzt damit die

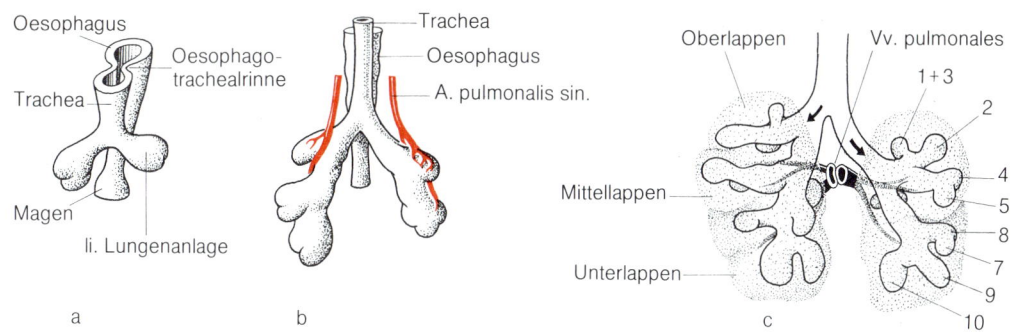

Abb. 245. (a) Rekonstruktion des epithelialen Anteils der Lungenanlage im Zustand der Abschnürung vom Verdauungsrohr. Embryo von 5 mm Scheitel-Steiß-Länge. (b) Die Abschnürung ist erfolgt; Trachea und Ösophagus sind getrennt. Rechts sind 3 Lungenknospen, links 2 entstanden. Sie beginnen sich bereits wieder zu teilen. Embryo von 9 mm Scheitel-Steiß-Länge (nach Heiss) (c) Entodermaler und mesenchymaler Anteil (durchsichtig gedacht) der Lunge eines Embryos von 14 mm Länge; Lappenbildung bereits erkennbar; bronchopulmonale Segmente angelegt (arabische Ziffern) Segment 6 z. T. verdeckt. Pfeile bezeichnen die Stelle, an der der Mesenchym-(= Splanchnopleura)-Mantel vom Mediastinum abgetrennt wurde, also die Stelle des Umschlags vom visceralen auf das parietale Blatt der Pleura. Aa. pulmonales nicht gezeichnet

Verlaufsrichtung der Trachea fort. Der linke ist englumiger, mit 4–5 cm fast doppelt so lang und verläuft mehr horizontal. Beide bilden einen Winkel von ungefähr 70 Grad. An der Teilungsstelle ragt ein knorpelunterlagerter Sporn, die *Carina tracheae*, in das Lumen vor. Der Wandbau der Bronchien gleicht dem der Trachea. Nur die Carina ist von einem mehrschichtigen unverhornten Plattenepithel überzogen.

II. Pulmo, Lunge

1. Entwicklung

Die Lunge entsteht wie eine Drüse aus dem Darmrohr. Zwei Anteile sind beteiligt: ein entodermal-epithelialer und ein mesenchymaler. Der epitheliale entwickelt sich beim 3 Wochen alten Keim knapp hinter dem Kiemendarm aus einem ventralen Divertikel. Der mesenchymale (mesodermale) differenziert sich aus der Splanchnopleura.

Differenzierung des epithelial-entodermalen Anteils. Bereits das Lungendivertikel ist paarig angelegt. Das Wachstum der rechten und linken Lungenanlage (Lungenknospe) geht mit einer Abtrennung vom Vorderarm einher, indem sich auf beiden Seiten eine Rinne bildet (Abb. 245 a), die sich mehr und mehr vertieft. Das Epithel verwächst dann an der Berührungsstelle, wobei eine Scheidewand entsteht, *Septum oesophagotracheale*. Hiermit sind Ösophagus und Trachea getrennt. Die rechte Lungenknospe läßt bald die Anlage von 3 Lappen, die linke von 2 erkennen (Abb. 245 b). Nun folgen bis zur Geburt 17–18 dichotome Teilungen (Zweiteilungen) der Knospen. Infolge des Descensus der Brusteingeweide (vgl. Herz, Zwerchfell) erscheint die embryonale Luftröhre außerordentlich langgestreckt.

Differenzierung des mesenchymalen Anteils (Abb. 245 c). Für den Gasaustausch ist engster Kontakt zwischen Gefäßsystem und Epithel notwendig. Die ersten pulmonalen Gefäße differenzieren sich aus der 6. Kiemenbogenarterie (Abb. 253), indem Capillarsprosse mit der epithelialen Anlage der Lunge Kontakt aufnehmen. Mit zunehmender Reifung entsteht im Mesenchym zwischen den Epithelknospen ein verzweigtes Gefäßnetz. Andere Mesenchymzellen differenzieren sich zu Fibroblasten und erzeugen argyrophile und elastische Fasern. Nerven wachsen ein. Durch die sukzessive Sprossung des epithelialen Anteils wird der bindegewebige zunehmend komprimiert, bis er nur mehr als dünne Lamelle zwischen den Alveolarknospen zu liegen kommt. Im Bereich der Bronchien und Bronchiolen entstehen aus dem Mesenchym glatte Muskulatur und als Wandverstärkung der Bronchien Knorpel.

Während der Geburt müssen die z. T. noch mit Fruchtwasser angefüllten Alveolen zu weiten Räumen entfaltet werden. Das Fruchtwasser wird ausgehustet und über den Bronchialbaum resorbiert. Für die Aufweitung der Alveolen unter Abflachung des zunächst primatischen Epithels wurde ein die Oberflächenspannung herabsetzender Stoff („Surfactant") in das Lumen sezerniert. Er breitet sich als Film auf der Oberfläche des Alveolarepithels aus. Der Lungenkreislauf wird eingeschaltet (S. 120). Zwerchfell- und Thorakalatmung setzen ein.

Nach der Geburt finden vermutlich noch 8 weitere Teilungsschritte der terminalen Alveolen statt.

Von der fertigen Lunge entstehen aus
— *Entoderm:* Bronchial- und Alveolarepithel;
— *Mesoderm:* Bindegewebe, Knorpel, Muskulatur, Gefäße;
— *Sekundär eingewandert:* vegetatives Nervensystem.

Mißbildungen
Die unvollständige Trennung von Ösophagus und Trachea führt zur *Ösophago-Trachealfistel.* Das Neugeborene aspiriert beim Trinken Milch. Mangelhafte Ausbildung des „Surfactant" bedingt eine unvollständige Entfaltung der Lunge (*Atelektase*).

2. Lungen des Erwachsenen

Gestalt
Die Lungen sind paarige Organe, *Pulmo dexter* und *sinister*. Nur nach Fixation *in situ* gleicht ihre äußere Form dem Negativ der Pleurahöhlen; andernfalls kollabiert sie aufgrund ihrer Eigenelastizität. Man unterscheidet die *Basis*, die mit der *Facies diaphragmatica* auf der Zwerchfellkuppel liegt. Die *Facies medialis* grenzt an das Mittelfell, die *Facies costalis* an die Innenseite des mit Pleura parietalis ausgekleideten Brustkorbes. Beide gehen am *Margo anterior* ineinander über (Abb. 260). Die Lungenspitze, *Apex pulmonis*, setzt sich durch den Sulcus a. subclaviae ab. An der Facies medialis treten im *Hilus pulmonis* Bronchien, Arterien und Nerven in das Organ ein, Venen und Lymphgefäße aus. Die Gesamtheit dieser Gebilde wird als *Radix pulmonis* bezeichnet. Hier findet auch der Überschlag der Pleura visceralis (= pulmonalis) auf das parietale Blatt statt (Abb. 260). Unten ist der Übergang zu einer Duplikatur ausgezogen, *Lig. pulmonale*. Die Lappen, *Lobi*, werden von Furchen, *Fissurae interlobares*, die fast bis zum Hilus einschneiden, getrennt. Die Pleura visceralis überzieht die Lappen vollständig, geht also in der Tiefe der Fissuren auf den anderen Lappen über (Abb. 260).

Linke Lunge. Sie besteht aus 2 Lappen. Sie ist weniger voluminös als die rechte; denn das Herz fügt sich in die *Impressio cardiaca* ein und schneidet noch die *Incisura cardiaca* aus (Abb. 249) dem unteren Teil des *Lobus superior*. Er läuft oft in einen Fortsatz, in die *Lingula pulmonis sinistri* aus. Die *Fissura obliqua* trennt ihn vom *Lobus inferior*. Im Hilus liegen vorne die Vv. pulmonales, oben die A. pulmonalis und in der Mitte hinten der Hauptbronchus. Ösophagus und Aorta hinterlassen an der Facies mediastinalis entsprechende Impressionen.

Rechte Lunge. Sie wird unterteilt in 3 Lappen. Zwischen *Lobus superior* und *inferior* schiebt sich der nur vorne und seitlich sichtbare *Lobus medius*. Er wird vom Oberlappen durch die *Fissura horizontalis* getrennt (Abb. 249). Im Hilus liegen vorne unten die Vv. pulmonales, oben hinten der Bronchus, oben vorne die A. pulmonalis. Bei der Betrachtung von dorsal sind wie bei der linken Lunge Lobus superior und inferior sichtbar. Die V. cava superior, die V. azygos und der Ösophagus bilden sich als Impressionen an der mediastinalen Fläche ab.

Funktioneller Bau
Der funktionelle Bau der Lunge wird bestimmt von der Konstruktion des als Stützapparat wirkenden blut- und luftleitenden Röhrensystems (bronchialer Anteil) und von den am Gasaustausch beteiligten Abschnitten (alveolärer Anteil) (Tabelle 84).

Luftleitende Anteile (Abb. 246 u. 264 d). Über den *Bronchus principalis sinister* und *dexter* werden die linke bzw. rechte Lunge mit Luft versorgt. Im Wandbau unterscheiden sie sich nicht von der Trachea. Sie teilen sich rechts in 3, links in 2 *Bronchi lobares*.

Die weiteren Aufzweigungen sind als *Bronchi segmentales* (Abb. 264 d) den *Lungensegmenten* (= bronchopulmonale Segmente) zugeordnet. Die rechte Lunge erlaubt eine Unterteilung in 10 Segmente, die linke in 9, da das 7. Segment meist fehlt. (Ungeachtet dessen zählt man unter Auslassung der Zahl 7 durch und erhält damit ebenfalls die Zahl 10). An der äußeren Oberfläche der Lunge sind die Segmente nicht abgrenzbar. Sie werden nur durch den Verlauf der Venen bestimmt (Abb. 247). Ihre Gestalt ist keil- bis pyramidenförmig, die Spitze hiluswärts gerichtet. Zentral verläuft der Bronchus. In der Tunica fibrocartilaginea ist das Knorpelgerüst in einzelne Plättchen und am Teilungssporn in hantelförmige Spängchen aufgelöst. Kleinste Knorpelplättchen enthalten elastische Fasernetze. Seromuköse *Gll. bronchiales* sind in das Bindege-

Tabelle 84. Differentialdiagnose des Feinbaues der verschiedenen Abschnitte des luftleitenden Rohrsystems

	Trachea und Hauptbronchien	große Bronchien, Segmentbronchien	Bronchiolen und Bronchioli terminales	Bronchioli respiratorii
Epithel	mehrreihiges Flimmerepithel, Becherzellen	mehrreihiges Flimmerepithel, Becherzellen	einschichtiges prismatisches Flimmerepithel, spärlich Becherzellen. Sie fehlen im Bronchiolus terminalis	kubisches Epithel ohne Cilien, Becherzellen fehlen
Knorpel	hufeisenförmige Knorpelspangen	einzelne Knorpelplättchen	fehlt	fehlt
Muskulatur	nur im Paries membranaceus	konzentrisch angeordnet	konzentrisch, scherengitterartig	scherengitterartig
Drüsen	Gll. tracheales u. bronchiales	Gll. bronchiales in der Tunica fibrocartilaginea	fehlen	fehlen

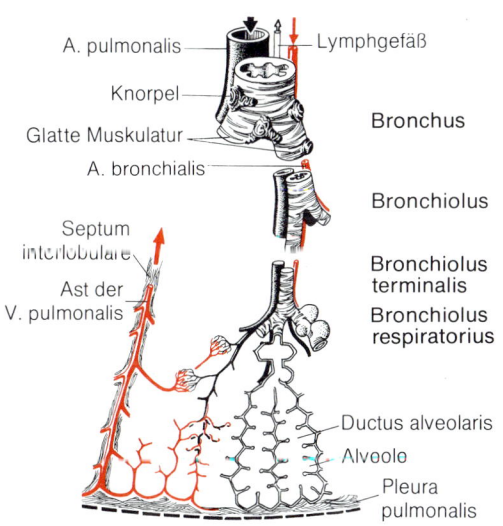

Abb. 246. Verlauf von Bronchus, Ästen der A. pulmonalis (schwarz), A. bronchialis (rot) und Lymphgefäß; der Bronchiolus respiratorius endet in 2 Sacculi mit zentralem Ductus alveolaris. Peribronchiales Bindegewebe entfernt. Links im Bild das von der A. pulmonalis gespeiste Capillarnetz mit Abfluß über einen Ast der V. pulmonalis (rot) im Septum interlobulare. Capillarnetz in den Wänden von 2 Alveolen flächenhaft dargestellt

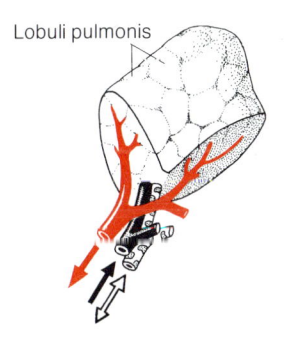

Abb. 247. Bronchopulmonales Segment. An der Kante des keilförmigen Segmentes treten A. und Bronchus segmentalis ein; intersegmental verläuft die Vene (rot). Durch Kohlenstaubeinlagerung sind die Lobuli scharf abgegrenzt

webe eingelagert. Die Muskulatur legt sich konzentrisch um das sternförmig gefaltete mit respiratorischem Epithel ausgekleidete Lumen.

Die nächst kleinere Einheit, das *Lungenläppchen, Lobulus* (Abb. 247), wird von einem *Bronchus lobularis*, kleinere Läppchen werden von einem *Bronchiolus* versorgt. Mit dieser Bezeichnung versieht man einen Abschnitt des luftleitenden Röhrensystem unter 1 mm Durchmesser, in dessen Wand Knorpelspangen und Drüsen fehlen. Der Lobulus grenzt an die Pleura pulmonalis. Durch Septen aus lockerem Bindegewebe sind die Läppchen gegeneinander abgegrenzt, wodurch die polygonale Felderung an der Lungenoberfläche zustandekommt. Der Durchmesser der Felder beträgt 1–4 cm. Im Innern des Läppchens erfolgt die dichotome Aufzweigung der *Bronchioli terminales* in die *Bronchioli respiratorii*, deren Wand bereits mit Alveolen besetzt ist. Hier endet der luftleitende Abschnitt. Die Bronchioli respiratorii gehen nach dichotomer Teilung in den *Ductus alveolaris* über, der rundum mit Alveolen besetzt ist.

Als *Acinus* wird oft die Gesamtheit der einem Bronchiolus terminalis zuzuordnenden Alveolen bezeichnet.

Bedeutung der Läppchengliederung. Sie trifft nur auf die Mantelzone der Lappen zu; der Lappenkern läßt sich vermissen. Die aus lockerem Bindegewebe strukturierten *Septa interlobularia*, die oft nur eine unvollständige Trennwand bilden, gestatten eine bessere Verformbarkeit der Lunge bei den Atemexkursionen. Da auch die Bindegewebsfasern der Alveolarwände (s.u.) in die Septen einstrahlen, kommt ihnen bei der Übertragung der Kräfte bei der Inspiration für die Erweiterung der Alveolen eine gewisse Bedeutung zu.

Gefäßsystem, zuleitende Gefäße
Das CO_2-reiche Blut aus dem Körperkreislauf wird über immer feinere Verzweigungen der *Aa. pulmonales*, die mit dem peribronchialen Bindegewebe verlaufen, bis zur capillären Endstrecke in der Wand der Alveolen geleitet (Abb. **246** u. **248**). Auf diesem Weg geben sie keine Äste ab. Die Aa. pulmonales stehen also nur im Dienst des Gasaustausches für den Körper; man bezeichnet sie deshalb auch als *Vasa publica*.

Ein zweites Gefäßsystem, die *Aa. bronchiales* (Abb. **246**), die größtenteils direkt aus der Aorta thoracica entspringen, versorgen als *Vasa privata* mit O_2 Bronchien und Bronchiolen, das peribronchiale Bindegewebe und als Vasa vasorum die großen Stämme der A. pulmonalis.

Feinbau der Gefäßwand. Die Aa. pulmonales gehören bis zu den kleinsten Ästen zu den Arterien des elastischen Typs. Die Adventitia steht im Zusammenhang mit dem peribronchialen Bindegewebe, das Nerven, Lymphgefäße und die A. bronchialis enthält. *Nach ihrem Verzweigungstyp ist die A. pulmonalis eine Endarterie.* Anastomosen bestehen zwischen der A. pulmonalis und bronchialis. Von Bedeutung ist außerdem der arteriovenöse Kurzschluß zwischen Ästen der A. pulmonalis und den Vv. pulmonales unter Umgehung des Capillarnetzes. Sperreinrichtungen in der Wand können das Lumen der Anastomosen einengen, so daß dann mehr Blut zur Austauschoberfläche fließt. Dies wird bei körperlicher Anstrengung (S. 390) notwendig.

Bau des Abschnittes, an dem der Gasaustausch stattfindet
Alveoli pulmonis. Der Ausdruck „Alveole" vermittelt eine falsche Vorstellung. Es handelt sich nämlich beim Menschen nicht um ballonartige Bläschen, sondern um 6kantige Pyramidenstümpfe mit einem Durchmesser von 0,15–0,5 mm. Benachbarte Alveolen haben eine gemeinsame Wand, das *Septum interalveolare* (Abb. **246** u. **248**). Es wird von einzelnen Poren durchsetzt. Die ca. 300 Millionen Alveolen beider Lungen vergrößern die Oberfläche bei mittlerer Respirationslage auf annähernd 55 m^2. Der Gasaustausch zwischen Alveolarluft und dem Blut der A. pulmonalis erfolgt in den capillären Verzweigungen der Alveolarwand. Der Difffussionsweg beträgt nur 0,5 µm; denn das Alveolarepithel ist außerordentlich dünn (50–150 nm) und seine Basalmembran mit der Basalmembran des Endothels im Bereich der Kontaktstellen zu einer Membran verschmolzen. Zwischen den Blutcapillaren sind argyrophile und ganz besonders reichlich elastische Fasernetze eingebaut, die für die Elastizität des Lungengewebes verantwortlich sind (Atemmechanik S. 387). Das Alveolarepithel besteht aus 2 Zelltypen. Die kleinen *Alveolarzellen* (Typ I) bilden eine kontinuierliche Lage. Ihr Zelleib ist ganz flach ausgebreitet. An seiner Oberfläche liegen zahlreiche pinocytotische Einsenkungen. Das Cytoplasma der *großen Alveolarzellen = Nischenzellen* (Typ II) ist ausgezeichnet durch zahlreiche Mitochondrien und corpusculäre Einschlüsse, die den „Surfactant" vor der Abgabe an die Oberfläche enthalten. Der Eingang zur Alveole ist ringförmig und durch die Einlagerung eines elastischen Randreifens und glatter Muskelzellen verdickt.

Gefäßsystem, ableitende Gefäße
Der Abfluß des mit O_2 angereicherten Blutes erfolgt über die venösen Wegstrecken der Capil-

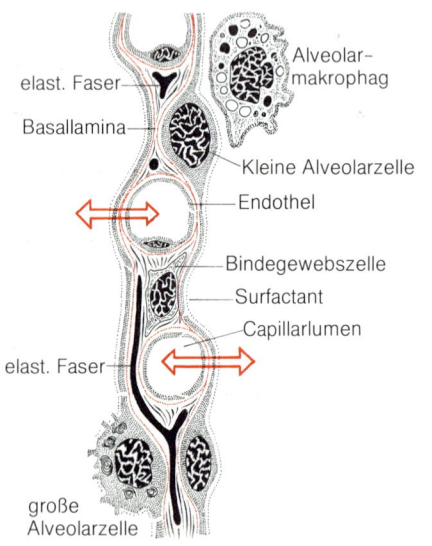

Abb. **248**. Interalveolarseptum. Im Bindegewebe 3 Capillarquerschnitte. Die Basallamina (rot) von Capillaren und Alveolarepithelzellen verschmilzt an der Kontaktstelle zu 1 Membran. Die Pfeile zeigen den Weg des Gasaustausches

larnetze. Sie sammeln sich in Venen, die in den Septa interlobularia verlaufen (Abb. 246). Durch Vereinigung mehrerer interlobulärer Venenstämme entstehen größere Venen, die intersegmental liegen (Abb. 247). Sie ermöglichen erst das Aufsuchen der bronchopulmonalen Segmente vom Hilus aus. Dort haben sie sich meist in 2 großen Stämmen vereinigt, bevor sie in das Mediastinum übertreten (Vv. pulmonales S. 404) (Abb. 264 c).

Vv. bronchiales leiten das Blut aus den Endverzweigungen der Aa. bronchiales in die V. azygos und hemiazygos. Kleine periphere Verzweigungen münden in die Vv. pulmonales.

Schutzeinrichtungen der Lunge
Bei der Inspiration werden mit der Atemluft pathogene Keime und vor allem Staub aufgenommen. Ein Großteil wird bereits in den oberen Atemwegen zurückgehalten (5 µm große Partikelchen bis zu 50%). Der Rest gelangt in die unteren Atemwege. Hier bleibt er z. T. auf dem Schleimfilm haften, den die Tunica mucosa der Bronchien und Bronchiolen erzeugt. Der Cilienschlag transportiert ihn wieder samt Schleim in Richtung Pharynx. Ein Anteil der Schwebeteilchen gelangt bis in die Alveolen. Hier werden sie von Alveolarzellen phagocytiert, die man deshalb auch *Alveolarmakrophagen* nennt (Abb. 248). Ihre Herkunft ist ungewiß, vielleicht auch vielfältig (aus dem Blut, Bindegewebe und aus dem Alveolarepithel). Sie gelangen in die Bronchien und werden schließlich ausgehustet oder können aus dem Alveolarlumen durch die Basalmembran in das interalveoläre Bindegewebe abwandern. Ein nicht geringer Anteil des eingeatmeten Staubes gelangt inter- oder transzellulär in das Bindegewebe der Alveolarwände. Von hier erfolgt der Abtransport in das peribronchiale, subpleurale und vor allem interlobuläre Bindegewebe (S. 384). Bindegewebszellen phagocytieren ihn und lagern ihn ab. Dies ist die Ursache, weshalb die Lunge des Neugeborenen noch rosig aussieht, die des Erwachsenen sich mehr und mehr grau verfärbt (Anthrakose der Lunge). Die Ablagerung von Kohlenstaub im interlobulären Bindegewebe läßt dis Läppchengrenzen deutlicher hervortreten. Über Lymphgefäße wird auch von hier wieder zumindest ein Teil in die regionären Lymphknoten abtransportiert. Sie verfärben sich infolgedessen im Laufe des Lebens schwarz.

Lymphgefäße der Lunge
Sie beginnen im subpleuralen, peribronchialen und interlobulären Bindegewebe. Sie führen die Lymphe den *Nodi lymphatici pulmonales*, *bronchopulmonales* und *tracheobronchiales* zu. Besonders auffällig im Röntgenbild sind die Lymphknoten im Hilusgebiet (Hiluslymphknoten, Abb. 264 c). *Folliculi lymphatici solitarii* finden sich ubiquitär in der Mucosa der Bronchien, an den Einmündungsstellen der Drüsen und im Lungenparenchym. Sie stehen im Dienste der Abwehr.

Innervation der Lunge
Parasympathische Fasern aus dem N. vagus und sympathische aus dem Grenzstrang erreichen den Plexus pulmonalis, ein vorn und hinten am Lungenhilus gelegenes Geflecht. Von hier aus ziehen die feinsten Endäste im peribronchialen Bindegewebe zur glatten Muskulatur, zu den Blutgefäßen und zu den Drüsen.

Lunge im Röntgenbild
Die Hiluszeichnung der Lunge beruht vorwiegend auf der Abbildung der Gefäßschatten. Lymphknoten im Bereich des Hilus sind nach Kalkeinlagerung sichtbar.

Klinischer Hinweis. Eine ausgedehnte Zerstörung von Interalveolarsepten (beim Lungenemphysem) führt zu einer Verminderung der respiratorischen Oberfläche. Sie äußert sich in chronischer Atemnot, Kurzatmigkeit und Hypertrophie des rechten Herzens. Durch Bakterien oder Viren verursachte Lungenentzündungen befallen oft nur einen Lappen (Lobärpneumonie). Wird infektiöses Material aspiriert, dann sind von der Entzündung einzelne Läppchen betroffen (lobuläre oder Bronchopneumonie). Der Lungeninfarkt ist eine Folge der charakteristischen Verzweigung der A. pulmonalis (Endarterie). Verschließt ein verschleppter Blutpfropf (Embolus) das Gefäß, so wird das einem Segment oder Lobulus zugehörige Gebiet des Lungenparenchyms nicht mehr mit O_2 versorgt; es geht zugrunde. Das Gewebe des Versorgungsgebietes der A. bronchialis bleibt aber erhalten. Schwimmprobe: Aus der Lunge des Neugeborenen, das bereits geatmet hat, läßt sich die Luft nicht mehr vollständig entfernen (Minimalluft). Ein Stückchen dieser Lunge schwimmt auf dem Wasser; die Lunge eines Kindes, das noch nicht atmete, geht dagegen unter. Die anfallsweise Atemnot beim Asthma bronchiale beruht auf der krampfartigen Kontraktion der Muskulatur der Bronchiolen und einer vermehrten Sekretion zähen Schleimes beim Überwiegen der Vagusfunktion.

III. Pleura, Brustfell

Begrenzung und Ausdehnung der Pleurahöhlen
Die *Pleura visceralis* überzieht die Lungen mit Ausnahme des Hilus. Die *Pleura parietalis* ist die Auskleidung der Pleurahöhle. Sie wird nach to-

pographischen Gesichtspunkten mit verschiedenen Namen belegt: *Pleura diaphragmatica* über dem Zwerchfell; *Pleura mediastinalis* über dem Mediastinum; *Pleura costalis* über Rippen, Wirbelsäule und Sternum (Abb. 251 u. 260). Die Stellen des Überganges (Umschlagstellen) von der Pleura mediastinalis und diaphragmatica in die Pleura costalis werden Pleuragrenzen genannt. Die Pleurahöhle, *Cavum pleurae*, reicht vorne 1–2 Querfinger über den Oberrand der 1. Rippe bis unter das Zeltdach der Mm. scaleni. Mit ihnen und der 1. Rippe ist dieser Abschnitt des Cavums, die *Pleurakuppel*, durch derbe Bindegewebszüge fest verbunden. An Übergängen von einem Pleuraabschnitt in einen anderen (z.B. der Pleura diaphragmatica in die Pleura mediastinalis) entstehen *Recessus pleurales*. Bei einigen liegen die Blätter über eine größere Strecke aufeinander (Abb. 251). Sie werden bei tiefer Einatmung voneinander abgehoben, um der sich erweiternden Lunge Raum zur Ausdehnung zu geben. Man bezeichnet diese Recessus, die allein von Bedeutung sind, als *Reserve- oder Komplementärräume*. Wichtig sind:
- Der **Recessus costodiaphragmaticus** [Sinus phrenico-costalis]. Er ist in der Axillarlinie 6–7 cm tief.
- Der **Recessus costomediastinalis** ist im Bereich der Incisura cardiaca besonders ausgebildet (Abb. 260).

Physikalische Bedingungen. In der Pleurahöhle herrscht ein Unterdruck (Dondersscher Druck), der in Abhängigkeit von der Ein- und Ausatmung zwischen -8 und -3 mmHg schwankt. Er hat zur Folge, daß der atmosphärische Luftdruck die Lunge an die Wand der Pleurahöhle preßt. Der noch resultierende capilläre Spalt ist mit einer serösen Flüssigkeit ausgefüllt, so daß durch Capillarattraktion eine Verbindung zwischen Lungenoberfläche und Wand der Pleurahöhle hergestellt wird, die jedoch eine gleitende Verschiebung bei den Volumenschwankungen zuläßt. Die Unversehrtheit der Pleura ist eine der Voraussetzungen für das Funktionieren der Atemmechanik. Die Capillarattraktion ist die mechanisch wirksame Kraft.

Histologie
Für die Pleura trifft auch das auf S. 377 Gesagte zu. Hinzuzufügen sind folgende Charakteristika: In die Lamina fibrosa sind reichlich elastische Fasern eingelagert; denn sie muß sich den Volumensänderungen der Pleurahöhle und der Lungen anpassen. Mittels eines lockeren Bindegewebes, *Tela subserosa*, ist sie verschieblich (deshalb abziehbar) mit ihrer Unterlage verbunden. Im Bereich der Pleura costalis ist dieses Bindegewebe straff. Es wird deshalb, wenn auch zu Unrecht, als *Fascia endothoracica* bezeichnet (Fascie S. 114).

Funktionelle Hinweise
Das subseröse Bindegewebe (Tela subserosa) der Pleura pulmonalis steht mit dem interlobulären in kontinuierlicher Verbindung. Durch Flüssigkeitsverschiebungen infolge der periodischen Formveränderungen des Lungenparenchyms bei der Atmung werden Partikelchen (z.B. Kohlenstaub) in das interlobuläre und weiter in das subpleurale Bindegewebe transportiert und dort abgelagert (vgl. Läppchenzeichnung der Lunge). Durch den gleichen „Pumpmechanismus" wird die Lymphe in gegenläufiger Richtung, also hiluswärts, befördert. Allein die Stellung der Klappen in den Lymphgefäßen ist hierfür verantwortlich. Das subseröse Bindegewebe beider Blätter enthält außerdem Blutgefäße, das des parietalen Blattes Nerven und Fettzellen.

Die seröse Gleitflüssigkeit (5 ml/Pleurahöhle) wird vom Pleuraepithel erzeugt und wieder resorbiert. Die eiweißarme Flüssigkeit entstammt dem Blut. Der Abtransport erfolgt über die Blutgefäße.

Innervation
Nur die Pleura parietalis ist sensibel versorgt. Schmerzempfindungen (z.B. bei einer Entzündung) werden über die Nn. intercostales, Schmerzen aus dem Bereich der Pleura mediastinalis und diaphragmatica über den N. phrenicus geleitet.

Topographische Beziehungen zwischen Lunge und Pleurahöhle
Das Ausmaß der Volumenzunahme der Lunge wird durch die Lageänderung der Lungengrenzen festgestellt, indem man ihre Projektion auf den Thorax ermittelt. Hierzu muß ein Koordinatensystem festgelegt werden, das geringen individuellen und funktionellen Schwankungen unterworfen ist. Man wählt den Schnittpunkt der Lungengrenze mit den Rippen im Bereich der auf S. 379 genannten Linien. Der Bezug zur Pleuragrenze wird auf gleiche Weise festgestellt.

Lungengrenzen (Abb. 249). Verfolgen wir zunächst die Projektion der Grenzen der rechten Lunge in respiratorischer Mittellage: Von der Lungenspitze in Höhe des 1. Brustwirbels (3–5 cm über der Clavicula; hier Auskultation der Lungenspitze) verläuft sie hinter dem Manubrium und Corpus sterni. In der Sternallinie schneidet sie die 6. Rippe und folgt ihr bis zur Medioclavicularlinie. In der mittleren Axillarlinie kreuzt sie die 8. Rippe, in der Scapularlinie die 10. und in der Paravertebrallinie die 11. Rippe. Die Grenze der linken Lunge verläuft ähnlich; nur weicht sie in der Incisura cardiaca ab. Hier folgt sie in der Sternallinie der 4. Rippe und zieht bogenförmig nach unten. In der Medioclavicularlinie erreicht sie wieder die 6. Rippe und verläuft von hier ab wie auf der rechten Seite.

Der Verlauf der *Fissurae interlobares* (Abb. 249) schwankt. Die folgenden Angaben sind nur Richtwerte: Von hinten betrachtet beginnt die Fissura obliqua in Höhe des 4./5. Brustwirbels, folgt der 4. Rippe, verläuft dann schräg abwärts bis zur 6. Rippe, die sie in der Medioclavicularlinie erreicht. Die Fissura horizontalis folgt, nur von vorne und seitlich zu erfassen, der 4. Rippe bis zur Axillarlinie.

Pleuragrenzen (Abb. 249 u. 251). Sie sind im Gegensatz zu den Lungengrenzen nicht verschieblich. Sie weichen von ihnen nur im Bereich der Komplementärräume auffällig ab. Von der Pleurakuppel läßt sich die Grenze verfolgen an der Hinterfläche des Manubrium sterni bis zum Ansatz der 4. Rippe. In der rechten Sternallinie treffen wir sie in Höhe der 7. Rippe, der sie bis zur Medioclavicularlinie folgt; in der Axillarlinie schneidet sie die 10. Rippe, in der Scapularlinie die 11. Rippe und zieht dann mehr oder weniger steil zum 12. Brustwirbel. Im Bereich der Incisura cardiaca erfolgt ab 5. Rippe eine unterschiedlich stark gebogene Ausbuchtung. Die untere Pleuragrenze liegt mindestens 2 cm höher als die untere Thoraxapertur.

Der **Unterschied von Pleura- und Lungengrenze** ist im Bereich der Axillarlinie am größten. Er beträgt in mittlerer Respirationsstellung ungefähr 8 cm. Bei tiefer Inspiration tritt die untere Lungengrenze hier um 4 cm tiefer, bei maximaler Exspiration um den gleichen Wert über die Stellung in mittlerer Respirationslage nach oben. Bei normaler Atmung verschiebt sich die untere Lungengrenze um ungefähr 2–3 Querfinger.

Klinischer Hinweis. Lungenerkrankungen gehen oft mit einer Entzündung der Pleura einher (Pleuritis). Eine Begleiterscheinung kann die reaktive Vermehrung der serösen Flüssigkeit sein (feuchte Rippenfellentzündung im Gegensatz zur trockenen). Der Erguß wird, auch wenn er nicht durch Punktion abgezogen wurde, von der Pleura wieder resorbiert. Im Gebiet der Incisura cardiaca wird ein größerer Abschnitt des Herzens nicht vom lufthaltigen Lungengewebe bedeckt. Herz und Herzbeutel sind an dieser Stelle nur durch die beiden aufeinanderliegenden Pleurablätter von der vorderen Brustwand getrennt. Bei der Perkussion vermißt man den typischen „Lungenschall"; es tönt dumpf. Man bezeichnet dieses Projektionsfeld als das Gebiet der **absoluten Herzdämpfung** (Abb. 259). Durch intensiveres Beklopfen läßt sich das überlagernde lufthaltige Lungengewebe akustisch „durchschlagen". Man vermag damit die Projektion der Herzkontur auf die vordere Brustwand zu bestimmen **„relative Herzdämpfung".**

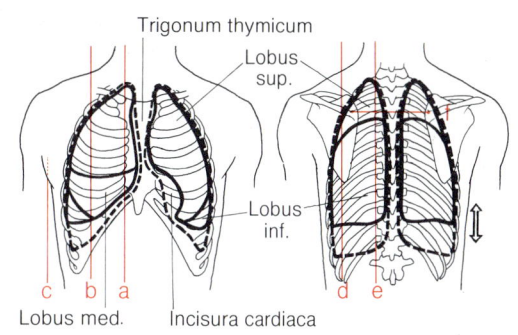

Abb. 249. Lungengrenzen (durchgehende Kontur) und Pleuragrenzen (gestrichelt) in der Ansicht von vorne (links) und von hinten (rechts); außerdem sind eingetragen die Sternal(a)-, Medioclavicular(b)-, Axillar(c)-, Scapular(d)-, Paravertebral(e)- und Interspinal(f)-Linie. Der Pfeil markiert die Verschiebung der Lungengrenze bei der Atmung. Parallel zur 4. Rippe die Fissura transversa. Trigonum thymicum, Ort, in dem der Thymus liegt. Zwischen Lungen- und Pleuragrenzen die Komplementärräume (s. Abb. 251 u. 260)

IV. Atemmechanik

Ziel der Atmung ist der Gasaustausch; Voraussetzung für den Austausch die Be- und Entlüftung der Lungenalveolen. Da die Lunge nur passiv den Volumensänderungen der Pleurahöhle folgen kann (S. 386), soll dieser Mechanismus (Abb. 250), der auf Stellungsänderungen des Thorax beruht, der Lungenkinetik vorangestellt werden.

Bauteile

Der *Bänderthorax* (passiver Bewegungsapparat) besteht aus relativ starren 12 Rippenpaaren, dem Sternum, der Brustwirbelsäule und den Bändern. Die gelenkigen Verbindungen der Rippen mit der Wirbelsäule (S. 173) lassen durch Zapfendrehung die Schwenkung der Rippenenden nach oben oder unten zu (auch Hebung oder Senkung der Rippen bezeichnet). Die Cartilagines costales werden hierbei auf Biegung oder Torsion beansprucht, da die Articulationes sternocostales funktionell straffe Gelenke sind. Von *entscheidender Bedeutung für die Art der*

Thoraxverstellung bei der Atmung ist die Form und die Länge der einzelnen Rippen und die Stellung der Achsen, um die die Schwenkbewegung ausgeführt wird. Sie verläuft bei der 1. Rippe, die kurz und mit einem kleinen Krümmungsradius ausgezeichnet ist, fast transversal. Sie verläuft bei der 7. Rippe, die sehr lang und mit einem großen Krümmungsradius ausgezeichnet ist, schräg (Abb. 250). Im Alter vermindert sich die Elastizität des Thorax. Eine merkliche Herabsetzung der Vitalkapazität ist damit erklärbar; „die Luft geht einem eher aus" als in der Jugend.

Bewegende Anteile (aktiver Bewegungsapparat)
Die Bewegung des Thorax erfolgt durch die Atemmuskulatur. Funktionell zu unterscheiden sind:
– die am Bänderthorax direkt angreifenden und ihn bewegenden Muskeln Tabelle 85).

Tabelle 85. Funktionell am Bänderthorax direkt angreifende Muskulatur

Inspiratorisch wirksam	Exspiratorisch wirksam
Mm. intercostales externi	Mm. intercostales interni
Mm. intercartilaginei	M. transversus thoracis
Mm. serrati post. sup. u. inf.	M. subcostalis

Wenn diese Muskeln eine Bewegung ausführen, müssen sie zunächst die Federkraft des Bänderthorax überwinden.

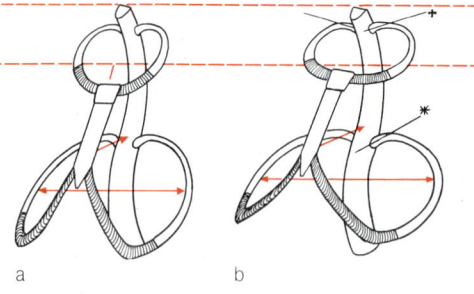

Abb. 250 a u. b. Verstellung des Thorax bei Exspiration (a) und Inspiration (b). + = Drehachse der 1. und * der 7. Rippe. Beachte das Höhertreten des Sternum, die Vergrößerung des Abstandes Sternum – Wirbelsäule, die transversale Erweiterung der unteren Thoraxapertur, die Veränderung des Angulus costalis bei der Inspiration. Rippenknorpel schraffiert

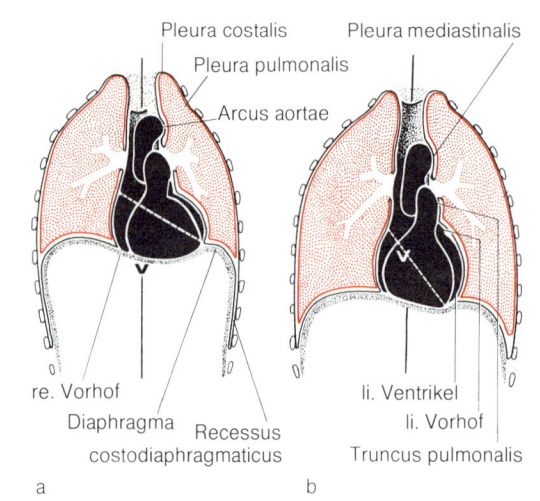

Abb. 251 a u. b. Zwerchfell, Lunge und Herz bei maximaler Exspiration (a) und maximaler Inspiration (b). Beachte die Volumensänderung der Lunge, die Verstellung der Herzachse (gestrichelt), Änderung des Zwerchfellstandes, die Öffnung des Recessus costodiaphragmaticus bei der Inspiration und das Eindringen der Lunge in den freigegebenen Raum, sowie die Streckung der Bronchien bei der Inspiration. Lunge mit Pleura pulmonalis rot. V = Spitze des Proc. xiphoideus. Um die Veränderung bei der Atmung zu erfassen, ist der Stand des Scheitels des Arcus aortae in (a u. b) auf gleiche Höhe zu bringen. (Nach Hasselwander, 1954)

– Von nicht minderer Bedeutung als Atemmuskel ist das *Zwerchfell* (S. 413), das bei Innervation sich kontrahiert; die Kuppeln flachen sich ab. Damit wird das Cavum pleurae nach unten erweitert und der Recessus costodiaphragmaticus entfaltet (Abb. 251 b).

Die Synthese aus diesen Vorbedingungen ermöglicht es, die Thoraxmotorik in einem vereinfachten Schema zusammenzufassen (vgl. Abb. 250 mit Abb. 251):

Inspiration
Die Kontraktion der inspiratorisch wirksamen Muskeln bedingt am Thorax
– eine Schwenkbewegung der Rippenringe nach oben und damit eine Parallelverschiebung des Sternums nach vorne oben. Der Thorax wird vorwiegend in dorsoventraler Richtung erweitert: *Sternocostale Form der costalen Atmung.*
– Gleichzeitig erfolgt eine Streckung des Angulus infrasternalis unter Torsion und Biegung der Cartilagines costales, während die unteren Rippen mit großem Krümmungsradius nach oben geschwenkt werden. Dieser Mechanismus führt zu einer seitlichen Erweiterung der unteren

Thoraxapertur: *Laterale Form der costalen Atmung.*
- Das Zwerchfell kontrahiert sich; beide Kuppeln flachen sich ab; die Bauchmuskulatur gibt nach: *Abdominale Atmung.*

Bei der Inspiration werden das *Cavum thoracis und damit auch die Pleurahöhlen nach vorne, nach unten und zur Seite hin erweitert.*

Bei vertiefter Inspiration setzt die Atemhilfsmuskulatur ein. Sie führt z.T. zu einer Streckung der Halswirbelsäule (Rücknehmen des Kopfes bei tiefer Inspiration!). Hierdurch bekommen die Atemhilfsmuskeln (Mm. scaleni, Mm. sternocleidomastoidei) eine günstigere Vorspannung. Die Mm. serrati posteriores inferiores vermögen die unteren Abschnitte des Thorax zu erweitern. Die Atemhilfsmuskeln des Schultergürtels (S. 186) können nur dann wirkungsvoll eingesetzt werden, wenn der Schultergürtel z.B. durch Aufstützen der Arme festgestellt wird.

Exspiration
Die Kontraktion der exspiratorisch wirksamen Muskeln bedingt am Thorax entgegengesetzte Bewegungen. Die Zwerchfellkuppeln treten höher; damit wird der untere Abschnitt des Cavum verkleinert. Bei forcierter Exspiration wird zusätzlich die Bauchpresse eingesetzt. Durch Zusammenpressen der Bauchwand durch die Arme und Zusammenkrümmen des Rumpfes läßt sie sich noch wirkungsvoll verstärken.

Lungenfunktionsanalyse
In respiratorischer Mittellage beträgt das Volumen beider Pleurahöhlen 4500 ml, bei tiefster **Inspiration** 7000–8000 ml. (Werte bezogen auf Menschen mittlerer Körpergröße und mittleren Alters. Der Unterschied zwischen einer Ceylonesin und einem Schwergewichtler kann das Doppelte betragen). Entsprechend werden die Lungen gedehnt, d.h. die Volumina der Alveolen vergrößert. Infolge des atmosphärischen Luftdruckes strömt aus dem Bronchialsystem die gleiche Luftmenge nach. Man hat berechnet, daß die am Gasaustausch beteiligte Alveolaroberfläche sich hierbei von 55 m^2 auf 75–80 m^2 vergrößert. Eine derartige Zunahme des Lungenvolumens ist nur möglich, wenn sich die Lunge in die entfalteten Komplementärräume ausdehnen kann. Doch selbst bei tiefster Inspiration werden sie nicht völlig ausgefüllt. Die Erweiterung der Lungenbläschen erfolgt bei der Inspiration gegen die *Retraktionskraft*. Sie ist die Summe der Elastizität der Fasernetze und der Oberflächenspannung, die an der Grenze von Cytoplasma/Luft auftritt.

Bei der **Exspiration** wird jetzt die Retraktionskraft wirksam. Die Alveolen versuchen, die kleinste Oberfläche anzunehmen und die gedehnten elastischen Fasern kontrahieren sich. In gleichem Ausmaß, wie das Volumen der Pleurahöhle verringert wird, nimmt das Lungenvolumen ab. Selbst bei extremer Exspiration enthält die Lunge noch Luft (Residualluft) und die elastischen Fasern befinden sich noch immer in gedehntem Zustand. Erst wenn der Druck im Cavum pleurae gleich dem äußeren Luftdruck ist (z.B. Eröffnung der Pleurahöhle; Pneumothorax) tritt der Kollaps der Lunge ein; die elastischen Fasern sind jetzt völlig entspannt. Die Retraktionskraft der Lunge trägt dazu bei, daß nach dem Tod das Zwerchfell höher steht als im Leben bei extremer Exspiration.

Bei **mittlerer Atemtiefe** beträgt die mit einem Atemzug gewechselte Luftmenge ungefähr 500 ml.

Formveränderungen der Lunge
Bei den Atemexkursionen verändert die Lunge ihre Form entsprechend den Verstellungen des Thorax/Pleuraraumes (s.o). Sie erfolgen also nicht konzentrisch um den Hilus. Wenig verändert sich die Lungenspitze und der dorso-mediale Abschnitt. Auch der Hilus und der Lappenkern mit den relativ starren Bronchien und den blutgefüllten Gefäßen bleiben bei mittlerer Atemtiefe fast unverändert. Bei tiefer und tiefster Inspiration gleitet der Oberlappen in der Fissura obliqua mit seinem vorderen Rand schraubig nach vorne medial-ventral, während sich der Unterlappen in den erweiterten Recessus costodiaphragmaticus schiebt. Er dehnt sich also nach unten, und wegen der Weiterstellung der unteren Thoraxapertur, auch seitlich aus. Der Hilus pulmonis wird nach vorne unten gezogen. Die Bronchien werden gedehnt, der Winkel an der Teilungsstelle vergrößert sich (Abb. **251 b**). Damit werden auch die im Lappenkern zwischen den Bronchien gelegenen Alveolen erweitert. Die inspiratorische Volumenszunahme betrifft ganz besonders die im Lappenmantel gelegenen Alveolen. Bei einem Oberflächenzuwachs von 55 auf 75 m^2 (oder mehr) resultiert zwangsläufig eine beträchtliche Gewebeverschiebung. Sie wird durch die Konstruktion der Läppchen mit ihren Bindegewebssepten und durch die Aufteilung in einzelne, gegeneinander verschiebliche Lappen auf ein Mindestmaß reduziert.

Regulation der Atmung. Sie wird zentralnervös gesteuert über das „Atemzentrum" in der Formatio reti-

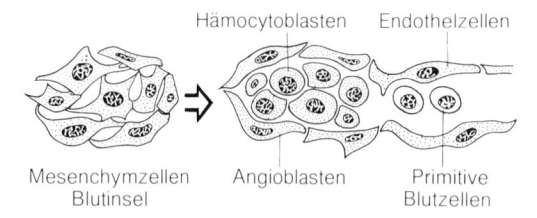

Abb. 252. Entstehung von Hämocytoblasten und Angioblasten aus Blutinseln im Dottersackmesenchym

cularis (S. 598), über Chemoreceptoren (Carotissinus über N. IX, Aorta über N. X und im Hirnstamm gelegene Receptoren) und reflektorisch durch Dehnungsreceptoren der Lunge (afferent N. X). Den letztgenannten Mechanismus bezeichnet man auch als Selbststeuerung, denn auf der Höhe einer Inspiration wird reflektorisch die Exspiration eingeleitet. Willkürliche Einflußnahme auf den Atemmechanismus (z. B. Anhalten des Atems oder Hyperventilation des Schnelläufers vorm Start) ist möglich.

Lungenkreislauf bei der Atmung
Der Körper muß über eine beträchtliche cardiopulmonale Blutreserve verfügen (z. B. bei einem 3000m-Lauf). In der Ruhe sind die Gefäße der Lunge eng; die arteriovenösen Anastomosen sind geöffnet. Bei Bedarf erfolgt eine Erweiterung der Capillaren, während die arteriovenösen Anastomosen geschlossen werden. Die Organdurchblutung wird dadurch erhöht.

Die Atemmechanik übt außerdem auch auf die Blutmotorik in den großen mediastinalen Gefäßen einen nicht zu unterschätzenden Einfluß aus, indem die Retraktionskraft der Lunge auf die Venenwände einen Sog ausübt (ganz besonders bei Inspiration), sie offen hält und damit die Saugwirkung des Herzens unterstützt.

Klinischer Hinweis. Wenn Luft in den Pleuraraum eindringt (z. B. Messerstich), wird die Capillarattraktion von Lunge/Pleura costalis gelöst. Infolge der Retraktionskraft kollabiert die Lunge auf ⅓ ihres ursprünglichen Volumens. Diesen Zustand nennt man Pneumothorax. Der Unterdruck im Cavum pleurae bewirkt eine Verziehung des Mediastinums nach der gesunden Seite. Bei einem Ausfall der Motorik der Atmung (Lähmung des N. phrenicus oder des Atemzentrums) muß man eine künstliche Beatmung vornehmen durch rhythmische manuelle Kompression des Thorax oder durch den Einsatz eines gleichartig wirkenden Apparates oder durch Aufblasen der Lunge durch die Mund-zu-Mund-Beatmung.

B. System der Kreislauforgane

I. Entwicklung des Kreislaufs und der Kreislauforgane

Der Kreislaufapparat entsteht Mitte der 3. Woche aus Anhäufungen von Mesenchymzellen im Dottersack- und Haftstielmesoderm, vor und seitlich der Prächordalplatte. Aus diesen zunächst massiven Inseln *angiogenetischen Materials (Blutinseln)* differenzieren sich außen Gefäßbildungszellen (*Angioblasten*) und innen Blutbildungszellen (*Hämocytoblasten*) (Abb. 252). Die Angioblasten benachbarter Inseln schließen sich zu Gefäßen zusammen. Durch Anastomosen entstehen Gefäßnetze. Ihre Wand (primäre Gefäßwand) besteht nur aus Endothel. Die sekundäre Gefäßwand mit ihren unterschiedlichen Schichten aus Muskulatur und Bindegewebe bildet sich entsprechend der funktionellen Beanspruchung. Zeitlebens bleibt diese Fähigkeit in gewissem Umfang erhalten (z. B. bei der Bildung von Kollateralkreisläufen).

Von der ersten Entstehung des symmetrisch angelegten embryonalen Kreislaufes bis zum Kreislauf des Erwachsenen mit seinen Kreislauforganen sind tiefgreifende Umgestaltungen notwendig. Sie sind im Folgenden schematisch in 4 Entwicklungsschritten, die in ihrem zeitlichen Ablauf sich überschneiden, zusammengefaßt.

1. Dottersackkreislauf

Die im Dottersack entstehenden Gefäße (*Vasa vitellina*) finden Anschluß an die prä- und parachordalen Gefäße. Sie sind zunächst paarig (Abb. 253): *Aa.* und *Vv. omphalomesentericae*. Da der Dottersack beim Menschen keine Nahrungsreserven enthält, wird der Dottersackkreislauf bald zurückgebildet. Einige Abschnitte finden anderweitige Verwendung:

– Das Capillarnetz, das sich zwischen den beiden Vv. omphalomesentericae unterhalb des Septum transversum ausbildet (Abb. 262), wird in die Leberanlage einbezogen und bildet die Sinusoide, die V. revehens (Vv. hepaticae) und einen kleinen Abschnitt der V. cava inferior.

– Ein Anastomosenring um das Duodenum zwischen den Vv. omphalomesentericae bildet die V. portae (Abb. 253 b).

– Aus den Aa. omphalomesentericae entstehen die A. mesenterica superior, der Truncus coeliacus und die A. mesenterica inferior.

System der Kreislauforgane

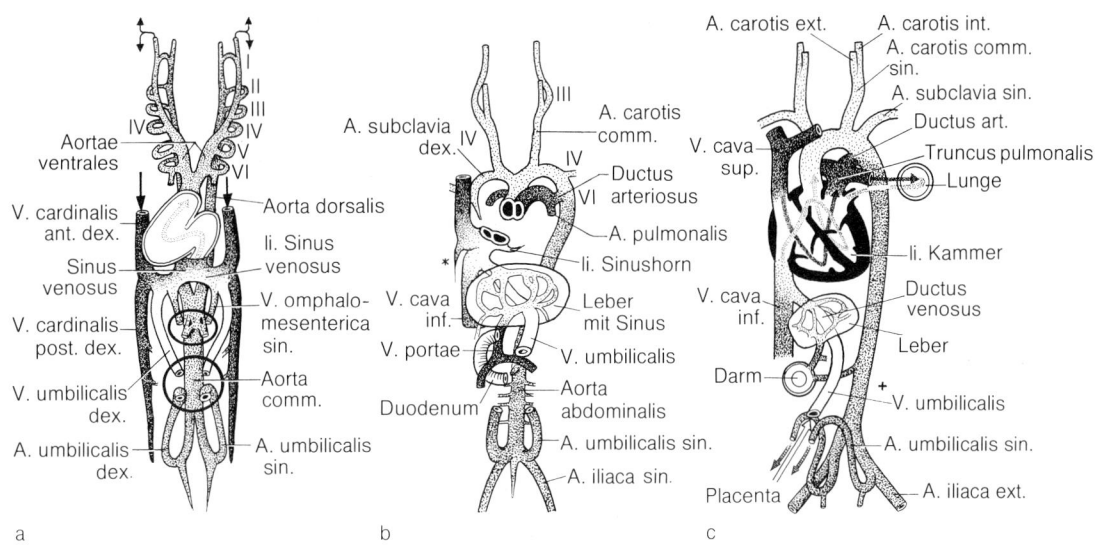

Abb. 253 a–c. 3 Entwicklungsstadien des Kreislaufes. (a) Symmetrisch angelegter Kreislauf des Embryos. Kiemenbogenarterien durch römische Ziffern gekennzeichnet; Herz aufgeschnitten, Kreislinie um Vv. und Aa. umbilicales = Kontur des Haftstiels. Ovale Linie um Vv. und Aa. omphalomesentericae (letzte nicht bezeichnet) = Kontur des Dottersackstiels; (b) Umgestaltung des Kreislaufes und Derivate der Kiemenbogenarterien (entsprechende römische Ziffern wie in (a)). In die V. portae münden die V. mesenterica sup. und V. linealis (nicht bezeichnet). Herz entfernt; Unterteilung der Porta venosa und arteriosa; * = Rest der V. cardinalis post. dex.; (c) Fetaler Kreislauf vor der Geburt. V. portae mit Zuflüssen nicht bezeichnet; + = A. mesenterica. Die Grautöne entsprechen in (a–c) dem Kohlensäuregehalt des Blutes; weiß sauerstoffreiches Blut

2. Placentarkreislauf

Der Placentarkreislauf löst den Dottersackkreislauf ab. Die mit der Allantois im Haftstiel verlaufenden *Vasa allantoidea* finden Anschluß an die Gefäße der Chorionzotten (Placenta, S. 84). Von den zunächst paarig angelegten in den Venensinus einmündenden Venen (Abb. 253 a u. 262) bleibt nur die linke als *V. umbilicalis* (Nabelvene) erhalten. Sie mündet zunächst über Anastomosen in die Lebersinus. Doch stellt das intrahepatische Capillarnetz offenbar einen zu großen Strömungswiderstand dar, so daß sich ein Umgehungskreislauf über den *Ductus venosus* [Arantii] (Abb. 253 b) ausbildet. Die Nabelvene wird von den *Aa. umbilicales* begleitet. Sie führen CO_2-reiches Blut.

Rudimente der Gefäße des Placentarkreislaufes beim Erwachsenen. Vom Ductus venosus bleibt das *Lig. venosum* (Abb. 283 b), von der intraabdominalen Verlaufsstrecke der V. umbilicalis das *Lig. teres hepatis* (Abb. 270 u. 283 a). Aus den Aa. umbilicales leiten sich die *Plicae umbilicales mediales* ab (Abb. 132). Der proximale Stamm der Nabelarterie wird zum *A. iliaca interna* und *A. vesicalis superior*.

3. Intraembryonaler Kreislauf

Die vor und seitlich der Prächordalplatte entstehenden Gefäße bilden die erste Anlage des Herzens. Sie werden bei der Abhebung des Embryos in den Embryonalkörper verlagert (Abb. 63). Die paarigen Capillarrohre vereinigen sich zum unpaaren ungekammerten Endocardschlauch (Abb. 14 a).

Unterdessen fanden sie Anschluß an andere, gleichfalls symmetrisch angelegte weitlumige Blutgefäßstämme. Sie werden entsprechend der Strömungsrichtung als Arterien oder Venen bezeichnet. Verfolgen wir den Blutstrom (Abb. 253 a):

Er verläßt durch die ventralen Aorten den arteriellen Abschnitt des Herzens, gelangt über die 6 *Kiemenbogenarterien* (= *Aortenbögen*) in die dorsalen Aorten und durch Capillarnetze (im Schema nicht gezeichnet) in die Venenstämme. *Vv. cardinales craniales* leiten das sauerstoffarme Blut aus der vorderen, *Vv. cardinales caudales* aus der hinteren Körperhälfte über einen gemeinsamen Stamm (Ductus Cuvieri = V. cardinalis communis) in einen weiten Raum, den *Sinus venosus*, und damit wieder zum Herzen zu. Nach Passage der Placenta (Placentarkreislauf, S. 84) erreicht das mit O_2 angereicherte Blut gleichfalls den Sinus venosus. Dort

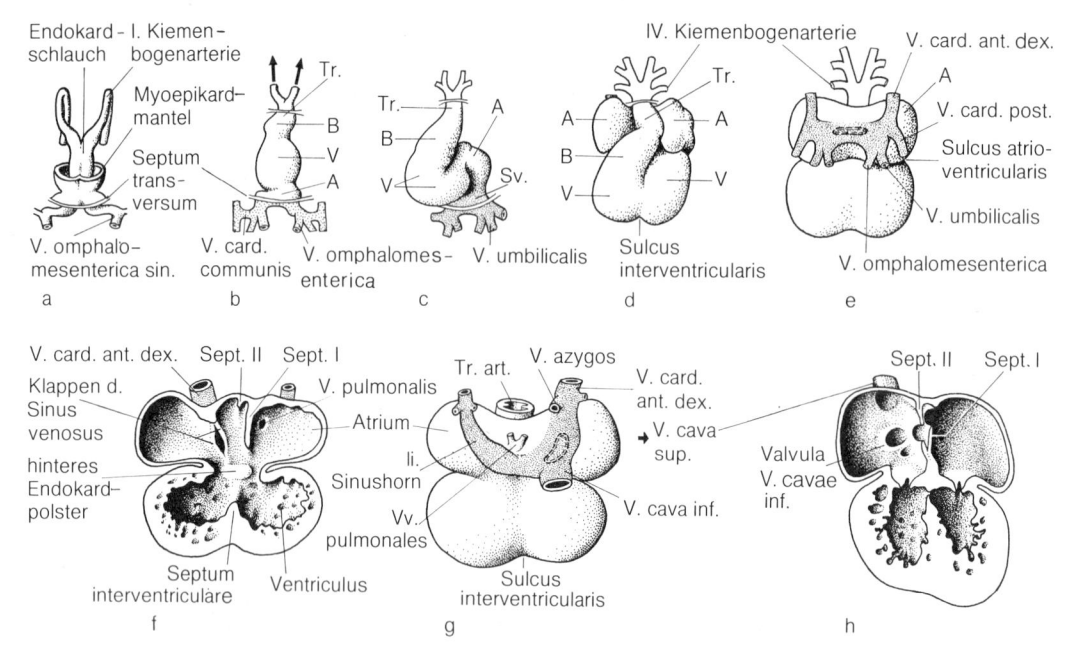

Abb. 254 a–h. Entwicklung der äußeren Gestalt des Herzens nach Vereinigung der Endokardschläuche zum Cor commune. Sv = Sinus venosus (fein punktiert); A = Atrium; V = Ventriculus; B = Bulbus; Tr = Truncus arteriosus; V. card. = V. cardinalis. (**a–d**) Ansicht von vorne, (**e u. g**) Ansicht von hinten mit Sinus venosus, (**f u. h**) Frontalschnitte. Beachte die Stellungsänderung der Einmündung des Sinus venosus in das Atrium (gestrichelte Doppelkontur). Tr art (in Abb. **g** = Truncus arteriosus mit Septum aorticopulmonale. Pfeil: wird zu). Die Doppelkontur quer über den Truncus arteriosus in Abb. (**b–d**) ist die craniale Begrenzung des Herzbeutels, die caudale fällt mit dem Septum transversum zusammen (s. Abb. 262); (**h**) Zustand nach der Septierung. Der Sinus venosus ist unterteilt in die Mündung der V. cava sup. und inf. Außerdem entstand die Öffnung für die V. magna cordis (unter der Valvula v. cavae inf.). Öffnungen im Septum I und Septum II bilden das Foramen ovale, Septum I die Klappe

mischt es sich mit dem O_2-armen aus den Cardinalvenen. Das schnelle Wachstum des Keims erfordert, daß zur ausreichenden Blutgefäßversorgung in Capillargebieten neue Strombahnen kanalisiert werden, wie die Nierenarterien, Arterien des Beckens und der Extremitäten, wie auch die Vv. supra- und subcardinales.

Bevor die Umgestaltung des embryonalen Kreislaufes zum Kreislauf des Neugeborenen dargestellt wird, muß zuvor die definitive Entwicklung des Herzens abgehandelt werden.

4. Entwicklung des Herzens

Aus der Splanchnopleura differenziert sich an der Oberfläche des endothelialen *Endokardschlauches* der *myoepikardiale Mantel*. Das *Mesokard* bleibt zunächst als Verbindung zur dorsalen Wand des vorderen Cölomabschnittes (primärer Perikardialraum) erhalten, dessen caudale Begrenzung das Septum transversum bildet. Im Mesenchym des Septums ist der *Sinus venosus* implantiert (Abb. 262). Die cranialwärts folgenden Erweiterungen der Herzanlage (Abb. 254) werden als *Atrium, Ventriculus, Bulbus* und *Truncus arteriosus* bezeichnet (Atrium = Vorhof; Ventriculus = Kammer). Nach Durchtritt durch das Perikard zweigt sich der Truncus in die *Aortae ventrales* auf. Der Herzschlauch ist noch nicht durch Scheidewände unterteilt. Man spricht deshalb vom *Cor commune*. Seine Wand besteht aus Endothel, *Endokard*, einer Muskelschicht, *Myokard*, und dem visceralen Blatt der Serosaauskleidung, *Epikard*. Die Muskulatur beginnt bereits in diesem Stadium der Entwicklung (23.–24. Tag) sich rhythmisch zu kontrahieren.

Ausbildung der äußeren Form

Die weiteren Vorgänge werden bestimmt durch das schnelle Längenwachstum des Herzschlauches verbunden mit Aufweitungen im Bereich des Ventriculus und des Atrium. Hierbei biegt sich der Herzschlauch S-förmig (Abb. 253 u.

254). Da der Abstand zwischen Truncus arteriosus und Sinus venosus sich nicht wesentlich vergrößert, beide relative Fixpunkte darstellen, rückt der Sinus scheinbar cranialwärts. Er liegt jetzt hinter dem Atrium (Abb. 254c). Dann buchten sich die vorderen Abschnitte des Atrium vor und umfassen den Truncus (Abb. 254d). Die Gestalt gleicht jetzt äußerlich bereits der des fertigen Herzens, wenn auch noch immer der Zustand eines Cor commune besteht. Der *Sulcus interventricularis* markiert die Grenze zwischen linkem und rechtem Abschnitt der Kammer, der *Sulcus atrioventricularis* die Grenze zum Vorhof. Am Innenrelief wird der Beginn der Scheidewandbildung durch das Auftreten sichelförmiger Leisten erkennbar (Abb. 254). Die Verbindung zwischen Atrium und Ventriculus, der *Atrioventricularkanal* (Abb. 254f) ist durch Endokardverdickungen (*hinteres, vorderes und seitliche Endokardpolster*) H-förmig eingeengt. Die breite Verbindung zwischen Sinus venosus und Atrium rückt weiter nach rechts, wird gleichfalls zunehmend eingeengt zu einer von 2 Endokardfalten flankierten, fast senkrecht stehenden Öffnung.

Umgestaltung des Sinus venosus
Die Situation, die in Abb. 254c wiedergegeben ist, erfährt durch die Rückbildung des linken Abschnittes des Sinus samt einmündenden Venen eine tiefgreifende Veränderung. Nur das linke Sinushorn mit der V. obliqua atrii sinistri [Marshalli] bleibt erhalten. Das rechte Sinushorn wird in die Wand des Atrium einbezogen (auf Abb. 254 (g) durch die punktierte Linie dargestellt). An der Mündung der Venen in das Atrium bilden sich aus den Endokardfalten Klappen, die den Blutstrom in Richtung Vorhofscheidewand lenken, *Valvula venosa sinistra* und *dextra*.

Lungenvenen
Die Lungenvenen entstehen in der dorsalen Wand des linken Abschnittes des Atrium (Abb. 254f links vom Septum I.). Sie wachsen durch das Mesenchym des Mesokards in den mesenchymalen Anteil der Lungenanlage ein und verbinden sich mit dem hier entstandenen Gefäßnetz. Ihr Kaliber vergrößert sich bis zur Geburt so, daß beim Übergang zur Lungenatmung die notwendige Blutmenge sofort dem Herzen zugeführt werden kann.

Septierung des Cor commune
Die Septierung findet zwischen dem 27. und 37. Tag statt. Grundsätzlich sind folgende Vorgänge notwendig:

– *Unterteilung in Vorhof und Kammer mit ventilartigen Durchlässen,* die nur eine bestimmte Strömungsrichtung gestatten.
– *Unterteilung in linke und rechte Herzhälfte.* Die Tatsache, daß der Lungenkreislauf noch nicht funktioniert, nach Unterbrechung des Placentarkreislaufes aber schlagartig in Betrieb genommen werden muß, hat eine Komplizierung der Vorhofscheidewand zur Folge (eine Öffnung mit Klappenmechanismus).
– *Durch die Unterteilung der Ausströmungsbahn* (Bulbus und Truncus arteriosus) werden die dem Körper- und Lungenkreislauf zugehörigen Arterien geschaffen.

Unterteilung in Atrium und Ventrikel. Dorsales und ventrales Endokardpolster nähern sich und verwachsen in der Mitte (Abb. 255a). Seitlich bleiben 2 Öffnungen, *Ostien*, bestehen. Rings um die Ostien bilden sich durch Umgestaltung des Muskelschwammwerkes und durch Ausziehung der Endokardpolster die als Ventile funktionierenden Segelklappen. Das *Ostium atrioventriculare dextrum* wird von einer 3zipfeligen Segelklappe, das *Ostium atrioventriculare sinistrum* von einer 2zipfeligen begrenzt (Funktion S. 400).

Unterteilung des Atrium commune in linken und rechten Vorhof. Die Umgestaltung des Sinus venosus führte dazu, daß die Mündung der großen Venen nach rechts verschoben wurde. Die Öffnung wird von den Valvulae venosae flankiert. Die rechte differenziert sich zur Klappe der *V. cava inferior* und zur *Klappe des Sinus coronarius* (Abb. 254 u. 255c), während die linke in die Vorhofsscheidewand nivelliert wird.

Die Septierung des Vorhofs beginnt mit der Bildung einer sichelförmigen Falte, die an das vordere und hintere Endokardpolster Anschluß gewinnt und das *Septum I (primum)* bildet. Bevor es auch in der Mitte das Endokardpolster erreicht und die Unterteilung in linken und rechten Vorhof vollständig ist, treten im Septum I Lücken auf. Sie konfluieren und bilden das *Foramen ovale I*. Inzwischen entstand rechts vom Septum I eine zweite sichelförmige Falte als Anlage des *Septum II (secundum)*. Seine Wachstumsrichtung wird aus den Pfeilen in Abb. 255 (b) ersichtlich. Indem sich die beiden Septen aneinander vorbeischieben, bildet sich aus Septum I eine Klappe, die links vom Foramen ovale II steht. Die weit ins Lumen vorspringende Klappe an der Einmündung der V. cava inferior lenkt den Blutstrom in Richtung Foramen ovale. Er

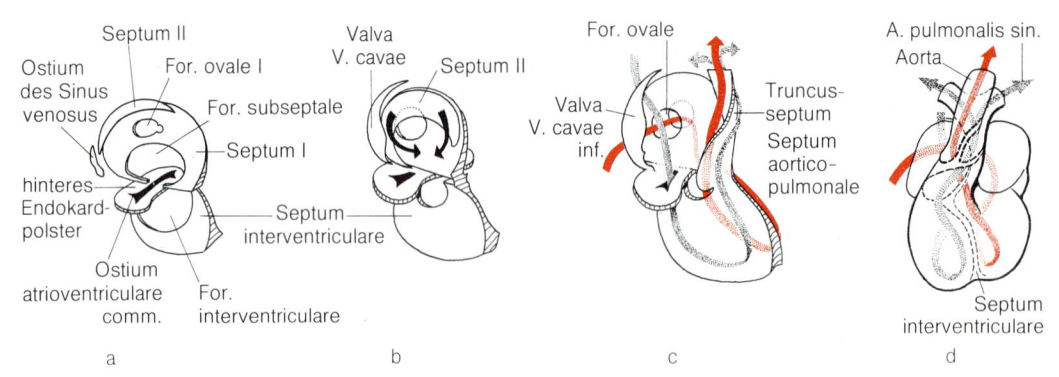

Abb. 255 a–d. Unterteilung des Cor commune durch Septenbildung. In (a–c) ist auf die Wiedergabe der Vorhofs- und Ventrikelwände verzichtet; nur die Septen sind isoliert dargestellt. Die Pfeile in (b) bezeichnen die Wachstumsrichtung des Septum II

biegt das Septum I zur Seite und gelangt in das Atrium sinistrum (Abb. 255 c).

Unterteilung in rechte und linke Kammer. Die zunehmende Ausweitung der Ventrikelwand geht mit der Bildung eines *Septum interventriculare* einher. Das Septum interventriculare entsteht an der Stelle des Sulcus interventricularis. Das Septum verwächst *rechts* von der Medianebene mit dem hinteren Endokardpolster, läßt aber zunächst noch eine relativ weite Lücke offen, das *Foramen interventriculare* (Abb. 255). Angenommen, das Septum würde senkrecht auf die Endokardpolster zuwachsen und auf der ganzen Strecke sich mit ihm verbinden, dann würde die linke Kammer blind enden.

Unterteilung des Bulbus und Truncus arteriosus. Dieser Septierungsvorgang ist verbunden mit der Bildung der notwendigen Ausströmungsventile (Taschenklappen). Die Scheidewand entsteht aus leistenförmigen Strukturen, die mit den Endokardpolstern vergleichbar sind, den *Bulbus-* und den *Truncuswülsten*. Ihre Verlaufsrichtung ist aus Abb. 255 (c) ersichtlich. Sie wachsen aufeinander zu und vereinigen sich zum *Septum aorticopulmonale*. Damit sind Aorta ascendens und Truncus pulmonalis entstanden. Schließlich muß zur vollständigen Trennung von Lungen- und Körperkreislauf der Anschluß an das Kammerseptum erfolgen und das Foramen interventriculare verschlossen werden. Am Verschluß beteiligen sich Material des vorderen und hinteren Bulbuswulstes und des hinteren Endokardpolsters. Die Vereinigungsstelle ist membranös und am fertigen Herzen als *Pars membranacea septi interventricularis* noch sichtbar. Zeitlebens bleibt sie frei von Muskulatur.

Entwicklung der Herzklappen

Die *Atrioventricularklappen* entstehen aus Mesenchymverdichtungen (Endokardpolster) rings um die Ostien an der Grenze des ventriculären Muskelschwammwerkes. Das Größenwachstum des Herzens und die damit einhergehende Längsdehnung der mit den Mesenchymverdickungen verbundenen Muskelbälkchen zu den Sehnenfäden (Chordae tendineae S. 397) führt zur Separierung der dünnwandigen *Segelklappen*. Die *Aorten-* und *Pulmonalklappen* entstehen in Höhe der Truncuswülste aus je 3 mesenchymunterfütterten, knötchenförmigen Wandverdickungen (Abb. 255 d). Nach Ausbildung des Septum aorticopulmonale und Trennung der beiden Gefäßrohre werden sie in die dünnwandigen *Semilunarklappen (= Taschenklappen)* umgeformt. Bei der Ausgestaltung beider Klappenformen spielt die Wirkung des strömenden Blutes eine wichtige Rolle (Hämodynamik).

Schon vor der eigentlichen Septierung des Herzens ist durch seine Gestalt eine – wenn auch unvollkommene – Unterteilung in 2 Hauptströme anzunehmen; zwischen beiden eine „Totwasserzone". In ihr entwickeln sich die Septen, nicht etwa wie es scheint, durch „Vorwachsen", sondern vor allem durch Ausweitung der Wand während der Größen- und Volumenzunahme des Herzens.

Mißbildungen des Herzens. *Offenes Foramen ovale* ist meist eine Folge einer ungenügenden Ausbildung des Septum I. Enge sondendurchgängige Lücken finden sich bei 20% aller Menschen. Sie sind funktionell bedeutungslos.

Kammerscheidewanddefekt durch nicht erfolgten Verschluß des Foramen interventriculare.

Persistierender Truncus arteriosus, wenn die Ausbildung des Septum aorticopulmonale unterblieb.

Tabelle 86. Schema der wichtigsten Vorgänge bei der Umgestaltung des embryonalen zum fetalen Kreislauf

Embryonal angelegt als	Wird beim Feten/Neugeborenen
Kiemenbogenarterie 1	zurückgebildet
Kiemenbogenarterie 2	zurückgebildet
Kiemenbogenarterie 3	Gabelung von A. carotis int. u. ext.
Kiemenbogenarterie 4	Arcus aortae, A. subclavia dext.
Kiemenbogenarterie 5	zurückgebildet
Kiemenbogenarterie 6	A. pulmonalis sin. u. dext., Ductus arteriosus, Lig. arteriosum
Aortae ventrales	A. carotis communis dext. u. sin. und Truncus brachiocephalicus
Aortae dorsales	A. carotis int. sin. u. dext., Aorta descendens nach Verschmelzung der paarigen Anlage
Aa. vitellinae	Truncus coeliacus, A. mesenterica sup. u. inf.
Aa. umbilicales	A. iliaca int. (Stamm) A. vesicalis sup., Plica umbilicalis med.
Aa. mesonephridicae (Arterien der Urniere)	Aa. testiculares, Aa. ovaricae, Aa. suprarenales, Aa. renales
Capillarplexus in Extremitätenanlagen	Arm- und Beingefäße
Vv. omphalomesentericae	V. portae, Lebersinusoide, Vv. hepaticae; Teilstück der V. cava inf., Ductus venosus
Vv. cardinales craniales	V. brachiocephalica, Vv. subclaviae
Ductus Cuvieri	V. cava sup., V. obliqua atrii sin.
Vv. cardinales caudales	Caudaler Abschnitt der V. cava inf. und Vv. iliacae
Vv. subcardinales	mittlerer Abschnitt der V. cava inf.
Vv. supracardinales	Vv. azygos et hemiazygos

Transposition der großen Gefäße: Truncus- und Bulbuswülste verwachsen so, daß die Torsion des Septum unterblieb. Die Aorta geht dann aus dem rechten Ventrikel hervor, der Truncus pulmonalis aus dem linken.

Stenosen der Klappen (Pulmonal- oder Aortenstenose), sind auf eine ungenügende Erweiterung der Durchflußöffnung zurückzuführen. Oft sind mehrere Fehlbildungen kombiniert. Schwere Mißbildungen sind mit dem Leben unvereinbar.

5. Umgestaltung des embryonalen zum fetalen Kreislauf

Aus dem zunächst symmetrischen Gefäßsystem des Embryos differenziert sich durch Rückbildung primär angelegter Gefäßstrecken und Ausbildung neuer Strombahnen der *fetale Kreislauf* (Abb. 253c). Er stimmt mit dem des Erwachsenen bereits grundsätzlich überein. Die wichtigsten Vorgänge sind in Tabelle 86 zusammengestellt.

6. Fetaler Kreislauf (Abb. 253)

Das in der Placenta mit O_2 angereicherte Blut wird aus der V. umbilicalis, durch den Ductus venosus und zum geringeren Teil durch die Leber in die *V. cava inferior* (*untere Hohlvene*) geleitet. Hier mischt es sich mit dem CO_2-haltigen Blut aus der unteren Körperhälfte und gelangt in den rechten Vorhof. Die Klappe der V. cava inferior an der Einmündungsstelle lenkt den Blutstrom durch das Foramen ovale in den linken Vorhof. Nachdem es durch das Ostium atrioventriculare sinistrum in die linke Kammer strömte, wird es bei der folgenden Kammerkontraktion durch die *Aorta ascendens* ausgetrieben und fließt über ihre Äste *A. subclavia* in die Arme und *A. carotis communis* in Hals und Kopf. Nach Passage der Capillarstrecke im Gewebe wird das Blut über die *V. cava superior* wieder zum Herzen zurückgeleitet. Die V. cava superior führt also CO_2-reiches Blut. Es wird vom rechten Vorhof durch das Ostium atrioventriculare dextrum in die rechte Kammer geleitet, und bei der nächsten Kammerkontraktion in den *Truncus pulmonalis* und in die *Aa. pulmonales* ausgeworfen. Die Lungen funktionieren noch nicht; ihre Gefäße sind noch nicht erweitert. Deshalb wird ein Kurzschluß, der *Ductus arteriosus* (Tabelle 86), zur Aorta benutzt. Nach Einmündung des Ductus arteriosus mischen sich O_2-reiches und O_2-armes Blut, so daß sich der O_2-Gehalt in der *Aorta descendens* relativ verringert, aber für die Sauerstoffversorgung der unteren Körperhälfte ausreicht. Am Ende der *A. iliaca communis* (gemeinsame Beckenarterie) biegen die medial gelegenen Gefäßstrecken, die Aa. umbilicales, nach ventral und schließen sich nach Durchtritt durch den Nabelring in der Nabelschnur der V. umbilicalis an. Die Aa. umbilicales leiten zum Gasaustausch das CO_2-reiche Blut zur Placenta. Die *A. iliaca* (später externa) versorgt die untere Extremität. Über die Venen wird es zur *V. cava inferior* transportiert.

7. Umstellung des Fetalkreislaufes bei der Geburt

Nach Unterbrechung des Placentarkreislaufes steigt der CO_2-Druck im Blut des Kindes an. Das Atemzentrum wird angeregt; Atembewegungen setzen ein; die Lunge wird entfaltet und ihr Gefäßsystem durchströmt. Hierzu muß der Kurzschluß zwischen Pulmonalarterie und Aorta abgesperrt werden. Dies erfolgt durch Kontraktion der glatten Muskulatur in der Wand des Ductus arteriosus. Die jetzt durch die *Vv. pulmonales* zum linken Vorhof aus der Lunge zurückströmende Blutmenge führt zu einer Druckerhöhung im linken Vorhof bei einer Herabsetzung des Druckes im rechten Herzen infolge der Verminderung des Widerstandes des Lungenkreislaufes. Die Druckdifferenz führt zu einem funktionellen Verschluß des Foramen ovale, indem das Septum I an den verstärkten Rand des Septum II gepreßt wird; beide verwachsen erst später. Die Kontraktion der Muskulatur in der Wand der Nabelschnurgefäße verhindert einen Blutverlust durch Reflux nach Durchtrennung der Nabelschnur.

Klinischer Hinweis. Hemmungsmißbildungen können entstehen, wenn der Ductus arteriosus nicht verschlossen wird. Doppelter Aortenbogen infolge Persistierens des rechten. Zwischen beiden liegen Ösophagus und Trachea. Linke 4. Kiemenbogenarterie wurde zurückgebildet; es resultiert dann ein rechter Aortenbogen. Abnorme Gefäßabgänge, z.B. der rechten A. subclavia distal der linken direkt aus der Aorta. Sie verläuft dann hinter dem Ösophagus zur rechten Extremität und führt zur Kompression des Ösophagus. Linke V. cava oder doppelt angelegte V. cava superior sind Folgen irregulärer Rückbildung.

II. Cor, Herz

Das Herz ist ein muskuläres Hohlorgan, das zur Blutbeförderung in den Kreislauf (S. 119) eingeschaltet ist. Die Strömungsrichtung wird durch Ventile, *Herzklappen*, bestimmt. Eine Scheidewand trennt die linke von der rechten Herzhälfte. Die linke ist dem Körperkreislauf, die rechte dem Lungenkreislauf zugeordnet. Beide Hälften sind in Vorhof, *Atrium*, und Kammer, *Ventriculus*, unterteilt (Abb. 258).

Das Volumen des Herzens entspricht ungefähr der geschlossenen Faust des Menschen. Das Gewicht beträgt 250–300 g. Es schlägt bei einer Pulsfrequenz von 70 Schlägen/min im Tag ungefähr 100000 mal und transportiert dadurch annähernd 7500 l Blut durch den Körper.

Gestalt. Die Gestalt wird mit einem aufgebauchten Kegel verglichen, dessen Grundfläche, *Herzbasis*, nach rechts hinten oben und dessen Spitze, *Apex cordis*, nach links unten gerichtet ist; die Achse verläuft also *in situ* schräg. Damit ergeben sich von selbst die Namen der Flächen: *Facies sternocostalis, diaphragmatica* und *pulmonalis*. Äußerlich erkennbar markieren sich die Grenzen von *Ventriculus sinister* und *dexter* durch den *Sulcus interventricularis anterior* und *posterior*, die sich rechts seitlich der Herzspitze in der *Incisura apicis cordis* treffen. Die Grenze zwischen Ventrikel und Atrien ist durch den *Sulcus coronarius* äußerlich gekennzeichnet. *Atrium sinistrum* und *dextrum* sind zu Blindsäcken ausgezogen, die *Herzohren, Auriculae cordis*, genannt werden (Abb. 264a). Sie umgreifen ventralwärts die großen Gefäßstämme. Der seichte *Sulcus terminalis* trennt die V. cava superior vom rechten Herzohr. Der Ventriculus dexter geht in Gestalt des *Conus arteriosus* in den Truncus pulmonalis über (Abb. 264a).

Die Lage der Gefäßstämme, Truncus pulmonalis und Aorta, V. cava inferior und superior und Vv. pulmonales erleichtern die Orientierung am Herzen. *In situ* liegt die Verlaufsrichtung der

System der Kreislauforgane 397

V. cava inferior und superior in einer vertikalen Achse; die Aorta tritt zentral aus dem Herzen aus.

1. Binnenräume des Herzens

Sie werden in der Strömungsrichtung des Blutes geschildert, zuerst für den Körper-, dann für den Lungenkreislauf.

Atrium dextrum
Das Atrium dextrum nimmt die Vv. cavae und die Herzvenen auf. An der Mündung der V. cava inferior befindet sich als Rest des embryonalen Herzens die sichelförmige Valvula v. cavae inferioris [Valvula Eustachii]. Ein ähnliches Relikt, die Valvula sinus coronarii [Valvula Thebesii], liegt an der Mündung des Sinus coronarius, der das venöse Blut aus dem Herzen in den Vorhof leitet. Die Vorhofswand zwischen den Ostien der beiden Hohlvenen ist glatt. An der *Crista terminalis* (ihr entspricht außen der Sulcus terminalis) beginnt die aus dem embryonalen Atrium hervorgegangene Herzmuskelwand. Sie ist charakterisiert durch das Relief „kammförmiger" Muskelbälkchen, *Mm. pectinati*, die bevorzugt in Richtung Spitze des Herzohres ausgerichtet sind. Mediale Begrenzung des Atriums ist das *Septum interatriale*. Hier liegt als Rest einer Einrichtung des Fetalkreislaufes (Foramen ovale S. 393) die *Fossa ovalis*. Sie wird umrahmt von einem Muskelwulst, *Limbus fossae ovalis*.

Die Grenze zur rechten Kammer bildet die *Valva atrioventricularis dextra*. Sie besteht aus dünnen Membranen, die von Sehnenfäden, *Chordae tendineae*, gehalten werden. Dieser Konstruktionstyp der Herzklappe wird als Segelklappe, *Valva cuspidalis*, bezeichnet. Die rechte Atrioventrikularklappe ist aus 3 Segeln zusammengesetzt, einer *Cuspis septalis, anterior* und *posterior* (Abb. 256). Vereinfachend spricht man von der *Tricuspidalklappe*. Durch das *Ostium atrioventriculare* zwischen den freien Rändern der Segel gelangt das Blut in den

Ventriculus dexter
Seine Wand ist erheblich dünner als des Ventriculus sinister (Abb. 256). Innenseitig besteht sie aus einem Schwammwerk einzelner Muskelbälkchen, *Trabeculae carneae*, und den 3 Papillarmuskeln, *M. papillaris* anterior, posterior und Mm. papillares septales. An den Papillarmuskeln sind die Sehnenfäden, *Chordae tendineae*, der Segelklappen befestigt. Sie lassen eine bestimmte Zu- und Anordnung erkennen, die aus Abb. 256 ersichtlich ist. Die Kammerscheide-

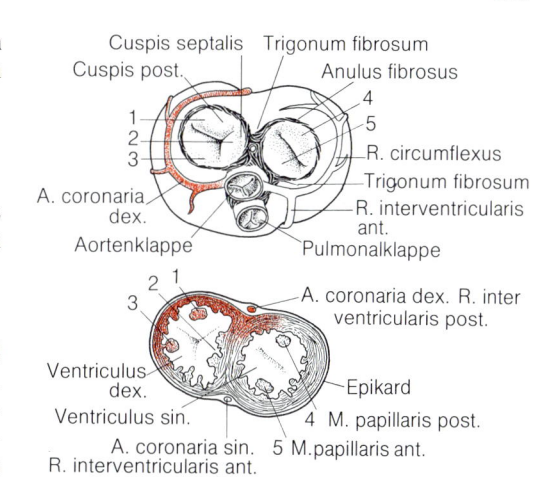

Abb. 256. Oben. Ventilebene mit Herzskelet, Klappen und Coronargefäßen; Vorhofsmuskulatur abpräpariert. Ansicht von oben. A. coronaria dex. rot; A. coronaris sin. weiß; 2 = Cuspis septalis; 3 = Cuspis anterior der Tricuspidalklappe; 4 Cuspis posterior; 5 = Cuspis anterior der Bicuspitalklappe. Unten: Querschnitt durch die beiden Kammern. Die Zuordnung der Papillarmuskeln zu den Klappen ist aus der entsprechenden Bezifferung in beiden Abb. ersichtlich. Rot unterlegt das Versorgungsgebiet der A. coronaria dex. In das Ventrikellumen projiziert die Ostien. Die Stellung der beiden Abb. zueinander entspricht der Torsion des Herzens

wand, das *Septum interventriculare*, buchtet sich in das Kammerlumen vor. Von der Scheidewand zieht die *Trabecula septomarginalis* zum M. papillaris anterior. Neben der Anheftungsstelle der Cuspis septalis hat sich als Relikt des embryonalen Herzens die *Pars membranacea* septi interventricularis erhalten. Die Fortsetzung des Ostium atrioventriculare bezeichnet man als Einströmungsbahn der rechten Kammer. Sie biegt spitzwinklig an der Herzspitze in die glattwandige Ausströmungsbahn um und endet im *Conus arteriosus*. Er setzt sich fort in den *Truncus pulmonalis*. An der Grenze liegt eine weitere Ventileinrichtung, die dem Bau nach die Bezeichnung *Taschen-* oder *Semilunarklappe, Valvula semilunaris*, führt. Die 3 halbmondförmigen membranartigen Bildungen (Abb. 256) entspringen aus der Wand des Truncus wie Schwalbennester. Die freien Ränder sehen nach oben. Sie sind in ihrer Mitte verstärkt durch knötchenförmige Verdickungen, den Noduli valvularum semilunarium. Der Lage nach werden eine Valvula semilunaris anterior, dextra und sinistra unterschieden. Die gesamte Einrichtung bildet die *Pulmonalklappe*.

Atrium sinistrum

In den linken Vorhof münden beiderseits die beiden Vv. pulmonales ein. Die Vorhofswand ist relativ dünn. Das Innenrelief besteht aus *Mm. pectinati*. Wie auf der rechten Seite endet auch hier der Vorhof in der *Auricula cordis*.

Die Valva atrioventricularis sinistra gleicht dem Bau nach der Valva atrioventricularis dextra. Sie besteht jedoch nur aus 2 Segeln, weshalb man sie als *Valva bicuspidalis* oder *Mitralklappe* bezeichnet. Die Stellung der Cuspis anterior und posterior ist aus Abb. 256 ersichtlich. Durch das *Ostium atrioventriculare sinistrum* strömt das O_2-reiche Blut in den linken Ventrikel.

Ventriculus sinister

Die linke Kammer ist, wie der Querschnitt zeigt (Abb. 256 b), außerordentlich muskelstark. Das Innenrelief bilden die *Trabeculae carneae* und der *M. papillaris anterior* und *posterior*. Beide dienen den Chordae tendineae der Mitralklappe als Befestigung. Die Einströmungsbahn biegt an der Herzspitze in die Ausströmungsbahn um und leitet das Blut zum *Ostium aortae*. Hier sitzen 3 kräftig gebaute Taschenklappen, die zusammen die *Aortenklappe, Valva aortae*, bilden (Abb. 256). Die Aortenwand buchtet sich kurz oberhalb der Anheftungsstelle der Taschenklappen zum *Sinus aortae* [Valsalvae] aus. Hier entspringen die Aa. coronariae (S. 401). Distal schließt sich die Aorta ascendens an.

Die Stellung der Klappen bestimmt die Strömungsrichtung bei der Herzaktion. Es handelt sich also um echte Ventile. Sie liegen ungefähr in einer Ebene, der *Ventilebene* (Abb. 256 u. 258).

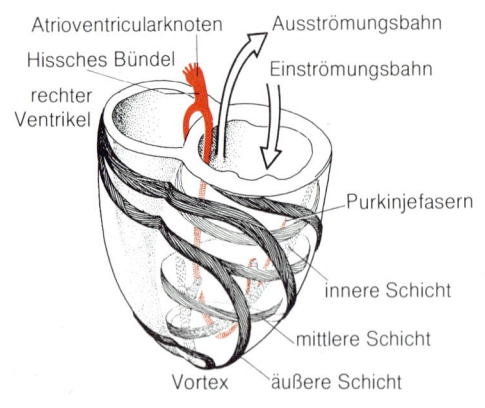

Abb. 257. Verlaufsrichtung der Herzmuskulatur. Die Schichtenbildung beruht auf dem unterschiedlichen Steigungswinkel spiralig verlaufender Bündel von Herzmuskelfasern. Rot = Erregungsleitungssystem. Sinusknoten nicht gezeichnet. (Nach Puff, 1960)

2. Wandbau des Herzens

Die Dreischichtung ist bereits am embryonalen Herz vorgezeichnet. Der Endothelschlauch wird zum Endokard, der Myoepikardmantel zu Myokard und Epikard.

Endokard

Das Endokard kleidet die Hohlräume des Herzens vollständig aus, überzieht also auch Papillarmuskeln, Trabeculae carneae und Chordae tendineae. Das Endokard besteht aus einer einschichtigen Lage von Endothelzellen, die in der Systole kubisch gestaucht, in der Diastole flach abgeplattet werden. Der zweite Bestandteil ist die Basalmembran mit dem locker gebauten subendothelialen Bindegewebe. Das darauf folgende *subendokardiale Bindegewebe* stellt die Verbindung zur Muskulatur her. Das subendokardiale Bindegewebe enthält elastische Netze und verzweigte glatte Muskelzellen. Sie bilden ein elastisch-muskulöses System zur Anpassung an die Volumensänderungen.

In das subendokardiale Bindegewebe sind die Verzweigungen des Reizleitungssystems eingebaut. Blutgefäße fehlen. Besondere Differenzierungen des Endokards sind die *Herzklappen*. Ihr subendokardiales Bindegewebe ist wegen der großen mechanischen Beanspruchung (S. 400) reich an kollagenen Fasern. Das Endothel überzieht Ober- und Unterseite. Eigene Blutgefäße fehlen auch ihnen.

Myokard

Das Myokard ist aus dem typischen Herzmuskelgewebe (S. 56) aufgebaut. Es stellt die Arbeitsmuskulatur des Herzens dar. Die netzartig untereinander verbundenen Stränge von Zellen werden zu makroskopisch sichtbaren Bündeln aggregiert. Präparatorisch läßt sich ein schraubiger Verlauf feststellen (Abb. 257), indem von einer äußeren, beide Kammern umgebenden Schicht Bündel ausscheren und im Gebiet einer Herzhälfte in eine fast zirkuläre Verlaufsrichtung einbiegen. Sie bilden die mittlere Schicht der Herzmuskulatur, ziehen dann steil aufwärts und erscheinen als innerste Schicht. Sie enden z. T. in den Papillarmuskeln und Trabeculae carneae. Der *Vortex cordis* kommt dadurch zustande, daß sehr steil verlaufende oberflächlich gelegene Bündel an der Spitze direkt in die entgegengesetzte Verlaufsrichtung in die Tiefe umbiegen. Die 3 „Schichten" sind durch lockeres Bindegewebe voneinander getrennt. Die Konstruktion ist am linken Ventrikel besonders deutlich. Die Wand des rechten Ventrikels und die der

Vorhöfe besteht nur aus 2 sich überkreuzenden Schichten.

Herzskelet

Es ist aus straffem Bindegewebe aufgebaut. Es besteht aus einem *Anulus fibrosus dexter* und *sinister* und je einem Faserring für die Wurzel des Truncus pulmonalis und der Aorta (Abb. 256 a). Das Baumaterial der versteifenden und verbindenden *Trigona fibrosa* ist Faserknorpel. Eine Öffnung im Trigonum fibrosum dextrum bleibt für den Durchtritt des Stammes des Hisschen Bündels ausgespart. Am Herzskelet heften sich die Herzklappen und die Vorhofs- und Kammermuskulatur an. Infolgedessen steht die Arbeitsmuskulatur des Vorhofes und der Kammer nicht in kontinuierlicher Verbindung, sondern endet bzw. beginnt am Herzskelet. Auch das Bindegewebe zwischen den 3 „Schichten" des Myokards strahlt in die Anuli fibrosi ein. An seiner Unterseite befestigt sich die Pars membranacea septi interventricularis. Topographisch entspricht das Herzskelet der Ventilebene. Sie projiziert sich am Herzen auf den Sulcus coronarius. Die Stellung der Aorten- und Pulmonalklappe ist aus Abb. 256 zu entnehmen.

Epikard

Es läßt den charakteristischen Bau der Serosa erkennen, die starken Volumenschwankungen ausgesetzt ist. Die Blutgefäße des Herzens sind in das subepikardiale Fettgewebe eingelagert. Es nivelliert die Furchen, so daß eine geschlossene Oberfläche zustande kommt. Bei überreichlicher Fetteinlagerung resultiert eine Beeinträchtigung der Herzfunktion.

3. Herzmuskelautomatie, Erregungsleitungssystem und Herznerven

Das zentrale Organ unseres Kreislaufes ist in seiner Funktion mehrfach gesichert und wird in die Lage versetzt, sich den Erfordernissen bei körperlicher Höchstleistung anzupassen.

Herzmuskelautomatie

Das Herzmuskelgewebe (Arbeitsmuskulatur) verfügt über die Fähigkeit zur automatischen rhythmischen Kontraktion.

Erregungsleitungssystem

Zur Koordination der Muskelautomatie verfügt das Herz über ein eigenes Zentrum der Erregungsbildung und über eigene Bahnen der Erregungsleitung, die als Erregungsleitungssystem bezeichnet werden. Es handelt sich um modifiziertes, sog. spezifisches Herzmuskelgewebe, das sich präparatorisch bis zu seinen subendokardialen Verzweigungen darstellen läßt. Das System besteht aus folgenden Anteilen (Abb. 257):

Sinusknoten (Nodus sinuatrialis, Keith-Flackscher Knoten). Er liegt in der Wand des rechten Vorhofes im Sulcus terminalis, im Winkel zwischen V. cava superior und rechtem Herzohr. Er steht in Verbindung mit der Arbeitsmuskulatur des Vorhofes.

Atrioventricularknoten (Nodus atrioventricularis, Aschoff-Tawarascher Knoten). Er liegt am Boden des rechten Vorhofes neben dem Septum interatriale auf dem Trigonum fibrosum dextrum dicht neben der Mündung des Sinus coronarius. Das spezifische Gewebe aus dem er aufgebaut ist, setzt sich fort in das

Atrioventricularsystem (AV-System). Die Erregungsleitung erfolgt zuerst im *Hisschen Bündel, Truncus fasciculi atrioventricularis*. Es durchsetzt das Trigonum fibrosum dextrum und teilt sich hinter der Pars membranacea septi in ein *Crus dextrum* und *sinistrum*. Man kann sagen, das Hissche Bündel reitet auf dem Septum interventriculare. Die Crura, *Kammerschenkel*, ziehen zu beiden Seiten des Septum subendokardial herzspitzenwärts und zweigen sich auf. Einige Äste biegen in Richtung Herzbasis um. Diese und die Endverzweigungen des Kammerschenkels bilden das Netz der *Purkinjefasern*, die an der Arbeitsmuskulatur, bevorzugt an den Papillarmuskeln, enden. Eine Abzweigung des Crus dextrum zieht in der Trabecula septomarginalis (Moderatorband) zum vorderen Papillarmuskel. Das Crus sinistrum teilt sich in zwei Äste auf, die in ihren Verzweigungen dem Gebiet des vorderen und hinteren Papillarmuskels entsprechen.

Feinbau. Das Baumaterial des Erregungsleitungssystems sind sarkoplasmareiche fibrillenarme Herzmuskelzellen. Der Gehalt an Mitochondrien ist gering. Bei manchen Tieren zeichnet sich das Erregungsleitungssystem durch besonderen Glykogenreichtum aus. Die Purkinjefasern gehen in die Arbeitsmuskulatur über, ohne synapsenähnliche Strukturen auszubilden.

Funktion und klinischer Hinweis. Zwischen Sinus- und Atrioventricularknoten besteht keine Verbindung durch spezifisches Herzmuskelgewebe. *Die Erregung, die im Sinusknoten gebildet wird, muß also über die Arbeitsmuskulatur zum AV-Knoten geleitet werden.* Dagegen wird die Grenze von Vorhofs- und Kammermuskulatur am Anulus fibrosus nur vom Hisschen

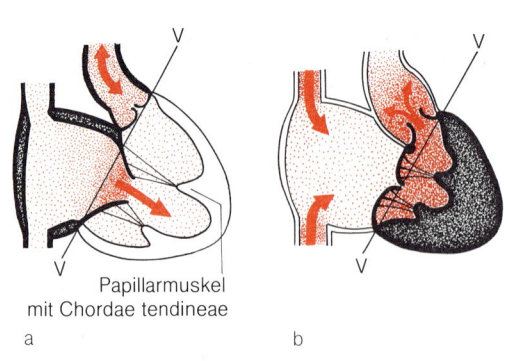

Abb. 258a u. b. Schema der Herzaktion. Abschnitte in der Systole sind dunkel, in der Diastole hell. V = Ventilebene; (a) In der Vorhofsystole strömt das Blut durch das Ostium zwischen den Segelklappen in die Kammer; (b) In der Kammersystole wird durch Tiefertreten der Ventilebene, Verschluß des Atrioventricularostiums und Kontraktion der Kammermuskulatur das Blut in die Schlagader ausgeworfen, deren elastische Wand gedehnt wird. Es strömt wieder Blut in den Vorhof nach; (a) Kammerdiastole: das in die Schlagader ausgeworfene Blut schließt die Taschenklappen und wird dadurch am Rückstrom in den Ventrikel gehindert. (Nach Leonhardt, 1973)

Bündel überbrückt. Es hat sich gezeigt, daß die einzelnen Anteile des Reizleitungssystem funktionell nicht gleichwertig sind. Der Sinusknoten, auch Schrittmacher genannt, weil er die Herzfrequenz bestimmt, induziert eine Schlagfrequenz von 70/min. Im AV-Knoten erfolgt eine Verzögerung der Erregungsleitung von 0,1 sec. Bei Ausfall des Sinusknotens übernimmt der AV-Knoten die Erregungsbildung. Die Schlagfrequenz des Herzens beträgt dann aber nur noch 50/min. Fällt auch noch der AV-Knoten aus, dann resultiert eine völlige Dissoziation zwischen Vorhofs- und Kammersystole. Die Systole der Kammer erfolgt nur noch 30 mal/min.

Herznerven
Die Herznerven passen die Herztätigkeit der Körpertätigkeit an. Die Steuerung erfolgt über das vegetative Nervensystem. Hierbei wirkt die Pars sympathica beschleunigend, der N. vagus verlangsamend.

Die *Herzäste* der Pars sympathica und des N. vagus bilden zwischen Aorta und Truncus pulmonalis den *Plexus cardiacus*. Hier durchmischen sich beide Faserarten. Während die Pars sympathica bereits postganglionäre Fasern führt, erfolgt die Umschaltung des N. vagus auf die postganglionäre Strecke in Nervenzellen, die im Gebiet der Herzbasis und des Vorhofs liegen. Die Endverzweigungen des Plexus erreichen die Arbeitsmuskulatur, vorwiegend aber den Sinus- und AV-Knoten. Die Beeinflussung des Sinusknotens besteht in einer Beschleunigung oder Verlangsamung, die Beeinflussung des AV-Knotens dagegen in einer Veränderung der Verzögerungsdauer. Andere Verzweigungen des Plexus cardiacus erreichen das Epikard. Sie führen afferente sensible Fasern, die der Schmerzleitung dienen.

4. Herzaktion

Der Pumpmechanismus des Herzens (Abb. 258) beruht auf der koordiniert ablaufenden Kontraktion der Arbeitsmuskulatur, **Systole**, alternierend mit einer Erschlaffung der Muskulatur, **Diastole**. Rechte und linke Herzhälfte arbeiten hierbei synchron.

Die Erregungsbildung im Sinusknoten führt innerhalb von 0,1 sec zur Kontraktion der Vorhöfe, *Vorhofssystole*. Unterdessen läuft die Erregung über die Arbeitsmuskulatur des rechten Vorhofes zum AV-Knoten. Er sorgt bei normaler Herztätigkeit für eine Verzögerung von 0,1 sec, bis die Erregungswelle im Hisschen Bündel an die Kammermuskulatur weitergeleitet wird und die *Kammersystole* einsetzt. Zuerst kontrahiert sich der rechte vordere Papillarmuskel, dann folgen die anderen. Während die Ventilebene in Richtung Herzspitze verlagert wird, kontrahiert sich das Gebiet der Einströmungsbahn. Der entsprechend der Muskelanordnung (Abb. 257) fortschreitende Kontraktionsablauf drängt das Blut zur Ausströmungsbahn. Das Austreiben des Blutes bis auf eine Restmenge beruht also auf der

Kontraktion des Myokards mit Auspressen des Muskelschwammes und dem Tiefertreten der Ventilebene.

Hierdurch wird gleichzeitig das Volumen der in der Diastole befindlichen (durch den Unterdruck im Herzbeutel/Pleuraraum offengehaltenen) Vorhöfe vergrößert. Blut wird aus den Venen angesaugt, d.h. es strömt entsprechend der Druckdifferenz nach. Herznahe Venen stehen infolgedessen unter der „Saugwirkung" des Herzens.

Funktioneller und klinischer Hinweis. Erst durch den Einbau der Ventile wird das Herz voll funktionsfähig (Abb. 258). Störungen des Klappenmechanismus führen deshalb zur erheblichen Beeinträchtigung der Herztätigkeit. Die Funktion der Atrioventricularklappen beruht darauf, daß das Blut bei der Systole die Segel bläht, die sich mit ihren Rändern dicht aneinanderlegen. Die Sehnenfäden verhindern, daß sie in den Vorhof zurückschlagen. Der Schluß der Aorten- und Pulmonalklappe wird durch das in die beiden elastisch dehnbaren (Abb. 258) Schlagadern ausgeworfene Blut herbeigeführt.

5. Blut- und Lymphgefäße des Herzens

Ein Muskel, der zeitlebens in Tätigkeit ist und für körperliche Höchstleistungen über eine beträchtliche Reserve verfügen muß, bedarf einer optimal anpaßbaren Versorgung mit Sauerstoff. Sie wird übernommen von Vasa privata, den beiden Herzkranzgefäßen, *Aa. coronariae cordis* (Abb. 256). Sie und die rückführenden Venenstämme fügen sich in die Sulci ein, eingebettet in Fettgewebe und überzogen vom Epikard. Die folgende Darstellung bezieht sich auf den Normalfall; Abweichungen sind häufig.

A. coronaria sinistra

Sie entspringt im Sinus aortae sinister oberhalb des freien Randes der linken Aortenklappe, zieht zwischen linkem Herzohr und Truncus pulmonalis nach vorn und teilt sich in den *R. circumflexus* und in den *R. interventricularis anterior*. Der R. circumflexus verläuft im Sulcus coronarius sinister bis zur Facies diaphragmatica. Der *R. interventricularis anterior* zieht im Sulcus interventricularis anterior bis zur Herzspitze.
- *Versorgungsgebiet:* Linker Vorhof, Wand des linken Ventrikels einschließlich eines Großteiles des Septum interventriculare und eines kleinen Anteils der Vorderwand der rechten Kammer.

A. coronaria dextra

Sie entspringt im Sinus aortae dexter, verläuft zunächst unter dem rechten Herzohr im Sulcus coronarius dexter nach rechts, biegt in den Sulcus interventricularis posterior ab und folgt ihm als *R. interventricularis posterior* auf der Facies diaphragmatica bis zur Herzspitze.
- *Versorgungsgebiet:* Rechter Vorhof, rechte Kammer (Abb. 256 b), hinterer Abschnitt des Septum interventriculare, Sinus- und AV-Knoten.

Obwohl zwischen den Endverzweigungen der beiden Coronararterien zahlreiche Anastomosen bestehen, reichen sie für einen funktionierenden Kollateralkreislauf nicht aus. Es handelt sich also um funktionelle Endarterien.
Abweichungen von dem hier aufgezeichneten Schema sind häufig. Von dem „ausgeglichenen" Typ der Abb. 256 unterscheidet sich der Typ mit Überwiegen der A. coronaria sinistra oder der A. coronaria dextra.

Herzvenen

Aus der Muskulatur der Facies sternocostalis cordis sammelt sich das Blut in der *V. cordis magna*, die mit der Arterie gemeinsam im Sulcus interventricularis anterior aufsteigt. Sie vereinigt sich mit der *V. cordis media* aus dem Sulcus interventricularis posterior und mit den Vv. posteriores ventriculi sinistri zum *Sinus coronarius*. Vor seiner Einmündung in den rechten Vorhof nimmt er noch die *V. cordis parva* aus dem Sulcus coronarius auf. Zahlreiche *Vv. cordis parvae* und *Vv. cordis minimae* münden direkt in den rechten Vorhof ein.

Klinischer Hinweis. Bei einer Einengung des Lumens der Coronararterien sind diese bei einer Leistungssteigerung nicht mehr in der Lage, sich zu erweitern und die notwendige Blutmenge dem Herzmuskel zur Verfügung zu stellen. Es tritt das Symptom der Angina pectoris auf. Stellt sich ein schwerwiegendes Mißverhältnis von Sauerstoffangebot und -bedarf ein, dann kommt es zum Myokardinfarkt, d. h. zu einem Untergang von Herzmuskelgewebe und eventuell zum Untergang von Anteilen des Erregungsleitungssystems (S. 57).

Lymphgefäße des Herzens

Aus einem subendokardialen, myokardialen und subepikardialen Netz wird die Lymphe den Nodi lymphatici mediastinales zugeleitet.

6. Topographisch- und praktisch-anatomische Bezüge

Gestalt des Herzens in situ während seiner Tätigkeit

Sie ist abhängig von der Körperlage, von der Stellung des Zwerchfells (Abb. 251) und vom Lebensalter. Der Herzspitzenstoß (s. u.) liegt beim Kind im 4., beim Greis im 6. Intercostalraum. Die altersbedingte Senkung der Organe betrifft also auch das Herz. Das Herz des Asthenikers steht mit seiner Längsachse mehr senkrecht (Tropfenherz) als das Herz des Pyknikers (quergestelltes Herz). Kenntnisse über die Gestalt des Herzens im Leben erhält man durch die Perkussion und Röntgenuntersuchung.

Die relative Herzdämpfung (S. 387) gestattet, die *Form des Herzens* zu bestimmen. Genaueren Aufschluß gibt die Röntgenaufnahme. Der *Herzschatten*, den das Röntgenbild in der Posterior-Anterior-Stellung (bezogen auf den Strahlengang) liefert (Abb. 251), läßt den Aortenbogen, den Pulmonalbogen, (oft nur angedeutet) den Bogen des linken Vorhofes und ausgeprägt den Bogen der linken Kammer erkennen. Die Kontur der gegenüberliegenden Seite wird gebildet von der V. cava superior und dem Bogen des rechten Ventrikels mit Vorhof. Im transversalen Strahlengang ist es möglich, den Raum zwischen Herz und Aorta descendens (Holzknechtscher Raum) zu untersuchen, dessen Ausmaße

Tabelle 87. Projektion der Herzklappen auf die vordere Rumpfwand

Herzklappe	Projektion auf
Rechte Atrioventricularklappe	Sternum in Höhe des 5. Rippenknorpels
Linke Atrioventricularklappe	4./5. Rippenknorpel
Pulmonalklappe	linker Sternalrand in Höhe des 3. Intercostalraums
Aortenklappe	linker Sternalrand am Ansatz des 4. Rippenknorpels

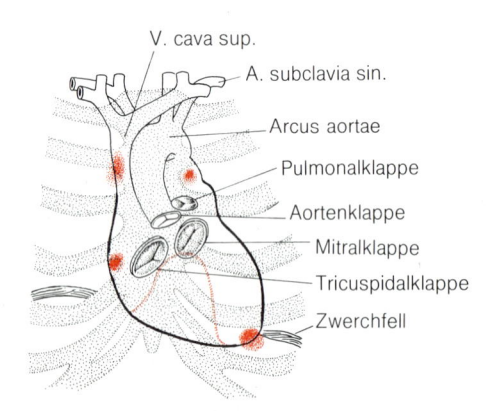

Abb. 259. Topographischer Bezug des Herzens und der großen Gefäßstämmen (dünne Linien) zur vorderen Thoraxwand in mittlerer Respirationslage. Beachte die Klappenstellung. Auskultationsstellen rot punktiert. Die rot punktierte Linie begrenzt das Feld der absoluten Herzdämpfung

Schlüsse über Erweiterungen des Herzens zulassen.

Zur Beurteilung des Herzens ist die *Bestimmung der Herzgröße* notwendig. Hierzu wird auf der Röntgenaufnahme die Medianlinie festgelegt (Abb. 251). Sie zeigt, daß ²/₃ des Herzens links, ¹/₃ rechts davon liegen. Der Abstand zur Herzspitze und zur äußersten Begrenzung des rechten Vorhofs wird eingetragen. Die Längsachse des gesunden Herzens beträgt ungefähr 15 cm (Abb. 251 a).

Lage des Herzens

Die Längsachse des Herzens verläuft schräg. Sie bildet mit der Transversal-Longitudinal- und Sagittalachse des Körpers (Abb. 251 u. 260) jeweils einen Winkel von ungefähr 40 Grad. Die Facies sternocostalis cordis wird fast ausschließlich vom rechten Ventrikel gebildet (Abb. 251). Auf der Facies diaphragmatica treffen sich rechte und linke Kammer. Infolge der Verlaufsrichtung der Herzachse von rechts hinten oben nach links vorne unten liegt der linke Vorhof am weitesten dorsal im Mediastinum, die Herzspitze bei mittlerer Respirationslage vorne im 5. Intercostalraum in der Medioclavicularlinie.

Zur Beurteilung des Herzens ist die Untersuchung der Herzklappenfunktion notwendig. Die 4 Klappen bilden die **Ventilebene**. Entsprechend dem Verlauf der Herzachse steht sie schräg im Körper. Feststellbar und von praktischer Bedeutung ist die *Projektion der Klappen auf die vordere Rumpfwand* (Abb. 259, Tabelle 87).

Auskultationsstellen

Die Stellen, an denen die „Herztöne" optimal zu hören sind, stimmen nicht mit der anatomischen Lage der Klappen überein, denn die Geräusche, die bei der Klappentätigkeit auftreten, werden durch den Blutstrom innerhalb des Herzens fortgeleitet. Die Auskultationsstellen sind in Abb. 259 rot punktiert.

An der vorderen Rumpfwand ist im 5. Intercostalraum 1 cm medial der Medioclavicularlinie der *Herzspitzenstoß* zu tasten. Er ist aber nicht identisch mit der Herzspitze, die vom linken Ventrikel gebildet wird, sondern wird verursacht durch den Anprall des Endes des rechten Ventrikels.

C. Mediastinum

Definition. Mediastinum („Was in der Mitte steht"; deshalb auch Mittelfell) heißt das zwischen den beiden Pleurahöhlen gelegene Gebiet. In ihm liegen das Herz, Leitungsbahnen und Rohrleitungen als Verbindungen zwischen Hals und Bauchraum.

Begrenzung und Einteilung

Das Mediastinum spannt sich zwischen Wirbelsäule und vorderer Brustwand aus. Caudal ist es durch das Zwerchfell, cranial durch die obere Thoraxapertur begrenzt. Diese Grenze ist nur topographisch, denn das Bindegewebe des Mediastinums geht kontinuierlich in das des Halses über. Entzündungen in den Bindegewebsräumen des Halses können deshalb ungehindert in das Mediastinum übertreten. Den seitlichen Abschluß bildet die Pleura mediastinalis (Abb. 260). Nach Übereinkunft unterscheidet man am Mittelfellraum einen vorderen und einen hinteren Anteil. Als Grenze wird die Hinterwand der Trachea angenommen. Ferner unterscheidet man aus topographisch-klinischen Gründen im vorderen Anteil ein oberes und unteres Mediastinum. Die Grenze liegt in Höhe der Bifurcatio tracheae.

Die Lage der **Bifurcatio tracheae** ist ein wichtiger Bezugspunkt. Es ist zu merken:
Die Bifurcatio tracheae projiziert sich im Stehen hinten auf den 4. Brustwirbel = der Interspinallinie. Vorne auf die Verbindungslinie zwischen linker und rechter 3. Rippe.

Die Besprechung der Organe im Mediastinum erfolgt stratigraphisch-topographisch in der Folge von ventral nach dorsal (Abb. 260). Nach Wegnahme des Sternums liegt das *vordere Mediastinum* frei. Es enthält im oberen Abschnitt:

I. Thymus, Bries

Die beiden meist nicht scharf voneinander abgrenzbaren Lappen (Lobi) liegen direkt hinter dem Manubrium sterni in einem Raum zwischen den beiden Pleurasäcken, *Trigonum thymicum* (Abb. 249), vor dem Herzbeutel, auf der Aorta ascendens und der V. brachiocephalica. Bei Neugeborenen ist der Thymus relativ groß (15 g schwer), nimmt bis zur Pubertät noch an Gewicht zu (bis 40 g) und reicht dann über die Incisura jugularis hinaus unter der *Lamina praetrachealis* bis zur Schilddrüse. Nach der Geburt bildet sich der Thymus zurück. Das lymphoepitheliale (lymphoreticuläre) Gewebe wird zunehmend durch Fettgewebe bis auf kleine Reste ersetzt. Es entsteht der Thymusfettkörper oder Thymusrestkörper des Erwachsenen.

Gefäßversorgung. Rr. thymici aus der A. thoracica interna und aus der A. thyroidea inferior.

Entwicklung S. 328, **Funktion** S. 136

Feinbau (Abb. 261)
Das Grundgewebe ist wie bei allen lymphatischen Organen ein zelliges Reticulum, das stel-

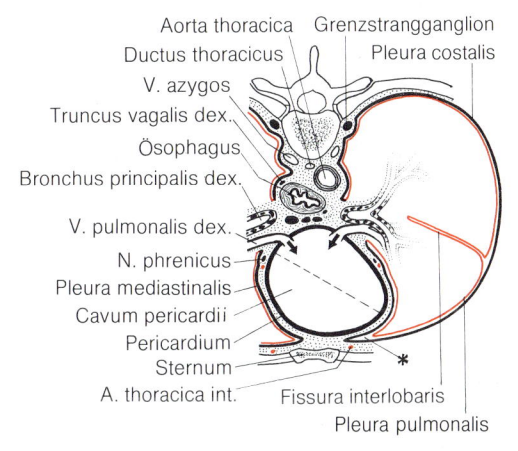

Abb. 260. Schematisierter Horizontalschnitt durch das Mediastinum: Herz entfernt. Rot Pleura pulmonalis; Lungenparenchym nicht gezeichnet. Zwischen den beiden Hauptbronchien vor dem Ösophagus Lymphknoten; seitlich des Wirbelkörpers links hinter der Aorta die V. hemiazygos. Pfeile: Strömungsrichtung in den Vv. pulmonales. Gestrichelte Linie: Herzachse. Vor dem N. phrenicus die A. pericardiacophrenica. * = Recessus costomediastinalis

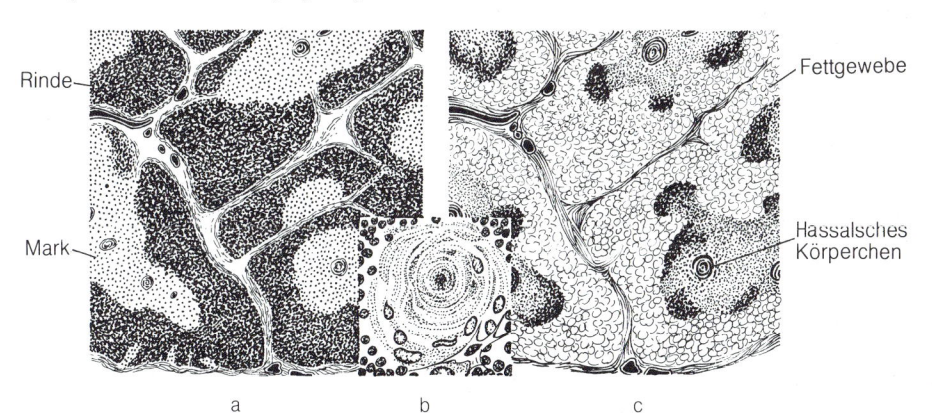

Abb. 261 a–c. Feinbau des Thymus, (**a**) des Neugeborenen; (**c**) des Erwachsenen mit Reduktion vor allem der Rindenzone (dunkel) und Ersatz durch Fettgewebe; (**b**) Hassallsches Körperchen bei stärkerer Vergrößerung; Thymocyten dunkel

lenweise seinen epithelialen Charakter (Herkunft aus dem Entoderm) bewahrt hat. In seinen Maschenräumen liegen die Lymphocyten.

Der Thymus wird von einer zarten Kapsel umgeben. Im Kindesalter ist die Läppchengliederung noch sehr auffällig. Den Grundstock bildet die lymphocytenarme Markzone, die sich dreidimensional verzweigt. Auf den Verzweigungen sitzt kappenartig die Rinde. Für die Involution des Organes ist der Abbau der Rinde charakteristisch. An ihre Stelle tritt Fettgewebe. Besondere Kennzeichen des Thymus sind die Hassallschen Körperchen (Abb. 261). Diese kugeligen Gebilde aus konzentrisch zusammengelagerten Epithelzellen finden sich ausschließlich im Mark. Sie erreichen oft eine beträchtliche Größe und enthalten im Innern Material zugrundegegangener Zellen (Zelldetritus). Über die Funktion der Lymphocyten, *Thymocyten*, S. 137.

II. Gefäße im Mediastinum

1. Vv. brachiocephalicae und V. cava superior, Obere Hohlvene

Die *Vv. brachiocephalicae* entstehen auf beiden Seiten durch Vereinigung der V. jugularis interna mit der V. subclavia. Die Vereinigungsstelle bildet den *Venenwinkel*. Die V. brachiocephalica sinistra ist länger, verläuft schräg hinter dem Manubrium sterni, nimmt den Plexus thyroideus impar über die V. thyroidea inferior und die V. thoracica interna auf und mündet im Bereich des 1. Intercostalraumes in die V. brachiocephalica dextra. Aus der Vereinigung der beiden geht die *V. cava superior* (Abb. 264) hervor. Das 4–5 cm lange Gefäß projiziert sich in seinem weiteren Verlauf auf den rechten Sternalrand. Vor Eintritt in den Herzbeutel nimmt die V. cava superior die V. azygos auf und mündet dann in den rechten Vorhof des Herzens.

Beide Gefäße sind herznahe Venen ohne Klappen. Der Blutstrom unterliegt der Saugwirkung des Herzens, die Wand der V. cava superior dem Unterdruck im Pleuraraum.

Übersicht über Herkunft des Blutes der V. cava superior

V. jugularis interna aus dem Kopf,
V. subclavia aus der oberen Extremität,
V. thoracica interna aus der vorderen Brustwand (Intercostalräume),
V. azygos aus dem Mediastinum und der hinteren und seitlichen Rumpfwand (Intercostalräume).

2. Aorta ascendens und Arcus aortae, Aortenbogen

Die Aorta ascendens (Abb. 264d), die mit dem *Bulbus aortae* zentral aus dem Herzen austritt, liegt fast bis zum Beginn des Bogens innerhalb des Herzbeutels. Der Scheitel des Arcus aortae reicht bis in Höhe des 2. Brustwirbels. Unter dem nahezu sagittal gestellten Bogen liegt der linke Hauptbronchus. In ihrem weiteren Verlauf gelangt die Aorta in das hintere Mediastinum. Sie wird dann Aorta descendens genannt.

Äste
– Aus der Aorta ascendens entspringen noch innerhalb des Bulbus dicht über den Aortenklappen die Aa. coronariae (S. 401).
– Aus dem Aortenbogen zweigen ab in der Reihenfolge von links vorne nach rechts hinten (Abb. 264d):
• der *Truncus brachiocephalicus*. Er ist ca. 3 cm lang, verläuft zunächst hinter der gleichnamigen Vene und teilt sich in die *A. subclavia dextra* und *A. carotis communis dextra*
• die *A. carotis communis sinistra*
• die *A. subclavia sinistra*
• in seltenen Fällen entspringt zwischen Truncus brachiocephalicus und A. carotis communis sinistra die A. thyroidea ima.

3. Truncus pulmonalis und Aa. pulmonales

Der Truncus pulmonalis geht aus dem rechten Ventrikel hervor. Unter dem Aortenbogen, wenig unterhalb der Bifurcatio tracheae, teilt er sich in die beiden Aa. pulmonales. Die A. pulmonalis dextra besitzt wegen der größeren Kapazität der rechten Lunge ein weiteres Lumen. Sie setzt die Verlaufsrichtung des Truncus fort und erreicht hinter der Aorta ascendens und hinter der V. cava superior den Lungenhilus. Die A. pulmonalis sinistra ist kürzer, ihr Lumen enger (Abb. 264b).

Das *Lig. arteriosum* ist ein bindegewebiger Strang zwischen der linken Lungenarterie und der konkaven Seite des Arcus aortae (Herkunft und Bedeutung S. 395).

Klinischer Hinweis. Lungenembolien treten wegen des typischen Verlaufes der A. pulmonalis dextra häufiger rechts auf.

4. Vv. pulmonales

Das in der Lunge mit O_2 angereicherte Blut wird über die Vv. pulmonales wieder zum Herzen gebracht. Meist verlassen auf jeder Seite 2 Gefäße den Lungenhilus und treten in das Mediastinum ein. Sie gelangen nach Durchtritt durch das Perikard zum linken Vorhof (Abb. 264).

III. Perikard, Herzbeutel

Der Herzbeutel birgt das Herz. Es liegt, nur an seinem Gefäßstiel aufgehängt, in der serösen Herzbeutelhöhle. Grundsätzlich stimmen auch hier die Serosaverhältnisse mit den auf S. 377 dargelegten überein, doch werden die Bezeichnungen im medizinischen Sprachgebrauch nicht konsequent gehandhabt, weshalb zunächst alte und neue Nomenklatur (PNA) nebeneinander aufgeführt werden.

– Die **Lamina visceralis pericardii serosi** (PNA) liegt dem Herzen auf und bildet seine äußerste Wandschicht. Man nennt sie allgemein **Epikard** (S. 399).

– Die **Lamina parietalis pericardii serosi** (PNA) ist die Serosaauskleidung des aus besonders straffen, scherengitterartig angeordneten Kollagenfasern aufgebauten **Stratum fibrosum** (= Pericardium fibrosum). Für diese beiden Anteile zusammen ist die Bezeichnung Herzbeutel oder *Perikard* gebräuchlich.

Der Übergang vom visceralen auf das parietale Blatt erfolgt auf der Oberfläche der großen Gefäße (Abb. 264 b). Zum Verständnis der Serosaverhältnisse an der Umschlagstelle verhilft die Kenntnis der Entwicklung des Perikards (Abb. 262): Die aus dem Truncus arteriosus durch Septierung entstandenen Gefäße Aorta und Truncus pulmonalis werden gemeinsam umschlossen. Sie bilden die Porta arteriosa des Herzbeutels. Die aus dem Sinus venosus (im weitesten Sinn) hervorgegangenen Gefäße werden gleichfalls gemeinsam umschlossen. Sie bilden die Porta venosa. Infolge des Wachstums des Herzens rücken beide Pforten zusammen, so daß zwischen ihnen nur ein schmaler Durchgang, der *Sinus transversus pericardii* bleibt. Hier lag das Mesocardium, das sich während der Ausgestaltung des Herzens zurückbildete.

Der Übergang vom visceralen zum parietalen Blatt schiebt sich beim Erwachsenen auf der Aorta bis zum Anfang des Arcus und auf dem Truncus pulmonalis und der V. cava superior mindest 1 cm weit vor. Die Basis pericardii ist mit dem Centrum tendineum des Zwerchfells an ihrer vorderen Zirkumferenz und an der Durchtrittspforte für die V. cava inferior verwachsen. Straffe Faserzüge befestigen es an der Rückseite des Sternums.

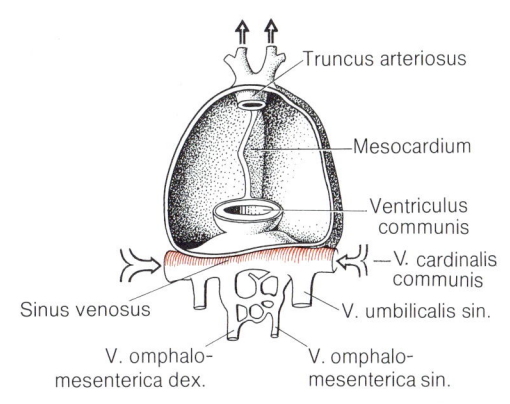

Abb. 262. Embryonaler Herzbeutel. Herz am Mesocardium abgeschnitten. Porta venosa (Sinus venosus) unten. Porta arteriosa (Truncus arteriosus) oben. Strömungsrichtung durch Pfeile gekennzeichnet (vgl. mit Abb. 253 – Portae unterteilt – und Abb. 264 b: Zustand beim Erwachsenen). Rot schraffiert der Anteil des Sinus venosus im Septum transversum. V. umbilicalis dextra in Rückbildung (nicht bezeichnet). Zwischen den Vv. omphalomesentericae bildet sich das Capillarnetz der Lebersinusoide aus

Funktionelle Bedeutung

Die spiegelglatten Serosaüberzüge ermöglichen ein reibungsloses Gleiten des Herzens bei seinen Pulsationen. Mit Ausnahme der Gefäßabgänge und des Sinus transversus pericardii liegt der Herzbeutel faltenlos und direkt der Herzoberfläche an. Die Widerstandsfähigkeit des Stratum fibrosum verhindert eine zu starke Ausdehnung bei der Diastole, wie sie eintritt, wenn der Herzbeutel operativ eröffnet wird. Er ist im Mediastinum durch die großen Gefäßstämme und über die *Membrana bronchopericardiaca* an der Trachea und nach unten am Zwerchfell verankert. Die Retraktionskraft der Lunge spannt das Perikard.

Innervation: R. pericardiacus n. phrenici (s. u.).

Gefäßversorgung: A. pericardiacophrenica aus der A. thoracica interna.

Klinischer Hinweis. Bei einer Entzündung (Perikarditis) können Verwachsungen entstehen, die die Herzfunktion hemmen. Punktion eines Ergusses im 5. Intercostalraum links dicht neben dem Sternum unter Beachtung der Pleuragrenzen. Z. B. bei einer Stichverletzung des Herzens füllt das austretende Blut den Perikardialraum auf. Das Herz wird komprimiert: weitere Diastolen sind unmöglich. Man bezeichnet diesen Zustand als *Herztamponade*.

IV. N. phrenicus, Zwerchfellnerv

Der Zwerchfellnerv (Abb. 264) entspringt als gemischter Nerv aus dem Plexus cervicalis, im wesentlichen aus C 4. Nach seiner Verlaufsstrecke im Halsbereich (S. 356) gelangt er zwischen A. und V. subclavia in die obere Thoraxapertur, zieht am Vorderrand der Pleurakuppel vorbei in das Mediastinum. Zwischen Perikard und Pleura mediastinalis gelegen, folgt der rechte N. phrenicus der V. cava superior, dann der rechten Herzkontur, der linke N. phrenicus der linken Herzkontur. Dieser erreicht das Zwerchfell meist etwas weiter ventral als der rechte. Ihre Endverzweigungen lassen sich bis zur Zwerchfellunterseite verfolgen.

Er versorgt *motorisch* die Zwerchfellmuskulatur, *sensibel* die Pleura mediastinalis und diaphragmatica, das Perikard und den Peritonealüberzug des Zwerchfells. Er soll auch den Peritonealüberzug von Leber und Gallenblase versorgen.

Der N. phrenicus wird auf seiner thorakalen Verlaufsstrecke von der *A. pericardiacophrenica* (aus der A. thoracica interna) begleitet.

Klinischer Hinweis. Reizung des N. phrenicus ruft den Schluckauf (Singultus) hervor. Krankhafte Prozesse im Bereich des sensiblen Versorgungsgebietes äußern sich in Schmerzen, die oft in die Schulter ausstrahlen.

V. Trachea, Luftröhre

Bau und Funktion S. 380.
Einteilung. Die *Pars cervicalis tracheae* reicht vom 6./7. Halswirbel bis zur Apertura thoracis superior. Die *Pars thoracica* von hier bis zur Bifurcatio tracheae. In der Ansicht von der Seite (Röntgenbild) zeigt sich, daß die Längsachse der Trachea caudalwärts sich immer mehr von der vorderen Thoraxwand entfernt, also schräg nach hinten gerichtet ist. Der Aortenbogen zieht links an ihr vorbei (Abb. 264) und drängt sie etwas nach rechts. Die Pulsationen der Aorta sind im Bronchoskop an dieser Stelle sichtbar. Vorne wird die Trachea vom Truncus brachiocephalicus gekreuzt. In der Rinne zwischen Trachea und Ösophagus zieht der N. laryngeus recurrens nach oben. Nodi lymphatici tracheales begleiten die Trachea. Größere Lymphknotenpakete liegen im Bifurkationswinkel, Nodi lymphatici tracheobronchiales superiores und inferiores (Abb. 264).

Gefäßversorgung. Rr. tracheales aus der A. thyroidea inferior und aus der Aorta descendens.

Innervation. Rr. tracheales aus dem N. laryngeus recurrens.

Klinischer Hinweis. Die Stellung der beiden Bronchien bringt es mit sich, daß Fremdkörper häufiger in den rechten Bronchus und damit in die rechte Lunge gelangen. Dies trifft auch für die Häufigkeit der Bronchopneumonie (S. 385) zu.

VI. Ösophagus, Speiseröhre

Durch Wegnahme der Organe des vorderen Mediastinums und der Trachea wird das **hintere Mediastinum** eröffnet. Es enthält den Ösophagus.

1. Ösophagusabschnitte

Der Ösophagus ist ein ca. 25 cm langer Muskelschlauch, der den Pharynx mit dem Magen verbindet. Wenn auch der obere Abschnitt im Halsbereich und der untere im Bauchraum liegen, wird hier der Ösophagus als vorderster Abschnitt des Verdauungsrohres im Zusammenhang besprochen. Man unterscheidet 3 Abschnitte (Abb. 264).

Pars cervicalis
Sie beginnt mit dem Ösophagusmund hinter dem Ringknorpel in Höhe des 6. oder 7. Halswirbels. Sie ist an der Ringknorpelplatte befestigt. Ihre Muskulatur setzt sich in die der Pars laryngea pharyngis [Hypopharynx] fort. Mit der Halswirbelsäule ist die Pars cervicalis durch sehr lockeres Bindegewebe verschieblich verbunden [Spatium retropharyngeum]. Direkt vor ihr liegt die Trachea. Nach Eintritt in die obere Thoraxapertur beginnt die

Pars thoracica
Sie ist mit ca. 16 cm der längste Abschnitt. Nach Eintritt in das Mediastinum liegt sie in einem geringen Abstand vor der Brustwirbelsäule hinter der Trachea, weicht in Höhe der Bifurcatio nach links aus und entfernt sich von der Wirbelsäule in gleichem Maße, wie sich die Aorta hinter den Ösophagus schiebt. Im Hiatus oesophageus beträgt der Abstand bereits 4 cm. Der untere Abschnitt der Pars thoracica wölbt die dorsale Wand des Herzbeutels etwas vor und hat dort enge Lagebeziehung zum linken Vorhof des Herzens. Dieser Abschnitt des Ösophagus ist dem Unterdruck im Pleuraraum ausgesetzt; sein Lumen ist deshalb offen.

Pars abdominalis
Im Hiatus oesophageus tritt in Höhe vom 11. oder 12. Brustwirbel der Ösophagus mit den

Mediastinum

beiden Vagusästen (Trunci vagales Abb. **264 e**) in den Bauchraum ein. Je nach Körperlage und Funktion ist die Strecke nur 1–4 cm lang. Die Muskulatur des Zwerchfells (Pars lumbalis) legt sich in einer Schlinge (Hälfte der Achtertour) um das Rohr. Durch Kontraktion der Muskulatur bei tiefer Einatmung kann hier für kurze Zeit der Ösophagus verschlossen werden. Außerdem muß er im Foramen wegen der Formveränderungen des Zwerchfells bei den Atembewegungen verschieblich eingebaut sein. Pleura- und Peritonealüberzug gehen abdichtend auf die Oberfläche des Ösophagus über (Abb. **264**). Der unterste Abschnitt der Pars abdominalis ist, wenn nicht Speisen transportiert werden, geschlossen. Dieser Abschnitt liegt als einziger intraperitoneal.

Engen des Ösophagus

– Die engste und am wenigsten erweiterungsfähige Stelle (*1. Enge*, 13 mm im Durchmesser) liegt hinter der Cartilago cricoidea. Sie wird bedingt durch den Tonus der Ringmuskulatur im Ösophagusmund und der Pars cricopharyngea des M. constrictor pharyngis inferior. Die Öffnung ist ein quergestellter Spalt.
– Die *2. Enge*, auch Aortenenge, liegt in Höhe vom 4. Brustwirbel. Sie wird hervorgerufen durch den Aortenbogen, der mit dem Bronchus sinister den Ösophagus komprimiert.
– Die *3. Enge* im Hiatus oesophageus ist auf den Tonus der Muskulatur des Ösophagus zurückzuführen. Hier verlaufen die schraubig angeordneten Muskelzüge sehr steil. Die Längsspannung führt zum Verschluß („Wringverschluß"). Zur vollständigen Abdichtung dienen außerdem Venenpolster. Sie bestehen aus zahlreichen Venenplexus.

2. Wandbau des Verdauungsrohres

Dem gesamten Verdauungskanal liegt ein einheitlicher Wandbau zugrunde, der von Abschnitt zu Abschnitt modifiziert ist (Tab. 87), je nachdem ob die Sekretion, die Resorption oder nur der Transport im Vordergrund stehen. Allen Abschnitten ist gemeinsam, daß der Inhalt transportiert wird. Hierzu und zur Durchmischung dienen die lumenverengenden Kontraktionswellen, die mit einer Verkürzung des Rohres einhergehen. Man nennt diese Tätigkeit der Muskulatur *Peristaltik*. Die Schichtenfolge wird in Tabelle 88 von innen nach außen aufgeführt (Abb. **263**).

Innervation des Verdauungsrohres

Das vegetative Nervensystem bildet Ganglien, die untereinander verbunden sind. Das eine Ge-

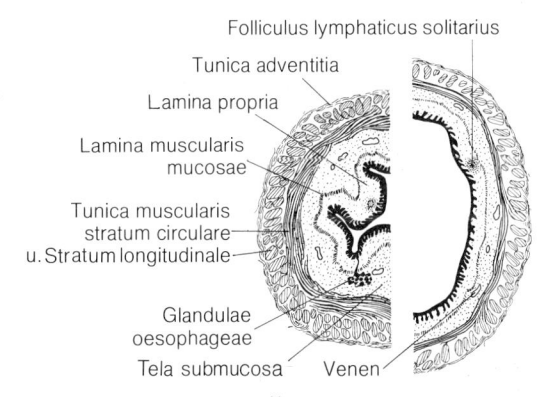

Abb. **263**. Wandbau des Ösophagus in kontrahiertem und dilatiertem Zustand. Beachte den Ausgleich durch die Tela submucosa. Lamina epithelialis schwarz (nicht bezeichnet)

Tabelle 88. Schichtenfolge des Verdauungsrohres von innen nach außen

Tunica mucosa	– *Lamina epithelialis mucosae* (indifferent, resorbierend oder sezernierend) – *Lamina propria mucosae*, eine Bindegewebsschicht – *Lamina muscularis mucosae*, eine zirkulärschraubig angeordnete Schicht glatter Muskulatur zur Feinanpassung an den Inhalt
Tela submucosa	eine locker gebaute Bindegewebsverschiebeschicht, die Blutgefäße und Nervengeflechte enthält.
Tunica muscularis	dient der Motorik, aus 2 Schichten aufgebaut: – ringförmig verlaufende innere Schicht – in Bündeln längs verlaufende äußere Schicht. Zwischen beiden eine Bindegewebslamelle mit Nervengeflecht
Tunica adventitia Tunica serosa	Bindegewebe zum Einbau oder Serosaüberzug mit subserösem Bindegewebe an frei in der Bauchhöhle liegenden Abschnitten

flecht, der *Plexus myentericus* (Auerbachscher Plexus) breitet sich flächenhaft in der Bindegewebslamelle zwischen Ring- und Längsmuskellage aus und dient ihrer Innervation, das andere liegt in der Tela submucosa. Es wird deshalb *Plexus submucosus* (Meißnerscher Plexus) genannt. Es innerviert Drüsen und die Lamina muscularis mucosae. Die Plexus wirken als Reflexapparat zur Koordination der Motorik.

Wandbau des Ösophagus
Die Speiseröhre ist ein Transportschlauch, der beim Schlucken mechanisch beansprucht wird und deshalb mit einem mehrschichtigen unverhornten Plattenepithel ausgekleidet ist.

Die innere Oberfläche des Schlauches muß gleitfähig gehalten werden. Muköse Drüsen der Lamina propria erzeugen den notwendigen Schleimüberzug. Das Schleimhautrelief paßt sich beim Schlucken dem Inhalt an, indem die Lamina muscularis mucosae ihren Tonus entsprechend einstellt.

Die Veränderungen des Lumens während des Transportes durch Enger- und Weiterstellen führt zu einer Scherwirkung zwischen der Tunica mucosa und muscularis (Abb. 263). Als ausgleichende Verschiebeschicht ist die Tela submucosa zwischengeschaltet. Die Bissen werden aktiv in den Magen befördert, indem sich die ringförmig-schraubig angeordnete Muskulatur, das Stratum circulare, in wellenförmigem Ablauf kontrahiert.

Die Längsspannung und die abschnittweise Verkürzung des Rohres ist an die Tonusänderungen des Stratum longitudinale gebunden.

Der Übergang von der Pharynxmuskulatur in die Muskulatur des Verdauungsrohres liegt im mittleren Drittel des Ösophagus.

Die oberen $^2/_3$ bestehen aus quergestreifter Muskulatur; sie kontrahieren sich schnell.

Das untere Drittel besteht aus glatter Muskulatur; es kontrahiert sich langsam. Beide Muskelgewebsarten kommen in der Übergangszone nebeneinander vor.

Die über den Ösophagus hinweglaufende Peristaltik darf nicht behindert werden. Sie ist durch das lockere Bindegewebe der Adventitia uneingeschränkt möglich.

Am Übergang zur Cardia des Magens sind die beiden mit verschiedenen Funktionen betrauten Epithelarten scharf voneinander abgesetzt. Einsprengsel von Magenschleimhaut in den untersten Abschnitt des Ösophagus sind häufig.

Funktioneller und praktischer Hinweis. Beim Schlucken öffnet sich der spaltförmige Ösophagusmund für ungefähr 1 sec und läßt den Bissen passieren. Er wird durch die Peristaltik in ca. 3 sec in den Magen befördert. Flüssigkeiten werden in den Magen gespritzt. Die Steuerung dieses Abschnittes des Schluckaktes erfolgt reflektorisch (Schluckzentrum).

Die Konstruktion des cardianahen Verschlusses beruht auf der Anordnung der Muskulatur. Steht der Ösophagus, wie in der Ruhe, nur unter Längsspannung, so wird das Lumen verschlossen gehalten. Verkürzt sich beim Schluckakt dieser Abschnitt durch Kontraktion der längsorientierten Muskulatur, dann öffnet sich das Lumen.

Gefäßversorgung. Die Gefäßversorgung der *Pars cervicalis* erfolgt aus der A. thyroidea inferior und aus der A. subclavia, die Versorgung der *Pars thoracica* aus 4–5 Rr. oesophagei der Aorta descendens und die Versorgung der *Pars abdominalis* aus der A. phrenica inferior und A. ga-

---

Abb. 264 a–f. Schichtweise Darstellung der Organe, Gefäße und Leitungsbahnen des Mediastinums und ihre Lagebeziehungen. In Abb. (e u. f) sind die Zusammenhänge auch mit den Nachbarregionen wiedergegeben. Rote Ziffern geben die Projektion auf die entsprechenden Wirbel an. (a) Vorderes Mediastinum; Herzbeutel eröffnet; Lunge am Lungenstiel abgetrennt; Zwerchfell nicht gezeichnet. Rot punktiert der vom visceralen Blatt überzogene Abschnitt der Aorta ascendens; (b) Das Herz wurde an seinem Gefäßstiel abgeschnitten, um Einblick in die Hinterwand des Herzbeutels zu geben. Roter Pfeil liegt im Sinus transversus pericardii. V. cava sup. nur als Stumpf, V. brachiocephalica entfernt. Dargestellt sind nach Entfernung des Lungengewebes die großen Stämme der Bronchien und Pulmonalarterien. Zwerchfell im Frontalschnitt um den Durchtritt der V. cava inf. zu zeigen; (c) Herzbeutel, V. cava sup. und A. pulmonalis sind entfernt, um die Trachea mit großen Bronchien einschließlich der wichtigsten Lymphknoten und die Lungenvenen zu zeigen; (d) Lagebeziehung zwischen Aorta, Trachea mit Bronchien und Ösophagus. Eingetragen sind die bronchopulmonalen Segmente; rechts 1–3 für den Oberlappen, 4 und 5 für den Mittellappen, 6–10 für den Unterlappen. Links 1–5 für den Oberlappen, 6–10 für den Unterlappen. Aus dem Bulbus aortae entspringen die beiden Stümpfe der Coronararterien; (e) Nach Wegnahme der Trachea verlaufen im hinteren Mediastinum der Ösophagus und der N. vagus mit seinen Ästen. Zur übersichtlicheren Darstellung wurden im cranialen Bereich die beiden Vagusäste nach lateral gezogen; (f) Nach Wegnahme des Ösophagus stellen sich der Ductus thoracicus mit Zuflüssen, die V. azygos und V. hemiazygos dar. Die Abflüsse und Anastomosen der Venen zur unteren und oberen Hohlvene sind eingetragen. Die gestrichelte Linie (rot) ist die Grenze des Zuflußbereiches des Ductus thoracicus (links) und des Ductus lymphaticus dexter (rechts)

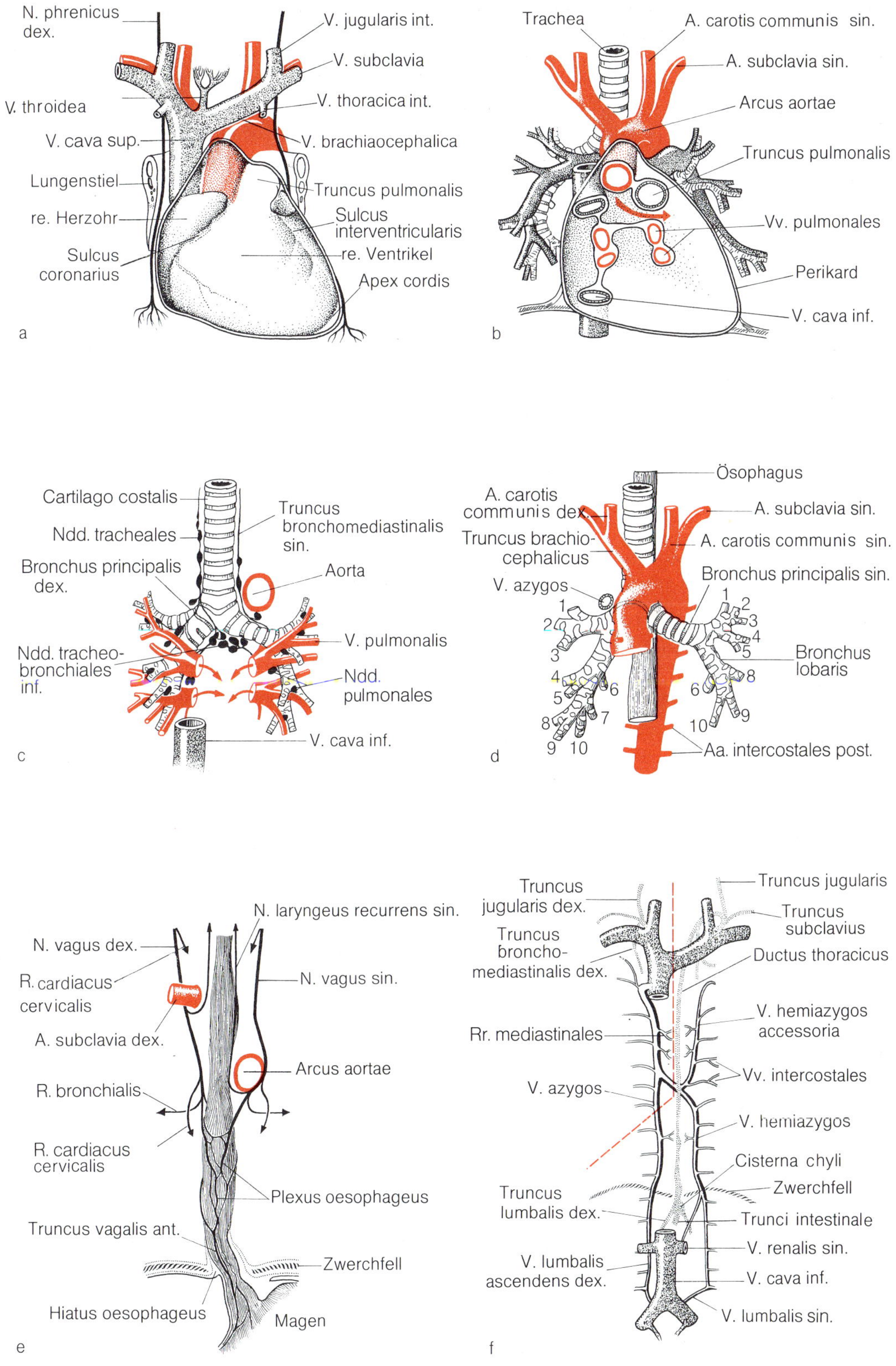
N. phrenicus dex.
V. jugularis int.
V. subclavia
V. throidea
V. thoracica int.
V. cava sup.
V. brachiaocephalica
Lungenstiel
Truncus pulmonalis
re. Herzohr
Sulcus interventricularis
Sulcus coronarius
re. Ventrikel
Apex cordis
a
Trachea
A. carotis communis sin.
A. subclavia sin.
Arcus aortae
Truncus pulmonalis
Vv. pulmonales
Perikard
V. cava inf.
b
Cartilago costalis
Ndd. tracheales
Truncus bronchomediastinalis sin.
Bronchus principalis dex.
Aorta
Ndd. tracheo-bronchiales inf.
V. pulmonalis
Ndd. pulmonales
V. cava inf.
c
Ösophagus
A. carotis communis dex.
A. subclavia sin.
Truncus brachio-cephalicus
A. carotis communis sin.
V. azygos
Bronchus principalis sin.
Bronchus lobaris
Aa. intercostales post.
1 2 3 4 5 6 7 8 9 10
d
N. laryngeus recurrens sin.
N. vagus dex.
R. cardiacus cervicalis
N. vagus sin.
A. subclavia dex.
Arcus aortae
R. bronchialis
R. cardiacus cervicalis
Plexus oesophageus
Truncus vagalis ant.
Zwerchfell
Hiatus oesophageus
Magen
e
Truncus jugularis
Truncus jugularis dex.
Truncus subclavius
Truncus broncho-mediastinalis dex.
Ductus thoracicus
V. hemiazygos accessoria
Rr. mediastinales
Vv. intercostales
V. azygos
V. hemiazygos
Cisterna chyli
Zwerchfell
Truncus lumbalis dex.
Trunci intestinale
V. renalis sin.
V. lumbalis ascendens dex.
V. cava inf.
V. lumbalis sin.
f

strica sinistra. Das venöse Blut fließt durch die V. azygos und hemiazygos ab.

Innervation. Die Steuerung der Peristaltik und die Innervation der Gll. oesophageae erfolgt durch das vegetative Nervensystem. Der N. vagus beschleunigt, der Truncus sympathicus hemmt die Peristaltik. Die Fasern aus dem Plexus oesophageus werden offenbar im Plexus myentericus und submucosus auf ein nächstes Neuron geschaltet, das die Muskulatur innerviert und für den koordinierten Ablauf der Peristaltik verantwortlich ist.

Klinischer Hinweis. An den Engen des Ösophagus treten Verätzungen gravierend in Erscheinung. Fremdkörper können sich hier einspießen. Sie werden von der Lamina muscularis mucosae in die Passagerichtung gedreht und können mit dem nächsten Bissen in den Magen transportiert werden. Verschluckte Nadeln sind auf diese Weise durch das gesamte Verdauungsrohr transportiert und wieder ausgeschieden worden. Außerdem sind die Engen Prädilektionsstellen für Carcinome. Bei Pfortaderstauung erweitern sich oft die Venenplexus des Ösophagus zu „Ösophagusvaricen". Die Strecke von den Schneidezähnen bis zum Ösophagusende/Cardia beträgt 40 cm. Danach tritt die Sonde z.B. bei einer diagnostischen Entnahme von Magensaft in den Magen ein. Verliert das Bindegewebe zum Einbau des Ösophagus im Hiatus oesophageus seine notwendige Festigkeit, dann können verschiedene Formen von Ösophagushernien resultieren, d.h. der Magen wird infolge der Längsspannung des Ösophagus eine Strecke weit in das Mediastinum hineingezogen. Eine Erweiterung des linken Vorhofes äußert sich oft durch Druck auf den Ösophagus als Schluckbeschwerden. Die enge nachbarliche Lage beider Organe ermöglicht die Ableitung eines EKG durch den Ösophagus.

VII. Nn. vagi, N. X

Sie treten nach ihrer cervicalen Verlaufsstrecke zwischen A. subclavia und V. brachiocephalica in das Mediastinum ein, schließen sich dem Oesophagus an (Abb. 264) und bilden in der Tunica adventitia oesophagei ein Geflecht, in dem es zu einem Austausch von Fasern der linken und rechten Seite kommt. Aus dem Plexus oesophageus gehen die beiden *Trunci vagales* hervor. Sie folgen dem Ösophagus durch den Hiatus. Infolge der Magendrehung und der dadurch bedingten Torquierung des Ösophagus liegt der Truncus vagalis posterior (meist rechter Vagus genannt) weiter dorsal als der Truncus vagalis anterior (linker Vagus). Im mediastinalen Abschnitt zweigen folgende Äste ab:

— *Nn. laryngei inferiores.* Sie werden wegen ihres besonderen Verlaufes (S. 326), der nur aus der Entwicklung zu erklären ist, auch *Nn. laryngei recurrentes* genannt. Der linke N. laryngeus recurrens biegt nach dorsal unten um den Aortenbogen medial vom Lig. arteriosum, der rechte um die A. subclavia dextra. Beide ziehen dann in der Rinne zwischen Trachea und Ösophagus zum Kehlkopf.
— *Rr. cardiaci cervicales inferiores.* Sie bilden mit den Rr. cardiaci cervicales superiores und Verzweigungen des Sympathicus den Plexus cardiacus [superficialis und profundus].
— *Rr. tracheales und bronchiales.* Sie bilden in der Wand der Bronchien und der Trachea gemeinsam mit Endverzweigungen des Truncus sympathicus den Plexus pulmonalis.
— *Rr. oesophagei* zur Versorgung der Muskulatur und Drüsen des Ösophagus.

VIII. Ductus thoracicus, Milchbrustgang

Der Ductus thoracicus (Abb. 264f) entsteht durch Vereinigung der beiden *Trunci lumbales* mit den *Trunci intestinales* etwas unterhalb des Hiatus aorticus (in Höhe von Th 12, L 1 oder L 2). Die Vereinigungsstelle ist bisweilen zur *Cisterna chyli* erweitert. Gemeinsam mit der Aorta durchsetzt er das Zwerchfell. Rechts von ihr und hinter dem Ösophagus gelegen zieht er über die Intercostalarterien hinweg, nimmt aus den Intercostalräumen kleine Lymphgefäße auf und verläßt gemeinsam mit der A. carotis communis sinistra die obere Thoraxapertur. Nach einer kurzen, bogenförmig gekrümmten Verlaufsstrecke über der Pleurakuppel vereinigt er sich mit dem *Truncus bronchomediastinalis sinister, Truncus jugularis sinister, Truncus mediastinalis anterior sinister, Truncus parasternalis* und *Truncus subclavius sinister.* Er mündet dann hinter der Clavicula in den linken Venenwinkel. Kurz vor der Mündung gelegene Klappen verhindern den Rückfluß venösen Blutes.

Der kurze Stamm des *Ductus lymphaticus dexter* entsteht durch die Vereinigung der Trunci der rechten oberen Körperhälfte. Er mündet in den rechten Angulus venosus (Tabelle 89).

Histologie. Der histologische Bau des Ductus thoracicus ähnelt dem der großen Venen.

Funktionelle Bedeutung und klinischer Hinweis. Der Ductus thoracicus und der Ductus lymphaticus dexter sind die einzigen großen Lymphgefäßstämme, durch die die Lymphe wieder dem Blut zugeführt wird. Ihre Aufgabe ist nur im Zusammenhang mit dem Lymphgefäßsystem und dem lymphatischen Apparat (S. 134)

Tabelle 89. Herkunft und Zuflüsse der Lymphe

Untere Extremitäten, äußeres Genitale, Beckenwand und Beckeneingeweide	Truncus lumbalis sin. u. dext.	
Baucheingeweide	Truncus intestinalis	
Obere li. Extremität, li. seitliche Brustwand, Mamma li. Hälfte	Truncus subclavius sin.	Ductus thoracicus
Vordere Brustwand, Mamma mediale Hälfte	Truncus parasternalis sin.	
li. Hälfte des Kopfes und der Halseingeweide	Truncus jugularis sin.	
li. Lunge, Trachea, Organe des li. hinteren Mediastinums	Truncus bronchomediastinalis sin.	
Organe des vorderen Mediastinums	Truncus mediastinalis ant. sin.	
Obere re. Extremität mit seitlicher Brustwand, Mamma re. Hälfte	Truncus subclavius dext.	
Vordere Brustwand, Mamma mediale Hälfte	Truncus parasternalis dext.	
re. Hälfte des Kopfes und der Halseingeweide	Truncus jugularis dext.	Ductus lymphaticus dext.
re. Lunge, Trachea, Organe des re. hinteren Medastinums	Truncus bronchomediastinalis dext.	
Organe des re. vorderen Mediastinums	Truncus mediastinalis ant. dext.	

zu verstehen. Der Transport der Lymphe erfolgt durch die in die Wand eingebaute Muskulatur; die Strömungsrichtung wird durch die Klappenstellung bestimmt. Die Bezeichnung Milchbrustgang rührt davon her, daß nach Fettresorption im Darm die Chylomikronen, die aus den intestinalen Lymphgefäßen über den Truncus intestinalis antransportiert werden, dem Inhalt des Ductus eine milchige Färbung verleihen. In den lymphatischen Organen freigesetzte Lymphocyten gelangen auf dem gleichen Weg in den Blutkreislauf, ebenso Eitererreger oder Tumorzellen, sobald sie die Barriere der Lymphknoten durchbrochen haben.

IX. Lymphknoten des Mediastinum
(Abb. 264)

Die *Nodi lymphatici parasternales*, die aus dem medialen Abschnitt der Mamma Zuflüsse bekommen, liegen in einer Kette hintereinander. Die Lymphe wird durch den Truncus parasternalis abgeleitet. Ansammlungen von Lymphknoten finden sich entlang allen großen Gefäßen wie V. cava superior, Aorta, V. brachiocephalica. Die *Nodi lymphatici tracheales* liegen an der Grenze zwischen vorderem und hinterem Mediastinum, zu beiden Seiten der Trachea. Sie erhalten Zuflüsse aus den *Nodi lymphatici bronchopulmonales und tracheobronchiales* (Abb. 264 c). Der Abfluß der Lymphe aus der Lunge erfolgt über die Trunci bronchomediastinales. Im hinteren Mediastinum liegen Lymphknoten zu beiden Seiten der Wirbelsäule.

X. V. azygos und V. hemiazygos

Die beiden Venenstämme liegen auf der Vorderseitenfläche der Brustwirbelsäule (Abb. 260 u. 264). Durch eine, manchmal zwei Anastomosen, die in Höhe des 7., 8. oder 9. Brustwirbels liegen, wird das Blut aus der links von der Wirbelsäule verlaufenden V. hemiazygos in die V. azygos geleitet. Sie zieht rechts der Wirbelsäule nach oben, biegt dann nach vorne über den Bronchus principalis dexter und mündet in die V. cava superior.

Äste und Zuflüsse

— *Vv. mediastinales* sind venöse Abflüsse aus den Organen des Mediastinum. Einzeln bezeich-

net werden, da von praktischer Bedeutung: Vv. oesophageae und Vv. bronchiales.
— *Vv. intercostales posteriores*. Venen, die aus den Zwischenrippengefäßen das Blut sammeln. Sie nehmen auch die Rr. spinales auf.
— Zuflüsse aus den Plexus venosi vertebrales internus et externus.
— Zuflüsse, die entwicklungsgeschichtlich zum Gefäßstamm gehören, allgemein aber mit besonderen Namen versehen werden.
• *V. hemiazygos accessoria*. Sie sammelt das Blut aus den Vv. intercostales 1–5 der linken Seite und mündet meist direkt in die V. hemiazygos.
• *V. lumbalis ascendens sinistra und dextra*. Sie nehmen Blut aus den segmentalen Venen des Bauchraumes auf, treten dann durch das Crus mediale des Zwerchfells und setzen sich in die V. azygos/hemiazygos fort.

Klinischer Hinweis. Die Anastomosen der beiden Venen mit der V. cava inferior und superior spielen als Umgehungskreisläufe bei der Verlegung oder Einengung der V. portae (Lebererkrankungen) eine wichtige Rolle (Porto-cavale Anastomosen).

XI. Truncus sympathicus

Die 10–12 Ganglien im Brustbereich liegen auf den Rippenköpfchen zu beiden Seiten der Wirbelsäule in der Fascia endothoracica unter der Pleura (Abb. **260**). Rr. interganglionares verbinden sie in der Längsrichtung, Rr. communicantes mit den Spinalnverven. Die Rr. viscerales versorgen die Thorakalorgane Trachea, Lunge, Ösophagus, Herz und beteiligen sich am Aufbau der Plexus.
Zu den Baucheingeweiden ziehen:
N. splanchnicus major. Seine präganglionären Fasern zweigen vom Brustganglion 5–9 ab, ziehen mit der V. azygos bzw. hemiazygos durchs Zwerchfell und werden im Ganglion coeliacum und mesentericum superius auf die postganglionäre Strecke synaptisch geschaltet. Schmerzen der Eingeweide werden afferent im N. splanchnicus geleitet.
N. splanchnicus minor. Er zweigt vom Brustganglion 10 und 11 ab und zieht gleichfalls zu den prävertebralen Ganglien. Gleiche Funktion wie der N. splanchnicus major.
Plexus aorticus. Er wird als Geflecht in der Adventitia der Aorta abdominalis von Endverzweigungen des Sympathicus und des parasympathischen N. vagus gebildet.
Das *Ganglion cervicothoracicum (Ganglion stellatum)* liegt auf dem Köpfchen der 1. Rippe hinter der Pleurakuppel zwischen A. vertebralis und A. carotis communis. Es entsteht durch Verschmelzung des 1. Brustganglion mit dem unteren Halsganglion.

Klinischer Hinweis. Blockade des Ganglion stellatum wird auf verschiedene Weise vorgenommen. Welche man auch immer wählt, stets breitet sich das Anaestheticum im lockeren Bindegewebe aus und umspült die Nervenzellen. Gelungene Stellatumblockade äußert sich im Auftreten des Hornerschen Syndroms.

XII. Aorta thoracica

Als Fortsetzung des Arcus aortae liegt die Aorta thoracica (Abb. **264**) im oberen Brustbereich zuerst seitlich der Wirbelsäule, gelangt in ihrem weiteren Verlauf immer mehr auf die Ventralseite, indem sie sich hinter den Ösophagus schiebt. Sie hat außerdem enge Lagebeziehungen zum Ductus thoracicus und zur linken Lunge.

Äste der Aorta thoracica
— **Paarige parietale.** 10 *Aa. intercostales posteriores* geben je 1 *R. dorsalis* zur autochthonen Rückenmuskulatur und einen *R. spinalis* zum Rückenmark ab. Die rechten Intercostalarterien ziehen über die Wirbelsäule hinweg. Die dorsalen Intercostalarterien beider Seiten anastomosieren mit den entsprechenden Aa. intercostales anteriores.
Aa. phrenicae superiores. Sie versorgen die Oberseite der Pars lumbalis des Zwerchfells.
— **Unpaare viscerale.** *Rr. mediastinales* versorgen die Organe des Mediastinum. Besonders hervorgehoben werden *Rr. oesophagei, Rr. pericardiaci* und die *Rr. bronchiales* (nutritiver Kreislauf der Lunge S. 384).
Nach dem Durchtritt durch den Hiatus aorticus heißt die Aorta descendens Aorta abdominalis (S. 464).

Klinischer Hinweis. Als Spätfolge der Syphilis kommt es bisweilen entlang der Vasa vasorum zu Zerstörungen der elastischen Membranen. Die Wand hält dem Blutdruck nicht mehr stand, es resultiert eine Ausbuchtung (Aneurysma). Bei einem geringfügigen Anlaß kann sie rupturieren. Die Aortensklerose ist eine Erkrankung der Intima, bei der primär Cholesterin im subendothelialen Bindegewebe abgelagert wird.

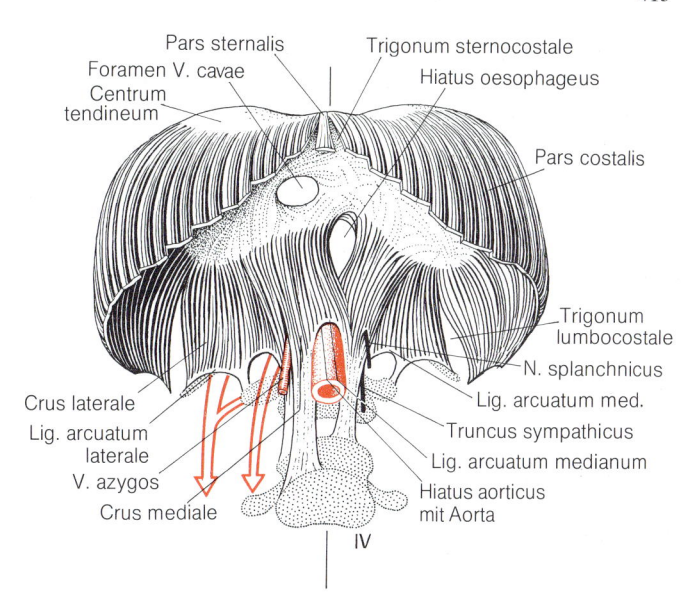

Abb. 265. Zwerchfell in der Ansicht von vorne. Der Pfeil unter dem Lig. arcuatum lat. dex. bezeichnet die Verlaufsrichtung des M. quadratus lumborum, der Pfeil unter dem Lig. arcuatum med. dex. die Verlaufsrichtung des M. psoas

D. Diaphragma, Zwerchfell

Das Zwerchfell bildet die kuppelförmige muskulös-sehnige Trennwand zwischen Brust- und Bauchraum. Es ist der wichtigste Atemmuskel.

Das Zwerchfell ist eine Besonderheit der Säugetiere. In der Phylogenese entwickelt es sich, wie die Innervation beweist, aus Muskelmaterial, das aus den 3. bis 5. Cervicalsomiten stammt. Es erfuhr samt Herz einen Descensus und heftete sich an der Grenze von Brust- und Bauchhöhle an.

Zwerchfellanteile

Entsprechend den Ursprüngen an der unteren Thoraxapertur unterscheidet man folgende Anteile (Abb. 265) des Zwerchfells:

− **Pars sternalis.** Sie entspringt an der Rückseite des Processus xiphoideus und der Rectusscheide.

− **Pars costalis.** Sie entspringt auf beiden Seiten zackenförmig von den Knorpeln der 6 untersten Rippen alternierend mit den Zacken des M. transversus abdominis.

− **Pars lumbalis.** Sie entspringt sehnig mit einem *Crus mediale* in Höhe des 1.–4. (links 1.–3.) Lendenwirbels am Lig. longitudinale anterius. Die Muskelfasern des Crus mediale dextrum und sinistrum steigen steil auf und biegen in typischer Weise oft unter Überkreuzung um Aorta und Ösophagus, bevor sie das zentrale Sehnenfeld erreichen.

Das *Crus laterale* entspringt seitlich an den ersten beiden Lendenwirbelkörpern und an 2 arkadenförmigen Sehnenstreifen. Sie sind Verstärkungen der Muskelfascien. Der mittlere Bogen, *Lig. arcuatum mediale*, überspannt den M. psoas und reicht bis zum Processus costarius des 2. Lendenwirbels. Von hier zieht der seitliche Bogen, *Lig. arcuatum laterale*, über den M. quadratus lumborum zur 12. Rippe. Die beiden Bögen werden auch Psoas- und Quadratusarkade oder Hallersche Bögen genannt.

Zwischen Pars sternalis und costalis bleibt ein von Bindegewebe ausgefülltes muskelfreies dreieckiges Feld, *Trigonum sternocostale* [Larreysche Spalte]. Ein ähnliches Feld unterschiedlicher Ausdehnung, *Trigonum lumbocostale* [Bockdaleksches Dreieck], schiebt sich zwischen Pars costalis und lumbalis.

Die Muskelfasern des Zwerchfelles ziehen bogenförmig nach oben und strahlen konvergierend in das *Centrum tendineum* ein.

Gestalt des Zwerchfelles

Sie wird durch den Rahmen der unteren Thoraxapertur bestimmt. Der Scheitel der Konvexität mit den Centrum tendineum ist etwas nach vorne verschoben, die Ausdehnung des Gewölbes in dorsoventraler Richtung geringer als in transversaler. Durch den *Herzsattel* wird eine rechte und eine linke (meist etwas niedrigere) *Zwerchfellkuppel* (Abb. 251 u. 259) gebildet.

Öffnungen und Durchtrittsstellen

Gefäße, Leitungsbahnen und Organverbindungen, die aus dem Mediastinum in den abdominalen Bereich übertreten, müssen das Zwerchfell durchsetzen. Sie benützen folgende Stellen:

Die V. cava inferior zieht gemeinsam mit dem R. phrenicoabdominalis des rechten N. phrenicus durch das Centrum tendineum. Im *Foramen v. cavae* ist das Gefäß so eingebaut, daß es nicht kollabieren kann (Saugwirkung des Herzens!)

Die Aorta descendens benützt gemeinsam mit dem Ductus thoracicus den *Hiatus aorticus,* der von den beiden Crura medialia gebildet wird. Er liegt in Höhe des 1. Lendenwirbels. Um den Hiatus legt sich ein verstärkender Kollagenfaserbogen, *Lig. arcuatum medianum,* damit das Gefäß bei der Zwerchfellkontraktion nicht eingeengt wird.

Ösophagus und Trunci vagales (auch der R. abdominalis des linken N. phrenicus) ziehen durch den *Hiatus oesophageus.* Er liegt cranioventral vom Aortenschlitz und wird vor allem von Crus mediale dextrum (Abb. 265) gebildet. Bei tiefster Inspiration kann durch Muskelkontraktion der Ösophagus komprimiert werden.

V. azygos, V. hemiazygos und die Nn. splanchnici durchbohren den medialen Zwerchfellschenkel.

Der Grenzstrang des Sympathicus tritt auf beiden Seiten zwischen medialem und lateralem Schenkel in den abdominalen Bereich über. Die Aa. thoracicae internae benützen das Trigonum sternocostale als Durchtrittspforte.

Innervation

N. phrenicus und Nebenphrenici (S. 208). Die Rr. abdominales führen sensible Fasern. Sie gelangen zum Peritoneum der Organe des Oberbauchraumes.

Gefäßversorgung

Arteriell aus der A. thoracica interna über die A. pericardiacophrenica und A. musculophrenica. Hinzu kommen kleine Äste direkt aus der Aorta, die Aa. phrenicae. Der mediale Endast der A. thoracica interna heißt nach dem Durchtritt durch das Trigonum sternocostale A. epigastrica superior.

Funktionelle und topographische Bezüge

Die Kontraktion der muskulären Anteile führt zu einer Abflachung der Kuppeln und damit zu einer Vergrößerung des Pleuraraumes (Atemmechanik S. 388). Im Stehen wirkt das Gewicht der Eingeweide gleichsinnig. Bei Erschlaffung der Muskulatur setzt die Retraktionskraft der Lunge ein: das Zwerchfell wird jetzt nach oben gezogen. Es steht zeitlebens im Spiel dieser Kräfte. Die Bauchpresse drückt den Eingeweidezylinder nach oben, drängt die Zwerchfellkuppeln in den Pleuraraum und trägt damit zu einer verstärkten Exspiration bei. Wird nach tiefer Inspiration durch Glottisschluß der „Atem angehalten", dann dienen die mit Luft gefüllten Lungen bei Einsatz der Bauchpresse als Widerlager und die Druckerhöhung im Bauchraum wirkt auf die Hohlorgane, z. B. zur Entleerung. Unter der rechten Zwerchfellkuppel ist die Leber eingefügt und mit der Area nuda dorsal am Zwerchfell befestigt. Auf der rechten Kuppel liegt der Lobus inferior der rechten Lunge. An die Unterseite der linken Zwerchfellkuppel stößt hinter dem linken Leberlappen der Magenfundus; daneben die Milz. Aufgelagert ist der Lobus inferior der linken Lunge. Auf dem Herzsattel liegt das Herz. Das Pericardium fibrosum ist (Abb. 264b) mit dem Centrum tendineum eine Strecke weit verwachsen. Ober- und Unterseite des Zwerchfells sind mit dem parietalen Blatt der Serosa der jeweiligen Körperhöhlen überzogen. Im Trigonum lumbocostale erreicht die Niere das Diaphragma (Abb. 317).

In mittlerer Respirationslage im Stehen projiziert sich die rechte Zwerchfellkuppel (Abb. 259) in der Medioclavicularlinie auf den 4. Intercostalraum. Die linke Zwerchfellkuppel steht in der Regel um ½ Intercostalraum tiefer.

Abweichungen

Von dieser Angabe weicht die Stellung des Zwerchfells bei der Leiche ab, da infolge des Wegfalls des Muskeltonus die Retraktionskraft der Lunge wirksam wird und bei der üblichen Fixation in Rückenlage das Gewicht der Organe die Kuppel verformt. Es steht in Höhe der 4. Rippe.

Abweichungen sind auch in Abhängigkeit von der Konstitution, vom Alter (beim Kleinkind 3., beim Greis 5. Intercostalraum), vom Geschlecht (bei Frauen tiefer), von der Körperlage (im Liegen höher als im Stehen) und von der Füllung der Baucheingeweide (Gravidität, Meteorismus) zu registrieren.

Auffällig ändert sich der Zwerchfellstand bei der Atmung. Auf den obigen Normalwert bezogen, steht die rechte Zwerchfellkuppel

bei tiefster Inspiration in Höhe der 7. Rippe (= 10. Brustwirbel)

bei tiefster Exspiration in Höhe der 4. Rippe (= 8. Brustwirbel).

Die Verschiebung beläuft sich also auf 6–7 cm. Bei tiefster Inspiration hat die Hebung des Thorax (S. 388) und das Tiefertreten des Herzsattels zur Folge, daß der vordere Abschnitt des

Zwerchfells nach unten umschlägt (Abb. **251 b**) und die Pulsationen des Herzens im Epigastrium zu tasten sind.

Klinischer Hinweis. Eine Verbindung zwischen Brust- und Bauchhöhle bleibt bestehen, wenn der Hiatus pleuroperitonealis nicht verschlossen wird. Die muskelfreien Stellen des Zwerchfells sind Orte geringeren Widerstandes. Die physiologische Erhöhung des intraabdominellen Druckes kann bei einer Veranlagung zur Bildung von Hernien (innere Brüche) führen, d. h. die Baucheingeweide treten in den Brustraum über. Prädilektionsstellen sind der Hiatus oesophageus und das Trigonum lumbocostale. Auch Abscesse können hier durchbrechen. Vermehrte Luftansammlung im Magen drängt die linke Zwerchfellkuppel nach oben und „drückt aufs Herz". Lähmung des Zwerchfells (z. B. bei Kinderlähmung) führt meist zum Tod, wenn nicht eine künstliche Beatmung angewandt wird. Eine Erkrankung der Leber, Gallenblase und des Pankreas äußert sich oft in Schmerzen, die in die *rechte* Schulter ausstrahlen. Das Peritoneum dieser Organe wird vom R. abdominalis des rechten Zwerchfellnerven versorgt.

Baucheingeweide

A. Cavum abdominis, Bauchhöhle

1. Begrenzung der Bauchhöhle

Die Bauchhöhle, *Cavum abdominis*, wird oben durch das Zwerchfell (S. 413), hinten durch die Wirbelsäule, seitlich und vorn durch Muskeln und ihre Sehnenplatten begrenzt. Nach unten setzt sich die Bauchhöhle in die Beckenhöhle, *Cavum pelvis*, fort. Den caudalen Abschluß bildet das *Diaphragma pelvis* (S. 477). Durch die Wölbung des Zwerchfells nach oben rücken Teile der Bauchhöhle in den Schutz der Thoraxflanken. Unten dienen die Darmbeinschaufeln gleichfalls dem Schutz der dort gelegenen Abdominalorgane. Die Ausdehnung der Bauchhöhle fällt also nicht mit den äußeren Grenzen des Bauches zusammen, und die Gestalt des Cavum abdominis wird wesentlich von den Größenverhältnissen der knöchernen Ringe, Thorax und Becken, beeinflußt.

2. Gliederung der Bauchhöhle

Innerhalb des Bauchraumes unterscheidet man das **Cavum peritonei**, die Bauchhöhle im engeren Sinne, und das **Spatium retroperitoneale**. Das Cavum peritonei ist allseitig vom *Peritoneum parietale* ausgekleidet, ein viscerales Blatt, *Peritoneum viscerale*, überzieht einen großen Teil der Bauch- und Beckenorgane.

Nach Eröffnung der Bauchhöhle und nach Entfernung der vorderen Bauchwand blickt man auf das große Netz, *Omentum majus* (Abb. 270), das von der großen Magenkurvatur seinen Ausgang nimmt, wie eine Schürze herabhängt und den Bauchhöhleninhalt mehr oder weniger vollständig bedeckt.

Das *Quercolon* mit seinem *Mesocolon transversum* teilt die Bauchhöhle in zwei Etagen (Abb. 271), die *Pars supracolica* und die *Pars infracolica*:

Die Pars supracolica (**Oberbauchraum**) wird auch als „*Drüsenbauch*",

die Pars infracolica (**Unterbauchraum**) als „*Darmbauch*" bezeichnet.

Hierbei handelt es sich jedoch nicht um abgeschlossene oder gar völlig voneinander getrennte Räume, vielmehr stehen beide Etagen durch unterschiedlich weite Spalten miteinander in Verbindung. Aus entwicklungsgeschichtlichen, topographischen, funktionellen und nicht zuletzt praktischen Gründen jedoch hat sich eine solche Einteilung als nützlich erwiesen.

Oberbauch

Magen und Duodenum, Leber, Pankreas und Milz liegen im Oberbauch und weisen besonders enge topographische Beziehungen zueinander auf. Mit Ausnahme der Milz sind sie aus jenem Teil des Darmrohres hervorgegangen, der sowohl ein dorsales als auch ein ventrales Gekröse besitzt (S. 417). Sie liegen zwischen dem Zwerchfell und dem Mesocolon transversum und werden deshalb als obere Baucheingeweide bezeichnet.

Darmbauch

Der Darmbauch beherbergt die unteren Baucheingeweide, Dünndarm, Dickdarm und Enddarm. Sie liegen zwischen dem Mesocolon transversum und der Linea terminalis, dem Eingang in das kleine Becken. Hingegen gehören die großen Gefäßstämme des Bauches, Aorta und Vena cava inferior, ebenso wie Nieren, Nebennieren und Harnleiter dem Retroperitonealraum an.

3. Peritoneum

Das Bauchfell, das als *Peritoneum parietale* alle Wände der Bauchhöhle auskleidet und als *Peritoneum viscerale* die intraperitoneal gelegenen Teile der Bauch- und Beckeneingeweide vollständig überzieht, besteht aus einer epithelialen Lage meist platter Zellen (**Mesothelzellen**, Serosadeckzellen). Die Oberfläche des Peritoneums ist spiegelnd glatt und feucht (*seröse Haut*). Unter dem Epithel liegt eine dünne Bindegewebsschicht, *Lamina propria serosae*, welche sich im Bereich des parietalen Peritoneums in die Fascia transversalis der Bauchwand fortsetzt. Über den verschiedenen Organen hat es die Funktion einer lockeren Verschiebeschicht. Dort, wo sekundäre Verwachsungen eingetreten sind, wie z. B.

beim Duodenum oder beim Colon, bleibt diese Bindegewebsschicht erhalten, während die trennenden Epithellagen geschwunden sind.

Die **Mesenterien**, die durch parietales und viscerales Peritoneum miteinander verbunden sind, besitzen beiderseits einen Serosaüberzug. Die bindegewebige Zwischenschicht, in der die Blut- und Lymphgefäße sowie die Nerven verlaufen, ist je nach den mechanischen Anforderungen verschieden stark gebaut. Dieser Zwischenraum enthält ferner Lymphknoten und Fettgewebe. Die Mesenterien werden nach ihrem zugehörigen Darmabschnitt durch Voranstellen der Silben „*Meso*" gekennzeichnet, z. B. Mesogastrium, Mesocolon etc.

Organe, die vollständig von Bauchfell überzogen sind und demnach auch ein „Meso" besitzen, liegen **intraperitoneal**.

Primär retroperitoneale Organe dagegen sind solche, die während der ganzen Entwicklung außerhalb des Peritonealraumes gelegen sind, z. B. die Nieren, die Harnleiter, die Aorta usw.

Organe hingegen, die ursprünglich intraperitoneal lagen und während der Entwicklung mit der Bauchwand verwachsen, verlieren an diesen Verlötungszonen das Bauchfellepithel und ihr freies Gekröse. Auf diese Weise geraten sie in **sekundär retroperitoneale Position**.

Klinischer Hinweis. Die glatte feuchte Oberfläche des Peritoneums (ca. 2 m^2) erleichtert das *Gleiten* der intraperitoneal gelegenen Organe gegeneinander. Die Bedeutung dieser freien Beweglichkeit wird klar, wenn es aufgrund von mechanischen, chemischen, bakteriellen oder thermischen Reizen zu Verwachsungen benachbarter Serosablätter und damit zur Verödung von Peritonealspalten kommt. Dann treten bei Bewegungen des Darmes Zerrungen auf, die so schmerzhaft sein können, daß die Verwachsungen operativ gelöst werden müssen.

Die *Schmerzempfindlichkeit* des Bauchfells ist besonders groß im Bereich des parietalen Blattes, während sie im visceralen Teil fast völlig fehlt. Jede stärkere Irritation des parietalen Peritoneums wird nicht nur als schmerzhaft empfunden, sondern kann vom Patienten auch ziemlich genau lokalisiert werden. Dagegen reagiert das Peritoneum viscerale kaum auf entzündliche und mechanische Reize. Man kann an Magen und Darm schneiden und nähen, ohne daß unangenehme Sensationen ausgelöst werden, während der Zug an den Bauchorganen als sehr schmerzhaft empfunden wird. Der Patient ist aber nicht in der Lage, den Ort der Einwirkung exakt anzugeben.

Die Erklärung für dieses Verhalten wird auf die unterschiedliche Innervation zurückgeführt – nämlich spinale Nerven, die das parietale, und autonome Nerven, die das viscerale Blatt versorgen. Das parietale Peritoneum ist deshalb ein feiner Indikator für entzündliche Prozesse, die sich in der Bauchhöhle entwickeln. Die Reizung seiner sensiblen Nerven führt zur unwillkürlichen Dauerkontraktion der Bauchdeckenmuskulatur. Lage, Ausdehnung und Stärke der Bauchdeckenspannung geben ziemlich genau Ort und Intensität der peritonealen Reizung wieder.

Klinischer Hinweis. Bei jeder Bauchoperation muß der Chirurg vorsichtig mit dem Peritoneum umgehen, es muß sorgfältig vernäht werden, weil es zu einer Einschleppung von Keimen und als Folge zu einer Entzündung, **Peritonitis**, kommen kann. Die Peritonitis ist gefürchtet, weil sich in der großen Bauchhöhle die Entzündung leichter und schneller als anderenorts ausbreiten kann. Von der großen resorbierenden Peritonealoberfläche aus würde der Körper mit giftigen Stoffen überschüttet und daran zugrunde gehen.

B. Entwicklung der Baucheingeweide und der Mesenterien

1. Mesenterium

Am Beginn seiner Entwicklung bildet der Darmkanal ein annähernd gerade gestrecktes Rohr, das in der Medianebene des Körpers durch die Leibeshöhle verläuft. Dieses entodermale Darmrohr wird von einer *visceralen Mesodermschicht*, die der Splanchnopleura entstammt, umhüllt. Dorsal geht die Mesodermschicht in eine breite, sagittal gestellte Gewebsplatte, das **Mesenterium dorsale commune**, über und bindet das Darmrohr in seiner ganzen Ausdehnung (caudaler Abschnitt des Vorderdarmes, Mitteldarm und Enddarm) an die hintere Leibeswand. Hier geht es in die *parietale Mesodermschicht (Somatopleura)* über.

Das Mesenterium dorsale commune (Abb. **266a**) stellt in diesem Entwicklungsstadium somit eine doppelschichtige Trennwand zwischen dem rechten und linken intraembryonalen Cölom dar.

Ein **Mesenterium ventrale** (Abb. **266a**) findet sich nur oberhalb der V. umbilicalis, d. h. nur im Bereich des unteren Ösophagusabschnitts, des Magens und des oberen Duodenum. Als sagittal gestelltes Doppelblatt des visceralen Mesoderm verbindet es demnach die genannten Darmabschnitte mit der vorderen Leibeswand.

Die weitere Entwicklung der Mesenterien wird weitgehend durch die Umbildungen des Darmrohres selbst bestimmt, wobei es sekundär zu Verklebungen bestimmter Darmabschnitte

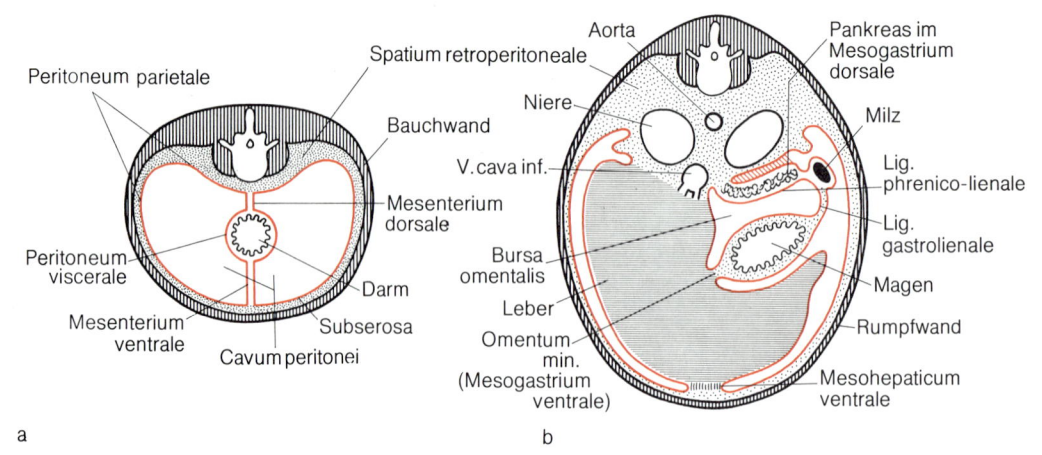

Abb. 266a u. b. Erläuterung der Bauchfell- und Mesenterialverhältnisse im Oberbauch. (a) Querschnitt durch den Rumpf eines menschlichen Embryo oberhalb der Nabelschleife. Das in der Längsachse des Rumpfes gelegene und gerade gestreckte Darmrohr wird durch ein Mesenterium dorsale und ein Mesenterium ventrale mit der Rumpfwand verbunden; (b) Im Stadium 18 mm Scheitel-Steiß-Länge steht die Leber bereits über das Mesohepaticum ventrale mit der vorderen Bauchwand in Verbindung. Der Magen ist nach links verlagert. Er steht mit der Leber durch das Mesogastrium ventrale (Lig. hepatogastricum des Omentum minus) in Verbindung. Im Mesogastrium dorsale sind Pankreas und Milz eingelagert. Der mesenteriale Spalt hinter dem Pankreas (gestrichelt) bildet sich zurück. Damit beginnt die retroperitoneale Fixation der Bauchspeicheldrüse

mit der dorsalen Rumpfwand und somit zu deren *retroperitonealen Lage* kommt. Darmabschnitte, welche weiterhin durch ein Mesenterium mit der dorsalen Bauchwand frei beweglich aufgehängt bleiben, liegen *intraperitoneal*.

2. Magenentwicklung

Im Anschluß an das caudale Ende der Speiseröhre wird in der 5. Embryonalwoche der Magen als spindelförmige Erweiterung sichtbar. Danach verändern sich Form und Lage des Magens infolge unterschiedlicher Wachstumsgeschwindigkeiten seiner einzelnen Wandabschnitte beträchtlich. Die hinten gelegene Wand wächst schneller als die vordere, so daß es zur Ausbildung einer großen und kleinen Kurvatur kommt. Das ventrale Mesenterium wird in diesem Bereich zum **Mesogastrium ventrale** (Abb. 266b).

Noch während dieser Wachstumsvorgänge kommt es zu einer *Drehung (90 Grad) des Magens um seine Längsachse im Uhrzeigersinn*, die dazu führt, daß seine linke Seite nach ventral, seine rechte Seite nach hinten sieht. Bei dieser Drehung wird das Mesogastrium ventrale nach rechts gezogen. Gleichzeitig ist eine Kippung des Magens zu beobachten, wobei die Cardia nach links und der Pylorus nach rechts oben wandern. Auf diese Weise gelangt der Magen in seine endgültige Position. Die *Curvatura major* ist dann nach unten, die *Curvatura minor* nach oben und rechts gerichtet.

3. Bursa omentalis und Milz

Bereits in der 5. Embryonalwoche treten im Mesenchym hinter dem Magen Spalten auf, die miteinander verschmelzen und zur Bildung einer Höhle führen. Diese dehnt sich durch eine Aussackung des dorsalen Mesogastriums nach links weiter aus, so daß eine Tasche, die **Bursa omentalis**, entsteht (Abb. 266b). Im dorsalen Mesogastrium entsteht die **Milz** (Abb. 266b), wodurch das Magengekröse in zwei Abschnitte zerlegt wird. Der eine verbindet die Milz mit der hinteren Bauchwand (*Lig. phrenicolienale*), der andere stellt die Verbindung zwischen Magen und Milz her (*Lig. gastrolienale*).

4. Duodenum und Pankreas

Der auf die Magenanlage folgende Darmabschnitt, das **Duodenum**, wird vom Endabschnitt des Vorderdarmes und vom oberen Teil des Mitteldarmes gebildet. Mit der Drehung des Magens wird auch das Duodenum in Form einer *V-förmigen Schlinge* aus der Medianebene heraus nach rechts gezogen und rückt an die hintere Bauchwand (Abb. 267). Die konvexe Biegung

Abb. 267a u. b. Erläuterung zur Verlagerung von Pankreas und Duodenum. Ein Mesenterium ventrale ist in diesem Bereich nicht vorhanden. (a) Duodenum und Pankreas stehen noch in der Sagittalebene. Das Mesoduodenum dorsale enthält die Pankreasanlage und geht an der hinteren Bauchwand in das parietale Peritoneum über; (b) Duodenum und Pankreaskopf haben sich mit der Magendrehung nach rechts verlagert und werden retroperitoneal fixiert. (Nach Langman, 1970)

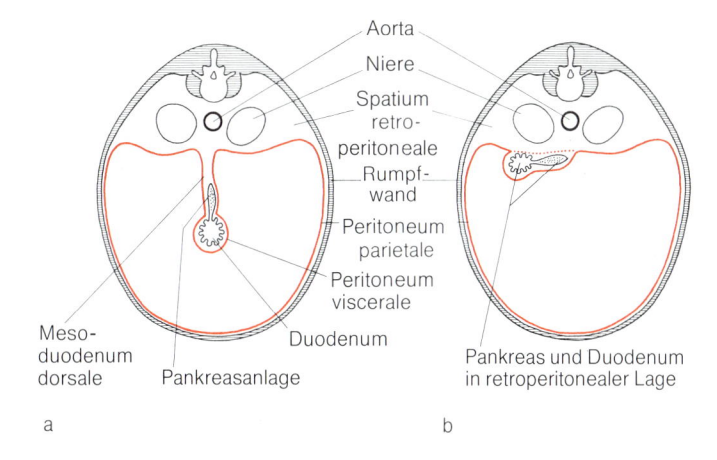

der Duodenalschleife schaut nach rechts. Da sich zwischenzeitlich das **Pankreas** in das *dorsale Mesoduodenum* hinein entwickelt hat, rückt mit der Magendrehung auch die Bauchspeicheldrüse an die dorsale Rumpfwand. Hier verschmilzt das dorsale Mesoduodenum mit dem Peritonaeum parietale. Auf diese Weise werden Duodenum und Pankreas in *retroperitonealer Lage* fixiert (S. 418).

5. Leber, Mesohepaticum ventrale et dorsale

Im ventralen Mesogastrium entwickelt sich die **Leberanlage** (Abb. 266b). Das Leberdivertikel dringt in das *Septum transversum*, d.h. in die mesodermale Platte zwischen Perikardhöhle und Dottersackstiel, ein, wächst schnell heran und bleibt durch ein *Mesohepaticum dorsale* mit dem Magen, durch ein *Mesohepaticum ventrale* mit dem Peritoneum der vorderen Bauchwand verbunden.

Aus dem Mesohepaticum ventrale formt sich das als schmale Duplikatur bis zum Nabel reichende *Lig. falciforme hepatis*, in dessen freien Rand die V. umbilicalis liegt. Sie obliteriert nach der Geburt zum *Lig. teres hepatis* [Chorda v. umbilicalis].

Das zwischen Leberpforte und kleiner Kurvatur des Magens liegende Mesohepaticum dorsale wird zum *Lig. hepatogastricum*, das rechts mit einem freien verdickten Rand, dem *Lig. hepatoduodenale*, endet. Es führt die Gebilde, welche die Leber mit dem Darm verbinden (S. 433). Lig. hepatogastricum und Lig. hepatoduodenale bilden das kleine Netz, **Omentum minus**.

Da die Leber später im Bereich der Area nuda mit dem Zwerchfell bzw. mit der hinteren Bauchwand verwächst, ist die hintere Magenwand vom rechten Oberbauchraum aus nicht mehr zu erreichen. Ein Zugang ist dann nur noch durch das *Foramen epiploicum* unterhalb des Lig. hepatoduodenale möglich. Dieser enge Weg führt in die inzwischen allseitig abgeschlossene Bursa omentalis (S. 442).

6. Darmdrehung (Abb. 268a–e)

Der auf das Duodenum folgende Darmabschnitt steht in der Sagittalebene und zeichnet sich durch rasches Längenwachstum aus: Bildung der **Nabelschleife**. Der Scheitelpunkt der Schleife bleibt zunächst durch den *Ductus omphaloentericus* mit dem Dottersack in Verbindung. Die unvollständige Rückbildung dieser Darm-Dottersack-Verbindung führt zum *Meckelschen Divertikel* (S. 443).

Mit der Ausbildung der Nabelschleife wird das Mesenterium dorsale lang ausgezogen. Von dorsal her, aus der Aorta entspringend, wächst die *A. mesenterica superior* in das Mesenterium hinein und stellt gleichsam die Achse der Schleife dar, die einen oberen zuführenden und einen unteren abführenden Schenkel erkennen läßt. Aus dem *cranialen Schenkel* der Nabelschleife gehen der distale Anteil des Duodenum, das Jejunum und der größte Teil des Ileum hervor, während der *untere Schenkel* den distalen Abschnitt des Ileum, das Caecum mit der Appendix vermiformis, das Colon ascendens und das Colon transversum liefert. Die übrigen Dickdarmabschnitte entstehen aus dem Enddarm.

Die folgenden Entwicklungsvorgänge sind durch das fortschreitende Längenwachstum des Darmes und durch asymmetrische Verlagerungen der einzelnen Darmabschnitte gekennzeichnet, die mit der sog. Darmdrehung ihren Abschluß finden.

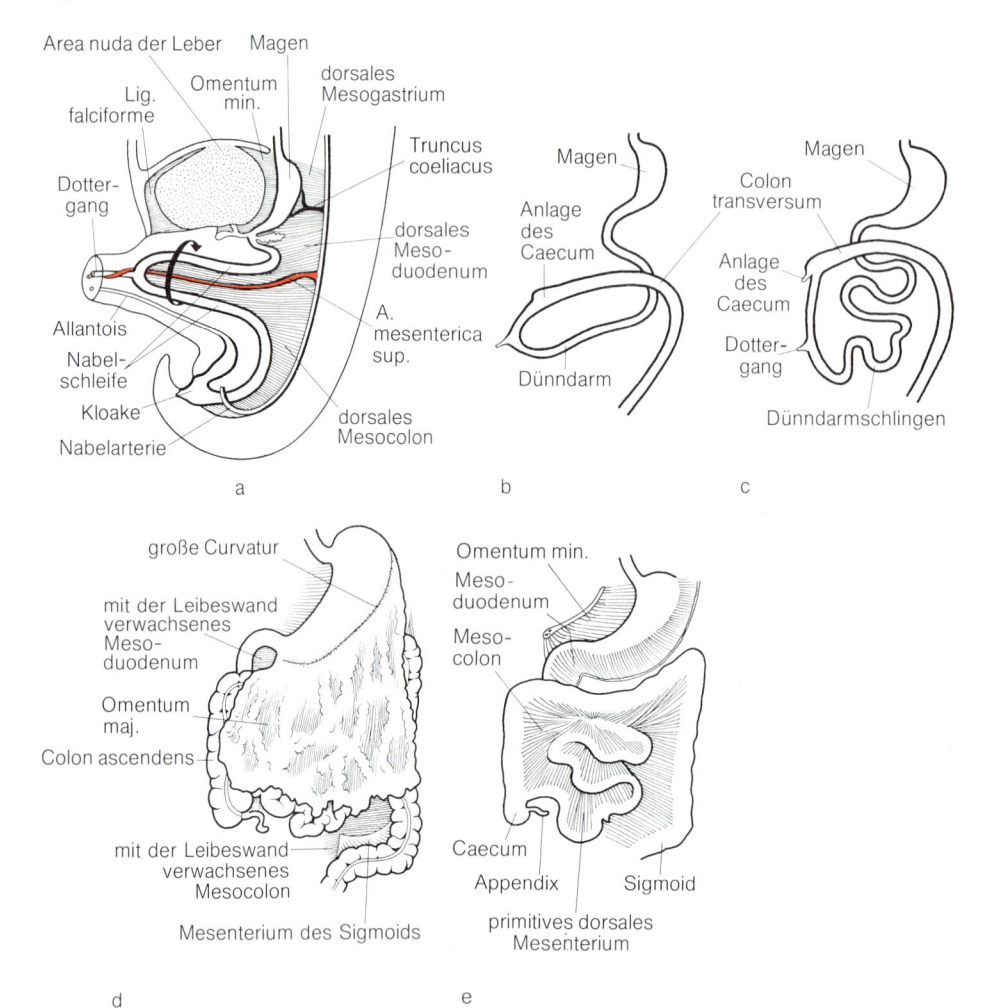

Abb. 268a–e. Erläuterung der Form- und Lageentwicklung des menschlichen Darmkanals. (a) Sagittalschnitt durch einen menschlichen Embryo mit Darstellung der Nabelschleife, die nur ein dorsales Mesenterium besitzt. Am Scheitel der Schleife mündet der Dottergang (Ductus omphaloentericus). Die A. mesenterica sup. bildet die Achse der Darmschleife. Sie ist über den Schleifenscheitel hinaus als A. vitellina eingezeichnet. Der Pfeil zeigt die Wachstumsrichtung der Darmschleife an; (b) Am caudalen Schenkel der Nabelschleife ist als kleine Ausbuchtung nach ventral die Anlage des Caecum entstanden. Nach Drehung der Nabelschleife und bestimmten Verlagerungen liegt das Caecum rechts unterhalb der Leber. Bei diesem Vorgang muß das Duodenum ventral vom Colon transversum überkreuzt werden; (c) Starkes Längenwachstum des Dünndarmes, die Schlingenbildung ist angedeutet; (d) Zustand nach Drehung der Nabelschleife. Das Caecum hat einen Descensus durchgeführt und seine endgültige Lage in der Fossa iliaca dextra erreicht; (e) Situs nach Fixierung bestimmter Darmteile an der hinteren Bauchwand. Von der großen Curvatur des Magens breitet sich das Omentum majus aus und bedeckt die Dünndarmschlingen. (Nach Langman, 1970)

Die *Wachstumsbewegungen* des Dünndarmes beginnen im oberen Schenkel der Nabelschleife und führen zu einer mächtigen Schlingenbildung, welche schließlich auch den unteren Schenkel ergreift (Abb. 268). Gleichzeitig vollführt die Nabelschleife mit der A. mesenterica superior als Achse von ventral gesehen, eine *Drehung gegen den Uhrzeigersinn* um 270 Grad. Dabei wird der untere Schenkel der Nabelschleife emporgehoben, wobei die Anlage des *Caecum* unter die Leber verlagert wird. Das *Colon transversum* kreuzt dann von ventral das Duodenum. Durch weiteres Längenwachstum gelangt das Caecum in die rechte Fossa iliaca, und es bildet sich das *Colon ascendens* aus, dessen Mesenterium schließlich mit der hinteren Bauchwand

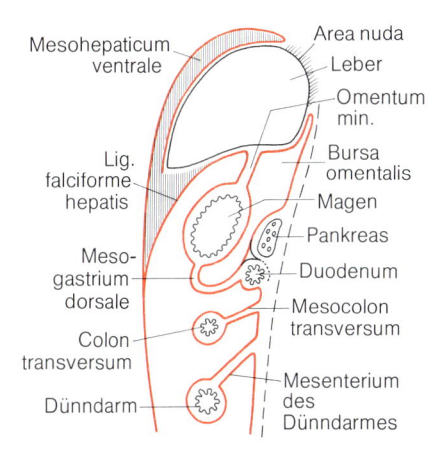

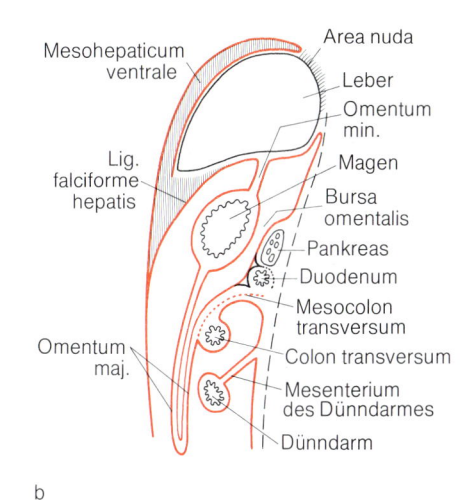

Entwicklung der Baucheingeweide und der Mesenterien

Abb. 269 a u. b. Erläuterung der Bildung von Omentum majus und Bursa omentalis. (**a**) Pankreas und Duodenum befinden sich in retroperitonealer Position. Das Mesogastrium dorsale wölbt sich zur Bildung des Omentum majus vor; (**b**) Das Omentum majus ist ausgewachsen und hängt schürzenförmig vor den Dünndarmschlingen. Das rücklaufende Blatt des Omentum majus ist mit dem Quercolon und mit dem Mesocolon transversum verwachsen

verwächst. Durch den Descensus des Caecum entsteht zwischen Colon transversum und Colon ascendens die *Flexura coli dextra*. Schließlich verlötet auch das Mesocolon descendens in ganzer Ausdehnung mit der hinteren Bauchwand, während das Colon transversum, verbunden mit dem über ihm liegenden großen Netz, durch ein „Meso" frei beweglich bleibt.

7. Omentum majus et minus

Das *Omentum majus* ist durch Auswachsen einer Ausstülpung des Mesogastrium dorsale entstanden, das sich wie eine Schürze vor alle Darmschlingen legt (Abb. **268 e** u. **269–271**). Entsprechend der Entwicklung nimmt es seinen Ausgang von der Curvatura major des Magens. Die vordere Wand des Omentum majus besteht aus zwei Peritonealblättern, die in der hinteren Wand zur dorsalen Bauchwand zurücklaufen und mit dem Mesocolon transversum verwachsen.

Das Netz stellt zunächst eine dünne, noch nicht durchbrochene Mesenterialplatte dar, an der erst allmählich an faserfreien Stellen Lücken auftreten. Alle Bestandteile des Netzes, d. h. stärkere und feinere Faserbündel, Blut- und Lymphgefäße, Fetteinlagerungen, ortsansässige und verschiedene freie Zellen, bleiben vom Peritonealepithel überzogen, so daß an keiner Stelle die genannten Bestandteile nackt an die Bauchhöhle grenzen.

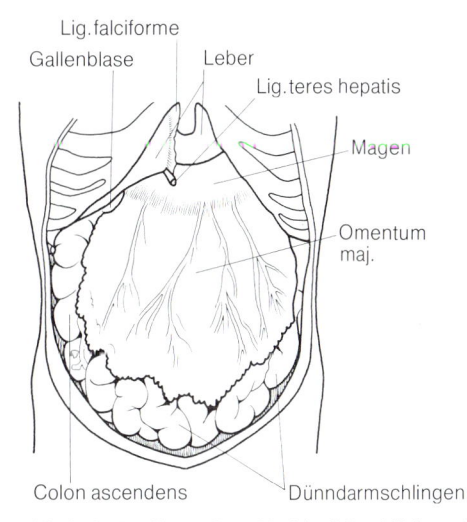

Abb. 270. Eröffnete Bauchhöhle. Man blickt auf das schürzenförmige Omentum majus

Bei fettleibigen Menschen werden große Mengen von Fettzellen im Omentum gebildet, wobei der Netzcharakter verlorengeht und eine sog. **Fettplatte** entsteht.

Häufig entstehen in den Maschen des retikulären Fasernetzes bereits mit bloßem Auge sichtbare milchig-trübe Flecken, die sog. **Milchflecken**, die sich mikroskopisch als Anhäufungen von freien Zellen, vor allem *Lymphocyten und Histiocyten*, erweisen. Die Milchflecken gehören zum Abwehrsystem des Körpers und können wieder verschwinden.

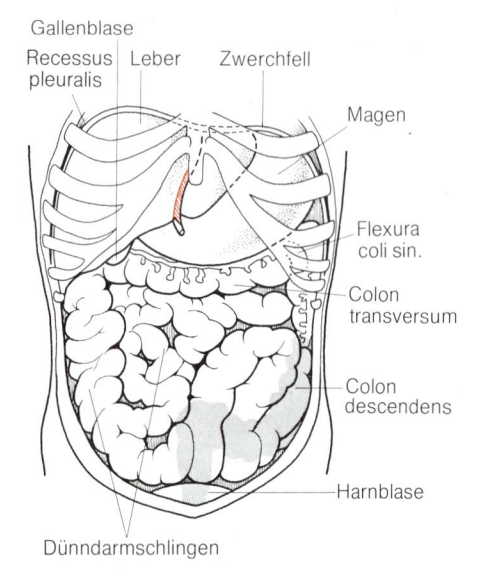

Abb. 271. Omentum majus entfernt. Die Dünndarmschlingen sind teilweise nach rechts verlagert, sie überdecken das aufsteigende Colon. Beachte die Lage des Colon descendens und sigmoideum und des Rectum

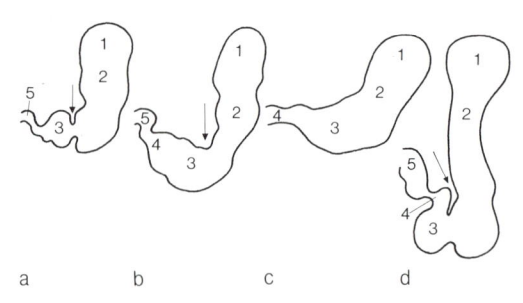

Abb. 272 a–d. Verschiedene Magenformen im Stehen. (a) Hakenmagen; (b) Langmagen; (c) Stierhornmagen; (d) hypotonischer Langmagen: 1 = Fundus ventriculi, 2 = Corpus ventriculi, 3 = Pars pylorica, 4 = Pylorus, 5 = Pars superior duodeni (Bulbus duodeni), ↑ = Incisura angularis. (Nach Töndury, 1965)

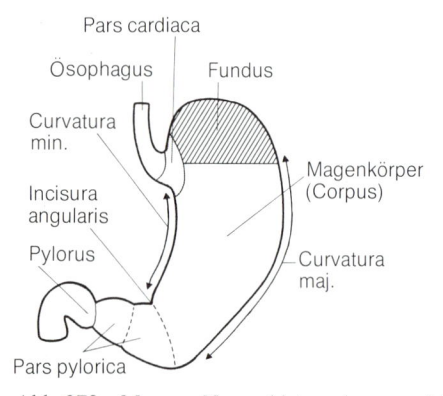

Abb. 273. Magen. Nomenklatur der verschiedenen Magenabschnitte

C. Eingeweide des Oberbauches

Der Oberbauch (Pars supracolica) enthält den Magen, den größeren Teil des Duodenum, das Pankreas, die Leber und Gallenblase und die Milz.

I. Ventriculus, Gaster, Magen

1. Makroskopische Anatomie

Der Magen ist ein weites, im gefüllten Zustande etwa birnenförmiges muskulöses Hohlorgan, in dem die Rohbissen längere Zeit verweilen und chemisch aufgeschlossen werden. Für eine gründliche Durchmischung des so entstandenen Speisebreis oder Chymus sorgt die Magenmuskulatur.

Form und Lage (Abb. 272)
Form, Größe und Lage des menschlichen Magens sind großen Schwankungen unterworfen und hängen vom Füllungszustand, vom Muskeltonus, ferner vom Lebensalter, vom Konstitutionstyp und von der Körperlage ab. Der Magen wird seiner Form nach mit einem *Füllhorn, Stierhorn* oder *Angelhaken* verglichen (Abb. 272).

Seine mittlere Länge beträgt bei mäßiger Füllung 25–30 cm, er faßt etwa 1200–1600 cm^3.

Beschreibung der Magenabschnitte (Abb. 273)
Der Magen besitzt eine Vorder- und eine Hinterfläche, *Paries anterior* und *posterior*. Mit der **Pars cardiaca** setzt er die Mündung des Ösophagus, Pars abdominalis oesophagi, fort.

Von der einfachen Schlauchform weicht er dadurch ab, daß sich links von der *Cardia* kuppelförmig der **Fundus ventriculi** erhebt. Im Fundus als der höchsten Stelle sammelt sich die verschluckte Luft an und bildet die *Magenblase*. Sie liegt dicht unter der linken Zwerchfellkuppel und ist ohne Anwendung eines Kontrastmittels bei der Röntgenuntersuchung sichtbar. Zwischen Fundus und Ösophagus liegt die *Incisura cardiaca*, der innen eine Falte, die *Plica cardiaca* entspricht.

Dem Hauptteil, **Corpus ventriculi**, folgt die **Pars pylorica**, die nach einer Erweiterung, *Antrum*, mit dem Magenpförtner, *Pylorus*, endet.

In der Ansicht von vorn bildet der linke Magenrand einen großen Bogen, *Curvatura ventri-*

culi major, während der rechte obere Rand in direkter Fortsetzung der Speiseröhre einen kürzeren Bogen, die *Curvatura ventriculi minor*, darstellt. Die kleine Kurvatur ist im unteren Drittel zur *Incisura angularis* eingeknickt. Ihr liegt das Magenknie, *Genu ventriculi*, an der großen Kurvatur gegenüber. Incisura angularis und Magenknie markieren die Grenze zwischen Corpus ventriculi und Pars pylorica.

2. Topographische Beziehungen des Magens

Der größte Teil des Magens liegt links von der Mittellinie in der Regio hypochondriaca sinistra, die Pars pylorica reicht auf die rechte Seite herüber und liegt in der Regio epigastrica. Auf das Skelet bezogen liegt die Cardia in Höhe des 10. Brustwirbels, die Pars pylorica in Höhe des 2. Lendenwirbels. Die Pars pylorica kann jedoch im Stehen tiefer sinken und den 3. oder 4. Lendenwirbel erreichen.

Nach Eröffnung der Bauchhöhle wird nur ein kleiner Teil des Magenkörpers sichtbar, weil der Großteil des Magens versteckt hinter dem linken Rippenbogen liegt und vorn von der Leber überlagert wird. Erst durch Hochheben des linken Leberlappens läßt sich die Curvatura ventriculi minor überblicken.

Die *Vorderwand des Corpus ventriculi* liegt zwischen dem Leberrand und dem Rippenbogen der vorderen Brust- und Bauchwand unmittelbar an. Diese Pars abdominalis kann im sog. *Magenfeld* palpiert werden. Hier liegt links neben dem knorpligen Ende der 8. Rippe ein Zugangsweg für chirurgische Eingriffe.

Die *Hinterwand des Magens* hat, getrennt durch die Bursa omentalis, ein Berührungsfeld mit dem Pankreas; die große Kurvatur besitzt ein wechselnd großes Berührungsfeld mit dem Colon transversum und links schiebt sich die Milz zwischen Magen und Zwerchfell. Von der kleinen Kurvatur entspringt das kleine Netz, **Omentum minus**, eine Peritonealplatte, welche den Magen und den oberen Abschnitt des Duodenums mit der Leberunterfläche verbindet. Man unterscheidet am Omentum minus zwei Abschnitte, das *Lig. hepatogastricum* und das *Lig. hepatoduodenale*.

Von der großen Kurvatur nimmt das große Netz, **Omentum majus**, eine schürzenförmige, fettgewebshaltige Peritonealplatte seinen Ausgang, das sich normalerweise vor alle Darmschlingen legt. Die Rückwand des Omentum majus verwächst mit dem Mesocolon, so daß das Colon transversum von unten her ein Stück weit mit dem Netzbeutel verwachsen ist. Hebt man das große Netz hoch, dann hebt man gleichzeitig auch das Quercolon in die Höhe (Abb. 271). Im oberen Bereich des Omentum majus verbindet das *Lig. gastrophrenicum* den Fundus des Magens mit dem Zwerchfell, das *Lig. gastrolienale* den Anfangsteil der Curvatura ventriculi major mit der Milz.

3. Magenwand

Die Magenwand besteht aus folgenden Schichten (vgl. Allgemeines Bauprinzip des Rumpfdarmes S. 407)
— *Tunica mucosa* (Magenschleimhaut);
— *Tela submucosa* (Gefäß- und Verschiebeschicht);
— *Tunica muscularis* (Muskelhaut);
— *Tunica serosa* (Gleithaut).

Tunica mucosa, Magenschleimhaut (Abb. 274 u. 277 b)

Die Schleimhaut des Magens ist zu groben Falten aufgeworfen (*Hochrelief*), die an der Curvatura ventriculi minor in der Längsrichtung verlaufen (*Magenstraße*), in den übrigen Abschnitten des Magens jedoch unregelmäßig angeordnet sind (Abb. 274 u. 277 e). Die feinhöckrige Oberfläche dieser Schleimhautfalten wird durch millimetergroße beetartige Felder, **Areae gastricae**, hervorgerufen (Flachrelief). Bei Lupenvergrößerung erkennt man innerhalb der Areae hirnwindungsartige Leistchen, **Plicae villosae** (Mikrorelief), zwischen ihnen die Magengrübchen, **Foveolae gastricae**, mit rundlichen oder rinnenförmigen Öffnungen. Diese Gliederung der Schleimhaut in Falten, Areae, Plicae und Foveolae stellt eine Vergrößerung der sezernierenden Oberfläche dar.

Epithelschicht

Die Oberfläche der Schleimhaut einschließlich der Foveolae wird von einem *einschichtigen hochprismatischen Epithel* überzogen (Abb. 275), das sich an der Cardia mit scharfer Grenze gegen das mehrschichtige Plattenepithel des Ösophagus absetzt (mit dem Gastroskop deutlich zu erkennen). Das Oberflächenepithel produziert einen *neutralen Schleim*, der reich an Kohlenhydraten, Eiweiß und Mucoitinschwefelsäure ist. Sein hoher Eiweißgehalt ermöglicht die Bindung von Säuren und Laugen. Dem Magenschleim kommt ferner die Aufgabe zu, die Magenwand vor mechanischer, thermischer und fermentativer Schädigung zu schützen. Mit dem Tode erlischt dieser Schutz, die Schleimhaut wird angedaut.

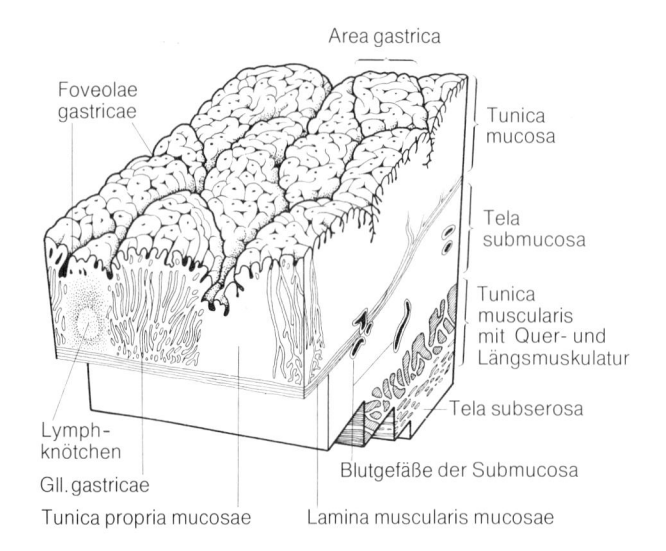

Abb. 274. Schleimhautrelief und Schichtung der Magenwand im Corpus-Bereich

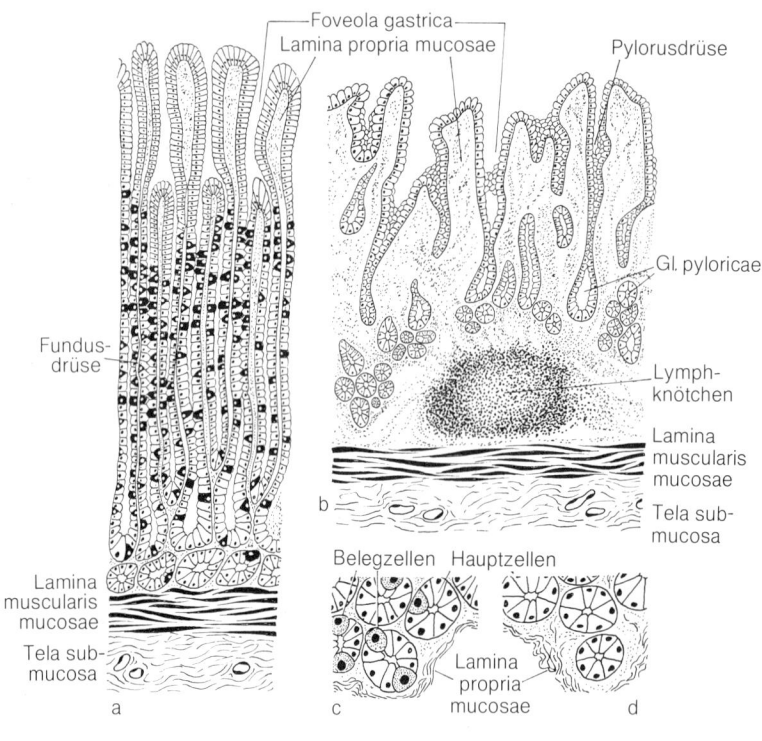

Abb. 275 a–d. Drüsen des menschlichen Magens. (**a**) Senkrechter Durchschnitt durch die Magenschleimhaut im Fundusgebiet. Die Belegzellen sind schwarz dargestellt; (**b**) Senkrechter Durchschnitt durch die Schleimhaut der Regio pylorica; (**c**) Querschnitte durch Fundusdrüsen; (**d**) Querschnitte durch Pylorusdrüsen

Klinischer Hinweis. Umschriebene Andauungen der Schleimhaut können auch im Leben auftreten und zu sog. *peptischen Geschwüren* (**Ulcus ventriculi**) führen. Ihre Prädilektionsstellen liegen entlang der Magenstraße im Bereich der Curvatura ventriculi minor und an der Hinterwand des Magens.

Lamina propria

Das Schleimhautbindegewebe, die Lamina propria, besteht aus retikulärem Bindegewebe, in dessen Maschen Lymphocyten, Plasmazellen, eosinophile Granulocyten und Histiocyten eingelagert sind. An einzelnen Stellen, bevorzugt jedoch im Pylorusbereich, kommen basal Lymphfollikel mit Reaktionszentren vor. Im Schleimhautbindegewebe finden sich ferner Arteriolen, die aus dem submukösen Netz hervorgehen und das Capillarnetz der Schleimhaut speisen, und Lymphgefäße.

Lamina muscularis mucosae

Den Abschluß gegen die Tela submucosa bildet die Lamina muscularis mucosae, von der einzelne oder Bündel glatter Muskelzellen in das Schleimhautbindegewebe einstrahlen.

Gll. gastricae, Magendrüsen (Abb. 275)

In die Lamina propria senken sich tubulöse Magendrüsen, Gll. gastricae, die bis zur Lamina muscularis mucosae reichen. Sie unterscheiden sich in den einzelnen Magenregionen hinsichtlich ihrer Form, ihrer cellulären Zusammensetzung und ihrer Funktion.

– **Fundusdrüsen.** Im Fundus-Corpus-Bereich zweigen sich die 6 mm langen Drüsenschläuche kurz vor dem Ende in 2 bis 3 Endröhrchen auf. Mehrere Fundus-Corpus-Drüsen münden mit schmalen Halsstücken in die etwa 1,5 mm tiefen Foveolae gastricae. Auf 1 mm^2 Schleimhautoberfläche werden etwa 100 Drüsenschläuche gefunden.

In der Wand der Drüsenschläuche unterscheidet man *Hauptzellen, Belegzellen* und *Nebenzellen*, die in charakteristischer Weise verteilt sind, so daß zwischen Hals- und Mittelstück und Grund der Schläuche unterschieden wird (Abb. 275a). Die grübchennahen Drüsenhälse enthalten vorzugsweise Nebenzellen, spärlich Hauptzellen und zahlreiche Belegzellen, die Mittelstücke außer vereinzelten Nebenzellen viele Beleg- und Hauptzellen, während im Drüsengrund die Hauptzellen überwiegen. Da diesen Zellen eine verschiedene Anfärbbarkeit eigen ist, fällt auf Querschnitten durch die Schleimhaut eine Zonierung auf.

• *Nebenzellen* ähneln morphologisch den Zellen des Oberflächenepithels und denen der Pylorus- und Cardiadrüsen. Sie produzieren jedoch *saure Mucosubstanzen*. Die Schleimeinschlüsse liegen in den stark ausgebildeten apikalen Cytoplasmaabschnitten, ihre Kerne sind an die Basis gedrängt und vielfach eingedellt. Die Nebenzellen zeigen häufig *Mitosen*. Von ihnen geht sowohl der Nachschub von Oberflächenepithel als auch von Hauptzellen aus. Hauptzellen entstehen also durch Umwandlung von Nebenzellen. Bei krankhaften Prozessen (Gastritis, Ulcus, Carcinom) kann umgekehrt eine schleimige Umwandlung von Haupt- in Nebenzellen erfolgen. In den Nebenzellen wird ferner der sog. *„intrinsic factor"* gebildet, der die Resorption von Vitamin B$_{12}$ ermöglicht.

• *Hauptzellen* sind reich an *Ergastoplasma*, das vorwiegend in den basalen Cytoplasmaarealen zu finden ist. Diese Regionen verhalten sich daher färberisch basophil, während das apikale Cy-

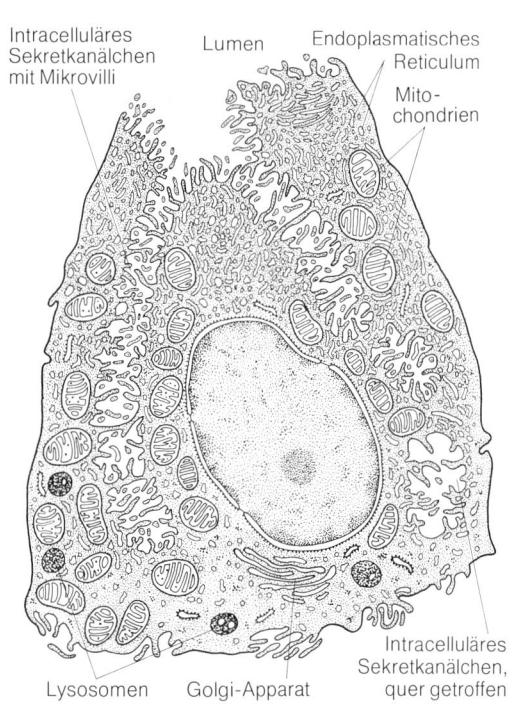

Abb. 276. Gl. gastrica. Schematisierte Zeichnung einer mitochondrienreichen Belegzelle mit intracellulären Sekretkanälchen aufgrund elektronenmikroskopischer Befunde

toplasma körnig oder wabig strukturiert erscheint. Die Hauptzellen produzieren das Proenzym *Pepsinogen*, das bei einem pH-Optimum von 1,5 bis 2,0 in das aktive Enzym Pepsin übergeführt wird. Vermutlich wird in den Hauptzellen als weitere Proteinase auch *Cathepsin* gebildet.

• *Belegzellen* sind größer, heller, von rundlicher oder eckiger Gestalt, dabei häufig vom Lumen abgedrängt und so verformt, daß sie mit einem Teil ihres Zelleibes den Hauptzellen außen aufliegen („Belegzellen" (Abb. 275c). Sie färben sich mit sauren Farbstoffen (Eosin, Kongorot) kräftig an, erscheinen deshalb gegenüber den anderen Zellen rot, enthalten zahlreiche große Mitochondrien vom Cristatyp und intracelluläre *Sekretkanälchen*, die mit dem Drüsenlumen in Verbindung stehen (Abb. 276). Die Belegzellen sondern *Wasserstoffionen* ab, die zur Bildung der im Magensaft vorhandenen Salzsäure notwendig sind. Die freie Salzsäure entsteht nicht intracellulär, sondern erst an der Schleimhautoberfläche.

– **Cardiadrüsen** (Abb. 275a). Die Pars cardiaca, ein etwa 1 cm breiter Schleimhautstreifen am Mageneingang, enthält gleichfalls *tubulöse*

Drüsen. Diese sind jedoch stärker verzweigt und unregelmäßig gestaltet. Vielfach weisen sie *cystische Erweiterungen* auf.

— **Pylorusdrüsen** (Abb. 275 b u. d). In der Regio pylorica sind die tubulösen Drüsen kürzer, die Foveolae jedoch eindeutig länger als im Corpusbereich. Die Gll. pyloricae verzweigen sich erst in der Tiefe der Schleimhaut, wo sie sich aufknäueln. Die prismatischen Drüsenzellen bilden einen *neutralen Schleim.*

— **Gastrinzellen.** Im Epithelverband der Pylorusschleimhaut kommen Gastrinzellen (G-Zellen) und andere endokrine Zellen vor. Das Gastrin ist ein Polypeptidhormon, das auf dem Blutwege die Fundusdrüsen erreicht und dort die HCl-Bildung anregt.

Tela submucosa, Gefäß- und Verschiebeschicht
Auf die Magenschleimhaut folgt eine breite Tela submucosa, die aus lockerem Bindegewebe besteht. In ihr befindet sich ein dichtes Netz von Lymph- und Blutgefäßen, ferner Nervenfaserbündel und kleine Gruppen von Nervenzellen (*Plexus submucosus*).

Tunica muscularis, Muskelhaut
Die Tunica muscularis besteht aus drei Schichten glatter Muskulatur (Abb. **277 a**).

Die *äußere Schicht*, das **Stratum longitudinale**, hängt mit der Längsfaserschicht der Speiseröhre zusammen und ist an den beiden Kurvaturen des Magens besonders kräftig ausgebildet. Im Bereich der Incisura angularis ist sie unterbrochen und beginnt erst wieder in der Pars pylorica.

Die *zweite Schicht*, das **Stratum circulare**, hängt gleichfalls mit der des Ösophagus zusammen, ist die wesentliche Schicht der gesamten Magenwand und bildet den *M. sphincter pylori,* der nach einwärts vorspringt, außen jedoch nur durch eine Ringfurche erkennbar wird.

Die glatten Muskelzellen der *dritten inneren Schicht* verlaufen schräg und werden als **Fibrae obliquae** bezeichnet. Sie lassen die kleine Kurvatur völlig frei, bleiben auf das Corpus ventriculi beschränkt und tauchen in die Ringmuskelschicht ein.

Zwischen Ring- und Längsmuskelschicht liegt der vegetative *Plexus myentericus* (Auerbach-Plexus), dessen Nervenfasern durch synaptischen Kontakt mit den glatten Muskelzellen der Tunica muscularis verknüpft sind.

4. Gefäße und Nerven des Magens
Arterien
Die Arterien des Magens bilden an den Kurvaturen einen Gefäßkranz.

— Die **A. gastrica sinistra** (aus dem *Truncus coeliacus*) tritt in Höhe der Cardia an den Magen heran, biegt nach abwärts um und läuft der kleinen Kurvatur entlang, wobei sie Äste an die Vorder-Hinterfläche des Magens abgibt. Sie anastomosiert mit

— der **A. gastrica dextra** aus der *A. hepatica propria*, die ihr vom Pylorus her entgegenkommt.

— An der großen Kurvatur verlaufen die **Aa. gastroepiploicae dextra et sinistra**, die ebenfalls miteinander anastomosieren und *Rr. gastrici* zu den beiden Flächen des Magens sowie *Rr. epiploici* zum Omentum majus abgeben.

— Der Magenfundus wird außerdem von mehreren **Aa. gastricae breves** versorgt.

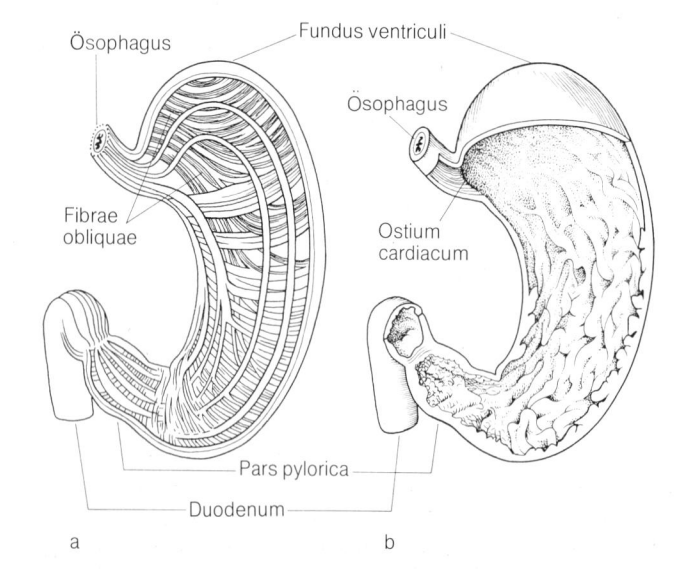

Abb. **277 a** u. **b.** Magen. (**a**) Schematische Darstellung der Magenmuskulatur mit Fibrae obliquae; (**b**) Schleimhautrelief des Magens

Venen

Die Venen des Magens fließen in die **V. portae**. Sie verhalten sich wie die entsprechenden Magenarterien.

Lymphgefäße

Die Lymphgefäße beginnen in der Tunica propria der Magenwand, der stärkste Lymphgefäßplexus liegt jedoch in der Tela submucosa. Von hier aus gelangt die Lymphe in ein dichtes Gefäßnetz, das die Magenoberfläche überzieht. Die größeren abführenden Lymphgefäße folgen im allgemeinen den großen Blutgefäßen, verlaufen also entlang den Kurvaturen, wo auch die regionären Lymphknoten liegen. Als Filterstationen kommen ferner die **Nodi lymphatici pancreaticolienales** und die **Nodi lymphatici coeliaci** in Betracht. Von hier aus gelangt die Lymphe in die **Trunci intestinales**, die schließlich in den *Ductus thoracicus* (S. 410) einmündet.

Nerven

Die Nerven des Magens sind Äste der *Nn. vagi (parasympathische Fasern)* und des *Sympathicus*.

Die sympathischen Fasern entstammen dem **Plexus coeliacus** (S. 467) und gelangen mit den Gefäßen zum Magen. Der Sympathicus *hemmt die peristaltische Bewegung des Magens*.

Die **Nn. vagi** gelangen mit dem Ösophagus in die Bauchhöhle. Der *linke* N. vagus verteilt sich als *Plexus vagalis anterior* auf der Vorderfläche des Magens, der *rechte* auf der Hinterfläche (*Plexus vagalis posterior*). In beide Geflechte strahlen auch sympathische Fasern ein. Der N. vagus *beschleunigt die Magenmotorik und fördert die Sekretion*.

Parasympathicus und Sympathicus bilden in der Magenwand feine Geflechte, den **Plexus myentericus (Auerbach)** und den **Plexus submucosus (Meissner)**; in beiden Nervengeflechten sind Ganglienzellen eingelagert.

II. Duodenum, Zwölffingerdarm

Der Dünndarm erstreckt sich vom Pylorus des Magens bis zur Fossa iliaca dextra, wo er in den Dickdarm einmündet. Am Dünndarm unterscheidet man das Duodenum (Zwölffingerdarm), das Jejunum (Leerdarm) und das Ileum (Krummdarm).

1. Makroskopische Anatomie

Das Duodenum ist ein hufeisenförmiger, nach links konkaver Darmabschnitt, der den Pankreaskopf umfaßt. Diese 25–30 cm lange Darmschlinge ist mit Ausnahme ihres Anfangsteiles mit der dorsalen Bauchwand verwachsen (*sekundär* retroperitoneal). Deshalb hat das Duodenum nur auf seiner Vorderseite einen Peritonealüberzug.

Man unterscheidet folgende Abschnitte:

– Die **Pars superior duodeni**, 4–5 cm lang, beginnt am Pylorus, ist frei beweglich (*intraperitoneale* Lage), verläuft leicht ansteigend und ist durch das *Lig. hepatoduodenale* mit der Leberpforte verbunden. Dieser erste Duodenalabschnitt ist etwas erweitert und wird deshalb auch **Bulbus duodeni** genannt, der sich nach Kontrastfüllung im Röntgenbild haubenförmig darstellt.

– Die **Pars descendens**, etwa 10 cm lang, verläuft rechts neben der Wirbelsäule bis in Höhe des 3. oder 4. Lendenwirbels nach abwärts. In diesen Duodenalabschnitt münden die Ausführungsgänge von Leber und Pankreas. Der Gallengang, *Ductus choledochus*, verläuft hinter dem Anfangsteil der Pars descendens und durchsetzt mit dem Ductus pancreaticus allmählich die Darmwand. Dadurch wird in der Schleimhaut eine etwa 2 cm lange Längsfalte, die *Plica longitudinalis duodeni*, aufgeworfen, die mit einer ringförmigen warzenartigen Erhebung, der Mündung der Drüsenausführungsgänge, endet. Diese Mündung heißt *Papilla duodeni major* [Papilla Vateri (Abb. **279**)]. Wenig oberhalb davon liegt die *Papilla duodeni minor*, die Mündung des Ductus pancreaticus minor.

– Die **Pars horizontalis** [inferior] verläuft quer, von rechts nach links, und geht in den letzten Abschnitt, die

– **Pars ascendens** über, erreicht die linke Seite des 2. Lendenwirbels und geht unter einer scharfen Biegung, der *Flexura duodenojejunalis*, in das Jejunum über.

Die Pars horizontalis inferior wird von der *Radix mesenterii* (S. 443) überkreuzt.

Die Pars superior duodeni ist nur unmittelbar vor der Umbiegung in die Pars descendens an der hinteren Leibeswand fixiert. Somit ist gewährleistet, daß sich dieser Abschnitt den Exkursionen des Pylorus anpassen kann. Die Pars descendens duodeni ist der direkten Sicht entzogen, weil dieser Mittelabschnitt des Duodenums zusätzlich von dem mit der hinteren Bauchwand verlöteten Mesocolon ascendens bedeckt wird (*Pars tecta duodeni*).

Über dem absteigenden Teil des Duodenum beginnt ferner die Haftlinie des Mesocolon transversum. Diese läuft über den Kopf des Pankreas nach links auf die vordere Fläche dieser Drüse. – Die Pars horizontalis wird außerdem

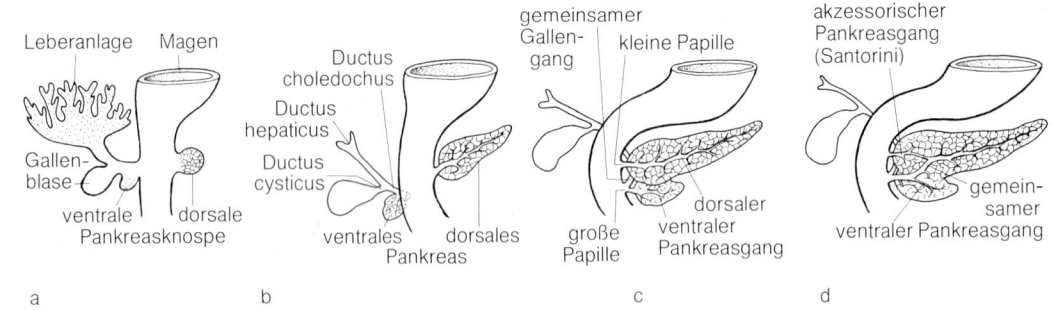

Abb. 278 a–d. Erläuterungen zur Entwicklung von Leber und Pankreas. (**a**) 30 Tage; (**b**) 35 Tage alter Embryo. Die ventrale Pankreasknospe liegt neben dem Leberdivertikel und wandert anschließend um das Duodenum herum nach dorsal auf die dorsale Pankreasanlage zu; (**c**) 40 Tage, (**d**) 45 Tage alter Embryo. Die ventrale Pankreasanlage liegt nun dicht neben der dorsalen. Der dorsale Pankreasgang mündet auf der Papilla min. in das Duodenum ein, der ventrale auf der Papilla maj. In (**d**) ist die Verschmelzung der Pankreasgänge dargestellt. (Nach Langman, 1970)

durch die Gekrösewurzel des Dünndarmes fixiert, welche von der *Flexura duodenojejunalis* links oben schräg nach rechts unten verläuft.

Mikroskopische Anatomie des Duodenum
S. 444

2. Topographische Beziehungen des Duodenum

Holotopisch liegt das Duodenum in der *Pars umbilicalis* der Regio abdominis media, skeletopisch erstreckt es sich vom *1. bis 3. oder 4. Lendenwirbelkörper*. Das Duodenum umkreist also den 1. Lendenwirbel.

Die *Pars superior duodeni* wird vom rechten Leberlappen überlagert und berührt den Lobus quadratus der Leber und den Gallenblasenhals. Hinter der Pars superior duodeni zieht der Ductus choledochus nach abwärts, ihm folgt links die V. portae.

Die *Pars descendens duodeni* berührt die rechte Nebenniere und bedeckt Teile der Niere mit dem Nierenbecken und dem Ureter.

Die *Pars horizontalis* lagert sich dem Pankreaskopf von unten her an. Unter dem Pankreaskopf erscheinen die A. und V. mesenterica superior, welche über die Vorderfläche der Pars horizontalis nach abwärts ziehen. Dahinter verläuft die V. cava inferior.

III. Pankreas, Bauchspeicheldrüse

1. Entwicklung (Abb. 278 a–d)
Das Pankreas entwickelt sich aus dem Epithel des Duodenum, und zwar im ventralen und dorsalen Bezirk des sog. *hepatopankreatischen Ringes* (Abb. 278). Aus der dorsalen Wand des Duodenum geht – der Leberanlage gegenüber – die *dorsale Pankreasanlage* hervor. Ventral von ihr faltet sich die epitheliale Duodenalwand zur Bildung der *ventralen Pankreasanlage* aus. Diese gelangt mit fortschreitender Entwicklung in die Nähe der dorsalen Anlage und verschmilzt mit ihr gegen Ende des zweiten Embryonalmonats. Die dorsale Anlage wächst zapfenförmig in das Mesoduodenum hinein und dringt hinter dem Magen an der dorsalen Bauchwand nach links hinüber vor. Die dorsale Anlage bildet *Corpus* und *Cauda pancreatis*, aus der ventralen Anlage entsteht der *Pankreaskopf*. Der *Ductus pancreaticus* entstammt im Körper und im Schwanz der dorsalen, im Kopf der ventralen Pankreasanlage. Der mündungsnahe Gangabschnitt der dorsalen Anlage findet nach der Verschmelzung Anschluß an den Gang der ventralen Anlage. Dieser wird damit zum Hauptabfluß für das Drüsensekret, er mündet auf der Papilla duodeni major. Die ursprünglich selbständige Mündung des dorsalen Ganges bildet sich zurück. Bleibt sie erhalten, dann mündet sie getrennt auf der Papilla duodeni minor, die immer cranial von der Papilla duodeni major liegt.

Histogenese
Die Ganganlagen entsenden im 2. bis 3. Embryonalmonat zahlreiche verästelte Epithelsprossen, deren Anordnung den späteren Läppchenbau der Drüse andeutet. Die Epithelsprossen werden durch Dehiszenz ihrer Zellen kanalisiert. Am Ende der Kanälchen treten kugelige Knospen, die teilungsfähigen Drüseneinheiten des exokrinen Pankreas, auf.

Langerhanssche Inseln
Die Langerhansschen Inseln, in ihrer Gesamtheit als *Inselorgan* bezeichnet, sind kleine Epithelkomplexe, die aus dem Epithel der embryo-

Eingeweide des Oberbauches

nalen Ausführungsgänge und der Acini hervorgegangen sind. Sie verlieren die Verbindung mit ihrem Mutterboden und werden von Bindegewebe, das zahlreiche Capillaren führt, umhüllt. Damit kommt es zu einer Trennung zwischen exokrinen und endokrinen Pankreasgewebe.

Variationen

Ursprünglich ist der ganze Mitteldarm zur Bildung von Pankreasgewebe befähigt, wodurch sich das Vorkommen *akzessorischer Pankreaskomplexe* an atypischen Stellen erklären läßt.

Gelegentlich kann sich im Bereich des hepatopankreatischen Ringes ein *Pancreas anulare* ausbilden. Dabei ist das Duodenum durch das Pankreasgewebe ringförmig umwachsen, was zu Stenoseerscheinungen führen kann.

2. Makroskopische Anatomie

Das Pankreas ist 13 bis 15 cm lang und wiegt etwa 70 bis 90 g. Es erstreckt sich, leicht S-förmig gebogen, von der Konkavität des Duodenum nach links aufsteigend bis zur Milz und liegt nach der Verlötung des Duodenum und seines Gekröses an der dorsalen Bauchwand *retroperitoneal*.

Man unterscheidet einen Kopf, *Caput pancreatis*, einen Körper, *Corpus pancreatis*, und einen Schwanz, *Cauda pancreatis*. Der Pankreaskopf liegt in der Konkavität der Duodenalschlinge. Der unterste Abschnitt des aufgetriebenen Kopfes heißt auch *Processus uncinatus*. Der Pankreaskörper zieht in Höhe von L 1 und L 2 über die Wirbelsäule nach links, überquert dabei die Aorta und geht allmählich in den schmächtigen Pankreasschwanz über, der den Milzhilus erreicht (Abb. 281). Der am weitesten ventralwärts vorspringende Teil des Pankreaskörpers ist das *Tuber omentale*, das die Hinterwand der Bursa omentalis (S. 442) vorwölbt.

Der *Ductus pancreaticus major* (Abb. 279) läuft, der Hinterfläche des Pankreas mehr genähert als der Vorderfläche, durch die ganze Länge der Drüse. Dabei sammelt er kleinere Zuflüsse. Er mündet schließlich zusammen mit dem Ductus choledochus auf der Papilla duodeni major der Pars descendens duodeni (S. 427).

3. Gefäße und Nerven des Pankreas

Arterien

Die Arterien des Pankreas (Abb. 280) sind die **Rr. pancreatici** aus der *A. lienalis*, die **Aa. supraduodenales superiores** [pancreaticoduodenalis superior] aus der *A. hepatica communis* und die

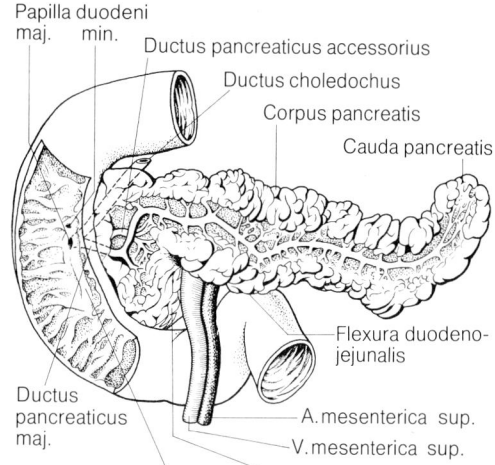

Abb. 279. Duodenum und Pankreas. Das Duodenum ist gefenstert; Blick auf die Schleimhautfalten und auf die Papilla duodeni maj. et min. Vom Pankreas wurde zur Darstellung des Ductus pancreaticus Drüsengewebe teilweise entfernt. (Nach Ferner u. Staubesand, 1975)

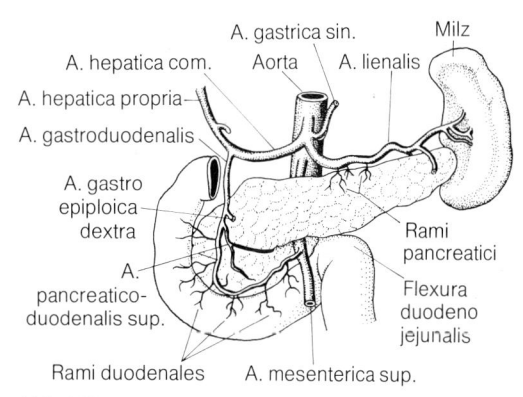

Abb. 280. Aorta mit Truncus coeliacus [Tripus Halleri]. Gefäßversorgung des Pankreas. Der Magen ist nach oben geschlagen

Aa. pancreaticoduodenales inferiores aus der *A. mesenterica superior*.

Venen

Das venöse Blut des Pankreas wird von den Wurzeln der **V. portae** aufgenommen und gelangt somit in den Pfortaderkreislauf.

Lymphgefäße

Die Lymphgefäße verlassen die Drüse an verschiedenen Stellen ihrer Oberfläche und münden in benachbarte Lymphknoten. Sie können auch Verbindungen mit den Lymphgefäßen der Milz eingehen. Klinisch bedeutsam sind die Ver-

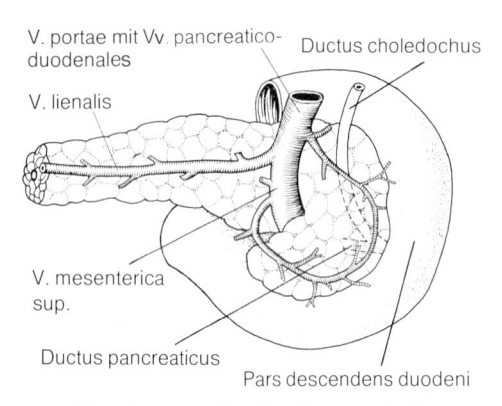

Abb. 281. Topographie des Caput und Corpus pancreatis von dorsal

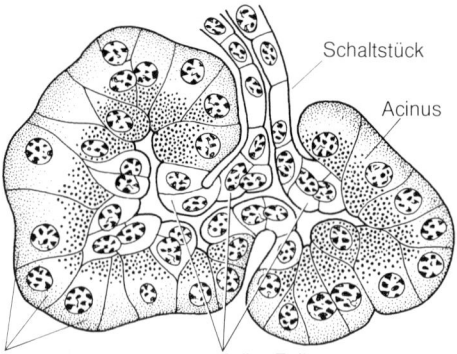

Abb. 282. Pankreas. Endverzweigung eines Schaltstückes mit serösen Acini und centroacinären Zellen

bindungen zwischen den Lymphgefäßen von Pankreas und Duodenum.

Nerven

Die Innervation erfolgt durch *Äste des N. vagus* und des *Sympathicus*. Die Nervenfasern gelangen teils direkt vom **Plexus coeliacus** aus in das Drüsengewebe, teils über periarterielle Geflechte.

4. Topographische Anatomie

Von praktischer Bedeutung sind die nachbarlichen Beziehungen des Pankreas zu den großen Gefäßstämmen des Oberbauches (Abb. 281). Hinter dem Pankreaskopf entsteht aus dem Zusammenfluß der V. mesenterica superior, der V. mesenterica inferior und der V. lienalis die V. portae. Hinter der V. portae verläuft im Retroperitonealraum rechts der Wirbelsäule die V. cava inferior, unmittelbar vor der Wirbelsäule die Aorta abdominalis. Die A. lienalis, ein Ast des Truncus coeliacus, zieht am oberen Rand des Pankreas nach links, die V. lienalis verläuft in einer Rinne des Pankreasschwanzes. Die Cauda pancreatis hat ferner Beziehungen zu den linken Nierengefäßen. Die A. mesenterica superior steigt hinter dem Pankreas herab, gelangt zusammen mit der gleichnamigen Vene vor das Caput pancreatis und vor die Pars horizontalis duodeni und tritt dann in die Wurzel des Mesenteriums ein.

Klinischer Hinweis. Diese engen Lagebeziehungen sind bei operativen Eingriffen, für die drei Wege zur Verfügung stehen, zu beachten. Das Pankreas ist zu erreichen
1. *durch das Omentum minus,*
2. *durch das Lig. gastrocolicum* des Omentum majus entlang der großen Kurvatur des Magens und
3. *vom Unterbauch her durch das Mesocolon transversum,* wobei die A. colica media zu schonen ist.

5. Mikroskopische Anatomie

Das Pankreas ist eine acinöse, rein seröse Drüse, ihre Architektur ähnelt jener der Gl. parotis. Das Organ ist in viele, schon äußerlich sichtbare **Läppchen** gegliedert, welche von einem feinfaserigen lockeren Bindegewebe umhüllt werden, das sich an der Drüsenoberfläche zu einer dünnen Kapsel verdichtet. Das interlobuläre Bindegewebe führt Blutgefäße, Lymphgefäße und Nerven.

Jedes Läppchen enthält mehrere Gangverzweigungen mit ihren *endständigen Acini*, deren Zellen prismatisch sind oder Pyramidenform besitzen (Abb. 282). Den Acini liegen außen, aber innerhalb der Basallamina, *verzweigte Myoepithelzellen* an, auf die Basallamina folgt ein Gitterfasernetz mit Capillaren. Im interacinären Bindegewebe kommen reichlich freie Zellen vor.

Die Drüsenzellen sind *polar differenziert*: das basale Cytoplasma enthält kugelige Zellkerne mit deutlichen Nucleoli und dicht gepackte Membranen des granulären ER (Ergastoplasma). Dieses Cytoplasmaareal zeichnet sich deshalb durch Basophilie aus. Der apikale Zellteil enthält stark lichtbrechende, acidophile Körnchen, die *Zymogengranula*. Diese enthalten die Enzymvorstufen, welche erst im Darm aktiviert werden. Der von den Pankreasdrüsenzellen sezernierte Bauchspeichel enthält Enzyme zur Eiweiß-, Kohlenhydrat- und Fettverdauung.

Die engen Lumina der Endstücke setzen sich in die Schaltstücke fort, deren Enden in die Lichtung der ungleichmäßig geformten Acini hineingeschoben erscheinen. Diese Schaltstückzellen treten uns auf Querschnitten durch Acini als helle, sog. *zentroacinäre Zellen* entgegen.

Die langen, aber engen Schaltstücke sind von einem einschichtigen platten bis isoprismatischen Epithel ausgekleidet, sie münden direkt in die Ausführungsgänge. Sekretrohre (Streifenstücke) fehlen. Die Wand der Ausführungsgänge, die noch intralobulär beginnen, besteht aus einem prismatischen Epithel. Auch diese Gangepithelzellen sind sekretorisch aktiv (*Bicarbonatbildung*).

6. Inselorgan

Die Langerhansschen Inseln, in ihrer Gesamtheit als *Inselorgan* bezeichnet, sind die endokrinen Anteile des Pankreas. Sie sondern die den Kohlenhydrathaushalt regulierenden Hormone, **Insulin** und **Glucagon**, ab. Das Insulin wird in den *B-Zellen*, das Glucagon in den *A-Zellen* der Langerhansschen Inseln gebildet. Die als *D-Zellen* beschriebenen Elemente sollen das Hormon *Somatomedin* bilden, das u.a. den Sulfateinbau in das Knorpelgewebe fördert und an den Fettzellen eine insulinähnliche Wirkung entfaltet.

Insulin fördert die Glykogenbildung in der Leber und in der Muskulatur und senkt den Blutzucker, *Glucagon* dagegen erhöht durch Glykogenolyse in der Leber den Blutzucker.

Klinischer Hinweis. Der Mangel an Insulin führt zum **Diabetes mellitus (Zuckerkrankheit)**, dessen Hauptsymptome Hyperglykämie, Glucosurie und Polyurie sind. Diabetiker müssen deshalb durch Injektionen von Insulin substituiert, oder wie beim Altersdiabetes, mit Sulfonylharnstoffen (orale Antidiabetica) behandelt werden. Eine abnorm hohe Insulinzufuhr hat umgekehrt eine Blutzuckersenkung zur Folge, die im **hypoglykämischen Schock** enden kann. Hypoglykämische Attacken treten auch bei einer Überfunktion der Langerhansschen Inseln auf, die auf sog. *Insulome* oder *Inseladenome* zurückzuführen sind. Durch operative Entfernung solcher Geschwülste kann eine Heilung erzielt werden.

Mikroskopische Anatomie. Die Langerhansschen Inseln sind rundliche, seltener längliche Epithelkomplexe, die sich im Schnittpräparat als *hell gefärbte Bezirke* sehr deutlich vom exokrinen Pankreasgewebe abheben. Sie liegen inmitten der Drüsenläppchen, seltener im interlobulären Bindegewebe, gelegentlich auch in unmittelbarer Umgebung von Ausführungsgängen; ihre Zahl ist in den Schwanzabschnitten der Bauchspeicheldrüse am größten. Die Durchmesser der Inseln schwanken zwischen 50 und 500 μm.

Die Epithelstränge, eng an Capillaren angeschmiegt, bestehen aus unregelmäßig konturierten Elementen verschiedenen morphologischen und färberischen Verhaltens, den A-, B- und D-Zellen, von denen die A-Zellen mehr in der Peripherie der Inseln gefunden werden.

— Zahlenmäßig überwiegen die **B-Zellen** (etwa 80%), ausgezeichnet durch rundliche, locker gebaute Zellkerne und ein zart gekörntes Cytoplasma. Die Granula enthalten färberisch darstellbares Zink.

— Die oft zipfelartig ausgezogenen **A-Zellen** enthalten acidophile Granula, die sich mit Silbersalzen schwärzen und deshalb elektiv darstellen lassen. Durch Cobaltchlorid werden die Glucagon-Bildner geschädigt.

— Als **D-Zellen** schließlich werden Elemente mit dichtem Zellkern und fein granuliertem Cytoplasma bezeichnet. Die Körnelung des Zelleibes läßt sich mit Anilinblau färberisch hervorheben.

Elektronenmikroskopisch lassen sich die beiden Hauptzelltypen (A und B) vor allem aufgrund morphologischer Charakteristika ihrer Granula und Mitochondrien unterscheiden. Die Granula der *A-Zellen sind osmiophil* und dicht strukturiert; ein schmaler heller Randsaum trennt das Granulum von seiner Hüllmembran. Im Gegensatz dazu sind die Granula der *B-Zellen (Insulinspeicher) von einem breiteren hellen Saum ("Halo")* umgeben, welcher die Membran deutlich hervortreten läßt. In den B-Zellen kommen zahlreiche stäbchenförmige Mitochondrien vor.

Gefäß- und Nervenversorgung. Jede Insel wird vermutlich von mehreren Arteriolen gespeist, die sich in der Insel zu weiten Blutcapillaren (*Sinusoide*) entfalten und auf diese Weise einen engen Kontakt zu den endokrinen Zellelementen herstellen. Das mit den Hormonen der Langerhansschen Inseln beladene Blut gelangt über die abfließenden Venen des Pankreas in den Pfortaderkreislauf und wird der Leber zugeführt.

Auch *marklose* Nervenfasern dringen in die Inseln ein und enden mit Verdickungen an den Epithelzellen; ihre Wirkungsweise ist noch nicht aufgeklärt.

IV. Hepar, Leber

Die Leber ist das größte Stoffwechselorgan des Körpers, in dem sich sehr viele biochemische Umbau- und Synthesevorgänge vollziehen. In der Fetalzeit ist sie auch an der *Blutbildung* beteiligt. Die Leber nimmt alle Stoffe auf, die ihr mit dem Pfortaderblut zugeleitet werden, verarbeitet oder speichert sie und gibt die Stoffwechselprodukte wieder an die Blutbahn ab. Als **exo-**

krine Drüse bildet die Leber Galle, die über ein spezielles Gangsystem in das Duodenum abgeleitet wird.

1. Entwicklung

Die Leber entwickelt sich aus einer ventralen Ausbuchtung des *hepatopankreatischen Ringes* (Abb. 278). Diese als *Leberbucht* bezeichnete Anlage teilt sich in ein oberes Leberdivertikel, *Pars hepatica*, und ein unteres Leberdivertikel, *Pars cystica*. Aus dem cranialen Divertikel gehen Epithelzellen hervor, die sich zu Zellplatten formieren, welche in das dem Mesenterium ventrale (Mesogastrium ventrale) zugehörige Mesenchym zwischen Herz und Dottergang, das Septum transversum, eindringen und sich zu Lebergewebe differenzieren (S. 419). Das caudale Divertikel stellt den Mutterboden für die Gallenblase und den Ductus cysticus dar. Die aus der Pars hepatica aussprossenden Leberzellen vermehren sich rasch, was zu einer Größenzunahme der Organanlage und folglich zu einer Ausweitung des Mesogastrium ventrale führt.

Pars hepatica, Oberes Leberdivertikel

Das *Mesenchym des Mesogastrium* gelangt zwischen die auswachsenden Zellplatten und stellt später den bindegewebigen Anteil der Leber dar. Schon frühzeitig geraten die aussprossenden Leberzellmassen in enge Beziehung zu Ästen der *Vv. omphalomesentericae* (S. 395). Die in die Leberanlage hineinführenden Abschnitte der Dottersackvenen bezeichnet man als *Vv. advehentes*. Diese bilden ein dichtes Maschenwerk sinusoider Bluträume, welche die Epithelplatten durchsetzen. Die das Blut abführenden Gefäße sind die *Vv. revehentes*. Bestimmte Abschnitte der Vv. advehentes obliterieren, wodurch ein einheitlicher Gefäßstamm, die spätere *V. portae*, entsteht. Auch bei den von der Leber wegführenden Gefäßen, den Vv. revehentes, kommt es zur Rückbildung. Es bleibt nur die rechte erhalten, sie wird zur *V. hepatica*, die somit die einzige aus der Leber herausführende Strombahn darstellt.

Auch die Nabelvenen (*Vv. umbilicales*) gehen mit den Vv. omphalomesentericae Verbindungen ein. Während sich die rechte Nabelvene frühzeitig zurückbildet, bleibt die linke erhalten und mündet zunächst in die Pfortader ein. Damit durchströmt das Placentarblut die Leber. Infolge des enormen Blutzuflusses zur Leber kommt es zur Ausbildung einer Strombahn zwischen V. umbilicalis sinistra und V. hepatica, dem *Ductus venosus* [Arantii]. Diese Verbindung ermöglicht den direkten Abfluß des Placentarblutes zum Herzen unter Umgehung der Leber. Nach der Geburt obliterieren sowohl die linke Nabelvene als auch der Ductus venosus Arantii. Beim Erwachsenen sind deren Reste als *Lig. teres hepatis* und als *Lig. venosum* erhalten.

Pars cystica, Unteres Leberdivertikel

Von der Pars cystica wächst ein solider Epithelsproß in das ventrale Mesogastrium ein. Aus ihm geht der *epitheliale Anteil der Gallenblase* und des *Ductus cysticus* hervor. Die bindegewebigen und muskulären Anteile der Gallenblase werden vom Mesenchym des Mesogastrium gestellt.

2. Makroskopische Anatomie

Als größte Drüse unseres Körpers erreicht die Leber ein Gewicht von 1500 g. Die Farbe der gesunden Leber ist dunkelrot-braun, ihre Oberfläche spiegelnd glatt. Das lebensfrische Organ ist weich, verformbar und paßt sich den Nachbarorganen an. Die Beschreibung von Form und Lage muß deshalb von der *in situ* gehärteten, d. h. fixierten Leber ausgehen.

Bei der Betrachtung von vorn erscheint die Leber dreiseitig. Sie nimmt den Raum unter der rechten Zwerchfellkuppel ein, verschmälert sich nach links hin in der Regio epigastrica und erreicht die Regio hypochondriaca sinistra in der Parasternallinie oberhalb der 6. linken Rippe. Der größte Teil der Leber liegt also im Schutze des rechten Rippenbogens. Hier fällt der untere Leberrand bis zur Medioclavicularlinie mit dem Rippenbogen zusammen. Wenn sie in dieser Linie bei Inspiration den Rippenbogen überragt und tastbar wird, ist sie vergrößert. Bei der größeren kindlichen Leber überragt der untere Rand den rechten Rippenbogen normalerweise um mehrere Zentimeter. Unterhalb des Brustbeins berührt im Epigastrium ein kleiner Teil ihrer vorderen Fläche die Bauchwand (*Leberfeld*). In diesem Bereich kann die Leber durch auftreffende Gewalten verletzt werden. Unter dem Leberfeld liegt das *Magenfeld* (S. 423).

Facies diaphragmatica

Die gewölbte Leberoberfläche schmiegt sich dem Zwerchfell an, Facies diaphragmatica (Abb. 283 a), und ist in einem dreieckigen Areal mit der Pars lumbalis des Diaphragma verwachsen, *Area nuda*. In dieses Verwachsungsfeld bettet sich auch die V. cava inferior ein. Die Seiten der bauchfellfreien, im Zentrum breiten Area nuda werden von den Umschlagsfalten des visceralen

Eingeweide des Oberbauches

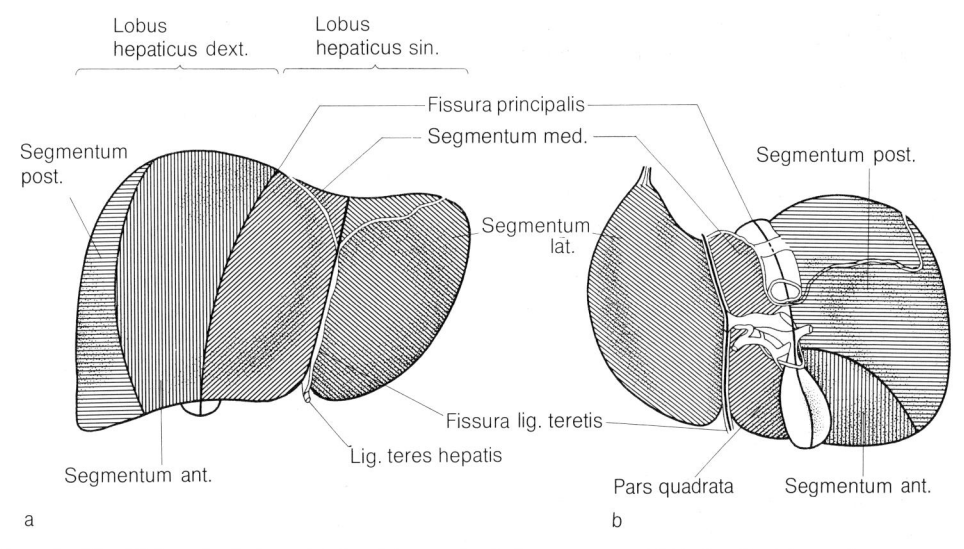

Abb. 283a u. b. Oberflächen der Leber mit Einzeichnung der Lebersegmente, (a) Facies diaphragmatica, ventrale Fläche; (b) Facies visceralis mit Porta hepatis

ins parietale Peritoneum, dem *Lig. coronarium hepatis*, gebildet. Es läuft nach rechts zum *Lig. triangulare dextrum*, nach links zum *Lig. triangulare sinistrum* aus, das in die *Appendix fibrosa hepatis* übergeht. Im vorderen Winkel laufen die Ligg. triangularia zum *Lig. falciforme hepatis* zusammen, das die Lebervorderseite in linken und rechten Leberlappen teilt.

Diese Ligamente stellen Reste des ehemaligen *Mesogastrium ventrale* dar, und zwar jener Abschnitte, die sich zwischen Leber und Leibeswand ausgespannt hatten. Sie befestigen die Leber am Zwerchfell, so daß sie dessen Bewegungen bei der Ein- und Ausatmung folgen muß.

Der übrige Teil der Leber ist von Peritoneum überzogen und heißt *Pars libera* (Ausnahmen: bauchfellfreie Stellen sind ferner die Leberpforte, die Fossa vesicae felleae und die Fossa v. cavae).

Facies visceralis
Die Unterfläche der Leber, Facies visceralis (Abb. **283b**), ruht auf den Eingeweiden und ist deshalb am stärksten modelliert. Mehrere furchenartige Einschnitte grenzen an der Eingeweidefläche einzelne Lappen voneinander ab. An den Enden einer querverlaufenden Furche schließt sich jederseits eine sagittale Furche an, so daß ein *annähernd H-förmiges Bild* zustandekommt. Der *quere Schenkel* des H stellt die Leberpforte, *Porta hepatis*, dar, an der die Lebergänge und Lymphgefäße austreten, die großen Gefäße und Nerven in die Leber eintreten. Der *linke* sagittale Einschnitt, welcher den linken Leberlappen vom rechten scheidet, enthält vorn das *Lig. teres hepatis* (obliterierte Nabelvene) und dorsal das *Lig. venosum* (obliterierter Ductus venosus Arantii). In der *rechten* sagittalen Furche liegt vorn die *Gallenblase*, hinten die *V. cava inferior*.

Vor der Leberpforte wölbt sich leicht der *Lobus quadratus* vor, hinter ihr der *Lobus caudatus*.

Auf der Eingeweidefläche hinterlassen Nachbarorgane unterschiedlich ausgeprägte Eindrücke, die als *Impressiones oesophagea, renalis* und *suprarenalis, gastrica, duodenalis* und *colica* beschrieben werden.

Porta hepatis, Leberpforte
Die Leberpforte und die anschließenden Abschnitte der Facies visceralis hepatis sind mit der kleinen Kurvatur des Magens und mit dem Bulbus duodeni durch das kleine Netz, **Omentum minus**, verbunden (Abb. 283b). Es entstammt jenem Teil des Mesogastrium ventrale, der sich vom Magen und Duodenum zur Leber ausspannte. Am Omentum minus unterscheidet man zwei Abschnitte, das *Lig. hepatogastricum* und das *Lig. hepatoduodenale*, welches rechts mit freiem Rand endet und von vorn her das *Foramen epiploicum*, den Eingang zur Bursa omentalis, begrenzt. Am rechten Rand des Lig. hepatoduodenale verläuft der *Ductus choledochus*, nach links anschließend folgen *V. portae und A. hepatica propria*.

Das gesamte kleine Netz stellt eine annähernd frontal gestellte Bauchfellduplikatur dar, deren Blätter sich an der Porta hepatis teilen und in den peritonealen Überzug der Leber übergehen.

Die beiden Gefäße, die der Leber das Blut zuführen, sind die *A. hepatica propria* und die *V. portae*. Die **A. hepatica propria** ist das Vas privatum der Leber, sie ernährt das Lebergewebe, die **V. portae** stellt das Vas publicum dar und steht im Dienste des Gesamtorganismus. Die Pfortader sammelt das Blut aus den unpaaren Bauchorganen Magen, Darm, Pankreas und Milz und führt es der Leber zu.

An der Leberpforte verlassen die beiden Gallengänge, **Ductus hepatici dexter et sinister** die Leber, vereinigen sich zum **Ductus hepaticus communis**, der den **Ductus cysticus** aufnimmt und fortan als **Ductus choledochus** im *Lig. hepatoduodenale* verläuft. Er gelangt hinter der Pars superior duodeni zwischen Pankreaskopf und Duodenalschlinge zur Papilla duodeni major.

3. Intrahepatische Gefäße

Die intrahepatische Verästelung der Pfortader und der A. und V. hepatica läßt sich an sog. *Korrosionspräparaten* gut studieren.

An der Leberpforte teilt sich die *V. portae* in *zwei Hauptäste*, von denen etwa 6–10 größere Äste abgehen. Diese versorgen annähernd keilförmige Leberteile, die Lebersegmente. Die Verzweigungen der V. portae werden von den *Ästen der A. hepatica* communis und von *Gallengängen* begleitet. Im Schnittpräparat liegen diese drei Rohrsysteme immer zusammen und werden **Lebertrias** genannt.

Einen anderen Verlauf nehmen die *Äste der V. hepatica*. Sie durchziehen die Leber in sagittaler Richtung, beginnen an ihrem vorderen unteren Rand und vereinigen sich dorsal in unmittelbarer Nähe der Area nuda zur *V. hepatica*, welche in die untere Hohlvene einmündet. Der Gefäßbaum der Pfortader ist also mit dem der V. hepatica nicht zur Deckung zu bringen. Die Räume zwischen den beiden Gefäßbäumen werden vom Parenchym der Leber ausgefüllt.

4. Mikroskopische Anatomie

Die Leber wird von *Peritonealepithel* und einer Bindegewebskapsel, der *Glissonschen Kapsel*, umschlossen, deren Faserzüge mit dem intrahepatischen Bindegewebssystem zusammenhängen. Auch an der Leberpforte dringt das Bindegewebe mit den Blutgefäßen als *Capsula fibrosa perivascularis* in das Organinnere ein.

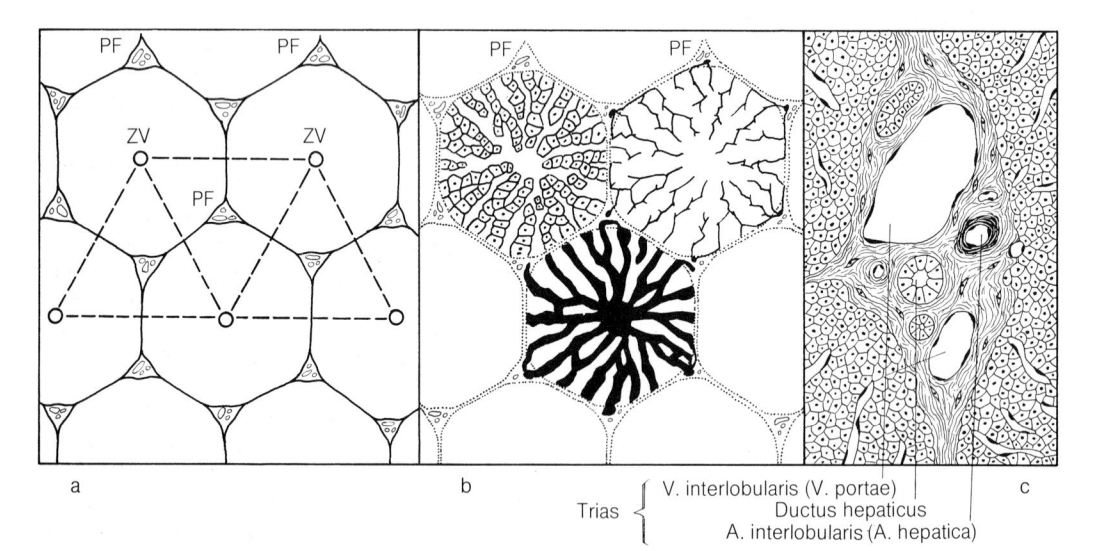

Abb. **284 a–c.** Schematische Darstellung von Leberläppchen (**a**) Die polygonalen Felder stellen die Zentralvenenläppchen, die eingezeichneten Dreiecke die Portalläppchen dar. Der Mittelpunkt des morphologischen Leberläppchens ist die Zentralvene, der Mittelpunkt des funktionellen Leberläppchens das Periportalfeld. PF = Periportalfeld, Bindegewebszwickel mit Trias; ZV = Zentralvene; (**b**) Im Leberläppchen links oben sind die Leberzellplatten eingezeichnet, rechts oben die Gallencapillaren, wie sie sich nach Silberimprägnation darstellen. Im Leberläppchen unten sind die Gefäße (Sinusoide) durch eine Farbstoffinjektion hervorgehoben; (**c**) Periportales Feld; Bindegewebszwickel mit Trias

Trias: V. interlobularis (V. portae) / Ductus hepaticus / A. interlobularis (A. hepatica)

Eingeweide des Oberbauches

Leberläppchen und periportales Feld
Die *architektonische Baueinheit* der Leber ist das **Leberläppchen** mit der *V. centralis* im Mittelpunkt (Abb. 284 u. 285). Die Leberläppchen sind unregelmäßig geformte, meist längliche Gebilde mit Kanten und Flächen; ihr Durchmesser beträgt etwa 1 mm, ihre Länge 1,5–2 mm. Benachbarte Läppchen sind durch spärliche Bindegewebszüge voneinander getrennt. Nur dort, wo mehrere Läppchen mit ihren Kanten zusammenstoßen, verdichtet sich das Bindegewebe und bildet Bindegewebszwickel (**periportales Feld**). Hier liegen die feineren Äste der zuführenden Blutgefäße – die *Vv. interlobulares* (V. portae) und die kleinen *Aa. interlobulares* (A. hepatica) – sowie die ableitenden Gallengänge (*Ductuli interlobulares*). Sie bilden zusammen die *Trias*.

Lebersinusoide
Von der Peripherie gegen das Zentrum des Läppchens sind die Leberzellen in Form von Platten mauerartig geordnet. Zwischen ihnen liegen die Lebercapillaren, **Sinusoide**, die von den interlobulären Venen ihren Ausgang nehmen und der zartwandigen V. centralis in radiärer Anordnung zustreben.

Die Sinusoide haben demnach eine annähernd gleiche Länge von etwa 0,5 mm. Auf dieser Capillarstrecke erfolgt der Stoffaustausch zwischen Blut und Leberzellen (Abb. 285). Die Zentralvenen vereinigen sich zu Sammelvenen, die ihrerseits in größere Äste der V. hepatica einmünden. Das sauerstoffreiche Blut der an der Läppchenperipherie gelegenen Aa. interlobulares gelangt über die Lebercapillaren ebenfalls in die V. centralis. Ein Sauerstoffmangel wird sich deshalb zuerst im Läppchenzentrum bemerkbar machen.

Der Leberfeinbau ist nur von dem geschilderten Blutgefäßsystem her zu verstehen. Das Bauprinzip besteht darin, daß das Pfortaderblut, mit den im Magen-Darm-Kanal resorbierten Nahrungsstoffen beladen, in möglichst enge Berührung mit den Leberzellen gelangt, bevor es in der V. centralis abfließt.

Die den Sinusoiden zugekehrten Oberflächen der Leberzellen sind mit zahlreichen *Mikrovilli* besetzt, die in einen Spalt hineinragen und die resorbierende Oberfläche der Leberzellen vergrößern (Abb. 286). Die Leberzellplatten liegen dem mit Poren versehenen Sinusendothel nicht unmittelbar an, zwischen beiden findet sich vielmehr das als **Disséscher Raum** bezeichnete pericapilläre Spatium. Der Dissésche Raum wird von *Gitterfasern* durchzogen und ist von Blutplasma erfüllt, das durch die Lücken im Sinusenothel aus den Lebersinusoiden übergetreten ist. Auf diese Weise kommt das Blutplasma in unmittelbaren Kontakt mit den Leberzellen. Dadurch wird der Stoffaustausch begünstigt.

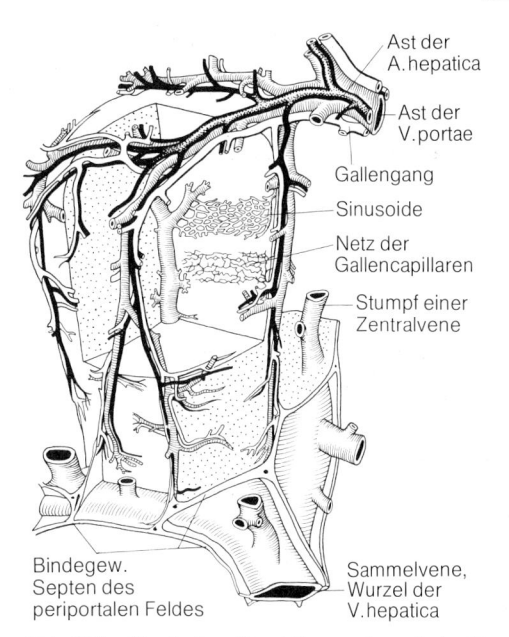

Abb. 285. Plastische Darstellung eines Leberläppchens. In dem keilförmigen Ausschnitt sind die Netze der Gallencapillaren und der Blutcapillaren (Sinusoide) eingetragen

Das **Endothel der Lebersinusoide** ist sehr dünn und lückenhaft. Im Endothelverband liegen ferner *v. Kupffersche Sternzellen*, Phagocyten, die Fremdkörper wie Zelltrümmer, Bakterien, Vitalfarbstoffe speichern und vermutlich beim Abbau von Blutfarbstoff beteiligt sind. Beladene Phagocyten können sich abrunden, aus dem Verband lösen und vom Blutstrom forttragen lassen. Die v. Kupfferschen Sternzellen bilden ein Glied im sog. reticuloendothelialen System (RES), in dem die Speicherzellen verschiedener Organe zusammengefaßt werden.

Architektur der Leberzellen
Zwischen den radiär verlaufenden Sinusoiden sind die Leberzellen in Form von *einschichtigen, leicht gekrümmten Leberzellplatten* untergebracht, die selbst durch einschichtige Zellsäulen miteinander in Verbindung stehen. Die Zellplatten sind stellenweise durchbrochen, so daß ineinander übergehende Räume entstehen. Die Leberzellen werden aufgrund dieser Bauart an mindestens zwei Stellen von Blut bespült. An der peripheren Oberfläche des Läppchens formieren sich die Leberzellen zu einer *Grenzplatte*,

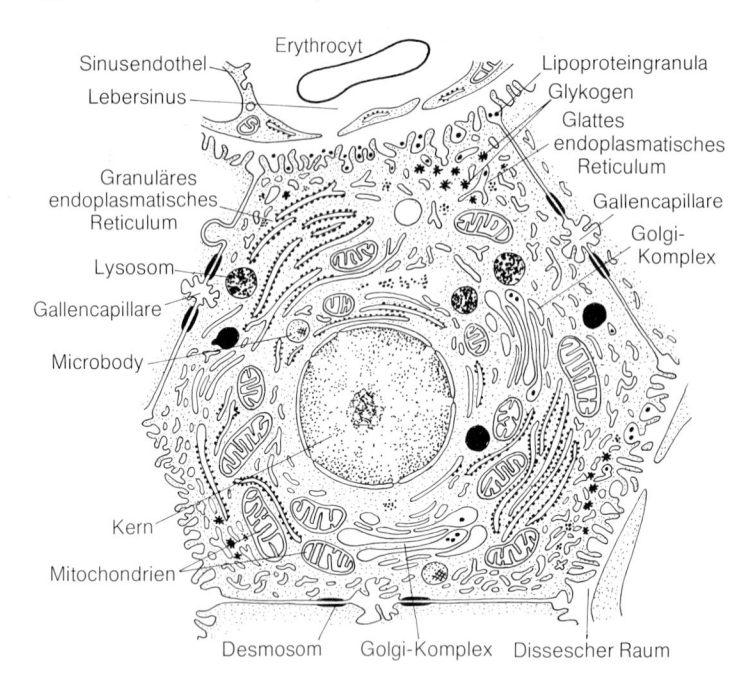

Abb. 286. Schema einer Leberzelle aufgrund elektronenmikroskopischer Befund. Im Sinusbereich ist die Leberzelle mit Mikrovilli ausgestattet, die in den Dissé Raum hineinragen. Beachte den Reichtum des Cytoplasmas an Organellen

welche die Leberläppchen gegen das periportale Bindegewebe abschirmen. Die Grenzplatte wird von den Zugangsvenen der V. portae, den Arteriolen der A. hepatica communis und den Gallenkanälchen durchbrochen.

Die Leberzellen sind *polygonale* Elemente, deren Durchmesser infolge tageszeitlichem Funktionswechsel schwankt. Sie sind sehr organellenreich und enthalten einen, häufig auch zwei locker strukturierte Kerne mit deutlichen Nucleoli. Die Leberzellen sind besonders reich an Mitochondrien vom Crista-Typ, die durch ihre Enzyme eine wichtige Rolle für die Energielieferung spielen, ferner an Membranen des rauhen und des glatten endoplasmatischen Reticulum. Der Golgi-Apparat, möglicherweise an der Produktion der Galle beteiligt, liegt stets zwischen Zellkern und Gallencapillare. Unmittelbar benachbart findet man Lysosomen und Microbodies. Die vielseitige Tätigkeit der Leberzelle spiegelt sich auch in ihrem Gehalt an paraplasmatischen Einschlüssen wider. So kommen neben freien Ribosomen *schollige Glykogenablagerungen* vor. Das Cytoplasma enthält außerdem Lipide, Proteingranula und Pigmente.

Gallenkanälchen

Als exokrine Drüse produziert die Leber *Galle*, die auf einem gesonderten Röhrchensystem den periportalen Gallengängen zugeleitet wird. Die Gallenkanälchen werden von rinnenförmigen Einsenkungen zweier oder dreier Leberepithelzellen gebildet und von deren Plasmamembranen begrenzt. Sie besitzen also keine eigene epitheliale Wand, ihre Wand ist das *Plasmalemm benachbarter Leberzellen*. In die Lichtung ragen kurze Mikrovilli hinein, die u. a. reich an *alkalischer Phosphatase* sind. Deshalb läßt sich das Netzwerk der Gallenkanälchen mit Hilfe histochemischer Reaktionen für Phosphatasen darstellen (Abb. 287a). Die Intercellularspalten benachbart liegender Leberzellen sind in unmittelbarer Nähe der Gallenkanälchen durch Desmosomen abgedichtet, so daß sich die Gallenflüssigkeit nicht aus den Kanälchen in die Intercellularräume hin ausbreiten kann (Abb. 287b). Eine Kommunikation zwischen Gallenkanälchen und Lebersinusoiden besteht also nicht.

Klinischer Hinweis. Sind die Gallenabflußwege an irgendeiner Stelle verstopft, z. B. durch einen Stein, dann ist die Sekretion von Galle in die Gallenkanälchen hinein nicht möglich. Die Gallenabsonderung erfolgt in diesem Falle in die Blutbahn der Lebersinusoide, was eine Gelbfärbung aller Organe zur Folge hat *(Stauungsikterus)*.

Intrahepatische Gallengänge

Die Gallenkanälchen einer Leberzellplatte hängen netzartig untereinander zusammen, ihr Abfluß ist gegen die Oberfläche des Leberläppchens gerichtet. Hier durchbrechen sie die Grenzplatte und münden über kurze Schalt- oder Zwischenstücke in die interlobulären Gal-

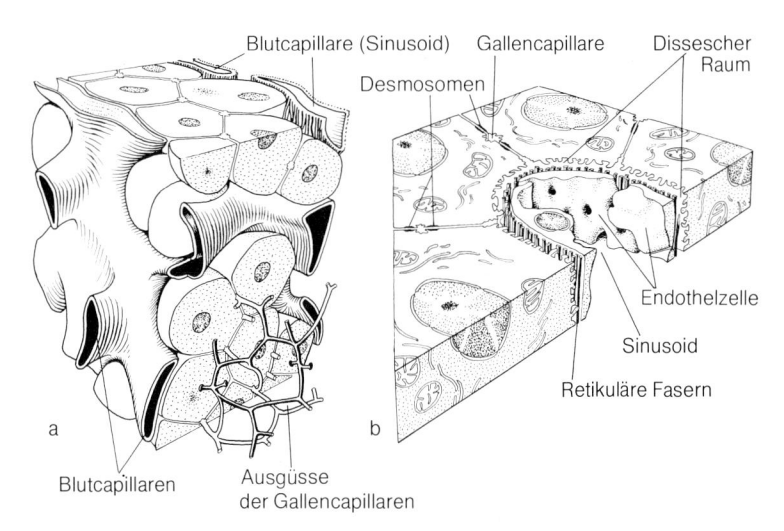

Abb. 287. (a) Plastische Rekonstruktion einer Leberzellplatte mit Blutcapillaren (Sinusoide) und Gallencapillaren, die als Ausgüsse dargestellt sind; (b) Räumliches Schema eines Lebersinusoids mit Disse Raum und angrenzenden Leberzellen. Die Gallencapillaren sind durch Desmosomen gegen die Interzellularräume abgedichtet (Zeichnung nach elektronenmikroskopischen Befunden)

lengänge (*Ductuli biliferi*) ein. Diese sind Teil der Lebertrias und besitzen ein einschichtiges isoprismatisches Epithel. Zahlreiche Ductuli biliferi schließen sich endlich zu großen interlobulären Gallengängen (*Ductus biliferi*) zusammen. Sie folgen den Blutgefäßen und vereinigen sich kurz vor der Leberpforte zum rechten und linken Lebergang, *Ductus hepaticus dexter et sinister*. Diese verlassen die Leber und verbinden sich zum *Ductus hepaticus communis*.

5. Extrahepatische Gallenwege

In der Leberpforte vereinigen sich die beiden Ductus hepatici zum *Ductus hepaticus communis*. Dieser gelangt in das Lig. hepatoduodenale des Omentum minus und vereinigt sich spitzwinklig mit dem *Ductus cysticus* der Gallenblase zum **Ductus choledochus**. Er zieht hinter dem Bulbus duodeni vorbei und strebt der Pars descendens duodeni zu (S. 427).

Alle extrahepatischen Gallengänge sind von einem *hochprismatischen Epithel* ausgekleidet. Im locker gefügten subepithelialen Bindegewebe kommen einfache oder verästelte tubulo-alveoläre Drüsen vor. Die übrigen Wandabschnitte bestehen aus kräftigen Kollagenfaserbündeln mit vereinzelten glatten Muskelzellen.

V. Vesica fellea, Gallenblase

1. Makroskopische Anatomie

Die Gallenblase, Vesica fellea, ist ein birnenförmiger, etwa 8–12 cm langer und 4–5 cm breiter, dünnwandiger Sack, der 40–50 ml Flüssigkeit faßt. Sie dient der Ansammlung und Eindickung der Galle. Die Gallenblase liegt in einer Mulde der visceralen Leberfläche und ist mit ihr durch feine Bindegewebszüge verbunden. Die freie Fläche trägt einen Peritonealüberzug. Man unterscheidet einen Hals, *Collum*, einen Körper, *Corpus*, und einen Gallenblasengrund, *Fundus* (Abb. **288**).

In der Medioclavicularlinie überragt der Fundus geringgradig den unteren Leberrand und berührt die vordere Bauchwand. Der Fundus ruht ferner auf der Flexura coli dextra, wo es nach abgelaufenen Entzündungen zu Verwachsungen beider Organe kommen kann. Der Gallenblasenhals steht mit dem Bulbus duodeni in enger Beziehung. Gallenblase und Gallengänge lassen sich nach Gabe eines jodhaltigen Kontrastmittels, das von der Leber mit der Galle ausgeschieden wird, im Röntgenbild darstellen.

2. Gefäße und Nerven der Gallenblase

Die Gallenblase wird von der **A. cystica** versorgt, die vom *R. dexter* der *A. hepatica propria* entspringt.

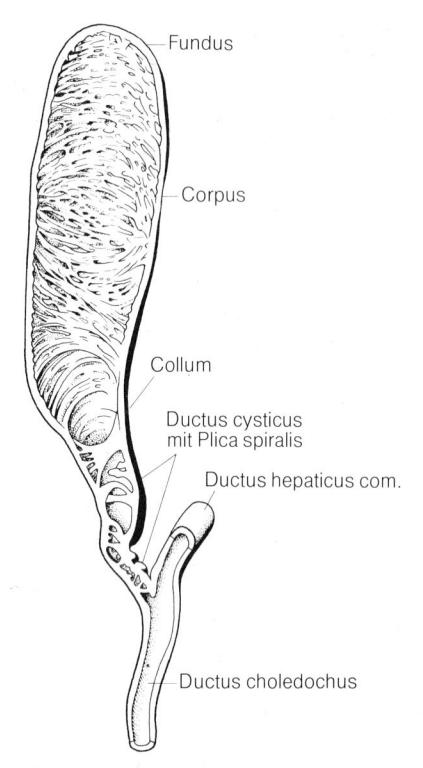

Abb. 288. Gallenblase und Gallengänge, durch einen Längsschnitt eröffnet. (Nach Ferner u. Staubesand, 1975)

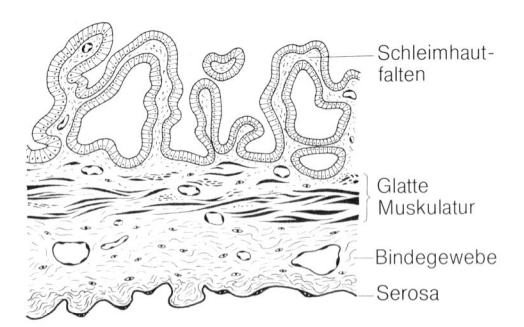

Abb. 289. Querschnitt durch die Gallenblasenwand mit der typischen Schleimhautfaltung

Die Venen münden im Lig. hepatoduodenale direkt in die *Pfortader*.

Die Lymphgefäße der Gallenblasenwand gelangen über die Leberpforte zu Lymphknoten in unmittelbarer Umgebung des *Truncus coeliacus*.

Die sympathischen Nervenfasern stammen vom *Plexus coeliacus* und erreichen die Gallenblase mit den Blutgefäßen. Der Bauchfellüberzug der Gallenblase und der Leber wird außerdem von sensiblen Zweigen des *N. phrenicus* versorgt.

3. Mikroskopische Anatomie

Aufbau der Gallenblasenwand

Die Gallenblasenwand besteht aus folgenden Schichten (Abb. 289):
— *Tunica mucosa* (Epithel und subepitheliale Bindegewebsschicht),
— *Tunica muscularis*,
— *Lamina subserosa* bzw. *Adventitia* und
— *Tunica serosa* (Peritonealepithel)
  Eine Tunica muscularis mucosae fehlt.
— **Tunica mucosa.** Die Schleimhaut bildet Falten aus, die an ihren Kämmen häufig miteinander verschmelzen. Dadurch kommen Schleimhautnischen und tunnelartige Aushöhlungen zustande.

• Das **einschichtige Epithel** ist auf den Falten hochprismatisch, in den Nischen und Buchten meistens kubisch. Stellenweise dringt es in die Tunica propria hinein vor, wodurch unterschiedlich lange Schläuche entstehen. Die Epithelzellen besitzen einen niedrigen Saum von Mikrovilli, einen basalständigen längsovalen Kern und ein wabiges oder leicht granuliertes Cytoplasma. Die apikalen Abschnitte der seitlichen Zellmembranen werden durch Schlußleisten miteinander verbunden. Der Mikrovillisaum dürfte der Resorption dienen, denn das in die Gallenblase gelangte Sekret wird erheblich eingedickt: Die *Blasengalle* kann 20–30 mal konzentrierter als die Lebergalle sein. Das Gallenblasenepithel ist ferner sekretorisch tätig; das Sekretionsprodukt ist ein Glykoprotein, das die Epitheloberfläche möglicherweise vor der macerierenden Wirkung der Galle schützt. In der Nähe des Gallenblasenhalses kommen Becherzellen und muköse Drüsen vor.

• Die **subepitheliale feinfaserige Bindegewebsschicht** enthält neben Fibrocyten reichlich freie Zellen (Lymphocyten, Histiocyten und Mastzellen), elastische Fasern und ein dichtes Gefäßnetz.

— **Tunica muscularis.** Die aufgelockerte, von Bindegewebszügen durchsetzte Tunica muscularis ist nach Art eines *Scherengitters* angeordnet. Die oberflächliche Schicht enthält ein quergestelltes Gitter, das durch schraubig sich kreuzende Muskelzüge gebildet wird. Die Steighöhe dieser Schraube ist am Blasenhals flach und wird zum Blasengrund hin steiler.

Aufbau der Gallengänge

Die Galle fließt dem Duodenum durch den *Ductus hepaticus communis* und den ihn fortsetzenden *Ductus choledochus* zu. Diese Gänge stellen die Hauptwege für den Gallenabfluß dar. *Ductus cysticus und Gallenblase* sind Nebenwege.

Die verschiedenen Gangabschnitte sind weitgehend gleichartig aufgebaut:
— Sie werden von einem **hochprismatischen Epithel** ausgekleidet, dessen apikale Cytoplasmaareale außer Fetttröpfchen und Gallepigment ein schleimiges Sekret enthalten.
— Das **subepitheliale Bindegewebe** ist spärlich ausgebildet und geht in eine starke, aus kräftigen Faserbündeln gewebte
— **Adventitia** über, welche glatte Muskelzellen und mehrere Schichten von elastischen Netzen enthält. Alle Gallengänge enthalten in der Adventitia gelegene *tubuloacinöse Drüsen*, deren schleimiges Sekret der Galle beigemischt wird. Der Drüsenapparat ist im Ductus cysticus am stärksten ausgebildet.

In der ersten Hälfte des Gallenblasenganges erhebt sich die Schleimhaut zur Bildung der **Plica spiralis**, die aus kompliziert angeordneten Falten besteht und als *Verschlußapparat* dient. Auch der Ductus choledochus besitzt am duodenalen Ende einen eigenen Verschlußapparat, den **M. sphincter ampullae hepatopancreaticae**, der aus kräftigen, zirkulär angeordneten Bündeln glatter Muskulatur besteht. Die periodische Tätigkeit des Sphincter reicht aus, um auch nach operativer Entfernung der Gallenblase den Abfluß der Lebergalle zu regulieren.

VI. V. portae, Pfortader

Das venöse Blut aus den unpaaren Bauchorganen (Magen-Darm-Trakt, Gallenblase, Pankreas und Milz) gelangt über die V. portae zur Leber. Hier fließt das Pfortaderblut durch das Capillarsystem der Leber und gelangt über die Lebervenen zur unteren Hohlvene. Es sind also zwei Capillarsysteme hintereinandergeschaltet, das in der Darmwand und das in der Leber.

Der Pfortaderstamm entsteht hinter dem Caput pancreatis (S. 429) durch den Zusammenfluß der *V. lienalis* und der *V. mesenterica superior et inferior*. Der Stamm gelangt hinter der *Pars horizontalis duodeni* zum *Lig. hepatoduodenale* und zieht in diesem Leitband des Omentum minus zur Leberpforte.

Wurzeln der V. portae
— **V. lienalis.** Sie bildet sich aus mehreren Ästen am Milzhilus und verläuft wie die Arterie an der Hinterfläche des Pankreas. Sie nimmt die *Vv. gastricae breves, Vv. pancreaticae, Vv. duodenales* und *V. gastroepiploica sinistra* auf.

— **V. mesenterica superior.** Sie verläuft mit der gleichnamigen Arterie und hat Zuflüsse durch die *Vv. jejunales et ilei, V. ileocolica, V. colica media, Vv. pancreaticae, Vv. pancreaticoduodenales* und *V. gastroepiploica dextra.*

Die V. mesenterica superior vereinigt sich hinter dem Pankreaskopf mit der V. lienalis.
— **V. mesenterica inferior.** Der Stamm, der sich hinter dem Pankreaskörper mit der V. lienalis vereinigt, hat folgende Zuflüsse: *V. colica sinistra, Vv. sigmoideae* und *V. rectalis superior*. Die V. rectalis superior steht mit dem *Plexus venosus rectalis* und damit mit den Zuflüssen der V. cava inferior in Verbindung (*portocavale Anastomosen*).
— [V. coronaria ventriculi]. Die **Vv. gastricae dextra et sinistra** und die **V. praepylorica** bilden durch ihre Verbindungen die Kranzvene des Magens, welche an der Curvatura ventriculi minor verläuft und gleichfalls in die Pfortader mündet. An der Cardia des Magens anastomosiert sie mit den *Ösophagusvenen*, die zum Strömungsgebiet der V. cava superior gehören. Somit besteht auch hier eine Verbindung zwischen Pfortader- und Cavasystem.

Klinischer Hinweis. Bei Stauungen in der V. portae fließt das Blut über die Ösophagusvenen ab und kann zur Ausbildung von Oesophagusvarizen führen.

Auch die **V. umbilicalis**, die nach der Geburt bis auf einen kurzen Restkanal zum *Lig. teres hepatis* obliteriert, nimmt Venen aus der vorderen Bauchwand (**Vv. paraumbilicales**) auf, welche bei einer Stauung im Pfortadersystem vermehrt mit Blut gefüllt werden, sich dabei erweitern und im Umkreis des Nabels das sog. **Caput Medusae** bilden.

VII. Lien, Milz

Die Milz gehört zu den Organen des Blutkreislaufs und dient als Blutspeicher. Gleichzeitig ist sie ein Ort der Blutmauserung, ferner eine Stätte der Bildung von Lymphocyten und Abwehrstoffen.

1. Entwicklung

Die Milz entwickelt sich gegen Ende des 1. Embryonalmonats aus einer Mesenchymverdickung zwischen den Blättern des *Mesogastrium dorsale*, welches sich im Anschluß an den Fundus des Magens zur Bildung der Bursa omentalis nach links hin ausbuchtet. Mit der Vascularisation dieser Anlage differenzieren sich die Mesenchymzellen zum retikulären Grundgewebe der Milz und zu basophilen Rundzellen, welche zunächst Erythrocyten, Granulocyten, Megakaryo-

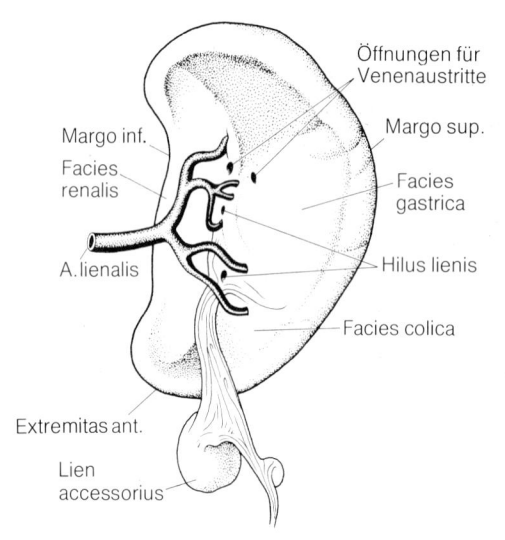

Abb. 290. Menschliche Milz mit Nebenmilz. Am Milzhilus sind nur die Verästelungen der A. lienalis dargestellt

cyten und Lymphocyten liefern. Die Milz behält ihre intraperitoneale Lage und steht nach Abschluß der Entwicklung mit der dorsalen Wand der Bauchhöhle durch das *Lig. phrenicolienale*, mit dem Magen durch das *Lig. gastrolienale* in Verbindung.

2. Form und Lage der Milz (Abb. 290)

Die lebensfrische Milz ist blaurot und weich, ihre äußere Form daher nicht stabil. Größe und Gewicht sind in Abhängigkeit vom Blutgehalt Schwankungen unterworfen. Die gehärtete Leichenmilz hat die Form einer Kaffeebohne, sie ist 10–12 cm lang, 6–8 cm breit, 3–4 cm dick und wiegt 150–200 g.

Die Milz liegt verborgen in der *linken Regio hypochondriaca* unmittelbar unter dem Zwerchfell in Höhe der *9. bis 11. Rippe*, ihre Längsachse verläuft parallel zur 10. Rippe.

Die konvexe Außenfläche schmiegt sich dem Zwerchfell an, **Facies diaphragmatica**.

Die mediale Fläche ist konkav, sieht gegen die Eingeweide, **Facies visceralis**, und wird durch einen niedrigen, längs verlaufenden Wulst in zwei Facetten geteilt. Das hintere Feld berührt die Niere, *Facies renalis*, das vordere den Magen, *Facies gastrica*, und das Colon, *Facies colica*. Die Ein- und Austrittsstelle der Gefäße und Nerven, *Hilus lienis*, liegt auf der konkaven Eingeweidefläche unmittelbar im Anschluß an den Längswulst im Bereich der Facies gastrica.

An der länglichen Milz des Erwachsenen unterscheidet man ferner ein *oberes und unteres stumpfes Ende* und einen scharfen, regelmäßig eingekerbten vorderen Rand, *Margo superior*. Der hintere Rand, *Margo inferior*, ist stumpf.

Die gesunde Milz überragt den Rippenbogen nicht. Nur bei krankhaften Vergrößerungen wird sie in der Axillarlinie tastbar. Bei *Inspiration* senkt sich die Milz und wird dabei gleichzeitig etwas nach vorn verlagert, bei *Exspiration* kehrt sie in ihre Ausgangslage zurück. Auch der Füllungsgrad der Nachbarorgane Magen und Colon beeinflußt ihre jeweilige Form und Lage. So kann beispielsweise eine stark geblähte Colonflexur die Milz emporheben, wobei sie aus der schrägen in eine mehr horizontale Position gebracht wird.

3. Gefäße und Nerven der Milz

Die **A. lienalis**, der voluminöse linke Ast des *Truncus coeliacus*, hält sich in ihrem auffällig geschlängelten Verlauf von rechts nach links an den oberen Rand des Pankreas und gelangt im *Lig. phrenicolienale* des Mesogastrium dorsale in die Nähe des Milzhilus, wo sie sich in mehrere Zweige aufteilt (Abb. 290).

Die **V. lienalis** entsteht in Hilusnähe aus mehreren Ästen, verläuft anfangs mit der Arterie, liegt dann aber hinter dem Pankreas. Sie stellt eine der großen Wurzelvenen der *V. portae* dar.

Die **Lymphgefäße** verlassen die Milz am Hilus und gelangen zu Lymphknoten, die am oberen Rand des Pankreas liegen. Von hier aus gelangt die Lymphe zu den *Nodi lymphatici coeliaci*.

Die **Nerven** gelangen als Äste der *Ganglia coeliaca* mit den Gefäßen zur Milz (*Plexus lienalis*).

4. Mikroskopische Anatomie

Milzkapsel und Milztrabekel

Die Milz ist von einer dehnungsfähigen, von *Peritonealepithel überzogenen Kapsel* umhüllt (Abb. 291). Diese besteht aus einem Flechtwerk von Kollagenfasern, wenigen glatten Muskelzellen und einem dichten Netz elastischer Fasern. Von der Kapsel ausgehend durchsetzt ein grobes Gerüst, die *Milzbalken oder Milztrabekel*, das Organinnere. Dieses Balkenwerk unregelmäßig gestalteter Bindegewebsstränge und schmaler Platten ist in Hilusnähe am stärksten ausgebildet. Innerhalb der Trabekel verlaufen die größeren Blutgefäße der Milz.

Rote und weiße Milzpulpa

Zwischen Milzkapsel und Milzbalken liegt das von zahlreichen Blutgefäßen durchsetzte retiku-

Eingeweide des Oberbauches

läre Bindegewebe. Auf der Schnittfläche einer frischen unfixierten Milz erscheint dieses als dunkelrotes weiches, mit dem Messer abstreifbares Gewebe, die „**rote Milzpulpa**".

Innerhalb der roten Pulpa sind helle stecknadelkopfgroße, etwas erhabene Punkte sichtbar, die *Milzknötchen (Milzfollikel, Malpighische Körperchen)*. In ihrer Gesamtheit stellen sie die **weiße Milzpulpa** dar.

Blutgefäßanordnung. Struktur und Funktion der Milz lassen sich am besten aus der Kenntnis der Blutgefäßanordnung verstehen:
— Vor dem Milzhilus zweigt sich die *A. lienalis* in mehrere muskelstarke Äste auf, welche die Kapsel durchdringen und zunächst in den Milzbalken verlaufen, *Balkenarterien*.
— Nach mehrfacher Aufzweigung treten sie in die Pulpa ein, *Pulpaarterien*.
— Im Milzreticulum wird jede Pulpaarterie von einer länglichen oder kugeligen Lymphocytenscheide mantelartig umschlossen, *Milzfollikel oder Milzknötchen*. Die im Milzknötchen liegenden Arterienabschnitte heißen *Follikelarterien oder Zentralarterien*, obgleich sie nicht immer in der Mitte der Einkleidung liegen.
— Im Lymphfollikel teilt sich jede Zentralarterie pinselförmig in etwa 50 Arteriolen auf (*Endarterien*), die nun in das retikuläre Gewebe gelangen und dort unter weiterer Aufteilung Capillaren bilden.
— Diese werden zunächst von dicht gelagerten Reticulumzellen eine Strecke weit hülsenartig umschlossen, *Hülsencapillaren*.
— Aus diesen arteriellen Capillaren strömt das Blut in die *Milzsinus*, über die es in *Pulpavenen* und über *Balkenvenen* in die *V. lienalis* gelangt. Den Balkenvenen fehlt im Unterschied zu den Balkenarterien die Tunica media.

Milzknötchen. Die Milzknötchen (Lymphscheiden) der Zentralarterien bestehen aus netzig angeordneten Reticulumzellen und argyrophilen Bindegewebsfäserchen. In das Maschenwerk dieses Netzes und in die Adventitia der Follikelarterie sind zahlreiche Lymphocyten eingelagert. Im gefärbten Schnittpräparat erkennt man in den Milzknötchen hellere Zentren, die als *Keim- oder Reaktionszentrum* bezeichnet werden, und dunklere, *periphere Randzonen*. Die Randzonen werden durch dichtgedrängt liegende, kleine dunkelkernige Lymphocyten hervorgerufen. Dagegen beruht die helle Färbung der Keimzentren auf der Anwesenheit großer Zellelemente mit locker strukturierten Kernen.

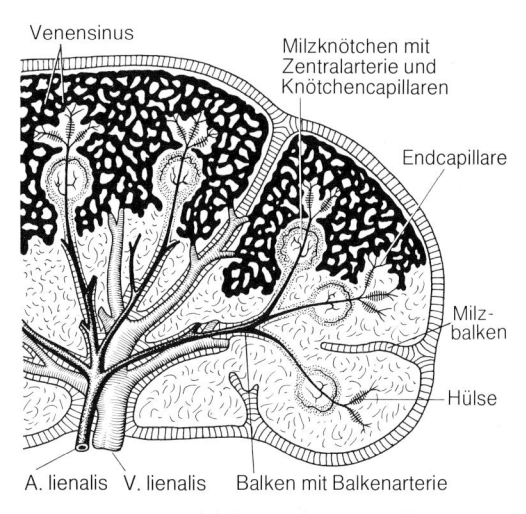

Abb. 291. Schema des Baues der menschlichen Milz. Die Milzsinus sind dunkler gehalten

Hülsencapillaren. Die eiförmige Einscheidung der Capillaren (Hülsencapillaren) geschieht durch dicht liegende Reticulumzellen und argyrophile Fibrillen, die mit den Retikulinfasern der umgebenden roten Pulpa zusammenhängen. Da diese Zellen der scheidenförmigen Hülsen Kontraktionen ausführen, ist an die Möglichkeit *kreislaufregulatorischer Funktionen* zu denken.

Milzsinus

Die oben erwähnten arteriellen Capillaren setzen sich trichterförmig in die weiten Milzsinus fort. Die Sinus hat man sich als ein ausgedehntes Netz teils langer und weiter, teils kurzer und enger, buchtenreicher Röhrchenstrecken vorzustellen, welche durch Verbindungskanäle miteinander kommunizieren und deren Konstruktion nur an der von Blut leergespülten Milz studiert werden kann (Abb. 292). Die Wandung der langgestreckten Sinus wird von länglichen oder spindelförmigen *Reticulumzellen (Endothelzellen)* gebildet, ihre Kernbezirke buckeln sich in die Lichtung hinein vor. Die stabförmigen Sinusendothelzellen stehen durch querverlaufende Cytoplasmafortsätze in Verbindung, so daß im Aufsichtsbild ein flächenhaftes Gitter, das sog. *Netzendothel*, sichtbar wird.

Der Verband der Sinusendothelzellen besitzt keine präformierten Lücken. Ein aktiver Formwandel der Sinusendothelzellen kann jedoch zu Öffnungen in der Sinuswand führen, so daß Blutplasma und zellige Blutbestandteile in das Milzreticulum übertreten können. Nach neueren Untersuchungen sollen ca. 96% des Blutes di-

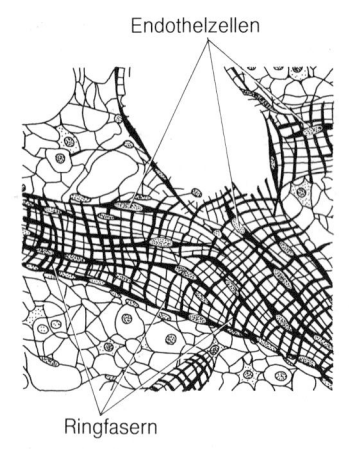

Abb. 292. Sinuswände einer leergespülten Milz. (Nach Bargmann, 1967)

rekt in die Venen geleitet werden, 4% tritt in das perisinuöse Gewebe über.

Auf der Außenfläche der Sinuswände liegen ringförmig angeordnete Retikulinfäserchen, die mit dem intersinuösen Reticulum in Verbindung stehen. Das Milzreticulum selbst besteht aus Fibroblasten, Retikulin- und Kollagenfasern. In diesem Maschenwerk lassen sich freie Zellen verschiedenster Art, nämlich Blutzellen, lymphatische Zellen und Makrophagen nachweisen.

Die Sinus setzen sich in die *Pulpavenen* fort, die schließlich in die Milztrabekel gelangen und nun *Balkenvenen* genannt werden. Sie streben dem *Milzhilus* zu.

Klinischer Hinweis. In den Milzsinus werden überalterte Blutkörperchen festgehalten und von den Makrophagen aufgenommen und abgebaut. Der Blutfarbstoff der Erythrocyten wird als *Bilirubin* über die Pfortader der Leber zugeleitet und mit der Galle ausgeschieden. Das Eisen des Hämoglobin wird an Eiweiß gebunden und als sog. *Transferrin* zum Knochenmark transportiert, wo es für die Erythroblasten erneut zur Verfügung steht. Ein Zuviel an Eisen führt zur Speicherung in der Milz und kann mikroskopisch als *Hämosiderin* nachgewiesen werden. Schließlich ist die Milz mit Abwehrfunktionen *(Immunisierungstyp)* betraut.

VIII. Bursa omentalis, Netzbeutel

Die Bursa omentalis, Netzbeutel, ist ein spaltförmiger Nebenraum, der mit der Magendrehung entstanden ist und mit der Peritonealhöhle durch das *Foramen epiploicum* in Verbindung steht. Man unterscheidet das *Vestibulum bursae omentalis*, einen größeren Hauptraum, und verschiedene *Recessus*.

Das **Foramen epiploicum** [Winslowi] ist für etwa 2 Finger durchgängig und liegt am freien rechten Rand des *Lig. hepatoduodenale* des Omentum minus. Es wird nach caudal von der Pars superior duodeni, dorsal vom parietalen Peritoneum und der V. cava inferior, nach cranial von der Leber begrenzt. In den Vorraum, der ventralwärts vom Omentum minus begrenzt wird, ragt der Lobus caudatus hepatis hinein. Dieser kann vom Foramen epiploicum aus abgetastet werden.

Die Nische zwischen V. cava inferior und Ösophagus bzw. Cardia wird als **Recessus superior omentalis** bezeichnet.

Der Hauptraum der Bursa omentalis beherbergt an der Hinterwand den Pankreaskörper, die Vorderwand wird von der Rückfläche des Magens gebildet.

Die am oberen Pankreasrand horizontal verlaufende A. lienalis trennt die Bursa in zwei Räume, die Pars superior und die Pars inferior. Die *Pars superior* reicht bis zum Fundus ventriculi, die *Pars inferior* erstreckt sich auf der rechten Seite bis zur A. gastroduodenalis, auf der linken Seite bis zum Milzhilus (**Recessus lienalis**). Nach unten reicht die Bursa unter Bildung des **Recessus inferior omentalis** bis an das Colon transversum.

Klinischer Hinweis. Für operative Eingriffe in der Bursa omentalis stehen verschiedene Zugangswege zur Verfügung. Das Vestibulum ist leicht durch das *Omentum minus* hindurch zu erreichen. Damit schafft man sich einen Zugang zum Truncus coeliacus. Für eine breite Eröffnung ist die Durchtrennung des *Lig. gastrocolicum* erforderlich, wobei auf die Gefäße an der Curvatura ventriculi major zu achten ist. Ein weiterer Zugang ist durch das *Mesocolon transversum* gegeben. Hierbei müssen die leicht verletzbaren Dickdarmgefäße geschont werden.

D. Eingeweide des Unterbauchs

In der Pars infracolica (S. 416) der Bauchhöhle liegt das Konvolut der Dünndarmschlingen, die von den einzelnen Abschnitten des Dickdarms eingerahmt werden. Der Dünndarm liegt *intraperitoneal*, seine Oberfläche ist spiegelnd glatt. Je nach Länge des Mesenteriums ist er mehr oder weniger verschieblich. Form und Lage des Dünndarmes sind außerdem vom Füllungszustand und vom Kontraktionszustand seiner Wandmuskulatur abhängig.

Eingeweide des Unterbauches

I. Jejunum, Mittlerer Dünndarm, und Ileum, Endabschnitt des Dünndarms

1. Makroskopische Anatomie

Der am Gekröse, Mesenterium, befestigte, beim Lebenden ca. 5 m lange Dünndarm, beginnt an der *Flexura duodenojejunalis* mit dem *Jejunum* und endet in der *Fossa iliaca dextra* mit der Mündung des *Ileums* in den Dickdarm. Nach dem Tode erlischt der Tonus der Darmmuskulatur. Deshalb ist der Leichendarm länger, er mißt dann etwa 6,5 m. Am Anfang und am Ende des Dünndarmes ist das Mesenterium sehr kurz, so daß diese Stellen als Fixierungspunkte aufgefaßt werden können, zwischen denen sich Jejunum- und Ileumschlingen verschieblich ausbreiten. Üblicherweise rechnet man $2/5$ der Gesamtlänge zum Jejunum, $3/5$ zum Ileum, ohne daß äußerlich eine scharfe Grenze anzugeben wäre.

Das Mesenterium ist an der hinteren Wand der Bauchhöhle mit der **Radix mesenterii** befestigt. Sie erstreckt sich von der Flexura duodenojejunalis, die links von der Wirbelsäule in Höhe von L 2 liegt, schräg nach rechts abwärts in die Fossa iliaca (Iliosacralgelenk). Die Radix mesenterii ist etwa 15–18 cm lang, der halskrausenartige Mesenterialansatz am Darm ist so lang wie der Dünndarm. Bei Verkürzungen des Dünndarmes legt es sich in Falten (*„Gekröse"*). Die größte Entfernung von der Radix zum Darm beträgt etwa 15 cm. Darmabschnitte mit dem längsten Mesenterium sind stärker beweglich und erreichen die vordere Bauchwand, jene mit kürzerer Fesselung liegen mehr in der Tiefe. Die Jejunumschlingen breiten sich hauptsächlich im linken oberen Bauchraum aus, die Ileumschlingen findet man rechts unten. Sie reichen häufig in die Beckenhöhle hinein.

Klinischer Hinweis. In etwa 2% der Fälle bleiben Überreste des embryonalen *Ductus omphaloentericus* erhalten. Dieser blindsackartige Anhang *(Diverticulum ilei, Meckelsches Divertikel)* liegt etwa 50–100 cm oberhalb der Valva ileocaecalis. Das Meckelsche Divertikel ist wie der Dünndarm gebaut und ist klinisch wichtig, weil Entzündungen zu *Perforationen* und zu *Strangulationen* des Darmes führen können.

Die **Flexura duodenojejunalis** stellt den Übergang der retroperitoneal gelegenen und damit an der hinteren Bauchwand fixierten Pars ascendens duodeni in das intraperitoneal gelegene Jejunum dar. Die Flexur liegt links von der Wirbelsäule in Höhe des zweiten Lendenwirbels; sie wird operativ aufgesucht, indem man das Omentum majus mit dem Colon transversum nach oben schlägt und das Konvolut der Dünndarmschlingen nach rechts verlagert. Unterhalb des Mesocolon transversum wird dann die Pars ascendens duodeni sichtbar, die in eine frei bewegliche Dünndarmschlinge übergeht.

In der unmittelbaren Umgebung der Flexur kommen variable Faltenbildungen des Bauchfells vor, welche die Entstehung unterschiedlich tiefer Bauchfellnischen bedingen. Man unterscheidet die **Recessus duodenalis superior, inferior, retroduodenalis** und **paraduodenalis**, in die sich Dünndarmschlingen als *„innere Hernien"* verlagern und dabei die engen Recessus zu Bauchfelltaschen abnorm erweitern können (*Treitzsche Hernien*).

Auch in der Iliocaecalgegend findet man ober- und unterhalb der Einmündung des Ileum in das Caecum je eine Bauchfellfalte, *Plica ileocaecalis superior* und *inferior*, hinter denen sich Nischen, die **Recessus ileocaecalis superior** und **inferior**, verbergen. Sie sind variabler als die Nischen an der Flexura duodenojejunalis. Häufig entsteht hinter dem Caecum oder dem aufsteigenden Dickdarm (S. 450) der **Recessus retrocaecalis**, der sich zu einer mächtigen Bauchfelltasche in cranialer Richtung ausdehnen kann.

2. Gefäße und Nerven des Dünndarms

Arterien
— Die oberen Duodenalabschnitte werden von den **Aa. supraduodenales superiores** [A. pancreaticoduodenalis superior] versorgt, die aus der A. gastroduodenalis hervorgeht.
— Die **A. mesenterica superior** ist das *Gefäß der Nabelschleife*, ihr Versorgungsgebiet reicht demnach vom Duodenum bis zur linken Colonflexur (S. 450). In der Pars descendens duodeni liegt die Grenze zwischen dem Versorgungsgebiet des Truncus coeliacus und der A. mesenterica superior.
— Die **A. mesenterica superior** entspringt unterhalb des Truncus coeliacus aus der Aorta, verläuft hinter dem Pankreas nach abwärts und tritt zwischen dessen unteren Rand und der Pars inferior duodeni in das Mesenterium ein.
• An dieser Stelle entläßt sie als erste die **Aa. pancreaticoduodenales inferiores**, welche die *unteren Duodenalabschnitte* versorgen.
• Die Äste der A. mesenterica superior für den *Dünndarm*, die **Aa. jejunales et ilei**, entspringen auf der linken Seite des Stammes, anastomosieren miteinander und bilden *3 bis 5 Gefäßarkaden*, aus denen die Endzweige an den Darm herantreten. Die Arkadenbildung ist notwendig, damit bei wechselnder Lage und Länge des Dünn-

darmes die Gefäße nicht gestaucht oder gedehnt werden. Die Darmarterien, die alle Schichten der Darmwand versorgen, sind *funktionelle Endarterien*.

Klinischer Hinweis. Wenn ein Darmabschnitt infolge Abknickung seiner zugehörigen Arterie nicht mehr ernährt wird, dann bläht sich die Darmschlinge auf und wird brandig.

Venen
Die Venen des Dünndarmes verhalten sich wie die Arterien. Der Stamm der **V. mesenterica superior** liegt rechts von der Arterie und vereinigt sich hinter dem Pankreaskopf mit der **V. mesenterica inferior** und der *V. lienalis* zur **V. portae** (S. 434).

Lymphgefäße
Die Lymphgefäße des Dünndarmes, die ihren Anfang als *Lymphcapillaren der Darmzotten* nehmen, ziehen mit den Arterien und durchlaufen zahlreiche Lymphknoten, die teils direkt am Mesenterialansatz, teils in der Nähe der Radix mesenterii gelegen sind (*Nodi lymphatici mesenterici superiores, ileocolici, colici dextri* und *colici medii*). Die Lymphgefäße vereinigen sich meist zu einem *Truncus intestinalis*, der in den *Truncus lumbalis sinister* oder direkt in die *Cisterna chyli* (S. 465) mündet.

Nerven
Die **sympathischen** Nervenfasern stammen aus dem **Ganglion coeliacum superius** bzw. dem **Ganglion mesentericum superius**. Sie gelangen als periarterielle Geflechte an den Darm und hemmen seine Bewegungen.

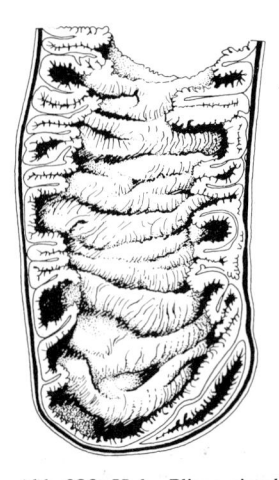

Abb. 293. Hohe Plicae circulares im oberen Jejunum. (Nach Ferner u. Staubesand, 1975)

Tabelle 90. Schichten der Darmwand

Tunica mucosa (Schleimhaut)	Lamina epithelialis mucosae
	Lamina propria mucosae
	Lamina muscularis mucosae
Tela submucosa	Bindegewebige Verschiebeschicht
Tunica muscularis (Muskelhaut)	Stratum circulare
	Stratum longitudinale
Tunica serosa	Lamina subserosa
	Lamina epithelialis serosae

Der **parasympathische N. vagus** reicht bis zur Flexura coli sinistra, er beschleunigt die Darmbewegungen.

3. Mikroskopische Anatomie

Auf S. 407 ist das allgemeine Bauprinzip des Rumpfdarmes, der selbst aus Vorderdarm (Ösophagus und Magen), Mitteldarm (Duodenum, Jejunum und Ileum) und Enddarm (Caecum mit Appendix vermiformis, Colon und Rectum) besteht, beschrieben worden. Alle genannten Abschnitte weisen bestimmte Baueigentümlichkeiten auf. Zunächst soll die ihnen gemeinsame Bauweise geschildert werden (Tabelle 90).

Bei retro- und extraperitonealer Lage des Darmes ist die Tunica serosa durch eine Tunica adventitia (Bindegewebsschicht) ersetzt.

Im Dünndarm finden die Verdauung des vom Magen vorbereiteten Chymus und die Resorption der Nahrungsbestandteile statt. Die Schleimhaut sorgt für die Resorption, während das Muskelrohr den Inhalt durchmischt und ihn weiterbefördert. Zwischen der Schleimhaut und dem Muskelschlauch liegt eine breite Verschiebeschicht, die Submucosa. Den größten Teil des Dünndarmes umgibt eine Serosahülle.

Tunica mucosa, Schleimhaut
— Plicae circulares, Kerckringsche Falten. Die innere Oberfläche des Dünndarmes wird durch in die Darmlichtung vorspringende Ringfalten, Plicae circulares oder Kerckringsche Falten, um etwa 30% vergrößert (Abb. 293). Sie entstehen durch Auffaltung der Tunica mucosa gemeinsam mit der Tela submucosa. Die höchsten ragen etwa 1 cm in die Darmlichtung vor. Die erste Falte tritt 2 bis 5 cm vom Pylorus entfernt auf. Die Plicae verstreichen auch bei starker Darmfüllung nicht völlig, stehen im Duodenum und im Anfangsteil des Jejunum sehr eng, rücken dann weiter auseinander und werden allmählich niedriger und hören etwa in der Mitte des Ileum

Eingeweide des Unterbauches

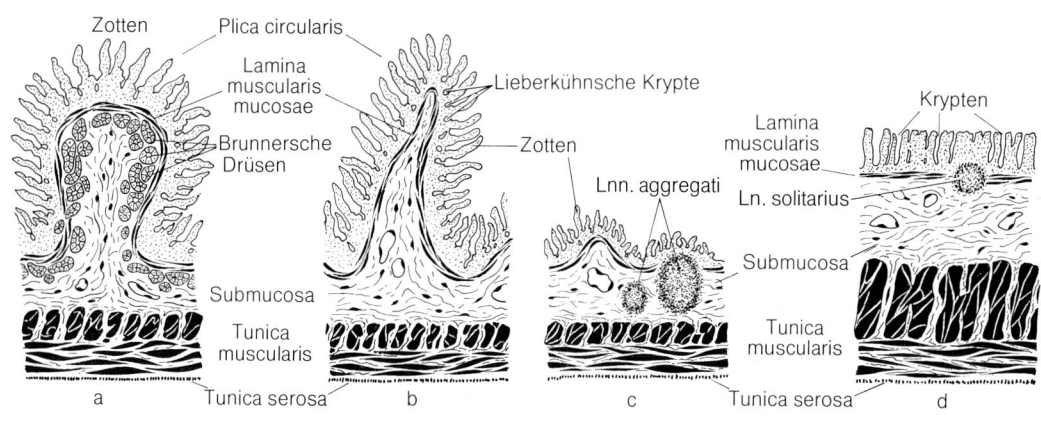

Abb. 294 a–d. Längsschnitte durch die Wand verschiedener Darmabschnitte. (**a**) Duodenum; breite Plica circularis mit charakteristischen Glandulae duodenales; (**b**) Jejunum; schlanke Ringfalte mit fingerförmigen Zotten; (**c**) Ileum; niedrige und flache Ringfalten; (**d**) Colon; Zotten fehlen, die Darmkrypten sind wesentlich tiefer

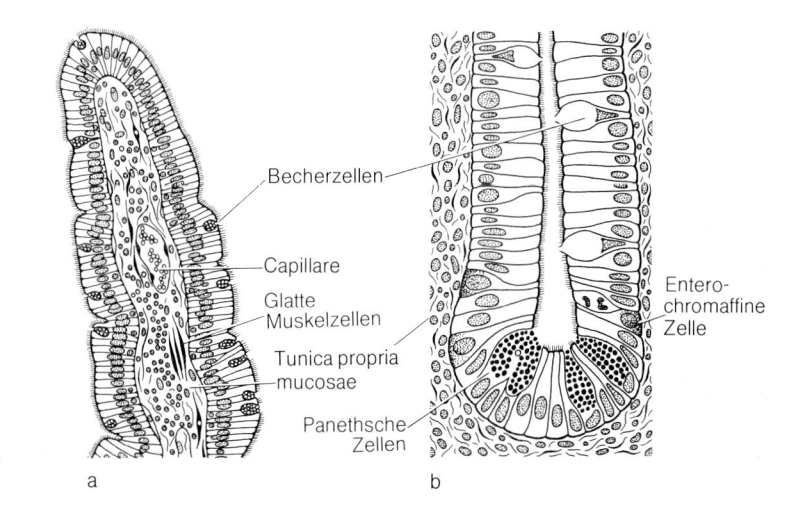

Abb. 295. (**a**) Längsschnitt durch eine Dünndarmzotte; (**b**) Lieberkühnsche Krypte mit Panethschen Körnerzellen und gelben, basalgekörnten Zellen

ganz auf. Nur selten werden Kerckringsche Falten bis zur Mündung des Ileum in den Dickdarm beobachtet (Abb. 294 a–d).

— **Villi intestinales, Darmzotten.** In allen Abschnitten des Dünndarmes erhebt sich die Schleimhaut zu 0,5 bis 1,5 mm hohen, finger- oder blattförmigen Fortsätzen, den Zotten, Villi intestinales, wodurch die innere Oberfläche auf etwa das *sechsfache* vergrößert wird (Abb. 295 a). Die Zotten stehen dicht wie ein Rasen, sind jedoch in den einzelnen Darmabschnitten unterschiedlich geformt. In den Tälern zwischen den Zotten senken sich schlauchförmige Kanälchen, die *Gll. intestinales (Lieberkühnschen Krypten,* Abb. 295 b), bis zur Tunica muscularis mucosae in die Tiefe.

Lamina epithelialis mucosae

Das einschichtige hochprismatische Epithel der Zotten besitzt Schlußleisten und trägt einen *Mikrovillisaum* (**Saumzellen, Resorptionszellen**), welcher rasenartig die Oberfläche jeder Zelle besetzt und eine besondere Resorptionseinrichtung darstellt. Die Mikrovilli mit einer mittleren Länge von 1,2 bis 1,5 µm und einem Durchmesser von 0,08 µm führen abermals zu einer enormen Vergrößerung der resorbierenden Oberfläche. Der Mikrovillisaum reagiert PAS-positiv und ist reich an verschiedenen hydrolytischen Enzymen.

Zwischen den Saumzellen sind **Becherzellen** eingestreut, die analwärts an Zahl zunehmen. Sie besitzen keine Mikrovilli. Das Sekret der Becherzellen überzieht die Darmoberfläche mit

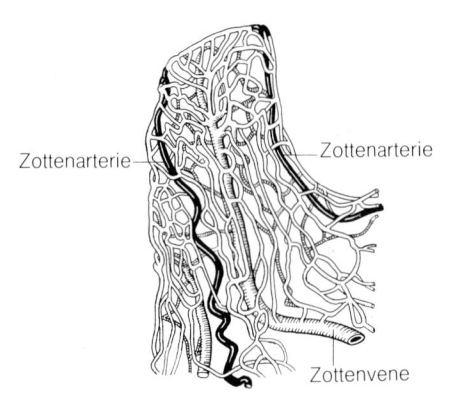

Abb. 296. Gefäßsystem in einer Dünndarmzotte. Die Arterien ziehen bis zur Zottenspitze empor und stehen über die sog. Randschlinge mit der Venenwurzel in direkter Verbindung. (Nach Ferner u. Staubesand, 1975)

einer *schützenden Schleimschicht*, erhöht die Gleitfähigkeit des Darminhaltes und stellt das Bindemittel des Kotes dar.

Klinischer Hinweis. Bei entzündlichen Reizungen der Darmschleimhaut können die Becherzellen große Mengen Schleim bilden *(Schleimstühle).*

Das Epithel der Zotten setzt sich an der Zottenbasis unmittelbar in das der etwa 200–400 µm tiefen **Lieberkühnschen Krypten** fort. Da ihre Hauptaufgabe die Sekretion bestimmter Stoffe ist, werden sie auch als **Gll. intestinales** bezeichnet. Das Epithel der Krypten wird basalwärts flacher, der Mikrovillisaum wird niedriger und schwindet am Kryptengrunde ganz (über spezifische Drüsenzellen des Darmepithels S. 448).

Die Epithelzellen im Bereich der Krypten vermehren sich mitotisch. Sie liefern Ersatz für die oberflächlichen Saumzellen, die mit etwa 36 Stunden sehr kurzlebig sind und im Bereich der Zottenspitzen abgestoßen werden.

Lamina propria mucosae
Das Zotteninnere wird von dem der Lamina propria mucosae angehörenden Zottenstroma eingenommen, das aus *reticulärem Bindegewebe* besteht. In den Bindegewebslücken liegen zahlreiche *freie Zellen*, u. a. Lymphocyten und vereinzelt Mastzellen. Das Zottenstroma enthält ferner zahlreiche *glatte Muskelzellen*, die von der Lamina muscularis mucosae abzweigen und kuppenwärts ziehen.

Das engmaschige Netz der **Zottencapillaren** wird von ein oder zwei *Arteriolen*, die von der Zottenbasis ohne Astabgabe zur Zottenspitze verlaufen, gespeist (Abb. 296). Andererseits stehen die Arteriolen direkt mit der meist zottenzentral verlaufenden Vene, welche die Capillaren von allen Seiten her aufnimmt, in Verbindung. Die größere Dichte der Capillaren an der Zottenspitze ist der Resorptionsleistung dieses Abschnittes angepaßt. Die besondere Bauweise des Gefäßnetzes ermöglicht während der Resorptionstätigkeit die Durchblutung aller Capillarabschnitte, während in der Ruhepause das arterielle Blut über die Randschlinge unmittelbar der Vene zugeleitet wird.

Die Dünndarmzotten können sich durch *Kontraktion* ihrer **glatten Muskelzellen** rhythmisch verkürzen.

Die *erneute Streckung* erfolgt durch die *arterielle Blutfüllung der Zotten*. Die Streckung der Zotten bringt die Schleimhautoberfläche in den für die **Resorption** von Eiweißkörpern, Kohlenhydraten und Fetten erforderlichen Kontakt mit dem Darminhalt:
— Die Bausteine der *Kohlenhydrate und Proteine* gelangen nach der Resorption in das Capillarnetz und werden schließlich über die *Pfortader* der Leber zugeführt.
— Die *Fette* hingegen gelangen zu 60% in eine in der Zottenachse gelegene *Lymphcapillare*, die als *zentrales Chylusgefäß* bezeichnet wird. Die Darmlymphe fließt von hier aus in ein submuköses Netz von Lymphgefäßen, das mit den mesenterialen Chylusgefäßen in Verbindung steht.

Die Lamina propria der Schleimhaut ist Sitz eines umfangreichen **lymphatischen Apparates**, der einen Abwehrwall gegen die im Darm vegetierenden Keime darstellt (Immunsystem S. 136). Zahlreiche Lymphocyten bevölkern das Zottenstroma und die unmittelbare Umgebung der Lieberkühnschen Krypten. Von hier aus können sie leicht durch das Epithel hindurch in die Darmlichtung einwandern.

Lamina muscularis mucosae
Die Motorik der Schleimhaut wird von der Lamina muscularis mucosae bestimmt. Diese besteht aus *zwei Lagen glatter Muskelzellen*, welche in Links- und Rechtsspiralen das Darmrohr *schraubenförmig* umkreisen. Auf diese Weise entsteht ein Muskelgitter, dessen Maschenweite mit dem Kontraktionszustand des Darmes wechselt. Die Muscularis mucosae sorgt auch bei Dehnung des Darmes für eine gleichmäßige Entfaltung der Schleimhaut.

Tela submucosa
Schleimhaut und Muskelmantel sind in der Tela submucosa gegeneinander verschieblich. Die

Submucosa ist aus scherengitterartig angeordneten kollagenen Faserbündeln und elastischen Netzen gebaut. In den Lücken dieser bindegewebigen Textur finden sich zahlreiche Blutgefäße, Lymphgefäße und das Nervengeflecht des *Plexus submucosus*.

Tunica muscularis, Muskelhaut

Das Muskelrohr des Darmes, die Tunica muscularis, besteht aus einer inneren Ring- und einer äußeren Längsschicht, zwischen denen eine dünne Bindegewebsschicht liegt. Sie enthält den *Plexus myentericus*. Das Stratum longitudinale ist wesentlich schwächer als die Ringschicht. Die letztere besteht aus flachen Ringen, die sich dachziegelartig überlappen.

Bei Kontraktion der Ringschicht wird die Darmlichtung enger, während eine Kontraktion des Stratum longitudinale zur Verkürzung und Erweiterung des Darmrohres führt. Die beiden Schichten der Tunica muscularis führen die **peristaltischen Bewegungen** des Darmes aus. Die peristaltischen Kontraktionswellen, die mit einer Geschwindigkeit von 2–15 cm/sec analwärts laufen, treiben den Darminhalt vorwärts.

Daneben treten sog. **Pendelbewegungen** auf, d.h. rhythmisch hin- und hergehende Längenänderungen einzelner Darmabschnitte, wodurch der Inhalt hin- und hergetrieben wird.

Unter **Segmentationsbewegungen** versteht man dagegen Weitenänderungen des Darmrohres, sie entstehen durch ringförmige Kontraktionen und Dilatationen einzelner Darmabschnitte.

Die Pendel- und Segmentationsbewegungen dienen weniger dem Transport des Chymus als vielmehr seiner *Durchmischung*.

Das **intramurale Nervensystem** des Darmes, das aus autonomen Nervenfasern und Ganglienzellen besteht, wird in seiner Gesamtheit als *Plexus entericus* bezeichnet. Zwischen Ring- und Längsmuskelschicht liegt der *Plexus myentericus (Auerbachscher Plexus)*. Dieser steht mit dem mehrschichtigen etagenförmigen *Plexus submucosus (Meißner Plexus)* durch zahlreiche Fasern in Verbindung. An das intramurale Nervensystem treten sympathische und parasympathische Nervenäste heran. Die sympathischen Fasern wirken hemmend, die parasympathischen fördernd auf die Tätigkeit der Tunica muscularis. Der Plexus submucosus reguliert offenbar die Bewegungen der Schleimhaut und die Sekretion der Darmdrüsen.

Tunica serosa

Auf die Tunica muscularis folgt eine kollagenfaserige Bindegewebsschicht, Lamina subserosa, welche das Peritonaeum viscerale, Tunica serosa, mit der Muskelschicht verbindet. Die Tunica serosa selbst besteht aus einer dünnen feinfaserigen Bindegewebsschicht, Tunica propria serosae, und dem einschichtigen platten Peritonealepithel (Mesothel).

4. Differentialdiagnose der Mitteldarmabschnitte

Duodenum

Der Zwölffingerdarm besitzt *sehr hohe Plicae circulares*, von denen sich *plumpe, teilweise blattförmige Zotten* erheben. Das kennzeichnende Merkmal jedoch sind die **Gll. duodenales (Brunnersche Drüsen)**. Sie bestehen aus gewundenen und verzweigten Schläuchen, die mit einer beeren-, teils bläschenförmigen Auftreibung enden (tubuloacinöse bzw. tubuloalveoläre Drüsen). Sie münden entweder in Darmkrypten oder zwischen den Zotten. Die Drüsenschläuche durchbrechen die Lamina muscularis mucosae und nehmen in dichter Packung ausgedehnte Areale der Submucosa ein. Die Gll. duodenales gehören zur Gruppe der mukösen Drüsen und beteiligen sich an der Bildung des Darmsaftes. Ihr schleimiges Sekret enthält *proteolytische Enzyme*, ferner *Maltase* und *Amylase*.

Jejunum

Im Jejunum werden die *Plicae circulares* etwa von der Mitte dieses Darmabschnittes an niedriger und stehen weiter auseinander. Die *Zotten sind lang und fingerförmig*, ihre Dichte nimmt ileumwärts ab. Brunnersche Drüsen fehlen.

Ileum

Das Ileum unterscheidet sich von den oberen Dünndarmabschnitten durch *sehr niedrige Plicae circulares*, die in weiten Abständen voneinander auftreten und im unteren Ileum sogar ganz fehlen können. Auch die *Zotten* werden *allmählich kürzer*, ihre Dichte nimmt weiter ab. Die Krypten vertiefen sich gegen das Ende des Ileum.

Die Tunica propria des Ileum ist auffallend reich an Lymphocyten. Besondere Ansammlungen von Lymphocyten stellen die **Solitärfollikel, Folliculi lymphatici solitarii**, dar, die in Gestalt unterschiedlich großer, eiförmiger oder kugeliger Knötchen in der Schleimhaut liegen und einerseits die Zottenbasis buckelförmig auftreiben, andererseits die Lamina muscularis mucosae durchbrechen können.

Wenn mehrere Solitärfollikel eng nebeneinander liegen oder durch ihre Vereinigung große lymphoretikuläre Organe entstehen, spricht man von **Folliculi lymphatici aggregati**, auch **Peyersche Platten** genannt. Diese können bis zu 400 Follikel enthalten, sie liegen stets *gegenüber* dem Mesenterialansatz und erreichen eine Länge von 2 bis 12 cm bei einer Breite von etwa 1 cm. Am zahlreichsten sind die Platten im Ileum ausgebildet, was in diesem Dünndarmabschnitt einerseits zu weitgehender Verdickung und Verkürzung der Zotten, andererseits zu ausgedehnter Durchbrechung der Muscularis mucosae führt. An diesen Stellen ist die *Motorik des Darmes aufgehoben.*

Klinischer Hinweis. Bei Typhus und Ruhr zerfallen die Peyerschen Platten geschwürig.

5. Spezifische Zellen des Magen-Darm-Kanals

Das Schleimhautepithel des Magen-Darm-Traktes enthält verschiedene endokrine Zellen, die als Quelle von Hormonen anzusehen sind.

Serotoninzellen
Serotininzellen kommen am *Grunde der Krypten* des Dünn- und des Dickdarmes vor, am zahlreichsten im *Duodenum* und in der *Appendix vermiformis*. Es handelt sich um hochprismatische, teils dreieckige Zellen mit chromatinarmen, rundlichen Kernen, deren apikales Cytoplasma hell erscheint. Basal enthält es feine Granulationen. Die im ungefärbten Präparat blaßgelben Granula lassen sich mit Chromsalzen deutlich hervorheben und mit Silbernitrat schwärzen. Deshalb werden diese Zellen auch „**enterochromaffine**" oder „**basalgekörnte**" Zellen genannt.

Klinischer Hinweis. *Serotin (5-Hydroxytryptamin)* gehört zu den *biogenen Aminen* und wirkt u. a. auf die glatte Muskulatur des Darmes und der Blutgefäße kontrahierend. Aus den basalgekörnten Zellen können spezifische Tumoren, sog. *Carcinoide*, entstehen.

Polypeptidhormon-bildende Zellen
Diese Zellen können außer *Polypeptidhormonen* auch *biogene Amine* enthalten bzw. aus Vorstufen synthetisieren.

Immunhistochemisch gesichert nachgewiesen werden bisher Gastrinzellen, A-Zellen und Sekretinzellen.

Gastrinzellen
Gastrinzellen sind verschieden geformt. Sie kommen in der Schleimhaut der *Pars pylorica* des Magens, ferner in der Schleimhaut des *Duodenum* und im *Pankreas* vor.

Gastrin *regt* die Magensaftsekretion in der Fundus- und Corpusregion des Magens an.

A-Zellen
A-Zellen, auch *Entero-A-Zellen* oder *Entero-Glucagon-Zellen* genannt, finden sich in der gesamten Magen-Darm-Schleimhaut.

Glucagon hat im Gegensatz zu Insulin *blutzuckersteigernde* Wirkung (S. 431).

Sekretinzellen
Sekretinzellen kommen in der *Duodenalschleimhaut* vor. Der Übertritt sauren Speisebreis aus dem Magen in das Duodenum löst die Freisetzung von Sekretin aus.

Der Wirkstoff regt ferner das Pankreas zur Produktion von *Bauchspeichel* und *Bicarbonat* an.

Cholecystokinin-bildende Zellen
Cholecystokinin (= Pankreozymin), CCK, ist ein Wirkstoff, der in der *Darmschleimhaut* freigesetzt wird und die *Gallenblase zur Kontraktion* anregt. Dabei kommt es zu einer maximalen Ausschüttung von Galle. CCK regt außerdem die Abgabe eines *enzymreichen Bauchspeichels* an und *hemmt die gastrale Phase* der Magensekretion. Ein immunhistochemischer Nachweis der CCK-bildenden Zellen steht bisher noch aus. Dieses Hormon konnte jedoch biochemisch nachgewiesen werden.

Panethsche Körnerzellen
Am Grunde der Darmkrypten, besonders reichlich im *Jejunum* und *Ileum*, treten Zellen auf, welche apikal grobe oxyphile Granula enthalten, in denen histochemisch ein Polysaccharid-Protein-Komplex nachweisbar ist. Über die Bedeutung des Sekretes ist nichts Sicheres bekannt.

II. Colon, Dickdarm

Der Dickdarm, Colon, besitzt zunächst ein *Mesenterium dorsale*. Erst *sekundär verlöten* bestimmte Abschnitte mit der hinteren Bauchwand (Abb. **297**).

Am Dickdarm unterscheidet man den Blinddarm, **Caecum**, mit dem Wurmfortsatz, **Appendix vermiformis**, das **Colon ascendens, Colon transversum, Colon descendens, Colon sigmoideum** und den **Enddarm · (Mastdarm, Rectum)**.

Das Colon beginnt in der *Fossa iliaca dextra* und geht in Höhe des *3. Kreuzbeinwirbels* in das Rectum über. Das Colon bildet einen Rahmen um die Dünndarmschlingen (Abb. **298**). Vom

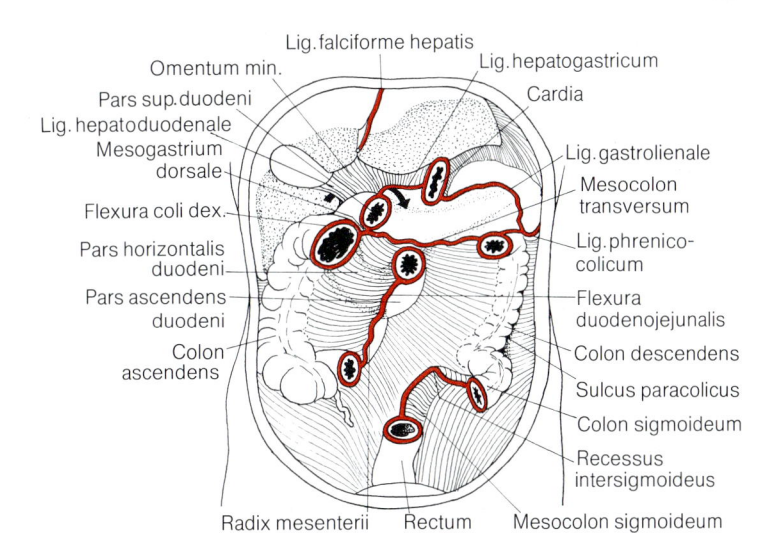

Eingeweide des Unterbauches

Abb. 297. Dorsale Wand der Bauchhöhle mit den Haftlinien der Mesenterien nach Entnahme der intraperitonealen Organe

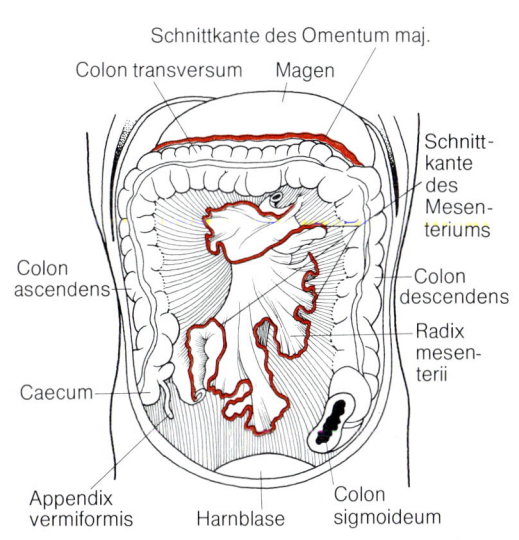

Abb. 298. Magen und Colon transversum sind in die Höhe geschlagen, der Dünndarm ist am Mesenterium abgeschnitten

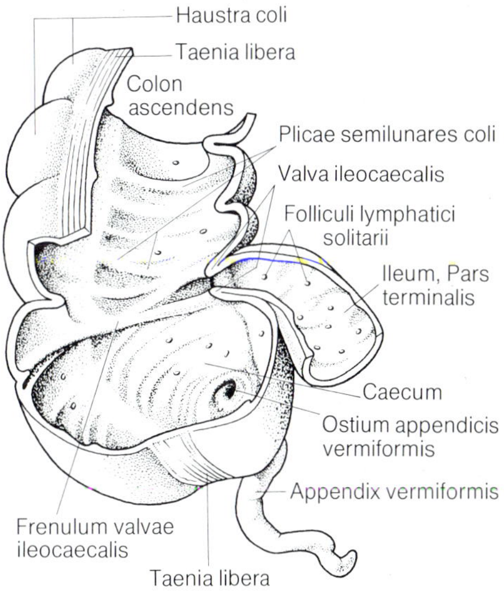

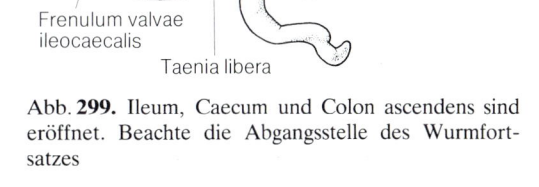

Abb. 299. Ileum, Caecum und Colon ascendens sind eröffnet. Beachte die Abgangsstelle des Wurmfortsatzes

Dünndarm unterscheidet es sich durch den Besitz von *Taenien, Appendices epiploicae* und *Haustren*.

1. Form und Lage von Caecum und Appendix vermiformis

Der Anfangsteil des Dickdarmes ist das **Caecum**, jener Abschnitt, der unterhalb der Einmündung des Ileum in der Fossa iliaca dextra auf dem M. iliacus liegt. Das etwa 7 cm lange Caecum liegt in der Regel *intraperitoneal* und ist *frei beweglich*. Sekundäre Verlötungen an der dorsalen Bauchwand sind individuell verschieden. Von dem Grad der Freiheit oder dem Umfang der Fixierung ist sowohl die Lage des Caecum selbst als auch die des Wurmfortsatzes abhängig (Abb. 299).

Man unterscheidet ein **Caecum liberum** mit Mesocaecum, ein **Caecum mobile** und ein **Caecum fixum**, welches völlig mit der Fascie des M. iliacus verwachsen ist und deshalb *sekundär retroperitoneal* liegt. In seltenen Fällen wandert das Caecum während der Entwicklung nicht nach caudal und bleibt unterhalb der Leber liegen (*Hochstand des Caecum*).

Die **Appendix vermiformis** entwickelt sich mit dem Caecum und besitzt einen geschlossenen Bauchfellüberzug, der in eine Duplikatur übergeht, die als *Mesoappendix* bezeichnet wird. Der etwa 9 cm lange Wurmfortsatz ist frei beweglich, seine topographische Lage abhängig von der des Caecum. Die Abgangsstelle der Appendix aus dem Caecum projiziert sich normalerweise auf den **MacBurneyschen Punkt** der vorderen Bauchwand. Der MacBurney liegt auf einer Linie, die vom *Nabel zur Spina iliaca anterior superior* verläuft, etwa 6 cm von der Spina entfernt.

Klinischer Hinweis. An diesem Punkt wird bei einer *Appendicitis* der heftigste Druckschmerz mit Abwehrspannung der Bauchdecken erwartet.

Lagevarianten der Appendix vermiformis

— Der Wurmfortsatz ragt in 30% der Fälle in das kleine Becken hinein. Bei der Frau kann er deshalb in enge Nachbarschaft mit dem rechten Ovar geraten (*Caudalposition*);
— die Appendix ist nach medial verlagert und liegt zwischen den Dünndarmschlingen, *Medialposition*;
— die Appendix liegt zwischen der lateralen Bauchwand und dem Caecum, *Lateralposition*;
— die Appendix ist hinter dem Caecum nach oben geschlagen und liegt im Recessus retrocaecalis; die *retrocaecale Cranialposition* kommt in 65% vor;
— die Appendix ist vor dem Caecum nach oben geschlagen, *antecaecale Cranialposition*.

2. Gefäße von Caecum und Appendix vermiformis

Beide Darmabschnitte werden von der **A. ileocolica** aus der *A. mesenterica superior* versorgt. Für den Wurmfortsatz entläßt die A. ileocolica einen besonderen Ast, die **A. appendicularis**, welche im Mesoappendix verläuft und bei einer Appendektomie unterbunden werden muß.

Die Lymphe fließt zu *Lymphknoten*, die unmittelbar neben und hinter dem Caecum liegen, von hier aus zu den **Nodi lymphatici ileocolici** im Winkel zwischen Ileum und Colon.

3. Colonabschnitte

Das Colon ist etwa 1,4 m lang und beginnt mit der *Valva ileocaecalis*. Es unterscheidet sich von den Dünndarmschlingen durch den Besitz von *Haustren, Taenien* und *Appendices epiploicae*.

Die **Taenien** sind etwa 1 cm breite Längsstreifen, auf die die äußere Längsmuskulatur zusammengedrängt ist. Zwischen den Taenien ist das Stratum longitudinale der Muscularis nur sehr schwach ausgebildet. Am auf- und absteigenden Colon ist von vorn nur eine Taenie, *Taenia libera*, sichtbar, die beiden anderen liegen dem Verwachsungsfeld mit der hinteren Bauchwand zugekehrt. Am Colon transversum ist die eine von ihnen mit dem Mesocolon verwachsen, *Taenia mesocolica*, die zweite ist mit dem großen Netz verbunden, *Taenia omentalis*.

Zwischen den Taenien wölbt sich die Wand zu **Haustren** vor, zwischen diesen liegen Einschnürungen, die ins Lumen als Falten, *Plicae semilunares*, vorspringen.

Die **Appendices epiploicae** stellen zipfelförmige Fetthängsel des subserösen Bindegewebes dar.

Colon ascendens

Das Colon ascendens liegt *retroperitoneal* und reicht bis zur *Flexura coli dextra*, welche an der Facies visceralis der Leber die *Impressio colica* bewirkt. Es berührt mit seiner Hinterwand den unteren Pol der rechten Niere und die Pars descendens duodeni, lateral legt es sich der seitlichen Bauchwand an und vorn wird es von Dünndarmschlingen überlagert.

Colon transversum

An der *Flexura coli dextra* beginnt das Colon transversum. Dieser querverlaufende Schenkel liegt *intraperitoneal*, besitzt ein langes Mesocolon und ist deshalb frei beweglich. Es zieht von der in der Tiefe liegenden rechten Flexur nach vorne an die vordere Bauchwand, folgt dieser bogenförmig und endet dorsalwärts ansteigend am caudalen Milzpol, wo es mit der *Flexura coli sinistra* in das Colon descendens übergeht. Die linke Flexur liegt also stets höher als die rechte. Das Quercolon ruht auf den Dünndarmschlingen, kann jedoch auch U- oder V-förmig bis in Höhe des Nabels herabhängen. Es ist mit dem von der großen Kurvatur des Magens abgehenden Omentum majus verbunden. Jener Teil des großen Netzes, der sich zwischen Kurvatur und Quercolon ausspannt, verwächst mit dem Mesocolon trasversum und wird zum *Lig. gastrocolicum*. Die Flexura coli sinistra ist haarnadelförmig gebogen und mit der hinteren Bauchwand verlötet.

Colon descendens

Das Colon descendens liegt wieder *retroperitoneal*. Die Verwachsungslinie verläuft lateral ne-

Eingeweide des Unterbauches

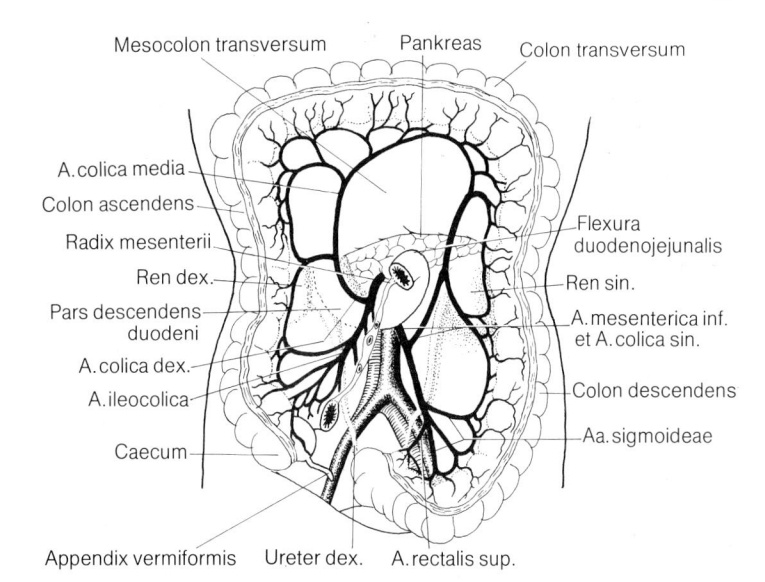

Abb. 300. Gefäßversorgung des Dickdarmes. Das Quercolon ist nach oben geschlagen. (Nach Ferner u. Staubesand, 1975)

ben der linken Niere bis in die *Fossa iliaca sinistra*, wo der Übergang in das Colon sigmoideum erfolgt.

Colon sigmoideum
Dieser *S-förmige* Dickdarmabschnitt besitzt ein freies Mesenterium, *Mesocolon sigmoideum*, dessen Wurzel in der linken Fossa iliaca beginnt und in Höhe des *2. Sakralwirbels* endet. Hier beginnt der **Mastdarm, Rectum**. Die Wurzel des Mesocolon sigmoideum überquert dabei den M. psoas, den Ureter und die Vasa iliaca.

4. Gefäße und Nerven des Colon

Arterien (Abb. 300)
— Die arterielle Versorgung erfolgt für das *aufsteigende und quere Colon* durch die *A. ileocolica, A. colica dextra* und *A. colica media*, welche aus der rechten Seite der **A. mesenterica superior** entspringen.
• **A. ileocolica**
• Die **A. colica media** verbindet sich nach rechts mit einem Ast der *A. colica dextra*, nach links mit einem Ast der *A. colica sinistra*.
• Die **A. colica media** breitet sich innerhalb des *Mesocolon transversum* aus.
— Das *Colon descendens* und *sigmoideum* und der größte Teil des *Rectum* werden aus der **A. mesenterica inferior** über die *Aa. colica sinistra, sigmoideae* und *rectalis superior* versorgt. Die A. mesenterica superior entspringt aus der Aorta, etwa 5 cm oberhalb ihrer Bifurkation und liegt völlig *retroperitoneal*.
• Die **A. colica sinistra** entspringt entweder di-

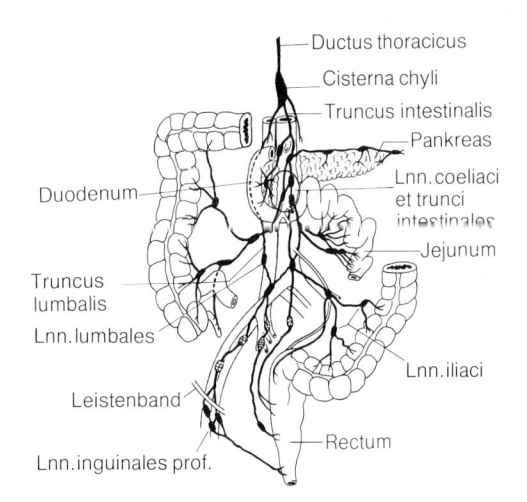

Abb. 301. Erläuterung zum Lymphabfluß aus dem Darmkanal. (Nach Töndury, 1970)

rekt aus der A. mesenterica inferior oder aus einem Ast, der auch die Arterien für das Colon sigmoideum entläßt.
• Die 2 bis 3 **Aa. sigmoideae** treten in das Mesosigmoideum ein und stehen durch breite Arkaden mit dem Gefäßgebiet des linken Colonschenkels in Verbindung.
• Die **A. rectalis superior** anastomosiert in der Tiefe der Beckenhöhle mit der *A. rectalis inferior*, die aus der *A. iliaca interna* entspringt.

Venen
Die Venen verhalten sich in ihren peripheren Abschnitten wie die Arterien.

Lymphgefäße

Die Lymphgefäße des Dickdarmes ziehen zu Lymphknoten, die unmittelbar entlang der einzelnen Colonabschnitte liegen (Abb. 301). Von hier aus gelangt die Lymphe über die Mesenteriallymphknoten entlang der V. mesenterica inferior in die *Trunci intestinales.*

Nerven

Die nervöse Versorgung erfolgt durch den **Plexus mesentericus superior,** welcher sympathische Fasern aus den *Nn. splanchnici* und parasympathische Fasern des *N. vagus* enthält. Das Ausbreitungsgebiet des Plexus mesentericus reicht etwa bis zur *Flexura coli sinistra.*

Colon descendens und sigmoideum beziehen ihre *sympathischen* Nervenfasern aus dem **Plexus mesentericus inferior**, die *parasympathischen* Fasern stammen aus dem **Plexus pelvinus**.

5. Mikroskopische Anatomie des Colon

Tunica mucosa. Der Dickdarm, dessen Hauptfunktion in der *Resorption von Wasser* und der *Sekretion von Schleim* besteht, ist einheitlicher gebaut als der Dünndarm. Die Schleimhaut des gesamten Dickdarmes ist **zottenlos**. Die für die Schleimabsonderung erforderliche Vergrößerung der Oberfläche wird durch die Ausbildung etwa 0,5 mm langer, dicht nebeneinander stehender *Krypten* erreicht.

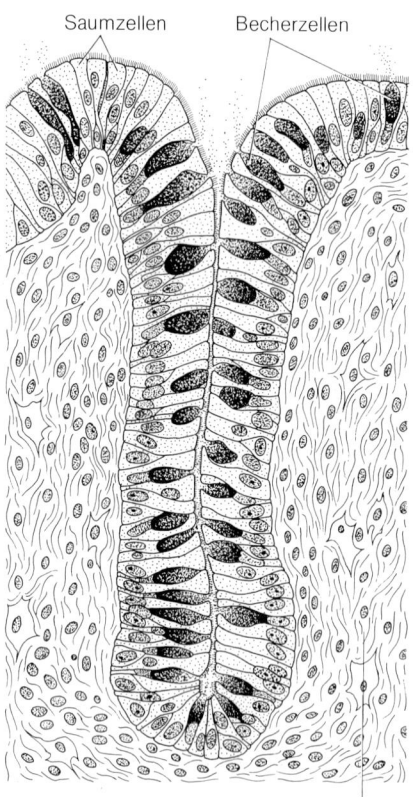

Lamina epithelialis mucosae. Das hochprismatische Epithel ist außerordentlich reich an Becherzellen, besonders in den Krypten, die Saumzellen tragen längere Mikrovilli als die des Mitteldarmes (Abb. 302).

Lamina muscularis mucosae. Sie ist kräftig entwickelt und besteht im allgemeinen aus mehreren Muskelzellen unterschiedlicher Verlaufsrichtungen.

Tela submucosa. In der breiten Submucosa kommen reichlich Fettzellen und Fettgewebsläppchen vor.

Tunica muscularis. Die Ringmuskulatur ist überall gleichmäßig stark, ihre umschriebene Kontraktion führt zu quergestellten Falten, den *Plicae semilunares*. Die Längsmuskulatur ist auf die bereits erwähnten *Taenien* zusammengedrängt, dazwischen ist die äußere Längsmuskelschicht sehr dünn. Die Verkürzung der Taenien dient der Raffung des Darmrohres.

Das intramurale Nervensystem gliedert sich, wie in den anderen Darmabschnitten, in den *Plexus myentericus und submucosus.*

Tunica serosa. Der Peritonealüberzug des Dickdarms umhüllt die *Appendices epiploicae.*

6. Mikroskopische Anatomie der Appendix vermiformis

Der Wurmfortsatz zeigt den gleichen Aufbau wie der Dickdarm, jedoch sind seine Krypten unregelmäßig verteilt und kürzer. Für den Appendix ist die Massierung von *lymphatischem Gewebe* charakteristisch (Abb. 303). Zahlreiche Follikel, die rings um das Lumen angeordnet sind, durchbrechen vielfach die Schleimhautmuskulatur und nehmen große Gebiete der Submucosa ein.

Klinischer Hinweis. Der Wurmfortsatz ist häufig Sitz von Entzündungen (*Appendicitis,* „Blinddarmentzündung"), die sich in die freie Bauchhöhle ausdehnen und dort eine folgenschwere *Peritonitis* hervorrufen können.

Abb. 302. Längsschnitt durch eine Dickdarmkrypte mit Saumzellen und zahlreichen Becherzellen

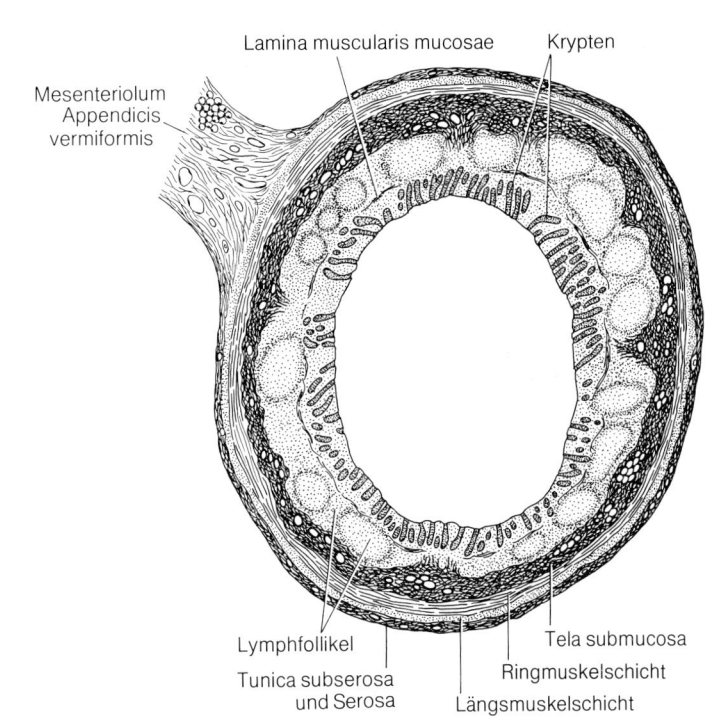

Abb. 303. Querschnitt durch die Appendix vermiformis. Schleimhaut mit Krypten. Die Lymphfollikel liegen in der Submucosa

E. Spatium retroperitoneale, Retroperitonealraum

Der Retroperitonealraum, Spatium retroperitoneale, ist ein ausgedehnter und zusammenhängender Bindegewebsspalt, der sich zwischen der hinteren Bauchwand und dem dorsalen Peritoneum, Peritoneum parietale, von der Zwerchfellunterfläche bis zum Promontorium und der Linea terminalis erstreckt. Hier setzt er sich ohne Grenze in das Spatium subperitoneale fort. Im Retroperitonealraum liegen die Nieren, Nebennieren, Harnleiter, die großen Gefäßstämme und der Truncus sympathicus.

Die **hintere Bauchwand** enthält in der Mitte die Lendenwirbelsäule, seitlich von ihr schließen sich der *M. psoas major* und der *M. quadratus lumborum* an. Der M. psoas major, der sich in einen oberflächlichen und einen tiefen Anteil gliedert, entspringt von den Seitenflächen des 12. Brustwirbels und des 1. bis 4. Lendenwirbels, ferner von den Processus costarii des 1. bis 5. Lumbalwirbels. Er vereinigt sich mit dem *M. iliacus*, welcher in der Fossa iliaca seine Ursprünge nimmt, zum *M. iliopsoas* und gelangt durch die Lacuna musculorum zum Trochanter minor des Femur (Abb. **306**).

Am lateralen Rande des wulstigen M. psoas major schließt sich der platte *M. quadratus lumborum* an, der sich zwischen 12. Rippe und Darmbeinkamm ausspannt. Seitlich vom M. quadratus lumborum wird die Bauchwand vom *M. transversus abdominis* gebildet. Die Nische, welche vom M. psoas und M. quadratus begrenzt wird, heißt *Fossa lumbalis*. Alle genannten Muskeln sind von einer Fascie überzogen. Der Fascienabschnitt des M. psoas setzt sich nach unten fort und vereinigt sich mit der Fascia iliaca. Der M. iliopsoas steckt demnach in einem *Fasciensack*, der trichterförmig bis zum Trochanter minor reicht und nur gegen die Wirbelsäule hin geöffnet ist.

Klinischer Hinweis. Entzündliche, mit Eiterbildung einhergehende Prozesse der Lendenwirbelsäule können sich infolgedessen innerhalb der Psoasfascie ausbreiten und in der Gegend des Trochanter minor als sog. *Senkungs- oder Psoasabscesse* erscheinen.

Das im Spatium retroperitoneale auf den Fascien liegende lockere Binde- und Fettgewebe füllt die Lücken zwischen den Organen der Fossae lumbales aus und bildet für sie eine nachgiebige Unterlage.

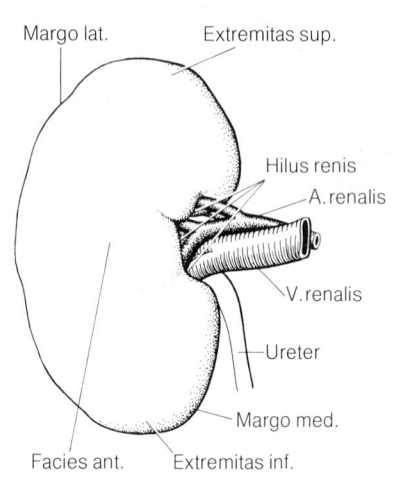

Abb. 304. Ventrale Fläche der rechten Niere

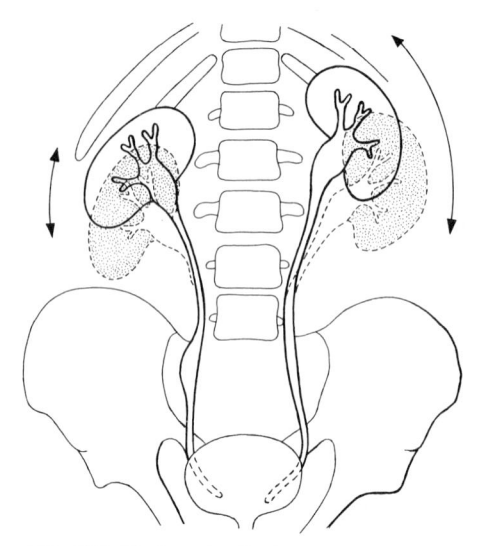

Abb. 305. Umfang der Verlagerung beider Nieren bei tiefer Inspiration und Exspiration, im Liegen. (Nach Ferner u. Staubesand, 1975)

I. Ren, Niere

1. Makroskopische Anatomie

Die Nieren sind bohnenförmig, ihre Längsachsen verlaufen nicht parallel zur Wirbelsäule, sondern konvergieren nach hinten oben. Sie liegen in den Fossae lumbales. An der Niere beschreibt man einen *oberen und unteren Pol*, eine *vordere und hintere Fläche* und einen *medialen und lateralen Rand*. Der obere Nierenpol ist breit und leicht abgeplattet, der untere spitz. Die Vorderfläche ist leicht gewölbt (Abb. 304), die hintere flach. Der laterale Nierenrand beschreibt einen konvexen Bogen und geht in die Pole über. Der mediale Rand setzt sich, von den Polen kommend, in eine Einziehung, den *Hilus renalis*, fort, der in den Sinus renalis führt. Im *Sinus renalis* liegt, von Fettgewebe umgeben, das Nierenbecken, *Pelvis renalis*. Der mediale Rand ist infolge dieser Einziehung längsgespalten, so daß zwei Lippen entstehen.

Die Niere, Ren (Nephros), des Erwachsenen wiegt 120–300 g, ist 10 bis 12 cm lang, 5 bis 6 cm breit und etwa 4 cm dick. Die rechte Niere ist im allgemeinen kleiner und leichter als die linke Niere.

Die Niere wird von einer derben bindegewebigen Kapsel, *Capsula fibrosa*, überzogen, die sich von einem gesunden Organ leicht abziehen läßt. Eine subcapsuläre dünne Faserschicht, *Capsula subfibrosa*, setzt sich in das Gitterfasergerüst des Parenchyms fort.

2. Lage der Nieren und Nebennieren

Die Lage der Nieren ändert sich mit der Stellung des Körpers und mit der Atmung (Abb. 305). So steht der untere Nierenpol während der Einatmung und bei aufrechter Körperhaltung bis 3 cm tiefer als im Exspirium und im Liegen. Als Mittelwerte dienen folgende Angaben:

Der *obere Nierenpol* reicht links bis zum Oberrand des 12. Brustwirbels, der untere bis zum 3. Lendenwirbel.

Der *Hilus renalis* liegt in Höhe des 2. Lendenwirbels.

Die *rechte* Niere steht wegen der mächtigen Entfaltung der Leber etwa *eine halbe Wirbelkörperhöhe tiefer* als die linke.

Die *unteren Nierenpole* liegen beim Erwachsenen durchschnittlich 3 Querfinger von der Crista iliaca entfernt.

Auf der linken Seite zieht die 12. Rippe an der Grenze vom oberen zum mittleren Drittel schräg über die Niere hinweg, die 11. Rippe gewinnt Beziehungen zum oberen Nierenpol. Auf der rechten Seite läuft nur die 12. Rippe im oberen Drittel über die Niere hinweg. Da der *Recessus costodiaphragmaticus* der Pleurahöhle bis zu dieser Höhe herabreicht, ist das obere Drittel der Nierenhinterfläche auch noch von diesem bedeckt.

Von praktischem Interesse sind auch die topographischen Verhältnisse am *medialen Nierenrand*. Hier treten die Nierengefäße auf der ventralen Seite in den Sinus renalis ein, das Nieren-

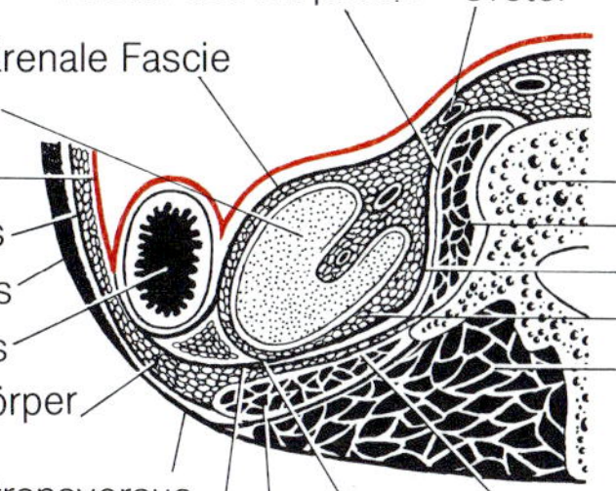

Abb. 306. Querschnitt durch die dorsale Rumpfwand in Höhe der linken Niere mit Darstellung der Nierenfascien. Am lateralen Umfang der Rumpfwand ist nur der innerste Bauchmuskel gezeichnet

becken und der Ureter liegen dorsal. Die Nischen zwischen Nierenbecken und Gefäßen sind von Fettgewebe ausgefüllt.

Klinischer Hinweis. Die geschilderten Verhältnisse sind für die Nierenchirurgie von großer Bedeutung. Will man das Nierenbecken eröffnen, etwa zur Entfernung von Steinen, dann wird man die Niere von dorsal her freilegen, wobei das Cavum peritonaei nicht eröffnet wird. Plant man hingegen eine Nephrektomie, dann wird die Niere von ventral dargestellt, um schnell und sicher die Gefäße unterbinden zu können.

Die **Nebennieren** schmiegen sich den Nieren nur lose an. Die *rechte* Nebenniere ist dreieckig und sitzt dem oberen Nierenpol kappenförmig auf. Die *linke* Nebenniere ist mehr länglich geformt und bedeckt den medialen Nierenrand oberhalb des Hilus.

3. Capsula adiposa, Fettkapsel und Nierenfascien

Nieren und Nebennieren werden von Hüllen eingeschlossen, die zur Erhaltung ihrer Lage beitragen. Beide Organe sind zunächst von einer Fettkapsel, *Capsula adiposa*, umgeben. Das Fettgewebe ist hinter der Niere und entlang ihrer Seitenränder besonders mächtig entwickelt, während es an der Vorderfläche fast ganz fehlt. Am medialen Nierenrand füllt es die Lücken zwischen den Nierengefäßen und dem austretenden Ureter aus. Das Fettlager wechselt mit dem Ernährungszustand und kann bei starker Abmagerung völlig fehlen, was einen Descensus der Niere zur Folge hat.

Das Fettgewebe steht mit einem kompliziert gebauten *Fasciensack* in Verbindung, der die Nieren und Nebennieren einschließt (Abb. 306). Dieser Fasciensack besteht aus zwei Blättern, der prärenalen und der retrorenalen Fascie. Die *retrorenale Fascie* stellt ein kräftiges Bindegewebsblatt dar, das nach oben bis an das Diaphragma, nach unten bis an den Darmbeinkamm reicht. Nach medial erstreckt sich die Fascie bis an die Wirbelsäule, desgleichen die *prärenale Fascie*, welche die Vorderfläche der Nieren überzieht. Nach lateral gehen beide Fascienblätter in die Lamina propria des Peritoneum über. Da der Fasciensack nach medial hin offen ist, wird den Gefäßen und Nerven der Niere freier Zutritt gewährt.

Klinischer Hinweis. In dem großen und weiten Fasciensack kann sich die Niere bewegen. Bei einem Schwund der Capsula adiposa verlagert sie sich beckenhöhlenwärts (**Senkniere**). Dabei stellt sich die Längsachse der Niere parallel zur Wirbelsäule, es kommt zu einer Dehnung des Gefäßstieles und zur Abknickung des Harnleiters. Daraus resultiert eine Abflußbehinderung und ein Rückstau des Harns in das Nierenbecken. Die Senkniere kommt *häufiger rechts* als links und häufiger bei der *Frau* als beim Manne vor.

Gelegentlich führt eine Verschmelzung der beiden unteren Nierenpole zur Ausbildung einer sog. **Hufeisenniere,** deren Konkavität nach oben sieht. Das Verbindungsstück liegt quer vor der Wirbelsäule und den prävertebralen großen Gefäßen.

4. Gefäße der Niere

Die Nierengefäße treten am *Hilus renalis* in das Organ ein. Jede Niere besitzt eine Arterie, die aus der Aorta entspringt, und eine Vene, die in die V. cava inferior einmündet. Bei einem typischen Gefäßverhalten entspringen die **Aa. renales dextra et sinistra** in Höhe von L 2 aus der Aorta.

Die **A. renalis dextra** ist 3–5 cm lang, sie zieht hinter der V. cava inferior zum Nierenhilus. Die sie begleitende **V. renalis** liegt vor und etwas unterhalb der Arterie. Beide Gefäße werden ventral vom Caput pancreatis und der Pars descendens duodeni überlagert.

Die **A. renalis sinistra** ist nur 1–3 cm lang, ihre topographischen Beziehungen zur Vene sind variabler. Die **V. renalis sinistra** ist 6–7 cm lang und kreuzt in ihrem Verlauf die Aorta unterhalb des Ursprungs der A. mesenterica superior.

Die Nierenarterien weisen hinsichtlich Zahl, Ursprung und Verlauf *zahlreiche Varianten* auf. Am häufigsten sind überzählige Arterien, die nicht am Nierenhilus, sondern in der Nähe der beiden Pole in das Parenchym eindringen. *Untere accessorische Arterien* können Ursache einer Harnleiterobstruktion sein.

5. Topographie der Nieren und Nebennieren

An der Hinterfläche der Nieren verlaufen im Kapselfett schräg abwärts der **N. subcostalis** (12. Intercostalnerv), der **N. iliohypogastricus** und der **N. ilioinguinalis**.

Klinischer Hinweis. Entzündliche Erkrankungen der Nieren können alle drei Nerven irritieren, die Schmerzen strahlen dann in die Hautgebiete der Leistengegend, des Genitale und des Beckenkammes aus.

Die Nebennieren lagern sich dorsal der Pars lumbalis des Diaphragma an.

Die *rechte Niere* liegt unter dem rechten Leberlappen und ruft dort die *Impressio renalis* hervor. Der mediale Nierenrand mit dem Hilus renalis steht mit der ebenfalls retroperitoneal liegenden Pars descendens duodeni in Kontakt, während den unteren Teil der rechten Niere das Colon ascendens und die Flexura coli dextra bedecken.

Links sind die Beziehungen der Nieren und der Nebennieren zu den Organen der Bauchhöhle mannigfaltiger (Abb. 307). So besitzt die linke Niere ein Berührungsfeld mit dem Magen, *Facies gastrica*, zu dem auch die Nebenniere gehört. Seitlich schließt sich die Facies lienalis an. Direkt vor dem linken Nierenhilus liegt der Pankreasschwanz, die untere Nierenhälfte tritt mit dem Colon descendens in Berührung. Diese vielfältigen nachbarschaftlichen Beziehungen bringen es mit sich, daß bei Erkrankungen der Nieren die Nachbarorgane mitbefallen werden können.

6. Mikroskopische Anatomie der Niere

Über die **Entwicklung der Niere** S. 485.

Auf Längs- und Querschnitten durch die frische Niere erkennt man bereits mit bloßem Auge eine Gliederung in zwei Zonen, Rinde und Mark, **Cortex et Medulla renis**, die sich sowohl in ihrer Struktur als auch in ihrer Farbe voneinander unterscheiden (Abb. 308).

— **Das Nierenmark** besteht aus 12–18 Markpyramiden, **Pyramides renales**, die in paralleler Lagerung Kanälchen enthalten und infolgedessen eine Längsstreifung, ferner eine rötlich gefärbte Außenzone und eine helle Innenzone erkennen lassen. Die **Basis pyramidis** ist gegen die Nierenoberfläche zu gerichtet, während ihre zugespitzten Enden, die Markpapillen, **Papillae renales**, in die Kelche des Nierenbeckens hineinragen. Die Papille ist stumpf kegelförmig und mit zahlreichen Öffnungen, *Foramina papillaria*, versehen, durch die der Harn aus den Sammelrohren in die Nierenkelche gelangt.

Die wie eine Siebplatte gelochte Papille heißt deshalb auch **Area cribrosa**.

— **Die Rindensubstanz** erscheint wie eine Kappe über die Basis der Markpyramiden gestülpt. Die feingekörnte Rindensubstanz, Cortex renis, breitet sich also nicht nur zwischen der Basis der Pyramiden und der Capsula fibrosa aus, sondern dringt auch seitlich von den Pyramiden bis zum Nierenhilus vor. Jede Pyramide wird demnach von einer *Rindenschicht* umhüllt. Die Rindenschichten, die seitlich die Pyramiden bedecken, erscheinen auf dem Längsschnitt in Form von Säulen, **Columnae renales**, Bertinische Säulen. Jede Markpyramide mit der mantelförmigen Rindenschicht stellt eine Einheit, *Lobus renalis* oder *Renculus*, dar. Alle Renculi gruppieren sich als keilförmige Bausteine um den Nierensinus.

Über der Pyramidenbasis erkennt man in der Rindenzone kapselwärts ziehende Büschel von Längsstreifen, die eine radiäre Fortsetzung der Marksubstanz darstellen und aus Epithelrohren

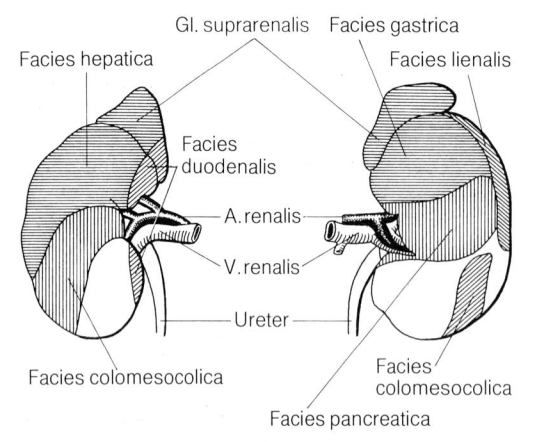

Abb. 307. Berührungsfelder der ventralen Fläche der rechten und linken Niere. (Nach Rauber-Kopsch, 1955)

Tabelle 91. Gliederung eines Nephrons

		Lokalisation
Corpusculum renis, Nierenkörperchen bestehend aus		
– *Glomerulus, Gefäßknäuel,* und		Rindenlabyrinth
– *Capsula glomeruli, Bowmansche Kapsel,*		
Tubulus renis, Nierenkanälchen, mit		
– *Hauptstück, Proximaler Tubulus* — Pars contorta		Rindenlabyrinth
— Pars recta	⎫	Außenstreifen
– *Überleitungsstück*	⎬ Henlesche Schleife	Innenstreifen und Innenzone
— Pars recta	⎭	Außenzone, Markstrahl
– *Mittelstück, Distaler Tubulus* — Pars contorta		Rindenlabyrinth
– *Verbindungsstück*[a]		
Sammelrohrsystem		Innenzone

[a] Die Verbindungsstücke schließen die Nephrone an die Sammelrohre an.

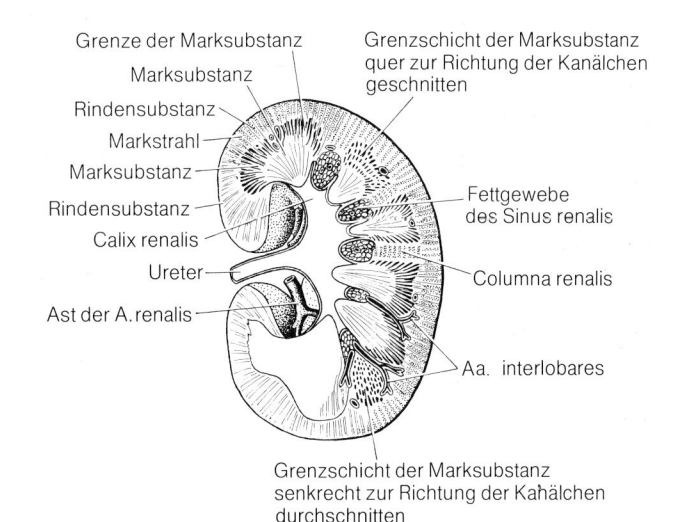

Abb. 308. Frontaler Längsschnitt durch eine Niere zur Erläuterung der Rinden- und Markzone, der Nierenkelche, des Nierenbeckens und des Ureters

bestehen, *Markstrahlen*. Die zwischen den Markstrahlen gelegene Rindensubstanz bezeichnet man als *Rindenlabyrinth*.

Die Rinde enthält die architektonischen und funktionellen Baueinheiten der Niere, die **Nephrone**, welche aus dem metanephronen Gewebe hervorgegangen sind. Beide Nieren zusammen enthalten etwa 2–2,5 Millionen Nephrone. Jedes Nephron besteht aus einem Nierenkörperchen und verschiedene Kanälchenabschnitte. Tabelle 91 zeigt die Abschnitte, in die sich jedes Nephron gliedert.

Alle *gewundenen Tubulusabschnitte* liegen im *Rindenlabyrinth*, alle *geraden Tubulusabschnitte* im *Mark* und in den *Markstrahlen*.

Die einzelnen Kanälchenabschnitte lassen sich aufgrund ihres Kalibers und bestimmter morphologischer Kriterien voneinander unterscheiden. Die Sammelrohre, welche aus den Endaufzweigungen der Ureterknospe hervorgegangen sind, liegen zum größten Teil in den Markpyramiden. Sie überschreiten jedoch die Mark-Rinden-Grenze und tragen zur Bildung der Markstrahlen bei.

Corpusculum renis, Nierenkörperchen
Glomerulus (Abb. 309)
Aus dem embryonalen Epithelbläschen geht die Bowmansche Kapsel hervor, in die sich ein Capillarknäuel, Glomerulus, eingestülpt hat. Das Capillarknäuel ist zwischen ein Vas afferens und

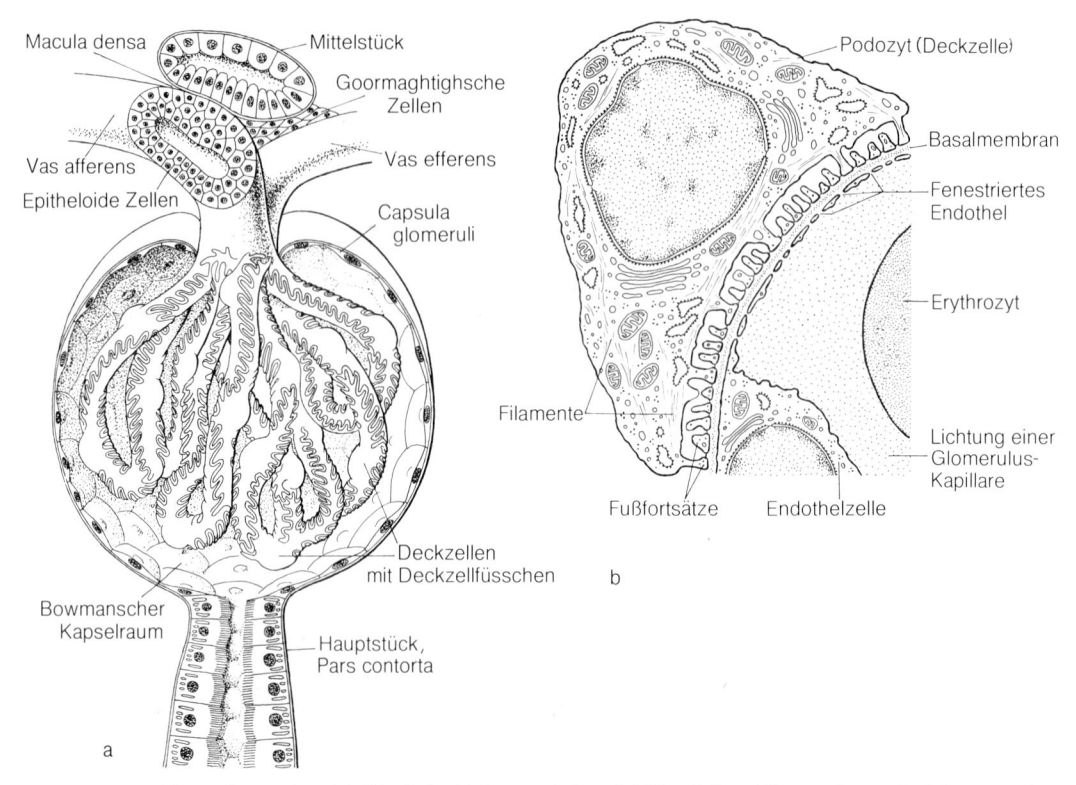

Abb. 309 a–b. Nierenglomerulus. (a) Plastische Rekonstruktion; (b) Wand eines Glomerulus nach elektronenmikroskopischen Aufnahmen

ein Vas efferens eingeschaltet. Zu- und abführende Arteriole liegen dicht zusammen und stellen den *Gefäßpol* des Nierenkörperchens dar. Die gewundenen, aus der Arteriola afferens hervorgehenden Capillarschlingen (10–50) bilden keine Querverbindungen aus und besitzen den gleichen Feinbau wie andere Capillaren.

Die Glomeruluscapillaren bestehen aus einer dünnen Endothelauskleidung mit elektronenmikroskopisch sichtbaren Poren (*Fenestrationen des Endothels*) und einer geschlossenen, relativ dicken *Basalmembran*. Diese ist außen, gegen den Kapselraum, von den verzweigten Deckzellen (*Epicyten, Podocyten*) bedeckt; sie stellen das innere Blatt der Bowmanschen Kapsel dar. Die Deckzellen bilden jedoch keinen geschlossenen Epithelüberzug, sondern liegen nur mit unterschiedlich geformten Fortsätzen, Deckzellfüßchen, der Basalmembran auf. Zwischen ihnen bestehen Lücken, deren Weite offenbar funktionell wechselt, im Mittel aber 20 µm beträgt. Der kernhaltige Teil der Podocyten springt gegen das Kapsellumen vor.

Klinischer Hinweis. Bei bestimmten krankhaften Bedingungen lösen sich die Deckzellen von der Kapillarwand ab und gelangen in den Kapselraum (*Glomerulonephritis*).

Durch die Wand der Glomeruluscapillaren hindurch wird der **Primärharn**, ein eiweißfreies Ultrafiltrat des Blutplasmas, in den Kapselraum abgegeben. Von hier aus gelangt der Primärharn schließlich am Harnpol, der dem Gefäßpol gegenüberliegt, in das Kanälchensystem. Am Gefäßpol gehen die Podocyten in das einschichtige Plattenepithel der Bowmanschen Kapsel über. Sie wird von einer Gitterfaserhülle umgeben, die sich auf die Basalmembran des Kanälchens fortsetzt. Am Harnpol wird das Kapselepithel durch das Epithel des anschließenden Hauptstücks abgelöst.

Juxtaglomerulärer Apparat
Der juxtaglomeruläre Apparat umfaßt drei verschiedene Bildungen, die der Autoregulation der Niere dienen.
— **Polkissen.** Im präglomerulären Abschnitt des Vas afferens sind die glatten Muskelzellen der Tunica media teilweise durch relativ große epitheloide, leicht basophile Zellen ersetzt. Diese Zellen enthalten Sekretgranula, in denen im-

Spatium retroperitoneale, Retroperitonealraum

munhistochemisch das Enzym *Renin* nachgewiesen wurde. Renin wirkt auf das Angiotensinogen und beeinflußt über das Angiotensin-Aldosteron-System Blutdruck und Natriumhaushalt.

— **Macula densa.** In der Gefäßgabel zwischen Vas afferens und Vas efferens legt sich das gewundene Mittelstück unmittelbar an das Nierenkörperchen an. An der Berührungsstelle, Macula densa, ist das Tubulusepithel höher, die Kerne stehen dichter. Die Zellen enthalten nur wenige kurze Mitochondrien, der Golgi-Apparat liegt basal.

— **Goormaghtighscher Zellhaufen.** Zwischen Macula densa und der Gefäßgabel liegen kleine spindelförmige Zellen, die an der Regulation der Nierendurchblutung beteiligt sein sollen.

Tubulus renis, Nierenkanälchen (Abb. 310)
Hauptstück des Nephrons
Am Harnpol beginnt das etwa 14 mm lange Hauptstück des Nierenkanälchens, das in unmittelbarer Nachbarschaft des Glomerulus zunächst geschlängelt verläuft (*Tubulus contortus proximalis* oder *Pars contorta I*) und dann gestreckt markwärts zieht (*Tubulus rectus proximalis* oder *Pars recta I*). Das isoprismatische bis hochcylindrische Epithel des Hauptstückes färbt sich mit sauren Farbstoffen an, Zellgrenzen lassen sich lichtmikroskopisch jedoch nur schwer darstellen. Die Epithelzellen besitzen einen dichten *Mikrovillirasen* und ein basales Labyrinth, d.h. eine basale Streifung, hervorgerufen durch Plasmalemmeinfaltungen und Mitochondriensäulen (S. 7). Der Mikrovillisaum (Bürstensaum) enthält Phosphatasen, die sich histochemisch nachweisen lassen (Abb. 311).

Im Hauptstück werden Wasser, Glucose, Aminosäuren, Natrium, Chlorid, Kalium, Phosphat und Harnsäure *rücksesorbiert* und harnfähi-

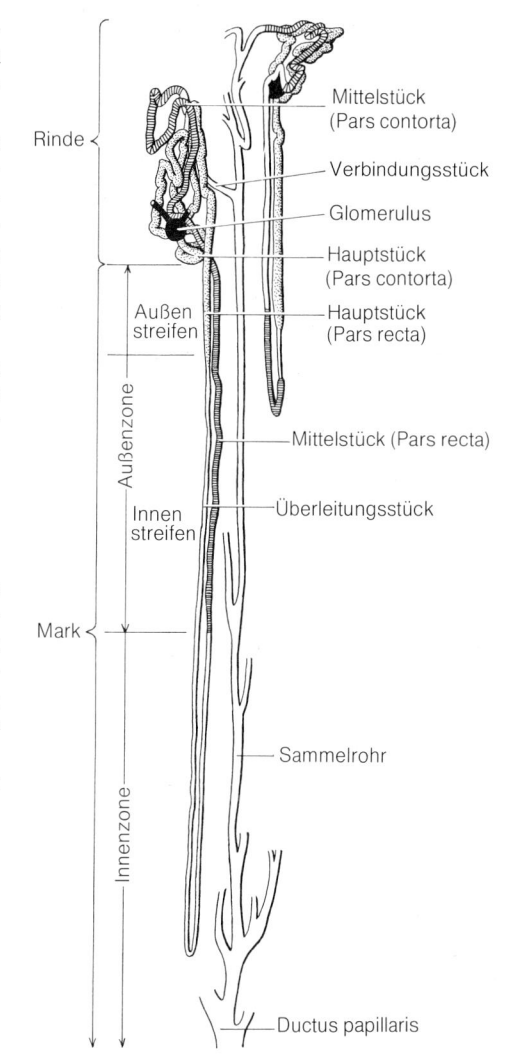

Abb. 310. Schematische Darstellung des feineren Baues der Niere. Zwei Nephrone mit langer und kurzer Henlescher Schleife

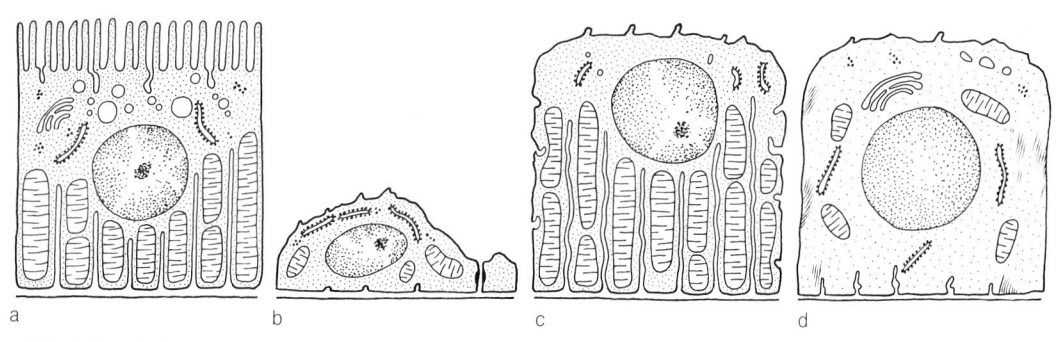

Abb. 311 a–d. Schematische Darstellung (elektronenmikroskopische Dimension) der Feinstruktur der Epithelzellen verschiedener Abschnitte eines Nierenkanälchens. (**a**) Hauptstück, Pars contorta; (**b**) Überleitungsstück; (**c**) Mittelstück, Pars contorta; (**d**) Sammelrohr, helle Zelle

ge Stoffe von der Basis durch die Zelle hindurch zum Bürstensaum geschleust und aktiv in das Lumen abgesondert.

Überleitungsstück des Nephrons

Die Pars recta des Hauptstückes setzt sich in das Überleitungsstück, den *dünnen Teil der Henleschen Schleife*, fort, die zunächst markwärts und dann haarnadelförmig umbiegend wieder rindenwärts zieht. Die Epithelzellen der Überleitungsstücke sind stark abgeflacht, die kernhaltigen Bezirke buckeln sich in die Lichtung vor. Im Alter speichert der helle Zelleib *Lipofuscinpigmente*. Das Überleitungsstück spielt eine Rolle bei der *Harnkonzentrierung*.

Mittelstück des Nephrons

Dem Überleitungsstück folgt das Mittelstück, dessen *Pars recta* den dicken Teil der Henleschen Schleife bildet. Es ähnelt dem Hauptstück, doch fehlt den Epithelzellen der dichte Mikrovillibesatz. Das im ganzen niedrigere Epithel färbt sich schlecht an. Charakteristisch ist die *basale Streifenstruktur*, die durch tiefe Einfaltungen des Plasmalemms und Mitochondriensäulen hervorgerufen wird.

Die *Pars contorta* des Mittelstückes berührt mit einem zellreichen Abschnitt den Gefäßpol und bildet die bereits erwähnte Macula densa. Die Mittelstücke sind von den benachbarten Hauptstücken durch den helleren Farbton, durch deutlichere Zellgrenzen und durch die regelmäßige Kernstellung zu unterscheiden.

Im Mittelstück werden im hypotonen Harn *Kalium und Natrium miteinander ausgetauscht.* Ferner findet hier eine fakultative Wasserrückresorption unter dem Einfluß von *Adiuretin* statt.

Verbindungsstück

Das Verbindungsstück ist der Endabschnitt des Nephrons und leitet den Harn in die Sammelrohre über.

Sammelrohrsystem

Die Sammelrohre sind verzweigte Epithelkanälchen und besitzen helle Zellen mit deutlichen Zellgrenzen. Die Epithelhöhe nimmt papillarwärts zu. Im Epithelverband kommen dunkler gefärbte Zellen, *Schaltzellen*, vor, die durch eine besondere Enzymausstattung gekennzeichnet sind. Die Sammelrohre münden in die **Ductus papillares**, deren Epithel sich schließlich in den Zellüberzug der Nierenpapille fortsetzt. Auf jeder Papille münden etwa 15–20 Ductus papillares, welche den Endharn in die Nierenkelche ergießen. In den Sammelrohren erfolgt die *endgültige Konzentrierung* des Harns.

7. Gefäße und Nerven der Niere (Abb. 312)

Blutgefäße

Die harnpflichtigen Stoffe werden der Niere mit der **A. renalis** zugeführt. Innerhalb der Niere ist deshalb eine besondere Gefäßarchitektonik zwischen dem verwickelten Gefüge der Nephrone Voraussetzung zur Erfüllung der Organfunktion.

Die Nierenarterie teilt sich im Hilus in der Regel in *5 Hauptäste* auf, die etwa keilförmige Parenchymbezirke, *Nierensegmente*, versorgen.

Alle Äste der A. renalis sind Endarterien. Sie verlaufen zunächst als **Aa. interlobares** jeweils zwischen zwei Pyramiden rindenwärts und ziehen dann in Höhe der Rinden-Mark-Grenze in leichten Bögen, um sich strauchartig als **Aa. subcorticales** zu verzweigen. Aus ihnen geht eine große Zahl von radiär gestellten **Aa. interlobulares** hervor, die kapselwärts ziehen und die **Vasa**

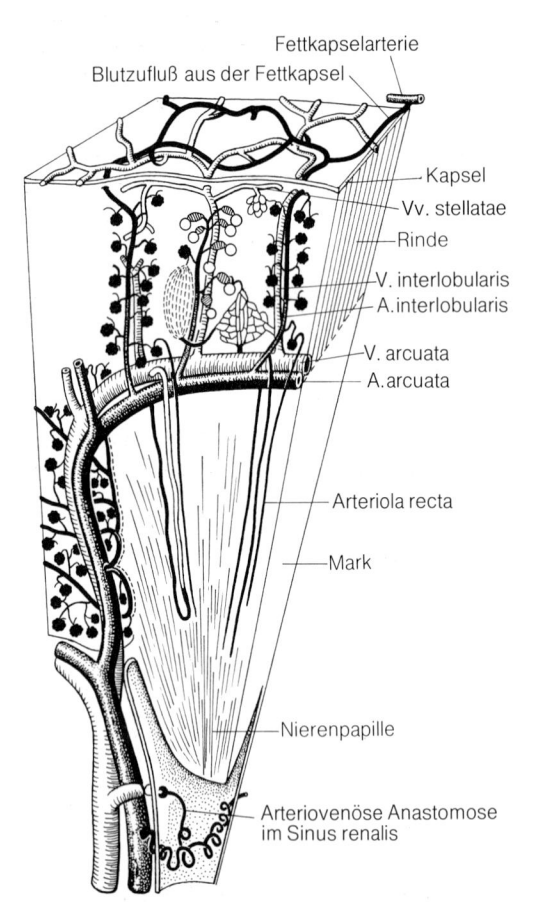

Abb. 312. Gefäßarchitektur der Niere

afferentia abgeben. Diese speisen die **Capillarknäuel** der Nierenkörperchen. Nach Durchströmung der Glomeruli sammelt sich das noch sauerstoffhaltige Blut in den **Vasa efferentia**, die nun das Capillarnetz der Rinde speisen und in **Vv. interlobulares** münden. Diese setzen sich an der Markrindengrenze in **Vv. arcuatae** und schließlich in **Vv. interlobares** fort, die mit den entsprechenden Arterien verlaufen und am Hilus die **V. renalis** bilden.

Die *Markpyramiden* werden von **Arteriolae rectae** versorgt, die aus den *Vasa efferentia* der marknahen Glomeruli stammen.

Die *Nierenkapsel* führt ein eigenes Gefäßnetz, das von Fettkapselarterien gespeist wird. Feine Äste dieses Gefäßnetzes dringen auch in die oberflächlichen Rindenschichten ein.

Klinischer Hinweis. Bei Unterbrechung eines Arterienastes, etwa durch Blutgerinnsel, kommt es zum Untergang des entsprechenden Versorgungsgebietes *(Niereninfarkt, Nekrose)*.

Lymphgefäße

Lymphgefäße der Niere verlaufen mit den größeren Blutgefäßen und treten am Hilus aus. Ferner sind in der Capsula fibrosa und in der Fettkapsel Lymphgefäße nachgewiesen worden.

Nerven

Die sympathischen Nerven stammen von den *Ganglia coeliaca* und gelangen mit der A. renalis als *Plexus renalis* in die Niere und versorgen vornehmlich die Gefäße.

8. Funktion der Nephrone

Durch beide Nieren strömen täglich etwa 1500 l Blut, davon werden ca. 150 l in den Glomeruli ultrafiltrert. Dieses *eiweiß- und zellfreie* Ultrafiltrat, **Primärharn**, ist mit dem Blut *isotonisch* und gelangt in die Nierenkanälchen. Hier werden Wasser und andere Restbestandteile rückresorbiert und gewisse Substanzen sezerniert. Auf dem Wege durch die haarnadelförmig verlaufenden Nierenkanälchen wird der Primärharn zum **Endharn** (ca. 1,5–2 l/Tag) konzentriert. Diese Transportvorgänge erfordern eine hohe Energie, deshalb laufen vor allem in den mitochondrienreichen Tubulusepithelzellen intensive Stoffwechselprozesse ab. Über das Prinzip eines sog. Haarnadel-Gegenstrom-Systems sei auf Lehrbücher der Physiologie verwiesen.

II. Pelvis renalis, Nierenbecken, und Ureter, Harnleiter

1. Makroskopische Anatomie

Nierenkelche, *Calices renales*, Nierenbecken, *Pelvis renalis*, und Harnleiter, *Ureter*, gehören zu den ableitenden Harnwegen und sind von einem Übergangsepithel ausgekleidet.

Die **Nierenkelche** sind trichterförmige Schlauchstücke, die den Endharn auffangen. Die Kelche gehen in einen gemeinsamen Raum, das Nierenbecken über. Man unterscheidet ein *ampulläres* und ein *dendritisches Kelchsystem* (Abb. **313**).

In der gefäßreichen Bindegewebsschicht der Kelche und des Nierenbeckens ist ein Flechtwerk glatter Muskelzellen eingebaut, das die Weite des Hohlraumsystems reguliert.

Der **Ureter** leitet den Harn vom Nierenbecken in die Blase. Diese Strecke ist 25–30 cm lang. Man unterscheidet eine *Pars abdominalis* und eine *Pars pelvina* des Ureters. Die Pars abdominalis liegt der Psoasfascie auf und wird vom Peritoneum parietale bedeckt. An der Grenze zum kleinen Becken vor dem Kreuzdarmbeingelenk biegt er um und folgt der Wand des kleinen Beckens, Pars pelvina.

Beide Harnleiter konvergieren und durchsetzen in schrägem Verlauf die Harnblasenwand (S. 500). Der *rechte* Ureter überkreuzt die *A. iliaca externa*, der *linke* die *A. iliaca communis*.

Im kleinen Becken der Frau unterkreuzt der Ureter die *A. uterina*, beim Manne den *Samenleiter*.

2. Gefäße des Ureters

Die arterielle Blutversorgung des Harnleiters erfolgt durch Arterien seiner unmittelbaren retro-

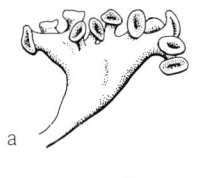

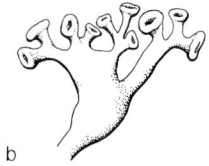

Abb. **313**. Ausgüsse von Nierenbecken. (**a**) Ampullärer und (**b**) dendritischer Typ

peritonealen Umgebung, d.h. durch Äste der **A. renalis, A. testicularis** bzw. **ovarica, A. pudenda interna** und der **A. rectalis superior**. Die Arterien bilden in der Ureterwand ein dichtes anastomosierendes Geflecht, das bei operativen Eingriffen wegen der Gefahr von Wandnekrosen nicht abgelöst werden darf.

Die **Venen** laufen mit den Arterien.

Lymphgefäße gelangen zu den **Lnn. lumbales**.

In allen Schichten der Ureterwand kommen **autonome Nervengeflechte** vor.

Klinischer Hinweis. Gelegentlich wird ein *doppelter Harnleiter* beobachtet, der in wechselnder Höhe in einen Harnleiter übergeht. Auch getrennte Einmündungen in die Harnblase sind möglich. Solchen Anomalien kommt in der Regel keine krankhafte Bedeutung zu. Wohl aber ist zu bedenken, daß von der Harnblase Krankheitserreger bis in das Nierenbecken aufsteigen und eine Nierenbeckenentzündung, *Pyelitis,* hervorrufen können. Dabei kommt es zu starken Kontraktionen der glatten Muskulatur *(Nierenkolik).*

Im gesamten Bereich der ableitenden Harnwege sind Steinbildungen möglich, die den Harnabfluß behindern können (*Kelch-* und *Nierenbeckensteine,* sog. *prävesicale Uretersteine*). Sie müssen operativ entfernt werden. Ureter, Nierenbecken und Kelchsystem lassen sich röntgenologisch mit Hilfe von Kontrastmitteln darstellen *(intravenöses* und *retrogrades Pyelogramm).*

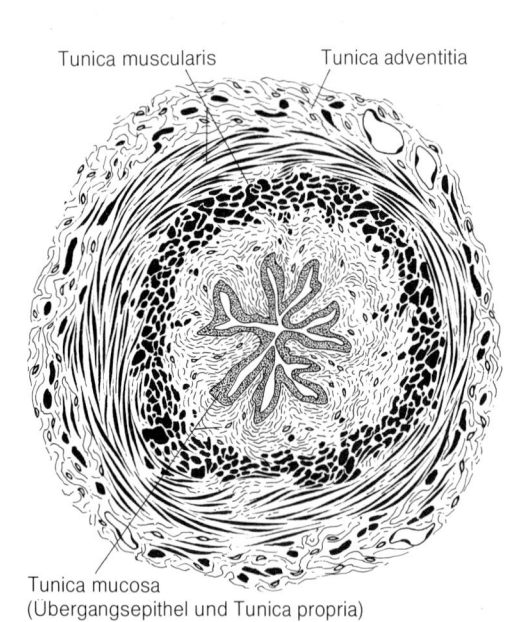

Abb. 314. Querschnitt durch den Ureter. Die Tunica muscularis besteht aus einer inneren longitudinalen und einer kräftigen, äußeren, annähernd kreisförmig angeordneten Schicht

3. Mikroskopische Anatomie

Die Wand des Ureters besteht aus einer Epithelschicht (Übergangsepithel), einer Muskelschicht und einer äußeren Bindegewebshülle, Adventitia (Abb. 314). Auf Querschnittsbildern weist der Ureter infolge Längsfaltung der breiten subepithelialen Bindegewebsschicht eine sternförmige Lichtung auf. Unmittelbar unter dem Epithel breitet sich in der lamellär gebauten Bindegewebsschicht ein engmaschiges Capillarnetz aus, dessen Schlingen die Epithelbasis vorwölben. Die größeren Gefäße verlaufen in einer lockerer gebauten Faserschicht, die einer Submucosa entspricht. Das Muskelsystem des Ureter stellt eine Muskelschraube dar, die innen und außen in longitudinale Faserzüge übergeht. Die Adventita enthält Einlagerungen von Fett und vereinzelten Muskelzellen.

III. Gll. suprarenales, Nebennieren

Die Nebenniere, ein für das Leben unbedingt notwendiges Organ, besteht aus zwei Anteilen, dem **Mark** und der **Rinde**, die verschiedener Herkunft sind.

1. Entwicklung der Nebennieren

Die **Rinde, Cortex**, entsteht aus einer Verdikkung des Cölomepithels beiderseits der Radix mesenterii in Nachbarschaft der Gonadenanlage. Die Rindenanlage löst sich frühzeitig von der Cölomwand und gelangt in das retroperitoneale Bindegewebe. Schließlich entstehen dort große acidophile Zellen, welche ein kompaktes Organ bilden, in das aus dem benachbarten Sympathicus stammende ektodermale Zellen, *Sympathicoblasten,* einwandern.

Aus ihnen geht die **Marksubstanz, Medulla**, der Nebenniere hervor. Etwa im 3. Embryonalmonat entwickelt sie sich zu spezifischen Markzellen und sympathischen Nervenzellen.

2. Topographie und Gefäßversorgung

Die Nebennieren liegen von Fett umgeben am oberen Pol der Nieren (S. 456). Jede Nebenniere ist von einer zellreichen gefäßführenden Kapsel umgeben, mit der das zarte reticuläre Bindegewebsstroma des Organs zusammenhängt.

Die Nebennieren sind außerordentlich gut durchblutet, die arterielle Versorgung erfolgt von der Oberfläche des Organs her durch Äste der **Aa. phrenicae inferiores**, der **Aa. suprarenales** und der **A. renalis**.

Innerhalb des Organs splittern die Arterienzweige in ein **dichtes Capillarnetz** auf, das sich auch auf den Markanteil erstreckt. Die Capillaren sind auffallend weit, ihre Endothelzellen werden zum *reticuloendothelialen System* gerechnet. Im Nebennierenmark beginnt der Abfluß mit kleineren Venen, die sich, die Rinde durchsetzend, in größere muskelstarke Venen fortsetzen, aus der schließlich die **V. suprarenalis** hervorgeht.

Mit dem Blutgefäßnetz sollen *Lymphcapillaren* verlaufen.

3. Mikroskopische Anatomie

Jede Nebenniere wiegt etwa 10–12 g, 80–90% des Organgewichtes entfallen auf die Rinde.

Nebennierenrinde
Das Parenchym der Nebennierenrinde besteht aus soliden, miteinander zusammenhängenden Epithelsträngen, die infolge ihres Lipoidgehaltes eine gelbliche Farbe haben. Nach der Anordnung der Epithelzellen sind drei fließend ineinander übergehende Zonen zu unterscheiden, *Zona glomerulosa, Zona fasciculata* und *Zona reticularis* (Abb. 315).

– In der unter der Kapsel gelegenen **Zona glomerulosa** sind die Epithelzellstränge knäuelartig gewunden oder in Form von unregelmäßigen Nestern zusammengefaßt, deren *acidophile Zellen* chromatinreiche Kerne besitzen.

– Es folgt die breite **Zona fasciculata**, in der meistens zwei bis drei Zellsäulen zusammengeschlossen sind, die einander parallel verlaufen. Die großen polygonalen Zellen dieser Schicht besitzen locker strukturierte Kerne, ihr helles Cytoplasma ist reich an *Lipoiden*. Da bei der histologischen Technik die Lipoide herausgelöst werden, kommt die typische Wabenstruktur des Cytoplasmas der Fasciculatazellen zustande („*Spongiocyten*").

– Die Zona fasciculata setzt sich in eine Schicht fort, in der die schmalen Zellstränge netzartig miteinander verbunden sind, **Zona reticularis**. Ihre Epithelzellen sind wieder kleiner und enthalten häufig Pigmentgranula, die im Alter zunehmen. Alle Rindenzellen enthalten zahlreiche Mitochondrien vom Tubulustyp und ausgedehnte Areale des glatten endoplasmatischen Reticulum.

Die zonale Gliederung der Nebennierenrinde ist nicht konstant, vielmehr führt die *wechselnde funktionelle Beanspruchung* zur Verbreiterung oder Verschmälerung der Zona fasciculata. In der äußeren und inneren Schicht der Rinde spielen sich bei solchen Anpassungsvorgängen Entfaltungs- und Rückbildungsprozesse ab. Deshalb bezeichnet man diese Rindenbezirke als *äußeres und inneres Transformationsfeld*.

Die Nebennierenrinde produziert etwa 70 verschiedene Hormone, **Corticosteroide**, die in drei Gruppen zusammengefaßt werden: *Mineralocorticoide, Glucocorticoide* und *Androgene*. Die Regulierung der Tätigkeit der Nebennierenrinden wird selbst wieder durch ein Hormon, das *ACTH* (Adrenocorticotropes Hormon) des Hypophysenvorderlappens, gesteuert.

Darüberhinaus greifen **sympathische Nerven** in die Funktion der Rinde ein. Sie entstammen den *Ganglia coeliaca*, dem *Plexus renalis* und *suprarenalis* und bilden ein feines Geflecht, dessen Endverzweigungen mit Rindenzellen in Kontakt treten.

Nebennierenmark
Das Mark enthält Nester und Stränge von polygonalen Zellen mit unterschiedlich großen chromatinarmen Kernen. In ihrem Cytoplasma lassen sich feine Granula, die **Noradrenalin** und **Adrenalin** enthalten, fluorescenzmikroskopisch nachweisen. Nach Behandlung mit Kaliumbichromat nehmen sie eine braune Farbe an. Deshalb werden die Markzellen auch **chromaffine** oder **phäochrome Zellen** genannt. Zwischen den Epithelzellen, die von weiten Capillaren umgeben sind, kommen vegetative Ganglienzellen

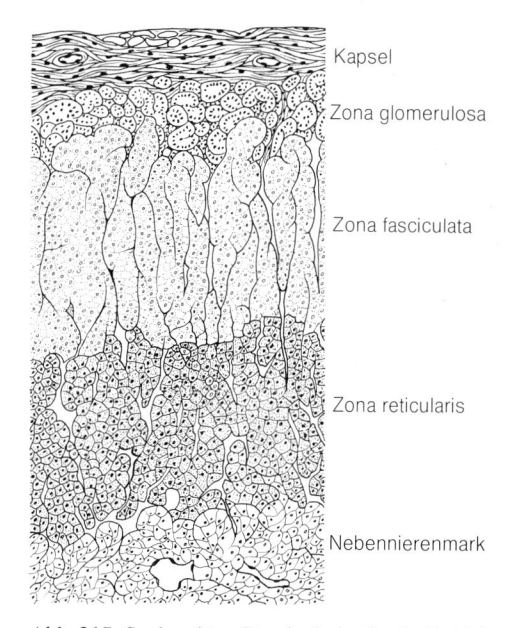

Abb. 315. Senkrechter Durchschnitt durch die Nebenniere

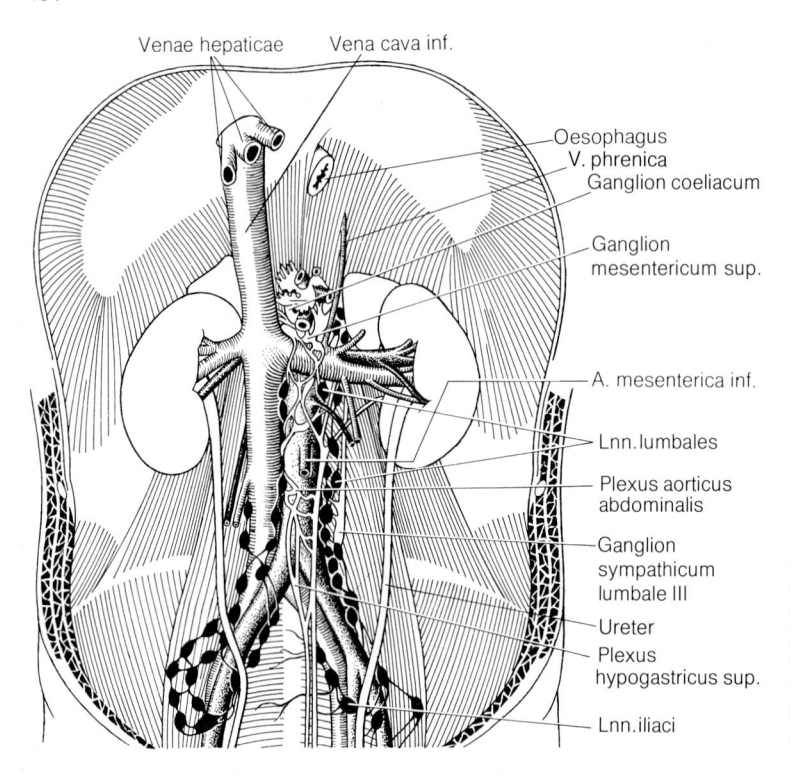

Abb. 316. Topographie der Organe des Spatium retroperitoneale und der hinteren Bauchwand. Autonome Ganglien- und Nervengeflechte; Lymphknotenstationen entlang der Bauchaorta und ihrer Aufzweigungen

vor, an denen präganglionäre Fasern des *N. splanchnicus* enden.

IV. Aorta abdominalis mit Ästen

Die Regio praevertebralis des Spatium retroperitoneale liegt zwischen den beiden Fossae lumbales und reicht von Th 12 bis L 5. Sie enthält die großen längsverlaufenden Gefäße Aorta und V. cava inferior und ihre Äste (Abb. 316).

Nach dem Durchtritt der *Aorta thoracica* durch den *Hiatus aorticus* des Zwerchfelles in Höhe von Th 12 beginnt die Bauchaorta, **Aorta abdominalis**, die vor der Wirbelsäule zieht und sich am unteren Rande des 4. Lumbalwirbels in die beiden Aa. iliacae communes teilt. Auf dieser Strecke entläßt die Bauchaorta *paarige Äste*, die in die seitlichen Bindegewebsräume des Spatium retroperitoneale gelangen, und *unpaare Äste*, welche in die Mesenterien eintreten. Nach der Teilung der Bauchaorta in die gemeinsamen Beckenarterien setzt sie sich in die kleine Schwanzarterie, **A. sacralis mediana**, fort, deren Ende in das Steißknötchen, *Corpus coccygeum*, übergeht. Der Anfangsteil der Bauchaorta wird vom Pankreas und von der Pars descendens duodeni überlagert.

Unpaare Aortenäste

Die unpaaren ventralen visceralen Aortenäste sind
- der **Truncus coeliacus** [Tripus Halleri], welcher unmittelbar am *Hiatus aorticus* aus der Aorta hervorgeht und sich in
- die ***A. gastrica sinistra,***
- die ***A. hepatica communis*** und
- die ***A. lienalis*** (S. 440) teilt.

Der 1–2 cm lange Stamm wird vom Peritonaeum parietale der dorsalen Wand der Bursa omentalis bedeckt.
- Die **A. mesenterica superior** und
- die **A. mesenterica inferior** wurden bereits auf S. 443 besprochen.

Paarige Aortenäste

Die paarigen Aortenäste ziehen zu den paarigen Eingeweiden Nebennieren, Nieren und Keimdrüsen, die paarigen dorsalen Äste zur Bauchwand.
- Die **Aa. phrenicae inferiores** entspringen dicht unter dem Zwerchfell und versorgen dessen Unterfläche.
- Sie geben die ***A. suprarenalis superior*** zur Nebenniere ab.

– Die **Aa. suprarenalis mediae** gehen ein wenig tiefer aus der Bauchaorta hervor und verlaufen lateralwärts zu den Nebennieren.

– Die **Aa. renales** entspringen zwischen dem 1. und 2. Lendenwirbel unterhalb der A. mesenterica superior rechtwinklig aus der Bauchaorta (S. 455). Jede A. renalis gibt eine **A. suprarenalis inferior** ab.

– Die **Aa. testiculares** bzw. **ovaricae** entspringen unterhalb der Nierenarterien vom vorderen Umfang der Bauchaorta. Die Arterien laufen auf dem M. psoas nach abwärts und überkreuzen den Ureter. Beim Mann treten sie an den inneren Leistenring heran und ziehen dann als Bestandteile des Samenstranges (S. 199) zum Mediastinum des Hodens.

Die **Aa. ovaricae** der Frau nehmen zunächst den gleichen Verlauf, treten dann aber am Rand des kleinen Beckens in das *Lig. suspensorium ovarii* ein (S. 511).

– Die **Aa. lumbales** sind paarige dorsale Äste der Bauchaorta und entsprechen den Intercostalarterien. Beiderseits entspringen 4 Lumbalarterien zur Versorgung der Bauchwand. Sie geben Äste zur Rückenmuskulatur und feine Zweige zur arteriellen Versorgung des Wirbelkanals ab. Sie anastomosieren mit anderen Bauchwandarterien, nämlich mit den *Aa. epigastricae superiores et inferiores,* den *Aa. iliolumbales* und mit den *Aa. circumflexae ilium profundae.*

V. V. cava inferior, Untere Hohlvene

Die V. cava inferior entsteht rechts von der Wirbelsäule zwischen dem 4. und 5. Lendenwirbel durch Vereinigung der beiden **Vv. iliacae communes**. Der Zusammenfluß wird von der A. iliaca communis dextra überdeckt. Der Stamm steigt dann rechts von der Aorta an der hinteren Bauchwand aufwärts zum *Centrum tendineum* des Zwerchfells, um durch das *Foramen v. cavae* zum rechten Vorhof zu gelangen. Im sehnigen Anteil des Zwerchfells ist sie fest fixiert und hat einen Durchmesser von 3 cm.

Die *Vorderfläche* der V. cava inferior wird im caudalen Bereich vom Peritoneum bedeckt, cranial ist sie von der Radix mesenterii, von der Pars inferior duodeni und vom Pankreaskopf überlagert.

Dicht unterhalb des Zwerchfells nimmt die V. cava inferior die **Vv. hepaticae** auf.

Die untere Hohlvene nimmt das Blut von den Beinen, vom Becken, den Beckenorganen, der Bauchwand und den paarigen Organen der Bauchhöhle auf. Ihre paarigen Wurzeln des Spatium retroperitoneale entsprechen den paarigen Ästen der Aorta. Folgende Besonderheiten im venösen System des Retroperitonealraumes sind zu beachten:

Die **Vv. lumbales** sind vor den Rippenfortsätzen der Lumbalwirbel durch Längsanastomosen, die *V. lumbalis ascendens*, verbunden. Diese die V. iliaca communis und die Vv. lumbales verbindende Anastomose mündet *rechts* in die *V. azygos*, *links* in die *V. hemiazygos* (S. 411). Da die V. azygos in die *V. cava superior* mündet, ist durch diese Anastomose eine seitlich von der Wirbelsäule gelegene Verbindung zwischen oberer und unterer Hohlvene hergestellt, ein Parallelkreislauf, der bei Obstruktionen der V. cava inferior große Bedeutung erlangt.

Die **Vv. testiculares** gehen aus dem jederseitigen **Plexus pampiniformis** hervor. Die *rechte* V. testicularis mündet in die *V. cava inferior*, die *linke* gelangt unter dem Sigmoid zur *V. renalis sinistra*.

Die **Vv. ovaricae** verhalten sich in ihrem Verlauf wie die Vv. testiculares.

Die **Vv. renales** liegen vor den gleichnamigen Arterien und münden unterhalb des Ursprungs der A. mesenterica superior in die V. cava inferior. Die rechte ist nur kurz und wird von der Pars descendens duodeni bedeckt. Die linke ist länger und sehr viel dicker, verläuft ventral von der Bauchaorta nach rechts und ist vom Pankreas verdeckt.

VI. Lymphgefäße und Lymphknoten

Im Spatium retroperitoneale sammeln sich die größeren abführenden Lymphstränge der unteren Extremitäten, der Beckenorgane, der Bauchhöhle und der Bauchwand. In den Verlauf der Lymphgefäße sind zahlreiche *Lymphknoten* als Filterstationen eingeschaltet (Abb. **316**).

Lymphstränge

Da die Zahl der zuführenden Lymphgefäße stets größer ist als die Zahl der wegführenden Gefäße, verringert sich die Zahl der Lymphgefäße, die von der unteren Körperhälfte aufsteigen. Sie sammeln sich zu den **Trunci lumbales dexter et sinister**, die die Aorta begleiten.

In der Gekrösewurzel neben dem *Truncus coeliacus* entsteht ein dritter Lymphstrang, die **Trunci intestinales**, welcher die gesamte Darmlymphe und die Lymphe der anderen Baucheingeweide führt.

Alle drei Stämme vereinigen sich hinter der Aorta in Höhe des Aortenschlitzes mit einer Erweiterung, der *Cisterna chyli*, zum **Ductus thoracicus** (Milchbrustgang). Dieser stellt den unpaaren Hauptstamm des Lymphgefäßsystems dar und gelangt durch den *Hiatus aorticus* in das hintere Mediastinum.

Regionäre Lymphknoten
Die regionären Lymphknoten der unpaaren Bauchorgane wurden bei den einzelnen Organen besprochen. Wichtige Lymphknotenstationen der Bauchhöhle sind im folgenden noch einmal aufgeführt:
- **Nodi lymphatici iliaci externi** liegen entlang der Vasa iliaca externa. Ihre Vasa efferentia ziehen zu den
- **Nodi lymphatici lumbales,** die links und rechts von den großen Gefäßen kettenartig angeordnet sind und nehmen außerdem die Lymphe der paarigen Organe auf.
- **Nodi lymphatici mesenterici superiores,** etwa 200–300 Lymphknoten, liegen im Mesenterium.
- **Nodi lymphatici mesenterici inferiores, ileocolici, colici dextri, colici medii et colici sinistri,** die in den mit dem Dickdarm verbundenen Bauchfellfalten liegen (S. 452).
- **Nodi lymphatici gastrici dextri et sinistri** für den Lymphabfluß des Magens.
- **Nodi lymphatici pancreaticolienales** stellen eine Lymphknotenkette dar, die vom Hilus der Milz längs der Vasa lienalia am oberen Rand des Pankreas entlangziehen.
- **Nodi lymphatici hepatici** liegen im *Lig. hepatoduodenale* des Omentum minus. Sie stehen mit Lymphknoten der Brusthöhle in Verbindung.

VII. Nerven im Spatium retroperitoneale

Der **Plexus lumbosacralis**, welcher aus den ventralen Ästen der Spinalnerven L 1–S 3 gebildet wird, ist in Abb. 317 dargestellt.

Truncus sympathicus
Der Brustteil des Grenzstranges, Truncus sympathicus, tritt zwischen dem lateralen und medialen Schenkel der Pars lumbalis des Zwerchfells in das Spatium retroperitoneale über und setzt sich in den Bauchteil fort (Abb. 318). Dieser besteht auf jeder Seite aus einer Kette von etwa **vier Ganglien**, die jeweils am ventrolateralen Umfang der Lendenwirbelkörper liegen. Sie besitzen lange **Rr. communicantes**, die unter den sehnigen Ursprüngen des M. psoas hindurchziehen und den Spinalnerven Fasern zuführen. Die Grenzstrangganglien stehen ferner durch Rr. communicantes sowohl untereinander als auch mit prävertebralen Ganglien in Verbindung.

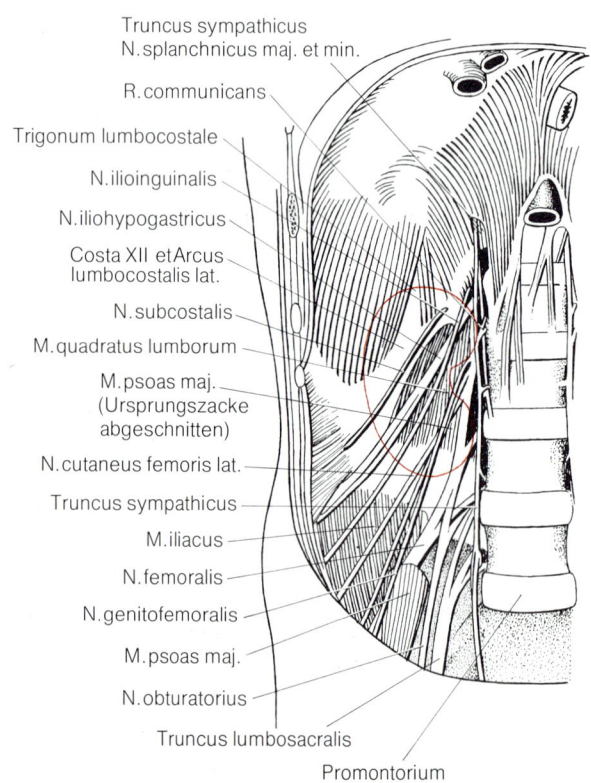

Abb. 317. Dorsale Bauchwand. Darstellung des Plexus lumbosacralis mit seinen Ästen. Der M. psoas ist zum größten Teil entfernt um den Plexus lumbalis freizulegen

Diese liegen auf der ventralen Fläche der Aorta und sind durch ein schwer entwirrbares Nervenfasergeflecht miteinander verbunden.

– Eine besonders mächtige Geflechtbildung stellt der **Plexus coeliacus** dar, der die Ursprünge des Truncus coeliacus, der A. mesenterica superior und der Nierenarterien umgibt. Wegen seiner strahlenförmigen Ausläufer wird der Plexus coeliacus auch als *Sonnengeflecht* (Plexus solaris) bezeichnet. Dieses Geflecht setzt sich caudalwärts in ein weiteres Geflecht, den *Plexus aorticus abdominalis* fort.

Die zum Sonnengeflecht gehörenden Ganglien werden
- als **Ganglion coeliacum dextrum** hinter der V. cava inferior und dem Pankreaskopf,
- als **Ganglion coeliacum sinistrum** oberhalb des Pankreaskörpers in der Hinterwand der Bursa omentalis gefunden.
- An der Wurzel der A. mesenterica superior liegt das unpaare **Ganglion mesentericum superius,**
- die **Ganglia aorticorenalia** liegen jederseits auf der Aorta an der Abgangsstelle der Nierenarterien.

Diese prävertebralen sympathischen Ganglien empfangen *präganglionäre Fasern* aus den Brustsegmenten 5–12 des Rückenmarks in Gestalt der *Nn. splanchnici major et minor.* Diese durchdringen das Zwerchfell, spalten sich in mehrere Äste auf und gelangen in die prävertebralen Ganglien.

Die *postganglionären Fasern* sind für die Bauchorgane bestimmt und erreichen ihre Versorgungsgebiete unter weiterer Geflechtbildung in Begleitung der Arterien.

Man unterscheidet folgende Ganglien und Geflechte:
– **Ganglia phrenica,**
– **Plexus suprarenalis,**
– **Plexus renalis,**
– **Ganglion mesentericum superius,**
– **Plexus hepaticus,**
– **Plexus lienalis,**
– **Plexus gastrici,**
– **Ganglion mesentericum inferius** etc.

Aus ihnen gehen weitere Organgeflechte hervor.
– Der **Plexus aorticus abdominalis** teilt sich am Ende der Bauchaorta in drei Geflechte auf,
• von denen zwei als paarige **Plexus iliaci** mit den Aa. iliacae communes verlaufen,
• der dritte bildet den unpaaren **Plexus hypogastricus superior**. Dieser setzt sich als breites Geflecht in das kleine Becken hinein fort, wo er sich in den paarigen **Plexus hypogastricus inferius** teilt.

Cerebrospinale Nerven
Zum Spatium retroperitoneale stehen auch zwei cerebrospinale Nerven, die *Nn. vagi* und die *Nn. phrenici* in Beziehung.

Die **Nn. vagi** bilden am thorakalen Ösophagus (S. 410) den **Plexus oesophageus**. Dieser setzt sich als **Trunci vagales anterius et posterius** in die Bauchhöhle hinein fort. Der dorsale Truncus führt seine Fasern zum Plexus coeliacus, der vordere endet im Plexus gastricus.

Die Endverzweigungen der **Nn. phrenici** gelangen als **Rr. phrenicoabdominales** in die Bauchhöhle, rechts durch das *Foramen v. cavae*, links durch den *Hiatus aorticus*. Sie versorgen das Peritoneum an der Unterfläche des Zwerchfells, auf der Facies visceralis der Leber, auf dem Duodenum und auf dem Pankreaskopf.

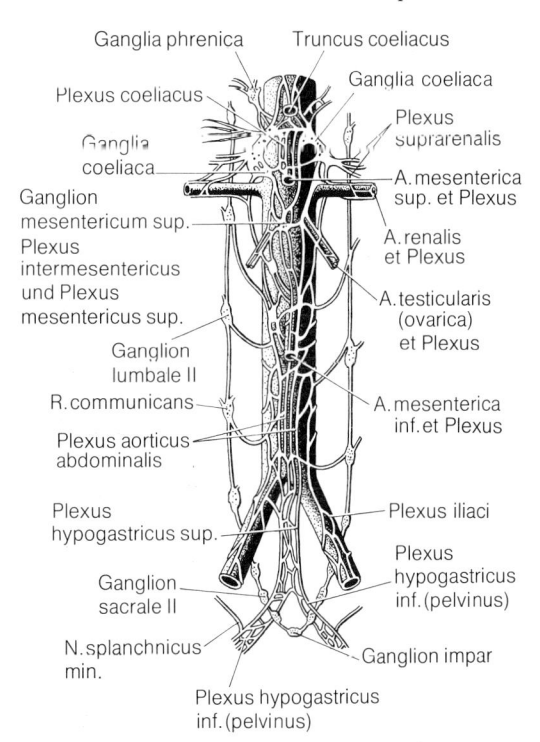

Abb. **318.** Grenzstrang des Sympathicus und prävertebrale Ganglien. Die in den Plexus coeliacus einstrahlenden Nn. vagi sind nicht eingezeichnet

Becken und Beckeneingeweide

A. Pelvis, Becken

I. Knöchernes Becken

Das knöcherne Becken ist ein aus drei großen Knochen zusammengesetzter Ring, mit dessen Hilfe die Last des Körpers auf die unteren Extremitäten übertragen wird. Er wird gebildet aus den beiden Hüftbeinen, *Ossa coxae,* und dem Kreuzbein, *Os sacrum.* Der gesamte knöcherne Rahmen dient als Ursprung und Ansatz eines Teiles der Rumpfmuskulatur. Er ist gleichzeitig Ursprung für die Beckenbodenmuskulatur, die durch den aufrechten Gang des Menschen besondere Bedeutung erlangt. Die beiden Hüftbeine sind darüberhinaus Träger des Hüftgelenkes und Ansatzflächen für die Oberschenkelmuskulatur.

1. Os coxae, Hüftbein (Abb. 319)

Das Hüftbein kann man sich als Knochenrahmen in Form einer 8 vorstellen. Der Vereinigungspunkt beider Schlingen, die nicht in einer Ebene liegen, ist die Hüftgelenkspfanne, *Fossa acetabuli.* Der Rahmen ist jeweils knöchern oder bindegewebig ausgefüllt. So wird das *Foramen obturatum* von einer bindegewebigen Membran, *Membrana obturatoria,* verschlossen. Die Faserzüge stellen eine Fortsetzung des Periostes der umgebenden Knochen dar und durchflechten sich.

Jedes Hüftbein entwickelt sich aus den Anlagen von drei Knochen, deren Zusammenschluß im Bereich der Hüftgelenkspfanne erfolgt. Einen Hinweis darauf gibt die Y-förmige Knorpelfuge, die bis etwa zum 14. Lebensjahr bestehen bleibt.

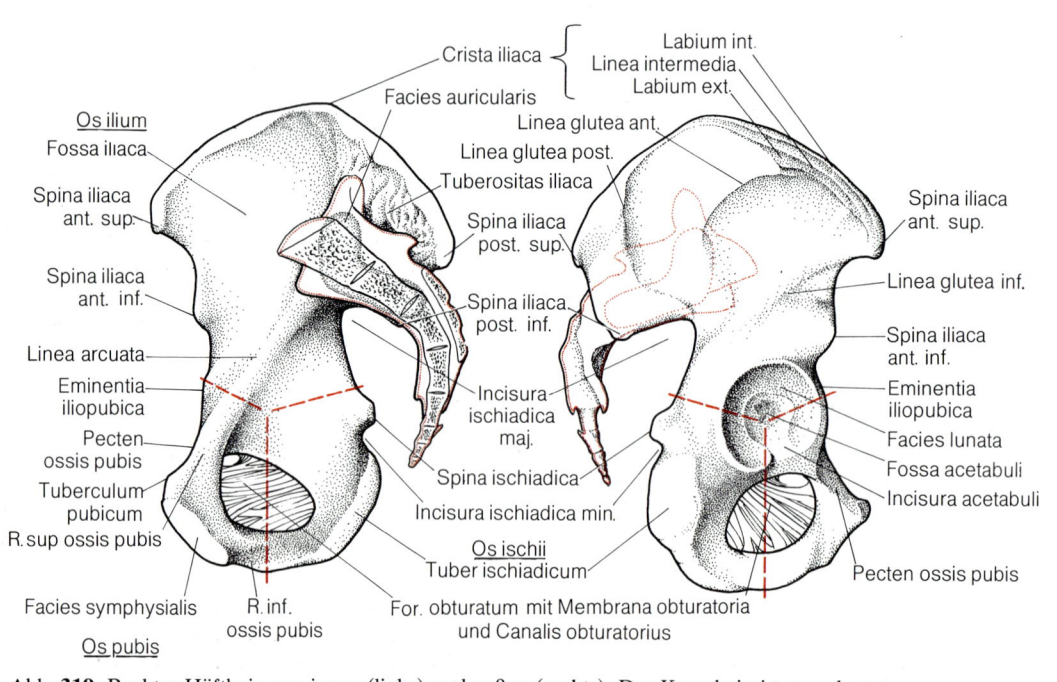

Abb. 319. Rechtes Hüftbein von innen (links) und außen (rechts). Das Kreuzbein ist angedeutet

Der obere Anteil des Hüftbeines bis zur Fossa acetabuli wird vom Darmbein, **Os ilium,** der vordere untere vom Schambein, **Os pubis,** und der hintere untere vom Sitzbein, **Os ischii,** gebildet. Daraus ergibt sich auch die Namengebung für wichtige, hervorspringende Knochenpunkte.

Der Darmbeinkamm, *Crista iliaca,* läuft vorne in die *Spina iliaca anterior superior,* dorsal in die *Spina iliaca posterior superior* aus.

Am Vorderrand des Os coxae findet sich als prominenter Muskelansatz die *Spina iliaca anterior inferior.* Die Vereinigungsstelle der Ossa ilium und pubis ist die *Eminentia iliopubica.* Entlang dem oberen Schambeinast, *Ramus superior ossis pubis,* führt von dort der scharfe Rand des *Pecten ossis pubis* zum *Tuberculum pubicum,* das ventral über der *Symphyse* liegt.

Am Hinterrand des Os coxae wird der die Gelenkfläche zum Kreuzbein tragende Anteil der Darmbeinschaufel von der *Spina iliaca posterior superior* und der *Spina iliaca posterior inferior* begrenzt. Darunter fallen zwei tiefe Einschnitte auf, die *Incisura ischiadica major* und *minor.* Beide werden durch den Knochenvorsprung der *Spina ischiadica* getrennt. Am Sitzbeinknorren, *Tuber ischiadicum,* geht der Knochenrahmen des Os ischii nach ventral in den unteren Schambeinast, *Ramus inferior ossis pubis,* über.

Gefäßversorgung des Hüftbeines
Os ilium: Außenfläche *A. glutea superior,* Innenfläche *A. iliolumbalis, Rr. iliaci,* Darmbeinkamm *A. circumflexa ilium profunda.* Os ischii: Außenfläche *A. glutea inferior,* kleine Äste der *A. pudenda interna, A. obturatoria,* Innenfläche *A. obturatoria.* Os pubis: *A. obturatoria.*

Der Abfluß erfolgt jeweils über die entsprechenden Venen.

Klinischer Hinweis. Die Crista iliaca mit Spina iliaca anterior superior und Spina iliaca posterior superior ist selbst bei fettleibigen Individuen gut tastbar. Die direkte Lage des markhaltigen Knochens unter der Haut wird bei der Beckenkammbiopsie ausgenutzt. Bei der Lumbalpunktion, sowie für orthopädische Untersuchungen, dient die Verbindungslinie zwischen den Cristae iliacae zur Orientierung. Das Tuberculum pubicum und das Tuber ischiadicum sind ebenfalls wichtige Markierungspunkte. Die von der Vagina wie vom Rectum her gut tastbare Spina ischiadica ist von Bedeutung für die geburtshilfliche Praxis.

2. Os sacrum, Kreuzbein (Abb. 123, S. 171)

Das Kreuzbein ist ein dreieckiger, schaufelförmiger Knochen. Die frontale Fläche, **Facies pelvina,** ist von oben nach unten stark, von einer Seite zur anderen nur wenig gehöhlt. Auf ihr sind als rauhe Querlinien die *Lineae transversae* erkennbar, die als Nahtstellen zwischen den ursprünglich angelegten 5 Wirbelkörpern aufzufassen sind, deren Verschmelzung zwischen dem 15. und 35. Lebensjahr erfolgt. Die jeweils an den Enden dieser Linien aufzufindenden *Foramina sacralia pelvina* entsprechen den sich nach ventral in das Becken öffnenden Foramina intervertebralia, die zwischen den ursprünglich angelegten Processus costarii hindurchtreten.

Die konvexe Dorsalseite, **Facies dorsalis,** zeigt die Entstehung aus 5 Wirbeln am deutlichsten. So entsprechen die vier Vorsprünge der in der Mittellinie gelegenen *Crista sacralis mediana* den Processus spinosi. Nach lateral folgen dann zwei weitere Reihen rauher Knochenvorsprünge, die *Crista sacralis intermedia,* in der die Gelenkfortsätze der Sacralwirbel miteinander verschmolzen sind und deren unterster Fortsatz beiderseits das *Cornu sacrale* bildet, sowie die *Crista sacralis lateralis,* die aus den miteinander verschmelzenden Processus accessorii und ihren Bandmassen entstanden ist. Dazwischen liegen die Öffnungen der *Foramina sacralia dorsalia.* Den lateral von den Foramina sacralia gelegenen, aus der Verschmelzung der ursprünglich angelegten Rippenrudimente, den Processus transversi und den zugehörigen Bandmassen entstandenen Anteil, bezeichnet man als *Pars lateralis.* Sie trägt lateral die über zweieinhalb Wirbel ausgedehnte Gelenkfläche zur Aufnahme des Hüftbeines, *Facies auricularis.* Die *Tuberositas sacralis* auf der Dorsalseite dient dem Ansatz der Bänder der Articulatio sacroiliaca.

Die *Basis ossis sacri* ist im wesentlichen das Corpus des ersten Sacralwirbels. Die verschmolzenen Wirbelbögen bilden als Fortsetzung des Wirbelkanales den *Canalis sacralis,* der seitliche Öffnungen zum Austritt der Spinalnerven aufweist, die Foramina sacralia dorsalia und pelvina. Die caudale Öffnung des Canalis sacralis, *Hiatus sacralis,* wird durch Bänder verschlossen.

Gefäßversorgung des Kreuzbeines
Rr. nutricii aus der *A. sacralis mediana, A. sacralis lateralis, A. iliolumbalis.*

Abfluß über entsprechende Venen und *Plexus venosi vertebrales interni.*

Klinischer Hinweis. Durch den Hiatus sacralis wird bei der sog. Sacralanästhesie für den Bereich des äußeren Genitale das Betäubungsmittel in das Cavum epidurale eingespritzt (Epiduralanästhesie).

3. Os coccygis, Steißbein

Das Steißbein schließt sich an das caudale Kreuzbeinende an. Es besteht in der Regel aus 4 bis 5 Wirbeln, die miteinander durch Synchondrosen oder Synostosen in Verbindung stehen. Nur der craniale trägt noch Reste der oberen Gelenkfortsätze. Die Formvarianten des Os coccygis entstehen während der Rückbildung des beim menschlichen Embryo angelegten segmentierten Schwanzes.

II. Gelenke und Bänder des Beckens

Das Kreuzbein und die beiden Hüftbeine werden durch straffe gelenkige Verbindungen zu einem knöchernen Ring zusammengefügt.

1. Symphysis pubica, Schamfuge

Die Schamfuge ist eine *Knorpelhaft*. Zwischen den mit hyalinem Knorpel überzogenen Gelenkflächen, *Facies symphysiales,* der beiden Hüftbeine findet man den aus Faserknorpel bestehenden *Discus interpubicus*. Beim Erwachsenen tritt in seinem Innern konstant ein mit Synovia ausgefüllter Spaltraum auf. Die Fasern des Bindegewebsknorpels strahlen in den hyalinen Knorpel der Gelenkflächen ein. Am oberen Rand der Symphyse ist das **Lig. pubicum superius** fest mit dem Discus interpubicus verwachsen und strahlt weit nach der Seite bis zum Tuberculum pubicum aus. Das am unteren Rande gelegene **Lig. arcuatum pubis** besteht aus derben sehnigen Faserzügen, die auf den Ramus inferior ossis pubis übergehen und damit den *Angulus* bzw. *Arcus pubis* ausrunden. Auf der Vorderseite verstärken mehrere Faserzüge den Discus interpubicus. Sie ziehen schräg von einem Knochen zum anderen und überkreuzen sich. Zum Teil werden Übergänge in die Fasern der Aponeurose des M. obliquus abdominis externus und in den medialen Sehnenanteil der Mm. recti abdominis gefunden.

2. Articulatio sacroiliaca, Kreuz-Darmbein-Gelenk

Das Kreuz-Darmbein-Gelenk, Articulatio sacroiliaca, entspricht einer *Amphiarthrose,* es ist sehr straff gebaut und nur gering beweglich. Die artikulierenden, ohrförmigen Gelenkflächen, *Facies auriculares,* besitzen eine unregelmäßig höckrige Oberfläche. Der Knorpel der Facies auricularis des Kreuzbeins ist relativ dick und besteht wie der Überzug der Facies auricularis des Darmbeines aus Faserknorpel, der in Knochennähe in hyalinen Knorpel übergeht. Das Periost von Hüft- und Kreuzbein strahlt in die straffe Gelenkkapsel ein und wird durch starke Bänder ergänzt.

Die **Ligg. sacroiliaca ventralia** (Abb. 326) ziehen von der Facies pelvina ossis sacri zum Darmbein. Sie liegen der Beckeninnenseite der Gelenkkapsel auf und sind nicht besonders stark ausgeprägt.

Auf der Rückseite (Abb. 320) wird die Tiefe der Grube zwischen der Tuberositas iliaca und der Tuberositas sacralis von den **Ligg. sacroiliaca interossea** ausgefüllt. Ihre Fasern verlaufen im wesentlichen quer. Darüber sind die Bandmassen der **Ligg. sacroiliaca dorsalia** angeordnet, die

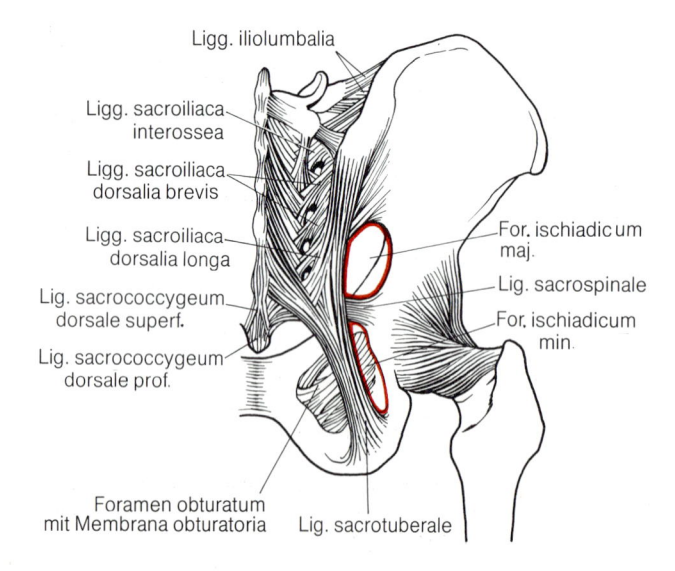

Abb. 320. Bandapparat des rechten Iliosacralgelenkes von hinten. Rot umrandet For. ischiadicum maj. und For. ischiadicum min.

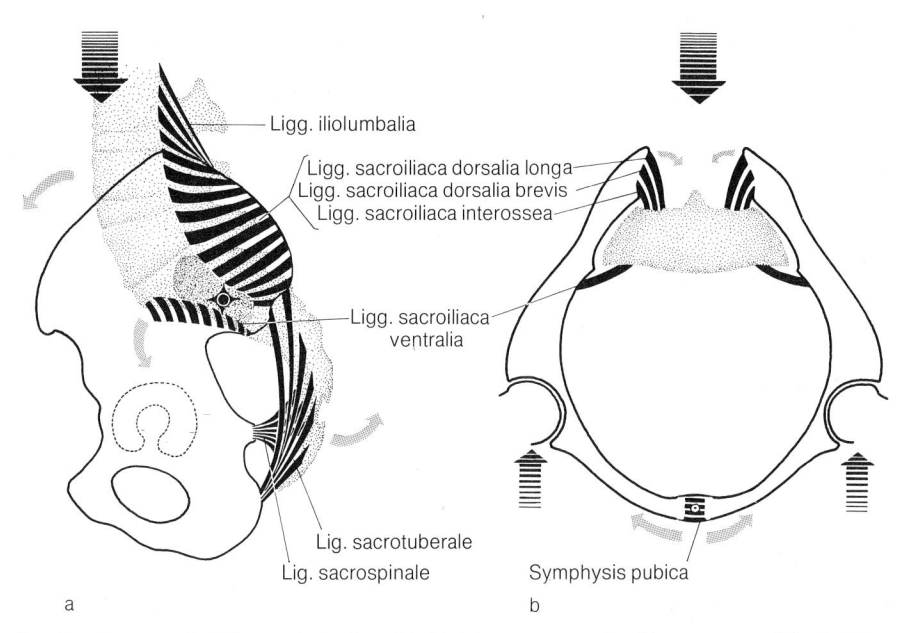

Abb. 321a u. b. Der Bandapparat des Iliosacralgelenkes. (a) Absicherung gegen Drehbewegungen; (b) Absicherung des Beckenringes gegen die Körperlast

sich in eine oberflächliche und eine tiefe Schicht unterteilen lassen. In der Tiefe ziehen die *Ligg. sacroiliaca dorsalia brevia* von den Cristae sacrales laterales et intermedia zur Spina iliaca posterior inferior. Die Faserzüge überbrücken dabei die Foramina sacralia dorsalia. Die oberflächlichen Lagen werden von den *Ligg. sacroiliaca dorsalia longa* gebildet. Diese ziehen vom Rand des Kreuzbeins zur Spina iliaca posterior superior. Dabei strahlen in die laterale Begrenzung Fasern des *Lig. sacrotuberale* ein. Die medialen Fasern gehen zum Teil in die Fascia thoracolumbalis über.

Die Absicherung des Sacroiliacalgelenks wird durch weitere gelenkferne Bandzüge ergänzt (Abb. 321). Das **Lig. sacrospinale** entspringt am seitlichen Rand von Kreuz- und Steißbein und zieht zur Spina ischiadica. Damit wird die Incisura ischiadica major zum *Foramen ischiadicum majus* geschlossen. Dieses platte Band liegt ventral vom **Lig. sacrotuberale** und ist zum Teil mit diesem verwoben. Das ebenfalls am seitlichen Rand von Kreuz- und Steißbein entspringende fächerförmige Lig. sacrotuberale ist an der Innenfläche des Tuber ischiadicum befestigt. Es überdeckt von außen weitgehend das Lig. sacrospinale. Von beiden Bändern wird das *Foramen ischiadicum minus* (Abb. 326) gebildet. Einzelne Fasern erreichen die Spina iliaca posterior superior sowie inferior, d. h. sie strahlen in die Ligg. sacroiliaca dorsalia ein.

3. Junctura lumbosacralis, Lenden-Kreuzbein-Verbindung

In der Junctura lumbosacralis artikuliert der unterste Lendenwirbel mit dem ersten Sacralwirbel. Sie weist alle Bandzüge und eine Zwischenwirbelscheibe wie die übrigen Intervertebralgelenke auf. Die *Processus articulares inferiores* des 5. Lumbalwirbels artikulieren mit den *Processus articulares superiores* des Os sacrum.

Bei der Absicherung des Sacroiliacalgelenkes wirken auch die Bandzüge des Lumbosacralgelenkes mit (Abb. 321 u. 326). Als indirekte Verstärkungsbänder der Articulatio sacroiliaca sind die **Ligg. iliolumbalia** anzusehen, die von den Querfortsätzen des 4. und 5. Lendenwirbels entspringen und auf die Crista iliaca sowie die anstoßenden Teile der Vorder- und Hinterfläche des Darmbeines ausstrahlen.

Klinischer Hinweis. Die untersten Lendenwirbelkörper und Zwischenwirbelscheiben sind vorne höher als hinten, also keilförmig. Die Oberfläche des ersten Sacralwirbels und die Unterfläche des 5. Lendenwirbels sind nach vorne geneigt. Die Gelenkkapsel der Processus articulares ist relativ schlaff. Dadurch besteht die Gefahr des Abrutschens des 5. Lendenwirbels.

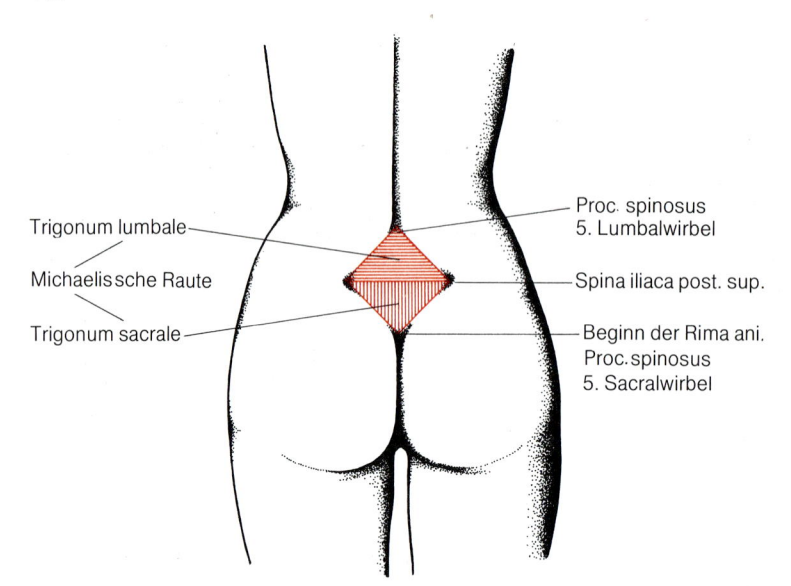

Abb. 322. Michaelissche Raute

4. Junctura sacrococcygea, Kreuzbein-Steißbein-Verbindung

In der Junctura sacrococcygea stehen der erste Steißbeinwirbel und der *Apex ossis sacri* über eine Bandscheibe miteinander in Verbindung. Es handelt sich um eine *Synchondrose,* die durch vordere, hintere und seitliche Längsbänder ergänzt wird.

Michaelissche Raute

Zwischen dem letzten Steißbeinwirbel und der Haut kann eine Faserverbindung bestehen, die dann eine grübchenförmige Einziehung bewirkt. Diese entspricht der unteren Ecke der sog. Michaelisschen Raute bei der Frau. Die *Michaelissche Raute* (Abb. 322) ist die Ergänzung des *Trigonum lumbale* durch das *Trigonum sacrale*, dem Dreieck zwischen den Spinae iliacae posteriores superiores und dem Beginn der Rima ani, zu einem Viereck.

III. Beckenring

Der Beckenring ist gegen die Horizontale stark nach vorn geneigt. Das Tuberculum pubicum und die Spinae iliacae anteriores superiores als Markierungspunkte des Oberrandes des großen Beckens sind beim Stehen annähernd in einer Frontalebene angeordnet. Der *Beckenneigungswinkel* zur Horizontalen beträgt für die *Beckeneingangsebene,* die von der Linea terminalis begrenzt wird, etwa 50–60 Grad. Die *Beckenausgangsebene,* die sich zwischen Unterrand der Symphyse und Sacrococcygealgelenk erstreckt, bildet einen Winkel von 15 Grad zur Horizontalen. Der Beckenneigungswinkel ist in der Regel bei Frauen größer als bei Männern. Er ist insbesondere abhängig von der Körperhaltung.

In dem Knochenring des Beckens wird die Last des Körpers über die Wirbelsäule auf das Os sacrum und von dort auf die beiden Hüftbeine übertragen. Das Widerlager ist beim Stehen oder Gehen das Hüftgelenk, beim Sitzen das Tuber ischiadicum.

An den Hüftbeinen ist diese Art der Belastung am Spaltlinienverlauf oder an der Bälkchenstruktur des Knochens gut erkennbar. Um das Acetabulum herum ist der Knochen recht kräftig ausgebildet, von dort ziehen starke Knochenpfeiler zur Facies auricularis des Darmbeines und zum Tuber ischiadicum. Schwächer ausgebildet sind die Knochenpfeiler der beiden Schambeinäste. Man kann daraus ablesen, daß beim Stehen die Hauptbelastung vom Acetabulum zur Facies auricularis erfolgt, die Belastung über den oberen Schambeinast zur Symphyse ist geringer. Beim Sitzen erfolgt das Auffangen der Körperlast im wesentlichen über die Knochenpfeiler vom Tuber ischiadicum zum Acetabulum und weiter zur Facies auricularis. Der geringere Druck wird über den unteren Schambeinast zur Symphyse weitergegeben.

Die Druckverhältnisse im Os sacrum lassen sich ebenfalls recht gut an der Knochenstruktur ablesen. So finden wir auf der ventralen Seite eine dicke Compacta; die Dorsalseite hingegen bildet nur eine dünne Knochenlamelle aus. Das zeigt an, daß die Konkavität des Kreuzbeines auf Druck belastet, die konvexe Seite auf Zug beansprucht wird.

Dem entspricht, daß mit den Ligg. sacroiliaca posteriores et interossea das Kreuzbein in den Oberrand des Beckenringes hineingehängt ist

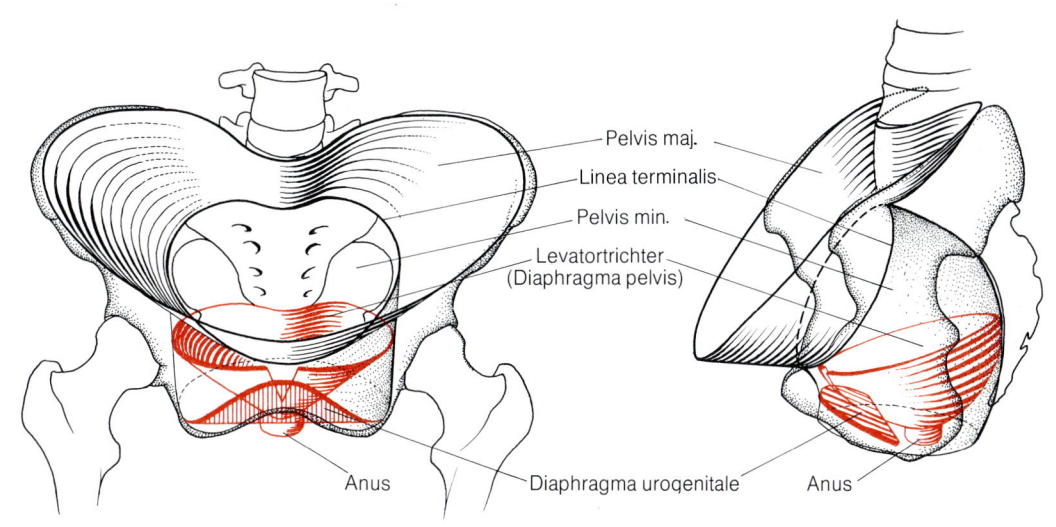

Abb. 323. Der Trichter des knöchernen Beckens; farbig im kleinen Becken der muskuläre Trichter des Diaphragma pelvis und darunter die Muskelplatte des Diaphragma urogenitale

(Abb. 321). Bei Druck auf den cranialen Teil des Kreuzbeines ziehen sie die beiden Hüftbeine auf das Os sacrum zu. Damit wird das Os sacrum zwischen den beiden Hüftbeinen wie zwischen den Branchen eines Nußknackers eingeklemmt, dessen Scharnier in der Symphyse zu sehen ist. Das Gelenk der Symphyse wird belastet und seine Bandzüge unter Spannung gesetzt. Auf die Schamfuge wirken Zug- und Druckkräfte ein, bei einseitiger Belastung können Abscherungskräfte hinzukommen.

Um eine transversale Achse, die etwa dem 2. und 3. Sacralwirbel entspricht, sind in der Articulatio sacroiliaca infolge der starken Verzahnung der Gelenkflächen und des festen Bandapparates nur geringe Schaukelbewegungen möglich. Durch das Körpergewicht wird die Wirbelsäule im Bereich des Promontorium nach vorne unten in den Beckenring hineingedrückt. Die Spitze des Os sacrum mit dem Os coccygis kann aber nicht nach hinten aus dem Becken heraustreten, da diese Drehbewegung von den Ligg. sacrotuberale und sacrospinale sowie den Ligg. iliolumbalia aufgefangen wird.

Die Beweglichkeit des Steißbeins gegen das Os sacrum hat für den Menschen wenig Bedeutung. Mit fortgeschrittenem Alter kann es sogar zur Ausbildung einer knöchernen Verbindung kommen.

Klinische Hinweise. In der Schwangerschaft erfährt die Symphyse als Vorbereitung für den Geburtsakt eine gewisse Auflockerung durch den Einfluß der Östrogene. Für die Bandverbindung des Kreuzbeines gilt das gleiche. Kreuzschmerzen bei der Frau nach einer Geburt sollen evtl. dadurch bedingt sein, daß es unter der Geburt zu Bewegungen im aufgelockerten Sacroilicalgelenk kommt. Bei der folgenden Straffung des Bandapparates können dann nichtkongruente Anteile des Gelenkes aufeinander gepreßt werden. Während der Geburt kann das Steißbein bei Andrängen des kindlichen Kopfes nach hinten ausweichen. Die Bedeutung der Symphysis ossis pubis für die Beckenmechanik, insbesondere für das Gehen, erweist sich bei Beckenbrüchen im Gebiet des Corpus ossis pubis.

1. Beckentrichter   (Abb. 323)

Den von den beiden Hüftbeinen und dem Os sacrum gebildeten Beckenring kann man sich als einen knöchernen Trichter vorstellen. Die Trichterweite ist dabei das sog. große Becken, *Pelvis major*, die Trichtertülle das kleine Becken, *Pelvis minor*. Die Grenzlinie, *Linea terminalis*, beginnt am Oberrand der Symphyse, verläuft entlang dem *Pecten ossis pubis,* geht in die *Linea arcuata* über und erreicht das *Promontorium*.

2. Canalis pelvis, Beckenkanal

Der Beckenkanal, Canalis pelvis, entspricht dem kleinen Becken. Der Beckenkanal ist um die Hinterwand der Symphyse gebogen und bildet den Geburtsweg. Seine knöcherne Wand wird durch die Membrana obturatoria und die Bandzüge der Ligg. sacrotuberale und sacrospinale vervollständigt.

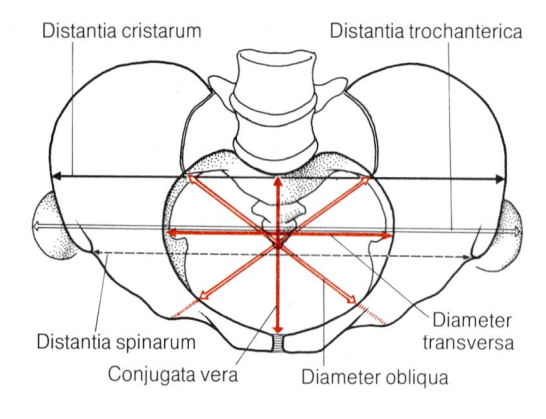

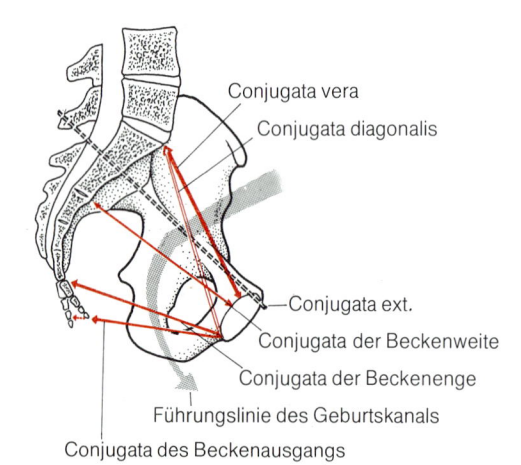

Abb. 324. Beckenmaße. In der Aufsicht sind die Distantiae und die Maße des Beckeneingangs, im Sagittalschnitt die wichtigsten Conjugatae und die „Führungslinie" des Geburtskanals angegeben

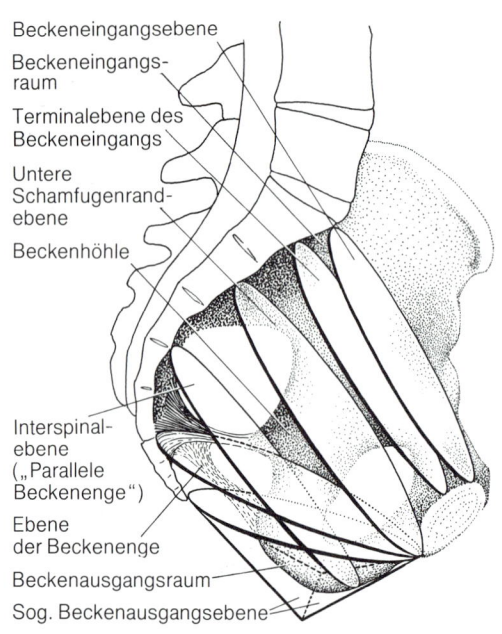

Abb. 325. Sagittalschnitt des weiblichen Beckens mit Darstellung der für die Geburtshilfe wesentlichen Ebenen und Räume. (Nach v. Massenbach u. Martius, 1956)

3. Beckenmaße (Abb. 324, Tabelle 92)

Wir unterscheiden äußere und innere Beckenmaße. Die geraden Durchmesser des Beckens werden als *Conjugatae*, die queren und schrägen Durchmesser als *Diameter*, bei äußerer Messung als *Distantiae* bezeichnet (Tabelle 92). Die äußere Beckenmessung erlaubt nur sehr indirekte Schlüsse auf die Maße des kleinen Beckens. Im Zusammenhang mit der Betrachtung der Michaelisschen Raute gibt sie aber Auskunft, ob eine normale Konfiguration des Beckens vorliegt. Dies sagt jedoch nichts darüber aus, ob das Becken der Schwangeren für den Kopf des zu erwartenden Kindes groß genug ist. Besonders wichtig für die Beurteilung der Gebärfähigkeit ist die **Conjugata vera (obstetrica).**

Die craniale Öffnung des knöchernen Geburtskanales liegt in einer Ebene, die von der Linea terminalis einschließlich dem Promontorium begrenzt wird, **Beckeneingangsebene.** Die Begrenzung der caudalen Öffnung entspricht zwei Dreiecken, deren gemeinsame Basis von der Verbindungslinie der Tubera ischiadica, deren Spitzen nach vorne durch die Symphyse, nach hinten durch die Steißbeinspitze gebildet werden, der sog. **Beckenausgangs„ebene".**

Da die wichtigen und oftmals einengenden Knochenpunkte nicht immer in einer Ebene anzuordnen sind, wird für die Geburtshilfe der Beckenkanal in Räume unterteilt. Man unterscheidet einen *Beckeneingangsraum*, die *Beckenhöhle* und den *Beckenausgangsraum* (Abb. 325).

Der **Beckeneingangsraum** wird von der Beckeneingangsebene nach oben und einer parallel dazu gedachten sog. Terminalebene des Beckeneingangsraumes nach unten begrenzt. Seine Maße sind mit der *Conjugata vera*, dem *Diameter transversa* und *obliqua* bestimmt. Eine wesentliche Einengung durch Weichteile ist hier nicht zu erwarten.

In der anschließenden **Beckenhöhle** finden sich sehr einheitliche und verhältnismäßig große Entfernungen zwischen den begrenzenden Knochen, Maße der „parallelen Beckenweite". Allerdings können geringe Raumanforderungen durch die parietalen Beckenmuskeln sowie die Beckenbodenmuskulatur entstehen.

Tabelle 92. Beckenmaße

		Regelentfernung	Orientierungspunkte	Bemerkungen
Äußere Beckenmaße	Distantia trochanterica	31–32 cm	Tronchanter major	Differenz untereinander gleichbleibend ca. 3 cm
	Distantia cristarum	28–29 cm	Crista iliaca größte Entfernung	
	Distantia spinarum	25–26 cm	Spina iliaca ant. sup.	
	Äußerer schräger Durchmesser	21–22 cm	Spina iliaca ant. sup. – Spina iliaca post. sup. der Gegenseite	
	Conjugata externa	21 cm	Symphysenoberrand – Dornfortsatz 5. Lumbalwirbel	Durch Abzug von 10 cm Schätzung der Conjugata vera
Innere Beckenmaße Beckeneingang	Conjugata diagonalis	12,5 cm	Unterrand Symphyse – Promontorium	intravaginale Messung Durch Abzug von 1,5 cm Schätzung Conjugata vera
	Conjugata vera (obstetrica)	11 cm	Symphysenhinterfläche (Torus pubicus) – Promontorium	Kleinster sagittaler Durchmesser des Beckeneingangs
	Conjugata (vera) anatomica		Oberrand Symphyse – Promontorium	Klinisch ohne Bedeutung
	Diameter transversa	13,5 cm	Linea terminalis	
	Diameter obliqua	12,5 cm	Articulatio sacroiliaca – Eminentia iliopectinea der Gegenseite	I. schräger Durchmesser von rechts hinten nach links vorn II. schräger Durchmesser von links hinten nach rechts vorn
Beckenweite (untere Schamfugenrandebene, „parallele Beckenweite")	Conjugata	12,5 cm	Hinterrand der Symphyse – Linea transversa zwischen 2. und 3. Sacralwirbel	
	Diameter transversa	12,5 cm		
	Diameter obliqua	13,5 cm		
(Interspinalebene, „parallele Beckenenge") (nach ventral nicht begrenzt)	Diameter transversa „Interspinallinie"	10,5 cm	Spina ossis ischii	
Beckenausgang	Conjugata	9 (–11,5) cm	Unterrand Symphyse – Spitze Steißbein	Beckenenge in sagittaler Richtung, Steißbein kann im Sacrococcygealgelenk ausweichen
	Diameter transversa	11 cm	Tuber ischiadicum	

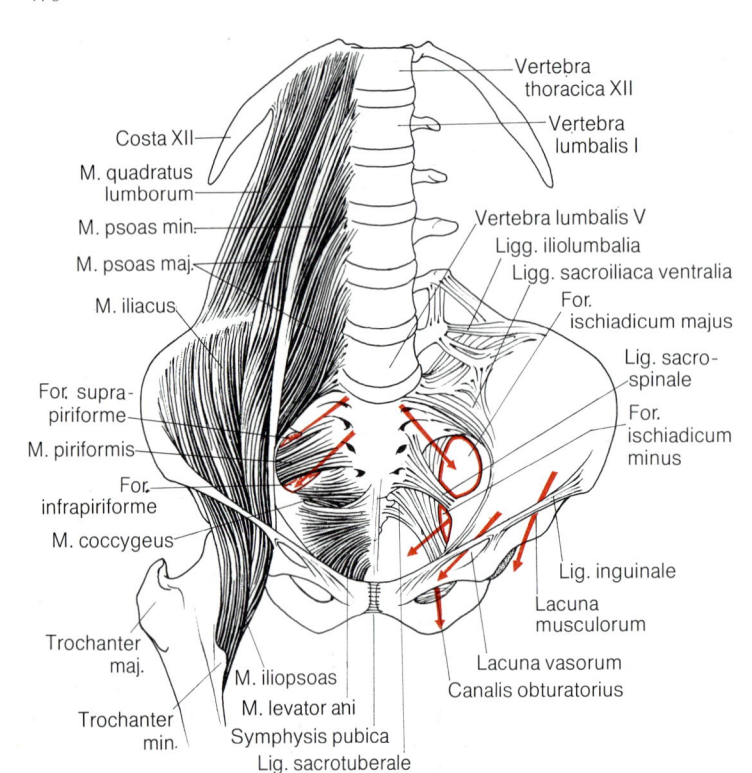

Abb. 326. Die Öffnungen der Beckenwand (Einsicht in das Becken von vorne). In der rechten Beckenhälfte sind die parietalen Beckenmuskeln und das Diaphragma pelvis eingezeichnet, in der linken Beckenhälfte sind die durch Bandzüge begrenzten Öffnungen dargestellt. Die Pfeile geben die Verlaufsrichtung der durchtretenden Strukturen an

Der **Beckenausgangsraum** wird nach oben durch eine Ebene zwischen Unterrand der Symphyse und Steißbeinspitze, nach unten durch die Anteile der sog. Beckenausgangsebene begrenzt. In ihm finden sich mehrere knöcherne Engstellen. Die wesentlichste Einengung ist durch die beiden Tubera ischiadica gegeben. Hinzu kommen die Raumanforderungen der Weichteile des Geburtskanals, vor allem Beckenbodenmuskulatur, die das nach ventral gerichtete Ansatzrohr des Geburtskanales bildet.

Durch alle diese Angaben ist das Verhalten der Frucht beim Durchtritt durch den mütterlichen Geburtskanal festgelegt. Der vorangehende Teil folgt der „*Führungslinie*" des Geburtskanals, die durch den Beckeneingangsraum bis in die Beckenhöhle zunächst gestreckt verläuft. Kurz unterhalb der unteren Schamfugenrandebene beginnt sie im sog. Knie des Geburtskanales mit einem nach vorn gerichteten flachen Bogen. Notwendige Drehbewegungen der Frucht finden in der Beckenhöhle statt, die dafür genügend Raum bietet.

4. Öffnungen der Beckenwand (Abb. 326)

Öffnungen in der Beckenwand dienen dem Durchtritt von Nerven und Gefäßen. Dabei ist noch nicht berücksichtigt, daß der Beckenkanal durch das Diaphragma pelvis verschlossen wird. Dies wird hier vernachlässigt, da nur der Anus und die Urogenitalorgane mit einigen Gefäßen ihren Weg durch Lücken im Diaphragma pelvis nehmen.

Das **Foramen ischiadicum majus** wird durch den Durchtritt des *M. piriformis* unterteilt. Durch das *Foramen suprapiriforme* treten *A.* und *V. glutea superior* und der *N. gluteus superior* aus dem Becken in die Glutealregion aus. Durch das *Foramen infrapiriforme* ziehen *A.* und *V. glutea inferior*, *N. gluteus inferior*, der *N. ischiadicus* und die *A.* und *V. pudenda interna* mit dem *N. pudendus*.

Durch das **Foramen ischiadicum minus** schlingt sich, auf einem Schleimbeutel gleitend, der *M. obturator internus*. Durch den freibleibenden Spalt zwischen Lig. sacrospinale und Lig. sacrotuberale ziehen *A.* und *V. pudenda interna* mit dem *N. pudendus* wieder in das Becken (Fossa ischiorectalis) hinein. Sie schlingen sich dabei um das Lig. sacrospinale herum.

Im vorderen oberen Teil des **Foramen obturatum** bleibt in der *Membrana obturatoria* ein Teil unverschlossen, der vom *Sulcus obturatorius* des Schambeins zum *Canalis obturatorius* ergänzt wird. Durch den Canalis obturatorius treten

A. und *V. obturatoria,* sowie der *N. obturatorius* hindurch.

Unter dem *Lig. inguinale* entstehen zwei Logen, die *Lacuna vasorum* und die *Lacuna musculorum,* die durch den *Arcus iliopectineus* voneinander getrennt werden. Die Fasern der *Fascia iliaca* (Eigenfascie des M. iliopsoas) strahlen überwiegend in den lateralen Abschnitt des Lig. inguinale und den Arcus iliopectineus ein. Ein Teil zieht zur Gefäßscheide der Lacuna vasorum und kann diese anspannen.

Durch die **Lacuna vasorum** treten die *A.* und *V. femoralis* und die großen Lymphbahnen des Beines hindurch.

Durch die **Lacuna musculorum** läuft der *M. iliopsoas* und in dessen Fascienscheide der *N. femoralis* hindurch.

Klinischer Hinweis. Durch die Lacuna musculorum können *Senkungsabscesse* unter die Haut gelangen, die aus dem Bereich der Wirbelsäule und des Retroperitonealraumes durch den Fascienschlauch der Fascia iliaca dorthin geleitet werden.

Darüberhinaus werden beim Mann der Samenstrang, *Funiculus spermaticus,* bei der Frau das *Lig. teres uteri,* sowie der *R. genitalis n. genitofemoralis* und der *N. ilioinguinalis* durch den Leistenkanal aus dem Becken herausgeführt.

IV. Beckenboden

Der Ring des knöchernen Beckens dient zahlreichen Muskeln als Ursprung und Ansatz, der Oberrand für die Muskeln der Rumpfwand, Außen- und Innenflächen für Muskeln des Hüftgelenks. Die Muskulatur des Beckenbodens als caudaler Verschluß des Bauchraumes entspringt von der Innenfläche dieses Ringes.

Die *Crista iliaca* (Abb. **319** u. **326**) ist vor allem im Bereich der vorderen zwei Drittel Ansatzfläche für die platten Bauchmuskeln. Hier setzen von innen nach außen der *M. transversus abdominis,* der *M. obliquus abdominis internus* und der *M. obliquus abdominis externus* an. Der *M. rectus abdominis* und der *M. pyramidalis* inserieren am *Tuberculum pubicum.* Im dorsalen Bereich der Crista iliaca und an den Bandmassen der Rückseite des Os sacrum findet man Ansätze der Rückenmuskeln, z. B. des *M. latissimus dorsi,* Anteile des *M. erector spinae, M. erector trunci* und des *M. quadratus lumborum.*

1. Parietale Beckenmuskulatur

Die Innenfläche des Beckenringes wird von Muskeln ausgepolstert, parietale Beckenmuskulatur, die auf das Hüftgelenk als Anteversionsmuskeln *(M. iliacus* und *M. psoas = M. iliopsoas,* nur unregelmäßig ausgebildet *M. psoas minor)* oder Außenrotatoren *(M. obturatorius internus, Mm. gemelli, M. piriformis)* wirken. Die Außenfläche des Hüftbeines und des Os sacrum dienen den übrigen Muskelgruppen des Hüftgelenks als Ursprung (Tabellen 47 u. 49).

2. Schichten und Räume des Beckenbodens (Abb. **327**)

In den knöchernen, mit parietaler Muskulatur ausgekleideten Trichter des kleinen Beckens ist ein muskulärer Trichter, das *Diaphragma pelvis,* eingehängt (Abb. **323**). Seine Tülle wird vom Anus gebildet. Dieser Trichter zeigt vorne einen Spalt, dessen Verschluß durch eine zwischen den unteren Schambeinästen quer ausgespannte Muskelplatte, das *Diaphragma urogenitale,* erfolgt. Durch den Einbau der muskulären Verschlußschicht wird der Bauchraum nach außen abgeschlossen.

Die Bauchhöhle wird von den umgebenden Wänden durch das *Peritoneum* getrennt. Zwischen Peritoneum und Beckenboden bildet sich ein Spalt, der Bindegewebe zur Befestigung der Beckenorgane enthält und als Leitschicht für Gefäße und Nerven dient, *Spatium subperitoneale.*

Die unter dem Diaphragma pelvis liegende Höhle, *Fossa ischiorectalis,* wird gegen die Außenflächen durch die allgemeine Körperfascie abgeschlossen, über der dann die Haut mit der subcutanen Fettschicht verläuft. Damit haben wir die Schichten und mehrere wichtige Hohlräume im Bereich des Beckenbodens zu besprechen.

Diaphragma pelvis (Abb. **328**)

— Der muskuläre Trichter des Diaphragma pelvis wird im wesentlichen von einem Muskel, dem **M. levator ani,** gebildet. Sein ausgedehntes Ursprungsfeld beginnt an der Hinterfläche des *Os pubis,* unter dem *Torus pubicus* der *Symphyse.* Von dort setzt es sich nach der Seite über die *Fascie* des *M. obturatorius internus* fort. Die Fascie dieses Muskels bildet einen Verstärkungsstreifen, *Arcus tendineus m. levatoris ani.* Er verläuft unter dem Canalis obturatorius entlang und auf die *Spina iliaca* zu. Die Fasern des M. levator ani beider Seiten bilden eine Schlinge, deren größter Teil das Rectum von hinten umfaßt. Der mediale freie Rand bildet einen Spalt, *Levatorspalt,* der für den Durchtritt der Urogenitalorgane Raum läßt.

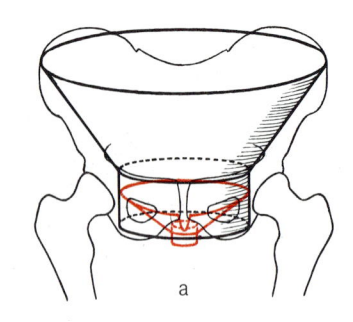

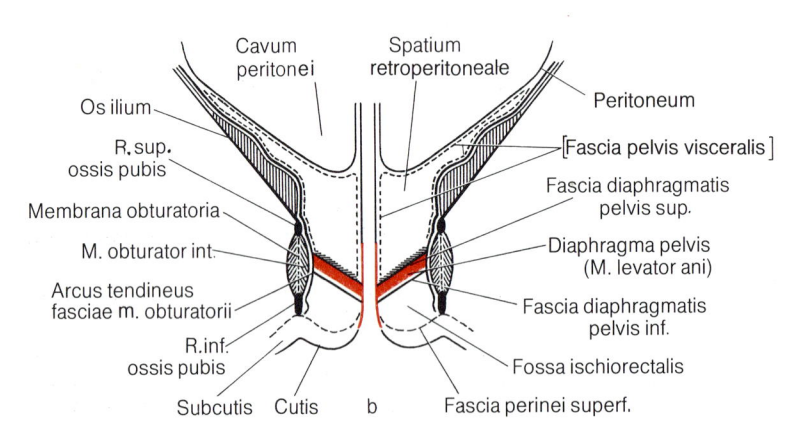

Abb. 327 a u. b. Schematische Darstellung der Schichten und Räume im Bereich des Beckenbodens

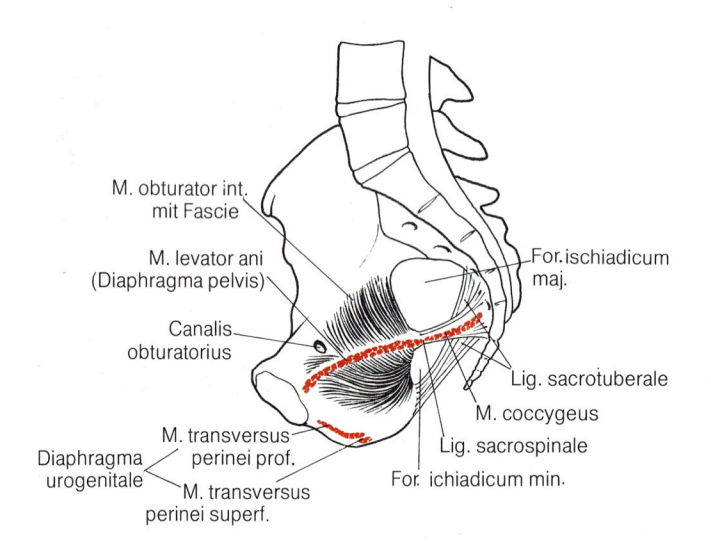

Abb. 328. Ursprungsfelder der Beckenbodenmuskulatur (rot) im kleinen Becken

Am *M. levator ani* (Abb. 329) werden verschiedene Anteile unterschieden. Einige Faserzüge vereinigen sich mit bzw. heften sich an die durchtretenden Urogenitalorgane an. Von medial vorn nach lateral hinten sind dies der *M. pubourethralis, M. levator prostatae* (oder *M. pubovaginalis*), prärectale Fasern des *M. puborectalis*. Diese Faserbündel vereinigen sich im *Centrum tendineum perinei*, über dem im Bindegewebe des Spatium subperitoneale das Septum transversum pelvis entsteht. Cranial von diesen Muskelanteilen laufen von ventral nach dorsal die Faserzüge des *M. pubococcygeus*, die vom Os pubis entspringen, z. T. zum Rectum, überwiegend aber zum Os coccygis ziehen. Die weiter lateral am Os pubis und zum Teil schon vom Arcus tendineus m. levatoris ani der Obturatoriusfascie entspringenden Fasern ziehen als *M. puborectalis* um das Rectum herum und vereinigen sich in der *Raphe anococcygea* zu einer Muskelschlinge. Die am weitesten lateral, also kurz vor der Spina ossis ischii entspringenden Muskelfaserzüge werden auch als

Pelvis Becken

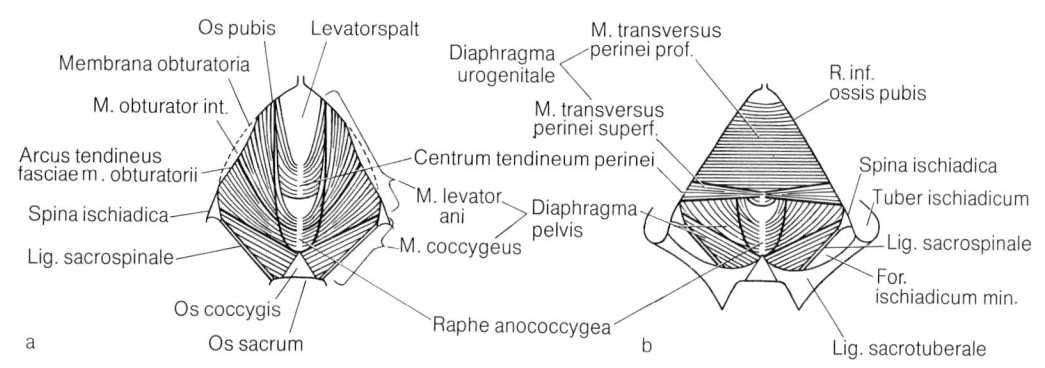

Abb. 329a u. b. Schematische Darstellung der Beckenbodenmuskulatur (a) das Diaphragma pelvis, (b) das Diaphragma urogenitale

M. iliococcygeus bezeichnet. Diese vereinigen sich in der Raphe anococcygea oder ziehen zum Os coccygis. Die teilweise am M. sphincter ani ansetzenden Fasern des M. puborectalis, M. iliococcygeus und M. pubococcygeus werden als M. levator ani zusammengefaßt.

— Nach hinten wird dann das Diaphragma pelvis durch den **M. coccygeus** ergänzt, dessen Fasern von der Spina ossis ischii sowie von Fasern des Lig. sacrospinale entspringen und zum Rand und zur Innenfläche des Os coccygis und des untersten Sacralwirbels ziehen.

— Parallel zur Raphe anococcygea, cranial von der als M. levator ani bezeichneten Muskelplatte, liegen einige Faserzüge, die sich am Anus hinten anheften, **Lig. anococcygeum.**

Klinischer Hinweis. Die an der Bildung des Geburtskanales beteiligten M. levator ani, M. coccygeus und der M. piriformis sind praktisch dachziegelartig übereinander angeordnet. Dabei ist die von ihnen gebildete, nach vorne offene Schlinge von besonderer Bedeutung für die Belastungsfähigkeit des Dammes unter der Geburt (s. Abb. **382**, S. 543).

— Der M. levator ani besitzt wie jeder andere Muskel eine eigene Fascie. Da dieser Muskel im wesentlichen mit dem Diaphragma pelvis identisch ist, wird die cranial gelegene Fascienschicht als *Fascia diaphragmatis pelvis superior,* die caudal gelegene als *Fascia diaphragmatis pelvis inferior* bezeichnet.

Diaphragma urogenitale (Abb. 329, Abb. 323, u. 328)

— Das Diaphragma urogenitale verschließt den Levatorspalt von caudal. Es besteht aus Fasern quergestreifter Muskulatur, die zwischen den unteren Schambeinästen ausgespannt sind. Diese sind teilweise als Muskelplatte angeordnet, **M. transversus perinei profundus,** die von ventral in die Fossa ischiorectalis hineinragt. Sie wird von einer relativ derben Fascie eingehüllt, *Fascia diaphragmatis urogenitalis superior et inferior.*

— Am Hinterrand wird diese Platte durch einige im Fett verlaufende Muskelfasern ergänzt, die den **M. transversus perinei superficialis** bilden.

— Vom Ramus pubicus spannt sich die allgemeine Körperfascie über die Beckenhöhle hinweg. In diesem Bereich wird sie *Fascia perinei superficialis* genannt. Nach außen schließt sich die Haut mit den entsprechenden subcutanen Fettschichten an, cranial findet man die mit Fett angefüllte *Fossa ischiorectalis,* die durch die Fascia perinei superficialis nach caudal begrenzt wird.

Durch die Schichten des Beckenbodens, Peritoneum, Diaphragma pelvis und Fascia perinei superficialis, entstehen die abgeschlossenen Hohlräume des Cavum peritonei, des Spatium subperitoneale und der Fossa ischiorectalis.

Cavum peritonei

Das Cavum peritonei wird durch das Bauchfell, *Peritoneum,* allseitig begrenzt. Im Bereich des Beckens werden die Beckeneingeweide (Harnblase, Rectum und bei der Frau der Uterus) vom Peritoneum überzogen. Dieses senkt sich zwischen die Beckeneingeweide ein und bildet beim Manne die **Excavatio rectovesicalis.** Bei der Frau wird durch das Einschieben des Uterus mit Adnexen zwischen Harnblase und Rectum eine große Peritonealfalte aufgeworfen, *Lig. latum uteri [plica lata].* Damit entstehen zwei Einsenkungen, davor die **Excavatio vesicouterina** und dahinter die **Excavatio rectouterina,** auch *Douglasscher Raum* genannt.

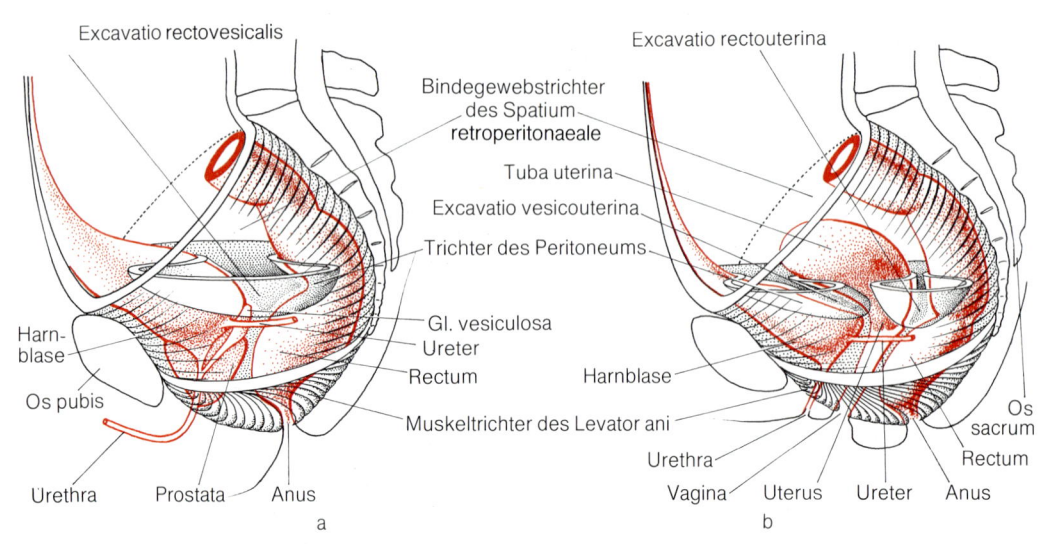

Abb. 330. Schema der ineinandersteckenden Trichter des Peritoneums, des Spatium subperitoneale, des Diaphragma pelvis und des knöchernen Beckens, durch die die Beckeneingeweide hindurchziehen. Dabei ist das Spatium subperitoneale Leitschicht für Gefäße, Nerven und Lymphbahnen und stellt den Halteapparat. (**a**) männliches Becken, (**b**) weibliches Becken

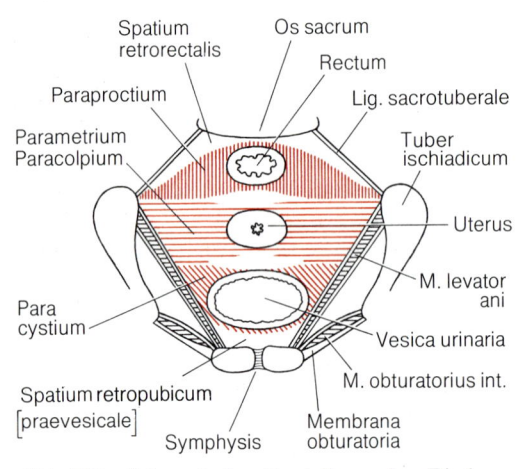

Abb. 331. Schematische Darstellung der Bindegewebsräume im Spatium subperitoneale des weiblichen Beckens

Spatium subperitoneale (Abb. 330)

Das Spatium subperitoneale ist ein Teil des Spatium retroperitoneale und wird nach cranial durch das *Peritoneum,* nach caudal durch das *Diaphragma pelvis* begrenzt. Die Seitenwände bilden die Fascien der parietalen Beckenmuskeln.

Die Masse des Bindegewebes im Spatium subperitoneale ist lockeres Bindegewebe, das sich in einzelnen Bezirken zu derberen Strängen zusammenlegt und hier auch glatte Muskulatur enthaltende Faserzüge ausbildet. Zu der Adventitia der durchtretenden Organe und den begrenzenden Beckenbodenschichten und -wänden bildet dieses Bindegewebe eine verdichtete Randzone aus, **Fascia pelvis.** Die den Eingeweiden zugewandte Schicht ist das viscerale, die der Beckenwandung zugewandte das parietale Blatt. Das viscerale Blatt, **Fascia pelvis visceralis** [endopelvina], wird je nach umhülltem Organ *Fascia rectalis, Fascia vesicalis* usw. genannt. Nur im Bereich der Fascia diaphragmatis pelvis superior ist das parietale Blatt, **Fascia pelvis parietalis**, nicht von der Muskelfascie zu trennen.

Quer verlaufende lamellenartige Faserzüge bilden beim Manne zwischen Rectum und Harnblase das frontal stehende **Septum rectovesicale.** Die caudalen Anteile dieses Septums münden in das *Centrum tendineum* ein. Bei der Frau bilden gleichartig angeordnete Bindegewebslamellen zwischen Rectum und Vagina das **Septum rectovaginale** und Bindegewebszüge zwischen Harnblasenhals und Vagina das **Septum urethrovaginale.**

Damit entstehen im Spatium subperitoneale drei mit lockerem Bindegewebe gefüllte Räume, um das Rectum sinngemäß als **Paraproctium,** um Uterus und Vagina als **Parametrium** und **Paracolpium,** und um die Harnblase als **Paracystium** bezeichnet (Abb. 331).

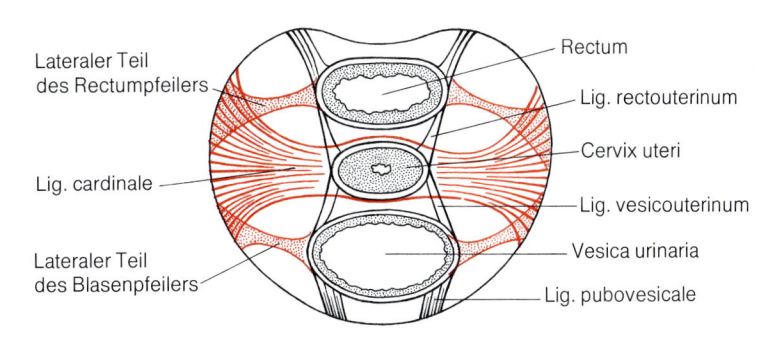

Abb. 332. Schematische Darstellung des Bandapparates für die Organe des weiblichen Beckens im Spatium subperitoneale

Labels: Lateraler Teil des Rectumpfeilers; Lig. cardinale; Lateraler Teil des Blasenpfeilers; Rectum; Lig. rectouterinum; Cervix uteri; Lig. vesicouterinum; Vesica urinaria; Lig. pubovesicale

In dem lockeren Bindegewebe des Spatium subperitoneale, in das die Beckeneingeweide eingebettet sind, lassen sich künstlich Faserstränge separieren, die als Ligamenta aufzufassen sind (Abb. 332). Diese Faserzüge enthalten zum Teil auch glatte Muskulatur. Wir können zwei Vorzugsrichtungen im Verlauf unterscheiden. Die *sagittalen Bandzüge* schlingen die Eingeweide an die Vorder- bzw. Hinterwand des Beckens bzw. an die Nachbarorgane an. Die Bänder werden entsprechend ihrem Ursprung und Ansatz benannt, z. B. *Lig. pubovesicale bei der Frau [Lig. puboprostaticum beim Manne], Lig. vesicorectale.* Daneben gibt es *transversale Bandzüge*, mit denen eine Befestigung der Organe an der lateralen Beckenwand erreicht wird, hier ist das **Lig. cardinale** hervorzuheben. Näheres wird im Zusammenhang mit dem Einbau der einzelnen Beckenorgane besprochen.

Das Beckenbindegewebe garantiert auch die Verschieblichkeit der Eingeweide gegeneinander und im Becken.

Fossa ischiorectalis

Caudal von der Muskelplatte des Diaphragma pelvis erstreckt sich bis zur oberflächlichen Begrenzung durch die Fascia perinei superficialis ein ausgedehnter, im wesentlichen mit lockerem Bindegewebe und Fettgewebe ausgefüllter Raum, Fossa ischiorectalis. Ihre laterale Begrenzung wird durch den Ramus pubicus inferior und die Fascie des M. obturator internus gebildet. Diese setzt sich nach hinten auf das Lig. sacrotuberale fort, das vom M. gluteus maximus verdeckt wird. In die Fossa ischiorectalis ragt von vorne das Diaphragma urogenitale hinein.

3. Gefäße und Nerven im Becken

In die beiden an das Diaphragma pelvis angrenzenden Bindegewebsräume sind die Nerven und Gefäße der Beckeneingeweide und des äußeren Genitale eingebettet. Sie erhalten dadurch eine ausreichende Verschiebbarkeit, die eine Anpassung an die wechselnden Füllungszustände der Beckeneingeweide und Weite der Organdurchtritte im Beckenboden ermöglicht. Dabei sind die Nerven in der Regel weniger verschieblich als die Gefäße.

In dem oberhalb des M. levator ani gelegenen Spatium subperitoneale können wir die Leitungsbahnen in *parietale* und *viscerale* unterteilen. Die parietalen liegen der seitlichen Beckenwand an, versorgen die wandbildende Muskulatur und geben Rr. viscerales ab, die auf dem Diaphragma verlaufend an die Beckeneingeweide herantreten. Auch ziehen einzelne Äste mit den Beckeneingeweiden durch das Diaphragma pelvis in die Fossa ischiorectalis hinein. Durch Öffnungen in der Beckenwand gelangen Gefäße und Nerven aus dem Beckenraum durch das Foramen ischiadicum majus in die Regio glutea, durch den Canalis obturatorius zu den Adductoren des Oberschenkels. Um den Hinterrand des Diaphragma pelvis herum, durch das Foramen infrapiriforme heraus, durch das Foramen ischiadicum minus wieder in das Becken hinein, erreichen Gefäße und Nerven zur Versorgung der Dammregion und des äußeren Genitale die Fossa ischiorectalis.

Arterien

— Die paarige **A. iliaca communis** (Abb. 333) zweigt sich vor dem Sacroiliacalgelenk in die *A. iliaca externa* und *interna* auf.
— Während die **A. iliaca externa** ohne Äste in das Becken abzugeben am Rande des kleinen Beckens, medial vom M. psoas verlaufend zur Lacuna vasorum unter dem Leistenband zieht, um dann zur versorgenden Arterie des Beines zu werden, wird
— die **A. iliaca interna** [A. hypogastrica] zum versorgenden Gefäß des Beckens. Die A. iliaca interna folgt unter Abgabe zahlreicher Äste der Gelenklinie der Articulatio sacroiliaca in das kleine Becken.

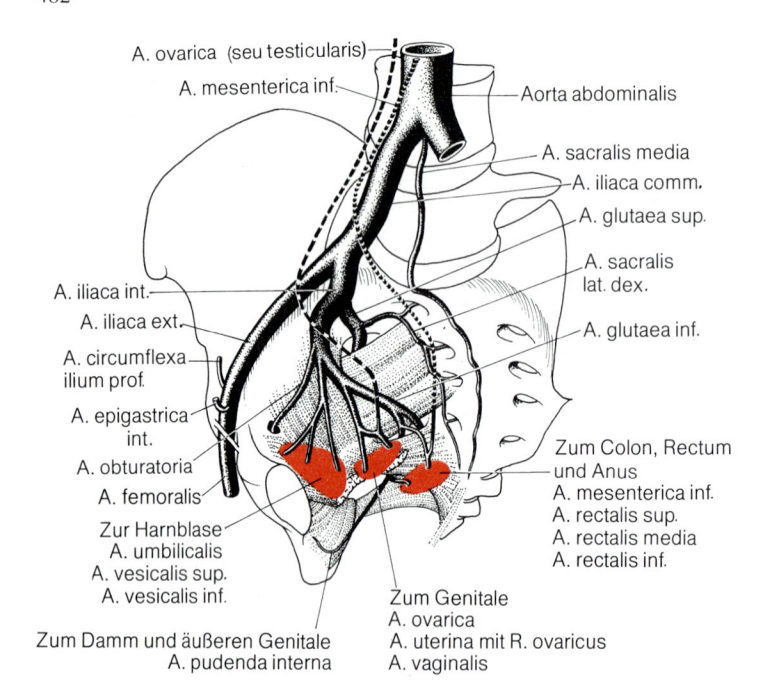

A. ovarica (seu testicularis)
A. mesenterica inf.
Aorta abdominalis
A. sacralis media
A. iliaca comm.
A. glutaea sup.
A. iliaca int.
A. sacralis lat. dex.
A. iliaca ext.
A. glutaea inf.
A. circumflexa ilium prof.
A. epigastrica int.
A. obturatoria
Zum Colon, Rectum und Anus
A. mesenterica inf.
A. rectalis sup.
A. rectalis media
A. rectalis inf.
A. femoralis
Zur Harnblase
A. umbilicalis
A. vesicalis sup.
A. vesicalis inf.
Zum Damm und äußeren Genitale
A. pudenda interna
Zum Genitale
A. ovarica
A. uterina mit R. ovaricus
A. vaginalis

Abb. **333.** Die im Spatium subperitoneale des Beckens verlaufenden Arterien

- Als *parietale Äste* werden *nach dorsal* die **A. iliolumbalis,** die **A. glutea superior** und die **A. sacralis lateralis** (zusammen einen R. dorsalis der A. iliaca interna bildend), sowie die **A. glutea inferior** und die **A. pudenda interna** (S. 522 und 525) *nach ventral* die **A. obturatoria** abgegeben.
- Von den *visceralen* Ästen ziehen die **A. umbilicalis,** die **A. vesicalis inferior** und die **A. ductus deferens** zur Harnblase und Prostata, die **A. uterina** (entspricht der A. ductus deferentis beim Manne) zum Uterus mit Adnexen und Vagina, die **A. rectalis media** zum Rectum.
– Zwischen der *A. obturatoria* und der aus der A. iliaca externa kommenden *A. epigastrica inferior* bildet sich oftmals eine Anastomose aus, **Corona mortis,** die A. obturatoria kann sogar aus der A. epigastrica inferior entspringen.
– Ein weiteres parietales Gefäß des kleinen Beckens ist die vor dem Kreuzbein verlaufende unpaare **A. sacralis mediana.**

Venen (Abb. 334)
Die Venen schließen sich in ihrem Verlauf den Arterien an.
– Ihre visceralen Äste bilden ausgiebige Geflechte um die Beckeneingeweide, die **Plexus venosi** (je nach Einflußgebiet *Plexus venosi rectalis, vesicalis, prostaticus, uterinus* und *vaginalis* genannt).

– Als *Vv. comitantes* der Arterien im Bindegewebe des Spatium subperitoneale verlaufend sammeln sie sich zur **V. iliaca interna,** die dorsal von der A. iliaca interna und näher an der Beckenwand als diese gelegen ist. In sie münden auch die parietalen Rückflüsse ein.

Nerven (Abb. 335)
Plexus lumbosacralis
Die Nervenstämme im Bereich des Beckens stammen aus dem **Plexus lumbalis** (L 1 – L 4) und dem **Plexus sacralis** (L 4 – S 5), die durch Fasern des *Truncus lumbosacralis* (L 4 – L 5) miteinander in Verbindung stehen. Vom *Plexus sacralis* lassen sich der **Plexus pudendus** (S 2 – S 4) und der **Plexus coccygeus** (S 4 – Co) abtrennen.
– Die in ventraler Richtung verlaufenden Nerven des **Plexus lumbalis** liegen im wesentlichen der Rumpfwand und der Wandung des großen Beckens an.
- Nur der **N. obturatorius** (L 2 – L 4) gelangt in das kleine Becken und verläuft parallel zur Linea terminalis entlang dem medialen Rand des M. psoas zum Canalis obturatorius.
– Die Wurzeln des **Plexus sacralis** und des Truncus lumbosacralis vereinigen sich im Spatium subperitoneale vor dem M. piriformis. Sie liegen eng der Beckenwand an. Die aus ihnen hervorgehenden Äste verlassen das kleine Becken überwiegend in dorsaler Richtung.

Pelvis Becken

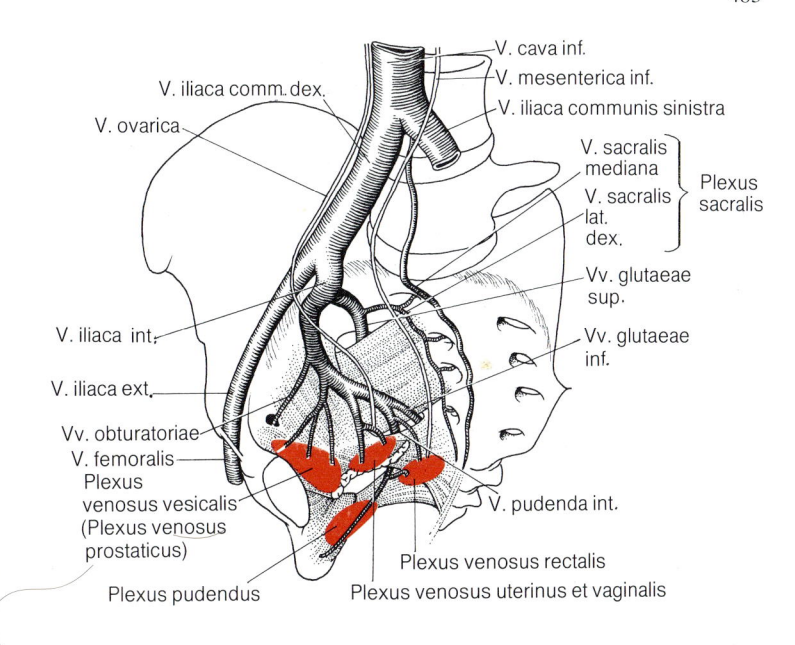

Abb. 334. Die im Spatium subperitoneale des Beckens verlaufenden Venen

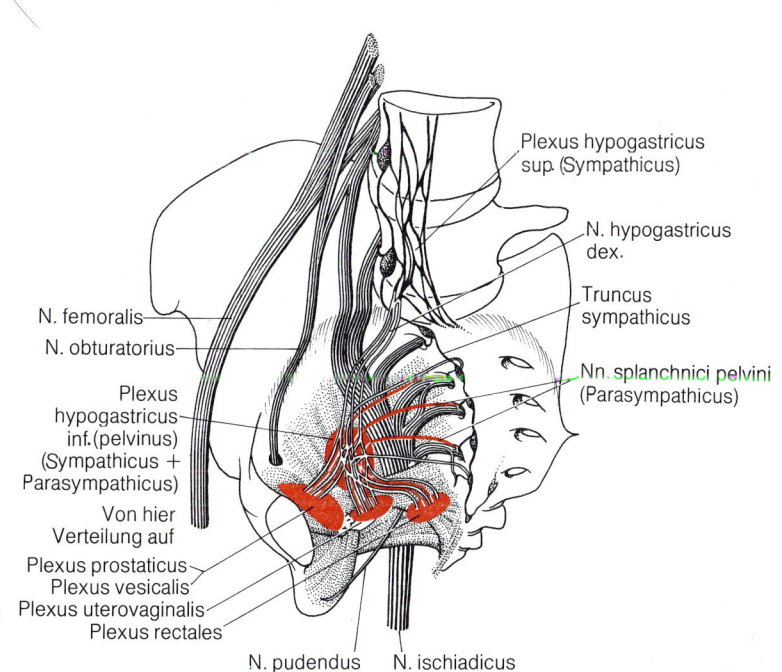

Abb. 335. Die im Spatium subperitoneale des Beckens verlaufenden Nerven (Beachte die Plexusbildung)

- Durch das Foramen suprapiriforme ziehen der **N. gluteus superior**,
- durch das Foramen infrapiriforme der **N. gluteus inferior**, der **N. cutaneus femoris posterior**, der **N. ischiadicus**.
- Der letzteren Gruppe schließen sich die Fasern des **N. pudendus** (S 2 − S 4) an, die um das Lig. sacrospinale herum nach ventral in die Fossa ischiorectalis zur Versorgung der Dammregion und des äußeren Genitale hineinziehen.
- Im Spatium subperitoneale verbleiben als parietale Äste im kleinen Becken die **Rr. musculares** für den M. levator ani und den M. coccygeus,
- im Bindegewebe gelangen die **Rr. viscerales** zu den Beckeneingeweiden.

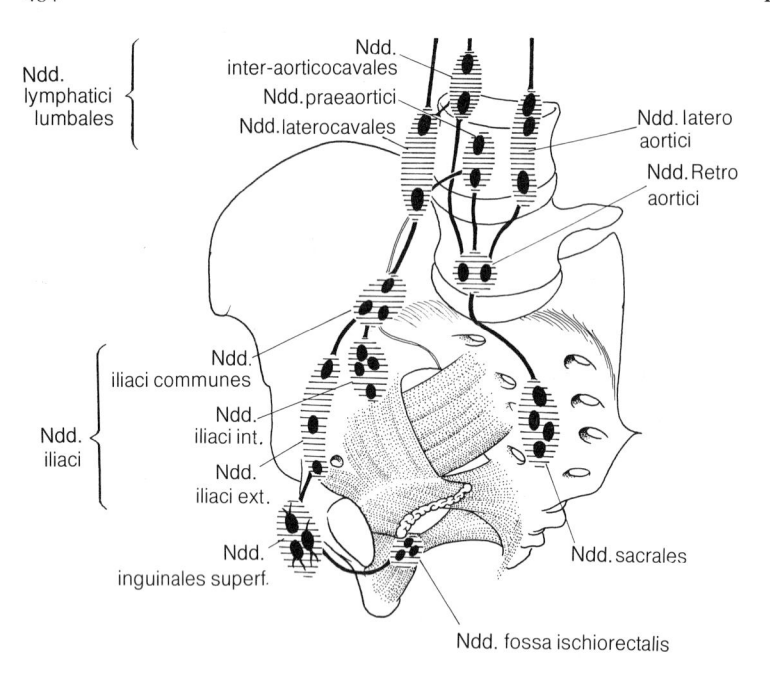

Abb. 336. Die im Spatium subperitoneale des kleinen Beckens liegenden regionalen Lymphknoten und Lymphbahnen

Autonomes Nervensystem

Die Fasern des autonomen Nervensystems gelangen im Bindegewebe des Spatium subperitoneale an die Beckeneingeweide.

– Die **Sympathicusanteile** erreichen entweder
- als **Nn. hypogastrici dexter et sinister** aus dem **Plexus hypogastricus superior** oder
- als **Nn. splanchnici sacrales** aus den jeweils vier Ganglia sacralia der Trunci sympathici, die sich im **Ganglion impar** vereinen, den **Plexus hypogastricus inferior (Plexus pelvinus)**.

– Die **parasympathischen** Fasern stammen aus $S_2 - S_5$.
- Sie gelangen über die **Nn. pelvici** und den **N. pudendus** zum gleichen Beckengeflecht, **Plexus hypogastricus inferior (Plexus pelvinus)**.
- Von hier werden weitere, nicht an den Verlauf der Blutgefäße gebundene sekundäre Gangliengeflechte gebildet, die entsprechend den von ihnen versorgten Organen als **Plexus vesicalis, Plexus rectalis, Plexus uterovaginalis, Plexus prostaticus** usw. bezeichnet werden.

Die *sympathischen und parasympathischen Nervenstränge* werden von den visceroafferenten Fasern als Leitungsbahnen zu den Spinalganglien benutzt.

Lymphgefäße (Abb. 336)

Der Verlauf der Lymphgefäße im kleinen Becken entspricht im wesentlichen dem der Venen. Von den dazwischengeschalteten Lymphknoten kommt insbesondere denen am Zusammenfluß der *Vv. iliacae internae* und *externae* eine besondere Bedeutung zu. Sie dienen als Sammelstation des größten Teiles der Lymphgefäße der Beckeneingeweide. Der weitere Abfluß erfolgt über die Lymphbahnen um die Aorta.

Die visceralen Gefäße, Nerven und Lymphabflüsse werden jeweils bei der Besprechung der Organe behandelt.

B. Beckeneingeweide

Als Beckenorgane werden allgemein diejenigen bezeichnet, die im kleinen Becken zu finden sind. Dünndarmschlingen und Colon sigmoideum sind zwar temporär im kleinen Becken anzutreffen, haben aber ihre Befestigung im Bauchraum und werden dementsprechend zu den Baucheingeweiden gerechnet. Beckenorgane im engeren Sinne und damit Beckeneingeweide sind dagegen im kleinen Becken befestigt und erhalten hier ihre Gefäß- und Nervenversorgung. Es sind dies außer Harnblase und Rectum beim Manne der Ductus deferens, die Vesiculae seminales und die Prostata, bei der Frau die Ovarien, die Tuben, der Uterus und die Vagina. Diese Organe werden ganz oder teilweise von Peritoneum bedeckt.

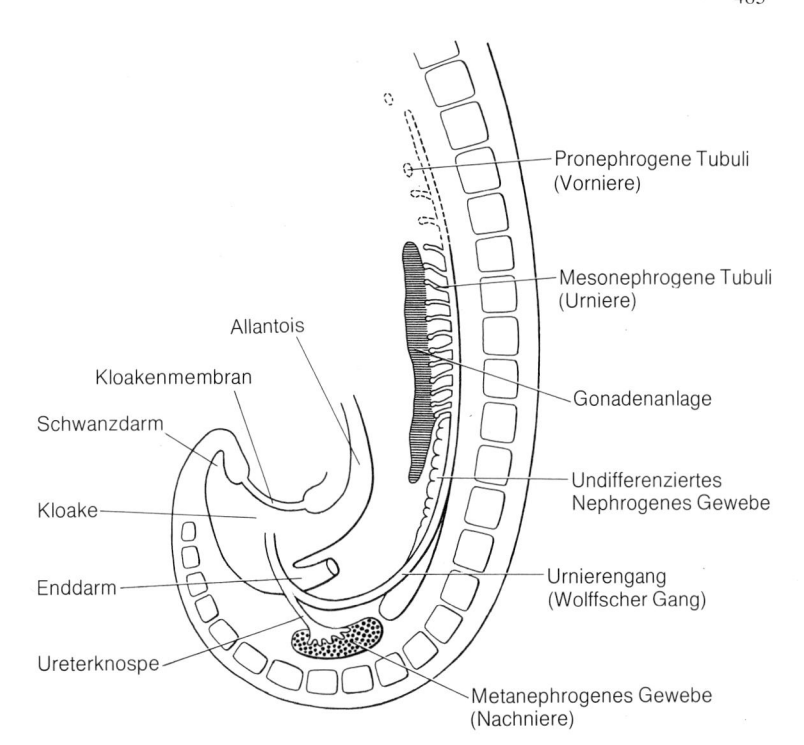

Abb. 337. Schematische Darstellung der Nierenentwicklung

I. Entwicklung

1. Entwicklung von Rectum und Anus

Das *Rectum* und der obere Abschnitt des Analkanales entstehen aus dem distalen Anteil des Enddarmes, der beim Embryo von der hinteren Darmpforte bis zur Kloakenmembran reicht. Bei der Abfaltung des Keimschildes vom Dottersack entsteht in der Schwanzfalte ein Blindsack, der Schwanzdarm.

Die *Kloake* (Abb. 337), in die *Enddarm*, *Schwanzdarm* und *Allantois* einmünden, wird von Entoderm ausgekleidet, das in einem begrenzten Bereich direkt dem Oberflächenektoderm anliegt. Diese Berührungszone wird als *Kloakenmembran* bezeichnet. Sie bildet die Grenze zwischen Amnionhöhle und dem primitiven Darm.

Durch mesodermales Gewebe, das sich seitlich von der Kloake entwickelt, und eine frontal verlaufende Falte, *Septum urorectale*, bildet, wird zwischen der 4. und 7. Embryonalwoche die Kloake in einen vorderen Abschnitt, *primitiver Sinus urogenitalis*, und einen hinteren Abschnitt, *Canalis anorectalis*, unterteilt. An der Verschmelzungsstelle von Kloakenmembran und proliferierendem Septum urorectale bildet sich das *primitive Perineum* aus. Die Reste der Kloakenmembran werden zu *Urogenitalmembran* und *Analmembran* (Abb. 345).

Durch Mesenchymauffaltungen, *Analfalten*, um die Analmembran entsteht eine ektodermale Grube, *Proctodaeum*, in deren Tiefe die Analmembran zu suchen ist. Im Laufe der weiteren Entwicklung wird die Verbindung zwischen Rectum und äußerer Oberfläche hergestellt.

Klinische Hinweise. Eine der häufigsten Fehlbildungen ist das Ausbleiben der Öffnung der Analmembran, **Atresia ani**. In zahlreichen Fällen ist dabei kein Proctodaeum angelegt. Nichtausbildung der Pars ampullaris des Rectums wird als **Atresia recti** bezeichnet. In diesen Fällen können sog. Rectalfisteln in die Harnblase, Harnröhre, Vagina oder auf die Körperoberfläche im Analbereich münden.

2. Entwicklung der Harnorgane

Bei der Entwicklung der Harnorgane ist zwischen der Bildung eines *harnbereitenden* und eines *harnableitenden* Anteiles zu unterscheiden.

Das *intraembryonale Mesoderm* läßt etwa in der 3. Embryonalwoche eine Gliederung in drei Abschnitte erkennen. Man unterscheidet das *paraxiale Mesoderm*, das *Seitenplattenmesoderm* und als Verbindungsglied das *Intermediärmesoderm*. Aus dem paraxialen Mesoderm entwickeln sich die Somiten. Das Seitenplattenmesoderm bildet durch Aufspaltung in eine parietale und eine viscerale Mesodermschicht die Begrenzung des intraembryonalen Cöloms. Das intermediäre Mesoderm verbindet zumindest vorübergehend als Somitenstiel, Ursegmentstiel, das Seitenplattenmesoderm mit dem paraxialen Mesodermanteil.

Die *exkretorischen* (harnbereitenden) *Anteile* des Harnsystems entstehen aus dem *intermediären Mesoderm.* Dieses ist im Cervicalbereich segmentiert, bildet aber im Thoraxbereich und weiter caudal eine unsegmentierte solide Gewebsformation, den *nephrogenen Strang.* Bei den höheren Vertebraten entstehen, entsprechend dem craniocaudalen Fortschreiten der Keimentwicklung, drei regional begrenzte, sich zeitlich überlappende Nierensysteme: die Vorniere, *Pronephros,* die Urniere, *Mesonephros,* und die Nachniere, *Metanephros* (Abb. **337**).

Pronephros, Vorniere
Die Vorniere erlangt bei den höheren Vertebraten keinerlei funktionelle Bedeutung. Beim menschlichen Embryo bilden sich im Cervicalbereich einige (7 bis 10) solide Stränge oder Kanälchen aus, die als Pronephros aufgefaßt werden. Es ist nicht sicher, ob ein sog. Vornierengang als longitudinales Sammelrohr überhaupt ausgebildet wird. Vor Ausbildung der letzten Nephrotome bilden sich die ersten rudimentären Anteile des Vornierensystems bereits zurück. Schon Ende der vierten Embryonalwoche sind von der Vorniere keine Reste mehr erhalten.

Mesonephros, Urniere
Die ersten exkretorischen Anteile der Urniere treten schon während der Rückbildung der Vorniere auf. Die aus dem Gewebe des nephrogenen Stranges entstehenden Kanälchen haben keine Verbindung mit dem intraembryonalen Cölom, am medialen Ende entsteht aber ein Nierenkörperchen, zu dem die *Bowmansche Kapsel* vom Kanälchengewebe gebildet wird. Während im oberen Thorakalbereich ein Nierentubulus pro Segment entsteht, nimmt diese Zahl mit Fortschreiten der Entwicklung zum Lumbalbereich hin bis auf 4 pro Segment zu. Mit dem lateralen Ende bilden die Nierenkanälchen über die Segmentgrenzen hinweg ein longitudinales Sammelrohr, das als *Urnierengang* oder *Wolffscher Gang* bezeichnet wird.

Beim Menschen wurde bisher nicht nachgewiesen, daß die Urniere ein funktionstüchtiges System darstellt, jedoch wird aufgrund vergleichender Untersuchungen eine Tätigkeit beim menschlichen Embryo angenommen.

Die Entwicklung der Urniere überschreitet Mitte des 2. Embryonalmonats ihren Höhepunkt. Während caudal neue Kanälchen entstehen, verfallen die cranialen Anteile schon der Degeneration. Ende des zweiten Monats sind nur noch wenige Kanälchen erhalten, von denen ein Teil später zu der Keimdrüsenanlage Beziehung gewinnt. Über das Schicksal des Urnierenganges wird im Zusammenhang mit der Entwicklung der Geschlechtsorgane zu berichten sein.

Metanephros, Nachniere
Die Nachniere entsteht als dritte Generation der Ausscheidungsorgane schon während der Rückbildung der Urniere. In dem als *metanephrogenes Gewebe* bezeichneten intermediären Mesoderm, das im Sacralbereich den nephrogenen Strang fortsetzt, wird durch das Gewebe der Ureterknospe die Bildung des harnbereitenden Anteils induziert.

Ureterknospe. Aus der Ureterknospe selbst, einer dorso-medialen Aussprossung des Urnierenganges, entwickeln sich die *ableitenden Harnwege,* das sind Sammelrohre, Kelchsystem, Nierenbecken und Ureteren. Während der 4. Embryonalwoche wächst diese in dorsocranialer Richtung in das metanephrogene Blastem ein. Aus der Knospenspitze entsteht zunächst die Anlage des Nierenbeckens, *Pelvis renalis.* Durch Unterteilung entstehen insgesamt 4 Nierenkelche, *Calices renales majores.* Bei Eindringen in das metanephrogene Blastem bildet jede Kelchanlage zwei neue Knospen, sekundäre Sammelkanälchen. Durch weitere Teilung der Knospen entstehen bis Ende des 5. Monats bis zu 12 und mehr Kanälchengenerationen. Durch Erweiterung der sekundären Kanälchen erfolgt eine Einbeziehung der Kanälchen der 3. und 4. Generation in die Bildung der *Calices renales minores,* von denen sich insgesamt 8 entwickeln. Da in den späteren Generationen der Sammelkanälchen mehr als zwei Knospen ausgebildet werden, entstehen insgesamt etwa 1–3 Millionen Sammelkanälchen mit ebensovielen Nephronen.

Entwicklung der Nephrone. Jede Knospe des Ausführungsgangsystems bekommt eine metanephrogene Blastemkappe, aus deren Zellen sich sog. *Nierenbläschen* bilden. Aus den Nierenbläschen entwickelt sich das Kanälchensystem des *Nephrons,* dessen distaler Abschnitt Kontakt mit den Ausführungsgängen behält bzw. in diese einmündet. Am proximalen Ende des exkretorischen Anteiles wird durch Umhüllung einer kleinen Capillarschlinge die Bowmansche Kapsel des Nierenkörperchens gebildet. Durch Längenwachstum entstehen die verschiedenen Abschnitte des Nephrons, proximaler Tubulus contortus, Henlesche Schleife und distaler Tubulus contortus.

Lageveränderungen. Die primär im unteren Lumbal- und Sacralbereich gelegene Nachniere erreicht durch einen sog. *Ascensus* ihre endgültige Position. Dieser Ascensus soll durch Aufhebung der Körperkrümmung und Wachstum der Ureterknospe nach cranial hervorgerufen werden. Die Funktionsaufnahme der Nachniere fällt mit dem Ende der intrauterinen Entwicklung zusammen.

Harnblase und Urethra
Harnblase und Urethra entstehen aus dem **Sinus urogenitalis** (Abb. 338). Aus dem größeren oberen Abschnitt des primitiven Sinus urogenitalis bildet sich die Anlage der Harnblase. Diese steht zunächst mit der Allantois in Verbindung. Bei der Rückbildung der Allantois obliteriert dieser Gang. Zwischen Nabel und Apex vesicae bleibt der *Urachus* als fibröse Verbindung erhalten. Der Beckenanteil des Sinus urogenitalis bleibt zunächst nach außen durch die Urogenitalmembran verschlossen und wird zu einem Kanal eingeengt, der späteren Harnröhre.

Die Urnierengänge werden durch die Wachstumsvorgänge weitgehend in die Harnblase einbezogen. Die *Ureteren,* die zunächst aus der Wandung der Urnierengänge aussprossen, münden damit direkt in die Harnblase und rücken im weiteren Verlauf zu deren caudalem Abschnitt vor.

Klinische Hinweise. Die ein- oder doppelseitige **Nierenaplasie** soll durch frühzeitige Degeneration der Ureterknospe zustande kommen. Bei Mädchen wurde, mit dieser Mißbildung gekoppelt, das Fehlen von Uterus und Vagina beschrieben.

Frühzeitige Aufteilung einer Ureterknospe soll zur **Ureterverdoppelung** führen. Daraus kann eine Teilung des metanephrogenen Blastems in zwei getrennte Anlagen resultieren, es können sich aber auch die beiden Sammelrohrsysteme im Parenchym der Niere durchdringen.

Die sog. **congenitale Cystenniere** wurde lange Zeit damit erklärt, daß eine Verbindung zwischen dem Sammelrohrsystem und dem aus den Nierenbläschen gebildeten Nephronen ausbleibe. Neuerdings wird angenommen, daß lediglich Wandhyperplasien der Sammelrohre, die einen stauenden Effekt hatten, oder eine gestörte Entwicklung der Ureterknospe mit Lumenveränderungen der Sammelrohre zur Cystenbildung führen.

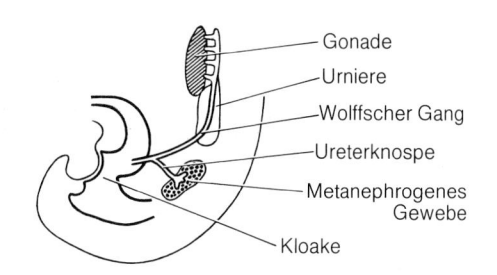

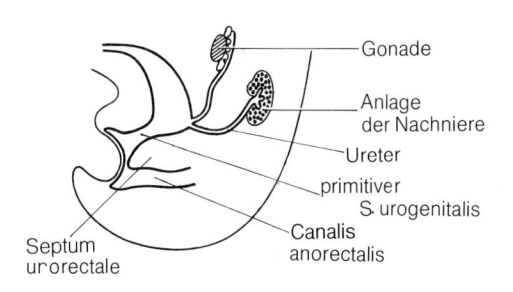

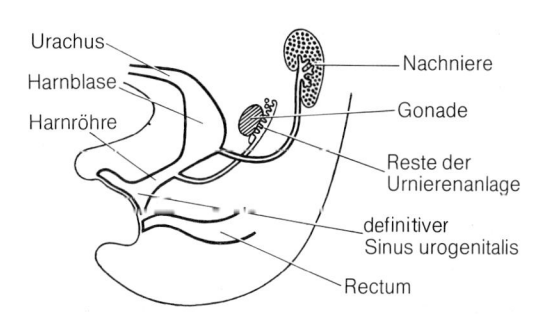

Abb. 338. Trennung der Kloake in Sinus urogenitalis und Rectum, Aussprossen der Ureterknospe aus dem Wolff'schen Gang, Trennung von Wolff'schem Gang und Ureter, Ascensus der Niere, Differenzierung des Wolff'schen Ganges zum Ausführungsgang der Gonade, Descensus der Gonade. (Nach Langman, 1970)

Durch unvollständige Rückbildung des Allantoisganges entsteht die **Urachusfistel** mit voll erhaltener Durchgängigkeit zwischen Blase und Nabel, bei teilweiser Erhaltung des Lumens und evtl. Sekretionstätigkeit der Schleimhaut die **Urachuscyste.**

Wird durch die Gefäßgabel der Umbilicalarterie der Ascensus der Niere behindert, dann findet man einseitig im kleinen Becken nahe der A. iliaca communis eine sog. **Beckenniere.** Beim Durchtritt durch die Arteriengabel können auch die unteren Pole der beiden Nieren zu nahe aneinanderrücken, eine Verwachsung zur sog. **Hufeisenniere** ist möglich. Ihre Lage im Bereich der unteren Lumbalwirbel wird damit erklärt, daß der weitere Ascensus durch die A. mesenterica inferior verhindert wird.

Tabelle 93. Homologe Organe des Genitalsystems, die sich aus dem zunächst indifferenten Stadium der Urogenitalanlage bei Mann und Frau entwickeln. (In Klammern sind persistierende Organanlagen aufgeführt; der Strich bedeutet, daß kein entsprechendes Organ nachweisbar ist)

Männlich	Indifferentes Stadium	Weiblich
Testis	**Gonade**	**Ovar**
–		Cortex
Tubuli seminiferi		Primäres Mark
Rete testis		[Rete ovarii]
	Genitalbänder	
Mesorchium		Mesovarium
–		Lig. suspensorium ovarii
[Lig. testis]		Lig. ovarii proprium
Gubernaculum testis (caudaler Teil)		Lig. teres uteri
Gubernaculum testis (als Ganzes)		–
–		Lig. latum uteri
	Sammelgänge des Mesonephros	
Ductuli efferentes testis	Obere Gruppe	Epoophoron
[Ductulus aberrans superior]		(aberrierende Gänge)
Paradidymis	Untere Gruppe	Paroophoron
[Ductuli abberantes inferiores]		
	Urnierengang (Wolffscher Gang)	
(Appendix epididymidis)		(Appendices vesiculosae)
Ductus epididymidis		(Ductus epoophori longitudinalis)
Ductus deferens und Vesicula seminalis		Gartnerscher Gang
Ductus ejaculatorius		Gartnerscher Gang
Ureter, Pelvis renalis, Calices renales und Sammelrohre		Ureter, Pelvis renalis, Calices renales und Sammelrohre
	Müllerscher Gang	
(Appendix testis)		Tuba uterina
–		Uterus
–		Vagina – oberer Teil?
	Primordium vesicourethrale	
Vesica urinaria		Vesica urinaria
Cranialer Abschnitt der Pars prostatica urethrae		Gesamte Urethra
	Sinus urogenitalis	
Caudaler Abschnitt der Pars prostatica urethrae	Pars pelvina	Vestibulum (Introitus vaginae)
– (Utriculus prostaticus)		– Unterer Abschnitt der Vagina
– Prostata		– Urethraldrüsen (Ductus paraurethrales)
Pars membranacea urethrae	Pars pelvina	Mittelteil des Vestibulums
Corpus cavernosum urethrae	Pars phallica	Vestibulum zwischen Labia minora
– Gll. bulbourethrales (Cowper)		– Gll. vestibulares majores (Bartholini)
– Gll. urethrales (Littré)		– Gll. vestibulares minores
	Genitalhöcker, Urethralfalte, Genitalwülste	
Penis	Phallus	Clitoris
– Glans penis	– Glans	– Glans clitoridis
– Urethraanteil des Penis	– Urethralfalte	– Labia minora
– Corpora cavernosa penis	– Schaft	– Corpora cavernosa clitoridis
– Corpus cavernosum urethrae	– Schaft	– Bulbus vestibuli
Scrotum	Genitalwülste	Labia majora
Raphe scroti	Genitalwülste	Commissura posterior

Beckeneingeweide

3. Entwicklung der Geschlechtsorgane
(Tabelle 93)

Während der Entwicklung männlicher und weiblicher Geschlechtsorgane treten bei der Gonadenbildung, der Ausprägung der leitenden Hohlorgane und der Entwicklung der äußeren Geschlechtsorgane zunächst *indifferente Anlagen* auf, die erst nach einer gewissen Übergangszeit in der einen oder anderen Richtung eine spezifische Differenzierung erfahren (Tabelle 93). Dies ist auch der Grund für die gemeinsame Abhandlung, die nur in Entwicklung der inneren bzw. äußeren Organe unterteilt wird.

Dabei muß man davon ausgehen, daß vom Zeitpunkt der Befruchtung an das Geschlecht des Embryo genetisch determiniert ist. Geschlechtscharakteristische morphologische Merkmale werden aber für alle Abschnitte erst ab der 7. Embryonalwoche ausgebildet.

Beim etwa 4 Wochen alten Embryo entwickeln sich beiderseits zwischen der Urnierenleiste und dem Mesenterialansatz des Darmes im Gebiet der sog. *steroidogenen Zone* außer der Nebennierenanlage die paarigen Anlagen der *Genitalleisten* (Abb. 339). Diese bestehen zunächst aus einer Verdichtung des Mesenchyms und proliferiertem Cölomepithel. Keimzellen sind vor der 6. Embryonalwoche nicht zu finden.

Urkeimzellen werden beim Menschen wie bei anderen Säugetieren in frühen Entwicklungsstadien zunächst in der Wand des Dottersackes über dem Allantoisgang gefunden (Abb. 340). Sie wandern von dort über das dorsale Mesenterium des Enddarmes in das Gewebe der Genitalleisten ein. Diese werden etwa in der 6. Entwicklungswoche erreicht. Die Urkeimzellen scheinen die Gonadenentwicklung zu induzieren. Bei Nichterreichen der Genitalleisten soll die Entwicklung von Hoden und Ovar ausbleiben.

Das Gewebe der Genitalleisten bildet kurz vor oder während des Einwanderns der Urkeimzellen sog. **primäre Keimstränge** aus (Abb. 341). Sie bestehen aus Epithelzellen des proliferierenden Cöloms, die in das Mesenchym der Genitalleiste einwachsen. Sie bleiben zunächst mit dem Oberflächenepithel in Verbindung. Die Urkeimzellen werden in diese Zellstränge eingebettet und liegen damit dicht gepackt unter dem Cölomepithel.

Da zu diesem Zeitpunkt eine morphologische Unterscheidung zwischen männlicher und weiblicher Gonade nicht möglich ist, spricht man von *indifferenten Gonaden*.

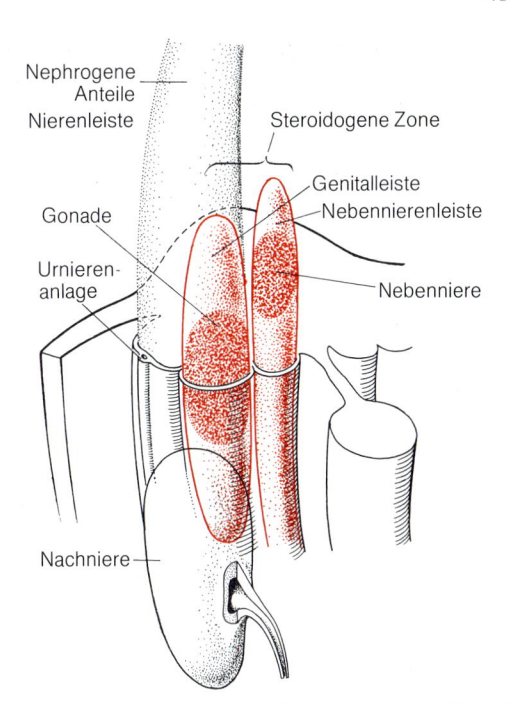

Abb. 339. Aus der „steroidogenen" Zone gehen als endokrine Organe Nebenniere und Gonade hervor, die beide Steroidbildner sind

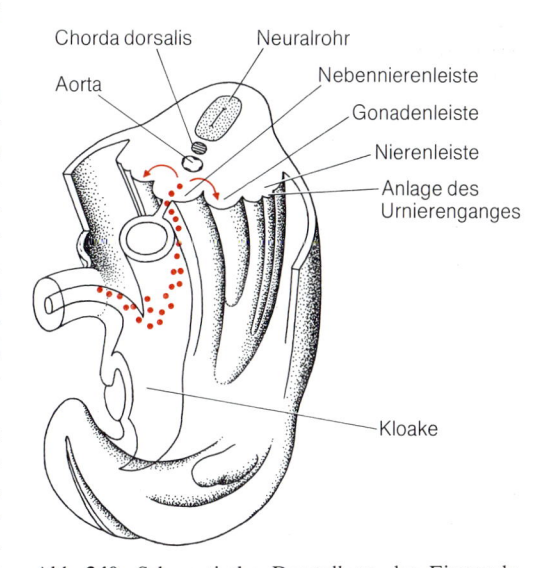

Abb. 340. Schematische Darstellung der Einwanderung der Urgeschlechtszellen in die Gonadenleiste über die sog. Keimbahn

Entwicklung des Hodens (Abb. 341)
Zwischen der 6. und 8. Embryonalwoche wachsen die primären Keimstränge tiefer in das Mark der Keimdrüsenanlage vor. Es bildet sich zu den Tubuli des Urnierenganges hin ein feines Netz-

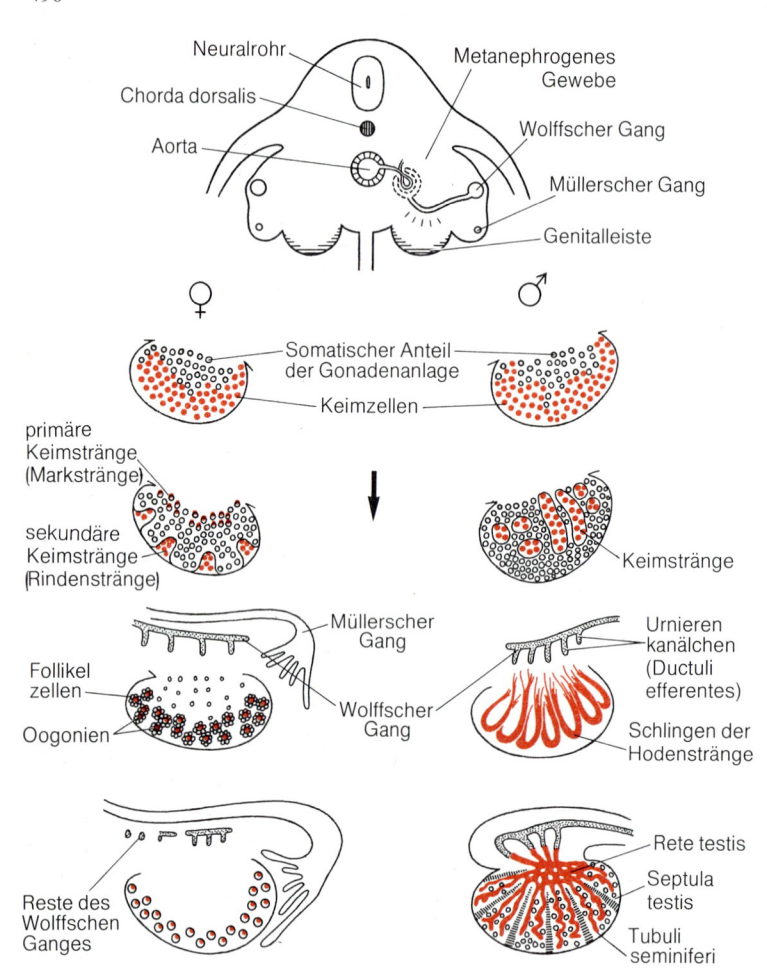

Abb. 341. Schematische Darstellung der männlichen und weiblichen Gonadenentwicklung

werk, aus dem später das Kanälchennetz des *Rete testis* wird. Diese anastomosieren miteinander und bilden so gut gegen das Mesenchym abgegrenzte Zellsäulen aus. In dieses Gewebe, die sog. *Hodenstränge,* sind die Urkeimzellen eingebettet.

Mit dem Vordringen der Epithelstränge zum Mark ist die Ablösung ihres Gewebes vom Oberflächenepithel verbunden. Zwischen diesem und den Hodensträngen entwickelt sich eine Schicht dichten fibrösen Bindegewebes, **Tunica albuginea,** die zur Hodenkapsel wird.

Im 4. Fetalmonat bilden die Hodenstränge Schlingen, die mit den freien Enden mit dem Netzwerk der Zellstränge des Rete testis in Verbindung stehen. Jetzt lassen sich in diesen Strängen zwei Zellarten unterscheiden, die *Urkeimzellen* und die aus dem Epithel stammenden randbildenden Zellelemente, die späteren *Sertolizellen.* Ein Lumen ist zu diesem Zeitpunkt noch nicht vorhanden. Dieses bildet sich erst in der postnatalen Periode aus. Dann spricht man von **Tubuli seminiferi.**

Auffallende Veränderungen machen die Zellen des Mesenchyms durch, die zwischen den Keimsträngen, den späteren Hodenkanälchen, gelegen sind. Man bezeichnet sie als **Leydigsche Zwischenzellen.** Zwischen dem 3. und 5. Fetalmonat sind sie nicht nur sehr zahlreich, sondern erfahren auch eine starke Entfaltung von Zellkern und Cytoplasma. Diese erste Zwischenzellgeneration unterstützt beim männlich determinierten Keim mit ihrer Hormonproduktion die Entwicklung des männlichen Genitale. Bleibt die *Testosteron-Produktion* aus, werden die männlichen Merkmale ungenügend ausgebildet. Um den Zeitpunkt der Geburt stellen diese Zellen ihre Androgenproduktion weitgehend ein, sie werden zu unscheinbaren bindegewebsartigen Zellen, die sich erst zu Beginn der Pubertät wieder entfalten und ihre Funktion als Androgenbildner aufnehmen.

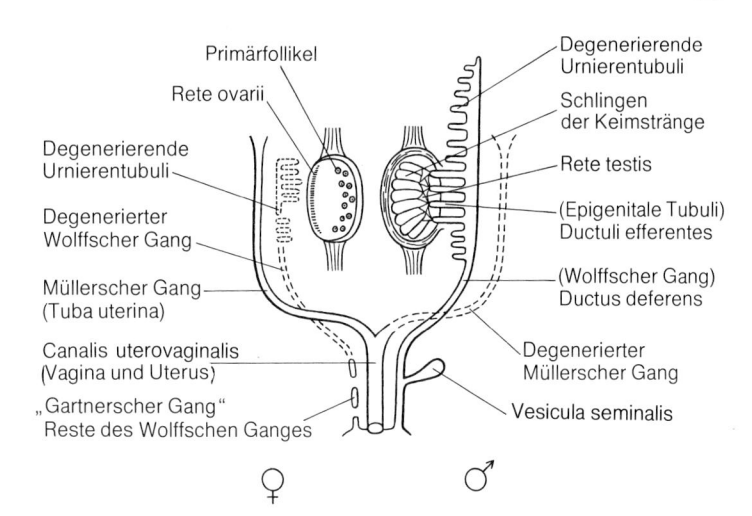

Abb. 342. Schematische Darstellung der geschlechtsspezifischen Ausbildung von Wolffschem und Müllerschem Gang. (Nach Becker, Wilson und Gehweiler, 1971)

Entwicklung des Ovar (Abb. 341)

Die vom Cölomepithel in die Gonadenleiste einwachsenden Keimstränge werden beim weiblich determinierten Keim durch das Mesenchym in unregelmäßige Zellhaufen unterteilt, die Gruppen von Urkeimzellen enthalten. Diese Zellhaufen findet man hauptsächlich im sog. Markanteil der Gonade.

Das Oberflächenepithel der weiblichen Gonade proliferiert aber weiter und bildet eine zweite Generation von Keimsträngen aus (**sekundäre Keimstränge,** Rindenstränge). Diese bleiben in der Nähe der Organoberfläche, zerfallen ebenfalls in Zellhaufen, die dann jeweils eine oder mehrere Urkeimzellen einschließen (*Eiballen*).

Während die im Markbereich gelegenen Zellhaufen samt Urkeimzellen zerfallen und durch ein gefäßhaltiges bindegewebiges Stroma ersetzt werden, *Medulla ovarii*, entwickeln sich aus den Keimzellen der in der Peripherie gelegenen Zellhaufen die **Oogonien.** Die umgebenden Zellen epithelialer Herkunft werden zu *Follikelzellen*.

Der Zerfall der im Mark gelegenen Zellhaufen bedeutet, daß kein Kanälchensystem ausgebildet wird, das zur direkten Abgabe von Eizellen an die Genitalwege genützt werden kann. Als *Rete ovarii* wird das in der Medulla ovarii gelegene *Gefäßnetz* bezeichnet.

Entwicklung der Genitalwege (Abb. 342)

Das Vorhandensein von zwei paarig angelegten Gangsystemen kennzeichnet das *indifferente* Stadium der Entwicklung der Genitalwege. Um die 6. Embryonalwoche findet man bei jedem Keim, gleich ob männlich oder weiblich determiniert, die beiden *Urnierengänge (Wolffsche Gänge)* und die *Müllerschen Gänge*. Die beiden Gangsysteme verlaufen praktisch parallel und münden beide in die Kloake ein.

Cranial liegt der **Müllersche Gang** mit seinem trichterförmig geöffneten Anfangsteil lateral vom Wolffschen Gang. Im weiteren Verlauf nach caudal schwenkt aber die Mesenterialfalte, in deren Rand der Müllersche Gang verläuft, nach medial vorne aus und vereinigt sich dann vor dem Enddarm und hinter der Wand des Sinus urogenitalis mit der Falte der Gegenseite zu einer Platte. Die beiden dann nur durch ein Septum getrennten Müllerschen Gänge vereinigen sich später zum *Canalis uterovaginalis*. Die gemeinsame Spitze der vereinigten Gänge induziert dort, wo sie auf die Hinterwand des Sinus urogenitalis trifft, den *Müllerschen Hügel*.

Die **Wolffschen Gänge,** deren cranialer Anfangsteil zunächst medial von den Müllerschen Gängen liegt, münden lateral von den Müllerschen Gängen und vom Müllerschen Hügel in den Sinus urogenitalis ein.

In Abhängigkeit von der genetisch determinierten Funktionsaufnahme der männlichen Gonade, nämlich Androgenproduktion durch die Leydigschen Zwischenzellen, differenziert sich der Wolffsche Gang zum Ductus deferens und damit zum Ausführungsgang der männlichen Keimdrüse. Bleibt die Androgenproduktion aus, bildet sich der Wolffsche Gang zurück. Nur der Müllersche Gang entwickelt sich weiter. Aus dem Müllerschen Hügel entsteht die Vagina, aus der Vereinigung der Müllerschen Gänge der Uterus, während die freien cranialen Anteile die Tuben bilden.

Männlich determinierter Keim

Beim männlich determinierten Keim bleibt der **Wolffsche Gang** bei der Rückbildung der Urniere erhalten und wird zum Ausführungsgang der

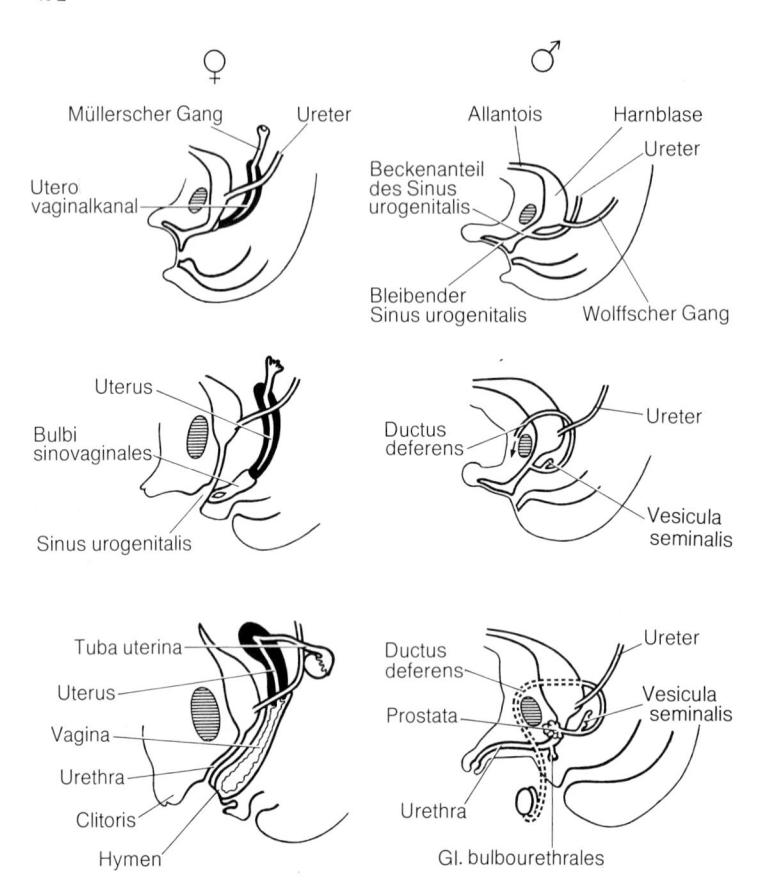

Abb. 343. Gegenüberstellung der Entwicklung des männlichen und weiblichen Genitale. (Nach Langman, 1970)

Keimdrüse. Zwar werden die Urnierenkanälchen weitgehend zurückgebildet, im Bereich der sich differenzierenden Gonade verlieren sie jedoch ihre Glomeruli und werden kürzer (*Epigenitalis*). Diese Kanälchen bekommen dann in der weiteren Entwicklung Kontakt mit dem Rete testis. Aus ihnen werden die *Ductuli efferentes* des Hodens.

Die Urnierenkanälchen cranial und caudal von der Keimdrüse bilden sich weitgehend zurück. Die cranialen Anteile mit dem Ende des Wolffschen Ganges werden zur *Appendix epididymidis*. Die als *Paragenitalis* bezeichneten Reste der caudalen Kanälchen bleiben ohne Bedeutung.

Der Wolffsche Gang verlängert sich unterhalb der Einmündung der Ductuli efferentes stark und windet sich auf. Dieser Abschnitt wird zur *Epididymis*. Im weiteren Verlauf erhält der Wolffsche Gang eine dicke Muskelschicht und wird zum *Ductus deferens*. Kurz vor dem Eintritt in den Sinus urogenitalis bildet eine Epithelaussprossung die *Samenblase* (Abb. **343**).

Parallel zur Ausgestaltung der Urnierengänge zum Ausführungsgangsystem der männlichen Keimdrüse vollzieht sich die Rückbildung des **Müllerschen Ganges,** die schon am Ende der 8. Embryonalwoche fast vollständig abgeschlossen ist. Erhalten bleibt nur ein kleiner cranialer Abschnitt als *Appendix testis*.

Nicht sicher ist, ob der *Utriculus prostaticus* (Uterus masculinus) als Rest des Müllerschen Ganges aufzufassen ist oder durch Ausstülpung des Sinus urogenitalis entsteht.

Weiblich determinierter Keim

Beim weiblich determinierten Keim wird der **Müllersche Gang** zu *Tube* und *Uterus* und evtl. einem Teil der *Vagina*. Wie schon beschrieben, vereinigen sich die Müllerschen Gänge beider Seiten in ihrem caudalen Abschnitt zum Canalis uterovaginalis. Damit bilden sie im kleinen Becken nicht nur gemeinsam das Hohlorgan Uterus, dessen Muskulatur sich aus der umgebenden Mesenchymschicht entwickelt, sondern auch mit ihrem Meso eine frontale Falte zur Beckenwand. Im Oberrand dieser Falte, *Lig. latum uteri*, verlaufen die Anteile des Gangsystems, die sich zum Eileiter, *Tuba uterina*, entwickeln. Ihre trichterförmigen Enden werden zur *Pars ampul-*

laris der Tube, deren freier Rand *Fimbrien* ausbildet. Die Gonade befestigt sich mit einem eigenen Meso an der Hinterfläche.

Nicht eindeutig geklärt ist die Herkunft der Vagina. Früher wurde angenommen, daß der untere Teil des Canalis uterovaginalis auch die Vagina bildet. Die jetzige Anschauung geht dahin, daß in der 9. Embryonalwoche aus der Hinterwand des Beckenanteils des Sinus urogenitalis, vermutlich durch die caudale Spitze der vereinigten Müllerschen Gänge bei ihrer Annäherung an diesen induziert, zwei solide Knospen, Bulbi vaginae, auswachsen. Diese bilden die sog. Vaginalplatte, die zunächst kein Lumen aufweist und das untere Ende des Canalis uterovaginalis umfaßt. Etwa in der 11. Embryonalwoche bildet sich von caudal her ein Lumen, während das Längenwachstum im soliden cranialen Abschnitt erfolgt. Die Vaginalanlage ist im 5. Monat voll durchgängig, der oberste Abschnitt umfaßt als Scheidengewölbe den Uterus. Während die Lumina von Vagina und Uterus kommunizieren, bleibt die Vagina zum Sinus urogenitalis hin durch eine dünne Gewebsplatte aus Sinusepithel und Mesoderm, *Hymen,* verschlossen.

Vom Ausführungsgangsystem der Urniere, **Wolffsche Gänge,** bleiben beim weiblichen Embryo nur geringe Reste. Den in Höhe der sich ausbildenden Gonade entstandenen Urnierentubuli entspricht das *Epoophoron* im Mesovarium, den caudalen Abschnitten das *Paroophoron*. Vom Wolffschen Gang bleiben nur kleine Teile im Bereich des Epoophoron oder aber neben der Vagina der sog. *Gartnersche Gang* erhalten, der dort zur Cystenbildung Anlaß geben kann.

Entwicklung der akzessorischen Geschlechtsdrüsen

Die Eintrittsstelle des Wolffschen Ganges ist Markierungspunkt für die Unterteilung des primitiven Sinus urogenitalis in zwei Abschnitte, einen oberen, *Canalis vesicourethralis,* aus dem die Harnblase entsteht, und einen unteren, *definitiver Sinus urogenitalis,* der sich geschlechtsspezifisch zu Anteilen des äußeren Genitale entwickelt. Hier wird eine *Pars pelvina* (oberer Abschnitt) und eine *Pars phallica* (unterer Abschnitt) unterschieden.

Aus der Pars pelvina des definitiven Sinus urogenitalis bildet sich **beim Manne** die *Pars prostatica* und die *Pars diaphragmatica* der *Urethra*.

Bei Embryonen von 55 mm Scheitel-Steiß-Länge entwickelt sich im Bereich der Einmündungsstelle des Urnierenganges die **Prostata,** in-

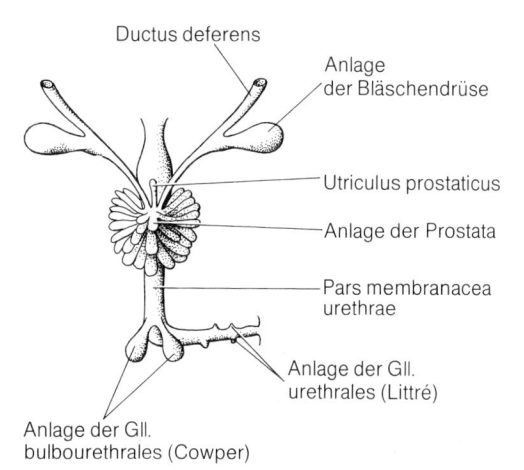

Abb. 344. Schematische Darstellung der Entwicklung der Drüsen in der Pars pelvina des Sinus urogenitalis beim Manne. (Nach Becker, Wilson u. Gehweiler, 1971)

dem zahlreiche Epithelsprossen aus dem Lumen der primitiven Urethra in das umgebende Mesenchym vorwachsen (Abb. 344). Die Drüse entsteht aus zwei Zonen, einer inneren und einer äußeren. Die Drüsenanteile der inneren Zone umfassen die mukösen und submukösen Drüsen der Sinuswand und schließen den Bereich des Utriculus ein, während die Außenzone aus den eigentlichen Prostatadrüsen besteht.

Der *Innenanteil der Prostatadrüsen* entsteht aus der Wand der Urethra oberhalb der Einmündung des Urnierenganges, enthält also Material, das bei jedem Keim angelegt ist. Die Drüsen der sog. *Außenzone* entstehen aber aus dem Wandanteil der Urethra, der Zellen aus den Urnierengängen enthält, also Ganganteilen, deren Ausbildung dem männlich determinierten Keim vorbehalten bleibt. In diesem Zusammenhang ist interessant, daß die Prostatahypertrophie in einer Zunahme des Parenchyms der inneren Drüsenanteile besteht, maligne Prozesse aber ihren Ausgang von den Zellen der Außenzone nehmen.

Bei der Frau entsteht aus der Pars pelvina des definitiven Sinus urogenitalis neben einer kurzen *Urethra* das sog. *Vestibulum,* auf das auch die *Vagina* mündet. Durch Aussprossung des Epithels der Urethra in das umgebende Gewebe entstehen ab Ende des 3. Monats die **Urethral-** und **Paraurethraldrüsen.** Die Ursprungsregion ist das Gebiet des Müllerschen Hügels, wo entodermale Zellen aus dem Sinus urogenitalis mit Zellen mesodermalen Ursprungs aus den Wolff-

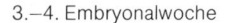

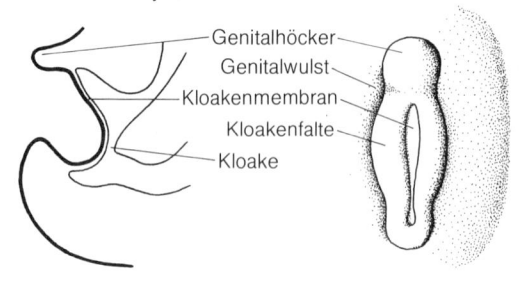

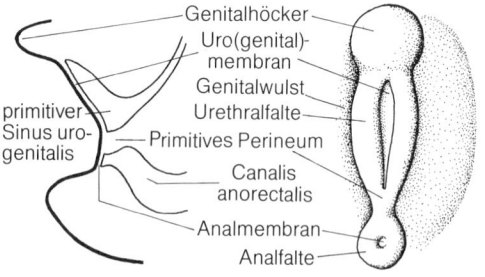

Abb. 345. Entwicklung des äußeren Genitale in der 3.–4. und in der 6. Embryonalwoche. Phase der geschlechtsunspezifischen Entwicklung. (Nach Langman, 1970)

schen und Müllerschen Gängen zusammentreffen.

Entwicklung des äußeren Genitale

Auch bei der Entwicklung des äußeren Genitale ist ein indifferentes Stadium festzustellen, währenddessen sich die Ausbildung der Organe unabhängig vom determinierten Geschlecht vollzieht.

Etwa in der 3. Embryonalwoche bilden sich seitlich *von der Kloakenmembran* zwei Falten, die *Kloakenfalten*. Vor der *Kloakenmembran* entsteht durch Vereinigung der Falten der *Genitalhöcker* (Abb. 345). Durch Verschmelzung des Septum urogenitale mit der Kloakenmembran kommt es in der 6. Embryonalwoche zur Bildung des *primitiven Sinus urogenitalis* und des *Anus*. Die verschließenden Membranen sind ventral die *Urogenital-* und dorsal die *Analmembran*. Die seitlich anliegenden Wülste werden dementsprechend als *Urethralfalten* und *Analfalten* bezeichnet. Inzwischen haben sich lateral davon die sog. *Genitalwülste* gebildet.

Männliches Genitale

Beim männlichen Genitale (Abb. 346) wächst der Genitalhöcker zum *Phallus* aus. Dabei wird auch die Urethralfalte nach ventral ausgezogen. Bei Wegfall der Urogenitalmembran begrenzen die Urethralfalten den tiefen *Urogenitalspalt*, dessen Epithel entodermaler Herkunft ist. Aus ihm entwickelt sich die *Urethralplatte*, über der sich am Ende des 3. Embryonalmonats die Urethralfalten schließen und so den *Urethraanteil des Penis* bilden.

Die Öffnung der Urethra befindet sich zunächst nicht auf der Spitze der *Glans penis*. Von der Spitze des Penis sproßt ein Strang ektodermalen Gewebes in die Tiefe, der mit dem Urethralumen Kontakt aufnimmt. Später wird dieser Epithelstrang kanalisiert, an der Spitze des Penis entsteht das definitive *Ostium urethrae*.

Die zunächst in der Leistengegend angeordneten *Genitalwülste* wandern im Laufe der Entwicklung nach caudal. In die Wülste wandern beim *Descensus* die Hoden ein. Aus jedem Genitalwulst bildet sich eine *Scrotumhälfte* aus, die durch das *Scrotalseptum* getrennt bleiben.

Weibliches Genitale

Beim weiblichen Genitale erfährt der Genitalhöcker keine so starke Größenzunahme. Aus ihm entwickelt sich die *Clitoris*. Die Urethralfalten bleiben getrennt. Sie werden zu den *Labia minora* und umrahmen die offene Urogenitalspalte, die zum *Vestibulum* wird. Eine erhebliche Größenzunahme erfahren die *Genitalwülste*. Sie bilden die *Labia majora*, die großen Schamlippen.

II. Rectum, Mastdarm, und Anus

1. Gliederung des Rectum

Der Endabschnitt des Darmes, *Rectum* (Abb. 347), ist etwa 12–15 cm lang. Er beginnt cranial mit dem Übergang aus dem *Colon sigmoideum* in Höhe des Oberrandes des 3. Sacralwirbels und endet caudal mit der *Analöffnung*. Das Rectum ist mehrfach gekrümmt. Sein cranialer Anteil, **Ampulla recti,** legt sich der Konkavität des Os sacrum an und verläuft mit seinem unteren Anteil oberhalb des Diaphragma pelvis nach vorne *(Flexura sacralis)*.

Der caudale Anteil, **Canalis analis,** biegt beim Durchtritt durch das Diaphragma pelvis nach hinten um *(Flexura perinealis)*.

Ampulla recti

Die Ampulla recti zeigt eine leichte Ausbiegung nach rechts, die durch Bildung innerer Schleimhautfalten, *Plicae transversales recti*, zustandekommt. Die wesentlichste ist die *Kohlrausch'sche Falte*, ca. 6 cm von der Analöffnung entfernt, die sich von rechts in das Darmlumen hineinwölbt.

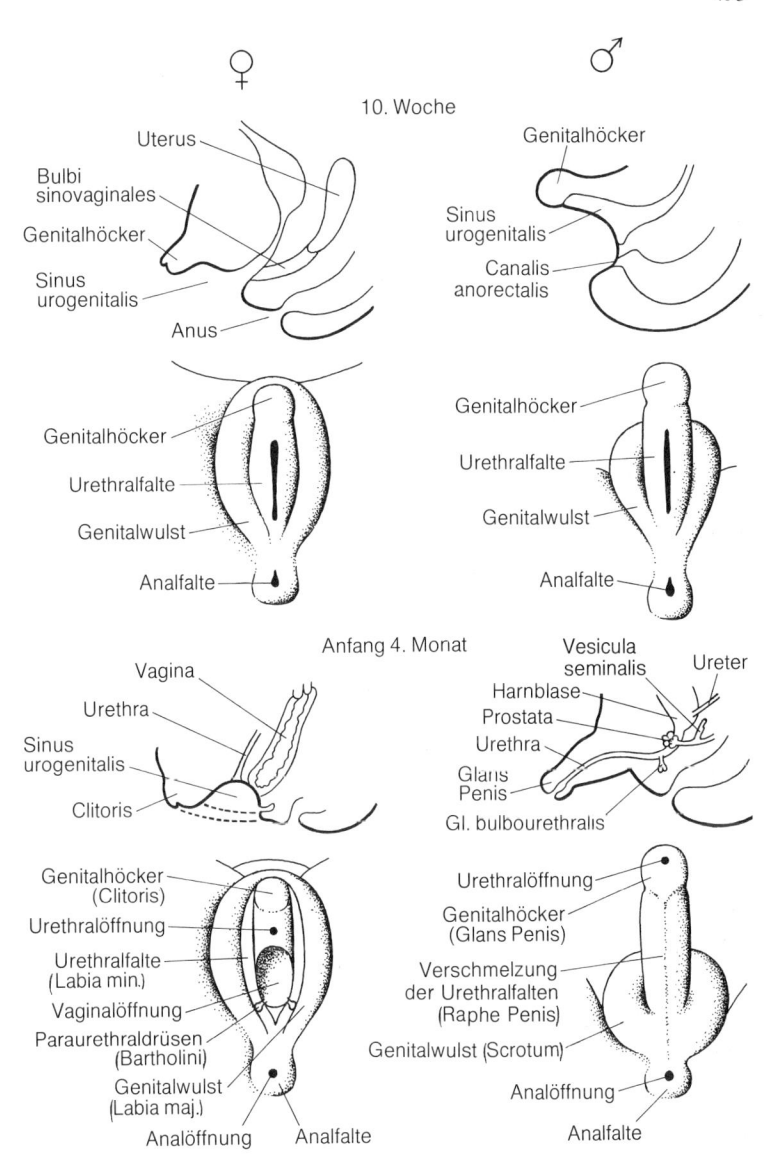

Abb. 346. Entwicklung des äußeren Genitale in der 10. Schwangerschaftswoche und zu Beginn des 4. Schwangerschaftsmonats. Phase der geschlechtsspezifischen Entwicklung. (Nach Langman, 1970)

Oberhalb und unterhalb davon befinden sich auf der linken Seite zwei andere, allerdings unbedeutendere Falten.

Canalis analis

Der Enddarm verliert sehr rasch die typischen Merkmale des Colon wie Haustren, Taenien und Appendices epiploicae. Aus der sonst in drei Bündeln angeordneten Längsmuskulatur wird wieder eine geschlossene Muskellage. Sie nimmt caudalwärts dauernd an Stärke zu und wird in die Konstruktion des **M. sphincter ani internus** einbezogen (Abb. 348).

Dieser umgibt den *Canalis analis,* den sich trichterförmig verjüngenden Anteil des Darmrohres. Die Schleimhaut zeigt in diesem Bereich deutliche Längsfalten, *Columnae anales,* die durch Bündel glatter Muskulatur, Venenconvolute und Lymphgefäße aufgeworfen werden. Zwischen den Columnae finden sich Vertiefungen, *Sinus anales,* die caudal durch kleine Falten, *Valvulae anales,* die von einer Columna analis zur anderen reichen, abgeschlossen werden. Hinter diesen führen sog. *Analkrypten* in die Tiefe der seitlichen Rectumwand, welche als *Proctodealdrüsen* den *M. sphincter ani internus* durchdringen. Der caudale Abschluß der Columnae anales erfolgt durch einen glatten Bereich der Schleimhaut, die hier dem Ringwulst der Sphinctermuskulatur aufliegt.

Aufgrund der Epithelverhältnisse, der entwicklungsgeschichtlichen Gegebenheiten und der klinischen Zweckmäßigkeit wird der Analkanal in drei Abschnitte unterteilt:

— **Zona columnaris.** Sie entspricht dem Bereich der *Columnae anales* und wird nach caudal durch die *Linea pectinea* begrenzt. Hier wird vor allem in den Sinus anales noch das einschichtige hochprismatische Epithel des Rectum gefunden, während auf den Columnae anales schon Plattenepithel anzutreffen ist. Der Übergang dieser beiden Epithelarten ist also nicht abrupt.

— **Zona intermedia.** Die Schleimhautoberfläche erscheint glatt und das nichtverhornende Plattenepithel bildet eine zusammenhängende Schicht. In ihrem Bereich geht die Schleimhaut auf die äußere Haut über. Die caudale Grenze wird durch eine weiße Linie, *Linea alba* oder *anocutanea*, angedeutet. Dieser weißliche Ring entspricht der unteren Grenze des *M. sphincter ani internus*. Hier strahlen longitudinale Muskelfasern, die die Ringmuskelschicht durchbrochen haben, in die Darmschleimhaut ein.

— **Zona cutanea.** Hier findet man verhorntes Plattenepithel der äußeren Haut, es kommen Hautdrüsen hinzu, wobei sich außer Schweißdrüsen auch apokrine *Gll. circumanales* finden. Durch Bindegewebsfasern, die den *M. sphincter ani externus* durchdringen, wird die Haut in feine radiäre Falten gelegt. Am Rand des M. sphincter ani internus beginnen dann die Einlagerungen des subcutanen Fettes. Auffallend ist die starke Pigmentierung und gute sensible Innervation dieses Gebietes.

2. Verschlußapparat des Anus

Außer der Ringmuskulatur der Lamina muscularis des Rectum, zu der noch Fasern der longitudinalen Schicht kommen, sind Anteile der quergestreiften Muskulatur des M. levator ani sowie der von außen aufliegenden M. sphincter ani externus mit seinen Faserzügen daran beteiligt.

— Die innerste Muskelschicht besteht aus der glatten Muskulatur des **M. sphincter ani inter-**

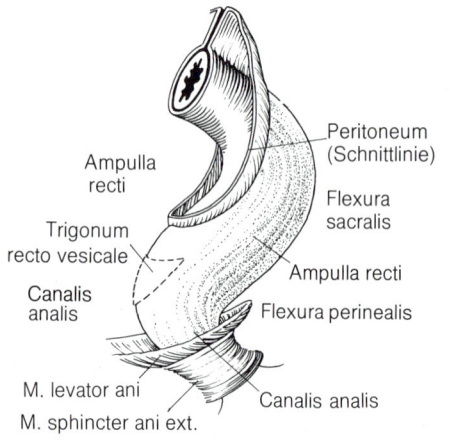

Abb. 347. Darstellung von Rectum und Analkanal mit Peritonealverhältnissen. (Nach Corning, 1949)

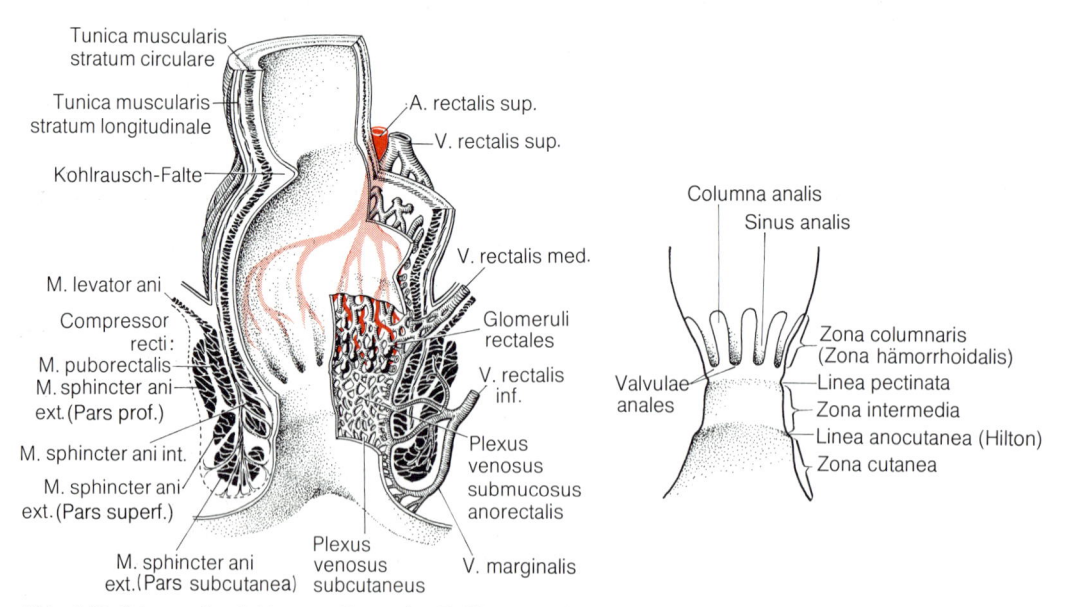

Abb. 348. Schema des Sphincteraufbaus, der Zuflüsse aus der A. rectalis sup. (rot) und der venösen Geflechte. Rechts ist die Zonierung der Analschleimhaut dargestellt. (Nach Töndury, 1965)

nus. Er bildet sich aus der Ringschicht der Lamina muscularis der Darmwand und findet sich im Bereich des Canalis ani vom Diaphragma pelvis bis zur Linea anocutanea, an der sein unterer Rand als harter Ring tastbar ist. An der Innenseite findet man zahlreiche Längsmuskelfasern, die durch die Ringschicht der Lamina muscularis hindurchgetreten sind und den Mastdarm mit der perianalen Haut verankern.

– Der Darm wird bei seinem Durchtritt durch das Diaphragma pelvis von den Fasern des **M. levator ani** schlingenförmig umfaßt. Der untere randbildende Anteil dieses Muskels, der als **M. puborectalis** isolierbar ist, kann daher den oberen Teil des Analkanals verschließen, indem er das Analrohr nach vorne zieht, wodurch der Canalis analis abgeknickt wird, so daß sich Vorder- und Hinterwand aufeinanderlegen.

– Dem Trichter des Levator ani liegt außen der **M. sphincter ani externus** auf.

• Sein funktionell wichtigster Teil ist seine **Pars profunda**, die zusammen mit dem *M. puborectalis* als „*M. compressor recti*" bezeichnet wird.

• Außerhalb davon finden wir die Schlinge der **Pars superficialis,** deren Fasern vom Lig. anococcygeum zum Centrum tendineum ziehen und in der Lage sind, die Analöffnung von der Seite her abzuklemmen.

• Der oberflächlichste Anteil des M. sphincter ani externus ist die **Pars subcutanea**. Hier handelt es sich um einen Ringmuskel, der dicht unter der Haut liegt und durch Bindegewebssepten und Züge glatter Muskulatur, die ihn durchdringen und zur Haut ziehen, in Lamellen gegliedert wird. Die glatten Muskelfasern des M. sphincter ani internus und die quergestreiften Muskelfasern des subcutanen Teils des M. sphincter ani externus gehen etwa im Bereich der Linea alba ineinander über. Zwischen beiden findet man Längsmuskelzüge, die sich aus der longitudinalen Schicht der Lamina muscularis des Rectum bilden, zum Teil durch die subcutanen Anteile des M. sphincter ani externus hindurchziehen und an der Analhaut ansetzen. Sie können die Haut durch Zug nach innen oben raffen und damit den Verschluß unterstützen („*M. corrugator ani*").

Der Verschluß des Canalis ani soll außer von diesen aktiven Anteilen auch *passiv durch Bindegewebsfasern* erfolgen können, die den M. sphincter ani externus durchbohren, in die perianale Haut inserieren und bei forcierter Kontraktion die Haut in den Analkanal einfalten. Unterstützend wirken die Venen, die im Bereich der Zona cutanea sehr zahlreich sind und den subcutanen Plexus bilden. Ferner werden die Venen des *submukösen Venenplexus* bei der Kontraktion des M. puborectalis gestaut, wodurch ein gasdichter Verschluß des Analkanals erzeugt wird.

3. Peritonealverhältnisse, Befestigung des Mastdarms

Während das Colon sigmoideum noch *intraperitoneal* gelegen ist, liegt der Anfangsabschnitt des Rectum *retroperitoneal* (Abb. 347 u. 349). Ein großer Teil der Vorderfläche des Mastdarms ist damit von Peritoneum überzogen. Dieses senkt sich zwischen Rectum und der Vesica urinaria beim Manne zur sog. *Excavatio rectovesicalis* ein, bei der Frau zur *Excavatio rectouterina* (sog. Douglasscher Raum) zwischen Rectum und Uterus (Abb. 330). Der tiefer gelegene Teil der Ampulla recti und der Canalis analis liegen *extraperitoneal*. Individuell ist die Ausdehnung des Peritonealüberzuges des Rectum sehr stark variabel.

Bei den zu besprechenden Bindegewebsanteilen handelt es sich um das im Spatium subperitoneale liegende Bindegewebe. Das Rectum ist als Eingeweideanteil von der **Fascia pelvis visceralis** [Fascia endopelvina] umhüllt, die die Verbindung mit der Adventitia des Mastdarms herstellt. Dort, wo das Rectum durch den M. levator ani hindurchtritt, steht die *Fascia rectalis* (Anteil der Fascia pelvis visceralis) in direkter Verbindung mit der **Fascia pelvis parietalis,** die mit der **Fascia diaphragmatis pelvis superior** verwachsen ist. Damit ist das Rectum fest in den *Hiatus analis* des M. levator ani eingefügt. Vor dem Rectum finden sich transversale Züge des Bindegewebes des Spatium subperitoneale, die zwischen dem Mastdarm und der Prostata eine frontal eingestellte Platte bilden und damit Rectum und Harnblase voneinander scheiden. Sie werden deshalb als *Septum rectovesicale* benannt. Bei der Frau findet sich dementsprechend ein *Septum rectovaginale*. Dieses Septum liegt dem *Centrum tendineum perinei* auf.

Einige Faserzüge verbinden den Mastdarm mit der lateralen und dorsalen Beckenwand. Dieses seitlich vom Enddarm liegende dichtere Bindegewebe, das vor allem die Gefäße zum Rectum führt, wird als *Paraproctium* bezeichnet (Abb. 331). Zwischen diesem gefäßführenden Bindegewebe und der Beckenwand, die hier von der Fascia pelvis parietalis bedeckt wird, ist lockeres Bindegewebe zu finden, welches das sog. *Spatium pararectale* oder *retrorectale* ausfüllt. So ist die Ampulla recti gegen ihre Umgebung gut verschieblich befestigt. Eine festere bindegewebige Anheftung erfährt das Rectum nur noch im Bereich des Überganges zum Colon sigmoideum.

Damit ist gesichert, daß die Ampulla recti besonders dehnungsfähig ist und größere Kotmassen aufnehmen kann. Normalerweise tritt erst kurz vor der Defäkation der Kot aus dem Colon sigmoideum in das Rectum ein, dies ist dann ebenso wie die Dehnung durch Gaseintritt ein Defäkationsreiz. In der übrigen Zeit ist das Colon gewöhnlich leer und zeigt keine besonderen Ausweitungen. Eine Ausdehnung der Ampulla recti ist nur nach vorne und nach den Seiten möglich. Bei starker Füllung kann die Ampulla recti etwa die Hälfte des Beckenraumes einnehmen. Sie schiebt dann die übrigen Beckeneingeweide wie Harnblase und Prostata und auch den Uterus nach vorne oben aus dem Becken heraus.

4. Defäkation

Die Defäkation ist ein reflektorisch ausgelöster Vorgang. Werden durch die Colonbewegungen größere Kotmassen in den Mastdarm geschoben, so werden durch Dehnung der Rectumwand visceroefferente Impulse zu dem sympathischen (Th 11 – L 3) und dem parasympathischen (S 2 – S 5) Reflexzentrum des Rückenmarks ausgelöst. Die visceroafferenten Impulse aus S 2 – S 5 bedingen, wie überhaupt der Parasympathicus im Bereich des Dickdarmes, eine Kontraktion des Rectum. Gleichzeitig wird eine Erschlaffung des durch die sympathischen Fasern aus Th 11 – L 3 versorgten M. sphincter ani internus bewirkt. Über den N. pudendus erhalten der M. sphincter ani externus und der M. levator ani keine Impulse und erschlaffen. Gleichzeitig wird bewußt die Bauchpresse in Gang gesetzt. Die Entleerung erfolgt dann im Sinne einer peristaltischen Welle, die über das Rectum hinwegläuft und den Kot austreibt.

Klinischer Hinweis. Erschlaffung des M. sphincter ani externus, des M. levator ani und Betätigen der Bauchpresse sind willkürliche Faktoren, die eine Zeitbestimmung des Defäkationsvorganges ermöglichen. Auch bei Lähmung der Bauchmuskulatur kann der Mastdarm entleert werden. Ausfall der Sphinctermuskulatur macht dagegen eine willkürliche Beherrschung der Stuhlentleerung unmöglich. Jedoch wird auch bei der **Incontinentia alvi** das Rectum nur im Gefolge der periodisch auftretenden großen, den Kot vorantreibenden Colonbewegungen entleert.

5. Topographische Beziehungen

Die Ampulla recti bekommt durch die Ausladung nach rechts Beziehung zu den Vasa iliaca interna und dem rechten Ureter.

Bei der Frau kann es bei Füllung der Ampulla zu recht engen Nachbarschaftsbeziehungen zum rechten Ovar und zur rechten Tuba uterina kommen. Wichtig ist, daß an der Hinter- und Seitenwand des Rectum der Plexus sacralis gelegen ist, außerdem befinden sich die durch das Foramen ischiadicum majus austretenden Gefäße in der Nähe.

Der vorderen Wand liegen *beim Mann* die Prostata und die Samenblase benachbart. Der Blasengrund hat im Trigonum rectovesicale enge Nachbarschaftsbeziehungen zum Rectum.

6. Gefäß- und Nervenversorgung des Rectum

Arterien

– Von der unpaaren **A. rectalis superior** (Abb. 349), dem Endast der A. mesenterica inferior, wird fast die gesamte Schleimhaut des Rectum, die Schwellkörper der Zona columnaris und der craniale Teil der Muskulatur versorgt. Sie ist nach dem Abgang der letzten Arkade zum Colon sigmoideum (*Sudeckscher Punkt*) als Endarterie zu betrachten.
– Die Versorgung der Muskulatur im caudalen Rectumabschnitt wird von den paarigen **Aa. rectales mediae** (aus der A. iliaca interna) und
– den **Aa. rectales inferiores** (aus der A. pudenda interna) übernommen.

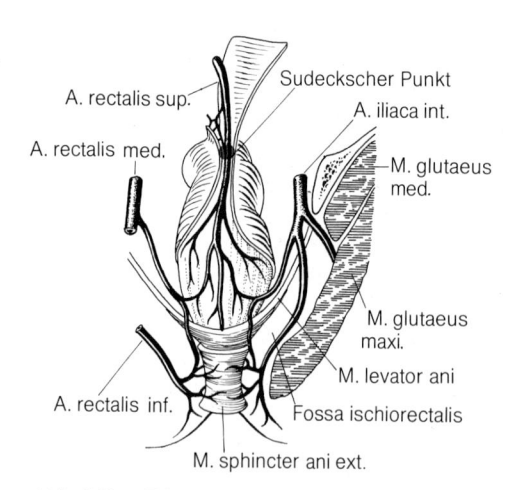

Abb. 349. Die arterielle Gefäßversorgung des Rectums von dorsal. Die gestrichelten Linien geben den Verlauf der Äste der A. rectalis sup. im submukösen Bereich wieder

Venen

— Aus dem **Plexus venosus rectalis** sammelt sich das Blut in der unpaaren **V. rectalis superior,** den paarigen **Vv. rectales mediae et inferiores.** Die erste führt ihr Blut dem Pfortaderkreislauf zu, mit den letzteren gelangt das Blut über die *Vv. iliacae interni* zur *V. cava inferior.*

— Im Bereich der Zona columnaris findet man neben weiten, meist dünnwandigen Bluträumen, die dem **submukösen Plexus venosus rectalis** zugerechnet werden, kleinere oder größere Gefäßkonvolute mit zahlreichen arteriovenösen Anastomosen, sog. *Glomeruli.* Zusammen bilden sie das „Corpus cavernosum recti".

Klinischer Hinweis. Die Bildung der sog. **Hämorrhoiden** soll auf der Grundlage der Glomeruli erfolgen. Somit führen die *inneren* Hämorrhoiden, die in der Zona columnaris (auch Zona hämorrhoidalis genannt) entstehen, hellrotes Blut. Nur bei den sog. *äußeren* Hämorrhoiden, die im Bereich der Zona cutanea auftreten, handelt es sich um varicöse Bildungen auf venöser Grundlage.

Lymphgefäße

Aus der *Ampulla recti* erfolgt der Lymphabfluß (Abb. **350**) entsprechend der V. rectalis superior zu den **Nodi lymphatici sacrales,** gegebenenfalls über **Nodi lymphatici mesenterici inferiores** und von dort zu den Nodi lymphatici iliaci interni.

Die Lymphe aus dem *Canalis analis* erreicht mit den Vv. rectales mediae die **Nodi lymphatici iliaci interni,** aus dem Bereich des *Afters* gelangt die Lymphe zu den **Nodi lymphatici inguinales superficiales.**

Nerven

— Die *visceroafferenten Fasern* für das Rectum gelangen
- als **Nn. splanchnici pelvini** aus dem sacralen Anteil des *Parasympathicus* (S 2 — S 5) zu den Beckengeflechten
- *Sympathische* Zuflüsse stammen aus dem **Plexus hypogastricus** und dem **sympathischen Reflexzentrum** (Th 11 — L 3)

— Gegenläufig gelangen in den Nn. splanchnici pelvini **visceroefferente** (sensible) Fasern in den Bereich des Sacralmarks.

— Der M. sphincter ani externus erhält Fasern aus S 4 über den **N. pudendus.**

Klinische Hinweise. Das Rectum ist der Palpation zugänglich. Von hier aus kann beim Mann die Hinterwand der Prostata, bei der Frau zwischen den Fingern in Vagina und Rectum die Excavatio rectouterina (Douglasscher Raum), abgetastet werden.

Die Schleimhaut selbst ist der rectoskopischen Untersuchung zugänglich. Dabei muß auf die Plicae transversae, insbesondere auf die Kohlrauschsche Falte, geachtet werden. Schwierig ist die Weiterführung des Rectoskops über die Grenze des Rectum zum Sigmoid, da das Colon sigmoideum in das Becken hinein abgeknickt ist.

Im Bindegewebe des Paraproctium können sich *peri-* oder *paraproctitische Abscesse* bilden.

Das venöse Gefäßnetz des Rectum und des Analkanals, insbesondere der Plexus venosus rectalis [Ple-

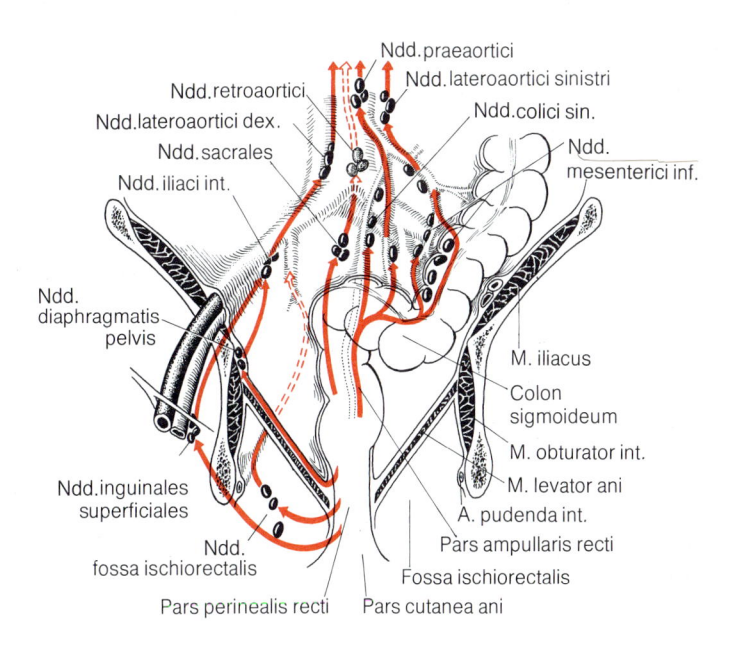

Abb. **350.** Lymphabflüsse von Anus, Rectum und Colon sigmoideum. (Nach Töndury, 1965)

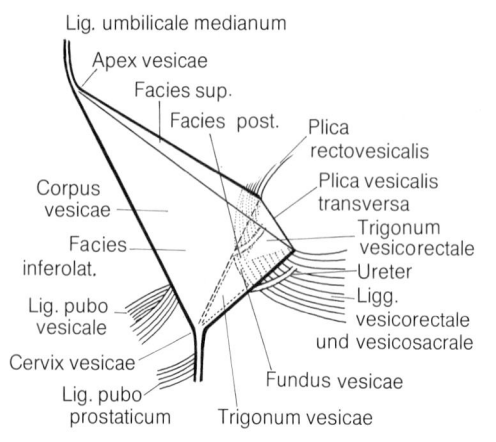

Abb. 351. Schematische Darstellung der Harnblase und ihres Halteapparates

xus hämorrhoidalis] soll für die Herstellung eines *Umgehungskreislaufs* zwischen V. portae und V. cava inferior Bedeutung gewinnen können.

Nicht selten kommen *Fisteln* vor, die von der Schleimhaut des Rectum und Analkanales ihren Ausgang nehmen und im perianalen Bereich, vorwiegend in der Dammregion, an die Körperoberfläche gelangen.

III. Vesica urinaria, Harnblase

1. Makroskopische Anatomie

Die Harnblase ist ein muskuläres Hohlorgan. Ihre Form variiert nach Entwicklungsstand und Füllungsgrad. Man kann sie in leicht gefülltem Zustand mit einer dreiseitigen Pyramide vergleichen (Abb. 351), deren Spitze nach vorn gekippt ist, so daß sie auf einer Ecke der Basis steht. Die vordere Kante liegt damit der Symphyse bzw. der vorderen Bauchwand auf, die *Facies inferolaterales* liegen der seitlichen Beckenwand zugewendet und den Fasern des M. levator ani an. Die nach vorn unten gerichtete Ecke des Blasenhalses ragt in den Levatorspalt hinein. Die Oberseite, *Facies superior,* geht dorsal mit einer ziemlich deutlichen Kante, die der *Plica vesicalis transversa* entspricht, auf die *Facies posterior* der Harnblase über, die als Basis der Pyramide aufzufassen ist. An den Seitenkanten der Facies posterior münden die *Ureteren* in die Harnblase ein, die *Urethra* führt an der nach unten gerichteten Ecke der Basis aus der Harnblase heraus. Der Teil der Facies posterior zwischen diesen drei Mündungen wird als *Trigonum vesicae* bezeichnet.

Wir unterscheiden morphologisch an diesem Hohlorgan mehrere Abschnitte. Die Blasenspitze, *Apex vesicae,* entspricht auch der Pyramidenspitze. Der anschließende Teil der Harnblase wird als Blasenkörper, *Corpus vesicae,* bezeichnet. Der Blasengrund, *Fundus vesicae,* ist der Bereich der Facies posterior mit dem Umschlag zur Facies superior und den Mündungen der Ureteren. Von ihm wird der Blasenhals, *Cervix vesicae,* abgetrennt, der dem Trichter der nach unten gerichteten Ecke der Basis mit der Urethraöffnung entspricht.

2. Wand der Harnblase

Die Wandung der Harnblase kann man in drei Schichten unterteilen: die *Tunica serosa,* die *Tunica muscularis* und die *Tunica mucosa.* Die Dicke der Wandung kann zwischen 5–7 mm bei leerer und 1,5–2 mm bei gefüllter Harnblase schwanken.

Tunica serosa

Die Serosa ist der Peritonealüberzug im Bereich der Facies superior und dem Trigonum rectovesicale genannten Teil der Facies posterior, der den Bindegewebslagen des visceralen Blattes der Fascia pelvis superficialis [endopelvina], hier Fascia vesicalis genannt, aufliegt. Bei leerer Harnblase entsteht konstant eine Peritonealfalte an der Grenze zwischen Facies superior und Facies posterior, Plica vesicalis transversa, die seitlich in die *Plica rectovesicalis* übergeht. Die Plica rectovesicalis läßt dorsal die Vertiefung der *Excavatio rectovesicalis* bzw. *vesicouterina* und lateral von der Harnblase die *Excavationes paravesicales* entstehen (darunter liegt das Paracystium).

Tunica muscularis

Bei der Tunica muscularis unterscheiden wir drei Lagen, von denen die äußere und innere longitudinal verlaufende, die mittlere Schicht zirkulär verlaufende glatte Muskelfasern aufweisen. Die Faserzüge der verschiedenen Schichten gehen ineinander über und bilden eine funktionelle Einheit, *M. detrusor vesicae* (Abb. **352**). Die Faserzüge der posterioren longitudinalen Detrusormuskulatur strahlen in die Schlingen des sog. *M. sphincter vesicae internus (Lissosphincter)* ein. Fasern des anterioren longitudinalen Muskelzuges gehen in das *Lig. pubovesicale (puboprostaticum)* über. Um die Einmündungsstellen der Ureteren ist die Muskulatur in einer komplizierten Schlingenform angeordnet, die Öffnung und Verschluß der Ureteren gewährleistet und damit einen Rückfluß des Harnes in die Ureteren verhindert.

Tunica mucosa

Die Tunica mucosa besitzt keine eigene Muscularis. Die bindegewebige Lamina propria ist locker gebaut und ermöglicht eine ausgeprägte Faltenbildung der Schleimhaut bei Entleerung der Blase. Nur im Bereich des Trigonum vesicae ist die Mucosa unverschieblich mit der Muskulatur verbunden. Die Epithelhöhe ist vom Füllungszustand des Organs abhängig. Das Übergangsepithel kann bis auf wenige Zellagen bei der Dehnung entfaltet werden. Schleimdrüsen sollen sich nur im Bereich der Harnröhrenmündung finden.

3. Befestigung der Harnblase

Da sich die Harnblase verschiedenen Füllungszuständen anpassen muß, ist sie nur im basalen Anteil, also im Bereich der Cervix und des Fundus vesicae unverschieblich befestigt. Die Befestigung erfolgt durch das Bindegewebe des Spatium subperitoneale, beim Manne zusätzlich über die Fixierungsbänder der Prostata.

Der Blasenhals ragt in den Levatorspalt hinein. Seine seitlichen Anteile sind durch die feste Verbindung zwischen der **Fascia vesicalis** und der **Fascia diaphragmatis pelvis superior** fest mit den Levatorfasern verbunden. Die vom vorderen Rand der Harnblase ausgehenden bindegewebigen Stränge, in denen auch glatte Muskelfasern zu finden sind, **Lig. pubovesicalia (M. pubovesicalis)**, verbinden den Blasenhals mit den Schambeinen beiderseits der Symphyse. Sie liegen in der Ebene der Levatorfasern und füllen praktisch den Levatorspalt aus. Ihnen ist wohl weniger eine Haltefunktion als eine Aufgabe bei der Entleerung der Harnblase zuzuweisen.

Die beiden seitlichen Kanten der Facies posterior werden durch Bandzüge, die nach lateral und hinten ziehen, im Becken befestigt (Abb. 332). Sie werden ihrem Verlauf entsprechend als **Lig. rectovesicale** und **Lig. vesicosacrale** bezeichnet. Ihre Fasern strahlen auch in die festeren Bindegewebszüge ein, die zwischen der Hinterfläche der Harnblase und dem Rectum die **Fascia transversalis pelvis** bilden und dem *Centrum tendineum perinei* aufsitzen. Über dem Lig. rectovesicale entsteht die Peritonealfalte der Plica rectovesicalis.

Zwischen den beiden Facies inferolaterales und der vorderen Becken- bzw. Rumpfwand findet sich ein mit lockerem Bindegewebe gefüllter Raum, **Spatium retropubicum** [Spatium praevesicale, Retziusscher Raum], der sich vom Nabel bis zum Blasenhals erstreckt und die Verschieblichkeit der Harnblase bei der Füllung erlaubt. Dieser Bindegewebsraum ist vorn durch die

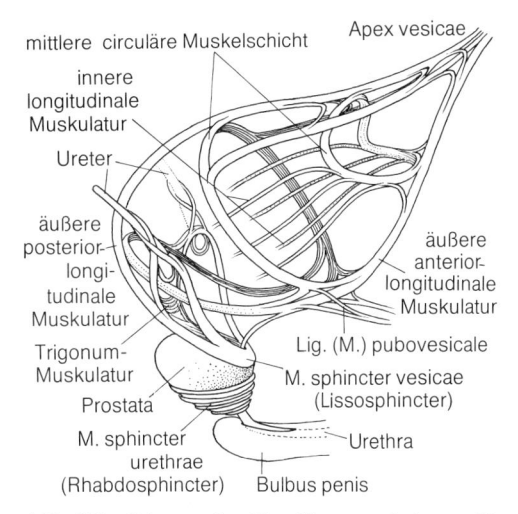

Abb. 352. Schema der Harnblasenmuskulatur. (Aus Benninghoff u. Goerttler, 1975)

Fascia transversalis der Bauchwand, hinten von der Fascia vesicalis, unten durch die Fascia diaphragmatis pelvis superior und seitlich durch die **Plicae umbilicales mediales** (obliterierte Aa. umbilicales) begrenzt. Das lateral und vor der Blase befindliche lockere Bindegewebe wird als *Paracystium* bezeichnet. Der Apex vesicae läuft entsprechend seiner Entstehung in die **Plica umbilicalis mediana** (obliterierter Urachus) aus.

4. Harnblasenfunktion

Harnblasenfüllung (Abb. 353)

Die Harnblase weitet sich bei zunehmender Füllung nach oben aus. Normalerweise ist eine maximale Füllung bei 1500 ml erreicht, nach Aufnahme von 250 bis 500 ml tritt Harndrang ein. Die Ausdehnung ist durch die Verschieblichkeit des Beckenbindegewebes im Spatium retropubicum, des subserösen Bindegewebes unter dem Peritoneum und des lockeren Bindegewebes zwischen Blasencorpus und Fascia transversalis pelvis gewährleistet. Dabei tritt die Harnblase entlang der vorderen Bauchwand aus dem kleinen Becken heraus und schiebt gleichzeitig das Peritoneum von der vorderen Bauchwand ab. Bei stärkerer Füllung wird also die Symphysenlinie überschritten, die Blase steigt aber normalerweise nicht über Nabelhöhe an.

Harnblasenentleerung

Die Blasenentleerung, *Miktion*, erfolgt durch Kontraktion des Muskelsystems des M. detrusor vesicae. Dabei wird nicht nur der Blaseninhalt unter Druck gesetzt, sondern auch der Blasenhals eröffnet. Das Muskelgeflecht des Trigonum

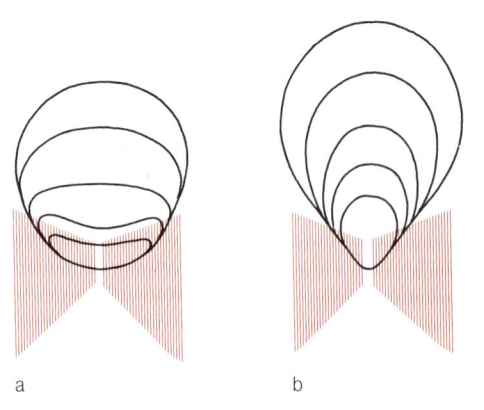

Abb. 353a u. b. Schematische Darstellung des Verhaltens der Harnblase bei Füllung (a) und bei Entleerung (b). (Aus Benninghoff u. Goerttler, 1975)

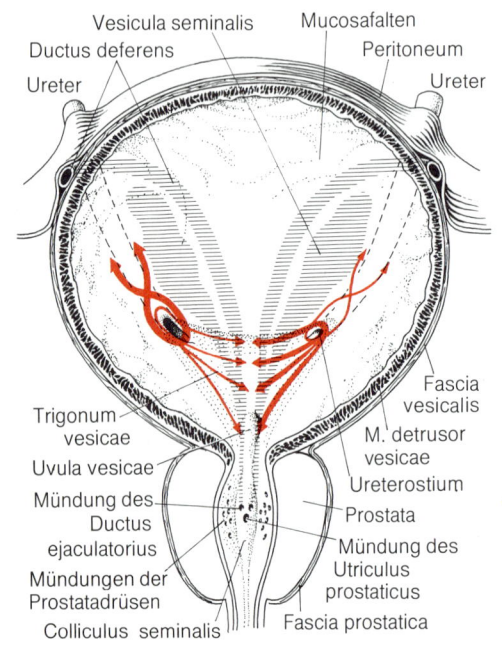

Abb. 354. Das Trigonum vesicae. Rot eingezeichnet sind die Muskelschlingen für Öffnung (links) und Verschluß (rechts) der Ureterostien. Als grauer Schatten ist die Lage von Ureter, Vesicula seminalis und Ductus deferens hinter der Harnblase angegeben

Öffnungen der ableitenden Samenwege und akzessorischen Geschlechtsdrüsen im Bereich des Colliculus seminalis. Die Schenkel der Muskelschlinge des sog. *M. sphincter vesicae internus*, eines Teiles des Detrusorsystems, weichen nach lateral aus. Die Fasern des *M. pubovesicalis* unterstützen die Öffnung des Ostium urethrae internum durch Zug nach vorne. Während der Anspannung des M. detrusor vesicae erschlafft der aus quergestreifter Muskulatur bestehende *M. sphincter urethrae [Rhabdosphincter],* der jetzt keine Impulse aus dem N. pudendus erhält. Der Vorgang der Blasenentleerung kann beim Menschen nicht nur willkürlich eingeleitet, sondern auch willkürlich unterbrochen werden.

Entleert liegt die Harnblase breitflächig und schüsselförmig dem Beckenboden auf, die Facies superior ist eingedellt (Abb. 353). Bei Füllung wird diese breite Form zunächst beibehalten, erst bei starker Füllung wird die Facies superior aufgewölbt. Bei der Miktion nimmt die Blase Kugelform an, der M. detrusor vesicae schließt sich konzentrisch um den Inhalt.

Wegen räumlicher Enge im Becken ragt die *Harnblase bei Neugeborenen* aus dem Becken heraus. Das Septum rectovesicale reicht zunächst tief an den Blasenhals heran, vermutlich als Folge des erst kurz vorher beendeten Einsenkens der Plica urorectalis. Mit zunehmendem Alter nimmt der Platz im kleinen Becken zu, die Blase rutscht in den Beckenring hinein (Descensus vesicae), die Excavatio rectovesicalis flacht sich ab.

5. Topographie der Harnblase

Beim Manne liegt unter dem Trigonum vesicae und um den blasennahen Anteil der Urethra die Prostata. Entlang den Seitenkanten der Facies posterior vesicae finden sich die Ureteren und jeweils medial davon Ductus deferens und Samenblase. Diese Organe lassen eine dreieckige Fläche frei, *Trigonum rectovesicale* (Abb. 347 u. 351), die in enger Nachbarschaft zum unteren Anteil der Ampulla recti steht. Starke Füllung des Rectum hat ein Heraustreten der Harnblase aus dem kleinen Becken zur Folge. Bei der Frau ist die Facies posterior der Harnblase weitgehend mit der Vorderwand der Vagina und der Cervix uteri verwachsen. Daher endet der Peritonealüberzug der Blasenoberfläche kurz hinter der Plica vesicalis transversa und schlägt sich unter Bildung der Excavatio vesicouterina in Höhe des inneren Muttermundes auf das Corpus uteri um. Infolge der Anteflexio-Anteversio-Stellung des Uterus liegt dieser der Blasenoberfläche auf

vesicae (Abb. 354) nähert die Mündungen von Harnröhre und Ureteren einander, wobei die beiden Ureteren verschlossen werden. Das Trigonum vesicae wird nach dorsal oben und damit die Uvula vesicae aus der Harnröhrenmündung *(M. retractor uvulae)* gezogen. Das Venengeflecht in der Uvula wird in den Plexus venosus vesicalis entleert. Gleichzeitig verschließen beim Manne die Schlingen des M. retractor uvulae die

Beckeneingeweide

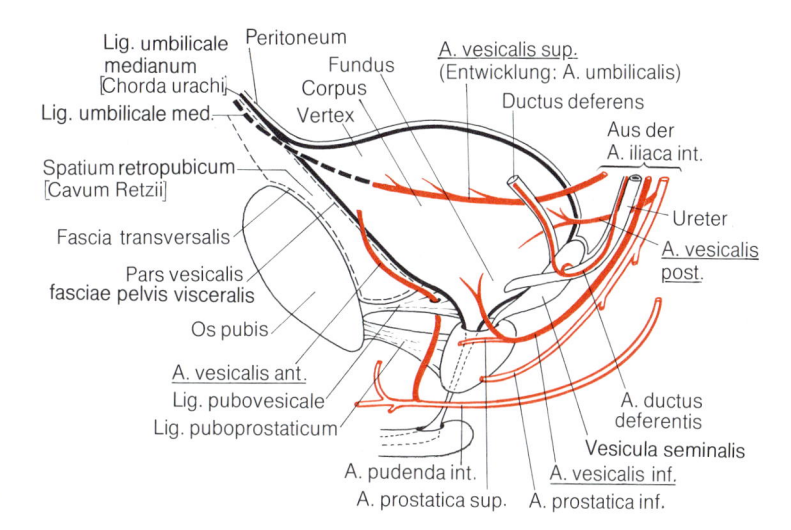

Abb. 355. Die arterielle Gefäßversorgung der Harnblase

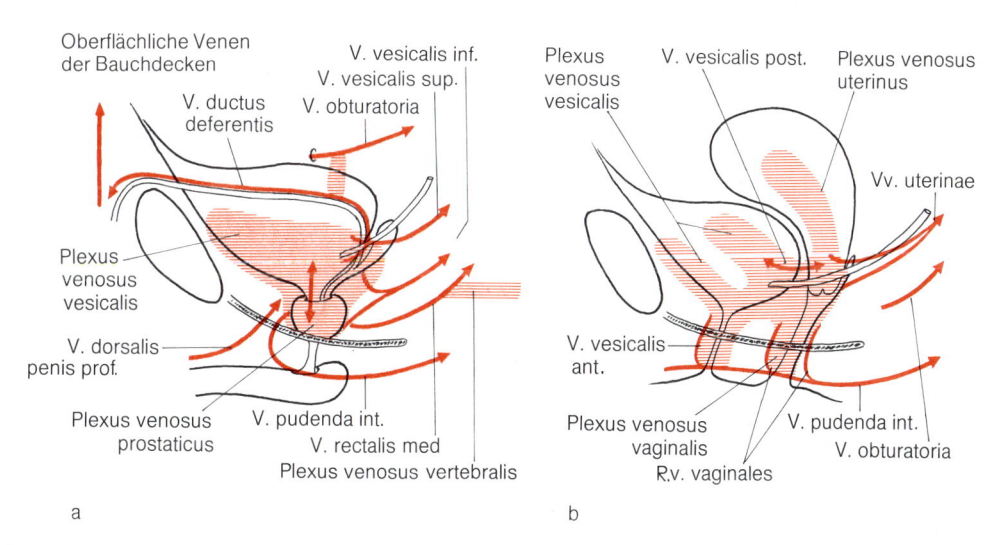

Abb. 356a u. b. Schematische Darstellung der venösen Gefäße der Harnblase beim Manne (a) und bei der Frau (b)

und macht alle Bewegungen der Harnblase bei Füllung und Entleerung mit.

6. Gefäß- und Nervenversorgung der Harnblase

Arterien
— Die wesentlichen Zuflüsse erfolgen über die **A. vesicalis superior** (nicht obliterierter Anteil der A. umbilicalis) zur lateralen Blasenwand und zur Blasenoberfläche (Abb. 355),
— und die **A. vesicalis inferior** (aus der A. iliaca interna) zum Blasengrund.
— Dazu kommen kleinere Äste aus der *A. obturatoria*, der *A. rectalis media* und der *A. pudenda interna*.

Venen
Das Blut aus den submukösen und den intramuskulären Venennetzen (Abb. 356) wird im **Plexus venosus vesicalis,** der den Fundus der Harnblase umgibt, gesammelt. Er steht beim Manne mit dem **Plexus venosus prostaticus** in enger Verbindung [Plexus venosus vesicoprostaticus]. In ersteren Plexus münden auch die *V. dorsalis penis profunda*, bei der Frau die *Vv. dorsales clitoridis profundae*, ein. Aus dem Plexus wird das Blut entweder direkt zu den *Vv. iliaci interni*, aber auch über die *Vv. rectales, Vv. obturatoriae* und *Vv. pudendae interni* abgeführt.

Lymphgefäße
Die Lymphabflüsse aus der oberen Blasenwand und den seitlichen Blasenpartien gelangen zu den **Nodi lymphatici iliaci externi**, aus dem Gebiet des Blasenfundus und des Trigonum vesicae zu den **Nodi lymphatici iliaci interni**. Die Lymphbahnen der Blasenvorderwand werden über *Nodi lymphatici vesicales anteriores* im Spatium retropubicum dem Abflußgebiet des Blasenfundus zugeleitet. Aus dem Fundusgebiet ziehen einzelne Gefäße über den Beckenboden zu den **Nodi lymphatici sacrales**.

Nerven
Die Nervenfasern von Sympathicus und Parasympathicus gelangen über den **Plexus hypogastricus inferior [pelvinus]** und die **Plexus vesicales** an die Harnblase, zahlreiche Ganglien sind innerhalb der Harnblasenwand verteilt. Die parasympathischen Fasern aus S 2 — S 4 versorgen die Muskulatur des M. detrusor vesicae motorisch, rückläufig erreichen mit ihnen sensible Impulse das Reflexzentrum für die Entleerung im Sacralmark. Die sympathischen Fasern aus dem Plexus hypogastricus inferior beeinflussen den Tonus der Gefäße und die Muskulatur des Blasenhalses bei der Füllung. So wird vom Sympathicus bei der Ejaculation der Austritt von Harn aus der Blase verhindert. Sein Reflexzentrum liegt im Lumbalmark. Die quergestreifte Muskulatur des M. sphincter vesicae externus erhält ihre motorischen Impulse über den N. pudendus.

Klinische Hinweise. Gegen Ende der Gravidität hat nur noch die Cervix uteri Kontakt zur dorsalen Blasenoberfläche. Auch bei geringer Füllung steigt dann die Harnblase über den Symphysenrand auf. Unter der Geburt weicht die Harnblase nach seitwärts oben (meist nach rechts) aus, dadurch kommt aber der Sphincterabschnitt in Gefahr, gegen die Symphyse gepreßt zu werden. Bei Inkontinenz durch Zerstörung des Blasensphincter kann eine neue Muskelschlinge aus Fasern des M. pyramidalis geformt werden.

Aus der Nachbarschaft zum Os pubis ergibt sich auch die leichte Verletzbarkeit der Harnblase bei Beckenbrüchen. Auch Einrisse durch Bindegewebszug beim Auseinanderweichen der Beckenknochen sind möglich. Bei Austritt von Harn in das Bindegewebe des Spatium retropubicum und paravesicale, z.B. bei extraperitonealer Blasenruptur, kann es zu Entzündungen des Beckenbindegewebes kommen, die auch auf das subseröse Bindegewebe des gesamten Bauchraumes und der Beckenwand übergreifen können.

Bei Füllung ist die Eröffnung der Harnblase ohne Verletzung des Peritoneums über der Symphyse möglich *(Sectio alta)*, ein Zugangsweg zur Prostata, die dann durch das Trigonum vesicae erreichbar wird.

Muß die Harnblase dauernd gegen Widerstand entleert werden, wie z. B. bei der Prostatahypertrophie, nimmt die Muskulatur an Masse zu, es bildet sich die sog. **Balkenblase**.

IV. Einteilung der Geschlechtsorgane

Für die topographische Beschreibung ist eine Einteilung der Geschlechtsorgane in innere und äußere zweckmäßig. Dabei ist eine vergleichende Betrachtungsweise der männlichen und weiblichen Geschlechtsorgane angebracht. Sie hat ihre Grundlage nicht nur in der Organentwicklung (Tabelle 92, S. 488), sondern ergibt sich auch aus der Zusammenstellung der Organfunktionen (Tabelle 94).

Zu den *inneren* Geschlechtsorganen gehören neben den Keimdrüsen die keimzellenleitenden Gangabschnitte, die sich von den *Wolffschen* und *Müllerschen Gängen* ableiten. Die *äußeren* Geschlechtsorgane entwickeln sich aus dem *Sinus urogenitalis*, den *Geschlechtshöckern und -wülsten*. Die Grenze zwischen außen und innen wird durch den Einmündungsort der Wolffschen und Müllerschen Gänge in den Sinus urogenitalis festgelegt. So gesehen befinden sich die inneren Geschlechtsorgane cranial vom Diaphragma pelvis in der Beckenhöhle. Die äußeren liegen caudal davon in der Fossa ischiorectalis und bilden im wesentlichen die geschlechtsspezifische Form der Körperöffnungen.

V. Innere männliche Geschlechtsorgane
(Abb. 357)

Zu den inneren männlichen Geschlechtsorganen zählen wir den Hoden, **Testis,** den Nebenhoden, **Epididymis,** den Samenleiter, **Ductus deferens,** die verschiedenen akzessorischen Geschlechtsdrüsen, wie Vorsteherdrüse, **Prostata,** Bläschendrüse, **Vesicula seminalis,** und die *Gll. bulbourethrales* (Cowpersche Drüsen).

Das männliche Glied, **Penis,** mit der Harnsamenröhre, **Urethra,** und der Hodensack, **Scrotum,** werden als äußere männliche Geschlechtsorgane bezeichnet (Abb. 363)

1. Testis, Hoden

Der Hoden ist ein paarig angelegtes, pflaumenförmiges Organ (Abb. **358**). Sein durchschnittlicher Längsdurchmesser beträgt 4–5 cm, seine Breite 2,5–3,5 cm und seine Dicke 1,8–2,4 cm. Dabei ist der linke Hoden meist etwas größer als der rechte und reicht etwas tiefer in das Scrotum hinab.

Tabelle 94. Vergleichende Gegenüberstellung der Organe des männlichen und weiblichen Genitale im Hinblick auf die Funktion

Männliches Organ	Funktion	Weibliches Organ
Testis	*Keimzellproduktion* *Inkretion*	Ovarium
Epididymis	Hilfsapparat *Speicherorgan*	–
Ductus deferens	*Ausführungsgangsystem* Samenleiter – Eileiter	Tuba uterina
Prostata Vesicula seminalis Gll. bulbourethrales	Hilfsapparat *Sekretbereitung*	–
–	*Brutraum* *Austreibungsorgan*	Uterus
Penis (mit Harnsamenröhre)	*Kopulationsorgan* *Geburtskanal*	Vagina

Das Organ wird durch eine derbe Membran, **Tunica albuginea,** begrenzt. Diese ist nicht dehnbar und ermöglicht so die Aufrechterhaltung des für die Spermiogenese notwendigen Binnendruckes. Das Innere des Hodens ist durch radiär von der Kapsel zum **Mediastinum testis** ziehende feine Scheidewände, *Septula testis,* gekammert. In den meist durchbrochenen Bindegewebsmembranen verlaufen Nerven sowie Blut- und Lymphgefäße. In den Kämmerchen findet man jeweils mehrere aufgeknäuelte Kanälchen, **Tubuli seminiferi contorti,** die zusammen die Hodenläppchen, *Lobuli testis,* bilden. Die Länge der miteinander anastomosierenden Tubuli wird mit 30–80 cm, ihre Gesamtlänge in einem Hoden mit 150–300 m angegeben. Im Bindegewebe zwischen den Tubuli findet man ein ausgeprägtes Gefäßnetz. In seinen Maschen sind zahlreiche epitheloide Zellelemente anzutreffen, die als **interstitielle Zellen (Leydigsche Zwischenzellen)** bezeichnet werden. Samenkanälchen und intertubuläres Gewebe zusammen bilden das Hodenparenchym. Dabei übernehmen die Zellen der Wandauskleidung der Samenkanälchen, **Sertolizellen,** die Produktion einer Flüssigkeit für Spermientransport und -ernährung. Dem darin eingelagerten *Samenepithel* kommt die Aufgabe der Bildung und Abgabe von Samenzellen zu. Die interstitiellen Zellen sind der endokrine Gewebsanteil. Sie bilden das *Testosteron,* das neben der unmittelbaren örtlichen Wirkung auf die Spermiogenese (Nah- oder Kontaktwirkung) für die Entwicklung und

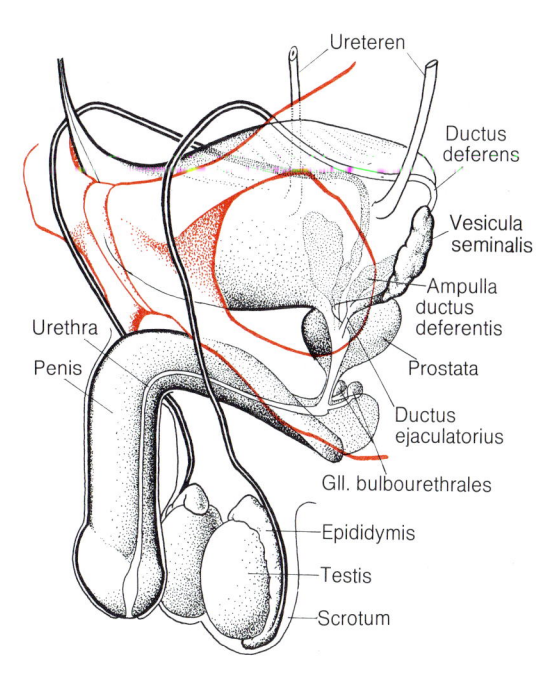

Abb. 357. Übersicht über die männlichen Geschlechtsorgane (schwarz) und ihre Lage zum knöchernen Becken

Erhaltung der Geschlechtsorgane und die geschlechtsspezifische Prägung des Körpers von ausschlaggebender Bedeutung ist.

Die Tubuli seminiferi contorti münden als **Tubuli seminiferi recti** in das **Rete testis,** ein im Mediastinum testis gelegenes Netzwerk von Kanälchen, die von dem umgebenden Bindegewebe

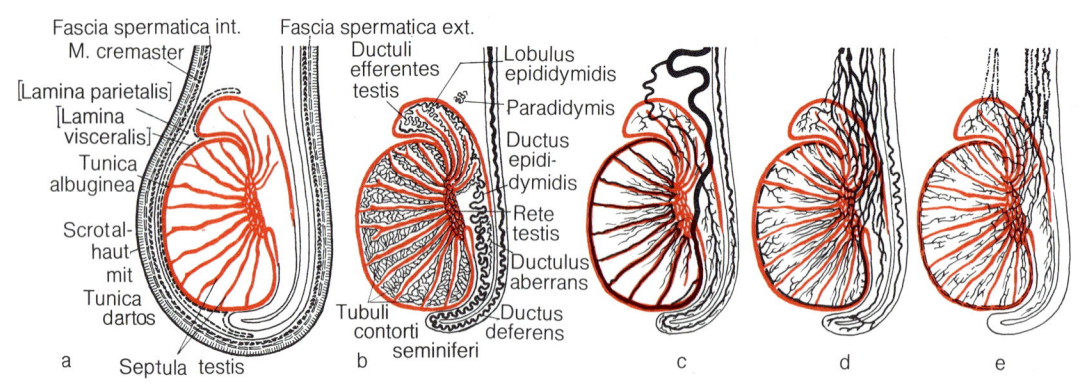

Abb. 358a–e. Hoden und Nebenhoden. (a) Hodenhüllen; (b) samenbereitende und -leitende Anteile; (c) Arterien; (d) Venen; (e) Lymphgefäße. Jeweils rot eingezeichnet die Tunica albuginea, die Septula testis, das Bindegewebe des Rete testis und die Septen zwischen den Coni epididymidis. (Aus Johnson, Gomes u. Vandemark, 1970)

offen gehalten werden. Im Anschluß daran beginnen mit den in den Nebenhoden führenden **Ductuli efferentes testis** die ableitenden Samenwege.

Gefäß- und Nervenversorgung des Hodens

Sie wird durch die entwicklungsgeschichtlichen Vorgänge bei der Bildung des Organs und seine Lageveränderungen bestimmt.

— Die **A. testicularis** [A. spermatica interna] entspringt aus der Aorta abdominalis und erreicht nach Durchtritt durch den Leistenkanal den Hoden. Sie verläuft im Samenstrang meist stark geschlängelt. Nach Eintritt in die Tunica albuginea am Hilus teilt sie sich meist in zwei Äste auf, die sich während des geschlängelten Verlaufes um die laterale und mediale Wand des Hodens dort flächenhaft ausbreiten. Ihre Äste dringen dann in Richtung auf das Mediastinum testis senkrecht durch die Tunica albuginea in den Hoden ein. Die eigentliche Versorgung des Hodenparenchyms erfolgt erst nach Aufzweigung im Mediastinum durch **Rr. recurrentes**.

— Aus dem peritubulären Capillarnetz führen kleine Venenstämme das Blut zur Tunica albuginea, wo sie große Sammelvenen bilden, die dann in geschlängeltem Verlauf an der Oberfläche des Organes zum Hilus ziehen. Außerdem sammelt sich das Blut aus den in den Septula testis verlaufenden Zentralvenen im Bereich des Mediastinum testis. Beide Venengeflechte vereinigen sich am Hilus. Sie bilden durch ein dichtes Netz von Anastomosen den **Plexus pampiniformis** um die A. spermatica, ihre Fortsetzung **V. testicularis** mündet *rechts in die V. cava inferior, links in die V. renalis sinistra*.

— Die im Zwischengewebe des Hodens beginnenden Lymphgefäße führen die Lymphe über den Hilus entlang dem Samenstrang zu den **Nodi lymphatici lumbales** in der Bauchhöhle.

— Entsprechend der arteriellen Versorgung kommen die Nerven aus dem **Plexus coeliacus**. Über den **Plexus renalis** erreichen sie in Begleitung der A. testicularis den Hoden.

Residualstrukturen

In Hodennähe finden sich einige Residualstrukturen aus der Entwicklung. Ein Rest des ursprünglich abdominalen Endes des Müllerschen Ganges ist eine kleine, rundliche, mit Gallerte gefüllte Cyste am oberen Pol des Hodens, *Appendix testis*. Ein Urnierenrest ist im Bereich des Nebenhodenkopfes anzutreffen, *Appendix epididymidis*. Beide werden als **Morgagnische Hydatiden** bezeichnet. Ebenfalls ein Urnierenrest ist ein im Bindegewebe in der Nähe des Nebenhodenkopfes gelegenes, aus aufgeknäuelten Kanälchen bestehendes Knötchen, das als *Paradidymis* (Giraldessches Organ) bezeichnet wird.

Am unteren Pol des Hodens findet man einen Bandzug, der nach abwärts zur Scrotalhaut zieht. Er gehört wie die Faserzüge, die durch den Canalis inguinalis hindurchziehen, zu den Resten der Genitalfalte, die in ihrer Gesamtheit als Leitband des Hodens, *Gubernaculum testis*, bezeichnet werden.

2. Epidymis, Nebenhoden (Abb. 358)

Der Nebenhoden besteht aus einem dicken oberen Anteil, **Caput**, einem schmalen langgezogenen **Corpus** und der unten gelegenen **Cauda epididymidis**. Der Nebenhoden liegt in seiner ganzen Länge dorsal dem Hoden an.

Die *Ductuli efferentes testis* knäueln sich nach dem Durchtritt durch die Tunica albuginea des

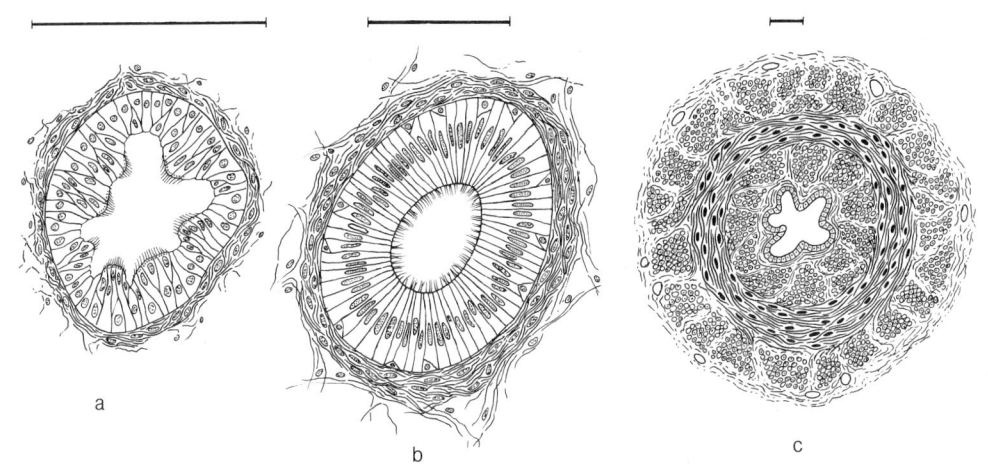

Abb. 359 a–c. Mikroskopische Bilder von Schnitten (a) durch einen Ductulus efferens, (b) den Ductus epididymidis und (c) den Ductus deferens. Beachte die Anordnung der Muskulatur

Hodens unter Bildung kegelförmiger Läppchen, **Lobuli epididymidis (Coni epididymidis),** im Nebenhodenkopf auf. Aus dem obersten Ductulus efferens entwickelt sich ein in vielfachen Windungen im Bindegewebe des Corpus und der Cauda epididymidis verlaufender Gang, der Nebenhodengang, **Ductus epididymidis,** in den alle anderen Lobuli epididymidis einmünden. Er besitzt eine Gesamtlänge von 4–6 m und geht an seinem distalen Ende in den *Ductus deferens* über. Es treten *Ductuli aberrantes* auf. Der Nebenhoden ist nicht von Tunica albuginea überzogen.

Morphologie des Nebenhodens
Die *Ductuli efferentes* (Abb. 359) werden von einem teilweise mehrreihigen Cylinderepithel ausgekleidet, an dessen Oberfläche Kinocilien zu finden sind. Die dazwischenliegenden, mit kubischen Zellen ausgekleideten Buchten sind als endoepitheliale Drüsen aufzufassen. Die Kanälchenwandung ist von einer spärlichen Schicht glatter Muskelfasern umgeben. Der Nebenhodengang, *Ductus epididymidis,* besitzt ein hohes zweireihiges Cylinderepithel, das an der Oberfläche Stereocilien trägt. Apikal in den Zellen finden sich kleine Sekretvacuolen, die zwischen den Cilien in das Lumen abgegeben werden. Die Absonderung nimmt mit der Zahl der gespeicherten Samenfäden zu, die Höhe des Epithels ab. Unter der Basalmembran findet sich gut ausgeprägte, ringförmig angeordnete glatte Muskulatur. Sie dient dem Transport des Samens.

Gefäß- und Nervenversorgung des Nebenhodens
Die Blutzuflüsse stammen aus einem *Endast der* *A. spermatica* und einem damit anastomosierenden Ast der *A. ductus deferentis.*

Die abführenden Venen führen in den **Plexus pampiniformis.**

Lymphgefäßabflüsse und Nervenversorgung entsprechen der des Hodens.

3. Ductus deferens, Samenleiter

Der Ductus deferens ist ein 50–60 cm langer Gang mit einem o,5–1 mm weiten Lumen. Er beginnt als Fortsetzung des Nebenhodenganges am unteren Ende des Nebenhodens. An der medialen Seite des Nebenhodens vorbei gelangt er, zunächst gewunden, später gestreckt verlaufend, mit dem Samenstrang, an dessen Rückseite gut tastbar, durch den Leistenkanal in den Bauchraum. Unter dem Peritoneum an der Wand des kleinen Beckens entlang erreicht er den lateralen Rand der Harnblase, die er umzieht und der er sich am Blasengrund zusammen mit dem Samenleiter der Gegenseite nun frei von Peritoneum anlegt. An dieser Stelle findet sich eine Auftreibung, **Ampulla ductus deferentis.**

Morphologie des Samenleiters
Das Lumen des Samenleiters wird von einem zweireihigen Cylinderepithel ausgekleidet, das mit seiner Basalmembran einem an elastischen Fasern reichen Bindegewebe aufliegt. In nichtgedehntem Zustand bildet die Schleimhaut des Samenleiters mehrere Längsfalten, die bei Erweiterung des Lumens verstreichen können. In der Ampulla ductus deferentis werden die Schleimhautfalten zahlreicher, in den dazwischen entstehenden Divertikeln enthält das ein-

schichtig prismatische Epithel zahlreiche Sekretkörnchen. Auffallend stark ausgebildet ist die Tunica muscularis. Sie läßt sich in drei Schichten unterschiedlichen Faserverlaufes unterteilen, deren Fasern jedoch ein funktionell zusammenhängendes Geflecht bilden. Der Verlauf ist in Ruhelage im inneren und äußeren Bereich mehr längsorientiert, in der mittleren Schicht mehr ringförmig. Der äußeren Muskelschicht liegen zahlreiche längsverlaufende elastische Fasern an. Die Entleerung des gefüllten Samenleiters wird durch eine einzige über ihn hinweglaufende Kontraktion der Muskulatur erreicht.

Gefäß- und Nervenversorgung des Ductus deferens

— Zuführendes Gefäß ist die **A. ductus deferentis** aus der *A. vesicalis inferior*.
— Der venöse Abfluß erfolgt über den **Plexus pampiniformis** und über den **Plexus vesicoprostaticus**.
— Die vegetativen Nervenäste stammen aus den Beckengeflechten.

4. Vesicula seminalis [Glandula vesiculosa], Bläschendrüse

Die Vesicula seminalis (Abb. 360) ist ein in gestrecktem Zustand etwa 15–20 cm langer, mit Schleimhaut ausgekleideter Gang. Er ist unregelmäßig aufgewunden und mit dem adventitiellen Bindegewebe verwachsen. Die 4–5 cm langen Bläschendrüsen liegen lateral von den Ampullae ductus deferentis und medial von den Ureteren dem Blasenfundus an, mit dem sie verwachsen sind. Mit ihren freien Kuppen erreichen sie meist noch das Peritoneum der Excavatio rectovesicalis, liegen im übrigen aber extraperitoneal. Der Ausführungsgang, **Ductus excretorius,** mündet innerhalb der Prostata in den Ductus deferens. Das gemeinsame Endstück bis zur Einmündung in die Harnsamenröhre ist der Spritzkanal, **Ductus ejaculatorius.**

Morphologie der Bläschendrüse

Die Drüsen der Vesicula seminalis (Abb. 361) senken sich tief unter das Schleimhautniveau des allgemeinen Drüsenganges in die Mucosa ein. Sie sind mit einem prismatischen Epithel ausgekleidet, das Anzeichen ekkriner und apokriner Extrusion erkennen läßt. Dabei entsteht ein zähes gelatinöses Sekret, das dem Ejaculat beigemischt wird. Auffallend ist die kräftige Muskelwand des Drüsenganges. Bindegewebe der Mucosa und Muskulatur sind deutlich voneinander getrennt, so daß keine Muskelfasern zwischen die Drüsenlumina reichen.

Gefäß- und Nervenversorgung der Vesicula seminalis

— Die arterielle Versorgung erfolgt aus Ästen der *A. vesicalis inferior,* insbesondere der **A. ductus deferentis,**
— der venöse Abfluß in den **Plexus vesicoprostaticus.**
— Die Lymphabflüsse gelangen zu den **Nodi lymphatici iliaci interni** und mit Gefäßen aus dem Plexus vesicalis und der Prostata zu den präsacralen Lymphknoten.
— Vegetative Nerven stammen aus den Beckengeflechten.

5. Ductus ejaculatorius, Spritzkanälchen

Der etwa 2 cm lange, gemeinsame Ausführungsgang von Bläschendrüse und Ductus deferens durchsetzt als Ductus ejaculatorius die Prostata. Seine Lichtung verengt sich dabei trichterförmig auf 0,2 mm. Die Einmündung in die Pars prostatica der Urethra erfolgt auf dem Samenhügel, *Colliculus seminalis,* beiderseits des Utriculus prostaticus.

Morphologie des Spritzkanälchens

Die Epithelauskleidung der Spritzkanälchen ist ein einschichtiges Cylinderepithel. Die Schleimhaut zeigt feine Längsfalten. Um das Spritzkanälchen bildet sich innerhalb des muskelreichen Zwischengewebes der Prostata ein röhrenförmiger Schwellkörper, aus diesen beiden Anteilen entsteht eine Art Sphincter.

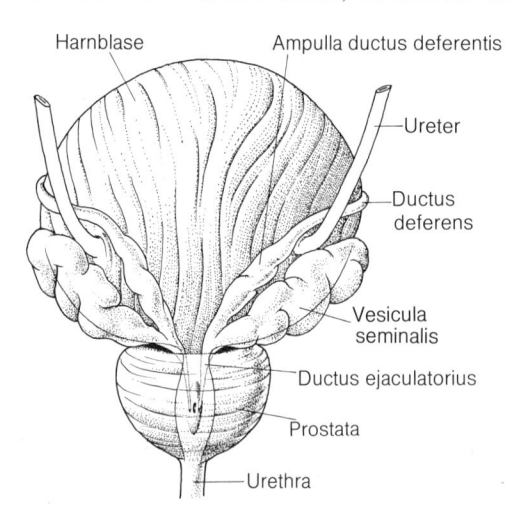

Abb. 360. Situs der männlichen Samenwege und der akzessorischen Geschlechtsdrüsen (Vesicula seminalis und Prostata)

Beckeneingeweide

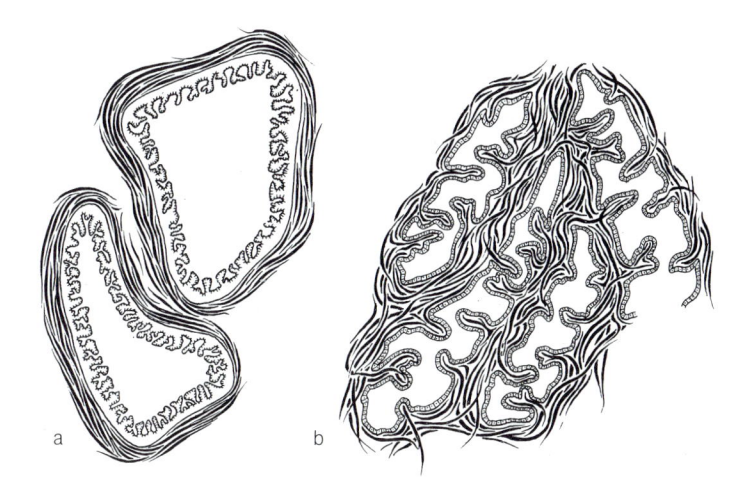

Abb. **361a** u. **b.** Mikroskopisches Bild von Drüsenanteilen, (**a**) der Vesicula seminalis, (**b**) der Prostata. Vergleiche die Lage der Muskulatur

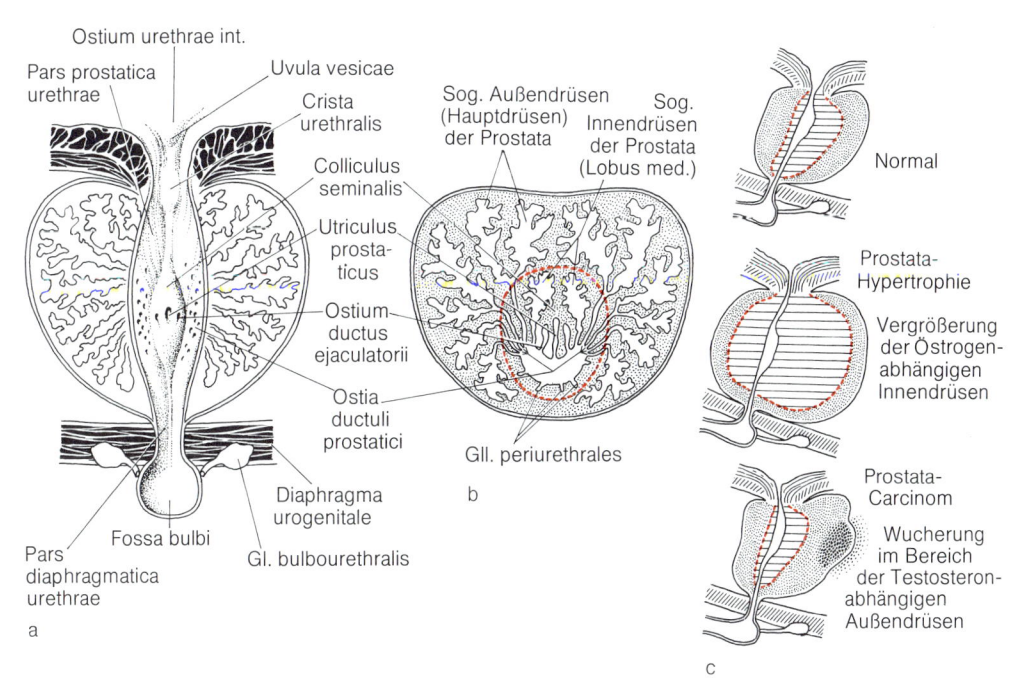

Abb. **362a–c.** Prostata. (**a**) Frontalschnitt; (**b**) Transversalschnitt; (**c**) Darstellung der Veränderungen der Drüsen des Mittellappens bzw. der sog. Hauptdrüsen

Die feinen, schlitzförmigen Öffnungen werden von einem Geflecht elastischer Fasern und venöser Gefäße umsponnen. Schlingen glatter Muskulatur aus dem Zwischengewebe der Prostata, die mit dem M. retractor uvulae in Verbindung stehen, schützen die Öffnungen der Samengänge wie auch der Prostatadrüsen gegen das Eindringen von Harn.

6. Prostata, Vorsteherdrüse (Abb. 362)

Die Prostata ist ein etwa eßkastaniengroßes Organ. Sie liegt mit ihrer Basis der Harnblase an, umhüllt die Harnröhre nach ihrem Austritt aus der Harnblase (Pars prostatica) und ragt mit ihrer Spitze durch den Levatorspalt bis an das Diaphragma urogenitale heran. Die abgeplattete Hinterfläche ist dem Rectum zugewandt. Eine derbe Kapsel, deren innere Schicht viele Mus-

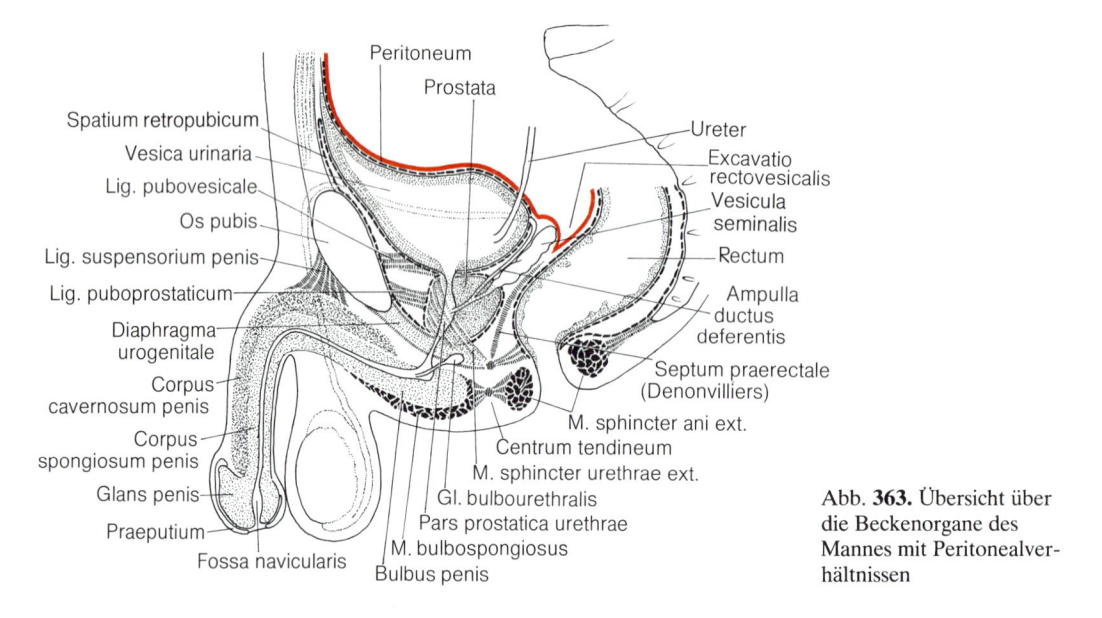

Abb. 363. Übersicht über die Beckenorgane des Mannes mit Peritonealverhältnissen

kelfasern enthält, umgibt das Organ. Ihre äußere Schicht besteht aus einem gefäßreichen lockeren Bindegewebe. Die Prostata liegt extraperitoneal in das Bindegewebe des Spatium subperitoneale eingebettet. Insbesondere durch das *Lig. puboprostaticum* ist sie fest mit dem Schambein verbunden.

Morphologie der Prostata

Die Prostata ist ein aus glatter Muskulatur bestehender Körper, in den ca. 30–50 tubuloalveoläre Drüsen eingebettet sind. Diese sind mit einem prismatischen Epithel ausgekleidet (Abb. 361). In der Bindegewebsschicht der Mucosa findet man neben ausgedehnten elastischen Fasernetzen reichlich glatte Muskelzellen, die bis in die kleinsten Schleimhautfalten vorspringen.

Es werden drei Drüsenanteile beschrieben, die schalenartig um die Harnröhre herum angeordnet sind:
- die submukösen **periurethralen Drüsen,**
- die sog. **Innendrüsen** (unter Östrogeneinfluß stehend) und
- die sog. **Außendrüsen** (unter Testosteroneinfluß stehend).

Sie sind allerdings histologisch nicht unterscheidbar. Die etwa 12–20 Ausführungsgänge münden seitlich vom Colliculus seminalis auf der Urethra (Abb. 363).

Gefäß- und Nervenversorgung der Prostata
- Die Gefäßversorgung erfolgt durch Äste der **A. vesicalis inferior** und der **A. rectalis media.**

- Die Venen bilden einen **Plexus prostaticus,** der in engem Zusammenhang mit dem Plexus venosus vesicalis steht. Es bestehen mehrere Verbindungen zu den Vv. iliacae interni.
- Die Lymphgefäße ziehen überwiegend zu den Lymphknoten an der Teilungsstelle der A. iliaca communis, außerdem bestehen Verbindungen zu den Lymphgefäßen des Rectums und zu den **Nodi lymphatici sacrales.**

VI. Innere weibliche Geschlechtsorgane
(Abb. 364)

Als innere weibliche Geschlechtsorgane bezeichnet man den Eierstock, **Ovar,** den Eileiter, **Tuba uterina,** die Gebärmutter, **Uterus,** sowie die Scheide, **Vagina.** Die Grenze zu den äußeren weiblichen Geschlechtsorganen ist durch das Jungfernhäutchen, *Hymen,* markiert, das den Scheidenvorhof, *Vestibulum vaginae,* von der Vagina trennt. Das aus den bedeckenden großen Schamlippen, *Labia majora,* und kleinen Schamlippen, *Labia minora,* aus der *Clitoris* und den *Gll. vestibulares majores* et *minores* bestehende äußere weibliche Genitale wird als **Vulva** oder *Cunnus* bezeichnet (Abb. 365).

1. Ovar, Eierstock

Das Ovar ist bei der geschlechtsreifen Frau ein plattovaler Körper. Er hat eine durchschnittliche Größe von 4 × 2 × 1 cm und wiegt 7–14 g. Das Ovar ist im kleinen Becken gelegen und mit einer eigenen Bauchfellduplikatur, *Mesovarium,* an der Dorsalseite des **Lig. latum uteri [plica**

Beckeneingeweide

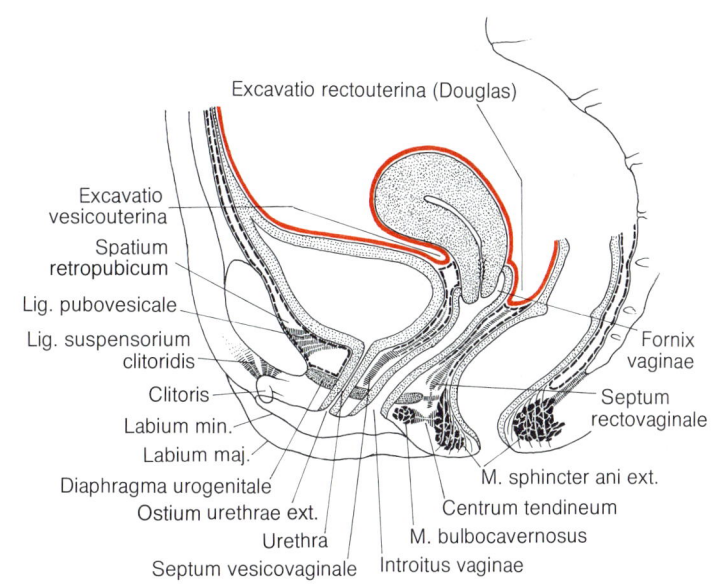

Abb. 364. Übersicht über die Beckenorgane der Frau, rot Peritoneum, gestrichelt Fascia pelvis visceralis [Fascia endopelvina]

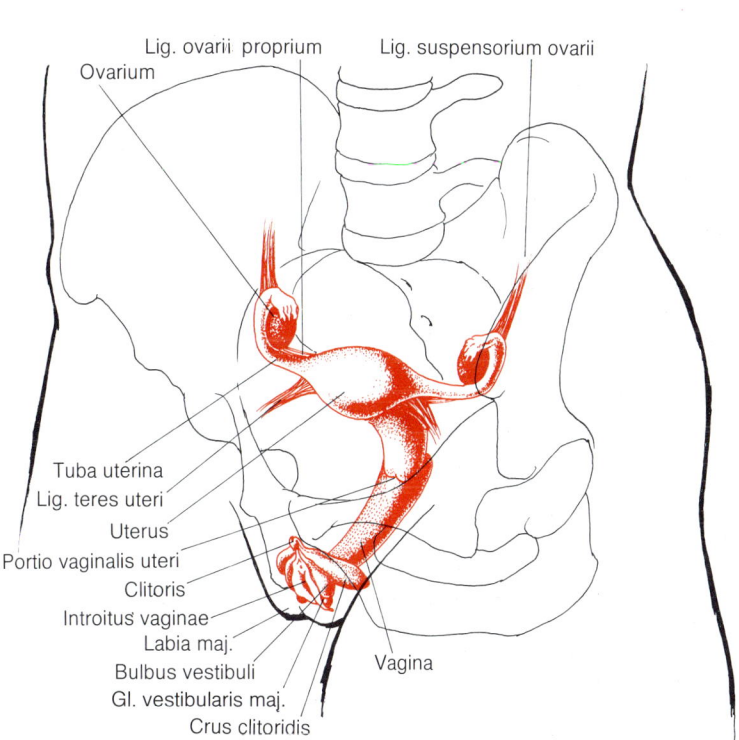

Abb. 365. Übersicht über die weiblichen Geschlechtsorgane (rot)

lata] befestigt. Durch elastische Bänder, die Faserzüge glatter Muskulatur enthalten, ist es federnd in seiner Lage fixiert. Am oberen tubaren Pol setzt das **Lig. suspensorium ovarii,** am unteren uterinen Pol das **Lig. ovarii proprium** an. Das Ovar kann in der Regel an der lateralen Wandung des kleinen Beckens in der sog. *Fossa ovarica* getastet werden, die durch die Gabelung der Vasa iliaca sowie durch die Ureterfalte begrenzt wird.

Morphologie des Ovar

Das Organ besteht aus einem Bindegewebskörper von derber Konsistenz, **Stroma ovarii,** der von einer Bindegewebsschicht, *Tunica albuginea,* begrenzt und vom *Peritoneum,* hier Keim-

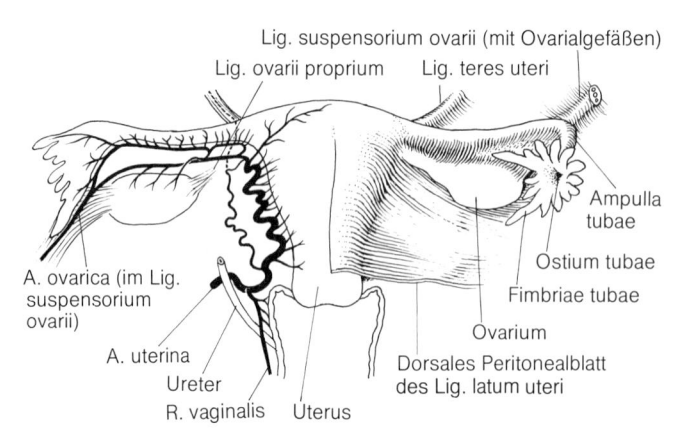

Abb. 366. Peritonealverhältnisse und Gefäßversorgung von Ovar, Tuben und Uterus – Ansicht von dorsal

drüsenepithel genannt, überzogen wird. Man unterscheidet eine Rindenschicht, *Substantia corticalis,* und eine Markzone, *Substantia medullaris.* Im peripheren Bereich findet man die Eizellen in den verschiedenen Stadien der Reifung sowie die Corpora lutea. Die Markzone beherbergt im Maschenwerk ihres Bindegewebes im wesentlichen die Blut- und Lymphgefäße sowie die herantretenden Nerven.

Gefäß- und Nervenversorgung des Ovar
(Abb. 366 u. 368)

Das Ovar wird sehr gut mit arteriellen Gefäßen versorgt.
– Entsprechend der Organentstehung tritt die aus der Aorta entspringende **A. ovarica** durch das Lig. suspensorium ovarii an den Hilus des Ovars heran. Hier bildet sich eine Anastomose mit dem **R. ovaricus** der A. uterina. Die feinen Verzweigungen gelangen durch die Substantia medullaris bis an die Follikel in der Substantia corticalis und dringen in die Theca folliculi ein, wo sie an der Lamina vitrea, der Basalmembran des Stratum granulosum, enden (S. 535).
– Die Venen sammeln sich im **Plexus ovaricus,** einem dem Plexus pampiniformis entsprechenden Geflecht, das in die benachbarten Beckenvenen mündet.
– Die im Stroma ovarii gelegenen Lymphgefäße umspinnen die Follikel und das Corpus luteum und erreichen über den Hilus die **Nodi lymphatici lumbales.**
– Die sympathischen und parasympathischen Nervengeflechte lassen sich entsprechend der Organentwicklung in eine obere Gruppe, aus dem **Plexus mesentericus superior** und **Plexus renalis** stammend, und eine untere Gruppe aus dem **Plexus rectalis** unterteilen. Sie dringen mit den Gefäßen bis in die Substantia corticalis vor. Im Mark werden vereinzelt sympathische Ganglienzellen gefunden.

Residualstrukturen

Neben dem Ovar findet man bei einigen Erwachsenen 10–20 kleine Kanälchen, die in einen längsverlaufenden Rest des Wolffschen Ganges einmünden und als **Epoophoron** bezeichnet werden. Sie sind der Rest der Urnierenanlage und entsprechen dem Nebenhoden des Mannes. Abgesprengte Kanälchen, bläschenartig erweitert, werden als *Appendices vesiculosi* bezeichnet. Daneben finden sich in der frühen Kindheit Reste der caudalen Urnierenanlage, das **Paroophoron.**

2. Tuba uterina, Eileiter (Abb. 366)

Der Eileiter ist ein 14–20 cm langer Schlauch mit einer freien Öffnung in die Bauchhöhle. Er verläuft insbesondere in seinem dem Ovar anliegenden, dem Uterus abgewandten Teil gewunden und bildet mit seinem Peritonealüberzug, **Mesosalpinx,** der Teil des *Lig. latum uteri* ist, die Oberkante der Genitalfalte. Wir unterscheiden mehrere Anteile. Der dem Ovar anliegende gewundene Anfangsteil ist trichterförmig erweitert, **Infundibulum tubae uterinae,** und trägt fransenartige Fortsätze, *Fimbriae tubae,* deren längste, *Fimbria ovarica,* meist dem Ovar aufliegt. Darauf folgt ein 4–10 mm weiter Anteil, dessen Schleimhaut zahlreiche verzweigte Falten bildet, **Ampulla tubae uterinae.** Zum Uterus hin wird das Lumen des Eileiters enger. Kurz vor der Einmündung in den Uterus befindet sich die engste Stelle, **Isthmus tubae uterinae,** deren äußerer Durchmesser nur 2–3 mm beträgt. Innerhalb der Uteruswandung liegt die **Pars uterina tubae,** die mit dem *Ostium uterinum tubae* in die obere Ecke des Uteruslumens mündet.

Morphologie der Eileiter

Die Wandung der Tuba uterina besteht aus drei Schichten, der Tunica mucosa, der Tunica mus-

Beckeneingeweide

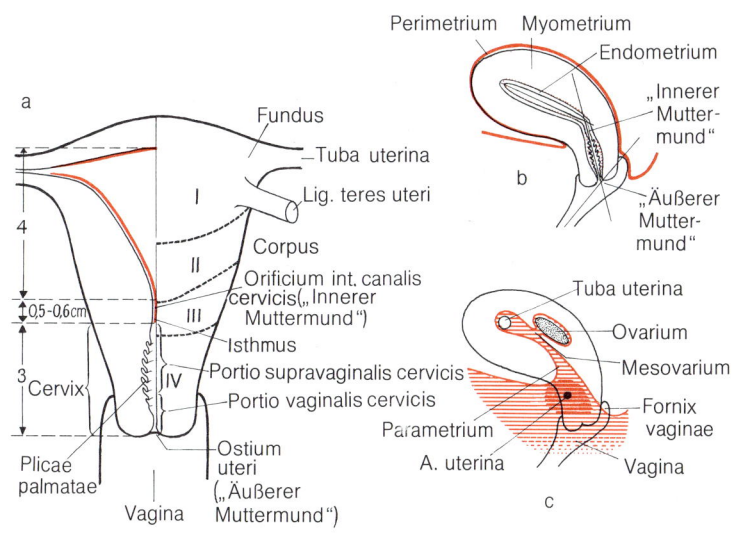

Abb. 367a–c. (a) Peritonealverhältnisse: I = Peritoneum nicht abtrennbar, II = Peritoneum mit dem Messer abtrennbar, III = zurückschiebbar, IV = kein Peritonealüberzug; Uteruscavum (rot Teile der Schleimhaut, die während des Zyklus abgestoßen werden); (b) Schnitt durch den Uterus, Anteflexio, Anteversio, Schichtenbau; (c) Sagittalschnitt durch die Plica lata, dick schraffiert die Haltebänder an der Cervix uteri.

cularis und der Tunica serosa. Während die Mucosa mit ihren hohen Falten im Bereich der Ampulla den stärksten Wandanteil bildet, ist dies im Isthmusbereich die Muskulatur.

Die Muskulatur zeigt eine scherengitterartige Anordnung, deren Fasern in flachen Schraubenwindungen verlaufen. Die Innen- und Außenschicht besitzt mehr in Längsrichtung, die Mittelschicht mehr in zirkulärer Richtung angeordnete Fasern. Im Bereich der schwach ausgebildeten Muscularis der Ampulla verlaufen sie fast nur zirkulär. Bemerkenswert ist, daß die äußeren Faserzüge der glatten Muskulatur in das Bindegewebe des Lig. latum uteri ausstrahlen und auch eine besondere Anordnung zu den Gefäßen aufweisen. Ob damit eine funktionelle Unterteilung der Tube in verschiedene kammerartige Abschnitte möglich ist, kann nicht sicher ausgesagt werden, wie überhaupt der Wirkungsmechanismus der Muskulatur beim Eitransport nicht eindeutig geklärt ist.

Das Epithel der Schleimhaut ist ein einschichtiges prismatisches Epithel. Zum Teil, insbesondere im distalen Tubenabschnitt, trägt es Kinocilien, dazwischen findet man sekretorisch aktive Zellen.

Gefäß- und Nervenversorgung der Tuba uterina (Abb. 366 u. 368)
— Die Gefäßversorgung erfolgt aus dem **R. tubarius** der **A. uterina**. Das Infundibulum wird aus der **A. ovarica** versorgt.

— Die Venen leiten in das *Venennetz des Uterus* über.
— Die *Lymphgefäße* führen entlang der A. ovarica zu den aortalen Lymphknoten und überdies zu den **Nodi lymphatici iliaci interni**.
— Die Nerven kommen aus dem **Plexus ovaricus** und damit entsprechend der Organentstehung aus dem *Plexus coeliacus* und *Plexus renalis*.

3. Uterus, Gebärmutter, (Abb. 367)

Der Uterus ist ein 7–8 cm langes, birnenförmiges Organ, das von vorn nach hinten abgeplattet ist. Die oberen zwei Drittel werden dem Körper, **Corpus uteri,** das untere Drittel dem Gebärmutterhals, **Cervix uteri,** zugerechnet. Der oberste Teil des Corpus über den Tubenmündungen wird als **Fundus uteri** bezeichnet. Ein Teil der Cervix uteri ragt in die Vagina hinein, *Portio vaginalis,* der andere Teil liegt oberhalb der Vagina, *Portio supravaginalis.*

Die Längsachse des Uterus bildet mit der Längsachse der Vagina einen nach vorne offenen stumpfen Winkel *(Anteversio uteri).* Das Corpus ist gegen die Cervix ebenfalls nach vorne abgeknickt *(Anteflexio uteri).*

Vom Corpus wird der dreieckige Spalt des **Cavum uteri** umschlossen. In die beiden seitlichen oberen Zipfel münden die Tuben ein. Im Bereich der Cervix uteri findet sich ein spindelförmiger Kanal, **Canalis cervicis uteri,** dessen äußere Mündung auf der Portio vaginalis cervicis als äußerer Muttermund, **Ostium uteri,** bezeichnet wird. Das innere, sehr enge Ende des Cervixkanales wird durch den inneren Muttermund am **Isthmus uteri** vom Cavum uteri abgegrenzt. Im Cervixkanal bildet die Schleimhaut palmenblattartige Falten, *Plicae palmatae.* Die Gesamtlänge von Cervix und Cavum uteri beträgt 6–7 cm.

Morphologie des Uterus

Die Masse des Uterus besteht aus glatter Muskulatur, **Myometrium** (Tunica muscularis). Sie ist im Bereich des Fundus und oberen Corpusabschnittes sehr stark, im Cervixanteil schwächer ausgebildet. Innerhalb dieses Muskelmantels findet man die Schleimhaut, **Endometrium** (Tunica mucosa), von der nur der Corpusanteil an den cyclischen Veränderungen beteiligt ist. Eine scharfe Abgrenzung zwischen Muskulatur und Schleimhaut ist nicht vorhanden. Der Uterus ist vorn und hinten von Peritoneum, **Perimetrium** (Tunica serosa), überzogen und liegt damit in der Peritonealfalte des *Lig. latum uteri* [Plica lata]. Das Peritoneum ist unterschiedlich fest mit dem Myometrium verwachsen.

Seitlich vom Uterus, insbesondere im Cervixbereich, findet man größere Mengen Bindegewebe, **Parametrium,** in dem Nerven und Gefäße an den Uterus herantreten. Dieses Bindegewebe stellt die Verbindung zur seitlichen Beckenwand in Form von Faserzügen her, die am Boden der *Plica lata* verlaufen. Man kann verschiedene Bandzüge, in denen auch glatte Muskelfasern anzutreffen sind, isolieren, von denen der wichtigste als *Lig. cardinale* bezeichnet wird. Andere Bandzüge ziehen nach ventral und dorsal und werden jeweils nach ihrem Ansatz, z. B. *Lig. rectouterinum,* benannt. Alle diese Bänder ziehen im Spatium subperitoneale an die *Cervix uteri* heran und fixieren damit den Uterus im Becken. Das am Uterustubenwinkel vom Uterus abgehende und durch den Canalis inguinalis zu den Labia majora verlaufende *Lig. teres uteri,* ein Überrest der Gonadenfalte, hat *keine* Haltefunktion.

Die Schleimhaut, **Endometrium,** wird durch ein einschichtiges hochprismatisches Cylinderepithel, das teilweise Kinocilien trägt, gegen das Cavum uteri abgegrenzt. Dieses Cavumepithel senkt sich in das darunterliegende Bindegewebe in Form von tubulösen Drüsen ein, deren Ausbildung cyclusabhängig ist. Bei der Abstoßung der Schleimhaut bleiben die tiefen Drüsenanteile mit dem umgebenden Bindegewebe erhalten, *Zona basalis,* nur die darüberliegenden Schleimhautanteile nehmen an den Cyclusveränderungen teil, *Zona functionalis,* und werden auch abgestoßen. Die Regeneration der Schleimhaut nimmt vom Drüsengrund ihren Ausgang. Das als *Stroma* bezeichnete Bindegewebe der Uterusschleimhaut ist auffallend faserarm und zellreich. In seinen Maschen findet man Lymphocyten, Leukocyten, Plasmazellen und Histiocyten. In den späten Phasen des Cyclus speichern die Stromazellen unter der Oberfläche intensiv Glykogen, Eiweiß, Aminosäuren und Lipide. Diese Zellen werden dann als Deciduazellen bezeichnet.

Gefäß- und Nervenversorgung des Uterus (Abb. 368)

— Die arterielle Zufuhr erfolgt durch die **A. uterina** aus der *A. iliaca interna.* Sie gelangt mit dem Lig. cardinale in Höhe der Cervix an die Seitenwand des Uterus. Der nach oben führende Hauptast hat einen stark geschlängelten Verlauf, anastomosiert im Bereich des Fundus mit der Gegenseite

• und bildet mit einem Endast **(R. ovaricus)** eine Anastomose mit der *A. ovarica* aus der Aorta abdominalis.

• Der *R. tubarius* versorgt die Tuben.

• Der absteigende Ast der A. uterina ist etwas schwächer und versorgt als **A. vaginalis** die Vagina.

— Die venösen Abflüsse bilden ein sehr ausgeprägtes Netz klappenloser Venen. Die verschiedenen Geflechte, **Plexus venosus uterinus, Plexus venosus cervicalis uteri** und **Plexus venosus vaginalis** werden im parametranen Bindegewebe zu den *Vv. iliacae internae* abgeleitet. Dabei ist zu beachten, daß die Mitte des Uterus von Gefäßen weitgehend frei bleibt, so daß bei Eingriffen am Uterus hier nur mit geringen Blutungen zu rechnen ist.

— Die Lymphabflüsse des Endometriums erfolgen durch das Myometrium in den parametranen Bereich, wohin auch der Abfluß der Lymphe aus dem Perimetrium erfolgt. Regionäre Lymphknoten für die Cervix sind die **Nodi lymphatici iliaci interni,** die entlang der A. iliaca interna erreicht werden und die **Nodi lymphatici sacrales.** Die Lymphe des Corpus uteri gelangt in die **Nodi lymphatici lumbales** direkt über die Vasa ovarica. Über das Lig. teres uteri wird eine Verbindung mit den **Nodi lymphatici inguinales superficiales** hergestellt.

— Die *sympathische* nervöse Versorgung erfolgt über das **Ganglion mesentericum inferius.** Die Fasern ziehen zu einem besonderen Geflecht, **Plexus uterovaginalis,** das seitlich zwischen Cer-

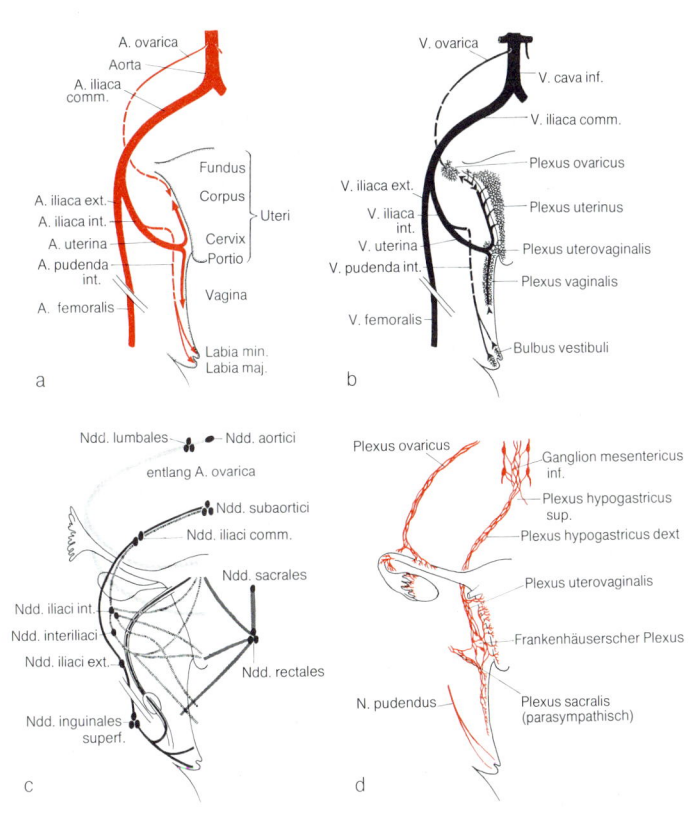

Abb. 368a–d. Schematische Darstellung (a) der arteriellen Versorgung, (b) des venösen Abflusses, (c) des Lymphabflusses, (d) der Nervenversorgung des weiblichen Genitale

vix und Scheidengewölbe gelegen ist und Ganglien enthält (Frankenhäuserscher Plexus). Hier strahlen auch die *parasympathischen* Fasern ein, die als **N. pelvinus** aus S 3 und S 4 stammen.

4. Vagina, Scheide (Abb. 350)

Die Vagina ist ein 6–8 cm langes, etwa 2–3 cm breites muskulär-bindegewebiges Hohlorgan, das bei der *Kohabitation* gedehnt werden und sich als *Geburtskanal* dem Umfang des kindlichen Kopfes anpassen kann. Vorder- und Hinterwand liegen normalerweise unmittelbar aufeinander, so daß im Querschnitt das Scheidenlumen einen quergestellten, H-förmigen Spalt bildet. Der unterhalb des Levatorspaltes liegende Abschnitt der Vagina ist verhältnismäßig eng, ihre größte Weite erreicht sie im Bereich der *Portio vaginalis*, die der Hinterwand anliegt. Das Scheidengewölbe, **Fornix vaginae,** ragt über die Einmündung der Cervix uteri in das Becken hinein. Es erreicht die *Excavatio rectouterina,* hat also direkten Kontakt mit dem Peritoneum.

Zwischen der Vagina und den Nachbarorganen bestehen sehr feste Verbindungen durch das umgebende Bindegewebe, **Paracolpium.** Besonders straff ist sie zwischen vorderer Scheidenwand und der davor liegenden Harnröhre und Blase. Die im Becken querstehende Bindegewebsschicht wird als **Septum vesicourethrovaginale** bezeichnet. Die etwas lockerere Verbindung zwischen der hinteren Scheidenwand und dem Rectum erfolgt durch das sog. **Septum rectovaginale.** Es entsteht bei der nachträglichen Rückbildung der zunächst sehr tief hinabreichenden Excavatio rectouterina, so daß beide Organe durch die Lamellenbildung verschieblich miteinander verbunden sind. Auch zur seitlichen Beckenwand bilden die im Spatium subperitoneale verlaufenden Bindegewebszüge des Paracolpium Verbindungen aus.

Morphologie der Vagina

Die Scheidenschleimhaut ist durch ein *mehrschichtiges nichtverhornendes Plattenepithel* begrenzt, das einem an elastischen Fasern reichen, zwischen die umgebenden Muskeln eindringenden Bindegewebe aufliegt. Das Epithel läßt cyclische Veränderungen erkennen. In der Mucosa sind keine Drüsen vorhanden. Das Scheidensekret soll aus einem *Transsudat* der Gefäße der Scheidenschleimhaut und dem Cervixsekret entstehen.

Auffallend sind die querverlaufenden Schleimhautfalten an der Vorder- und Hinterwand des Vaginalrohres, *Columnae rugarum anterior et posterior.* Diese reichen an der Vorderwand bis an den Harnröhrenwulst heran, *Carina urethralis vaginae.* Im unteren Anteil der Hinterwand sind ausgeprägte Venenplexus an der Faltenbildung beteiligt, sie bilden hier ein Schwellpolster. Eine die Öffnung von hinten umfassende halbmondförmige Falte bildet die Scheidenklappe, **Hymen.**

Die muskulöse Wand der Vagina ist von dem Bindegewebsrohr nicht zu trennen. Die Bündel glatter Muskelfasern bilden ein spitzwinkliges, sehr dehnbares Maschenwerk und zeigen vorzugsweise einen Verlauf in der Querrichtung. An der Hinterwand ist die Muskelschicht deutlich schwächer ausgebildet, hier ordnet sich das Gitterwerk der Fasern mehr in Längsrichtung an. In der Vorderwand vereinigen sich unter den Schleimhautfalten der Columnae rugarum Faserzüge in der Längsrichtung. Es finden sich direkte Übergänge in die Uterusmuskulatur und in die Muskeln des Dammes. Dieser muskuläre Faserstrumpf ist eng mit dem Maschenwerk der elastischen Fasern des Bindegewebes verbunden. Dieses ist über die ganze Wand ausgebreitet, insbesondere aber in den unteren Anteilen stark ausgebildet und zeigt an der Oberfläche der Muskelschicht und subepithelial Verdichtungen. Die im Bindegewebe vorhandenen kollagenen Fasern sind in Form eines Scherengitters angeordnet. Diese Anordnung der Fasernetze erlaubt eine optimale Anpassung des Vaginalschlauches an den Füllungszustand.

Gefäß- und Nervenversorgung der Vagina
(Abb. 366 u. 368)

— Die Gefäßversorgung erfolgt durch die **A. vaginalis** aus der *A. uterina.* Dazu kommen **Rr. vaginales** aus der *A. pudenda interna* und der *A. vesicalis inferior.*

— Die Venen bilden den **Plexus venosus vaginalis,** der in enger Verbindung mit dem Plexus venosus vesicalis steht. Der Abfluß erfolgt in alle Beckenvenen zu den *Vv. iliacae internae.*

— Die Lymphabflüsse führen entlang der Vasa iliaca durch das Paracolpium und Parametrium zu den **Nodi lymphatici iliaci interni.**

— Die nervöse Versorgung erfolgt über den **Plexus uterovaginalis.**

Residualstrukturen

Lateral vom Uterus und von der Vagina kann man in einzelnen Fällen die Reste des Wolffschen Ganges finden, die hier als *Gartnerscher Gang* bezeichnet werden.

VII. Gemeinsame Strukturen der weiblichen und männlichen äußeren Geschlechtsorgane

Bis auf wenige Specifica sind die Ergebnisse der Entwicklung im Bereich des Sinus urogenitalis bei beiden Geschlechtern so einheitlich, daß es geraten erscheint, zunächst die gemeinsamen Strukturen in ihrer Anordnung zu besprechen und anschließend auf die geschlechtsspezifischen Abweichungen im einzelnen einzugehen (Abb. 369).

— Im wesentlichen geht es dabei um den Bereich der **Fossa ischiorectalis,** also den cranial durch die *Fascia diaphragmatis pelvis inferior* und caudal durch die *Fascia perinei superficialis* abgeschlossenen Raum.

— Grundlage für den Vergleich beider Geschlechter bilden der Rahmen des knöchernen Beckens, die **Fascia obturatoria** als Teil des Ursprungs des M. levator ani, die **Ligg. sacrotuberale** und **sacrospinale** und der **M. levator ani** mit seinen verschiedenen Faserzügen.

- Durch den *Levatorspalt* ziehen *beim Manne* die Urethra,
- *bei der Frau* Urethra und Vagina.

Zwischen den Schlingen der Levatorfasern verläuft der Analkanal.

— Als nächste Schicht ragt in die Fossa ischiorectalis von vorne das **Diaphragma urogenitale** hinein.

- *Beim Manne* zieht durch diese Muskelplatte die Urethra,
- *bei der Frau* Urethra und Vagina.

In oder caudal von dieser Muskelplatte findet man

- *beim Manne* die Gll. bulbourethrales (Cowpersche Drüsen),
- *bei der Frau* die Gll. vestibulares majores (Bartholinische Drüsen).

Durch den freien Raum zwischen Vorderrand des Diaphragma urogenitale und Symphysenwinkel, begrenzt durch das *Lig. arcuatum,* ziehen

- *beim Mann* die V. dorsalis penis und die entsprechende Arterie,
- *bei der Frau* die A. und V. clitoridis.

— Dem Diaphragma urogenitale liegen

- *beim Manne* der **Bulbus penis** und die beiden **Crura penis** von unten an.

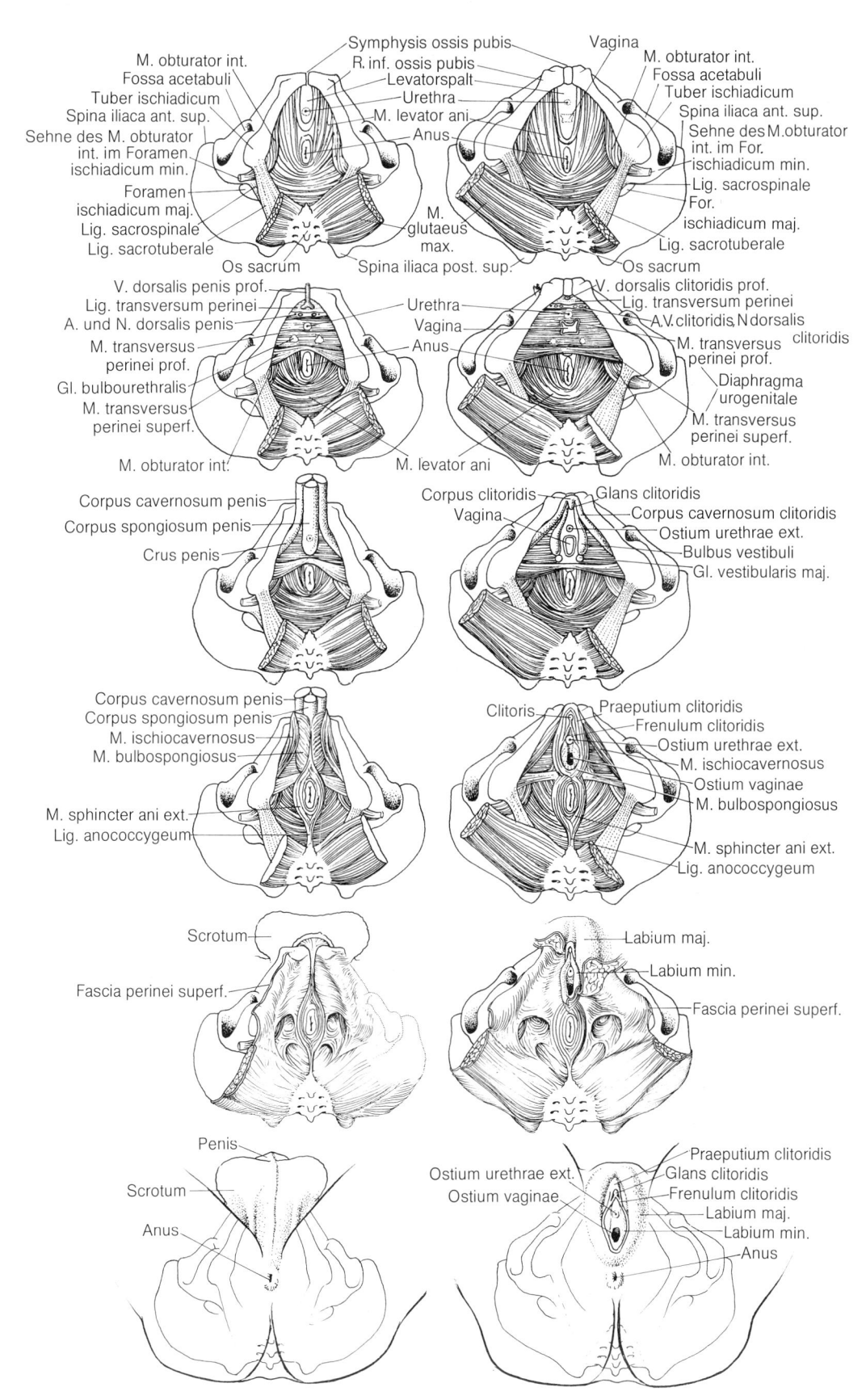

Abb. 369. Gegenüberstellung des Aufbaus des weiblichen und männlichen Beckenbodens

- *Bei der Frau* finden wir die äquivalenten Strukturen der Venengeflechte des **Bulbus vestibuli** und die das *Corpus clitoridis* bildenden **Corpora cavernosa** *clitoridis*, die mit den **Crura clitoridis** am Schambein angeheftet sind.
- Die darauffolgende Muskelschicht besteht einmal aus den **Mm. ischiocavernosi,** die
  - *beim Manne* die Crura penis und
  - *bei der Frau* die Crura clitoridis am Schambein und Diaphragma urogenitale anheften, und den **Mm. bulbospongiosi,** die
  - *beim Manne* den Bulbus penis und
  - *bei der Frau* die Venenplexus des Bulbus vestibuli am Diaphragma urogenitale befestigen.
- Die genannten Muskeln umschlingen *beim Manne den Penis.*
- *Bei der Frau* wird die Clitoris von ihnen umfaßt und an die Schambeinfuge angeheftet, die Labia minora legen sich von medial den Mm. bulbospongiosi an. Die Fasern der Mm. bulbospongiosi gehen außerdem in die Fasern des M. sphincter ani externus über.

— Während die Fascia diaphragmatis pelvis inferior die Fossa ischiorectalis nach cranial begrenzt, ist die **Fascia pelvis superficialis,** ein Teil der allgemeinen Körperfascie, als caudale Begrenzung aufzufassen. Das in die Fossa ischiorectalis hineinragende Diaphragma urogenitale wird mit seiner oberflächlichen und tiefen Eigenfascie, **Fascia diaphragmatis urogenitalis superior** und **inferior** von dem Bindegewebe der Fossa ischiorectalis getrennt. Das Diaphragma urogenitale unterteilt die Fossa ischiorectalis im vorderen Bereich in ein *Spatium perinei profundum* (zwischen Diaphragma pelvis und Diaphragma urogenitale) und in ein *Spatium perinei superficiale* (zwischen Diaphragma urogenitale und Fascia perinei superficialis).

— Auf die Fascia pelvis superficialis folgen dann die **subcutane Fettschicht** und die **Cutis.** Hier entsprechen sich *Scrotum* und *Labia majora.*

Der beschriebene rautenförmige Bereich zwischen der Symphyse und den unteren Schambeinästen, den Tubera ischiadica, den Ligg. sacrotuberalia und dem Os coccygis wird als Dammregion, **Regio perinealis,** bezeichnet. Durch eine Verbindungslinie zwischen den Tubera ischiadica, die praktisch dem Hinterrand des Diaphragma urogenitale entspricht, entstehen zwei Dreiecke. Das hintere enthält den Anus und heißt dementsprechend **Regio analis.** Das vordere, **Regio urogenitalis** genannt, enthält in der Medianebene den Damm, *Perineum,* vor diesem das äußere Genitale in der **Regio pudendalis.** Vorne grenzt sie an die **Regio pubica** an.

VIII. Äußere männliche Geschlechtsorgane

1. Penis, Glied (Abb. 357)

Das Glied, Penis, ist das männliche Kopulationsorgan. Wir unterscheiden zwei Anteile, von denen der proximale, **Radix penis,** am unteren Rand der Schambeinäste und am Perineum befestigt, *Pars affixa,* und der distale, **Corpus penis,** frei beweglich ist, *Pars pendulans.*

Der Schaft, *Corpus penis,* trägt am distalen Ende die Eichel, **Glans penis.** Diese besitzt einen vorspringenden Rand, *Corona glandis,* wodurch zum Schaft hin eine ringförmige Furche, *Collum glandis,* entsteht. Eine dünne Haut umhüllt den Schaft, sie ist durch ein völlig fettfreies Unterhautgewebe gegen die gemeinsame Hüllschicht der Schwellkörper, *Fascia superficialis,* gut verschieblich. Außerdem besitzt sie eine dünne Schicht glatter Muskelfasern, die in die Tunica dartos übergeht. Damit ist eine Anpassung an die wechselnde Größe des Gliedes möglich. An der Corona glandis heftet sich die Haut an, mit der Oberfläche der Eichel ist sie fest verwachsen. Jedoch wird von der Haut eine mit lockerem fettfreiem Bindegewebe gefüllte Reservefalte gebildet, die als Vorhaut, **Praeputium,** die Eichel weitgehend umschließt. Bei der Erektion verstreicht diese Falte und gibt die Glans penis frei. Durch das vom inneren Blatt gebildete Vorhautbändchen, *Frenulum praeputii,* das zur Unterseite der Eichel zieht, wird ein zu starkes Zurückweichen der Vorhaut verhindert.

An der Bauchwand und an der Symphyse ist der Penis durch Bandzüge befestigt, die zahlreiche elastische Fasern enthalten. Das sog. Schleuderband, **Lig. fundiforme penis,** entspringt von der Linea alba und umschlingt mit seinen beiden Schenkeln das Corpus penis. Zum Dorsum penis zieht das **Lig. suspensorium penis,** das vom unteren Teil der Symphyse entspringt.

Wesentlicher Anteil des Penis ist das aus paarigen Schwellkörpern, **Corpora cavernosa penis,** bestehende Corpus penis (Abb. 370). Mit den *Crura penis* erfolgt die Anheftung an der Knochenhaut der unteren Schambeinäste. Die Crura werden von den Mm. ischiocavernosi umhüllt. Die Trennung der beiden Corpora cavernosa durch eine kammförmige mediane Scheidewand, *Septum penis [septum pectiniforme],* bleibt vor allem im distalen Anteil unvollständig. Die Rutenschwellkörper sind von einer gemeinsamen derben Hülle, *Tunica albuginea corporum cavernosum,* umgeben. Das Schwammwerk der Schwellkörper besteht aus Muskelfasern und elastischen Netzen, deren funktionelle Anord-

Beckeneingewelde

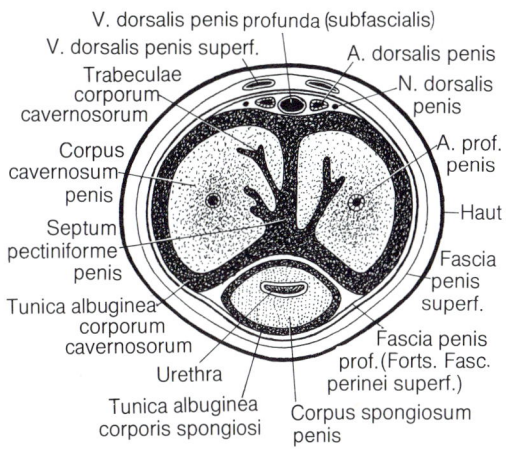

Abb. 370. Schematische Darstellung eines Schnittes durch den Penisschaft

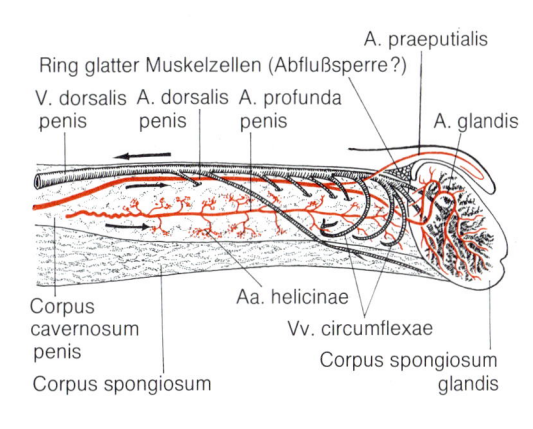

Abb. 371. Gefäßversorgung des Penis. (Nach Ferner, 1975)

nung nicht bekannt ist. Es werden Cavernen gebildet, die mit Endothel ausgekleidet sind. In der Rindenzone sind diese Hohlräume enger als im zentralen Bereich. In die Cavernen münden die Rankenarterien, **Aa. helicinae,** ein (Abb. 371). Diese werden aus den *Aa. profundae penis* versorgt, die an der Innenseite der Crura penis die Tunica albuginea durchbrechen und dann in den Corpora cavernosa penis zur Penisspitze verlaufen. Die Einmündungen der Aa. helicinae in die Cavernen sind von Polstern epitheloider Muskelzellen umgeben. Die aus den Cavernen abführenden Venen sind überwiegend mit *Klappen* versehen, auch sind speziell gebaute trichterförmige Venen beobachtet worden, deren Bedeutung nicht bekannt ist. Neben diesem Gefäßnetz, das für die Erektion von Bedeutung ist, findet man in den Muskelbalken und in dem Rindenbereich unter der Albuginea ernährende Capillarnetze, deren Abflüsse ebenfalls in die Cavernen einmünden.

In der Rinne an der Unterseite der Corpora cavernosa penis verläuft die Harnsamenröhre, die von einem eigenen Schwellkörper, **Corpus spongiosum penis,** umhüllt wird. Sein aufgetriebener proximaler Anteil, *Bulbus penis,* ist am Diaphragma urogenitale befestigt und von dem paarigen *M. bulbospongiosus* umgeben. Distal geht er in den Eichelschwellkörper über, *Corpus spongiosum glandis,* der über das zugespitzte Ende der Penisschwellkörper gestülpt ist. Die Tunica albuginea des Harnröhrenschwellkörpers ist relativ dünn. Der Bau des Harnröhrenschwellkörpers ist funktionsbedingt uneinheitlich. Während der Bau des Bulbus penis im wesentlichen dem der Rutenschwellkörper entspricht und im Bereich der Eichel die Cavernen nur mehr geschlängelten Venen ähneln, zeigen die Cavernen des Mittelstückes einen speziellen Bau. Die Hohlräume verlaufen gestreckt und parallel zur Harnröhre. Die größtenteils aus elastischen Fasern bestehenden Septen enthalten Züge glatter Muskulatur, die in Längsrichtung, also in der Streckrichtung der Harnröhre verlaufen. Das Blut gelangt über die **A. bulbi penis** aus der *A. pudenda interna* und aus Ästen der *A. dorsalis penis* in das Corpus spongiosum penis. Die zarte Albuginea kann den venösen Abfluß nicht drosseln, so daß keine so starke Versteifung des Harnröhrenschwellkörpers resultieren kann.

2. Urethra masculina, männliche Harnröhre

Durch die Harnröhre, Urethra, erfolgt der Abfluß des Urins vom Harnblasenlumen zur Körperoberfläche.

Beim Manne kann nur der proximale Anteil dieses Ganges, der etwa 2–3 cm von der Blase in die Prostata reicht, als Harnröhre bezeichnet werden. Im Bereich des von der Prostata umgebenen Anteiles münden die Ductus ejaculatorii und die Ausführungsgänge der Prostata, so daß von hier der distale Abschnitt als Ausführungsgang für Harn und Samen (Ejaculat) dient und als **Harnsamenröhre** zu bezeichnen ist.

An der männlichen Harnröhre, *Urethra masculina* (Abb. 372), insgesamt etwa 20 cm lang, unterscheiden wir drei Abschnitte, die Pars prostatica, die Pars diaphragmatica oder membranacea und die Pars spongiosa.

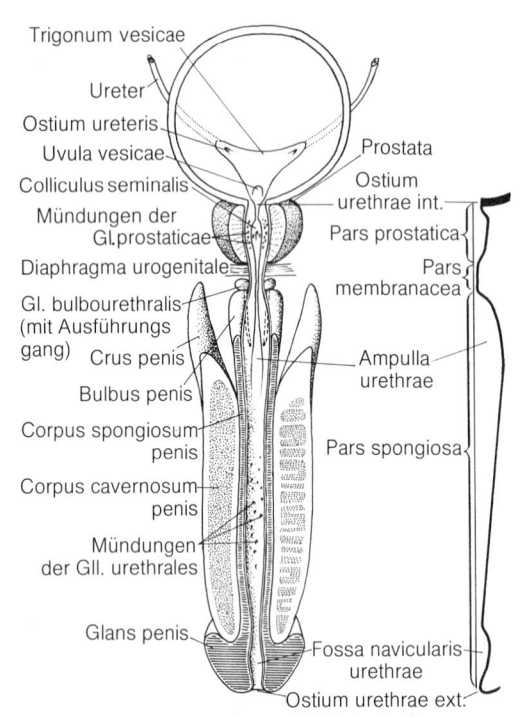

Abb. 372. Männliche Harnröhre, rechts (nach Hafferl, 1969) schematische Darstellung der Weiten und Engen

Pars prostatica

Dieser Abschnitt der Harnröhre schließt sich an das Ostium urethrae internum an. Sie ist in ihrer ganzen Länge (ca. 3,5 cm) von dem Drüsengewebe der Prostata umgeben und verläuft hier in leicht nach vorn konkaver Biegung fast senkrecht abwärts. Der oberste Anteil, noch in der Harnblasenwand, ist nur hinten und seitlich von Prostata umgeben und wird als *pars intramuralis* bezeichnet. Von den zahlreichen längsverlaufenden Falten der Wand bleibt bei Durchströmung und Öffnung der Harnröhre an der Rückwand eine leistenartige Vorwölbung bestehen, *Crista urethralis*. Sie stellt eine Fortsetzung der *Uvula vesicae* dar und bildet in der Mitte der Pars prostatica den Samenhügel, *Colliculus seminalis*. Die auf beiden Seiten entstehenden Rinnen werden als *Sinus prostaticus* bezeichnet. Weiter distal ist dann diese Leiste weniger ausgeprägt, sie läuft in einige uncharakteristische Erhebungen der Pars membranacea aus.

Der **Colliculus seminalis** teilt die Pars prostatica in eine obere, nur vom Harn durchflossene *Portio interna* und eine untere, als Harnsamenröhre genützte *Portio externa*. Auf der Kuppe des Colliculus seminalis öffnet sich ein kleiner Blindsack, *Utriculus prostaticus*, seitlich davon münden die *Ductus ejaculatorii*. Außerdem münden auf die Harnröhrenschleimhaut in die *Sinus prostatici* um den Colliculus seminalis die zahlreichen Ausführungsgänge der Prostatadrüsen.

Pars membranacea (Pars diaphragmatica)

Dieser Teil der Urethra durchsetzt das Diaphragma urogenitale nahe dem Lig. arcuatum pubis. Die Pars membranacea beginnt am unteren Pol der Prostata und endet kurz unterhalb des Diaphragma urogenitale im Bulbus penis. Das Diaphragma urogenitale besteht im wesentlichen aus zwei derben Fascien, dementsprechend ist die etwa 1–2 cm lange Pars membranacea der am wenigsten dehnbare und engste Anteil der Urethra. Die Harnröhre ist in diesem Bereich zwar gut fixiert, in cranialer Richtung aber beweglich. Die quergestreifte Muskulatur des *M. transversus perinei profundus* bildet mit einigen Fasern Ringmuskelzüge um die Harnröhre, *M. sphincter urethrae*, die sich in den, der Prostata anliegenden *M. sphincter vesicae externus* fortsetzen.

Der distale Anteil der Pars membranacea wird zwar sofort nach dem Durchtritt durch das Diaphragma urogenitale von dem erektilen Spongiosagewebe des Bulbus penis überzogen, verläuft aber mit der Oberkante etwa eine Strecke von 0,5 cm unbedeckt. Hier ist die Wand sehr dünn und leicht dehnbar. Dieser als *Ampulla urethrae* bezeichnete Abschnitt ist um den Symphysenrand nach vorne gebogen, *Curvatura infrapubica*. In diesen Anteil der Harnsamenröhre münden auch die *Gll. bulbourethrales* (Cowpersche Drüsen).

Pars spongiosa

Sie ist mit etwa 15 cm der längste Teil und mit dem spongiösen erektilen Gewebe des Corpus cavernosum urethrae umgeben. Die *Pars posterior* ist durch ihre Anheftung an das Diaphragma urogenitale und die Symphyse weitgehend unbeweglich, während die *Pars anterior* nicht fixiert ist. Die Grenze zwischen beiden Abschnitten entspricht dem Ansatz des Lig. suspensorium penis. Das Lumen ist nur bei Durchtritt von Flüssigkeit geöffnet. Sonst liegen Ober- und Unterwand, lediglich im Bereich der *Fossa navicularis urethrae* die Seitenwände einander an.

Engen und Weiten der Urethra

Praktisch wichtig ist die Kenntnis der verschiedenen Engen und Weiten im Verlauf der männlichen Harnröhre (Abb. 363 u. 372). *Engstellen* sind das *Ostium urethrae externum*, die Pars membranacea und das Ostium urethrae internum. *Weite Stellen* finden sich im Bereich der

Fossa navicularis, in der Ampulla urethrae und in der Pars prostatica. Außerdem sind die *Biegungen* an der Grenze zwischen Pars anterior und posterior der Pars spongiosa, *Curvatura praepubica,* und am Übergang zwischen Pars spongiosa und Pars membranacea, *Curvatura infrapubica,* zu beachten.

Morphologie der Harnsamenröhre
Epithel
Im proximalen Teil der Pars prostatica ist die Harnröhre mit einem Übergangsepithel oder einem mehrschichtigen Cylinderepithel ausgekleidet. Der distale Anteil der Pars prostatica wird von einem mehrreihigen Cylinderepithel begrenzt. In der Pars membranacea zeigt die Schleimhaut wie in den übrigen Teilen der Harnröhre längsverlaufende Falten, die von einem mehrschichtigen Cylinderepithel bedeckt sind. In der Pars spongiosa sind in diesem mehrschichtigen Cylinderepithel vereinzelt Becherzellen anzutreffen.

Gll. bulbourethrales
Am hinteren Ende des Bulbus penis im Bindegewebe des Beckenbodens oder in der Muskulatur des Diaphragma urogenitale findet man die Gll. bulbourethrales (Cowpersche Drüsen). In der Regel sind dies zwei erbsengroße, graugelbe Körper, deren ca. 5 cm lange Ausführungsgänge zunächst parallel zur Harnröhre verlaufen, um dann mit kleinen Öffnungen von unten her in die Ampulla urethrae zu münden. Auch akzessorische Drüsenmündungen können vorhanden sein. Das Gangsystem und die schlauchförmigen, z. T. ampullär erweiterten Endkammern werden von einem Cylinderepithel ausgekleidet; dessen Höhe nimmt im Bereich der sekretgefüllten ampullären Anteile ab. Bei der Ejaculation wird durch die umgebenden Muskeln das schleimartige Sekret ausgepreßt.

Gll. urethrales
Zahlreiche Buchten, vorwiegend in der oberen Wand oder den Seitenwänden, aber auch an der unteren Wandung der Pars spongiosa und sehr häufig in der Pars membranacea sind mit einem sezernierenden Epithel ausgekleidet. Es handelt sich dabei um kleine muköse Drüsen, Gll. urethrales (Littrésche Drüsen). Zum Teil liegen die Drüsen auch in der Tiefe des umgebenden Gewebes der Harnröhre und münden mit langen geschlängelten und verzweigten Gängen auf die Urethra.

Lacunae urethrales
Außerdem gibt es in der Schleimhaut der Pars spongiosa mit mehrschichtigem Cylinderepithel ausgekleidete kleine Buchten, die als Lacunae urethrales (Morgagni) bezeichnet werden. Diese sind oftmals mit ihrer Öffnung auf die Eichel hin ausgerichtet.

Paraurethraldrüsen
Häufig münden ein oder mehrere zu den etwas größeren Drüsen gehörende lange Gänge nahe dem Ende der Urethra. Sie liegen in einiger Entfernung von der Schleimhaut unter der dorsalen Oberfläche und werden Paraurethraldrüsen oder Skenesche Gänge genannt.

Gll. praeputiales
Die Oberfläche der Glans penis wie das Innenblatt der Vorhaut sind von einem geschichteten Plattenepithel überzogen. Die oberflächlichen Zellschichten verfetten und werden dann abgeschilfert, ein Verhalten ähnlich dem von Talgdrüsen. Der sog. Vorhauttalg wird als *Smegma praeputii* bezeichnet. Talgdrüsen im eigentlichen Sinne können zwar vorkommen, sind aber selten. Lediglich im Gebiet des Frenulum kann man größere Talgdrüsen finden, *Gll. praeputiales.*

Gefäß- und Nervenversorgung des Penis
— Das versorgende Gefäß für den Penis mit seinen Schwellkörpern ist die **A. pudenda interna.** Sie gelangt durch die Fossa ischiorectalis zur Peniswurzel und teilt sich hier in die **A. dorsalis penis** und die **A. profunda penis.** Von der A. dorsalis penis erhalten Eichel, Praeputium und Penishaut ihre Blutversorgung, während der Penisschwellkörper von der A. profunda penis versorgt wird.

— Der venöse Abfluß aus dem Schwellkörper erfolgt vor allem über die **V. dorsalis penis,** die in den *Plexus venosus vesicoprostaticus* einmündet. Die Hautvenen des Penis führen zur V. saphena, während die Venen des Scrotum neben den Abflüssen in die V. saphena noch solche zum *Plexus pampiniformis* erkennen lassen.

— Die Lymphabflüsse erfolgen dementsprechend in die subinguinalen und in die an der Aufteilung der A. iliaca interna gelegenen Lymphknoten.

— Die Nervenversorgung wird über sensible Spinalnerven und vegetative Nerven durchgeführt. Die sensible Versorgung erfolgt über den **N. dorsalis penis** hin zum N. pudendus.

In der Haut der Eichel sind besondere *Genitalnervenkörperchen* zu finden. An der vegetativen Steuerung sind sympathische und parasympathische Fasern beteiligt, die beide über die Beckengeflechte laufen.

Die als **Nn. erigentes** (Nn. splanchnici pelvini) bezeichneten parasympathischen Fasern stammen aus S 1–3. Für die Erektion wird im Sacralmark bei S 2 und S 3 ein besonderes Zentrum angenommen, dem Zentren im Gehirn übergeordnet sind.

3. Scrotum, Hodensack

Der Hodensack, Scrotum, bildet die Hülle für die außerhalb des Bauchraumes gelagerten Hoden. Der Hodensack ist aus der paarigen Anlage der Geschlechtswülste entstanden. Dies ist an der medianen Hautnaht, **Raphe scroti**, und an der medialen Trennschicht, **Septum scroti**, erkennbar.

Äußerste Schicht ist die völlig fettfreie Scrotalhaut, die dunkel pigmentiert erscheint und unter der Lederhaut eine Schicht glatter Muskulatur besitzt, **Tunica dartos**. Die darunterliegende **Fascia cremasterica** leitet sich aus der allgemeinen Körperfascie ab. Sie umhüllt den **M. cremaster**, ein Abkömmling des M. obliquus internus abdominis und/oder des M. transversus abdominis. Die Faserzüge dieses Muskels umschlingen die **Fascia spermatica interna**, die Hoden und alle Gebilde des Samenstranges umhüllt und der Fascia transversalis entstammt. Auf der Innenseite trägt sie zahlreiche Fasern glatter Muskulatur, die auch als M. intervaginalis testis bezeichnet werden und an das parietale Peritonealblatt um den Hoden grenzen.

Schließlich findet sich um den Hoden eine Duplikatur der ehemaligen Peritonealaussackung, **Tunica vaginalis testis**. Sie besteht aus einer Lamina parietalis [Periorchium] und einer Lamina visceralis [Epiorchium] (Abb. **358**). Diese bilden um die Vorderseite des Hodens einen capillaren Spalt, Cavum serosum testis. In dieser Höhle ist der Hoden gut verschieblich. Die Übergangsfalte an der Dorsalseite des Hodens wird Mesorchium genannt.

Die geschilderte Schichtung der Hodenhüllen entsteht durch den Vorgang des Herabgleitens des Hodens in das Scrotum, Descensus testis (S. 494).

Gefäß- und Nervenversorgung der Regio perinealis beim Manne
Arterien
— Die gesamte arterielle Versorgung erfolgt über die **A. pudenda interna**. Nach Eintritt in die Fossa ischiorectalis durch das Foramen ischiadicum minus legt sie sich eng dem unteren Schambeinast an und verläuft dort im Canalis pudendalis (Alcockscher Kanal), einer Duplikatur der Fascie des M. obturatorius internus, den sie erst bei Eintritt in die Regio urogenitalis verläßt.

• In die Regio analis wird die **A. rectalis inferior** abgegeben, deren **Rr. anales** zum Canalis analis ziehen.
• In die Regio urogenitalis zieht als oberflächlicher Ast (im Spatium perinei superficiale verlaufend) die **A. perinealis**, die sich in die A. transversa perinei, A. bulbospongiosa, A. ischiocavernosa und Rr. scrotales aufzweigt.
• Die tiefen Äste (im Spatium perinei profundum verlaufend) versorgen Penis und Harnröhre als **A. bulbi penis, A. urethralis, A. profunda penis** und **A. dorsalis penis**.

Venen
— Die gleichnamigen Venen verlaufen mit den Arterien und sammeln sich in den **Vv. pudendae internae**, die mit der A. pudenda zur V. iliaca interna im kleinen Becken ziehen. Eine Ausnahme bildet der Blutrückfluß aus dem Penis (S. 521).

Lymphgefäße
— Die Lymphgefäße aus der Zona cutanea des Anus, dem Scrotum und der Peniswurzel ziehen zum horizontalen Trakt der **Nodi lymphatici inguinales superficiales**. Abflüsse aus dem Analbereich können auch über Lymphknoten in der Fossa ischiorectalis oder nach Durchtritt durch den M. levator ani über Lymphknoten unter der Fascia diaphragmatis pelvis zu den **Nodi lymphatici iliaci interni** erfolgen.

Nerven
— Im wesentlichen wird die Regio perinealis vom **N. pudendus** versorgt, der in Begleitung der A. pudenda interna die Fossa ischiorectalis erreicht und entsprechende Verästelungen ausbildet.
• Die **Nn. rectales inferiores** versorgen mit Rr. anales den M. sphincter ani externus und die Haut um den Anus.
• Die **Nn. perineales** verteilen sich oberflächlich auf Damm, Rr. transversi perinei, und Scrotum, Nn. scrotales posteriores. Mit dem R. bulbospongiosus, R. ischiocavernosus und den Rr. transversi perinei wird die entsprechende Muskulatur versorgt.
• Der zwischen Diaphragma urogenitalis und Diaphragma pelvis eindringende **N. dorsalis penis** gelangt zum Penis, gibt aber vorher Äste zum Diaphragma pelvis, zum Urethralsphincter und einen R. corporis cavernosi penis ab.

Klinischer Hinweis. Lähmungen des N. pudendus führen dementsprechend zum Ausfall der quergestreiften Schließmuskeln von Anus und Harnblase.

- Die Versorgung des *M. levator ani* erfolgt durch direkte Äste aus dem **Plexus sacralis** (S 2–S 4).
- Aus dem **Plexus coccygeus** stammen Äste zur Versorgung der Haut zwischen Steißbein und Anus.
- Im lateralen Bereich der Regio analis wird die Haut von den **Nn. clunium inferiores** aus dem *N. cutaneus femoris posterior* versorgt.

IX. Äußere weibliche Geschlechtsorgane
(Abb. 373)

Bei der Frau bezeichnet man den von den Schamlippen umfaßten Raum, in den Harnröhre und Vagina einmünden, als *Sinus urogenitalis*. Der hintere Anteil wird als Scheidenvorhof, *Vestibulum vaginae*, abgegrenzt. Im vorderen Anteil tritt die Harnröhrenmündung, *Ostium urethrae externum*, durch eine Vorwölbung ihrer dorsalen Wand, *Carina urethralis vaginae*, etwas stärker hervor.

Der vom hinteren Harnröhrenwulst nach vorne, von den kleinen Schamlippen seitlich und hinten abgeschlossene Raum, auf den die äußere Vaginalöffnung, **Ostium vaginae**, mündet, wird als Scheidenvorhof, **Vestibulum vaginae**, bezeichnet. Der dorsale Rand des Ostium vaginae wird durch das **Hymen** begrenzt. Dieses kann unterschiedlich ausgebildet sein und unter Umständen als Schleimhautlamelle das Ostium vaginae vollständig verschließen, *Hymen imperforatus*. Reste des Jungfernhäutchens werden als *Carunculae hymenales* bezeichnet.

Rund um das Ostium vaginae sind Schleimdrüsen, **Gll. vestibulares minores,** angeordnet.

1. Urethra feminina, weibliche Harnröhre

Die weibliche Harnröhre, Urethra feminina, ist nur 2,5–4 cm lang. Normalerweise ist ihr Lumen durch Falten sternförmig verengt, kann aber auf 7–8 mm Durchmesser erweitert werden. Wir unterscheiden eine *Pars intramuralis,* den in der Harnblasenwand gelegenen Anteil, von einer *Pars cavernosa,* die in leicht nach vorn konkavem Bogen unter dem Schambein und zwischen den Crura clitoridis hindurchzieht und im Sinus urogenitalis mündet. Die äußere Öffnung, **Ostium urethrae externum,** ist 2–3 cm hinter der Glans clitoridis am vorderen Rand des Ostium vaginae zu finden. Sie ist gleichzeitig der engste Teil der weiblichen Harnröhre. In Fortsetzung der Uvula vesicae ist an der Rückwand der Pars cavernosa eine konstante Schleimhautfalte vorhanden, **Crista urethralis.**

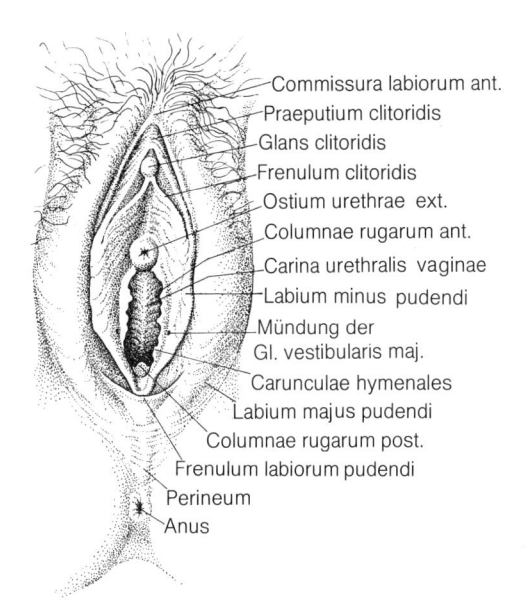

Abb. 373. Äußeres weibliches Genitale

Morphologie der weiblichen Harnröhre

Die Auskleidung der Harnröhre besteht im cranialen Anteil aus einem Übergangsepithel, im mittleren Anteil aus einem mehrreihigen Cylinderepithel und im caudalen Anteil aus einem mehrschichtigen unverhornten Plattenepithel. Im Bindegewebe der Propria findet sich ein venöses Gefäßnetz, *Corpus spongiosum urethrae*, und zahlreiche elastische Fasern. Die Tunica muscularis besteht aus glatter Muskulatur, die in Schraubenwindungen die Harnröhre umfaßt und mit der Blasenmuskulatur in Verbindung steht, **M. sphincter vesicae.** Dazu kommen im caudalen Abschnitt Züge quergestreifter Muskulatur aus dem M. transversus perinei profundus, die die Harnröhre umfassen **M. sphincter urethrae.** Besonders im caudalen Teil des Propriabindegewebes finden sich zahlreiche tubuläre Schleimdrüsen, **Gll. urethrales,** die Homologe der Prostata sind. Beiderseits vom Ostium urethrae externum münden größere Gruppen dieser Drüsen mit je einem Ausführungsgang, *Ductus paraurethrales* (Skenesche Gänge)

2. Clitoris, Kitzler

Der Kitzler, Clitoris, besteht aus einem 3–4 cm langen erektilen Schwellkörper, **Corpus cavernosum clitoridis,** der in die beiden **Crura clitoridis** ausläuft. Der Bau des Schwellkörpers entspricht dem des Corpus cavernosum penis. Auch hier findet sich eine unvollständige Scheidewand, *Septum corporum cavernosorum.* Das Corpus clitoridis wird von einer derben bindegewebigen Hülle, **Fascia clitoridis,** umgeben.

Die Befestigung der Clitoris erfolgt durch die Crura am Schambein und durch ein Aufhängeband am Schambogen, **Lig. suspensorium clitoridis.**

Das abgerundete, mit Schleimhaut überzogene Ende der Clitoris, **Glans clitoridis,** wird von den Schleimhautfalten der kleinen Schamlippen umschlossen. Von vorne wird sie von einer Schleimhautfalte überzogen, *Praeputium clitoridis.* Der dorsale Ansatz der kleinen Schamlippen wird als *Frenulum clitoridis* bezeichnet. Das abschuppende Epithel der Glans und des Praeputiums bildet mit dem Sekret der Talgdrüsen der kleinen Schamlippen das *Smegma clitoridis.*

Die Schleimhaut der Clitoris ist sehr gut mit sensiblen Nervenendigungen versorgt. Es finden sich besondere *Genitalnervenkörperchen, Meißnersche Tastkörperchen* und *Vater-Pacinische Körperchen.*

Die Corpora cavernosa clitoridis laufen in die Crura clitoridis aus und werden an den Ramus inferior ossis pubis angeheftet. Die beiden Schwellkörper werden von den Mm. ischiocavernosi umhüllt, die ebenfalls der Befestigung an Schambein und Diaphragma urogenitale dienen. Der vordere Anteil des Sinus urogenitalis wird von der Clitoris und den Crura umfaßt. Dem Seitenteil des Vestibulum liegt ein von einer bindegewebigen Fascie abgegrenztes dickes Venengeflecht an, **Bulbus vestibuli.** Diese Venennetze entsprechen dem Schwellkörper der männlichen Harnröhre. Sie stehen über einige Venen, die beide Seiten verbinden, mit der Glans clitoridis in Verbindung. Auch münden Venen der Labia minora ein. Die dorsal stumpfen und ventral zugespitzten Schwellkörper liegen medial der Schleimhaut des Vestibulum an und werden lateral von den Mm. bulbospongiosi bedeckt.

3. Labia minora, kleine Schamlippen
(Abb. 373)

Die Schleimhautfalten der kleinen Schamlippen, Labia minora, bestehen aus Hautplatten, zwischen denen sich lockeres, fettloses Bindegewebe, das reichlich elastische Fasern enthält, befindet. Außerdem verlaufen in den Maschen des Bindegewebes zahlreiche Venen. Grundlage der Falten sind der **Bulbus vestibuli** und die **Mm. bulbospongiosi.**

Auf die Schleimhaut, die innen von einem mehrschichtigen unverhornten und außen von einem schwachverhornten Plattenepithel bedeckt wird, münden zahlreiche Talgdrüsen und der Ausführungsgang der **Gl. vestibularis major (Bartholinische Drüse).** Diese paarige erbsengroße Drüse liegt am stumpfen Ende des Bulbus vestibuli unter dem M. transversus perinei profundus in den kleinen Schamlippen. Es handelt sich um tubuloalveoläre Drüsen mit einem einschichtigen kubischen bis cylindrischen Epithel, die ein schleimartiges alkalisches Sekret liefern. Ihre Ausführungsgänge münden ins Vestibulum vaginae auf die Innenhaut der Labia minora.

Um die Clitoris herum münden auf das Vestibulum zahlreiche kleine Drüsen, die einen ähnlichen Bau wie die Gl. vestibularis major aufweisen und ein schleimartiges alkalisches Sekret liefern, **Gll. vestibulares minores.**

4. Labia majora, große Schamlippen
(Abb. 373)

Die großen Schamlippen, Labia majora, überdecken die Schamspalte, *Rima pudenda.* Es handelt sich um zwei Hautfalten, die aus den Genitalwülsten hervorgehen, also dem Scrotum des Mannes entsprechen. Wie beim Scrotum ist die Haut pigmentiert und enthält im Corium zahlreiche glatte Muskelfasern. Sie überzieht straffe Fettpolster und trägt auf der Außenseite eine Behaarung, die sich auch über die vordere Vereinigung, **Commissura labiorum anterior,** auf den Schamberg, **Mons pubis,** fortsetzt. Auf die Haut münden zahlreiche Talg-, apokrine und ekkrine Schweißdrüsen. An der Innenseite findet sich ein mehrschichtiges, nur gering verhorntes Plattenepithel. Das Epithel der Außenseite entspricht der übrigen Körperhaut. An der **Commissura labiorum posterior** ist ein feines verbindendes Häutchen ausgebildet, das als *Frenulum labiorum pudendi* bezeichnet wird.

Gefäß- und Nervenversorgung der Dammregion bei der Frau (vgl. S. 522)

Im Prinzip ist die Anordnung der Gefäße und Nerven die gleiche wie beim Manne. Geringe geschlechtsspezifische Abweichungen sind nur für Endverzweigungen der in die Regio urogenitalis verlaufenden Gefäße, A. und V. perinealis, A. und V. clitoridis und Nerven, N. pudendus, N. dorsalis clitoridis, festzustellen.

Arterien.
– Die oberflächlich verlaufende **A. perinealis** versorgt nach Abgabe der *Aa. transversae perinei* die großen und kleinen Schamlippen durch die **Aa. labiales posteriores et anteriores.**

Beckeneingeweide

— Die cranial vom Diaphragma urogenitale liegende **A. clitoridis** gibt die *Aa. bulbi vestibuli et vaginae* ab. Die Endäste der A. clitoridis durchbrechen das Diaphragma urogenitale und gelangen als **A. profunda clitoridis** und **A. dorsalis clitoridis** zur Clitoris.

Venen
— Der venöse Abfluß aus der weiblichen Dammregion erfolgt im wesentlichen über die **V. pudenda interna.** Aus den dorsalen Schamlippen über die **Vv. labiales posteriores,** aus dem Crus clitoridis über die **Vv. profundae clitoridis** und aus dem Bulbus vestibuli über die **V. bulbi vestibuli** wird das Blut der V. pudenda interna zugeleitet.
— Der Abfluß aus Corpus und Glans clitoridis jedoch erfolgt mit der **V. dorsalis clitoridis profunda** zum *Plexus venosus vesicalis.*
— Die oberflächlichen Venen der Regio pudendalis und der Regio pubica bilden durch ausgiebige Anastomosen einen Plexus, der über die **Vv. pudendae externae** Abflüsse zur *V. femoralis* ausbildet und außerdem Verbindungen zur *V. obturatoria* besitzt.

Lymphgefäße
Die Lymphgefäße der Regio perinealis verhalten sich wie beim Manne. Für die Clitoris gelten dieselben Abflußbahnen wie für den Penis.

Nerven
Die Nervenversorgung in den Regiones analis und pudendalis erfolgt im wesentlichen wie beim Manne.
— Die **Nn. perineales** als oberflächliche Äste aus dem *N. pudendus* versorgen die hintere Region der Schamlippen mit den **Nn. labiales posteriores.**
— Der **N. dorsalis clitoridis** erreicht oberhalb des Diaphragma urogenitale verlaufend die Clitoris, gibt unterwegs motorische Anteile zum M. sphincter urethrae und zum M. transversus perinei ab.
— Im Bereich der Regio pubica und des vorderen Anteiles der Regio pudendalis wird der Mons pubis, der vordere Anteil der Labia majora und das Praeputium clitoridis von den **Nn. labiales anteriores** aus dem *N. ilioinguinalis,*
— die Labia majora zusätzlich über den **R. genitalis n. genitofemoralis** versorgt.

X. Funktion der Geschlechtsorgane

Die Geschlechtsorgane dienen der Fortpflanzung. Die Bildung der befruchtungsfähigen Samenzellen findet in den Hoden statt, ihre Ausreifung und Speicherung im Nebenhoden. Für den regelrechten Ablauf der Spermiogenese ist der trophische Einfluß der von den Leydigschen Zellen gebildeten Androgene auf die benachbarten Hodenkanälchen unabdingbar (sog. Kontakt- oder Nahwirkung). Auch die Funktion der anschließend zu passierenden Samenwege, die für die Fortpflanzungsfähigkeit wichtig ist, wird durch die Testosteronbildung im Hoden gesteuert.

Bei der Frau findet die Eizellbildung bis zur Befruchtungsreife im Ovar statt. Dieser cyclische Vorgang wird ebenfalls hormonal beeinflußt. Gleichzeitig werden die übrigen Geschlechtsorgane auf die weitere Fürsorge für das Ei vorbereitet.

Die äußeren Geschlechtsorgane dienen der Kopulation. Das Zusammentreffen von Samenzellen und Eizelle, die Befruchtung (S. 74), erfolgt in der Ampulla tubae uterinae.

Das befruchtete Ei wird durch die Tuba uterina in den Uterus transportiert, nistet sich dort ein und wächst zum Feten heran. Am Ende der Schwangerschaft kommt für den Uterus zur Funktion des Fruchthalters die des Austreibungsorganes hinzu. Die Vagina übernimmt ihre zweite Aufgabe, die Bildung des Geburtskanales. Auf die postnatale Ernährung des Kindes wird die Brustdrüse schon während der Schwangerschaft vorbereitet.

1. Spermiogenese, Samenzellbildung

Ort der Samenzellbildung sind die Samenkanälchen des Hodens, *Tubuli contorti seminiferi.* Ihrer Wandung, *Tunica propria,* bestehend aus einer dünnen Schicht Bindegewebsfasern und der Basalmembran, liegt innen das einschichtige Epithel der *Sertolizellen* an. In diese gefäßfreie Zellschicht ist das aus 5–6 Zellagen bestehende *Samenepithel* eingelagert (Abb. **374**). In ihm erfolgt die Ausbildung der Samenzellen zu morphologisch, aber nicht funktionell reifen Spermien über mehrere an der Zellform erkennbare Entwicklungsstufen. Wir unterscheiden
— *Spermatogonien* (Spermiogonien)
— *Spermatocyten I. Ordnung* (Spermiocyten)
— *Spermatocyten II. Ordnung* (Präspermiden, Präspermatiden)
— *Spermatiden* (Spermiden)
— *Spermien* (Samenzellen, Spermatozoen).

Die Anfangsstufen sind peripher an der Kanälchenwand, die Endstadien zentral nahe dem Kanälchenlumen angeordnet.

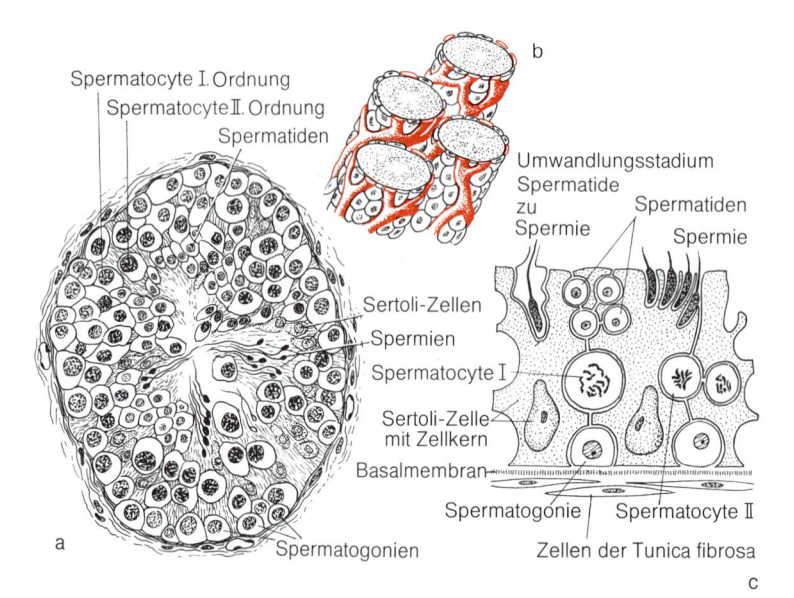

Abb. 374a–c. Spermiogenese, (**a**) histologischer Schnitt durch einen Tubulus; (**b**) schematische Darstellung eines Tubulus mit Gefäßen und Zwischenzellen; (**c**) Schema des Tubulusepithels. (Nach Ferner, 1975)

Sertolizellen

Indirekt an der Samenzellbildung beteiligt sind die Sertolizellen, die Epithelzellen der Tubuluswandung. Leicht erkennbar an ihrem ovalen bis birnförmigen Kern mit deutlich ausgeprägtem Nucleolus bilden die polymorphen, sehr formanpassungsfähigen Zellen eine einschichtige Epithellage. Man schreibt ihnen eine ernährende Funktion für die zwischen ihnen eingelagerten unfertigen Keimzellen zu. Auch sollen sie absterbende Zellelemente phagocytieren können *(Spermiophagen)*. Die Zellen sind recht widerstandsfähig gegen verschiedene Noxen.

Leydigsche Zwischenzellen

Eng mit der Samenzellbildung verknüpft ist die Funktion der Leydigschen Zwischenzellen. Man findet sie als besondere Zellart in den Maschen des intertubulären Bindegewebes des Hodens. Sie liegen einzeln oder in Gruppen, von einem Gespinst feiner retikulärer Fasern umgeben, in der Nachbarschaft der Gefäße und der Tubuluswandung sowie in den inneren Lagen der Tunica albuginea und im Bindegewebskörper des Mediastinum testis.

Entfaltete stimulierte Zwischenzellen findet man als sog. **erste Zwischenzellgeneration** im *pränatalen* Hoden. Sie treten bei Embryonen von 40 mm Länge auf, erreichen das Maximum ihrer Entfaltung bei Embryonen von 140 mm Länge (3.–4. Monat) und zeigen schon im 5. Embryonalmonat deutliche Rückbildungserscheinungen, zum Zeitpunkt der Geburt sind fast nur noch fibrocytenähnliche Zellen im intertubulären Gewebe anzutreffen. Der Wegfall der mütterlichen Choriongonadotropine führt zum vollständigen Verschwinden entfalteter Leydigscher Zellen innerhalb der ersten 2 Wochen nach der Geburt. Erst mit *Beginn der Pubertät* entwickeln sich aus dem intertubulären Gewebe erneut als solche erkennbare Zwischenzellen, **zweite Zwischenzellgeneration.**

Postpuberale Spermiogenese

Die postpuberale Spermiogenese beginnt mit der wiederholten Zellteilung der **Spermatogonien,** von denen in einer Linie etwa 3–4 Generationen auftreten sollen. Die verschiedenen Altersstufen zeigen Größen- und Strukturunterschiede von Kern und Zelle, dabei ist die sichere zeitliche Einstufung nicht möglich. Die jüngsten Tochterzellen wachsen nicht mehr auf das Volumen der Stammzellen heran. Nach Abschluß einer solchen *Vermehrungsperiode* treten die Zellen der letzten Generation in die *Wachstumsperiode* ein.

Sie werden unter starker Größenzunahme zu **Spermatocyten I. Ordnung.** Die Kernstruktur weist eine große Vielfalt auf, es finden sich alle Prophasestadien der Meiose. Dem entspricht bei zahlreichen Spermatocyten eine knäuelförmige Chromatinanordnung. Die Spermatocyte befindet sich damit in der Teilung, der Übergang der Samenzellentwicklung in die Reifungsperiode ist eingeleitet. Dieser Prozess beinhaltet zwei Reifeteilungen.

Das Ende der 1. Reifeteilung kennzeichnen die **Spermatocyten II. Ordnung,** den Abschluß

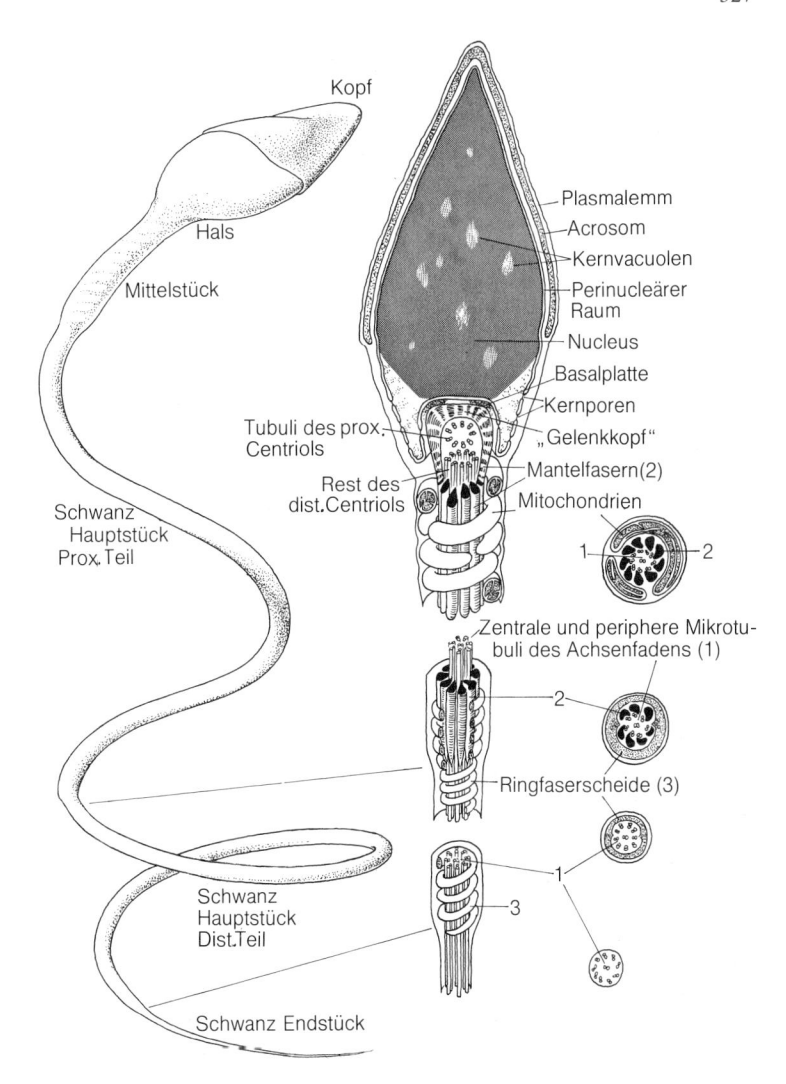

Abb. 375. Schema des Feinbaues der menschlichen Samenzellen. (Nach Krstić, 1976)

der 2. Reifeteilung die **Spermatiden** mit dem *haploiden* Chromosomensatz. Der Ablauf der Teilungsschritte ist von unterschiedlicher Dauer, insbesondere wird das Stadium der Spermatocyten II. Ordnung sehr schnell durchlaufen, so daß diese im Präparat relativ selten gefunden werden.

Die Spermatiden treten dann in den letzten Entwicklungsabschnitt ein. In der *Differenzierungsperiode* entsteht aus den Spermatiden über zahlreiche Stadien die Transportform der Keimzellen, die **Spermien** (Spermatozoen). Dieser Vorgang wird als *Spermiohistogenese* bezeichnet.

Bei dem Differenzierungsprozeß zum Spermatozoon müssen 3 Entwicklungsvorgänge gleichzeitig und regelrecht ablaufen:

Die Bildung des *Acrosom* durch den Golgi Apparat, die *Kernkondensation* und die *Bildung des Schwanzes*. Lichtmikroskopisch ist bei den in Gruppen von 4–8 Zellen in engster Verbindung zu den Sertolizellen liegenden Zellelementen eine starke Verdichtung des Chromatins und längliche Verformung des Kernes zu beobachten. Der Zelleib, in dem der Kern eine exzentrische Lage einnimmt, wird länglich ausgezogen. Das Cytoplasma scheint über die Geißel abzutropfen. Der Kern wird Bestandteil des Kopfes, die Centriolen ordnen sich im Halsteil an, nur kleine Anteile des Cytoplasmas bleiben für die Bildung von Mittelstück und Schwanz erhalten.

Spermienmorphologie (Abb. 375)

An den reifen, etwa 60 µm langen Spermien unterscheiden wir Kopf, Hals, Mittelstück und Schwanz. Aus elektronenoptischen Untersuchungen ergibt sich folgende Struktur:

Kopf. Der abgeplattete Kopf, der von der Seite keilförmig, in der Aufsicht oval erscheint (Tennisschlägerform) besteht fast vollständig aus Kernsubstanz. Die vorderen zwei Drittel des Kernes werden von der Kopfkappe, dem *Acrosom*, bedeckt. Es besteht aus den zwei Membranen des über den Kern gestülpten Acrosomenbläschens, die am Äquator des Kopfes ineinander übergehen. Dazwischen befindet sich granuläres Material, das bei der Acrosombildung vom Golgi-Apparat gebildet wird. Kernsubstanz und Acrosom werden wie alle Anteile des Spermatozoons von der Zellmembran eng umschlossen.

Hals. Im anschließenden, engen Halsteil (0,3 µm lang) sind die beiden Centriolen der Samenzelle angeordnet. Das kleinere, zentral in einer kleinen Eindellung hinter dem Kern liegende, zeigt mit heller Innenzone und 9 tubulären Fibrillenpaaren die typische Zentralkörperchenstruktur. Das größere, ringförmige, sog. distale *Centriol*, das sich ebenfalls dicht an den Kern anlegt, dabei das proximale umschließt, bildet als Basalkörperchen die Geißel der Samenzelle, die aus 9 Rundfilamentpaaren und einem Zentralpaar besteht.

Mittelstück. In dem etwas weiteren Mittelstück (1 µm dick, 7 µm lang) sind die *Mitochondrien* in Art einer Helix um den sog. *Achsenfaden* gewunden. Es sind 10–14 Windungen erkennbar. Die Mitochondriensubstanz ist stark komprimiert, läßt aber mehrere isolierbare Mitochondrien erkennen. Am Übergang zum Hauptstück des Schwanzes findet sich der sog. Schlußring, *Anulus*, der aus elektronendichtem Material besteht.

Schwanz. Der Schwanz ist mehr als 40 µm lang und 0,5 µm dick. Im Hauptstückanteil sind die Axialfilamente von ringförmigen, untereinander verflochtenen Fibrillen umgeben, die durch zwei längsverlaufende Seitenleisten miteinander verbunden sind. Im Endstück des Schwanzes fehlt dann die Fibrillenscheide. Die nur noch von einer dünnen Zellmembran umgebenen Strukturen des Achsenfadens entsprechen denen der Cilien eines Flimmerepithels.

Spermientransport und Spermienbildung

Mit der Abgabe der reifen Spermatiden aus dem Keimepithel, *Spermiation*, wird die Ausreifung zu befruchtungsfähigen Spermatozoen eingeleitet, die während der Passage durch den Nebenhoden erfolgt. Die Spermien werden in diesem Zustand zunächst nur passiv bewegt. Hierbei kommt dem Bau der Tubuluswand erhöhte Bedeutung zu, die vom Expansionsdruck des wachsenden Keimepithels und dem Sekretionsdruck des Tubulusepithels unter Spannung gehalten wird. Die scherengitterartige Anordnung der kollagenen und elastischen Faserbündel der Tunica propria ermöglicht eine optimale Anpassung an die Druck- und Volumenschwankungen des Samenkanälchens, unterstützt von der derben Tunica albuginea und den flüssigkeitsgefüllten (Gefäße) intertubulären Räumen. Ein Druckabfall ist damit nur nach „außen", also in Richtung auf die abführenden Samenwege möglich. Dementsprechend erfolgt ein kontinuierlicher Abschub der Samenzellvorstufen in Richtung auf das Tubuluslumen und danach mit dem Flüssigkeitsstrom zum Rete testis. Die von den Spermienschwänzen gebildeten Strömungsfiguren im Tubulusinneren weisen auf diese Richtung des Flüssigkeitsstromes hin. Ob die ebenfalls in der Tunica propria der Tubuli anzutreffenden glatten Muskelzellen an diesem Transport beteiligt sind, ist nicht geklärt.

Die *Samenbildungsvorgänge* im Tubulus laufen *cyclisch* ab. Dabei werden 6 verschiedene Stadien gefunden, d. h. Kombinationen von Zellgruppen, die an einer Stelle im Keimepithel in regelmäßiger Folge auftreten. Für den Menschen wird die Dauer eines solchen Cyclus im Samenepithel mit 16 Tagen angegeben. Die Zeit für die Entwicklung einer reifen Spermatide, d. h. vom Erscheinen der Stammspermatogonie bis zur Spermiation, wurde für den Menschen mit 72 Tagen errechnet, bis zur vollen Ausreifung einschließlich der Passage durch den Nebenhoden sollen ca. 80 Tage vergehen.

2. Hormonale Regulation beim Mann
(vgl. S. 536)

Einfluß auf die Samenzellbildung

Die Samenzellbildung wird hormonal gesteuert. Der Keimzellbildung und Androgenproduktion beeinflussende Anteil des Endocriniums wird unter der Bezeichnung **gonadotrope Partialfunktion** (Abb. **376**) zusammengefaßt. Dazu gehören Kerngebiete des Hypothalamus, Zellen des Hypophysenvorderlappens und die Leydigschen Zellen des Hodens. Erfolgssubstrate der Androgene sind neben der Keimzellbildung die akzessorischen Geschlechtsdrüsen, das äußere Genitale und das Soma.

Die Kenntnisse über die *Regulation der gonadotropen Partialfunktion* sind noch recht mangelhaft. Problematisch ist vor allem die Erklärung zeitlicher Zusammenhänge wie z. B. das

Einsetzen der Pubertät, die Steuerung der unterschiedlichen Ansprechbarkeit der Erfolgssubstrate von Hormonen in Abhängigkeit vom Lebensalter usw.

Releasing-Hormone. Die Vorstellungen gehen heute dahin, daß von Kerngebieten des Hypothalamus sog. Releasing-Hormone gebildet und abgegeben werden, die auf Zellen des Hypophysenvorderlappens stimulierend wirken. Bekannt und auch in ihrer Struktur aufgeklärt sind das *FSH-RH* und das *LH-RH*. LH-Release und LTH (Prolactin)-Release können bisher nicht voneinander getrennt werden.

Als *Kerngebiete* für die männliche gonadotrope Partialfunktion kommen im Bereich des Hypothalamus die der *Eminentia mediana des Tuber cinereum* in Frage. Von anderen Kerngebieten, z.B. in der *präoptischen Region*, werden modifizierende Einflüsse angenommen.

Daß darüberhinaus zentralnervöse Einflüsse auf die gonadotrope Partialfunktion vorhanden sind, ist sicher. Bekanntermaßen wird gerade die Sexualfunktion besonders stark von *Umgebungsreizen* beeinflußt.

Die Releasing-Hormone gelangen vermutlich über die *neurosekretorischen Bahnen* zum *Hypophysenhinterlappen* und den sog. *Portalkreislauf der Hypophyse* an die Zellen des *Hypophysenvorderlappens*.

FSH und LH. Die Produktion des FSH und LH erfolgt in den *basophilen β-Zellen des Hypophysenvorderlappens*. Eine sichere Aufteilung ihrer Wirkung auf die Spermiogenese ist nicht möglich. Lediglich die Wirkung auf den inkretorischen Anteil des Hodens, die Leydigschen-Zellen, ist sicher dem LH zuzuschreiben. Zur Bildung befruchtungsfähiger Spermien müssen beide, LH und FSH, vorhanden sein.

Testosteron. Das Testosteron aus den *interstitiellen Zellen* wirkt auf die Struktur der Tubuluswand und beeinflußt insbesondere die *Permeabilität der Basalmembran*. Auch die *Funktion der Sertolizellen* wird durch die Androgene gesteuert. Ob die Sertolizellen nur eine Stoffwechselfunktion bei der Spermiogenese haben, ist nicht mehr ganz sicher. Sie sollen direkt auch in die endokrine Regulation eingreifen, indem sie eine Substanz absondern (Inhibin?), die im Hypophysenvorderlappen eine Hemmung der FSH- und LH-Produktion auslöst. Der Herkunft der Sertolizellen entsprechend könnte man die Bildung von *Progesteron* erwägen.

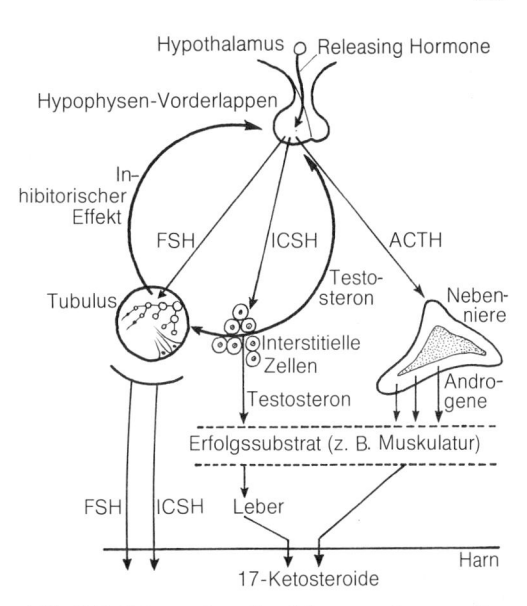

Abb. 376. Schema der männlichen gonadotropen Partialfunktion des Endokriniums

Ob die Zellen der Spermiogenese selbst einen solchen Hemmfaktor bilden, ist nicht sicher. Es steht jedoch fest, daß die Testosteron- und eventuell Östradiolproduktion der interstitiellen Zellen im Wechselspiel mit dem Hypophysenvorderlappen bzw. Hypothalamus (**homöostatische Regulation**) die Gonadotropinproduktion beeinflusst.

Auswirkung auf die akzessorischen Geschlechtsorgane

Erfolgsorgan der vom Hoden gebildeten Androgene sind neben der Spermiogenese im Tubulus alle zum männlichen Genitalapparat gehörenden Organe. Unter dem Einfluß der Androgene erfolgt während der Entwicklung die Differenzierung der indifferenten Genitalanlage in der männlichen Richtung. Wachstum und Reifung des Genitalapparates während der Pubertät sowie die Aufrechterhaltung des Entfaltungs- und Funktionszustandes der Genitalorgane nach der Pubertät erfordern die Anwesenheit von Androgenen.

Mit dem Auftreten der *1. Leydig-Zellgeneration* im embryonalen Hoden setzt die *Androgenbildung* ein. Damit wird die Rückbildung der Wolffschen Gänge verhindert und ihre Differenzierung in Samenleiter und Bläschendrüse bewirkt. Auch die Differenzierung der äußeren männlichen Genitalorgane zu *Penis und Scrotum* in späteren Phasen der Embryonalentwicklung wird von Androgenen gesteuert. Fehlen der

Androgene während bestimmter Phasen der Embryonalzeit bedeutet dagegen frühzeitige Rückbildung der Wolffschen Gänge. Der Keim entwickelt sich in weiblicher Richtung, d. h. aus den Müllerschen Gängen entstehen Uterus und Tuben.

Der Nebenhoden, **Epididymis,** erfährt erst im Verlauf der Pubertät die charakteristische Ausbildung der einzelnen Organabschnitte. Bei Ausfall der Androgenstimulierung stellt sich eine Atrophie des Nebenhodens ein.

Beim **Ductus deferens** sind das Erlöschen der sekretorischen Aktivität und eine Atrophie der dicken Schichten der Wandmuskulatur Anzeichen eines Androgenmangels.

Auch die Cowperschen Drüsen, **Gll. bulbourethrales,** reagieren auf Androgenmangel mit Rückbildungserscheinungen und stellen ihre Sekretion ein.

Die **Vesicula seminalis** entfaltet sich gleich zu Beginn der Androgenbildung im Anfang der Pubertät, erreicht eine beträchtliche Größe und nimmt ihre sekretorische Tätigkeit auf. Bei Androgenmangel verfallen die Bläschendrüsen der Atrophie. Die Hauptmasse des Volumens der Samenflüssigkeit wird durch das fructosereiche Sekret der Bläschendrüse geliefert. Da Volumen und Fructosegehalt von der Androgenstimulation direkt abhängig sind, dienen sie bei der Beurteilung des Ejaculats als wesentliche Indicatoren für die Funktion der Vesicula seminalis und der Inkretorischen Tätigkeit des Hodens.

Die **Prostata** zeigt einen Wachstumsschub während der Pubertät und erreicht an deren Ende ihre volle Größe. Für die rasche Größenzunahme des Organs am Ende der Pubertät ist sicher die Entfaltung der alveolären Drüsenanteile ausschlaggebend. Das Wachstum des Stromas wird nicht dem Einfluß der Androgene, sondern dem der auch im männlichen Organismus vorhandenen Östrogene zugeschrieben. Mit der Entwicklung der Drüse während der Pubertät und in Korrelation mit der Ausprägung der sekundären Geschlechtsmerkmale nimmt der Gehalt an *saurer Phosphatase* im Prostatasekret zu. Saure Phosphatase und *Citronensäure* sind die bemerkenswertesten Sekretionsprodukte der Prostata. Ihr Vorkommen im Ejaculat ist absolut androgenabhängig.

Für alle akzessorischen Drüsen des männlichen Genitale ist damit sicher, daß ihr Wachstum und ihre Entfaltung, ihre Funktionsbereitschaft und die Erhaltung ihrer Funktion *strikt von der Androgenproduktion des Hodens abhängt.* Die bei Androgenmangel oder infolge Kastration nach Pubertät auftretenden Rückbildungserscheinungen lassen sich durch Androgenzufuhr weitgehend rückgängig machen.

Einfluß auf das äußere männliche Genitale

Die äußeren männlichen Geschlechtsorgane, Penis und Scrotum, weisen vor der Pubertät nur ein geringes Wachstum auf.

Am **Penis** macht sich die einsetzende Androgenbildung zunächst in einer Zunahme der Länge und später des Durchmessers bemerkbar. Dabei wird die Größenzunahme der Glans penis und der Schwellkörper von einer Dickenzunahme der Tunica albuginea begleitet. Die Präputialdrüsen nehmen in der Pubertät ihre Tätigkeit voll auf.

Am **Scrotum** ist neben der Verlängerung des Hodensackes die Ausbildung der Tunica dartos an der stärkeren Fältelung und Pigmentierung erkennbar. Die charakteristische, durch die Tunica dartos verliehene Kontraktilität der Scrotalhaut ist ebenso wie die Cremasterfunktion als Temperaturregulationsmechanismus anzusehen. Sie ist von der Androgenzufuhr abhängig und erlischt bei Androgenmangel. Bei Kälte wird der Hoden an den Körper herangezogen, Wärme bewirkt durch Erschlaffen der Scrotalhaut und Nachlassen der Cremasterkontraktion ein Tiefertreten des Hodens.

Einfluß auf die maskuline Prägung des Somas

Die Androgene induzieren in der Pubertät den kennzeichnenden Wachstumsschub, wobei Längenwachstum und Skeletreifung beschleunigt werden. Wesentlich ist dafür die *anabole Wirkung auf den Proteinstoffwechsel,* womit die Androgene zum Aufbau der aus Proteinen bestehenden Knochenmatrix beitragen. Die Wachstumsrate wird erhöht, die Knochenreifung beschleunigt.

Auch die **männliche Skeletform** wird durch Androgene beeinflußt. Als hervorstehendste Ergebnisse der maskulinen Differenzierung sind das schmale und hohe Becken, der ausladende Schultergürtel, die Breite des Thorax, die größere Höhe und gröbere Ausformung des Gesichtsschädels anzusehen.

Klinischer Hinweis. Beim stetigen Umbau des Skelets nach der Pubertät spielen die Androgene eine wesentliche Rolle für die Erhaltung der organischen Knochenmatrix. Hier ist ein ausgewogenes Verhältnis zwischen anabol wirkenden Androgenen und den katabol wirkenden Nebennierenrindenhormonen eine notwendige Voraussetzung. Länger dauernde Androgenmangelzustände haben infolge des Abbaues der organischen Matrix eine verminderte Mineralisierung des Knochens zur Folge, **Osteoporose.**

Sehr stark abhängig von der Androgenstimulierung ist beim Manne die Ausbildung der **Skeletmuskulatur.**

Der **Panniculus adiposus** ist beim Manne mit Ausnahme der Nackenregion durchweg schwächer ausgebildet als bei der Frau. Es gilt die Regel, daß seine Ausprägung beim Manne bevorzugt in der oberen Körperhälfte, bei der Frau dagegen in der unteren Körperhälfte erfolgt.

Zu den wichtigsten somatischen Geschlechtsmerkmalen zählen Verteilung und Stärke der **Körperbehaarung.** Wie bei allen androgenabhängigen Strukturen werden auch hier nur die anlagemäßigen Entfaltungsmöglichkeiten des Individuums zur Ausbildung gebracht. Während der Pubertät erfolgt in den einzelnen Körperregionen die Entwicklung des maskulinen Haarkleides, wobei eine konstante Reihenfolge zu beobachten ist. Die Ausbildung der *Schambehaarung* ist mit der Pubertät weitgehend beendet, während die Ausprägung der *Terminalbehaarung* an Rumpf und Extremitäten während des ganzen Lebens nicht zum Abschluß kommt. Auch beim Manne schließt die Schambehaarung zunächst mit einer horizontalen Begrenzungslinie nach cranial ab. Die weitere Fortsetzung auf die Bauchhaut beginnt in der Regel erst im 3. Lebensjahrzehnt. Die Erhaltung der Terminalbehaarung im Mannesalter ist androgenabhängig.

Auch die **Kopfbehaarung** erfährt während der Pubertät gesetzmäßig auftretende Veränderungen, die eines der sekundären Geschlechtsmerkmale bilden. Die bis dahin bogenförmige Grenzlinie der Kopfhaare gegen die Stirn wird an den Schläfen unterbrochen und tritt winkelförmig zurück, man bezeichnet diese Erscheinung als *Calvitis frontalis (Geheimratsecken).* Die Glatzenbildung vollzieht sich nur in Anwesenheit von Androgenen.

Die **Schweiß- und Talgdrüsen** entfalten zum Zeitpunkt der Pubertät ihre volle Aktivität (damit zusammenhängend die Ausbildung der Acne). Besonders betroffen sind von dieser Entwicklung die Drüsen der *Achselhöhle.* Die Absonderung von Schweiß mit charakteristischem Geruch aus der Achselhaut ist ein Zeichen für die in Gang gekommene Geschlechtsreifung.

3. Ejaculat

Das Ejaculat setzt sich aus den *Samenfäden* und der *Samenflüssigkeit* zusammen. Die cellulären Anteile entstehen im Samenepithel der Hodenkanälchen, die Samenflüssigkeit ist im wesentlichen Sekretionsprodukt der akzessorischen Geschlechtsdrüsen.

Die **Samenflüssigkeit** bildet für die Samenzellen das physiologische Milieu, dient als Energiequelle für die Motilität und als Transportmittel bei der Ejaculation, darüberhinaus der Anpassung an die Verhältnisse im weiblichen Genitale. Das Volumen des Ejaculats wird von der Samenflüssigkeit bestimmt, der Anteil der Spermien ist gering. Der Hauptanteil der Samenflüssigkeit entstammt der Prostata und den Bläschendrüsen. Nur ein geringer Anteil entfällt auf Hoden, Nebenhoden und Samenleiter einschließlich Ampullen als Bildungsort.

Vor der Ejaculation kommt es zur Absonderung einiger Tropfen einer *wasserklaren, alkalischen und mäßig viscösen Flüssigkeit,* die fadenziehend ist und aus den Urethraldrüsen (Littréschen Drüsen) und den Bulbourethraldrüsen (Cowperschen Drüsen) stammt.

Die **Ejaculation** erfolgt in mehreren Fraktionen, die eine Unterscheidung nach Eigenschaften und Herkunft zulassen.

Die **Beurteilung des Ejaculats** erfolgt im Vergleich zu den bekannten Normalwerten. Es gibt jedoch kein Einzelmerkmal, das die männliche Fertilität charakterisieren könnte. Bei Fertilitätsuntersuchungen ist es notwendig zu beachten, daß Schwankungen in weiten Grenzen bei demselben Individuum vorkommen. Das rührt daher, daß verschiedene Drüsen an der Zusammensetzung beteiligt sind, die nicht nur in Speicherumfang und Produktionskapazität voneinander abweichen, sondern deren Funktion auch physiologischen Schwankungen unterworfen ist. Darüberhinaus spielen äußere Faktoren wie Lebensalter, Frequenz der Entleerung und Ernährung sicher eine Rolle.

Das frisch gewonnene Ejaculat ist milchig-trübe, opalescent, von weiß-gelblicher Farbe und sieht stellenweise wie von Sagokörnern durchsetzt aus. Es besitzt einen charakteristischen kastanienartigen Geruch. Die durchschnittliche Menge beträgt 2–5 ml. 1 ml Ejaculat enthält 60–120 Millionen Spermien. Die coagulierte Fraktion aus der Bläschendrüse verflüssigt sich in ca. 5–15 Min unter Einwirkung der proteolytischen Fermente der Prostata. Neben den biochemischen Konstituenten sind auch die cellulären Bestandteile der Untersuchung zugänglich.

Die Untersuchung des Ejaculats läßt Rückschlüsse auf etwaige **Funktionsstörungen der Keimdrüse** oder der ableitenden Samenwege und eine Beurteilung von Möglichkeiten der Fertilität zu. Für einen *Androgenmangel* sprechen ein reduziertes Volumen des Ejaculats und niedrige Fructose-, Citronensäure- und saure Phosphatasewerte. Auf *Schädigung des Samenepithels* kann bei niedriger Spermienzahl, vermehrtem Auftreten von Zellen der Spermiogenese und strukturellen Veränderungen dieser Elemente geschlossen werden. Bei hochgradigen Abweichungen von der Norm muß die Hodenbiopsie zur Ergänzung der Befunde herangezogen werden. Isolierter Ausfall einzelner Samenbestandteile kann unter bestimmten Bedingungen Rückschlüsse auf Störungen im Bereich der ableitenden Samenwege und der akzessorischen Drüsen erlauben.

Wesentliche Aussagen über die **Befruchtungsfähigkeit** können nur anhand der Beobachtung der Spermien gemacht werden, deren physiologische Wertigkeit für die Qualität des Ejaculats ausschlaggebend ist. Dabei ist zur Beurteilung der morphologischen Wertigkeit die Zahl der Spermien *(Spermiendichte)* und der Prozentsatz der normalen Spermien *(Spermiogramm)*, zur Beurteilung der physiologischen Wertigkeit der Prozentsatz der beweglichen Spermien *(Motilität, Quantität)* und die Art und Dauer der Beweglichkeit der Spermien *(Motilitätsqualität)* festzustellen. Schwierig ist dabei, die Motilität zu beurteilen.

4. Kohabitation

Die normale Einleitung für den Vorgang der Befruchtung ist der Geschlechtsverkehr. Voraussetzung für die Durchführung der Kohabitation ist die Erektionsfähigkeit des Penis und die mit anderen Vorgängen gekoppelte Erweiterungsfähigkeit der Vagina, die *Potentia coeundi* beider Partner.

Man kann den sexuellen Reaktionsablauf in vier, allerdings ineinander übergehende Abschnitte unterteilen, *die Erregungsphase, die Plateauphase, die Orgasmusphase und die Rückbildungsphase*. Für alle Phasen bis zum Orgasmus ist eine starke venöse Stauung im Bereich des kleinen Beckens typisch. Im Gegensatz zum Manne ist in diesem Ablauf bei der Frau eine erhebliche individuelle Variabilität erkennbar.

Erregungsphase
Die Einleitung der Erregungsphase erfolgt durch optische, olfactorische, taktile und psychische Reize. Ausgehend vom Sexualzentrum im Zwischenhirn erreicht die nervöse Erregung über den sacralen Parasympathicus (Nn. erigentes) und den Sympathicus im kleinen Becken das Erfolgsorgan.

Beim geschlechtsreifen Mann wird eine Vergrößerung, Verlängerung, Verdickung und Versteifung des Penis, **die Erektion,** hervorgerufen. Dies bedeutet eine Verlängerung und gleichzeitige Erweiterung der *Urethra* um etwa das Doppelte. Es setzt eine besondere Konstruktion des *Corpus spongiosum* und der Samenröhrenwandung voraus, die aber nicht bekannt ist. Zwar ist das Corpus spongiosum an der Erektion beteiligt, jedoch erreicht seine Blutfüllung nicht das Ausmaß wie bei den *Corpora cavernosa penis*. Hier werden die *Aa. helicinae* eröffnet und das arterielle Blut gelangt nun in die *Cavernen der Schwellkörper* und entfaltet diese. Die langgestreckten, zentral sehr geräumigen, peripher kleineren Cavernenräume stehen untereinander über die ganze Ausdehnung des Organs in Verbindung, so daß eine Füllung von hinten zur Spitze hin möglich ist. Diese findet ihre Grenze, wenn die Faserhülle der Tunica albuginea angespannt und nicht weiter dehnbar ist. Damit wird unter dem arteriellen Druck der prallelastische Zustand des erigierten Gliedes erzeugt. Wie der venöse Abfluß während der Erektion vermindert wird, ist noch nicht geklärt. Auch die Muskulatur der *Tunica dartos* in der Scrotalhaut erfährt eine Tonuszunahme. Die Hoden werden gegen den Körper gehoben, wobei auch der M. cremaster mitwirkt. Damit wird der Funiculus spermaticus verkürzt, der untere Pol des Hodens dem Damm genähert. Die Blutfülle des Hodens nimmt zu.

Bei der Frau spielt die Erregungsphase eine wesentliche Rolle für die Vorbereitung zur Aufnahme des männlichen Gliedes in die Vagina. Es kommt zu einer **Erweiterung der Scheide,** deren Querdurchmesser von normalerweise 2 cm schon vor der Imissio penis auf 5–6 cm zunehmen kann. Auch der uterusnahe Anteil des Vaginalrohres, besonders die Fornixregion verlängert und erweitert sich unter der sexuellen Erregung, so daß die Länge der Vagina von 7 auf ca. 10 cm zunimmt. Durch die Muskulatur seines Bandapparates wird der **Uterus** gleichzeitig **nach oben und hinten** gezogen. Neben der Erweiterung kommt es zum Auftreten von Sekret an der Schleimhautoberfläche der Vagina, **Lubrication.** Schon wenige Sekunden nach Beginn der sexuellen Erregung ist die Gleitflüssigkeit an der Vaginalwand nachzuweisen. Das Sekret, das die Oberfläche der Schleimhaut schlüpfrig macht, stammt weder aus der Portio oder dem Cervicalkanal, noch aus den Bartholinischen Drüsen. Als Ursprungsort der Gleitflüssigkeit muß der *subepitheliale vaginale Venenplexus* angesehen werden. Der geschlossene vaginale Film der Gleitflüssigkeit entsteht durch *tröpfchenförmige Transsudation* durch das Epithelgewebe.

Plateauphase
Ohne scharfe Grenze erfolgt der Übergang von der Erregungs- in die Plateauphase.

Beim Manne kommt es zu einer deutlichen *Anschwellung der Corona glandis*. Die Testikel behalten ihre Position mit Annäherung des caudalen Poles an den Damm bei. Bei längerer Plateauphase kommt es zum *Ausstoßen eines Tropfens* wasserklaren Sekretes, das aus den paraurethralen (Littréschen) Drüsen und den Gll. bulbourethrales (Cowpersche Drüsen) stammt.

Bei der Frau findet sich während der Plateauphase eine *massive Blutstauung* in den subepithelialen Venengeflechten der äußeren Hälfte der Vaginalwand, die eine erektile Schicht bilden. Auch der *Schwellkörper des Bulbus vestibuli* wie auch die *Labia minora* werden größer.

Orgasmusphase
Beim Manne entspricht die **Ejaculation** der Orgasmusphase, die damit nur wenige Sekunden dauert. Kennzeichnend für die bevorstehende Ejaculation ist die *volle Anhebung des Hodens an den Damm*. Auch weisen zu diesem Zeitpunkt die Hoden eine *Volumenzunahme* bis zu 50% auf, die durch die starke Blutfülle bedingt ist. Der Vorgang der *Ejaculation* besteht aus mehreren *unwillkürlichen Kontraktionen* der Mm. bulbospongiosi, ischiocavernosi, sphincter urethrae und der Beckenbodenmuskulatur, sowie der Muskulatur von Samenleiter, Bläschendrüsen und Prostata. Ebenso kommt es zu rhythmischen Kontraktionen der Urethra und des ganzen Penis. Die Kontraktionen folgen etwa in Sekundenabstand aufeinander, auf die ersten 3–4 starken folgen einige wenige schwache Kontraktionen in längerem Abstand. Vor Beginn der Ejaculation kontrahiert sich die caudale Blasenmuskulatur, so wird nicht nur eine Beimischung von Harn zum Samen, sondern auch das Eindringen von Samen in die Harnblase vermieden. Ausgelöst wird die Ejaculation durch die Muskelkontraktion der akzessorischen Genitaldrüsen und der samenleitenden Wege, beginnend mit den *Ductuli efferentes testis*. In einer weiteren Phase kontrahieren sich die Muskeln des Beckenbodens und die Mm. bulbospongiosi. Der Austreibungsdruck ist recht groß. Die ersten Ejaculatanteile können bis zu 30–60 cm von der äußeren Harnröhrenmündung weggeschleudert werden. Mit der Ejaculation wird der Samen im Fornix vaginae, dem *Receptaculum seminis,* deponiert. Von hier aus beginnen die Spermien ihre Wanderung.

Bei der Frau kommt es als physiologische Reaktion zur Ausbildung der sog. **orgastischen Manschette**, die sich nur im äußeren Drittel der Vaginalwand bildet. Grundlage ist die *Venenstauung um die Vaginalöffnung*, die in der Erregungsphase entsteht. Im Orgasmus erfolgen nun 3–6 oder auch mehr regelmäßig alle 0,8 sec auftretende *Kontraktionen* der Muskulatur der Vaginalwand, der Mm. bulbospongiosi und der Dammuskulatur. Auch Kontraktionen der Muskulatur des Uterus treten im Orgasmus auf, die in Richtung vom Fundus zum Isthmus über den Uteruskörper hinweglaufen. Diese Kontraktionen haben keine Saugwirkung.

Rückbildungsphase
In der Rückbildungsphase erfolgt **beim Manne** zunächst eine *Erschlaffung, dann Involution* des Penis. Das Blut aus dem Penis wird während des Abklingens der Erektion über die V. dorsalis penis abgeführt. Ruhelage und Ausgangsgröße der *Hoden* werden wieder hergestellt, die venöse Blutfüllung im kleinen Becken läßt nach.

Bei der Frau senkt sich in der Rückbildungsphase die *Cervix uteri* wieder gegen die Dorsalwand der Vagina ab. Damit taucht die Portio mit dem äußeren Muttermund in das Receptaculum seminis ein. Die erweiterten inneren Anteile der Vagina kehren langsam zum Normalzustand zurück. Die Blutfüllung im kleinen Becken nimmt ab, ebenso die der Vaginalwand und der Vulva.

Während **beim Manne** in der Rückbildungsphase eine neue Erregung, Erektion und Orgasmus, zunächst ausgeschlossen ist (**Refraktärphase**), kann **bei der Frau** an jedem Punkt der Rückbildung ein neuer Orgasmus ausgelöst werden.

Die Häufigkeit der Aufeinanderfolge von Ejaculationen ist außer von Konstitution, Gesundheitszustand und Lebensalter auch von psychischen Faktoren abhängig.

5. Oogenese, Eizellbildung (Abb. 377)

Die Bereitstellung von befruchtungsfähigen Eizellen ist Aufgabe der Ovarien. Das *Ovar* der geschlechtsreifen Frau enthält im Bindegewebe der *Substantia corticalis* die verschiedenen Reifungsstadien der Follikel, dem ein bestimmter Reifezustand der Eizelle entspricht.

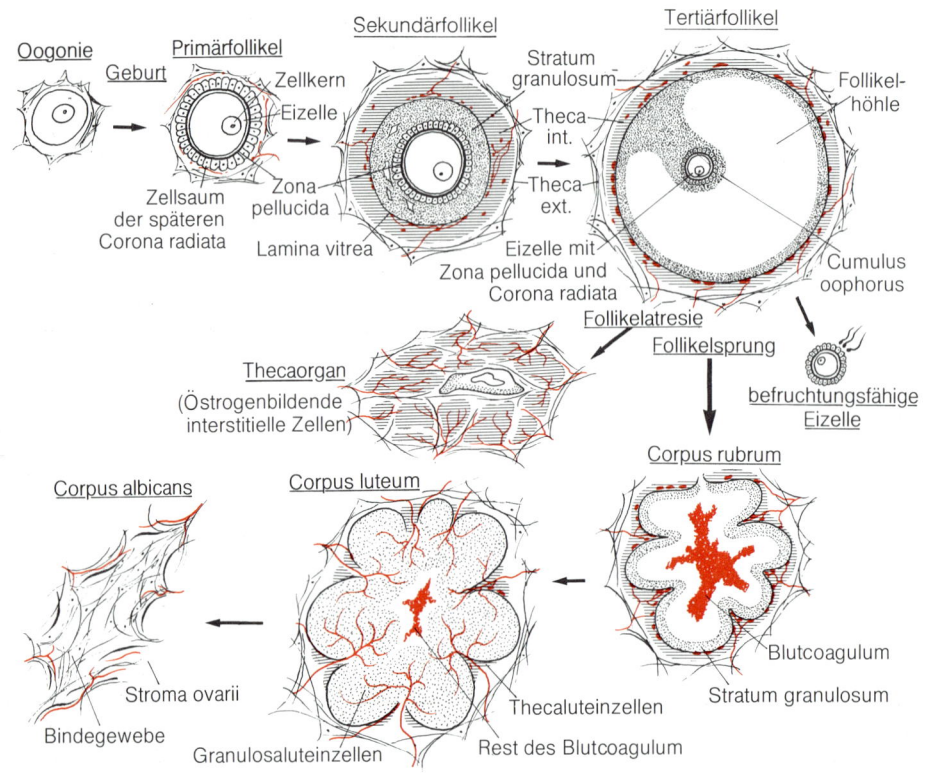

Abb. 377. Schema zu den Vorgängen von Follikelbildung, Follikelsprung und Follikelatresie

Reifungsstadien der Entwicklung
Erste Wachstumsperiode
Die zahlreichen **Oogonien,** die im fetalen Ovarium aus den Urgeschlechtszellen entstehen, liegen zunächst in Gruppen, sog. *Eiballen,* zusammen. Sie werden dann, bei Durchlaufen einer von hypophysären Einflüssen unabhängigen, ersten Wachstumsperiode zu **primären Oocyten** (30–50 μm Durchmesser). Diese umgeben sich mit einem abgeplatteten einschichtigen Epithel, *Follikelepithel,* und werden dann als **Primordialfollikel** bezeichnet. Zum Zeitpunkt der Geburt sollen in den menschlichen Ovarien bis zu 400 000 solcher Primordialfollikel vorhanden sein.

Erste Ruheperiode
In diesem Zustand verharrt der überwiegende Teil der Follikel bis zur Zeit der Geschlechtsreife, erste Ruheperiode. Aus unbekannten Gründen degeneriert eine große Anzahl von Primordialfollikeln vor und während der Geschlechtsreife, so daß bei Abschluß der Pubertät nur noch ca. 20 000 Eizellen in den Ovarien vorhanden sind. Die letzten gehen erst nach der Menopause zugrunde. Nur 400–500 können im zeugungsfähigen Alter der Frau heranreifen.

Zweite Wachstumsperiode
Während der geschlechtsreifen Zeit der Frau tritt ein Teil von ihnen in eine von der hormonalen Regulation abhängige, zweite Wachstumsperiode ein, *Follikelreifung.* In dieser erreicht die **Oocyte** ihre endgültige Größe (150 μm Durchmesser). Die umgebenden Follikelzellen werden hochprismatisch. Wahrscheinlich bilden sie um die primäre Oocyte die *Zona pellucida, Oolemm.* Der **Primärfollikel** ist entstanden.

In der Folge kommt es zur Proliferation des Follikelepithels, es wird mehrschichtig. Eine basalmembranartige Grenzschicht zur Umgebung wird ausgebildet, *Lamina vitrea.* Um die Hülle der Follikelzellen formiert sich eine Kapsel aus Zellen des Ovarialstromas, *Theca interna,* deren bindegewebsartige Zellen in mehreren gut vascularisierten Schichten angeordnet sind. Der Follikel wird jetzt als **Sekundärfollikel** bezeichnet.

In der Follikelepithelschicht, *Membrana granulosa,* bilden sich durch Sekretion der Zellen mit Liquor gefüllte Zwischenräume aus, die zu einer einheitlichen Höhle, *Antrum folliculi (Cavum folliculi),* zusammenfließen. Das entstandene Gebilde, das zum erstenmal den Namen Follikel zu Recht trägt, wird nun **Tertiärfollikel** (Höhlenfollikel, Bläschenfollikel) genannt. Er besteht aus der Eizelle, die von einem *Oolemma (Zona pellucida)* umgeben ist. Dieser liegen immer noch, jetzt *Corona radiata* genannt, die Zellen des ehemaligen Follikelepithels an. Die cylindrischen Zellen erreichen mit feinen Fortsätzen durch Poren in der Zona pellucida die Eizelle. Die Eizelle mit der umgebenden Zellhülle liegt im sog. Eihügel, *Cumulus oophorus* (Cumulus oviger), der ein in die Follikelhöhle vorspringender Teil der Membrana granulosa ist, die die innere Auskleidung der Follikelhöhle bildet. Die gefäßlose Schicht der Membrana granulosa ruht auf einer Basalmembran, *Lamina vitrea* (Glashaut). Die inzwischen gut ausgebildete Schale der *Theca interna,* die aus plattenförmigen, epitheloiden Zellen besteht, ist reich vascularisiert. Die Gefäße enden an der Lamina vitrea. Im Stroma des Ovarialkörpers ist der Follikel durch eine Hülle, bestehend aus einem Geflecht kollagener und argyrophiler Fasern, verankert, Theca interna. Sie ist reich mit Blut- und Lymphgefäßen versorgt.

Zweite Ruheperiode
In diesem Zustand bleibt der Follikel für die weitere Entwicklung verfügbar. Er befindet sich in der sog. zweiten Ruheperiode.

Zwei Möglichkeiten der weiteren Entwicklung bestehen:
— Heranreifen zum **sprungreifen Follikel (Graafscher Follikel), Follikelsprung,** Freisetzung einer befruchtungsfähigen Eizelle, Bildung des **Corpus luteum** aus den Zellen der Membrana granulosa.
— **Absterben der Eizelle** und **Follikelatresie,** Bildung eines sog. **Theca-Organes** aus den Zellen der Theca interna.

Wodurch die Entwicklung in der einen oder anderen Richtung beeinflußt wird, ist nicht bekannt.

Follikelsprung
Der Follikelsprung erfolgt etwa am 12.–15. Tag des Cyclus, ca. 14 Tage vor der nächsten Regelblutung. Innerhalb von 10 Std wächst ein Tertiärfollikel von ca. 0,5–0,7 cm Durchmesser zum *sprungreifen Follikel* mit einem Durchmesser von 2–2,5 cm heran. Dieser wölbt die Tunica albuginea vor und zeigt eine starke Blutfüllung der umgebenden Gefäße. Die *Ruptur* erfolgt an der Spitze der Vorwölbung, die Rißstelle wird zuvor durch eine kleine Blutung markiert. Die Eizelle, umgeben von den Zellen der Corona radiata, wird mit dem ausströmenden Liquor folliculi in die Bauchhöhle ausgeschwemmt und dort von der Tuba uterina aufgenommen. Die aktiven Bewegungen der Eileiter und der Fimbrien des Infundibulum sind so auf den Ort und die Zeit der Ovulation abgestimmt, daß nur sehr selten eine Eizelle ihr physiologisches Ziel verfehlt. Die reichlich mit Konocilien besetzten fingerförmigen Fimbrien fangen beim Überfahren der Ovariumoberfläche die ovulierte Oocyte auf. Ein Flüssigkeitsstrom, erzeugt durch den Kinocilienschlag, saugt die Eizelle samt Zellen des Cumulus oophorus in die trichterförmige Erweiterung der Pars ampullaris tubae uterinae. Dort kann die *Befruchtung* erfolgen (S. 74). Die *fertile Phase* der Eizelle ist wahrscheinlich kürzer als 24 Stunden. Bereits nach wenigen Stunden sind degenerative Veränderungen an der Eizelle festzustellen.

Die zurückbleibende *Follikelhöhle* fällt zusammen, ihre jetzt vom Liquordruck entlastete Wandung bildet Falten. Es tritt eine perifolliculäre Hyperämie ein. Durch eine kleine Blutung aus der Rißstelle in die Follikelhöhle und geringe Mengen nachsezernierten Liquors entsteht im Innern ein Thrombus, **Corpus rubrum.** Die Thecazellen schwellen rasch an, durch gesteigerte Lipoideinlagerung erhalten sie eine spongiocytäre Struktur. Die Luteinisierung der Thecazellen ist innerhalb von 6–8 Stunden nach dem Follikelsprung vollendet. Danach beginnt die Umwandlung der Granulosazellen in Granulosaluteinzellen. Unter dem Einfluß des LH entfalten sich die Zellen der Membrana granulosa. Gleichzeitig wird von den Capillaren der Theca interna aus die Vascularisation des Granulosaluteingewebes eingeleitet. Die Granulosazellen lagern in das Cytoplasma gelblich gefärbte Lipoide sowie Vorstufen der Steroidbiosynthese ein, insbesondere Cholesterinester. Damit entsteht ein am frischen Schnitt deutlich gelb gefärbtes Organ, **Corpus luteum.** Diese Vorgänge sind im wesentlichen am 3. Tag nach dem Follikelsprung abgeschlossen. Eine weitere Größenzunahme des Organs erfolgt durch Zellvermehrung und Zellvergrößerung. Den gut vascularisierten Falten des epitheloiden Granulosaluteingewebes liegt außen ein schmaler Belag kleiner Thecaluteinzellen auf. Entlang der Bindegewebssepten ragen einzelne Stränge auch in das Granulosaluteingewebe hinein.

Seine größte Entfaltung (12–15 mm Durchmesser) erreicht der im Laufe eines Menstruationscyclus entstehende Gelbkörper, *Corpus luteum menstruationis,* 10–12 Tage nach der Ovulation. Die Rückbildung beginnt nach dem 23.–26. Tag des Cyclus. Sie wird häufig durch eine kleine Blutung in das Corpus luteum kurz vor Beginn der Menstruation eingeleitet.

Das sog. *Corpus luteum graviditatis* erfährt eine stärkere Größenentfaltung (2–3 cm Durchmesser). Dabei werden die Kernvolumina der Granulosaluteinzellen etwa doppelt so groß wie die des Corpus luteum menstruationis. Immer ist im Corpus luteum graviditatis eine cystenartige Höhle zu beobachten. Nach dem 4. Schwangerschaftsmonat bildet sich das Corpus luteum graviditatis allmählich wieder zurück.

Bei der Rückbildung der Corpora lutea schrumpfen und verfetten zunächst die Granulosaluteinzellen, später auch die Thecaluteinzellen. Die zurückbleibende weißliche bindegewebige Narbe wird als **Corpus albicans** oder *Corpus fibrosum* bezeichnet. Die Rückbildung nimmt etwa 4–6 Wochen in Anspruch.

In der Regel gelangt während eines Cyclus nur ein Follikel zum Sprung. Daneben verfallen im Verlaufe jeder Menstruationsperiode einige Tertiärfollikel der Atresie.

Follikelatresie
Während der Follikelatresie geht mit der Eizelle auch das Follikelepithel, also die Zellen der Membrana granulosa, zugrunde. Die Follikelhöhle kollabiert. Aufgefaltete Reste der Zona pellucida und der Lamina vitrea können auch noch in späteren Stadien nachgewiesen werden. Die gleichzeitig erfolgende Entfaltung der Theca interna führt zur Bildung eines kompakten kleinen Organes, **Thecaorgan.** Dieses Gewebe wird reich vascularisiert, es zerfällt in zahlreiche kleine Zellgruppen und Einzelzellen, sog. **ovarielle Zwischenzellen.**

Während im Zuge der Follikelatresie dauernd neue Thecaorgane entstehen, verschwinden früher gebildete wieder vollständig. Ähnlich wie beim Corpus-luteum-Abbau bleibt von großen atretischen Follikeln nur eine Narbe übrig.

6. Hormonale Regulation bei der Frau
(vgl. S. 528)

Einfluß auf die Eizellbildung
Die mit der Bildung einer befruchtungsfähigen Eizelle verknüpften strukturellen Veränderungen im Ovar lassen einen gesetzmäßigen Ablauf erkennen. Durch das Heranreifen eines sprungreifen Follikels entstehen im Gewebe des Eierstockes periodisch östrogenbildende und progesteronbildende Strukturen. Damit kann der Cyclus in eine durch die Entwicklung des Follikels gekennzeichnete folliculäre und in eine durch die Funktion des Corpus luteum bestimmte luteale Phase unterteilt werden.

Der diese Vorgänge regulierende Anteil des Endocriniums wird unter der Bezeichnung **gonadotrope Partialfunktion** zusammengefaßt (Abb. 378). Dazu gehören die Kerngebiete des Hypothalamus (S. 628) und Zellen des Hypophysenvorderlappens (S. 631). Von ihnen wird die Funktion der Zellen der bei der Follikelreifung und Follikelatresie aus Membrana granulosa und Theca interna entstandenen hormonbildenden Organe gesteuert. Aus der wechselseitigen Beeinflussung der zentralen und peripheren Gewebe ergibt sich die regelmäßige Folge im Ablauf des Cyclus. Erfolgssubstrat der im Ovar gebildeten Östrogene und Gestagene sind auch Tuba uterina, Uterus und Vagina, das äußere Genitale und das Soma.

Die im Ovar und infolgedessen am übrigen Genitale auftretenden Veränderungen werden durch die *Hormone der Adenohypophyse* stimuliert, deren Ausschüttung durch die Hypothalamusfunktion synchronisiert wird. Problematisch ist nicht nur, wie die zeitliche Aufeinanderfolge der Abgabe der drei tropen Hormone aus dem Hypophysenvorderlappen geregelt wird, sondern auch wie eine Anpassung an die unterschiedlichen Anforderungen von Pubertät, Cyclusablauf, Nidation, Gravidität, Partus und Lactation erfolgt. Dazu ist nicht nur die Produktion unterschiedlicher Hormonmengen notwendig, sondern auch eine Regelung der Receptorempfindlichkeit des Erfolgsorgans. An welche Strukturen dieses System der zeitlichen Regelung gebunden ist, kann bisher nicht sicher ausgesagt werden.

Releasing-Hormone und „inhibiting factors".
Die vom Hypothalamus zur Beeinflussung der hypophysären gonadotropen Partialfunktion abgegebenen humoralen Substanzen werden bei stimulierender Wirkung Releasing-Hormone, bei hemmender Wirkung *„inhibiting-factors"* genannt. Sie erreichen über den Portalkreislauf des Hypophysenstiels die Zellen des Hypophysenvorderlappens (Adenohypaphyse). Die Ausschüttung von FSH wird durch das *FSH-RH (FSH-Releasing-Hormon),* die des LH durch das *LH-RH (LH-Releasing-Hormon)* bewirkt. Dagegen wird die LTH (Prolactin)-Abgabe aus dem Hypophysenvorderlappen durch einen hypothalamischen Faktor, *PIF (prolactin inhibiting factor),* gehemmt.

Beckeneingeweide

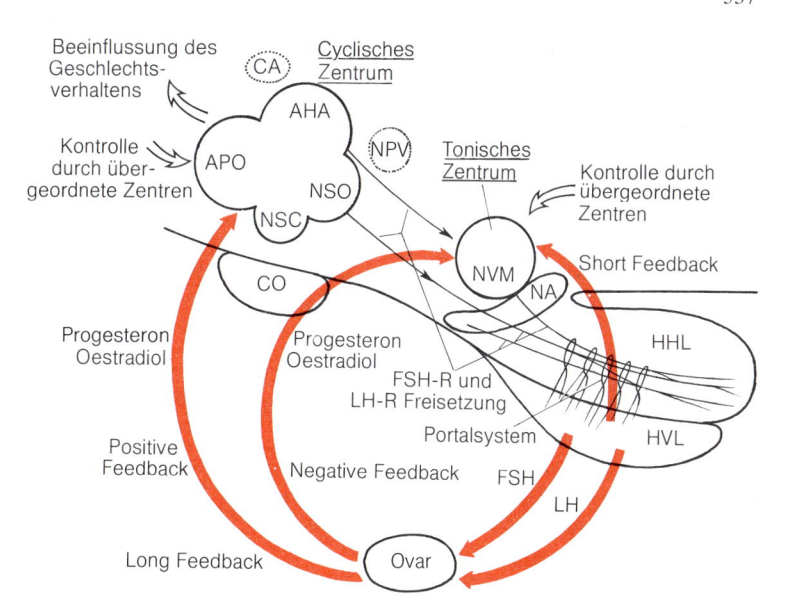

Abb. 378. Schema der Sekretionsregelung der gonadotropen Hormone durch den Hypothalamus. (Nach Schneider, persönliche Mitteilung)

Im Bereich des Hypothalamus dienen mehrere Kerngebiete der Abgabe von Releasing-Hormonen (LH-RH und FSH-RH). Für die tonische Freisetzung der Releasing-Hormone sind diese im Bereich der *Eminentia mediana des Tuber cinereum* gelegen. Insbesondere der *Nucleus ventromedialis* und der *Nucleus arcuatus* sollen die basale tonische Sekretion unterhalten. Daneben wird für die cyclische Freisetzung der gonadotropen Releasing-Hormone ein Zentrum rostral vom Hypothalamus oder im vorderen Hypothalamus angenommen. So soll eine cyclische Abgabe von LH-RH aus der *präoptischen Region,* eingeschlossen den *Nucleus supraopticus,* erfolgen.

Während die Zentren für die **cyclische LH-RH-Freisetzung** allem Anschein nach unter der Kontrolle von Anteilen des *limbischen Systems,* dem *Corpus amygdaloideum* und der *Hippocampusformation,* stehen, werden die Zentren für die **tonische Freisetzung** der Releasing-Faktoren wahrscheinlich vom *Thalamus* und der *Formatio reticularis* beeinflußt.

HVL-Hormone. Der Hypophysenvorderlappen produziert 3 auf die weibliche Sexualfunktion wirkende Hormone
– das **Follikel-stimulierende Hormon** (FSH)
– das **Luteinisierungs-Hormon** (LH), das mit dem „interstitial cells stimulating hormone" (ICSH) identisch ist, und
– das **Luteotrope Hormon** (LTH), mit Prolactin identisch.

Ihre Wirkung wurde vor allem im Tierversuch analysiert. Die *Follikelreifung* wird durch *FSH* in Gang gebracht. Dabei entstehen Granulosa- und Thecagewebe. Jedoch erreichen diese unter alleiniger FSH-Stimulierung nicht den notwendigen Differenzierungsgrad zur Aufnahme der inkretorischen Funktion. Dies ist ebenso wie die Entwicklung eines sprungreifen Follikels und die Auslösung einer Ovulation nur durch das Zusammenwirken von *FSH und LH* zu erreichen.

Ovarielle Hormone. Unter dem Einfluß der glandotropen Hormone des Hypophysenvorderlappens entstehen damit im Ovar hormonbildende Strukturen. Es sind dies östrogen- und gestagenbildende Anteile. Während die **Östrogene** als Wachstumsfaktoren für den weiblichen Genitalapparat aufzufassen sind, können die **Gestagene** als Differenzierungsfaktoren bezeichnet werden. Aufbauend auf der zeitlich vorausgehenden und fortdauernden Wirkung der Östrogene befähigen sie den weiblichen Genitalapparat zur Aufnahme und Erhaltung eines sich entwickelnden Keimes.

– **Östrogene.** Die sich von der Theca interna ableitenden Gewebsformationen, die *interstitiellen Zellen der Thecaorgane,* stellen die wesentlichste Östrogenquelle des Ovarium dar. Die basale Östrogensekretion erfolgt aus den interstitiellen Zellen unter dem Einfluß des LH. Die Theca heranreifender Follikel eröffnet in jedem Cyclus zusätzliche Östrogenquellen. Der *Membrana granulosa* kommt anscheinend nur geringe Bedeutung für die Östrogenbildung zu. Östrogene werden auch im *Corpus luteum* gebildet, vermutlich in dessen Thecazellen. Eine vermehrte Bildung von Thecaorganen ist in Zeiten besonderen Wachstums der Genitalorgane, wie Pubertät und Gravidität, zu beobachten. In der Schwangerschaft bildet auch die *Placenta*, wahrscheinlich fetaler und materner Anteil, Östrogene.

— **Progesteron.** Das Progesteron als Gestagen wird im Ovarium wahrscheinlich nur in den *Granulosaluteinzellen* des *Corpus luteum* gebildet. Die Sekretion beginnt allerdings schon kurz vor dem Follikelsprung, so daß angenommen werden muß, daß schon die Granulosa des sprungreifen Follikels die für die Progesteronsynthese erforderlichen Fermentsysteme besitzt. Vermutlich wird die Progesteronbildung in dem unter FSH- und LH-Einfluß aufgebauten Granulosaluteingewebe durch Prolactin ausgelöst und unterhalten.

Das Corpus luteum graviditatis wird in seiner Funktion schon frühzeitig durch die *Placenta* als Progesteronquelle ersetzt. Eine operative Entfernung des Corpus luteum graviditatis ist bereits am Ende der 8. Woche post menstruationem ohne Beeinträchtigung der Schwangerschaft möglich.

Feed-back-Mechanismen. Bei intakter Ovarialfunktion wird durch die **Östrogene** die Bildung und Ausschüttung der drei gonadotropen Hormone des Hypophysenvorderlappens beeinflußt. Sowohl kurzdauernde höherdosierte, als auch langanhaltende niedrigdosierte Östrogenzufuhr haben eine Erhöhung der LH-Ausschüttung zur Folge. Die FSH-Ausschüttung wird nur bei langfristiger hochdosierter Zufuhr vermindert. Chronische Zufuhr bewirkt dagegen eine Bremsung der LH- und FSH-Aktivität. Die Prolactinausschüttung wird durch Östradiol nicht wesentlich beeinflußt, der abrupte Abfall der Östradiolkonzentration im Plasma führt aber zu einem starken Prolactinausstoß.

Langfristige hochdosierte Zufuhr von **Progesteron** löst einen Stillstand der Follikelreifung und eine Atrophie der interstitiellen Zellen aus. Dies beruht auf einer Hemmung der LH- und FSH-Aktivität, die Prolactinausschüttung bleibt unbeeinflußt. Damit wird das Ovar ähnlich wie in der 2. Hälfte der Schwangerschaft durch Progesteronzufuhr stillgelegt.

Gleichzeitige Gaben hoher Dosen von Östrogen und Progesteron hemmen die Prolactinausschüttung, Entzug beider Steroide führt zu einem Anstieg.

Rückkopplung, „feed-back". Der Mechanismus, bei dem eine verminderte Steroidkonzentration, Mangel an sog. peripheren Hormonen im Plasma, zur Aktivitätssteigerung der hypothalamischen Zentren und zur Freigabe von Releasing-Faktoren führt, die ihrerseits im Hypophysenvorderlappen eine vermehrte Produktion von glandotropen Hormonen auslösen, dagegen Zunahme der Steroidkonzentration zu einer verminderten Bildung von Releasing-Faktoren und entsprechenden Folgen führt, wird als **„negative feed-back"** bezeichnet. Ein umgekehrtes Verhalten wird dementsprechend **„positive feed-back"** genannt.

Follikelmorphologie und Hormon-Plasmakonzentration. FSH und LH werden über den ganzen Cyclus in ziemlich gleichbleibender Konzentration im Plasma gefunden, wobei die Blutspiegel in der Proliferationsphase etwas höher sind als in der Sekretionsphase. Lediglich zum Zeitpunkt der Ovulation werden kurzfristig hohe FSH- und LH-Werte im Plasma gemessen (Abb. **379**).

Unter der Stimulation durch FSH und LH wachsen während der Proliferationsphase einige *Tertiärfollikel* auf ca. 5–8 mm heran. Die Thecaorgane werden ebenfalls stimuliert, so daß es vor der Ovulation zu einem kurzfristigen starken Anstieg des *Östradiol* kommt. Dieser geht dem Gipfel der LH-Ausschüttung voran und löst ihn vermutlich auch aus. Darauf setzt der etwa 10 Std dauernde präovulatorische Wachstumsspurt eines Tertiärfollikels zum sprungreifen Follikel ein. Der auf ca. 2–2,5 cm herangewachsene Follikel springt, setzt eine befruchtungsfähige Eizelle frei, die übrigen 5–8 mm großen Tertiärfollikel werden atretisch.

Nach vorübergehendem Abfall des Östrogenspiegels ist in der 2. Hälfte der Lutealphase noch ein kurzfristiger Anstieg zu beobachten, der evtl. mit der Funktionsaufnahme der neuen Thecaorgane in Zusammenhang zu bringen ist, im übrigen dem Zeitpunkt der *Nidation* entspricht. Gleich zu Beginn der Lutealphase kommt es zu einem Anstieg des Progesteron im Plasma, der mit der Ausbildung des *Corpus luteum menstruationis* um den 4. Tag nach der Ovulation sein Maximum erreicht. Mit dem Absterben der Eizelle tritt oftmals eine Blutung in das Corpus luteum menstruationis auf. Vermutlich ist dies der Zeitpunkt, zu dem die Progesteronbildung sistiert. Er stimmt mit dem Abklingen des 2. Östrogengipfels während der Lutealphase überein. Ob ein luteolytischer Effekt des Prolactins angenommen werden kann, ist nicht sicher.

Einfluß auf das weibliche Genitale

Da alle diese Vorgänge in Zusammenhang mit

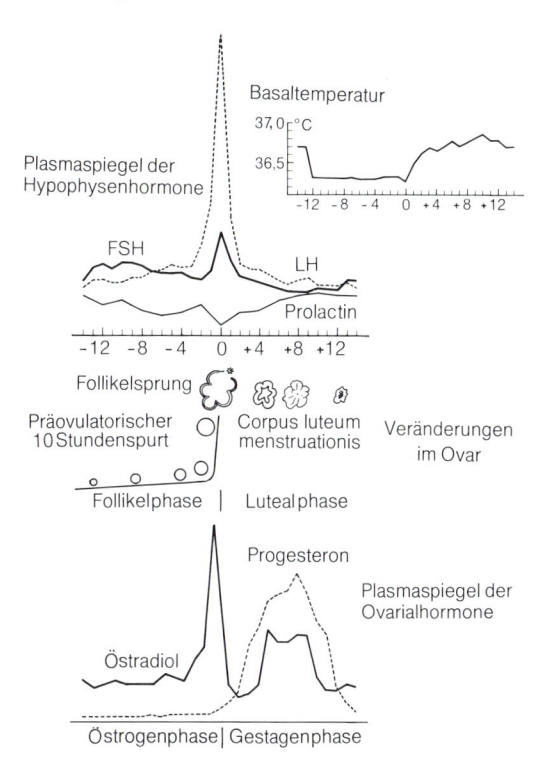

Abb. 379. Schema der Hormonsekretion während des Zyklus. In zeitlichem Zusammenhang sind dargestellt: Hormonsekretion der Hypophyse, morphologische Veränderungen im Ovar, Sekretion der Ovarialhormone und Verhalten der Basaltemperatur

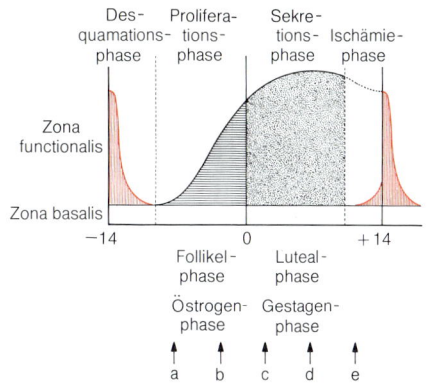

Abb. 380. Schematische Darstellung der Zyklusveränderungen an der Uterusschleimhaut. (Aus Kahle, Leonhardt u. Platzer, 1973)

der Bildung eines befruchtungsfähigen Eies im Ovar stehen, scheint es logisch, daß durch die im Ovar gebildeten Hormone auch die übrigen Genitalorgane so beeinflußt werden, daß sie zum Zeitpunkt der Ovulation auf die Aufnahme und Erhaltung eines möglicherweise befruchteten Eies vorbereitet sind. Dementsprechend lassen sich **cyclische Veränderungen** auch an *Tuba uterina, Uterus* und *Vagina* feststellen.

Corpus- und Fundusschleimhaut. Besonders auffällig sind diese an der Corpus- und Fundusschleimhaut (Abb. 380). Wir unterscheiden an der Uterusschleimhaut zwei Schichten, die sog. *Zona basalis,* die über den Cyclus hinweg erhalten bleibt, und die *Zona functionalis,* an der sich alle Veränderungen abspielen und die danach abgestoßen wird. Unter dem Einfluß der von den im vorhergehenden Cyclus gebildeten Thecaorgane ausgeschiedenen Östrogene wird die Zona functionalis wieder aufgebaut, ***Proliferationsphase.*** Da in dieser Zeit Eizelle und Follikel heranreifen, spricht man auch von *Follikel-*

phase. Nach dem Follikelsprung wird die Uterusschleimhaut unter dem Einfluß von Progesteron und Östrogenen zu einem sekretionsfähigen Epithel umgebaut, **Transformations- oder Sekretionsphase.** Da mit diesen Vorgängen die Einbettung des Eies vorbereitet wird, spricht man auch von der prägraviden Phase, wegen der Abhängigkeit von der Funktion des Corpus luteum menstruationis, von der *Lutealphase.* Geht die Eizelle, wenn keine Befruchtung eingetreten ist, zugrunde, erfolgt nach der Funktionseinstellung des Corpus luteum der Zusammenbruch des Endometrium. Es kommt prämenstruell zu einer sog. Schrumpfung der Schleimhaut, die durch eine Minderdurchblutung der Zona functionalis erzeugt wird, ***Ischämiephase.*** Durch Blutung in die nekrotischen Bezirke der Zona functionalis wird diese abgehoben, ***Desquamationsphase,*** und mit dem Blut aus dem Uteruscavum ausgeschwemmt.

Aus praktischen Gründen wird der **Cyclus** nicht vom ersten Tag der Proliferationsphase bis zum Ende der Desquamationsphase gezählt, sondern vom ersten Tag einer Blutung bis zum Beginn der nächsten. Hier ist jeweils mit dem Eintreten der Blutung, **Menstruation,** eine sichere zeitliche Fixierung möglich.

Nach der Abstoßung der Schleimhaut muß zunächst die Zona basalis gegen das Uteruslumen durch ein neues Oberflächenepithel abgedeckt werden. Die Regeneration geht von Zellen der Drüsenschläuche in der sich neu bildenden Zona functionalis aus. In der lutealen Phase wird als Früheffekt des Progesteron eine Glykogeneinlagerung basal vom Zellkern der Cylinderzellen der Drüsenschläuche am 17.–21. Tag des Cyclus festgestellt. Diese Vacuolen sind das erste Zeichen einer erfolgten Ovulation und erscheinen innerhalb 36–48 Std danach. Auch in den Stromazellen des Endometrium wird Glykogen gespeichert. Das vermehrte Auftreten von Zellen in der Zona functionalis nahe dem Uteruscavum führt zu einer Unterteilung derselben in eine Zona compacta und eine zellärmere Zona spongiosa. Die fibrinolytische und proteolytische Aktivität des Endometrium, von großer Bedeutung für die Nidation, nimmt stark zu und erreicht am 21. Cyclustag ihren Höhepunkt. Zu diesem Zeitpunkt treten dann Histaminasen und Carboanhydrasen auf, die den Nidationsvorgang ebenfalls fördern sollen. Die Aufschlängelung der Drüsenschläuche und Leistenbildung ihrer Wandung, die auf dem Schnitt als Sägezahnstruktur imponiert, ist ein Späteffekt des Progesteron. Die Glykogenvacuolen liegen jetzt in den Epithelzellen apikal. Die großen glykogenhaltigen Zellelemente des Bindegewebes werden *Deciduazellen* genannt. Man bezeichnet diese Veränderungen des Stromas als deciduale oder bei Ausbleiben der Befruchtung als pseudodeciduale Reaktion. Bemerkenswert sind in der späten Sekretionsphase auch die spiralig aufgewundenen arteriellen Gefäße, *Spiralarterien*. Die Ischämiephase wird durch einen Spasmus dieser Spiralarterien an der Grenze zwischen Zona basalis und functionalis eingeleitet. Das oberhalb der Drosselungsstelle der Gefäße gelegene Gewebe geht zugrunde. Bei Auflösen der Spasmen kommt es zu Blutungen aus den rupturierenden Gefäßen in das nekrotische Gewebe. Die darüberliegende Schleimhaut (Zona functionalis) wird schuppenartig abgehoben.

Cervixschleimhaut. Die Cervixschleimhaut nimmt nur in beschränktem Umfang an den cyclischen Veränderungen teil und wird auch nicht abgestoßen. Nach der Menstruationsblutung ist normalerweise der Cervicalkanal für einige Tage verschlossen. In der Follikelphase findet man ein hochcylindrisches Epithel mit apikalen Glykogeneinlagerungen. Unter dem Einfluß der Prostaglandine wird die Cervix uteri zeitgerecht zum Follikelsprung auf die Penetration der Spermien vorbereitet. Zum Zeitpunkt der Ovulation soll sich der Muttermund auf 5 mm erweitern. Die Transparenz des Cervixschleimes ist erhöht, seine Viscosität vermindert, die Spinnbarkeit erhöht, das Farnkrautphänomen besonders gut ausgebildet, die Netzstruktur der Eiweißmoleküle in der Achse des Uterus ausgerichtet, die Zahl der Leukocyten im Schleimpfropf minimal. Wenn eine Befruchtung stattgefunden hat, ist das Farnblattphänomen ab 20.–26. Cyclustag nicht mehr vorhanden. In der Lutealphase erfolgt eine Einschränkung der Drüsentätigkeit. In dieser Phase ist die Penetrationsmöglichkeit für Spermien herabgesetzt oder aufgehoben.

Vagina. Sehr gut ist der Cyclusablauf auch an der Vaginalschleimhaut zu verfolgen. Das mehrschichtige nichtverhornende Plattenepithel lagert reichlich Glykogen ein, das für die Milchsäurebildung und damit das saure pH des Scheidensekrets von großer Bedeutung ist.

Der Höhepunkt der Glykogeneinlagerungen wird kurz vor der Ovulation erreicht. Die cyclischen Veränderungen werden in 5 Phasen eingeteilt:
— *Menstruelle Phase* (1.–4. Tag): Im Vaginalausstrich werden vorwiegend cyanophile Zellen gefunden, außerdem zahlreiche Leukocyten.
— *Postmenstruelle Phase* (5.–8. Tag): Nach wie vor überwiegen die cyanophilen Zellen, die Leukocyten nehmen an Zahl ab.
— *Östrusphase* (9.–14. Tag): Die Zunahme der Östrogene führt zu einem vermehrten Auftreten von acidophilen Zellen. Leukocyten sind kaum noch vorhanden.
— *Postovulatorische Phase* (15.–18. Tag): Die an Zahl unveränderten acidophilen Zellen neigen zur Verklumpung, zunehmend werden cyanophile Zellen und auch Leukocyten gefunden.
— *Prämenstruelle Phase* (19.–28. Tag): Verklumpungserscheinungen und Desquamation nehmen zu, die cyanophilen Zellen überwiegen.

Schleimhaut der Tube. Weniger gut zu verfolgen, aber dennoch sehr wichtig für Befruchtung und Erhaltung der Eizelle sind die cyclischen Veränderungen an der Tubenschleimhaut. Sie besitzt mit Sekundär- und Tertiärfalten ausgestattete Längsfalten. Diese engen das Lumen sehr stark ein. Das Epithel ist kubisch bis cylindrisch. Bis zur Ovulation sind im Epithelverband Flimmerzellen vorherrschend, die auch mikrovilliartige Strukturen der Zelloberfläche ausbilden. Nach der Ovulation nehmen die Drüsenzellen sehr stark zu, das gebildete Sekret ist für die Erhaltung der Eizelle von besonderer Bedeutung.

Zum Zeitpunkt der Ovulation ist die Motilität der *Tubenmuskulatur* stark erhöht. Damit wird zunächst das Auffangen des Eies abgesichert. Die Flimmerpithelzellen erzeugen eine Strömung des Drüsensekrets in Richtung Muttermund. Diese Flüssigkeitsbewegung setzt sich über das Uteruscavum hin fort und ist eine Vorbedingung für die Befruchtung.

Beckeneingeweide

Klinischer Hinweis. Der cyclische Verlauf der Morgentemperatur, *Basaltemperatur,* ist von diagnostischer Bedeutung. Sobald eine genügend hohe Progesteronausschüttung auftritt, entsteht eine Temperaturerhöhung von 0,5–1° C. Der Anstieg erfolgt schon mit der Freisetzung der Follikelflüssigkeit beim Follikelsprung und wird dann durch die Tätigkeit des Corpus luteum über die Lutealphase aufrechterhalten. Mit Beginn der Menstruation fällt die Temperatur wieder auf den präovulatorischen Ausgangswert ab. Erhöhung der Temperatur über mehr als 16 Tage macht eine Befruchtung wahrscheinlich.

7. Spermienwanderung und Spermacapacitation

Mit der Ejaculation wird das Sperma in der Vagina (Receptaculum seminis) deponiert. Anschließend beginnt mit der **Penetration** durch das Cervixsekret die Wanderung der Spermien zur Ampulla tubae uterinae. Die *Cervixbarriere,* ein Hydrogel mit einem einseitig ausgerichteten Netzwerk, kann nur durch aktive Bewegung der Spermien überwunden werden. Schwache, insuffiziente Samenzellen sind dazu nicht in der Lage. Eine Passage ist nur kurz vor und während der Ovulation möglich. Östrogene begünstigen, Progesteron behindert den Durchtritt der Spermien.

Eine normale Uterus- und Tubenschleimhaut ist Voraussetzung für ein weiteres Aufsteigen der Spermien. Sie wandern dem Flüssigkeitsstrom des Uterus- und Tubensekretes entgegen, **positive Rheotaxis.** Die Samenfäden bewegen sich durchschnittlich 3–3,6 mm/min, der Weg vom Muttermund bis zur Ampulle beträgt 12–15 cm. In der *Ampulla tubae uterinae* treffen sie auf die befruchtungsfähige Eizelle (Befruchtung S. 74). Die Spermien sind etwa 1 2 Tage befruchtungsfähig, die auch später beobachtete Beweglichkeit sagt nichts über die Befruchtungsfähigkeit aus.

Nicht sicher ist, ob die Spermien normalerweise über die Ampulle hinauswandern, wofür allerdings in Einzelfällen Bauchhöhlenschwangerschaften (im Douglasschen Raum, zwischen den Darmschlingen, im Ovar) sprechen.

Während der Wanderung im weiblichen Genitale müssen die Spermien einen Reifungsprozeß durchlaufen, der als **Spermacapacitation** bezeichnet wird, und ihnen die Fähigkeit verleiht, in die Eizelle einzudringen. Die Dauer dieses Vorganges, der mit einem Anstieg des Stoffwechsels der männlichen Samenzellen verbunden ist, beträgt beim Menschen etwa 7 Std und ist hormonabhängig. Er wird im östrogenhaltigen Milieu gefördert, unter Progesteroneinfluß gehemmt oder sogar rückgängig gemacht. Mit der Capacitation ist die sog. **Acrosomenreaktion** gekoppelt. Dabei verschmelzen mehrere Abschnitte der äußeren Acrosomenmembran mit dem Plasmalemm, so daß es zur Bildung eines Vesikelkranzes um das Acrosom kommt. Die innere Acrosomenmembran wird damit an der Bildung der freien Oberfläche des rostralen Spermienabschnittes beteiligt. Im Bereich des Äquatorsegments bleibt die äußere Acrosomenmembran erhalten und verschmilzt mit dem Plasmalemm. Damit werden die Acrosomenenzyme freigesetzt. Außer der Hyaluronidase sind Proteasen nachgewiesen worden. Sie vermögen die Zellkontakte der Coronazellen zu lösen. Auf der inneren Acrosomenmembran, die jetzt zur freien Oberfläche wurde, ist ein trypsinähnliches Enzym lokalisiert, die Protease *Acrosin.* Dieses Enzym löst die Zona pellucida auf, so daß ein Kanal um das Spermium entsteht.

8. Schwangerschaft

Mit der Befruchtung werden im mütterlichen Organismus unter dem Einfluß von Östrogenen und Progesteron eine Reihe tiefgreifender Veränderungen eingeleitet.

Am Beginn steht die Vorbereitung des Endometrium auf die *Nidation* und Bildung der *Placenta.* Der *Trophoblast* beginnt sehr früh mit der Bildung einer LH-aktiven Substanz, dem HCG (human chorionic gonadotrophin), die schon etwa 8. Tage nach der Befruchtung im Harn der Frau, kurz nach der Implantation nachweisbar ist. Damit wird die Umwandlung des Corpus luteum menstruationis in ein *Corpus luteum graviditatis* eingeleitet. Die Östradiol und Progesteronbildung im Ovar wird verstärkt (Abb. **381**).

Unter dem Einfluß dieser Hormone beginnt ein intensives Wachstum des Muskel-, Gefäß- und Bindegewebsapparates im gesamten Genitale. Im Mittelpunkt steht das Wachstum des *Uterus* mit allen seinen Gewebsanteilen. Im Verlauf von 9 Monaten nimmt sein Gewicht von 50 auf ca. 1000 g, d. h. auf das 20fache zu. Die einzelnen Muskelfasern können das 7–10fache ihrer ursprünglichen Länge erreichen.

In der **Frühschwangerschaft** entwickelt sich die **Placenta** sehr bald zu einer Hormonquelle, die große Mengen Östrogene, Progesteron und HCG bildet. Das Progesteron verhindert die Entwicklung weiterer Follikel, aus den atretischen Follikeln entstehen zahlreiche Thecaorgane, die zu zusätzlichen Östrogenquellen werden. Die im mütterlichen wie auch im fetalen Teil der Placenta gebildeten Östrogene regen lokal das Wachstum der Uteruswand an.

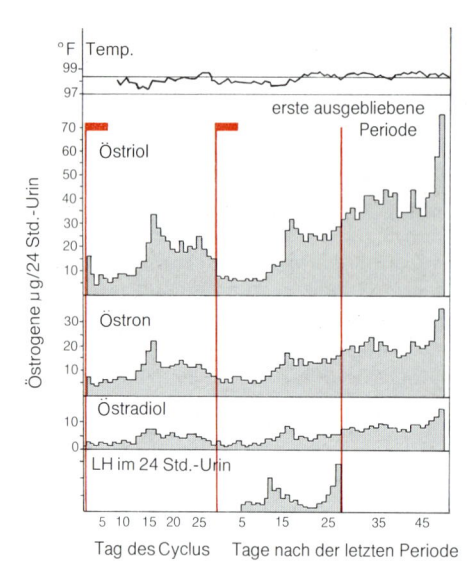

Abb. 381. Veränderungen der Hormone der gonadotropen Partialfunktion zum Schwangerschaftsbeginn. (Aus Diczfaluzy u. Lauritzen, 1961)

Klinischer Hinweis. Während der ersten 3 Monate der Gravidität sollen dementsprechend im Bereich der *Implantationsstelle* die Muskelfasern erheblich größer als im übrigen Uterus sein. Damit buchtet sich die aufgelockerte Uteruswand an dieser Stelle aus. Auf dieser tastbaren Vorwölbung beruht das sog. *Piscačeksche Zeichen* des Schwangerschaftsbeginnes, das meist bis zum 4. Schwangerschaftsmonat bestehen bleibt.

Der Uterus wird durch die an der Cervix ansetzenden, zur Beckenwand ziehenden Ligamente im kleinen Becken befestigt. So kann er sich beim Wachstum der Frucht nur nach oben in den Bauchraum und nicht nach unten in das Becken hinein entwickeln. Der Fundus uteri steigt aus dem Becken heraus. Dazu entfaltet sich im 4. Monat der Schwangerschaft das Isthmusgebiet. Die den Uterusverschluß bildende Cervix zeigt keine Veränderungen ihrer Struktur.

Klinischer Hinweis. Die der Entfaltung des Isthmusgebietes vorangehende, im zweiten Schwangerschaftsmonat auftretende Auflockerung bedingt, daß dieser Uterusabschnitt zwischen Corpus und Cervix eindrückbar wird, *Hegarsches Schwangerschaftszeichen*.

Im **mittleren Drittel der Schwangerschaft** nimmt die Produktion von Östrogenen und Progesteron in der Placenta weiter zu, die HCG-Ausschüttung dagegen ab. Dem entspricht auch die Rückbildung des Corpus luteum menstruationis, die ab dem 4. Schwangerschaftsmonat deutlich ausgeprägt ist.

Das Wachstum des Uterus schreitet voran, allem Anschein nach wird die Entfaltung der hormonell vorbereiteten Muskulatur des Organs durch den *Dehnungsreiz* der wachsenden Frucht unterstützt. Dieser würde sich aber auch gleichzeitig wehenfördernd auswirken. Dem Progesteron kommt in dieser Phase eine Bedeutung für die Erregbarkeitsminderung zu. Gleichzeitig wird die Ausschüttung des FSH aus dem mütterlichen Hypophysenvorderlappen durch die hohe Östrogenkonzentration blockiert.

In dem als **Spätschwangerschaft** bezeichneten letzten Drittel der Gravidität geht die HCG-Bildung in der Placenta nicht weiter zurück. Das hypophysäre Prolactin im mütterlichen Blut nimmt zu. Im Verein mit Östrogenen und Progesteron soll es zur Vorbereitung der Milchdrüse auf die Lactation beitragen. Deren Auslösung wird allerdings durch die hohe Östrogen- und Progesteronkonzentration zunächst gehemmt. Im mütterlichen Blut wurde ein als „human placental lactogen" (HPL) bezeichnetes Proteohormon nachgewiesen, das ebenfalls für das Wachstum der Brustdrüsen von Bedeutung sein soll.

Klinischer Hinweis. Die HPL-Menge korreliert mit der Masse des stoffwechselaktiven Placentagewebes und läßt Rückschlüsse auf das fetale Befinden und eine mögliche fetale Gefährdung zu.

Die **Vergrößerung des Uterus** in der Schwangerschaft vollzieht sich mit großer Regelmäßigkeit. Während er im 2. Monat der Schwangerschaft nur gering größer ist, tritt der Fundus gegen Ende des 4. Monats aus dem kleinen Becken heraus und steht im 5. Monat mitten zwischen Nabel und Symphyse. Im 6. Monat wird er in Nabelhöhe oder einen Querfinger darunter, im 7. Monat drei Querfinger über dem Nabel getastet. Im 8. Monat befindet sich der Fundus in der Mitte zwischen Nabel und Processus xyphoideus, im 9. Monat erreicht er den höchsten Stand dicht unter dem Schwertfortsatz. Im letzten Schwangerschaftsmonat, wenn der kindliche Kopf Kontakt zum mütterlichen Becken aufnimmt und tiefertritt, neigt sich der Fundus uteri nach vorne, er steht dann ungefähr in gleicher Höhe wie im 8. Monat.

Klinischer Hinweis. Frühzeitig in der Schwangerschaft treten Veränderungen am Endometrium außerhalb des Placentabereiches (S. 81) auf. Am Vaginalepithel wird unter dem Einfluß der Östrogene und des Progesterons ein Zellbild analog dem des Prämenstruums erzeugt. Die farnkrautähnliche Kristallisation des Cervixschleimes tritt während der Schwangerschaft nicht

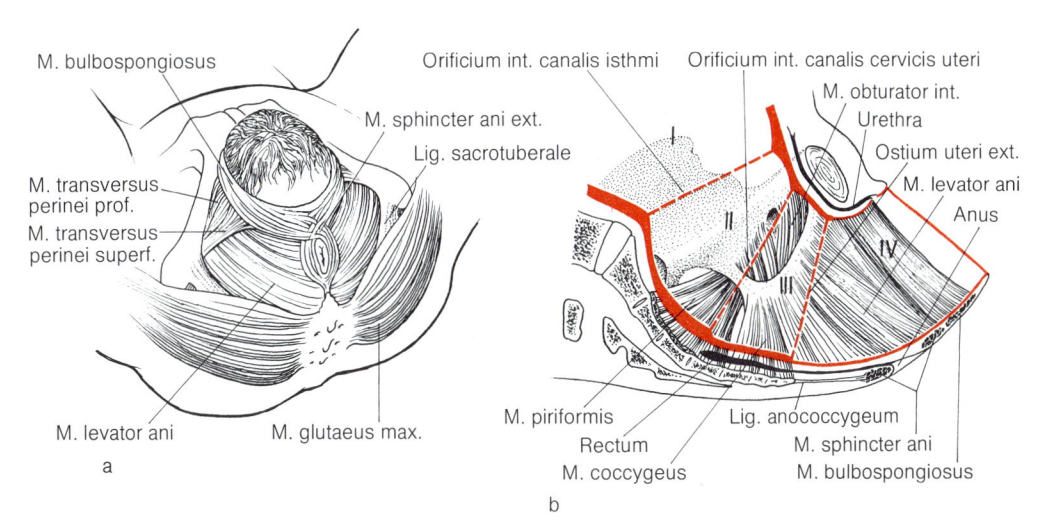

Abb. 382a u. b. Verhalten des weiblichen Genitale während der Geburt. (a) Darstellung des Beckenbodens (Nach Leonhardt, 1963); (b) Bildung des Weichteil-Ansatzrohres (Nach Martius, 1956)

auf. Nach erfolgter Konzeption bleibt die Morgentemperatur zunächst wie in der Lutealphase erhöht, fällt dann aber im Laufe des 4. Monats trotz hoher Progesteronkonzentration wieder um etwa 0,5° C ab.

9. Geburt

Am Ende der Schwangerschaft ist der Uterus für die Aufgabe, die herangewachsene Frucht auszutreiben, vorbereitet. Die Muskulatur hat ihre maximale Entfaltung erreicht. Eine Ausnahme bildet die Cervixmuskulatur. Die Cervix, vor allem der Cervixkanal, bleibt fast bis zum Beginn der Geburt unversehrt erhalten und wird nicht in die Vergrößerung der Gebärmutterhöhle einbezogen. Nur die Portio verstreicht etwa zu Beginn des 8. Monats unter dem Druck des tiefer tretenden Kopfes.

Mit den ersten regelmäßigen Kontraktionen der Uterusmuskulatur, den *Wehen*, beginnt die **Eröffnungsperiode.** Jetzt muß der Geburtskanal (Abb. **382**) zu einem gleichmäßig weiten Schlauch umgeformt werden, der vom inneren Muttermund bis zum äußeren Genitale reicht. Zunächst wird das untere Uterinsegment (Isthmus) in das Corpuslumen einbezogen. Bei Erstgebärenden wird der Cervixkanal schrittweise von innen nach außen eröffnet. Als Schrittmacher ist die gefüllte Fruchtblase anzusehen, sie wird während der Wehen in den Cervixkanal vorgeschoben. Der Cervicalteil des Isthmus entfaltet sich dem Zug der Corpusmuskulatur folgend in Längsrichtung, gleichzeitig wird eine Weiterstellung in radiärer Richtung erreicht. Ist dann der Muttermund fast vollständig eröffnet, erfolgt der „rechtzeitige" Blasensprung.

Die akute Erweiterung der Vagina während der Geburt ist demgegenüber verhältnismäßig gering. Die Muskelschichten des aufgelockerten Beckenbodens werden nun zum muskulären Ansatzrohr des Geburtskanales umgeformt. Sie schieben sich unter der Dehnung durch den vorangehenden Kindsteil auseinander, der M. levator ani bildet mit allen seinen Anteilen eine große Schlinge.

Während der **Austreibungsperiode,** die von der völligen Eröffnung des äußeren Muttermundes bis zur Geburt des Kindes gerechnet wird, findet die stärkste Verkürzung der Uterusmuskulatur statt. Die Muskulatur zieht sich während der Wehen funduswärts zusammen. Durch die Verankerung der Cervix im Beckenbindegewebe hat die Muskulatur des Uterus hier ein Punctum fixum gewonnen. Die Austreibung der Frucht wird durch die Bauchpresse unterstützt.

Unter dem Einfluß der Wehen wird auch das Kind in eine geeignete Form gezwungen, die sog. *Fruchtwalze* wird gebildet. Dadurch wird seine Form der des Geburtskanales angepaßt, die Reibung zwischen Kind und Geburtsweg kann damit vermindert werden.

Mit der **Geburt** verliert die Uteruswand die Stütze des Kindskörpers und des Fruchtwassers, mit deren Hilfe die Entfaltung der Muskelstruktur möglich war. Infolge der weiteren Retraktion der Muskulatur wird die Ablösung der Placenta eingeleitet, *Nachgeburt* (S. 85).

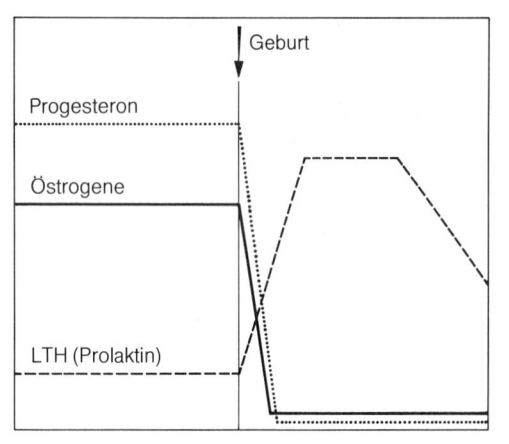

Abb. 383. Schematische Darstellung der endokrinen Situation vor und nach der Entbindung. (Nach Ufer, 1972)

10. Postpartale Periode

Die Rückbildung des Genitalschlauches nach der Geburt des Kindes erfolgt ebenso wie die Heilungsvorgänge an der Uterusschleimhaut während des 6–8 Wochen dauernden Wochenbettes, **Puerperium**.

Mit der Retraktion des Uterus beginnt die strukturerhaltende Rückbildung der Muskelwand. Auch der Gefäßbindegewebsapparat wird abgebaut. Diese Vorgänge spielen sich in regelmäßigen Zeiträumen ab.

Mit der Abstoßung von Placenta und Eihäuten ist die Schleimhaut fast des gesamten *Cavum uteri* bis auf Reste der Spongiosa und der Zona basalis verlorengegangen. Damit ist eine große Wundfläche entstanden. Die Blutung zur Abstoßung der Placenta wird durch die Retraktion des Uterus zunächst zum Stillstand gebracht. Anschließend erfolgt wie in der Proliferationsphase auch hier die Epithelialisierung der Oberfläche von den Epithelien der Drüsenstümpfe her, so daß man schon nach ca. 2 Wochen eine weitgehend normalisierte Schleimhaut vorfindet.

Noch schneller regeneriert die **Cervixschleimhaut**, die an der Deciduabildung nicht beteiligt war. Der innere Muttermund ist ab 10.–12. Tag geschlossen, der äußere Muttermund wird oft zu einem queren Spalt umgeformt.

Aus der **Vagina** können in der Zwischenzeit Keime in den Uterus aufsteigen. Diese treffen auf eine offene Wundfläche, da der normalerweise in der Cervix vorhandene Schutz gegen Bakterien verlorengegangen ist und ein neuer noch nicht aufgebaut ist. Durch Leukozyten, Fermente und Antikörper entsteht in dem subepithelialen Bindegewebe eine normalerweise ausreichende Zone der Infektabwehr; ist sie zu schwach, kommt es zum Kindbettfieber.

Klinischer Hinweis. Die Absonderungen aus der Uteruswand, *Lochien*, enthalten daher nicht nur Blutbeimengungen, sondern auch zahlreiche Leukocyten. Mit diesen Lochien fließen auch Deciduareste und durch Fermente verflüssigte Blutgerinnsel ab. Der träge, anfangs rein blutige Lochienfluß wird später durch Beimischung von Leukoyten heller, ab 10. Tag dünnflüssig und spärlich und versiegt nach 6 Wochen, bei Stillenden oft früher.

Die Produktionsquelle für die in der Schwangerschaft in großen Mengen gebildeten Östrogene und Progesteron sowie für HCG und HPL entfällt mit der Geburt der Placenta. Die Östrogen- und Progesteronspiegel sinken abrupt auf kaum erfaßbare Werte ab (Abb. 383). Da von den Ovarien eine entsprechende Hormonbildung nicht sogleich aufgenommen wird, ist das Wochenbett durch eine *erhebliche relative Steroidverarmung* gekennzeichnet. Durch den Wegfall der Östrogenbildung nach der Geburt wird die Abgabe von Prolactin ausgelöst und damit die Milchsekretion in Gang gesetzt. Der Saugreiz des Kindes und die Entleerung der Brust sind weitere wichtige Faktoren für die Inganghaltung der **Milchsekretion.**

Die **ersten postpartalen Cyclen** treten meist erst gegen Ende der Stilltätigkeit auf; trotzdem ist schon vorher eine Befruchtung möglich. Bei Frauen mit einer langen Lactationsperiode erfolgt die Wiederaufnahme des Cyclus in der Regel später als bei nur kurzfristig oder gar nicht stillenden Frauen (Abb. **384**). Das Wechselspiel zwischen gonadotroper Partialfunktion und Gonade muß wieder in Gang kommen. Auslösend ist allem Anschein nach der absolute Mangel an Östrogenen. Daher dient der erste Cyclus nach dem Wochenbett meist der Schaffung neuer Östrogenquellen, d. h. von *Thecaorganen* aus atretischen Follikeln. Ähnlich wie in der Pubertät handelt es sich bei der ersten Blutung um keine echte Menstruation, da keine Ovulation erfolgte.

XI. Der weibliche Organismus in verschiedenen Lebensabschnitten

Für den weiblichen Organismus lassen sich verschiedene Lebensphasen der Entwicklung, Reife und Rückbildung abgrenzen, die weitgehend von der Funktion der Ovarien abhängig sind. Aus dem Abschnitt der *postnatalen Entwicklung* und der *Kindheit* leitet die *Pubertät* in die *geschlechtsreife Periode* über. Diese wird mit dem

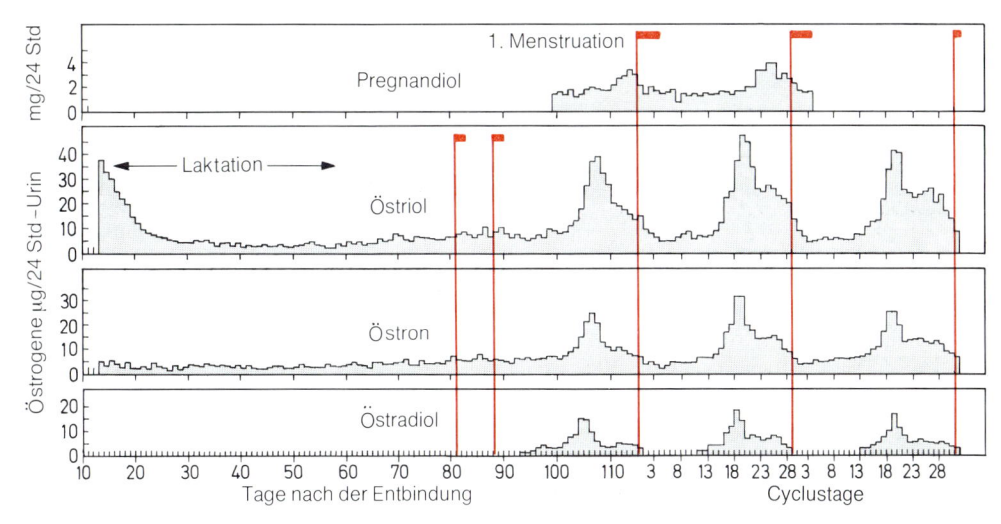

Abb. 384. Die Oestrogenausscheidung während der Laktationsperiode und in den folgenden ersten Zyklen bei einer 28-jährigen Frau. (Aus Diczfalusy u. Lauritzen, 1961)

Klimakterium beendet, das vom *Senium* abgelöst wird.

Postnatale Entwicklung

In den ersten Lebenstagen werden die im Organismus des Neugeborenen verbliebenen placentaren Steroide ausgeschieden. Der plötzliche Hormonabfall hat bei Mädchen wie Jungen eine vorübergehende Schwellung der Brustdrüsen und evtl. auch eine kurzfristige Sekretion aus denselben zur Folge. Aus dem relativ großen Uterus des neugeborenen Mädchens kann es zu kurzdauernden Blutungen kommen.

Kindheit

In den folgenden Lebensjahren ist die endokrine Situation bei beiden Geschlechtern zunächst recht ähnlich. Allmählich beginnt dann die Ausschüttung von Releasing-Faktoren. Mit zunehmender Reifung des Sexualzentrums werden bei Mädchen cyclische Vorgänge erkennbar, die bei dem durch Androgene schon in der Fetalzeit männlich geprägten Zwischenhirn nicht so auffällig sind.

Während der Kindheit vergrößern sich Genitalapparat und Uterus kaum. Es kommt sogar zu einer relativen Gewichtsverminderung des Uterus in den ersten Lebensjahren. Das Genitale findet mit der Erweiterung des Beckenringes Platz im kleinen Becken und tritt tiefer. Eine rasche Entwicklung der Genitalorgane und eine Differenzierung der äußeren Körperformen setzt mit dem Beginn der sog. *vegetativen Ovarialfunktion* ein, mit der die Kindheit beendet wird.

Pubertät

Die damit beginnende Pubertät umfaßt das 10.–16. Lebensjahr und endet mit dem Erreichen der körperlichen Reife. Die Pubertät des Mädchens wird durch folgende Reifungsvorgänge bestimmt:
— *Thelarche:* Brustknospenbildung (10.–11. Jahr)
— *Pubarche:* Beginnende Schambehaarung (11.–12. Jahr)
— *Adrenarche:* Zunahme der Nebennierenrindenfunktion mit vermehrter Androgenbildung (10.–11. Jahr)
— *Menarche:* Auftreten der ersten Uterusblutung (11.–13. Jahr).

Stimuliert durch die in Gang kommende Gonadotropinausschüttung entstehen aus den vorhandenen Primordialfollikeln Sekundär- und Tertiärfollikel. Diese werden atretisch, damit kommt es zur Bildung von Thecaorganen und zur Ausschüttung von Östrogenen. Ein Follikelsprung findet vorerst nicht statt, somit entstehen auch keine Corpora lutea, Progesteron wird nicht gebildet. Die ersten Blutungen kennzeichnen den Eintritt der Menarche. Sie sind Ausdruck einer bereits bestehenden cyclischen Regulation in der gonadotropen Partialfunktion und einer entsprechend gesteuerten Keimdrüsenfunktion und verlaufen zunächst meist *anovulatorisch,* mit der Freisetzung der ersten Eizelle beginnt die *generative Ovarialfunktion.*

Für die körperliche Entwicklung des heranreifenden Mädchens ist neben der Gluco- und Mi-

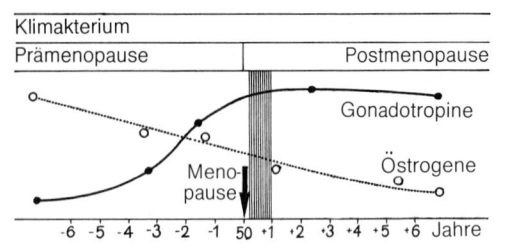

Abb. 385. Verhalten der Gonadotropine und Östrogene während des Klimakteriums. (Aus Kaiser u. Gördes, 1968)

neralocorticoidbildung die in Gang kommende Ausschüttung von Androgenen aus der Nebennierenrinde von Bedeutung. Die entsprechende Funktionszunahme der Nebennieren in der Pubertät wird als *Adrenarche* bezeichnet. Zusammen mit den bereits vorher cyclisch gebildeten Östrogenen prägen die Androgene das äußere Erscheinungsbild des Mädchens in der Pubertät.

Der kurz nach dem 10. Lebensjahr auftretende Wachstumsschub wird durch den Eintritt der Menarche zunächst abgeschwächt. Einige Zeit später kommt es zum Wachstumsstillstand, der etwa im 16. Lebensjahr erfolgt. Der Schluß der Epiphysenfugen wird durch den Beginn der Keimdrüsenfunktion, vermutlich durch die Östrogenbildung, beeinflußt.

Die *Menarche* fällt mitten in die Pubertät. Zwischen dem Lebensalter des Eintritts der Menarche und dem Beginn der Menopause scheinen Zusammenhänge zu bestehen. Je früher die Menarche eintritt, um so später setzt die Menopause ein.

Klimakterium (Abb. 385)
Der Lebensabschnitt, in dem die weiblichen Keimdrüsen ihre Funktion einstellen, ist das Klimakterium. Die Funktion der Gonaden erlischt in der Regel in der 2. Hälfte des 5. Lebensjahrzehntes, wenn ihr Follikelvorrat aufgebraucht ist. Dieser Vorgang kann einige Wochen, aber auch mehr als 10 Jahre dauern. Als **Menopause** wird der Zeitpunkt der letzten cyclischen Blutung bezeichnet. Vorher wird der Blutungsablauf bereits unregelmäßig, **Prämenopause**, danach dominieren die Ausfallserscheinungen, **Postmenopause**.

An den **peripheren Organen** wirkt sich die Einstellung der Keimdrüsenfunktion sehr unterschiedlich aus. Am auffallendsten ist dies an der Uterusschleimhaut zu beobachten.

Die **generative Funktion des Ovar** kommt in der *Prämenopause* zum Stillstand. Nachdem keine reifefähigen Follikel mehr vorhanden sind, kommen regelmäßige Ovulationen und Corpus luteum-Bildung nicht mehr vor. Östrogene entstehen weiterhin in wechselnder Menge. Es besteht also nur noch eine *vegetative* Ovarialfunktion. Immer wenn die Östrogenproduktion nachläßt, erfolgen menstruationsähnliche Blutungen als Entzugsblutungen aus einem nicht sekretorisch umgewandelten Endometrium. Sie sind von unregelmäßiger Stärke und Dauer.

Bei weiterer Verminderung der Östrogenbildung in den Ovarien ist eine regelrechte Stimulierung des Endometrium nicht mehr möglich. Es treten keine Menstruationsblutungen mehr auf, *Menopause*.

Ist der Follikelvorrat vollständig aufgebraucht und können keine Thecaorgane mehr gebildet werden, so besteht das Ovar bald nur noch aus Stromazellen, seine Östrogenproduktion versiegt, *Postmenopause*. Wesentlichste Östrogenquelle ist jetzt das vor allem aus der Nebennierenrinde stammende Androgen Androstendion, aus dem Östron entsteht.

Das Hypophysen-Zwischenhirn-System reagiert auf die Verminderung der Sexualhormone mit einer *Überfunktion*. Dies führt zur vermehrten Ausschüttung von FSH und LH aus dem Hypophysenvorderlappen.

Klinischer Hinweis. Die Regulationsvorgänge im Bereich des Zwischenhirnes bleiben nicht auf die gonadotrope Partialfunktion beschränkt. Häufig bilden sich Stoffwechselstörungen, aber auch vegetative und psychische Störungen aus. Am häufigsten treten sie als Hitzewallungen, Schweißausbrüche, Herz- und Kreislaufbeschwerden, Schlaflosigkeit und Depressionen auf. Da sie bei einer großen Zahl klimakterischer Frauen beobachtet werden (ca. 60%) ist daran abzulesen, wie schwierig die körperliche und psychische Anpassung an die neue Situation ist.

Haben sich Zwischenhirn und Neurovegetativum an die durch den Ausfall der Keimdrüsenfunktion entstandene Situation angepaßt, hören die typischen klimakterischen Beschwerden auf. Es beginnt das sog. **Postklimakterium**. In dieser Phase werden immer noch hohe Gonadotropinmengen aus dem Hypophysenvorderlappen ausgeschüttet, jedoch treten keine wesentlichen Beschwerden auf.

Senium
Der Übergang vom Postklimakterium zum Senium, das von einer allgemeinen Atrophie der Organe und Gewebe geprägt ist, findet allmählich statt. Von den Abbauvorgängen sind vor allem die Organe betroffen, deren Funktion und

Stoffwechsel von Geschlechtshormonen abhängig sind, insbesondere Uterus, Vagina und Brustdrüsen, auch eine Beteiligung der Haut ist festzustellen. Oft beginnen diese Rückbildungsvorgänge schon im Anschluß an die Menopause, bevor andere Organe betroffen sind. Geradezu als typische Frauenkrankheit kann die *Osteoporose,* ein Substanzverlust des Knochengewebes, aufgefaßt werden. Sie ist bei 90% der Frauen festzustellen. Allerdings ist der Mangel an Östrogenen nur eine von vielen Ursachen.

Die übrigen endokrinen Organe lassen im Senium zwar auch einen Funktionsrückgang erkennen, der sich auch in morphologischen Veränderungen bemerkbar macht, jedoch sind diese im Verhältnis zu den Keimdrüsen gering.

Im Greisenalter kommt es zu tiefgreifenden Veränderungen des Stoffwechsels. Während die Aufbauvorgänge verlangsamt werden, laufen die Abbauvorgänge weiter, dies führt zu einem Umbau des gesamten Organismus. Insgesamt wird das Funktionsvermögen der Gewebe deutlich vermindert, die *Altersatrophie* bildet sich aus.

Oft treten deutliche *Virilisierungserscheinungen* auf. Der weibliche Hormonstoffwechsel gleicht sich an den männlichen an. Es werden jetzt vorwiegend androgene Hormone gebildet und ausgeschieden, zweifellos liegt darin der Grund für die im Alter zu beobachtende Vermännlichung.

Sinnesorgane

A. Organum visus, Sehorgan

Zum Sehorgan gehört das Receptororgan, der *Augapfel, Bulbus oculi,* sowie die morphologisch und funktionell dem Sehorgan zuzuordnenden *Schutzeinrichtungen* und der *Bewegungsapparat* des Bulbus.

Zu den Schutzeinrichtungen des Auges gehören die knöcherne Wand der *Augenhöhle, Orbita,* die *Augenlider, Palpebrae,* die *Bindehaut, Tunica conjunctiva,* und der *Tränenapparat, Apparatus lacrimalis.*

Der *Bewegungsapparat* des Auges sind die im Baufett der Orbita gelegenen *äußeren Augenmuskeln, Mm. bulbi,* die den in der *Vagina bulbi (Tenonsche Kapsel)* wie in einer Gelenkhöhle gelegenen Augapfel halten und aufs feinste bewegen können.

Der *Sehnerv, N. opticus,* verbindet das Sinnesepithel des Augapfels mit dem Gehirn.

I. Knöcherne Wand der Orbita
(Abb. 389 a)

Die Augenhöhle ist nach vorn weit offen, **Aditus orbitae.** Diese Öffnung wird am Oberrand durch eine scharfe Kante, *Margo supraorbitalis,* am Unterrand durch einen weniger ausgeprägten Rand, *Margo infraorbitalis,* markiert. Werden Ober- und Unterrand des Aditus orbitae z. B. durch ein Lineal miteinander verbunden, liegt der vordere Pol des Bulbus oculi gerade *hinter* dieser Ebene; verbindet man dagegen lateralen und medialen Rand des Aditus orbitae, liegt der Augapfel erheblich vor dieser Ebene, da die laterale Wand der Orbita nach dorsal zurückweicht. Obere und untere, mediale (nasale) und laterale (temporale) Wand der Orbita entsprechen den Wänden einer Pyramide, deren Spitze schräg nach hinten zeigt und deren Achse durch den Canalis opticus geht; beide Orbita-Achsen schneiden sich hinter dem Dorsum sellae.

1. Knochen der Orbita

Folgende Knochen bilden die Wand der Orbita:
Os frontale — Orbita-Dach
Os zygomaticum — laterale Wand
Os zygomaticum und Os maxillare — Boden der Orbita
Os lacrimale und Os ethmoidale — mediale Wand
Os palatinum und Os sphenoidale (mit großem und kleinen Keilbeinflügel) — die stumpfe Spitze der Orbita-Pyramide.

Die mediale Wand ist besonders dünn und wird deshalb auch als *Lamina papyracea* bezeichnet. Neben Knochenbrüchen — meistens treten Impressionsfrakturen auf — sind an dieser Stelle von Siebbeinzellen ausgehende, auf die Orbita übergreifende Entzündungen nicht selten.

2. Öffnungen der Orbita

Zahlreiche Öffnungen verbinden die Orbita mit anderen Regionen:

Orbita und mittlere Schädelgrube verbinden (Abb. 199)
— der **Canalis opticus:** Er durchbohrt die Ala minor ossis sphenoidalis und enthält den N. opticus und die A. ophthalmica; beide treten durch den Anulus tendineus communis (S. 389) hindurch in die Orbita ein.
— die **Fissura orbitalis superior:** Sie liegt zwischen Ala major und Ala minor ossis sphenoidalis und enthält
• *oberhalb* des Anulus tendineus communis durchtretend:
V. ophthalmica superior, N. trochlearis, N. frontalis, N. lacrimalis
• *durch* den Anulus tendineus communis hindurchtretend: N. abducens, N. oculomotorius, N. nasociliaris
• *unterhalb* des Anulus tendineus communis durchtretend: Äste der Vv. ophthalmicae.

Zur Fossa infratemporalis und Fossa pterygopalatina öffnet sich
— die zwischen Maxilla und großem Keilbeinflügel gelegene **Fissura orbitalis inferior;** hindurch ziehen der N. zygomaticus, die Vasa infraorbitalia, die V. ophthalmica inferior.

Organum visus, Sehorgan

Zur Nasenhöhle zieht der **Canalis nasolacrimalis.**

Öffnungen zum Gesicht
- *Incisura sive Foramen frontale:* R. medialis n. supraorbitalis, Vasa supratrochlearia
- *Foramen sive Incisura supraorbitalis:* R. lateralis n. supraorbitalis, Vasa supraorbitalia
- *Foramen zygomaticoorbitale:* N. zygomaticus
- *Foramen zygomaticotemporale:* gleichnamiger Nerv
- *Foramen zygomaticofaciale:* gleichnamiger Nerv
- *Sulcus und Canalis infraorbitalis:* N. infraorbitalis und Vasa infraorbitalia

Orbita und vordere Schädelgrube kommunizieren durch
- *Foramen ethmoidale anterius* (für die gleichnamigen Gefäße und den Nerven).

Zu den hinteren Siebbeinzellen zieht
- das *Foramen ethmoidale posterius* (für die gleichnamigen Gefäße und den Nerven).

Die Vielzahl der hier angeführten Verbindungswege zeigt, daß zahlreiche die Orbita erreichenden Nerven und Gefäße nicht nur die Augenhöhle und ihren Inhalt, sondern auch andere Gebiete versorgen (S. 321).

II. Augenlid und Tränenapparat

Augenlid und Tränenapparat dienen im wesentlichen der Erhaltung der Funktionsfähigkeit der *Hornhaut* des Auges, die bei Versiegen der Tränensekretion bzw. Ausbleiben des Lidschlages austrocknet, eintrübt und/oder ulceriert. Daneben ist der Lidschluß für das Schlafen die unbedingte Voraussetzung: eine grausame Tötungsart des alten Karthago war es, „resectis palpebris vigilando necare."

1. Palpebra, Augenlid

Entwicklung
Die Anlage der Augenlider erfolgt im 2. Embryonalmonat durch Ausbildung von Ringwülsten der Haut, deren freie Ränder zur Lidnaht verkleben; diese löst sich zwischen 5. und 8. Embryonalmonat wieder. Bei zahlreichen Säugern erfolgt die Lidöffnung erst postnatal (Katzen werden ‚blind' geboren).

Bau des Augenlides
Der *Lidspalt, Rima palpebrarum,* wird von seinem — größeren — *Ober-* und einem — kleineren — *Unterlid, Palpebra superior und inferior,* begrenzt (Abb. 386). Ihre Grundlage bildet das *Septum orbitale,* zwei zarte Bindegewebsblätter, die vom *Periost der Orbita, Periorbita,* am Margo supra- und infraorbitalis abgehen und in die derben *Lidplatten, Tarsus superior und inferior,* einstrahlen. Diese sind zusätzlich durch kräftige *Ligg. palpebralia mediale et laterale* am inneren und äußeren Augenwinkel aufgehängt. Fixiert man z.B. mit einem Streichholz den Oberrand des Tarsus superior, läßt sich durch Zug an der Wimpernreihe das Oberlid hoch- und umklappen (Fremdkörpersuche). Außen sind die Augenlider durch mehrschichtiges verhorntes Plattenepithel bedeckt, das an der Lidspalte zwischen dem *Limbus palpebralis anterior* und *posterior* in die Conjunctiva palpebrarum (s. u.) übergeht (Abb. 387).

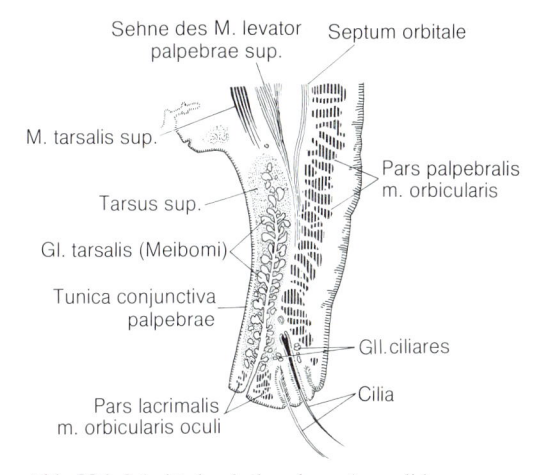

Abb. 386. Schnitt durch das obere Augenlid

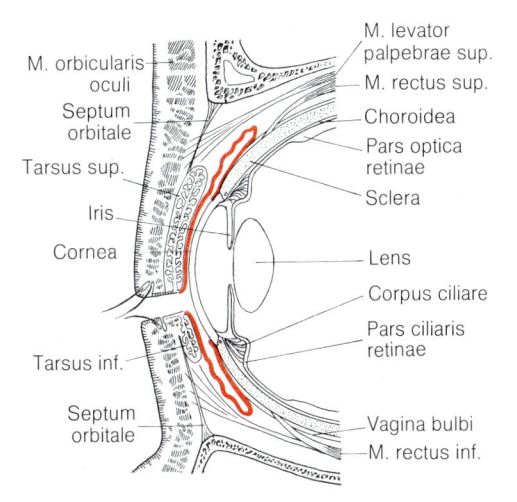

Abb. 387. Schnitt durch Augenlider und vorderen Bulbus oculi. Tunica conjunctiva rot gezeichnet

Wimpern, Cilia, findet man als leicht verdickte Haare in 2–3 Reihen am Limbus palpebrae anterior; sie fehlen am medialen Augenwinkel. In die Haarbälge der Cilien münden die holokrinen *Gll. sebaceae (Zeissche Drüsen)* und die apokrinen *Gll. ciliares (Moll);* letztere können auch frei münden. Die größten Drüsen der Augenlider sind die *Gll. tarsales (Meibom)*, die im Filzwerk des Bindegewebes der Lidplatten liegen und mit ihren Ausführungsgängen nah der hinteren Lidkante münden.

Klinischer Hinweis. Eine Entzündung der Mollschen Drüsen ist als *Gerstenkorn, Hordeolum* häufig. Eine Entzündung der Meibomschen Drüsen führt zum selteneren *Hagelkorn, Chalazion*.

Die **Augenbraue, Supercilium,** markiert den Oberrand der Orbita und verhindert, daß Schweißtropfen von der Stirn in den Lidspalt abfließen.

Klinischer Hinweis. *Mongolenfalte, Epicanthus,* nennt man eine vom Oberlid schräg nach medial unten über den inneren Lidwinkel ziehende Hautfalte, die bei Asiaten verbreitet und bei *Mongolismus, Trisomie,* ein charakteristisches Symptom ist.

Lidschluß und Öffnung
– **M. orbicularis oculi**
- Seine *Pars palpebralis und orbitalis* entspringen vom Lig. palpebrale mediale und bilden ein sich teilweise überlagerndes Ringmuskelsystem um die Lidspalte. Äußere Fasern strahlen in die benachbarte Muskulatur ein.
- Die *Pars lacrimalis* verläuft als fast horizontaler graziler Muskelbogen zum inneren Lidrand, umfaßt den oberen und unteren Canaliculus lacrimalis und endet hinter dem Saccus lacrimalis an der Crista lacrimalis posterior.

Funktion.
– Willkürlicher und – im Schlaf – unwillkürlicher Lidschluß.
– Unwillkürlicher Lidschlag zur Fortbewegung der Tränenflüssigkeit.

Beim Lidschluß werden Ober- und Unterlid zugleich nach medial gezogen; dies erkennt man daran, daß die Lidspalte des geschlossenen Auges durch Annäherung des lateralen Lidwinkels an den medialen ca. 1–2 mm verkürzt ist. Genannte Funktionen werden im wesentlichen durch die Pars palpebralis und orbitalis ausgeführt. Komplizierter ist die Funktion der Pars lacrimalis beim Lidschlag: Zunächst wird der innere Lidrand nach innen verkantet und die Tränenpunkte (S. 551) tauchen dadurch in den Tränensee. Dann wird der senkrechte Anfangsteil der Canaliculi lacrimalis verschlossen, der horizontale Teil der Canaliculi lacrimalis verkürzt und erweitert. Dadurch entstehen während des Lidschlages Über- und Unterdruck im Tränengangsystem, die den gerichteten Abfluß der Tränenflüssigkeit fördern.

Innervation. N. facialis.

– **M. levator palpebrae superioris**
Dieser Muskel entspringt vom Anulus tendineus communis der Augenmuskelpyramide (S. 552), zieht in die obere Orbita-Etage und endet in einer breit aufgefächerten Sehne, die die Tränendrüse in die Pars orbitalis und Pars palpebralis teilt, vor dem Tarsus im Bindegewebe des Oberlids.

Funktion. Lidheber.
Innervation. N. oculomotorius.

– **M. tarsalis superior** (kräftiger) und **M. tarsalis inferior**
Es handelt sich um glatte Muskulatur, die von den Sehnen der äußeren Augenmuskeln entspringt und durch ihren Tonus die Lidspalte erweitert.

Innervation. Halssympathicus (S. 150). Bei vermindertem Sympathicotonus (z.B. Müdigkeit) fällt es schwer, die Augen offen zu halten.

Gefäße und Nerven der Augenlider
Neben **Arterien und Venen** der Orbita (S. 553) werden die Lider versorgt von *Aa. et Vv. facialis, infraorbitalis* und *transversa faciei*.

Die **sensible Innervation** der Lidhaut erfolgt durch den 1. Ast des *N. trigeminus*.

2. Tunica conjunctiva, Bindehaut

Als **Conjunctiva palpebrae** bedeckt die Bindehaut des Auges die Hinterfläche von Ober- und Unterlid und besteht hier aus zwei- bis mehrschichtigem iso- bis hochprismatischem Epithel mit vereinzelten Becherzellen und im Fornix conjunctivae gelegentlichen endoepithelialen Becherzellkomplexen. Am oberen und unteren Fornix erfolgt der Umschlag in die **Conjunctiva bulbi,** die die Sclera des Augapfels bis etwas über den Hornhautrand hinweg bedeckt; die Conjunctiva bulbi besteht aus mehrschichtigem unverhornten Plattenepithel (Abb. **387**).

Die Conjunctiva palpebrae ist relativ fest mit der Unterlage verbunden, die Conjunctiva bulbi dagegen leicht gegen die Sclera verschieblich; im Fornix liegen Reservefalten für die Augenbewegungen.

Klinischer Hinweis. Bei entzündlicher oder Fremdkörperreizung der Bindehaut (Conjunctivitis) werden zahlreiche Blutgefäßschlingen sichtbar, die in der Tunica propria bis an den Hornhautrand heranziehen *(conjunctivale Injektion)*.

Organum visus, Sehorgan

3. Apparatus lacrimalis, Tränenapparat
(Abb. 388)

Gl. lacrimalis, Tränendrüse
Sie liegt über dem lateralen Augenwinkel in einer Fossa lacrimalis des Stirnbeins. Durch das Drüsenparenchym hindurch zieht die Aponeurose des M. levator palpebrae superioris. Dadurch wird die Drüse in eine kleinere Pars palpebralis und eine größere Pars orbitalis getrennt: am lateralen Rand der Sehne des Lidhebers stehen beide Drüsenteile miteinander in Verbindung. Die seröse tubulo-alveoläre Drüse mündet mit 6–12 kurzen Ausführungsgängen oberhalb des lateralen Augenwinkels in den Fornix conjunctivae superior.

Gefäßversorgung. A. lacrimalis.
Innervation.
- *sekretorisch: parasympathisch* aus dem N. facialis (N. intermedius) – N. petrosus major – Ganglion pterygopalatinum – N. zygomaticus – R. communicans cum n. lacrimali;
- *sympathisch* aus dem Halssympathicus, der über den periarteriellen Gefäßplexus der A. lacrimalis die Drüse erreicht.

Tränenfluß. Die Tränenflüssigkeit gelangt im Bindehautsack durch den Lidschlag (S. 550) zum medialen Lidwinkel in den *Tränensee, Lacus lacrimalis,* und wird hier durch die Öffnung der beiden Tränenkanälchen, die sog. *Tränen-*

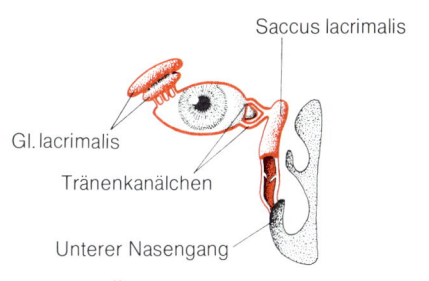

Abb. 388. Übersicht über den Tränenapparat

punkte (auf den *Papillae lacrimales* des Ober- und Unterlids) in die beiden Canaliculi lacrimalis gesaugt. Diese nehmen zunächst senkrechten, dann horizontalen Verlauf nach medial und münden hinter dem Lig. palpebrale mediale in den *Tränensack* (Abb. 388).

Saccus lacrimalis, Tränensack
Er liegt in einer von der Periorbita überzogenen *Fossa lacrimalis*. Seine dünne Wand ist mit Periost und Periorbita verwachsen, sein Lumen wird dadurch stets offen gehalten.

Der Tränenabfluß erfolgt durch den *Ductus nasolacrimalis,* der im gleichnamigen Knochenkanal durch den Oberkieferknochen vor dem Sinus maxillaris liegt und schräg in den unteren Nasengang einmündet. Durch eine Schleimhautduplikatur wird diese Einmündung mehr oder weniger vollständig verschlossen.

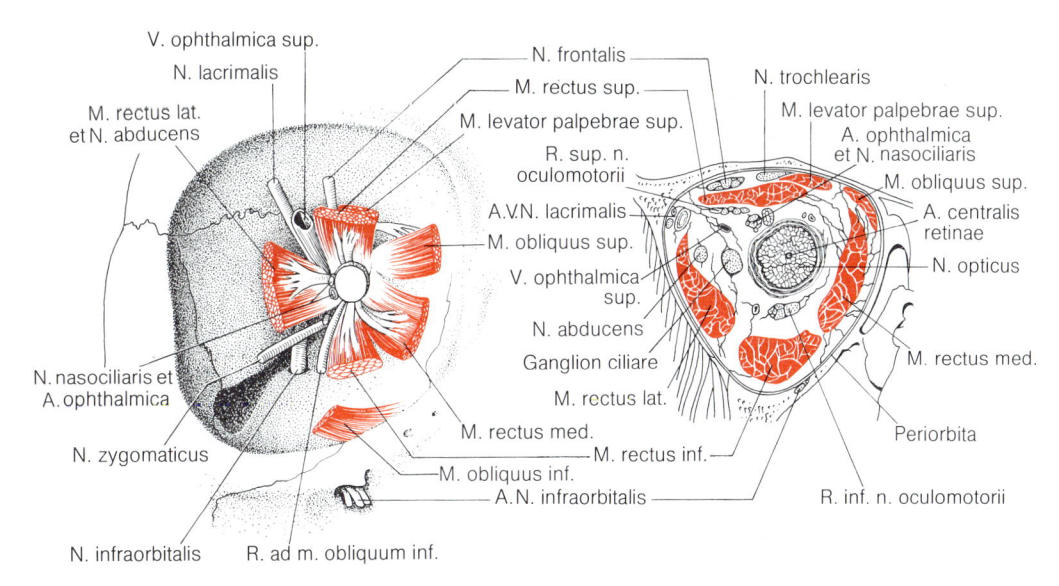

Abb. 389. (a) Ursprünge der äußeren Augenmuskeln. (b) Frontalschnitt durch die hintere Orbita ca. 1 cm hinter dem Bulbus. Beachte die Lage der Gefäße und Nerven zur Augenmuskelpyramide

III. Mm. bulbi, Äußere Augenmuskeln
(Abb. 389 u. 390)

Die äußeren Augenmuskeln (4 gerade, 2 schräge) liegen im Fettkörper der Orbita und dienen der Bewegung des Bulbus oculi (Tabelle 95).

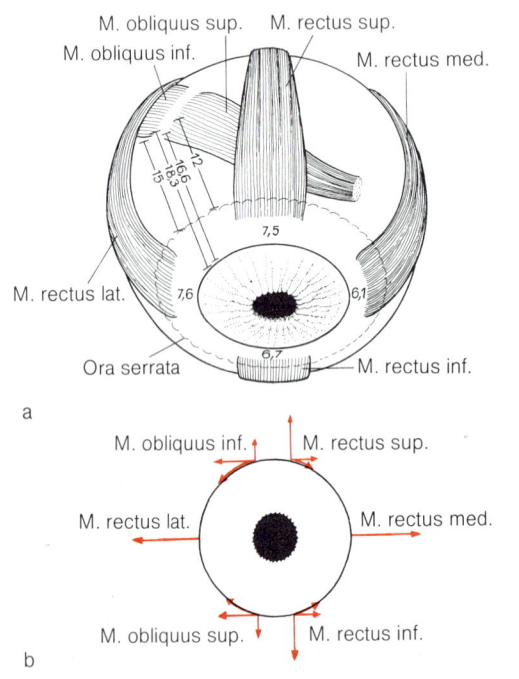

Abb. 390. (a) Ansatz der äußeren Augenmuskeln am Augapfel. Die Zahlen geben die Entfernung der Muskelansätze vom Limbus corneae wieder (in Millimetern; nach Rohen, 1966); (b) Wirkung der äußeren Augenmuskeln: Die roten Pfeile geben die Richtung und durch ihre Länge die Kraft an, mit der die Muskeln den Bulbus bewegen

Der **Anulus tendineus communis,** von dem alle Augenmuskeln (Ausnahme: M. obliquus inferior) und zusätzlich der M. levator palpebralis superior entspringen, ist ein sehniger Ring, der sich über die Öffnung des Canalis opticus und den mittleren Teil der Fissura orbitalis superior spannt. Dieser Sehnenring bildet die Spitze einer Muskelpyramide, durch die in die Muskelpyramide hinein folgende Gebilde ziehen: N. opticus und A. ophthalmica (aus dem Canalis opticus), N. oculomotorius, N. nasociliaris, N. abducens (aus der Fissura orbitalis superior).

Gerade Augenmuskeln
Die 4 geraden Augenmuskeln ziehen sämtlich *vor* den Aequator bulbi (S. 390), wo sie in unterschiedlicher Entfernung vom Hornhautrand ihren Ansatz nehmen.

Funktion. Der M. rectus medialis konvergiert, der M. rectus lateralis divergiert. Der M. rectus superior hebt, der M. rectus inferior senkt die Sehachse (S. 555, Abb. **390**); beide wirken zusätzlich synergistisch konvergierend (Abb. **391**), besonders bei Konvergenzstellung des Bulbus.

Schräge Augenmuskeln
Die zwei schrägen Augenmuskeln setzen *hinter* und lateral von der Ab- und Adduktionsachse des Bulbus an. Der untere Schrägmuskel verbindet Ursprung und Ansatz auf kürzestem Weg miteinander. Der M. obliquus superior zieht zunächst nach vorn. Seine Sehne wird an der oberen medialen Wand der Orbita in der Fovea trochlearis durch einen diese Grube überziehenden knorpeligen Halbring, die **Trochlea,** geführt. Sie wendet sich dann in einem Winkel von ca. 50 Grad zurück, zieht unter der Sehne des M. rectus superior hindurch und setzt am hinte-

Tabelle 95. Ursprung, Ansatz und Innervation der äußeren Augenmuskeln

	Ursprung	Ansatz	Innervation
Gerade Augenmuskeln:			
M. rectus sup.	Anulus tendineus communis	*vor* dem Äquatorbulbi	N. oculomotorius
M. rectus inf.	Anulus tendineus communis		N. oculomotorius
M. rectus med.	Anulus tendineus communis		N. oculomotorius
M. rectus lat.	Anulus tendineus communis und Ala min.		N. abducens
Schräge Augenmuskeln:			
M. obliquus inf.	mediale Orbitawand nah dem Canalis lacrimalis	dorsal und lateral der Ab- und Adduktionsachse des Bulbus	N. oculomotorius
M. obliquus sup.	Anulus tendineus communis		N. trochlearis

Organum visus, Sehorgan

ren lateralen Quadranten gegenüber dem Ansatz des M. obliquus inferior am Bulbus an (Abb. 390a).

Funktion. Beide Muskeln wirken synergistisch divergierend (abduzierend). Daneben senkt der M. obliquus superior die Sehachse, der M. obliquus inferior hebt sie.

Gemeinsame Wirkungen der äußeren Augenmuskel

Alle 6 Augenmuskeln haben zusätzlich eine für die Ausrichtung der Sehachse unbedeutende rotatorische Wirkung auf den Bulbus (Abb. 390b). — Es ist für das Verständnis der Augenbewegungen von großer Wichtigkeit, sich zu vergegenwärtigen, daß nie ein Muskel isoliert tätig wird; jede Augenbewegung erfolgt durch Kontraktion mehrerer Augenmuskeln (bei gleichzeitiger — ‚reziproker' — Erschlaffung der Antagonisten).

Augenmuskelsehnen

Die Sehnen der Augenmuskeln sind ein wichtiges Bauelement der Orbita: Zum einen verstärken sie den mittleren Teil der Vagina bulbi. Zum anderen strahlen sie in die Periorbita aus: *Retinaculum mediale* und *laterale.* Dadurch fixieren sie den Augapfel in seiner Lage. — Verklebungen der Fascien der äußeren Augenmuskeln sind nicht selten die Ursache angeborenen *Schielens.*

IV. Vagina bulbi, Tenonsche Kapsel, und Corpus adiposum retrobulbare, retrobulbärer Fettkörper

Der Augapfel liegt in einer Art Gelenkhöhle, der *Vagina bulbi,* die Drehbewegungen des Bulbus wie in einem Kugelgelenk um 3 Hauptachsen gestattet. Bei der Vagina bulbi handelt es sich um eine derbe Bindegewebshülle, die nur an zwei Stellen, dem Opticusdurchtritt und einer kreisförmigen Verwachsungszone in der Nähe des Limbus corneae, direkt mit dem Augapfel verbunden ist. Die Vagina bulbi trennt damit den Augapfel von dem retrobulbären Fettkörper, *Corpus adiposum orbitae,* dessen bindegewebig verstärkte formstabile vordere Wand sie bildet. Der schmale Spaltraum zwischen Vagina bulbi und Sclera *(Spatium intervaginale)* ist durch zartes Bindegewebe ausgefüllt, das ein Gleiten der Sclera gegen die Vagina bulbi ermöglicht. Die Endsehnen der äußeren Augenmuskeln dringen durch schlitzförmige Spalten durch die Vagina bulbi hindurch, bevor sie am Bulbus ansetzen.

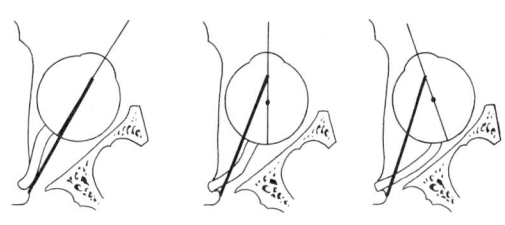

Abb. 391. Adduzierende Wirkung des M. rectus sup. und M. rectus inf. vor allem in Adduktionsstellung des Auges

Klinischer Hinweis. Bei bestimmten Entgleisungen der Schilddrüsenfunktion werden durch das thyreotrope Hormon (möglicherweise durch einen nicht mit ihm identischen Wirkstoff der Adenohypophyse: Exophtalamus-producing factor, EPF) Glykoproteide und Wasser in den retrobulbären Fettkörper eingelagert und dadurch das Auge aus der Orbita herausgedrängt: *Exophthalmus.*

V. Gefäße und Nerven der Orbita

1. A. ophthalmica

Die A. ophthalmica ist ein Ast der **A. carotis interna** (der erste größere Abgang nach deren Eintritt in die Schädelhöhle). Sie verläßt die mittlere Schädelgrube durch den Canalis opticus, zieht durch den Anulus tendineus communis in die Augenmuskelpyramide hinein, liegt zunächst lateral, dann medial über dem N. opticus und zieht dann mit dem M. obliquus superior nach vorn, wo sie in 2 kleinen Endästen, der ***A. dorsalis nasi*** und der ***A. supratrochlearis,*** endet.

Äste

Aa. ciliares posteriores breves. Sie gehen schon im Canalis opticus vom Stamm ab (etwa 20) und ziehen mit dem N. opticus in den Bulbus oculi zur Choroidea.

Aa. ciliares posteriores longae (2); sie begleiten den Sehnerven in den Bulbus und gelangen zwischen Sclera und Choroidea zum Corpus ciliare.

A. centralis retinae; Eintritt von unten in den Sehnerven 10–15 mm vor dessen Eintritt in den Bulbus. Ihr Ausfall z. B. durch Embolie führt zu Blindheit.

A. lacrimalis; sie zieht zur Tränendrüse und zum lateralen Augenwinkel.

A. supraorbitalis für die Stirn.

A. ethmoidalis posterior; sie zieht durch das Foramen ethmoidale posterior zur Schleimhaut der Siebbeinzellen.

A. ethmoidalis anterior; sie verläuft im gleichnamigen Foramen, gelangt zur vorderen Schädelgrube, gibt hier die

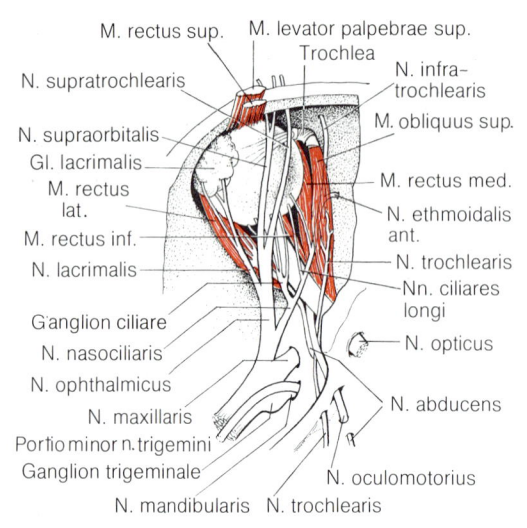

Abb. 392. Nerven der Orbita bei Ansicht von oben. Das Ganglion trigeminale ist nach lateral gedrängt, um die Trigeminus-Hauptäste sichtbar zu machen

A. meningea anterior ab. Diese tritt durch die Lamina cribrosa in die Nasenhöhle.

Rr. musculares versorgen die äußere Augenmuskulatur; außerdem gehen von ihnen nah dem Hornhautrand zahlreiche *Aa. ciliares anteriores* ab, die durch die Sclera hindurch zum Corpus ciliare und der Iris ziehen.

Klinischer Hinweis. Bei Regenbogenhautentzündung oder Uveitis sind die Aa. ciliares anteriores stark erweitert: *ciliare Injektion.*

2. Venen der Orbita

V. ophthalmica superior

Sie sammelt das Blut aus dem Bulbus und der oberen Orbita (sowie von Augenlid und Siebbeinzellen). Anastomosen bestehen zur V. facialis (s. u.) und dem Sinus sagittalis inferior. Sie mündet nach Verlassen der Orbita durch die Fissura orbitalis superior in den Sinus cavernosus.

V. ophthalmica inferior

Sie entsteht am Boden der Orbita, hat Zuflüsse aus der Nasenhöhle, Anastomosen mit der V. facialis (s. u.) und mündet entweder in die V. opthalmica superior oder — durch die Fissura orbitalis inferior — in den Plexus pterygoideus.

Klinischer Hinweis. Erreger können aus dem Abflußgebiet der V. facialis (unter anderem über die V. angularis) in den Sinus cavernosus gelangen: Gefahr einer Hirnhautentzündung.

3. Nerven der Orbita (Abb. 392)

N. oculomotorius (III)

Er zieht durch die Fissura orbitalis superior und den Anulus tendineus communis und liegt damit *unter* dem M. rectus superior in der Augenmuskelpyramide. Er gibt

— einen schwächeren *oberen* Ast (**R. superior**) ab zum M. rectus superior und M. levator palpebrae superioris.

— Der stärkere *untere* Ast (**R. inferior**) zweigt sich auf in:

• *Rr. musculares* zum M. rectus medialis, M. rectus inferior und M. obliquus inferior,

• die parasympathische — **Radix oculomotoria** zum **Ganglion ciliare,** das lateral am N. opticus liegt. Hier findet die Umschaltung auf das zweite (letzte) Neuron statt. Über *Nn. ciliares breves* wird die Augenbinnenmuskulatur erreicht.

N. trochlearis (IV)

Er zieht durch die Fissura orbitalis superior über dem Anulus tendineus communis, liegt damit über der Augenmuskelpyramide, und erreicht den M. obliquus superior.

N. ophthalmicus (1. Trigeminusast)

Er teilt sich bereits vor Eintritt in die Fissura orbitalis superior in seine 3 Hauptäste auf, die an die laterale (N. lacrimalis), obere (N. frontalis) und nasale (N. nasociliaris) Wand der Orbita ziehen:

— *N. lacrimalis* läuft über den M. rectus lateralis durch die Tränendrüse zur Haut und Bindehaut des lateralen Augenwinkels.

— *N. frontalis;* er spaltet sich über der Augenmuskelpyramide früh in den *N. supraorbitalis (R. medialis und lateralis).* Ein Endast des R. medialis N. supraorbitalis ist der *N. supratrochlearis.*

— *N. nasociliaris* verläuft zusammen mit der A. ophthalmica in die Augenmuskelpyramide hinein; er gibt mit entsprechenden Ästen dieser Arterie einen

• *N. ethmoidalis posterior* ab, der durch das gleichnamige Foramen zur Schleimhaut der Keilbeinhöhle und der hinteren Siebbeinzellen zieht, desgleichen den

• *N. ethmoidalis anterior,* der durch das gleichnamige Foramen in die vordere Schädelgrube gelangt (extradural) und diese durch die Lamina cribrosa hindurch wieder verläßt; hier innerviert er das Dach der Nasenhöhle und — durch einen *R. nasalis externus* — die Haut der Nase bis zur Nasenspitze.

• Weitere Äste, der sog. *R. communicans cum*

ganglio ciliari, ziehen ohne Unterbrechung durch das Ganglion ciliare hindurch und erreichen in den *Nn. ciliares breves* das Auge.
- *Nn. ciliares longi;* meist 2 dünne Äste zum Bulbus (Cornealreflex S. 145).
- *N. infratrochlearis* zur Haut und Bindehaut des medialen Augenwinkels.

N. abducens (VI)
Er zieht durch die Fissura orbitalis superior und den Anulus tendineus communis nach kurzem Verlauf in den M. rectus lateralis.

Autonomes Nervensystem
Parasympathische Nervenfasern zur Gl. lacrimalis S. 318, *sympathische* zu den Mm. tarsales superior et inferior, dem M. orbitalis und der Augenbinnenmuskulatur S. 560.

N. infraorbitalis
Der N. infraorbitalis (aus dem 2. Trigeminusast) kommt — mit den begleitenden Vasa infraorbitalia — zwar durch die Fissura orbitalis inferior in die knöcherne Orbita hinein, liegt auf der unteren Wand der Orbita jedoch *außerhalb* der Periorbita und erreicht im Sulcus und Canalis infraorbitalis am Foramen infraorbitale die Gesichtshaut. Der Inhalt der Orbita wird von ihm nicht versorgt.

VI. Bulbus oculi, Augapfel

1. Übersicht (Abb. 387)

Der Augapfel hat nahezu die Form einer Kugel (Radius ca. 11,5 mm), an der vorn wie ein Uhrglas die lichtdurchlässige **Hornhaut, Cornea,** eingefügt ist; sie hat einen größeren Krümmungsindex als der restliche Augapfel. Vorderer und hinterer Pol des Auges werden durch die *Augenachse, Axis bulbi,* verbunden. Medial vom hinteren Pol tritt der **Sehnerv, N. opticus,** in den Bulbus ein, lateral davon liegt die **Fovea centralis retinae;** der Ort schärfsten Sehens; durch die Fovea centralis hindurch geht die *Sehachse, Axis opticus,* die die Krümmungsmittelpunkte der im Strahlengang liegender Grenzflächen der brechenden Medien (vordere und hintere Hornhaut- und Linsenfläche) miteinander verbindet. Der *Aequator bulbi* kennzeichnet den größten Querdurchmesser des Augapfels; er teilt den Bulbus in eine annähernd gleich große vordere und hintere Hemisphäre.

Die **Wand des Bulbus oculi** hat 3 *Schichten:*
- Die *äußere* Augenhaut, **Tunica fibrosa bulbi,** hat zwei Abschnitte, Sclera und Cornea.
- Die *mittlere* Augenhaut, **Tunica vasculosa bulbi.** Zu ihr gehören die Choroidea, das Stroma von Corpus ciliare und Iris; genannte Gebilde werden auch als *Uvea* bezeichnet.
- Die *innere* Augenhaut, **Tunica interna bulbi,** *Retina.* Zu ihr gehören die Netzhaut und das Pigmentepithel.

Vor der **Regenbogenhaut, Iris,** liegt die **vordere Augenkammer, Camera anterior bulbi,** dahinter die **hintere Augenkammer, Camera posterior bulbi** und der *Glaskörperraum* mit dem **Glaskörper, Corpus vitreum.** Die **Linse, Lens,** ist in der hinteren Augenkammer hinter der Iris an *Zonulafasern* aufgehängt.

Hornhaut, Linse, Glaskörper und der Inhalt der Augenkammern, das *Kammerwasser, Humor aquosus,* werden als **optische Medien** des Auges, der Linse, das Corpus ciliare, die Bruchsche Membran und die Iris mit ihrer Muskulatur als der — das Nah- und Fernsehen ermöglichende — **Akkomodationsapparat** zusammengefaßt.

2. Augenentwicklung (Abb. 393)

Die Tunica interna bulbi und die beiden Muskeln der Iris sind *neuroektodermaler* Herkunft. Die Linse und das Hornhautepithel sind *ektodermaler* Genese. *Mesenchymale* Bestandteile des Auges sind die mittlere Augenhaut, die Sclera bulbi, Tunica propria und Endothel der Hornhaut sowie der Glaskörper.

Retina (Netzhaut)
Am Ende des 1. Embryonalmonats treten seitlich am Vorderhirn zwei **Augenbläschen** auf. Diese nähern sich dem Oberflächenektoderm und induzieren dort die Linsenanlage. Mit der Einsenkung der *Linsenplacode* (s. u.) zum *Linsenbläschen* wird das Augenbläschen eingedellt und zum doppelwandigen **Augenbecher** umgeformt, der das Linsenbläschen aufnimmt. Das Lumen des Augenbläschens, der sog. *Sehventrikel,* wird damit zu einem capillären Spalt zwischen *äußerem* und *inneren Blatt* des Augenbechers. Der Augenbecher bleibt über den *Augenbecherstiel* mit dem Zwischenhirn verbunden. Bei Ausbildung des Augenbechers wird gleichzeitig sein mittlerer unterer Rand in den Augenbecher eingestülpt: so entsteht die *Augenbecherspalte,* die sich in den Augenbecherstiel fortsetzt; durch sie gelangt die *A. hyaloidea* in den Augenbecher.

Die Ränder der Augenbecherspalte verschmelzen in der 7. Embryonalwoche; dadurch rundet sich die Öffnung des Augenbechers zur **Pupille.** Am Augenbecherstiel ist die A. hyalo-

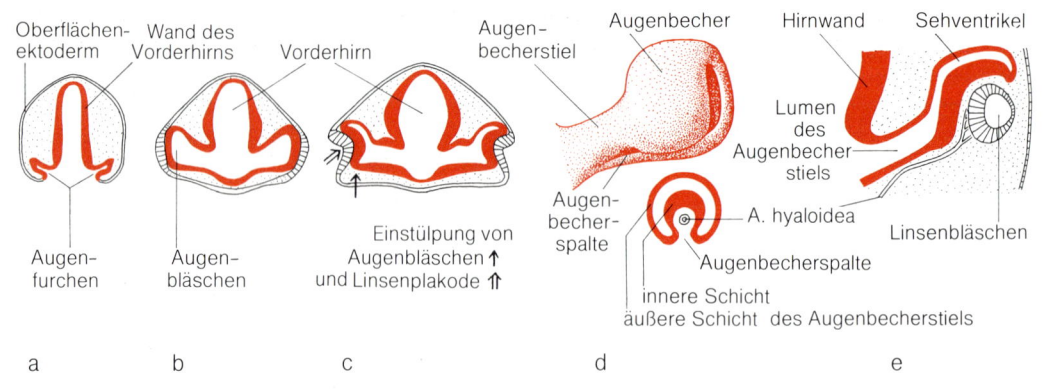

Abb. 393a–e. Augenentwicklung. Neuroektoderm rot

idea jetzt allseits vom inneren Blatt des Epithels des Augenbecherstiels umschlossen (S. 557).

Klinischer Hinweis. Unvollständiger Verschluß der Augenbecherspalte führt zu einer Spaltbildung, *Kolobom,* die – meist als *Iriskolobom* – regelmäßig im unteren nasalen Quadranten gefunden wird.

Während die äußere Wand des Augenbechers einschichtig bleibt und zum **Pigmentepithel** ausdifferenziert, wird das innere Blatt des Augenbechers durch zahlreiche Mitosen nah dem Rudiment des Sehventrikels („*ventriculäre Mitosen*") mit seinen hinteren $^4/_5$, der **Pars optica retinae**, zu einer vielschichtigen Epithellage (*Stratum cerebrale retinae*).

Das vordere $^1/_5$ der Retina, die **Pars caeca retinae**, bleibt mit seinem inneren und äußeren Blatt einschichtig. Das innere Blatt überzieht als isoprismatisches, nicht pigmentiertes Epithel den Ciliarkörper und ist mit dem Pigmentepithel verwachsen (**Pars ciliaris retinae**).Beide Blätter setzen sich kontinuierlich auf die Rückseite der Regenbogenhaut fort und schlagen am Margo pupillaris ineinander um; die Zellen des inneren Blattes sind hier beim ausdifferenzierten Auge außer bei Albinos reich pigmentiert (**Pars iridica retinae**).Aus dem äußeren Blatt – dem eigentlichen Stratum pigmenti – wandern Zellen in das Stroma der Iris aus, um dort zu glatten Muskelzellen des *M. sphincter pupillae* (nicht pigmentiert) und *M. dilatator pupillae* (pigmentiert) zu werden. Inneres und äußeres Blatt der Netzhaut und die genannten Muskeln der Iris sind damit neuroektodermaler Genese (Abb. 398).

Lens, Linse
Durch Induktion verdickt sich das über dem Augenbläschen gelegene Oberflächenektoderm zur **Linsenplacode**, die über ein Zwischenstadium, das *Linsengrübchen,* zum **Linsenbläschen** wird. Dieses senkt sich in den Augenbecher ein, verliert seinen Kontakt zur Oberfläche und füllt den Augenbecher zunächst fast völlig aus. Gegen das umgebende Mesenchym entwickelt das Linsenbläschen eine später recht dicke Grenzmembran, die *Capsula lentis.* Die der Augenbecherwand gegenüberliegenden Zellen des Linsenepithels werden durch Längswachstum zu den sog. *Linsenfasern,* die gegen Ende des 2. Embryonalmonats das Linsenbläschen völlig ausgefüllt haben. Die Kerne der Linsenfasern liegen im *Linsenäquator* (Kernzone). Die Epithelzellen am Linsenäquator können offenbar bis zum Abschluß des Linsenwachstums um das 20. Lebensjahr zusätzliche, sekundäre, Linsenfasern bilden. Das einschichtige flache Epithel an der Vorderfläche der Linse bleibt zeitlebens erhalten.

Nach Rückbildung von zur Peripherie des Glaskörpers ziehenden Ästen versorgt die *A. hyaloidea* ab 3. Embryonalmonat ausschließlich die Linse über eine ausgeprägte *Tunica vasculosa lentis;* dieses, den Glaskörper quer durchziehende Gefäß wird ab 7. Embryonalmonat rückgebildet und bleibt im N. opticus und der Retina erhalten als *A. centralis retinae.* Nicht abgebaute Strukturen der A. lentis können im Glaskörper als wandernde Blindpunkte im Gesichtsfeld stören („Mouches volantes").

Uvea, Mittlere Augenhaut
Sie entsteht aus dem umgebenden Mesenchym und entspricht der gefäßreichen Pia mater des Gehirns. Die Muskelzellen des *Corpus ciliare* differenzieren sich aus den Mesenchymzellen. Ubiquitär sind hier und in der übrigen Aderhaut *pigmentierte Bindegewebszellen;* sie sind *nicht* vom Pigmentepithel abgeleitet (Herkunft von

der Neuralleiste S. 90). Die Tunica vasculosa der vorderen Bulbushälfte läßt durch Spaltbildung die *vordere Augenkammer* entstehen, die demnach zunächst allseits von der mittleren Augenhaut bedeckt ist: vorn vom Hornhautendothel (und der transparenten *Tunica propria corneae*), hinten vom *Stroma der Regenbogenhaut* und der über der Pupillenöffnung gelegenen *Membrana iridopupillaris;* letztere kann gelegentlich − mehr oder weniger vollständig − persistieren.

Tunica fibrosa bulbi, Äußere Augenhaut
Sie entspricht der Dura mater cerebri; sie setzt sich in die Dura mater des N. opticus fort.

Corpus vitreum, Glaskörper
Der Glaskörperraum ist zunächst durch lockeres Mesenchym ausgefüllt. Zwischen die Zellen wird reichlich gallertige Substanz eingelagert; die Mesenchymzellen gehen zugrunde.

N. opticus
Er entwickelt sich aus dem *Augenbecherstiel,* dessen Lumen den Ventriculus opticus mit dem 3. Ventrikel des Gehirns verbindet. Durch Fortsetzung der Augenbecherspalte in den Augenbecherstiel lagert sich die A. hyaloidea von unten in ihn ein. Durch Verschmelzen der Ränder dieser Spaltbildung liegt das Gefäß dann im Zentrum des Augenbecherstieles. Es wird umgeben von proliferierenden und sich zu Gliazellen differenzierenden Zellen des inneren Epithels der Augenstielspalte, die das Lumen des Augenbecherstiels bald völlig ausfüllen.

Die *Neuriten* der Ganglienzellschicht der Netzhaut ziehen zum *Discus n. optici* und in den Augenbecherstiel ein; ihre *Myelinisierung* erfolgt gegenläufig vom Chiasma opticum aus.

3. Tunica fibrosa bulbi, Äußere Augenhaut

Sclera, Weiße (harte) Augenhaut
Beim Erwachsenen weißlich, beim Säugling wegen der geringeren Dicke bläulich schimmernd, überdeckt sie die hinteren ⁵/₆ des Auges. Nah dem Sehnerveneintritt ist sie am dicksten (1–1,5 mm), am Aequator bulbi am dünnsten (0,4 mm). Vorn ist sie von der Conjunctiva bulbi überzogen. Sie ist zusammengesetzt aus dicht gepackten Lamellen kollagener Fasern, die sich am Limbus corneae kontinuierlich in die Substantia propria corneae fortsetzen.

Cornea, Hornhaut
Die Hornhaut hat dieselbe derbe Konsistenz wie die Sclera und ist, wie die enormen Drucksteigerungen beim grünen Star (s. u.) zeigen, wie diese sehr zugstabil. Die Transparenz der Cornea wird durch einen anderen Quellungsgrad der Kollagenfasern der *Substantia propria* bedingt.

Wie ein Uhrglas ist die Hornhaut in eine Öffnung des Bulbus von ca. 12 mm Weite eingefügt. Da die Sclera über den oberen und unteren Rand der Cornea hinwegzieht, hat die Hornhaut bei Ansicht von vorn andeutungsweise die Kontur eines quergestellten Ovals; bei Ansicht von hinten (innen) erscheint die Cornea kreisrund. Die Hornhaut ist durch stärkere Krümmung ihrer Hinterfläche am Rand verdickt.

Das ihre Außenfläche bedeckende **Hornhautepithel** ist mehrschichtig *un*verhornt (sonst wäre es nicht durchsichtig). Es setzt sich am *Anulus conjunctivae* − etwas innerhalb des Hornhautrandes, *Limbus corneae* − in das Epithel der Tunica conjunctivae bulbi fort. Verletzungen des Hornhautepithels führen über Entquellungsvorgänge der Substantia propria corneae leicht zu Eintrübungen der Hornhaut.

Zwischen Hornhautepithel und Substantia propria corneae liegt unter der Basalmembran des Epithels eine 10–20 μm dicke **Lamina limitans anterior** [Bowman], eine von der Substantia propria abgeleitete homogene Grenzschicht mit vereinzelten Tropokollagenfilamenten.

Eine einschichtige flache Endothelzellschicht überzieht die Hinterwand der Cornea als **Hornhautendothel**. Die im Alter bis zu 10 μm dicke **Lamina limitans posterior** [Descemet] wird als Basalmembran dieses Endothels angesehen.

Die Hornhaut ist − im Gegensatz zur Sclera, deren Gefäße bei Entzündung des Auges als „ciliare Injektion" d. h. als geröteter Ring um den Limbus corneae erkennbar sind − völlig gefäßfrei. Sie wird dagegen durchzogen von *sensiblen Nerven (aus N. V),* die freie Nervenendigungen ins Hornhautepithel entsenden (Cornealreflex S. 145).

Klinischer Hinweis. Klinisch bedeutungslos ist der *Arcus senilis,* ein weißlicher Ring, der im Alter durch feintropfige Fetteinlagerung in die Hornhaut am Limbus corneae entsteht.

Die Hornhaut wirkt durch ihre starke Krümmung als Sammellinse von ca. 40 Dioptrien. Ungleichmäßige Wölbung der Hornhaut führt zum *Astigmatismus* (Korrektur durch Zylindergläser).

4. Lens, Linse

Sie ist in der *Camera posterior bulbi* aufgehängt (Abb. **396**). Beim Neugeborenen hat sie einen Durchmesser von 7 mm, beim Erwachsenen von

10 mm. Als Bikonvexlinse ist sie in der Mitte am dicksten (4 mm); ihre Vorderfläche ist weniger stark gewölbt als die Hinterfläche. Ihre *Brechkraft* beträgt 18 Dioptrien (+ 14 Dioptrien bei maximaler Akkomodation). Die frische Linse hat weiche Konsistenz, die durch den hohen Wassergehalt bedingt ist (65–75%). Linsen älterer Individuen enthalten einen härteren **Linsenkern,** um den herum — als Zeichen postnatalen Linsenwachstums — konzentrische *Linsenschalen* angelegt sind.

Mikroskopisch erkennt man unter der vorn 10–20 µm, hinten 5 µm dicken **Linsenkapsel** an der Vorderseite das einschichtige flache bis isoprismatische **Linsenepithel.** Das Epithel der Hinterwand des embryonalen Linsenbläschens hat sich differenziert zu den *Linsenfasern* der dreistrahligen Linse des Neugeborenen, die im Zentrum der ausgewachsenen Linse erhalten bleibt. Die Linsenfasern beginnen und enden an einem Linsenstrahl; die korrespondierenden Strahlen des *Linsensterns* der Vorder- und Hinterseite sind um 60 Grad gegeneinander verdreht. Durch die Anlage weiterer Linsenschalen bis zum 20. Lebensjahr entstehen die mehrstrahligen Linsen des Erwachsenen. Die Kerne der Linsenfasern bleiben, mit Ausnahme der zentralen Linsenfasern des Kerns, zeitlebens erhalten; zugrundegegangene Linsenfasern werden nicht ersetzt. — Die Linse ist gefäß- und nervenfrei.

Die Grundlage der **Akkomodationsfähigkeit des Auges** ist die Elastizität der Linse, die die Tendenz hat, abzukugeln (unter entsprechender Zunahme ihrer Brechkraft). Durch *Zonulafasern* wird die Linse in Spannung aufgehängt; die Spannung ist durch den *M. ciliaris* einstellbar.

Klinischer Hinweis. Mit zunehmender Verfestigung des Linsenkerns im Alter nimmt die Akkomodationsfähigkeit ab. Dies führt zur *Alterssichtigkeit (Presbyopie),* die durch Sammellinsen (Lesebrille) ausgeglichen wird. — Eintrübung der Linse führt zum *grauen Star (Katarakt).*

5. Corpus vitreum, Glaskörper

Der Glaskörper füllt die *Camera vitrea bulbi* völlig aus und hat — bei einem Wassergehalt von 98% — durch Einlagerung von Hyaluronsäure, Mucopolysacchariden und Fibrillen *gallertige* Konsistenz. Die Fibrillen sind an seiner Oberfläche zu einer membranähnlichen Rindenschicht verdickt, vor allem vorn, wo die Linse in den Glaskörper eingedellt ist (*„vordere Grenzschicht").

Klinischer Hinweis. Bei Verletzungen dieser „Rinde" besteht Gefahr, daß der Glaskörper ausläuft. Verflüssigung des Glaskörpers kann zur *Netzhautablösung, Ablatio retinae,* führen.

6. Tunica vasculosa bulbi, Mittlere Augenhaut

Choroidea, Aderhaut

Sie nimmt den größeren Teil der mittleren Augenhaut ein als relativ dünne, gefäß- und pigmentzellreiche Schicht zwischen Sclera und der Pars optica retinae.

Mit der Sclera ist sie durch eine lockere Verschiebeschicht, die **Lamina suprachoroidea,** verbunden. In ihr verlaufen die größeren Gefäße und Nerven des Bulbus in Richtung auf Corpus ciliare und Iris (Abb. **394**):

15–20 *Nn. ciliares*
2 *Aa. ciliares posteriores longae*
ca. 20 *Aa. ciliares breves* und
4 *Vv. vorticosae.*

Die Herkunft dieser Gebilde, ihr Eintritt in den Bulbus oculi und ihr Verlauf in ihm sind S. 554 und Abb. **394** dargestellt.

In der **Lamina vasculosa** finden sich ausgedehnte Venengeflechte.

Unter der **Lamina basalis** [Bruchsche Membran], der 2 µm dicken Basalmembran des Stratum pigmenti retinae, liegt der **Lamina choroidocapillaris** ein Capillarnetz, über das die Ernährung der gefäßlosen Sinneszellschicht der Netzhaut erfolgt.

Corpus ciliare, Strahlenkörper

Es handelt sich um einen verdickten radiärstrahlig gegliederten Teil der mittleren Augenhaut, der, bedeckt von der Pars ciliaris retinae, von der Ora serrata bis zur Basis der Iris reicht (Abb. **395**).

Man unterscheidet 2 Zonen, die wie ein äußerer und innerer Ring um die Iris herum liegen:

— Der **Orbiculus ciliaris** ist eine ca. 4 mm breite Ringzone mit feinen meridionalen Falten, *Plicae ciliares.* Von ihnen entspringen die langen zum vorderen Rand der Linse ziehenden Zonulafasern.

— Die **Corona ciliaris,** der innere Ring, besteht aus 70–80 *Processus ciliares,* meridionalen Falten, die zur Linse hin am höchsten sind und 0,5 cm vom Linsenrand entfernt enden.

Das bedeckende Epithel, die **Pars ciliaris retinae,** weist 2 Zellagen auf, die dem inneren und äußeren Blatt des Augenbechers entsprechen; die innere ist nicht, die äußere ist pigmentiert.

Die Aufgabe des Epithels der Pars ciliaris retinae ist die Bildung des **Kammerwassers,** Hu-

Organum visus, Sehorgan

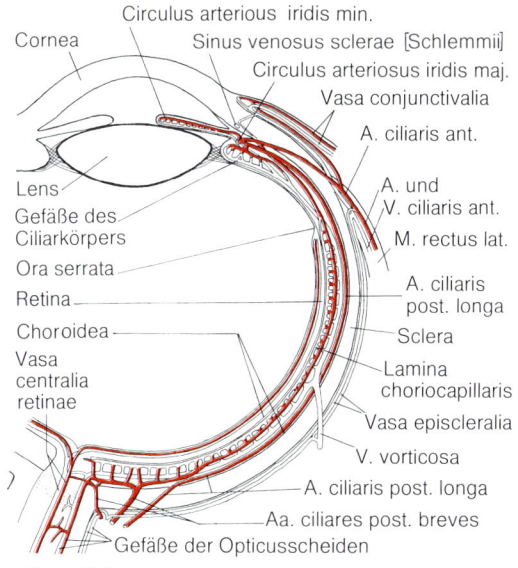

Abb. 394. Die Blutgefäße des Augapfels

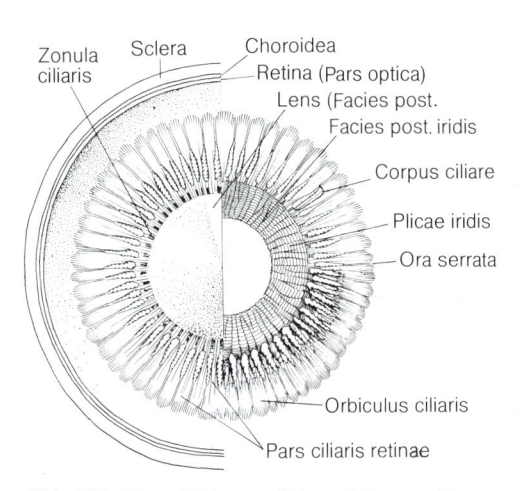

Abb. 395. Hinterfläche von Iris und Corpus ciliare vor (links) und nach (rechts) Entfernung der Linse

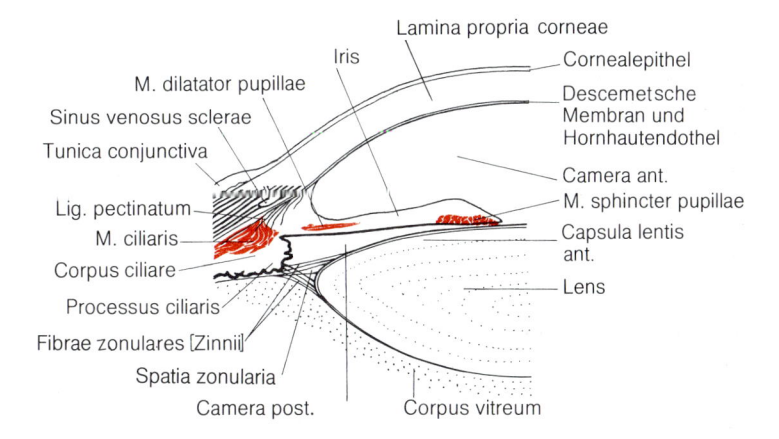

Abb. 396. Augenkammern und Linsenaufhängung

mor aquosus, durch Ultrafiltration (Gefäßgeflechte unter der Basalmembran) und Sekretion. Die vordere und hintere Augenkammer enthalten insgesamt 0,2–0,3 ml Kammerwasser. Etwa 10 mal so viel wird am Tag produziert. Der Abfluß des Kammerwassers erfolgt zum allergrößten Teil am Iridocornealwinkel der vorderen Augenkammer (S. 560).

Die Zonulafasern, **Fibrae zonulares** [Zinnii], entspringen von der Basalmembran der Pars ciliaris retinae, wobei die vorn am Processus ciliaris abgehenden zum hinteren, die hinten vom Processus ciliaris kommenden zum vorderen Rand der Linse ziehen.

Die Entspannung der Zonulafasern — und damit die Abkugelung der Linse, — erfolgt durch die Kontraktion des *M. ciliaris* (Abb. 396).

M. ciliaris. Die Faserzüge dieses glatten Muskels verlaufen in drei unterschiedlichen Richtungen:

— als *äußere Meridionalfasern, Fibrae meridionales* [Brückescher Muskel]; sie entspringen vor der Sklera am Limbus corneae und ziehen zur Lamina basalis choroideae (Bruchsche Membran). Kontraktion des Brückeschen Muskels zieht den Ciliarkörper nach vorn, wodurch im wesentlichen die hinteren langen Zonulafasern entspannt werden.

— *Zirkuläre Fasern, Fibrae circulares* [Müllerscher Muskel] bilden eine Art Sphincter an der Innenkante des Ciliarwulstes. Kontraktion dieser Fasern entspannt vor allem die vorderen Zonulafasern.

— *Radiäre Fasern* sind am wenigsten ausgebildet und verbinden meridionale und zirkuläre Muskelfasern. **Innervation:** Parasympathische

Fasern des N. oculomotorius nach Umschaltung im Ganglion ciliare.

Iris, Regenbogenhaut

Wie bei einem Photoapparat durch die Wahl der Blendenapertur wird durch Regulation der Weite der **Pupille** bei gegebener Helligkeit die größtmögliche Sehschärfe erreicht. Die Regenbogenhaut hat zur vorderen Augenkammer hin *kein* bedeckendes Epithel, so daß man direkt auf das Schwammwerk des Irisstromas sieht, das radiärstrahlig zum Rand der Pupille, dem **Margo pupillaris**, hin angeordnet ist. Das Irisstroma ist am Pupillenrand besonders dünn (**Anulus iridis minor**) und läßt hier das zweiblättrige, in beiden Zellagen pigmentierte Epithel der Irishinterwand (*Pars iridis retinae*), durchscheinen. Es folgt die **Iriskrause**, die dickste Stelle der Iris (von der zu embryonaler Zeit die Membrana iridopupillaris ihren Ursprung nimmt). Außen anschließend erkennt man die breite Außenzone der Iris (**Anulus iridis major**), die mit dem Margo ciliaris breit am Corpus ciliare befestigt ist.

Um die Pupille herum liegt der **M. sphincter pupillae** (nicht pigmentierte glatte Muskelfasern), nah dem Margo ciliaris der radiärstrahlig auf die Pupille zu orientierte grazile **M. dilatator pupillae** (pigmentiert).

Innervation. Der M. sphincter pupillae wird vorwiegend parasympathisch (aus dem N. oculomotorius nach Umschaltung im Ganglion ciliare), der M. dilatator pupillae vorwiegend sympathisch (aus dem Ganglion cervicale superius) innerviert.

Klinischer Hinweis. Fällt der Halssympathicus oder sein Zentrum im oberen Thorakalmark aus, erkennt man dies an der betreffenden Seite am Auge als sog. **Hornerschen Symptomenkomplex:**
– *Miosis,* d. h. Engstellung der Pupille durch Überwiegen des M. sphincter pupillae
– *Ptosis,* d. h. hängendes Oberlid durch Ausfall des M. tarsalis superior (S. 550)
– *Enophthalmus,* d. h. eingesunkene Bulbi durch Ausfall eines beim Menschen kaum ausgebildeten *M. orbitalis;* dieser überzieht in der Periorbita die Fissura orbitalis inferior, soll vorwiegend sympathisch innerviert sein und drängt bei Kontraktion das Auge nach vorn. Inwieweit der Enophthalmus durch die Ptosis weitgehend vorgetäuscht ist, sei hier offengelassen.

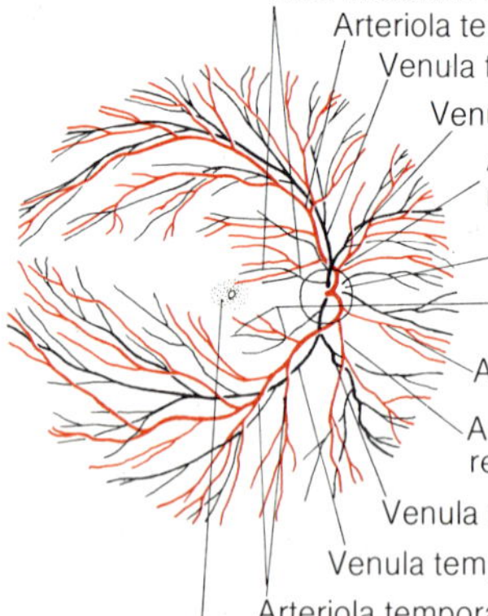

Gefäße

Die *Arterien der Iris* (Abb. 394) bilden am Margo pupillaris einen **Circulus arteriosus iridis minor,** am Margo ciliaris einen ausgeprägteren **Circulus arteriosus iridis major.**

Iridocornealwinkel

Von *klinisch* großer Bedeutung ist der sog. Iridocornealwinkel, weil hier das Kammerwasser durch Spalträume des *Lig. pectinatum anguli iridocornealis* [Fontanasche Räume] in den **Sinus venosus sclerae** [Schlemmscher Kanal] abgeleitet wird. Abflußstörungen an dieser Stelle führen zum **Augenüberdruck (Grüner Star = Glaukom).** Normaler Augenbinnendruck: 16–27 mm Hg.

7. Retina, Netzhaut

Die Netzhaut ist die innere Augenhaut, **Tunica interna bulbi.**

Der vor der Ora serrata gelegene Abschnitt der Netzhaut, die *Pars caeca retinae,* wurde bereits besprochen (S. 556). In der *Pars optica retinae* bleibt das äußere Blatt der inneren Augenhaut einschichtig (*Stratum pigmenti retinae*); das verdickte innere Blatt (*Stratum cerebrale*) ist dem äußeren – getrennt durch den Spaltraum des ehemaligen Sehventrikels – locker aufgelagert. Nur an zwei Stellen – der Ora serrata und dem Sehnerveneintritt – sind äußeres und inneres Blatt der Netzhaut miteinander verwachsen.

Im allgemeinen Sprachgebrauch wird mit „Netzhaut" oder „Retina" nur das innere Blatt der inneren Augenhaut bezeichnet (Ablatio „retinae" S. 562).

Augenhintergrund

Der Augenhintergrund ist durch die brechenden Medien des Auges hindurch mit Hilfe eines Augenspiegels direkt einsehbar: Am auffälligsten sind die Äste der **A. et V. centralis retinae** (Abb. 397), die sich am Eintritt des Sehnerven, dem **Discus n. optici,** zum Gefäßstamm vereini-

Abb. 397. Blutgefäße der Netzhaut des rechten Auges

Vasa macularis sup.
Arteriola temporalis retinae sup.
Venula temporalis sup.
Venula nasalis sup.
Arteriola nasalis retinae sup.
Discus n. optici
Vasa macularia inf.
Arteriola med. retinae
Arteriola nasalis retinae inf.
Venula nasalis retinae inf.
Venula temporalis retinae inf.
Arteriola temporalis retinae inf.
Macula lutea mit Fovea centralis

Organum visus, Sehorgan

gen. Der Discus n. optici tritt nur am Leichenauge bzw. bei intracranieller Drucksteigerung (Stauungspapille) als „Papille" hervor. Lateral vom Discus n. optici erkennt man den gelben Fleck, die – von größeren Gefäßen freie – **Macula lutea,** in deren Zentrum die *Fovea centralis* liegt; hier trifft die Axis opticus auf den Augenhintergrund (S. 562).

Netzhautschichten (Abb. 398 u. 399)

Pigmentepithel. Das Pigmentepithel ist ein *einschichtiges isoprismatisches* Epithel, dessen Fortsätze zwischen die Stäbchen und Zapfen dringen. Bei Fröschen z. B. reagiert das Pigmentepithel auf Lichtreize, indem bei Lichtexposition die Fortsätze weit zwischen Stäbchen und Zap-

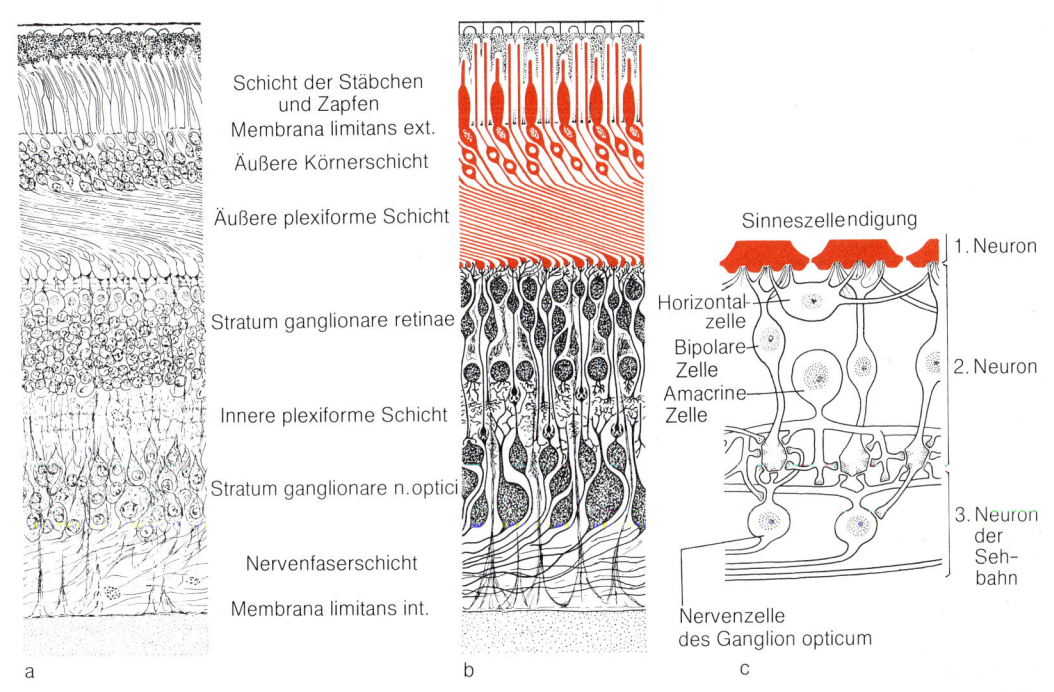

Abb. 398a–c. Schichten der Netzhaut. Die Sinnesepithelzellen und ihre Fortsätze wurden rot hervorgehoben. (a) Bei üblicher histologischer Färbung; (b) schematische Darstellung der Zellen und ihrer Fortsätze; (c) schematische Darstellung der Zwischenschaltung von Horizontalzellen und amacrinen Zellen in die Sehbahn

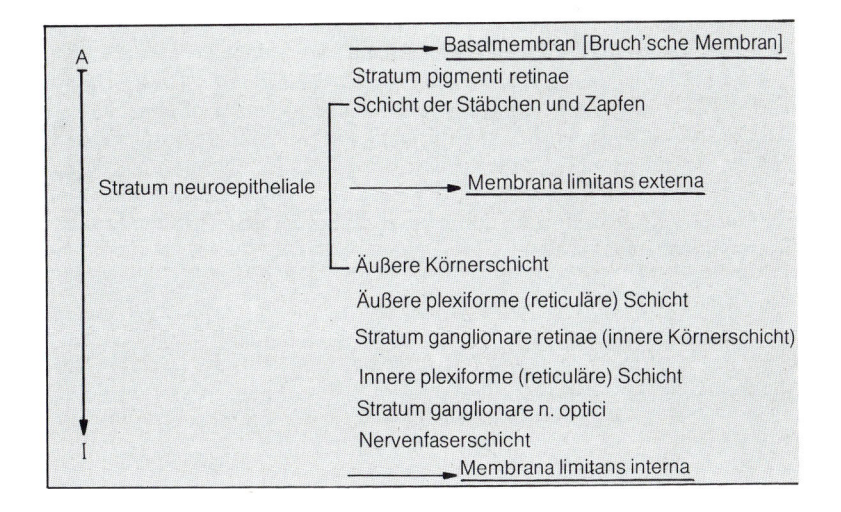

Abb. 399. Schichten der Netzhaut von außen (A) nach innen (I)

fen vorgeschoben und bei Dunkelheit wieder zurückgenommen werden.

Die Hauptfunktion des Pigmentepithels ist die *Ernährung des Stratum neuroepitheliale,* denn dieses liegt außerhalb des Versorgungsgebietes der A. centralis retinae.

Klinischer Hinweis. Zwei Beobachtungen unterstreichen die Bedeutung des Pigmentepithels für die Stäbchen- und Zapfenzellen:
– *Bei angeborener Degeneration* des Pigmentepithels bei Mäusen geht auch das Stratum neuroepitheliale zugrunde.
– *Bei Netzhautablösung* kommt es bald zu einer Degeneration des Stratum neuroepitheliale, weil der für den Stoffaustausch notwendige Kontakt zum Pigmentepithel unterbrochen ist.

Stratum neuroepitheliale. Die Zellen des Stratum neuroepitheliale sind *primäre Sinnesepithelzellen,* d. h. Sinneszellen mit einem die Erregung weiterleitenden Fortsatz. In der menschlichen Netzhaut werden aufgrund der unterschiedlich gebauten Receptorfortsätze ca. 120 Millionen *Stäbchenzellen von ca. 6–7 Millionen Zapfenzellen* unterschieden. Bei beiden Zellarten liegt der Kern in der äußeren Körnerschicht; die Receptorfortsätze lassen ein *Innen-* und *Außenglied* unterscheiden, die außerhalb der Membrana limitans externa liegen. Der Neurit zieht in die äußere plexiforme Schicht.

Stäbchen. Im schlanken *Außenglied* der *Stäbchenzellen* findet man wie Reflektoren senkrecht zum einfallenden Licht stehende, membranumhüllte Scheibchen von 2 µm Durchmesser in etwa 10 nm Abstand hintereinanderstehend. Über ein kurzes *Verbindungsstück,* das im Querschnitt eine dem Kinocilium vergleichbare Substruktur hat, ist das Außenglied mit dem *Innenglied* verbunden; hier findet man zahlreiche Mitochondrien. Das Innenglied der Fische und Vögel ist kontraktil. Durch eine lange *Stäbchenfaser* ist das Innenglied mit dem Zellkern enthaltenden Zelleib der Stäbchenzelle verbunden. Der Neurit endet in einem breiten Endknöpfchen in der äußeren plexiformen Schicht.

Zapfen. Der Receptorforsatz der *Zapfelzelle* hat Flaschenform: das schlanke *Außenglied* entspricht dem Hals, das dicke *Innenglied* dem Bauch der Flasche. Ohne Verbindungsstück geht das Innenglied in den Zelleib der Zapfenzelle über; ihr – größerer – Kern liegt deshalb der Membrana limitans externa direkt an.

Der *Neurit* und seine Endauftreibung in der äußeren plexiformen Schicht haben einen größeren Durchmesser als bei der Stäbchenzelle. –

Die Außenglieder der Stäbchenzellen sind reich an *Sehpigment, Rhodopsin,* das unter Lichteinwirkung über Zwischenstufen zu Vitamin A ausbleicht und damit die Erregungsbildung einleitet (Vitamin A-Mangel führt zu Nachtblindheit). Nachtaktive Tiere haben ganz überwiegend Stäbchenzellen, tagaktive zahlreiche Zapfenzellen. Ein Sehpigment der Zapfenzellen konnte bisher nicht isoliert werden.

In der **Fovea centralis,** der Stelle schärfsten Sehens, findet man nur Zapfenzellen, die hier besonders dicht stehen, da die Außenglieder einen geringeren Durchmesser haben als in der Peripherie der Netzhaut. Alle Schichten des Stratum cerebrale außer der Sinnesepithelschicht fehlen hier, desgleichen das Pigment der Macula lutea.

Stratum ganglionare retinae. Das Stratum ganglionare retinae, die innere Körnerschicht, enthält die Perikarya der bipolaren Ganglienzellen der Netzhaut (das 2. Neuron der Sehbahn), deren Dendriten in der äußeren plexiformen Schicht synaptischen Kontakt mit den Neuriten der Sinnesepithelzellen nehmen. Über ihren Neuriten wird die Erregung weitergeleitet in die innere plexiforme Schicht, wo die Umschaltung auf das 3. Neuron der Sehbahn, die Nervenzelle des Stratum ganglionare n. optici, erfolgt. – Außerdem werden im Stratum ganglionare retinae *Horizontalzellen, amacrine Zellen* und *Müllersche Stützzellen* gefunden: Die Horizontal- und amacrinen Zellen bilden den sog. **Assoziationsapparat** der Netzhaut.

– Die **Horizontalzellen** verbinden im Nebenschluß mehrere Synapsen zwischen 1. und 2. Neuron; ihre Kerne findet man im äußeren Drittel der inneren Körnerschicht.

– Die **amacrinen Zellen** verbinden im Nebenschluß mehrere Synapsen zwischen 2. und 3. Neuron der Sehbahn.

– Die **Müllerschen Stützzellen** sind die Gliazellen der Netzhaut. Ihre Fortsätze enden nach breiter Auffächerung an der *Membrana limitans externa* und *interna;* diese entsprechen damit weitgehend der Membrana limitans gliae der Blut-Hirn-Schranke.

Stratum ganglionare n. optici
Es enthält großkernige multipolare Ganglienzellen. Ihre Dendriten liegen in der inneren plexiformen Schicht, ihre marklosen Neuriten ziehen in der Nervenfaserschicht zum Discus n. optici.

Das menschliche Auge ist ein **inverses Auge,** d. h. die Lichtstrahlen müssen durch das gesamte

Stratum cerebrale retinae hindurch, ehe sie Receptorfortsätze der Sinnesepithelzellen erreichen. Das einfallende Licht und die Erregungsleitung verlaufen damit in der Netzhaut in entgegengesetzter Richtung (Abb. 398).

VII. N. opticus, Sehnerv

Der Sehnerv hat eine Länge von ca. 4,5 cm, davon 2,8 cm innerhalb der Orbita, 1 cm innerhalb der mittleren Schädelgrube. Er beginnt an der **Lamina cribrosa sclerae,** der Durchtrittsstelle der (ca. 600000–800000) Neuriten des Stratum ganglionare n. optici. Erst *nach* ihrem Austritt aus dem Bulbus oculi erhalten die Neuriten eine Markscheide, die von Oligodendroglia gebildet wird. Der N. opticus wird umhüllt von einer derben Durascheide, die sich in die Sclera bulbi kontinuierlich fortsetzt: Auch Arachnoidea und Pia mater sind vorhanden, ein Subarachnoidalraum angedeutet; dieser kommuniziert *nicht* mit dem Subarachnoidalraum des Gehirns.

Der N. opticus verläuft in der Augenhöhle mit leichter S-Krümmung, die eine freie Beweglichkeit des Bulbus gestattet. Im Canalis opticus sind Dura mater und Pia mater mit der knöchernen Wand des Kanals fest miteinander verwachsen. Im Schädelinneren ist nach 1 cm die **Sehnervenkreuzung, Chiasma opticum,** erreicht.

B. Organum vestibulocochleare, Ohr, Hör- und Gleichgewichtsorgan

In diesem Organ sind 2 Sinnesorgane durch ihre gemeinsame Entwicklung räumlich miteinander verbunden: Das die Schallwellen verarbeitende Gehörorgan, der **„Schallaufnahmeapparat",** und das die Lage und Bewegung des Kopfes registrierende **Gleichgewichtsorgan.** Beide Receptorgane liegen gut geschützt als *„Innenohr",* im knöchernen Labyrinth der Felsenbeinpyramide des Schläfenbeins. Durch den sog. **„Schalleitungsapparat"** des *äußeren, Auris externa,* und *Mittelohrs, Auris media,* werden die Schallwellen zum Schallaufnahmeapparat des Innenohres, *Auris interna,* geleitet. Für das Gleichgewichtsorgan ist keine Verbindung mit der Außenwelt nötig (Abb. **400**).

Im einzelnen gehören

zum äußeren Ohr die *Ohrmuschel, Auricula,* der *äußere Gehörgang, Meatus acusticus externus,* und das *Trommelfell, Membrana tympani,*

zum Mittelohr die *Paukenhöhle, Cavum tympani,* und die in ihr gelegene Kette der Gehörknöchelchen, *Ossicula tympani,* die *Ohrtrompete,*

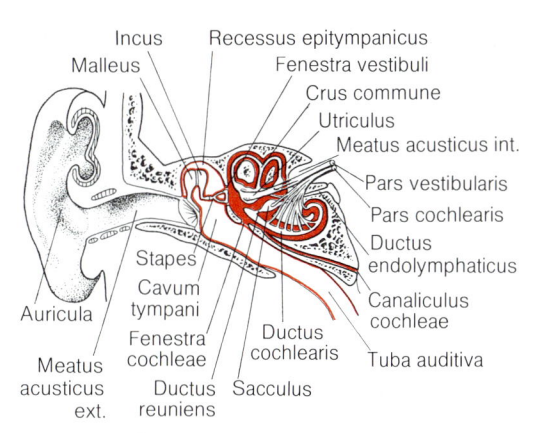

Abb. **400.** Übersicht über das Gehörorgan. Der Schleimhautüberzug von Cavum tympani und Tuba auditiva ist rot gezeichnet, der Perilymphraum des Labyrinths rot ausgefüllt

Tuba auditiva (Abb. **400**) und Nebenräume der Paukenhöhle, die *Cellulae mastoideae.*

Das Innenohr liegt in besonders festem Knochen der Felsenbeinpyramide und besteht aus miteinander verbundenen Knochenkanälen, dem **knöchernen Labyrinth.** Dieses ist ein mit *Perilymphe* gefülltes Gangsystem, das ein allseits geschlossenes und miteinander kommunizierendes System von Röhren und Bläschen, das **häutige Labyrinth,** umgibt. Das häutige Labyrinth besteht aus den Anteilen des Gleichgewichtsorgans (*Sacculus, Utriculus,* 3 Bogengängen) und dem *Schneckengang, Ductus cochlearis,* dessen Sinnesepithel akustische Reize aufnimmt. Das häutige Labyrinth ist mit *Endolymphe* gefüllt.

I. Entwicklung

1. Entwicklung des häutigen Labyrinths (Abb. **401**)

Am Ende des 1. Embryonalmonats bilden sich als Verdickung des oberflächlichen Ektoderms seitlich des Rautenhirns die **Ohrplacoden,** die sich bald als **Ohrbläschen** einsenken und den Zusammenhang mit der Epidermis verlieren. Durch eine Einschnürung, *Ductus utriculosaccularis,* wird das Ohrbläschen in eine ventrale und dorsale Hälfte unterteilt:

Aus dem *dorsalen* Anteil entstehen **Utriculus, Bogengänge** und **Ductus** (und **Saccus**) **endolymphaticus.**

Aus der *ventralen* Hälfte des Ohrbläschens entwickeln sich **Sacculus** und der durch einen *Ductus reuniens* mit ihm verbundene **Ductus cochlearis.** Dieser wächst bald mächtig in die

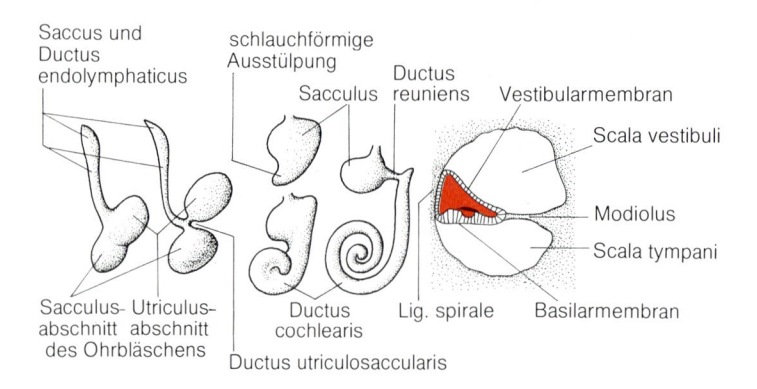

Abb. 401. Entwicklung des Labyrinths. Endolymphe rot

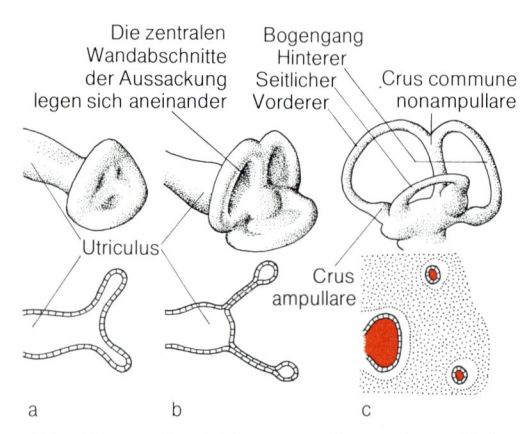

Abb. 402a–c. Entwicklung der Bogengänge. Endolymphe rot

Länge und rollt sich in zweieinhalb Windungen ein.

Die Entwicklung der Bogengänge ist nicht als einfaches Längenwachstum erklärbar (Abb. 402): Vielmehr bilden sie sich aus einer abgeplatteten Ausstülpung des Utriculus durch teilweise Verklebung der gegenüberliegenden Wände (Abb. 402). – Nur an bestimmten Stellen des Epithels des häutigen Labyrinths differenziert dieses sich um zu – sekundärem – Sinnesepithel: Am Boden des Ductus cochlearis zum **Organum spirale, Cortischen Organ** (S. 573), in der Wand von Utriculus und Sacculus zu den **Maculae staticae** (S. 574), an den erweiterten Einmündungen der Bogengänge in den Utriculus zu den **Cristae ampullares** (S. 574).

2. Entwicklung der perilymphatischen Räume

Das *häutige Labyrinth* liegt zunächst in lockerem Mesenchym. In diesem werden direkt um das Gangsystem herum Hohlräume ausgebildet, die mit Perilymphe gefüllt sind. Das um die so entstandenen perilymphatischen Räume herum gelegene Mesenchym wird über Knorpel – zu Knochengewebe umgebaut (Geflechtknochen). Die perilymphatischen Räume des Sacculus und Utriculus verschmelzen zu einem einheitlichen Raum, dem **Vestibulum.**

Die Entwicklung der perilymphatischen Räume für den Ductus cochlearis, d. h. die Ausbildung der **Schnecke,** ist bei prinzipiell vergleichbarer Entstehung komplizierter: Hier werden im Mesenchym über und unter dem Ductus cochlearis *zwei* Hohlräume ausgebildet, die durch ein mesenchymales Septum voneinander getrennt sind; diesem sitzt der Ductus cochlearis auf. Dieses Septum wird später zur *Basilarmambran* und *Lamina spiralis ossea* des Modiolus der Schnecke (S. 572). Der obere perilymphatische Raum wird zur **Scala vestibuli,** der untere zur **Scala tympani.**

3. Entwicklung des Mittelohrs (Abb. 403)

Als Ausstülpung der *ersten Schlundtasche* des Kiemendarms stülpt sich der *Recessus tubotympanicus* seitlich aus und wird zur **primitiven Paukenhöhle,** die durch die *Ohrtrompete, Tuba auditiva,* mit der *Pars nasalis pharyngis* [Epipharynx] verbunden bleibt. Die primitive Paukenhöhle erweitert sich nach lateral und rostral auf Kosten des umgebenden Mesenchyms unter Aussparung der dort im Mesenchym angelegten Gehörknöchelchen und deren Retinacula, die damit in die Paukenhöhe hineinverlagert werden. Die epitheliale Auskleidung von Paukenhöhle und Tuba auditiva und ein entsprechender Überzug der Gehörknöchelchen sind damit *entodermaler Herkunft.*

Die **Gehörknöchelchen** entwickeln sich aus den Knorpelspangen der *ersten beiden Kiemenbögen.* Der *Hammer, Malleus,* und der *Amboß, Incus,* sind vom ersten, der *Steigbügel, Stapes,*

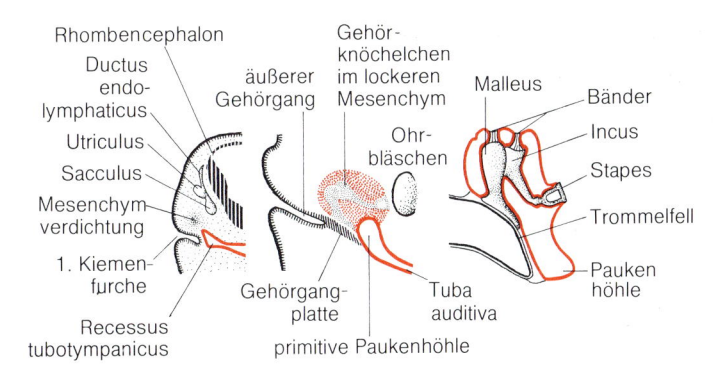

Organum vistibulocochleare, Ohr, Hör- und Gleichgewichtsorgan

Abb. 403. Entwicklung des äußeren Gehörgangs und Mittelohres. Die Schleimhaut des *Recessus tubotympanicus* bzw. der Paukenhöhle ist rot gezeichnet

vom zweiten Kiemenbogen abzuleiten. Das Gelenk zwischen Hammer und Amboß entspricht dem primären Kiefergelenk der niederen Vertebraten (Abb. 403). Erkennbar bleibt die Herkunft der Gehörknöchelchen zu den Kiemenbögen 1 und 2 an der Innervation der beiden Muskeln, die an ihnen enden: der *M. tensor tympani*, der am Hammer ansetzt, wird vom *N. trigeminus*, der *M. stapedius*, dessen Sehne zum Steigbügel zieht, vom *N. facialis* innerviert.

4. Entwicklung des äußeren Ohrs

Die *erste Kiemenfurche* wird zum **äußeren Gehörgang**, der durch Zellproliferation des Epithels zwischen 3. und 6. Embryonalmonat völlig verschlossen ist (sog. Gehörgangplatte). Der Boden des äußeren Gehörgangs bildet den äußeren Epithelüberzug des Trommelfells, der damit ektodermaler Herkunft ist (Abb. 403). Die **Ohrmuschel** entsteht durch Fusion je dreier *Ohrhöcker* vom dorsalen Ende des ersten und zweiten Kiemenbogens.

II. Auris externa, Äußeres Ohr

1. Auricula, Ohrmuschel

Die Ohrmuschel, Auricula, ist eine trichterförmige, die Öffnung des äußeren Gehörgangs umschließende Hautfalte, die durch ein Skelet aus elastischem Knorpel formstabil gehalten wird. Lediglich das Ohrläppchen ist frei von Knorpel. Der Ohrknorpel geht kontinuierlich in den Gehörgangsknorpel über. Zur Benennung einzelner Strukturen der Ohrmuschel siehe Abb. 404. Winzige in der Auricula gelegene Muskeln sind für die Ausrichtung des menschlichen Ohres bedeutungslos und werden nicht erwähnt. Überdies ist die menschliche Ohrmuschel aufgrund ihrer Form zum Einfangen von Schallwellen wenig geeignet.

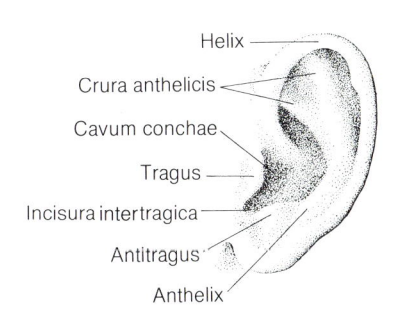

Abb. 404. Rechte Ohrmuschel, Auricula dex.

2. Meatus acusticus externus, Äußerer Gehörgang

Der äußere Gehörgang, Meatus acusticus externus, ist ein beim Erwachsenen 36 mm langer Gang. Seine Wand ist im lateralen Drittel vorn und unten durch eine knorpelige Rinne verstärkt. Diese geht in das Knorpelskelet der Ohrmuschel über. Die inneren $2/3$ liegen im Knochen des Schläfenbeins. Der knorplige Teil des Gehörgangs verläuft unmittelbar hinter dem Kiefergelenk und wird beim Schließen des Mundes eingeengt, bei Mundöffnung erweitert, weil dann der Processus condylaris mandibulae nach vorn unten gezogen wird. Die dichte Nachbarschaft zum Kiefergelenk hat ferner zur Folge, daß z.B. die Mahlgeräusche der Bohrmaschine des Zahnarztes von dem Patienten besonders deutlich und laut gehört werden (osseotympanale Schalleitung).

Die Längsachse des knöchernen Gehörgangs zeigt von vorn oben nach hinten unten. Der knorplige äußere Anteil ist nach lateral abgewinkelt. Durch Zug an der Ohrmuschel nach hinten oben kann diese Krümmung ausgeglichen werden; dadurch kann das Trommelfell mit dem Ohrspiegel direkt betrachtet werden.

Der äußere Gehörgang hat ein mehrschichtig verhorntes Plattenepithel mit Haaren, besonders am äußeren Eingang, Talgdrüsen und apokrine tubulöse Knäueldrüsen, **Gll. ceruminosae,** die beim Erwachsenen frei von den Haarbälgen münden und das **Ohrschmalz, Cerumen,** produzieren.

Klinischer Hinweis.
– Schon kleine Furunkel des äußeren Gehörgangs sind besonders schmerzhaft, weil die Haut wie an der Innenseite der Ohrmuschel unverschieblich mit der Unterlage verbunden ist und damit bei lokaler Schwellung sogleich gespannt wird.
– Entzündungen der Schleimhäute der Cellulae mastoideae (S. 571) können auf Dach- und Hinterwand des knöchernen äußeren Gehörgangs fortgeleitet werden und sind hier als Rötung und Schwellung erkennbar.

3. Gefäße und Nerven des äußeren Ohres

Arterien. Äste der *A. auricularis posterior, A. auricularis profunda* und *A. temporalis superficialis.*
Innervation. *N. auriculotemporalis* für die Vorderfläche der Ohrmuschel und den äußeren Gehörgang. Zusätzlich *R. auricularis n. vagi* für einen Teil der Hinterwand und des Bodens des äußeren Gehörgangs sowie die Außenfläche des Trommelfells. *N. auricularis magnus* für die Hinterseite der Ohrmuschel.

Klinischer Hinweis. Vagotone Reaktionen (Kollaps, Erbrechen) nach Spülung des äußeren Gehörgangs werden beschrieben.

4. Membrana tympani, Trommelfell
(Abb. 405)

Das Trommelfell, Membrana tympani, grenzt den äußeren Gehörgang gegen die Paukenhöhle ab. Es handelt sich um eine ovale graue Membran von ca. 1 cm Durchmesser und 0,1 mm Dicke, die über einen fibrocartilaginösen Ring in einer Rinne des Os tympanicum eingelassen und gespannt ist (Abb. **405**). Man unterscheidet eine kleine spannungslose *Pars flaccida* (Shrapnellsche Membran) von einer größeren, gespannten *Pars tensa.*

Die **Pars flaccida** besteht aus dem äußeren und inneren Epithel des Trommelfells ohne nennenswerte Lamina propria. Perforationen bei Eiteransammlungen in der Paukenhöhle sind an dieser Stelle deshalb häufig. Die Abgrenzung gegen die Pars tensa erfolgt durch zwei leicht durchschimmernde Schleimhautfalten der Trommelfellinnenseite (Plica mallearis anterior und posterior S. 570).

Die **Pars tensa tympani** kann durch 2 senkrecht zueinander stehende Linien in vier Qua-

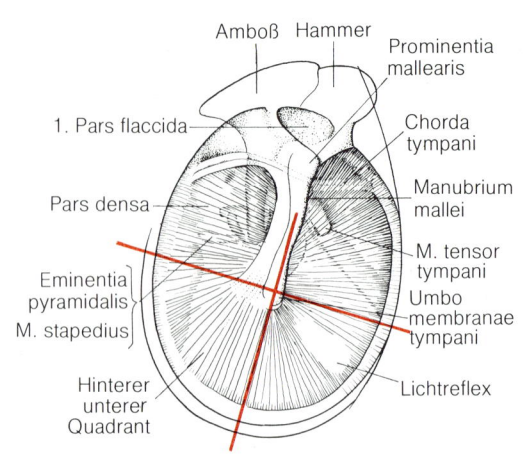

Abb. **405**. Rechtes Trommelfell von lateral mit den dahinter gelegenen Gebilden der Paukenhöhle. Tatsächlich ist das Trommelfell *nicht* durchsichtig. (Nach Rohen, 1966)

dranten eingeteilt werden: Die eine dieser Linien geht von vorn oben nach hinten unten durch die sog. *Stria mallearis;* hier ist der Hammerhandgriff mit dem Trommelfell fest verwachsen. Die zweite der Hilfslinien geht senkrecht zur ersten durch den Trommelfellnabel, *Umbo,* dem unteren Ende der Stria mallearis. Am Umbo ist das Trommelfell am tiefsten eingezogen (Abb. **409**). – Die Pars tensa hat eine derbe faser- und gefäßreiche Lamina propria.

Das Trommelfell ist schräg gestellt: Die laterale Fläche blickt nach vorn unten, so daß der hintere obere äußere Gehörgang ca. 6 mm kürzer ist als der vordere untere (Abb. **405**).
Innervation. Außenfläche: Äste des *N. auriculotemporalis* und *N. vagus.* Innere Schleimhaut: *Plexus tympanicus* (S. 570).

III. Auris media, Mittelohr

Das Mittelohr ist ein System pneumatisierter Räume, das an der Außenseite der Schläfenbeinpyramide in schief median absteigender Richtung liegt. Der zentrale Raum des Mittelohrs ist die **Paukenhöhle, Cavum tympani,** die vorn medial über die **Tuba auditiva** mit der Pars nasalis pharyngis und hinten oben über das *Antrum mastoideum* mit den *Cellulae mastoideae* kommuniziert.

1. Cavum tympani, Paukenhöhle (Abb. **406**)

Die Paukenhöhle ist etwa 20 mm hoch, 10 mm lang und an seiner schmalsten Stelle zwischen Umbo des Trommelfells und Promontorium der

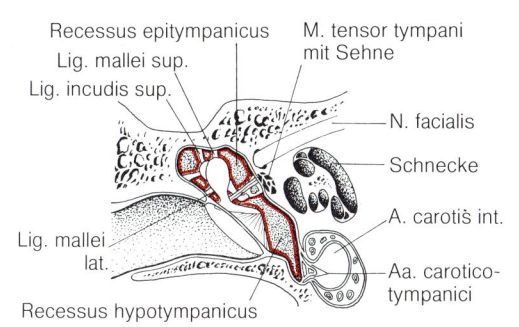

Organum vistibulocochleare, Ohr, Hör- und Gleichgewichtsorgan

Abb. 406. Gliederung des Cavum tympani und Lage der Retinacula der Mittelohrknochen

medialen Wand 2 mm breit. Rein formal läßt sich die Paukenhöhle in 3 Etagen gliedern (Abb. 406): Der engste mittlere Teil liegt als *Mesotympanon* in Höhe des Trommelfells, das seine laterale Wand bildet. Darüber liegt das *Epitympanon ("Atticus")* mit dem *Recessus epitympanicus* zur Aufnahme von Hammerkopf und Amboßkörper, in denen sich der *Aditus ad antrum [mastoideum]* öffnet. Unter dem Trommelfell liegt das *Hypotympanon*.

Im einzelnen unterscheidet man 6 Wände der Paukenhöhle, eine laterale und mediale, eine obere und untere, eine vordere und hintere Wand.

Paries membranaceus, laterale Wand
Sie wird weitgehend vom Trommelfell gebildet, zum kleineren Teil auch knöchern vom Felsenbein (Abb. 409).

Paries labyrinthicus, mediale Wand
Mit dieser Wand grenzt die Paukenhöhle gegen das Innenohr. An ihr erkennt man (Abb. 407):
— das **Promontorium**, eine breite Vorwölbung, bedingt durch die basale Schneckenwindung.

— Die beiden Öffnungen des perilymphatischen Raums gegen die Paukenhöhle: das *ovale* oder **Vorhoffenster, Fenestra vestibuli [ovalis]**, das hinter und oberhalb des Promontoriums in das Vestibulum führt und durch die Steigbügelplatte verschlossen ist, die **Fenestra cochleae [rotunda]**, verschlossen durch die *Membrana tympani secundaria*.

— Über und hinter dem Vorhoffenster findet man 2 übereinander gelagerte schräg verlaufende Wülste, die **Prominentia canalis facialis**, darüber die **Prominentia canalis semicircularis lateralis**. Beide engen den Zugang zum Antrum mastoideum ein.

— Vor und über dem Promontorium erkennt man die Abdrücke des **Semicanalis m. tensoris tympani** und **Semicanalis tubae auditivae**, beide durch das knöcherne *Septum canalis musculotubarii* getrennt; dieses endet leicht nach lateral abgebogen als *Processus cochleariformis*, um den herum sich die Sehne des M. tensor tympani nach lateral windet.

Tegmen tympani, obere Wand
Sie ist eine dünne Knochenplatte, die die Paukenhöhle von der mittleren Schädelgruppe trennt.

Paries jugularis, untere Wand
Sie bildet den Boden der Paukenhöhle (Abb. 408); hier trennt eine dünne, teilweise pneumatisierte (Cellulae tympanicae) Knochenwand Paukenhöhle und Bulbus v. jugularis superior voneinander.

Paries caroticus, vordere Wand
Sie wird vom Canalis caroticus gebildet. Hier mündet der *Canalis musculotubarius* in die Paukenhöhle.

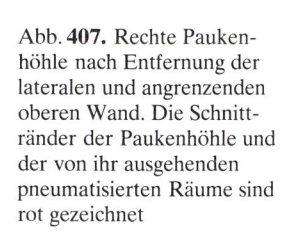

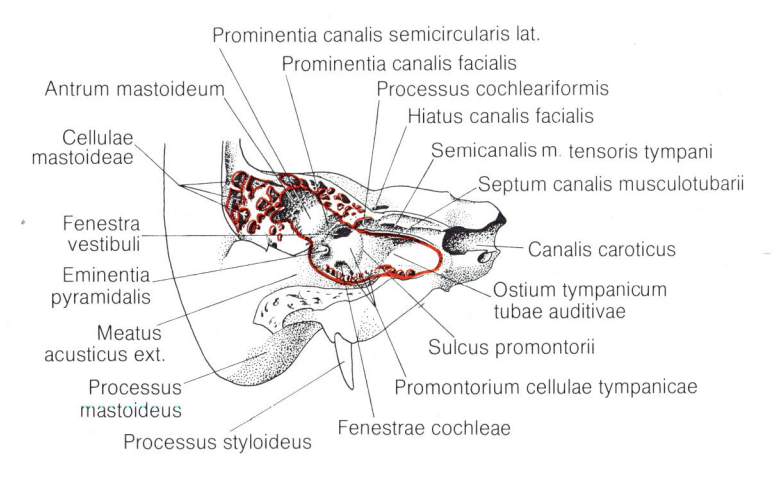

Abb. 407. Rechte Paukenhöhle nach Entfernung der lateralen und angrenzenden oberen Wand. Die Schnittränder der Paukenhöhle und der von ihr ausgehenden pneumatisierten Räume sind rot gezeichnet

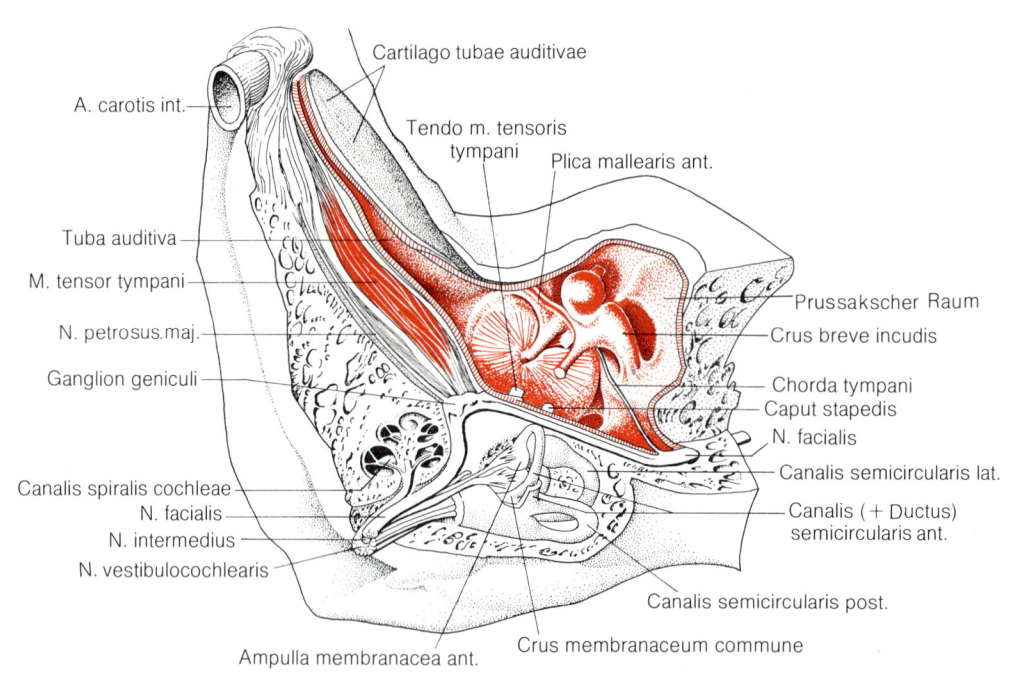

Abb. 408. Übersicht über das rechte Mittel- und Innenohr von oben. Die Sehne des M. tensor tympani und das Gelenk zwischen Amboß und Steigbügel wurden durchtrennt und die seitliche Wand der Paukenhöhle nach lateral geklappt. Beachte den Verlauf des N. facialis zwischen Schnecke und Gleichgewichtsorgan, seine Beziehung zur Paukenhöhle sowie die Abgänge von N. petrosus maj. und Chorda tympani. Der Schnittrand der Paukenhöhlenschleimhaut wurde schraffiert gezeichnet. (Nach Sobotta-Becher, 1960)

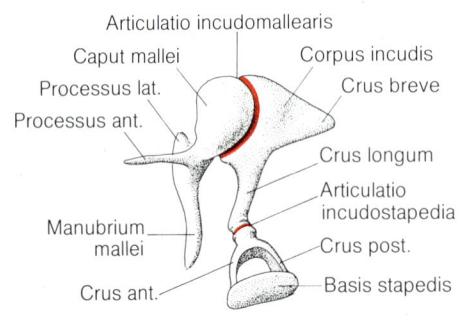

Abb. 409. Gehörknöchelchenreihe des rechten Mittelohrs von medial gesehen. Artikulierende Flächen rot

Paries mastoideus, hintere Wand

Sie grenzt gegen den Warzenfortsatz des Schläfenbeins. Oben öffnen sie sich zum *Antrum mastoideum*. Darunter, hinter und unter der Fenestra vestibuli gelegen, findet man einen kleinen Knochenvorsprung, die *Eminentia pyramidalis*. In ihr liegt der M. stapedius, dessen hauchdünne Sehne aus der Pyramidenspitze heraus zum Steigbügelköpfchen zieht.

Klinischer Hinweis. Entzündungen des Mittelohres werden nicht selten durch die obere und untere Wand der Paukenhöhle in die Schädelhöhle fortgeleitet. Häufiger sind jedoch auf die Schädelhöhle fortgeleitete Entzündungen des Mittelohres, die von den Cellulae mastoideae ausgehen und über den Sinus sigmoideus auf die Schädelbasis übergreifen.

2. Ossicula auditus, Gehörknöchelchen, (Abb. 409)

Die Kette der drei Gehörknöchelchen Hammer, Amboß und Steigbügel überträgt die Schwingungen des Trommelfells auf den perilymphatischen Raum des Labyrinths. Die Knöchelchen sind *syndesmotisch* miteinander verbunden; nur gelegentlich kann zwischen Hammer und Amboß ein Gelenkspalt ausgebildet sein.

Malleus, Hammer

Der Hammer gleicht einer Keule, deren **Handgriff, Manubrium mallei,** in das Trommelfell eingewebt ist (Stria mallearis S. 566). Das Manubrium setzt sich in den kurzen **Processus lateralis** fort, der am Trommelfell seinen Abdruck hinterläßt (*Prominentia mallearis* Abb. **405**). Der längere **Processus anterior** erreicht beim Kind die Fissura petrotympanica, wird beim Erwachsenen zurückgebildet und dient dem Lig. mallei

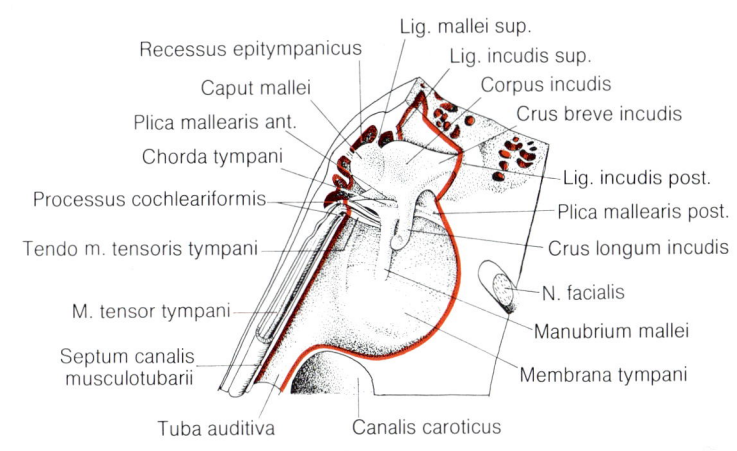

Organum vistibulocochleare, Ohr, Hör- und Gleichgewichtsorgan

Abb. 410. Laterale Wand der rechten Paukenhöhle von medial gesehen. Schnittrand der Schleimhaut von Paukenhöhle, Tuba auditiva und angrenzenden pneumatisierten Räumen rot gezeichnet. Beachte den Verlauf der in einer Schleimhautfalte gelegenen Sehne des M. tensor tympani sowie die Falten und Buchten hinter dem Trommelfell

anterius zum Ansatz. Zwischen dem Manubrium und dem **Hammerkopf, Caput mallei,** wird ein schmales Halssegment, **Collum mallei,** ausgebildet, von dem das *Lig. mallei laterale* zur lateralen Wand der Paukenhöhle gerade über dem Trommelfellansatz zieht. Vom Hammerkopf ausgehend erreicht das *Lig. mallei superius* das Dach der Paukenhöhle. Hinten und medial artikuliert das Hammerköpfchen mit der korrespondierenden Fläche des Amboß in einem angedeuteten *Sattelgelenk,* dessen straffe Gelenkkapsel nur geringe Bewegung zuläßt.

Incus, Amboß

Der Amboß ähnelt einem Backenzahn mit zwei Wurzeln. Die „Krone" des Amboß, **Corpus incudis,** ist über das Hammer-Amboß-Gelenk mit dem Hammer verbunden. Die längere Wurzel, **Crus longum,** artikuliert über ein winziges Zwischenstück, *Processus lenticularis,* mit dem Steigbügel (Abb. 408); die kürzere Wurzel, **Crus breve,** ist durch das *Lig. incudis posterius* mit der lateralen Wand der Paukenhöhle verbunden. Der Amboßkörper wird zusätzlich fixiert durch das *Lig. incudis superius,* das wie das Lig. mallei superius zum Dach der Paukenhöhle zieht.

Stapes, Steigbügel

Der Name entspricht der Gestalt dieses Knochens. Die **Basalplatte, Basis stapedis,** ist durch das *Lig. anulare stapedis* in das ovale Fenster eingehängt. Zwischen den beiden Steigbügelschenkeln spannt sich die *Membrana stapedis* aus.

Klinischer Hinweis. Bei Otosklerose verkalkt das Lig. anulare stapedis und behindert damit die Übertragung der Schwingungen der Stapesplatte auf den Perilymphraum.

Mechanik der Schalleitung

Das Trommelfell wird durch ankommende Schallwellen in Schwingungen versetzt. Diese werden durch den Hammergriff auf die Reihe der Gehörknöchelchen und dadurch auf die Stapesplatte übertragen (Abb. 409). Dabei bewirkt die Reihe der Gehörknöchelchen eine Minderung der Schwingungsamplitude zugunsten höherer Schalldrucke. Dieser Effekt wird verstärkt durch die Flächenverhältnisse von Trommelfell zu Fenestra vestibuli: 45–55/3–5 mm². Beide Faktoren bedingen eine Erhöhung der auf den perilymphatischen Raum einwirkenden Schalldrucke um das 22fache. Damit wird eine Schallreflektion, d. h. ein Energieverlust beim Übergang vom Medium Luft auf das Medium Perilymphe weitgehend vermieden.

Wird das Trommelfell mit dem Hammerhandgriff eingedrückt, bewegen sich Hammerkopf und Amboßkörper nach außen, Crus longum incudis nach innen und damit die Stapesplatte in das ovale Fenster hinein.

3. Muskeln des Mittelohrs

Die Muskeln des Mittelohrs sind quergestreift.

M. tensor tympani (Abb. 410)

Der M. tensor tympani, ein doppelt gefiederter Muskel, liegt in der oberen Abteilung des *Canalis musculotubarius.* Seine zentrale Sehne zieht rechtwinklig um den Processus cochleariformis nach lateral und setzt am Hammerhals an.

Bei **Kontraktion** des Muskels wird das *Trommelfell eingezogen* und damit die *Stapelplatte eingedrückt*.

Innervation durch den *N. trigeminus*.

M. stapedius

Der M. stapedius liegt in der *Eminentia pyramidalis* der hinteren Paukenhöhlenwand; seine Sehne zieht aus der Pyramidenspitze nach vorne zum Steigbügelkopf.

Bei **Kontraktion** des Muskels wird der *Stapeskopf nach hinten gezogen* und die Stapesplatte entsprechend verkantet.

Innervation durch den *N. facialis*.

Klinischer Hinweis. Die *Funktion* der Mittelohrmuskeln ist unklar. Beschrieben wird nach Muskellähmung eine krankhafte Feinhörigkeit, *Hyperakusis*.

4. Schleimhaut und Buchten der Paukenhöhle

Die Schleimhaut der Paukenhöhle besteht aus *einschichtig plattem bis isoprismatischen Epithel*, in Nachbarschaft der Tubenmündung mit Kinocilienbesatz. Unter dem Epithel findet sich eine zarte, gefäßreiche Lamina propria.

Durch den Schleimhautüberzug, der die Wand, die Gehörknöchelchen und ihre Haltebänder bedeckt, entstehen Schleimhautfalten und Nischen, die die Raumaufteilung der Paukenhöhle zusätzlich unübersichtlich machen:

Trommelfellfalten und -taschen

An der Innenseite des Trommelfells, zwischen Pars flaccida und tensa, finden sich zwei miteinander verschmolzene Falten, *Plica mallearis anterior und posterior* (Abb. 410). Die vordere dickere enthält den Processus anterior mallei und das an ihm endende Lig. mallei anterius; durch beide Falten hindurch, und damit zwischen Manubrium mallei und Crus longum incudis quer über das Trommelfell ziehend, verläuft die „Chorda" tympani (deshalb ihr Name). Die Hammerfalten begrenzen mit dem Trommelfell zwei sich nach unten öffnende Räume, die *Trommelfelltaschen, Recessus membranae tympani anterior und posterior.* letztere öffnet sich nach oben in den *Recessus membranae tympani superior* (*Prussak*scher Raum), der lateral von der Pars flaccida tympani begrenzt ist.

Plica incudis. Sie erreicht über das Lig. incudis posterior und Crus breve incudis den Amboßkörper.

Plica stapedis. Sie umhüllt die Sehne des M. stapedius von der Austrittsstelle aus der Pyramidenspitze an, dazu das Caput und die Crura stapedis.

Plica m. tensoris tympani. Diese Falte folgt der Sehne des Muskels (Abb. 410).

5. Gefäße und Nerven der Paukenhöhle

Arterien

Die arterielle Versorgung der Paukenhöhle erfolgt durch **Äste der A. maxillaris:**

– **A. tympanica anterior** durch die Fissura petrotympanica.
– **A. tympanica inferior** aus der *A. pharyngea ascendens* durch den Canaliculus tympanicus.
– **A. tympanica superior** aus der *A. meningea media* durch den Sulcus und Canalis n. petrosi minoris.
– **A. stylomastoidea** aus der *A. auricularis posterior* durch den Facialiskanal;
– zusätzlich *Rr. caroticotympanici* aus der A. carotis interna durch den Paries caroticus hindurch.

Venen

Venöse Abflüsse zum **Plexus pharyngeus,** zur **V. meningea media** und den **Sinus durae matris** (Infektionsweg).

Lymphwege

Lymphabflüsse gemeinsam mit denen des äußeren Ohres zu den retroauriculären Lymphknoten.

Innervation der Schleimhaut der Paukenhöhle

– Die **sensible** Innervation erfolgt über den **N. tympanicus,** der als erster Ast des *N. glossopharyngeus* durch den Canaliculus tympanicus (zusammen mit der A. tympanica inferior) in die Paukenhöhle gelangt.
– In dem N. tympanicus ziehen auch **parasympathische** Fasern des *N. glossopharyngeus* in die Paukenhöhle, bilden hier mit gleichfalls parasympathischen Fasern des *Intermediusanteils des N. facialis* und **sympathischen** Fasern des periarteriellen *Plexus caroticus* (internus) den **Plexus tympanicus,** der sich unter der Schleimhaut der Paries labyrinthicus ausbreitet. Dieses Nervengeflecht ist eine Austausch- und Durchgangsstation und dient nur zum geringeren Teil der Innervation der Schleimhaut der Paukenhöhle:

– Die parasympathischen Fasern des N. tympanicus sammeln sich wieder und verlassen als **N. petrosus mi-**

nor durch den Canalis n. petrosi minoris die Paukenhöhle und das Felsenbein an seiner Vorderwand. Der Nerv liegt dann in einem Sulcus der mittleren Schädelgrube, die er durch die Fissura sphenopetrosa verläßt; nach Umschaltung in das *Ganglion oticum* erreichen die sekretorischen Fasern über den *N. auriculotemporalis* und Äste des *Plexus facialis* die Parotis (*Jacobsonsche Anastomose* S. 325, Abb. **216**).

– Der **N. facialis** hat mit seinem Kanal und den beiden aus dem Kanal abgehenden Ästen, *Chorda tympani* und *N. petrosus major*, lediglich *topographische* Beziehung zur Paukenhöhle (Abb. **408**). Eine Ausnahme macht der kleine *N. stapedius n. facialis* zur Innervation des gleichnamigen Muskels. Der Knochenkanal des N. facialis bildet den Querwulst der Prominentia canalis facialis auf dem Paries labyrinthicus und liegt im weiteren Verlauf in Nachbarschaft der Cellulae mastoideae (s. u.).

• Die ***Chorda tympani*** liegt – nach Verlassen des Canalis facialis durch einen winzigen Canaliculus chordae tympani – über weite Strecken unter der Schleimhaut des Mittelohrs in den Plicae malleares anterior und posterior (S. 570) dem Trommelfell an; sie verläßt das Mittelohr durch die Fissura petrotympanica und schließt sich dem N. lingualis an (weitere Einzelheiten S. 324).

• Der ***N. petrosus major*** hat, abgesehen von Verbindungen zum Plexus tympanicus keinen direkten funktionellen und topographischen Bezug zur Paukenhöhle. Er verläßt den N. facialis am Ganglion geniculi, erreicht in einem kurzen Knochenkanal die Vorderfläche des Felsenbeins und damit die mittlere Schädelgrube (weitere Einzelheiten S. 324).

6. Tuba auditiva, Ohrtrompete (Abb. 408 u. 410)

Sie ist genauso lang (36 mm) wie der äußere Gehörgang und besteht wie dieser aus einem *knorpeligen* und einem *knöchernen* Anteil.

Der knöcherne Anteil ist etwa 12 mm lang und ist identisch mit der unteren Etage des **Canalis musculotubarius.** An dessen vorderen Teil schließt sich der längere knorpelige Anteil an, dessen mittlere (hintere) und obere Wand von einer *Knorpelspange* versteift ist. Die knorpelfreie seitliche und untere Wand ist bindegewebig verstärkt (*Lamina membranacea*). Die vordere Öffnung der Tube ist in Höhe des unteren Nasengangs als **Torus tubarius** durch den Tubenknorpel vorgewölbt. Das Lumen der Tube ist unterschiedlich weit, am engsten am Übergang vom knöchernen zum knorpligen Abschnitt, *Isthmus tubae auditivae,* am weitesten gegen die Pars nasalis pharyngis hin.

Der knorpelbedeckte obere Teil des im Querschnitt kommaförmigen Lumens ist als „*Sicherheitsröhre*" immer offen, die übrigen Wandabschnitte des Lumens aneinandergelegt. Da die Mm. tensor und levator veli palatini von der Lamina membranacea ihren Ursprung nehmen, wird während des Schluckens die untere „Hilfsspalte" erweitert. Ein Unterdruck in der Paukenhöhle, der durch Resorption der Luft bei Tubenverschluß entstehen kann, ist deshalb durch forciertes Schlucken und entsprechende Öffnung der Hilfsspalte auszugleichen.

Das *respiratorische Epithel* der Pars nasalis pharyngis setzt sich in die Schleimhaut der Tube fort. Entzündungen des Nasenrachenraums greifen deshalb häufig auf die Tube über und führen hier durch Verlegung des Lumens zum Tubenkatarrh. – In der Lamina propria finden sich Schleimdrüsen.

Klinischer Hinweis. Entzündungen des Nasenrachenraumes führen besonders häufig bei Kindern, deren Tuben noch kurz und weit sind, zu Entzündungen der Schleimhaut der Paukenhöhle (**Mittelohreiterung, Otitis media**). Dabei ist das Trommelfell vorgewölbt und gerötet, während es beim **einfachen Tubenkatarrh** (s. o.) durch den Unterdruck eingezogen ist. *Beide Krankheitsbilder führen durch Verminderung der Schwingungsfähigkeit des Trommelfells zu einer reversiblen Schwerhörigkeit.*

7. Cellulae mastoideae

Die Cellulae mastoideae sind durch von der Paukenhöhle ausgehende Pneumatisierung des Warzenfortsatzes entstanden. Die Zellen „münden" in einen etwa bohnengroßen **Vorhof, Antrum mastoideum,** der von hinten breiten Zugang zum **Recessus epitympanicus** der Paukenhöhle hat.

Klinischer Hinweis. Mittelohrentzündungen greifen häufig auf diese „Nebenhöhlen" der Paukenhöhle über, **Mastoiditis**. Nicht selten ist dann eine breite Aufmeißelung des Warzenfortsatzes, *Antrotomie*, nötig, um eine Fortleitung der Entzündung über den in engster Nachbarschaft gelegenen Sinus sigmoideus in die Schädelhöhle zu verhindern. Bei der Antrotomie hat man die Lage dieses venösen Hirnsinus sowie den absteigenden Schenkel des Canalis facialis zu berücksichtigen.

IV. Auris interna, Innenohr, Labyrinth

Es liegt in der *Felsenbeinpyramide*. Seit alters her unterscheidet man das knöcherne Labyrinth von dem häutigen (Abb. **411**). Wir haben aus der Entwicklungsgeschichte des Labyrinths (S. 564) gelernt, daß das knöcherne Labyrinth im wesentlichen durch die Form des häutigen Labyrinths vorgegeben ist. Dieses schwimmt im Perilymphraum, dessen knöcherne Wandung das knöcherne Labyrinth ist.

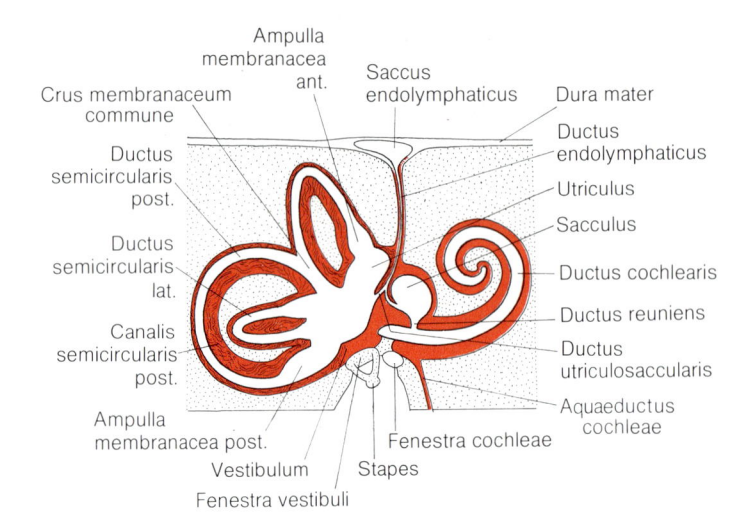

Abb. 411. Schema des häutigen Labyrinths. Perilymphe rot

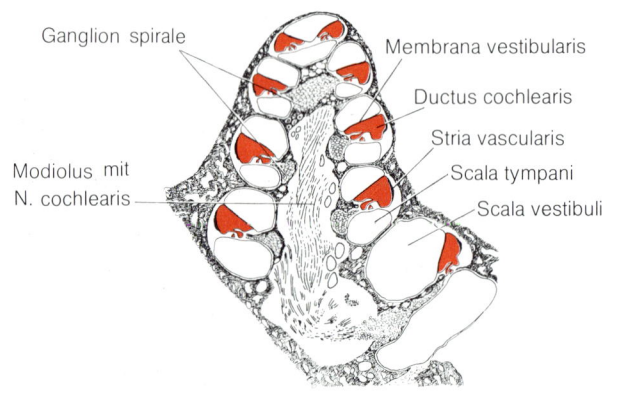

Abb. 412. Längsschnitt durch die Schnecke eines Meerschweinchens. Lupenvergrößerung. Endolymphraum rot

Das knöcherne Labyrinth weicht an drei Stellen von der Form des häutigen Labyrinths ab:

— Der den Sacculus, Utriculus und Anfang der basalen Schneckenwindung umfassende **Vorhof, Vestibulum,** ist *ein* einheitlicher Raum, der eine Öffnung für die ovale *Fenestra vestibuli* zeigt. Diese Öffnung ist *in vivo* durch die Stapesplatte und das Lig. anulare stapedis geschlossen.

— Der perilymphatische Raum um den Ductus cochlearis der Schnecke ist durch Ausbildung der Schneckenachse, *Modiolus,* seiner *Lamina spiralis ossea* sowie der daran ansetzenden *Lamina basilaris* in zwei Etagen geteilt, eine obere, die **Scala vestibuli** und eine untere, die **Scala tympani** (S. 573).

— Während der *Aquaeductus vestibuli* des knöchernen Labyrinths vorgegeben ist durch den Ductus endolymphaticus des häutigen (S. 564), fehlt ein entsprechender Endolymphgang im *Ductus perilymphaticus* (*Aquaeductus cochleae*), einem feinen Knochenkanälchen, das von der Scala tympani der basalen Schneckenwindung abgeht und sich medial vom Foramen jugulare in das Cavum subarachonoidale öffnet. Hier kommunizieren Perilymphe und Liquor cerebrospinalis. Das knöcherne Labyrinth hat ausgedehnte Nachbarbeziehungen zur Paukenhöhle, zur hinteren Schädelgrube durch den Meatus acusticus interus und zur mittleren Schädelgrube durch die Eminentia arcuata des vorderen Bogengangs an der Vorderseite der Felsenbeinpyramide. Hinterer und seitlicher Bogengang haben Beziehungen zu den Cellulae mastoideae (Abb. 411).

1. Schallaufnahmeapparat

Cochlea, Schnecke

Die Cochlea bildet den vorderen Abschnitt des Labyrinths. Sie besteht aus einer knöchernen Längsachse, dem **Modiolus,** der in etwa die Richtung des inneren Gehörganges fortsetzt und 2,5 korkenzieherartigen Windungen des **Schneckenkanals, Canalis spiralis cochleae,** gegen den Uhrzeigersinn nach lateral um den Modiolus herum zur *Schneckenkuppel, Cupula cochleae* (Abb. 412).

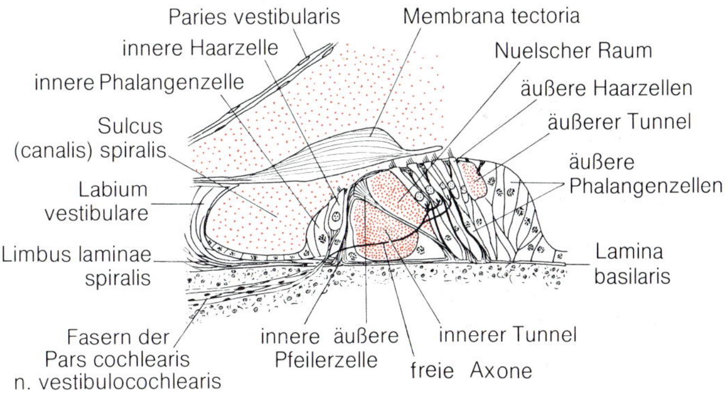

Abb. 413. Übersicht über das Organum spirale, Cortisches Organ. Innerer und äußerer Tunnel sowie der Nuelsche Raum sind dicht, der Endolymphraum des Ductus cochlearis weit rot gerastert

Der Schneckenkanal wird in zwei Etagen unterteilt durch eine Art freihängende Wendeltreppe, die sich am Modiolus nach aufwärts windet, *Lamina spiralis ossea*. Sie endet in der Schneckenspitze mit leicht aufgeworfenem Rand. Die Lamina spiralis ossea ist über die *Lamina basilaris* und das *Lig. spirale cochleae* mit der lateralen Wand des Schneckenganges verbunden. Die obere Etage des Schneckenganges ist die **Scala vestibuli**; sie steht mit dem Vestibulum in Verbindung. Die untere Etage des Schneckenkanals ist die **Scala tympani**; sie beginnt mit dem runden Fenster, Fenestra cochleae, an der medialen Wand der Paukenhöhle. Beide Scalen kommunizieren an der Schneckenspitze: *Helicotrema*.

Ductus cochlearis
Der Endolymphgang der Schnecke, *Ductus cochlearis*, liegt am Boden der Scala vestibuli auf der Lamina spiralis ossea bzw. der von ihr ausgehenden Basilarmembran, dem *Paries tympanicus ductus cochlearis* (Abb. **412**). Auf ihr sitzt das **Organum spirale, Cortisches Organ**. Eine zarte 3 μm dicke, aus zwei Plattenepithellagen bestehende Wand, *Paries vestibularis ductus cochlearis (Membrana vestibularis)* [*Reißner*sche Membran], bildet die Grenze des Ductus cochlearis gegen die Scala vestibuli. Die seitliche Wand des Schneckenganges wird durch das fächerförmige *Lig. spirale cochleae*, eine Verankerung der Basilarmembran an der Außenwand des Schneckenkanals, gebildet. Diese Wand ist bedeckt von mehrschichtig plattem bis isoprismatischen Epithel. Unter und in dem Epithel breitet sich ein Blutgefäßgeflecht aus, die *Stria vascularis;* sie bildet die Endolymphe des Ductus cochlearis.

Die *Endolymphe* entspricht in ihrer Elektrolytzusammensetzung der intracellulären Flüssigkeit; die Elektrolytkonzentration der *Perilymphe* ist der des Extracellulärraumes vergleichbar.

Der Ductus cochlearis endet blind am Helicotrema, während sein basales Ende in der basalen Windung des Schneckenkanals durch einen feinen Endolymphkanal, den *Ductus reuniens,* mit dem Sacculus kommuniziert.

Organum spirale, Cortisches Organ
Das Cortische Organ ist ein Wall hochprismatischer Sinnes- und Stützzellen am Boden des Ductus cochlearis, überdacht von der **Membrana tectoria**, einem zellfreien gallertigen Sekretionsprodukt der Zellen des *Labium limbi vestibulare* (Abb. **413**). Damit bedeckt die Membrana tectoria zugleich einen Graben, den *Sulcus spiralis internus,* dessen äußere Wand durch das Cortische Organ gebildet wird. Das Gerüst des Organum spirale sind von Tonofibrillen durchzogene *Stützzellen,* die der Basis breit aufsitzen und deren apikale Köpfe abgeplattet sind und die sog. *Kopfplatte,* die **Membrana reticularis,** bilden. In der Kopfplatte sind Löcher freigelassen als Durchtrittsstellen der Haarschöpfe der Sinneszellen. Die **Sinneszellen** sind *sekundäre Sinnesepithelzellen.*

Im einzelnen unterscheidet man **innere Haarzellen,** die in einer Reihe stehen und von *Grenzzellen* (*inneren Phalangenzellen*) gestützt werden.

Zahlreicher sind die **äußeren Haarzellen,** die in 3–5 Reihen auf Lücke stehen und den *äußeren Phalangenzellen,* den *Deitersschen Stützzellen,* aufsitzen.

Innere und äußere Haarzellen sind korbgeflechtartig von afferenten und efferenten Nervenendigungen umscheidet. Ihre freie Oberfläche zeigt je 100–200 *Sinneshärchen,* **Stereocilien** (die mit den Stereocilien des Nebenhodenepithels nichts gemein haben). Die Sinneshärchen sind V- oder W-förmig angeordnet und wohl mit der Membrana tectoria verklebt.

Der Zellwall des Cortischen Organs ist aufgelockert durch **3 Kanälchen:**

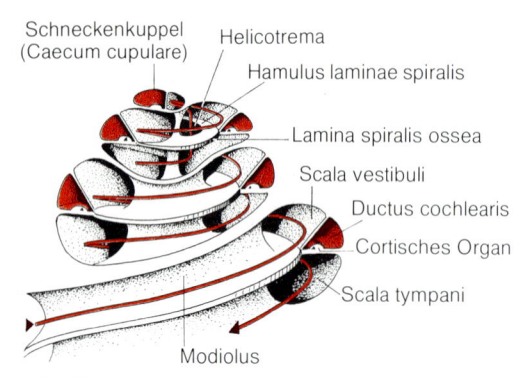

Abb. 414. Fortpflanzungsrichtung der Schallwellen im Perilymphraum der Schnecke. Endolymphraum rot

– den vom inneren und äußeren Pfeilerzellen begrenzten *inneren Tunnel,*
– den zwischen den äußeren Pfeilerzellen und der inneren Reihe der äußeren Haar- und Deiterzellen gelegenen *Nuelschen Raum* sowie
– den die Reihe der äußeren Haarzellen nach lateral begrenzenden *äußeren Tunnel* (Abb. 413).

Hörvorgang

Die Schwingungen der Steigbügelplatte breiten sich im gesamten Perilymphraum aus (Abb. 414). Unter anderem werden sie auch die Scala vestibuli hinaufgeleitet, theoretisch bis über das Helicotrema in die Scala tympani in Richtung auf die Fenestra cochleae. Tatsächlich erreichen sie die Scala tympani nicht über das Helicotrema, sondern erfahren in unterschiedlicher Entfernung von der Fenestra ovale in Abhängigkeit von der Tonfrequenz – hohe Töne basisnahe, tiefe in der Nähe des Helicotrema – ihr Amplitudenmaximum und damit den Abbruch der Welle. An der Stelle des Amplitudenmaximums wird die Reißnersche Membran eingedrückt und die Druckerhöhung im Ductus cochlearis auf der korrespondierenden Stelle der Lamina basilaris weitergegeben. Geht man, wie heute weitgehend akzeptiert, davon aus, daß die Sinneshaare der Haarzellen mit der Membrana tectoria verklebt sind, werden durch die Ausbuchtung der Basilarmembran gegen die Scala tympani an dieser Stelle die Haarzellen *durch Zug* gereizt. Haben die Stereocilien keine direkte Beziehung zur Membrana tectoria, behielte die *Neubertsche Spaltdüsentheorie* ihre Gültigkeit, die Flüssigkeitsbewegungen zwischen dem Ductus cochlearis und Sulcus spiralis internus als adäquaten Reiz für die Haarzellen annimmt. – Die Reihe der inneren Haarzellen ist *einzeln* innerviert und dient wahrscheinlich der Auftrennung von Tonfrequenzen. Die äußeren Haarzellen sind durch ihre Innervation zu größeren Sinneszell*gruppen* verschaltet und können damit auch geringere Reizintensitäten wahrnehmen.

Ganglion spirale cochleae

Hier liegt das erste Neuron der Hörbahn. Die Ganglienzellen sind *bipolar*. Die Perikarya liegen im Canalis spiralis modioli jeweils in Höhe der Haarzellen, von denen ihre Dendriten die Erregung fortleiten. Die Dendriten dringen auf ihrem Weg zum Cortischen Organ von unten durch *Foramina nervosa* durch die Basilarmembran hindurch. Die Nervenfasern zu den äußeren Haarzellen ziehen quer durch den inneren Tunnel und Nuelschen Raum.

Die zentripetalen Axone der Ganglienzellen liegen, leicht schraubig gewunden, in der Achse des Modiolus und dringen im *Tractus spiralis foraminosus* des Fundus meati acustici interni in den inneren Gehörgang vor.

2. Vestibularapparat, Gleichgewichtsorgan

Das Gleichgewichtsorgan besteht aus **Sacculus** und **Utriculus,** beide im Vestibulum des knöchernen Labyrinths gelegen, und den vom Utriculus ausgehenden **3 Bogengängen.** Sacculus und Utriculus sind durch den *Ductus utriculosaccularis* miteinander verbunden, der Sacculus durch den *Ductus reuniens* mit dem Ductus cochlearis. Von Ductus utriculosaccularis geht ferner der *Ductus endolymphaticus* ab. Er zieht im *Aquaeductus vestibuli* zur Hinterwand des Felsenbeines und mündet in den im Epiduralraum gelegenen *Saccus endolymphaticus.*

Lage der Bogengänge

Die *3 Bogengänge, Ductus semicirculares,* liegen in jeder Hinsicht schräg zur verticalen, horizontalen und frontalen Ebene (Abb. 415).

Der *hintere* Bogengang liegt in etwa in der Achse der Felsenbeinpyramide, der *vordere* (obere) steht etwa senkrecht dazu, so daß der vordere und hintere Bogengang der rechten und linken Seite parallel zueinander stehen. Vorderer und hinterer Bogengang münden über ein gemeinsames *Crus commune* in den Utriculus. Senkrecht zu beiden Bogengängen um etwa 45 Grad nach hinten geneigt liegt der *laterale* Bogengang. Jeder Bogengang hat kurz vor Einmündung in den Utriculus je eine Erweiterung, *Ampulla,* in der auf einer kammartigen Erhebung, *Crista ampullaris,* das Sinnesepithel der Bogengänge lokalisiert ist. Im Crus commune des vorderen und hinteren Bogenganges und bei Einmündung des hinteren Schenkels des seitlichen Bogenganges in den Utriculus fehlt eine solche Ampulla mit Sinnesfeld. − Die Bogengänge liegen leicht exzentrisch im Perilymphraum des knöchernen Labyrinths, der hier im Gegensatz zum Vestibulum und Cochlea von einem lockeren Bindegewebsschwamm erfüllt ist.

Feinbau der Crista ampullaris
Sekundäre Sinnesepithelzellen liegen zwischen Stützzellen. Die Sinneszellen haben lange Stereocilien mit Achsenfaden; pro Zelle werden etwa 50 Sinneshaare gezählt, zusätzlich je ein Kinocilium. Die Stereocilien liegen in einem gallertigen Schopf, der *Cupula*, die weit über die Mitte in die Lichtung der Ampulle hineinragt; sie sind in einem capillären „Gelenkspalt" in der Cupula frei beweglich. Der adäquate Reiz zur Erregung der Haarzellen sind *Bewegungen* der Endolymphe der Bogengänge, die die Cupula aus ihrer Ruhestellung bringen, zumal sie fast das gleiche spezifische Gewicht hat wie die Endolymphe. Die Schwerkraft hat auf die Cristae ampullares keine Wirkung.

Klinischer Hinweis. Vergleichbare Bewegungen der Endolymphe der Bogengänge werden nicht allein durch Kopfbewegungen, sondern, für diagnostische Zwecke, auch durch Spülen des äußeren Gehörganges mit warmen oder kalten Flüssigkeiten erzeugt: *Calorischer Nystagmus.*

Sacculus und Utriculus haben je ein 2–3 mm² großes Sinnesfeld: Die **Macula sacculi** steht senkrecht, die **Macula utriculi** horizontal zur Körperachse. Das Sinnesfeld der Maculae besteht aus Deck- und Stützzellen. Die sekundären Sinnesepithelzellen haben Stereocilien, die in die gallertige Deckschicht, *Membrana statoconiorum,* hineinragen. Die gallertige Deckmembran wird beschwert durch Kalkkonkremente, *Statoconia, (Otolithen);* dadurch wird die Deckmembran bedeutend schwerer als die Endolymphe.

Leistung des Gleichgewichtorgans
Während die Bogengänge unabhängig von dem Schwerefeld der Erde die Drehbeschleunigung des Kopfes registrieren, orientieren die Haarzellen der Maculae sacculi und utriculi über die Lage des Kopfes im Schwerefeld der Erde.

Ganglion vestibulare
Das Ganglion vestibulare liegt am Boden des inneren Gehörganges. Es entsteht nach Vereinigung dreier Nervenäste:
− des **N. utriculoampullaris,** der die Fasern von der Macula utriculi und den benachbarten Cri-

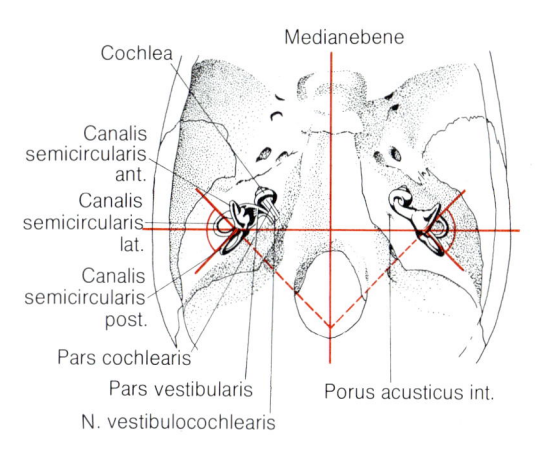

Abb. **415.** Vereinfachtes Schema zur Lage des Labyrinths im durchscheinend gedachten Felsenbein

stae ampullares des vorderen (oberen) und seitlichen Bogenganges enthält,
− des **N. saccularis** für die Fasern von der Macula sacculi,
− der **N. ampullaris posterior** von der Ampulla posterior. Die Nervenzellen des Ganglion vestibulare sind bipolar. Ihre Neuriten vereinigen sich noch im Meatus acusticus internus mit denen des Ganglion spirale cochleae zum *N. vestibulocochlearis (VIII).*

3. Meatus acusticus internus, Innerer Gehörgang

Der innere Gehörgang, Meatus acusticus internus, ist etwa 1 cm lang. In ihm liegen der *VIII. Hirnnerv* (und das *Ganglion vestibulare*), der *N. facialis* (mit dem *N. intermedius*) sowie die *A. und Vv. labyrinthi.* Seine innere Öffnung ist der **Porus acusticus internus** an der hinteren Felsenbeinwand, sein stumpfes äußeres Ende die vielfach perforierte Wand des **Fundus meatus acustici interni.** Diese Wand wird durch eine *Crista transversa* in zwei Hälften geteilt: Über ihr liegen die Öffnung des Canalis facialis und zahlreiche kleine Öffnungen der *Area vestibularis superior,* die Durchtrittsstelle des N. utriculoampullaris. Unter der Crista transversa liegen vorn der *Tractus spiralis foraminosus,* die Austrittsstelle der Pars cochlearis (n. octavi), in der Mitte die *Area vestibularis inferior,* die Durchtrittsstelle des N. saccularis, sowie hinten das *Foramen singulare* für den N. ampullaris posterior.

Blutgefäße des Innenohrs. Das *häutige Labyrinth* wird weitgehend von der *Vasa labyrinthi* versorgt.

Das *knöcherne Labyrinth* wird versorgt von Ästen *A. meningea media, A. carotis interna* und *A. pharyngea ascendens.*

C. Organum olfactus, Riechorgan

Das Riechorgan ist ein spezialisiertes Sinnesepithel der Schleimhaut des Nasendachs von 400–600 mm^2 Fläche auf der seitlichen und mittleren (septalen) Nasenwand. Andere Säuger — z. B. der Hund — haben eine weit ausgedehntere **Regio olfactoria** mit entsprechend besserer Leistung. Makroskopisch ist die Riechschleimhaut durch Einlagerung eines gelb-braunen Pigmentes gegen das respiratorische Epithel der Nasenschleimhaut abzugrenzen.

Histologisch lassen sich die — *primären* — Sinneszellen, die Stützzellen und indifferenzierte Basal- oder Ersatzzellen erkennen.

Die Herkunft der Riechepithelzellen ist offen. Ein Ersatz der Sinneszellen aus den *Ersatzzellen* wird auch heute noch diskutiert. Der Zelleib der Sinneszellen entsendet einen langen Fortsatz zur Oberfläche, der in einem Kölbchen endet, von dem nicht sehr zahlreiche Sinneshaare ihren Ursprung nehmen. Diese liegen in einer Schleimschicht, dem Produkt alveolärer Drüsen der *Regio olfactoria*. Wahrscheinlich sind erst die im Schleim *gelösten* Partikel der Atemluft der adäquate Reiz für die Sinnesepithelzellen. Eine weitere Funktion der Drüsen der Regio olfactoria dürfte die von Spüldrüsen sein.

Die Sinneszellen haben einen zentripetalen Neuriten, der durch die **Lamina cribrosa** des Siebbeins hindurch den **Bulbus olfactorius,** das primäre Riechzentrum, erreicht. Hier erfolgt eine Umschaltung auf ein 2. Neuron.

D. Organum gustus, Geschmacksorgan

Das Organum gustus ist ein disseminiertes Organ in der Schleimhaut der Zunge. Seine Leistung wird bewerkstelligt

— durch die **Geschmacksknospen, Caliculi gustatorii,** die gehäuft im Epithel der Papillae vallatae und foliatae im hinteren Drittel der Zunge vorkommen;

— durch **freie Nervenendigungen** in der Zungenschleimhaut. Vergegenwärtigt man sich die Verteilung der von der Zungenschleimhaut wahrnehmbaren Geschmacksqualitäten, so kann die Zungenschleimhaut in ihrem vorderen Viertel „süß" und „salzig", in ihrem zweiten Viertel „salzig" und „süß", in ihrem dritten Viertel vornehmlich „sauer" und am Zungengrund vor allem „bitter" erkennen. So kann man fast annehmen, daß die Geschmacksknospen lediglich der Wahrnehmung der bitteren Geschmacksqualität dienen.

Die Unterscheidung von sensiblen und sensorischen freien Nervenendigungen in der Zungenschleimhaut ist nicht möglich.

Die Geschmacksknospen liegen im Epithel der Zungenschleimhaut, sind etwa genauso hoch wie dieses und bestehen aus **Stütz- und Geschmackszellen,** die wie die Lamellen einer Zwiebel aneinandergelagert sind. Die Geschmackszellen, sekundäre Sinnesepithelzellen, tragen je ein schmales *Geschmacksstiftchen,* das als Chemoreceptor in den *Porus gustatorius* hineinragt. Die Geschmackszellen werden korbgeflechtartig von Nervenfasern eingehüllt.

Die Lebensdauer der Geschmackszellen ist sehr kurz (4–22 Std). Es ist bekannt, daß sie sich aus den Epithelzellen der Mundschleimhaut durch Induktion von Nervenfasern, die an sie herantreten, differenzieren können. Geschmacksknospen sind bei Kleinkindern besonders zahlreich und nehmen mit dem Alter ab. Die *Weiterleitung der sensorischen Nervenimpulse* von den *vorderen 2 Drittel* der Zunge erfolgt über die *Chorda tympani* (S. 324), die des *hinteren Zungendrittels* über den *N. glossopharyngeus* (evtl. auch durch den N. vagus).

Zentralnervensystem

A. Medulla spinalis, Rückenmark

I. Entwicklung des Rückenmarks

1. Neuroepithel

Am Ende der 3. Embryonalwoche schließt sich die *Neuralrinne* zum **Neuralrohr,** das anfangs nur aus einem dicken, mehrreihigen Neuroepithel besteht. Es umgibt den mit Flüssigkeit gefüllten *Zentralkanal.* Aus dem Neuroepithel (primäres Ependym, Neuralepithel) entstehen als kleinste neuronale, ontogenetische Einheiten des spinalen Systems die Nervenzellen des Rückenmarks.

Im Neuroepithel finden zahlreiche *Mitosen* statt. Die Zellen runden sich in der Metaphase ab und sitzen breitbasig der Innenfläche des Neuralrohres auf (Abb. 416). Zu Beginn der Interphase wandert der Zellkern in der Neuroepithelzelle nach außen. Dabei bleibt ein schmaler Cytoplasmafortsatz mit der Lumenseite in Verbindung. Abb. 416 zeigt die Auf- und Abbewegung des Zellkerns und Phasen der Mitosen im Neuroepithel während eines Zellcyclus.

2. Mantelzone und Marginalzone

Am Ende der 4. Embryonalwoche schließt sich normalerweise die caudale Öffnung des Neuralrohres *(Neuroporus posterior).* Zu diesem Zeitpunkt treten primitive Nervenzellen, **Neuroblasten,** mit großem Kern und deutlichem Nucleolus aus dem Neuroepithel. Sie bilden eine Mantelzone um das Neuroepithel. Später geht daraus die graue Substanz des Rückenmarks hervor. Die Mehrzahl der aus den Neuroblasten auswachsenden Neuriten ordnet sich an der Oberfläche des embryonalen Rückenmarks und läßt die *Marginalzone (Randschleier)* entstehen (Abb. 417a). Damit ist der auf S. 145 dargestellte Grundbauplan des Rückenmarks festgelegt:

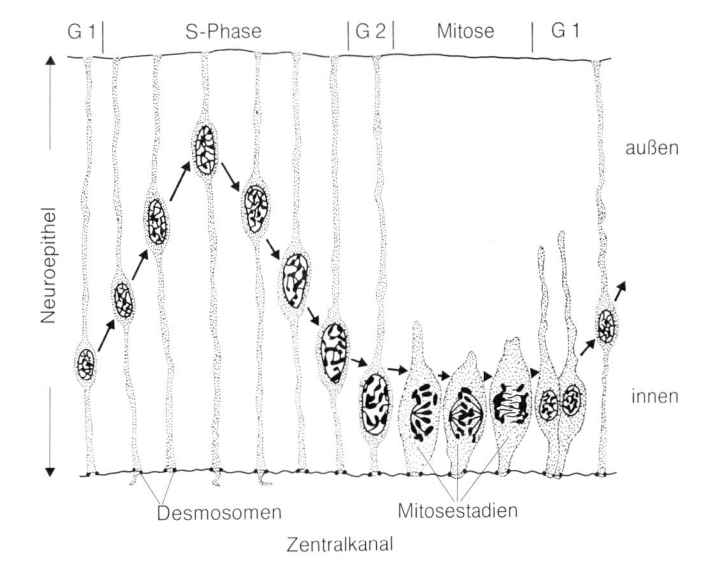

Abb. 416. Die Phasen des Zellcyclus einer Neuroepithelzelle. Mit Hilfe des ^{3}H-Thymidin konnte im Tierexperiment an Säugern autoradiographisch nachgewiesen werden, daß der Einbau des radioaktiv markierten Materials in die DNS während der Synthesephase (S-Phase) etwa 6 Std. dauert. Zwei kürzere G_1- und G_2-Phasen (gap-Phasen) sind der S-Phase vor- und nachgeordnet, so daß für einen ganzen Zellcyclus einschließlich einer Mitose etwa 11 Std. anzunehmen sind. (Nach Jacobson, 1970)

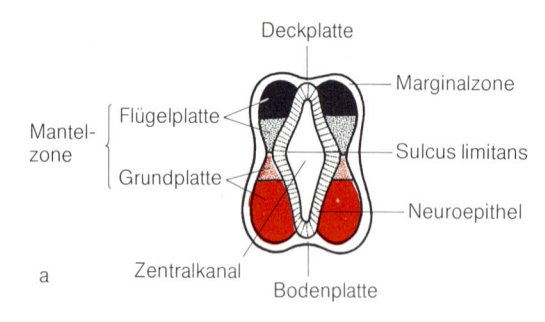

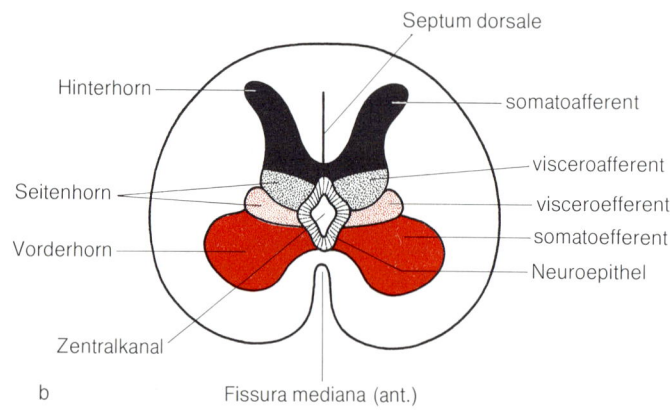

Abb. 417 a u. b. Schematische Querschnitte durch das Rückenmark im 2. (a) und 3. (b) Embryonalmonat. (Nach Hamilton et al., 1962)

- *innen* geht die **graue Substanz** aus der *Mantelzone* und
- *außen* die **weiße Substanz** aus der *Marginalzone* hervor.

3. Flügelplatte und Grundplatte

In der Mantelzone des embryonalen Rückenmarks bilden sich im 2. Embryonalmonat auf jeder Seite zwei zum Zentralkanal parallel verlaufende Zellsäulen. Durch lebhafte Zellteilungen und Zellmigrationen entstehen auf jeder Seite *dorsolateral* die **Flügelplatte** und *ventrolateral* die **Grundplatte** (Abb. 417a). Im Querschnitt durch das frühembryonale Rückenmark ist die Grenze zwischen Flügelplatte und Grundplatte an der lateralen Wand des Zentralkanals durch eine Furche, *Sulcus limitans*, sichtbar (Abb. 417a).

Während der dorsale und ventrale Teil des embryonalen Rückenmarks (die Deck- und Bodenplatte) im weiteren Wachstum zurückbleiben, wölben sich die Flügelplatte und die Grundplatte stärker hervor, und die graue Substanz des Rückenmarks nimmt im Querschnittsbild immer mehr die spätere *Schmetterlingsfigur* an (Abb. **417b**).

Die embryonale Zweiteilung in Flügel- und Grundplatte entspricht der funktionellen Gliederung des adulten Rückenmarks:

Aus den *Flügelplatten* entwickeln sich **sensible Kerngebiete** (*Hintersäulen = Hinterhörner = Cornua posteriora*) und

aus den *Grundplatten* **motorische Kerngebiete** (*Vordersäulen = Vorderhörner = Cornua anteriora*). Die Neuriten der Motoneurone der Grundplatte wachsen als ventrale Wurzeln der Spinalnerven in Richtung der Leibeswandmuskeln aus.

Die „*sensiblen*" Kerngebiete erhalten ihre Signale aus den 30 Dermatomen und über proprioceptive Leitungen aus dem Bewegungsapparat. Diese Kerne werden deshalb treffender **somatoafferent** als somatosensibel genannt.

Für die *motorischen Kerngebiete*, die ihre Signale zu Skeletmuskeln leiten, wird die Bezeichnung **somatoefferent** verwendet.

4. Seitenhorn

Lateral, zwischen der Flügelplatte und der Grundplatte, entstehen vorwiegend im thorakalen Bereich (C 8, Th 1–Th 12, L 1, L 2) und im sacralen Bereich (S 2–S 4) Neurone, deren Perikarya als Seitenhörner (Seitensäulen) zusammengefaßt werden und vor allem die Eingeweide versorgen. *Dorsal* sind im Seitenhorn jene Nervenzellen angeordnet, die *afferente* Signale aus den Eingeweiden erhalten. *Ventral* liegen im Seitenhorn die Neurone, die die Eingeweide *efferent* innervieren.

Rückenmark

5. Funktionelle Gliederung

Aus den cellulären Bereichen der Flügelplatte und der Grundplatte gehen vier Zonen im Rückenmark hervor (Tabelle 96).

Tabelle 96. Funktionelle Reifung von Flügel- und Grundplatte

Frühembryonales Rückenmark	Adultes Rückenmark	Funktionelle Gliederung
Flügelplatte	Hinterhorn	somatoafferent
	Seitenhorn	visceroafferent
		visceroefferent
Grundplatte	Vorderhorn	somatoefferent

Durch das ständige Einwandern neuer Neuroblasten aus dem Neuroepithel in die Grundplatte wölben sich die ventralen Nervenzellsäulen so stark hervor, daß sich eine tiefe longitudinale Rinne, die **Fissura mediana** [anterior], auf der Ventralseite des Rückenmarks ausbildet (Abb. 418). Dorsal engen die Flügelplatten das Neuroepithel so stark ein, daß es verschmilzt und sich in das *Septum dorsale* umwandelt (Abb. 417b u. 418).

Die im Rückenmark längsverlaufenden Säulen der Flügelplatte und der Grundplatte werden infolge der Entwicklung der *Somiten* segmental gegliedert. Die Somiten werden abschnittsweise afferent (somatoafferent) und efferent (somatoefferent) mit dem Rückenmark verbunden. So entstehen die **Rückenmarkssegmente.** In der Evolution der Landwirbeltiere sind die efferenten Verbindungen deshalb komplizierter geworden, weil bei der Entwicklung der Extremitäten Skeletmuskeln aus zwei oder mehreren Somiten entstanden.

Die **weiße Substanz des Rückenmarks** wird durch das unterschiedliche Wachstum der Flügelplatte und der Grundplatte in *drei Stränge* aufgeteilt:
– **Hinterstrang (Funiculus posterior)**
– **Seitenstrang (Funiculus lateralis)**
– **Vorderstrang (Funiculus anterior)**.

Vorderstrang und Seitenstrang gehen ohne scharfe Grenze ineinander über. Sie können deshalb als **Vorderseitenstrang** zusammengefaßt

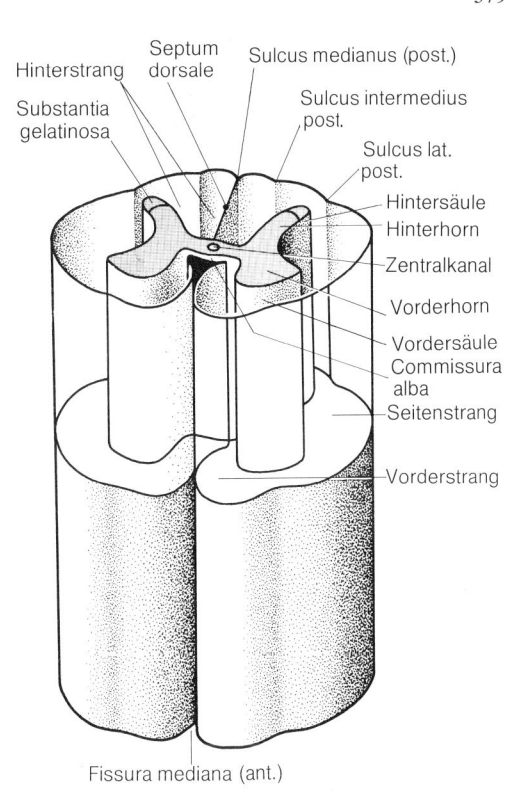

Abb. 418. Graue und weiße Substanz des Rückenmarks. Oben wurde die weiße Substanz des Rückenmarks durchsichtig gezeichnet

werden. Damit ist die Grundordnung des Rückenmarks festgelegt.

6. Cytogenese der Neuroblasten und der Glioblasten

Die **Neuroblasten** des Rückenmarks entstehen immer durch Teilung der Neuroepithelzellen am Zentralkanal. Diese Neuroblasten wandern in die Flügelplatte und die Grundplatte aus. In der weiteren Cytogenese bilden die Neuroblasten feine *Dendritenäste* und *einen Neuriten* aus. Die mitotische Potenz des spinalen Neuroepithels für Neuroblasten ist wahrscheinlich zum Zeitpunkt der Geburt bereits erloschen.

Nachdem die meisten Neuroblasten gebildet wurden, entsteht der größte Teil der **Glioblasten** ebenfalls aus dem Neuroepithel. Die Glioblasten differenzieren sich zu den **Astrocyten**. Eine weitere Zellform der Gliazellen entwickelt sich besonders in der Marginalzone, die **Oligodendrogliazelle.** Sie bildet im Zentralnervensystem die *Markscheiden der Neuriten*. Dabei umfließt eine Oligodendrogliazelle jeweils mehrere Axone.

Die *Myelogenese* beginnt im 4. Embryonalmonat und ist mit der Geburt noch nicht abgeschlossen.

Im 5. Embryonalmonat treten die **Mikrogliazellen** im Rückenmark auf, die sich aus dem Mesoderm entwickeln *(Mesoglia).*

Wenn das Neuroepithel keine Neuroblasten und Glioblasten mehr bildet, differenziert es sich zum **Ependym,** das den Zentralkanal umgibt.

7. Lageveränderungen des Rückenmarks

Im 2. Embryonalmonat reicht das Rückenmark noch bis in den Sacralbereich der Wirbelsäule. Schon im 3. Embryonalmonat bleibt das Rückenmark im Wachstum hinter der Wirbelsäule zurück. Dadurch wird das Rückenmark in der Lage zur Wirbelsäule immer mehr nach cranial verschoben (scheinbarer Ascensus des Rückenmarks). Im 6. Embryonalmonat reicht das caudale Ende des Rückenmarks, die Spitze des *Conus medullaris* (S. 582), an den 1. Sacralwirbel, zum Zeitpunkt der Geburt steht es in Höhe des 3. Lumbalwirbels. Da der Durchtritt der Spinalnerven durch die Wirbelsäule an die entsprechenden Zwischenwirbellöcher gebunden ist, verlaufen die Wurzeln der caudalen Spinalnerven abwärts und bilden unterhalb des Conus medullaris ein pferdeschweifartiges Bündel, **Cauda equina** (Abb. 419).

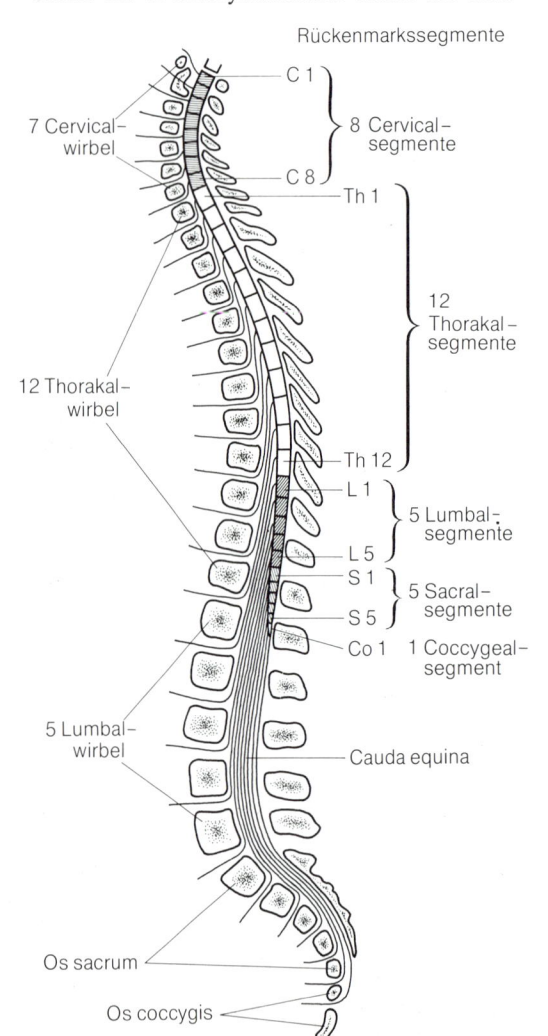

Abb. 419. Topographie der Rückenmarkssegmente und der Spinalnerven zur Wirbelsäule beim Erwachsenen

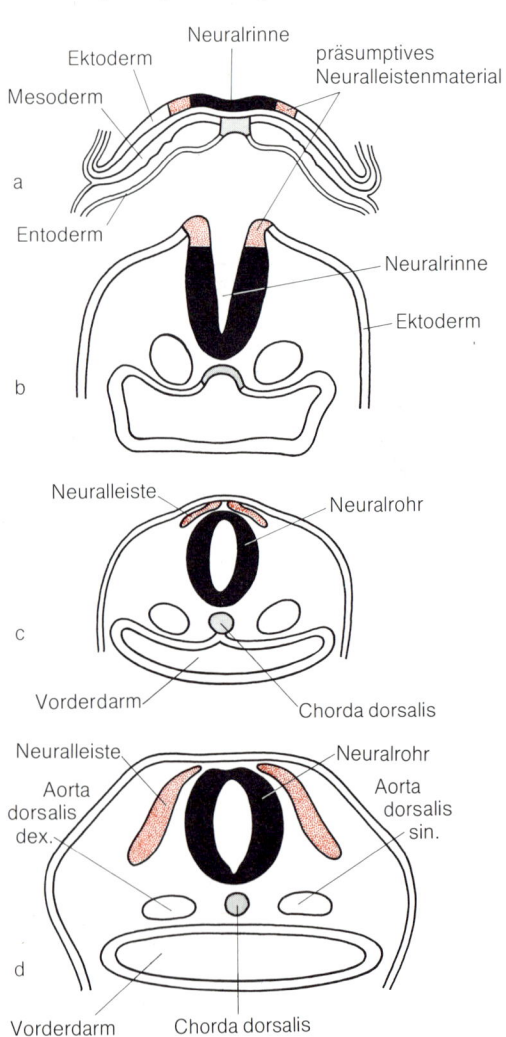

Abb. 420 a–d. Entwicklung der Neuralleiste demonstriert an Querschnitten durch vier menschliche Embryonen im Alter von 18 (**a**), 21 (**b**), 23 (**c**) und 25 (**d**) Embryonaltagen. (Nach Hamilton et al., 1962)

II. Entwicklung der Neuralleiste

Am Anfang der 4. Embryonalwoche wandert aus dem Epithelverband zwischen Ektoderm und Neuralrinne eine Gruppe von Zellen aus, die zwischen Ektoderm und Neuralrohr beiderseits zwei längsverlaufende *Neuralleisten* bilden (Abb. **420c** und **d**). Sie reichen vom Mittelhirn bis in die Höhe der caudalen Somiten. Die Neuralleiste gliedert sich bald in einen Kopf- und einen Rumpfteil. Ihre Zellen emigrieren später schnell. Nur mit experimentellen Methoden konnte man den Weg dieser Zellen im embryonalen Organismus orten. Aus der Neuralleiste entstehen

- die **Neuroblasten** der Spinalganglien, teilweise die *Neuroblasten* der Ganglien vom III., V., VII., IX. und X. Hirnnerven
- sowie die der vegetativen Ganglien, darunter **Sympathicoblasten,**
- ebenso die **chromaffinen Zellen** des *Nebennierenmarks,*
- die **periphere Glia** (Schwannsche Zellen),
- die **Melanoblasten** des gesamten Organismus (mit Ausnahme der Pigmentzellen der Retina und des Zentralnervensystems) und
- das **Mesektoderm.**

1. Pseudounipolare Nervenzellen der Spinalganglien

Die Neuroblasten der Spinalganglien entstehen aus der Rumpfneuralleiste. Sie bilden zwei Fortsätze, *einen Dendriten und einen Neuriten.*

Die **Dendriten** der Neuroblasten eines Spinalganglions wachsen aus und verbinden sich mit einem bestimmten Hautbezirk, einem *Dermatom* (S. 583). Da sich die Extremitätenknospen erst nach dem 30. Embryonaltag ausstülpen, werden die Dendriten mit den Dermatomen von Arm und Bein „handschuhartig" aus dem streifenförmigen Verband des Rumpfes nach distal verlagert (Abb. **423**).

Der **Neurit** eines Neuroblasten der Spinalganglien wächst zum Rückenmark und stellt die Verbindung zum Zentralnervensystem her.

Eine *zweite Gruppe* von Nervenzellen der Spinalganglien verbindet in ähnlicher Weise in afferenter Richtung die Eingeweide mit dem Rückenmark. Die Neuriten beider Nervenzellgruppen bilden in ihrer Gesamtheit die *hinteren sensiblen Wurzeln der Spinalnerven*. Die anfangs bipolaren Neuroblasten vereinigen im Laufe der weiteren Differenzierung die perikaryonnahen Teile ihrer Dendriten und Neuriten zu T-förmiger Aufzweigung; es entstehen die *pseudounipolaren Nervenzellen* der Spinalganglien.

2. Nervenzellen der Kopfganglien

Aus der Kopfneuralleiste entstehen die afferent leitenden Nervenzellen der sensiblen Ganglien vom V., VII., IX. und X. Hirnnerven und die der parasympathischen Ganglien, die den III., VII., IX. und X. Hirnnerven zugeordnet sind.

Außerdem bilden sich aus Verdickungen des Ektoderm Neuroblasten, die wahrscheinlich bestimmte sensorische Funktionen, wie die Geschmacksleitung im VII., IX. und X. Hirnnerven, übernehmen.

3. Sympathicoblasten und chromaffine Zellen

Aus der Rumpfneuralleiste bilden sich die Sympathicoblasten (Neuroblasten der Ganglien des Sympathicus) und die Zellen der Paraganglien. Gleichen Ursprungs sind die chromaffinen Zellen des Nebennierenmarks. Die gleiche Herkunft der Sympathicoblasten und der chromaffinen Zellen korrespondiert mit ihrer analogen synthetischen Zelleistung *biogener Amine* (Noradrenalin als Transmittersubstanz und Adrenalin und Noradrenalin als Hormone).

4. Periphere Glia

Die Neuralleiste bildet weiterhin die große Zellgruppe der peripheren Glia, die **Mantelzellen** (S. 585) und die **Schwannschen Zellen (Lemmocyten).** Die Schwannschen Zellen bewegen sich entlang der Axone der peripheren Nerven nach distal. Eine Schwannsche Zelle umhüllt ein Axon in einem 1–2 mm langen Segment. Die Myelogenese des peripheren Nervensystems beginnt bei den motorischen Nervenfasern. Zum Zeitpunkt der Geburt ist die Markscheidenbildung im peripheren Nervensystem noch nicht abgeschlossen.

5. Melanoblasten und Mesektoderm

Eine Tendenz zur segmental orientierten Auswanderung zeigt die Neuralleiste in der Bildung von Melanoblasten, den Vorstufen der **Melanocyten.** Wird im Experiment ein Stück Neuralleiste exstirpiert, beispielsweise einseitig in Höhe der unteren Cervicalsegmente, so fehlen später im Armbereich auf der gleichen Seite die Melanocyten und damit die Pigmentierung.

Außer diesen Pigmentzellen gibt es ausgewanderte Zellen der Neuralleiste, die besonders im Kopfbereich an der Bildung der *weichen Hirnhäute*, des *Visceralskelets* und des *Dentins* beteiligt sind. In Experimenten konnte man zeigen, daß sich die cellulären Derivate der Neuralleiste zu Bindegewebszellen der weichen Hirnhäute, zu Knorpelzellen, zu Knochenzellen und zu Odontoblasten entwickeln. Diese aus dem Ektoderm stammenden Zellen, die sich wie Mesenchymzellen verhalten, werden deshalb **Mesektoderm** genannt. Die vielfältige Potenz der Neuralleiste wurde durch weitere, neue Experimente bestätigt, in denen nach Exstirpation der Kopfneuralleiste *Gesichtsmißbildungen,* darunter Gaumenspalten, auftraten.

III. Angeborene spinale Mißbildungen

Genetische Ursachen oder *teratogene Noxen* lösen Induktionsstörungen des Chordamesoderm auf das Neuroektoderm aus.

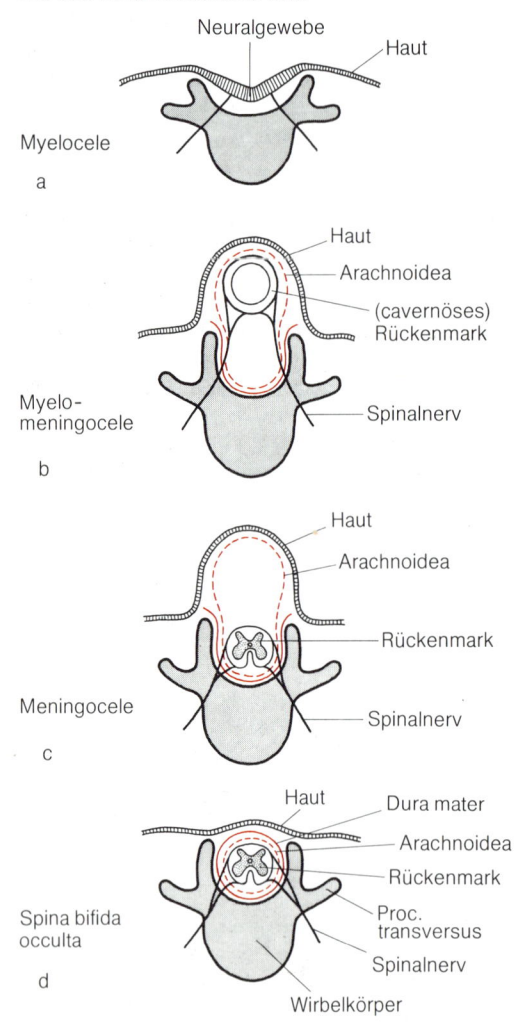

Abb. **421 a–d.** Schema der spinalen Mißbildungen nach dem Schweregrad geordnet. (Nach Langman, 1976)

1. Myelocele

Im schwersten Fall bleibt das *Neuralrohr offen,* und das Nervengewebe tritt am Rücken frei zutage. Es wird nicht vom Liquor cerebrospinalis umspült (Myelocele oder Rachischisis, Abb. **421a**). Meist innerhalb weniger Tage post partum infiziert sich dieses Nervengewebe, und das Neugeborene stirbt.

2. Myelomeningocele und Meningocele

Tritt die teratogene Störung schwächer oder später auf, so schließt sich zwar das Neuralrohr, aber die *Bildung des Wirbelbogens* an einem Wirbel oder an mehreren Wirbeln *unterbleibt,* meistens im lumbosacralen Bereich. Die Rückenmarkshäute wölben sich wie ein Sack vor, der das Rückenmark enthält *(Myelomeningocele,* Abb. **421b**). Dabei treten im caudalen Rückenmark häufig Hohlräume und degeneriertes Nervengewebe auf. Bei diesen Kindern findet man Innervationsstörungen der unteren Extremitäten und/oder des Blasen-Rectum-Bereichs. Enthält die Erweiterung der Meningen kein Rückenmark, liegt eine *Meningocele* vor (Abb. **421c**).

3. Spina bifida occulta

Wenn in einem noch späteren Stadium die Entwicklung gestört wird, kommt es nur zu einem *Defekt der Wirbelbögen,* Spina bifida occulta (Abb. **421d**). Die darüberliegende Haut zeigt manchmal kleine Haarbüschel, die auf geringfügig gestörte epidermale Induktionsprozesse hinweisen.

Die erwähnten Mißbildungen von Myelocele, Myelomeningocele, Meningocele und Spina bifida occulta werden häufig unter dem Oberbegriff „**Spina bifida**" zusammengefaßt, weil eine „Spaltung" des Wirbelkanals — besonders häufig im lumbosacralen Bereich — vorliegt.

IV. Gestalt, segmentale Gliederung und Lage des Rückenmarks

1. Gestalt des Rückenmarks und seiner benachbarten Strukturen

Das Rückenmark, *Medulla spinalis,* des Erwachsenen ist ein kleinfingerdicker, etwa 45 cm langer Strang, der im Wirbelkanal vom Atlas bis in die Höhe des 1. oder 2. Lendenwirbels reicht. Das caudale Ende des Rückenmarks spitzt sich kegelförmig zum **Conus medullaris** zu und geht in einen 25 cm langen Endfaden, *Filum terminale,* über. Dieser nervenzellfreie Faden ist am caudalen Ende des Wirbelkanals befestigt und wird von den Wurzeln der caudalen Spinalnerven, der **Cauda equina,** umhüllt (Abb. 419).

Die Dicke des Rückenmarks ist abhängig von der Größe der zugehörigen Peripherie. Im Bereich der Extremitäten sind die zu innervierenden Hautflächen und Muskelmassen größer als im Gebiet des Rumpfes zwischen den Armen und den Beinen. Deshalb ist das Rückenmark cranial als **Intumescentia cervicalis** (C 5–Th 1) zur neuronalen Versorgung des Schultergürtels und der Arme, sowie caudal als **Intumescentia lumbalis** (L 2–S 2) zur Innervation des Beckengürtels und der Beine dicker als in dem Rückenmarksabschnitt Th 2–L 1. Die Oberfläche des Rückenmarks ist auf der ventralen Seite durch eine längsverlaufende Furche, die *Fissura mediana* (anterior), eingekerbt (Abb. 418). Auf der dorsalen Seite sind nur flache Rinnen zu erkennen, darunter der *Sulcus medianus (posterior),* zu dem das Septum dorsale zieht.

In einer dorsolateralen Rinne, dem *Sulcus lateralis posterior,* treten die aus 5–10 Bündeln bestehenden Wurzelfäden (Fila radicularia) der *dorsalen Wurzel* eines Spinalnerven an das Rückenmark heran (Abb. 418 u. 422). An der ventrolateralen Oberfläche kommen die Bündel der ventralen Wurzeln der Spinalnerven aus dem Rückenmark heraus. Die *ventrale Wurzel* und die dorsale Wurzel vereinigen sich zum Spinalnerven (Abb. 422).

2. Segmentale Gliederung des Rückenmarks

Rückenmarkssegmente

Aus dem Rückenmark gehen auf beiden Seiten mit je einer dorsalen und ventralen Wurzel **31 Spinalnerven** hervor. Das in Zellsäulen geordnete Rückenmarksgrau wird daher in 31 Segmente gegliedert (Abb. 419):

Cervicalmark	8 Cervicalsegmente
Thorakalmark	12 Thorakalsegmente
Lumbalmark	5 Lumbalsegmente
Sacralmark	5 Sacralsegmente
Coccygealmark	1 Coccygealsegment.

Ein Halswirbel verschmilzt embryonal mit dem Hinterhauptsbein. Deshalb rechnet man den Spinalnerven, der zwischen dem Hinterhauptsbein und dem Atlas austritt, der cervicalen Gruppe zu (8 cervicale Spinalnerven). Als Variation kann das Coccygealmark auf einer Seite zwei Spinalnerven aufweisen. In diesem Fall erhöht sich die Gesamtzahl der Rückenmarkssegmente auf 32.

Dermatom

Die Rückenmarkssegmente erhalten aus einem bestimmten Hautstreifen des Hinterkopfes, des Halses, des Rumpfes oder der Extremitäten afferente Signale. Das von einem Rückenmarkssegment sensibel innervierte Hautfeld nennt man in der klinischen Medizin Dermatom.

In Abb. 423 sind auf der Hautoberfläche die 30 Dermatome eingezeichnet. Das 1. Cervicalsegment besitzt in der Regel keine sensible Wurzel. Es findet sich daher kein C 1-Dermatom.

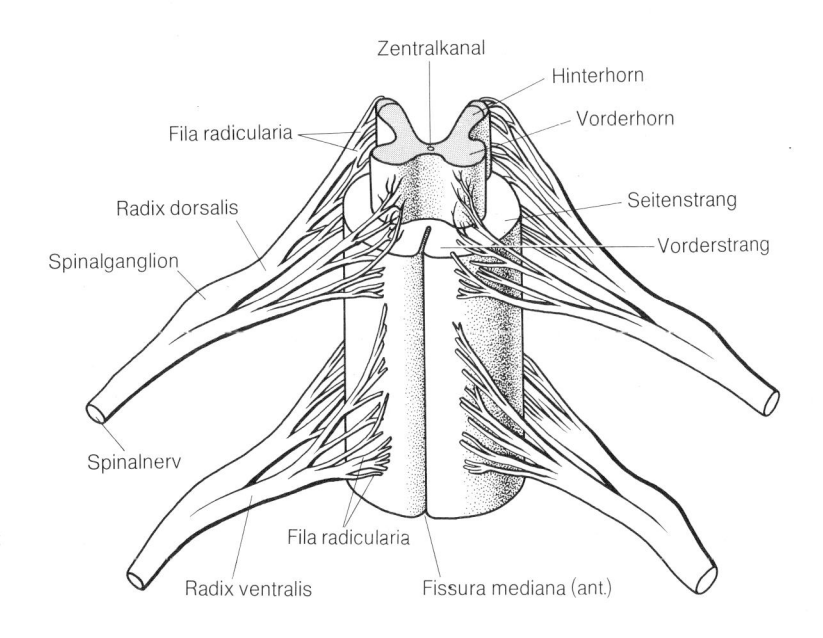

Abb. 422. Rückenmark mit den Wurzeln der Spinalnerven

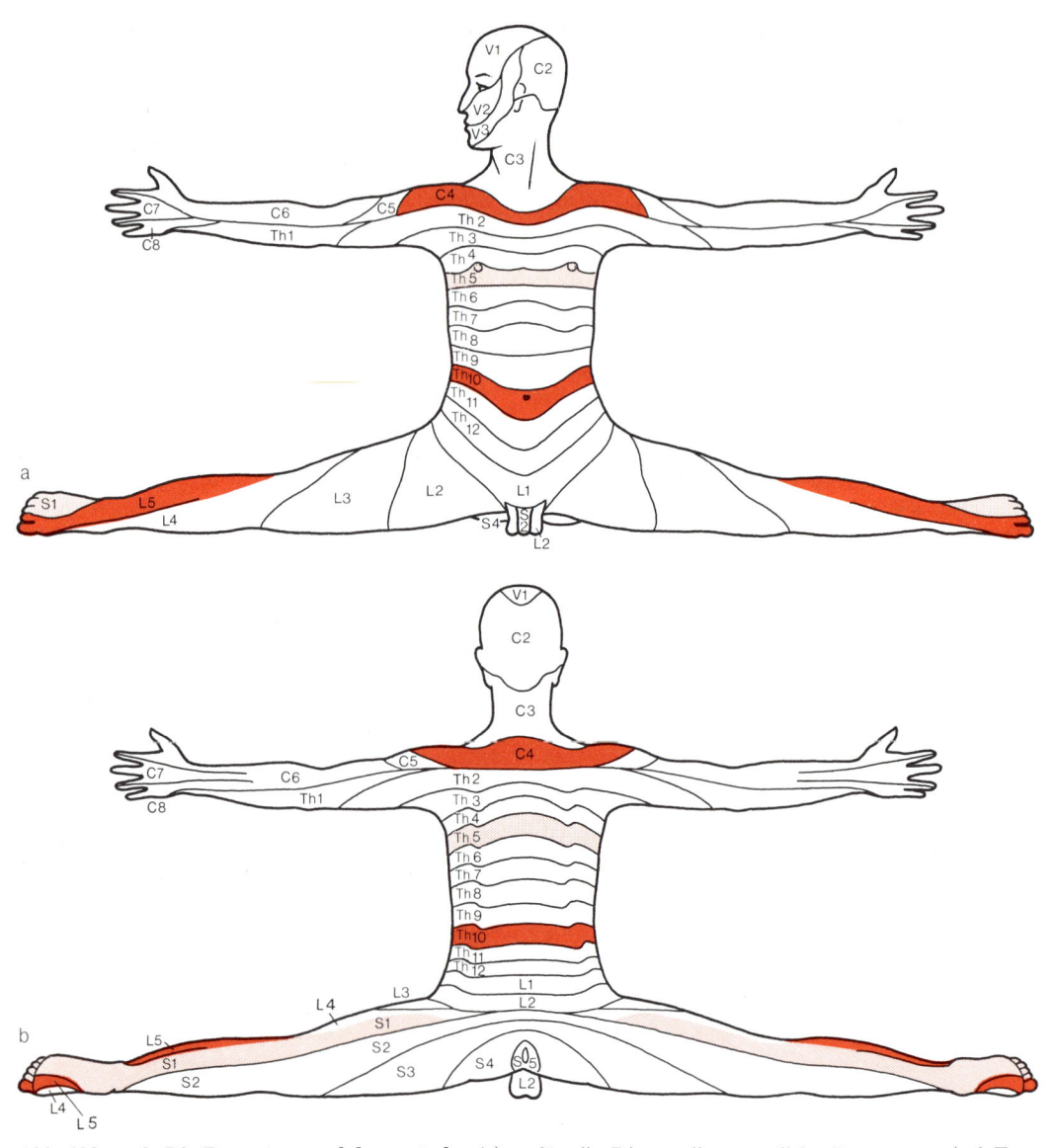

Abb. 423 a u. b. Die **Dermatome auf der ventralen (a) und dorsalen (b)** Oberfläche des Körpers. Es wurden 5 für die Diagnostik wesentliche Dermatome (vgl. Tabelle 96) hervorgehoben. (Nach Schliack, 1969)

Man erkennt als Grundplan des Innervationsmusters die metamere Gliederung des Rumpfes. Etwa in Höhe Th 3–L 1 bilden die Dermatome gürtelförmige Streifen um den Körper. Im Bereich der Arme und der Beine sind die Dermatome während der Evolution von den Wassertieren zu den quadrupeden Landtieren in der Form „verzogen" worden, so daß die Dermatome C 5–Th 1 vom Rumpf nach distal in den Armbereich und die Dermatome L 2–S 2 nach distal in den Beinbereich verschoben wurden. In der Phylogenese der quadrupeden zu den bipeden Primaten wurden die schwanzwärts liegenden Dermatome S 4–Co 1 (Co 2) in die Rima ani verlagert.

Klinischer Hinweis. Die „Karte" der Dermatome ist u. a. für die Höhendiagnostik von **Querschnittslähmungen** des Rückenmarks bedeutungsvoll. Wenn bei Wirbelfrakturen das Rückenmark „abgequetscht" wird, dann ist caudal der Unterbrechung die afferente Signalübertragung von der Peripherie zum Hirn nicht mehr möglich. Ein Patient mit einer Querschnittslähmung zeigt außer den motorischen Läsionen Sensibilitätsausfälle in den Dermatomen, deren Rückenmarkssegmente im Bereich der Verletzung und caudal davon liegen.

Im Bereich der Beine ist besonders die Kenntnis der Topographie der Dermatome L 5–S 1 (Abb. 423) für die Diagnostik der häufig auftretenden Schäden der lumbalen Bandscheiben von praktischer Bedeutung. Da ein Prolaps eines Nucleus pulposus auf die Wurzeln der Spinalnerven drücken kann und dann „radiculäre" Symptome (als erstes Schmerzen im entsprechenden Dermatom) hervorruft, spricht man hier und in analogen Fällen von **radiculären Innervationsstörungen**.

3. Projektion der Rückenmarkssegmente auf die Wirbel

Infolge des unterschiedlichen Wachstums von Rückenmark und Wirbelsäule (scheinbarer Ascensus des Rückenmarks, S. 580) liegen die Rückenmarkssegmente höher als die entsprechenden Wirbel. Als Faustregel gilt, daß man bei den unteren Halswirbeln und den oberen Brustwirbeln ein Segment addieren muß, um die Höhe der Rückenmarkssegmente anzugeben. Der 9. Brustwirbel liegt etwa in Höhe des Rückenmarkssegments Th 12. Beim Erwachsenen reichen die Sacral- und Coccygealsegmente bis an den Dornfortsatz vom 1. Lendenwirbel, manchmal bis an den 2. Lendenwirbel heran, beim Neugeborenen bis an den 3. Lendenwirbel. Die topographischen Relationen zwischen einzelnen Rückenmarkssegmenten und Wirbeln geben die Abb. **419** und die Tabelle 97 an.

Klinischer Hinweis: *Lumbalpunktion.* Die Topographie des Rückenmarks im caudalen Teil des Wirbelkanals erlaubt den Einstich unterhalb des 2. Lendenwirbels beim Erwachsenen und unterhalb des 3. Lendenwirbels beim Neugeborenen in den Subarachnoidalraum ohne Verletzung des Rückenmarks (Lumbalpunktion) zur Druckmessung und Entnahme von Liquor cerebrospinalis, zur Injektion von Kontrastmitteln für die Röntgenuntersuchung *(Myelographie)* oder zur Einführung von anaesthesierenden Mitteln *(Lumbalanaesthesie).*

V. Spinalganglien und Spinalnerven

1. Lage und Morphologie

Die Spinalganglien liegen kurz vor der Vereinigung der ventralen und dorsalen Wurzel (Abb. **422**) als weizenkorngroße Knötchen in der Hinterwurzel im *Zwischenwirbelkanal, dem Canalis intervertebralis.* Die Neurone der Spinalganglien sind überwiegend pseudounipolare, cytoplasmareiche, teilweise bis 100 μm große, ovale bis runde Nervenzellen. Sie werden von einem Kranz kleiner Mantelzellen *(Satellitenzellen)* und einer nur elektronenmikroskopisch sichtbaren Basalmembran mit argyrophilem Fibrillengitter *(Endoneuralscheide)* umgeben. Die *Mantelzellen* vermitteln den Stoffaustausch zwischen den Capillaren und den Nervenzellen.

Die pseudounipolaren Nervenzellen kann man in eine Gruppe **großer somatoafferenter A-Zel-**

Tabelle 97. Projektion von einzelnen Rückenmarkssegmenten auf die Wirbelsäule und Lokalisation der entsprechenden Dermatome auf der Körperoberfläche

Rückenmarkssegment	Projektion auf Wirbel	Dermatom – Sensibles Innervationsfeld
C 2–C 4		Hinterhauptgegend, Nacken, Hals, (C 4 teilweise)
C 4	3./4. Halswirbel	über der Clavicula, Acromion, Oberrand der Scapula
C 5–C 8 Th 1–Th 2		Arm
Th 2–Th 12 L 1		Rumpf *dorsal:* zwischen Schulterblattgräte bis dicht unterhalb des Darmbeinkamms *ventral:* 2. Rippe bis Höhe des Leistenbandes
Th 5	4. Brustwirbel	Höhe der Mamillen
Th 10	7./8. Brustwirbel	Höhe des Nabels
L 1	10. Brustwirbel	Leistenband liegt an der caudalen Grenze des Dermatoms L 1
L 2–L 5 S 1–S 3		Bein
L 5	11. Brustwirbel	Unterschenkel ventral, medialer Fußrücken einschließlich Großzehe
S 1	12. Brustwirbel	Unterschenkel dorsal, lateraler Fußrücken einschließlich Kleinzehe
S 4–S 5 Co 1	bis 1./2. Lendenwirbel	Rima ani

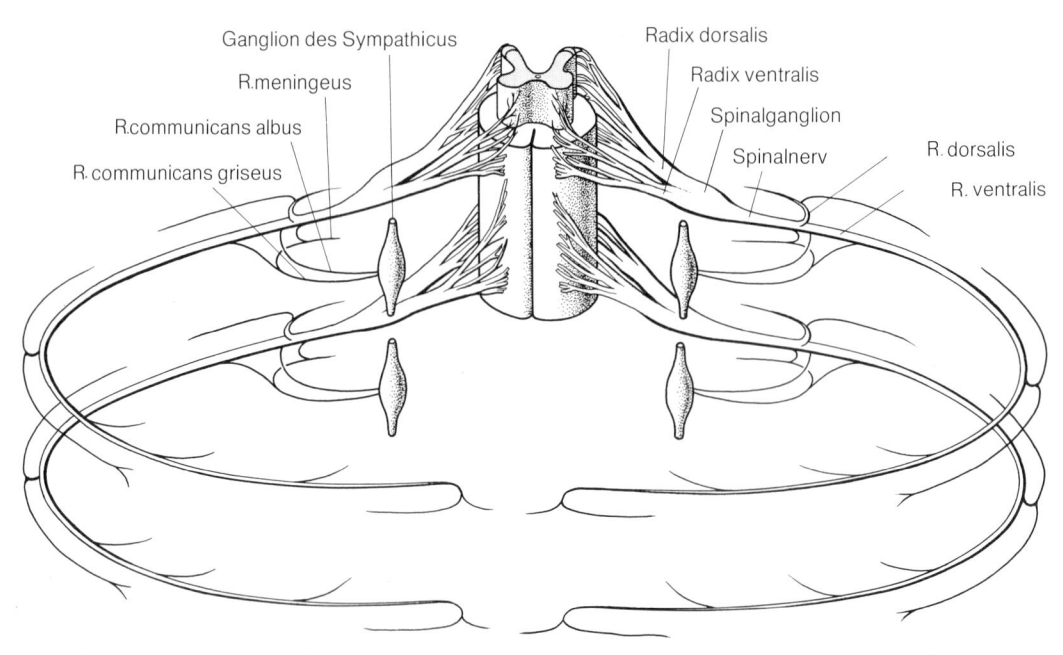

Abb. 424. Der Spinalnerv ist mit einem Baum zu vergleichen. Die dorsale und ventrale Wurzel (Radix dorsalis und Radix ventralis) vereinigen sich zu einem Stamm (Spinalnerv), der sich in mehrere Äste aufteilt: R. ventralis, R. dorsalis, Rr. communicantes albus et griseus und R. meningeus

len und in eine Gruppe **kleiner visceroafferenter D-Zellen** einteilen.

Außerdem sollen im Spinalganglion noch **multipolare Nervenzellen** vorkommen, denen *vegetative* Funktionen und Aufgaben als *Schaltzellen* zugeschrieben werden.

Im Spinalganglion findet man außerdem *markreiche, markarme und marklose Nervenfasern,* einzeln oder in Bündeln. Die neuronalen Elemente sind von einer Bindegewebskapsel umgeben.

2. Die Aufzweigung der Spinalnerven

Der Spinalnerv ist bis zu seiner ersten Aufzweigung etwa 1 cm lang und liegt im Zwischenwirbelkanal. Er teilt sich in vier Äste auf (Abb. **424**):

– **Der ventrale Ast, Ramus ventralis,** verläuft als stärkster Zweig zur lateralen und ventralen Rumpfwand, die er sensibel und motorisch versorgt. Da sich Extremitäten phylogenetisch aus der ventralen Rumpfwand entwickelten, „nahmen" die Extremitätenmuskeln, die sich im Laufe der Stammesgeschichte nach dorsal verlagerten, ihre Rr. ventrales „mit".

– **Der dorsale Ast, Ramus dorsalis,** zieht als sensibel-motorisch gemischter Zweig zum Rücken und versorgt die Haut des Rückens und die tiefe oder autochthone Rückenmuskulatur.

– **Die Verbindungsäste, Rami communicantes albus et griseus,** enthalten zwei verschiedene Axone, die visceroafferent und visceroefferent das Rückenmark mit den Eingeweiden verbinden.

Die ***visceroafferent leitenden Axone*** verlaufen von den Eingeweiden als vegetative Fasern über Rr. communicantes, Spinalnerv, Spinalganglion und dorsale Wurzel zum Rückenmark. Im Spinalganglion liegt die D-Zelle, deren Axon von den Eingeweiden zur Nervenzelle von der Signalübertragung her als Dendrit und deren Axon zum Rückenmark hin als Neurit bezeichnet werden muß.

Die ***visceroefferente Leitung des Sympathicus*** ist prinzipiell aus zwei hintereinandergeschalteten Neuronen aufgebaut. Das *1. (zentrale) Neuron* liegt im Seitenhorn des Rückenmarks (C 8–L 2). Sein Neurit zieht über ventrale Wurzel, Spinalnerv, markscheidenhaltigen Verbindungsast *(R. communicans albus)* zu einem Ganglion des Sympathicus. In diesen vegetativen Ganglien liegt das 2. Neuron, an dem die präganglionäre Faser synaptisch endet. Vom *2. Neuron* zieht der postganglionäre Neurit marklos zu den Eingeweiden.

Eine andere Verbindung besteht von einer Gruppe der Neurone im Grenzstrang zu den Schweißdrüsen und den Blutgefäßen der Haut.

Tabelle 98. Merkmale der grauen und weißen Substanz des Rückenmarks in verschiedener Segmenthöhe

	Cervicalsegmente C 1–C 8	Thorakalsegmente Th 1–Th 12	Lumbalsegmente L 1–L 5	Sacralsegmente S 1–S 5
Graue Substanz	besonders reichlich in der Intumescentia cervicalis	schmächtig H-Form	besonders reichlich in der Intumescentia lumbalis	nach caudal hin spärlich
Vorderhorn	dick	schlank	dick	dick
weiße Substanz	sehr reichlich	reichlich	wenig	noch weniger

Dabei ziehen die marklosen Fasern zunächst rückläufig als *Rr. communicantes grisei* zu den Ästen der Spinalnerven.
– **Ein sensibler Ast zu den Rückenmarkshäuten, Ramus meningeus,** läuft wieder in den Wirbelkanal zurück und versorgt die Rückenmarkshäute.

VI. Bauplan des Rückenmarks

In den Spinalnerven und ihren Zweigen verlaufen in der Regel *somatoafferente (exteroceptive und proprioceptive), visceroafferente, visceroefferente* und *somatoefferente* Nervenfasern gemischt nebeneinander. Im Rückenmark liegen die signalverarbeitenden Elemente nach der Funktion getrennt in verschiedenen Kernsäulen.

In Rückenmarksquerschnitten erkennt man die Verdickungen der **grauen Substanz** im Bereich der *Intumescentiae cervicalis et lumbalis*. Die *Schmetterlingsfigur* ist in den Segmenten vergrößert, deren versorgendes Gebiet (Extremitäten) während der Evolution ausgeweitet wurde. Die *Seitenhörner* sind nur in den Thorakalsegmenten und im angrenzenden Cervical- und Lumbalmark (C 8–L 2) sowie in den Sacralsegmenten S 2–S 4 ausgebildet.

Die **weiße Substanz** nimmt in ihrer absoluten Fläche pro Querschnitt von caudal nach cranial zu, weil jedes Rückenmarkssegment mit dem Hirn in afferenter und efferenter Richtung verbunden ist und sich deshalb die Zahl der Faserbündel von Rückenmarkssegment zu Rückenmarkssegment in cranialer Richtung aufsummiert. Besonders deutlich ist dies an den *Hintersträngen* des Halsmarks zu sehen, weil dort der Hinterstrang durch ein *Septum cervicale intermedium* geteilt wird. Medial vom Septum liegt der *Fasciculus gracilis [Goll]*, lateral der *Fasciculus cuneatus [Burdach]*. Der *Fasciculus gracilis* erhält seine Afferenzen von der unteren Rumpfhälfte und den Beinen, der *Fasciculus cuneatus* von der oberen Rumpfhälfte und den Armen. In den Hintersträngen des Lumbalmarks finden sich entsprechend nur Faserbündel, die dem *Fasciculus gracilis* zuzuordnen sind.

An diesen Merkmalen kann man die Querschnittshöhe des Rückenmarks im histologischen Schnitt abschätzen (Tabelle 98).

VII. Feinbau der grauen Substanz

Die graue Substanz des Rückenmarks besteht aus
– *Nervenzellen mit Dendriten und Neuriten,*
– *Kollateralen und Endstrecken von Nervenfasern,* deren Perikarya in den Spinalganglien oder im Hirn liegen,
– *Gliazellen* und
– *Blutgefäßen.*

Mit der Oberfläche eines spinalen Neurons können bis zu 1000 Synapsen verbunden sein. Die Neuriten der spinalen Neurone erhalten nach einem Anfangsabschnitt eine Markscheide oder bleiben marklos.

1. Nervenzellen

Die spinalen Nervenzellen werden nach ihrer neuronalen Verknüpfung mit anderen Nervenzellen oder bestimmten Effektoren klassifiziert.

Die Neurone des **Eigenapparates des Rückenmarks** sind mit anderen Nervenzellen des Rückenmarks synaptisch verbunden und dienen der Vermittlung von spinalen Reflexen und Automatismen.

Der neuronale **Verbindungsapparat des Rückenmarks** besteht aus langen auf- und absteigenden Faserzügen, die Signale zum Hirn leiten oder Befehle vom Hirn dem Rückenmark zuführen.

Die spinalen Nervenzellen werden nach dem Ziel ihrer Neuriten eingeteilt:
Wurzelzellen, Binnenzellen und Strangzellen.

Wurzelzellen

Die Neuriten der Wurzelzellen verlassen das Rückenmark über die ventralen Wurzeln in Richtung zum Spinalnerv. Zu diesen Neuronen, die mit Effectoren verbunden sind, gehören auf jeder Seite etwa 200 000 somatoefferente Vorderhornzellen und außerdem visceroefferente Nervenzellen in den Seitenhörnern. Im einzelnen sind folgende Neuronenarten besonders zu erwähnen:

– **Große Vorderhornzelle (α-Motoneuron).** Der Neurit endet mit motorischen Endplatten (S. 66) an quergestreiften Muskelfasern. Die von einem α-Motoneuron innervierte Gruppe von Muskelfasern bezeichnet man als eine *motorische Einheit*.

– **Kleine Vorderhornzelle (γ-Motoneuron).** Der Neurit versorgt die *intrafusalen Muskelfasern* einer Muskelspindel und regelt ihre Spannung.

– **Sympathicus-Nervenzellen.** Sie liegen in den Seitenhörnern der Rückenmarkssegmente C 8–L 2. Ihre Axone enden in vegetativen Ganglien. Sie haben visceromotorische und viscerosekretorische Aufgaben.

– **Parasympathicus-Nervenzellen.** Sie befinden sich in den Seitenhörnern der Rückenmarkssegmente S 2–S 4. Auch diese Axone ziehen zu vegetativen Ganglien und stehen im Dienste der Visceromotorik und Viscerosekretion.

Binnenzellen

Sie bleiben mit ihren Fortsätzen innerhalb der grauen Substanz und verbinden sich mit anderen Neuronen auf der gleichen Seite (ipsilateral) oder auf der Gegenseite (contralateral). Daher stammt auch ihre Bezeichnung **Interneurone**. Neurophysiologisch konnten meistens *hemmende* Funktionen der Binnenzellen nachgewiesen werden. Die Neuriten der Interneurone können mit ihren Synapsen an Dendriten oder an Perikaryen enden. Sie hemmen dann postsynaptisch.

Renshaw-Zellen. Eine besondere Gruppe der Binnenzellen sind die Renshaw-Zellen. Sie erhalten Synapsen aus einer Kollateralen, die noch innerhalb der grauen Substanz von einem Axon eines α-Motoneurons abbiegt. Der Neurit der Renshaw-Zelle erreicht mit seinen inhibitorischen Synapsen dasselbe α-Motoneuron. Durch diese recurrente Hemmung kann bei Muskelinnervation die Aktivität eines Motoneurons geregelt werden *(Feed back-Mechanismus)*.

Interneurone können auch **axoaxonal** mit einer anderen Synapse verbunden sein und die Ausschüttung der Transmittersubstanz hemmen *(präsynaptische Hemmung)*. Die **Schaltzellen**, eine Gruppe der Binnenzellen, bleiben mit ihren Fortsätzen im gleichen Segment. Alle Binnenzellen gehören zum Eigenapparat des Rückenmarks.

Strangzellen

Die Strangzellen liegen im Hinterhorn. Ihre Neuriten bilden in der weißen Substanz „Stränge", d. h. *Leitungsbahnen*. Die Strangzellen erhalten ihre Afferenzen von den pseudounipolaren Nervenzellen der Spinalganglien und sind dem Eigenapparat oder dem Verbindungsapparat zuzuordnen. Eine Gruppe der Strangzellen leitet die Nervenimpulse über die *Grundbündel, Fasciculi proprii*, über das *ovale Bündel* und über das *Schultzesche Komma* weiter zu höheren und tieferen Abschnitten des Rückenmarks (Abb. 425) und gehört deshalb zum Eigenapparat des Rückenmarks. Dabei können die Fasern auf der gleichen Seite bleiben *(Assoziationsfasern)* oder zur Gegenseite ziehen *(Commissurenfasern)*.

In den Brustsegmenten formt eine andere Gruppe von Strangzellen die *Stilling-Clarkesche Säule (Nucleus thoracicus)*. Ihre Axone bilden im Seitenstrang eine Bahn zum Kleinhirn, den *Tractus spinocerebellaris posterior*. Diese Strangzellen gehören zum *Verbindungsapparat* des Rückenmarks.

2. Cytoarchitektonik

In der grauen Substanz werden *9 Schichten* beschrieben, deren einzelne Laminae im Transversalschnitt von dorsal nach ventral durchnumeriert werden und die hier nur vereinfacht dargestellt werden können.

In den **Laminae I – VI** der Hintersäulen liegen Nervenzellen mit *somatoafferenten und visceroafferenten* Funktionen. Die Perikarya dieser Nervenzellen sind meistens klein bis höchstens mittelgroß. Lamina I setzt sich nur undeutlich mit sehr kleinen Nervenzellen gegen die weiße Substanz ab. Lamina II besitzt viele Gliazellen und kleine Nervenzellen. Sie liegt in der *Substantia gelatinosa* (Abb. 418), die im gesamten Rückenmark vorkommt und am deutlichsten im Lumbalmark zu erkennen ist.

Lamina VII enthält die mittelgroßen Neurone des *Nucleus thoracicus* in den Brustsegmenten. Außerdem liegen ventral in der Lamina VII die Renshaw-Zellen.

Lamina VIII weist viele *Interneurone* auf, die in motorische Funktionssysteme zwischen supraspinalen Zentren und den Motoneuronen zwischengeschaltet sind.

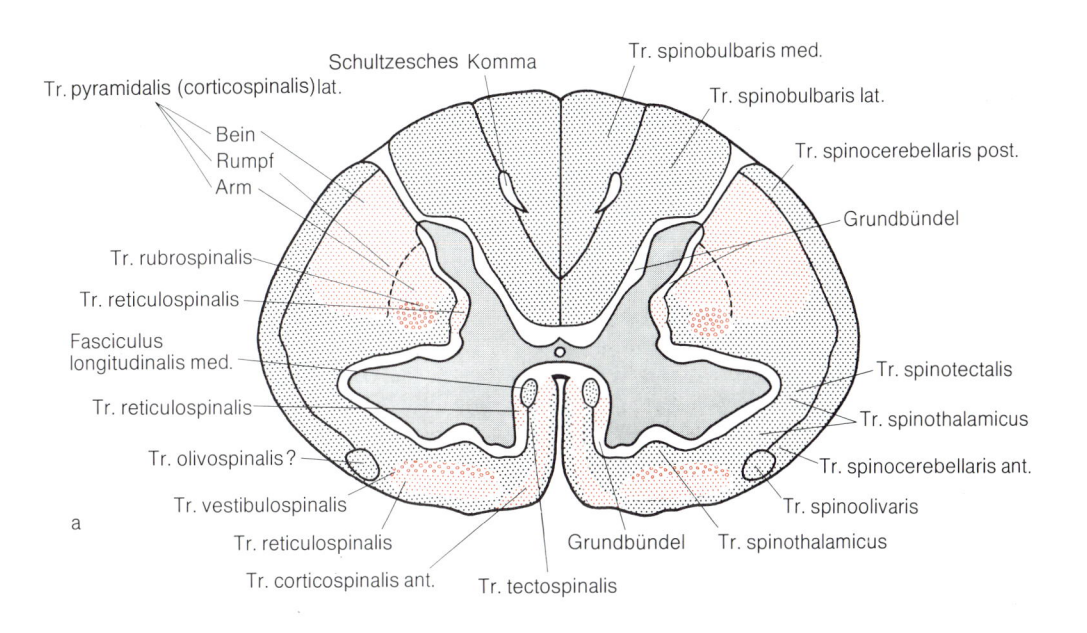

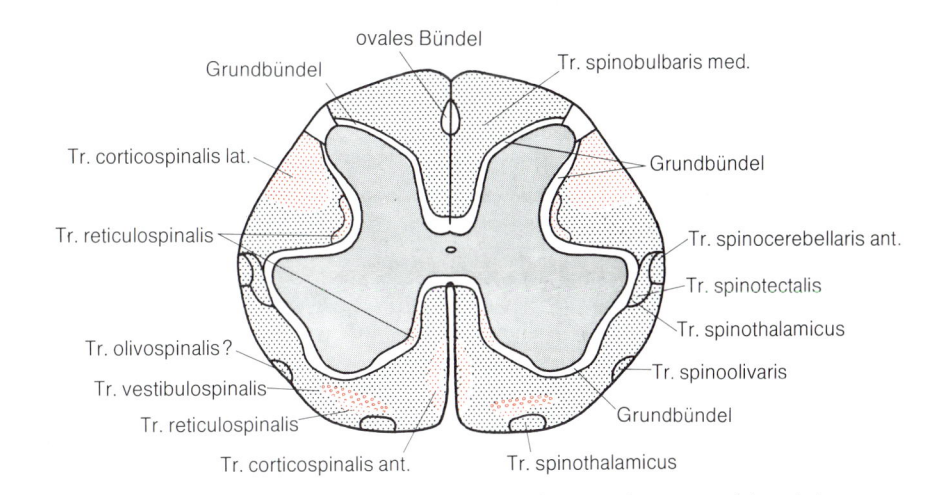

Abb. 425 a u. b. Querschnitte durch das Rückenmark in Höhe der oberen Halssegmente (a) und der unteren Lumbalsegmente (b). (Nach Crosby et al., 1962)

Lamina IX enthält die somatoefferenten Wurzelzellen (α-Motoneurone und γ-Motoneurone).

VIII. Feinbau der weißen Substanz

Die weiße Substanz des Rückenmarks besteht aus **markscheidenhaltigen (A- und B-Fasern)** und aus **markscheidenlosen (C-Fasern)** Axonen, **Gliazellen** und **Blutgefäßen.** Die meisten Axone verlaufen in Längsrichtung des Rückenmarks.

Im Bereich der Eintrittsstelle der Fila radicularia der Hinterwurzeln erkennt man in Transversalschnitten durch das Rückenmark Nervenfasern, die gebündelt in die *Hinterhörner* einstrahlen. Durch die **Hinterwurzeln** treten auf einer Seite insgesamt etwa eine Million Axone in das Rückenmark ein. Zwischen den einzelnen

Segmenten bestehen erhebliche Unterschiede. In der Hinterwurzel des Segments C 8 findet man etwa 60000, in der des Segments Th 4 etwa 20000 Axone. Die Axone der Hinterwurzeln können mit Neuronen im Rückenmark synaptisch in Verbindung treten oder in die Hinterstränge einbiegen und zum Hirn aufsteigen. Viele Axone gabeln sich und ziehen mit einer Kollateralen zu einem Motoneuron und mit der anderen Kollateralen zum Hirn.

Die Neuriten der Motoneurone, Parasympathicusneurone und Sympathicusneurone ziehen fächerförmig aus den *Vorderhörnern,* durchlaufen in schräger Richtung die weiße Substanz und vereinigen sich ventrolateral zu den **Vorderwurzeln.** Auf jeder Seite verlassen etwa 200000 Axone über die Vorderwurzeln das Rückenmark. Das Verhältnis von den Axonen der dorsalen Wurzeln (somato- und visceroafferente Fasern) zu denen der ventralen Wurzeln (viscero- und somatoefferente Fasern) liegt demnach bei etwa 5:1.

Innerhalb der Hinter-, Seiten- und Vorderstränge liegen Bündel, **Tractus,** die bestimmte Neuronenpopulationen miteinander verbinden. Die Zusammensetzung der Termini technici, beispielsweise Tractus spinothalamicus, läßt die Herkunft (Medulla spinalis) und das Ziel (Thalamus) dieser Bahn erkennen.

Die einzelnen Bahnen sind nicht durch besondere Bindegewebshüllen gegeneinander abgeteilt. Die **Histotopographie** der einzelnen Bahnen wurde durch ontogenetische, pathologisch-anatomische und tierexperimentelle Studien erforscht.

Während der *Myelogenese* (S. 580) erhalten die neencephalen Bahnen (Tractus corticospinalis, S. 652) später als andere Bahnen ihre *Markscheiden.* Auf diesem Wege kann man einzelne Bahnen in Serienschnitten verfolgen und identifizieren. Bei lokalisiert gesetzten Schäden an einzelnen Neuronengruppen kann man nach mehreren Tagen an Markscheidendegenerationen die dazugehörenden Fasern in Serienschnitten erkennen.

Wie die Neurone des Rückenmarks teilt man entsprechend die Faserbahnen der weißen Substanz in **Systeme des Eigenapparates** und **des Verbindungsapparates** ein. Bahnen für spinale Reflexe und spinale Automatismen gehören zum Eigenapparat des Rückenmarks. Bahnen, deren Axone zu supraspinalen Zentren aufsteigen oder vom Hirn ins Rückenmark absteigen, sind dem Verbindungsapparat zuzuordnen.

IX. Leitungswege der spinalen Reflexe

1. Faserbahnen des Eigenapparates

Faserbahnen des Eigenapparates verlaufen vorwiegend an der Grenzzone zwischen grauer und weißer Substanz und werden wegen ihrer Topographie **Grundbündel, Fasciculi proprii,** des Hinter-, des Seiten- und des Vorderstranges genannt. Die Perikarya dieser Axone sind meistens Strangzellen, die spinospinale Verbindungen zwischen ein bis zwei Segmenten herstellen.

Innerhalb der weißen Substanz der Hinterstränge liegt median das **ovale Bündel** (Abb. **425b**). Das **Schultzesche Komma** befindet sich an der Grenze zwischen Gollschem und Burdachschem Strang (Abb. **425a**). Das ovale Bündel und das Schultzesche Komma gehören auch zum Eigenapparat des Rückenmarks.

2. Spinale Reflexe

Man unterscheidet **Eigenreflexe** und **Fremdreflexe** (Tabelle 99).

Tabelle 99. Merkmale der Eigenreflexe und der Fremdreflexe

	Eigenreflexe	Fremdreflexe
Zahl der Neurone	2 Neurone	mehr als 2 Neurone
Zahl der Synapsen	monosynaptisch	polysynaptisch
Receptoren	Auslösung durch Dehnung der Muskelspindeln proprioceptiv	Auslösung durch Reizung der Hautreceptoren exteroceptiv
Reaktion	gleichförmige Reaktion	verschiedenartige Reaktionsabläufe
Reflexzeit	kurz (10–20 msec) konstant	lang (40–180 msec) abhängig von Reizzeit und Reizstärke
Ermüdbarkeit	sehr gering	ausgeprägt
Ausbreitungstendenz	keine	mit Zunahme der Reizstärke Ausbreitung auf weitere Muskelgruppen

Rückenmark

Klinischer Hinweis. Die spinalen Reflexe sind für die Kliniker „Indikatoren", um die Funktionstüchtigkeit bestimmter neuronaler Spinalsegmente zu testen. Aus der Tabelle 100 geht hervor, daß mit den angeführten Reflexen viele, aber nicht alle Rückenmarkssegmente geprüft werden können. *Der Vergleich des gleichen Reflexes auf der rechten und linken Seite ist immer notwendig* und weist oft früh auf monolaterale Schäden hin. Alle in der Tabelle aufgeführten Reflexe können ausgelöst werden, wenn die mit den Spinalsegmenten zusammenarbeitenden Neurone intakt sind. Die Reflexe können beeinträchtigt sein, wenn die Verbindungen zu den höheren Nervenzentren noch nicht voll funktionsfähig oder gestört sind.

Tabelle 100. Klinisch wichtige spinale Eigen- und Fremdreflexe

Neuronales Spinalsegment	Reflex	Abkürzung	Reflexauslösung	Erfolgsorgan	Reflexart	Afferenter Schenkel	Efferenter Schenkel
C 5–C 6	Bicepsreflex	BSR	Schlag auf Bicepssehne	M. biceps brachii	Eigenreflex	N. musculo-cutanaeus (S. 236)	
C 5–C 6	Radiusperiostreflex	RPR	Schlag auf den Radius proximal des Proc. styloideus	M. brachioradialis, M. brachialis, M. biceps brachii	Eigenreflex	N. radialis (S. 241) N. musculo-cutanaeus (S. 236)	
C 6–C 8	Tricepsreflex	TSR	Schlag auf Tricepssehne	M. triceps brachii	Eigenreflex	N. radialis (S. 241)	
Th 8–Th 12, L 1	Bauchhautreflex	BHR	Bestreichen der Bauchhaut	Bauchmuskulatur	Fremdreflex	Nn. intercostales 8–11 N. subcostalis N. iliohypogastricus N. ilioinguinalis	
L 1–L 2	Cremasterreflex	CR	Bestreichen der Haut an der Innenseite des Oberschenkels	M. cremaster (Hebung des Hodens)	Fremdreflex	R. femoralis und R. genitalis des N. genitofemoralis	
L 2–L 4	Patellarsehnenreflex (Quadricepsreflex)	PSR	Schlag auf Lig. patellae	M. quadriceps femoris	Eigenreflex	N. femoralis (S. 289)	
L 5, S 1–S 2	Achillessehnenreflex (Suralreflex)	ASR	Schlag auf Achillessehne	M. triceps surae	Eigenreflex	N. tibialis (S. 290)	
S 1–S 2	Plantarreflex (Fußsohlenreflex)		Bestreichen des äußeren Fußsohlenrandes	Beuger der 2.–5. Zehe	Fremdreflex	Nn. plantares n. tibialis (S. 290)	N. tibialis
S 3–S 5	Analreflex		Bestreichen der Analregion mit Holzstäbchen	M. sphincter ani ext.	Fremdreflex	Nn. anococcygei	N. pudendus

Beim **Säugling** findet man bei Bestreichen des äußeren Fußrandes *(Fußsohlenreflex)* keine Plantarflexion, sondern eine *Dorsalflexion der großen Zehe.* In diesem Alter ist die Pyramidenbahn noch nicht ausgereift und damit ein wahrscheinlich phylogenetisch älterer Reflex von der Neuhirnbahn (noch) nicht „unterdrückt". Fällt im späteren Leben durch krankhafte Prozesse die Pyramidenbahn aus, tritt die Dorsalflexion der Großzehe bei Bestreichen des lateralen Fußrandes wieder auf **(Babinski-Phänomen).**

In den Tabellen 101 a–c werden die segmentale und die periphere Innervation der Skeletmuskeln systematisch zusammengefaßt. Bei klinischen Ausfällen im Muskelapparat kann man aus dieser Darstellung die segmentale Höhe einer Rückenmarksläsion entnehmen. Der Inhalt dieser Tabellen sollte nicht auswendig gelernt werden, sondern das Bauprinzip sollte verstanden werden.

Tabelle 101 a. Segmentale und periphere Innervation der Muskeln, die für die Klinik segmentaler Ausfälle relevant sind (C 1–Th 1)

C 1	C 2	C 3	C 4	C 5	C 6	C 7	C 8	Th 1	Periphere Innervation	Muskel
●	●	●	●						N. accessorius et N. occipitalis min.	M. trapezius
		●	●	●					N. phrenicus	Diaphragma
		●	●	●					N. dorsalis scapulae	M. levator scapulae
			●	●					N. dorsalis scapulae	Mm. rhomboidei
				●	●				N. suprascapularis	M. supraspinatus
				●	●				N. suprascapularis (manchmal auch N. axillaris)	M. infraspinatus
				●	●				N. axillaris	M. deltoideus
				●	●				N. axillaris	M. teres min.
				●	●				N. musculocutaneus (manchmal auch N. medianus)	M. biceps brachii
				●	●				N. musculocutaneus	M. brachialis
				●	●				N. radialis	M. brachioradialis
				●	●				N. radialis	M. supinator
				●	●	●			N. thoracicus longus	M. serratus ant.
				●	●	●	●		Nn. pectorales med. et lat. (manchmal auch N. axillaris)	M. pectoralis maj.
					●	●			N. subscapularis	M. teres maj.
					●	●			N. musculocutaneus	M. coracobrachialis
					●	●			N. medianus	M. pronator teres
					●	●			N. radialis	M. extensor carpi radialis longus et brevis
					●	●	●		N. thoracodorsalis	M. latissimus dorsi
					●	●	●		N. radialis	M. triceps brachii
					●	●	●		N. radialis	M. extensor digitorum
					●	●	●		N. medianus	M. flexor carpi radialis
						●	●		N. radialis	M. abductor pollicis longus
						●	●		N. radialis	M. extensor carpi ulnaris

Fortsetzung Tabelle 101a. Segmentale und periphere Innervation der Muskeln, die für die Klinik segmentaler Ausfälle relevant sind (C 1–Th 1)

C 1	C 2	C 3	C 4	C 5	C 6	C 7	C 8	Th 1	Periphere Innervation	Muskel
						■	■		N. radialis	M. extensor pollicis longus
						■	■		N. radialis	M. extensor digiti minimi
						■	■		N. ulnaris	M. flexor carpi ulnaris
						■	■		N. medianus	M. flexor digitorum superf.
						■			N. radialis	M. extensor indicis
						■	■		N. radialis	M. extensor pollicis brevis
						■	■		N. medianus	M. palmaris longus
						■	■		N. medianus	M. flexor pollicis longus
						■	■		N. medianus	M. pronator quadratus
						■	■		N. medianus et N. ulnaris	M. flexor digitorum prof.
						■	■		N. medianus	M. opponens pollicis
						■	■		N. medianus	M. flexor pollicis brevis, oberflächlicher Kopf
							■	■	N. medianus	M. abductor pollicis brevis
							■	■	N. medianus	Mm. lumbricales 1. 2.
							■	■	N. ulnaris	Mm. lumbricales 3. 4.
							■	■	N. ulnaris	Mm. interossei
							■	■	N. ulnaris	M. adductor pollicis
							■	■	N. ulnaris	alle Kleinfingerballenmuskeln

Tabelle 101b. Segmentale und periphere Innervation der Muskeln, die für die Klinik segmentaler Ausfälle relevant sind (Th 1–L 2)

Th 1	2	3	4	5	6	7	8	9	10	11	12	L 1	L 2	Periphere Innervation	Muskel
■	■	■	■	■	■	■	■	■	■	■	■			Nn. intercostales 1–12	Mm. intercostales externi et interni
				■	■	■	■	■	■	■	■			Nn. intercostales 5–12	M. obliquus ext. abdominis
				■	■	■	■	■	■	■	■			Nn. intercostales 5–12	M. rectus abdominis
			■	■	■	■	■	■	■	■	■	■		Nn. intercostales 6–12 N. iliohypogastricus, N. ilioinguinalis	M. transversus abdominis
							■	■	■	■	■	■		Nn. intercostales 8–12 N. iliohypogastricus, N. ilioinguinalis	M. obliquus int. abdominis
											■	■		N. genitofemoralis	M. cremaster

Tabelle 101c. Segmentale und periphere Innervation der Muskeln, die für die Klinik segmentaler Ausfälle relevant sind (Th 12–S 5)

Th12	L1	L2	L3	L4	L5	S1	S2	S3	S4	S5	Periphere Innervation	Muskel
X	X	X	X								Plexus lumbalis direkt et N. femoralis	M. iliopsoas
	X	X	X								N. femoralis	M. sartorius
		X	X								N. obturatorius	M. gracilis
		X	X	X							N. obturatorius et N. femoralis	M. adductor longus
		X	X	X							N. femoralis	M. quadriceps femoris
			X	X	X						N. obturatorius et N. tibialis	M. adductor magnus
				X	X						N. peroneus. prof.	M. tibialis ant.
				X	X	X					N. gluteus sup.	M. tensor fasciae latae
				X	X	X					N. tibialis	M. tibialis post.
				X	X	X					N. tibialis	M. popliteus
				X	X	X					N. tibialis	M. plantaris
				X	X	X					N. gluteus sup.	M. gluteus medius
				X	X	X					N. gluteus sup.	M. gluteus minimus
					X	X					N. peroneus prof.	M. extensor hallucis longus
					X	X					N. peroneus prof.	M. extensor digitorum longus
					X	X					N. peroneus superf.	M. peroneus longus

X. Aufsteigende und absteigende Leitungswege zwischen Rückenmark und supraspinalen Zentren

Die Leitungswege im Zentralnervensystem werden so beschrieben, als seien die Neurone linear angeordnete Ketten ohne Verzweigungen. Tatsächlich findet man besonders mit Hilfe der *Golgi-Darstellung* und der *Elektronenmikroskopie* häufig, daß sich der Endast eines Axons verzweigt und sich mit mehreren Folgeneuronen verbindet. Diese *Divergenz* tritt an verschiedenen Stellen des Verbindungsapparats des Rückenmarks auf. An anderen Stellen läßt sich durch Vergleich der Anzahl der Neurone in zwei hintereinander angeordneten Neuronenpopulationen feststellen, daß die Neuronenanzahl abnimmt, und daß mehrere periphere Neurone auf ein zentrales Neuron konvergieren *(Konvergenz)*.

Weiterhin ist die Wirklichkeit komplizierter als ein Schaltbild. Durch Ableitungen an Einzelneuronen wurden *erregende und hemmende Synapsen* nachgewiesen. Mit den synaptischen Eigenschaften einer Bahnung und Hemmung wird vor allem die Filterung von Signalen im Zentralnervensystem durchgeführt. Nur ein Bruchteil der afferenten Signale, die ständig in den Receptoren der Haut ausgelöst werden, erreicht die Großhirnrinde, wie im Tierexperiment nachgewiesen werden konnte.

1. Aufsteigende Bahnen

Die aufsteigenden Bahnen des Rückenmarks liegen im wesentlichen in den *Hintersträngen* und

Fortsetzung Tabelle 101 c. Segmentale und periphere Innervation der Muskeln, die für die Klinik segmentaler Ausfälle relevant sind (Th 12–S 5)

Th12	L1	L2	L3	L4	L5	S1	S2	S3	S4	S5	Periphere Innervation	Muskel
					■	■					N. peroneus superf.	M. peroneus brevis
					■	■	■				N. gluteus inf.	M. gluteus max.
					■	■	■				N. tibialis	M. semimembranosus
					■	■	■				N. tibialis	M. semitendinosus
					■	■	■				N. ischiadicus	M. biceps femoris
					■	■	■				N. plantaris med.	M. abductor hallucis
					■	■	■				N. plantaris med.	M. flexor digitorum brevis
					■	■	■				N. plantaris med.	M. flexor hallucis brevis
					■	■	■				N. plantaris med. et lat.	Mm. lumbricales
					■	■	■				N. tibialis	M. triceps surae
						■	■				N. tibialis	M. flexor digitorum longus
						■	■				N. tibialis	M. flexor hallucis longus
					■	■	■				N. plantaris lat.	M. quadratus plantae
					■	■	■				N. plantaris lat.	M. flexor digiti minimi brevis
					■	■	■				N. plantaris lat.	M. abductor digiti minimi
					■	■	■				N. plantaris lat.	Mm. interossei dorsales et plantares
								■	■		N. pudendus	M. sphincter urethrae
									■		N. pudendus	M. sphincter ani ext.
									■	■	N. pudendus	M. levator ani

in den *äußeren Partien der Seitenstränge*. Diese afferenten Bahnen erreichen über eine meistens dezimeterlange Distanz Neuronensysteme im Hirn. Die hier vereinfacht dargestellten Schaltpläne reichen aus, um die meisten neurologischen Symptome zu erklären. Mit klinischen Hinweisen soll dies exemplarisch demonstriert werden. Erst aus der Kenntnis der räumlichen Anordnung neuronaler Verschaltungen ergibt sich, an welchem Ort und mit welcher Symptomatik die Funktionsketten bei neurologischen Erkrankungen unterbrochen sind.

Tractus spinobulbaris

Der Tractus spinobulbaris liegt im Hinterstrang (Abb. **425**) und wird deshalb etwas ungenau *Hinterstrangbahn* genannt, obwohl dort noch Bahnen des Eigenapparates (S. 590) verlaufen. Die Somatoafferenz wird von zwei Neuronenpopulationen übernommen:

Exteroceptiver Anteil. Der Dendrit des 1. Neurons dieses Teils des Tractus spinobulbaris beginnt in den **Mechanoreceptoren der äußeren Haut,** wie beispielsweise den *Meissnerschen Tastkörperchen*. Dieser Dendrit verläuft in einem peripheren Nerven zum Perikaryon einer großen A-Nervenzelle im Spinalganglion. Der von diesem Perikaryon ausgehende Neurit gabelt sich nach Durchlaufen der Hinterwurzel im Hinterstrang in einen kurzen und einen langen Ast. Der *kurze Ast* zieht zu einem Motoneuron der grauen Substanz des Rückenmarks. Der *lange Ast* steigt in den Hintersträngen ipsilateral zur *Medulla oblongata* (alter Begriff: Bulbus spinalis) hirnwärts. Mit diesem **mechanosensiblen** System lassen sich *feine Berührungen* wahrnehmen.

Proprioceptiver Anteil. Die Dendriten der 1. Neurone beginnen in **Muskelspindeln, Sehnenorganen, Vater Pacinischen Körperchen** oder receptorischen Verzweigungen in der **Gelenkkapsel**. Die dazugehörigen Perikarya sind ebenfalls pseudounipolare Nervenzellen im Spinalganglion, die ihre Neuriten über die Hinterwurzeln in den Tractus spinobulbaris des Hinterstranges senden. Dieses System leitet dem Zentralorgan Signale für die Informationsverarbeitung zu, wie der *Bewegungsapparat im Raum orientiert* ist. Über die Vater Pacinischen Körperchen differenziert es *Vibrationen*. Diese proprioceptiven Leistungen werden als **Tiefensensibilität** zusammengefaßt.

In den Hintersträngen sind die somatoafferenten Axone des Tractus spinobulbaris **somatotop** geordnet, d. h. die neu hinzukommenden Fasern lagern sich schichtweise von der grauen Substanz her den schon vorhandenen Axonen an. Die Fasern aus dem Somitenmaterial S 5 liegen am weitesten dorsomedial. Ventrolateral legen sich streifenförmig die Fasern aus S 4, S 3, S 2 usw. in der segmentalen Reihenfolge an.

In den Hintersträngen trennt in cervicaler Höhe ein *Septum cervicale intermedium* die Axone aus der unteren Körperhälfte und dem Thorakalbereich (S 5–Th 1) von den Axonen aus den cervicalen Dermatomen und Myotomen (C 8–C 1). Der mediale Teil ist der **Fasciculus gracilis oder Gollscher Strang** *[Tractus spinobulbaris medialis]*. Der laterale Teil wird **Fasciculus cuneatus oder Burdachscher Strang** *[Tractus spinobulbaris lateralis]* genannt. Beide Teile erreichen die *Medulla oblongata*. Der Fasciculus gracilis wird im **Nucleus gracilis,** der Fasciculus cuneatus wird im **Nucleus cuneatus** auf das 2. Neuron umgeschaltet.

Das *2. Neuron* kreuzt als **Lemniscus medialis** zur anderen Seite und endet im dorsalen Thalamus (*Tractus bulbothalamicus*, S. 614). Das *3. Neuron* zieht als **Tractus thalamocorticalis** zur **Großhirnrinde (Areae 3, 1, 2).**

Klinischer Hinweis. Die Prüfung der Berührungssensibilität erfolgt bei geschlossenen Augen des Patienten (Ausschluß der optischen Kontrolle) durch vorsichtiges Berühren, z. B. mit einem Wattestäbchen. Die Unterscheidung von auf die Haut geschriebenen Buchstaben oder Zahlen gehört ebenfalls zur Sensibilitätsprüfung.

Das sensible System wird nach Beschreibung der cerebralen Zentren im Zusammenhang besprochen (S. 643).

Tractus spinothalamicus

Der Tractus spinothalamicus erhält Afferenzen von Rumpf und Extremitäten über Fasern von vier unterschiedlichen Neuronenpopulationen.

Die Dendriten dieser Neurone nehmen ihren Ursprung von:
– **Kältereceptoren**
– **Wärmereceptoren**
– **Schmerzreceptoren (Nociceptoren)**
– **Mechanoreceptoren.**

Die Perikarya aller dieser Neurone liegen in den Spinalganglien. Ihre Neuriten enden über die Hinterwurzeln und über die an der Spitze der Hintersäule gelegenen Endzone *(Zona terminalis)* an Strangzellen der Hinterhörner.

Bei den **nociceptiven Nervenzellen** gibt es große Neurone mit *dicken A-δ-Fasern* und einer schnellen Leitung von 20 m/sec und kleine Neurone mit *C-Fasern* und einer langsamen Leitung von 1 m/sec. Entsprechend *zweiphasisch* wird der Schmerz mit dem Bewußtsein wahrgenommen. Wenn man sich mit einer Nadel sticht, nimmt man zuerst einen kurzen, intensiven „ersten" Schmerz (wahrscheinlich über die A-δ-Fasern) und danach einen dumpferen, aber lang anhaltenden „zweiten" Schmerz (wahrscheinlich über die C-Fasern) wahr.

An den Synapsen zwischen dem 1. und 2. Neuron in den Hinterhörnern wurden *axoaxonale Synapsen* festgestellt, denen man nach neurophysiologischen Experimenten eine *präsynaptische Hemmung* zuspricht.

Der **Neurit des 2. Neurons** des Tractus spinothalamicus kreuzt über die **Commissura alba,** ventral vom Zentralkanal (Abb. **418**), auf die andere Seite und zieht im Vorderseitenstrang ohne Umschaltung zum **Thalamus.** Ein kleiner Teil von Fasern, der in unserer Darstellung (Abb. **457**) vernachlässigt wird, verläuft ungekreuzt zum Thalamus.

Die Bahnen aus den unterschiedlichen Segmenten nehmen eine **somatotope** Ordnung ein (Abb. **457**). Gleichgroße Hautflächen sind im Tractus spinothalamicus durch eine unterschiedliche Anzahl von Neuronen repräsentiert. Die Finger, besonders Zeigefinger und Daumen, werden von relativ vielen Schmerz- und Temperaturneuronen versorgt. Die Mechanosensibilität wird vom Tractus spinothalamicus nur undifferenziert weitergegeben.

Vom Thalamus aus erfolgt die weitere Projektion der Schmerz-, Temperatur- und mechanoreceptiven Signale auf die **Felder 3, 1, 2 der Großhirnrinde.**

Klinischer Hinweis. Wenn durch einen krankhaften Prozeß (z. B. durch die *Syringomyelie*) die Commissura alba ausgeschaltet wird, dann besteht noch eine ausreichende Wahrnehmung der Tiefen- und der Mechanosensibilität über die Fasciculi gracilis et cuneatus, während die Empfindung von Kälte, Wärme und Schmerz schwer beeinträchtigt oder aufgehoben ist *(dissoziierte Empfindungsstörung).*

Aufsteigende Kleinhirnbahnen
Unmittelbar zur Kleinhirnrinde ziehen zwei Bahnen, der *Tractus spinocerebellaris posterior (Flechsig)* und der *Tractus spinocerebellaris anterior (Gower)* (Abb. 425).

Tractus spinocerebellaris posterior
Das 1. Neuron des Tractus spinocerebellaris posterior beginnt wie beim Tractus spinobulbaris an den **Receptoren der Haut und des Bewegungsapparates.** Im Rückenmark endet jedoch das 1. Neuron des Tractus spinocerebellaris posterior im **Nucleus thoracicus** (Stilling-Clarke) an Strangzellen. Diese ziehen mit ihren Neuriten als Tractus spinocerebellaris posterior unter der dorsolateralen Oberfläche des Seitenstranges aufwärts, unmittelbar ventral vor Eintritt der Hinterwurzeln. In dieser Bahn sind die Fasern der Segmente *S 5 bis Th 1 somatotop* orientiert. Der Tractus spinocerebellaris posterior steigt aufwärts durch das Rückenmark, erreicht die Medulla oblongata und biegt durch den unteren Kleinhirnstiel, Pedunculus cerebellaris inferior, ins **Kleinhirn.**

Tractus spinocerebellaris anterior
Dieser Tractus erhält ebenfalls **exteroceptive und proprioceptive** Signale, vor allem von der **unteren Körperhälfte.** Das 1. Neuron verläuft außerhalb des Rückenmarks wie das der hinteren Kleinhirnbahn. Es endet im Rückenmark an **Strangzellen der Hinterhörner.** Das 2. Neuron kreuzt mit seinen Neuriten in der *Commissura alba* und zieht dicht an der Oberfläche des Seitenstranges ventral von der hinteren Kleinhirnbahn im Rückenmark aufwärts. Der Tractus spinocerebellaris anterior verläuft weiter rostral durch die Medulla oblongata, erreicht die Brücke, **Pons,** und zieht in einem Bogen rückläufig durch den oberen Kleinhirnstiel, *Pedunculus cerebellaris superior,* in das **Kleinhirn.** Im Kleinhirn kreuzt diese Bahn und endet schließlich *ipsilateral* in der Kleinhirnrinde. Ein kleiner Teil des Tr. spinocerebellaris anterior verläuft *ungekreuzt* und zieht durch den oberen Kleinhirnstiel zur Kleinhirnrinde.

Tractus spinoolivaris
Dieser Tractus beginnt außerhalb des Rückenmarks mit **proprioceptiven** Neuronen der Spinalganglien wie der Tractus spinobulbaris und der Tractus spinothalamicus. Das 2. Neuron liegt in den *Hinterhörnern.* Es kreuzt mit seinem Neuriten durch die Commissura alba zur anderen Seite, zieht im Seitenstrang in der **Helwegschen Dreikantenbahn** aufwärts (Abb. 425) und endet in der Medulla oblongata am **Nucleus olivaris.** Dieses Kerngebiet ist ein wichtiges Zentrum des extrapyramidalen Systems.

Von dort zieht ein 3. Neuron zur **Kleinhirnrinde.** Infolge der Kreuzungen des 2. Neurons erhält die Kleinhirnrinde Signale aus der contralateralen Körperhälfte.

Tractus spinotectalis
Er liegt in der Nähe des Tractus spinothalamicus und zieht längere Strecken mit ihm gemeinsam. Seine Neurone bilden den afferenten Teil einer Reflexbahn, die im *Colliculus superior* des *Tectum mesencephali* endet (Abb. 425).

2. Absteigende Bahnen

Die absteigenden Bahnen des Verbindungsapparates verlaufen im *Vorderseitenstrang.* Sie übermitteln Signale aus den motorischen oder vegetativen Zentren an den Eigenapparat des Rückenmarks. Im Folgenden wird zunächst nur die räumliche Ordnung der Bahnen im Rückenmark besprochen, da erst nach der genauen Darstellung der Ursprungsgebiete die Systeme als interneuronale Funktionseinheiten diskutiert werden können (S. 643).

Pyramidenbahn
Die Pyramidenbahn entspringt als corticospinale Komponente des pyramidalen Systems aus **Zellen der motorischen Areale der Großhirnrinde.** Ihre Axone ziehen durch den Hirnstamm abwärts und durchlaufen die *Pyramide* (daher der Name). Sie kreuzen zu 70–90% am Übergang zwischen Medulla oblongata und Rückenmark *(Decussatio pyramidum)* auf die andere Seite und verlaufen als Pyramidenseitenstrangbahn, **Tractus corticospinalis lateralis,** im dorsalen Teil des Seitenstranges medial anschließend an den Tractus spinocerebellaris posterior abwärts (Abb. 425).

Die Pyramidenseitenstrangbahn ist **somatotop** gegliedert. In den cervicalen Segmenten liegen ihre Axone für die cervicalen Motoneurone der oberen Extremität am weitesten medial, dann folgen schalenförmig nach außen die Axone für die thorakalen und sacralen Segmente (Abb. 425a). Nach caudal nimmt durch das ventromediale Ausscheren der corticospinalen Verbindungen für die einzelnen Segmente die Zahl der Axone der Pyramidenbahn ab. Sehr viele Axone versorgen die **Motoneurone für die Fingermuskeln,** besonders die des Daumens und die des Zeigefingers. Entsprechend fein kann das Bewegungsmuster für Daumen und Zeigefinger abgestuft werden. Die Pyramidenseitenstrangbahn endet meistens an **Interneuronen,** die zwischen Pyramidenbahn und α-Motoneurone zwischengeschaltet sind, oder direkt an den α-**Motoneuronen.**

Der ungekreuzte kleinere Anteil der Pyramidenbahn ist die Pyramidenvorderstrangbahn, **Tractus corticospinalis anterior** (Abb. 425). Sie zieht im Vorderstrang beiderseits neben der *Fissura mediana (anterior)* caudalwärts und endet nach Kreuzung in der entsprechenden Segmenthöhe ebenfalls direkt an α-**Motoneuronen** oder indirekt über Interneurone an α-Motoneuronen.

Bis auf wenige Ausnahmen kreuzen alle Axone der Tractus corticospinales lateralis et anterior auf die *contralaterale Seite.* Sie nehmen beim Menschen ca. 30% der weißen Substanz ein. In ihrer Gesamtheit vermittelt die Pyramidenbahn willkürliche Bewegungen.

Extrapyramidale Bahnen

Die extrapyramidalen Bahnen, die im Rückenmark liegen, entspringen **subcorticalen Kerngebieten** und wirken auf die unwillkürliche Motorik. Sie enden vorwiegend an den γ-**Motoneuronen** und beeinflussen den *Tonus der Skeletmuskeln.* Die gesamte extrapyramidale Neuronenkette von den Pyramidenzellen der motorischen Großhirnrinde über die subcorticalen Neurone zu den spinalen Motoneuronen wird später ausführlich dargestellt (S. 653). Im Vorderseitenstrang sind einzelne extrapyramidale Bahnen verstreut:

Tractus reticulospinalis
Im Vorderseitenstrang liegt der Tractus reticulospinalis (Abb. 425). Er entspringt im Hirnstamm der **Formatio reticularis** und besteht aus *polysynaptischen Ketten* vieler hintereinandergeschalteter Neurone. Diese Neurone regulieren beispielsweise die *unwillkürliche Atmung.* Beim bewußten Atmen übernimmt das pyramidale System die Steuerung.

Tractus vestibulospinalis
Im Vorderseitenstrang zieht der Tractus vestibulospinalis abwärts. Er kommt von den **Vestibulariskernen** des Rautenhirns und vermittelt Reflexe des *Lage- und Gleichgewichtssinnes.*

Tractus tectospinalis
Im Vorderstrang befindet sich der Tractus tectospinalis (Abb. 425a). Er zieht von den oberen Hügeln *(Colliculi superiores)* des **Tectum mesencephali,** kreuzt im Mittelhirn und zieht an die **contralateralen Motoneurone.** Er vermittelt vor allem *optische Stellreflexe.*

Tractus olivospinalis
An der Oberfläche des Seitenstranges verläuft der Tractus olivospinalis in der Helwegschen Dreikantenbahn, gemischt mit den gegenläufigen Bahnen des Tractus spinoolivaris (Abb. 425a). Die Existenz des Tractus olivospinalis wird neuerdings angezweifelt.

Tractus rubrospinalis
Im Seitenstrang am Vorderrand des Tractus corticospinalis lateralis zieht der Tractus rubrospinalis (Abb. 425a). Er entspringt dem **Nucleus ruber** des Mittelhirns der Gegenseite und hat beim Menschen wahrscheinlich geringe Bedeutung.

Absteigende vegetative Bahnen
Absteigende vegetative Bahnen stammen von vegetativen Zentren des **Hypothalamus** und erhalten ihre Impulse vor allem vom **limbischen System** (S. 653). Sie liegen meistens verstreut im Vorderseitenstrang. Nur eine **Vasoconstrictorenbahn** ventral von der Pyramidenseitenstrangbahn läßt sich als ein relativ geschlossenes Bündel verfolgen. Es steuert die glatte Muskulatur der Gefäße. Insgesamt enden die absteigenden vegetativen Bahnen an den **visceroefferenten Seitenhornneuronen,** die die *Eingeweide,* das *Genitale* und die *Schweißdrüsen der Haut* versorgen.

Klinischer Hinweis. Die Symptomatik von **Querschnittslähmungen,** z. B. infolge einer Verkehrsverletzung, läßt sich aus der segmentalen Ordnung des Rückenmarks ableiten. Eine totale Durchtrennung des Rückenmarks in einer bestimmten Höhe führt außer zu der schon erwähnten Unterbrechung der afferenten Leitung (S. 584) bis zum „Spiegel" des noch funktionsfähigen Dermatoms zu motorischen Ausfällen. Es kommt beispielsweise bei einer Läsion unterhalb von Th 2 zu einer bilateralen Lähmung *(Paraplegie)* der unteren Extremitäten, bei einem Defekt oberhalb von C 5 zur Lähmung aller vier Extremitäten *(Tetraplegie).* Unmittelbar nach der Verletzung sind alle spinalen

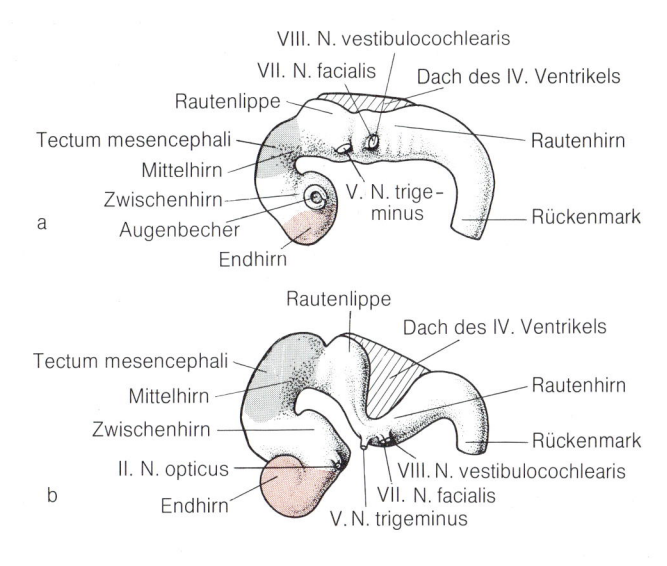

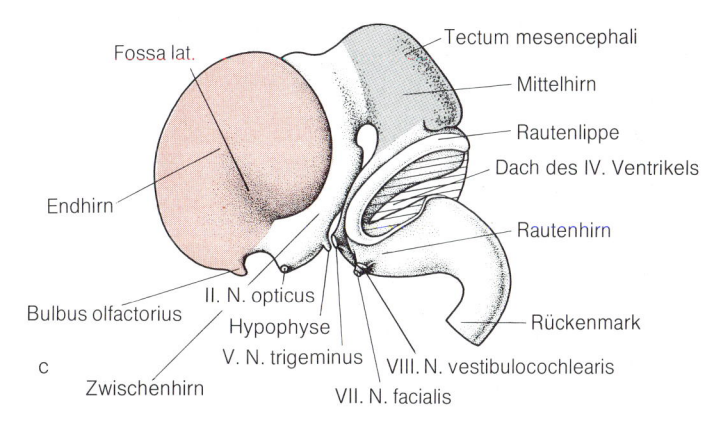

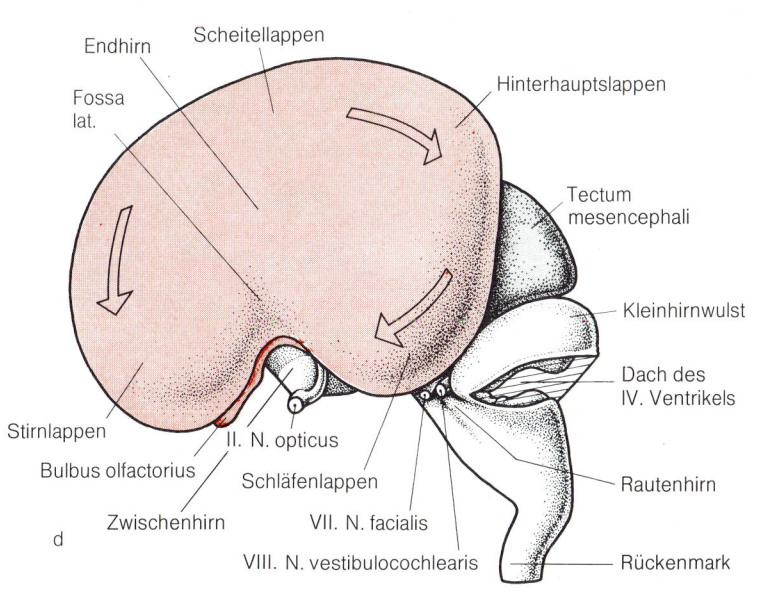

Abb. 426 a–d. Hirnanlage eines 5 mm langen Embryo (**a**), eines 11 mm langen Embryo (**b**) und eines 27 mm langen Embryo (**c**). Hirnanlage eines 53 mm langen Embryo (**d**). (Nach Hochstetter, 1929)

Reflexe erloschen. Später „erholen" sich die spinalen Motoneurone. Da die zentrale Hemmung entfällt, können die Reflexe gesteigert sein, und es treten pathologische Reflexe auf (z. B. der *Babinski-Reflex*).

Bei einer reinen *Halbseitenläsion* des Rückenmarks geht ipsilateral weitgehend die Mechanosensibilität (Tractus spinobulbaris) und contralateral die Schmerz- und Temperaturleitung (Tractus spinothalamicus) verloren. Außerdem ist ipsilateral die willkürliche Motorik (Tractus corticospinalis lateralis) gestört *(Brown – Séquardscher Symptomenkomplex).*

B. Gehirn

I. Entwicklung der Hirnanlage

Schon die erste Anlage des Hirns, die **Medullarplatte** (Neuralplatte) und später ihre Auffaltung zur **Medullarrinne,** ist in der 3. Embryonalwoche breiter als der Vorläufer des Rückenmarks, die Neuralrinne. Die vordere Öffnung der Medullarrinne, der *Neuroporus anterior,* wird in der Mitte der 4. Embryonalwoche, d. h. im 18- bis 20-Somitenstadium, geschlossen. Die Hirnanlage besteht danach aus einem bogenförmig gekrümmten, schlauchförmigen Neuroepithel, das unterschiedlich weite Ventrikelräume umgibt. Von lateral sind an der zweimal geknickten Hirnanlage eines 5 mm langen menschlichen Embryos (Abb. 426a) die erste Anlage des Augenbechers mit dem dahinterliegenden Zwi-

schenhirn und die aus dem *Rautenhirn* abgehenden Hirnnerven V, VII und VIII zu erkennen.

Das **Dach des Rautenhirns** bildet ein einschichtiges Epithel, das der Vorläufer des *Plexus choroideus des IV. Ventrikels* ist (Abb. 426a). Darunter befindet sich eine rautenförmige Grube, *Fossa rhomboidea,* von der das Rautenhirn seinen Namen erhielt. Zwischen dem Rautenhirn und dem Zwischenhirn wölbt sich nach dorsal die Anlage des **Tectum mesencephali** vor. Das Tectum ist der dorsale Teil des Mittelhirns. Rostral vor dem Augenbecher entstehen paarig die beiden **Hemisphären** des Endhirns. Trotz der zwei basalkonkaven Krümmungen (Scheitelbeuge basal vom Tectum und Nackenbeuge am caudalen Ende des Rautenhirns), sind die einzelnen Teile des Hirns in diesem Stadium wie die Glieder einer Kette hintereinander angeordnet.

Rostral liegt das paarige Endhirn (Telencephalon), dann folgen Zwischenhirn (Diencephalon), Mittelhirn (Mesencephalon) und Rautenhirn (Rhombencephalon) (Abb. 426a).

In der 6. Embryonalwoche sind vom **Kleinhirn (Cerebellum)** erst seine Vorläufer, die paarigen Rautenlippen zu sehen, die sich am rostralen Ende der Rautengrube befinden (Abb. 426a). Ontogenetisch kann das Kleinhirn deshalb dem Rautenhirn zugerechnet werden.

Das *Cerebellum* und das *Tectum* sind in der Hierarchie der Neuronensysteme anderen Hirnteilen übergeordnet, wie dies im einzelnen aus den neuronalen Verknüpfungen abzulesen ist. Die rostrocaudale Anordnung von Telencephalon, Diencephalon, Mesencephalon und Rhombencephalon mit übergeordnetem Tectum und Cerebellum ist ein stammesgeschichtlich altes Hirnmuster, das sich heute noch bei Amphibien findet.

II. Entwicklung des Ventrikelsystems

Deutlich sind zu Beginn der 6. Embryonalwoche die Hohlräume der Hirnanlage, die Ventrikel, hintereinander angeordnet. Die beiden Hemisphären des Endhirns besitzen je einen Ventrikel, den I. und II. Ventrikel. Diese paarigen **Seitenventrikel** kommunizieren durch die *Foramina interventricularia* [Foramina Monroi] mit dem **III. Ventrikel.** Der III. Ventrikel ist dem Zwischenhirn zugeordnet. Im frühembryonalen Stadium ist das Ventrikelsystem unter dem Tectum erweitert. Später verengt sich der Hohlraum zu einem dünnen Kanal, dem *Aquaeductus cerebri* [Aquaeductus mesencephali]. Er stellt die Verbindung zwischen dem III. und IV. Ventrikel

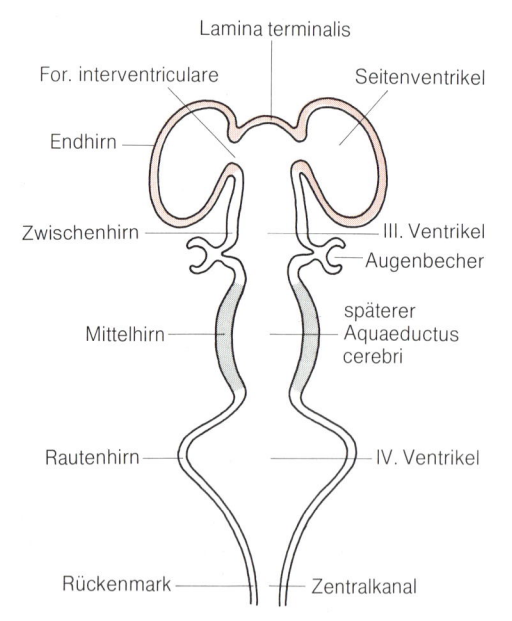

Abb. 427. Das Ventrikelsystem in der 6. Embryonalwoche. (Nach Langman, 1976)

her. Der **IV. Ventrikel** wird dem Rautenhirn zugeordnet. Er geht in den Zentralkanal über (Abb. **427**).

III. Periventriculäres Neuroepithel

Das periventriculäre Neuroepithel der Hirnanlage, das das Ventrikelsystem auskleidet, unterscheidet sich in einigen Merkmalen vom Neuroepithel des Zentralkanals (S. 577). Das periventriculäre Neuroepithel hat im Mittel einen längeren *Zellcyclus*. Damit ist die Dauer der Mitose im Vergleich zum gesamten Zellcyclus kürzer. Deshalb findet man relativ wenig Mitosen im histologischen Schnitt des embryonalen Hirns. Wie im Rückenmark verlieren die Neuroblasten des Hirns nach ihrer Emigration aus dem periventriculären Neuroepithel ihre mitotische Potenz, mit Ausnahme von zwei Neuronenpopulationen:
– Zellen in der äußeren embryonalen Körnerzellschicht der Kleinhirnrinde und
– Zellen in der subependymalen Zone der Seitenventrikel.

In der Regel werden zuerst große **Neurone**, dann mittelgroße Neurone und zuletzt kleine Neurone gebildet. Die meisten Neurone werden früher als die **Glioblasten** gebildet. Für einzelne cytoarchitektonisch abgrenzbare Hirnregionen konnte eine unterschiedliche Dynamik der Zellemigration nachgewiesen werden. Im allgemeinen entstehen phylogenetisch alte Hirnteile auch in der Ontogenese früh.

Ist die Emigration der Neuroblasten und Glioblasten aus dem Neuroepithel abgeschlossen, differenziert es sich zum **Ependym**, das als einschichtige Zellage die Ventrikel (wie beim Zentralkanal) auskleidet. Gliazellen, die nicht aus dem Neuroepithel, sondern aus dem mittleren Keimblatt stammen und mit den Blutgefäßen ins Hirn einwachsen, werden **Mesoglia** genannt.

IV. Neencephalisation

Im 2. und 3. Embryonalmonat überwächst das Endhirn das Zwischenhirn und das Mittelhirn (Abb. **426c** u. **d**). Diese starke Expansion des Endhirns wird durch seinen Neuhirnanteil verursacht. Das *Neuhirn (Neencephalon)* beeinflußt durch Verschiebungen und Verlagerung alter Hirnteile die neuronale Ordnung. Besonders stark traten diese Phänomene (Neencephalisation) während der Evolution der Primaten, besonders der des Menschen, auf.

Der *räumliche Vorgang* der Neencephalisation ist leichter zu verstehen, wenn man sich der topographischen Situation erinnert, in der sich das Neuhirn in der begrenzten Schädelhöhle unter einer gewissen „Raumnot" vergrößern mußte. So ist die komplizierte Widderhornform der Seitenventrikel eines adulten Hirns das Resultat einer derartigen Raumökonomie, weil das Hirn basal durch die Hirnnerven fixiert war und eine Vergrößerung nur nach „antibasal" möglich war. Dabei wurde durch die neencephale Ausweitung der Hemisphären der Temporallappen um das Tectum und das Zwischenhirn herumgeführt und der Seitenventrikel bogenförmig ausgezogen. In der Besprechung des Neuhirns werden weitere Beispiele angeführt, die zeigen, wie das Neencephalon durch Oberflächenvergrößerung andere Großhirnregionen überdeckt.

Die Neencephalisation führte noch zu einem anderen Phänomen, das L. Edinger entdeckte. *Neue Hirnzentren entwickelten sich* in der Evolution *immer zwischen alten Hirnzentren*. Dabei drängte sich das Neuhirn zwischen alte Neuronensysteme, die dadurch „auseinandergerissen" wurden. Das Beispiel der inneren Kapsel, **Capsula interna** (S. 637), demonstriert, wie in der Phylogenese und in der Ontogenese auswachsende neencephale Faserbahnen das Striatum in einen dorsomedialen Teil, Nucleus caudatus, und einen basolateralen Teil, Putamen, aufteilten (Abb. **428**). Diese Neuhirnbahnen ziehen weiter in Längsrichtung durch das Hirn, teilweise bis ins Rückenmark und lagern sich basal dem Hirnstamm als Crus cerebri, Pons und Pyramide an. Das phylogenetisch alte, einfache Hirnmuster wird durch diese langen neencephalen Bahnen aufgespalten, und die Ordnung der neuronalen Systeme wird scheinbar unübersichtlich. Wenn jedoch die unter Raumökonomie erfolgte Neencephalisation, bei der ältere Hirnteile überlagert oder auseinandergedrängt wurden, dreidimensional verstanden wird, gewährt dieses Entwicklungsprinzip für das Zentralnervensystem des Menschen eine übersichtliche Orientierung.

C. Kurze Übersicht über das Zentralnervensystem

Aus der Entwicklung des Zentralnervensystems lassen sich einige Grundsätze für seine Gliederung ableiten.

Eine systematische Gliederung erfaßt rein deskriptiv die einzelnen Abschnitte des Zentralnervensystems, wie aus der Tabelle 102 durch Gegenüberstellung hervorgeht.

Die Nervenzellen entstehen bis auf zwei Ausnahmen aus dem periventriculären oder spinalen

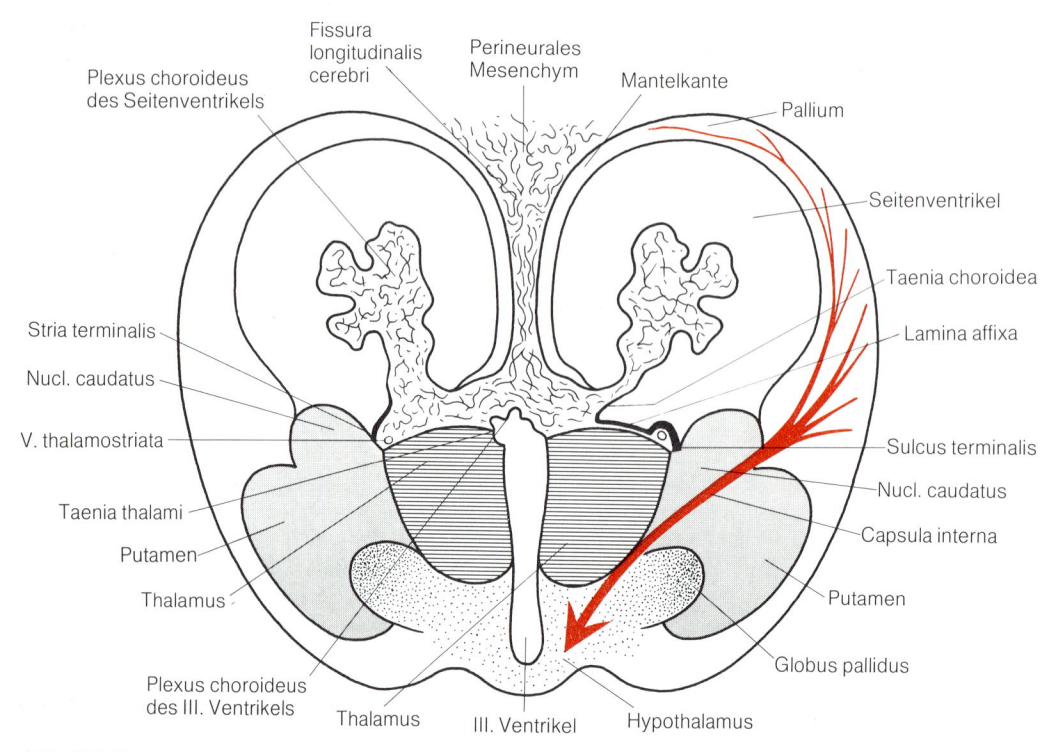

Abb. 428. Das Auswachsen der Neuhirnbahnen durch das Striatum und das Einbeziehen eines Streifens des Zwischenhirns in den Seitenventrikel an der Lamina affixa. (Nach Starck, 1975)

Tabelle 102. Gliederung des Zentralnervensystems

Vorderhirn (Prosencephalon)		Mittelhirn (Mesencephalon)	Rautenhirn (Rhombencephalon)		Rückenmark (Medulla spinalis)
Übergeordnete dorsale Zentren					
Pallium		Tectum mesencephali	Cerebellum		
Basalganglien		Tegmentum des Mittelhirns	Tegmentum des Rautenhirns		
Capsula interna		Crus cerebri	basaler Teil des Pons	Pyramide	Pyramidenbahn
neencephale Faserbahnen					
Systematische Gliederung					
Endhirn (Telencephalon)	Zwischenhirn (Diencephalon)	Mittelhirn (Mesencephalon)	Hinterhirn (Metencephalon = Cerebellum + Pons)	Nachhirn (Myelencephalon = Medulla oblongata)	Rückenmark (Medulla spinalis)
Zugeordnete Abschnitte des Ventrikelsystems					
I./II. Ventrikel	III. Ventrikel	Aquaeductus cerebri	IV. Ventrikel		Zentralkanal

Neuroepithel in rostrocaudal hintereinander angeordneten Abschnitten (Tabelle 102). Als übergeordnete, dorsale Zentren erweisen sich *Pallium, Tectum und Cerebellum.*

Vom Neocortex wachsen Neuriten durch das Zwischenhirn und dann, in basal liegenden Faserbahnen, durch das Mittelhirn und Rautenhirn teilweise bis ins Rückenmark. Sie bilden ein in Längsrichtung durch das Zentralnervensystem verlaufendes System (Tabelle 102).

Der caudale Teil des Rautenhirns wird **Medulla oblongata** (= Nachhirn = **Myelencephalon**) genannt. Als **Hinterhirn (Metencephalon)** faßt man das Kleinhirn mit dem basal vom Kleinhirn liegenden Rautenhirnabschnitt, dem *Pons,* zusammen. Die Zuordnung der Ventrikel I–IV zu den Hirnabschnitten geht aus der Tabelle 102 hervor.

Die Begriffe *Großhirn, Hirnstamm und Stammhirn* werden innerhalb der Neurowissenschaften nicht eindeutig definiert, aber trotzdem verwendet. Sie sollen hier so erklärt werden, wie sie meistens gebraucht werden.

Als **Großhirn** werden die paarigen Hemisphärenhirne um die beiden Seitenventrikel verstanden. Wenn dieser Definition die Basalganglien mit hinzugerechnet werden, dann ist der Begriff Großhirn mit dem des *Endhirns (Telencephalon)* identisch. Manchmal wird in der Literatur die Bezeichnung Großhirn auf weitere Zwischenhirnteile ausgedehnt. Dagegen ist der Terminus Großhirnrinde eindeutig. Man versteht darunter die drei Rindenteile des Pallium *(Paläo-, Archi- und Neocortex).*

Die Bezeichnung **Hirnstamm** umfaßt in der häufigsten Verwendung die Basalganglien, das Zwischenhirn, das Mittelhirn und das Rautenhirn ohne Kleinhirn. Manchmal werden die Basalganglien in die Definition nicht einbezogen. Einige Neurophysiologen verstehen unter Hirnstamm nur Mittelhirn und Rautenhirn ohne Kleinhirn. In dieser Darstellung wird die Bezeichnung Hirnstamm für den Teil des Hirns verwendet, der verbleibt, wenn man die Großhirnrinde mit dem darunterliegenden weißen Mark und das Kleinhirn entfernt.

Die Bezeichnung **Stammhirn** umfaßt meist das Zwischenhirn, das Mittelhirn und das Rautenhirn ohne Kleinhirn.

D. Rhombencephalon, Rautenhirn

I. Gestalt und Gliederung

1. Äußere Gestalt der Medulla oblongata und der Brücke

Das Rautenhirn, Rhombencephalon, grenzt nach cranial an das Mittelhirn und geht nach caudal ohne scharfe Grenze in das Rückenmark über. Das Rautenhirn besteht aus der **Brücke (Pons)** und dem **verlängerten Mark (Medulla oblongata)** (Abb. 429 u. 430).

Die *Fissura mediana (anterior)* des Rückenmarks setzt sich etwa bis in die Mitte des Rautenhirns fort und endet am Hinterrand der Brücke (Abb. 429). An der basalen Fläche der Medulla oblongata tritt beiderseits dicht neben der Fissura mediana (anterior) die Pyramidenbahn als dicker Strang, die **Pyramide (Pyramis)**, hervor. Die *Kreuzung der Pyramidenbahnen, Decussatio pyramidum,* ist in der Tiefe der Fissur sichtbar. Lateral der Pyramiden wölben sich die beiden **Oliven** vor, die den *Nucleus olivaris* enthalten (Abb. 429).

Die **Brücke,** der *Pons,* ist in der basalen Ansicht fast doppelt so breit wie die Medulla oblongata (Abb. 429). Die Brücke grenzt nach rostral scharf an die Hirnschenkel (Crura cerebri) des Mittelhirns. An der lateralen Oberfläche der Brücke tritt ein weißer Strang hervor, der als *Pedunculus cerebellaris medius* zum Kleinhirn aufsteigt. Median zeigt die Brücke eine flache Furche, *Sulcus basilaris,* in der die A. basilaris verläuft.

Entfernt man das Kleinhirn durch Abtrennen der Verbindungsstiele zu Medulla oblongata, Brücke und Mittelhirn, wird der *IV. Ventrikel* eröffnet, und man sieht in die **Rautengrube, Fossa rhomboidea** (Abb. 430). Am Boden der Rautengrube gehen Medulla oblongata und Brücke ohne scharfe Grenze ineinander über. Nur ein Drittel der dorsalen Oberfläche der Medulla oblongata liegt innerhalb der Rautengrube. Der *Sulcus medianus (posterior)* des Rückenmarks setzt sich auf die Medulla oblongata fort und endet an einem queren Riegel, dem *Obex.* Seitlich des Obex verdicken sich die Hinterstränge zum ***Tuberculum nuclei gracilis*** und lateral hiervon zum ***Tuberculum nuclei cuneati.*** Die beiden paarigen Höcker verdicken das craniale Ende der Medulla oblongata zwiebelartig (Medulla oblongata = Bulbus spinalis).

Das Oberflächenrelief der Rautengrube zeigt eine Mittelfurche, *Sulcus medianus* (post.), und seitlich, beim adulten Hirn nur schwach ausgebildet, den *Sulcus limitans.* Lateral des Sulcus limitans erhebt sich die **Area vestibularis,** in der die sensorischen Vestibulariskerne des VIII. Hirnnerven liegen. Weiter lateral befindet sich das Gebiet für die beiden **Cochleariskerne** des VIII. Hirnnerven. Medial vom Sulcus limitans liegt im caudalen Dreieck der Rautengrube dicht unter ihrem Boden der Ursprungskern des XII. Hirnnerven, sichtbar als ***Trigonum n. hypoglossi.***

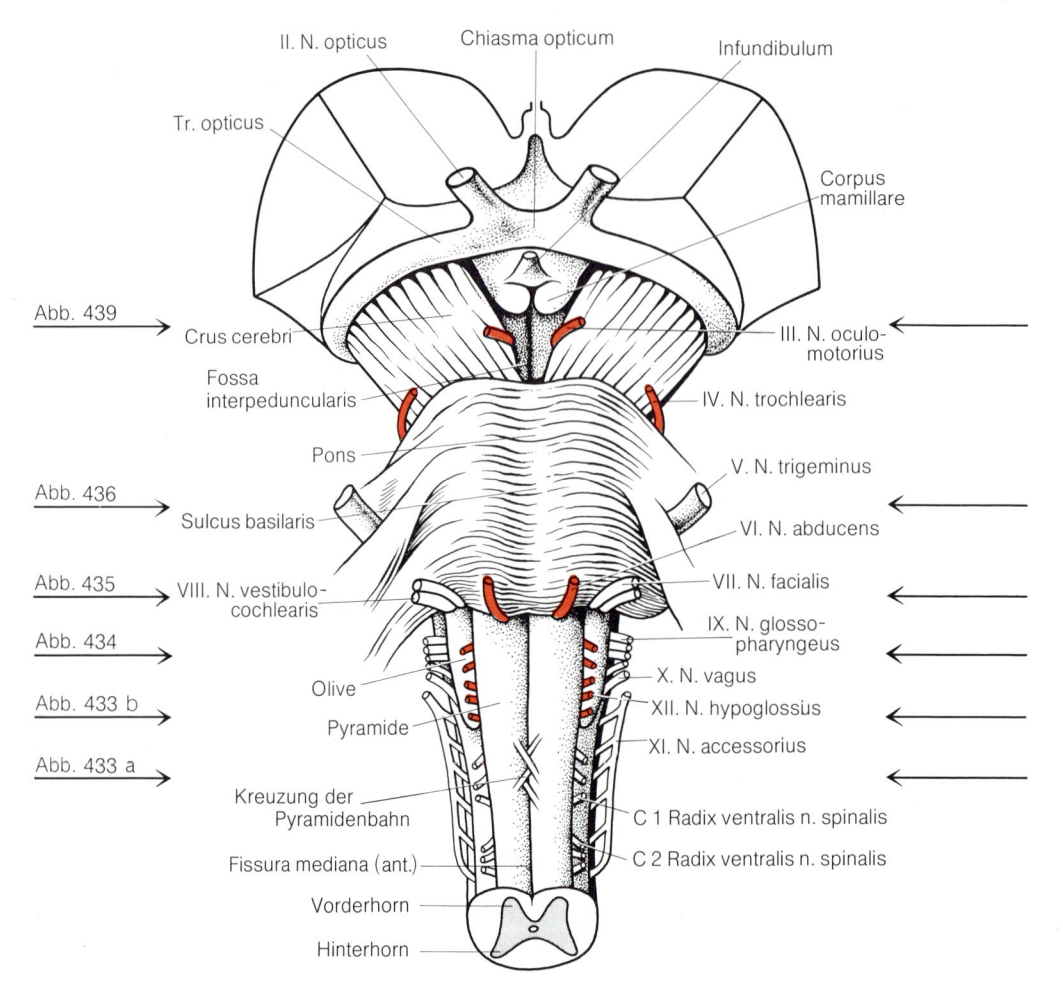

Abb. 429. Basalansicht des Zwischen-, Mittel- und Rautenhirns mit den Hirnnerven II. bis XII. und zwei ventralen Spinalnervenwurzeln. Rostral der Sehnerven sind Schnittflächen sichtbar. Die drei Augenmuskelnerven und der N. hypoglossus wurden rot eingezeichnet

Daneben erscheint das Gebiet des X. (und IX.) Hirnnerven als grauer Bezirk, das **Trigonum n. vagi** (und n. glossopharyngei) [Ala cinerea].

Die Rautengrube senkt sich an ihrer caudalen Spitze in die Tiefe und stellt damit die Verbindung zwischen dem IV. Ventrikel und dem Zentralkanal her. An der breitesten Stelle der Rautengrube verlaufen markhaltige Faserzüge, *Striae medullares ventriculi quarti,* quer über ihren Boden. Sie gehören zur zentralen, dorsalen Hörbahn. Rostral von diesen Fasern erhebt sich ein Hügel, der durch den Ursprungskern des VI. Hirnnerven und die um ihn herumziehenden Fasern des VII. Hirnnerven, N. facialis, entsteht. Nach den Facialisfasern *(inneres Facialisknie)* erhielt der flache Hügel die Bezeichnung **Colliculus facialis.** Im rostralen Drittel der Rautengrube sieht man am frischen Präparat den *Locus coeruleus,* dessen Farbe durch pigmentierte Nervenzellen bedingt wird.

2. Kleinhirnstiele

Die Fasern der drei Kleinhirnstiele verbinden das Kleinhirn beiderseitig mit den benachbarten Hirnteilen. Dorsal der Rautengrube lassen sich die Kleinhirnstiele durch zwei Schrägschnitte leicht durchtrennen. Entsprechend der Entwicklung aus den beiden rostral gelegenen Rautenlippen begrenzen die Kleinhirnstiele die Rautengrube rostral (Abb. **430**). Der untere Kleinhirnstiel, **Pedunculus cerebellaris inferior,** zieht von der Medulla oblongata zum Kleinhirn. Der mittlere Kleinhirnstiel, **Pedunculus cerebellaris medius,** steigt lateralwärts von der Brücke auf. Der obere Kleinhirnstiel, **Pedunculus cerebellaris su-**

Rhombencephalon, Rautenhirn

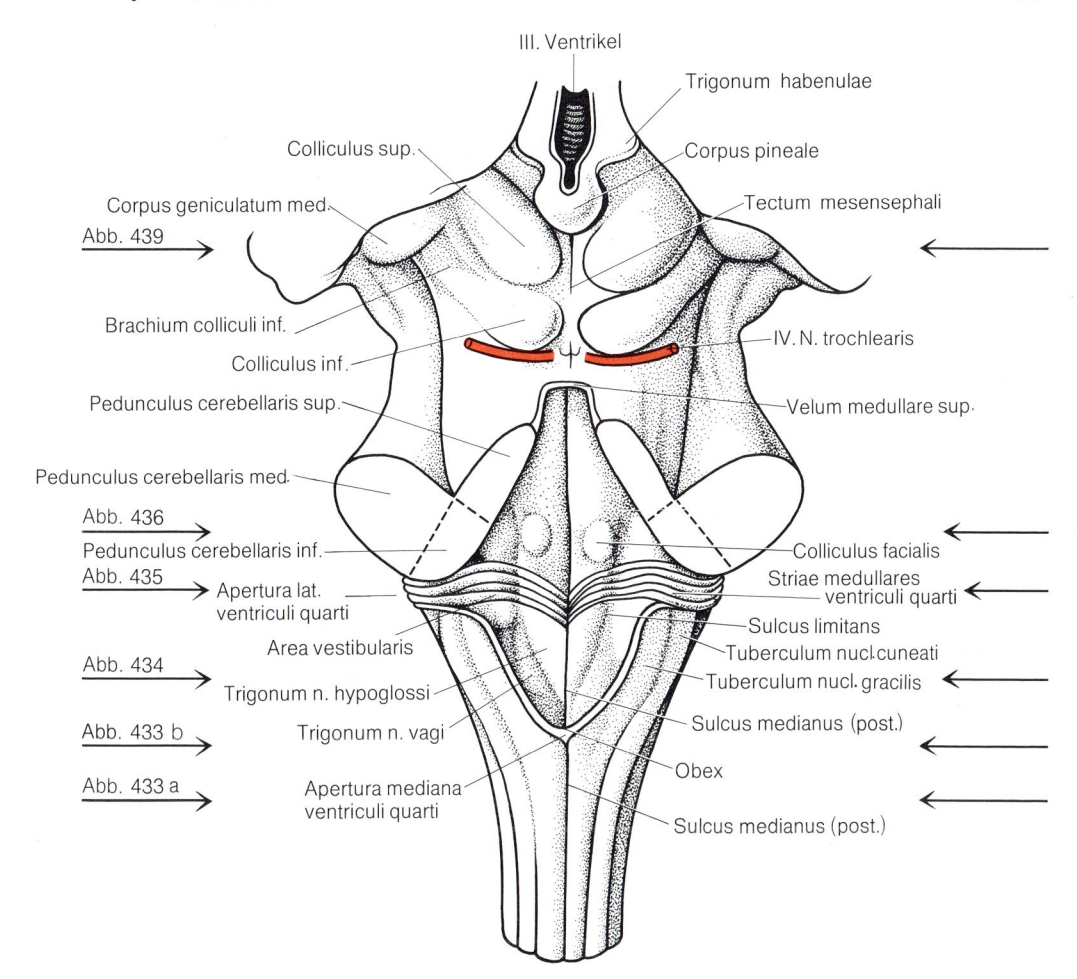

Abb. 430. Dorsalansicht eines Teils des Zwischenhirns, des Tectum und der Rautengrube mit den Kleinhirnstielen. Das Kleinhirn wurde abgetragen und damit der IV. Ventrikel eröffnet

perior, liegt von den drei Verbindungswegen am weitesten rostral, lateral vom *Velum medullare superius.* Er verbindet das Kleinhirn mit dem Tegmentum des Mittelhirns (Abb. **430**).

3. Austrittsstellen des V. bis XII. Hirnnerven

Im Gegensatz zu den Spinalnerven besitzen die Hirnnerven keine zwei Wurzeln, d.h. dorsolateral keine Hinterwurzel und ventrolateral keine Vorderwurzel.

Die *Kiemenbogennerven* verlassen lateral als der *V., VII., IX., X. und XI.* Hirnnerv das Rautenhirn und Rückenmark. Der V. Hirnnerv, **N. trigeminus,** durchsetzt den vorderen Teil des mittleren Kleinhirnstiels, des Pedunculus cerebellaris medius (Abb. **429**). Der VII. Hirnnerv, **N. facialis,** verläßt das Rautenhirn am *Kleinhirnbrückenwinkel.* Der IX. und X. Hirnnerv, **N. glossopharyngeus** und **N. vagus,** treten lateral mit vielen Wurzelfäden aus der Medulla oblongata. Ihnen schließen sich nach caudal die Fasern des **N. accessorius** an, die bis in das obere Rückenmark reichen. Deshalb treten die caudalen Fasern des N. accessorius erst durch das Foramen magnum in die Schädelhöhle ein und ziehen dann gemeinsam mit dem IX. und X. Hirnnerven weiter.

Der VIII. Hirnnerv, **N. vestibulocochlearis,** verläßt ebenfalls am Kleinhirnbrückenwinkel das Rautenhirn. Die zwei somatoefferenten Nerven, der VI. und XII. Hirnnerv, ziehen ventrolateral aus dem Rautenhirn heraus. Der VI. Hirnnerv, **N. abducens,** entspringt aus dem Zwickel zwischen Pons und Medulla oblongata, unmittelbar rostral von den Pyramiden. Der XII. Hirnnerv, **N. hypoglossus,** erscheint zwischen Pyramide und Olive, also ventral von den Austrittsstellen des IX., X. und XI. Hirnnerven, mit 10–14 Wurzelfäden, die gemäß ihrer Herkunft der Vorderwurzel eines Spinalnerven entsprechen (S. 607).

Klinischer Hinweis. Geschwülste im Winkel zwischen Kleinhirn und Brücke können eine vielschichtige Symptomatik durch Ausfall von einzelnen oder aller hier lokalisierten Hirnnerven und Hirnteile bieten. Es können betroffen sein: der N. trigeminus, der N. facialis, der vestibuläre Anteil und/oder der cochleäre Anteil des N. vestibulocochlearis und/oder das Kleinhirn.

II. Entwicklung des Rautenhirns

Bei Fischen ist das Rautenhirn über die *Kiemenbogennerven* (Branchialnerven V., VII., IX., X. und XI. Hirnnerv) primär mit dem Mundbereich, der Kiefergegend und dem Kiemendarm verbunden. Sekundär versorgt ein Kiemenbogennerv (N. vagus) Teile der Eingeweide. Der *VI. Hirnnerv* zieht zum seitlichen Augenmuskel, dem M. rectus lateralis. Der *VIII. Hirnnerv* versorgt das Labyrinthorgan. Der XII. Hirnnerv ist als ursprünglicher Spinalnerv in der Phylogenese erst später den rhombencephalen Nerven eingegliedert worden.

In der Evolution von den Fischen zu den Landtieren wurde die primäre Peripherie, der Kiemendarm und das Labyrinthorgan, wie auch die dazugehörige zentrale neuronale Organisation des Rautenhirns erheblich verändert. Die *Längsordnung* von den paarigen Flügelplatten und Grundplatten um einen erweiterten Ventrikelraum ist jedoch erhalten geblieben. Im Vergleich zum embryonalen Rückenmark (Abb. 417) sind die Seitenwände des Rautenhirns um eine median in der Bodenplatte zu denkende Längsachse nach außen verlagert worden (Abb. 431), vergleichbar den aneinanderliegenden Seiten beim Öffnen eines Buches. Von *lateral nach medial* folgen im Rautenhirn aufeinander: In der *Flügelplatte* die *somatoafferenten und visceroafferenten Kerngruppen,* in der *Grundplatte* die *visceroefferenten und somatoefferenten Kerngruppen.* Trotz sekundärer Abweichungen einzelner Kerngruppen von dieser primären Anordnung ist die Kenntnis dieses Bauplans für das Verständnis vorteilhaft.

Flügelplatte
Sie enthält **somatoafferente** Kerne des **V. Hirnnerven** und **visceroafferente** Kerne des **V., VII., IX. und X. Hirnnerven,** außerdem größere sen-

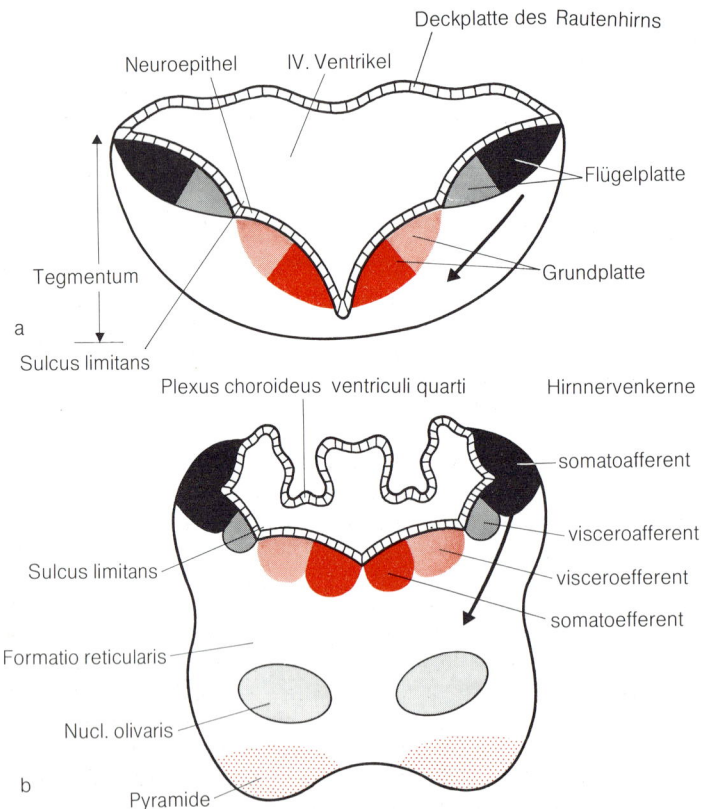

Abb. **431 a** u. **b.** Schematische Querschnitte durch das Rautenhirn in einem frühembryonalen (**a**) und einem adulten Stadium (**b**). (Nach Starck, 1975)

sorische Kerne des *VIII. Hirnnerven.* Die Flügelplatte ist durch den Sulcus limitans von der Grundplatte getrennt (Abb. **431**). Eröffnet man von dorsal die Deckplatte des Rautenhirns bei einem 10 mm langen Embryo, erkennt man die dorsolaterale Lage der angeführten Strukturen in der Rautengrube (Abb. **432**).

Grundplatte

Die Grundplatte besteht am weitesten medial aus den **somatoefferenten** Ursprungskernen. Schon im 2. Embryonalmonat heben sich deutlich die großen Motoneurone des *XII. Hirnnerven (N. hypoglossus)* ab. Er innerviert die vier occipitalen Myotome, aus denen die Zungenmuskulatur hervorgeht. Außerdem besitzt er vorübergehend ein Spinalganglion und eine Hinterwurzel, die sich beide zurückbilden. Ontogenetisch ist der XII. Hirnnerv daher eigentlich der 1. Spinalnerv und unterscheidet sich deshalb von den Kiemenbogennerven. Das somatoefferente Kerngebiet der Grundplatte enthält noch den Ursprungskern des *VI. Hirnnerven* (N. abducens).

Zu den **visceroefferenten** Kernen der Grundplatte gehören Motoneurone vom *V., VII., IX., X. und XI. Hirnnerven.* Sie innervieren quergestreifte und glatte Muskulatur, die sich vor allem aus dem Mesenchym der Kiemenbögen differenziert. Außerdem gehören zu den visceroefferenten Kerngruppen die **viscerosekretorischen Parasympathicusneurone** des *VII., IX. und X. Hirnnerven,* die Drüsen im Kopfbereich (z. B. Tränendrüsen, Speicheldrüsen) sowie Drüsen in bestimmten Eingeweidebereichen innervieren.

Aus dieser primären Ordnung hat sich besonders der visceroefferente Ursprungskern des *N. facialis* verlagert. Er liegt im Rautenhirn ventrolateral und zieht mit seinen Axonen um den motorischen Ursprungskern des N. abducens von medial kommend bogenförmig herum (inneres Facialisknie) (Abb. **436**).

Neuroepithel der Deckplatte

Es formt sich früh zu einer einschichtigen Zellage, in die von dorsal Mesenchym der weichen Hirnhaut einwächst und Gefäße bildet. So entstehen zottenförmige Einstülpungen in den IV. Ventrikel. Sie sind mit einem einschichtigen Epithel überzogen und werden **Plexus chorioideus** genannt (Abb. **431b**). Er bildet den *Liquor cerebrospinalis.* Im 4. Embryonalmonat verdünnt sich das Neuroepithel im IV. Ventrikel an drei Stellen und bildet drei Öffnungen, zwei laterale Foramina, *Aperturae laterales ventriculi quarti* [Luschka], und ein medianes Foramen,

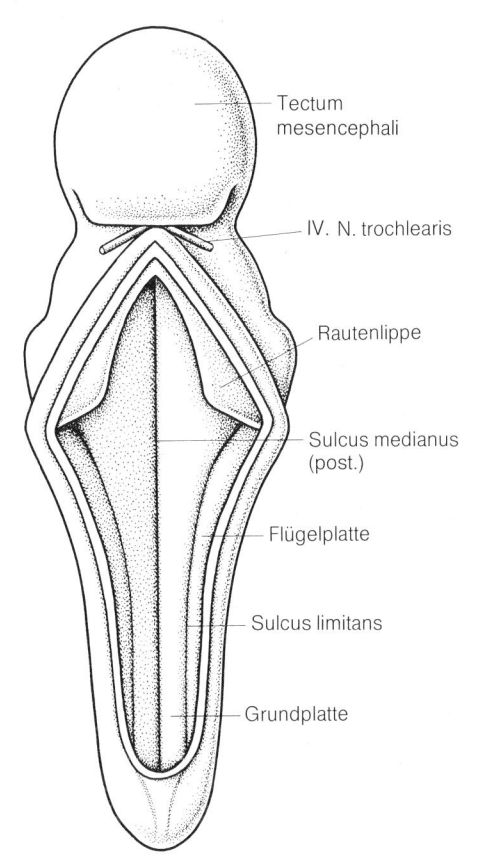

Abb. **432**. Blick von dorsal auf das Tectum und auf die Rautengrube einer Hirnanlage in der 6. Embryonalwoche. Das Dach des IV. Ventrikels wurde abgetragen und damit die Rautengrube freigelegt. (Nach Hochstetter, 1929)

Apertura mediana ventriculi quarti [Magendie] (Abb. **430**).

Durch diese Öffnungen fließt Liquor cerebrospinalis aus dem Ventrikelsystem in den Subarachnoidealraum, aus dem Liquor resorbiert wird.

Formatio reticularis

Die Formatio reticularis des Rautenhirns entwickelt sich wahrscheinlich aus der Flügelplatte. Sie besteht aus uneinheitlich gebauten Neuronen, die neurohistologisch schwer gegeneinander abzugrenzen sind. Die Formatio reticularis bildet eine Zone unterhalb der geschilderten afferenten und efferenten Kerngebiete (Abb. **431b**) und setzt sich cranial bis zum Zwischenhirn fort. Innerhalb der Formatio reticularis differenzieren sich noch weitere Kerngruppen, der *Nucleus olivaris* und die *Brückenkerne,* wahrscheinlich auch aus der Flügelplatte.

Basaler Teil des Rautenhirns

Die *Neuhirnbahnen* wachsen basal durch das Rautenhirn. Cranial im Rautenhirn sind sie zu vielen Einzelbündeln aufgespalten, die z. T. an den Brückenkernen enden. Von dort ziehen mächtige Faserbündel über den mittleren Kleinhirnstiel, *Pedunculus cerebellaris medius,* zur Kleinhirnrinde. Dieser Abschnitt des Rautenhirns wölbt sich später als Brücke so stark vor, daß dadurch am Rautenhirn basal zwei Teile unterschieden werden können. Rostral liegen die Brücke (Pons) und caudal das verlängerte Mark (Medulla oblongata). Auf jeder Seite der Medulla oblongata schieben sich die neencephalen, corticospinalen Bahnen als *Pyramide* an die basale Oberfläche (Abb. 429 u. 431 b).

III. Graue und weiße Substanz des Rautenhirns

1. Tegmentum und Neuhirnbahnen

Die Querschnitte durch das Rautenhirn zeigen ein sehr wechselndes Bild im Gegensatz zu denen des Rückenmarks (Abb. 433–436). Infolge der Erweiterung des Zentralkanals zum IV. Ventrikel bilden die *sensiblen Kerngruppen* (celluläre Derivate der Flügelplatte) und die *motorischen Kerngruppen* (celluläre Derivate der Grundplatte) am Boden der Rautengrube eine laterale und eine mediale Reihe einzelner Kerngebiete.

Die *sensiblen* Kerne werden konventionell **Endkerne, Nuclei terminationis,** genannt, weil an ihnen die sensiblen Anteile der Hirnnerven enden. Die Signalübertragung läuft von den

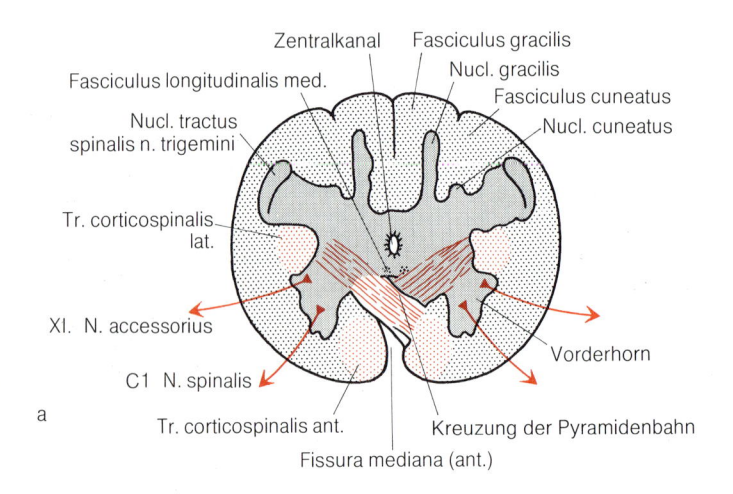

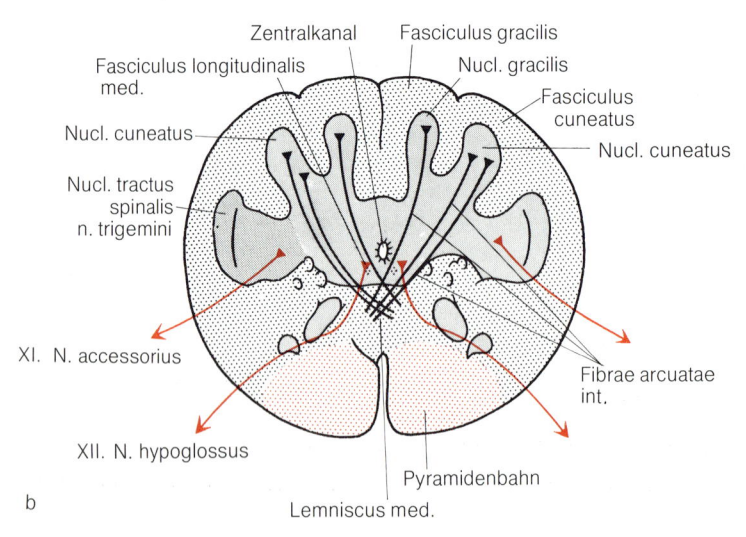

Abb. 433 a u. b. Querschnitte durch die Medulla oblongata, (a) in Höhe der Kreuzung der Pyramidenbahn, (b) in Höhe der Kreuzung der Tractus bulbothalamici (Fibrae arcuatae internae). (Nach Starck u. Frick, 1972)

Rhombencephalon, Rautenhirn

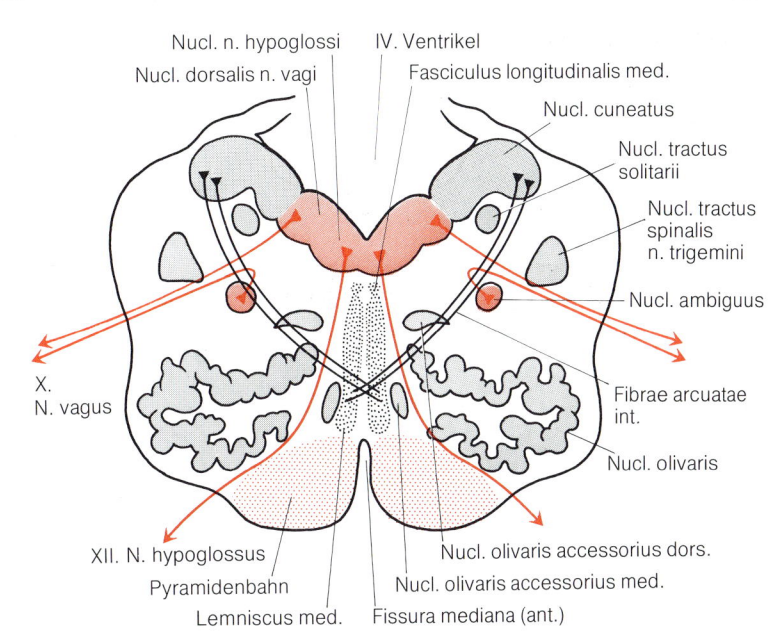

Abb. 434. Querschnitt durch die Medulla oblongata in Höhe der caudalen Hälfte der Rautengrube. (Nach Starck u. Frick, 1972)

Endkernen über Reflexwege zu den Effektoren oder über aufsteigende Bahnen zu übergeordneten Hirnzentren.

Die *motorischen* **Ursprungskerne, Nuclei originis,** enthalten ähnliche Motoneurone oder Parasympathicusneurone, wie sie beim Rückenmark beschrieben wurden. Der *Sulcus limitans* in der Rautengrube ist eine Orientierungsgrenze zwischen den End- und Ursprungskernen.

Basal dieser primären Längszonen des Rautenhirns liegt ein Neuronensystem aus größeren und kleineren Nervenzellen, zwischen dem Nervenfasern netzartig verteilt sind, die **Formatio reticularis** (Abb. 435). Insgesamt nennt man die Etage vom Boden der Rautengrube bis zur Höhe einschließlich der Oliven das *Tegmentum des Rautenhirns.* In rostraler Richtung schließt sich an das Tegmentum im basalen Bereich der neencephale Teil der Brücke an. Er enthält neencephale Bahnen, die an den pontinen Kernen enden oder sich nach caudal als Pyramidenbahn fortsetzen. Somit können von dorsal nach

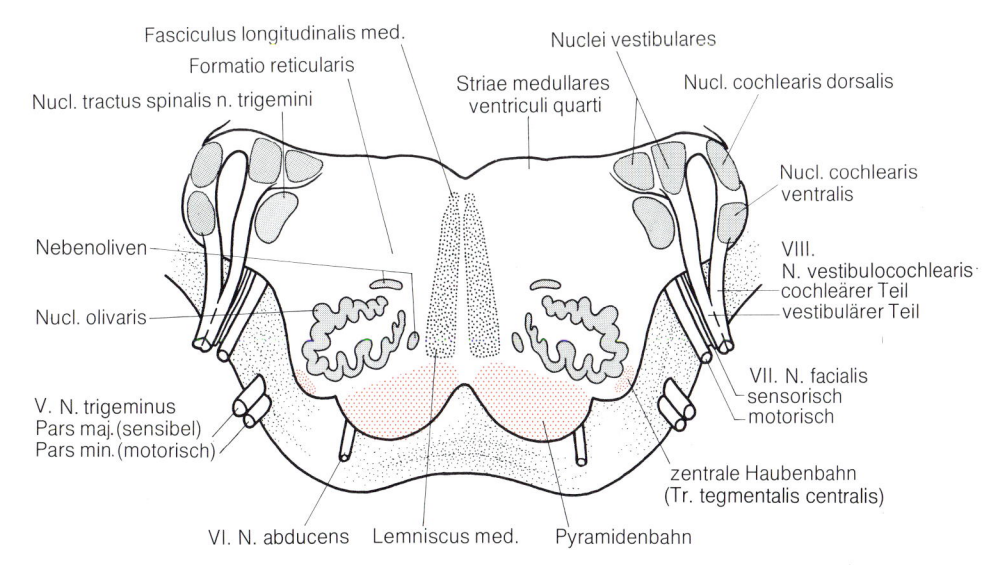

Abb. 435. Querschnitt durch die Medulla oblongata und Aufsicht von caudal auf die Brücke. (Nach Starck, 1975)

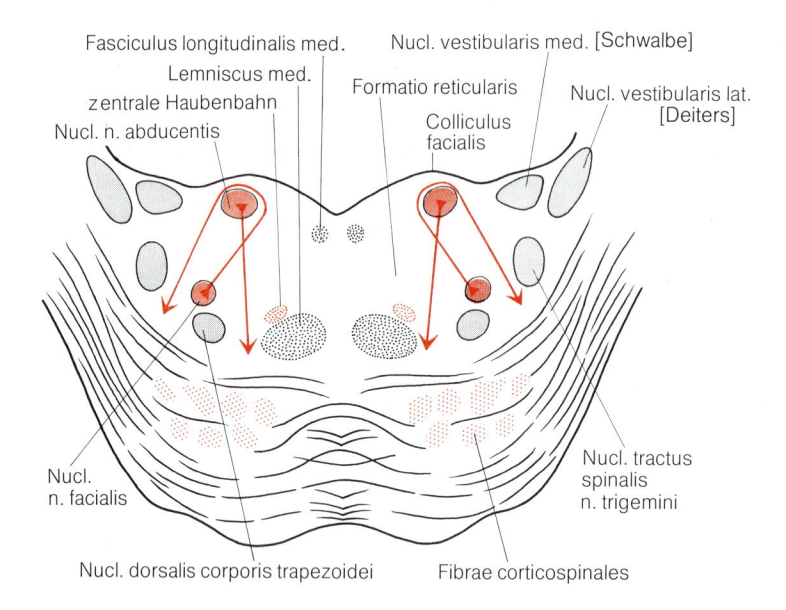

Abb. 436. Querschnitt durch die Brücke in Höhe des Colliculus facialis. (Nach Starck u. Frick, 1972)

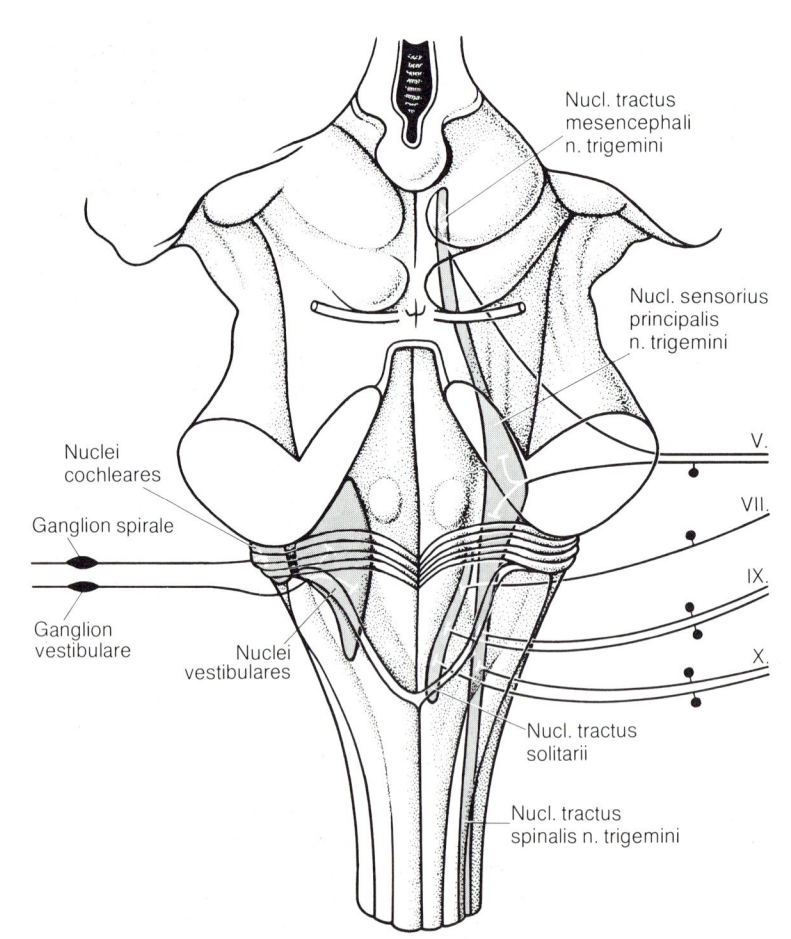

Abb. 437. Schema der afferenten Hirnnervenkerne im Rautenhirn und im Mittelhirn

basal *zwei Etagen* unterschieden werden, das Tegmentum und der *neencephale Teil der Brücke mit den Pyramiden.* Diese Ordnung im Rautenhirn wird durch die aufsteigenden sensiblen und sensorischen Bahnen kompliziert.

2. Lage und Gliederung der Hirnnervenkerne V–XII

Von den afferenten Kerngebieten der Kiemenbogennerven *V, VII, IX und X* dominieren in Größe und Ausdehnung zwei der drei *Endkerne des N. trigeminus,* der **Nucleus sensorius principalis n. trigemini** und der **Nucleus tractus spinalis n. trigemini** (Abb. 437). Ihre Ausdehnung entspricht der großen sensiblen Peripherie mit der Gesichtshaut und der Schleimhaut der Nasen- und Mundhöhle. Die visceroafferenten Kerngebiete für den N. glossopharyngeus und den N. vagus liegen ebenfalls lateral vom Sulcus limitans (Abb. 437).

Eine Sonderstellung nimmt der *3. Endkern des V. Hirnnerven,* **Nucleus tractus mesencephalici n. trigemini** wegen seiner Lage im Mittelhirn ein. Außerdem besteht er aus *pseudounipolaren* Nervenzellen, die sonst nur in den sensiblen Kopf- und Spinalganglien vorkommen. Die Dendriten der Neurone des Nucleus tractus mesencephalici n. trigemini reichen direkt an die Muskelspindeln der Kaumuskulatur, die sie afferent versorgen. Weiterhin sollen diese pseudounipolaren Neurone noch den Schmerz der Gesichtshaut wahrnehmen. Unterhalb des lateralen Bereiches der Rautengrube befinden sich in Höhe der Striae medullares die **Vestibularis- und Cochleariskerne** des N. vestibulocochlearis (Abb. 437).

In Nähe der visceroafferenten Kerne befindet sich im dorsalen Teil des Tegmentum der **Nucleus tractus solitarii,** der aus dem Kiemendarmbereich von den Receptoren der Zunge über die Kiemenbogennerven *VII, IX und X* afferente Signale über die Geschmackempfindungen süß, salzig, sauer und bitter erhält.

Die Dendriten des *VII. Hirnnerven,* die von den vorderen Zweidritteln der Zunge kommen, lagern sich dem N. lingualis an und verlaufen im N. intermedius zu ihren im *Ganglion geniculi* des N. facialis liegenden Perikarya. Im Stamm des N. facialis ziehen diese sensorischen Geschmacksfasern weiter zum Nucleus tractus solitarii. Das hintere Drittel der Zunge wird sensorisch vom *N. glossopharyngeus* versorgt. Die Perikarya dieses 1. Neurons der Geschmacksleitung liegen im *Ganglion inferius oder superius* des IX. Hirnnerven. Das 1. Neuron endet ebenfalls im Nucleus tractus solitarii. Eine entsprechende neuronale Verknüpfung zeigt der sensorische Weg über den *X. Hirnnerven* (Tabelle 103).

Alle Kiemenbogennerven haben mindestens einen motorischen Kern. Der **Ursprungskern des N. trigeminus,** der die Kau- und Mundbodenmuskulatur versorgt, liegt unter dem rostralen Dreieck der Rautengrube (Abb. 438). Basolateral befindet sich im Tegmentum der **Ursprungskern des N. facialis,** der die bei Säugern stark entwickelte mimische Muskulatur innerviert. Die Axone dieser Motoneurone steigen nach dorsal auf, schlingen sich um den Ursprungskern des N. abducens *(inneres Facialisknie)* und steigen zur Austrittsstelle des N. facialis wieder abwärts in Richtung zum Kleinhirnbrückenwinkel (Abb. 436).

Im Tegmentum der Medulla oblongata liegt der **Nucleus ambiguus,** ein motorischer Kern des N. glossopharyngeus und des N. vagus, der mit der Pharynx- und Larynxmuskulatur verbunden ist (Abb. 434 u. Tabelle 103). Auch die visceroefferenten, parasympathischen Kerne des VII. und IX. Hirnnerven, die **Nuclei salivatorii superior et inferior** für die Tränen- und Speicheldrüsen des Kopfes, sowie der parasympathische Kern des N. vagus, der **Nucleus dorsalis n. vagi,** liegen medial vom Sulcus limitans am Boden der Rautengrube (Abb. 438). Der **Ursprungskern des N. accessorius,** der den M. sternocleidomastoideus und den M. trapezius versorgt, ist in das Cervicalmark des Rückenmarks verlagert. Motoneurone aus etwa gleicher Segmenthöhe des Rückenmarks versorgen über die ventralen Äste der oberen cervicalen Spinalnerven ebenfalls diese beiden Halsmuskeln. Medial vom Sulcus limitans liegt im rostralen Teil der Rautengrube unter dem Colliculus facialis der **Ursprungskern des N. abducens** (Augenmuskelnerv für den M. rectus lateralis). Unter dem caudalen Dreieck der Rautengrube befindet sich der somatoefferente **Ursprungskern des N. hypoglossus** für die Zungenmuskulatur (Abb. 434 u. 438).

3. Formatio reticularis

Die Formatio reticularis ist ein locker verstreutes Geflecht aus großen und kleinen Nervenzellen. Die Zellbezirke wurden mit kombiniert neurophysiologisch-histologischen Methoden abgegrenzt. Die Dendriten sind *stark verzweigt.* Die Neuriten sind *polysynaptisch* mit anderen Nervenzellen verbunden.

Die Neuriten der Formatio reticularis verzweigen sich in der Regel nicht in eine Richtung,

Tabelle 103. Übersicht der End- und Ursprungskerne des V. bis XII. Hirnnerven

Hirnnerv	Kerngebiet	Anatomische Nomenklatur	Ontogenetische Komponente	Peripherie
V. N. trigeminus	2 sensible Kerne	Nucl. sensorius principalis n. trigemini Nucl. tractus spinalis n. trigemini	somatoafferent visceroafferent	Gesichtshaut, Bindehaut und Hornhaut des Auges Schleimhaut der Nasen- und Mundhöhle, Zähne
	proprioceptiver Kern (vorwiegend)	Nucl. tractus mesencephalici n. trigemini	visceroafferent (somatoafferent)	Muskelspindeln der Kaumuskulatur, (Gesichtshaut)
	motorischer Kern	Nucl. motorius n. trigemini	visceroefferent	Kaumuskeln, Mundbodenmuskulatur, M. tensor tympani
VI. N. abducens	motorischer Kern	Nucl. n. abducentis	somatoefferent	M. rectus lat.
VII. N. facialis mit N. intermedius	sensorischer Kern	Nucl. tractus solitarii	(sensorisch)	Geschmacksknospen der vorderen Zweidrittel der Zunge
	parasympathischer Kern	Nucl. salivatorius sup.	visceroefferent	Gl. lacrimalis, Drüsen des Nasen-Rachen-Raumes Gll. sublingualis und submandibularis
	motorischer Kern	Nucl. n. facialis	visceroefferent	mimische Gesichtsmuskeln, teilweise obere Zungenbeinmuskeln, M. stapedius
VIII. N. vestibulocochlearis Vestibularisanteil	sensorische Kerne	Nucl. vestibularis sup. (Bechterew) Nucl. vestibularis med. (Schwalbe) Nucl. vestibularis lat. (Deiters) Nucl. vestibularis inf. (Roller)	(sensorisch)	Sinneszellen der Macula utriculi Macula sacculi Cristae ampullares
Cochlearisanteil	sensorische Kerne	Nucl. cochlearis dorsalis Nucl. cochlearis ventralis	(sensorisch)	Haarzellen des Cortischen Organs
IX. N. glossopharyngeus	sensibler Kern	Nucl. tractus spinalis n. trigemini	visceroafferent	Schleimhaut des Gaumens und des Rachens
	sensorischer Kern	Nucl. tractus solitarii	(sensorisch)	Geschmacksknospen des hinteren Drittels der Zunge
	parasympathischer Kern	Nucl. salivatorius inf.	visceroefferent	Gl. parotis
	motorischer Kern	Nucl. ambiguus	visceroefferent	Pharynxmuskulatur

Fortsetzung Tabelle 103. Übersicht der End- und Ursprungskerne des V. bis XII. Hirnnerven

Hirnnerv	Kerngebiet	Anatomische Nomenklatur	Ontogenetische Komponente	Peripherie
X. N. vagus	sensibler Kern	Nucl. tractus spinalis n. trigemini	somatoafferent	äußerer Gehörgang
	sensorischer und sensibler Kern	Nucl. tractus solitarii	(sensorisch)	Geschmacksknospen des Rachens Schleimhaut der Brusteingeweide und Oberbauchorgane
	parasympathischer Kern	Nucl. dorsalis n. vagi	visceroefferent	Brusteingeweide, Oberbauchorgane und Intestinaltrakt bis Cannon-Böhm-Punkt
	motorischer Kern	Nucl. ambiguus	visceroefferent	Larynxmuskeln und z. T. Pharynxmuskulatur
XI. N. accessorius	motorischer Kern	Nucl. n. accessorii	visceroefferent	M. trapezius, M. sternocleidomastoideus
XII. N. hypoglossus	motorischer Kern	Nucl. n. hypoglossi	somatoefferent	Zungenmuskulatur

sondern *bilateral*. Es steigt der eine Ast in Längsrichtung des Hirnstamms aufwärts und der andere in Längsrichtung abwärts. Beide Kollateralen besitzen sehr viele Synapsen mit anderen Nervenzellen. Ein Neuron der Formatio reticularis kann einen synaptischen Input von 4000 anderen Neuronen erhalten und einen Output an 25 000 andere Nervenzellen weitergeben.

Die Neurone der Formatio reticularis können **cholinerg** oder **aminerg** sein. Die Formatio reticularis erstreckt sich vom Rautenhirn nach caudal bis ins Rückenmark und nach rostral über das Tegmentum des Mittelhirns bis zum Thalamus. Infolge der (bisher) unsicheren morphologischen Abgrenzung schwanken auch die Literaturangaben darüber, welche einzelnen Kerngebiete der Formatio reticularis zuzuordnen sind. Vor allem neurophysiologische Tierexperimente ergaben Indizien dafür, daß die Formatio reticularis in afferente, somatoefferente und vegetative Neuronensysteme eingeschaltet ist:
– Die Formatio reticularis liegt im *Nebenschluß aller Sinnesbahnen*, deren Signalübertragung durch sie aktiviert werden kann. Sie fördert Impulse zum Thalamus oder zur Großhirnrinde. Die Reizung der Formatio reticularis führt zu einer Weckreaktion.
– Die Formatio reticularis ist *mit den γ-Motoneuronen des Rückenmarks* direkt durch fördernde und hemmende Synapsen über den *Tractus reticulospinalis* (S. 598) oder indirekt über extrapyramidal-motorische Kerne verbunden.
– Die Formatio reticularis ist synaptisch mit den *Parasympathicuskernen des Rautenhirns* und des *Mittelhirns*, sowie mit *vegetativen Zentren* des Zwischenhirns über den *Fasciculus longitudinalis dorsalis* [Schütz] verknüpft. Die Neurone der Formatio reticularis regulieren Atmung und Kreislauf. Ausläufer der Formatio reticularis erreichen auch vegetative Zentren des Rückenmarks. Stimulierung führt deshalb zu einer Aktivierung des Vegetativum.

4. Eigenapparat des Rautenhirns

Wesentliche Bestandteile des Eigenapparates des Rautenhirns sind die *Formatio reticularis*, der *Nucleus vestibularis lateralis* und das *System der Oliven*. Der Eigenapparat erhält Signale aus den Hirnnerven V–XII, zusätzlich optische und viscerale Impulse.

Der Eigenapparat ist anatomisch und funktionell ähnlich wie das Tegmentum des Mittelhirns strukturiert. Faserbündel verbinden diese Regionen. So liegt der *Fasciculus longitudinalis medialis* in der Nähe der Medianebene im dorsalen Teil des Tegmentum und verbindet die Hirnner-

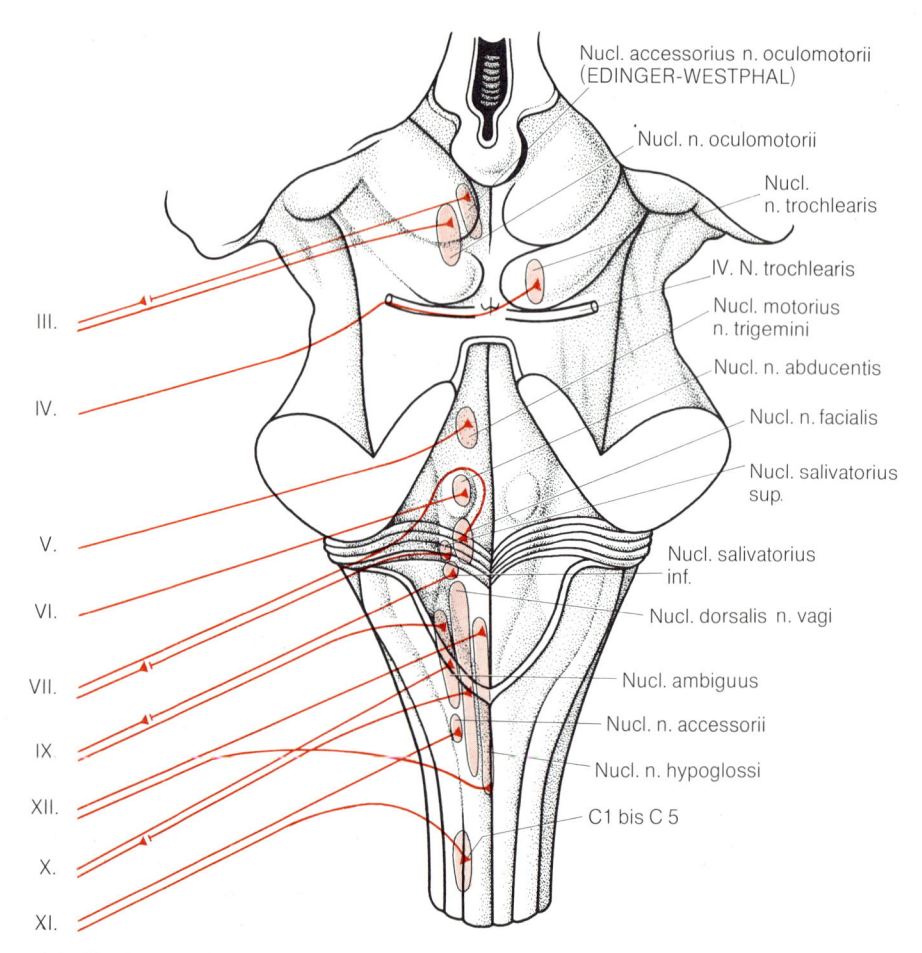

Abb. 438. Schema der efferenten Hirnnervenkerne im Rautenhirn und im Mittelhirn

venkerne untereinander und mit dem Rückenmark (Abb. 433–436).

Das System der Olivenkerne besteht aus dem **Nucleus olivaris** und an seinem medialen und dorsalen Rand aus den Nebenoliven, *Nuclei olivares accessorii medialis et dorsalis* (Abb. 434 u. 435). Die Einzelkerne sind durch querverlaufende *Fibrae interolivares* reichlich miteinander verbunden. Von den Olivenkernen ziehen viele Fasern zu den extrapyramidalen Kernen und über den untern Kleinhirnstiel zur Kleinhirnrinde.

IV. Aufsteigende Bahnen im Rautenhirn

1. Neuronale Anschlüsse der Hinterstrangbahnen

Tractus bulbothalamicus
Die beiden Hinterstrangbahnen, die Tractus spinobulbares medialis et lateralis, enden synaptisch in zwei Kerngebieten, dem *Nucleus gracilis* und dem *Nucleus cuneatus,* deren oberflächliche Vorwölbungen, Tubercula, an der Dorsalseite der Medulla oblongata bereits beschrieben wurden (S. 603, Abb. 430 u. 433). In den beiden Bulbuskernen beginnt die Gruppe der 2. Neurone. Ihre Neuriten ziehen als *Fibrae arcuatae internae* bogenförmig durch die Medulla oblongata, kreuzen die Medianebene und verlaufen dann in einem medial gelegenen Feld als mediale Schleife, **Lemniscus medialis,** weiter durch Rautenhirn und Mittelhirn bis zum **Thalamus** (Abb. 433b–436 u. 439). Dieser Abschnitt der sensiblen Hinterstrangbahnen wird deshalb Tractus bulbothalamicus genannt (Abb. 457).

Fibrae arcuatae externae [Tractus bulbocerebellaris]
Von dem Nucleus gracilis und dem Nucleus cuneatus zweigen Bahnen als Fibrae arcuatae externae ab und leiten dem Kleinhirn afferente

Signale zu. Diese Fasern kreuzen in der Medulla oblongata zur contralateralen Seite und ziehen über den unteren Kleinhirnstiel, *Pedunculus cerebellaris inferior*, zur **Kleinhirnrinde**.

2. Aufsteigende Verbindungen über die Endkerne des N. trigeminus

Dem Tractus bulbothalamicus lagern sich die *sensiblen Systeme* an, die ihre Signale aus der Haut des Gesichts und der Schleimhaut der Nasenhöhle sowie teilweise der Mundhöhle erhalten. Diese Nervenfasern gehören dem *N. trigeminus* an. Das Perikaryon ihres 1. Neurons liegt im *Ganglion trigeminale*. Das 1. Neuron endet an den Trigeminusendkernen, vorwiegend an den **Nuclei sensorius principalis et tractus spinalis n. trigemini**. In diesen Kernen beginnt das 2. Neuron, dessen Fortsatz, ebenfalls auf die contralaterale Seite kreuzend, sich der medialen Schleife anlegt und zum **Thalamus** zieht (Abb. 457).

3. Aufsteigende Verbindungen über die Endkerne des IX. und X. Hirnnerven

Von einem kleinen Hautfeld am äußeren Gehörgang erhält der *N. vagus* afferente Signale. Über seine sensiblen Ganglien gelangt die Erregung zum **Nucleus tractus spinalis n. trigemini**. Von dort laufen über einen Tractus bulbothalamicus Informationen zu höheren Zentren.

Auch die visceroafferenten Impulse vom *IX. und X. Hirnnerven,* die über ihre sensiblen Ganglien laufen, werden zu höheren Zentren geleitet, wenn auch zahlreiche Verbindungen zum Eigenapparat des Rautenhirns vorhanden sind.

V. Absteigende Bahnen im Rautenhirn

1. Neuhirnbahnen

In der Brücke sind die Neuhirnbahnen in viele Einzelbündel aufgesplittert und enden zum großen Teil an den Nuclei pontis **(Tractus corticopontinus)**. In diesen Kernen beginnen die Neurone, die als Tractus pontocerebellaris über den mittleren Kleinhirnstiel zum Neocerebellum ziehen.

Andere Neuhirnbahnen kreuzen überwiegend und ziehen zu den contralateralen motorischen Hirnnervenkernen **(Fibrae corticonucleares)**. Die ipsilaterale und contralaterale Innervation des Teiles des Facialis-Ursprungskerns, der den M. frontalis und den M. orbicularis oculi versorgt, ist für die Klinik von Bedeutung (S. 651).

Die Pyramidenbahn, **Tractus corticospinalis,** bildet in der Medulla oblongata die *Pyramide* (Abb. 429 u. 433b–435). 70–90% dieser Fasern kreuzen in der Decussatio pyramidum zur Gegenseite und ziehen als *Tractus corticospinalis lateralis* im Rückenmark abwärts. Der ungekreuzte Teil verläuft als *Tractus corticospinalis anterior* im Rückenmark nach caudal (S. 598).

2. Extrapyramidale Bahnen

Die Neurone des extrapyramidalen Systems bilden in der Regel kürzere Verbindungen als die Neuhirnbahnen. Wegen ihrer verstreuten Lage im Tegmentum des Rautenhirns wurde in den Abbildungen nur die *zentrale Haubenbahn* eingezeichnet (Abb. 435 u. 436).

E. Mesencephalon, Mittelhirn

I. Gestalt und Gliederung

Das Mittelhirn, Mesencephalon, ist der schmale vom Neuhirn überlagerte Abschnitt zwischen dem Rautenhirn und dem Zwischenhirn. Die Länge des Mittelhirns entspricht dem durch ihn verlaufenden und nur etwa 1,5 cm langen *Aquaeductus cerebri*. Das Mittelhirn besteht aus drei Etagen: dorsal liegt die Vierhügelplatte oder das Dach **(Tectum mesencephali)**, in der Mitte befindet sich die Mittelhirnhaube **(Tegmentum mesencephali)** und basal liegen die Hirnschenkel **(Crura cerebri)** (Abb. 429, 430 u. 439).

Der Aquaeductus cerebri gilt als Grenze zwischen Tectum und Tegmentum. Am basalen Teil des Mittelhirns wölben sich zwei dicke Faserzüge, die Crura cerebri, vor und begrenzen die **Fossa interpeduncularis** (Abb. 429 u. 439).

II. Austrittsstellen des III. und IV. Hirnnerven

Aus der Fossa interpeduncularis tritt der III. Hirnnerv, **N. oculomotorius,** basal aus dem Mittelhirn aus (Abb. 429). Er zieht zu äußeren Augenmuskeln. Als einzige Ausnahme unter den Hirnnerven verläßt der IV. Hirnnerv, **N. trochlearis,** den Hirnstamm dorsal. Der N. trochlearis tritt unmittelbar caudal von den unteren Hügeln des Tectum aus dem Mittelhirn (Abb. 430), zieht nach basal um das Mittelhirn herum, wendet sich dann nach rostral und innerviert den *M. obliquus superior*.

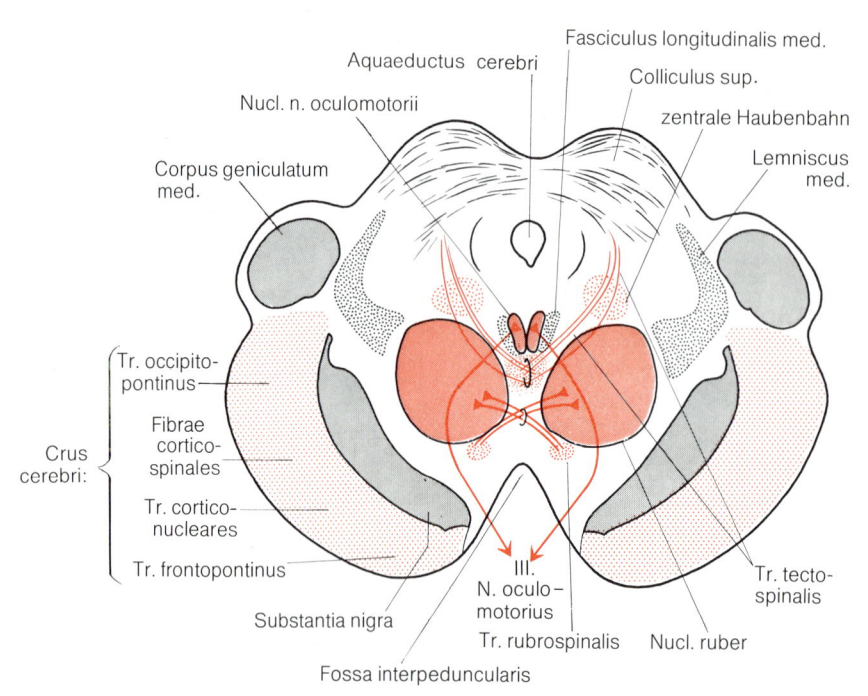

Abb. 439. Querschnitt durch das Mittelhirn in Höhe der Colliculi superiores. Das im Schnitt getroffene Corpus geniculatum med. wird zum Zwischenhirn gerechnet. (Nach Crosby et al., 1962)

III. Entwicklung des Mittelhirns

Im Neuroepithel des Mittelhirns findet man bereits im 1. Embryonalmonat viele Mitosen. In mehreren Schüben wandern aus dem **dorsalen** Bereich des Neuroepithels Neuroblasten in den dorsalen Teil des Mittelhirns, das Tectum, ein. Im rostralen Bereich wird eine vielschichtige Rinde aufgebaut, aus der die oberen Hügel, *Colliculi superiores,* hervorgehen. Sie erhalten bald neuronale Verbindungen aus dem II. Hirnnerven (N. opticus) und bilden optische Reflexwege aus. Die Neuroblasten im caudalen Bereich des Tectum nehmen keine laminäre Ordnung ein, sondern behalten die Struktur eines Kerngebietes bei. Sie differenzieren sich zu den unteren Hügeln, den *Colliculi inferiores,* in die Neuriten aus den akustischen Kerngebieten des VIII. Hirnnerven einwachsen.

Aus dem **ventralen** Bereich des Neuroepithels gehen die somatoefferenten *Kernsäulen des III. und IV. Hirnnerven,* des N. oculomotorius und des N. trochlearis, hervor. Die visceroefferente Kerngruppe des III. Hirnnerven, der *Nucleus accessorius n. oculomotorii* [Edinger-Westphal], der innere Augenmuskeln versorgt, verschiebt sich entgegen der Grundordnung nach medial (Abb. 438). Basal von den Kernsäulen der Hirnnerven entsteht wie im Rautenhirn die *Formatio reticularis.* In das Gebiet der späteren Formatio reticularis wandern wahrscheinlich aus dem dorsalen Neuroepithel Zellen ein und schließen sich zu *Kerngebieten des extrapyramidalen Systems* zusammen (**Nucleus ruber** und **Substantia nigra**). Die Zone der Hirnnervenkerne und die Formatio reticularis mit extrapyramidalen Kernen bilden die Haube, das Tegmentum des Mittelhirns. Ihm lagern sich basal die auswachsenden Neuhirnbahnen an.

Damit sind die drei Etagen des Mittelhirns entstanden. Dorsal liegt das Tectum, in der Mitte das Tegmentum, und basal liegen die Crura cerebri (Abb. 439).

IV. Tectum mesencephali

Das Tectum mesencephali, kurz Tectum genannt, ist eine dünne vierhügelige Platte an der Dorsalseite des Mittelhirns. Die beiden oberen Hügel, Colliculi superiores, sind höher und breiter als die zwei unteren Hügel, Colliculi inferiores. Jeder **Colliculus superior** ist durch einen schräg nach laterobasal ziehenden Faserwulst *(Brachium colliculi superioris)* mit dem Corpus geniculatum laterale des Zwischenhirns verbunden.

Tabelle 104. Übersicht der Ursprungskerne des III. und des IV. Hirnnerven

Hirnnerv	Kerngebiet	Anatomische Nomenklatur	Ontogenetische Komponente	Peripherie
III. N. oculomotorius	motorischer Kern	Nucl. n. oculomotorii	somatoefferent	M. rectus med. M. rectus sup. M. rectus inf. M. obliquus inf. M. levator palpebrae sup.
	parasympathischer Kern	Nucl. accessorius n. oculomotorii [Edinger-Westphal]	visceroefferent	M. sphincter pupillae M. ciliaris (beide vorwiegend parasympathisch)
IV. N. trochlearis	motorischer Kern	Nucl. n. trochlearis	somatoefferent	M. obliquus sup.

Annähernd parallel dazu verläuft das *Brachium colliculi inferioris* vom **Colliculus inferior** zum Corpus geniculatum mediale des Zwischenhirns, einem neuronalen Zwischenglied der zentralen Hörbahn (Abb. **430** u. **439**).

Der Colliculus superior besteht aus einer siebenschichtigen Rinde, in die sich vor allem Afferenzen aus den Sehnerven aufzweigen. Ebenfalls enden hier die Neuriten des **Tractus spinotectalis** (S. 597), die dieser Rinde proprioceptive Signale aus der Körperperipherie zuführen. Der Colliculus inferior enthält Nervenzellen, an denen vor allem Fasern aus der Hörbahn enden (Abb. **458**).

Der *neuronale Output* aus dem Tectum gelangt vorwiegend an Motoneurone und Parasympathicusneurone im Tegmentum des Mittelhirns und des Rautenhirns, sowie an Motoneurone des Rückenmarks. Kurze Verbindungen erreichen die unmittelbar darunterliegenden Augenmuskelkerne vom III. und IV. Hirnnerven. Der **Tractus tectobulbaris** verläuft durch die dorsale Haubenkreuzung [Meynert] zu weiteren motorischen Hirnnervenkernen. Der **Tractus tectospinalis** kreuzt ebenfalls dorsal im Tegmentum des Mittelhirns (Abb. **439**) und zieht an die Motoneurone des Rückenmarks. Aus diesen afferenten und efferenten Verbindungen ergibt sich die Stellung des Tectum als übergeordnetes Reflexzentrum für die Motorik, wie dies auch neurophysiologische und klinische Beobachtungen bestätigen.

V. Tegmentum mesencephali

Das Tegmentum des Rautenhirns setzt sich kontinuierlich in das Tegmentum mesencephali, die mittlere Etage des Mittelhirns, fort. Entsprechend liegt die Formatio reticularis auch im Mittelhirn unter der Zone der Hirnnervenkerne.

Hirnnervenkerne

Die vier **Ursprungskerne des N. oculomotorius** (Tabelle 104) liegen unterhalb des zentralen Höhlengraus *(Substantia grisea centralis)*, die den Aquaeductus cerebri umhüllt.

Der *paarige Hauptkern* des III. Hirnnerven für vier äußere Augenmuskeln und den M. levator palpebrae superioris liegt dicht an der Medianebene.

Medial davon (im Gegensatz zur primären Grundordnung) befindet sich der paarige parasympathische *Nucleus accessorius n. oculomotorii* [Edinger-Westphal] (Innervation des M. sphincter pupillae und des M. ciliaris). Die Wurzelfasern des N. oculomotorius ziehen nach basal durch den Nucleus ruber und treten in der Fossa interpeduncularis aus (Abb. **429** u. **439**).

Eine *mediane Zellgruppe* [Kern von Perlia] kommt in etwa 20% der untersuchten Fälle nicht vor. Seine Bedeutung für die Konvergenzreaktion der Augen wird angezweifelt.

Caudal von den Kernen des III. Hirnnerven befindet sich der **Ursprungskern des N. trochlearis** (Tabelle 104). Seine Fasern ziehen nach dorsal, kreuzen im *Velum medullare superius* und verlassen das Mittelhirn caudal der unteren Hügel (Abb. **430**). Dorsolateral von diesem beschriebenen Kern liegt der erwähnte Nucleus tractus mesencephalici n. trigemini.

Formatio reticularis

Die Formatio reticularis bildet das Grundgerüst des Tegmentum. Bau und Funktion der Formatio reticularis wurden schon beim Rautenhirn beschrieben (S. 611). In der Formatio reticularis des Mittelhirns sind zwei Kerngebiete eingelagert, der *Nucleus ruber* und die *Substantia nigra*.

Nucleus ruber

Dieser Kern erhielt seinen Namen aufgrund seiner rötlichen Farbe im frischen Schnittpräparat, die durch seinen hohen intracellulären *Eisengehalt* bedingt ist (Abb. **439**). Der Nucleus ruber hat die Form einer kurzen Zigarre, die sich vom Tegmentum des Mittelhirns bis ins Zwischenhirn erstreckt.

Substantia nigra

Sie ist eine schwarze Kernplatte am basalen Teil des Tegmentum des Mittelhirns (Abb. **439**). Sie grenzt nach basal an das Crus cerebri. In der Substantia nigra befinden sich *melaninhaltige Neurone*. Mit fluorescenzmikroskopischen Methoden konnten in der Substantia nigra *dopaminhaltige Neurone* geortet werden, die synaptisch mit dem Striatum verbunden sind.

Klinischer Hinweis. Wenn durch Erkrankung der Neurone der Substantia nigra die Dopamin-Synthese gestört wird, treten extrapyramidalmotorische Symptome des *Morbus Parkinson* auf (S. 653). Bewegungsautomatismen, wie die Mimik beim Sprechen oder das Mitbewegen der Arme beim Gehen, sind gestört. Ein Zittern der Hände in einer Frequenz von 4–8/sec ist für Parkinson-Patienten typisch („Pillendrehen", „Geldzählen").

VI. Crus cerebri

Die paarigen Hirnschenkel, Crura cerebri, an der basalen Seite des Mittelhirns enthalten nur absteigende Neuhirnbahnen. Es sind von medial nach lateral (Abb. **439**):
- die **frontale Hirnbrückenbahn, Tractus frontopontinus,**
- die **motorische Hirnnervenbahn, Tractus corticonucleares,**
- die **Pyramidenbahn, Fibrae corticospinales,**
- die **occipito-temporale Hirnbrückenbahn, Tractus occipito-pontinus**

VII. Auf- und absteigende Bahnen im Mittelhirn

Verbindungen des Nucleus ruber

Der Nucleus ruber hat mit zahlreichen, vorwiegend extrapyramidalen Zentren Verbindungen. Die **Ansa lenticularis** zieht zwischen Globus pallidus, Nucleus subthalamicus [Luysi] und Nucleus ruber in beide Richtungen. Faserbahnen des Frontallappens des Endhirns strahlen in den Nucleus ruber ein.

Aus dem Nucleus dentatus des Kleinhirns entspringt der **Tractus cerebellorubralis.** Er zieht über den oberen Kleinhirnstiel, kreuzt ventral vom Aquaeductus cerebri in der *dorsalen Haubenkreuzung* [Meynert] auf die Gegenseite und endet im Nucleus ruber.

Von diesem steigen wichtige Bahnen zur Formatio reticularis abwärts. Sie setzen sich über kurze Neuronenketten bis ins Rückenmark fort und bilden den **Tractus rubro-reticulo-spinalis.** Der **Tractus rubrospinalis** ist beim Menschen auf ein kleines Bündel reduziert, das in der *ventralen Haubenkreuzung* [Forel] kreuzt (Abb. **439**).

Die *zentrale Haubenbahn* **(Tractus tegmentalis centralis)** verbindet als vielgliedrige Neuronenkette den Thalamus, den Nucleus ruber, motorische Tegmentumkerne und den Nucleus olivaris **(Tractus thalamo-rubro-olivaris)** (Abb. **435, 436** u. **439**).

Fasciculus longitudinalis medialis

Das mediale Längsbündel liegt im Mittelhirn unmittelbar basal und lateral der Ursprungskerne des III. und IV. Hirnnerven und verbindet Augenmuskelkerne, die Vestibularis- und Cochleariskerne des VIII. Hirnnerven sowie vor allem die motorischen Kerne für die Halsmuskeln (XI. Hirnnerv und die Spinalnerven C 1 bis C 4) (Abb. **433–436** u. **439**). Diese Bahn dient den Reflexen der Augen- und Kopfbewegungen, die von den Gleichgewichtszentren kontrolliert werden.

Fasciculus longitudinalis dorsalis [Schütz]

Das dorsale Längsbündel verbindet im Mittelhirn wie im Rautenhirn (S. 613) vegetative Zentren.

Sensible und sensorische Bahnen

Diese durchlaufen auf dem Wege zum Zwischenhirn das Tegmentum aufwärts, es sind die mediale und die laterale Schleife. Die mediale Schleife, **Lemniscus medialis,** verläuft lateral vom Nucleus ruber (Abb. **439**). Sie entsteht aus sensiblen Bahnen des Rautenhirns und endet im Thalamus. Die laterale Schleife, **Lemniscus lateralis,** ist ein Teil der Hörbahn (Abb. **458**).

F. Cerebellum, Kleinhirn

I. Gestalt und Gliederung

Das Kleinhirn, Cerebellum, besteht aus zwei **Hemisphären** und einem Mittelteil, dem **Wurm (Vermis).** Im Sagittalschnitt sind tief einschneidende Furchen sichtbar (Abb. **440**). Sie lassen das Kleinhirn im Schnittbild baumartig verzweigt erscheinen *(Arbor vitae cerebelli).* Zwei dieser Furchen grenzen die drei Hauptlappen

Cerebellum, Kleinhirn

ab, *Lobi anterior, medius et posterior.* In Tabelle 105 sind diese drei Lobi den Läppchen gegenübergestellt, die in der deskriptiven Anatomie aufgeführt werden. Die Einteilung in drei Hauptlappen erfolgt nach ihrer stammesgeschichtlichen Herkunft. Sie gliedern das Kleinhirn in einen alten Teil (**Palaeocerebellum** = Lobus anterior und Lobus posterior) und einen neuen Teil (**Neukleinhirn = Neocerebellum** = Lobus medius).

Mit der Entwicklung des Neuhirns (Neencephalon) (S. 601) „zwängte" sich in der Phylogenese nach dem von L. Edinger erkannten Prinzip auch der neocerebelläre Teil zwischen den palaeocerebellären Teil, der dadurch in zwei Lappen, den Lobus anterior und den Lobus posterior, gegliedert wurde. Dies ist auch an den neuronalen Verbindungen abzulesen, denn das Neuhirn ist über Brückenkerne mit dem Neukleinhirn verbunden. Die Faserbahnen der phylogenetisch alten Vestibulariskerne enden in einem seitlichen, paarig angelegten, kleinen Anhangslappen, dem *Flocculus,* der dem Palaeocerebellum zugerechnet wird (Tabelle 105).

Auch an den Kleinhirnstielen (S. 604) ist die neopalaeocerebelläre Ordnung im wesentlichen zu erkennen. Die vom Neuhirn über Brückenkerne ziehenden Bahnen verlaufen in dem am weitesten nach lateral aufgelagerten Kleinhirnstiel (**Pedunculus cerebellaris medius**) zum Neocerebellum (S. 622 u. Abb. 430). Die zum Palaeocerebellum ziehenden Fasern verlaufen über die **Pedunculi cerebellares superior et inferior.**

II. Entwicklung des Kleinhirns

Die Lage der Kleinhirnstiele an den rostralen Schenkeln der *Rautengrube* (Abb. 430) ergibt sich aus der Entwicklung des Kleinhirns aus den beiden **Rautenlippen** (Abb. 432). Sie verdicken sich in der 6. Embryonalwoche an den rostralen Rändern der Rautengrube und vergrößern sich im 3. Embryonalmonat zum **Kleinhirnwulst** (Abb. 426c u. d). Dabei ziehen die ersten „Pionierfasern" durch die rostralen Ränder der Rautengrube und fixieren damit die spätere Lage der **Kleinhirnstiele.** Im Laufe der weiteren Entwicklung „überdacht" das Cerebellum die Rautengrube. Im 4. Embryonalmonat trennt eine transversale Furche die beiden Flocculi von den Kleinhirnhemisphären und den Nodulus mit zwei Nachbarstrukturen vom Kleinhirnwurm als *Lobus posterior* ab (Tabelle 105).

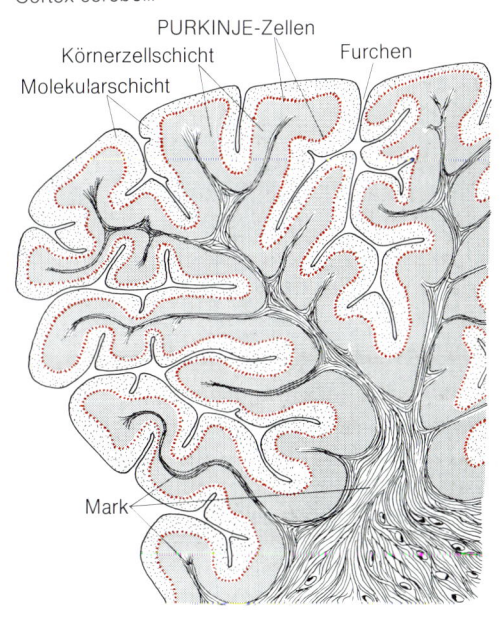

Abb. 440. Sagittalschnitt durch das Kleinhirn

Tabelle 105. Systematische Beschreibung der Lappen und Läppchen des Kleinhirns und ihre genetische Einteilung. (Nach Starck u. Frick, 1972)

Wurm	Hemisphäre	Genetische Einteilung
Lingula	Vinculum lingulae	Lobus anterior
Lobulus centralis	Ala lobuli centralis	
Culmen		
	——— Lobulus quadrangularis ———	
Declive		Lobus medius
Folium vermis	Lobulus semilunaris superior	
Tuber vermis	Lobulus semilunaris inferior	
	Lobulus gracilis	
Pyramis vermis	Lobulus biventer	
Uvula vermis	Tonsilla	
Nodulus	Flocculus	Lobus posterior

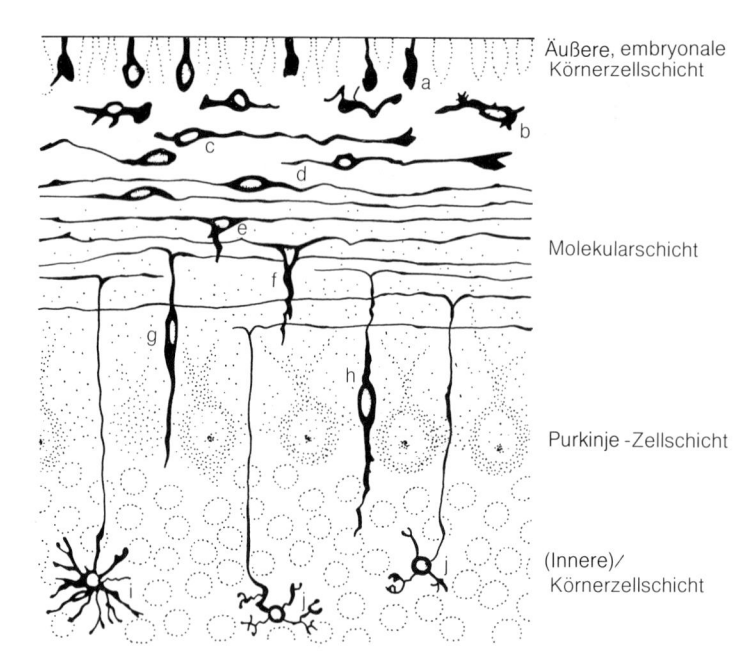

Abb. 441. Phasen der Emigration und Cytogenese der Körnerzellen (a–j) aus der äußeren, embryonalen Körnerzellschicht durch die Molekularschicht und durch die Purkinje-Zellschicht in die (innere) Körnerzellschicht (i–j). (Nach Jacobson, 1970)

Mit autoradiographischen Methoden konnten in dem ventriculären Neuroepithel der Rautenlippen *Neuroblasten* markiert und ihre Auswanderung beobachtet werden. Die ersten Neuroblasten ordnen sich in zwei Schichten der Mantelzone innerhalb der Rautenlippen an. Die äußere Lage differenziert sich zu den *Purkinje-Zellen*, die innere Schicht zu den großen Neuronen der **Kleinhirnkerne**. Am Außenrand der Mantelzone entwickelt sich eine *Marginalzone*, die der Vorläufer der Molekularschicht der Kleinhirnrinde ist. In diese Schicht wandern weitere, kleine Neuroblasten ein und bilden die *nur embryonal vorhandene, äußere Körnerzellschicht* (Lamina granularis externa). Aus dem Neuroepithel der Rautenlippen emigrieren noch die **Golgi-Zellen** unter die Schicht der Purkinje-Zellen.

Die Neuroblasten der **äußeren Körnerzellschicht** teilen sich lebhaft und bilden die *Sternzellen*, die *Korbzellen* und die *Körnerzellen* der Kleinhirnrinde. Aus der äußeren Körnerzellschicht müssen die Sternzellen und die Korbzellen den Rückweg in die Molekularschicht und die Körnerzellen den Rückweg in die (innere) Körnerzellschicht antreten. Die Phasen der Zellbewegung der Körnerzellen aus der äußeren Körnerzellschicht in die (innere) Körnerzellschicht zeigt das Schema der Abb. 441.

Erst zu diesem Zeitpunkt wachsen die zahlreichen Dendriten der **Purkinje-Zellen** aus. Werden die Neuroblasten der äußeren Körnerzellschicht im Experiment an Säugern durch Röntgenstrahlen geschädigt, unterbleiben die Zelldifferenzierung und gleichzeitig das Dendritenwachstum der Purkinje-Zellen. Bei diesen Tieren wurden postnatal Störungen in der Koordination von Bewegungen beobachtet. Bei Nestflüchtern ist die äußere, embryonale Körnerzellschicht etwa zum Geburtszeitpunkt zurückgebildet, bei Nesthockern erst postnatal. Beim Menschen ist die äußere, embryonale Körnerzellschicht am Ende des 2. Lebensjahres aufgebraucht. Entsprechend spät ist beim Kleinkind die motorische Koordination ausgereift.

Klinischer Hinweis. Erstaunlicherweise sind meist die Ausfallserscheinungen gering, wenn das Kleinhirn in sehr früher Embryonalzeit partiell oder überhaupt nicht angelegt wird (*Kleinhirnhypoplasie* oder *-aplasie*). Es ist anzunehmen, daß andere Neuronensysteme autoregulativ cerebelläre Funktionen während der frühen Embryonalzeit übernehmen können.

III. Bau der Kleinhirnrinde

Das Kleinhirn besitzt eine schmale, etwa 1 mm dicke Rinde von grauer Substanz, **Cortex cerebelli** (Abb. 440). Darunter befindet sich die weiße Marksubstanz mit den Kleinhirnkernen. Die Rinde ist im Gegensatz zur Großhirnrinde weitgehend gleichförmig gebaut und weist von außen nach innen drei Schichten auf:
– *Molekularschicht (Stratum moleculare)*
– *Purkinje-Zellschicht (Stratum ganglionare)*
– *Körnerzellschicht (Stratum granulosum)*.

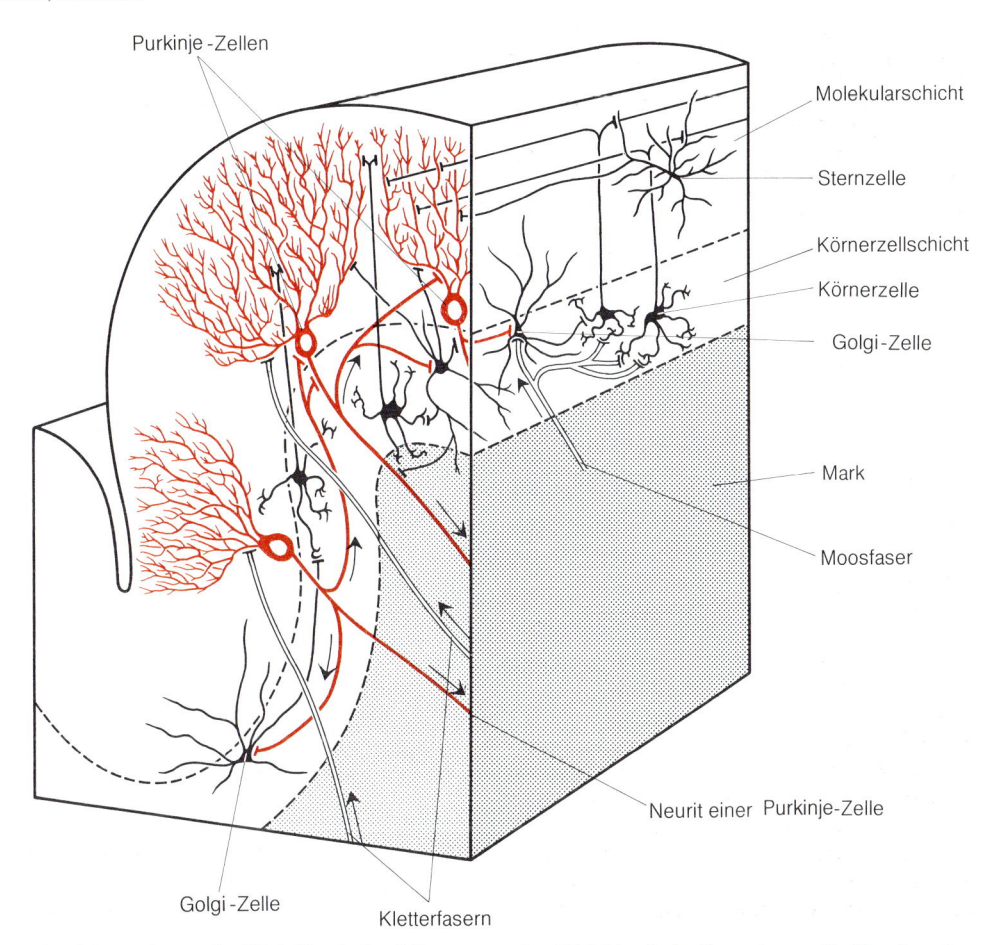

Abb. 442. Funktionsschema der Kleinhirnrinde. Afferente Neuriten enden an Golgi-Zellen und an Körnerzellen sowie an Purkinje-Zellen. Dem gesamten Output der Kleinhirnrinde übernehmen die Neuriten der Purkinje-Zellen. (Nach Lange, 1972)

Stratum moleculare, Molekularschicht
Die Molekularschicht enthält einzeln liegende, kleine Nervenzellen mit tangential und radiär verlaufenden Fortsätzen *(Sternzellen)* (Abb. 442). An der Grenze vom Stratum moleculare zum Stratum ganglionare liegen die *Korbzellen* mit ihren Neuritenverzweigungen, die, wie ihr Name sagt, Faserkörbe um mehrere Purkinje-Zellen bilden und damit Purkinje-Zellen untereinander verschalten.

Stratum ganglionare, Purkinje-Zellschicht
Die Purkinje-Zellschicht besteht aus einer Lage großer (etwa 35 µm) Perikarya von Nervenzellen, deren Dendriten sich spalierbaumartig senkrecht zum Verlauf der Windung und zur Oberfläche in der Molekularschicht aufzweigen. Der Dendritenbaum trägt Synapsen der Kollateralen der *Körnerzellen* und der *Kletterfasern,* die aus dem *Nucleus olivaris* stammen. Der an der Basis des Perikaryon der Purkinje-Zellen entspringende Neurit zieht zu den Kleinhirnkernen. Er gibt rückläufige Kollateralen ab, die an Korbzellen, Golgi-Zellen oder benachbarten Purkinje-Zellen enden.

Stratum granulosum, Körnerzellschicht
Die Körnerzellschicht besteht aus dicht gepackten, kleinen Nervenzellen, hauptsächlich *Körnerzellen,* deren Dendriten in abgegrenzten Bezirken der gleichen Schicht zahlreiche, komplizierte Synapsen mit afferenten Neuriten *(Moosfasern)* eingehen. Diese Inseln [„Glomeruli cerebellosi"] erscheinen im Nissl-Präparat als helle zellkernfreie Bezirke. Die Körnerzellen sind in dieser Färbung den Lymphocyten ähnlich. In Versilberungspräparaten ist der Neurit der Körnerzellen sichtbar. Ein Neurit reicht bis in die Molekularschicht und ist synaptisch mit den Korbzellen und den Dendriten der Purkinje-

Zellen verbunden. Die Golgi-Zellen liegen an der Grenze zum Stratum ganglionare (Abb. 442).

Ein **Funktionsschema der Kleinhirnrinde** (Abb. 442) zeigt zwei afferente Neuritensysteme, die in der Körnerzellschicht als *Moosfasern* und in der Molekularschicht als *Kletterfasern* enden. Als einzige efferente Signalleiter der Rinde arbeiten die Neuriten der Purkinje-Zellen. Den afferenten und efferenten Elementen sind die Körnerzellen, Korbzellen und Golgi-Zellen als Assoziationszellen zwischengeschaltet.

IV. Kleinhirnkerne

In der Marksubstanz liegen von lateral nach medial folgende paarige Kleinhirnkerne:
– **Nucleus dentatus,**
– **Nucleus emboliformis,**
– **Nuclei globosi,**
– **Nucleus fastigii.**

Sie enthalten *multipolare Nervenzellen,* deren Neuriten über den oberen oder unteren Kleinhirnstiel ziehen.

V. Kleinhirnbahnen

Das Mark des Kleinhirns besteht fast ausschließlich aus afferenten und efferenten Fasern, die der Kleinhirnrinde Signale zuführen oder von dort Impulse ableiten. Assoziations- und Commissurenfasern kommen kaum vor.

1. Afferente Bahnen

– Das Kleinhirn empfängt Bahnen aus dem *Rückenmark* **(Tractus spinocerebellares anterior et posterior,** S. 597), die vor allem Impulse der Tiefensensibilität vermitteln (Abb. **425**). Der **Tractus spinocerebellaris posterior** zieht durch den unteren Kleinhirnstiel, der **Tractus spinocerebellaris anterior** durch den oberen Kleinhirnstiel (Abb. **430**). Infolge der Entwicklung des Neukleinhirns über den mittleren Kleinhirnstiel wurde dieses ursprünglich zusammenhängende System in der Evolution auseinandergedrängt.
– Von dem *Nucleus gracilis* und dem *Nucleus cuneatus* zweigen die **Fibrae arcuatae externae** [Tractus bulbocerebellaris] ab, welche mechanosensibel sind.
– Direkte **sensorische Bahnen von den Vestibulariskernen** erhalten der Flocculus, der Nodulus und der Nucleus fastigii (Palaeocerebellum).
– Die optischen und akustischen Reflexzentren des Tectum haben über den **Tractus tectocerebellaris** Verbindung zur Kleinhirnrinde.

– Vom *Nucleus olivaris,* der vom Rückenmark und von der zentralen Haubenbahn Signale erhält, laufen ebenfalls Fasern in die Kleinhirnrinde.
– Außerdem ist die Formatio reticularis mit dem Kleinhirn über den **Tractus reticulocerebellaris** verbunden.
– Insgesamt gesehen erhält die Kleinhirnrinde viele *sensible und sensorische Afferenzen* von der *Peripherie,* besonders von den *Gleichgewichtsreceptoren.*
– An Masse überwiegen jedoch die zuleitenden Verbindungen vom Neuhirn. Sie erreichen als **Tractus corticopontinus** die Nuclei pontis. Hier wird auf ein zweites Neuron umgeschaltet. Die Neuriten dieser Zellen strahlen als **Tractus pontocerebellaris** durch den mittleren Kleinhirnstiel in den Lobus medius ein.

2. Efferente Bahnen

Die efferenten Bahnen der Rinde ziehen als kurze Neuriten der Purkinje-Zellen zu den Kleinhirnkernen **(Tractus cerebellonuclearis)**. Von hier begeben sich die efferenten Bahnen durch den oberen Kleinhirnstiel nach Kreuzung *zur Formatio reticularis,* zum *Nucleus ruber* und zum *Thalamus* der contralateralen Seite. Eine Bahn zieht von den Kleinhirnkernen über den unteren Kleinhirnstiel *zum Nucleus olivaris.*

3. Funktionen

– Die *afferenten* Kleinhirnbahnen sind über das 1. Neuron vor allem mit den Receptoren der *Tiefensensibilität* und des *Gleichgewichtsorgans* verbunden.
– Das *efferente* System beeinflußt über Kerne des extrapyramidalen Systems *Motoneurone,* wobei das Kleinhirn im Nebenschluß (Regelkreis) zum Neuhirn geschaltet ist. Somit ist das Kleinhirn ein *Regulationsorgan für die Motorik.*

Es hält das Körpergleichgewicht aufrecht und koordiniert gezielte Bewegungen, ohne sie jedoch auszulösen.

Klinischer Hinweis. Die Bewegungskoordination kann beispielsweise durch den *Finger-Nasen-Versuch* überprüft werden: Der Patient wird aufgefordert, bei geschlossenen Augen (Ausschluß der optischen Kontrolle) seinen Finger langsam an seine Nasenspitze zu führen. Bei Cerebellumdefekten erreicht der Finger nicht geradlinig die Nase, sondern verfehlt in einer Zickzacklinie meistens das Ziel. Eine Zunahme der ausfahrenden Bewegungen in Zielnähe bezeichnet man als *Intentionstremor.* Dieses Symptom kann auch bei extrapyramidalen Störungen auftreten.

Diencephalon, Zwischenhirn

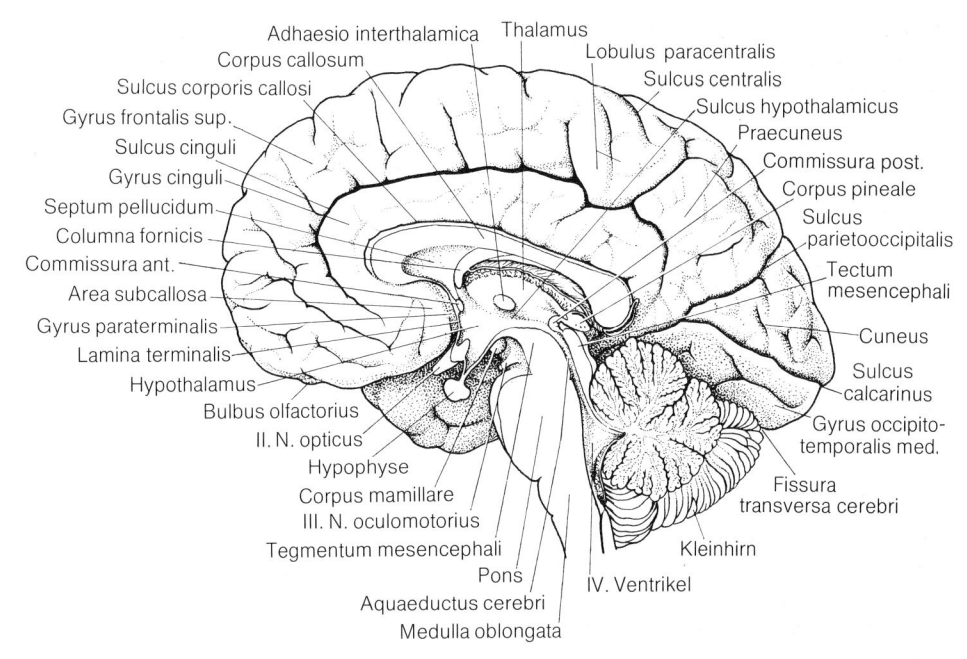

Abb. 443. Medianschnitt durch das Gehirn. (Nach Wolf-Heidegger, 1972)

Außerdem können Cerebellumkranke keine schnell sich wiederholenden, entgegengesetzten Bewegungen wie Pronation und Supination ausführen *(Adiadochokinese)*. Oft tritt eine *cerebelläre Ataxie* auf: Bei Zielbewegungen arbeiten die beteiligten Muskeln nicht mehr harmonisch zusammen. Es schießen deshalb die bewegten Gliedmaßen übers Ziel hinaus, oder der Bewegungsablauf ist nicht mehr flüssig, sondern verwakkelt. Weiterhin kann bei Kleinhirnschäden der Muskeltonus vermindert sein, welcher als Widerstand der Extremitäten bei passiven Bewegungen durch den Arzt geprüft wird. Gleichgewichtsstörungen können durch Defekte des Kleinhirns, aber auch des vestibulären Systems bedingt sein (z. B. Kleinhirnbrückenwinkeltumoren).

G. Diencephalon, Zwischenhirn

I. Gestalt und Gliederung

Das Zwischenhirn, Diencephalon, umschließt den III. Ventrikel (S. 600) und besteht aus mächtigen Kerngebieten, die von Faserbahnen durchquert werden. Der *Sulcus hypothalamicus* trennt das Zwischenhirn in das **Thalamencephalon** (dorsaler Teil) und den **Hypothalamus** (basaler Teil) (Abb. 443). Im seitlichen Gebiet des Zwischenhirns liegen der **Globus pallidus** und der **Nucleus subthalamicus**.

Das **Thalamencephalon** gliedert sich in drei Teile:
– *Epithalamus*
– *Thalamus*
– *Metathalamus*.

II. Entwicklung des Zwischenhirns

Am Ende des 1. Embryonalmonats entwickelt sich aus dem Neuroepithel des III. Ventrikels die *Augenblase,* aus der der Augenbecher mit dem Augenbecherstiel hervorgeht (Abb. **426a, 427**). Im Neuroepithel selbst entsteht im 2. Embryonalmonat eine flache Furche, der **Sulcus hypothalamicus.** Dorsal von dieser Furche bildet das Neuroepithel die Zellen des Epithalamus, des Thalamus und des Metathalamus, basal die Zellen des Hypothalamus. Globus pallidus und Nucl. subthalamicus entwickeln sich wahrscheinlich aus dem Neuroepithel, das sich in unmittelbarer Nähe des Sulcus hypothalamicus befindet.

Das Neuroepithel des III. Ventrikels bildet keine somatoafferenten Endkerne und somatoefferenten Ursprungskerne. Deshalb sollten die nur im Bereich des Rückenmarks, des Rautenhirns und des Mittelhirns sinnvollen Begriffe „Flügel- und Grundplatte" hier nicht verwendet werden. Außerdem endet die Grenze zwischen den beiden Platten, der Sulcus limitans, im Gebiet des Mittelhirns und geht nicht in den Sulcus hypothalamicus über.

Das Neuroepithel im Dach des III. Ventrikels differenziert sich früh zu einer Epithelschicht, in die Blutgefäße aus dem Mesenchym einwachsen, um den **Plexus choroideus ventriculi tertii** zu bilden. In diesem dorsalen Bereich entstehen weitere Teile des Epithalamus.

Der Prozeß der Neencephalisation verändert die Lage des Zwischenhirns und seiner Elemente. Das Endhirn umwächst das Zwischenhirn, so daß die Oberfläche des Zwischenhirns nur noch basal sichtbar bleibt.

Im Zuge der Umwandlung des Zwischenhirns durch das Endhirn legt sich die *Pars centralis* des Seitenventrikels auf die dorsolaterale Oberfläche des Thalamus. Das Ependym am Boden dieses Abschnittes des Seitenventrikels bildet hier eine streifenförmige Zellschicht auf dem Thalamus, die **Lamina affixa** (Abb. 428). Diese grenzt nach medial an die *Taenia choroidea,* an der der Plexus choroideus des Seitenventrikels angeheftet ist. Lateral reicht die Lamina affixa bis zur Furche zwischen Thalamus und dem eng benachbarten Nucleus caudatus, in der die *V. thalamostriata* und die *Stria terminalis* verlaufen (Abb. 428).

Weiterhin trennen die auswachsenden neencephalen Projektionsfasern den Globus pallidus vom Hypothalamus und Nucleus subthalamicus (Abb. 428). Infolge der Neencephalisation wird also aus dem Hintereinander von Endhirn und Zwischenhirn weitgehend ein Nebeneinander: *außen Endhirn, innen Zwischenhirn* (Abb. 426d, 445).

III. Epithalamus

Im Medianschnitt des Hirns sieht man im Bereich des Daches des III. Ventrikels, dort, wo die Medialfläche des Thalamus in die Dorsalfläche übergeht, Teile des Epithalamus: *Plexus choroideus ventriculi tertii, Stria medullaris thalami* und *Corpus pineale* (Abb. 443).

Der *Plexus choroideus ventriculi tertii* setzt mit seiner Tela choroidea an der *Stria medullaris thalami* an. Diese Leiste verbreitert sich in Richtung Tectum zu einem kleinen dreieckigen Feld, dem *Trigonum habenulae* (Abb. 430). Dort liegen die Neurone des *Nucleus habenulae,* die über die Commissura habenularum mit der Gegenseite verbunden sind. In unmittelbarer Nähe rostral vor dem Tectum befindet sich die sog. hintere *Commissur (Commissura posterior)* (Abb. 443), die Kerngruppen des Mittelhirns verbindet. Das *Corpus pineale* liegt auf dem rostralen Teil des Tectum (Abb. 430 u. 443). Plexus choroideus ventriculi tertii, Stria medullaris thalami, Trigonum habenulae, Nucleus habenulae und Corpus pineale werden als Epithalamus zusammengefaßt.

1. Corpus pineale, Epiphyse, Zirbeldrüse

Das Corpus pineale (Epiphyse, Zirbeldrüse) ist ein knapp 1 cm langes Organ, das am hinteren Rand des Zwischenhirndaches befestigt ist und wie ein verkleinerter Pinienzapfen (daher der Name) zwischen den beiden *Colliculi superiores* dem Tectum aufliegt (Abb. 430). In einem vascularisierten Stroma liegen die polygonalen, epitheloiden Pinealzellen zwischen einem Maschenwerk von Gliazellen.

Nach dem 17. Lebensjahr kann das Corpus pineale, mit dem Alter zunehmend, **Hirnsand (Acervulus)** enthalten. Er besteht aus kleinen, rundlichen Körnchen von geschichteten Kalkkonkrementen, die so groß werden können, daß sie im Röntgenbild sichtbar sind. Bei Reptilien sind die Zellen des Corpus pineale als Photoreceptoren ausgebildet (Parietalauge). Bei den Säugern wird dem Corpus pineale eine noch nicht völlig geklärte *endokrine Funktion* zugesprochen. Sicher wurde im Corpus pineale des Menschen *Serotonin* nachgewiesen, das durch eine spezifische Transferase in **Melatonin** umgewandelt werden kann. Melatonin bewirkt Kontraktionen der Melanocyten bei Amphibien, bei Säugern dagegen ist diese Wirkung nicht beobachtet worden. Bei Ratten hemmt Melatonin die Freisetzung gonadotroper Hormone.

Klinischer Hinweis. Zerstörungen des Corpus pineale beim Menschen, wie sie durch Tumoren im Corpus pineale vorkommen, sind häufig mit vorzeitiger Geschlechtsreife *(Pubertas praecox)* und Steigerung des Körperwachstums verbunden.

Tierexperimente sprechen weiterhin für eine rhythmische Aktivität des Corpus pineale.

IV. Thalamus

1. Lage

Der Thalamus ist ein eiförmiges Aggregat aus vielen Einzelkernen, deren Anzahl in der Literatur mit mehr als 100 angegeben wird. Die graue Substanz des Thalamus ist nach rostral zum *Tuberculum anterius thalami* zugespitzt und nach occipital zum *Pulvinar* verdickt. Medial grenzt

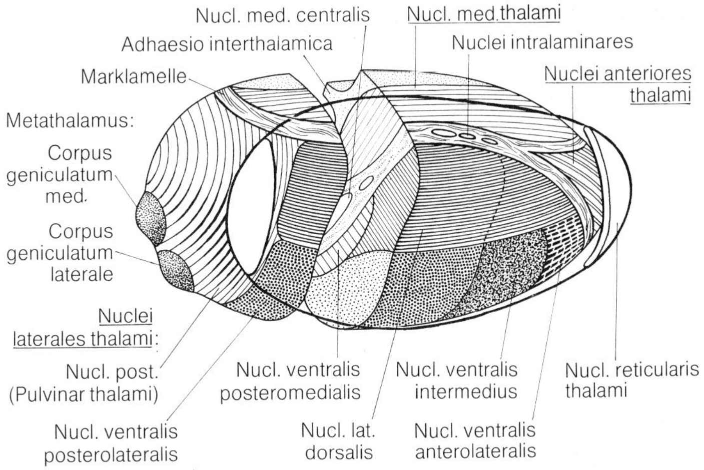

Diencephalon, Zwischenhirn

Abb. 444. Dorsolateralansicht des rechten Thalamus. Marklamellen teilen 3 große Kerngruppen (im Bild unterstrichen) ab. Der Nucl. reticularis thalami bildet lateral eine Schale, die größtenteils nur gestrichelt wurde. (Nach Warwick u. Williams, 1973)

Labels (im Bild): Nucl. med. centralis, Nucl. med. thalami, Adhaesio interthalamica, Nuclei intralaminares, Marklamelle, Nuclei anteriores thalami, Metathalamus: Corpus geniculatum med., Corpus geniculatum laterale, Nuclei laterales thalami:, Nucl. post. (Pulvinar thalami), Nucl. ventralis posteromedialis, Nucl. ventralis intermedius, Nucl. reticularis thalami, Nucl. ventralis posterolateralis, Nucl. lat. dorsalis, Nucl. ventralis anterolateralis.

der Thalamus an den III. Ventrikel. Meistens verbindet eine schmale Brücke aus Gliazellen, die *Adhaesio interthalamica,* die Thalami beider Seiten (Abb. 443). Ein Streifen auf der dorsalen Seite des Thalamus ist frühembryonal als Boden in die Pars centralis des Seitenventrikels einbezogen worden. Dieses Stück *Lamina affixa* wird vom Ependym des Seitenventrikels überzogen (Abb. 428).

Lateral vom Thalamus liegt der Nucleus caudatus. In der Furche zwischen beiden Kerngebieten ziehen die V. thalamostriata und die Stria terminalis, eine Faserbahn vom Corpus amygdaloideum (S. 654). Basal grenzt der Thalamus an den Hypothalamus.

2. Gliederung

Der Kernkomplex des Thalamus wird durch Marklamellen in drei größere Gruppen geteilt (Abb. 444):
— rostral: **Nuclei anteriores thalami**
— medial: **Nucleus medialis thalami**
— lateral, laterobasal und laterodorsal: **Nuclei laterales thalami.**

In den Marklamellen liegen intralaminäre Kerne *(Nuclei intralaminares* und *Nucleus medialis centralis).* An der Grenze zwischen Thalamus und Capsula interna umhüllt der **Nucleus reticularis thalami** den Thalamus als dünne Schale, in die markhaltige Fasern netzartig eingelagert sind.

Die internationale Nomenklatur der in Abb. 444 eingezeichneten Unterkerne stimmt in den Richtungsbezeichnungen anterior, posterior und ventral mit den sonst in der Anatomie verwendeten Definitionen nicht überein. Diese Namen sollten deshalb nur als Hilfen für das Verständnis dienen. Außerdem sind Revisionen der Einteilung zu erwarten, wenn weitere experimentelle Ergebnisse über die neuronalen Verknüpfungen des Thalamus bekannt geworden sind.

3. Thalamuskerne und ihre neuronalen Verbindungen

Der Thalamus wird von Signalen aller afferenten Neuronensysteme mit Ausnahme der Riechbahn durchlaufen, bevor die sensiblen und sensorischen Informationen die Rinde des Endhirns erreichen. Der Thalamus wird deshalb auch „*Tor zum Bewußtsein*" genannt. Daneben steht der Thalamus mit motorischen Zentren des Neuhirns und des extrapyramidalen Systems einschließlich dem Kleinhirn sowie mit dem limbischen System in Verbindung.

„Spezifische" Kerne

Die sensiblen Systeme in der medialen Schleife, die ihre Afferenzen aus dem Hinterstrang, dem Vorderseitenstrang und den Endkernen, vor allem aus denen des N. trigeminus, erhalten, enden in umschriebenen Bezirken von Unterkernen der *Nuclei laterales thalami* (Nucleus ventralis posteromedialis, Nucleus ventralis posterolateralis). Jedes Feld der Körperperipherie ist mit einer kleinen Neuronenpopulation nach dem Prinzip einer Punkt-zu-Punkt-Zuordnung „spezifisch" verbunden. Diese Thalamuskerne werden deshalb „spezifische" Kerne genannt. Wie in den sensiblen Faserbahnen des Rückenmarks Faserbündel von benachbarten Dermatomen nebeneinander liegen, ist auch in diesen Kernen die Peripherie **somatotop** repräsentiert. Die Neuriten aus dem Nucleus ventralis posteromedialis und dem Nucleus ventralis posterolateralis enden in den sensiblen Rindenfeldern des Endhirns *(Areae 3, 1, 2 des Gyrus postcentralis).*

„Unspezifische" Thalamuskerne

In diesen Thalamuskernen konvergieren Bahnen aus mehreren sensiblen und sensorischen Systemen in Richtung auf ein Neuron. Dabei ist die Formatio reticularis auf dem Weg zum Thalamus immer zwischengeschaltet. Zu den unspezifischen Kernen des Thalamus werden *intralaminäre Kerne* und der *Nucleus reticularis thalami* gerechnet.

Pulvinar

Das Pulvinar des Thalamus, das aus einer Unterkerngruppe der *Nuclei laterales thalami* besteht, erhält optische und akustische Signale. Es projiziert in optische und akustische sekundäre Rindenfelder des Endhirns.

Unterkerne der Nuclei laterales thalami

Die *Nuclei ventrales anterolateralis et intermedius* erhalten Afferenzen aus dem Globus pallidus und projizieren in *motorische, primäre und sekundäre Rindenfelder des Endhirns* (im und rostral vom Gyrus praecentralis).

Nucleus medialis thalami, medialer Thalamuskern

Der mediale Thalamuskern ist afferent mit Mittelhirnkernen, Hypothalamus und Globus pallidus verbunden. Seine Neuriten ziehen in den *frontalen Teil des Stirnlappens*.

Nuclei anteriores thalami, rostrale Kerne

Sie erhalten Impulse aus dem limbischen System über den Fornix und aus dem Corpus mamillare über den **Tractus mamillothalamicus.** Die Nuclei anteriores thalami projizieren in den *Gyrus cinguli*, der ein Teil des limbischen Systems darstellt (S. 654). Nach den Vorstellungen von Papez können sich in diesem Neuronensystem kreisende Impulse ausbilden, die ständig an Intensität zunehmen, als neurophysiologisches Äquivalent „sich aufschaukelnder" Emotionen.

V. Metathalamus

Der Metathalamus gliedert sich in den medialen und den lateralen Kniehöcker *(Corpora geniculata mediale et laterale).* Ihre Nervenzellen stehen im Dienste des akustischen und optischen Systems.

Corpus geniculatum mediale

Es liegt zwischen dem *Pulvinar* des Thalamus und dem *Colliculus inferior* (Abb. 430, 439, 444). Es ist von occipital als kleiner Höcker sichtbar, wenn man den Schläfenlappen abtrennt und eine Linie vom Colliculus inferior über das Brachium colliculi inferioris nach latero-rostral verlängert. Auf diesem Weg verlaufen akustische Bahnen (S. 645).

Corpus geniculatum laterale

Er ist in ähnlicher Richtung zu finden, wenn man von den oberen Vierhügeln über das Brachium colliculi superioris eine Linie zum Thalamus verfolgt (Abb. 444 u. 459). Die schräg-ovale Erhebung des lateralen Kniehöckers ist leichter zu finden, wenn man occipital der Sehnervenkreuzung das Ende des Tractus opticus unterhalb des Pulvinar aufsucht. Im histologischen Bild zeigt das Corpus geniculatum laterale einen Schichtenbau. Es hat die Aufgabe eines *subcorticalen Sehzentrums* (Abb. 459).

VI. Globus pallidus und Nucleus subthalamicus

Globus pallidus (kurz *Pallidum*)

Das Pallidum enthält viele markhaltige Fasern und wirkt deshalb blaß im Vergleich zum benachbarten Putamen. Der Globus pallidus liegt lateral von der Capsula interna (Abb. 445). Auf Frontalschnitten erscheint er keilförmig zwischen der Capsula interna und dem Putamen „eingeklemmt". Die beiden Segmente des Pallidum entstehen durch eine Marklamelle, die an der Basis des Pallidum in die Ansa lenticularis einstrahlt. Das Pallidum ist ein wichtiges Zentrum des extrapyramidalen Systems.

Nucleus subthalamicus

Dieser Kern liegt medial von der Capsula interna und dorsal vom Corpus mamillare. Er ist über die Ansa lenticularis mit dem Pallidum und anderen Kerngebieten des extrapyramidalen Systems verbunden (Abb. 462).

VII. Hypothalamus

Der Hypothalamus ist ein übergeordnetes *vegetatives Regulationszentrum* und ein wichtiger Teil des *neuroendokrinen Systems* (S. 628). Seine neuronale Aufgabe erfüllt er durch enge afferente und efferente Verknüpfung mit zahlreichen anderen Hirngebieten. Im Dienst des endokrinen Systems steht der Hypothalamus dadurch, daß in einigen seiner Neurone Hormone **(Oxytocin, Vasopressin)** und in anderen Neuronen Substanzen **(releasing factors)** gebildet werden, die nach Abgabe ins Gefäßsystem humoral die Tätigkeit anderer Organe bzw. endokriner Zellen des Hypophysenvorderlappens (S. 631) steuern.

Diencephalon, Zwischenhirn

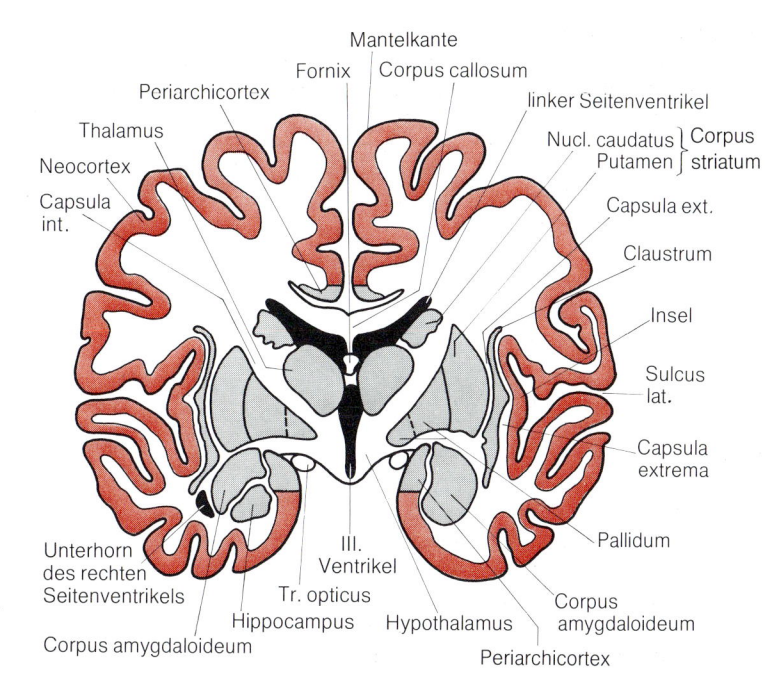

Abb. 445. Frontalschnitt durch das Endhirn und Zwischenhirn. Die Schnittebene liegt rechts weiter occipital als links, daher ist nur das Unterhorn des rechten Seitenventrikels getroffen. Von der Großhirnrinde wurde der Neocortex rot hervorgehoben

Klinischer Hinweis. Erkrankungen im Hypothalamus können zu definierten *Stoffwechselstörungen* (z. B. Fettsucht, Abmagerung) und zu *endokrinen Veränderungen* führen (z. B. vorzeitige Geschlechtsreife oder Hypogonadismus). Dennoch werden bei Ausfällen des Hypothalamus die lebenswichtigen autonomen Funktionen (z. B. Wärmeregulation) aufrechterhalten, da diese von Zentren in der Formatio reticularis des unteren Hirnstamms oder von spinalen Gebieten übernommen werden können.

1. Begrenzung   (Abb. 445, 446)

Der Hypothalamus ist der basale Teil des Zwischenhirns. Er umlagert den unteren Abschnitt des III. Ventrikels (S. 623). Nach rostral reicht er bis zur *Lamina terminalis*. Basal lagert sich dem Hypothalamus das Chiasma opticum an. Unmittelbar hinter dem Chiasma befindet sich der Übergang in den *Hypophysenstiel* (s. u.). Es folgt das *Tuber cinereum,* das gleichzeitig den Boden des III. Ventrikels mit bildet. Caudal schließen die *Corpora mamillaria* an. Die Abgrenzung vom Thalamus ist an einem Sulcus in der Wand des III. Ventrikels, dem *Sulcus hypothalamicus,* zu erkennen. Nach lateral reicht der Hypothalamus bis zum Nucleus subthalamicus.

Hypophysenbeziehung. Hypothalamus und Hypophyse (Hirnanhangdrüse mit endokriner Funktion, S. 628) sind morphologisch und funktionell eng miteinander verknüpft. Aus dem Zwischenhirn ist die **Neurohypophyse** entstanden, die durch den *Hypophysenstiel (Infundibulum)* mit dem Hypothalamus verbunden ist (Abb. 446). Das Gebiet proximal vom Infundibulum wird *Eminentia mediana* bezeichnet (Abb. 449). Hier befindet sich ein Recessus des III. Ventrikels, der *Recessus infundibuli*. In die Eminentia mediana, den Hypophysenstiel und die Neurohypophyse ziehen Nervenzellfortsätze aus dem Hypothalamus.

Rostral lagert sich der Neurohypophyse die **Adenohypophyse** an. Die Adenohypophyse hat keine neuronalen Verbindungen mit Hypothalamus, Hypophysenstiel oder Neurohypophyse.

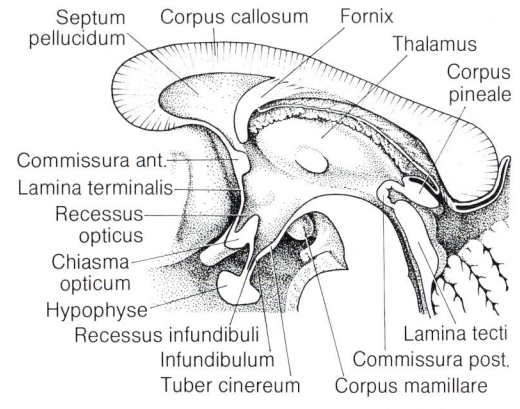

Abb. 446. Medianer Sagittalschnitt. Ansicht des Diencephalon von median

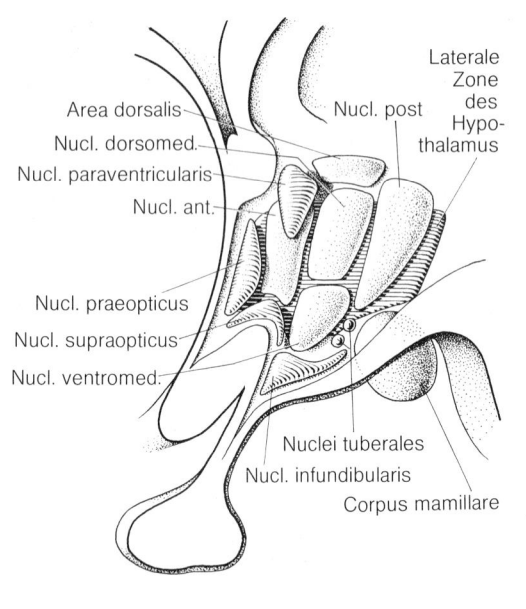

Abb. 447. Räumliche Darstellung der Kerngruppen des Hypothalamus

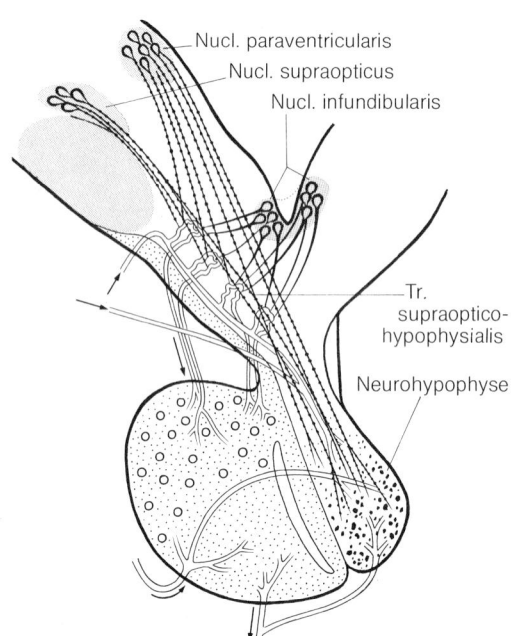

Abb. 448. Schematische Darstellung des hypothalamo-neurohypophysären Systems

Dafür bestehen aber wichtige humorale Verbindungen insofern, als viele Gefäße, die die Adenohypophyse erreichen, vorher im Bereich des Hypophysenstiels capillarisiert werden (Pfortadersystem der Hypophyse). Einzelheiten über die Hypophyse S. 630 und die Gefäßverbindungen S. 629.

2. Gliederung

Im Hypothalamus überwiegen die nervenzellreichen Gebiete *(markarmer Hypothalamus)* gegenüber den markreichen *(markreicher Hypothalamus).*

Markarmer Hypothalamus

Die zahlreichen Kerngruppen des markarmen Hypothalamus *(vegetative Kerngruppen,* Abb. 447) lassen sich gliedern in
– hypophysäre Zellgruppen
 • des *hypothalamo-neurohypophysären* Systems
 • des *hypothalamo-infundibulären* Systems
– nicht-hypophysäre Zellgruppen.

Unter hypophysären Zellgruppen des Hypothalamus werden Ansammlungen von Nervenzellen verstanden, deren Fortsätze in den Hypophysenstiel bzw. in die Neurohypophyse ziehen.

Eine **Gliederung** des Hypothalamus kann auch **nach topographischen Gesichtspunkten** erfolgen. Man unterscheidet eine unter dem Ependym des III. Ventrikels gelegene *(periventrikuläre) Zone,* eine seitlich folgende *(mediale)* und eine äußere *(laterale) Zone.*

Hypophysäre Zellgruppen

Hypothalamo-neurohypophysäres System (Abb. 448). Zu diesem System gehören der **Nucleus supraopticus** und der **Nucleus paraventricularis.** Die Axone der Nervenzellen beider Kerne vereinigen sich zum **Tractus supraopticohypophysialis,** der nahezu vollständig in der Neurohypophyse endet.

In Perikarya der zugehörigen Neurone werden die Hormone *Oxytocin* bzw. *Vasopressin* (= Adiuretin) gebildet und mit einer Trägersubstanz *(Neurophysin)* mittels des axoplasmatischen Flusses zu den Endigungen der Axone transportiert. In der Neurohypophyse werden die Hormone gestapelt und bei Bedarf in die Blutbahn abgegeben. Neurophysin mit Hormon wird als „Neurosekret" bezeichnet. Das „Neurosekret" kann mit Spezialmethoden histologisch angefärbt werden.

Oxytocin verursacht die Kontraktion der glatten Uterusmuskulatur zur Einleitung und während der Geburt (Wehen). Außerdem wirkt es kontrahierend auf die Myoepithelzellen der Brustdrüse und unterstützt damit die Milchsekretion.

Vasopressin dient der Aufrechterhaltung einer normalen Plasmaosmolarität durch Wasserrückresorption im distalen Drittel des Nephron.

Klinischer Hinweis. Bei Schädigung des hypothalamoneurohypophysären Systems, z. B. durch einen Hypophysentumor, kommt es zum **Diabetes insipidus.** Infolge Vasopressinmangels ist in der Niere die Wasserrückresorption vermindert, so daß große Wassermengen ausgeschieden werden. Diese werden durch übermäßiges Trinken ersetzt. Vermehrte Wasseraufnahme kann aber auch durch eine Schädigung der Zentren für die Regulierung der Wasseraufnahme im lateralen Hypothalamus (s. u.) erfolgen.

Hypothalamo-infundibuläres System. Die Axone dieses Systems enden im wesentlichen an den Capillarschlingen des Infundibulum. Die Lage der zugehörigen Perikarya ist erst zum Teil bekannt. Mit Sicherheit gehören Perikarya des *Nucleus infundibularis* (Abb. **447, 448**, am Übergang zum Hypophysenstiel), wahrscheinlich einige des *Nucleus ventromedialis* (wichtiger Kern des medialen Hypothalamus), wohl aber auch einige aus anderen Gebieten des Hypothalamus dazu.

Produziert werden im hypothalamo-infundibulären System Substanzen, die die Aufgabe haben, die Abgabe von Hormonen des Hypophysenvorderlappens zu regulieren (***releasing factors*** = RF bzw. ***inhibiting factors*** = IF). Die Freisetzung der releasing factors dürfte unter der Kontrolle monoaminerger Neurone stehen, die teilweise extrahypothalamisch liegen.

Pfortaderkreislauf der Hypophyse (Abb. **448**). Die funktionelle Verknüpfung zwischen Hypothalamus und Adenohypophyse erfolgt durch einen Pfortaderkreislauf. Dieser besteht aus *Capillargeflechten* im Hypothalamus und am Infundibulum, anschließenden Sammelvenen (sog. *Portalvenen*) und einem folgenden Capillarsystem in der Adenohypophyse. Zusätzlich erhält die Adenohypophyse Blut aus den Capillaren der Neurohypophyse. In die Capillaren des Infundibulum bzw. der Neurohypophyse werden die Neurohormone des Hypothalamus abgegeben. Sie gelangen auf dem Blutweg zur Adenohypophyse und können hier wirksam werden. Weiteres über Gefäße der Hypophyse S. 631.

Nicht-hypophysäre Zellgruppen
Diese Zellgruppen befinden sich überwiegend in der *lateralen Hypothalamuszone*. Sie umgeben die hypophysären Zellgruppen und liegen teilweise zwischen ihnen. Viele der nicht-hypophysären Zellgruppen sind nur mühsam voneinander abzugrenzen.

An die nicht-hypophysären Zellgruppen sind zahlreiche der vom markarmen Hypothalamus gesteuerten **vegetativen Vorgänge** gebunden. Hierzu gehören u. a. die *Regulation der Körpertemperatur,* der *Nahrungs- und Wasseraufnahme, Beeinflussung des Schlafes, des emotionalen Verhaltens* usw. Es besteht jedoch keine strenge Zuordnung dieser Funktionen zu bestimmten hypothalamischen Kerngruppen. Außerdem spielt bei der Regulierung der genannten Vorgänge die Wechselwirkung zwischen extrahypothalamischen und hypothalamischen Zentren eine entscheidende Rolle.

Markreicher Hypothalamus
Hierbei handelt es sich um die Kerngruppen der **Corpora mamillaria.** Sie sind wichtige Schaltstellen des *limbischen Systems* (S. 653). Die wichtigsten Faserverbindungen der Corpora mamillaria sind der *Fornix* (S. 653), der *Fasciculus mamillothalamicus* und der *Fasciculus mamillotegmentalis*.

Verbindungen des markarmen Hypothalamus
Der markarme Hypothalamus ist in zahlreiche neuronale und humorale Regelkreise eingeschaltet. Neuronale Regelkreise bestehen
– *innerhalb des Hypothalamus* selbst durch ausgedehnte intrahypothalamische Faserverbindungen und
– zwischen dem markarmen Hypothalamus und zahlreichen anderen Hirngebieten *(extrahypothalamische Verbindungen).*

Intra- und extrahypothalamische Regelkreise können sich gegenseitig beeinflussen. Alle Regelkreise besitzen sowohl fördernde als auch hemmende Neurone. Dadurch kann z. B. der Hypothalamus auf die Umgebung, aber auch die Umgebung auf den Hypothalamus fördernd oder hemmend wirken. Eine humorale Wirkung auf den Hypothalamus kommt über das Gefäßsystem zustande, insofern Änderungen des Blutspiegels mancher Substanzen (z. B. Kochsalz, Hormone) Hypothalamusfunktionen beeinflussen können, z. B. ruft die Verminderung von Nebennierenrindenhormonen eine vermehrte Bildung von 'corticotropine releasing factor' (CRF) hervor.

Extrahypothalamische Verbindungen
Größere Bündel sind das sog. *basale Vorderhirnbündel* und der *Fasciculus longitudinalis dorsalis* [Schütz].

Das **basale Vorderhirnbündel** führt Fasern aus dem Frontalhirn und dem olfactorischen System, sowie den Basalganglien und dem Corpus amygdaloideum (Anteil des limbischen Systems). Es verläuft durch die *laterale Zone des Hypothalamus* und setzt sich in den unteren Hirnstamm fort.

Der **Fasciculus longitudinalis dorsalis** [Schütz] ist ein verhältnismäßig schmales Bündel dünner Fasern, die zur wechselseitigen Beeinflussung die Kerne der *medialen und lateralen Hypothalamuszone* mit dem Hirnstamm und seinen Kernen verbinden.

H. Hypophyse

Die 0,6 bis 0,8 g schwere, bohnenförmige Hypophyse *(Hirnanhangdrüse, Hypophysis, Glandula pituitaria)* ist die übergeordnete Drüse des Endokrinium; denn die im Vorderlappen, *Lobus anterior,* (Synonym: *Adenohypophyse*), gebildeten „-tropen" Hormone (Tabelle 106) regeln die Bildung und Abgabe von Hormonen in anderen endokrinen Drüsen des Körpers.

1. Gliederung   (Abb. 449)

Die **Adenohypophyse (Lobus anterior hypophysis)** beansprucht ³/₄ des Organgewichts. Man unterscheidet an ihr eine *Pars distalis,* eine vor und um den Hypophysenstiel gelegene *Pars infundibularis* (oder tuberalis) und eine kleine, 2% des Gesamtgewichts einnehmende *Pars intermedia,* den sog. *Zwischenlappen.*

Der Hinterlappen, **Lobus posterior** (Synonym: **Neurohypophyse**), ist Speicher- und Abgabeort von Hormonen, die in den neurosekretorischen Neuronen des Hypothalamus gebildet werden (S. 628).

2. Lage

Das Organ liegt in einer durch den Türkensattel, **Sella turcica,** des Keilbeinkörpers gebildeten Grube, *Fossa hypophysialis,* die oben durch ein Durablatt, Diaphragma sellae, gegen die Schädelhöhle abgegrenzt ist. Durch den Hypophysenstiel, der durch eine winzige Öffnung des *Diaphragma sellae* hindurchzieht, ist die Hypophyse mit dem Zwischenhirn verbunden.

3. Entwicklung   (Abb. 450)

Die morphologische und funktionelle Zweiteilung des Organs in Vorder- und Hinterlappen ist entwicklungsgeschichtlich abzuleiten. Die **Adenohypophyse** entsteht als bläschenförmige Abschnürung vom Epithel des Rachendachs, der sog. *Rathkeschen Tasche.* Diese wächst einer Ausstülpung vom Boden des Zwischenhirns, dem Infundibulum, entgegen und lagert sich ihr ventral an. Die hinteren Abschnitte der Rathkeschen Tasche, die direkt gegen das Infundibulum grenzen, bilden die *Pars intermedia.* Die vorderen Wandabschnitte der Tasche entwickeln sich zur *Pars distalis* und die gegen den Hypophysenstiel vorgeschobenen Teile zur *Pars infundibularis* des Vorderlappens.

Die **Neurohypophyse** entsteht als Teil des **Zwischenhirns** aus dem Infundibulum.

Klinischer Hinweis. Material der Adenohypophyse kann unter der Pharynxschleimhaut liegenbleiben (Pars pharyngea, sog. *Rachendachhypophyse*). Sie kann gelegentlich entarten *(Craniopharyngeom).*

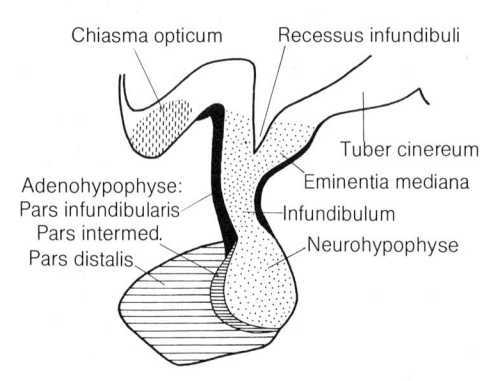

Abb. 449. Schematische Darstellung der Hypophyse mit ihrer Gliederung

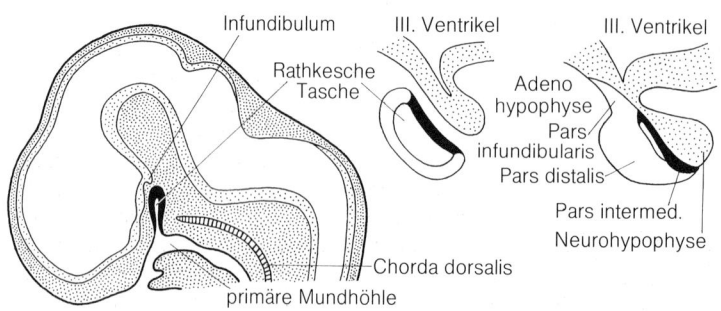

Abb. 450. Schematische Darstellung der Hypophysenentwicklung

4. Gefäße (Abb. 448)

Arteriell wird die Hypophyse von mehreren Gefäßen versorgt, die direkt oder über den Portalkreislauf (S. 629) das Organ erreichen. Die vorderen Hypophysenarterien entstammen direkt der *A. carotis interna*, die hinteren aus dem *Circulus arteriosus cerebri*.

5. Adenohypophyse

Sie ist als typische endokrine Drüse gekennzeichnet durch Epithelzellstränge, die zwischen weiten *Sinusoiden* (durchgehende Basalmembran, z.T. gefenstertes Endothel) gelegen sind. Bei üblicher histologischer Färbung sind **drei Zelltypen** zu unterscheiden:
− α-Zellen. Etwa 35% der Zellen sind *acidophil,* d.h. ihr Cytoplasma bzw. die im Cytoplasma gelegenen Sekretgranula färben sich mit sauren Farbstoffen, z.B. Eosin, kräftig an.
− β-Zellen. Bei etwa 15% der Zellen läßt sich das Cytoplasma mit bestimmten basischen Farbstoffen bevorzugt anfärben. Sie werden deshalb als **basophile** Zellen der Adenohypophyse bezeichnet. Die Hormone dieser Zellgruppe sind von ihrer Zusammensetzung her *Glykoproteide*.
− γ-Zellen. Etwa 50% der Zellen haben im Cytoplasma keine sonderliche Affinität zu sauren oder basischen Farbstoffen und werden deshalb „*chromophob*" genannt.

Die drei Zelltypen sind im Parenchym des Vorderlappens ungleichmäßig verteilt: *Partes distalis et infundibularis* sind reich an *chromophoben*, in *Zwischenlappennähe* finden sich bevorzugt *acidophile und basophile* Zellen.

Elektronenmikroskopisch ist allen Zellen des Vorderlappens gemeinsam ein *großes Golgi-Feld und Sekretgranula* unterschiedlicher Elektronendichte und Größe (Tabelle 106). In diesen Granula werden die Hormone gespeichert und freigesetzt. Durch die unterschiedliche Granulagröße ist eine morphologische Differenzierung der die verschiedenen Hormone der Adenohypophyse bildenden Zellen gegeben, die jedoch im Einzelfall immunhistochemisch bestätigt werden muß. Entsprechende Untersuchungen der menschlichen Hypophyse sind noch nicht abgeschlossen.

Klinischer Hinweis. *Adenome* der Hypophyse sind relativ häufig und führen entsprechend den dabei vermehrt ausgeschütteten Hormonen zu charakteristischen Symptomen: z.B. Vergrößerung der Acren (*Akromegalie* durch vermehrte STH-Freisetzung), Nebennierenrindenüberfunktion (hypophysärer *Morbus Cushing*). Zur Wirkung eines Hypophysenadenoms auf das der Drüse vorgelagerte Chiasma opticum S. 563.

Tabelle 106. Hormonsezernierende Zellen im Hypophysenvorderlappen der Ratte

Sekretionsprodukt	Anfärbbarkeit	Granulumgröße (in nm)
Somatotropes Hormon (STH)	acidophil	ca. 350
Mammotropes Hormon (Prolactin)	acidophil	150–600
Adrenocorticotropes Hormon (ACTH)	chromophob	ca. 100
Follikelstimulierendes gonadotropes Hormon (FSH)	basophil	ca. 200
Luteinisierendes gonadotropes Hormon (LH)	basophil	ca. 200
Thyreotropes Hormon (TSH)	basophil	ca. 140

Pars intermedia

Es kommt nur ein Zelltyp vor. Die Zellen haben ein *schwach basophiles Cytoplasma*. Zwischen den Zellen werden im Alter zunehmend *Kolloidcysten* ausgebildet. Diese sollen sich aus dem Lumen der Rathkeschen Tasche herleiten und werden in Übereinstimmung damit zwischen Pars distalis und Pars intermedia des Vorderlappens vorgefunden.

Klinischer Hinweis. Die bei Zerstörung der Nebennierenrinde beobachtete Überpigmentierung der Haut (*Bronzehautkrankheit* oder *Morbus Addison*) wird unter anderem auf eine Stimulation der das *melanotrope Hormon* (Synonym: Intermedin) bildenden Zellen des Zwischenlappens zurückgeführt.

6. Neurohypophyse

Sie ist histologisch charakterisiert durch zahlreiche Axone, spezialisierte, z.T. granulierte Gliazellen, Pituicyten und zahlreiche Capillarschlingen. Mit besonderen Färbemethoden lassen sich die Axone als *neurosekrethaltige Neuriten* identifizieren, deren Verlauf aus den Kernarealen des Hypothalamus bis in die Neurohypophyse verfolgt werden kann (S. 628). In den Neuriten ist das Neurosekret an elektronenmikroskopisch sichtbare Elementargranula gebunden.

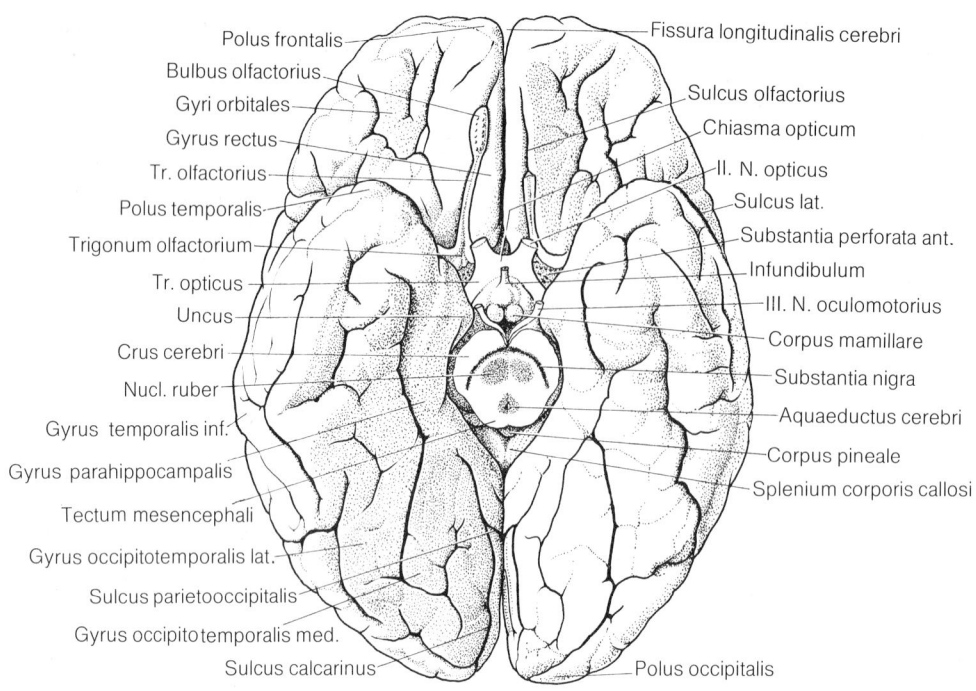

Abb. 451. Gehirn nach Querschnitt durch das Mittelhirn sowie nach Wegnahme des Kleinhirns und des Rautenhirns. Ansicht von basal. (Nach Wolf-Heidegger, 1972)

J. Telencephalon, Endhirn

I. Gestalt und Gliederung

Das Endhirn, *Telencephalon*, besteht aus paarigen Elementen: basal aus den *Endhirnkernen* und dem *Bulbus olfactorius* mit dem *Tractus olfactorius* (Abb. 451) sowie dorsal aus dem *Pallium* (Großhirnmantel). Das Endhirn besitzt ein Gewicht von mehr als 80% des Gesamthirns. Die Hemisphären überlagern Zwischenhirn und Mittelhirn und sind durch eine querverlaufende, tiefe Furche *(Fissura transversa cerebri)* vom Kleinhirn getrennt (Abb. 443).

Zwischen beiden Hemisphären schneidet die *Fissura longitudinalis cerebri* bis auf den Balken ein (Abb. 451). Die der Medianebene zugewandte Fläche der beiden Hemisphären wird mediale Fläche, *Facies medialis* (Abb. 453) genannt. Sie geht an der Mantelkante der Hemisphären (Abb. 445) in die *Facies lateralis* über (Abb. 452). Diese laterale Fläche der beiden Hemisphären wird beim menschlichen Hirn ganz von der Neuhirnrinde eingenommen, die durch Windungen *(Gyri)* und Furchen *(Sulci)* ihre Oberfläche zusätzlich vergrößerte. Unter der Rinde liegen die zuführenden und ableitenden Faserbahnen, das weiße Mark.

1. Endhirnkerne

Die paarigen Endhirnkerne liegen in der Nachbarschaft der Seitenventrikel. Durch die auf- oder absteigenden neencephalen Fasersysteme werden die Kerne in vier Hauptgruppen aufgeteilt:

- *Nucleus caudatus* (Schweifkern)
- *Putamen* (Schalenkörper)
- *Claustrum* (Vormauer)
- *Corpus amygdaloideum* (Mandelkörper) (Abb. 445).

Nucleus caudatus

Der Nucleus caudatus bildet sich im Laufe der Neencephalisation an der Wand des Seitenventrikels bogenförmig aus. Der Kopf *(Caput nuclei caudati)* liegt als mächtiger Wulst am Boden und an der lateralen Wand des Vorderhorns des Seitenventrikels. Er geht occipitalwärts mit seinem *Corpus* in den Schweif *(Cauda nuclei caudati)* über, der sich lateral dem Thalamus anlegt und im Dach des Unterhorns des Seitenventrikels nach unten vorn umbiegt. In Frontalabschnitten kann der Nucleus caudatus deshalb zweimal getroffen sein. Die Spitze der Cauda nuclei caudati reicht bis an das Corpus amygdaloideum. Nach lateral geht der Nucleus caudatus mit Brücken aus grauer Substanz in das Putamen über. Die neencephalen Faserbahnen der Capsula interna trennen diese beiden Endhirnkerne, die sich in Art, Bau und Funktion ihrer Nervenzellen gleichen und deshalb als **Corpus striatum** (Striatum) zusammengefaßt werden.

Putamen
Das Putamen liegt wie eine Schale lateroventral vom Caput nuclei caudati und medial der Capsula externa. In die Konkavität ist medial der Globus pallidus des Zwischenhirns eingebettet. Topographisch bilden Putamen und Globus pallidus den **Nucleus lentiformis,** obwohl sich beide Kerne nach ihrer Ontogenese, Phylogenese und Funktion grundsätzlich unterscheiden.

Claustrum
Das Claustrum liegt als schmale Scheibe lateral vom Putamen und wird medial von der *Capsula externa* und lateral von der *Capsula extrema* begrenzt (Abb. 445). Basal geht es in das Corpus amygdaloideum über.

Corpus amygdaloideum
Das Corpus amygdaloideum liegt medial an der Spitze des Unterhorns des Seitenventrikels. Es besitzt Rinden- und Kernstruktur. Teilweise ist das Corpus amygdaloideum mit Riechzentren *(Area olfactoria)* verbunden, teilweise gehört es zum *limbischen System* (S. 653).

Endhirnkerne und extrapyramidale Kerne des Zwischenhirns werden als **Basalganglien** zusammengefaßt. Wichtige Kerne sind (Tabelle 107):

Tabelle 107. Wichtige Kerne der Basalganglien

Nucl. lentiformis	Nucl. caudatus } Striatum { Putamen } Pallidum Claustrum Corpus amygdaloideum

2. Bulbus olfactorius und Tractus olfactorius
An der basalen Fläche des Stirnlappens des Endhirns liegt beiderseits der Bulbus olfactorius (Riechkolben) (Abb. 451). Er nimmt die durch die Lamina cribrosa eintretenden *Fila olfactoria* aus der Riechschleimhaut auf. Der *Bulbus olfactorius* setzt sich nach hinten in den *Tractus olfactorius* fort. Dieser teilt sich in einen medialen und lateralen Streifen *(Striae olfactoriae medialis et lateralis),* die das Trigonum olfactorium umfassen. Nach occipital verbreitet es sich zur *Substantia perforata anterior.* Diese Strukturen gehören zum *olfactorischen System* (S. 649).

3. Pallium
Das Pallium (Großhirnmantel) umgibt mit der Rinde, *Cortex cerebri,* und dem darunter liegenden *weißen Mark* die Seitenventrikel. Zur Übersicht wird der Großhirnmantel in vier Lappen und eine in die Tiefe verlagerte Insel eingeteilt:
− **Stirnlappen (Lobus frontalis),**
− **Scheitellappen (Lobus parietalis),**
− **Hinterhauptslappen (Lobus occipitalis),**
− **Schläfenlappen (Lobus temporalis),**
− **Insel (Insula).**

Die Lobi werden nur teilweise durch Furchen getrennt. Der Stirnlappen wird vom Scheitellappen durch den **Sulcus centralis** abgeteilt. Der Sulcus centralis schneidet in der Regel die Mantelkante ein und zieht an der Facies lateralis bis dicht an den Sulcus lateralis abwärts (Abb. 452).

Der **Sulcus lateralis** trennt die dorsal liegenden Stirn- und Scheitellappen vom basal befindlichen Schläfenlappen. An der medialen Fläche der Hemisphären trennt der **Sulcus parietooccipitalis** Scheitellappen und Hinterhauptslappen (Abb. 443). An der lateralen Fläche werden diese beiden Lappen durch keine Furche begrenzt. Der Schläfenlappen entfernt sich beim bogenförmigen Auswachsen des Endhirns am weitesten von der Lamina terminalis. Er ist nicht scharf vom Hinterhauptslappen abgegrenzt.

Lobus frontalis, Stirnlappen
Er zeigt an der Facies lateralis drei annähernd zur Mantelkante parallellaufende Windungen, die von dorsal nach basal durch zwei unvollständige Furchen getrennt werden (Abb. 452):
− ***Gyrus frontalis superior,***
• *Sulcus frontalis superior,*
− ***Gyrus frontalis medius,***
• *Sulcus frontalis inferior,*
− ***Gyrus frontalis inferior.***

Die untere Stirnwindung wird durch drei Äste des Sulcus lateralis in die Abschnitte Pars orbitalis, Pars triangularis und Pars opercularis zerlegt. In der *Pars triangularis* ist bei über 95% der Menschen linksseitig das *motorische Sprachzentrum* [Broca] lokalisiert (Abb. 452).

Alle drei Stirnwindungen enden am *Sulcus praecentralis.* Zwischen diesem und dem *Sulcus centralis* liegt der **Gyrus praecentralis** (motorische Region). Auf der Basalseite gegenüber dem Dach der Orbita sind die Windungen des Stirnlappens, die **Gyri orbitales,** unregelmäßig. Der

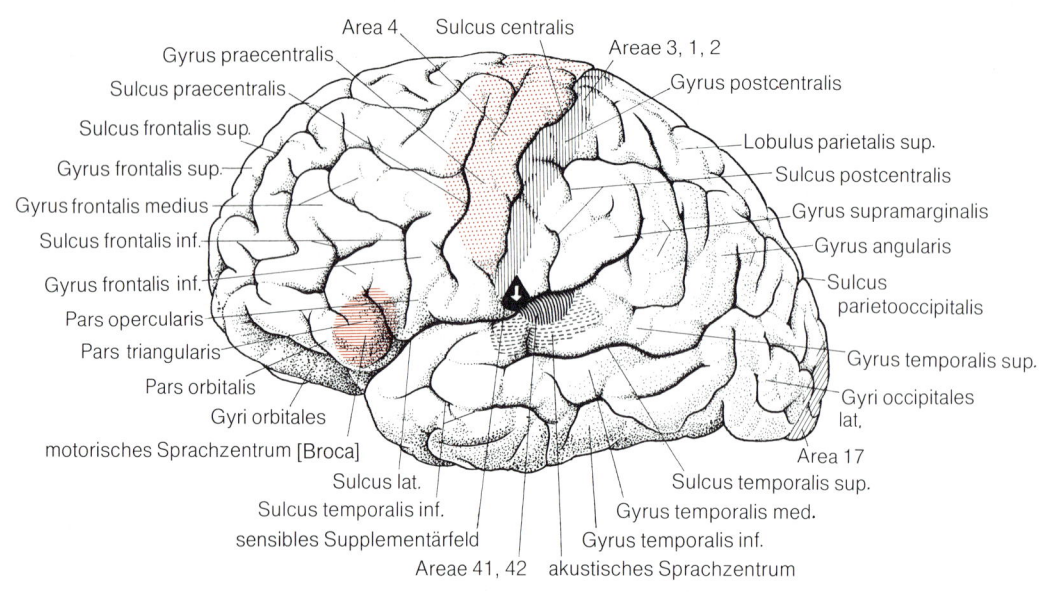

Abb. 452. Facies lat. der linken Hemisphäre. Es wurden einige primäre und sekundäre Rindenfelder der lateralen Hemisphärenfläche eingezeichnet. Der Pfeil im sensiblen Supplementärfeld soll andeuten, daß sich dieses Supplementärfeld bis an die Insel ausdehnt. (Nach Wolf-Heidegger, 1972)

Sulcus olfactorius begrenzt lateral den **Gyrus rectus** (Abb. 451).

Lobus parietalis, Scheitellappen

Der Scheitellappen grenzt mit seinem **Gyrus postcentralis** (sensible Region) an den *Sulcus centralis*. Von diesem teilt der meist unvollständige *Sulcus postcentralis* den **Lobulus parietalis superior** und den **Lobulus parietalis inferior** ab. Eine nach basal konkave Windung, der **Gyrus supramarginalis,** umfaßt den R. posterior des Sulcus lateralis. Der **Gyrus angularis** zieht um das occipitale Ende des *Sulcus temporalis superior* herum (Abb. 452).

Lobus occipitalis, Hinterhauptslappen

Der Hinterhauptslappen besitzt an der Facies lateralis des Endhirns unregelmäßige Windungen. An der Basalfläche (Abb. 451) befinden sich die **Gyri occipitotemporales lateralis et medialis,** die etwa je zur Hälfte dem Hinterhauptslappen und dem Schläfenlappen zuzurechnen sind.

Lobus temporalis, Schläfenlappen

Der Schläfenlappen hat drei horizontal verlaufende Schläfenwindungen **(Gyri temporales superior, medius et inferior),** die durch die beiden *Sulci temporales superior et inferior* geteilt werden (Abb. 452).

Wenn man die am Sulcus lateralis angrenzenden Hirnteile spreizt, sieht man auf dem Gyrus temporalis superior querverlaufende Furchen und Windungen, *Sulci* und **Gyri temporales transversi** (Heschlsche Querwindungen). In ihnen ist die primäre *akustische Region* lokalisiert. Auf der Basalseite des Schläfenlappens liegen benachbart dem Gyrus temporalis inferior die bereits erwähnten Gyri occipitotemporales lateralis et medialis (Abb. 451).

Insula, Insel

Sie liegt versteckt unter dem Sulcus lateralis. Sie besitzt zahlreiche Windungen und Furchen *(viscerale Areale)* (Abb. 445).

An der Hirnbasis im Übergangsgebiet zwischen dem Stirnlappen und dem Schläfenlappen liegt medial ein flaches Feld, das beim Säugling noch die Form zweier Windungen hat: **Gyrus semilunaris** und **Gyrus ambiens.** Sie gehören zum *olfactorischen System*.

Gyri an der Facies medialis

An der Facies medialis sichtbar (Abb. 453) liegt bogenförmig um den Balken herum ein Saum von Windungen, die sich ontogenetisch von den bisher beschriebenen Gyri unterscheiden. Der balkennahe Teil dieser **Pars fornicata** des Pallium entwickelt sich aus dem *Archipallium* und aus dem *Periarchicortex*. Die Pars fornicata beginnt rostral vor der Lamina terminalis mit dem **Gyrus paraterminalis.** Dessen Fortsetzung biegt um den Balken als **Gyrus cinguli,** verengt sich

Telencephalon, Endhirn

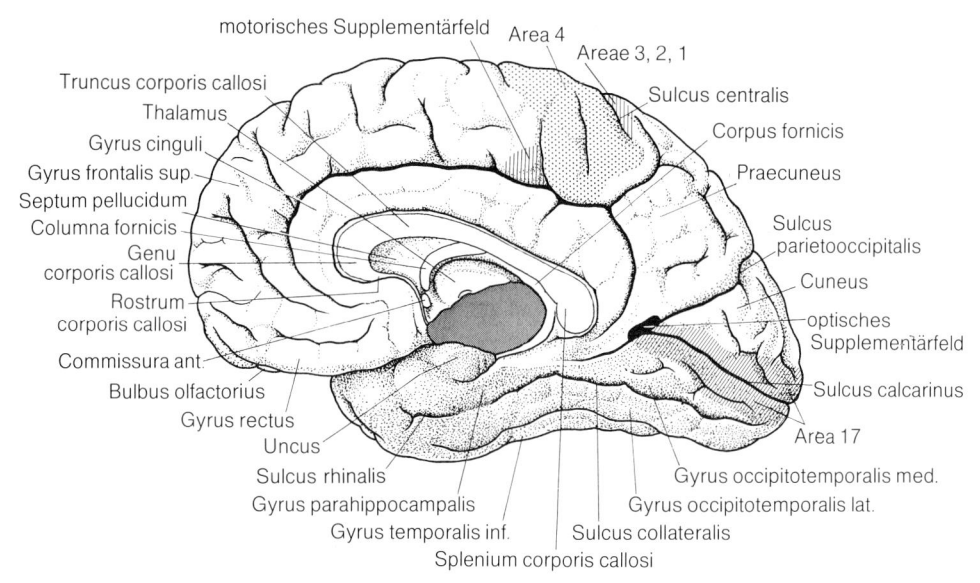

Abb. 453. Facies med. der rechten Hemisphäre. (Nach Wolf-Heidegger, 1972)

am occipitalen Balkenende etwas und geht dann in den **Gyrus parahippocampalis** über.

Medial wird der Gyrus parahippocampalis vom *Sulcus hippocampi* begrenzt. In dessen Tiefe liegt der gezähnelte **Gyrus dentatus,** der mit der rostralen Verdickung des Gyrus parahippocampalis, dem **Uncus,** in Verbindung steht (Abb. 451). Rudimentäre Teile grauer Substanz des Archipallium liegen als **Indusium griseum** dorsal auf dem Balken (Abb. 463).

Die *Furchen* sind meistens keine Arealgrenzen, können aber trotzdem als grobe Orientierungslinien dienen. Die Windungen, die an der Facies medialis balkenfern des Sulcus cinguli liegen, gehören zum *Neopallium*. Es sind dies am Stirnlappen der **Gyrus frontalis superior,** am Schläfen- und Scheitellappen der **Lobulus paracentralis,** am Scheitellappen der **Praecuneus,** am Hinterhauptslappen der **Cuneus** mit den **Gyri occipitales mediales** um den Sulcus calcarinus. Das Areal um den *Sulcus calcarinus* ist das *primäre optische Rindenfeld* (Abb. 453).

II. Entwicklung des Endhirns

1. Entwicklung der Endhirnkerne

Im 2. Embryonalmonat beginnt das paarige Endhirn, das Zwischenhirn und das Mittelhirn bogenförmig zu umwachsen (Abb. 426a u. b). Im Neuroepithel des Seitenventrikels finden viele Mitosen statt. Die auswandernden Neuroblasten sammeln sich besonders im basolateralen Teil unter dem Neuroepithel zum *Ganglienhügel* (Colliculus ganglionaris). Von diesem geht die Entwicklung der Endhirnkerne aus.

2. Entwicklung des Pallium

Die dorsomediale, dorsale und dorsolaterale Wand der beiden *Endhirnsäckchen* bleibt anfangs relativ dünn (Abb. 428) und entwickelt sich zum Großhirnmantel, dem Pallium. Die emigrierenden Neuroblasten des frühembryonalen Pallium, welche noch in unmittelbarer Nähe des Neuroepithels liegen, werden *Matrix* genannt. Ganz außen entsteht im Pallium eine Randzone als Vorläufer der Molekularschicht der Großhirnrinde (Schicht I). Unter dieser bauen die aus der Matrix ausschwärmenden Neuroblasten schichtweise von innen nach außen die Rinde des Endhirns, den *Cortex cerebri*, auf. An der Grenze zwischen dorsomedialer Rinde und Ganglionhügel differenziert sich das Neuroepithel zur *Lamina epithelialis des Plexus choroideus* des Seitenventrikels (Abb. 428).

Das Pallium gliedert sich im 2. Embryonalmonat in drei Regionen:
– basal vorn zum *Palaeopallium*
– dorsomedial zum *Archipallium*
– dorsal und dorsolateral zum *Neopallium*.

Die weitere ontogenetische Entwicklung entspricht in groben Zügen der Phylogenese, in der bei den Säugetieren das jüngere Neopallium die beiden älteren Teile, das Palaeopallium und Archipallium, von der freien Oberfläche des Endhirns verdrängte.

Entwicklung des Palaeopallium

Im 3. Embryonalmonat wächst der *Riechlappen* im rostralen Bereich der Endhirnbasis zapfenförmig aus. Nach dem 5. Embryonalmonat bleibt er im Verhältnis zum Endhirn in seiner relativen Größe zurück. Sein rostrales Ende wandelt sich zum **Bulbus olfactorius** um. Seine auswachsenden Fasern bilden den *Tractus olfactorius*. Er ist endhirnwärts mit dem Palaeopallium verbunden, das in der Gegend des späteren Gyrus semilunaris und des Gyrus ambiens liegt.

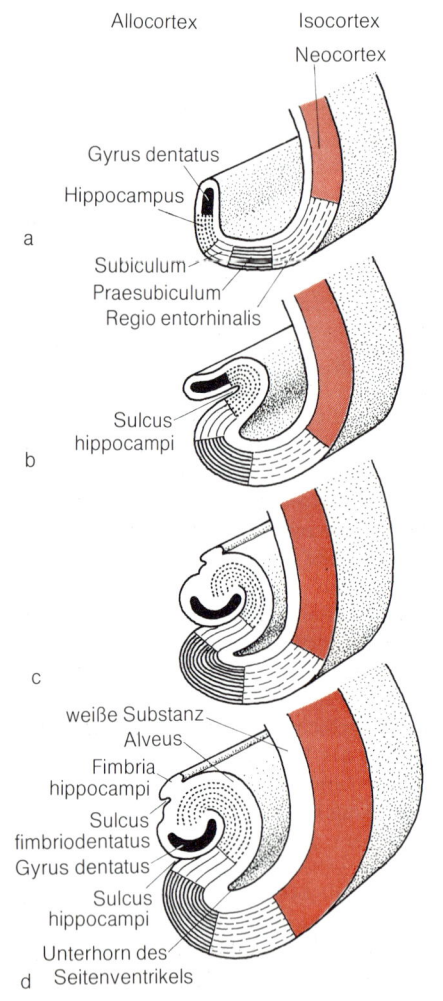

Abb. 454 a–d. Vereinfachtes Schema der Entwicklung der Hippocampusformation und des benachbarten Periarchicortex (Praesubiculum und Regio entorhinalis). (Nach Warwick u. Williams, 1973)

Die sich hier entwickelnde Rinde, **Palaeocortex,** zeigt einen Dreischichtenbau. Das Palaeopallium wird durch das Neopallium nach basomedial verschoben.

Entwicklung des Archipallium

Das Archipallium entsteht aus der dorsomedialen Seite des Endhirns. Es liegt wie ein Saum, *Limbus,* am Plexus choroideus in der Nähe der Endhirnganglien. Bei der bogenförmigen Ausstülpung des Endhirns wird das Archipallium ebenfalls in eine Längsrichtung ausgezogen. Infolge der Raumökonomie der Schädelhöhle wird das temporale Ende des Archipallium, das als **Hippocampusformation** zusammengefaßt wird, in eine schräge Ebene gedrängt, so daß es lateral vom Tectum und vom Zwischenhirn zu liegen kommt. Nach dieser Verlagerung aus der Medianebene wird das Archipallium durch die Neencephalisation am Temporalpol auch von lateral nach medial weiter verdrängt. In einem stark vereinfachten Schema wird die Verschiebung der Areale der Hippocampusformation dargestellt. Zu ihr gehören der *Gyrus dentatus,* der *Hippocampus (Cornu ammonis)* und das *Subiculum.* Durch die von lateral eintretende Vergrößerung des Neuhirns wird die Hippocampusformation S-förmig in den Seitenventrikel hineingedrängt (Abb. 454).

Entwicklung des Neopallium

Wie auch bei den anderen Arealen der Großhirnrinde entwickelt sich die *Schicht I* als Molekularschicht zuerst. An markierten, auswandernden *Neuroblasten* von Säugern konnte man beobachten, daß die Neuroblasten von innen nach außen die übrigen fünf Schichten des Neocortex aufbauen, zuerst die *Schicht VI, dann V, IV, III, II.* Synapsen bilden sich erst nach der Emigration der Neuroblasten.

Mit dem Schichtenaufbau vergrößert sich gleichzeitig die Oberfläche des Neopallium. In der ersten Hälfte der Fetalzeit ist die Oberfläche des Neopallium glatt, d. h. *lissencephal.* Im 5. Embryonalmonat führt die Ausdehnung des Stirn-, Scheitel- und Schläfenlappens des Endhirns zur Bildung eines Walles und damit zu einer Grube, *Fossa lateralis* (Abb. 426c u. d). Ihr Boden wird später zur *Insel,* die in unmittelbarer Nähe der Endhirnkerne liegenbleibt. Mit der weiteren Vergrößerung des Neopallium wird die Insel „zugedeckt" *(Operkularisierung).* Die Grube wird durch die auswandernden Ränder zu einer tiefen Furche, dem Sulcus lateralis, verengt. Sie führt zu der in die Tiefe verlagerten Insel (Abb. 455).

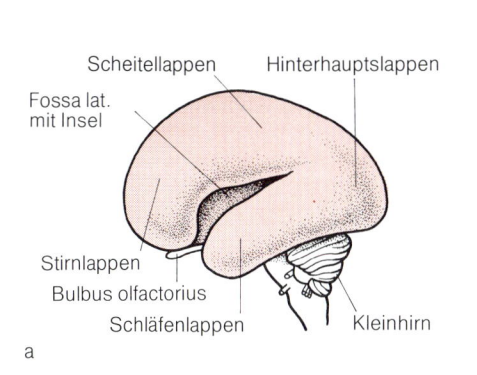

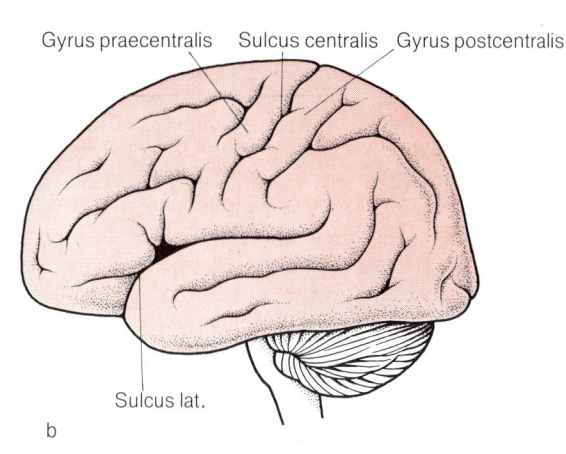

Abb. 455 a u. b. Opercularisierung der Insel und Entwicklung der Windungen und Furchen im 7. Embryonalmonat (a) und im 9. Embryonalmonat (b). Vom Endhirn wurde nur der neocorticale Anteil rot gezeichnet. (Nach Hochstetter, 1929)

Gegen Ende der Fetalzeit wächst das Neopallium so stark, daß weitere Furchen auftreten. Zuerst entstehen innerhalb oder zwischen primären Rindenfeldern des Neocortex die **Primärfurchen:** *Sulcus calcarinus, Sulcus centralis* und die *Sulci temporales transversi*. Mit der weiteren Furchung treten Windungen, *Gyri,* auf. Das Endhirn des Neugeborenen ist gyrencephal. Trotzdem ist beim Neugeborenen der Neocortex noch nicht ausgereift. Er entwickelt sich arealweise weiter. Als erste ist die Parietalregion, die Körperfühlsphäre, ausdifferenziert.

Die nach basal auswachsenden Neuriten des Neocortex drängen sich zwischen Hirnstrukturen. Die corticofugalen Bahnen des Neopallium teilen als *Capsula interna* das Striatum in Nucleus caudatus und Putamen (Abb. 428). Zwischen diesen beiden Kerngebieten bleiben Substanzbrücken bestehen, die dem Striatum das streifenförmige Aussehen geben. Die Neuhirnbahnen schieben außerdem den Globus pallidus aus dem Zwischenhirnverband nach lateral dicht an das Putamen.

Die absteigenden **Neuhirnbahnen** wachsen als *Crura cerebri* durch den basalen Teil des Mittelhirns und als Pons und Pyramiden durch das Rautenhirn. Als *Pyramidenbahnen* erreichen Neuhirnbahnen das Rückenmark.

Die **Commissurenbahnen des Neuhirns,** welche auf dem Weg durch die Medianebene gleiche neocorticale Felder der beiden Hemisphären miteinander verbinden, verändern die Morphologie des Endhirns ebenfalls stark. Als Leitstraße für die Commissurenbahn dient die erwähnte *Lamina terminalis* (Abb. 427). Im 3. Embryonalmonat tritt in der Lamina terminalis zuerst die *Commissura anterior* auf, die nur z. T. neencephale Bahnen enthält und außerdem beide Seiten des Palaeocortex sowie die des Archicortex miteinander verbindet.

Später bleibt die Commissura anterior hinter der weiteren Entwicklung des **Balkens (Corpus callosum)** zurück. Der Balken liegt anfangs als transversal verlaufendes Bündel am rostralen Ende ebenfalls in der Lamina terminalis, dorsal der Commissura anterior (Commissurenplatte). Mit der bogenförmigen Ausweitung des Neuhirns wird das Corpus callosum nach caudal so weit ausgezogen, daß es als breiter „Balken" das Zwischenhirn überdacht (Abb. 443, 445). Dabei teilt der Balken das dorsomedial gelegene **Archipallium.** Sein oberhalb des Balkens verbliebener Anteil differenziert sich zum **Indusium griseum,** sein unterhalb des Balkens gelegenes Areal entwickelt sich zur **Hippocampusformation.** Das bogenförmige, nach dorsolateral gerichtete Wachstum des Neopallium zieht die Faserstrukturen des Archipallium (Fornix und Stria terminalis) mit in diese Richtung aus. Ebenso erhält der Nucleus caudatus seinen nach lateral und nach basolateral gebogenen Schwanz.

III. Großhirnrinde

Unter Großhirnrinde wird die 2 bis 5 mm dicke Schicht *grauer Substanz* verstanden, die die Oberfläche des Pallium bildet. Die Großhirnrinde ist über 15mal schwerer als das gesamte Rückenmark. Im Mittel wurden bei adulten Männern 610 cm³, bei adulten Frauen 545 cm³ Großhirnrinde gemessen. Der Geschlechtsunterschied ist signifikant.

1. Neurohistologische Untersuchungsmethoden der Großhirnrinde

Die neurohistologische Untersuchung eines so großen Gebietes ist schwierig, zumal weil mehr als 200 unterschiedlich strukturierte Felder der Großhirnrinde abgrenzbar sind. In keiner Färbung können gleichzeitig alle Details eines Rindenfeldes, wie Nervenzellen, Gliazellen, Nervenfasern und Blutgefäße dargestellt werden. Deshalb müssen verschiedene Techniken an Serienschnitten ausgeführt werden, um die Merkmale eines Rindenfeldes zu beschreiben:

Cytoarchitektonik. Mit *Nissl-Färbungen* (Toluidinblau, Kresylechtviolett oder ähnlichen basophilen Farbstoffen) wird nur die Anordnung der *Perikarya* von Nerven- und Gliazellen dargestellt. Lediglich dicke Dendriten können in Nähe der Perikarya sichtbar sein.

Myeloarchitektonik. Mit Markscheidenfärbungen wird die Ausbildung und Anordnung *markhaltiger* Nervenfasern wiedergegeben, ohne daß man aus dem histologischen Bild ablesen könnte, wohin die Fasern ziehen und welche Signale sie leiten. Erst experimentelle Eingriffe oder lokalisierte Erkrankungen mit Degeneration einzelner Markscheiden können darüber Aufschluß bringen.

Gliaarchitektonik. Mit speziellen Versilberungen läßt sich die Anordnung der *Gliazellen* darstellen.

Angioarchitektonik. Mit Hilfe von *Kontrastmittel-Injektionen* in die Blutgefäße lassen sich Verteilung und Dichte der gefüllten Blutgefäße darstellen.

Chemoarchitektonik. Mit verschiedenen histochemischen Methoden wird das histochemische Verhalten einzelner Areale bestimmt.

Pigmentarchitektonik. Durch die unterschiedliche Verteilung von *Neuropigmenten* können einzelne Felder voneinander abgegrenzt werden.

Die Ergebnisse der sechs architektonischen Darstellungen werden für die Begrenzung einzelner Areale ausgewertet und zusammengefaßt. Dabei ist die Entwicklung der Rindenfelder oft aufschlußreich, weil architektonische Unterschiede während der Ontogenese deutlicher als im adulten Zustand sein können. Es wurden zwei Typen der Großhirnrinde differenziert: *Allocortex und Isocortex.*

2. Allocortex

Der Allocortex ist ein Rindengebiet, das meistens einen *Dreischichtenbau,* bisweilen auch einen Vierschichtenbau aufweist. Als dreischichtiges Beispiel sei das Areal des **Hippocampus** (Cornu ammonis) beschrieben. Obwohl infolge der Neencephalisation Teile des Hippocampus in das Unterhorn des Seitenventrikels gedrängt wurden (Abb. 454), ist die strenge Ordnung einer Schichtung erhalten:

– *I. Molekularschicht, Lamina molecularis.* Nervenzellarm, enthält vornehmlich Dendriten der Pyramidenzellen mit Tangentialfasern.

– *II. Schicht der Pyramidenzellen.* Im Nissl-Präparat sind die Perikarya der Pyramidenzellen klein bis mittelgroß. Ihre Neuriten ziehen durch die III. Schicht in die weiße Substanz in Richtung Fornix.

– *III. Multiforme Schicht.* Polymorphe Nervenzellen.

An die Schicht III grenzt die weiße Substanz, die hier einen besonderen Namen, *Alveus,* erhielt (Abb. 454). Sie wird vom Ependym des Unterhorns des Seitenventrikels bedeckt.

Im ebenfalls dreischichtigen **Gyrus dentatus** kommen in der Schicht II vorwiegend Körnerzellen vor. Weitere Areale der Hippocampusformation, wie das *Subiculum* (Abb. 454), werden ebenfalls zum Allocortex gerechnet. Insgesamt gehören zum Allocortex die Rindenareale des Archipallium und des Palaeopallium (S. 636).

Nach Stephan rechnet man zum Allocortex noch den **Periarchicortex,** der mit folgenden Teilen den Balken bogenförmig umgibt: *Gyrus paraterminalis, balkennaher Teil des Gyrus cinguli, Gyrus fasciolaris* und *Regio entorhinalis* (Abb. 463).

3. Isocortex

Der Isocortex entspricht dem Neocortex und weist im Laufe der Entwicklung eine deutliche *Sechsschichtung* auf, die sich von außen nach innen gliedert (Abb. 456):

– *I. Molekularschicht, Lamina molecularis.* Ganz außen bilden *Gliazellen (Astrocyten)* eine Gliamembran, die von einer Basalmembran bedeckt wird. Darunter liegen Tangentialfasern. Nervenzellen sind spärlich.

– *II. Äußere Körnerschicht, Lamina granularis externa.* Kleine Nervenzellen (Körnerzellen) sind dicht gelagert.

– *III. Äußere Pyramidenschicht, Lamina pyramidalis externa.* Sie wird von kleineren und mittleren Pyramidenzellen gebildet. Der Dendrit an der Spitze einer Pyramidenzelle ist senkrecht zur Oberfläche gerichtet und reicht bis in die Schicht I. Am Perikaryon gehen weitere kurze Dendriten seitlich ab. Der Neurit einer Pyramidenzelle entspringt in der Regel in der Mitte der Basis eines Perikaryon.

– *IV. Innere Körnerschicht, Lamina granularis interna.* Sie variiert in den einzelnen Arealen stark in ihrer Ausdehnung. Sie enthält Körnerzellen.

– *V. Innere Pyramidenschicht, Lamina pyramidalis interna.* Sie besitzt große Pyramidenzellen, die in der *Area gigantopyramidalis* (Area 4 nach Brodmann) einen Längsdurchmesser von 100 µm erreichen (Betzsche Riesenpyramidenzellen). Ihre Spitzendendriten reichen ebenfalls bis in die Schicht I. Ihre Neuriten bilden nur etwa 3% der Fasern der Pyramidenbahn.

– *VI. Spindelzellschicht, Lamina multiformis* Diese Schicht enthält vielgestaltige, häufig spindelförmige Nervenzellen, deren Neuriten in die weiße Substanz oder rückläufig als Feed-back-Fasern in die Rinde ziehen (Abb. **456**).

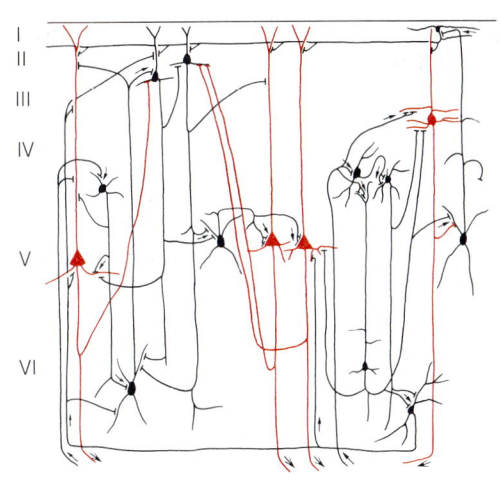

Abb. **456**. Schema der Signalübertragung im Isocortex. Die römischen Zahlen geben die Schichten der Rinde, die Pfeile die Richtung der Signalübertragung an. Zu beachten sind die intracorticalen rückläufigen Fasern (Feed-back-Kreise). (Nach Lorente de Nó, 1949)

Die Teile des Isocortex, die eine regelmäßige Sechsschichtung aufweisen, werden *homotypisch* genannt, die mit einem modifizierten Grundplan *heterotypisch* (Beispiel Area 4).

Die **synaptischen Verbindungen** im Isocortex sind hauptsächlich *axodendritisch*. Die in die Rinde einstrahlenden, *afferenten Fasern* verzweigen sich vor allem in die *Schicht II und IV*.

Die Körnerzellen sind innerhalb der Rinde als *Assoziationszellen* ausgebildet.

Als *efferente Signalleiter* des Isocortex dienen vor allem die *Neuriten der Pyramidenzellen,* seltener die der *Spindelzellen*.

Primäre Rindenfelder

Die heute international am häufigsten verwendete Beschreibung der Rindenfelder geht auf die cytoarchitektonische Einteilung von Brodmann (1909) zurück. Vor allem elektrophysiologische Versuche zeigten, daß einige dieser isocorticalen Rindenfelder mit den Skeletmuskeln, den Dermatomen, den optischen oder den akustischen Sinnesorganen in unmittelbarer Beziehung stehen. Rindenareale, bei denen eine bestimmte somatotope oder sensorische Projektion nachweisbar ist (afferente oder efferente Punkt-zu-Punkt-Verbindung), werden Projektionsfelder oder primäre Rindenfelder genannt (Abb. **452, 453** u. Tabelle 108).

Im Stirnlappen liegt rostral vor dem Sulcus centralis im **Gyrus praecentralis** die **Area giganto-**

Tabelle 108. Einige Primärfelder des Isocortex nach der cytoarchitektonischen Einteilung. (Nach Brodmann, 1909)

Area	Lokalisation	Experimentelle Reizung führt zu:
4	Stirnlappen frontal des Sulcus centralis, Betzsche Riesenpyramidenzellen Area gigantopyramidalis	Lokalisierten Muskelkontraktionen je nach Reizort der somatotopisch orientierten Regionen
3, 1, 2	Scheitellappen schmaler Streifen occipital des Sulcus centralis	Sensiblen Empfindungen je nach Reizort der somatotopisch orientierten Regionen
17	Hinterhauptslappen obere und untere Lippe des Sulcus calcarinus, geringe Ausdehnung auf der Lateralfläche der Hemisphäre	Optischen Empfindungen, Punkt-zu-Punkt-Verbindung großes Areal: Fovea centralis kleines Areal: periphere Retina
41, 42	Schläfenlappen operkulare Oberfläche des Gyrus temporalis sup.	Wahrnehmungen von akustischen Empfindungen

pyramidalis, ein *motorisches primäres Rindenfeld.* In dieser *Area 4* liegen in den Schichten III bis V außer den Betzschen *Riesenpyramidenzellen* viele kleinere Pyramidenzellen, dagegen kaum Körnerzellen (Isocortex vom agranulären Typ). Elektrophysiologische Reizungen der Area 4 (außerdem auch Reizungen des benachbarten Areals 6) führen zu Kontraktionen einzelner Muskeln der contralateralen Seite. Dabei wurde eine strenge *somatotope* Ordnung dieses motorischen Rindenfeldes nachgewiesen. Jedem Ort dieses primären Rindenfeldes sind einzelne, contralaterale Muskeln in festgelegter Reihenfolge untergeordnet (Tabelle 109).

Tabelle 109. Somatotope Zuordnung im motorischen Rindenfeld (Area 4)

Nähe der Mantelkante: Nach unten in Richtung auf den Sulcus lateralis folgen:	– Beinmuskeln – Rumpfmuskeln – Armmuskeln – mimische Muskeln – Kaumuskeln – Zungenmuskeln – Kehlkopfmuskeln.

Die Arealgrößen für die *Finger-, Zungen- und Kehlkopfmuskeln* sind beim Menschen besonders groß. Ihre mächtige, zentrale Repräsentation bildet eine Voraussetzung für eine besonders feine Innervation der Handmuskeln und der Muskeln des Sprachapparates. Das in vielen Lehrbüchern auf dem Gyrus praecentralis dargestellte Bild eines kopfstehenden, affenähnlichen Homunculus mit flacher Stirn und gewaltigem Kauapparat vernachlässigt das große Areal für die Innervation der Sprechwerkzeuge. Außer der contralateralen Innervation einzelner Motoneurone gibt es auch eine ipsilaterale Innervation.

Im Scheitellappen liegen im **Gyrus postcentralis** die ***Rindenfelder 3, 1, 2*** als drei schmale Streifen dicht am occipitalen Rand des Sulcus centralis in der angegebenen Reihenfolge von frontal nach occipital. Sie sind die ***somatosensiblen primären Rindenfelder.*** In ähnlicher Richtung wie die Myotome im motorischen Rindenfeld 4 sind die Dermatome in den somatosensiblen Feldern von der Mantelkante bis zum Sulcus lateralis repräsentiert. Die Finger, besonders Zeigefinger und Daumen, sowie die Lippen und die Zunge besitzen ein besonders großes Projektionsfeld.

Im **Hinterhauptslappen** befindet sich zwischen der oberen und unteren Lippe am Sulcus calcarinus die **Area 17,** das *primäre optische Rindenfeld.* In ihrer Schicht IV liegen zwischen den Körnerzellen viele tangential verlaufende Fasern, die mit bloßem Auge als Vicq d'Azyrscher Streifen (= Gennarischer Streifen) sichtbar sind, daher die Bezeichnung *Area striata.* Bei Reizung dieses Feldes werden in bestimmten Stellen des Gesichtsfeldes optische Wahrnehmungen angegeben (Tabelle 108).

Im Schläfenlappen liegen an der operkulären Seite des **Gyrus temporalis superior** die primären Rindenfelder des **akustischen Systems,** die **Areae 41, 42** (Abb. 452). Sie besitzen ebenfalls wie die Area 17 reichlich Körnerzellen. Deshalb rechnet man diese drei sensorischen Areale (17, 41, 42) zum *Isocortex vom granulären Typ.*

Sekundäre Rindenfelder
Die sekundären Rindenfelder des Isocortex bildeten sich insbesondere in der Evolution der Primaten zwischen den primären Rindenfeldern aus. Die topische Zuordnung zur Körperperipherie oder zu den optischen oder akustischen Sinnesorganen fehlt den sekundären Rindenfeldern. Ihnen werden „gnostische" Funktionen zugeschrieben. Vereinfacht werden sie deshalb auch „Assoziationsfelder" genannt. Die sekundären Rindenfelder mit motorischen, sensiblen, optischen oder akustischen Aufgaben liegen in topographischer Nachbarschaft zu den entsprechenden primären Rindenfeldern. Die motorischen Sekundärfelder liegen rostral vor dem Gyrus centralis im Stirnlappen.

Das *motorische Sprachzentrum* [Broca] befindet sich in der *Pars triangularis* des **Gyrus frontalis inferior** (Abb. 452).

Klinischer Hinweis. Ein Ausfall des Brocaschen Sprachzentrums in der dominanten Hemisphäre führt zur *motorischen Aphasie.* Der Patient kann seine am Sprechen beteiligten Muskeln zwar innervieren, trotzdem findet er beim Versuch zu sprechen nicht die richtigen Worte.

Die *sekundären sensiblen Rindenfelder* befinden sich occipital vom Gyrus postcentralis im **Scheitellappen.**

Klinischer Hinweis. Bei Ausfall dieses Areals wurde eine *taktile Agnosie* beschrieben: Der Patient kann bei geschlossenen Augen durch Tasten nicht erkennen, welchen Gegenstand er in den Händen hält.

Die *sekundären optischen Rindenfelder* liegen in der Umgebung der **Area striata** im Hinterhauptslappen (Areae 18 und 19).

Telencephalon, Endhirn

Klinischer Hinweis. Bei Ausfall der Area 18 tritt eine *visuelle Agnosie* auf: Der Patient sieht zwar noch einen Gegenstand, ohne ihn jedoch richtig klassifizieren zu können (Seelenblindheit = *optische Agnosie*).

Die *sekundären akustischen Rindenfelder* liegen im **Gyrus temporalis superior** um das primäre akustische Rindenfeld und enthalten akustische Erinnerungsbilder.

Klinischer Hinweis. Bei Ausfall tritt eine Seelentaubheit *(akustische Agnosie)* auf.

Außerdem liegt im Gyrus temporalis superior ein *akustisches Sprachzentrum.*

Klinischer Hinweis. Bei Ausfall des akustischen Sprachzentrums tritt eine *sensorische Aphasie* auf, d. h. ein fehlendes Wortverständnis. Außerdem sollen im Bereich des Scheitellappens und Hinterhauptslappens im Gyrus supramarginalis, der das Ende des Sulcus lateralis umrandet, ein weiteres Sprachzentrum und im Gyrus angularis ein Lese- und Schreibzentrum liegen. Diesen Lokalisationen liegen Erfahrungen von meist groben Verletzungen der Großhirnrinde und den darunterliegenden Faserbahnen zugrunde. Deshalb ist die Ortung dieser Zentren unsicher.

Supplementärfelder
In den letzten 25 Jahren wurden weitere Rindenfelder in der Nachbarschaft phylogenetisch alter Rindenareale entdeckt. Diese Supplementärfelder liegen an der Grenze primärer Rindenfelder zur Insel oder zur limbischen Region. Eine somatotope Ordnung ist in diesen Supplementärfeldern viel schwächer als in den primären Rindenfeldern ausgebildet. Trotzdem können bei Ausfall der primären Rindenfelder die entsprechenden Supplementärfelder die Funktionen partiell kompensieren.

Ein *motorisches* Supplementärfeld liegt zwischen der Area 4 und der paralimbischen Übergangsrinde des Isocortex (Proisocortex) (Abb. 453).

Ein *sensibles* Supplementärfeld befindet sich nach Penfield zwischen den Areae 3, 1, 2 und dem parainsulären Isocortex (Abb. 452).

Ein *optisches* Supplementärfeld liegt nach Sanides zwischen der Area 17 und den paralimbischen Regionen (Abb. 453),

sowie ein *akustisches* Supplementärfeld zwischen den Areae 41, 42 und dem parainsulären Proisocortex.

Evolution der isocorticalen Rindenfelder
Sie ist wahrscheinlich mosaikartig abgelaufen. Die *Supplementärfelder* sind die *Urfelder* gewesen. In ihrer Nachbarschaft entstanden primäre Rindenfelder und dazwischen später sekundäre Rindenfelder. Auch hier drängten sich in der Evolution die phylogenetisch jüngeren Rindenfelder zwischen die älteren. Die jüngsten isocorticalen Rindenfelder sind bei Homo sapiens die verschiedenen Sprachzentren, durch die sich der Mensch von den übrigen Primaten vor allem unterscheidet. Nach Spatz entwickelten sich zwischen den sekundären Rindenfeldern noch tertiäre Rindenfelder, besonders der „basale Neocortex" an der basalen Fläche des Scheitel- und Schläfenlappens, dessen „Leistungsentfaltung noch nicht voll ausgenützt erscheint".

IV. Faserbahnen des Großhirns

Unter der Großhirnrinde liegt als weiße Substanz das Mark, eine Schicht aus vielen Faserbahnen, die die Rindenfelder untereinander oder mit anderen Zentren des Zentralnervensystems verbinden.

1. Assoziationsbahnen

Die Assoziationsbahnen verbinden die Rindenfelder der gleichen Großhirnhemisphäre untereinander durch kürzere oder längere Bahnen. Die **Fibrae arcuatae** ziehen in einem bogenförmigen Verlauf zwischen benachbarten Windungen. Der **Fasciculus longitudinalis superior** zieht als Längsbündel vom Stirnlappen über den Hinterhauptslappen bis hin zum Temporallappen. Der **Fasciculus longitudinalis inferior** verläuft vom Hinterhauptslappen zum Temporallappen. Der **Fasciculus uncinatus** verläuft bogenförmig zwischen Schläfenlappen (größtenteils vom Gyrus parahippocampalis) und Stirnlappen. Das **Cingulum** liegt als Faserbündel im Mark des Gyrus cinguli und zieht vom Stirnlappen bogenförmig um den Balken zum Schläfenlappen.

2. Commissurenbahnen

Die Commissurenbahnen des Endhirns verbinden gleiche Rindenareale beider Hemisphären.

Commissura anterior
Sie enthält zwei Faserbahnen. Der eine Anteil zieht zwischen Arealen des Allocortex der beiden Seiten, der andere Anteil verbindet kleine Felder im Isocortex des Stirnlappens und des Schläfenlappens miteinander (S. 637, Abb. **443, 453**).

Balken, Corpus callosum
Er stellt eine große Querverbindung des Neocortex dar, an der man im Medianschnitt von ro-

stral nach occipital *Rostrum, Genu, Truncus* und *Splenium corporis callosi* unterscheiden kann (Abb. 453). An Faserpräparaten sind dicke querverlaufende Züge zu erkennen, die rostral und occipital zangenförmig zur Rinde umbiegen. Das *Septum pellucidum*, die rostrale Scheidewand der Seitenventrikel, enthält keine Fasern, sondern nur Gliazellen. Es ist der Rest der embryonalen Commissurenplatte (S. 637).

Commissura fornicis

Sie besteht aus kreuzenden Faserzügen zwischen den Fornixschenkeln, die Teile des Archipallium (Hippocampus) miteinander verbindet.

Die Commissura posterior gehört nicht zu dem Commissurensystem des Endhirns, weil sie Kerngebiete des Tegmentum des Mittelhirns verbindet (S. 624).

3. Projektionsbahnen

Die Projektionsbahnen verbinden afferent oder efferent die Großhirnrinde mit tiefer gelegenen Zentren des Hirns oder des Rückenmarks. Die *afferenten (corticopetalen)* Systeme erhalten Signale aus der Peripherie über zwischengeschaltete Neurone. Die *efferenten (corticofugalen)* Bahnen dienen der Impulsleitung von der Rinde über untergeordnete Neurone zur Peripherie. Im Laufe der Neencephalisation wurden Projektionsbahnen zu einem Faserfächer (**Corona radiata**) gebündelt. Im Horizontalschnitt sieht man die Projektionsbahnen im Zwischenbereich Telencephalon – Diencephalon als V-förmige Faserplatte in der **Capsula interna** zusammengedrängt.

Die innere Kapsel, Capsula interna, zeigt eine topische Ordnung ihrer Projektionsbahnen. Im Horizontalschnitt unterscheidet man ein *Crus anterius* zwischen Caput nuclei caudati (innen) und Nucleus lentiformis (außen), *ein Knie (Genu)* etwa in Höhe des Foramen interventriculare und ein *Crus posterius* zwischen Thalamus (innen) und Nucleus lentiformis (außen). Die efferenten Projektionsbahnen verlaufen vor allem im Knie und im anschließenden Teil des Crus posterius. Seh- und Hörstrahlung ziehen im Crus posterius. Die Fasern vom und zum Thalamus zweigen vom Zwischenhirn fächerförmig ab und ziehen im Crus anterius und im Crus posterius.

Ein kleiner Teil der Projektionsbahnen bildet lateral vom Putamen die **Capsula externa,** die sich basal von diesem Kern mit der Capsula interna vereint. Von hier konvergieren die Projektionsbahnen in das *Crus cerebri*.

Klinischer Hinweis. Eine Blutung aus den Ästen der A. cerebri media in die Capsula interna kann die Projektionsbahnen unterbrechen. Wenn efferente Bahnen getroffen sind, sind die Muskeln der contralateralen Körperhälfte gelähmt (*Hemiplegie* infolge einer apoplektischen Blutung).

Projektionsbahnen vom Allocortex verlaufen von der Hippocampusformation über die Fimbria hippocampi und den Fornix zum Hypothalamus (Corpus mamillare). Von hier setzt sich die Neuronenkette als *Tractus mamillothalamicus* (Vicq d'Azyrsches Bündel) zu den *Nuclei anteriores* des *Thalamus* fort.

K. Angeborene Hirnmißbildungen

Genetische Defekte, teratogene Substanzen oder praenatale Infektionen können die Bildung der Neuroblasten oder die Schließung des Neuroporus anterior (S. 600) verhindern. Die Zeitphase, in welcher diese Faktoren wirken können, nennt man die *teratogenetische Determinationsperiode.* Zellen im Teilungsvorgang, vermutlich vor allem in der *S-Phase,* sind besonders gefährdet. Vergleichende tierexperimentelle Untersuchungen und klinische Beobachtungen sprechen dafür, daß die Hirnentwicklung des Menschen in der 4. bis 12. Embryonalwoche für teratogene Noxen besonders empfindlich ist.

1. Anencephalus

Findet man bei einem Neugeborenen ein fehlendes Schädeldach und anstelle des Hirns lediglich eine nicht differenzierte Gewebsmasse oder Reste eines Hirns, spricht man von einem Anencephalus. Hierbei erhält der Kopf ein typisches Aussehen: Die Augen treten wie beim Frosch stark hervor, die Stirn fehlt, und der Hals ist kurz *(Froschkopf).* Im Röntgenbild kann diese Mißbildung *in utero* am *Fehlen des Schädeldaches* diagnostiziert werden.

2. Meningoencephalocele und Meningocele

Wie beim Rückenmark können sich durch einen Defekt in der knöchernen Begrenzung des Zentralnervensystems Hirnhäute sackförmig, meist am Hinterkopf, vorwölben. Wenn dieser Meningealsack Hirngewebe enthält, liegt eine *Meningoencephalocele* vor. Befindet sich innerhalb der Ausstülpung der Hirnhäute kein Hirngewebe, sondern Liquor cerebrospinalis, spricht man von einer *Meningocele.*

3. Ursachen der Hirnmißbildungen

Nach Statistiken findet man unter 1000 Neugeborenen etwa zwei bis drei angeborene Defekte des Zentralnervensystems. Dabei werden vor allem solche Mißbildungen des Zentralnervensystems gezählt, die wie der Anencephalus, die Meningocele oder der Hydrocephalus *prima vista* zu diagnostizieren sind. In Wirklichkeit ist die Zahl der Mißbildungen des Zentralnervensystems größer, weil erst mit der weiteren postnatalen Ausreifung Störungen erkannt werden können.

Die Diagnose eines **Mongolismus** wird meist erst bei Kleinkindern gestellt. Dabei liegt u. a. ein kleines, meistens weniger als 1000 g wiegendes Hirn mit geringer Furchenbildung und unvollständiger Entwicklung der Großhirnrinde vor. Dieser Defekt wird durch eine Chromosomenanomalie verursacht. Kinder mit Mongolismus haben 47 Chromosomen. Das Chromosom Nummer 21 ist dreimal statt zweimal vorhanden *(Trisomie 21)*.

Eine pränatale Infektion mit dem Erreger der **Toxoplasmose** kann zu Hirnmißbildungen führen. Die betroffenen Kinder können Verkalkungsherde im Hirn, Mikrocephalus, Hydrocephalus und Schwachsinn zeigen. **Röntgenstrahlen** können ebenfalls zu einem Mikrocephalus führen. In Tierexperimenten wurde eine große Zahl **chemischer Teratogene** wie Trypanblau, Vitamin A, Vitamin E und Cortison entdeckt. Die Substanzen wurden jedoch in hoher Dosis verabreicht, so daß die Bedeutung für die Humanpathologie noch ungeklärt ist.

L. Systeme im ZNS

Unter einem System im Zentralnervensystem wird die Ordnung einer Neuronenpopulation mit einer afferent oder efferent gerichteten Signalübertragung verstanden.

Afferente Systeme leiten Signale von den Receptoren der Haut oder des Bewegungsapparates zur Großhirnrinde (sensible Systeme) oder von den Receptoren spezieller Sinnesorgane zur Großhirnrinde (sensorische Systeme wie Hörbahn, Geschmacksbahnen, Sehbahn, Riechbahn).

Efferente Systeme übermitteln „Befehle" von der Großhirnrinde direkt oder über Interneurone an Motoneurone (pyramidales System) oder von der Großhirnrinde über subcorticale Zentren als mehrgliedrige Neuronenketten an Motoneurone (extrapyramidales System). Die vom pyramidalen und extrapyramidalen System gesteuerten Motoneurone innervieren die Skeletmuskulatur.

Das **limbische System** dient der Selbst- und Arterhaltung. Es ist der Sitz von *Emotionen* wie Wut, Angst, Lust, *Sexual- und Antriebsverhalten*. Die Neurone des limbischen Systems sind vegetativen Zentren wie dem Hypothalamus noch übergeordnet.

Alle diese komplexen Funktionen sind an die Existenz mehrgliedriger Neuronenketten gebunden. Die zwischengeschalteten Neurone „verrechnen" die Signale. Topographisch sind die Neuronenketten im Zentralnervensystem vornehmlich *longitudinal* angeordnet. In den folgenden Schemata sind sie so stark vereinfacht dargestellt, daß sie in einer Ebene verlaufen (Abb. 457–459, 461, 462).

Die meisten Systeme kreuzen im Zentralnervensystem auf die andere Seite. Teilweise zweigen sich die Systeme bilateral auf, oder untergeordnete Neurone erhalten von beiden Seiten „Befehle". Die Systeme sind also teilweise durch *ipsilaterale und contralaterale* Verbindungen doppelt gesichert.

I. Sensible Systeme

Die sensiblen Systeme leiten afferente Signale aus der Haut (**exteroceptiv** = Oberflächensensibilität) und aus dem Bewegungsapparat (**proprioceptiv** = Tiefensensibilität) über lange, mehrgliedrige Neuronenketten zur Großhirnrinde.

Zur Oberflächensensibilität gehören die *Mechano-, Schmerz-, Kälte- und Wärmesensibilität*.

Klinischer Hinweis. Die klinische Prüfung der *Mechanosensibilität* erfolgt durch Berührung der einzelnen Dermatome, beispielsweise mit einem Wattebausch oder einem Pinsel. Die *Schmerzsensibilität* wird getestet, indem man bei einem Patienten prüft, ob er in den einzelnen Dermatomen einen spitzen von einem stumpfen Gegenstand unterscheiden kann und ob er den spitzen Gegenstand als schmerzhaft empfindet. Die *Kälte- und Wärmesensibilität* kann mit zwei Reagenzgläsern getestet werden, die kaltes und warmes Wasser enthalten.

Die Signale der Mechano-, Schmerz-, Kälte- und Wärmereceptoren aus einem Dermatom und die Signale der Receptoren für die Tiefensensibilität aus einem Myotom und einem Sklerotom im Leibeswandbereich werden von unterschiedlichen Neuronenpopulationen in einem

1. Tractus spinobulbaris, Sensible Hinterstrangbahnen

Die sensiblen Hinterstrangbahnen enthalten die Neuriten von *pseudounipolaren* Nervenzellen aus den Spinalganglien. Die Neurone, die mit den Mechanoreceptoren der Haut verbunden sind, vermitteln die Berührungssensibilität. Eine zweite Gruppe von Neuronen erhält ihre Signale aus den Muskelspindeln, den Sehnenorganen und den übrigen proprioceptiven Receptoren und leitet die cortical erfaßbare Tiefensensibilität.

In den Hintersträngen sind die somatoafferenten Axone *somatotop* geordnet, d. h. die Bahnen aus den einzelnen Dermatomen sind schichtweise orientiert (S. 596). Aus der unteren Körperhälfte gruppieren sich die Axone zum **Tractus spinobulbaris medialis**, aus der oberen Körperhälfte zum **Tractus spinobulbaris lateralis** (Abb. 457 u. 425 a).

Im Rautenhirn werden der Tractus spinobulbaris medialis im **Nucleus gracilis** [Goll] und der Tractus spinobulbaris lateralis im **Nucleus cuneatus** [Burdach] umgeschaltet (Abb. 457, 430 u. 433 b).

In diesen Kernen beginnt das *2. Neuron*, dessen Neuriten bogenförmig (**Fibrae arcuatae internae**, Abb. 433 b u. 457) auf die Gegenseite kreuzen und im Thalamus (**Nucleus ventralis posteromedialis** und **Nucleus ventralis posterolateralis**) enden **(Tractus bulbothalamicus)**. Dieser Bahn legen sich die Axone aus den sensiblen Kernen des N. trigeminus an, die in analoger Weise afferente Signale aus der Gesichtshaut dem *Thalamus* zuleiten. Vom Thalamus zieht das *3. Neuron* als **Tractus thalamocorticalis** zum primären sensiblen Rindenfeld des Großhirns **(Areae 3, 1, 2)**.

Im Schema Abb. 457 sind drei hintereinandergeschaltete Neurone wiedergegeben: Das Perikaryon des 1. Neurons liegt in den peripheren, sensiblen Ganglien, das des 2. Neurons im Rautenhirn und das des 3. Neurons im Thalamus. Im ganzen kreuzt das sensible System zur Gegenseite und ist durchgehend bis hin zum sensiblen Projektionsfeld der Großhirnrinde (Areae 3, 1, 2) somatotop geordnet (S. 640).

2. Tractus spinothalamicus, Sensible Vorderseitenstrangbahn

Der Tractus spinothalamicus erhält Afferenzen von Kälte-, Wärme-, Schmerz- und Mechanoreceptoren der Leibeswand. Das 1. Neuron liegt mit seinem *pseudounipolaren* Perikaryon im Spi-

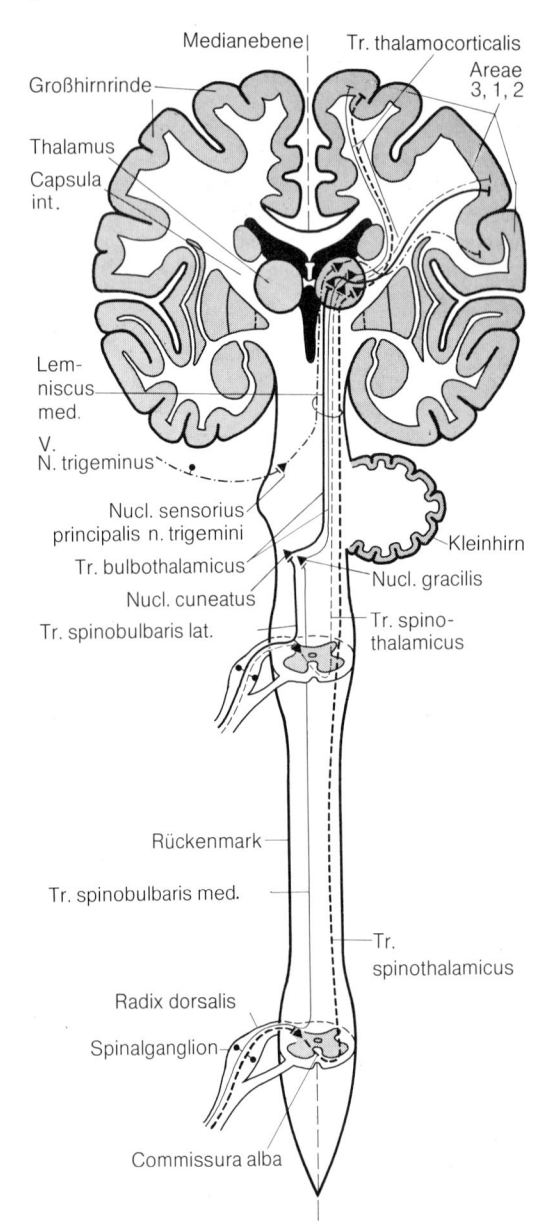

Abb. 457. Schema der sensiblen Systeme. Auf der rechten Körperseite wurde die Umrißlinie für das Kleinhirn entfernt, um die Eintrittsstelle des N. trigeminus anzugeben

gemeinsamen, zum Dermatom gehörenden *Spinalnerv* über die dorsale Wurzel dem Rückenmark zugeleitet. Im Rückenmark teilen sich die neuronalen Wege in unterschiedliche Bahnen, die im Hinterstrang (Tractus spinobulbaris) und im Vorderseitenstrang (Tractus spinothalamicus) liegen.

nalganglion und endet an Strangzellen der Hinterhörner des Rückenmarks (Abb. 457). Das *2. Neuron* kreuzt über die *Commissura alba* zur Gegenseite und zieht im Vorderseitenstrang im Rückenmark aufwärts (Abb. 425).

Im Rautenhirn legt sich der Tractus spinothalamicus dem Tractus bulbothalamicus an (Abb. 457). Von hier verlaufen die verschiedenen sensiblen Bahnen gemeinsam bis hin zum *Thalamus*. Das *3. Neuron* dieses sensiblen Systems zieht vom Thalamus ebenfalls zum sensiblen Projektionsfeld *(Areae 3, 1, 2).*

Im Mittelhirn liegen im **Lemniscus medialis** der Tractus spinothalamicus, der Tractus bulbothalamicus und die Trigeminusbahnen so dicht beieinander, daß eine isolierte Verletzung einer Bahn unwahrscheinlich ist (Abb. 457 u. 439).

Klinischer Hinweis. Eine *dissoziierte Empfindungsstörung* entsteht bei lokalisierten Prozessen im Bereich der Commissura alba oder des Vorderseitenstranges des Rückenmarks (S. 597).

II. Hörbahn

Die Haarzellen im Cortischen Organ übersetzen die von Schallwellen ausgelösten Endolymphbewegungen in Signale. Diese werden von den bipolaren Nervenzellen des *Ganglion spirale* in der Schnecke abgeleitet. Sie bilden das *1. Neuron* der Hörbahn. Ihre Neuriten ziehen im VIII. Hirnnerven am Kleinhirnbrückenwinkel ins Rautenhirn. Ein Teil dieser Axone endet im *Nucleus cochlearis ventralis*, der andere Teil im *Nucleus cochlearis dorsalis* (Abb. 458 u. 435).

In diesen Kernen beginnt das *2. Neuron* der Hörbahn:

– Die Neuriten vom **Nucleus cochlearis dorsalis** verlaufen am Boden der Rautengrube oberflächlich und sind dort als **Striae medullares ventriculi quarti** zu erkennen (Abb. 430 u. 458). Sie kreuzen auf die Gegenseite, ziehen nach basal und enden in den Kernen des Corpus trapezoideum, im **Nucleus ventralis corporis trapezoidei** und im **Nucleus dorsalis corporis trapezoidei** [Nucleus olivaris superior]. Von hier zieht das *nächste Neuron* in der lateralen Schleife **(Lemniscus lateralis)** zum *Colliculus inferior.* Auf diesem Wege kann noch ein weiteres Neuron zwischengeschaltet sein.

Vom Colliculus inferior verläuft die nächste Neuronenpopulation über das Brachium colliculi inferioris zum **Corpus geniculatum mediale** (Abb. 458, 430 u. 439). Das *letzte Neuron* ge-

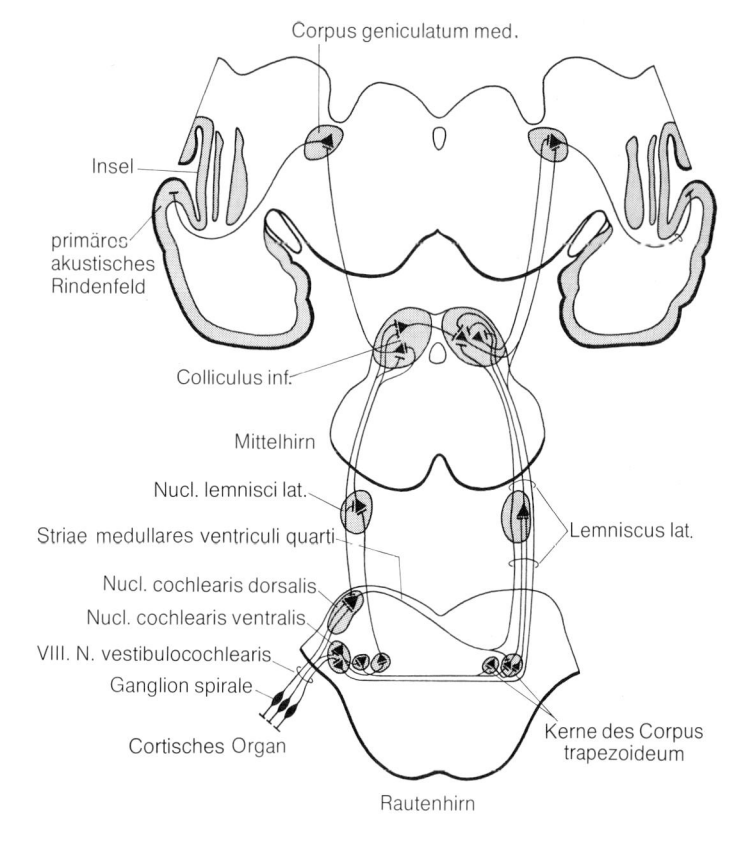

Abb. 458. Schema der Hörbahn. (Nach Crosby et al., 1962)

langt von diesem medialen Kniehöcker über die Hörstrahlung zum primären akustischen Rindenfeld des Großhirns *(Areae 41, 42)* (Abb. **458** u. **452**).

— Vom **Nucleus cochlearis ventralis** verlaufen im Tegmentum des Rautenhirns ebenfalls Bahnen zu Kernen des Trapezkörpers der Gegenseite und nehmen den gleichen Verlauf wie der oben beschriebene dorsale Teil der Hörbahn. Ein anderer Teil der ventralen Hörbahn bleibt auf der gleichen Seite und zieht ipsilateral über die erwähnten subcorticalen Zentren zu den primären akustischen Rindenfeldern des Großhirns *(Areae 41, 42).* Diese *bilaterale Aufteilung* der Hörbahn wird mit dem Richtungshören in Verbindung gebracht.

Klinischer Hinweis. Die einseitige Zerstörung des *Ganglion spirale* oder der *Nuclei cochleares ventralis et dorsalis* führt zur *ipsilateralen Taubheit.* Die einseitige Läsion der anderen übergeordneten subcorticalen akustischen Zentren führt nicht zu einer vollständigen einseitigen Taubheit, weil der beschriebene doppelseitige Verlauf der Hörbahn eine Zweitleitung ermöglicht.

Von den subcorticalen akustischen Zentren zweigen besonders aus den **Colliculi inferiores** Bahnen ab, die durch das Mittelhirn, das Rautenhirn und/oder das Rückenmark Reflexe auf akustische Reize hin vermitteln. Außerdem sind Neurone der Formatio reticularis parallel zu aufsteigenden Abschnitten der Hörbahn geschaltet (S. 613).

Von einem Unterkern des Corpus trapezoideum [Nucleus olivaris superior] verläuft eine efferente Bahn in die Schnecke und endet an den Haarzellen des Cortischen Organs (**Tractus olivocochlearis,** Rasmussen-Bündel). Im Experiment können Impulse des Hörnerven durch Reizung dieses Tractus olivocochlearis unterdrückt werden.

III. Vestibuläres System

Die Receptoren des vestibulären Systems liegen in den *Bogengängen,* sowie im *Sacculus* und *Utriculus* des häutigen Labyrinths. Die Sinneszellen der Bogengänge registrieren Drehbeschleunigungen, die des Sacculus und des Utriculus Linearbeschleunigungen im Schwerefeld der Erde. Die Signale der Sinneszellen werden vom 1. Neuron des vestibulären Systems weitergeleitet. Das Perikaryon dieses *1. Neurons* liegt im **Ganglion vestibulare.** Sein zentripetaler Fortsatz zieht im VIII. Hirnnerven gemeinsam mit dem Hörnerven (N. vestibulocochlearis) zum Rautenhirn (Abb. **435**). Dort endet das 1. Neuron im Boden der Rautengrube (Area vestibularis) an vier Kerngruppen:
— **Nucleus vestibularis superior** [Bechterew]
— **Nucleus vestibularis medialis** [Schwalbe]
— **Nucleus vestibularis lateralis** [Deiters]
— **Nucleus vestibularis inferior** [Roller].

In den Vestibulariskernen beginnt das *2. Neuron* des vestibulären Systems. Daraus ziehen Fasern zu Kleinhirnkernen und zur Kleinhirnrinde **(Flocculus** und **Nodulus).** Absteigende Bahnen, die vor allem aus dem großzelligen Nucleus vestibularis lateralis [Deiters] stammen, erreichen als **Tractus vestibulospinalis** motorische Vorderhornzellen des Rückenmarks (Abb. **425** u. **462**).

Zahlreiche Verbindungen der Vestibulariskerne bestehen über das mediale Längsbündel **(Fasciculus longitudinalis medialis)** mit den Ursprungskernen für die Augen- und Halsmuskeln (Abb. **433–436** u. **439**). Sie haben die Aufgabe eines *Navigationssystems,* das die Augenstellung und die Kopfhaltung gegen Störeinflüsse stabilisiert. Bei jeder Kopfbewegung erfolgt eine reflektorische Augenbewegung, so daß der gesehene Gegenstand auf einem Punkt der Netzhaut „festgehalten" wird, um die optische Orientierung im Raum zu gewährleisten.

Klinischer Hinweis. Bei akutem Ausfall des vestibulären Systems treten *Gleichgewichtsstörungen* auf. Weiterhin kann es zu einem vestibulären Nystagmus kommen. Unter *Nystagmus* versteht man unwillkürliche, spontane oder reflektorisch ausgelöste Bewegungen beider Bulbi oculi in einer Ebene mit einer langsamen Hin- und einer schnellen Rückbewegung.

Das vestibuläre System weist im ganzen zahlreiche Verbindungen zu den Motoneuronen für die Augen-, Hals-, Rumpf- und Extremitätenmuskeln auf *(Augenreflexe und Körperstellreflexe).* Dagegen hat es nur spärliche Verbindungen zur Großhirnrinde. Diesem Befund entspricht die Beobachtung, daß beim Aufzählen der „fünf Sinne des Menschen" meistens das Regulationssystem des Gleichgewichts nicht erwähnt wird.

IV. Geschmacksbahnen

Die Receptoren der Geschmacksbahnen liegen in den *Geschmacksknospen* und *freien Nervenendigungen des Mund- und Rachenraumes.* Die afferente sensorische Signalübertragung erfolgt über drei Kiemenbogennerven, das sind der *VII., IX.* und *X. Hirnnerv* (S. 611):
— Von den *vorderen Zweidritteln* der Zunge gelangen die afferenten Signale von der **Chorda tympani** zum **Ganglion geniculi** des N. facialis.

Dort liegt als *pseudounipolare* Nervenzelle das Perikaryon des *1. Neurons.*
- Von dem *hinteren Drittel* der Zunge ziehen Fasern des N. glossopharyngeus zum **Ganglion superius** und **inferius n. glossopharyngei.**
- Vom Rachen und vom Kehlkopfeingang verlaufen Fasern über den N. vagus zum **Ganglion superius** und **inferius n. vagi.**

Die zentralen Fortsätze aus den erwähnten Ganglien sammeln sich im Rautenhirn und enden im **Nucleus tractus solitarii** (Tabelle 103). Von hier gelangt das *2. Neuron* im **Lemniscus medialis** zum *Thalamus.*

Das *3. Neuron* zieht vom Thalamus wahrscheinlich in die Gegend des **Gyrus postcentralis** oder möglicherweise in die Inselrinde.

Klinischer Hinweis. Die Prüfung der normalen Geschmackswahrnehmung in den vorderen Zweidritteln der Zunge dient zur Lokalisation von peripheren Läsionen des N. facialis. Eine vollständige Durchtrennung des N. facialis (einschließlich N. intermedius) im Porus acusticus internus führt auf der gleichen Seite zu einer fehlenden Geschmackswahrnehmung im Bereich der vorderen Zweidrittel der Zunge. Bei Durchtrennung des N. facialis am Foramen stylomastoideum (nach Abgang der Chorda tympani) ist die Geschmackswahrnehmung normal.

V. Sehbahn

1. Neuronale Ordnung der Retina und des Sehnerven

Die Receptoren optischer Reize sind die Stäbchen- und Zapfenzellen der Netzhaut. Die optischen Signale werden insgesamt durch drei Neuronenpopulationen der Netzhaut weitergeleitet:
1. Neuron: Stäbchenzellen und Zapfenzellen,
2. Neuron: bipolare Nervenzellen,
3. Neuron: multipolare Nervenzellen (S. 562).

Aus der Retina ziehen die Neuriten der multipolaren Nervenzellen durch den **N. opticus** zum **Chiasma opticum.** Hier kreuzen nur die Fasern aus der nasalen Hälfte der Retina *(temporales Gesichtsfeld)* auf die Gegenseite. Die Fasern aus der temporalen Retinahälfte *(nasales Gesichtsfeld)* ziehen ungekreuzt durch das Chiasma opticum (Abb. 459). Die Sehnervenfasern verlaufen weiter im *Tractus opticus* und enden im **Corpus geniculatum laterale.**

Wenn man geradeaus blickt, überlagern sich das rechte und das linke Gesichtsfeld nahezu vollständig. Wird das gemeinsame Gesichtsfeld durch die Medianebene des Kopfes halbiert, erreichen optische Signale einer Gesichtsfeldhälfte infolge des beschriebenen Faserverlaufes jeweils nur den contralateralen Tractus opticus. Dabei überlappen sich die beiden korrespondierenden Gesichtsfeldhälften in der Projektion auf das Corpus geniculatum laterale mit Ausnahme eines schmalen temporalen (monoculären) Außenfeldes.

2. Radiatio optica, Gratioletsche Sehstrahlung

Die Sehstrahlung verläuft vom Corpus geniculatum laterale zur primären optischen Sehrinde **(Area 17).** Diese Sehstrahlung zieht vom Corpus geniculatum laterale zunächst frontalwärts und biegt dann mit einem scharfen Knick nach occipital, durchläuft das *Crus posterior* der **Capsula interna** und gelangt zur *Area striata* des Hinterhauptslappens (Area 17) (Abb. 452, 453 u. 459).

Zwischen den Neuronen der Retina und den Nervenzellen der Area striata besteht eine *Punkt-zu-Punkt-Verbindung,* jedoch ist die Netzhautperipherie in der Area striata geringer repräsentiert. Im ganzen wird ein median halbiertes Gesichtsfeld auf die contralaterale Area striata projiziert. Dabei erhalten die Nervenzellen der Area striata, die in der Nähe der Mantelkante liegen, ihre optischen Signale aus Neuronen der *Macula lutea.* Weiterhin unterteilt der Sulcus calcarinus in der Area striata die aus der Netzhaut projizierten Bilder. So wird der entsprechende untere Retinaquadrant (oberer Quadrant eines Gesichtsfeldes) auf die untere Calcarinalippe projiziert und umgekehrt.

Klinischer Hinweis. Halbseitige Gesichtsfeldausfälle können bei Kenntnis eines Schemas der Sehbahn lokalisiert werden (Abb. 460). Ein Tumor der Hypophyse drückt in der Regel auf die kreuzenden Fasern des N. opticus. Dabei fallen die beiden temporalen Gesichtsfelder aus (Scheuklappenblindheit = *bitemporale Hemianopsie).* Ausfall eines Tractus opticus muß zu einer beiderseitigen Halbblindheit der korrespondierenden Gesichtsfeldhälften führen *(homonyme Hemianopsie).*

3. Optische Reflexbahnen

Die optischen Reflexbahnen gehen von der Sehbahn, vor allem vom Corpus geniculatum laterale ab. Eine direkte Bahn zieht vor dem Corpus geniculatum laterale zu den beiden **Nuclei praetectales,** die basal von den Colliculi superiores liegen. Von hier bestehen Verbindungen zu den parasympathischen Kernen des III. Hirnnerven, über die der Pupillenreflex verläuft (Abb. 459).

Beim **Pupillenreflex** verengen sich beide Pu-

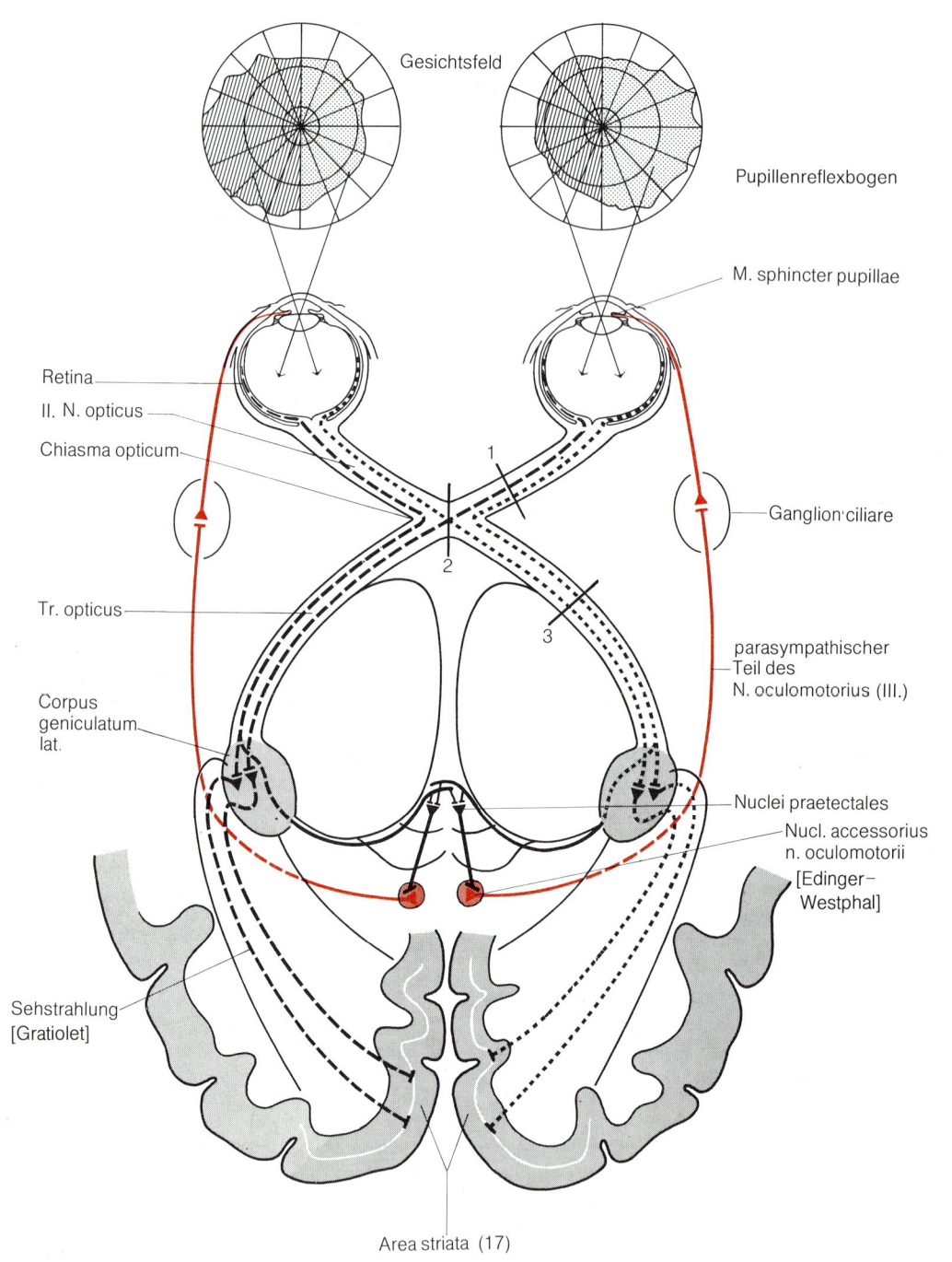

Abb. 459. Schema der Sehbahn und des Pupillenreflexbogens. Die Zahlen 1, 2 und 3 geben die Orte der Läsionen an, deren Gesichtsfeldausfälle die Abb. 460 darstellt

Systeme im ZNS 649

Gesichtsfeld
des linken Auges   des rechten Auges

a

b

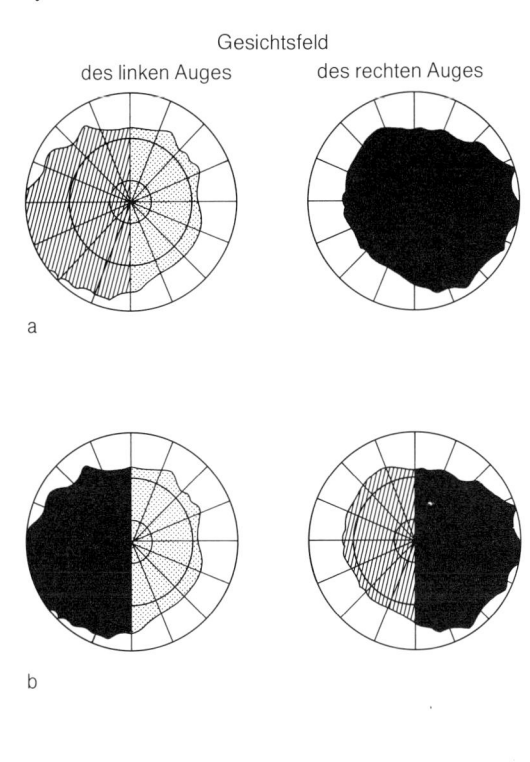

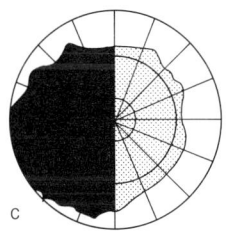

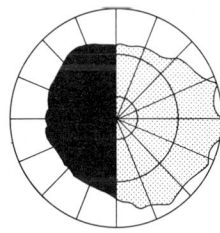

c

Abb. 460 a–c. Klinische Ausfallserscheinungen der Gesichtsfelder. (**a**) Durchtrennung des rechten N. opticus − totale Erblindung des rechten Auges (Amaurose); (**b**) Durchtrennung der kreuzenden Fasern im Chiasma opticum − bilaterale Halbseitenblindheit, die die temporalen Gesichtshälften betrifft (bitemporale Hemianopsie); (**c**) Durchtrennung des rechten Tr. opticus − bilaterale Halbseitenblindheit, die die sich überlagernden (contralateralen) Gesichtshälften betrifft (homonyme Hemianopsie)

pillen (Miosis) bei verstärktem Lichteinfall auch in nur ein Auge. Dieser Reflexbogen verläuft über die drei Neuronengruppen der Retina − Sehnerv − Nuclei praetectales − Nucleus accessorius n. oculomotorii [Edinger–Westphal] − Ganglion ciliare − Nn. ciliares breves − M. sphincter pupillae.

Klinischer Hinweis. Der Ausfall des Pupillenreflexes (Pupillenstarre bei Lichteinfall) bei erhaltener Sehfähigkeit und Konvergenzreaktion ist ein Frühsymptom einer syphilitischen Erkrankung des Hirnstammes *(Phänomen nach Robertson).*

Das optische Reflexzentrum der **Colliculi superiores** ist weiterhin mit den Augenmuskelkernen über den *Fasciculus longitudinalis medialis* und mit den motorischen Vorderhornzellen des Rückenmarks über den **Tractus tectospinalis** verbunden (Abb. **439**). Im Bereich des Chiasma opticum zweigt ein dünnes markarmes Faserbündel vom Sehnerven ab und strahlt in den Hypothalamus ein *(Tractus retinohypothalamicus).* Damit ist der Sehnerv mit vegetativen Zentren des Hypothalamus verbunden. In entgegengesetzter Richtung ziehen die Neuriten von Nervenzellen des Thalamus über den Sehnerv in die Retina. Es wird angenommen, daß diese efferenten Fasern im N. opticus die Signalübertragung aus der Retina modellieren können.

VI. Riechbahn

Die Sinneszellen der Regio olfactoria der Nasenschleimhaut senden ihre Neuriten als Nn. olfactorii durch die Lamina cribrosa in die Schädelhöhle. Im **Bulbus olfactorius** enden diese Neuriten an knäuelartig zusammengelagerten Synapsen, den *Riechglomeruli,* die vor allem von den Dendriten der *Mitralzellen* gebildet werden.

Beim Menschen enden viele Riechsinneszellen an den Dendriten einer Mitralzelle (*Mikrosmatiker* − geringes Riechvermögen). Beim *Makrosmatiker* (z. B. Hund − gutes Riechvermögen) kommen auf eine Riechsinneszelle mehrere Mitralzellen. Im Bulbus olfactorius finden sich außerdem noch Körnerzellen.

Die Neuriten der Mitralzellen bilden den **Tractus olfactorius** (Abb. **451**). Er zieht zu kleinen Arealen der Endhirnrinde (Riechzentren), die dem Gebiet des *Palaeocortex* entsprechen (S. 636). Der Tractus olfactorius teilt sich:
− Sein lateraler Strang zieht als *Stria olfactoria lateralis* in den **Gyrus semilunaris** und den **Gyrus ambiens** (präpiriforme und periamygdaläre Rinde), die in der Umschlagfalte zwischen Stirn- und Schläfenlappen liegen.
− Der mediale Strang verläuft als *Stria olfactoria medialis* zu Zentren unter dem Balkenknie: zum **Gyrus paraterminalis** (= Gyrus subcallosus), **Trigonum olfactorium** und **Substantia perforata anterior** (Abb. **463**, **451**).

Die Riechbahn zieht also ungekreuzt zur ipsilateralen Hirnrinde. Über die Commissura anterior sind die Riechzentren beider Seiten miteinander verbunden.

VII. Motorische Systeme

Corticale und subcorticale Neurone des motorischen Systems können über die Motoneurone des Mittelhirns, des Rautenhirns und des Rückenmarks Kontraktionen von bestimmten Skeletmuskeln auslösen. Elektrische Reizungen der motorischen Großhirnrinde führen zu eckigen und abgehackten Zuckungen von einzelnen Muskeln. Beim Erlernen eines Bewegungsablaufes findet man ebenfalls ungelenke Bewegungen. Erst mit der Erfahrung werden die Bewegungsstufen harmonisch und weich gesteuert. Die willkürliche Komponente eines Bewegungsablaufes wird grob vereinfacht dem pyramidalen System und die unwillkürliche Komponente dem extrapyramidalen System (EPS) zugeschrieben. Das pyramidale und das extrapyramidale System sind in Wirklichkeit eng miteinander verbunden. Trotzdem werden in der Klinik pyramidale Symptome (Beispiel: nach Ausfall der Pyramidenbahn — Reflex nach Babinski S. 592) und extrapyramidale Symptome (Beispiel: Rigor = pathologische Tonuserhöhung der Skeletmuskeln durch Ausfall bestimmter extrapyramidaler Bahnen S. 651) unterschieden.

Die Hierarchie der Neurone des pyramidalen und des extrapyramidalen Systems beginnt in der *motorischen Großhirnrinde*. Das pyramidale System läuft mit längeren Bahnen als das extrapyramidale System bis direkt an die Motoneurone oder indirekt über Interneurone an die Motoneurone, während das extrapyramidale System den Weg von der motorischen Großhirnrinde polysynaptisch über subcorticale motorische Zentren zu den Motoneuronen überbrückt. Dabei ist das *Kleinhirn* im Nebenschluß zwischen die motorische Großhirnrinde und das extrapyramidale System geschaltet.

Das pyramidale System endet vor allem an den großen *α-Motoneuronen,* das extrapyramidale System bevorzugt an den *γ-Motoneuronen.* Das extrapyramidale System beeinflußt deshalb die Spindelmotorik und greift damit besonders in die Regulation des Tonus der Skeletmuskeln ein.

1. Pyramidales System

Das pyramidale System erhält vornehmlich aus dem **primären motorischen Rindenfeld** (Area 4, außerdem von den Areae 6, 8, 5, 7) und aus dem **motorischen Supplementärfeld**, die corticalen Efferenzen (Abb. **461, 452** u. **453**). Von den motorischen Rindenfeldern verlaufen die *Fibrae corticospinales* zu den Motoneuronen des Rückenmarks und die *Fibrae corticonucleares* zu motorischen Hirnnervenkernen, beide Bahnen teilweise über Interneurone, die in Höhe der Motoneurone liegen.

Fibrae corticospinales, Pyramidenbahn

Die Pyramidenbahn leitet motorische Impulse zu den contralateralen spinalen Motoneuronen. Von den somatotop orientierten Feldern der Großhirnrinde ziehen die Neuriten der kleinen und großen Pyramidenzellen durch die *Capsula interna,* das *Crus cerebri,* den *basalen Teil der Brücke* und die *Medulla oblongata* (Abb. **428, 431b, 433–436, 439, 445, 461**). Hier bildet die Pyramidenbahn beiderseits eine strangförmige Vorwölbung, die **Pyramide** (daher der Name!) (Abb. **429**). Am Übergang zwischen Medulla oblongata und Rückenmark kreuzen bis 90% der Fasern *(Decussatio pyramidum)* in den **Tractus corticospinalis lateralis** (Abb. **429** u. **433a**). Er zieht im Seitenstrang abwärts. Der kleinere, noch ungekreuzte Teil verläuft im Vorderstrang als **Tractus corticospinalis anterior** (Abb. **425** u. **461**). Er kreuzt in der entsprechenden Segmenthöhe. Die zwischen Pyramidenbahn und spinalen Motoneuronen geschalteten Interneurone verknüpfen meist mehrere Motoneurone oder sind in rückkoppelnde Hemmkreise einbezogen.

Fibrae corticonucleares

Sie entspringen ebenfalls in motorischen Rindenfeldern des Isocortex. In der **Area 4** liegen in der Nähe des Sulcus lateralis die somatotop orientierten Bezirke für die Ursprungskerne der Kaumuskulatur, der mimischen Muskeln und der Rachen-, Kehlkopf- und Zungenmuskulatur. Die absteigenden Bahnen befinden sich *im Knie der Capsula interna,* verlaufen durch das *Crus cerebri* und erreichen im Tegmentum des Mittelhirns die Ursprungskerne des III. und IV. Hirnnerven und im Tegmentum des Rautenhirns die motorischen Hirnnervenkerne V, VI, VII, IX, X, XII und XI (teilweise) (Abb. **433–436, 438** u. **439**). Dabei kreuzen die Bahnen auf die Gegenseite und enden direkt oder indirekt über Interneurone an den Motoneuronen. Die meisten motorischen Hirnnervenkerne (III, V, VI, IX, X) erhalten von den ipsilateralen motorischen Rindenfeldern eine zusätzliche Versorgung und sind damit doppelt gesichert. Die Ursprungskerne des XI. und XII. Hirnnerven werden nur von der contralateralen Hirnrinde versorgt.

Der **Ursprungskern des N. facialis** hat zwei verschieden innervierte Gebiete. Die Motoneurone für den M. frontalis und für den M. orbicu-

Systeme im ZNS

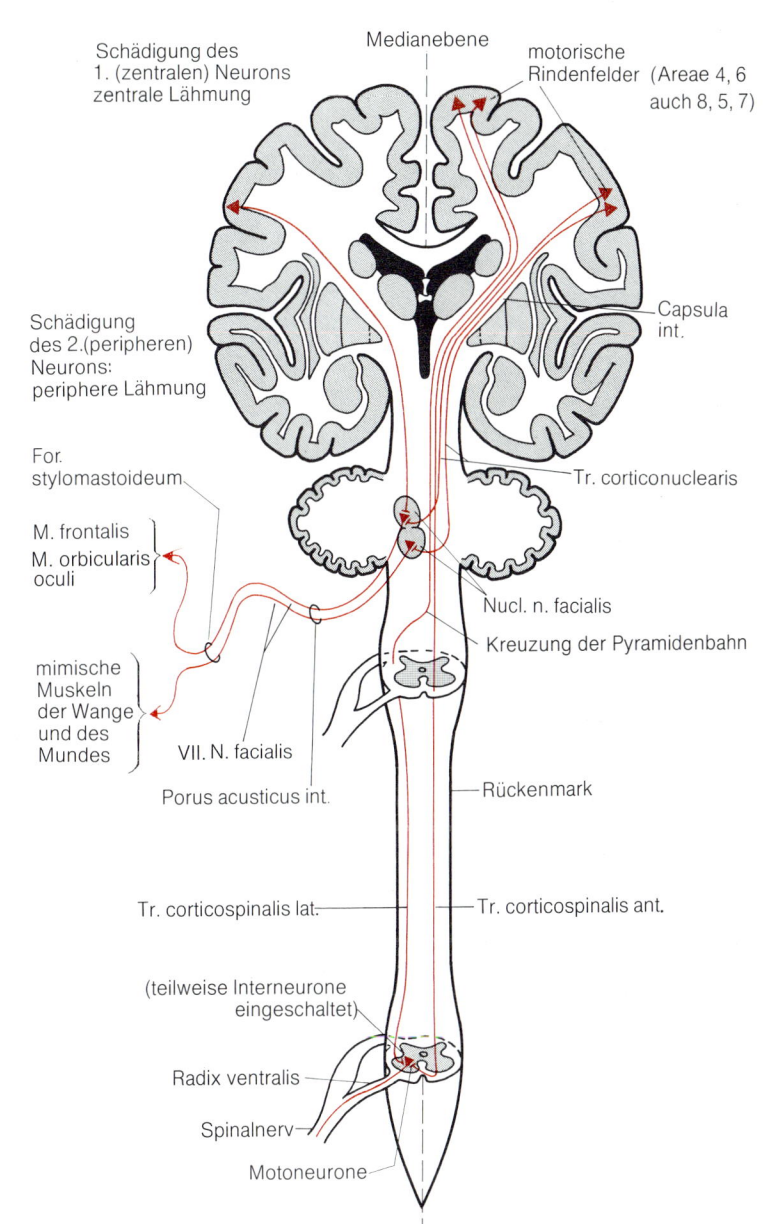

Abb. 461 Schema des pyramidalen Systems. Im Bild oben ist die bilaterale (ipsilaterale und contralaterale) bzw. die monolaterale (nur contralaterale) Innervation der Unterkerne des Nucl. n. facialis dargestellt. Die Pyramidenbahn (Tr. corticospinales ant. et lat.) kreuzt auf die Gegenseite. Die Interneurone zwischen den zentralen Neuronen und den Motoneuronen sind in dieses Schema nicht mit aufgenommen

laris oculi werden ipsilateral und contralateral versorgt, die Motoneurone für die übrige mimische Muskulatur nur contralateral (Abb. 461).

Klinischer Hinweis. Die Kenntnis dieser unterschiedlichen ipsi- und contralateralen Versorgung im Ursprungskern des N. facialis ist für die Diagnose einer *zentralen* und *peripheren Facialislähmung* notwendig. Fallen in der Capsula interna auf der einen Seite (Schlaganfall, apoplektischer Insult) die Fibrae corticonucleares aus, dann tritt contralateral eine Lähmung der mimischen Muskulatur mit Ausnahme des M. frontalis auf. Der Patient kann auf der betroffenen Gesichtshälfte die Stirn noch runzeln, während die mimische Muskulatur der Wange und des Mundes gelähmt ist. Bei Durchtrennung des N. facialis sind alle mimischen Muskeln der gleichen Seite ausgefallen (periphere Lähmung Abb. 461).

2. Extrapyramidales System (EPS)

Das extrapyramidale System (= extrapyramidal-motorisches System = EPMS) umfaßt alle

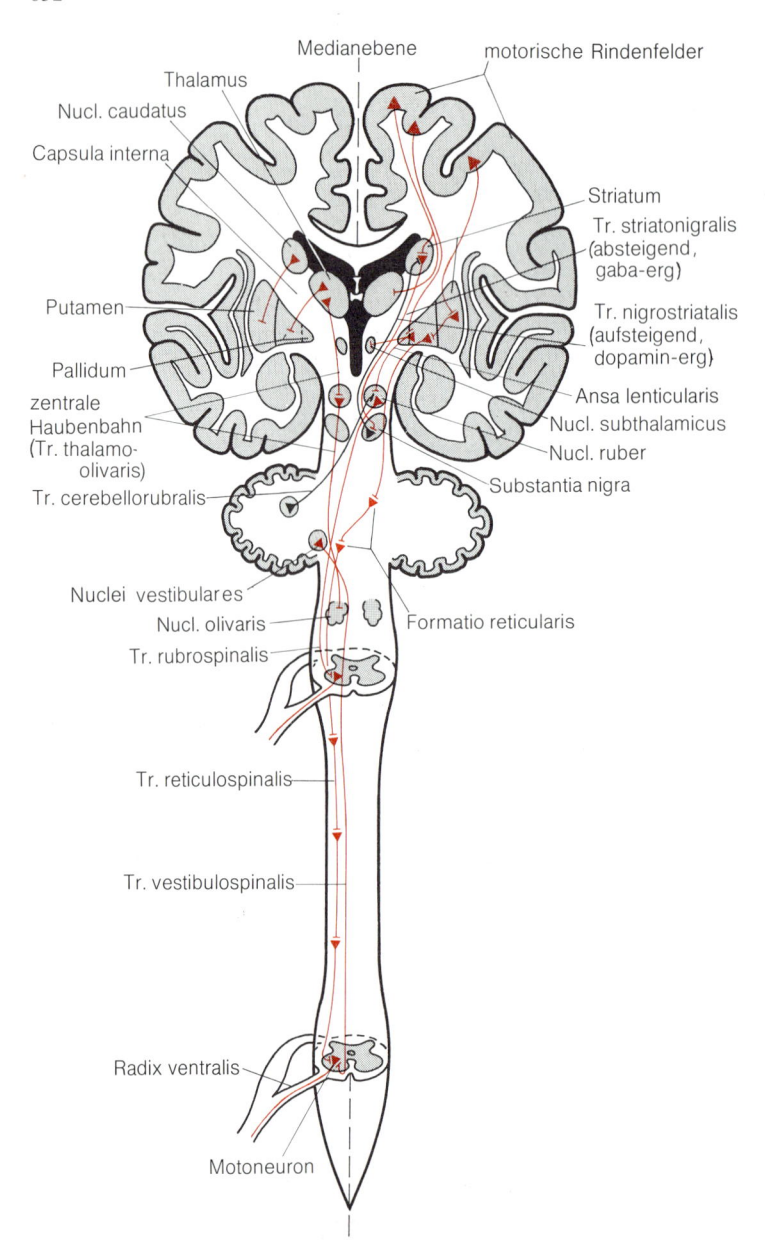

Abb. 462. Schema einiger extrapyramidaler Bahnen

motorischen Zentren, die ihre Impulse nicht über das pyramidale System den Motoneuronen des Mittelhirns, des Rautenhirns und des Rückenmarks vermitteln: *motorische Großhirnrinde, Striatum* (= Nucleus caudatus und Putamen), *Pallidum, Unterkerne des Thalamus, Nucleus subthalamicus, Nucleus ruber, Substantia nigra, Teile der Formatio reticularis, Nucleus vestibularis lateralis* [Deiters] und *Nucleus olivaris* (Abb. 431b, 434–436, 439, 445 u. 462).

Die motorische Großhirnrinde ist innerhalb des extrapyramidalen Systems über kurze Bahnen mit Unterkernen des Thalamus (Nucleus ventralis anterolateralis, Nucleus ventralis intermedius) sowie mit dem Pallidum verbunden (Abb. 462). Vom Pallidum bestehen kurze Faserzüge zum Putamen. *Putamen und Nucleus caudatus* bilden als **Striatum** ein übergeordnetes Steuerzentrum.

Klinischer Hinweis. Bei Erkrankungen des Striatum ist der Tonus der Muskeln herabgesetzt, und es treten plötzliche, ausfahrende, unwillkürliche Bewegungen auf (*hyperkinetisches Symptom* wie beim Veitstanz = Chorea).

Systeme im ZNS

Ein Gaba-erges Neuronensystem zieht vom Striatum zur Substantia nigra als *Tractus striatonigralis*. Die Substantia nigra enthält ein wichtiges Dopamin-erges System, das zum Striatum als *Tractus nigrostriatalis* einen Rückkoppelungskreis bildet (Abb. 462).

Klinischer Hinweis: Bei Ausfall dieses Dopamin-ergen Systems tritt ein Syndrom auf, das durch Fehlen mimischer Gesten und anderer Mitbewegungen *(hypokinetisches Symptom)*, durch Rigor und durch ein Zittern (Tremor S. 618) als *Parkinsonsche Erkrankung* bekannt ist. Durch Substitution einer Vorstufe des Dopamins (L-Dopa), die die Bluthirnschranke passieren kann, wird diese Krankheit erfolgreich behandelt.

Über die **Ansa lenticularis** sind der Nucleus subthalamicus und der Nucleus ruber dem Pallidum nachgeschaltet. Der *Tractus thalamoolivaris (= Tractus tegmentalis centralis = zentrale Haubenbahn)* sammelt Erregungen auch aus dem Striatum und ist beim Menschen eine wichtige efferente extrapyramidale Bahn (Abb. 435, 436, 439 u. 462).

Im Mittelhirn und im Rautenhirn bestehen reichlich Verbindungen der genannten extrapyramidalen Zentren zu Teilen der Formatio reticularis, von der polysynaptische Bahnen ins Rückenmark absteigen *(Tractus reticulospinalis)*. Weiterhin ziehen der *Tractus vestibolospinalis* und der *Tractus rubrospinalis* ins Rückenmark (Abb. 425 u. 462). Die Mehrzahl der extrapyramidalen Bahnen kreuzt auf die Gegenseite.

VIII. Limbisches System

Die Rindenbezirke des limbischen Systems bilden einen Saum (daher der Name) um den Balken (Abb. 463). Sie entstanden aus dem *Archicortex* und aus dessen Randbezirk, dem *Periarchicortex*. Elektrophysiologische Reizungen dieser Regionen führen zu Emotionen wie Wut, Angst, Lust, sexuellen Aggressionen mit den entsprechenden Wirkungen auf das vegetative Nervensystem. Mac Lean bezeichnete deshalb das limbische System als ‚visceral brain'.

Im einzelnen gehören zu den Rindenbezirken des limbischen Systems die von der medialen Fläche des Pallium verdrängte **Hippocampusformation** und das auf dem Balken liegende rudimentäre **Indusium griseum** (Abb. 463). Teile des **Periarchicortex** wie der *Gyrus paraterminalis*, der *balkennahe Teil des Gyrus cinguli*, der *Gyrus fasciolaris* und die *Regio entorhinalis* umgeben den Balken und reichen bis in den Schläfenlappen (Abb. 454 u. 463).

Das **Corpus amygdaloideum** (Abb. 445) ist aus zwei Anteilen aufgebaut, die zum limbischen System und zum Riechzentrum gehören. Die wenigen sensorischen Afferenzen, die das limbische System erhält, kommen im wesentlichen aus Riechzentren.

Von der *Hippocampusformation* verläuft als mächtigste Faserbahn der **Fornix** zum *Hypothalamus* (Abb. 443 u. 463). Der Fornix beginnt mit dem *Alveus*, setzt sich als *Fimbria hippocampi* fort und zieht als *Crus fornicis* bogenför-

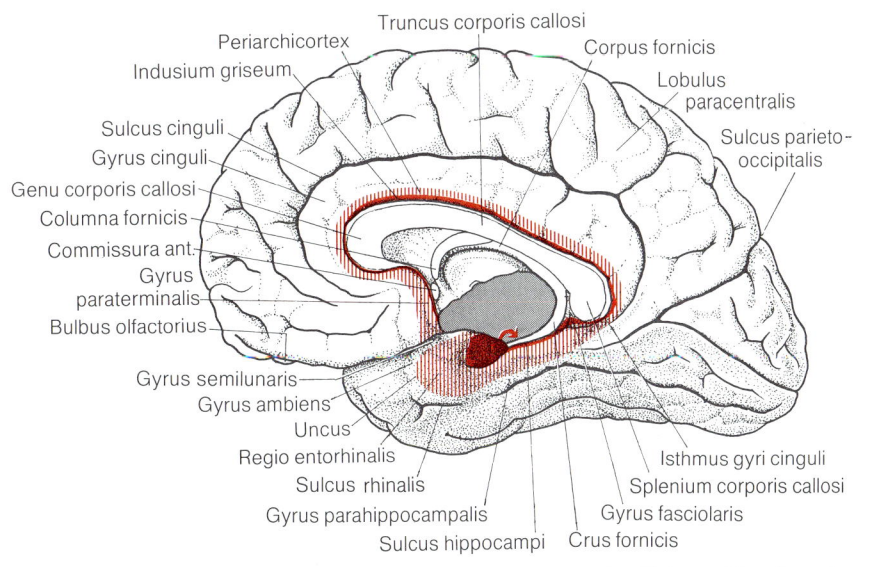

Abb. 463. Rindenfelder des limbischen Systems schraffiert dargestellt. Der Pfeil soll zeigen, daß der größere Teil des Hippocampus in der Tiefe am Unterhorn des Seitenventrikels liegt. (Nach Stephan, 1964)

mig unter den Balken. An der Stelle, wo sich das rechte und linke Crus fornicis aneinanderlegen, kreuzt ein kleiner Teil der Bahnen in der *Commissura fornicis*. Die Fortsetzung des Fornix zieht als *Corpus fornicis* unter den rostralen Teil des Balkens bis zum Foramen interventriculare [Monroi]. Hier teilen sich die Bahnen zu den beiden Fornixsäulen *(Columnae fornicis)*. Sie umrahmen zunächst das Foramen interventriculare und tauchen in den Hypothalamus ein. Ein großer Teil der Fasern endet im **Corpus mamillare** (Abb. 443). Vom Corpus mamillare zieht ein Bündel als **Tractus mamillothalamicus** (Vicq d' Azyrsches Bündel) zu den *Nuclei anteriores thalami* (Abb. 444). Über das Cingulum verläuft der **Papez-Kreis** rückläufig zur Hippocampusformation (S. 636).

Der **Tractus mamillotegmentalis** (Guddensches Bündel) zieht zu den Kernen im Tegmentum des Mittelhirns und des Rautenhirns, sowie besonders zur Formatio reticularis. Außerdem zieht vom Fornix ein schmales Bündel als **Stria medullaris thalami** zu den *Nuclei habenulae* und verbindet damit die Hippocampusformation mit dem Epithalamus.

Vom *Corpus amygdaloideum* zieht eine Faserbahn als **Stria terminalis** zwischen Thalamus und Nucleus caudatus zu den Kernen des *Hypothalamus* (Abb. 428). Auch diese Verbindung weist auf die enge Verknüpfung des limbischen Systems mit vegetativen Zentren hin.

M. Ventrikelsystem und Liquor cerebrospinalis

Das embryonale Ventrikelsystem zeigt eine übersichtliche Ordnung eines Hintereinanders der *Hirnkammern I bis IV* (Abb. 427). Durch die Wachstumsprozesse entstehen kompliziert geformte Hirnventrikel in sehr verschiedenen Ebenen (Abb. 464 u. 465).

Klinischer Hinweis. Da die Hirnventrikel mit einer Flüssigkeit, *Liquor cerebrospinalis*, gefüllt sind, kann der Liquor gegen Luft durch eine *Lumbal- oder Suboccipitalpunktion* ausgetauscht werden (S. 585). Mit Luft gefüllte Ventrikelräume stellen sich im Röntgenbild dar *(Pneumencephalogramm)*. Deshalb ist die Kenntnis der normalen Ventrikelform besonders für die Diagnostik einer Hirngeschwulst, einer Hirnmißbildung oder eines Hydrocephalus wichtig (S. 656).

1. Ventriculi laterales, Seitenventrikel (I. und II. Ventrikel)

Die beiden Seitenventrikel, Ventriculi laterales, bilden zwei widderhornförmige Hohlräume im Endhirn. Sie sind untereinander und mit dem III. Ventrikel durch die *Foramina interventricularia [Monroi]* verbunden (Abb. 464). Entsprechend den vier Lappen des Endhirns unterscheidet man vier Abschnitte der Seitenventrikel:
– *Vorderhorn, Cornu anterius,* im Stirnlappen
– *Mittelteil, Pars centralis,* im Scheitellappen
– *Hinterhorn, Cornu posterius,* im Hinterhauptslappen
– *Unterhorn, Cornu inferius,* im Schläfenlappen.

Cornu anterius, Vorderhorn
Das Vorderhorn ist der rostrale Pol des Seitenventrikels bis zum *Foramen interventriculare*. Das Vorderhorn wird medial vom Septum pellucidum und lateral vom Caput nuclei caudati begrenzt. Die Balkenstrahlung bildet das Dach.

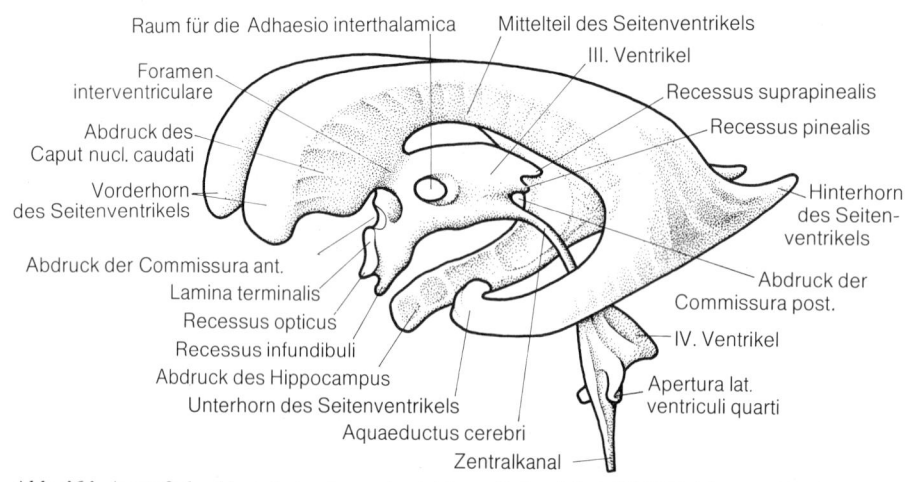

Abb. 464. Ausguß des Ventrikelsystems. Ansicht von links. (Nach Wolf-Heidegger, 1972)

Pars centralis, Mittelteil

Der Mittelteil ist schmal, besonders durch den vorgewölbten Thalamus (*„Thalamustaille"* im Pneumencephalogramm). Der Boden wird medial durch die *Lamina affixa* und lateral durch das Corpus nuclei caudati gebildet, das Dach durch den Balken. Durch das Foramen interventriculare kommend wölbt sich das Adergeflecht, *Plexus choroideus ventriculi lateralis,* von der medialen Seite in den Hohlraum vor. Es ist zwischen dem Fornix und der Lamina affixa aufgehängt. Der Mittelteil reicht bis zum *Splenium corporis callosi,* wo er sich in das Hinterhorn und das Unterhorn gabelt.

Cornu posterius, Hinterhorn

Das Hinterhorn wird durch eine Ausstrahlung des Balkens (Forceps major) überdacht. Es besitzt in seiner medialen Wand eine Vorwölbung, *Calcar avis,* die durch den tief einschneidenden Sulcus calcarinus bedingt ist.

Cornu inferius, Unterhorn

Das Unterhorn schert in einem schwachen Bogen nach laterobasal aus. Die Cauda nuclei caudati liegt im Dach des Unterhorns. An der Spitze des Unterhorns befindet sich das *Corpus amygdaloideum.* Auf der medialen Seite des Unterhorns schließt sich der Plexus choroideus bis zur Fimbria hippocampi an. Es folgt mediobasal der *Hippocampus,* der sich mit seinem Alveus in das Unterhorn vorwölbt. Ein Teil der Sehbahn umschlingt das Unterhorn und verläuft an seiner Außenseite occipitalwärts.

2. III. Ventrikel

Der III. Ventrikel ist ein unpaarer, spaltförmiger Raum in der Medianebene, dessen Wände von dorsal nach basal vom *Epithalamus, Thalamus* und *Hypothalamus* gebildet werden. In Dreiviertel der Fälle besteht zwischen den beiden Thalamusmassiven eine *Adhaesio interthalamica* (Abb. 464).

Klinischer Hinweis. Die Aussackungen des III. Ventrikels sind für stereotaktisch-operative Eingriffe Orientierungspunkte. Sie haben sich besser bewährt als Knochenpunkte, weil zwischen den Knochenpunkten des Schädels und bestimmten operativ anzugehenden Neuronengruppen eine sehr große topographische Variabilität besteht. Besonders die Positionsbestimmung der Commissura anterior und der Commissura posterior ergibt für viele stereotaktische Eingriffe die Bezugskoordinate (Abb. 464).

Die rostrale Begrenzung des III. Ventrikels bildet die *Lamina terminalis.* Dort befindet sich etwa in Höhe des Sulcus hypothalamicus eine durch die *Commissura anterior* hervorgerufene Einbuchtung (Abb. 464). Im Gebiet des Hypothalamus kommt es zu zwei Aussackungen: der Recessus opticus führt in Richtung des Chiasma opticum, der Recessus infundibuli in Richtung des Hypophysenstiels.

Oberhalb des Foramen interventriculare überdacht der *Plexus choroideus ventriculi tertii* den III. Ventrikel. Die mit dem Plexus verbundene Bindegewebsplatte, *Tela choroidea ventriculi tertii,* ist zwischen den Striae medullares thalami ausgespannt und bildet oberhalb des Corpus pineale einen Blindsack *(Recessus suprapinealis).* Wenige Millimeter unterhalb befindet sich eine kleine Ausstülpung, *Recessus pinealis.* Oberhalb des Recessus pinealis liegt die Einbuchtung der Commissura habenularum, unterhalb die der *Commissura posterior* (Abb. 464). Unterhalb der letzteren geht der III. Ventrikel in den *Aquaeductus cerebri* [Sylvii] über.

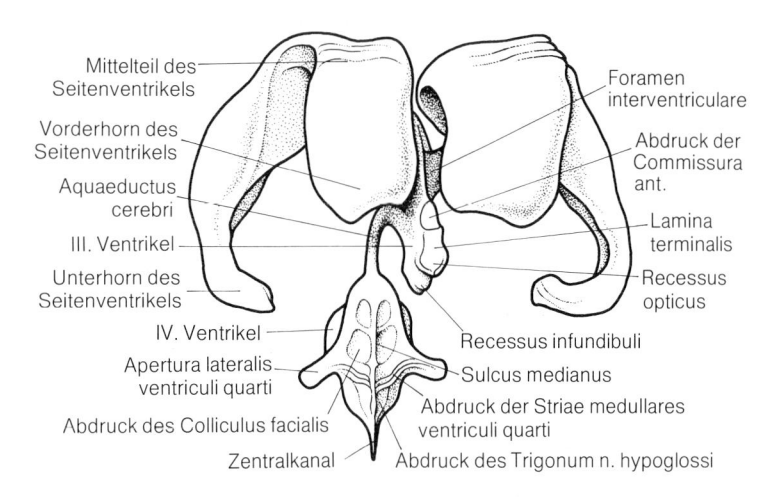

Abb. 465. Ausguß des Ventrikelsystems. Ansicht von frontal. (Nach Wolf-Heidegger, 1972)

3. Aquaeductus cerebri [Sylvii]

Der Aquaeductus cerebri [Sylvii] liegt im Mittelhirn. Er verläuft leicht abwärts gekrümmt und verbindet den III. mit dem IV. Ventrikel (Abb. **439** u. **464**).

4. IV. Ventrikel

Der IV. Ventrikel hat die Form eines kleinen Zeltes. Seinen Boden bildet die *Rautengrube*. Das Dach wird von *zwei Marksegeln (Vela medullaria superius et inferius)*, den *Kleinhirnstielen* und dem *Kleinhirn* gebildet. An das Velum medullare inferius schließt der *Plexus choroideus* des IV. Ventrikels an. Er hängt an einer Bindegewebsplatte, *Tela choroidea ventriculi quarti*, die den IV. Ventrikel nach dorsal abschließt.

Der IV. Ventrikel verjüngt sich zum Zentralkanal, der beim Erwachsenen häufig über große Strecken verödet ist. Der IV. Ventrikel kommuniziert mit den externen Liquorräumen über drei Öffnungen: am Obex durch die unpaare *Apertura mediana ventriculi quarti* [Magendie] und lateral neben dem VII. Hirnnerven durch die paarigen *Aperturae laterales ventriculi quarti* [Luschka] (Abb. **430**). Ein Teil des Plexus choroideus des IV. Ventrikels ragt aus den Aperturae laterales in das Cavum subarachnoidale [Bochdaleksches Blumenkörbchen].

5. Plexus choroideus

Die Adergeflechte, Plexus choroidei, bestehen aus reichlich vascularisiertem Bindegewebe, das von einem spezialisierten Epithel überzogen wird. An der Oberfläche des Epithels befinden sich Mikrovilli, an seiner Grundfläche ein basales Labyrinth. Das Epithel des Plexus choroideus sezerniert einen großen Teil des Liquor cerebrospinalis.

6. Liquor cerebrospinalis

Der Liquor cerebrospinalis stammt jeweils zur Hälfte aus den inneren und äußeren Liquorräumen. Die im Ventrikelsystem produzierte Menge wird wiederum je zur Hälfte aus dem Adergeflecht und aus der freien Ventrikelwand sezerniert. Insgesamt sollen pro Tag 500 ml Liquor gebildet werden. Der Inhalt sämtlicher innerer und äußerer Liquorräume eines Erwachsenen beträgt 140 ml (100–180 ml), d.h. pro Tag wird der Liquor mindestens dreimal ersetzt.

Der Liquor cerebrospinalis ist eine klare farblose Flüssigkeit mit einem spezifischen Gewicht von 1,007. Er erhält nur vereinzelt Zellen. Die üblichen Zählkammern enthalten 3 mm^3 Inhalt, deshalb wird die Zellanzahl in Dritteln angegeben. Normal sind es bis zu $^{12}/_3$ Zellen, meist Leukocyten, pro mm^3. Der Liquor enthält nur Spuren von Eiweiß (Gesamteiweiß 25–40 mg/100 ml).

Klinischer Hinweis. Im Mittelhirnbereich verengt sich das embryonale Ventrikelsystem während der Ontogenese am stärksten. Im Bereich des Aquaeductus cerebri treten deshalb „Verklebungen" am häufigsten auf, die zu einem Stop der Liquorzirkulation führen. Als Folge erweitern sich in diesem Fall die beiden Seitenventrikel und der III. Ventrikel abnorm. Vergrößerungen des Ventrikelsystems, die meistens mit einer Rückbildung des Hirngewebes kombiniert sind, nennt man *Hydrocephalus internus*. Der Stau der Liquorzirkulation kann auch an den äußeren Resorptionsstellen liegen. Dann erweitern sich die mit Liquor gefüllten Hohlräume um das Hirn herum stark *(Hydrocephalus externus)*. Diese Mißbildungen gehen oft mit einer Erweiterung der Schädelnähte einher. Die Knochen werden dabei selbst immer dünner. Im Extremfall kann sich der Schädel um das Dreifache vergrößern.

N. Topographische Beziehungen des Hirns zum Schädel

Die Lage des Hirns und seiner corticalen und subcorticalen Strukturen zur Topographie der Knochenpunkte des Schädels variiert beim Menschen stark. Für *stereotaktische Eingriffe* wird deshalb meist die röntgenologisch ermittelte Verbindungslinie zwischen der *Commissura anterior und der Commissura posterior* als Bezugskoordinate verwendet. Weiterhin dienen arteriographische Darstellungen der Hirnarterien dem Neurochirurgen zur Lokalisation von Furchen (*A. cerebri media* im Sulcus lateralis).

Zum Anlegen von Bohrlöchern in der Schläfengegend bei epiduralen Blutungen aus der A. meningea media werden die **Krönleinschen Orientierungslinien** verwendet:

— *Horizontallinie (1)* = Augen-Ohr-Linie: vom unteren Rand der Orbita bis zum oberen Rand des äußeren Gehörganges,
— *Horizontallinie (2):* Parallellinie zur Linie (1) in Höhe des oberen Randes der Orbita,
— *Vertikallinie (3):* durch die Mitte des Jochbogens,
— *Vertikallinie (4):* durch den hinteren Rand des Warzenfortsatzes.

Die Schnittpunkte der Linien (2) und (3) und der Linien (2) und (4) geben die Stellen für die Probebohrungen am Schädel für den vorderen und den hinteren Ast der *A. meningea media* an.

Quellenangaben

(für Abbildungen)

Bargmann, W.: Histologie und mikroskopische Anatomie des Menschen, 6. Aufl. Stuttgart: Thieme 1967.
Becker, R., Wilson, J., Gehweiler, J.: The Anatomical Basis of Medical Practice. Baltimore: Williams & Wilkins 1971.
Benninghoff, A.: Lehrbuch der Anatomie des Menschen, Bd. III, München: Urban & Schwarzenberg 1950.
Benninghoff, A., Goerttler, K.: Lehrbuch der Anatomie des Menschen. 5. Aufl. München-Berlin: Urban & Schwarzenberg 1954.
Braus, H.: Anatomie des Menschen. Berlin: Springer 1924.
Braus, H., Elze, C.: Anatomie des Menschen. 3. Aufl. Berlin-Göttingen-Heidelberg: Springer 1956.
Bucher, O.: Cytologie, Histologie und Mikroskopische Anatomie des Menschen, 8. Aufl. Bern-Stuttgart-Wien: Huber 1973.
Clara, M.: Das Nervensystem des Menschen, 2. Aufl. Leipzig: Barth 1953.
Copenhauer, R., Bunge, W.: Bailey's Textbook of Histology, 16th ed. Baltimore: Williams & Wilkins 1971.
Corning, H.: Lehrbuch der topographischen Anatomie, 24. Aufl. München: J. F. Bergmann 1949.
Crosby, E. C., Humphrey, T., Lauer, E. W.: Correlative Anatomy of the Nervous System. New York: Macmillan 1962.
Dabelow, A.: Die Milchdrüse. In: Hdb. d. Mikroskop. Anat. d. Menschen. Erg. zu III/1. Berlin-Göttingen-Heidelberg: Springer 1957.
Diczfalusy, E., Lauritzen, Chr.: Oestrogene beim Menschen. Berlin-Göttingen-Heidelberg: Springer 1961.
Feneis, H.: Anatomisches Bildwörterbuch. Stuttgart: Thieme 1967, 1970, 1974.
Ferner, H.: Anatomie des Nervensystems und der Sinnesorgane des Menschen, 4. Aufl. München-Basel: Reinhardt 1970.
Ferner, H.: Eingeweide und Kreislauf. In: Lehrbuch der Anatomie des Menschen (A. Benninghoff, K. Goerttler, Hrsg. fortgeführt von H. Ferner, J. Staubesand), 10. Aufl., Bd. II. München-Berlin-Wien: Urban & Schwarzenberg 1975.
Gelber, D., Moore, D. H., Ruska, H.: Observations of the myotendon junction in mammalian skeletal muscle. Z. Zellforsch. **52**, 396 (1960).
Grant, J. C. B.: An Atlas of Anatomy, 5th ed. Baltimore: Williams & Wilkins 1962.
Hafferl, A.: Lehrbuch der Topographischen Anatomie, 3. Aufl. Berlin-Heidelberg-New York: Springer 1969.
Ham, A. W.: Histology. 6th ed. Philadelphia: Lippincott 1969.
Hamilton, W. J., Boyd, J. D., Mossman, H. W.: Human Embryology. 3rd ed. Cambridge: Heffner & Sons 1962.
Hasselwander, A.: In: Anatomie des Menschen (H. Braus, C. Elze, Hrsg.), 3. Aufl. Berlin-Göttingen-Heidelberg: Springer 1954.
Hochstetter, F.: Beiträge zur Entwicklungsgeschichte des menschlichen Gehirns. Wien-Leipzig: Deuticke 1929.
Jacobson, M.: Developmental Neurobiology. New York-Chicago-San Francisco: Holt, Rinehart and Winston Inc. 1970.
Johnson, A. D., Gomes, W. R., Vandemark, N. L.: The Testis, Vol. 1. New York: Academic Press 1970
Youmans, L.: Fundamentals of human physiology. 2nd ed. Chicago: Year Book 1962.
Junqueira, L. C., Carneiro, J., Contopoulos, A. N.: Basic Histology. Los Altos: Lange 1975.
Kaiser, R., Gördes, W.: Pathophysiologie und Therapie des Klimateriums. Med. Klin. **63**, 1197 (1968).
Krstić, R. V.: Ultrastruktur der Säugetierzelle. Berlin-Heidelberg-New York: Springer 1976.
Kühn, A.: Grundriß der allgemeinen Zoologie, 17. Aufl. Stuttgart: Thieme 1969.
Lange, W.: Über regionale Unterschiede in der Myeloarchitektonik der Kleinhirnrinde. Z. Zellforsch. **134**, 129 (1972).
Langman, J.: Medizinische Embryologie. (Deutsche Übersetzung von U. Drews.) Stuttgart: Thieme 1970; 4. Aufl. Stuttgart: Thieme 1976.
Lanz, T. v., Wachsmuth, H.: Praktische Anatomie, 2. Aufl., I. Bd., 3. Teil: Arm. Berlin-Göttingen-Heidelberg: Springer 1959.
Lanz, T. v., Wachsmuth, H., Lang, J.: Praktische Anatomie, 2. Aufl., I. Bd., 4. Teil: Bein und Statik. Berlin-Heidelberg-New York: Springer 1972.
Leonhardt, H.: Histologie und Zytologie des Menschen, 3. Aufl. Stuttgart: Thieme 1971; 4. Aufl. Stuttgart: Thieme 1974.
Leonhardt, H.: Innere Organe. In: Kahle, W., Leonhardt, H., Platzer, W., Hrsg. Bd. 2, Stuttgart: Thieme 1973.
Lippert, H.: Anatomie, Text und Atlas, 1. Aufl. München-Berlin-Wien: Urban & Schwarzenberg 1975.
Lorente de Nó, R.: Cerebral Cortex: Architecture, Intracortical connections, Motor Projections. In: Physiology of the Nervous System (J. F. Fulton, ed.), 3rd ed., p. 288. New York: Oxford Univ. Press 1949.
Martius, H.: Lehrbuch der Geburtshilfe, 3. Aufl. Stuttgart: Thieme 1956.

Puff, A.: Die Morphologie des Bewegungslaufes der Herzkammern. Anatomischer Anzeiger **108**, 342 (1960).

Rauber, A., Kopsch, F.: Lehrbuch und Atlas der Anatomie des Menschen, 19. Aufl., Bd. III: Eingeweide, Nervensystem, Sinnesorgane. Stuttgart: Thieme 1955.

Reiffenstuhl, G., Platzer, W.: Die vaginalen Operationen. In: Chirurgische Anatomie und Operationslehre. München: Urban & Schwarzenberg 1974.

Rohen, J.W.: Topographische Anatomie. Kurzlehrbuch für Studierende und Ärzte. Stuttgart: Schattauer 1966.

Rohen, W.: Funktionelle Anatomie des Menschen. Stuttgart: Schattauer 1973.

Schliack, H.: Segmental innervation and the clinical aspects of spinal nerve root syndromes. In: Handbook of Clinical Neurology (P.J. Vinken, G.W. Bruyn, eds.), vol. II, p. 157. Amsterdam: North-Holland Publ. 1969.

Sobotta, J., Becher, H.: Atlas der deskriptiven Anatomie des Menschen, 15. Aufl., Bd. I–III. München-Berlin: Urban & Schwarzenberg 1960.

Starck, D.: Embryologie. 2. Aufl. Stuttgart: Thieme 1965; 3. Aufl. Stuttgart: Thieme 1975.

Starck, D., Frick, H.: Repetitorium anatomicum, 12. Aufl. Stuttgart: Thieme 1972.

Stephan, H.: Die kortikalen Anteile des limbischen Systems. Nervenarzt **35**, 396 (1964).

Testut, L., Latarjet, A.: Traité D'Anatomie Humaine, 9. Aufl. Paris: G. Doin 1949.

Tuchmann-Duplessis, H., David, G., Haegel, P.: Illustrated Human Embryology, Vol. 1, Vol. 2 Berlin-Heidelberg-New York: Springer 1972.

Töndury, G.: Angewandte und topographische Anatomie. Ein Lehrbuch für Studierende und Ärzte. 3. Aufl. Stuttgart: Thieme 1965; 4. Aufl. Stuttgart: Thieme 1970.

Ufer, J.: Hormontherapie in der Frauenheilkunde, 4. Aufl. Berlin-New York: de Gruyter 1972.

Waldeyer, A., Mayet, A.: Anatomie des Menschen. 10., verb. Aufl. Berlin-New York: de Gruyter 1974.

Warwick, R., Williams, P.L.: Gray's Anatomy. 35th ed. London: Longman 1973.

Willis, R.A., Willis, A.T.: The Principles of Pathology and Bacteriology. 3rd ed. London: Butterworth 1972.

Wolf-Heidegger, G.: Atlas der systematischen Anatomie des Menschen, 3. Aufl., Bd. III. Basel-München-Paris-London-New York-Sidney: Karger 1972.

Sachverzeichnis

A

Abdomen s. Cavum abdominale
Abduktion 111
Abfaltung 89, 92
Ableitende Harnwege, Entwicklung 486
– –, Epithel 26
Abnutzungspigment 13
Abort 98
Absteigende Bahnen des Rückenmarks 597
– vegetative Bahnen 598
Abwehr 130, 131
Abwehrvorgänge in der Haut 163
Abwehrzellen im Nervensystem 69
Acervulus 624
Acetabulum 249, 251
Acetylcholin 67, 141, 142, 149, 151
Achillessehne 268, 272, 276
Achillessehnenreflex 144, 591
Achsel, arterielle Anastomosen 231
–, Lymphknoten 135, 197, 235
Achselfalten 240
Achselhöhle 240
–, Drüsen 531
–, Haut 162, 163, 165
Achselmuskellücken 240
Achsen des Körpers 102
– der Sprunggelenke 276
Achsenskelet 91
Acidophile Strukturen 71
– Zellen der Hypophyse 631
Acinus pulmonis 383
Acromion 203, 205, 208, 212
Acrosin 527, 528, 541
Acrosomenreaktion 75, 541
ACTH 35, 631
Actin 54
– in glatter Muskulatur 52
Adamantoblast 333
Adamsapfel 349
Adduktion 111
Adductoren 255, 258
–, Gefäßversorgung 282
Adductorenkanal 283, 289
Adenohypophyse 627, 630, 631

–, Entwicklung 90, 630
–, Hormone 536
Aderhaut 558
Adhaesio interthalamica 625, 655
Adiadochokinese 623
Aditus ad antrum 567
– laryngis 350
– orbitae 548
Adiuretin 460, 628
Adminiculum lineae albae 195
Adrenalin 35, 125, 463
Adrenarche 545
Adrenerge Nervenfasern 151
– Synapsen 67
Adrenocorticotropes Hormon 631
Adventitia 121, 122
– der Venen 124
Aequator bulbi 555
Affenhand 238
Afferent 141
Afferente Nerven 62
– Neurone 58, 143, 144, 145
Afferent nervöse Strukturen der Haut 161
After s. Anus
Agglutinine 129
Agnosie, akustische 641
–, taktile 640
–, visuelle 641
Akkomodation 558
Akromegalie 50, 631
Aktionspotential 140
– am Ranvierschen Knoten 60
Aktive Immunisierung 139
Aktivitätshypertrophie des Muskels 118
– des Knochens 107
Akustische Bahnen 626
– Region 634
Akustisches Sprachzentrum 641
– Supplementärfeld 641
– System 640
Akzessorische Geschlechtsdrüsen, Entwicklung 493
– Geschlechtsorgane 529
Ala cinerea 604
– lobuli centralis 619
– major 304, 306, 307
– minor 304, 306
Albino 13, 158
Alcockscher Kanal 292

Aldehydfuchsin 39
Alkalische Phosphatase 72
Alkohol 2
Allantois 92, 93, 195
Allantoisdivertikel 89, 91
Allergische Reaktionen 131
Allocortex 638
Alter 38, 41, 47
Altersbestimmung des Keims 94
– beim Kind 50
Alterspigment 13
Alterssichtigkeit 558
Altersveränderungen der Gefäße 126
– – Gelenke 111
– – Knorpel 44
Alterung der Haut 162
Alveolarepithel 12, 26
Alveolarknospen 381
Alveolarmakrophagen 37, 132, 384, 385
Alveolarzellen 384, 385
Alveolen 383, 384
Alveoli dentales 311, 312
Alveus 638, 653
Amacrine Zellen 562
Amboß s. Incus
Amelie 299
γ-Aminobuttersäure 142
Amitose 19
Amnioblasten 86
Amniocentese 93
Amnion 85, 86, 92, 93
– bei Mehrlingen 96
Amnionbildung 86
Amnionbindegewebe 80, 85
Amnionepithel 80, 85, 86, 93
Amöboide Zellbewegungen 21
Amorphe Intercellularsubstanz 32, 36, 40
Aα-Motoneuron 144, 145
Aγ- – 144
Amphiarthrose 108, 174, 217, 470
Ampulla ductus deferentis 507
– membranacea anterior 568
– recti 494, 498, 502
– tubae uterinae 512, 541
– urethrae 520
– vestibuli 574
Analfalten 485, 494
Analkanal, Gliederung 496

–, Herkunft 90
Analkrypten 495
Analmembran 485, 494
Analöffnung 494
Analreflex 591
Analschleimhaut, Zonierung 496
Anämie 129
Anaphase 18
– in der Meiose 20
Androgen 463, 529, 530, 545
Androgenbildung 529
Androgenmangel 531
Androgenproduktion 490
Anencephalus 642
Aα-Nervenfaser 62, 143
Aβ-Nervenfasern 62, 145
– der Haut 162
Aδ-Nervenfasern 62, 145, 596
Aγ-Nervenfasern 62, 143
Aneurysma 412
Angina pectoris 189, 401
Angioarchitektonik 146, 638
Angioblasten 132, 390
Angiogenetisches Material 91, 390
Angiotensin 125
Angstschweiß 162
Angulus(i) costae 180, 181, 185, 187
– scapulae 203, 205
– infrasternalis 185
– mandibulae 304, 312
– pubis 470
– sterni 185, 190
– venosus 128, 208
Animalisches Nervensystem 141
Anpassung 1, 140
Ansa cervicalis 327, 347, 356
– lenticularis 618, 626, 653
Ansatz 112
Antagonisten 117, 144
Anteflexio uteri 513
Antetorsionswinkel 246
Anteversion 111
Anteversio uteri 513
Anthrakose 12
– der Lunge 385
Anthropologie 2
Antigen 131, 134, 136
– -Antikörper-Komplexe 131
– – -Reaktion 136

Antigeneinbruch 139
Antigenwirkung 137
Antikörper 129, 131, 136, 138
Antrum folliculi 535
– mastoideum 308, 568, 571
– ventriculi 422
Anulospiralige Endigung 143
Anulus conjunctivae 557
– femoralis 202
– fibrosus 44, 172, 397, 399
– inguinalis profundus 195, 198, 202
– – superficialis 192, 195, 198, 202
– – –, Nerven 288
– iridis major 560
– – minor 560
– stapedialis 301
– tendineus communis 548, 550, 552
– umbilicalis 195
Anus 494
–, Entwicklung 485
–, Haut 164
–, Hautinnervation 292
–, Lymphabflüsse 499
–, Verschlußapparat 496
Aorta 39, 90, 120, 122, 409
– abdominalis 126, 197, 391, 464
– ascendens 126, 396, 404
– communis 391
– dorsalis 391, 395
– ventralis 391, 392, 395
– thoracica 126, 190, 197, 412
Aortenbogen 358, 391, 404, 407
Aortenklappe 394, 398
–, Projektion 402
Apertura externa aquaeductus vestibuli 308, 314, 315
– – canalis carotici 307, 309, 316
– – canaliculi cochleae 309, 317
– – interna canalis carotici 315
– lateralis ventriculi quarti 607, 656
– mediana ventriculi quarti 367, 607, 656
– sinus sphenoidalis 306
– thoracis 184
Apex cartilaginis arytaenoideae 349
– cordis 396, 409
– linguae 335
– ossis sacri 171, 472
– patellae 246
– pulmonis 382
– vesicae 500
Aplasie 23
Aphasie, motorische 640

–, sensorische 641
Apokrine Sekretion 30, 163, 164
Aponeurosis 42, 113
– des Rückens 175
– linguae 335
– palatini 337, 338, 346
– palmaris 222, 223
– plantaris 268, 278, 279, 280, 298
– stylopharyngea 344
Apophysen 104
Apparatus lacrimalis 551
Appendicitis 452
Appendix(-ces) epiploicae 450, 452
– vesiculosae 488, 512
– epididymidis 488, 492, 506
– fibrosa hepatis 433
– testis 488, 492, 506
– vermiformis 448, 449, 450, 453
– –, Entwicklung 419
– –, Gefäße 450
– –, Histologie 452
– –, Lagevarianten 450
Appositionelles Wachstum 44, 48
Aquaeductus cerebri (mesencephali) 600, 615, 655, 656
– cochleae 572
– vestibuli 308, 572, 574
Arachnoidaltrabekel 367
Arachnoidea 140, 367
– spinalis 369
Arbeitsmuskulatur 398
Arbor vitae cerebellaris 618
Archipallium 634, 635, 638
–, Entwicklung 636
Arcus anterior des Atlas 170, 172
– aortae 126, 404, 409
– –, Entwicklung 395
– cartilaginis cricoideae 349, 351
– costalis 185, 186
– iliopectineus 293, 477
– lumbocostalis 466
– palmaris profundus 232, 233, 243
– – superficialis 232, 234, 243
– palatoglossus 338
– palatopharyngeus 338
– plantaris 284, 286
– posterior des Atlas 170
– pubis 470
– senilis 557
– superciliaris 303
– tendineus m. levatoris ani 477
– – m. solei 272, 284
– venosus dorsalis pedis 286, 287
– – palmaris superficialis 235

– – plantaris 287
– – palmaris profundus 235
– – vertebrae 168
– zygomaticus 330
Area cribrosa papillae renales 456
– gastrica 423
– gigantopyramidalis 639, 640
– intercondylaris 246, 261
– nuda 419, 432
– striata 640, 647
– vestibularis 603, 646
– – inferior 575
– – superior 575
Areola mammae 165
Argyrophile Fasern 40
Argyrophilie 40
Arkaden 443
Arm 208
–, Abduktion 205
–, Adduktion 181
–, Arterien 230
–, Innenrotation 181
–, Lymphsystem 235
–, Nerven 235
–, Retroversion 181
–, sensible Innervation 237
–, Venen 234
Arteria(-ae)
– alveolaris inferior 313, 360
– – superiores anteriores 360
– – pasterior 360
– angularis 359, 362
– arcuata 284, 285
– auricularis posterior 359
– – profunda 360
– axillaris 126, 207, 208, 230, 231, 241
– basilaris 357, 361, 603
– brachialis 126, 231, 232, 233, 241
– –, Pulsation 219
– – superficialis 232
– buccalis 360
– bulbi penis 519, 522
– bulbi vestibuli (vaginae) 525
– bulbospongiosa 522
– canalis pterygoidei 360
– carotis communis 122, 126, 150, 170, 358, 372, 396
– – – dextra 126, 404, 409
– – – sinistra 126, 404, 409
– – –, Entwicklung 395
– – –, Verlauf 358
– – externa 371, 373
– – –, Äste 358, 359
– – –, Verlauf 358
– – interna 309, 316, 361, 372
– – –, Verlauf 361
– centralis retinae 361, 551, 553, 556, 560

– cerebelli inferior anterior 357
– – – posterior 357
– – – superior 357
– cerebri anterior 362
– – media 362
– – posterior 357, 362
– cervicalis ascendens 182, 206, 358
– – profunda 182, 190, 207, 358
– – superficialis 206, 231, 358, 373
– choroidea anterior 362
– ciliares anteriores 554
– – breves 558
– – posteriores breves 361, 553
– – – longae 361, 553, 558
– circumflexa femoris lateralis 282, 283
– – – medialis 282, 283
– – humeri anterior 231, 232
– – – posterior 231, 232, 240
– – ilium profunda 196, 197, 283, 465, 469
– – – superficialis 197, 282, 283
– – scapulae 182, 206, 231, 232, 240, 358
– clitoridis 516, 525
– colica dextra 451
– – media 451
– – sinistra 451
– collateralis media 232
– – radialis 232
– – – inferior 232, 233, 234, 241
– – – superior 232, 234
– communicans anterior 362
– – posterior 361, 362
– coronaria 398, 401
– – dextra, Verlauf 401
– – sinistra, Verlauf 401
– cremasterica 196
– cystica 437
– digitales dorsales (manus) 233
– – – (pedis) 286
– – palmares communes 233, 234, 286
– – – propria 234, 286
– – dorsales clitoridis 525
– – nasi 359, 362, 553
– – pedis 272, 284, 285
– – penis 519, 521, 522
– ductus deferentis 199, 482, 507, 508
– epigastrica inferior 191, 195, 196, 197 283, 357, 465, 482
– – superficialis 196, 198, 282
– – superior 191, 196, 197, 283, 357, 414, 465
– ethmoidalis anterior 305, 314, 361, 553

Arteria(-ae) ethmoidalis
– – posterior 361, 553
– facialis 372
– –, Verlauf 359
– femoralis 127, 196, 197, 282, 293, 294
– –, Verlauf 295
– –, Anastomosen 283
– gastrica dextra 426
– – sinistra 426, 464
– gastricae breves 426
– gastroduodenalis 443
– gastroepiploica dextra 426
– – sinistra 426
– genus descendens 283
– – inferior lateralis 283, 284, 285
– – – medialis 283, 284
– – media 283, 284
– – superior lateralis 283, 284
– – – medialis 283, 284
– glutaea inferior 283, 292, 469, 476, 482
– – superior 283, 292, 469, 476, 482
– helicinae 519, 532
– hepatica communis 464
– – propria 434
– hyaloidea 555, 556, 557
– ilei 443
– ileocolica 450, 451
– iliaca communis 122, 127, 464, 481
– – externa 127, 196, 282, 283, 481
– – interna 127, 391, 395, 481
– iliolumbalis 182, 196, 465, 469, 482
– infraorbitalis 307, 311, 318, 360, 549
– intercostales 126, 185, 189, 231
– – posteriores 126, 182, 190, 197, 395, 409, 412
– intercostalis suprema 190, 207, 358
– interlobares (renis) 460
– interlobulares (hepatis) 435
– interossea anterior 234, 242
– – communis 234
– – posterior 234, 242
– – recurrens 234
– ischiocavernosa 522
– jejunales 443
– labiales anteriores 524
– – posteriores 524
– labialis inferior 359
– – superior 359
– labyrinthi 308, 315, 357, 575
– lacrimalis 361, 551, 553
– laryngea inferior 358
– – superior 350, 359
– lienalis 430, 440, 464
– lig. teretis uteri 196

– lingualis 372
– –, Verlauf 359
– lumbales 126, 182, 197, 465
– malleolaris anterior lateralis 284, 285
– – – medialis 284, 285
– masseterica 360
– maxillaris 317, 570
– –, Äste 359
– –, Verlauf 359, 370
– mediana 223, 234, 242
– meningea 360, 365
– – anterior 361, 554
– – media 307, 308, 313, 315, 316, 575
– – posterior 359
– mentalis 312, 360
– mesenterica inferior 127, 451, 464
– – –, Entwicklung 390, 395
– – superior 127, 419, 430, 443, 451, 464
– – –, Entwicklung 390
– mesonephridicae 395
– metacarpeae dorsales 232, 233
– – palmares 232, 233
– metatarseae dorsales 284, 286
– – plantares 286
– musculophrenica 191, 197, 414
– nasales laterales 360
– – posteriores 311, 318, 360
– nutriciae femoris 282
– – humeri 232
– obturatoria 196, 283, 295, 469, 477, 482
– – accessoria 196
– occipitalis 182
– –, Verlauf 359
– omphalomesentericae 390
– ophthalmica 306, 314, 361, 548, 551, 553
– ovarica 465, 512, 513
– –, Entwicklung 395
– palatina ascendens 359
– – descendens 318, 359, 360
– – major 360
– – minores 360
– pancreaticoduodenales inferiores 429, 443
– pancreatico duodenalis superior 443
– perforantes 282, 283
– pericadiacophrenica 191, 356, 405, 414
– perinealis 522, 524
– peronea 271, 284, 285
– pharyngea ascendens 575
– –, Verlauf 359
– phrenicae 414
– – inferiores 408, 462, 464

– – superiores 412
– plantaris lateralis 286
– – medialis 286
– poplitea 127, 283, 284, 285
– princeps pollicis 233
– profunda brachii 231, 232, 241
– – clitoridis 525
– – femoris 282
– – –, Anastomosen 283
– – linguae 359
– – penis 519, 521, 522
– pudenda externa 197, 282
– – interna 292, 469, 476, 482, 519, 521, 522
– pulmonales 119, 122, 384, 396, 404
– –, Entwicklung 395
– radialis 126, 232, 242, 243
– – indicis 233
– rectalis inferior 498, 522
– – media 482, 498, 510
– – superior 451, 496, 498
– recurrens radialis 232, 233
– – tibialis anterior 283, 284, 285
– – – posterior 284, 285
– – ulnaris 232, 233, 234
– renalis 126, 460, 465
– – dextra 455
– – sinistra 456
– –, Entwicklung 395
– sacrales laterales 182, 469, 482
– sacralis mediana 182, 464, 469, 482
– scapularis descendens 207, 231, 373
– sigmoideae 451
– spermatica 507
– sphenopalatina 360
– spinalis anterior 315, 317, 357
– – posterior 315, 317, 357
– stylomastoidea 570
– subclavia 122, 185, 190, 191, 206, 232, 241, 356, 358, 373, 396, 408
– – dextra 126, 391, 404, 409
– – –, Entwicklung 395
– – sinistra 126, 409
– subcorticales 460
– subcostalis 190, 197
– sublingualis 359
– submentalis 359
– subscapularis 231
– supraduodenalis superior 429, 443
– supraorbitalis 361, 549, 553
– suprarenales 462
– –, Entwicklung 395
– suprarenalis inferior 465

– – media 465
– – superior 464
– suprascapularis 182, 206, 231, 232, 358, 361
– supratrochlearis 549
– surales 283, 284
– tarsea lateralis 284, 285
– tarseae mediales 284, 285
– temporales profundae 360, 371
– temporalis media 345
– – superficialis 360
– testicularis 199, 465
– –, Entwicklung 395
– –, Verlauf 506
– thoracica interna 190, 191, 196, 197, 206, 357
– – –, Verlauf 357
– – lateralis 197, 231
– – suprema 231
– thoracoacromialis 208, 231
– thoracodorsalis 182, 231
– thyroidea inferior 206, 354
– – –, Verlauf 357
– – superior 354, 359
– tibialis anterior 127, 271, 284, 285
– – posterior 127, 271, 272, 284, 285
– transversa colli 182, 206, 207, 358
– – faciei 361
– trochlearis 553
– tympanica anterior 360, 570
– – inferior 570
– – posterior 360
– – superior 570
– ulnaris 126, 223, 232, 233, 242, 243
– –, R. profundus 243
– umbilicalis 93, 195, 391, 395, 396, 482, 503
– urethralis 522
– uterina 482, 512, 514
– vaginalis 514, 516
– vertebralis 170, 171, 182, 183, 206, 315, 317
– –, Verlauf 357
– vesicalis inferior 482, 503, 510
– – superior 391, 503
– – –, Entwicklung 395
– vitellinae 395
– zygomaticoorbitalis 360
Arterien 119, 122, 126
– der Haut 160
–, elastischer Typ 122, 384
–, muskulärer Typ 122
Arteriola afferens 458
Arteriolae rectae 461
Arteriolen 121, 122
– der Haut 160
–, Innervation 125
Arteriolenwand, Reibungswiderstand 121

Arteriovenöse Anastomosen 125
– – der Haut 160
– Kopplung 121
Articulatio(nes)
– acromioclavicularis 203
– atlantoaxialis 172
– atlantooccipitalis 171
– capitis costae 173
– calcaneocuboidea 269
– carpometacarpeae 217
– costotransversaria 169, 173, 185
– coxae 249
– cricoarytaenoidea 350
– cricothyroidea 350
– cubiti 214
– cuneonavicularis 270
– genus 260
– humeri 211
– humeroradialis 214
– humeroulnaris 214
– intercarpeae 217
– interchondrales 186
– intermetacarpea 217
– intermetatarseae 270
– interphalangeae manus 217
– – pedis 270
– intervertebrales 169, 172
– manus 216
– mediocarpea 216
– metacarpophalangeae 217
– metatarsophalangeae 270
– ossis pisiformis 211, 217
– pedis 266
– radiocarpea 216
– radioulnaris distalis 215
– – proximalis 214, 215
– sacroiliaca 171, 470, 473, 475
– sternoclavicularis 203
– sternocostales 186, 387
– subtalaris 267
– talocalcaneonavicularis 267, 269
– talocruralis 266
– tarsi transversa 270
– tarsometatarseae 270
– temperomandibularis 328
– tibiofibularis 265
– trochoidea 215
Asbestdegeneration des Gelenkknorpels 111
Asbestfaserung 44
Asbestose 12
Aschoff-Tawarascher Knoten 399
Ascites 378
Assoziation 140
Assoziationsapparat der Netzhaut 562
Assoziationsbahn 641
Assoziationsfasern 588
Assoziationsfelder 640
Asthma 131

Astigmatismus 557
A-Streifen 53
Astrocyten 68, 579
Atelektase 382
Atemhilfsmuskeln 186, 389
Atemmechanik 387
Atemmuskeln 186
Atemregulation 598
Atemtiefe 389
Atemzentrum 152, 389
Athetisch 100
Athyreose 328
Atlas 169, 170, 179
Atmung 189, 388, 389
–, Regulation 389
–, Zwerchfell bei der 414
Atmungsorgane 379
Atmungstrakt, Herkunft 91
ATP 54
Atresia ani 485
– recti 485
Atrioventricularkanal 393
Atrioventricularklappen, Entwicklung 394
–, Projektion 402
Atrioventricularknoten 398, 399
Atrioventricularsystem 399
Atrium 392, 393
– commune, Unterteilung 393
– dextrum 396, 397
– sinistrum 396, 398
Atrophie 23, 100
– von Sehnen 118
Atticus 567
Äquatorialebene 17
Auerbachscher Plexus 408, 426
Aufrechter Gang 254, 468
Aufstehen 254
Augapfel 555
Augen, Entwicklung 94, 555
Augenachse 555
Augenbecher 89, 555, 600
Augenbecherspalte 555
Augenbecherstiel 555, 557
Augenbinnendruck 560
Augenbläschen 555
Augenbraue 550
Augenhaut, äußere 557
–, innere 560
–, mittlere 558
Augenhintergrund 560
Augeninnervation, vegetative 149, 150
Augenkammern 555
Augenlid 35, 157, 159, 549
–, Entwicklung 549
–, Innervation 320
Augenmuskeln, äußere 551, 552
Augenmuskelnerven 318
Augenwinkel 320, 321
– Innervation 321
Auricula 565
– cordis 396, 398
Auris externa 565

– interna 571
– media 566
Ausführungsgänge von Drüsen 26, 28, 29
Auskultation 2
Auskultationsstellen 402
Außendrüsen der Prostata 510
Außenrotation 111
Außenstreifen 457
Außenversilberung 40
Außenzone 457
Äußere Augenhaut 557
– Augenmuskeln 551, 552
– Beckenmaße 475
– Geschlechtsorgane 89, 516
– –, Entwicklung 494, 495
– –, Lymphabfluß 411
– Haarzellen 573
– Hüftmuskeln 254, 256
– Körnerschicht 562, 620
– Mechanik des Skelettmuskels 115
– Phalangenzellen 573
– plexiforme Schicht 561
Äußerer Gehörgang 45, 565
– –, Entwicklung 565
– –, Innervation 322, 612
– schräger Durchmesser 475
– Tunnel 574
Äußeres Ohr 565
– –, Gefäße 566
– –, Entwicklung 565
– –, Innervation 566
Ausströmungsbahn 397
Austreibungsperiode 543
Autochthone Rückenmuskeln 175, 176
Autonomer Grundplexus 152
Autonomes Nervensystem 141
Autophagolysosomen 11
Autoradiographie 69
Autosomen 16, 18, 74
AV-Knoten, Innervation 400
Axis 169, 170
– bulbi 555
– opticus 555
Axo-axonale Synapsen 66
Axo-dendritische Synapsen 66
Axolemm 59
Axon 57, 59
–, Durchmesser 60
Axonkollaterale 142
Axonreflexe, vasodilatatorische 153
Axoplasma 59
Axoplasmatischer Fluß 59
Axo-somatische Synapsen 66
Azan-Färbung 71
A-Zellen des Pankreas 431
– – des Darms 448
Azurgranula 131

B

Babinski-Reflex 592, 600
Backenzähne 334
Bahn 146
Balken 637, 641
Balkenarterien 441
Balkenblase 504
Balkenvenen 441, 442
Bänder 42, 44
–, elastische 42
Bandansatz 107
Bänderführung 110
Bänderhemmung 110
Bänderthorax 387
Bänderverletzungen 112
Bandhaft 108
Bandscheibe 168, 172, 183
Barr-Körperchen 15
Bart 166
Bartholinische Drüse 524
Basale Streifung 7, 459, 460
Basales Vorderhirnbündel 629
Basalganglien 633
Basalgekörnte Zellen 448
Basalkörperchen 21
Basallamina 24, 41
– bei Nerven 59, 62
Basalmembran 24, 40, 41
– bei Capillaren 123
Basalplatte 82, 83, 85, 300
–, Gefäße 84, 85
Basaltemperatur 541
Basische Farbstoffe 71
– Proteine 14
Basis cranii 313
– ossis occipitalis 316
– – sacri 171, 469
– phalangis 211, 218
– pyramidis 456
Basophile Granulocyten 131
–, Strukturen 71
– Zellen der Adenohypophyse 631
Basophilie 9, 43
– der Nuclearsubstanz 15
– von Nervenzellen 58
Bauchatmung 186
Bauchdeckenreflex 198
Baucheingeweide 416
–, Lymphabfluß 411
Bauchfortsatz 101
Bauchhaut 159
–, Reflex 591
Bauchhöhle 416
–, Begrenzung 416
–, Gliederung 416
Bauchhöhlenschwangerschaft 79
Bauchmuskeln 191, 192, 193
–, Blutversorgung 197
–, Entwicklung 192
–, hintere 194
–, Innervation 288
Bauchpresse 191, 193
Bauchspeichel 448

Bauchspeicheldrüse 428
–, Ausführungsgang 29
–, Entwicklung 428
Bauchwand 191
–, Blutabfluß 197
–, Leitungsbahnen 196
–, Relief 195
–, Schichten 194, 200
–, Topographie 195
Baufett 35, 159
Bauprinzipien 99
Becherzellen 27, 445
Bechterewscher Kern 612, 646
Becken 468
–, autonomes Nervensystem 484
–, Bänder 470
–, Gefäße 481
–, Gelenke 470
–, großes 473
–, kleines 473
–, Lymphgefäße 484
–, Muskelursprünge 255, 293
–, Muskelansätze 293
–, Nerven 481
–, Verknöcherung 299
Beckenausgang 475
Beckenausgangsebene 472, 474, 476
Beckenausgangsraum 474, 476
Beckenboden 477, 543
–, Muskulatur 478, 479
Beckeneingang 475
Beckeneingangsebene 472, 474
Beckenenge 475
Beckenhöhle 416, 474
Beckenkanal 473
Beckenmaße 474, 475
Beckenmuskeln 476
–, parietale 477
Beckenneigungswinkel 472
Beckenniere 487
Beckenring 472, 473
Beckentrichter 473
Beckenwand, Lymphabfluß 411
–, Öffnungen 476
Beckenweite 475
Befruchtung 74, 75, 535
Befruchtungsfähigkeit 532
Beinachsen 250
Bein, Hautinnervation 291, 292
Beinvenen 286, 287
Belegknochen 300
Belegzellen 425
Berührungsreceptoren der Haut 142
Besamung 74, 75
Betzsche Riesenpyramidenzellen 639
Beugung 111
Bewegungen im Hüftgelenk 257
– im Kniegelenk 257
– der Wirbelsäule 174, 177, 178

Bewegungsapparat 104
Bicepsreflex 144, 591
Biegungsbeanspruchung 105
Biegungsbrüche 106
Bifurcatio tracheae 380
– –, Projektion 403
Bilaterale Symmetrie 99
Bilirubin 13
Biliverdin 13
Bindegewebe 32
–, dichtes 36, 41
–, Funktion 33
–, geformtes 33, 42
–, Gliederung 33
– der Muskulatur 51, 113
– im engeren Sinne 36
–, lamelläres 41
–, lockeres 36, 41, 45
–, reticuläres 34
–, straffes 36, 41
–, subendotheliales 121
–, ungeformtes 33
Bindegewebspapillen der Haut 159
Bindegewebszellen 32, 36, 41
– der Lunge 385
–, fixe 32, 36
–, freie 32, 36, 41
Bindehaut 550
Binnenzellen 588
Biogene Amine 581
Biologische Plastizität 45
Biopsie 5, 69
Bipolare Nervenzellen 58, 148
Bläschendrüse 508, 531
Bläschenfollikel 535
Blasengalle 438
Blasenknorpel 49, 50
Blasensprung 543
Blastem 88
Blastocyste 78, 79
–, Durchmesser 78
Blastocystenhöhle 86
Blastomeren 77
Blockwirbelbildung 184
Blut 128
–, Herkunft 91
– -Hirn-Schranke 140
– in der Placenta 84
Blutbildung 132
Blutdruck 119, 121, 124
–, Regulation 125
Blutgefäße 121
–, Herkunft 91
– des Herzens 401
– im Knochen 45
– in Lamellenkörperchen 162
– im Nervensystem 146
– im Periost 46
Blutgefäßinnervation der Haut 153
Blutgefäßsystem 120
Blutgerinnung 132
Blutgruppe 129
Blutinseln 91, 390
Blutkapillaren im Nerven 62

Blutkörperchen 128
–, Bildungsreihe 133
Blutkörperchenschatten 129
Blutkreislauf 119
Blutmakrophagen 37
Blutmenge 128, 129
Blutplasma 128, 129
Blutplasmaproteine 124
Blutplättchen 132
Blutserum 132
Blutstillung 132
Blutstrom in Venen 124
Blutversorgung des Herzmuskels 57
Blutviskosität 121
Blutvolumen 129
Blutzellen, primitive 390
–, weiße 36
Blutzellbildung 49
Bochdaleksches Blumenkörbchen 656
Bogengänge 574, 646
–, Entwicklung 563, 564
Bouton 65
Bowmansche Kapsel 457
–, Entwicklung 486
–, Epithel 26
– Membran 557
Brachium colliculi inferioris 617
– – superioris 616
Branchialbogen 94, 101
Branchialmuskel 175
Branchialnerven 101, 320
Branchiogene Cysten 328
– Muskulatur 102
– Organe 328
Branchomerie 100
Braunes Fettgewebe 35
–, Innervation 36
Bries 403
Brocasches Sprachzentrum 633, 640
Bronchien 44, 380
–, Epithel 26
–, Innervation 149, 150
–, Wandbau 380, 383
Bronchiolen 380, 383
Bronchioli respiratorii 383
– terminales 383
Bronchopulmonale Segmente 382, 383, 385
Bronchus 383
– lobaris 382, 409
– principalis 380, 382
– – dexter 380, 409
– – sinister 380, 409
– sinister 407
– segmentalis 382
Brown-Séquardscher Symptomenkomplex 600
Bruchsche Membran 558, 559
Brücke 603
Brückescher Muskel 559
Brunnersche Drüsen 447
Brustatmung 186
Brustbein 184, 187, 189
Brustdrüse s. Mamma

Brusteingeweide 379
–, Schleimhautinnervation 613
Brustfell 385
Brusthöhle 379
Brustkyphose 174, 189
Brustmuskeln 186
Brustwand, Lymphabfluß 411
Brustwarze 159, 162, 164, 165
Brustwirbel 168, 169, 170, 179
Brustwirbelkörper 254
–, Fortsätze 180, 181
Brustwirbelsäule 170
–, Bandscheibe 172
–, Bewegungen 174
Buccopharyngealmembran 93, 302
Bulbus aortae 404
– arteriosus 393
– cordis 392
– duodeni 427
– des Haares 166
– oculi 555
– –, Innervation 321
– –, Lage 152
– olfactorius 576, 633, 636, 649
– penis 516, 519, 520
– sup. v. jugularis int. 317
– vaginae 493
– vestibuli 488, 524
– v. jugularis int. 364
– – – int. 309
– – – sup. 364
Bulbuswülste 394
Bulla ethmoidalis 305, 344
Burdachscher Strang 587, 596
Bursa bicipitoradialis 215, 220
– Fabricii 136
– iliopectinei 252, 293
– infrapatellaris profunda 263
– m. bicipitis femoris sup. 259
– m. pectinei 258
– m. poplitei 260
– m. semimembranosi 260
– omentalis 433, 439, 442
– –, Entwicklung 418
– subacromialis 212
– subcutanea acromialis 213
– – infrapatellaris 263
– – olecrani 214
– – praepatellaris 263
– – trochanterica 252
– – tuberositatis tibiae 263
– subdeltoidea 212
– subfascialis praepatellaris 263
– subtendinea m. bicipitis femoris inf. 259
– – m. gastrocnemii 264
– – m. infraspinati 212

Bursa subtendinea
– – m. sartorii 257
– – m. subscapularis 212
– – m. tricipitis brachii 214
– – praepatellaris 263
– suprapatellaris 260
– synovialis 114
– trochanterica m. glutei maximi 252
Bürstensaum 7
B-Zellen 431

C

Caecum 449, 450
–, Entwicklung 419, 420
–, Gefäße 450
Calcaneus 248
–, Muskelursprünge 278, 279, 280
Calcar avis 655
Calcitonin 50, 355
Calcium 47
– in der Muskulatur 54, 55
Calciumstoffwechsel 355
Calices renalis 461, 488
– –, Entwicklung 486
Caliculi gustatorii 576
Callus 107
Calorischer Nystagmus 575
Calvaria 300, 313
Cambium 107
Camera anterior bulbi 555
– posterior bulbi 555, 557
– vitrea bulbi 558
Canaliculus(-i) caroticotympanici 309, 316
– cochleae 317
– lacrimalis 550
– mastoideus 307, 309, 317
– tympanicus 307, 309, 317
Canalis(-es) adductorius 294
– analis 494, 495, 497
– anorectalis 485
– caroticus 309, 316, 361
– carpi 223, 242
– centralis 45
– cervicis uteri 513
– condylaris 315, 317
– facialis 317, 324
– femoralis 293
– hypoglossi 310, 314, 315, 317, 327
– incisivus 311, 315
– infraorbitalis 311, 549
– inguinalis 198, 514
– mandibulae 312, 313
– musculotubarius 309, 316, 567, 569, 571
– nasocrimalis 306, 311, 312, 549
– n. petrosi minoris 571
– neurentericus 88
– obturatorius 293, 295, 476

– opticus 306, 314, 548
– palatinus major 315, 318, 322
– perforantes 46
– pudendalis 292
– pterygoideus 306, 307, 316, 317, 324
– radicis dentis 332
– rotundus 315
– sacralis 171, 469
– semicircularis anterior 568
– – lateralis 568
– – posterior 568
– spiralis cochleae 568, 572
– tarsi 248, 267
– uterovaginalis 491, 493
– vertebralis 168, 171
– vesicourethralis 493
– zygomaticofacialis 311
– zygomaticotemporalis 311
Cannon-Böhmscher Punkt 326
Capacitation 75
Capillardruck 124
Capillaren 119, 121, 123, 124
–, Basalmembran 123
–, Endothel 123
–, Pericyten 124
–, Regenerationsfähigkeit 126
–, Stoffpassage 123, 124
–, Strömungsgeschwindigkeit 121
–, Wandbau 123
– der Haut 160
– der Placenta 84
Capillarwand 130
Capitulum fibulae 261, 272
– humeri 209, 214
Capsula adiposa 455
– articularis 108
– externa 633, 642
– extrema 633
– glomeruli 457
– interna 601, 637, 642, 650
– lentis 556
Caput costae 185
– femoris 245, 251, 255
– fibulae 247, 255, 258, 260, 272
– humeri 208, 211
– mallei 569
– mandibulae 313, 328
– Medusae 439
– nuclei caudati 632
– pancreatis 429
– phalangis 211, 217
– radii 210
– tali 248
– –, Gelenkflächen 269
– tibiae 246
– ulnae 210, 215
Cardia 422
Cardiadrüsen 425
Carina tracheae 381

– urethralis vaginae 516, 523
Carotissiphon 361
Cartilago(-ines) arytaenoideae 349, 351, 353
– corniculata 349, 352
– costales 185, 387, 409
– cricoidea 346, 349, 353
– –, Entwicklung 301
– cuneiformis 349, 352
– epiglottica 349
– thyroidea 346, 347, 349, 351, 353
– –, Entwicklung 301
– tracheales 380
– triticea 350
Caruncula(-ae) hymenales 523
– sublingualis 340, 341
Cauda equina 580, 583
– nuclei caudati 632
– pancreatis 429
– –, Entwicklung 428
Cava-Cava-Anastomosen 197
Cavitas glenoidalis 203, 211
Cavum abdominis 416
– articulare 109
– dentis 332
– epidurale 369
– folliculi 535
– infraglotticum 351
– Meckeli 309, 320
– medullare 104
– oris 330
– pelvis 416
– peritonei 416
– pleurae 379, 386, 388
– serosum testis 522
– subarachnoidale 367, 369
– thoracis 379
– trigeminale 309, 320
– tympani 308, 566, 567
– –, Entwicklung 328
– –, Gefäßversorgung 360
– uteri 513, 544
Cellulae ethmoidales 305, 343
– –, Innervation 321
– mastoideae 308, 571
– tympanicae 567
Centriol 11, 21
– in der Prophase 17
Centroplasma 11
Centrum anospinale 152
– ciliospinale 152
– tendineum 405, 413, 465
– – perinei 478, 497, 501
– vesicospinale 152
Cerebelläre Ataxie 623
Cerebellum 603, 618
–, Anlage 600
Cerumen 566
Cervicalkanal bei der Geburt 95
Cervicalmark 583
Cervicalnerven 146, 183

Cervixschleim 540
Cervixschleimhaut 540, 544
Cervixsekret 541
Cervix uteri 83, 502, 513, 514, 543
– vesicae 500
Chalazion 550
Cheilochisis 303
Cheilo-gnathochisis 303
– -gnatho-palatochisis 303
Chemische Synapsen 64
Chemoarchitektonik 146, 638
Chemoreceptoren 153, 358
Chiasma crurale 275
– opticum 563, 647
Choanen 312, 316, 345
Cholecystokinin-bildende Zellen 448
Cholinerge Nervenfasern 151
– Synapsen 67
Chondrale Ossifikation 48
Chondroblasten 44
–, Sekretion 26
Chondrocranium 300
Chondrocyten 43
Chondroitinsulfat 37, 40, 44
Chondroklasten 49
Chondrone 43, 44
Chopartsche Gelenklinie 270
Chorda 88
Chorda(-ae) dorsalis 88, 89, 90, 91, 92, 94, 99
– –, Entwicklung 88
– tendineae 397
– tympani 308, 317, 323, 324, 337, 371, 566, 568, 570, 571, 576, 646
Chordafortsatz 87, 88
Chordaplatte 88
Chorion 80, 85
– frondosum 80, 81, 82
– laeve 80, 81, 82
– villosum 80
– bei Mehrlingen 96
Chorionbindegewebe 85
Choriongefäße 85
Choriongonadotropin 78
Chorionplatte 82, 83, 85
Choroidea 549, 558
–, Gefäßversorgung 361
Chromaffine Zellen 581
– – der Nebenniere 463
Chromatiden 16, 18
Chromatin 14
– im Vorkern 76
Chromatolyse 59, 64
Chromatophoren 37
Chromomeren 16
Chromonemata 15, 16
Chromophobe Zellen der Adenohypophyse 631
Chromosom(-en) 14, 15
–, X 131
– bei der Befruchtung 76
– in der Prophase 17

Chromosomenaberration 96
Chromosomenfasern 18
Chromosomenmutation 18
Chromosomenpaarung 20
Chromosomensatz, diploider 76
Chromosomenzahl 76
Chromozentren 15
Chylus 127
Cilia 550
Cilien 21
Cingulum 641
– membri superioris 202
Circulus arteriosus cerebri 361, 362
– – iridis 361, 560
Circumferentia articularis 210, 214, 215
Cisterna ambiens 320, 368
– basalis 367
– cerebellomedullaris 367
– chiasmatis 367
– chyli 127, 409, 410, 444, 465
– corporis callosi 368
– fossae lateralis cerebri 367
– interpeduncularis 367
– lumbalis 369
– pontis 367
– v. cerebri magnae 368
Claustrum 633
Clavicula 187, 188, 202, 205, 347
–, Verknöcherung 298
Clitoris 488, 518, 523
–, Entwicklung 494
–, Innervation 292
Clivus 310, 315
C-Nervenfasern 62, 149, 596
– der Haut 162
Coccygealmark 583
Coccygealnerven 146
Cochlea 572
Cochleariskerne 603, 611
Coitus 75
Colchicin 18
Colliculus facialis 604
– inferior 616, 617, 648, 649
– seminalis 508, 510, 520
– superior 597, 598, 616, 617
Collodiaphysenwinkel 246
Collum anatomicum 212
– chirurgicum 209, 232
– costae 185
– dentis 332
– femoris 245, 251
– fibulae 247, 272
– glandis 518
– mallei 569
– mandibulae 313
– radii 210, 214
– scapulae 203, 212
– tali 248
Cölom 86, 90, 100, 376, 417

–, extraembryonales 86, 88, 92, 93
–, intraembryonales 91
Colon 448
– ascendens 450
– –, Entwicklung 419, 420
– descendens 450
–, Gefäße 451
–, Histologie 452
–, Krypten 28
–, Lymphgefäße 452
–, Nerven 452
– sigmoideum 451
– –, Lymphabflüsse 499
– transversum 450
– –, Entwicklung 419, 420
Columnae anales 495, 496
– renales 456
Columna vertebralis 168
Comedones 164
Commissura alba 596, 597, 646
– anterior 637, 641, 655
– fornicis 642, 653
– labiorum anterior 524
– – posterior 524
– posterior 488, 624, 642, 655
Commissurenbahn 641
– des Neuhirns 637
Commissurenfasern 588
Compacta 46
Concha nasalis 305, 343
– – inferior 304
– – –, Entwicklung 300
– – media 304, 305
– – superior 305, 343
Condylus lateralis humeri 209
– – medialis femoris 283
– – humeri 209
– occipitalis 171, 310, 316
Confluens sinuum 363
Coniotomie 350, 372
Conjugata anatomica 475
– diagonalis 475
– externa 475
– vera 474, 475
Conjunctiva bulbi 550
– palpebrae 550
–, Innervation 612
Conjunctivitis 550
Conus arteriosus 396, 397
– elasticus 350
– medullaris 580, 582
Cor 396 s. Herz
– commune 392, 393
Corium 157, 159
Cornea 549, 555, 557
–, Innervation 612
Cornealreflex 145, 555
Cornu anterius 578, 654
– inferius 655
– majus 301, 346
– minus 301, 346
Cornu posterius 578, 655
– sacrale 171, 469
Corona ciliaris 558
– dentis 332
– glandis 518

– mortis 196, 482
– radiata 75, 535, 642
Coronararterien 125
Corpus adiposum buccae 331, 370
– – infrapatellare 260
– – retrobulbare 553
– albicans 536
– amygdaloideum 537, 625, 633, 653, 654, 655
– callosum 637, 641
– cavernosum clitoridis 488, 518, 523, 524
– – penis 488, 518, 519, 532
– – urethrae 488
– ciliare 549, 558, 560
– –, Entwicklung 556
– coccygeum 464
– costae 185
– femoris 245
– fibrosum 536
– fibulae 247
– geniculatum laterale 626, 647
– – mediale 617, 626, 645
– humeri 209
– linguae 335
– luteum 512, 535, 538
– – graviditatis 536, 538, 541
– – menstruationis 536, 538
– mamillare 627, 629, 654
– mandibulae 304, 312
– maxillae 310, 317, 319
– ossis hyoidei 301
– – ischii 251
– – sphenoidalis 306, 314, 315, 317
– pancreatis 429
– –, Entwicklung 428
– penis 518
– phalangis 211
– pineale 624
– radii 210
– rubrum 535
– spongiosum penis 519
– sterni 184, 187
– striatum 633
– tali 248
– tibiae 246
– trapezoideum 649
– ulnae 210
– uteri 513
– ventriculi 422
– vertebrae 168
– vesicae 500
– vitreum 558
Corpusculum renis 457
Cortex cerebelli 620
– cerebri 633
– –, Entwicklung 635
– renis 456
Corticalis 104
Corticosteroide 463
Cortisches Organ 573
– –, Innervation 612
Costae 185
Costotransversalgelenk 173

Cotyledonen 80
Cowpersche Drüse 520
Coxa valga 246
– vara 246, 255
Craniopagus 98
Craniopharyngeom 630
Craniospinale Ganglien 148
Cranium 300
Cremasterreflex 145, 194, 591
CRF 629
Crista(-ae) ampullaris 574, 575
– –, Innervation 612
– capitis costae 173, 185
– colli costae 185
– frontalis 304, 314
– galli 305, 314
– iliaca 181, 193, 255, 258, 287, 469, 475
– –, Labia 180, 193
– –, Muskelansätze 477
– infratemporalis 307, 330
– intertrochanterica 245, 246, 256
– lacrimalis anterior 319
– – posterior 550
– mitochondrialis 10
– m. supinatoris 210, 225, 226
– occipitalis 310
– sacralis intermedia 171, 469
– terminalis 397
– tuberculi majoris 188, 209
– – minoris 181, 204, 205, 209, 220
– urethralis 520, 523
Crossing over 20
Crus(-ra) cerebri 601, 618
– –, Entwicklung 637
– clitoridis 518, 523, 524
– fasciculi atrioventricularis 399
– membranaceum commune 568
– penis 516, 518, 519
Crusta 25
Cryptae tonsillares 338
Culmen 619
Cumulus oophorus 535
Cuneus 635
Cupula, ampullaris 575
– cochleae 572
Curvatura infrapubica 520, 521
– praepubica 521
– ventriculi major 423
– – minor 423
Cuspis anterior 397
– posterior 397
– septalis 397
Cutis 157
Cuti-viscerale Reflexe 153
Cyclus 536, 538, 539
–, postpartal 544
Cygote 93

Cystenniere 487
Cytoarchitektonik 58, 146, 638
– des Rückenmarks 588
Cytochemie 72
Cytokinese 18
Cytologie 5
–, endokrine Drüsenzellen 32
Cytomembranen 7, 9
Cytopempsis 8
– in Capillaren 124
Cytoplasma 6, 8
Cytoplasmabewegungen 21
Cytosen 8
Cytosomen 11
Cytotrophoblast 78, 80, 81, 84
– der Chorionplatte 85
C-Zellen 328, 354

D

Daktylogramm 160
Damm, Gefäße 524
–, Nerven 290, 292, 525
Darmanlage 93
Darmbauch 416
Darmbein 256, 469
Darmdrehung 419, 420
Darmentleerung 152
Darmlänge 443
Darmrohr, primitives 89
Darmwand, Schichten 444
Darmzotten 445
Dauer der Mitose 18
Dauerpräparate, mikroskopische 71
Daumen, Bewegungen 217, 226, 228
–, Muskeln 223, 225–228
Daumenballen 227
Daumengelenke 217
Decidua 82, 83, 85
– graviditatis 79
Deciduazellen 79, 80, 514, 540
Deckknochen 300
Deckplatte des Rautenhirns 607
Deckzellen 25, 458
Declive 619
Decubitus 160
Decussatio pyramidum 603, 650
Defäkation 161, 498
Degeneration 23
– von Nerven 63
Dehnung des Muskels 116, 118
Dehnungsdoppelbrechung 40
Dehnungsreflexe 142
Dehnungsrezeptoren 117, 125, 142
Deitersscher Kern 612, 649
– Stützzellen 573
Deletion von Chromosomen 18

Dendrit 57, 59, 142
Dens axis 170, 171, 172
Dentes 334
Dentin 333, 581
Dentinkanälchen 333, 334
Depolarisation 140
Depotfett 159
Dermatom 91, 147, 157, 299, 581, 583, 584
Dermis 157
Desçemetsche Membran 557
Descensus testis 200, 494, 522
– vesicae 502
Desmale Knochenbildung 48, 300
Desmocranium 300
Desmodontium 334
Desmosom 22, 158
– im Herzmuskel 57
Desquamationsphase 539
Determination 78, 94
Diabetes insipidus 629
– mellitus 431
Diade 55
Diameter obliqua 474, 475
– transversa 474, 475
Diapedese 123, 130, 131
Diaphragma 413, 592
– der Kapillarwand 123
– oris 331
– pelvis 473, 476, 477, 479
– sellae 365, 630
– urogenitale 473, 477, 479, 516
Diaphyse 46, 49, 104, 105
Diarthrose 108
Diaster 18
Diastole 122, 400
Dicephalus 98
Dichtes Bindegewebe 36, 41
Dickdarm 448
–, Innervation 150
Dickenwachstum des Knochens 50
Diencephalon 623
Differenzierung 93, 94
– des Ektoderms 90, 91
– des Mesoderms 90
Diffusion 24
Diphydont 331
Diploë 46, 48, 104, 313
Diploëvenen 364
Diplosom 11
Diplotän 20
Discus articularis 109
– – der Articulatio radioulnaris distalis 215
– – des Kiefergelenks 328
– intercalaris 56
– interpubicus 470
– intervertebralis 172
–, Prolaps 172
Discus n. optici 557, 560
Dispirem 18
Disséscher Raum 435
Distaler Tubulus 457

Distales Handgelenk 216
Distantia cristarum 475
– spinarum 475
– trochanterica 475
Divergenz der Erregungsleitung 66
Diverticulum ilei 443
DNS 11, 14, 15, 17, 18, 20, 76
Dopamin 142
Doppelbildungen 98
Doppelbrechung 38, 40
Doppelt gefiederter Muskel 112
Dornfortsätze 168, 173, 175, 177, 178, 179, 181
Dorsale Haubenkreuzung 617, 618
– Wurzel 148, 583
Dorsalaponeurose der Zehen 273
Dorsalextension der Hand 216
– des Sprunggelenks 268
Dorsum linguae 335
– sellae 306, 314, 315
Dottergang 92
Dottersack 86, 88, 91, 93
Dottersackkreislauf 91, 390
Dottersackstiel 92
Double-male-Syndrom 18
Douglasscher Raum 479
Down-Syndrom 18, 96
Drehgelenke 186
Dreiachsiges Gelenk 110
Drosselvenen 125
Druckbelastung 105
Druckelastizität 43, 44
Druckfestigkeit des Knochens 106
Druckkraft 116
Druckreceptoren 142, 153
Druckschicht im Knorpel 44
Druckspannung 105
Drumstick 15, 131
Drüsen 26–32
–, Ausführungsgänge 29
–, endokrine 26, 31
–, Entwicklung 26
–, exokrine 26, 27
– der Haut 163
–, Regulation 30
–, Sekretabgabe 29
–, Sekretbildung 27
Drüsenarten 28, 29, 30
Drüsenbauch 416
Drüsenendstücke 26, 29
Drüseninnervation, vegetative 150
Drüsenkörper 27
Drüsenzellen 29, 30
Ductuli aberrantes 488, 507
– biliferi 437
– efferentes 488, 506, 507
– –, Entwicklung 492
Ductus(-us) alveolaris 383
– arteriosus 391, 395, 396

– cervicalis 328
– choledochus 427, 433, 434, 437
– –, Histologie 439
– cochlearis 573
– –, Entwicklung 563
– Cuvieri 377, 391, 395
– cysticus 432, 434, 437
– –, Histologie 439
– deferens 199, 488, 502, 507, 508, 530
– –, Entwicklung 492
– –, Gefäße 508
– –, Herkunft 91
– –, Histologie 507
– –, Nerven 508
– –, Verlauf 507
– ejaculatorius 488, 508, 519
– endolymphaticus 308, 574
– –, Entwicklung 563
– epididymidis 488, 507
– epoophori longitudinalis 488
– excretorius 29, 508
– hepaticus 434, 437
– –, Histologie 438
– lactiferus 164
– lymphaticus dexter 128, 208, 410, 411
– nasolacrimalis 306, 311, 343, 551
– –, Entwicklung 302
– omphaloentericus 91, 195, 419, 443
– pancreaticus 429
– –, Entwicklung 428
– papillaris, Epithel 26, 460
– paraurethrales 488, 523
– parotideus 26, 331, 340
– perilymphaticus 309, 317, 572
– pleuroperitonealis 376
– sublinguales 341
– submandibularis 340, 372
– reuniens 563, 572, 573, 574
– thoracicus 190, 128, 208, 409, 410, 411, 465
– –, Histologie 410
– –, Verlauf 410
– thyroglossus 353
– utriculosaccularis 563, 572, 574
– venosus 391, 395, 432
Duftdrüsen 160, 163
Dünndarm 443
–, Differentialdiagnose 447
–, Epithel 445
–, Gefäße 443
–, Histologie 444
–, Lamina muscularis mucosae 446
–, – propria mucosae 446
–, lymphatischer Apparat 446
–, Lymphcapillaren 446

Dünndarm
–, Lymphgefäße 444
–, Nerven 150, 443
–, Resorption 446
–, spezifische Zellen 448
–, Tela submucosa 446
–, Tunica mucosa 444
–, – muscularis 447
–, – serosa 447
–, Venen 444
–, Wachstumsbewegung 420
Dünndarmzotte, Gefäßsystem 445
Duodenalschleimhaut, Sekretinzellen 448
Duodenum 427, 447, 448
–, Entwicklung 418, 419
–, Gastrinzellen 448
–, Innervation 467
–, Topographie 428
Duplikatur 377
Duplikation von Chromosomen 18
Dupuytrensche Kontraktur 222
Dura mater encephali 365
– –, Gefäßversorgung 359, 360, 361
– – spinalis 172, 369
Durchblutungsgröße 121
Durchdringungszone der Placenta 82
D-Zellen 431

E

Ebenen 102, 103
v. Ebnersche Halbmonde 30, 341
– Spüldrüsen 337
Eckzahn 334, 335
Edinger-Westphal Kern 616
Effector 140, 141
Efferent 141
Efferente Nervenfasern 62
– Neurone 58, 144, 145
Eiballen 491, 534
Eierstock 510
Eigelenk 111
Eigenapparat 144, 590
– des Rückenmarks 587, 590
Eigenreflex 142, 143, 145
–, Beispiele 144
–, Merkmale 590
– des Rückenmarks 591
Eihäute 85, 93
Eileiter 512, 535
–, Epithel 26
–, Histologie 512
Einachsiges Gelenk 111
Eineiige Zwillinge 77, 96
Einfach-alveoläre Drüsen 29
– -azinöse Drüsen 29
– gefiederter Muskel 112
– -tubulöse Drüsen 28

Einfacher Leitungsbogen 141, 142
Eingeweide, Innervation 598
Eingeweidereflexe 148, 153
Einnistung 78
Einschichtiges Epithel 25, 26
Einströmungsbahn 397
–, Kontraktion 400
Einzelfascien 114
Einzellige Drüsen 27
Eisenhämatoxylin 10
Eiterkörperchen 131
Eizellbildung 533
–, hormonaler Einfluß 536
Eizelle 512
–, Entwicklung 534
–, fertile Phase 535
Ejaculat 531
Ejaculation 152, 504, 531, 533
Ekkrine Sekretion 30, 163
Ektoderm 86, 90
–, Differenzierung 90
Ektodermzelle 87, 94
–, Wanderung 87
Ektopische Knochenbildung 51
Elastin 40
Elastisch-muskulöses System 398
Elastische Bänder 42
– Fasern 36, 39, 40, 41
– –, Doppelbrechung 40
– – im elastischen Knorpel 45
– Membranen 40, 122
– Netze im Corium 159
Elastischer Knorpel 43, 45
Eleidin 158
Elektrische Synapsen 65
Elektronegative Gruppen 41
Elektronenmikroskopie 71
Elementarfibrillen 17
Elementarmembran 7
Elevation des Arms 180, 213
Elle 210
Ellenbeuge, Venen 235
Ellenbogengegend 241
Ellenbogengelenk 214
–, Bewegungen 215, 220, 221, 226
Ellipsoidgelenk 111, 171, 217
Embryoblast 77, 78, 85
Embryoblastzellen 78
Embryonaler Kreislauf 89
Embryonales Bindegewebe 33, 87
Embryonalorgane 89
Embryopathien 97
Eminentia arcuata 308
– carpi radialis 211
– – ulnaris 211
– iliopectinea 475
– iliopubica 293, 469

– intercondylaris 246
– mediana 529, 537, 627
– pyramidalis 568, 570
Emissarien 310, 313, 315, 317
Enchondrale Ossifikation 48, 49, 50
Endarterien 125, 384, 444
Endharn 461
Endhirn 632
–, Entwicklung 635
Endhirnsäckchen 635
Endkern 608
Endocytose 8
Endoepitheliale Drüsen 27
Endogene Pigmente 13
Endokard 392, 398
Endokardfalten 393
Endokardpolster 392, 393, 394
Endokardschlauch 392
Endokrine Drüsen 26, 31, 140, 148
– –, Cytologie 32
– –, Regulation 32
– –, Sperrarterien 125
– –, Stoffabgabe 65
Endometrium 514, 540
– bei der Einnistung 78
– bei der Placentaentwicklung 80
Endomitose 18
Endomysium 113
Endoneuralraum 62
Endoneurium 62
Endoplasmatisches Reticulum 9
– – endokriner Drüsenzellen 32
Endost 46, 47
Endothel 25, 121
– bei Capillaren 123
–, gefenstertes 32
Endstücke von Drüsen 26
Endverzweigungen von Nerven 142
Endzotten der Placenta 84
Engen des Ösophagus 407
Enterochromaffine Zellen 27, 448
Enterocyt, Lebensdauer 6
Entoderm 86, 88, 90
–, Differenzierung 91
Entwicklung, äußerer Gehörgang 565
–, äußeres Genitale 494, 495
–, – Ohrs 565
–, akzessorische Geschlechtsdrüsen 493
–, Anus 485
–, Archipallium 636
–, Augenlid 549
–, Auge 555
–, Bauchmuskeln 192
–, Brustdrüse 164
–, Bursa omentalis 418
–, Clitoris 494
–, Drüsen 26
–, Duodenum 418

–, Eizellen 534
–, Endhirn 635
–, Extremitäten 298, 299
–, Formatio reticularis 607
–, Gallenblase 432
–, Gaumen 302
–, Genitalwege 491
–, Geschlechtsorgane 489
–, Gesicht 302
–, Glaskörper 557
–, Glia 67
–, häutiges Labyrinth 563
–, Harnblase 487, 493
–, Harnorgane 485
–, Haut 157
–, Hautanhangsgebilde 163
–, Herz 392
–, Hirn 600
–, Hirnhäute 365
–, Hoden 489
–, Hypophyse 630
–, Kiemenbögen 301
–, Kiemenfurchen 328
–, Kleinhirn 619
–, Knorpel 44
–, Körperhöhlen 376
–, Kreislauf 390
–, Labia majora 494
–, – minora 494
–, Labyrinth 564
–, Langerhanssche Inseln 428
–, Leber 419, 428, 432
–, Leistenkanal 200
–, Linse 556
–, Lunge 381
–, Magen 418
–, Melanocyten 158
–, Mesenterien 417
–, Milz 418, 439
–, Mittelhirn 615
–, Mittelohr 564
–, Mundhöhle 302
–, Muskulatur 51
–, N. opticus 557
–, Nasenhöhle 302
–, Nasennebenhöhlen 343
–, Nebenniere 462
–, Neopallium 636
–, Nervengewebe 57
–, Neurocranium 300
–, Neurohypophyse 630
–, Ostium urethrae 494
–, Ovar 491
–, Palaeopallium 636
–, Pallium 635
–, Pankreas 418, 428
–, Paraurethraldrüsen 493
–, Penis 494
–, Perikard 405
–, perilymphatische Räume 564
–, periphere Nervenfasern 60
–, postnatale 96
–, Prostata 493
–, Rautenhirn 606, 608
–, Rectum 485
–, Retina 555
–, Rückenmark 577

Entwicklung, Schädel 300
–, Schilddrüse 353
–, Schlundtaschen 327
–, Splanchnocranium 301
–, Synapsen 66
–, Terminplan 89
–, Thymus 328
–, Tuba uterina 492
–, Tunica fibrosa bulbi 557
–, Urethra 487
–, Urethraldrüsen 493
–, Uterus 492
–, Uvea 556
–, Vagina 493
–, Ventrikelsystem 600
–, Wirbelsäule 183
–, Zähne 332
–, zeitliche Parameter 77
–, Zwerchfell 376
Entwicklungsphysiologie 74, 77
Entwicklungsphysiologische Grundbegriffe 77
Entwicklungsstörungen der Wirbel 183
Enzyme an Synapsen 65
Eosinophilie 131, 139
Eosinophile Granulocyten 131
Ependym 580
–, Entwicklung 601
–, primäres 577
Ependymzelle 69
Epicanthus 550
Epicard 377
Epicondylus lateralis femoris 246
– – humeri 209, 214, 221, 225, 226
– medialis femoris 246
– – humeri 209, 214, 222, 223
Epicyten 458
Epidermicula des Haares 166
Epidermis 23, 157, 158
–, Epithel 26
–, Herkunft 90
Epididymis 506, 530
–, Entwicklung 492
Epidurales Hämatom 365
Epigastrischer Winkel 185
Epigenitale 492
Epiglottis 45, 351, 353
Epikard 392, 399, 405
–, Innervation 400
Epimer 99, 101
Epimysium 113
Epineurium 63
Epiorchium 200, 522
Epipharynx 345
Epiphysis cerebri 624
Epiphysen 46, 104, 105
–, Verknöcherung 50
Epithalamus 624
–, Entwicklung 624
Epitheldiagnose 25
Epithelgewebe, Definition 23
–, einschichtiges 25

–, mehrreihiges 25
–, mehrschichtiges 25
–, Nervenfasern 25
–, verhorntes 25
Epithelkörperchen 354
–, Herkunft 92
Epitheloide Zellen 23
Epithelplatten der Placentazotten 84
Epithelzellen 25
Epitympanon 567
Eponychium 167
Epoophoron 488, 493, 512
EPS 651
Erblaßen 162
Erbrechen 191
Erbscher Punkt 355, 373
Erektion 152, 519, 532
Ergastoplasma 9
Erguß 378
Erinnern 142
Ernährung des Keims 80
Eröffnungsperiode 543
Eröffnungszone bei der Verknöcherung 50
Erosion 162
Erregung 142, 146
Erregungskreise 142
Erregungsleitung 60
Erregungsleitungssystem 57, 399
Erregungsübertragung 23, 65
Erröten 162
Ersatzknochen 300
Ersatzknochenbildung 48
Ersatzleiste 332
Erythroblastose 85
Erythrocyten 13, 129, 132, 133
–, Abbau 129
–, Durchmesser 129
–, Lebensdauer 6, 129
–, Tagesproduktion 133
Erythropoese 133
Euchromatin 15
Excavatio paravesicalis 500
– rectouterina 479, 497, 515
– rectovesicalis 479, 497, 500, 502
– vesicouterina 479, 500
Exitatorische Interneurone 142
– Synapsen 67, 142
Exocöl 86
Exocytose 27, 32
– an Synapsen 65
Exoepitheliale Drüsen 27, 28
Exogene Pigmente 12
Exokrine Drüsen 26, 27
Exophthalmus 553
Exspiration 181, 186, 187, 191, 193, 380, 388, 389, 414, 440
Exspiratorische Muskeln 186
Extension 111
Exteroceptoren 145

Extraembryonales Cölom 86, 88
– Mesenchym 82, 86
– Mesoderm 86
Extrahepatische Gallenwege 437
Extrapyramidale Bahn 615
Extrapyramidal-motorisches System 146, 622, 626, 651
Extremitäten 168
–, Entwicklung 298
–, Mißbildungen 299
–, obere 208
–, untere 245
Extremitätenknospen 89, 94
Extrusion 20

F

Facialiskrie, inneres 604, 611
Facialislähmungen 323, 651
Facies articularis 108
– auricularis 171, 174, 469, 470
Fallhand 240
Falx cerebelli 367
– cerebri 310, 314, 365, 366
– inguinalis 198
Färbungen 71
Fascia s. auch Faszien
Fascia abdominalis superficialis 200
– antebrachii 220
– axillaris 187, 188, 240
– brachii 219, 234, 241
– cervicalis 182, 188, 348
– clavipectoralis 207, 240
– clitoridis 524
– cremasterica 199, 200, 522
– cruris 271, 273, 275, 292
– dorsalis pedis 292
– diaphragmatis pelvis 195, 479, 497, 501
– – urogenitalis 479, 518
– endothoracica 188, 189, 349, 386
– glutea 254
– iliaca 195, 254, 293
– iliopectinea 294
– lata 192, 255, 256, 292
– masseterica 344
– nuchae 182, 349
– obturatoria 292, 516
– omoclaviculare 373
– parotidea 319, 340, 344, 347
– pectoralis 187, 188, 347
– pelvis 480
– – parietalis 195, 480, 497
– – superficialis 518

– – visceralis 480, 497
– perinei superficialis 479
– pharyngo-basilaris 344, 345
– phrenicopleuralis 188
– rectalis 480, 497
– spermatica externa 199, 200, 202
– – interna 199, 202, 522
– supraspinata 205
– temporalis 310, 345
– thoracolumbalis 173, 175, 181, 182, 193, 194, 256, 471
– transversalis 194, 195, 200, 202, 501
– vesicalis 480, 500, 501
Fasciculus(-i) 62, 146
– cuneatus 587, 596
– gracilis 587, 596
– lateralis 208, 220, 236, 237, 241
– longitudinalis dorsalis 613, 618, 630
– – inferior 641
– – medialis 613, 618, 649, 651
– – superior 641
– medialis 208, 236, 237, 238, 241
– posterior 205, 208, 236, 239, 241
– proprii 588, 590
– thalamocorticalis 596, 646
– uncinatus 641
Fascien 42, 114
–, Hals 348
–, Kopf 344
–, Rachen 345
–, Rücken 175
–, Lamellenkörperchen 162
Fasern, argyrophile 40
–, elastische 36
–, kollagene 36
–, retikuläre 36
Faserastrocyten 68
Faserbahnen des Großhirns 641
Faserknorpel 43, 44, 308, 328, 399, 470
–, Kiefergelenk 108
Fehlgeburt 98
Fehlimplantationen 79
Felderhaut 159
Felsenbein 47
Femoralispuls 295
Femur 245, 257, 260
–, Biegungsbeanspruchung 106
–, Gefäßversorgung 282
–, Knochenkerne 246
–, Muskelansätze 245
–, Muskelursprünge 273
–, tastbare Knochenstellen 246
–, Verknöcherung 299
Femurepiphyse, Gefäßversorgung der proximalen 282

Fenestra cochleae 567
– vestibuli 567, 572
Fenestrationen 123
Ferritin 13
Ferse 35, 298
Fersenbein 248
Fetaler Kreislauf 395
Fett der Subcutis 159
Fettgewebe, braunes 35
–, weißes 35
Fettläppchen 35
Fettorgan 35
Fettsäure 35
Fettspeicher 159
Fettvakuole 12
Fettzellen, plurivacuoläre 35
–, Regulation 35
–, seröse 35
–, univacuoläre 35
Fetus 94
Fibrae arcuatae cerebri 641
– – externae 614, 622
– – internae 614, 646
– circulares 559
– corticonucleares 615, 618, 652
– corticospinales 618, 652
– intercrurales 192, 200
– interolivares 614
– meridionales 559
– obliquae 426
– zonulares 559
Fibrillen 38
Fibrillogenese 39, 40
Fibrin 132
Fibrinogen 129, 132
Fibrinoid 82, 85
Fibroblast 36, 39
–, Sekretion 26
Fibrocartilago calcaneonavicularis 269
Fibrocyt 36, 39, 42
– der Membrana synovialis 109
– in Sehnen 113
Fibula 247
–, Muskelursprünge 273, 274, 275
–, Verknöcherung 299
Fiederung 111
Fiederungswinkel 112, 115
Filamente des Nucleolus 15
Fila radicularia 583
Filum terminale 583
Fimbria hippocampi 653
– ovarica 512
– tubae 512
Finger, Bewegungen 230, 231
–, Dorsalaponeurose 225, 226, 245
–, Gefäßnervenbündel 244
–, Gelenke 217
–, Knochen 211
–, Muskelansätze 230, 231
–, Sehnenscheiden 244
Fingermuskeln, Großhirnprojektion 640
Fissura horizontalis pulmonis 382

– interlobaris pulmonis 382
– – –, Projektion 387
– longitudinalis cerebri 632
– mediana 579, 583, 598, 603
– obliqua pulmonis 382
– orbitalis inferior 304, 307, 311, 318, 548
– – superior 304, 306, 307, 314, 548
– petrotympanica 307, 308, 316, 317, 324
– pterygomaxillaris 311
– transversa cerebri 632
Fixe Bindegewebszellen 32, 36, 134
Fixierung 70
Flexion 111
Flexura coli dextra 421, 437, 450
– – sinistra 450, 452
– duodenojejunalis 427, 428, 443
– perinealis 494
– sacralis 494
Flimmerhaare 21
Flocculus 619, 622, 649
Flügelgaumengrube 317
Flügelplatte 578
– des Rautenhirns 606
Flügelzellen 42
Folium vermis 619
Folliculi gl. thyroideae 353
– linguales 336
– lymphatici 134
– – aggregati 134, 448
– – solitarii 447
– – solitarii pulmonis 385
Follikel 538
– -stimulierendes Hormon 537, 631
Folikelarterien 441
Folikelatresie 536
Folikelentwicklung 534
Folikelepithel 534
Folikelreifung 534, 537
Folikelsprung 75, 535
Folikelzellen, Entwicklung 491
Fontanasche Räume 560
Fonticulus cranii 303
– anterior 301, 303
– mastoideus 303
– posterior 301, 303
– sphenoidalis 303
Foramen(-ina) alveolaria 311
– caecum 314, 335, 353
– epiploicum 419, 433, 442
– ethmoidale anterius 305, 549
– – posterius 305, 321, 549
– frontale 303, 549
– incisivum 311, 315, 316
– –, Entwicklung 303
– infraorbitale 304, 311, 319, 322

– infrapiriforme 290, 292, 476, 483
– interventriculare 394, 600, 654
– intervertebrale 146, 168, 183, 197
– ischiadicum majus 174, 470, 471, 476
– – minus 174, 292, 470, 471, 476
– jugulare 308, 309, 310, 314, 315, 317, 325, 327, 363
– lacerum 307, 308, 314, 315, 316, 324
– Luschkae 607
– Magendie 607
– mandibulae 313
– mastoideum 304, 308, 315
– mentale 304, 312, 322
– Monroi 600
– nutritia 46
– obturatum 468, 476
– occipitale magnum 310, 314, 315, 316, 317, 326
– ovale cordis 393, 394, 395
– – –, Verschluß 396
– ossis sphenoidalis 301, 306, 307, 315, 316, 322
– palatinum majus 315, 316, 318, 322
– – minus 315, 322
– papillaria 456
– parietale 310
– rotundum 306, 307, 314, 315, 317
– sacralia dorsalia 171, 469, 471
– – pelvina 171, 469
– singulare 575
– sphenopalatinum 311, 317
– spinosum 306, 307, 314, 315, 316, 360
– stylomastoideum 307, 309, 316, 317, 323, 324
– supraorbitale 303, 304, 549
– suprapiriforme 290, 292, 476, 483
– transversarium 170, 206, 357
– venae cavae 414, 465
– vertebrale 169, 171
– zygomaticofaciale 549
– zygomaticoorbitale 321, 549
– zygomaticotemporale 321, 549
Formalin 2, 71
Formatio reticularis 152, 537, 598, 609, 611, 613, 616, 617, 622
– –, Entwicklung 607
Fornix 653
– conjunctivae, Epithel 26
– pharyngis 345
– vaginae 515

– vestibuli 331
Fortgeleiteter Schmerz 153
Fossa acetabuli 251, 468
– –, Verknöcherung 299
– axillaris 240
– canina 319
– condylaris 310, 316
– coronoidea 209, 214
– cranii frontalis 314
– – media 314
– – occipitalis 315
– cubitalis 241
– digastrica 312, 331
– glandulae lacrimalis 305
– hypophysialis 300, 306, 314, 365, 630
– iliaca 254
– – dextra 443, 448
– – sinistra 451
– iliopectinea 286, 289, 294
– infraspinata 203, 205, 207
– infratemporalis 315, 317, 370, 548
– inguinalis lateralis 195, 198, 202
– – medialis 195, 198, 202
– intercondylaris 245, 246, 260, 283
– interpeduncularis 616
– ischiorectalis 292, 477, 479, 481, 516, 518
– jugularis 307, 309, 317, 364
– lacrimalis 551
– lumbalis 453
– mandibularis 307, 308, 316, 328
– navicularis urethrae 520
– olecrani 209, 214
– ovalis 397
– ovarica 511
– poplitea 287, 295
– pterygoidea 306, 307, 316, 330
– pterygopalatina 307, 311, 317, 321, 548
– radialis 209, 214
– retromandibularis 340
– rhomboidea 600, 603
– sacci lacrimalis 312
– scaphoidea 306, 338
– subscapularis 203, 205
– supraspinata 203, 205, 206, 207
– supratonsillaris 338
– supravesicalis 195
– temporalis 311, 369
– tonsillaris 328
– trochanterica 245, 251, 254, 256, 257
Fossula petrosa 307, 309, 316, 317, 325
Fovea articularis inferior atlantis 170
– – superior atlantis 170, 171
– – – axis 172

Fovea
– capitis femoris 245, 251
– – radii 210, 214
– centralis 555, 561, 562
– costalis inferior 169, 173
– – superior 169, 173
– – transversalis 169
– dentis 170, 172
– pterygoidea 313
– radialis 244
– sublingualis 312
– submandibularis 312
– trochlearis 305, 552
Foveolae gastricae 423
– granulares 310, 313, 368
Fraktur 106, 107
Frankenhäuserscher Plexus 515
Freie Zellen 134
Freie Bindegewebszellen 32, 36, 41, 134
Freie Nervenendigungen der Haut 161
Fremdreflex 145, 590, 591
Frenulum clitoridis 524
– labiorum pudendi 524
– linguae 335
– praeputii 518
– valvae ileocaecalis 449
Frontalebene 103
Frontallappen 618
Fruchtblase 87, 95
Fruchthüllen 85
Fruchtwasser 93
FSH 529, 536, 537, 538, 542, 546, 631
FSH-RH 529, 536, 537
Fundus meatus acustici interni 575
– uteri 513
– ventriculi 422
– vesicae 500
Fundusdrüsen 425
Funiculus anterior 579
– lateralis 579
– posterior 579
– spermaticus 198, 199, 200, 477
– umbilicalis 92
Funktionelle Endarterien 125, 444
– Kernschwellung 14
– Systeme 118
Furchung 77
Fuß 297
–, abrollen 269
–, Bänder 268
–, Gefäßnervenstraßen 297
–, Phalangen 273
–, Statik 280
–, stehen 269
–, Steigbügel 272
Fußdeformitäten 281
Fußgelenke 266
Fußgewölbe 280
–, längs 269, 275, 280, 281
– beim Plattfuß 281
–, quer 280, 281
–, Verspannung 274, 275, 278, 279, 280

Fußknochen 248, 276, 277
Fußmuskeln 277, 280
–, Hypothenargruppe 280
–, Innervation 292
–, mittlere Gruppe 279
–, Thenargruppe 278
–, Wirkungsrichtung 281
Fußpuls 272
Fußrücken 297
–, Hautinnervation 290
–, Muskeln 277, 278
Fußsohle 297
–, Fett 159
–, Haut 158
–, Lamellenkörperchen 162
– Reflex 591
–, Schweißdrüsen 163
Fußwurzelknochen, Gelenkflächen 267

G

GABA 142
Gänsehaut 166
Galea aponeurotica 319
Galle 436
Gallenblase 433, 437, 438, 448
–, Entwicklung 432
–, Epithel 26
–, Gefäße 437
–, Histologie 438
–, Innervation 150, 437
Gallenkapillaren 436
Gallenfarbstoff 130
Gallengänge 435, 436, 438
– Histologie 438, 439
Gallenkanälchen 436
Gallenwege, extrahepatische 437
Gallertgewebe 34, 93, 334
Ganglien 141, 148
Ganglion(-ia) aorticorenalia 467
– cervicale medium 150
– – superius 149, 150, 560
– cervicothoracicum 150, 412
– ciliare 150, 320, 321, 551, 554, 560
– coeliacum 150, 326, 412, 440, 463, 467
– Gasseri 320
– geniculi 324, 568, 646
– impar 149, 484
– inferius n. glossopharyngei 309, 317, 325, 647
– – n. vagi 325, 647
– mesentericum inferius 150, 467, 514
– – superius 150, 326, 444, 467
– oticum 150, 309, 321, 322, 325, 371, 571
– phrenica 467
– pterygopalatinum 150, 317, 321, 322, 324, 551

– spinale 183
– spirale 324, 647
– – cochleae 574
– stellatum 412
– submandibulare 150, 321, 324, 372
– superius n. glossopharyngei 325, 647
– – n. vagi 325, 647
– trigeminale 309, 320, 321
– vestibulare 324, 575, 649
Gap junction 23
– – im Herzmuskel 57
– – zwischen Knochenzellen 45
Gartnerscher Gang 488, 493, 516
Gasaustausch 389
Gastransport 129
Gastrinzellen 426, 448
Gaster 422 s. Magen
Gaumen 311, 337
–, definitiver 302
–, Entwicklung 89, 302
–, Gefäßversorgung 360
– harter 315
–, Innervation 3233
–, Mißbildungen 303
–, primärer 302
Gaumenbein s. Os palatinum
Gaumenbogen, Innervation 322
Gaumenmandel 338
Gaumenplatten 302
Gaumenschleimhaut, Innervation 318, 322, 612
Gaumensegel 337, 347
Gaumenspalten 582
Gebärmutter 513
Gebiß 334
Geburt 191, 543
–, Beginn 95
–, Kreislaufumstellung 396
Geburtskanal 476, 479, 515
Geburtsweg 473
Gedächtniszellen 139
Gefäßarkaden 443
Gefäße 121
–, Altersveränderungen 126
–, biologisches Verhalten 126
–, Histologie 121
–, Innervation 122, 125, 150
– der Lunge 384
– im Mediastinum 404
– der Placenta 82, 84
–, Spannungsrezeptoren 122
–, Weitenregulierung 125
Gefäßmuskulatur 121
– in Arterien 122
– der Venen 124
Gefäßpol 458
Gefäßtonus 125
Gefäßweite, Regulation 121

Gefäßwirksame Substanzen 125
Gefensterte Membranen 39
Geflechtbildung 147
Geflechtknochen 47, 48, 49, 50, 105, 333
Geformte Bindegewebe 33, 42
– Intercellularsubstanz 32
Gefriermethoden 72
Gehbewegung 281
Geheimratsecken 531
Gehen, abrollen des Fußes 275
Gehirn 89, 140, 144, 145, 600
–, Entwicklung 94, 599, 600
–, Gliederung 146
Gehirnschädel 313
Gehörgang, Gefäßversorgung des äußeren 360
–, Innervation des äußeren 326
Gehörknöchelchen 568
–, Entwicklung 564
Geißeln 21
Gekröse 443
Gelbes Knochenmark 107, 132
Gelbsucht 162
Gelenk 43, 108
– Achsen 110, 111
–, Altersveränderungen 111
–, Bänder 109, 110
–, biologisches Verhalten 111
–, Formen 110
–, Führung 109
–, Gefäße 111
–, Hemmung 109, 110
– Nerven 111
–, Pfannenlippen 109
–, Ruhigstellung 111
–, Training 111
–, Zusammenhalt 109
–, Zwischenscheiben 44, 109
Gelenkfalten 109
Gelenkfläche 108
Gelenkhöhle 109
Gelenkkapsel 108, 109
–, Innervation 109
– Verletzungen 111
Gelenkkapselorgane 142, 143, 596
Gelenkknorpel 44, 46, 50
– Architektur 108
– Proliferation 111
–, Regeneration 111
Gelenkkörper, freie 109
Gelenkschmiere 109
Gelenkspalt 108
Gelenkzotten 109
Gemeinsame Endstrecke 144
Gemischte Drüsen 30
–, Nerven 62, 146

Gemischte Drüsen, Reflexe 153
Generallamellen 45, 46
Genetische Information 13
Geniculum n. facialis 324
Genitalbänder, Entwicklung 488
Genitale, Innervation 150, 598
–, Entwicklung 488, 489, 491, 492
Genitalhaut 162, 163
Genitalhöcker 488, 494, 504
Genitalleiste 489
Genitalnervenkörperchen 521, 524
Genitalwülste 488, 494, 504
Gen 15, 94
–, Mutation 18
Gennarischer Streifen 640
Genu n. facialis 323
– recurvatum 264
– valgum 265
– varum 265
– ventriculi 423
Gerstenkorn 550
Gesäß 292
Gesäßhaut, Innervation 287, 290
Geschlechtsbestimmung 76
Geschlechtschromatin 15
Geschlechtschromosom 16, 74, 77
Geschlechtshormone, Knochenwachstum 50
Geschlechtsorgane 504
–, akzessorische 529
–, Funktion 525
Geschlechtsreifung 531
Geschmack 324
Geschmacksbahnen 646
Geschmacksempfindung 611
Geschmacksfasern 323, 324, 325, 326, 337
Geschmacksknospen 336, 576
–, Innervation 612, 613
Geschmacksorgan 576
Geschmackszellen 576
Gesicht, Entwicklung 302
–, Haut 162, 165
–, Hautinnervation 612
–, Mißbildungen 303, 582
–, Muskulatur 318, 319
–, Muskelinnervation 612
Gesichtsbildung 89
Gesichtsfeldausfälle 646
Gestagen 536, 537
Gestalt 89
– des Keims 94
– des Körpers 99
Gewebe, Definition 22
Gewebekultur 5, 69
Gewebsflüssigkeit 41, 120
Gewebsmakrophagen 37
Gewebsneubildung 23
Gewebsturgor 41
Gewundentubulöse Drüsen 28

Gianuzzische Halbmonde 30, 341
Giesbeckenknorpel 349
Gingiva 331
Gingivitis 331
Ginglymus 215
Giraldessches Organ 506
Gitterfaser 40
Glabella 319
Glandula(-ae) areolares 165
– bronchiales 382
– buccales 331, 339
– bulbourethralis 30, 488, 516, 520, 521, 530
– ceruminosae 30, 163, 566
– ciliares 549, 550
– circumanales 163, 496
– duodenales 447
– epiglotticae 353
– gastricae 425
– intestinales 445, 446
– labiales 331, 339
– lacrimalis 423
– –, Innervation 150, 341, 612
– linguales 337, 339
– lingualis anterior 337
– – –, Innervation 324
– mammaria 164
– nasales 342, 343
– –, Innervation 324
– oesophageae 30, 407, 408, 410
– olfactoriae 343
– palatinae 30, 337, 339
– –, Innervation 322, 324
– parathyroidea 354, 372
– –, Entwicklung 328
– parotis 340, 371
– –, Innervation 150, 322, 325, 340, 341, 612
– pharyngeae 345
– praeputiales 521
– pyloricae 426
– sebaceae 163, 550
– seromucosa 30
– sublingualis 312, 340, 372
– –, Innervation 150, 324, 341, 612
– submandibularis 312, 340, 371
– –, Innervation 150, 324, 341, 612
– sudoriferae apocrinae 163
– – eccrinae 163
– suprarenalis 462
– tarsales 164, 549, 550
– thyroidea 335, 353, 372
– tracheales 380
– urethrales 488, 521, 523
– vestibulares majores 488, 516, 524
– – minores 488, 523, 524
Glans clitoridis 488, 524
– penis 488, 518
– –, Gefäßversorgung 521

Glanzstreifen 56
Glasersche Spalte 308, 317
Glaskörper 558
–, Entwicklung 557
Glatte Muskulatur 51, 52
– – der Haut 159
Glattes endoplasmatisches Reticulum 20
Glatze 531
Glaukom 560
Gleichgewicht 622
Gleichgewichtsorgan 574
Gleichgewichtsstörungen 646
Glia 67, 146
–, periphere 581
Gliaarchitektonik 638
Glied 518
Gliederung des Körpers 99
Glioblasten 579, 601
Glissonsche Kapsel 434
Globuline 129
γ-Globuline 139
Globus pallidus 618, 626, 633
– – Entwicklung 623
Glomeruli cerebellosi 621
Glomerulonephritis 458
Glomerulus 457, 458
Glomus aorticum 153, 358
– caroticum 153
– –, Innervation 325
Glottis 350
Glottisödem 353
Glucagon 431
Glucocorticoide 463
Glutaraldehyd 71
Glycin 142
Glykane 40
Glykokalyx 7, 40, 41, 93
Glykogen 12
– im Kern 15
– im Reizleitungssystem 57
– im Skeletmuskel 53
Glykoproteide 41
Glykosyltransferase 27
Gnostische Funktionen 640
Golgi-Apparat 10, 20, 27, 28, 39
– – endokriner Drüsenzellen 32
– –, Enzyme 27
– – in Nervenzellen 58, 59
– – in der Prophase 17
– – in Steroidhormon-bildenden Zellen 32
Golgi-Sehnenorgane 142, 143
Golgi-Zellen 622
Gollscher Strang 587, 596
Colostrum 164
Gonaden 89
–, Entwicklung 489, 490
–, Herkunft 91
–, indifferente 489
Gonadenfalte 514
Gonadotrope Partialfunktion 528, 529, 536

Gonadotropin 529, 544
Goormaghtighscher Zellhaufen 459
G1-Phase bei Nervenzellen 58
Graffscher Follikel 535
Granula intramitochondrialia 11
Granulationes arachnoideales 310, 313, 368
Granulationsgewebe 126
Granuliertes endoplasmatisches Reticulum 9
Granulocyten 36, 130, 132, 133, 139
–, basophile 131
–, eosinophile 131
–, Lebensdauer 6
–, neutrophile 130
–, segmentkernige 130
–, stabkernige 130
–, Tagesproduktion 133
–, Vorläufer 133
Granulomer der Thrombocyten 132
Granulosagewebe 537
Granulosaluteinzellen 536, 538
Gratioletsche Sehstrahlung 647
Graue Substanz 145, 578, 587
– – des Rückenmarks 578, 587
Gravidität 164, 538
Grenzplatte der Leber 435
Grenzstrang 148, 149, 190
Großes Becken 473
Große Lymphocyten 131
Große Vorderhornzellen 588
Großhirn 603
–, Faserbahnen 641
Großhirnrinde 596, 597, 637
–, motorische Areale 597
Grundbündel 588, 590
Grundplatte 578
– des Rautenhirns 607
Grundsubstanz 36, 39, 40
– im hyalinen Knorpel 44
– im Knochen 45
Gruppenfascien 114
Gubernaculum testis 488, 506
Gyrencephal 637
Gyrus(-i) 632
– ambiens 634, 649
– angularis 634
– cinguli 626, 634, 638
– dentatus 635, 636, 638
– fasciolaris 638
– frontalis inferior 633, 640
– – medius 633
– – superior 633, 635
– occipitalis medialis 635
– occipitotemporalis lateralis 634
– – medialis 634

Gyrus(-i) orbitales 633
- parahippocampalis 635
- paraterminalis 634, 638, 649
- postcentralis 625, 634, 640, 647
- praecentralis 633, 639
- rectus 634
- semilunaris 634, 649
- supramarginalis 634
- temporales transversi 634
- temporalis inferior 634
- – medius 634
- – superior 634, 640, 641

H

Haar 160, 163, 165
-, Farbe 167
-, Geschlechtshormone 531
-, Nervenendigungen 161
-, Wachstum 167
Haarbalg 166
Haarbildung 166
Haarbulbus 166, 167
Haarcuticula 166, 167
Haarfollikel 166
Haarkleid, Geschlechtsspezifität 166
Haarmark 167
Haarpapille 166
Haarsträuben 162, 166
Haarstrich 165
Haartalg 163
Haarwechsel 167
Haarwirbel 165
Haarzellen 573
Hackenfuß 281, 292
Haftmesenchym 87
Haftstiel 87, 92
Haftzotten 80, 83
Hagelkorn 550
Hagen-Poiseuillesches Gesetz 121
Halbseitenläsion 600
Hallersche Bögen 413
Hals, Arterien 356
-, Fascien 348
-, Hautinnervation 356
-, Lymphknoten 366
-, Muskeln 347
-, Nerven 355
-, Venen 363
Halseingeweide, Lymphabfluß 411
Halsfistel, seitliche 328
Halslordose 174
Halsrippe 184
Halswirbel 169, 170, 177, 179, 180
Halswirbelsäule, Bandscheibe 172
-, Beweglichkeit 174, 347
Halux valgus 281
Hämatoidin 13
Hämatom 160

Hämatoxilin-Eosin-Färbung 71
Hammer s. Malleus
Hämochoriale Placenta 82, 83
Hämocytoblast 133, 137, 390
Hämoglobin 13, 129
Hämorrhoiden 499
Hämosiderin 13
Hämosiderose 13
Hämotrophe Phase 80
Hamulus ossis hamati 211, 217, 218, 223, 231
- pterygoideus 306, 307, 338, 346
Hand 242
-, Arterien 233
-, Bindegewebsräume 243
-, Sehnenscheiden 243
-, sensible Innervation 237, 238
Handgelenke 216, 217
-, Bewegungen 223, 225, 226
Handmuskeln 227, 229
-, Großhirnprojektion 640
-, Hypothenargruppe 229, 231
-, Thenargruppe 228
Handplatte 89
Handrücken 244
Handteller, Haut 158
-, Lamellenkörperchen 162
-, Schweißdrüsen 163
Handwurzelknochen 211
-, Bänder 218
Hanken-Büngenersche Bänder 64
Haploid 74
Harnblase 500
-, Befestigung 501
-, Epithel 25, 26
-, Entleerung 152, 501
-, Entwicklung 487, 493
-, Füllung 501
-, Gefäße 503
-, Herkunft 92
-, Histologie 500, 501
-, Innervation 150, 152, 504
-, Lymphgefäße 504
- bei Neugeborenen 502
-, Muskulatur 500
-, Topographie 502
Harnblasenhals 501
Harnkonzentrierung 460
Harnleiter s. Ureter
Harnorgane, Entwicklung 485
Harnröhre s. Urethra
Harnsamenröhre 519
Harte Hirnhaut 365
Harter Gaumen 315
Hasenscharte 303
Hassallsche Körperchen 404
Haubenkreuzung, dorsale 618
-, ventrale 618

Hauptbronchien 380
Hauptstück 457, 559
Hauptzellen 425
Haut 157
-, Alterung 162
-, Capillaren 160
-, Dicke 158
-, Durchblutungssteuerung 160
-, Drüsen 163
-, Entwicklung 157
-, Gefäße 160
-, Gefäßinnervation 153
-, Innervation 147, 159, 160, 162
-, Lymphgefäße 160
-, Receptoren 142, 160
-, Regeneration 162
-, Transplantation 157
Hautfarbe 162
Häutiges Labyrinth 563
Haverssches System 45
HCG 541, 542
Headsche Zonen 153
Hebelarm 116
Helicotrema 573
Helwegsche Dreikantenbahn 597, 598
Hemianopsie 650
Hemidesmosom 22
Hemiplegie 600, 642
Hemisphären, Anlage 600
Hemmende Neurone 142
Hemmung im Nervensystem 146
Hemmungsbißbildungen im Kreislauf 396
Henlesche Schicht 166
- Schleife 457, 460
Hensenscher Knoten 87
Hepar s. Leber
Heparin 37, 131
Hepatoliene Periode 132
Hepatopankreatischer Ring 428, 432
Hernia femoralis 202, 294
- inguinalis 201, 202
- obturatoria 295
- scrotalis 202
- supravesicalis 195
Hernien, epigastrische 195
-, parumbilicale 195
-, Petitsche 196
-, Treitzsche 443
Herz 396
-, Binnenräume 397
-, Entwicklung 89, 91, 93, 94, 392
-, Gestalt 396
-, Größe 402
-, Innervation 149, 150, 152, 326, 400
-, Kontraktionsablauf 400
-, Lage 402
-, Lymphgefäße 401
-, Mißbildungen 394
-, Muskulatur 51, 56, 398
-, Nervenzellen 400
-, Saugwirkung 121
-, Septierung 89

-, Venen 401
-, Ventilebene 400
-, Volumen 396
Herzaktion 400
Herzbasis 396
Herzbeutel 405
Herzdämpfung 387
Herzkammern 120
Herzklappen 393, 398, 399
-, Entwicklung 394
-, Projektion 402
Herzkranzgefäße 398, 401
Herzmuskulatur 56
Herzmuskelautomatie 399
Herzmuskelzellen, Pigment 13
Herzohren 396
Herzschatten 401
Herzschlauch 92
Herzschleife 89
Herzskelet 397, 399
Herzspitze 402
Herzspitzenstoß 190, 401, 402
Herztamponade 405
Heschlsche Querwindungen 634
Heterochromatin 15
Heterodont 331
Heterophagische Vacuolen 47
Heterosomen 16
Heusersche Membran 86
Hiatus analis 497
- aorticus 414, 466
- basilicus 234
- canalis n. petrosi majoris 314
- maxillaris 310
- oesophageus 406, 407, 409, 414
- sacralis 171, 469
- saphenus 202, 286, 287, 294
- semilunaris 344
- tendineus adductorius 255, 294
Hilfsvorrichtungen von Muskeln 113
- von Sehnen 113
Hilus pulmonis 382, 389
- renalis 454, 455
Hinterdarm 92
Hintere Augenkammer 555
- Wurzel 146, 581, 589
Hinterhauptsbein s. Os occipitale
Hinterhauptslappen 634, 639, 640
Hinterhirn 603
Hinterhörner 578, 589, 597, 655
Hintersäule 145, 578
Hinterstrang 579
Hinterstrangbahn 595
Hippocampus 537, 636, 638, 653
Hirnbrückenbahn 618
Hirngefäße 68

Hirnhäute 365
-, Arterien 365
-, Innervation 368
Hirnmißbildungen 642
Hirnnerven 141, 146, 147, 148, 318
-, Austrittsstellen 605
-, vegetative Kerne 152
Hirnnervenkerne 611, 612, 614
Hirnsand 624
Hirnschädel 300
Hirnstamm 603
Hissches Bündel 398, 399
Histamin 37, 126, 131, 139
Histiocyten 37, 132
Histiotrophe Phase 80
Histochemie 72
Histogenese 74
Histologie 22
Histologische Technik 69
Hochprismatische Epithelzellen 25
Hoden 31, 504, 506
-, Descensus 494
-, Entwicklung 489
-, Gefäße 506
-, Nerven 506
Hodenbruch 202
Hodenhüllen 506, 522
Hodensack 202, 522
Hodenstränge 490
Hofbauer Zellen 84
Höhere Sinnesorgane 141
Hohlhand 242
Hohlhandbögen 126, 233, 243
Holokrine Sekretion 30, 164
Holzknechtscher Raum 401
Homöostase 148
Homöostatische Regulation 529
HPL 542
Hörbahn 645
Hordeolum 550
Horizontalebene 103
Horizontalzellen 562
Hormone 26
-, ovarielle 537
- der Plazenta 85
Hör- und Gleichgewichtsorgan 563
Hornersches Syndrom 412, 560
Hornhaut 555, 557
Hornschicht der Epidermis 158
Hörvorgang 574
Howshipsche Lacunen 47
Hubhöhe 115, 116
Hubkraft 115, 116
Hufeisenniere 455, 487
Hüftbein 468
-, Gefäßversorgung 469
Hüftgelenk 249
-, Bänder 250, 251, 252
-, Bewegungen 250, 251, 252, 253, 254, 256, 257, 259, 260

-, Gelenkachsen 250
Hüftmuskeln 252
-, äußere 254, 256
-, innere 253, 254
Hüllen des Rückenmarks 369
Hüllsysteme des Muskels 113
Hülsencapillaren 441
Human-Chorion-Gonadotropin (HCG). 85, 541
Human-Placenta-Lactogen (HPL) 85, 542
Humerus 208, 209
-, Muskelansätze 226
-, Verknöcherung 298
Humorale Immunität 137
Humor aquosus 559
Hunter-Schregersche Streifung 333
Husten 191
Hustenreflex 145
Huxleysche Schicht 166
Hyaliner Knorpel 43, 44
Hyalomer der Thrombocyten 132
Hyaloplasma 8
Hyaluronidase 75
Hydrocele testis 201
Hydrocephalus 303, 656
Hydroxylapatit 45, 48
Hymen 493, 516, 523
Hyoid 301
Hyoidbogen 94, 101, 301
Hyomandibula 301
Hyperakusis 324, 570
Hyperkeratose 159
Hyperplasie 23
Hypertrophie 23, 100
Hypoglykämischer Schock 431
Hypokinetisches Symptom 653
Hypomer 99, 101
Hypomochlion 116
Hypopharynx 345
Hypophysäre Zellgruppen 628
Hypophyse 31, 630
-, Entwicklung 630
-, Gefäße 631
-, Hinterlappen 529, 631
-, Lage 306
-, Pars intermedia 631
-, Vorderlappen 529, 537, 631
Hypophysengrube 300
Hypophysenstiel 627
Hypophysen-Zwischenhirn-System 546
Hypoplasie 23
Hypothalamo-infundibuläres System 629
- neurohypophysäres System 628
Hypothalamus 31, 152, 529, 536, 537, 598, 626
-, Entwicklung 623
-, markarmer 628
Hypothenargruppe 229

Hypothenarmuskeln, Innervation 238
Hypotympanon 567
H-Zone 53

I

ICSH 537
IF 629
Ikterus 162
Ileum 443, 447
-, Entwicklung 419
- Panethsche Körnerzellen 448
Immunität 136
Immunisierung 138, 139
Immunkompetente Zellen 137
Immunoblasten 138
Immunocyt 136
Immunoglobuline 37
Immunologische Abwehr 33, 36, 138
Immunorgane 137
Immunproteine 131
Immunreaktion 136
Immunsuppression 139
Immunsystem 136
Implantation 78
-, fehlerhafte 79
Impressio cardiaca pulmonis 382
- colica 433
- duodenalis 433
- gastrica 433
- lig. costoclaviculars 202
- oesophagea 433
- renalis 433
- suprarenalis 433
- trigemini 309, 320
Impressiones gyrorum 314
Inaktivitätsatrophie 23, 118
- des Knochens 107
Incisura acetabuli 251
- angularis 423
- apicis cordis 396
- cardiaca 422
- claviculars 184, 203
- costalis 184, 185
- ethmoidalis 305
- frontalis 549
- interarytaenoidea 352
- ischiadica major 469, 471
- - minor 254, 292, 469
- jugularis 184, 190
- mandibulae 313
- mastoidea 307, 308, 331
- pterygoidea 306
- radialis 214, 215
- - ulnae 210
- scapulae 203, 208
- supraorbitalis 549
- tentorii 366
- thyreoidea 349
- trochlearis 210, 214
- - radii 210, 215

- vertebralis 168, 183
Incontinentia alvi 498
Incus 301, 569
-, Entwicklung 300, 564
Indifferente Gonaden 489
Indirekte Knochenbildung 48
Induktion 77, 78, 94
Indusium griseum 635, 637, 653
Infrahyale Muskulatur 347
- -, Innervation 355, 356
Infundibulum 627
- ethmoidale 305
- tubae uterinae 512
Ingestion 20
Inhibiting factors 536, 629
Inhibitorische Interneurone 142
-, Rückkopplung 142
-, Synapsen 67, 142
Initialsegment des Axon 59
Inkret 26
Inkretorische Drüsen, Capillaren 123
Innendrüsen 510
Innenohr 563, 571
-, Blutgefäße 575
-, Herkunft 90
Innenrotation 111
Innenstreifen 457
Innenversilberung 40
Innenzone 457
Innere Augenmuskeln 559, 560
- -, Entwicklung 51
- Beckenmaße 475
- Haarzellen 573
- Hüftmuskeln 253, 254
- Körnerschicht 562
- plexiforme Schicht 561
Innerer Gehörgang 575
- Tunnel 574
Inneres Facialisknie 611
Innervationsgebiete 147
Innervation der Gefäßmuskulatur 122
- - Gelenkkapsel 109
- - glatten Muskulatur 53
- - Lunge 385
- - Muskulatur 51, 55
- - Pleura 386
- - Zunge 337
- des Herzmuskels 57
- - Periosts 107
Insel 634
-, Entwicklung 636
Inselapparat 26, 31
Inselorgan 431
-, Gefäße 431
-, Nerven 431
Insertio 112
Inspektion 2
Inspiration 181, 186, 187, 188, 380, 388, 389, 414, 440
Inspiratorische Muskeln 186
Insuffizienz, aktive 116
, passive 116

Insula 634
Insulin 35, 431
Integument 157
Integration 140
Intentionstremor 622
Intercellularräume 22
Intercellularsubstanz 32, 37, 42
– des Knochens 45
Intercostalarterien 190
Intercostalraum 185, 189
Interdentalpapillen 331
Interglobulardentin 333
Intermediäres Mesoderm 91, 486
Intermediärsinus 135
Interneurone 58, 141, 142, 144, 145, 149, 588
Interneuronale Synapsen 66
Internodium 60
Interphasekern 14, 15
Intersectiones tendineae 192
Interspinalebene 475
Interspinales System 175, 178
Interstitial cells stimulating hormone 537
Interstitielle Zellen 505, 529, 537
Interstitielles Gewebe 41
– Wachstum 44
Interterritorium 44
Intertransversales System 175, 179
Intervertebralgelenke 172
Intervillöser Raum 80, 83, 84
Interzellularsubstanz, amorphe 40
Intima 121
– bei Arterien 122
– der Venen 124
Intimapolster 125
Intraabdominaler Druck 191
Intraembryonales Cölom 91
Intraembryonaler Kreislauf 391
Intrafusale Fasern 143, 144, 588
Intrahepatische Gallengänge 436
– Gefäße 434
Intramurales Nervensystem 447
Intraperitoneal 417, 418
Intramurale Ganglien 148, 151
Intrazelluläre Protoplasmabewegungen 21
Intrinsic factor 425
Introitus vaginae 488
Intumescentia cervicalis 583, 587
– lumbalis 583, 587
Intussuszeptionelles Wachstum 44

Involution 23
Iridocornealwinkel 560, 599
Iris 549, 560
Iriskrause 560
Isocortex 638
Isometrische Kontraktion 117, 118
Isoprismatische Epithelzellen 25
Isotonische Kontraktion 117
Ischämiephase 539
Ischiocrurale Muskulatur 259, 264
– –, Gefäßversorgung 282
Isthmus faucium 330, 345
– tubae auditivae 571
– – uterinae 512
– uteri 514
I-Streifen 53

J

Jacobsonsche Anastomose 325, 571
Jacobsonsches Organ 311
Jejunum 443, 447
–, Entwicklung 419
–, Panethsche Körnerzellen 448
Jochbein s. Os zygomaticum
Jochbogen 308, 311
–, Hautinnervation 321
Juga cerebralia 314
Junctura cartilaginea 108
– fibrosa 108
– lumbosacralis 471
– sacrococcygea 173, 472
– synovialis 108
Juxtaglomerulärer Apparat 458

K

Kalotte 313
Kältereceptoren 596
Kältesensibilität 643
Kammerscheidewanddefekt 394
Kammerschenkel 399
Kammersystole 400
Kammerwasser 558
Karyokinese 15
Karyolymphe 14
Karyoplasma 6
Katarakt 558
Kaumuskulatur 101, 330
–, Innervation 320, 322, 612
Kehlkopf 44, 45, 345, 349, 372
–, Bandapparat 350
–, Bewegung 347, 348, 351
–, Gelenke 350
–, Histologie 353
–, Innervation 150, 613
–, Muskeln 101, 326, 351

–, Phonation 352
–, Respirationsstellung 352
–, Schleimhautfalten 351
Kehlkopfmuskeln, Großhirnprojektion 640
Kehlkopfschleimhaut, Innervation 326
Kehlkopfskelet 349
Keilbein s. Os sphenoidale
Keilbeinhöhle 344
–, Innervation 554
Keim, Entwicklung der Gestalt 92
–, Krümmung 90
Keimbahn 489
Keimblätter 92
Keimdrüsen 504, 510
Keimscheibe 85
–, Längenwachstum 89
Keimschild 87
Keimstränge, primäre 489
–, sekundäre 491
Keimzellen 74
Keimzentren 134, 441
Keith-Flackscher Knoten 399
Kerckringsche Falten 444
Keratin 158
Keratohyalinkörner 158
Kerne im ZNS 145, 146
Kerneinschlüsse 15
Kerngröße 13
Kerngrößenklassen 14
Kerngruppen, motorische 608
–, sensible 608
Kernkörperchen 15
– im Vorkern 76
Kernmembran 14
Kern-Plasma-Relation 13
– bei Geschlechtszellen 74
Kernporen 14
Kernsaft 14
Kloakenmembran 93
Kiefergelenk 328
–, Bewegungen 329
–, definitives 301
–, Faserknorpel 108
–, Gefäße 360
–, primäres 301
Kiefernhöhle 344
–, Gefäßversorgung 360
Killer cells 139
Kiemenbögen 89, 101, 175, 305, 320
Kiemenbogenapparat 89, 94
Kiemenbogenarterie, 6. 381, 391, 392, 395
Kiemenbogennerven 148, 318
Kiemenfurchen 327
–, Entwicklung 328
Kindheit 545
Kinetokor 16
– in der Prophase 17
Kinetosom 21
Kinocilien 21, 25
–, Trachea 380
Kittsubstanz 22, 23, 38, 40

Kitzler 523
Kleine Lymphocyten 131, 134
– Vorderhornzellen 588
Kleines Becken 473
Kleinhirn 597, 618
–, Anlage 600
–, Bahnen 597, 622
–, Entwicklung 619
–, Kerne 620, 622
Kleinhirnbrückenwinkel 605
Kleinhirnlappen 619
Kleinhirnrinde 615, 620
–, Funktion 621, 622
Kleinhirnstiele 604
–, Entwicklung 619
Kleinhirnwulst 619
Kletterfaser 621, 622
Klimakterium 545, 546
Klinefelter-Syndrom 18, 96
Kloake 92, 485, 491
Kloakenfalten 494
Kloakenmembran 92, 87, 485, 494
Klumpfuß 281
Knäueldrüse 166
Knie, Gefäßversorgung der Haut 283
Kniegelenk 260, 261, 262
–, Achsen 261
–, Bänder 261
–, Bewegungen 250, 257, 259, 260, 261, 264, 265, 273, 274
–, Gelenkkapsel 260
–, Gelenkmechanik 264
–, Punktion 264
–, Recessus 260
–, Schleimbeutel 263
–, Wirkung von Muskeln 265
Kniegelenkgegend 295
Kniegelenkkapsel, Gefäßversorgung 283
Kniekehle 290
–, Hautinnervation 289, 290
Kniescheibe 246
Knickfuß 281
Knickplattfuß 281
Knöchelgabel 246
Knochen 45, 104
–, Aktivitätshypertrophie 107
–, Altersveränderungen 107
–, biologisches Verhalten 107
–, Bandansatz 107
–, Biegungsbeanspruchung 106
– als Calciumspeicher 47
–, Druckfestigkeit 106
–, Entwicklung 48, 50
–, funktionelle Anpassung 107
–, Gefäße und Nervenversorgung 107
–, Inaktivitätsatrophie 107
–, innerer Umbau 107
–, kurze 104, 105
–, lange 104

Sachverzeichnis

K (cont.)

Knochen
-, Leichtbauweise 104, 105
-, platte 104
-, pneumatisierte 104
-, Sehnenansatz 107
-, Transplantation 108
-, Zugfestigkeit 106
Knochenbälkchen 48, 50
Knochenbildung 47
-, ektopische 51
Knochenbruch 46, 106
-, Heilung 47, 107
Knochenerweichung 355
Knochenführung 109
Knochenkanälchen 45
Knochenkerne 50
Knochenhaft 108
Knochenhaut s. Periost
Knochenhöhlen 45
Knochenlamelle 45
Knochenmanschette 48, 49
Knochenmark 36, 37, 47, 104, 130, 131, 132, 137
-, Blutbildung 132
-, Capillaren 133
-, Gefäßversorgung 107
-, gelbes 132
-, Gewicht 133
-, primäres 49
-, retikuläres Bindegewebe 133
-, rotes 129, 130, 132
-, sekundäres 49
Knochennähte 301
Knochenumbau 46, 48, 50
Knochenverletzungen 112
Knochenwachstum 48
-, Regulation 50
Knochenzellen 45, 46
Knöchernes Labyrinth 308, 563
Knöcherner Schädel 300
Knorpel 43
-, Architektur 108
-, elastischer 45
-, Entwicklung 44
-, hyaliner 44
-, Proliferation 111
Knorpelgrundsubstanz 41
Knorpelhaft 108
Knorpelhof 43
Knorpelhöhlen 43, 45
Knorpelterritorien 43
Knorpelzellen 43, 49
Kohabitation 515, 532
Kohlenhydratsynthese 27
Kohlrausche Falte 494
Kollagen 38
Kollagenfaser(-n) 36, 38
-, im Geflechtknoten 47
-, Innenversilberung 40
- im Knochen 45
- bei der Knochenentwicklung 48
- im Knorpel 43, 44
- im Nerven 62
- in Sehnen 42, 113
- in Spezialamellen 46
Kollagenfibrille 38

Kollateralen bei Gefäßen 124
- bei Nerven 59, 141, 142, 143, 144, 145
- im vegetativen Nervensystem 149
Kollateralbänder 111
Kollateralkreislauf 125
Kolloidosmotischer Druck 124, 129
Kolobom 556
Kompartimente 7
Kommunikation 141
Komplementärräume 386
Konjugation 20
Konstitutionstypen 100
Kontraktilität 51
Kontraktion der Muskulatur 54
Kontrazeptiva 79
Konvergenz der Erregungsleitung 66
Konservierung 2
Koordination 1, 140
Kopf 300
-, Arterien 356
-, Drehung 178
-, Fascien 344
-, Lymphabfluß 411
-, Lymphgefäßsystem 364
-, Lymphknoten 366
-, Mesektoderm 91, 101
-, Muskulatur 318
-, Neigung 178
-, Venen 362
-, Topographie 369
Kopfumfang des Neugeborenen 95
Kopfbehaarung 531
Kopfdarm 148
Kopffortsatz 300
Kopfganglien 141
-, Nervenzellen 581
Kopfhaut, Innervation 356
Kopfnerven 147
Korbzellen 620, 621, 622
Körnerschichten des Auges 562
- des Isocortex 638, 639
Körnerzellschicht des Kleinhirns 621
Körperfascie, oberflächliche 114
Körperhöhlen, Entwicklung 267
Körperkreislauf, Capillaren 120
Körperlinien 379
Körpertemperatur 160
Kotyledonen 83
Krafttraining 118
Krallenfuß 292
Krallenhand 239
Krampfadern 124
Kranzgefäße 397
Kreislauf 119
-, Druckverhältnisse 119
-, embryonaler 391
-, Entwicklung 390
- bei Fischen 119

-, großer 120
-, Hemmungsmißbildung 396
-, kleiner 120
-, Körperabschnitt 119
-, Lungenabschnitt 119
-, Mechanik 120
- beim Säugetier 119
-, uteroplacentarer 80
Kreislauforgane 390
Kreislaufumstellung bei der Geburt 396
Kreislaufzentrum 152
Kreuzbänder 260, 262, 265
Kreuzbein 171, 174, 256, 469
-, Gefäßversorgung 469
Kristalle im Kern 15
Krönleinsche Orientierungslinien 656
Krümmungen der Wirbelsäule 174
Kryostat 70
Krypten 448
-, Colon 28, 452
Kryptorchismus 201
Kubische Epithelzellen 25
Kugelgelenk 110, 211, 217
v. Kupffersche Sternzellen 37, 132, 435
Kyphose 174
Kyphoskoliose 189

L

Labia majora 159, 488, 514, 518, 524
- -, Entwicklung 494
- -, Gefäßversorgung 282
- -, Innervation 288, 292
- minora 488, 518, 524
- -, Entwicklung 494
- -, Haut 164
Labium vestibulare 573
Labrum acetabulare 251
- glenoidale 109, 212
Labyrinth 571, 572
-, Entwicklung 563, 564
-, knöchernes 308, 563
Labyrinthkapsel 300
Labyrinthus ethmoidalis 305
Lactation 164
Lacuna (-ae) musculorum 254, 293, 294, 477
- osseae 45
- urethrales 521
- vasorum 288, 293, 477
Lacunen bei der Placentaentwicklung 80
Lacus lacrimalis 551
Lähmungen 147
- des N. axillaris 240
- des N. radialis 240
- des N. ulnaris 239
Laimer'sches Dreieck 346
Lamella interstitialis 46
Lamelläres Bindegewebe 41
Lamellenknochen 45, 48, 49, 50, 104

Lamina affixa 624, 625, 655
- basalis chorioideae 558, 559
- basilaris 572, 573
- cartilaginis cricoideae 349, 351
- - thyroideae 351
- choroidocapillaris 558
- cribrosa 305, 314, 321, 576
- - sclerae 563
- epithelialis plexus choroidei 635
- - mucosa 407
- - - des Colons 452
- - - des Dünndarms 445
- horizontalis ossis palatini 315, 316
- lateralis processus pterygoidei 306, 307
- limitans anterior 557
- - posterior 557
- medialis processus pterygoidei 306, 307, 316, 338
- muscularis mucosae 407
- - -, Colon 452
- - - des Dünndarms 446
- orbitalis ossis ethmoidalis 304
- papyracea 548
- parietalis pericardii 405
- perpendicularis ossis ethmoidalis 305
- - - palatini 311, 317
- praetrachealis 348
- praevisceralis 403
- praevertebralis 345, 349
- profunda fasciae parotidea 344
- propria mucosae 407
- - - des Dünndarms 446
- spiralis ossea 572, 573
- superficialis fasciae cervicalis 344, 348
- suprachoroidea 558
- terminalis 627, 637, 655
- vasculosa 558
- visceralis pericardii 405
- vitrea 534, 535
Lange Knochen 104
Längenwachstum der Keimesanlage 90
- der Keimscheibe 89
- des Knochens 50
Langerhansche Inseln 431
- -, Entwicklung 428
Langhanssches Fibrinoid 82, 85
Lanugohaare 95, 165
Larreysche Spalte 413
Laryngotomia 372
Larynx s. Kehlkopf
Laterale Achsellücke 240
- Schleife 618, 645
Lebensdauer von Zellen 6

Leber 129, 185, 431
–, Capillaren 123, 435
–, Entwicklung 418, 428, 432
–, Histologie 434
–, Impressionen 433
–, Innervation 150, 467
–, v. Kupffersche Sternzellen 132
–, Makroskopie 432
–, Trias 434
Leberanlage 93, 419
–, Blutbildung 132
Leberbucht 432
Leberdivertikel 432
Leberfeld 432
Leberknospe 92
Leberläppchen 435
Leberpforte 433
Lebersinusoid 435
–, Basalmembran 123
–, Endothel 435
–, Entwicklung 395
Leberzellen 435
–, Pigment 13
Leberzellplatten 435
Leder 159
Lederhaut 157, 159
Leichtbauweise des Knochens 104, 105
Leistenband 192, 196, 197
Leistenbeuge, Haut 162
Leistenbrüche 201, 202
Leistengegend 198
Leistenhaut 160
Leistenkanal 198, 199, 202
–, Entwicklung 200
–, N. ilioinguinalis 288
–, Wände 200
Leitungsbahnen 588
Leitungsbogen 141
–, einfacher 142
–, zusammengesetzter 144
Leitungsrichtung in Bahnen 146
Lemniscus lateralis 618, 648
– medialis 596, 614, 618, 645, 647
Lemmocyten 581
Lendenlordose 174
Lendenrippe 184, 185
Lendenwirbel 169, 170
Lendenwirbelsäule 170
–, Bandscheibe 172
–, Bewegungen 174
Lens 549, 557
Leptosom 100
Leptotän 20
Leukocyten 130
–, Lebensdauer 130
–, lymphatische 131
–, mononucleäre 131
–, myeloische 130
–, Normalwerte 130
Leukocytose 130
Levatorspalt 477, 479, 516
Levatorwulst 345
Leydigsche Zwischenzellen 490, 505, 526, 529

– –, Entwicklung 526
LH 529, 535, 537, 538, 541, 546, 631
LH-RH 529, 536
– –, cyclische Freisetzung 537
Lid 549, 550
Lieberkühnsche Krypten 28, 445, 446
Lien 439 s. Milz
Ligamentum(-a)
– acromioclaviculare 204
– alaria 171
– anococcygeum 479
– anulare radii 214, 215, 226
– – stapedis 569
– anularia 380
– apicis dentis 171
– arcuata diaphragmatis 413
– arcuatum medianum 414
– – pubis 470
– arteriosum 404
– articulare 109
– bifurcatum 266, 269
– calcaneocuboideum 266, 269
– – plantare 269, 278, 280
– calcaneofibulare 266, 267
– calcaneonaviculare 266, 269
– – plantare 269, 275, 280
– capitis costae intraarticulare 173
– – – radiatum 173
– – femoris 245, 251
– – fibulae anterius 265
– – – posterius 265
– cardinale 481, 514
– carpi radiatum 218
– carpometacarpea dorsalia 218
– – palmaria 218
– collaterale carpi radiale 218
– – – ulnare 216, 218
– – fibulare 259, 261, 262, 263, 264
– – radiale 214, 226
– – tibiale 261, 262, 263, 264
– – ulnare 214
– conoideum 204
– coracoacromiale 212
– coracoclaviculare 204
– coracohumerale 212
– coronarium hepatis 433
– costoclaviculare 203
– costotransversarium 173
– – laterale 173
– – superius 173
– costoxiphoidea 186, 193
– cricothyroideum 350
– cruciatum 262, 264
– – anterius 261, 263, 264

– – posterius 261, 263
– cruciforme atlantis 172
– cuboideonaviculare dorsale 266
– cuneocuboidea 270
– cuneocuboideum dorsale 266
– cuneometatarsea interossea 270
– cuneonavicularia 270
– – dorsalia 266
– deltoideum 267, 268
– falciforme hepatis 419, 433
– flava 40, 43, 173
– fundiforme penis 518
– gastrocolicum 450
– gastrolienale 418, 423, 440
– gastrophrenicum 423
– glenohumeralia 212
– hepatoduodenale 419, 423, 427, 433, 434, 438, 439, 442, 466
– hepatogastricum 419, 423, 433
– iliofemorale 250, 251, 252
– iliolumbale 174, 255, 471, 473
– incudis posterius 569
– – superius 567, 569
– inguinale 192, 193, 198, 200, 477
– intercarpea dorsalia 218
– – interossea 218
– – palmaria 218
– interclaviculare 203
– intercuneiformia dorsalia 266
– interfoveolare 200
– interspinale 173
– intertransversarium 173
– ischiofemorale 250, 251, 252, 255
– lacunare 198, 202, 293
– laterale 328, 329
– latum uteri 488, 492, 511, 514
– longitudinale anterius 173
– – posterius 172, 173
– lumbocostale 173
– mallei anterius 569
– – laterale 567, 569
– – superius 567, 569
– mediale deltoideum 266
– meniscofemorale anterius 263
– – posterius 263
– metacarpea dorsalia 218
– – interossea 218
– – palmaria 218
– metacarpeum transversum profundum 229
– metatarsea 270
– – dorsalia 266
– metatarseum transversum profundum 270, 280
– nuchae 173

– ovarii proprium 488, 511
– palpebrale laterale 319, 549
– – mediale 319, 549, 550, 551
– patellae 246, 257, 258, 263, 264, 272
– pectinatum anguli iridocornealis 560
– pectineale 293
– phrenicolienale 418, 440
– pisohamatum 217, 218, 223
– pisometacarpeum 217, 218, 223
– plantare longum 268, 269, 276, 279, 280
– plantaria 270
– popliteum arcuatum 263
– – obliquum 260, 263, 264
– pubicum superius 470
– pubofemorale 250, 251, 252
– puboprostaticum 481, 510
– pubovesicale 481, 500, 501
– pulmonale 382
– radiocarpeum dorsale 218
– – palmare 218
– rectovesicale 501
– reflexum 198, 200
– sacrococcygeum dorsale profundum 173
– – – superficiale 173
– – laterale 173
– – ventrale 173
– sacroiliaca dorsalia 174, 470, 471
– – interossea 174, 470, 472
– – posteriores 472
– – ventralia 174, 255, 470
– sacrospinale 174, 255, 471, 473, 476, 479, 516
– sacrotuberale 174, 256, 471, 473, 476, 516
– sphenomandibulare 328
– spirale cochleae 573
– sternoclaviculare anterius 203
– – posterius 203
– sternocostale intraarticulare 186
– sternocostalia radiata 186
– stylohyoideum 301, 309
– stylomandibulare 309, 328, 329
– suspensorium clitoridis 524
– – ovarii 465, 488, 511
– – penis 43, 518
– supraspinale 173
– talocalcaneum 267
– – interosseum 267

Ligamentum(-a) talocalcaneum, laterale 266, 268
- talofibulare anterius 266
- - posterius 266
- talonaviculare 266, 269
- tarsometatarsea 270
- - dorsalia 266
- teres hepatis 391, 419, 432, 433
- - uteri 194, 198, 477, 488, 514
- thyrohyoideum 350
- tibiofibulare anterius 266
- - posterius 266
- transversum acetabuli 249, 251
- - atlantis 170, 172
- - genus 263
- - scapulae 203, 206, 208, 347
- trapezoideum 204
- triangulare dextrum 433
- - sinistrum 433
- ulnocarpeum palmare 218
- umbilicale laterale 195
- - medianum 195
- venosum 391, 432, 433
- vesicorectale 481
- vesicosacrale 501
- vestibulare 352
- vocale 349, 350, 352
Limbisches System 146, 152, 537, 598, 653
Limbus corneae 557, 559
- fossae ovalis 397
- laminae spiralis 573
- palpebralis 549
Linea(-ae) alba 192, 193, 194
- arcuata 192, 194, 473
- aspera 245, 246, 255, 258, 259, 260
- axillaris 379
- intercondylaris 245, 260
- interspinalis 379
- intertrochanterica 245, 246, 251
- medioclavicularis 379
- m. solei 246, 272, 273, 275
- mylohyoidea 312, 331, 346
- nuchae inferior 177, 178, 179
- - superior 176, 177, 178, 347
- - suprema 319
- parasternalis 379
- paravertebralis 379
- pectinea 245, 246, 259, 496
- scapularis 379
- semilunaris 194
- sternalis 379
- temporalis inferior 310
- - superior 310, 330, 345
- terminalis 472, 473, 474, 475

- transversae 171, 469
- trapezoidea 202
Lingua 335
Lingula cerebelli 619
- pulmonis sinistri 382
Linse 557, 559
-, Entwicklung 90, 556
Linsenäquator 556
Linsenbläschen 89, 555, 556
Linsenepithel 26, 558
Linsenfasern 556, 558
Linsengrübchen 556
Linsenkapsel 558
Linsenkern 558
Linsenplacode 90, 555, 556
Linsenschale 558
Linsenstern 558
Lipide im Kern 15
Lipochrome 36
Lipofuscin 13, 148, 460
- im Herzmuskel 56
- in Nervenzellen 59
Lipoide 12
Lipoidstabilisatoren 71
Lipolyse 35, 36
Lippen 157, 159
- - Kiefer-Gaumen-Spalte 303
- - Kiefer-Spalte 303
Lippenrot 159, 164, 331
Lippenspalte 303
Liquor amnii 93
- cerebrospinalis 140, 367, 607, 656
Lisfrancsche Gelenklinie 270
Lissencephal 636
Lobulus centralis 619
- biventer 619
- epididymidis 507
- gracilis 619
- paracentralis 635
- parietalis inferior 634
- - superior 634
- pulmonis 383
- quadrangularis 619
- semilunaris inferior 619
- - semilunaris 619
- testis 505
Lobus caudatus 433
- frontalis 633
- occipitalis 634
- parietalis 634
- pulmonis inferior 382
- - medius 382
- - superior 382
- pyramidalis 353
- quadratus 433
- renalis 456
- temporalis 634
Lochien 544
Lochkerne 15
Lockeres Bindegewebe 36, 41
- - im Knochen 45
Locus coeruleus 604
- Kiesselbachii 343
Lordose 174

LTH 537
LTH-RH 529, 536
Lubrication 532
Lückenbiß 329
Luftembolie 208
Luftencephalographie 367
Luftröhre 380, 406
Lumbalisation 184
Lumbalmark 152, 583
Lumbalnerven 146
Lumbalpunktion 585, 654
Lunge 39, 379, 381
-, Gefäße 120, 384
-, Alveolarmakrophagen 132
-, Entwicklung 92, 381
-, Formveränderungen 389
-, Gestalt 382
-, Grenzen 386, 387
-, Innervation 150, 385
-, Lymphabfluß 411
-, Mißbildungen 382
Lungenalveole 384
Lungenembolie 287
Lungenemphysem 385
Lungenfunktionsanalyse 389
Lungenknospe 89, 92
Lungenkreislauf 120, 390
Lungenläppchen 383
Lungensegmente 382
Lungenspitze 386, 389
Lungenstiel 409
Lungenvenen, Entstehung 393
Lungenzug 121
Luteinisierendes gonadotropes Hormon 631
Luteinisierungs-Hormon 537
Luxation des Schultergelenks 212, 213
-, radio-anuläre 214
Lymphangitis 287
Lymphatische Leukocyten 131
- Organe 36
Lymphatisches System 134
Lymphbahnen 131
Lymphcapillaren 41, 120, 124
- des Darms 446
- im Nerven 62
Lymphe 120, 136
Lymphfollikel 134, 135
Lymphgefäße 124, 127
- der Haut 160
- am Hals 364
-, Herkunft 91
- des Herzens 401
- am Kopf 364
- der Lunge 385, 386
- des Magens 427
- des Pankreas 429
-, Taschenklappen 124
Lymphgefäßsystem 120
Lymphknoten 120, 37, 134, 137, 139
-, Bau 135
- am Hals 366
- am Kopf 366

- des Mediastinums 411
-, paracorticale Zone 136, 137
Lymphknoten, regionärer 135
-, Sinus 135
Lymphoblasten 134, 136
Lymphopoese 133
Lymphocyten 36, 130, 131, 132, 134, 136, 137
-, B 133, 136, 137
-, B2 138, 139
-, Lebensdauer 137
-, T 136, 137
Lymphopoese 134
Lymphoretikuläres Gewebe 134, 135
Lysosomen 10, 11
- in Granulocyten 130
- in Osteoklasten 47
- in Steroidhormon-bildenden Zellen 32

M

Macula adherens 22
- densa 459
- lutea 561
- sacculi 575
- -, Innervation 612
- utriculi 575
- -, Innervation 612
Magen 185, 409, 422
-, Abschnitte 422
-, Anlage 93
-, Drüsen 29, 425
-, Entwicklung 418
-, Epithel 423
-, Form 422
-, Gefäße 426, 427
-, Histologie 423
-, Innervation 150, 426, 427
-, Lage 422
-, Maße 422
-, Schichten 425, 426
-, Schleimhaut 423, 424
-, spezifische Zellen 448
-, Topographie 423
Magenblase 422
Magendrehung 419
Magenfalten 423
Magenfeld 423
Magenschleim 423
Magensekretion 448
Magenstraße 423
Magenwand 423
Mahlbewegungen 329, 330
Mahlzähne 334
Makroglia 67
Makrophagen 37, 132, 134, 135, 137
- bei Nervendegeneration 64
- des Knochenmarks 37
- im Nervensystem 69
- in der Placenta 84
Malassesche Epithelreste 332

Malleolus lateralis 246, 247, 266
– medialis 246
Malleus 301, 568
–, Entwicklung 300, 564
Malpighische Körperchen 441
Mamma 29, 163, 164, 188, 542
–, Ausführungsgang 29, 165
–, Gefäßversorgung 191, 231
–, Lymphabfluß 379, 411
Mamillarlinie 379
Mamillen, Hautinnervation 191
Mammotropes Hormon 631
Mandibula 301, 304, 312, 319
–, Entwicklung 300
–, Knochenbildung 48
Mandibulare 301
Mandibularbogen 94, 101, 301
Männliche Geschlechtsorgane, äußere 518, 530
– –, innere 504, 530
Mantelzellen 148, 581, 585
Mantelzone 577, 578
Manubrium mallei 568
– sterni 184, 188, 347
Manus 242
Marchi-Stadium 64
Marginalzone 577, 578
Margo infraorbitalis 548
– linguae 335
– pupillaris 560
– supraorbitalis 303, 548
Markballen 64
Markhaltige Nervenfasern 59, 60, 61, 146
Markhöhle 104
Markpyramiden 461
Markscheiden 146
Markscheidenfreie Nervenfasern 59, 61, 62
Marksinus 135
Markstrahl 457
Marschfraktur 249
Massa lateralis 170
Maßeinheiten 73
Massenhemmung 110
Masseterreflex 144
Mastdarm 451
–, Befestigung 497
Mastoiditis 308, 571
Mastzellen 37, 139
Matrix 40
– des Knorpels 43, 44
– in Mitochondrien 11
Maxilla 301, 304, 310, 316, 319, 548
–, Entwicklung 300
–, Knochenbildung 48
McBurneyscher Punkt 195, 450
Meatus acusticus externus 307, 565

– – –, Entwicklung 328
– – internus 308, 315, 323, 324, 575
– – nasi 305, 343, 344
Mechanoreceptoren 161, 595, 596
Mechanosensibilität 643
Meckelscher Knorpel 301, 312
Meckelsches Divertikel 419, 443
Media 121
– bei Arterien 122
– der Venen 124
Mediale Achsellücke 240
– Leistenhernie 202
– Schleife 618, 625
Medianebene 103
Medianusgabel 237, 241
Medianusparese 238
Mediastinum 379, 402
–, Gefäße 404
–, Lymphabfluß 411
–, Lymphknoten 411
–, Schichten 409
–, testis 505
Medulla oblongata 317, 596, 603
– –, Gestalt 603
– –, Querschnitte 608, 609
– ovarii 491
– renis 456
– spinalis 582
Medulläre Periode 132
Medullarplatte 600
Medullarrinne 600
Megakaryocyten 132, 133
Megakaryopoese 133
Megaloblasten 132
Megaloblastische Periode 132
Mehrlinge 96
Mehrreihiges Epithel 25
– –, Beispiele 26
Mehrschichtiges Epithel 25
– unverhorntes Spithel 25
– – –, Beispiele 26
– verhorntes Epithel 25, 157
– – –, Beispiele 26
Mehrzellige Drüsen 28
Meibomsche Drüse 550
Meiose 19
Meiotische Prophase 20
Meißnerscher Plexus 408
Meißnersche Tastkörperchen 161, 524, 595
Melanin 13, 158, 162
– des Haares 167
– in Nervenzellen 59
Melanoblasten 581
Melanocyten 13, 158, 581
– im Haar 167
Melanom 13
Melanose 13
Melatonin 37, 624
Membrana atlantooccipitalis anterior 171
– – posterior 171, 183, 357

– bronchopericardiaca 380, 405
– buccopharyngea 92
– elastica externa 122
– – interna 122
– fibroelastica laryngis 350
– fibrosa der Gelenke 109
– granulosa 534, 535, 537
– intercostalis externa 184, 187
– – interna 187
– – interossea antebrachii 214, 215, 225, 226, 227, 242
– – cruris 265, 266, 273, 274, 284, 285
– iridopupillaris 557
– limitans gliae superficialis 68
– – – vascularis 68
– obturatoria 254, 256, 258, 292, 468, 476
– pleuropericardiaca 377
– pleuroperitonialis 376
– quadrangularis 352
– reticularis 573
– stapedis 569
– statoconiorum 575
– sterni 186
– suprapleuralis 188
– synovialis 109
– tectoria 172, 573
– thyrohyoidea 326, 350, 359
– tympani 324, 566, 567
– vastoadductoria 259, 283, 289, 294
– vestibularis 573
Membranen an exitatorischen Synapsen 67
– an inhibitorischen Synapsen 67
–, gefensterte 39
Membranvesiculation in Capillaren 124
Memory cells 139
Menarche 545
Meningen 140
Meningitis 305, 309
Meningocele 582, 642
Meningoencephalocele 642
Meninx primitiva 365
Meniscen 109, 260, 263
–, Verletzungen 264
Meniscus lateralis 261
– medialis 261
Menopause 546
Menstruation 539
Merkelsche Tastscheiben 161
Merokrine Sekretion 30
Merosin 54
Mesaxon 60, 61
Mesektoderm 581, 582
Mesencephalon 616
Mesenchym 33; 87
–, extraembryonales 82, 86
Mesenchymzellen 34, 36, 49, 88

Mesenterium 417, 443
– dorsale 417, 448
–, Entwicklung 417
– ventrale 417
Meso 377, 417
Mesoappendix 450
Mesocardium 405
Mesocolon 450
– transversum 416, 451
Mesoderm 51, 87, 88, 90, 485
–, Differenzierung 90
–, intermediäres 91, 486
–, paraxiales 89, 90
Mesoduodenum 419
Mesogastrium dorsale 439
– ventrale 418, 432, 433
Mesoglia 37, 580, 601
Mesohepaticum 419
Mesokard 392
Mesonephros 486, 488
Mesorchium 488, 522
Mesopharynx 345
Mesosalpinx 512
Mesotendineum 114
Mesothel 23, 25, 447
Mesothelzellen 416
Mesotympanon 567
Mesovarium 488, 493, 510
Metachromasie 37, 41, 43
Metachron 21
Metamerie 99, 100
Metanephrogenes Gewebe 486
Metanephros 486
Metaphase 17
– in der Meiose 20
Metaphyse 50
Metaplasie 23
Metaplasma 11
Metathalamus 626
–, Entwicklung 623
Metencephalon 603
Metobismus 303
Michaelissche Raute 472
Microbodies 11
Mikrocirculationssystem in der Placenta 84
Mikrofibrille 38, 39, 40
– im hyalinen Knorpel 44
Mikroglia 67, 69, 580
Mikrometer 73
Mikrophagen 130
Mikropinocytose 8
Mikrotom 70
Mikrotubuli 12
– in Nervenzellen 59
Mikrovilli 7, 29, 78, 445, 459
Miktion 501
Milch 164
Milchbrustgang 410
Milchdrüse s. Mamma
Milchflecken 421
Milchgänge 164
Milchgebiß 334
Milchleiste 164
Milchsäckchen 165
Milchsekretion 544
Milchzähne 331

Milz 37, 129, 132, 439, 440
–, Blutbildung 132
–, Entwicklung 418, 439
–, Form 440
–, Gefäße 440
–, Histologie 440
–, Lage 440
–, Lymphgefäße 440
–, Nerven 440
–, Sinusendothelzellen 132
Milzcapillaren 441
Milzfollikel 441
Milzhilus 442
Milzkapsel 440
Milzknötchen 441
Milzpulpa 440, 441
Milzreticulum 442
Milzsinus 441
Milztrabekel 440
Mimische Muskulatur 101
– –, Gefäßversorgung 361
– –, Innervation 320, 324, 612
Mineralocorticoide 463
Minutenvolumen 119
Miosis 560
Mischknochen 300
Mißbildungen 74, 96
–, Gaumen 303
–, Gesicht 303
–, Herz 394
–, Hirn 642
–, Lunge 382
Mitesser 164
Mitochondrien 10
– im Axon 59
– bei der Besamung 76
– im Herzmuskel 56
– in der Muskulatur 55
– in Nervenzellen 59
– bei der Sekretbildung 27
–, tubulärer Typ 32
Mitose 15
– in Blastomeren 77
Mitosegifte 18
Mitosestörungen 18
Mitralklappe 398
Mitteldarm 92
Mittelfußknochen 249
–, Muskelansätze 273, 280
–, Muskelursprünge 279, 280
Mittelgelenke der Finger 217
Mittelhandknochen 211
–, Muskelansätze 226, 231
–, Muskelursprünge 228, 230
Mittelhirn 150, 615
–, Entwicklung 616
–, Tegmentum 617
Mittelohr 566
–, Entwicklung 564, 565
–, Muskeln 569
Mittelstück 457, 459, 460
Mittlere Augenhaut 558
– Schädelgrube 306, 307
Moderatorband 399
Modiolus 572

Mohrenheimsche Grube 208
Molaren 335
Molekularschicht 621
– des Isocortex 638
Mollsche Drüse 550
Monaster 17
Mongolenfalte 550
Mongolismus 96, 550, 643
Mongoloide Idiotie 18
Monocyten 36, 37, 130, 131, 132, 133, 134, 135
– im Nervensystem 69
–, Tagesproduktion 133
Mononucleäre Leukocyten 131
Monosynaptische Reflexe 142
Mons pubis 165, 524
Montgomerische Knötchen 163
Moosfasern 621, 622
Morbus Addison 631
– Basedow 354
– Cushing 631
– Parkinson 618
Morgagnische Hydatiden 506
– Tasche 351
Morphogenese 74, 93
Morphologie 1
Morphometrie 72
Morula 77, 78
–, Durchmesser 78
Motoneuron 58, 117, 142, 145, 598
α-Motoneuron 588, 598
γ-Motoneuron 588, 598
Motorik, Regulation 622
Motorisch 141
Motorische Aphasie 640
– Einheit 67, 117
– Endplatte 67
– Hirnnerven 146
– Kerngruppen 608
– Nervenfasern 62
– Rindenfelder, primäre 652
– Supplementärfelder 641, 652
– Systeme 651
– Vorderhornzelle 117
Motorisches Sprachzentrum 633, 640
Mouches volantes 556
M-Streifen 53
Mucine, neutrale 30
Mucosubstanzen 40, 41, 43
– bei der Knochenbildung 48
– im Knochen 45, 47
– – Knorpel 44
Muköse Drüsen 30
Müllersche Stützzellen 562
Müllerscher Gang 488, 491, 492, 493, 504, 506
– Hügel 491, 493
– Muskel 559
Multienzymsystem 11

Multipolare Nervenzellen 148
Multisegmentale Innervation 147
Mund, Entwicklung 94
Mundbewegung 319
Mundboden, Muskeln 329, 331, 348
–, Muskelinnervation 612
–, Schleimhautinnervation 323
Mundbucht, primäre 302
Mundhöhle 330
–, Entwicklung 302
–, Epithel 25, 26
–, Vorhof 331
–, Schleimhautinnervation 612
Mundspalte 330
Mundwinkel 319
Musculo-elastische Systeme 52
Musculus(-i)
– abdominis 192
– abductor digiti minimi (manus) 229, 231
– – – – (pedis) 280
– – – –, Innervation 595
– – hallucis 278, 280
– – –, Innervation 289, 291, 595
– – pollicis brevis 227, 228
– – – –, Innervation 238, 593
– – – longus 216, 225, 226
– – – –, Innervation 592
– adductor brevis 253, 255, 259, 293
– – –, Innervation 288
– – hallucis 278, 280
– – –, Innervation 289
– – longus 253, 255, 259, 293
– – –, Innervation 288, 594
– – magnus 253, 254, 255, 259, 293
– – –, Innervation 288, 289, 594
– – pollicis 228
– – –, Innervation 238, 593
– anconeus 215, 221
– antebrachii 221
– antecruris 270
– arrectores pilorum 161, 166
– articularis cubiti 221
– articularis genus 257, 258
– aryepiglotticus 351
– arytaenoideus obliquus 351, 352
– transversus 351, 352
– auricularis posterior 318
– superior 318
– biceps brachii 206, 210, 213, 215, 216, 219, 220, 241

– – –, Innervation 236, 592
– femoris 253, 258, 259, 260, 264, 265
– – –, Innervation 289, 595
– brachialis 215, 220, 242
– –, Innervation 236, 592
– brachii 218
– brachioradialis 215, 216, 226, 227
– –, Innervation 592
– buccinator 319, 328, 329, 331
– bulbi 552
– bulbospongiosus 518, 519, 524
– ciliaris 558, 559
– –, Innervation 320, 617
– coccygeus 479
– –, Innervation 483
– constrictor pharyngis inferior 330, 346
– – – medius 330, 346
– – – –, Innervation 325
– – – superior 328, 346
– – – –, Innervation 325
– coracobrachialis 206, 213, 220, 236, 241
– –, Innervation 236, 592
– corrugator supercilii 319
– cremaster 193, 194, 199, 200, 522
– –, Innervation 288, 593
– cricoarytaenoideus lateralis 351, 352
– posterior 351, 352
– cricothyroideus 351
– –, Innervation 326
– deltoideus 203, 205, 213, 231
– –, Innervation 592
– depressor anguli oris 318, 319
– labii inferioris 318, 319
– detrusor vesicae 500, 501, 502
– digastricus 101, 308, 312, 329, 331
– –, Innervation 313, 324, 330
– dilatator pupillae 556, 560
– dorsi 175
– epicranii 319
– erector spinae 175, 477
– trunci 477
– extensor carpi radialis brevis 215, 224, 226, 227
– – – –, Innervation 592
– – – longus 215, 216, 224, 226, 227
– – – – –, Innervation 592
– – ulnaris 211, 223, 224, 225
– – –, Innervation 592
– – digiti minimi 224, 225
– – – –, Innervation 593
– – digitorum 224, 225

Musculus(-i) extensor digitorum, Innervation 592
– – – brevis 278
– – – –, Innervation 288
– – – longus 268, 272, 273, 276
– – – –, Innervation 288, 594
– – hallucis brevis 278
– – – –, Innervation 288
– – – longus 113, 268, 272, 273, 276
– – – –, Innervation 288, 594
– – indicis 216, 226, 227
– – –, Innervation 593
– – pollicis brevis 211, 216, 226, 227
– – – –, Innervation 593
– – – longus 211, 216, 226, 227
– – – –, Innervation 593
– flexor carpi radialis 216, 218, 222, 223, 243
– – – –, Innervation 592
– – – –, Sehnenscheide 243
– – – ulnaris 217, 222, 223, 224, 233, 242
– – – –, Innervation 238, 593
– – digiti minimi brevis (manus) 229, 231
– – – – – (pedis) 280
– – digitorum brevis 279, 280
– – – –, Innervation 289, 291
– – – longus 268, 270, 274, 275, 276, 277, 280, 281
– – – –, Innervation 289, 595
– – – profundus 223, 225, 229, 230, 243
– – – –, Innervation 238, 593
– – – superficialis 223, 243
– – – –, Innervation 593
– – hallucis brevis 278, 280
– – – –, Innervation 289, 291, 595
– – – longus 116, 268, 270, 274, 275, 276, 277, 280, 281
– – – –, Innervation 289, 595
– – pollicis brevis 227, 228
– – – –, Innervation 238, 239, 593
– – – longus 223, 225, 243
– – – –, Innervation 593
– – – –, Sehnenscheide 244
– fusiformis 112
– gastrocnemius 245, 264, 265, 268, 272, 273
– –, Innervation 289

– gemelli 477
– – Innervation 291
– gemellus inferior 256
– – superior 256
– genioglossus 312, 330, 335
– geniohyoideus 312, 329, 330, 331
– –, Innervation 327, 330
– glutei 255
– –, Innervation 289, 290
– gluteus maximus 174, 253, 254, 256, 279, 280
– – –, Innervation 595
– – medius 253, 254, 255, 256, 258
– – –, Innervation 594
– – minimus 245, 253, 254, 255, 256
– – –, Innervation 594
– gracilis 253, 257, 258, 259, 264, 265, 293
– –, Innervation 288, 594
– hyoglossus 330, 335
– iliacus 253, 254, 293, 449, 453, 466, 477
– –, Innervation 288
– iliococcygeus 479
– iliocostalis cervicis 179, 180
– – lumborum 179, 180
– – thoracis 179, 180
– iliopsoas 195, 245, 253, 453, 477
– –, Innervation 594
– infrahyoidei 186
– infraspinatus 203, 204, 205, 208, 212, 213
– –, Innervation 592
– intercartilaginei 388
– intercostales externi 184, 186, 187, 189, 388
– – –, Innervation 593
– – interni 184, 186, 187, 189, 194, 388
– – –, Innervation 593
– – intimi 187, 189
– interossei dorsales (manus) 228, 229, 230
– – –, Innervation 238, 593
– – – (pedis) 279, 280
– – –, Innervation 289
– palmares 228, 229, 230
– – –, Innervation 238
– plantares 279, 280
– – –, Innervation 289, 595
– interspinales cervicis 178
– – lumborum 178
– – thoracis 178
– intertransversarii anteriores cervicis 179
– – laterales lumborum 179, 181, 182
– – mediales lumborum 179
– – posteriores cervicis 179

– – thoracis 179
– intervaginalis testis 522
– ischiovacernosus 518, 524
– latissimus dorsi 175, 180, 181, 182, 186, 196, 206, 207, 208, 213, 477
– – –, Gefäßversorgung 213, 358
– – –, Innervation 592
– levator anguli oris 319
– – ani 477, 478, 479, 496, 497, 516, 543
– – –, Innervation 483, 595
– – labii superioris 318, 319
– – – – alaeque nasi 318, 319
– – palpebrae superioris 549, 550, 551
– – – –, Innervation 617
– – prostatae 478
– – scapulae 180, 181, 182, 206, 207, 208
– – –, Innervation 356, 592
– – veli palatini 330, 337, 338, 345
– longissimus 183
– – capitis 175, 180, 183, 308
– – cervicis 180
– – dorsi 179
– – thoracis 179, 180
– longitudinalis inferior 335
– – superior 335
– longus capitis 356
– – colli 356
– lumbricales (manus) 223, 228, 229, 230
– –, Innervation 55, 238, 291, 593
– – (pedis) 279, 280, 289
– –, Innervation 595
– masseter 312, 329, 330
– –, Fascie 344
– –, Gefäßversorgung 360
– –, Innervation 322
– mentalis 319
– multifidus 177, 178, 179
– mylohyoideus 101, 312, 322, 329, 330, 331
– –, Innervation 313, 330
– nasalis 319
– obliquus capitis inferior 175, 176, 183
– – – –, Innervation 356
– – – superior 179, 183
– – – –, Innervation 356
– – externus abdominis 186, 192, 193, 194, 196, 477
– – – –, Innervation 593
– – inferior 551, 552, 554
– – – –, Innervation 320, 617
– – internus abdominis

186, 193, 194, 200, 477, 593
– – superior 551, 552
– – –, Innervation 320, 554, 617
– obturatorius externus 253, 293
– – –, Innervation 289
– – internus 253, 254, 256, 258, 291, 292, 476, 477
– occipitalis 324
– occipitofrontalis 319
– omohyoideus 206, 347, 348
– opponens digiti minimi 230, 231, 280
– – – –, Innervation 289
– – pollicis 228
– – –, Innervation 238, 593
– orbicularis oculi 318, 319, 550
– – oris 318, 319, 329, 331
– palatoglossus 337, 338
– palatopharyngeus 337, 338, 346
– palmaris brevis 230, 231
– – longus 215, 216, 222, 223, 243
– – –, Innervation 593
– papillares 397, 398, 399
– pectinati 397, 398
– pectineus 245, 253, 255, 258, 259, 293
– –, Innervation 288, 289
– pectoralis major 186, 187, 188, 206, 207, 213, 231
– – minor 186, 187, 188, 206, 207, 231
– pedis 277
– peronei 272
– –, Innervation 290
– peroneus brevis 268, 272, 275, 276, 277
– – –, Innervation 288, 595
– – longus 268, 272, 275, 276, 277, 280, 281
– – –, Innervation 288, 594
– – tertius 268, 272, 273, 276
– – –, Innervation 288
– piriformis 245, 253, 254, 258, 476, 477
– plantaris 245, 265, 271, 272, 273, 274
– –, Innervation 289, 594
– popliteus 260, 263, 264, 265, 274, 275, 284
– –, Innervation 289, 594
– procerus 318, 319
– pronator quadratus 216, 224, 225
– –, Innervation 237, 593
– – teres 215, 216, 222, 223

Musculus(-i) pronator teres
– – –, Innervation 592
– psoas 451, 477
– – major 253, 254, 293, 453, 466
– – –, Innervation 288
– – minor 254, 477
– pterygoideus lateralis 307, 313, 329, 330, 370
– – medialis 307, 312, 330, 370
– pubococcygeus 478, 479
– puborectalis 478, 479, 497
– pubourethralis 478
– pubovaginalis 478
– pubovesicalis 501, 502
– pyramidalis 192, 193, 477
– quadratus femoris 253, 256
– – –, Innervation 291
– quadratus lumborum 193, 194, 195, 255, 453, 466, 477
– – –, Innervation 288
– – plantae 277, 279, 280
– – –, Innervation 289, 595
– quadriceps femoris 264, 265
– – –, Gefäßversorgung 282
– – –, Innervation 289, 594
– rectus abdominis 186, 192, 193, 194, 477
– – –, Innervation 593
– – capitis posterior major 178, 179
– – – – –, Innervation 356
– – – – minor 178, 179
– – – – –, Innervation 356
– – femoris 253, 257, 258, 272, 288
– – inferior 551, 552
– – –, Innervation 320, 554, 617
– – lateralis 551, 552
– – –, Innervation 323, 555, 612
– – medialis 551, 552
– – –, Innervation 320, 554, 617
– – superior 549, 551, 552
– – –, Innervation 320, 617
– retractor uvulae 502
– rhomboideus 175, 207
– –, Innervation 592
– – major 180, 181, 182, 206, 207
– – minor 180, 181, 182, 206, 207
– risorius 318, 319
– rotatores 177
– – cervicis 177, 178
– – lumborum 177, 178
– – thoracis 177, 178

– sartorius 253, 257, 258, 264, 265, 272
– –, Innervation 288, 289, 594
– scaleni 186, 389
– –, Gefäßversorgung 358
– –, Innervation 355, 356
– scalenus anterior 185, 206, 241, 347, 373
– – medius 208, 347
– – posterior 347
– semimembranosus 253, 254, 258, 259, 260, 264, 265
– –, Innervation 289, 595
– semispinalis 177, 183
– – capitis 175, 177, 178, 179, 183
– – cervicis 177
– – thoracis 177, 179
– semitendinosus 253, 257, 258, 259, 260, 264, 265
– –, Innervation 289, 595
– serratus anterior 186, 188, 206, 207, 208, 231
– – –, Gefäßversorgung 231
– – –, Innervation 592
– – posterior inferior 180, 181, 182, 388
– – – superior 175, 180, 182, 388
– soleus 268, 272, 273
– –, Innervation 289
– sphincter ampullae hapatopancreaticae 439
– – ani 479
– – – externus 496, 497, 518
– – – –, Innervation 292, 595
– – – internus 495, 496, 497
– – bulbi 556
– – pupillae 560
– – –, Innervation 320, 617
– – urethrae 502, 520, 523
– – –, Innervation 595
– – vesicae externus 520
– – – –, Innervation 504
– – – internus 500, 502
– spinalis capitis 178, 179
– – cervicis 178, 179
– – thoracis 178, 179
– splenius 176
– – capitis 175, 176, 183, 308
– – cervicis 175, 176
– stapedius 101, 568
– –, Innervation 324, 565, 570, 612
– sternalis 188
– sternocleidomastoideus 101, 186, 206, 308, 347, 348, 389
– –, Innervation 320, 327, 613
– sternohyoideus 347

– sternothyroideus 347
– styloglossus 309, 330, 335
– stylohyoideus 101, 309, 329, 330, 331
– –, Innervation 324, 330
– stylopharyngeus 101, 309, 330, 346
– –, Innervation 325
– subclavius 188, 206, 207, 208, 231
– subcostalis 187, 388
– supinator 216, 224, 226
– –, Innervation 592
– supraspinatus 203, 204, 205, 208, 213
– –, Innervation 592
– subscapularis 205, 208, 213, 231
– tarsalis inferior 550
– – –, Innervation 555
– – superior 549, 550
– – –, Innervation 555
– temporalis 310, 329, 330, 345, 369
– –, Gefäßversorgung 360
– temporoparietalis 318, 319
– tensor fasciae latae 253, 255, 256, 265, 289
– – – –, Innervation 290, 594
– – tympani 101, 317, 567, 568, 569
– – –, Gefäßversorgung 360
– – –, Innervation 322, 565, 612
– – veli palatini 101, 330, 337, 338
– – –, Innervation 322
– teres major 203, 204, 205, 208, 213, 240
– – –, Gefäßversorgung 231
– – –, Innervation 592
– – minor 203, 204, 205, 208, 240
– – –, Innervation 592
– thyroarytaenoideus 351
– thyroepiglotticus 351
– thyrohyoideus 347
– –, Innervation 327
– tibialis anterior 268, 271, 272, 273, 276, 277, 280, 281
– – –, Innervation 288, 594
– – posterior 268, 269, 275, 276, 280, 281
– – –, Innervation 289, 594
– transversus abdominis 175, 186, 193, 194, 200, 453, 477
– – –, Innervation 593
– – linguae 335
– – nuchae 181, 182
– – perinei profundus 479, 520
– – – superficialis 479
– – thoracis 186, 187, 388

– – –, Gefäßversorgung 191
– trapezius 101, 175, 180, 181, 183, 203, 206, 207, 320
– –, Innervation 327, 592, 613
– triceps brachii 206, 215, 220, 221, 240, 241, 592
– triceps surae 272, 276
– – –, Innervation 595
– unipennatus 112
– uvulae 337, 338
– vastus intermedius 245, 257, 258, 272
– – –, Innervation 288
– – lateralis 257, 258, 272
– – –, Innervation 288
– – medialis 257, 258, 272
– – –, Innervation 288, 289
– verticalis 335
– vocalis 351
– zygomaticus major 318, 319
– – minor 318, 319
Muskel, Aktivitätshypertrophie 118
–, Bau 113
–, Bewegungsfunktion 117
–, biologisches Verhalten 118
–, Dauerarbeit 118
–, Dehnungsfähigkeit 116
–, Dehnungsreceptoren 117
–, doppelt gefiederter 112
–, Druckkraft 116
–, einfach gefiederter 112
–, eingelenkige 116
–, Formen 112
–, Haltefunktion 117
–, Hebelwirkung 116
–, Hilfsvorrichtungen 113
–, Hüllsysteme 113
–, Inaktivitätsatrophie 23, 118
–, Innervation 55, 144
–, mehrgelenkige 116
–, Nerven 117
–, platter 113
–, plurisegmentaler 101
–, Primärbündel 113
–, spindelförmiger 112
–, unisegmentaler 101
–, Volumen 115
–, wirksame Endstrecke 116
–, Zugkraft 116
–, zweigelenkige 116
Muskelansatz 112
Muskelbauch 112
Muskelfaser 51, 53, 113
–, Innervation 67, 117
–, intrafusale 143
–, Länge 113
–, Verschieblichkeit 113
Muskelführung 110
Muskelgewebe 51
–, Herkunft 92
Muskelgruppen 112

Muskelhemmung 110
Muskellänge 143
Muskelspannung 143
Muskelspindel 117, 142, 143, 144, 596
Muskeltätigkeit,
–, Steuerung 145
Muskeltonus 117, 143
Muskelursprung 112
Muskelzelle 51, 141
Muskulatur, Bewegungsaufbau 117
–, branchiogene 101, 102
–, Dehnungsübungen 118
–, Entwicklung 51
–, glatte 51, 52
–, Herkunft 91
– der Lymphgefäße 124
–, Ordnungsprinzipien 100
–, quergestreifte 51, 53
–, somatische 101
–, viscerale 101, 102
Mutation 18
Muttermund 540, 543
Myelencephalon 603
Myelin 60, 61
Myelinscheide, Entwicklung 60
Myeloarchitektonik 146, 638
Myelocele 582
Myelogenese 580
Myelographie 585
Myeloische Leukocyten 130
Myelomeningocele 582
Myelopoese 133
Myoblasten 52
Myoepikardmantel 392
Myoepithelzellen 29, 163, 165
–, Entwicklung 51
Myofibrillen 11, 51, 53, 55
–, Entwicklung 52
– im Erregungsleitungssystem 57
– des Herzmuskels 56
Myofilamente 53, 54
Myoglobin 13, 53, 55
Myokard 392, 398
Myokardinfarkt 401
Myometrium 514
Myoneurale Synapsen 66
– Verbindung 55
Myosin 52, 54
– in glatter Muskulatur 52
Myosinfilamente 54
Myotom 91, 101, 147
Myxoedem 354

N

Nabel 195
Nabelhernie 89
Nabelring 195
Nabelschleife 89, 419
Nabelschnur 34, 92, 93
–, Gefäße 84
Nabelstrang 195

Nachgeburt 85, 95, 543
Nachhirn 603
Nachniere 89, 486
Nachtblindheit 562
Nacken 183
–, Hautinnervation 356
Nackenband 173
Nackenbeuge 600
Nackenmuskeln 175
–, Gefäßversorgung 207, 358
–, Innervation 356
Nagel 167
Nagelbett 167
Nagelplatte 167
Nageltasche 167
Nagelwall 167
Naht 108
Nanometer 73
Narbe 23, 162
Nase 341
–, Entwicklung 94
Nasenbein s. Os nasale
Nasendrüsen, Innervation 612
Nasenflügel 319
Nasengänge 305
Nasenhöhle, Boden 311
–, Entwicklung 302
–, Gefäßversorgung 360
–, Innervation 321
Nasenkapsel 300
Nasenknorpel 44
Nasenlöcher 157
Nasenmuscheln 305, 343
Nasennebenhöhlen 343
–, Entwicklung 343
–, Gefäßversorgung 360
Nasenschleimhaut, Drüsen 28
–, Innervation 318, 321, 612
Nasenseptum 305
–, Entwicklung 302
Nasenvorhof, Epithel 26
Nasenwand 342
–, Innervation 322
–, laterale 312
Nasenwulst 302
Nävus 13
Nebenhoden 506
–, Gefäße 507
–, Histologie 507
–, Nerven 507
Nebenniere 31, 462, 545
–, Entwicklung 462
–, Gefäße 462
–, Herkunft 26
–, Histologie 463
–, Lage 454
–, Topographie 456, 462
–, Transformationsfeld 463
Nebennierenmark 463
–, Entwicklung 90
–, Innervation 150
Nebennierenrinde 32, 463
–, Herkunft 91
–, Innervation 463
Nebenphrenicus 208
Nebenschilddrüse 31, 354

–, Anlage 93
–, Hormon 50
Nebenzellen 425
Neencephalon 601
Neencephalisation 601
Neocerebellum 615, 619
Neopallium 635
–, Entwicklung 636, 637
Nephron 457, 459
–, Entwicklung 486
–, Funktion 461
Nephrogener Strang 91, 486
Nephrotome 91
Nerv(-en) 62, 146, 147
–, gemischte 62
– des Arms 235
Nerven der Gefäße 125
– der Haut 159, 160
– der Knochen 45, 107
– des Muskels 117
– der Orbita 554
Nervenfaser 57, 59
– im Epithel 25
–, markscheidenfreie 61
–, markscheidenhaltige 60, 146
–, periphere 60
Ia-Nervenfasern 143
Ib-Nervenfasern 143
B-Nervenfasern 62, 149
Nervenfaserbündel 62, 146
Nervengewebe 57
–, Bildung 94
–, Degeneration 63
–, Regeneration 63
Nervensystem 140
–, animalisches 141
–, autonomes 141
–, periphere 140, 146
–, somatisches 141, 148
–, vegetatives 141, 148
Nervenzelle(-n) 57, 140
–, bipolare 148
– des Herzens 400
– der Kopfganglien 581
–, Lebensdauer 6
–, multipolare 148
–, Pigment 13
–, pseudounipolare 148, 581
– des Rückenmarks 587
Nervenzellreizung 59
Nervus(-i)
– abducens 147, 314, 548, 551, 552, 554, 555
– –, Austrittsstelle 605
– –, Kerne 611, 612
– –, Verlauf 323
– accessorius 101, 102, 148, 175, 181, 309, 315, 317, 320, 347, 373
– –, Austrittsstelle 605
– –, Kerne 611, 613
– –, Verlauf 326
– alveolaris inferior 313, 321, 322, 371
– – superior 321
– ampullaris 575
– anococcygei 292

– auricularis magnus 356, 566
– – posterior 181, 324
– auriculotemporalis 321, 322, 325, 371, 566
– axillaris 205, 232, 236, 240
– –, Verlauf 240
– buccalis 321, 322, 371
– canalis pterygoidei 316, 321
– cardiaci thoracici 151
– caroticotympanici 309, 316, 325
– ciliares 558
– – breves 554, 555
– – longi 321, 554, 555
– clunium inferiores 290, 292, 523
– – medii 292
– – superiores 287, 292
– coccygeus 287, 288
– craniales 147, 318
– cutaneus antebrachii lateralis 236, 239, 241
– – – medialis 236, 239, 241
– – – posterior 239
– – brachii lateralis 239
– – – medialis 191, 236, 239, 241
– – – posterior 239
– – dorsalis intermedius 290
– – – lateralis 287, 291
– – – medialis 290, 291
– – femoris lateralis 288, 291, 292, 466
– – – posterior 290, 292, 483
– – surae lateralis 271, 290, 291, 292
– – – medialis 271, 287, 290, 291, 292
– depressor 326
– digitales dorsales 238, 290
– – palmares communes 237
– – – proprii 238
– – plantares communes 291, 292
– – – proprii 291, 292
– dorsalis clitoridis 292, 525
– – penis 292, 521, 522
– – scapulae 181, 208
– erigentes 522
– ethmoidalis anterior 305, 314, 321, 554
– – posterior 305, 321, 554
– facialis 101, 147, 151, 308, 309, 315, 318, 320, 331, 340, 550, 568, 571, 575
– –, Austrittsstelle 605
– –, Kerne 611, 612
– –, Verlauf 323
– femoralis 254, 257, 259, 265, 289, 294, 466

Nervus(-i) femoralis
- –, Lähmungen 290
- –, Innervationsgebiet 288
- –, Rr. cutanei anteriores 292
- frontalis 303, 320, 321, 548, 551, 554
- genitofemoralis 193, 198, 288, 291, 292, 466
- –, R. femoralis 293
- –, R. genitalis 193
- glossopharyngeus 101, 148, 151, 309, 315, 317, 320, 337, 338, 339, 346, 358, 576
- –, Austrittsstelle 605
- –, Ganglion inferius 317
- –, Kerne 611, 612
- –, Verlauf 325
- gluteus inferior 256, 289, 292, 476, 483
- – superior 256, 265, 289, 290, 292, 476, 483
- hallucis lateralis 290
- hypogastricus 484
- hypoglossus 102, 148, 315, 317, 335, 337, 372
- –, Austrittsstelle 606
- –, Kerne 611, 613
- –, Verlauf 327
- iliohypogastricus 193, 198, 288, 291, 456, 466
- –, R. cutaneus lateralis 292
- ilioinguinalis 193, 198, 199, 288, 456, 466, 477
- infraorbitalis 311, 318, 321, 322, 549, 551, 555
- infratrochlearis 321, 554, 555
- intercostales 185, 186, 187, 188, 189, 191, 198, 386
- intercostobrachiales 191, 239
- intermedius 324, 568
- –, Kerne 612
- interosseus (antebrachii) anterior 225, 237, 242
- – – cruris 291
- ischiadicus 256, 265, 290, 291, 292, 476, 483
- –, Lähmungen 290
- –, Innervationsgebiet 289
- labiales anteriores 288, 525
- – – posteriores 292, 525
- lacrimalis 320, 321, 324, 548, 551, 554
- laryngeus inferior 326, 351, 354, 410
- – – recurrens 326, 406, 409, 410
- – – superior 326, 354
- – – –, R. externus 351
- – – –, R. internus 345, 350
- lingualis 321, 322, 324, 337, 371, 372
- lumbales 287
- mandibularis 307, 315, 316, 320, 321, 322, 370
- –, Radix motorica 313
- massetericus 321, 330, 371
- maxillaris 307, 311, 315, 317, 318, 320, 321, 554
- meatus acusticus externus 322
- medianus 220, 221, 222, 223, 225, 227, 228, 230, 232, 236, 237, 241, 242
- –, am Handgelenk 222
- –, Innervationsgebiet 236, 238
- –, R. palmaris 243
- –, Verlauf 237
- mentalis 312, 321, 322
- musculocutaneus 218, 220, 236, 241
- mylohyoideus 313, 321, 322, 330, 331, 372
- nasales superiores posteriores 311
- nasociliaris 305, 311, 321, 548, 551, 554
- obturatorius 256, 259, 264, 265, 288, 295, 466, 477, 482
- –, Innervationsgebiet 288
- –, R. cutaneus 291, 292
- occipitalis major 183, 356, 374
- – – minor 355
- – – tertius 183, 356
- oculomotorius 147, 151, 314, 318, 548, 550, 551, 552, 554, 560
- –, Austrittsstelle 616
- –, Kerne 617
- –, Verlauf 318
- olfactorii 147, 305, 314
- opthalmicus 304, 314, 320, 321, 548, 550, 560
- –, Verlauf 320
- opticus 147, 148, 306, 314, 548, 551, 563
- –, Entwicklung 557
- orbitalis 307
- –, R. lateralis 549
- palatinus 318, 321, 322, 324
- – – major 315, 322
- – – minor 322
- pectoralis lateralis 188, 208
- – – medius 188, 208
- pelvicus 150, 484, 515
- perineales 292, 522, 525
- peroneus communis 260, 265, 289, 290, 292
- – –, Innervationsgebiet 288
- – –, Lähmung 277
- – – profundus 268, 271, 273, 277, 278, 286, 290
- – –, Lähmung 277
- – – superficialis 268, 271, 275, 290
- – –, Lähmung 277
- petrosus major 307, 309, 315, 316, 317, 323, 324, 551, 568, 571
- – – minor 307, 315, 316, 325, 571
- – profundus 307, 317, 324
- phrenicus 186, 188, 191, 206, 208, 373, 386, 409, 414, 438, 467
- –, Verlauf 356, 406
- plantaris lateralis 278, 279, 280, 289, 290, 291
- – – –, R. superficialis 292
- – – medialis 278, 279, 290, 291, 292
- pterygoideus lateralis 322, 330
- – – medialis 322, 330
- pterygopalatini 321, 322
- pudendus 292, 476, 483, 484, 499, 504, 522
- radialis 209, 210, 218, 221, 232, 234, 236, 241, 242
- –, Innervationsgebiet 239, 240
- –, Rr. musculares 226, 227
- –, R. profundus 224, 225, 226, 227
- –, R. superficialis 242
- –, Verlauf 239
- rectales inferiores 292, 522
- saccularis 575
- sacrales 287
- saphenus 271, 283, 289, 291, 292
- scrotales anteriores 288
- – posteriores 292
- splanchnici pelvini 499
- – – sacrales 484
- splanchnicus major 149, 150, 412, 466, 467
- – – minor 149, 150, 412, 466, 467
- spinales 146, 183
- –, Rr. dorsales 180
- stapedius 323, 324, 571
- subclavius 188, 208
- subcostalis 191, 198, 456, 466
- sublingualis 323
- suboccipitalis 170, 176, 178, 179, 183, 356, 374
- subscapularis 205, 208, 236
- supraclaviculares 356, 373
- supraorbitalis 303, 321, 549, 554
- suprascapularis 205, 208
- supratrochlearis 320, 321, 554
- suralis 271, 287, 290, 291, 292
- temporales profundi 322, 330, 371
- tensoris veli palatini 338
- thoracici 187, 191
- thoracicus longus 188, 208, 232
- thoracodorsalis 181, 204, 205, 208, 236
- tibialis 259, 260, 265, 268, 271, 273, 274, 284, 290, 291
- –, Lähmungen 292
- –, Innervationsgebiet 289
- transversus colli 356
- trigeminus 101, 147, 320
- –, Austrittsstelle 605
- –, Kerne 611, 612
- –, Radix motoria 320
- – – –, sensoria 320
- –, Verlauf 320
- trochlearis 147, 314, 320, 548, 551, 552, 554
- –, Austrittsstelle 615
- –, Kern 617
- tympanicus 309, 317, 325, 570
- ulnaris 209, 210, 221, 223, 225, 227, 228, 230, 236, 241, 242, 243
- –, Lähmungen 239
- –, Innervationsgebiet 238, 239
- –, R. palmaris 243
- –, R. profundus 231
- –, R. superficialis 231
- –, Verlauf 238
- utriculoampullaris 575
- vagus 101, 148, 150, 151, 309, 315, 317, 320, 337, 346, 372, 427, 444, 467
- –, Austrittsstelle 605
- – dexter 409
- –, Geschmack 337
- –, Kerne 611, 613
- –, R. auricularis 566
- – sinister 409
- –, Verlauf 325
- vestibulocochlearis 147, 308, 315, 324, 568
- –, Austrittsstelle 605
- –, Ganglien 148
- –, Kerne 611, 612
- zygomaticofacialis 312, 320, 549
- zygomaticotemporalis 549
- zygomaticus 307, 311, 318, 321, 548, 549, 551

Netz 377
Netzförmiges Bindegewebe 41
Netzhaut 560
Netzhautablösung 558, 562
Netzhautschichten 561
Neugeborenes 95
Neuhirn 601
Neuhirnbahnen 608, 615, 637
Neumannsche Scheide 333
Neuralfalte 90
Neuralleiste 37, 90, 580, 581
Neuralplatte 600
Neuralrinne 90, 577

Neuralrohr 89, 90, 99, 577
Neurinom 64
Neurit 57, 58, 59, 581
Neuroblasten 577, 579, 581
Neurocranium 91, 300
–, Entwicklung 300
Neuroendokrine Regulation 32
Neuroepithel 577
–, periventriculäres 601
–, Zellcyclus 577
Neurofibrillen 12, 58, 59
Neurofilamente 59
Neuroglanduläre Synapsen 67
Neuroglia 67
Neurohypophyse 69, 627, 631
–, Entwicklung 630
Neurolemmocyt 59
Neuromusculäre Synapsen 66
Neuron 57, 141, 143
–, afferentes 58, 145
–, efferentes 58, 144, 145
–, Entwicklung 601
–, postganglionäres 149
–, präganglionäres 149
–, viscero-afferentes 148
–, viscero-efferentes 149
Neuronenketten 58, 141
Neurophysin 628
Neuropigmente 638
Neuropil 69
Neuroporus 90, 577
– anterior 90, 600
Neurosekret 59, 628
Neurosekretorische Bahnen 529
Neutrale Mucine 30
Neutralfette 12, 35
Neutrophile Granulocyten 130
– Strukturen 71
Nexus 23
Nicht-hypophysäre Zellgruppen 629
Nidation 78, 538, 540, 541
Niederdrucksystem 121
Niere 454
–, Capsula adiposa 455
–, – fibrosa 454
–, – subfibrosa 454
–, Facies colomesocolica 456
–, – duodenalis 456
–, – gastrica 456
–, – lienalis 456
–, – pancreatica 456
–, Fascien 455
–, Gefäße 455, 460
–, Glomerulus 458
–, Herkunft 91, 92
–, Histologie 456
–, Infarkt 461
–, Kanälchen 457, 459
–, Lage 454
–, Lymphgefäße 461
–, Mark 456

–, Nerven 150, 461
–, Rinde 456
–, Topographie 456
Nierenaplasie 487
Nierenascensus 487
Nierenbecken 456, 461
–, Entwicklung 486
–, Epithel 26
–, Typen 461
Nierenbläschen 486
Nierenkelche 456, 461
Nierenkolik 462
Nierenkörperchen 457
Nierensteine 462
Nierenverdopplung 487
Niesreflex 145
Nischenzellen 384
Nissl-Färbung 638
Nissl-Substanz 9, 58, 148
– nach Nervenzellreizung 59
– bei Regeneration 64
Nitabuchsches Fibrinoid 82, 85
Nociceptoren 596
Noduli valvularum semilunarium 397
Nodulus 619, 622, 646
Nodus atrioventricularis 399
– sinuatrialis 399
Nodus(-i) lymphaticus(-i) 134
– – buccales 366
– – axillares 183, 197, 235, 379
– – bronchpulmonales 385, 411
– – cervicales profundi 339, 354, 366, 372
– – – superficiales 183, 366
– – coeliaci 427, 440
– – colici dextri 444, 466
– – – medii 444, 466
– – – sinistri 466
– – cubitales 235
– – gastrici dextri 466
– – – sinistri 466
– – hepatici 466
– – ileocolici 444, 450, 466
– – iliaci externi 197, 466, 504
– – – interni 499, 504, 508, 513, 514, 516, 522
– – infraclaviculares 379
– – inguinales 183, 197, 287, 499, 514, 522
– – jugulodigastrici 339, 366
– – juguloomohyoideus 366
– – linguales 366
– – lumbales 197, 466, 506, 512, 514
– – mandibulares 366
– – mesenterici inferiores 466, 499
– – – superiores 444, 466
– – occipitales 366

– – oesophagei 366
– – pancreaticolienales 427, 466
– – parasternales 197, 379, 411
– – parotidei 366, 371
– – pectorales 379
– – poplitei 287
– – pulmonales 385, 409
– – retroauriculares 366
– – retropharyngei 366
– – sacrales 499, 504, 510, 514
– – submandibulares 366
– – submentales 339, 366
– – supraclaviculares 366, 373, 379
– – supraclavicularis sinister 364
– – thyroideae 354, 366
– – tibialis anterior 287
– – tracheales 366, 406, 409, 411
– – tracheobronchiales 385, 406, 409, 411
– – vesicales anteriores 504
Noradrenalin 35, 125, 142, 151, 463
Nucleolarmatrix 15
Nucleolonema 14
Nucleolus 15, 17, 18
– in der Prophase 17
Nucleus(-i) 13
– accessorius n. oculomotorii 616, 617
– ambiguus 611, 612, 613
– anteriores thalami 625, 626, 642
– arcuatus 537
– caudatus 601, 625, 632, 633, 637, 653
– –, Entwicklung 637
– cochlearis dorsalis 612, 645
– – ventralis 612, 646
– cuneatus 596, 614, 644
– dentatus 618, 622
– dorsalis corporis trapezoidei 645
– – n. vagi 611, 613
– emboliformis 622
– fastigii 622
– globosus 622
– gracilis 596, 614, 644
– habenulae 624, 654
– infundibularis 629
– intralaminares thalami 625, 626
– laterales thalami 625, 626
– lentiformis 633
– medialis centralis thalami 625
– – thalami 625, 626
– motorius n. trigemini 612
– n. abducentis 612
– n. accessorii 613
– n. facialis 323, 612

– n. hyphglossi 613
– n. oculomotorii 617
– n. trochlearis 617
– niger 616
– olivaris 597, 603, 614, 621, 622
– originis 609
– paraventricularis 628
– pontis 615
– praetectalis 647
– pulposus 89, 172
– reticularis thalami 625, 626
– ruber 598, 616, 617, 618, 622
– salivatorius inferior 611, 612
– – superior 341, 611, 612
– sensorius principalis n. trigemini 611, 612, 615
– subthalamicus 618, 626, 627
– –, Entwicklung 623
– supraopticus 537, 628
– terminationis 608
– thoracicus 588, 597
– tractus mesencephalici n. trigemini 611, 612
– – solitarii 611, 612, 613, 647
– – spinalis n. trigemini 611, 612, 613, 615
– ventralis anterolateralis 626
– – corporis trapezoidei 645
– – intermedius thalami 626
– – posterolateralis thalami 644
– – posteromedialis thalami 644
– ventromedialis 537, 629
– vestibularis inferior 612, 646
– – lateralis 612, 613, 646
– – medialis 612, 646
– – superior 612, 646
Nuelscher Raum 574
Nystagmus 646

O

Oberarm, Gefäßnervenstraße 241
Oberarmknochen s. Humerus
–, Biegungsbeanspruchung 105
Oberarmmuskel 218
–, dorsale Gruppe 221
–, ventrale Gruppe 220
Oberbauch 416
–, Eingeweide 422
Oberbauchorgane, Schleimhautinnervation 613
Obere Extremität 208
– –, arterielle Anastomosen 232

Obere Extremität
– –, Bänder 211
– –, Gelenke 211
Oberes Sprunggelenk 266
– –, Achse 275
Oberflächenepithel 24
Oberflächensensibilität 644
Oberflächliche Körperfascie 114
Oberhaut 157, 158
Obex 603
Oberkiefer s. Maxilla
Oberkieferzähne, Innervation 322
Oberkieferwülste 302
Oberlippe 319
Oberschenkel, Gefäßnervenstraßen 294
–, Gefäßversorgung 282
–, Innervation 291
Oberschenkelhaut, Innervation 288, 289, 290
Oberschenkelknochen 245
Oberschenkelmuskeln 257
Occipitallappen, Gefäßversorgung 357
Ödeme 22, 41, 159
Odontoblasten 333
Ohr 563
–, Entwicklung 94
Ohrbläschen 94, 563
Ohrhöcker 565
Ohrmuschel 45, 319, 565
–, Entwicklung 565
Ohrplacode 90, 563
Ohrschmalz 566
Ohrspeicheldrüse 340
Ohrtrompete 571
Olecranon 210, 221, 223, 225
Olfactorisches System 634
Oligodendrocyten 59, 68, 579
Oliven 603, 613
Omentum 377
– majus 4, 416, 421, 423
– minus 419, 421, 423, 433
Omnipotenz 77, 78
Omphalocele 195
Onkocyten 355
Ontogenese 2, 74
Oocyte 534
– bei der Besamung 76
Oogenese 75, 533
Oogonien 491, 534
Oolemm 534, 535
Operculum 328
Opposition des Daumens 217
Optische Reflexbahn 647
Optisches Rindenfeld, primäres 635, 640
– –, sekundäres 640
Optische Stellreflexe 598
Optisches Supplementärfeld 641
Ora serrata 552, 560
Orbiculus ciliaris 558
Orbita 548

–, Gefäße 553, 554
–, Knochen 548
–, Nerven 554
–, Öffnungen 548
Orbitalabscesse 305
Orcein 39
Organkapsel 39, 42
Organogenese 74
Organon vomeronasale 311
Orgasmus 533
Orgastische Manschette 533
Organum gustum 576
– olfactum 576
– spirale 573
– vestibulocochleare 563
– visus 548
Orientierungslinien am Schädel 656
Origo 112
Ortsständige Bindegewebszellen 36
Os(sa)
– capitatum 211, 216, 218, 228
– carpi 211
– coccygis 171, 258, 470, 479
– coxae 468
– cranii 303
– cuboideum 249
– –, Muskelursprünge 278
– cuneiforme intermedium 249
– – laterale 249
– – mediale 249, 273, 275, 276
– cuneiformia, Muskelursprünge 278
– digitorum manus 211
– – –, Verknöcherung 298
– – pedis 249
– – –, Verknöcherung 299
– ethmoidale 305, 548
– –, Entwicklung 300
– frontale 304, 313, 319, 548
– –, Knochenbildung 48
– –, Entwicklung 300
– hamatum 211, 228
– hyoideum 331, 347
– –, Entwicklung 300
– ilium 174, 469
– –, Gefäßversorgung 469
– –, Verknöcherung 299
– incisivum 311, 315
– ischii 259, 469
– –, Verknöcherung 299
– lacrimale 304, 312, 548
– –, Entwicklung 300
– lunatum 211, 216, 218
– metacarpalia 211, 226, 228
– –, Verknöcherung 298
– metatarsale I 273, 276
– –, Verknöcherung 299
– metatarsalia 249
– nasale 304, 312, 319
– naviculare 211, 249

– occipitale 171, 178, 304, 310, 313, 315
– –, Entwicklung 300
– –, Knochenbildung 48
– palatinum 311, 548
– –, Entwicklung 300
– parietale 304, 309, 313, 314, 330
– –, Entwicklung 300
– –, Knochenbildung 48
– pisiforme 211, 216, 218, 222, 223, 231
– pubis 193, 196, 251, 259, 469
– –, Gefäßversorgung 469
– sacrum 171, 174, 177, 179, 180, 254, 255, 469
– scaphoideum 211, 218
– sesamoidea der Hand 211
– sphenoidale 304, 306, 548
– –, Entwicklung 300
– tarsi 248
– temporale 304, 316, 307
– –, Entwicklung 300
– –, Knochenbildung 48
– trapezoideum 211, 217, 226, 228
– trigonum 248
– triquetrum 211, 218
– zygomaticum 304, 311, 316, 319, 548
– –, Entwicklung 300
Osmiumsäure 71
Ösophago-Trachealfistel 382
Ösophagus 190, 406, 345, 409
–, Drüsen 29
–, Epithel 25, 26
–, Gefäßversorgung 408
–, Innervation 410
–, Verlauf 406
–, Wandbau 407, 408
Ösophagusanlage 93
Ösophagusengen 407
Ösophagusmund 406
Ösophagusmuskulatur 102, 408
Ösophagusvaricen 410
Ösophagusvenen 197, 439
Ösophagusverschluß 407
Ossicula auditus 568
Ossifikation, chondrale 48
–, enchondrale 49
– nach Knochenbruch 47
–, perichondrale 48
–, Regulation 50
Osteoblasten 48
–, Sekretion 26
Osteocranium 300
Osteocyten 45, 47
Östrogene 35
Osteogene Zellen 46, 47, 48
Osteoid 48
Osteoklasten 47, 48, 49, 50
Osteomalacie 47
Osteon 45

Osteoporose 530, 546
Ostien 393
Ostium aortae 398
– atrioventriculare dextrum 393, 397
– – sinistrum 393, 395, 398
– pharyngeum tubae auditivae 345
– urethrae 502
– –, Entwicklung 494
– – externum 520, 523
– – internum 520
– uteri 514
– uterinum tubae 512
– vaginae 523
Östradiol 529, 538
Östrogen 79, 536, 537, 538, 541, 544
– in der Placenta 85
Östrus 75
Otitis media 571
Otolithen 575
Otosklerose 569
Ovales Bündel 588, 590
Ovar 31, 32, 510, 512, 533
–, Entwicklung 491
–, Gefäße 512
–, Histologie 511
Ovarialfunktion 545
Ovarielle Hormone 537
– Zwischenzellen 536
Ovariektomie 79
Ovulation 75, 537, 538
Ovum 76
Oxytocin 626, 628

P

Pacchionische Granulationen 368
Pachytänstadium 20
Pacinische Körper 143
Palaeocortex 636
Palaeocerebellum 619, 622
Palaeopallium 635, 638
–, Entwicklung 636
Palatochisis 303
Palatoquadratum 301
Palatum durum 315, 337
– molle 337
– –, Innervation 325
– –, Muskeln 337, 338
Pallium 603, 626, 632, 638
–, Entwicklung 635
Palmaraponeurose 223, 231, 243
Palmarflexion 216
Palpation 2, 549
Panethsche Körnerzellen 27, 448
Pankreas 428
–, anuläres 429
–, Gastrinzellen 448
–, Gefäße 429
–, Entwicklung 93, 418, 428
–, Histologie 430
–, Innervation 150, 430, 467

Pankreas
–, Lamellenkörperchen 162
–, Lymphgefäße 429
–, Makroskopie 429
–, Schaltstücke 431
–, Topographie 430
Pankreaskopf 430
Panniculus adiposus 159
– –, Geschlechtshormone 531
Papez-Kreis 654
Papilla(-ae) duodeni
 major 427, 429
– – minor 427
– foliatae 336, 576
– –, Geschmacksfasern 337
– filiformes 335
– fungiformes 336
– –, Geschmacksfasern 337
– lacrimales 551
– linguales 335
– mammae 165
– renales 456
– umbilicalis 195
– vallatae 336, 576
– –, Geschmacksfasern 337
– Vateri 427
Papillarkörper 160
– im Alter 162
Pappenheim, Färbung
 nach 131
Parachordalia 300
Paracolpium 480, 515
Paracorticale Zone der
 Lymphknoten 136, 137, 139
Paracystium 480, 501
Paradidymis 488, 506
Paraganglion caroticum 358
Paragenitalis 492
Parallele Beckenenge 475
– Beckenweite 474, 475
Parametrium 480, 514
Paraurethraldrüsen 521
–, Entwicklung 493
Paraplasma 12
Paraplegie 598
Paraproctium 480, 497, 499
Parasympathicus 151, 588
–, Wirkungsweise 152
Parathormon 355
Paraxiales Mesoderm 89, 90, 485
Parietales Mesoderm 417
Parkinsonsche Erkrankung 653
Parodontium 334
Parodontose 331
Paroophoron 488, 493, 512
Parotisloge 371
Pars ascendens
 duodeni 427
– ampullaris tubae 493
– caeca retinae 560, 556
– cardiaca ventriculi 422
– ciliaris retinae 549, 556, 558
– contorta 457, 459, 460

– descendens duodeni 427, 429
– – –, Topographie 428
– flaccida des Trommelfells 566
– horizontalis duodeni 427
– – –, Topographie 428
– iridis retinae 556, 560
– membranacea
 cordis 394, 397, 399
– optica retinae 549, 556, 560
– pendulans 518
– petrosa 307, 308, 314
– pylorica 422
– –, Gastrinzellen 448
– recta 457, 459, 460
– superior duodeni 427
– – –, Topographie 428
– spongiosa 520
– tecta duodeni 427
– tensa tympani 566
– triangularis 640
– uterina tubae 512
PAS-Reaktion 40, 41, 72
Passavantscher Wulst 337, 347
Passive Immunisierung 139
Patella 246, 257, 258, 260, 263, 264, 272
–, tanzen 264
Patellarsehnenreflex 144, 591
Paukenhöhle 308, 566, 567
–, Gefäße 570
–, Innervation 325, 570
–, primitive 564
–, Schleimhaut 570
Pecten ossis pubis 259, 469, 473
Pedunculus cerebellaris inferior 597, 604, 619
– – medius 603, 604, 608, 619
– – superior 597, 605, 619
Pelvis 468
– major 473
– minor 473
– renalis 461, 488
Pendelbewegungen 447
Penis 35, 159, 488, 518, 519
–, Entwicklung 494, 529, 530
–, Gefäße 521
–, Hautinnervation 292
–, Lymphabflüsse 521
–, Nerven 521
– bei der Kohabitation 533
Perianale Haut 162, 163
Periarchicortex 634, 638, 653
Pericard 377, 380, 405, 409
–, Entwicklung 405
Pericardhöhle 92
–, Epithel 25
–, Gefäße 191

–, Innervation 356
Pericardialraum, primärer 392
Pericarditis 405
Perikaryon 57, 58, 142, 145, 146
Perichondrale Ossifikation 48
Perichondrium 43, 44, 48
Pericyten 124
Perilymphatische Räume,
 Entwicklung 564
Perimetrium 514
Perimysium externum 113
– internum 113
Perineum 485
Perineurium 62
Perinucleärer Raum 14
Periodontium 334
Periorbita 549
Periorchium 200, 522
Periost 46, 47, 49, 106, 107
–, Innervation 107
–, Lamellenkörperchen 162
Periphere Nervenfaser 60
Peripheres Nervensystem 140
– –, Bau 146
Periportales Feld 435
Peristaltik 407
Peristaltische Bewegungen 447
Peritendineum 42, 113
Peritonealmakrophagen 132
Peritoneum 377, 416
–, Epithel 25
–, Schmerzempfindlichkeit 417
Peritonitis 417
Periurethrale Drüsen 510
Periventriculäres Neuroepithel 601
Perivitelliner Raum 76
Perkussion 2
Permeabilität 8, 41
Peroxysomen 11
Pes 297
– anserinus 257, 258, 259, 260, 264
– calcaneus 281
– equinovarus 277
– plano-valgus 281
– planus 281
– valgo-planus 281
– valgus 281
– varus 281
Petiolus 349
Peyersche Platten 448
Pfannenband 269, 280
Pfannenlippen 109
Pfeilerzellen 573, 574
Pflugscharbein s. Vomer
Pfortader 127, 439
Pfortadersystem 120, 195
– der Hypophyse 628, 629
Phagocytose 8, 37, 131
Phagosomen 11
Phalanx 211
Phallus, Entwicklung 494

Phäochrome Zellen 463
Pharynx 345
–, Gefäße 360
–, Geschmack 337
Pharynxmuskulatur 101, 346
–, Innervation 612, 613
Pharynxschleimhaut 345
–, Innervation 325
Phokomelie 299
Phylogenese 2, 74
Physiologischer Nabelbruch 195
Physiologischer Querschnitt 115
Pia mater 140
– – encephali 368
– – spinalis 369
Pigment 12
– in Nervenzellen 59
Pigmentarchitektonik 638
Pigmentepithel 26, 556, 561
Pigmentnävus 13
Pigmentzellen 37, 90
PIF 536
Pili 165
Pinocytose 8, 35
– in glatten Muskelzellen 52
Pituicyten 69
Plazenta 31, 77, 80, 85, 93, 538, 541
–, Bau 83
–, Entwicklung 79
–, Funktion 85
–, Gewicht 83
–, Größe 83
– hämochorialis 82
–, Lösung 95
– bei Mehrlingen 96
– praevia 79
–, reife 83
–, Zotten 81, 83, 84
Placentacapillaren 84
Placentagefäße 82
–, fetale 84
–, materne 84
Placentakreislauf 91, 391
Placentalappen 83
Placentation 79
Placoden 90
Plantarreflex 145, 266, 268, 275, 591
Planum temporale 304
Plasmalemm 7
Plasmazellen 36, 134, 136, 138
Plasmodium 6
Platte Knochen 104
Platter Muskel 113
Plattenepithel 25, 29
Plattfuß 281
Plattknickfuß 281
Platysma 101, 318, 319, 347
–, Innervation 324
Pleura 377, 383, 385
– costalis 188, 189, 386
– diaphragmatica 188, 386

Pleura, Epithel 25
–, Gefäße 191
–, Histologie 386
–, Innervation 356, 386
– mediastinalis 386, 403
– parietalis 385
– visceralis 385
Pleurahöhle 379, 385, 386
Pleurakuppel 386
Pleurapunktion 189
Pleuritis 387
Plexus(-us) 147
– aorticus 412
– – abdominalis 467
– brachialis 147, 185, 188, 205, 206, 208, 235, 241, 362, 363, 373
– –, Pars supraclavicularis 208
– cardiacus 326, 400, 401
– caroticus 309, 316
– cavernosi concharum 342
– cervicalis 147, 355
– choroideus 69, 607, 635, 656
– –, Anlage 600
– –, Epithel 26
– – ventriculi lateralis 655
– – – quarti 656
– – – tertii 624, 655
– coccygeus 147, 292, 288, 482, 523
– coeliacus 427, 438, 430, 467, 506
– deferentialis 199
– entericus 447
– gastrici 467
– hepaticus 467
– hypogastricus 499
– – inferior 467, 484, 504
– – superior 484, 467
– iliaci 467
– lienalis 440, 467
– lumbalis 147, 188, 193, 254, 482
– lumbosacralis 147, 287, 288, 466, 482
– mesentericus inferior 452
– – superior 452, 512
– myentericus 408, 426, 427, 447, 452
– oesophageus 326, 409, 467
– ovaricus 512, 513
– pampiniformis 199, 465, 506, 508
– parotideus 324, 340, 371
– pelvinus 484, 452
– pharyngeus 101, 325, 326, 338
– prostaticus 484, 510
– pterygoideus 364, 370, 554
– pudendus 147, 292, 482
– pulmonalis 326
– rectalis 484, 512
– renalis 461, 463, 467, 506, 512
– sacralis 147, 254, 256, 288, 290, 482, 523
– submucosus 408, 426, 427, 447, 452
– suprarenalis 463, 467
– testicularis 199
– thyroideus 354, 404
– tympanicus 309, 325, 570
– uterovaginalis 484, 514, 516
– vagalis 427
– venosus 183
– – cervicalis uteri 514
– – prostaticus 482, 503, 521
– – rectalis 439, 482, 499
– – vaginalis 482, 514, 516
– – vertebralis 412
– – – externus 183
– – – internus 469
– – uterinus 482, 514
– – vesicalis 482, 502, 503, 521, 525
– vertebralis 170
– vesicalis 484, 504
– vesicoprostaticus 508
Plica(-ae) alares 260
– aryepiglottica 351, 352
– axillares 240
– cardiaca 422
– ciliares 558
– circulares 444, 447
– ileocaecalis 443
– incudis 570
– longitudinalis duodeni 427
– mallearis anterior 568, 570
– – posterior 570
– m. tensoris tympani 570
– n. laryngei 326, 345
– palmatae 514
– rectouterina 512, 514
– rectovesicalis 500, 501
– rugarum 516
– semilunares coli 499, 450
– spiralis 439
– stapedis 570
– sublingualis 341
– synovialis infrapatellaris 260
– transversales recti 494
– umbilicalis lateralis 195, 200
– – medialis 391
– – –, Entwicklung 395
– – mediana 195, 501
– vesicalis transversa 500
– vestibularis 352, 353
– villosae 423
– vocalis 352, 353
Ploidiemutation 18
Pluripotenz 77
Plurisegmentale Muskeln 101
Plurivacuoläre Fettzellen 35

Pneumatisierte Knochen 104
Pneumonie 385
Pneumothorax 389
Podocyten 458
Polarisationsmikroskopie 38
– im Knorpel 44
Polkissen 458
Pollux 211
Polydaktylie 299
Polyhydramnion 93
Polymastie 164
Polypeptidhormon-bildende Zellen 448
Polyploidie 14, 18
Polyribosomen 11
Polyspermie 76
Polysynaptischer Reflex 145
Pons 597, 601, 603
Poren in Capillaren 123
Porta hepatis 433
Portalkreislauf der Hypophyse 529
Portalvenen 629
Portio major n. trigemini 322
– minor n. trigemini 322
Portio supravaginalis 513
– vaginalis 515
Porto-Cavale Anastomosen 197, 412, 439
Porus acusticus externus 304, 307
– – internus 308, 314, 323, 315, 575
– gustatorius 576
Postganglionär 149, 150
Posticus 351, 352
Postklimakterium 546
Postmenopause 546
Postnatale Entwicklung 96, 545
Postsynaptische Membran 65
Potentia coeundi 532
Prächondrales Gewebe 44
Prächordalia 300
Prächordalplatte 87, 88, 91, 92
Prädentin 333
Praecuneus 635
Praeputium 518
– clitoridis 524
Präganglionär 149
Präleptotän 20
Prämenopause 546
Prämolaren 335
Prärenale Fascie 455
Präspermatiden 525
Präspermiden 525
Präsynaptische Hemmung 67, 142
– Membran 65
Prävertebrale Ganglien 148, 149, 150, 412, 467
Pressoreceptoren 358
Primär retroperitoneale Organe 417

Primäre Keimstränge 489
– Mundbucht 302
– Lysosomen 11
– Oocyten 534
– Reizung 59
– Rückenmuskeln 175, 176
– Sinnesepithelzellen 562
– Thoraxmuskeln 186
Primärer Dottersack 86
– Gaumen 302
Primäres Kiefergelenk 301
– Knochenmark 49
Primärbündel des Muskels 113
Primärfollikel 534
–, lymphatische 134
Primärharn 458, 461
Primärzotten 80
Primitive Paukenhöhle 564
Primitiver Sinus urogenitalis 494
Primitivgrube 87
Primitivknoten 87, 89
Primitivstreifen 87, 89
Primitivrinne 87
Primitivorgane, Anlage 89
Primordialcranium 300
Primordialfollikel 534
Primordium vesicourethrale 488
Processus(-us) accessorius 170
– alveolaris 316
– – mandibulae 304
– – maxillae 304, 311
– articularis inferior 169
– – superior 168, 169
– ciliares 558, 559
– clinoideus 306, 314
– cochleariformis 567
– condylaris mandibulae 304, 313, 330
– coracoideus 203
– coronoideus mandibulae 304, 313, 330
– – ulnae 210
– costarius 168, 170
– costotransversarius 347
– ethmoidalis ossis ethmoidalis 305
– frontalis maxillae 304, 311
– – ossis zygomatici 311
– intrajugulares 309, 315
– lacrimalis ossis ethmoidalis 305
– mamillaris 170
– mastoideus 308
– maxillaris ossis ethmoidalis 305
– orbitalis ossis palatini 311, 317
– palatinus maxillae 311, 315, 316
– pterygoideus 307, 316, 317
– sphenoidalis 311
– spinosus 168, 170

Processus (-us) styloideus ossis temporalis 301, 304, 307, 309, 316
– – radii 210
– – ulnae 210, 215
– transversus 168, 169
– uncinatus ossis ethmoidalis 305
– – pancreatis 429
– vaginalis peritonei 200, 201, 202
– vocalis 349, 351
– xiphoideus 184, 187, 190, 193
– zygomaticus maxillae 304, 311
– – ossis frontalis 304
– – – temporalis 304, 308, 316
Proctodaeum 485
Proctodealdrüsen 495
Progesteron 79, 529, 538, 541, 541, 544
– der Placenta 85
Projektionsbahnen 642
Prolactin 536, 537, 538, 542, 544, 631
Proliferationsknoten 84
Proliferationsphase 538, 539
Prometaphase 17
Prominentia canalis facialis 567
– – semicircularis lateralis 567
– laryngea 349, 372
– mallearis 568
Promontorium 171, 473, 474, 475, 567
Pronation des Fußes 268, 275
– –, Achsen 269
– des Unterarms 214, 215, 223, 225
– – –, Muskeln 216
Pronephros 486
Pronucleus 76
Prophase 17
–, meiotische 20
Proportionen 100
– des Keims 94
Proprioceptoren 142, 145
Prospektive Bedeutung 77
– Potenz 77
Prostaglandine 540
Prostata 488, 498, 502, 508, 509, 519, 530, 531
–, Drüsenform 29
–, Entwicklung 92, 493
–, Gefäße 510
–, Histologie 509, 510
–, Lymphgefäße 510
–, Nerven 510
Prostatahypertrophie 493
Proteasen 75
Proteinbiosynthese 11, 15, 20
– in Nervenzellen 59
– bei der Sekretbildung 27
Proteine 12, 40
– im Kern 15

Proteinkoagulatoren 70
Proteolytische Enzyme 131
– – bei der Implantation 78
Prothrombin 129, 132
Protuberantia occipitalis externa 181, 310, 316
– – interna 310, 314
– mentalis 312
Protofibrille 38, 39
Protoplasmatische Astrocyten 68
Protozoen 5
Proximaler Tubulus 457
Prussakscher Raum 568, 570
Pseudopodien 21
Pseudounipolare Nervenzellen 58, 148, 581
Psoasarkade 413
Ptosis 560
Pubarche 545
Pubertas praecox 624
Pubertät 538, 544, 545
Puerperium 544
Puff-Bildung 17
Pulmo s. Lunge
Pulmonalklappe 394, 397
–, Projektion 402
Pulpa dentis 34, 332, 334
– lienalis 441
Pulpaarterien 441
Pulpavenen 441, 442
Pupille 555, 560
–, Weite 152
Pupillenreflex 152, 647
Pupillenreflexbogen 649
Pulvinar 624, 626
Punctum nervosum 355, 373
Punktion des Kniegelenks 264
Purkinjefasern 398, 399
Purkinje-Zellen 58, 620, 621, 622
Putamen 601, 633, 637, 653
Pyelitis 462
Pyelogramm 462
Pygopagus 98
Pyknisch 100
Pylorus 422
Pylorusdrüsen 426
Pyramidales System 146, 647, 650
Pyramide 601, 603, 619
Pyramidenbahn 597, 615, 618, 637, 650
Pyramidenschichten des Isocortex 638, 639
Pyramides renales 456
Pyramis vermis 619
Pyrrolfarbstoff 13

Q

Quadratusarkade 413
Qualität 141
Querfortsätze 168

– der Brustwirbel 177, 179, 180
– der Halswirbel 177, 179, 180
Quergestreifte Muskulatur 51, 53
Querschnittslähmung 186, 584, 598
Querstreifen der Kollagenfasern 38

R

Rachen 345
–, Fascien 345
Rachendachhypophyse 630
Rachendrüsen,
–, Innervation 612
Rachenmembran 92
Rachenschleimhaut 345
–, Innervation 612
Rachischisis 582
Radgelenk 111
Radialisparese 240
Radialispuls 222, 233
Radiatio optica 650
Radiculäre Innervationsstörungen 585
Radius 210, 214, 218
–, Muskelansätze 226, 227
–, Verknöcherung 298
Radiusperiostreflex 591
Radix dentis 332
– linguae 335, 346
– –, Geschmacksfasern 326
– mesenterii 443
– oculomotoria 554
– penis 518
– pulmonis 382
– superior ansae cervicalis 372
Radspeichenkern 138
Ramus(-i)
– acetabularis 283
– acromialis, A. suprascapularis 358
– –, A. thoracoacromialis 231
– ad pontem 357
– alveolares superiores anteriores 322
– – – medii 322
– – – posteriores 311, 321, 322
– anales 522
– auriculares, A. auricularis posterior 359
– –, N. vagus 309, 317, 326, 566
– – anteriores, A. temporaris superficialis 360
– bronchiales, Aorta thoracica 384, 412
– –, N. vagus 409, 410
– –, A. thoracia interna 191
– buccales 323, 324
– calcanei, A. tibialis posterior 284, 285

– – laterales, N. suralis 292
– – mediales, N. tibialis 291, 292
– cardiaci cervicales inferiores 326, 410
– – – superiores 326
– caroticotympanici 361
– carpeus dorsalis, A. radialis 233
– – –, A. ulnaris 234
– – palmaris, A. ulnaris 234
– circumflexus, A. coronaria sinistra 401
– – fibulae 283, 284, 285
– clavicularis 231
– colli 323, 324, 347
– communicans des Sympathicus 149, 150
– – albus 586
– – cum chorda tympani 323
– – griseus 586
– – peroneus 290, 292
– cricothyroideus 359
– cutaneus anterior, Nn. intercostales 191
– – laterales 191
– cutanei cruris 291
– deltoideus 231, 232
– dentales inferiores 322
– – superiores 322
– digastricus 323, 324
– dorsalis, N. spinalis 586
– dorsales linguae 359
– – n. ulnaris 238
– epiploici 426
– externus n. laryngei superioris 326
– femoralis 291
– – n. genitofemoralis 288
– frontalis, A. temporalis superficialis 360
– gastrici 426
– – anteriores n. vagi 326
– – posteriores n. vagi 326
– genitalis, N. genitofemoralis 193, 199, 288, 292, 477, 525
– gingivales inferiores 322
– – superiores 322
– iliacus 196, 469
– inferior n. oculomotorii 320
– infrapatellaris 289, 291, 292
– inguinales 282
– intercostales anteriores 191
– internus n. laryngei superioris 326, 345
– interventricularis anterior 401
– – posterior 401
– labiales 282
– linguales n. glossopharyngei 325

Ramus(-i) linguales
– – n. vagi 326
– – malleolares
   laterales 284, 285
– – mediales 284, 285
– mammarii 191
– mandibulae 304, 312
– marginalis
   mandibulae 323, 324
– mediastinales 191, 409, 412
– meningeus, A.
   vertebralis 357
– meningei, N.
   ophthalmicus 368
– –, Nn. spinales 183, 369, 587
– mylohyoideus 360
– nasales, N.
   nasociliaris 321
– nasales posteriores, N.
   maxillaris 322
– obturatorius 196
– occipitalis, A. auricularis
   posterior 359
– oesophagei der
   Aorta 408, 412
– – n. vagi 326, 410
– orbitales, Ganglion
   pterygopalatinum 307
– ovaricus 512, 514
– palatini 323
– palmaris n. mediani 237
– – n. ulnaris 238
– – profundus 232, 234
– – superficialis 232, 233
– palpebrales 320
– pancreatici 429
– parotidei 360, 364
– pectorales 231
– perforantes, Fuß 285, 286
– – der Hand 232
– – der Thoraxwand 191
– pericardiaci, Aorta
   thoracica 412
– – n. phrenici 405
– perineales 290
– pharyngei, A. pharyngea
   ascendens 325
– – n. glossopharyn-
   gei 325
– – n. vagi 326
– phrenicoabdominales 467
– plantaris profundus 284, 285, 286
– pterygoidei 360
– pubicus, A. epigastrica
   inferior 196
– scrotales anteriores, A.
   femoralis 282
– – posteriores, A. pudenda
   interna 522
– sinus carotici 325
– spinales, A. cervicalis
   profunda 358
– –, A. vertebralis 357
– sternales 191
– sternocleidomastoidei 356, 359
– stylohyoideus n.
   facialis 323, 324
– subscapulares 231
– superior, n.
   oculomotorii 320
– temporales n.
   facialis 323, 324
– tentorii 368
– thymici 191, 403
– tonsillares, N.
   glossopharyngeus 325
– tonsillaris, A. palatina
   ascendens 339
– –, A. facialis 359
– tracheales, A. thyroidea
   inferior 406
– – n. vagi 326, 410
– trapezius 356
– tubarius 513, 514
– vaginales 516
– ventrales, Nn.
   intercostales 191
– ventrales der
   Spinalnerven 147, 208, 586
– zygomatici n.
   facialis 323, 324
– zygomaticofacialis 321, 324
– zygomaticotemporalis 321
Randschleier 577
Randsinus 135
Randzone der Placenta 83
Ranvierscher Knoten 60
– – im Zentralnerven-
   system 61
Raphe anococcygea 478, 479
– mylohyoidea 331
– pharyngis 346
– pterygomandibularis 319, 328, 329, 346
– scroti 488
Raster-Elektronenmikroskopie 73
Rathkesche Tasche 630
Rauhes endoplasmatisches
   Reticulum 9, 11, 27, 39
– – – in Nervenzellen 58
Rautengrube 603
Rautenhirn 150, 152, 603
–, absteigende Bahnen 615
–, aufsteigende
   Bahnen 614
–, Eigenapparat 613
–, Entwicklung 600, 606, 607, 608
–, Tegmentum 609
Rautenlippen 619
Reaktionszentren 134, 136, 441
Receptoren 140, 141, 143, 145
– des Bewegungs-
   apparates 597
– für Eigenreflexe 142
– der Haut 597
– des vegetativen
   Systems 148
Receptororgane der
   Haut 160
Recessus(-us) axillaris 212
– costodiaphragmaticus 186, 189, 386, 388
– costomediastinalis 386
– duodenalis inferior 443
– – superior 201, 443
– epithympanicus 567, 571
– ileocaecalis inferior 443
– – superior 443
– inferior omentalis 442
– infundibuli 627
– lienalis 442
– membranae
   tympani 570
– paraduodenalis 443
– pinealis 655
– piriformis 345, 352
– pleurales 386
– retrocaecalis 443
– retroduodenalis 443
– sphenoethmoidalis 306, 343, 344
– subpopliteus 260, 265
– superior omentalis 442
– suprapinealis 655
– tubotympanicus 564, 565
Rechter Ventrikel 409
Rechtes Herzohr 409
Rectum 451, 494, 496
–, Entwicklung 485
–, Gefäße 498
–, Lymphabflüsse 499
–, Nerven 499
Rectusdiastase 195
Rectusscheide 188, 192, 193, 194
Recurrensparese 352
Reduktionsteilung 19, 20
Reflexe beim Säugling 591
–, cuti-viscerale 153
– des vegetativen Nerven-
   systems 152
–, spinale 590
Reflexbogen 142
Reflexkollaterale 143
Reflexzentren des vegeta-
   tiven Nerven-
   systems 152
Regelklassen 15
Regenbogenhaut 560
Regeneration 23
– der Haut 162
– von hyalinem
   Knorpel 44
– von Muskulatur 53
– von Nerven 63
– von Sehnen 42
Regenerationsschicht der
   Epidermis 158
Regio analis 518
– antebrachii 242
– brachii 241
– colli anterior 372
– – lateralis 373
– – posterior 183, 374
– cruris 295, 296
– cubiti 241
– entorhinalis 638
– faciei 371
– – lateralis profunda 370
– genus anterior 295
– – posterior 295
– glutea 292
– hypochondriaca 440
– infratemporalis 370
– inguinalis 198
– malleolaris lateralis 297
– – medialis 297
– nuchae 175
– olfactoria 343, 576
– parotideomasseterica 371
– perinealis 518, 522
– pubica 518
– pylorica 426
– respiratoria 342
– sternocleidomastoidea 372
– subinguinalis 293
– sublingualis 372
– temporalis 369
– urogenitalis 518
Regionärer
   Lymphknoten 135
Regulation 1, 140
– der Ossifikation 50
Reifeteilungen 20
Reifezeichen 50, 89, 95
Reihung des Epithels 25
Reinkesche Kristalle 12
Reinnervation 64
Reißnersche Membran 573
Reiz 142
Reizleitungssystem s. Erre-
   gungsleitungssystem
Reizschwelle 57
Rekonstruktionsphase 18
Rekurrente Hemmung 142
Relative
   Herzdämpfung 401
Releasing factors 626, 629
Releasing-Hormone 529, 536
Ren 454
Renculus 546
Renin 459
Renshaw-Zellen 142, 588
Reposition des
   Daumens 217
Repressor 94
Reproduktionsbiologie 74
Residualkörper 11
Residualluft 389
Resorcinfuchsin 39
Resorption des Darms 446
Resorptionszellen 445
Rete acromiale 231
– articulare cubiti 232, 234
– – genus 283
– calcaneum 284, 285
– carpi dorsale 232, 233, 234
– – palmare 232, 233, 234
– malleolare laterale 284, 285
– – mediale 284, 285
– ovarii 491
– patellae 284

Rete scapulare 231
- testis 505
- -, Entwicklung 490
- venosum dorsale manus 234
- - - pedis 286, 287
- - plantare 287
Reticuläre Fasern 36
- - bei Nervenfasern 59
Reticuläres Bindegewebe 34
- - - im Knochenmark 133
Retikulinfasern 34, 40, 41
-, Außenversilberung 40
- in Capillaren 123
-, Entwicklung 40
- im Nerven 62
- des Sarkolemms 56
Reticulocyten 130, 133
Reticuloendotheliales System 37, 129, 130, 135, 136, 139, 435, 463
Retikulumzellen 34, 40, 49, 134, 135
- der Milz 441
-, undifferenzierte 36
Retina 560, 650
-, Entwicklung 555
-, Pars caeca 556, 560
-, - ciliaris 556, 558
-, - iridica 556
-, - iridis 560
-, - optica 556, 560
Retinaculum(-a) 114
- der Brustdrüse 164
- flexorum 228
- am Fuß 296, 297
- am Handgelenk 244
- der Mittelohrknochen 567
- mm. peroneorum 249, 276
- patellae 258, 263, 264, 272
- in der Subcutis 159
- des Unterschenkels 271
Retrobulbärer Fettkörper 553
Retrograde Degeneration 64
Retroperitoneal 418
Retroperitoneale Anastomosen 197
Retroperitonealraum 453
Retroplacentares Hämatom 95
Retrorenale Fascie 455
Retroversio tibiae 247
Retroversion 111
Retziussche Streifen 333
Retziusscher Raum 501
Rezeptorfeld der Nervenzellen 59
RF 629
-, tropische Freisetzung 537
Rheotaxis 541
- in Nervenzellen 58
Rhodopsin 562
Rhombencephalon s. Rautenhirn

Ribosomen 9, 11, 14
- in Lymphocyten 131
- bei der Sekretbildung 27
Richtungsbezeichnungen 102
Riechbahn 649
Riechepithelzellen 576
Riechlappen 636
Riechorgan 576
Riechplacode 90, 302
Riechschleimhaut, Herkunft 90
Riechzellen 26
Riesenzellen 5, 47
- der Placenta 82
Rima ani 472
- glottidis 352
- oris 330
- palpebrarum 549
- pudenda 524
- vestibuli 350
Rindenfelder, Evolution 641
-, motorische 640
-, primäre 639
-, sekundäre 640
-, - akustische 641
-, - optische 640
-, - sensible 640
Rindenlabyrinth 457
Rindenstränge 491
Rindensubstanz der Niere 456
Ringknorpel s. Cartilago cricoidea
Rippen 185, 189, 193
-, Bewegungen 186
-, Drehachsen 388
-, Gelenke 186
Rippenknorpel 185, 187, 188
Rippenrudiment 168, 170
Rippenwirbelgelenk 168, 169, 173
RNS 11, 15, 17, 20
Röhrenknochen 46, 104, 105, 106
Rohrsches Fibrinoid 82, 85
Rollerscher Kern 612, 646
Rosenmüllersche Lymphknoten 293
Rote Blutkörperchen 129
Rotes Knochenmark 132
Rücken 168
-, Anomalien 183
-, Aponeurosen 175
-, Fascien 175
-, Gefäßversorgung 197
-, primäre Muskeln 175, 176, 180
-, sekundäre Muskeln 175, 180, 181, 182
Rückenhaut, Gefäßversorgung 197
-, Innervation 191
Rückenmark 140, 144, 145, 150, 577
-, absteigende Bahnen 597
-, - vegetative Bahnen 598
-, aufsteigende Bahnen 594

-, Bauplan 587
-, Cytoarchitektonik 588
-, Entwicklung 577
-, Gefäße 197
-, Gestalt 582
-, Gliederung 146
-, graue Substanz 577, 587
-, Lageveränderungen 580
-, Mißbildungen 582
-, Nervenzellen 587
-, Reflexe 591
-, Schmetterlingsform 145
-, somatotope Gliederung 596
-, weiße Substanz 589
-, Wurzeln 146
Rückenmarkshäute 365, 369
-, Gefäßversorgung 197, 358
Rückenmarksnerven 141, 146, 147
Rückenmarksegmente 146, 147, 151, 579, 583
-, Projektionen 585
-, Topographie 580
Rückkopplung 142, 143, 146
Rückresorption 459
Rückwärtshemmung 142
Ruhige Zone 142
Rumpfwand 168

S

Sacculus 572, 573, 574, 646
-, Entwicklung 564
- laryngis 352
Saccus endolymphaticus 308, 315, 572, 574
- - Entwicklung 563
- lacrimalis 311, 312, 319, 550
Sacralisation 184
Sacralkyphose 174
Sacralmark 152
Sacralnerven 146
Sacrospinales System 175, 179, 180
Sagittalebene 103
Saltatorische Erregungsleitung 60
Samenblase 498, 502
-, Entwicklung 492
Samenepithel 505, 525
Samenflüssigkeit 531
Samenkanälchen 505
Samenleiter 507
-, Epithel 26
Samenstrang 194, 198, 199
Samenzellen 525, 527
Sammelrohr 457, 459, 460, 488
-, Epithel 26
Sampathicoblasten 581
Santorinischer Knorpel 352
Sarkolemm 113

Sarkomere 53
Sarkoplasma 51
- des Herzmuskels 56
Sarkoplasmatisches Reticulum 51, 54, 55
Sarkosomen 51
Satelliten 17
Satellitenzellen 148
- an Nervenzellen 68
Sattelgelenk 111, 217
SAT-Zone 17
Säuglingsreflexe 591
Saugmuskel 319
Saugwirkung des Herzens 400
Säulenknorpel 50
Saumzellen 445
Saure Farbstoffe 71
- Hydrolasen 11
Scala tympani 572, 573
- -, Entwicklung 564
- vestibuli 572, 573
- -, Entwicklung 564
Scalenuslücken 206, 207, 356
Scapula 203
- alata 188
-, Bewegungen 188, 206, 207
Sclera 42, 549
Sclerazellschicht, embryonale 601
Sclerotom 90
Scrotum 159, 198, 202, 488, 518, 522
-, Entwicklung 529, 530
-, Gefäßversorgung 282
-, Innervation 288, 292
-, Schichten 200
- Septum 494
Sebum 163
Seelenblindheit 641
Segelklappen 394, 397
Segmentale Innervation 147
Segmentationsbewegungen 447
Segmente 100, 147
Segmentkernige Granulocyten 130
Sehachse 555
Sehbahn 647
Sehne 42, 143
-, Atrophie 118
-, Bau 113
-, Gefäßversorgung 113
-, Hilfsvorrichtungen 113
-, Hüllsysteme 113
-, Hypertrophie 118
-, Lamellenkörperchen 162
Sehnenbefestigung 55
Sehnenfasern 56
Sehnenkraft 115
Sehnenorgane 113, 117, 143, 596
Sehnenscheiden 114
- der Finger 244
- am Fußrücken 296
- am Handgelenk 243, 244

Sehnenzellen 42
Sehnerv 563
Sehnervenkreuzung 563
Sehorgan 548
Sehpigment 562
Sehventrikel 555
Sehzentrum,
  subcorticales 626
Seitenhorn 578, 587, 588, 598
Seitenplatte 89, 91
Seitenplattenmesoderm 485
Seitenstrang 579
Seitensäule 578
Seitenventrikel 600, 601, 654
–, subependymale
  Zone 601
Seitliches Halsdreieck 327
Sekret 26, 29
–, Abgabe 27, 29, 30
–, Bildung 10, 27
Sekretgranula 27
Sekretinzellen 448
Sekretion 20, 26, 30
Sekretionsphase 538, 539
Sekretionsreflex 152
Sekretkanälchen 425
Sekretkapillaren 29
Sekundär retroperitoneale
  Organe 417
Sekundärantwort 139
Sckundäre Degeneration des
  Nerven 64
– Keimstränge 491
– Lysosomen 11
– akustische
  Rindenfelder 641
– optische
  Rindenfelder 640
– sensible
  Rindenfelder 640
– Rückenmuskeln 175
Sekundärer Dottersack 86
Sekundäres
  Knochenmark 49
Sekundärfollikel 534
–, lymphatische 134
Sekundärzotte 82
Selbsterregung 142
Sella turcica 300, 306, 314, 630
Semicanalis m. tensoris
  tympani 309, 567
– tubae auditivae 309, 567
Semilunarklappe 397
–, Entwicklung 394
Senium 545, 546
Senkfuß 281
Senkniere 455
Sensibel 141
Sensible Kerngruppen 608
– Nervenfasern 62
– Systeme 643
Sensibles
  Supplementärfeld 641
Sensorisch 141
Sensorische Aphasie 641
– Nervenfasern 62
– Systeme 146

Septula testis 505
Septum(-a)
  aorticopulmonale 394
– atriopulmonale 394
– canalis
  musculotubarii 567
– cervicale
  intermedium 587, 596
– cordis 392
– corporum
  cavernosorum 524
– dorsale 579
– femorale 293
– interalveolare 384
– interatriale 397
– interlobularia
  pulmonis 384, 385
– intermusculare 114, 311, 312
– – brachii laterale 219, 220, 221, 226, 241
– – – mediale 219, 241
– – cruris 271
– – femoris laterale 255, 256, 259
– interventriculare 394, 397
– nasi osseum 312
– nuchae 173
– oesophagotracheale 381
– orbitale 549
– pellucidum 642
– penis 518
– placentae 82, 83
– primum 393
– rectovaginale 480, 497, 515
– rectovesicale 480, 497
– scroti 522
– secundum 393
– sinuum frontalium 305, 344
– – sphenoidalium 344
– transversum 376, 392, 419, 432
– – pelvis 478
– urethrovaginale 480
– urorectale 485
– vesicourethrovaginale 515
Septumdeviation 312
Serosa 376
–, Feinbau 377
–, Herkunft 91
Seröse Drüsen 29, 30
– Fettzellen 35
– Höhlen 376, 377
Serotonin 126, 131, 132, 142, 424
Serotoninzellen 448
Sertolizellen 490, 505, 525, 526, 529
Serumalbumin 129
Sesamknochen der
  Hand 211
Sharpeysche Fasern 46, 107, 334
Shrapnellsche
  Membran 566
Sichelzellenämie 97
Siebbein s. Os ethmoidale

Siebbeinzellen 305, 343, 548
–, Gefäßversorgung 361
–, Innervation 321, 554
Silikose 12
Singultus 406
Sinnesepithel 26
Sinnesnerven 146
Sinnesorgane 548
Sinneszellen 90, 562
Sinns(-us) anales 495, 496
– aortae 398
– caroticus 125, 358, 361
– –, Innervation 325
– cavernosus 320, 323, 362, 554
– cervicalis 328
– coronarius 393, 397, 399, 401
– durae matris 313, 362, 365
– ethmoidalis s. Siebbeinzellen
– frontalis 305, 343, 344
– marginalis 363
– maxillaris 305, 343, 344
– occipitalis 363, 367
– paranasales 343
– petrosus inferior 309, 315, 317, 362
– – superior 362, 363
– prostaticus 520
– rectus 363, 367
– renalis 454
– sagittalis inferior 363, 366
– – superior 304, 310, 363, 366
– sigmoideus 308, 323, 363, 364
– sphenoidalis 306, 343, 344
– sphenoparietalis 363
– tarsi 248, 267
– transversus 363, 367
– – pericardii 405
– urogenitalis 485, 487, 488, 493, 494, 504, 523, 524
– Valsalvae 398
– venosus 391, 392, 393
– – sclerae 560
Sinusendothel der
  Milz 132, 441
Sinushorn 392, 393
Sinusitis 311, 305, 344
Sinusknoten 399
–, Innervation 400
Sinusoide 123
– der Leber 435
Sinusreticulum 136
Situs 377
Sitzbein 469
Skeletmuskel 53, 102, 104, 112, 143
–, Androgenstimulierung 531
–, äußere Mechanik 115
–, Entwicklung 52
–, innere Mechanik 115
–, mechanische
  Selbststeuerung 115

–, Regeneration 118
–, Eigenreflexe 142
–, Fasertypen 55
–, Innervation 147
–, Muskelspindeln 143
–, Tonus 598
Sklera 557
Sklerotom 91
Skoliose 175, 184
Smegma clitoridis 524
– praeputii 521
Spaltamnion 86
Spaltlinien der Haut 159
Spannungsrezeptoren 117
– der Gefäße 122
Spatium intercostale 185, 189
– parapharyngeum 328, 340, 345, 374
– pararectale 497
– perinei profundum 518
– – superficiale 518
– praevesicale 501
– retroperitoneale 416, 453, 480
– –, Lymphsystem 465
– –, Nerven 466
– –, Topographie 464
– retropharyngeum 328, 345, 374
– retropubicum 501
– retrorectale 497
– subdurale 367
– subperitoneale 480
Speiche 210
Speicheldrüsen 339
–, Drüsenform 29
–, Innervation 149, 152
–, Sekretion 30
Speichenstraße 227
Speicherfett 35
Speicherung 33
Speichervacuolen 8
Speiseröhre 406
Spermacapitation 541
Spermatiden 525, 527
Spermatocyten 525, 526
Spermatogenese 75
Spermatogonien 525, 526
Spermiation 528
Spermien 525, 527
Spermientransport 528
Spermienwanderung 541
Spermiogenese 525, 528
–, postpuberale 526
Spermiogonien 525, 526
Spermiohistogenese 527
Sperrarterien 125
Speziallamellen 45
Spielbein 281
Spina bifida 582
– – occulta 582
– geniohyoidea 331
– iliaca anterior
  inferior 251, 257, 272, 469
– – – superior 192, 193, 195, 257, 258, 272, 469, 475

Spina iliaca posterior
  inferior 469, 471
– – – superior 258, 469, 472, 475
– ischiadica 174, 256, 469, 471
– mentalis 312, 335
– nasalis 304
– ossis ischii 475, 479
– scapulae 203, 205, 207, 208
Spinalganglien 141, 585
–, Nervenzellen 90, 581
Spinalnerv 99, 101, 141, 146, 149, 583, 587
–, Aufzweigung 586
–, R. dorsalis 176, 177, 178, 179
–, R. ventralis 181, 208
Spinalnervendurchtrennung 147
Spindelapparat 17
Spindelförmiger Muskel 112
Spindelzellschicht des Isocortex 639
Spinotransversales System 175, 176
Spiralarterien 540
– der Basalplatte 85
Spirem 17
Spitzfuß 276
Splanchnocranium 300
–, Entwicklung 301
Splanchnopleura 91, 99, 101, 376, 417
Splanchnopleuramesenchym, 87
Splenium corporis callosi 655
Spongiosa 46, 48, 104
–, Verlaufsrichtung 105
Sprechapparat, Großhirnprojektion 640
Spreitzfuß 281
Sprintermuskel 256
Sprungbein 248
Sprunggelenke 266, 267
–, Achsen 266, 269, 275, 276
–, Bewegungen 268, 273, 274
–, Gelenkflächen 267
Solitärfollikel 134, 447
Somatisches Nervensystem 141, 148
Somato-afferent 141, 578, 579
Somato-afferente A-Zellen 585
Somato-efferent 141, 578, 579
Somatomedin 431
Somatopleura 91, 99, 101, 417, 376
Somatopleuramesenchym 80, 87
Somatopleuramesoderm 93
Somatotope Gliederung 596, 597

Somatotropes Hormon 631
Somazelle 74
Somiten 89, 90, 91, 94, 99, 100, 485, 579
Somitenpaare 89
Somitenstiel 486
Sonnengeflecht 467
Squama frontalis 303, 304
– occipitalis 310
– ossis temporalis 304, 314
Steroidbiosynthese 535
Steroidhormone 544
Stimmband 351
Stimmritze 351
Straffes Bindegewebe 36
Stratum granulosum der Epidermis 158
Subcorticale Kerngebiete 598
Subcutis 157, 159
Subendokardiales Bindegewebe 398
Subendotheliales Bindegewebe 121
– – der Venen 124
Subiculum 636, 638
Subneurales Faltenfeld 67
Suboccipitalpunktion 367
Substantia
  adamantina 332, 333
– alba 146
– compacta 104
– corticalis 104
– gelatinosa 588
– granulofilamentosa 130
– grisea 145
– – centralis 617
– nigra 617, 618
– perforata anterior 633
– reticulofilamentosa 133
– spongiosa 104
Substanztransport 23
Subsynaptische Membran 65
– an myoneuralen Synapsen 66
Succinatdehydrogenase 10
Sudeckscher Punkt 498
Suboccipitalpunktion 654
Sulcus(-i) 632
– a. subclaviae 185, 208, 357
– a. vertebralis 170, 183
– atrioventricularis 392, 393
– basilaris 603
– bicipitalis lateralis 219, 234
– – medialis 219, 232
– calcanei 248, 249
– calcarinus 635
– –, Entwicklung 637
– canalis spiralis 573
– caroticus 306
– carpi 211
– centralis 633
– –, Entwicklung 637
– chiasmatis 306
– coronarius 396, 401, 409

– costae 185, 187, 189
– costovertebralis 175
– deltoideopectoralis 190, 208, 234
– frontalis inferior 633
– – superior 633
– hippocampi 635
– hypothalamicus 623, 627
– infraorbitalis 549
– intertubercularis 209
– interventriculares 392, 393, 396, 401, 409
– lacrimalis 311, 633
– lateralis posterior 583
– limitans 578, 603
– malleolaris 246, 276
– medianus 583, 603
– mylohyoideus 313, 322
– n. petrosi majoris 309, 314, 324
– – – minoris 309, 314
– n. radialis 209, 220
– n. spinalis 170
– n. ulnaris 209
– obturatorius 476
– parietooccipitalis 633
– popliteus 245
– postcentralis 634
– praecentralis 633
– pulmonalis 186
– sinus sagittalis superioris 310, 313, 314
– – sigmoidei 308, 315, 363
– – transversi 310, 314, 363, 366
– tali 248
– temporales 634, 637
– tendinis m. flexoris hallucis longi 249, 275
– – – peronei longi 249, 266, 276, 277
– terminalis 335, 336, 396, 397, 399
– v. subclaviae 185
Sulfatierte Mucosubstanz 40
Supercilium 550
Superfemale-Syndrom 18
Supination des Fußes 268, 269, 281
– des Unterarms 210, 214, 215, 216, 220, 226
Supinatorkanal 224
Supplementärfelder 641
Supraspinale Zentren 144
Suralreflex 591
Surfactant 382, 384
Sustentaculum tali 249, 266, 268, 269, 275, 277
Sutura 108, 301
– coronalis 301, 304, 310, 313
– frontalis 313
– –, Verknöcherung 303
– lambdoidea 304, 310, 313
– metopica 313
– sagittalis 301, 309, 313

– sphenofrontalis 304, 306
– sphenoparietalis 304
– squamosa 304, 310
Sympathektomie 125
Sympathicoblasten 462
Sympathicus 149, 586
– an Blutgefäßen 125
–, Nervenzellen 588
– Wirkungsweise 152
Synaptischer Spalt bei Synapsen en passant 67
Symphysis pubica 44, 469, 470, 474, 475
– vertebralis 172
Sympodie 299
Synapse 59, 64, 141, 142, 143
– en passant 67, 125
–, Entwicklung 66
–, exitatorische 142
–, funktionelle Unterschiede 67
–, inhibitorische 142
–, Pharmakologie 67
–, Stoffabgabe 65
– in einer Synapse 142
–, Typen 66
– des Zentralnervensystems 67
Synapsenspalt 65
Synapsis 20
Synaptische Bläschen 65
Synarthrosen 108
Synchondrose 108, 472
Synchondrosis costosternalis 186
– manubriosternalis 184
– xiphosternalis 184
Syncytialbrücken 83, 84
Syncytialknoten 84
Syncytiotrophoblast 78, 80, 81, 84, 85
Syncytium 6
Syndaktylie 299
Syndesmosen 108
Synergisten 117, 144
Syngamie 76
Synostose 108
Synovia 109
Synovialmembran 111
Syringomyelie 597
Systeme im Zentralnervensystem 643
Systole 122, 400
Schädel 300
–, Entwicklung 94, 300
Schädelbasis 313
–, Außenfläche 315
Schädeldach 313
–, Muskeln 319
Schädelgrube, hintere 315
–, mittlere 306, 307, 314
–, vordere 306, 314
Schädelknochen 48, 303, 313
Schädelnähte 108, 313
Schallaufnahmeapparat 563
Schalleitung 563, 569
Schaltlamellen 45, 46
Schaltstück 29

Schaltzellen 586, 588
Schambehaarung 166, 531, 545
Schambein 469
Schamfuge 470
Schamlippen 524
Scharniergelenk 111, 217
Scheide 515
Scheidencuticula des Haares 166
Scheidengewölbe 515
–, Entwicklung 493
Scheitelbein s. Os parietale
Scheitelbeuge 94, 600
Scheitel-Fersen-Länge (SFL) 89, 94, 95
Scheitellappen 634, 639, 640
Scheitel-Steiß-Länge (SSL) 94
Schenkelhalsbrüche 246, 252
Schenkelhernien 196, 202, 293
Schenkelkanal 202, 293
Scherengitter 41
Schielen 553
Schienbein s. Tibia
Schilddrüse 32, 353
–, Entwicklung 26, 92, 353
–, Gefäße 354
–, Nerven 354
Schildknorpel s. Cartilago thyroidea
Schläfenbein s. Os temporale
Schläfengegend, Hautinnervation 321
Schläfenlappen 634, 639, 640
Schleife, laterale 645
–, mediale 645
Schleimbeutel 114
Schleimhaut 157
Schleim 30
Schleimpfropf im Uterus 83, 95
Schlemmscher Kanal 560
Schluckakt 331, 346, 347
Schlundenge 330
Schlundmuskulatur 330
–, Innervation 320
Schlundtaschen 93, 327
–, erste 564
Schlüsselbein 180, 202, 208
Schlußkoagulum 78
Schlußrotation 264
Schmelz 332, 333
Schmelzepithel 333
Schmelzorgan 332
Schmelzprismen 333
Schmelzpulpa 333
Schmerzreceptoren 149, 153, 596
Schmerzsensibilität 644
Schmetterlingsfigur 478, 587
Schmidt-Lantermansche Einkerbungen 60, 61
Schnecke 572

–, Entwicklung 564
Schneidezähne 334
Schräge Durchmesser 475
Schubladenphänomen 265
Schulterblatt 180, 181, 188, 203, 204
Schultergegend, arterielle Anastomosen 231
Schultergelenk 211
–, Abduktion 188, 204, 205, 213
–, Adduktion 188, 204, 205, 213
–, Anteversion 188, 205, 213
–, Außenrotation 204, 205, 213
–, Bewegungen 213, 220, 221
–, Bursen 212
–, Bänder 212
–, Kapsel 212
–, Mechanik 213
–, Innenrotation 188, 205, 213
–, Luxation 212
–, Muskelführung 212
–, Muskeln 219
–, Retroversion 204, 205, 213
Schultergürtel 202
–, Bänder 203
–, Bewegungen 205
Schultergürtel, Gefäßversorgung der Muskulatur 358
–, Gelenke 203
–, Muskelwirkungen 206
Schultermuskeln 204
Schulterumfang des Neugeborenen 95
Schultzesches Komma 588, 590
Schutzreflex 145
Schwachsinn 97
Schwalbescher Kern 612, 646
Schwangerschaft 78, 80, 541
–, Dauer 95
–, Uterusvergrößerung 542
Schwangerschaftszeichen 542
Schwannsche Zelle 59, 60, 61, 581
– bei Regeneration 64
Schwanzkrümmung 94
Schweiß 157
Schweißdrüsen 28, 160, 163, 165
–, Hormone 531
–, Innervation 598
–, Sekretion 30
Schwellkörper 125, 518, 521
Schwerpunkt 279
Schwungbein 281
Schwurhand 238
Stäbchen 562
Stäbchensaum 7
Stabkernige Granulocyten 130

Stammhirn 603
Stammzelle 133
Stammzotten 80, 83
Standbein 281
Stapes 301, 569
–, Entwicklung 300
Statoconien 575
Stauungsikterus 436
Stauungspapille 561
Stehen 279
Steigbügel 569
–, Entwicklung 564
– des Fußes 272, 276
Stellknorpel 349
Stellreflexe, optische 598
Steißbein 171, 173, 470, 474, 475
–, Hautinnervation 292
Steißkyphose 175
Steißwirbel 175
Stenosen 395
Steppergang 277
Stereocilien 7, 25
Stereologie 73
Sterilität 18
Sternalpunktion 185
Sternoclavicular-Gelenk 188
Sternum 184, 187, 188
–, Gefäßversorgung 191
Sternzellen 620, 621
Steroidhormon-bildende Zellen 32
Steroidogene Zone 489
STH 631
Stilling-Clarkesche Säule 588, 597
Stimmband 349
–, falsches 350
Stimmritze 350
Stirnbein s. Os frontale
Stirnbeinhöhle 344
Stirnfalten 319
Stirnhaut 163
Stirnlappen 633, 639
Stirnrunzeln 319
Stoffabgabe 65
Stoffpassage 123
Stofftransport 8, 12, 33
Stomodaeum 302
Strabismus 323
Straffes Bindegewebe 41
Strangzellen 588
– der Hinterhörner 597
Stratum basale der Epidermis 158
– cerebrale retinae 560
– fibrosum 44
– – pericardii 405
– – des Periosts 46, 107
– ganglionare, cerebelli 621
– – retinae 562
– germinativum 158
– granulosum 621
– lucidum 158
– moleculare 621
– neuroepitheliale 562
– osteogenicum 46
– papillare corii 159
– pigmenti retinae 560

– reticulare corii 159
– spinosum 158
Streckung 111
Streifenstück 29
Striae distensae 159
Stria(-ae)
– mallearis 566
– medullaris thalami 624, 654
– medullares ventriculi quarti 604, 648
– olfactoria lateralis 633, 651
– – medialis 633
– terminalis 624, 625, 654
– vascularis 573
Striatum 633, 637, 653
Stroma 39, 41
– ovarii 511
– uteri 79
Strömungsgeschwindigkeit in Capillaren 121
Strömungswiderstand 119
Strukturproteine in Nervenzellen 59
Struma 353
Sturge-Weber-Syndrom 18
Stützgewebe 32, 42

T

Tabatière 211, 244
Taenia choroidea 624
– libera 449, 450
– mesocolica 450
– omentalis 450
Talgdrüsen 160, 163, 165, 166
–, freie 331
–, Hormone 531
–, Sekretion 30
Talus 248
–, Gelenkflächen 269
– beim Knickfuß 281
– beim Senkfuß 281
Tanycyten 69
Tanzen der Patella 264
Tarsus 549
Taschenklappen 394, 397, 398
–, Entwicklung 394
Tätowierung 12
Taubheit 646
Tectum 603, 616, 622
– mesencephali 597, 598, 616
–, Anlage 600
Tegmen tympani 308, 567
Tegmentum 608
– mesencephali 617
Teilungsspindel 17
Tela chorioidea 368
– – ventriculi quarti 656
– – – tertii 655
– – submucosa 407
– – des Colons 452
– – des Dünndarms 446
Telencephalon 632
Telodendron 59

Telomere 16
Telophase 18
– in der Meiose 20
Temperaturreceptoren 149, 153
Temporallappen, Gefäßversorgung 357
Tendoreceptoren 143
Tenonsche Kapsel 553
Tentorium cerebelli 306, 310, 366
– –, Innervation 368
Teratogene 96
–, chemische 643
Teratologie 74
Teratom 98
Terminalhaare 165, 166, 531
Terminalsinus 135
Territorium 44, 45
Tertiärfollikel 535, 538
Tertiärzotten 82
Testis 504
Testosteron 490, 505, 529
Tetanie 355
Tetraden 20
Tetraplegie 598
Tetraploidie 18
Thalamus 537, 596, 614, 622, 624
–, Entwicklung 623
Thalamuskerne 625
Theca folliculi 512
– interna 534, 535
Thecagewebe 537
Thecaluteinzellen 535, 536
Thecaorgane 536, 537, 538
Thelarche 545
Thermogenese 36
Thoraco-lumbaler Teil des vegetativen Nervensystems 149
Thoracopagus 98
Thorakale Atmung 189
Thorakalmark 583
Thorakalnerven 146, 147
Thorakotomie 186
Thorax 184, 188
–, Altersabhängigkeit 189
–, Hautinnervation 191
–, Röntgenanatomie 189
Thoraxmuskeln,
–, primäre 186, 187
–, sekundäre 187, 188
Thoraxoberfläche, tastbare Punkte 379
Thrombin 132
Thrombocyten 132, 133
–, Lebensdauer 132
–, Tagesproduktion 133
Thrombokinase 132
Thrombosen 287
Thrombusbildung 121
Thymocyten 404
Thymus 134, 137, 403
–, Entwicklung 92, 328
–, Antologie 403
–, Involution 404
Thymusfettkörper 403

Thyreotropes Hormon 631
Thyrocalcitonin 354
Thyroxin 35
Tibia 246
–, Knochenkerne 247
–, Muskelansätze 247, 273, 274
–, Verknöcherung 299
Tiefensensibilität 142, 596, 622, 643
Tight junction 23
T-Immunoblasten 139
T-Lymphocyten 136, 137, 139
Tomessche Fasern 333
– Körnerschicht 333
Tonofibrillen 11, 22
– der Epidermis 158
Tonsilla 619
– lingualis 337, 339
– palatina 338, 339
– –, Entwicklung 92, 328
– –, Gefäßversorgung 339
– –, Innervation 322, 325
– pharyngea 339, 345
– tubaria 345
Tonsillen, Differentialdiagnose 339
Torus levatorius 345
– pubicus 475
– tubarius 345, 571
Toxoplasmose 643
Trabecula septo marginalis 397, 399
Trabeculae carneae 397, 398
Trachea 44, 380, 406, 409
–, Gefäßversorgung 406
–, Histologie 383
–, Innervation 150, 406
–, Lymphabfluß 411
–, Verlauf 406
Tracheobronchialanlage 93
Tracheotomie 373
Tractus 140, 146, 590
– bulbocerebellaris 614, 622
– bulbothalamicus 596, 614, 644
– cerebellonuclearis 622
– cerebellorubralis 618
– corticopontinus 615, 622
– corticospinalis 615, 650
– – anterior 598, 615, 650
– – lateralis 597, 615, 650
– frontopontinus 618
– iliotibialis 255, 256, 263, 264
– mamillothalamicus 626, 642, 654
– nigrostriatalis 653
– occipitopontinus 618
– olfactorius 633, 636, 649
– olivocochlearis 646
– olivospinalis 598
– pontocerebellaris 615, 622

– reticulocerebellaris 622
– reticulospinalis 598, 613, 653
– retinohypothalamicus 649
– rubrospinalis 598, 618, 653
– spinobulbaris 595, 644
– – lateralis 596, 644
– – medialis 596, 644
– spinocerebellaris anterior 597, 622
– – posterior 588, 597, 622
– spinoolivaris 597
– spinotectalis 597, 617
– spinothalamicus 596, 644
– spiralis foraminosus 575
– striatonigralis 653
– supraopticohypophysialis 628
– tectobulbaris 617
– tectocerebellaris 622
– tectospinalis 598, 651, 617
– thalamoolivaris 653
– thalamorubroolivaris 618
– vestibulospinalis 598, 646, 653
Tragus 565
Training 111
Trajektorielle Bauweise 105
Trajektorien 105
– der Epidermis 158
– des Knochens nach Fraktur 107
Tränenapparat 551
Tränenbein s. Os lacrimale
Tränendrüse 551
–, Ausführungsgang 29
–, Innervation 321, 324, 551
Tränenfluß 551
Tränenkanälchen 551
Tränennasenfurche 302
Tränenpunkte 551
Tränenreflex 145
Tränensack 551
–, Erweiterung 319
Tränensee 551
Transformationsfeld der Nebenniere 463
Translokation von Chromosomen 18
Transmitter 64, 65, 141, 142, 150
– an Varicositäten 67
Transplantation von Haut 157
– von Knochen 108
Transport des Keims 79
Transportproteine in Nervenzellen 59
Transposition der großen Gefäße 395
Transversalebene 103
Transversospinales System 175, 177
Treitzsche Hernie 201, 443

Trendelenburgsches Symptom 255
Treppensteigen 254
Triade 55
Tricepsreflex 591
Trichterbrust 189
Tricuspidalklappe 397
Trigeminusneuralgie 371
Triglyceride 35
Trigonum caroticum 358, 372
– deltoideopectorale 190, 208, 231, 234, 357
– femorale 294
– fibrosum 397, 399
– habenulae 624
– lumbale 196, 472
– lumbocostale 413, 466
– n. hypoglossi 603
– n. vagi 604
– olfactorium 633, 649
– omoclaviculare 373
– rectovesicale 498, 500, 502
– sacrale 472
– sternocostale 357, 413
– submandibulare 371
– suboccipitale 183
– thymicum 403
– vesicae 500, 502
Tripus Halleri 464
Trisomie 18, 96, 550
Trochanter major 245, 246
– minor 245, 246
Trochlea humeri 209, 214
– peronealis 249, 276
– tali 248, 267
Trochoginglymus 215
Trommelfell 566
–, Entwicklung 328
–, Innervation 322
Trommelfellfalten 570
Trommelfelltaschen 570
Trompetenmuskel 319
Tropfenherz 401
Trophoblast 77, 78, 80, 82, 541
– bei der Einnistung 78
Trophoblastzelle 78
Tropoelastin 40
Tropokollagen 38, 39, 44, 47
– bei der Knochenbildung 48
Tropomyosin 54
Troponin 54
Truncus(-i) des Lymphgefäßsystems 411
– arteriosus 392, 393
– –, Persistenz 394
– brachiocephalicus 126, 356, 358, 395, 404, 406, 409
– bronchomediastinalis 208, 373
– – dexter 128, 409, 411
– – sinister 128, 409, 410, 411
– coeliacus 127, 429, 440, 464

Sachverzeichnis

Truncus(-i) coeliacus
– –, Entwicklung 390, 395
– costocervicalis 190, 207, 358
– fasciculi atrioventricularis 399
– inferior 208
– intestinales 127, 409, 410, 411, 427, 444, 452, 465
– jugularis 208, 373, 409
– – dexter 128, 409, 411
– – sinister 128, 410, 411
– lumbalis 127, 410, 411
– – dexter 409, 465
– – sinister 444, 465
– lumbosacralis 290, 466, 482
– mediastinales 411
– medius 208
– parasternales 379, 410, 411
– pulmonalis 122, 396, 397, 404, 409
– subclavius 208, 235, 373, 379, 409
– – dexter 128, 411
– – sinister 128, 410, 411
– superior 208
– sympathicus 149, 150, 466, 412
– thyrocervicalis 206, 232, 357
– vagales 407, 410
– vagalis anterior 326, 409, 467
– – posterior 326, 467
Truncuswülste 394
TSH 35, 631
T-System 55, 56
Tuba auditiva 45, 317, 338, 347, 564, 568, 571
– –, Entwicklung 327
– uterina 488, 512, 535
– –, Entwicklung 91, 492
– –, Gefäße 513
– –, Nerven 513
– –, Schleimhaut 540
Tubenschwangerschaft 79
Tubenwulst 345
Tuber calcanei 249, 266
– cinereum 537, 627
– ischiadicum 469
– maxillae 311
– omentale 429
– vermis 619
Tubercula Montgomery 165
Tuberculum adductorium 245
– anterius der Halswirbel 170
– – thalami 624
– articulare 307, 308, 329
– caroticum 170
– conoideum 202, 204
– corniculatum 352
– costae 169, 173, 185, 186, 187
– cuneiforme 352

– epiglotticum 349
– infraglenoidale 203, 220, 221
– intercondylare 246
– – laterale 261
– – mediale 261
– majus 205, 208, 209, 212
– minus 205, 208, 209, 212
– m. scaleni 347
– nuclei cuneati 603
– – gracilis 603
– ossis scaphoidei 211, 228
– – trapezii 228
– pharyngeum 310
– posterius der Halswirbel 170, 176, 180
– pubicum 192, 193, 198, 469, 477
– sellae 306
– supraglenoidale 203, 212, 219, 220
Tuberositas deltoidea 205, 209
– glutea 245, 246, 256
– iliaca 174, 470
– masseterica 312, 330
– m. serrati anterioris 185
– ossis metatarsalis V 272, 275, 276, 280
– – navicularis 249, 268, 272, 274, 277
– pterygoidea 312, 330
– radii 210, 220, 225
– sacralis 171, 174, 469, 470
– tibiae 246, 257, 263, 272
– ulnae 210, 215, 220
Tubulin 11, 21
Tubuloalveoläre Drüse 164
Tubulus(-i) contortus proximalis 459
– mitochondriales 10
– rectus proximalis 459
– renis 457, 459
– seminiferi 490, 505, 525
Tunica adventitia 407
– – der Atemwege 380
– albuginea 490, 505
– – corporum cavernosum 518
– conjunctiva 550
– dartos 159, 200, 522
– externa 121
– fibrocartilaginea der Atemwege 380
– fibrosa bulbi 557
– – –, Entwicklung 557
– interna bulbi 560
– intima 121
– media 121
– mucosa 407
– – der Atemwege 380
– – des Colon 452
– – des Dünndarms 444
– muscularis 407

– – des Colon 452
– – des Dünndarms 447
– serosa 407
– – des Colons 452
– – des Dünndarms 447
– vaginalis testis 200, 522
– vasculosa bulbi 558
– – lentis 556
Türkensattel s. Sella turcica
Turner-Syndrom 18, 96
Tympanon 308
Tyrosinase 13

U

Überbiß 329, 332
Übergangsepithel 25, 462, 501
Überleitungsstück 457, 459, 460
Überträgerstoffe 64
Uferzellen 135
Ulcus ventriculi 424
Ulna 210, 214, 218, 226
–, Verknöcherung 298
Ulnarabduktion der Hand 216
Ulnarisparese 239
Ultimobranchialer Körper 328, 354
Umbau des Knochens 50
Umbilicus 195
Umweltreize 148
Uncovertebralverbindung 170, 172
Undifferenzierte Retikulumzelle 36
Ungranuliertes endoplasmatisches Reticulum 8
Ungues 167
Unipolare Nervenzellen 58
Unisegmentale Muskeln 101
Unit membrane 7
Univacuoläre Fettzellen 35
Unterarm, sensible Innervation 236
Unterarmmuskeln 221
–, Ansätze 224
–, oberflächliche Schicht der Beuger 222, 223
–, – – der Strecker 225
–, radiale Schicht der Strecker 226
–, tiefe Schicht der Beuger 225
–, – – der Strecker 226, 227
Unterbauch 416, 442
Untere Extremität 245
– –, Arterien 282
– –, Lymphsystem 287
– Zungenbeinmuskulatur 347
Unteres Sprunggelenk 267
– –, Gelenkachse 275
Unterhaut 157, 159
–, Nerven 160
–, Receptororgane 160

Unterhautbindegewebe 35
Unterhorn 655
Unterkiefer s. Mandibula
Unterkieferwülste 302
Unterlippe 319
Unterschenkel, Gefäßnervenstraße 296
–, Muskellogen 270
–, Muskelsepten 271
–, Retinacula 271
Unterschenkelgegend 295
Unterschenkelmuskeln 270
–, Extensorengruppe 271, 273
–, oberflächliche Flexorengruppe 271, 272, 273
–, tiefe Flexorengruppe 271, 274
–, Peroneusgruppe 271, 275
Urachus 195, 487
Urachusfistel 487
Urachuscyste 487
Ureter 451, 461, 488, 500, 502
–, Entwicklung 487
–, Epithel 25
–, Gefäße 461
–, Herkunft 91
–, Histologie 462
–, Innervation 462
–, Verlauf 461
Ureterknospe 486, 487
Urethra 488, 500, 516
–, Drüsen 28
–, Entwicklung 487, 493
–, Epithel 26
– feminina 523
–, Herkunft 92
– masculina 519
– –, Histologie 521
Urethraldrüsen, Entwicklung 493
Urethralfalte 488, 494
Urgeschlechtszellen 75
Urkeimzellen 75, 489, 490, 491
Urniere 89, 91, 99, 486
Urnierenanlage 512
Urnierengang 486, 487, 488, 491
Urnierenkanälchen 492
Urnierenrest 506
Urogenitalmembran 485, 494
Urogenitalplatte 494
Urogenitalspalt 494
Ursegmentstiel 486
Ursprungskegel 59
Ursprungskern 609
– des N. abducens 611
– N. accessorius 611
– N. facialis 611, 650
– N. hypoglossus 611
– N. oculomotorius 617
– N. trigeminus 611
– N. trochlearis 617
Uteroglobin 78
Uteroplacentarer Kreislauf 80

Uterus 488, 502, 513
–, Cervixschleimhaut 540
–, Cyclus 539
–, Drüsen 29
–, Entwicklung 492
–, Epithel 26
–, Gefäßversorgung 514
–, Herkunft 91
–, Histologie 514
– bei der Kohabitation 532
–, Lymphabfluß 514
–, Nerven 514
–, Schwangerschaft 541
Uterusmuskulatur bei der Geburt 543
Uterusschleimhaut 78, 539
–, Einnistung 78
Uterusvergrößerung, Schwangerschaft 542
Utriculus 572, 574, 646
–, Entwicklung 563, 564
– prostaticus 488, 492, 508
Uvea 555
–, Entwicklung 556
Uvula 337
–, Innervation 322
– vermis 619
– vesicae 520
Uncus 635

V

Vacuolen 8
Vagina 488, 502, 515, 516, 544
– bulbi 553
– carotica 347, 349
–, Entwicklung 92, 492, 493
–, Epithel 25, 26
– fibrosa 114
– – digitorum manus 244
–, Gefäße 516
–, Lymphabflüsse 516
–, Histologie 515, 540
– bei der Kohabitation 532
–, Nerven 516
– m. recti abdominis 194
– synovialis 114
– – communis mm. flexorum 243
– – digitorum manus 244
– – intertubercularis 212
– – tendinis m. flexoris carpi radialis 243
–, Zyklus 515
Vaginalanlage 493
Vaginalplatte 493
Valva aortae 398
– atrioventricularis dextra 397
– – sinistra 398
– bicuspidalis 398
– cuspidalis 397
– ileocaecalis 450
– v. cavae 393

Valvula(-ae) anales 495
– Eustachii 397
– semilunaris 397
– sinus coronarii 397
– Thebesii 397
– v. cavae inferioris 392, 397
– venosa 393
van Gieson-Färbung 71
Variabilität 100
Varicen 124, 287
Varicositäten vegetativer Nerven 59, 67
Vas(-a) afferens 459, 461
– allantoidea 91, 92, 391
– efferens 459, 461
– lymphaticum 120
– nutricia des Knochens 107
– vasorum 121
– vitellina 390
– umbilicalia 91
Vasoconstriction 125
Vasoconstrictorenbahn 598
Vasodilatation 125
Vasodilatatorische Axonreflexe 153
Vasomotoren 122, 125
Vasopressin 626, 628, 629
Vater-Pacinische Körperchen 162, 524, 596
Verdauungskanal, primitiver 91
Vegetative Ganglien 148
– –, Entstehung der Zellen 90
– Kerne der Hirnnerven 152
– Nerven 146
– – im Fettgewebe 36
– – der Haut 162
– – im Herzmuskel 57
– – in der Muskulatur 51
– Reaktionen 148
– Ovarialfunktion 545
Vegetatives Nervensystem 101, 141, 148
– –, thoraco-lumbaler Teil 149
– –, Reflexe 152
– –, Wirkungsweise 152
– –, zentrale Anteile 152
Velum medullare inferius 656
– superius 605, 617, 656
– palatinum 337
Vena(-ae)
– advehentes 432
– angularis 363
– arcuatae 461
– auriculares anteriores 364
– – posteriores 364
– articulares temperomandibulares 364
– axillaris 197, 207, 208, 234, 235
– azygos 183, 190, 191, 197, 392, 404, 409, 411, 465

– – accessoria 190
– –, Entwicklung 395
– – basilica 234, 241
– – basivertebrales 183
– – brachiales 232, 235, 241
– – brachiocephalicae 127, 207, 364, 404, 409
– –, Entwicklung 395
– – bronchiales 385, 412
– – bulbi vestibuli 525
– – cardinales caudales 391, 395
– – – craniales 391, 395
– – cardinalis anterior dexter 391, 392
– – – communis 377, 391, 392
– – – posterior 392
– – – posterior dexter 391
– – cava inferior 120, 127, 197, 183, 390, 391, 392, 393, 395, 397, 409, 465
– – –, Entwicklung 395
– – – superior 120, 127, 183, 207, 392, 396, 404, 409
– – – –, Entwicklung 395
– – centralis 435
– – – retinae 560
– – cephalica 208, 234
– – – accessoria 234
– – cerebri magna 363
– – – media 363
– – – superiores 363
– – cervicalis superficialis 373
– – circumflexa ilium profunda 197
– – – – superficialis 197, 287
– – – scapulae 240
– – circumflexae femoris laterales 287
– – – – mediales 287
– – – humeri posteriores 232, 240
– – clitoridis 516
– – colica media 439
– – – sinistra 439
– – collateralis ulnaris inferior 241
– – cordis magna 401
– – – media 401
– – – minimae 401
– – – parva 401
– – coronaria ventriculi 197, 439
– – cremasterica 199
– – digitales dorsales pedis 287
– – – plantares 287
– – diploicae 363, 364
– – dorsalis clitoridis profunda 525
– – – – superficiales 287
– – – penis 516, 521
– – – – superficiales 287
– – ductus deferentis 199
– – duodenales 439

– emissariae 362, 363, 364
– epigastrica inferior 197
– – superficialis 197, 198, 287
– epigastricae superiores 197
– ethmoidales 305
– facialis 363, 372, 554
– faciei profunda 364
– femoralis 127, 197, 202, 286, 287, 293, 294
– gastrica dextra 439
– – sinistra 439
– gastricae breves 197, 439
– gastroepiploica dextra 439
– – sinistra 439
– genus 287
– – descendens 283
– glutea inferior 292, 476
– – superior 292, 476
– hemiazygos 183, 190, 197, 409, 411, 465
– –, Entwicklung 395
– – accessoria 183, 190, 409, 412
– hepaticae 127, 432, 434, 465
– –, Entwicklung 395
– infraorbitalis 307, 311
– ilei 439
– ileocolica 439
– iliaca communis 127, 197, 465
– – externa 127, 197
– – interna 127, 482
– iliacae, Entwicklung 395
– intercostales 190, 185, 189, 409
– – posteriores 190, 412
– – superiores 191
– interlobulares 461
– –, V. portae 435
– interosseae antebrachii 242
– jejunales 439
– jugularis anterior 364
– – externa 364, 373
– – interna 127, 128, 207, 309, 315, 317, 349, 364, 372, 404, 409
– labiales anteriores 287
– – inferiores 364
– – posteriores 525
– – superiores 364
– labyrinthi 308, 575
– laryngea superior 350
– lienalis 430, 439, 440
– lumbales 197, 409, 465
– lumbalis ascendens 183, 197, 409, 465, 412
– Marshalli 393
– maxillaris 317
– mediana antebrachii 234
– – basilica 234
– – cephalica 234
– – cubiti 234
– mediastinales 411

Vena(-ae)
– meningeae mediae 364
– mesenterica
  inferior 439, 444
– – superior 439, 444
– metatarseae dorsales
  pedis 287
– – plantares 287
– nasales externae 363
– obliqua atrii sinistri 393
– – – –, Entwicklung 395
– obturatoria 477
– occipitalis 364, 374
– oesophageae 412
– omphalomesenterica sinistra 391, 392
– omphalomesentericae 390, 392, 395, 432
– ophthalmica 314, 548
– – inferior 362, 548, 554
– – superior 362, 363, 548, 551, 554
– palatina externa 364
– palpebrales
  inferiores 363
– – superiores 363
– pancreaticae 439
– parotideae 364
– parumbilicales 197, 195, 439
– perforantes 287
– profunda femoris 287
– profundae clitoridis 525
– peroneae 271, 287
– poplitea 287
– portae 127, 390, 391, 427, 429, 430, 432, 434, 438, 439, 444, 446
– –, Entwicklung 395
– posterior ventriculi
  sinistri 401
– praepylorica 439
– pudenda interna 292, 476, 522, 525
– pudendae externae 197, 287, 525
– pulmonales 119, 392, 398, 404, 409
– radiales 235, 242
– rectales inferiores 499
– – mediae 499
– rectalis superior 439, 499
– renalis 409, 455, 456, 461, 463, 465
– retromandibularis 364, 371
– revehens 390, 432
– saphena accessoria 287
– – magna 271, 286, 287, 294
– – parva 271, 286, 287
– scrotales 287
– sigmoideae 439
– spinales 183
– subcardinales 395
– subclavia 127, 128, 185, 207, 241, 404, 409
– –, Entwicklung 395
– submentalis 364

– supraorbitalis 363, 395
– temporales superficiales 364
– – profundi 371
– temporalis media 345, 364
– testicularis 199, 465, 506
– thalamostriata 624, 625
– thoracica interna 197, 404, 409
– – lateralis 197
– thoracoacrominalis 208
– thoracoepigastrica 197, 235
– thyroidea 409
– – media 354
– – inferior 354, 404
– – superior 354
– tibiales anteriores 271, 287
– – posteriores 274, 284, 287
– transversa faciei 364
– transversae colli 364
– tympanicae 364
– ulnares 235, 242, 243
– umbilicalis 93, 195, 391, 392, 395, 432, 439
– vertebralis 170, 183
– vorticosae 558
Venen 119, 124, 127
– des Halses 362
– der Haut 160
– des Kopfes 362
– der Lunge 385
– der Orbita 554
– des Rectum 197
– des Rückens 182
Venenklappen 121, 124
Venenwinkel 127, 128, 404, 410
Ventrale Haubenkreuzung 618
– Wurzel 583
Ventilebene 397, 398, 399, 402
– bei der Herzaktion 400
Ventriculus 422
– cordis dexter 396, 397, 402
– – sinister 396, 398
– laryngis 351, 352
– lateralis 654
– opticus 557
III. Ventrikel 600, 601, 603, 655, 656
Ventrikelsystem 69, 140, 654
–, Entwicklung 600
Verbindungsapparat 144, 590
– des Rückenmarks 587
Verbindungsstück 457, 460
Verhornungsschicht der
  Epidermis 158
Verhorntes Epithel 25
Verknöcherung der
  Epiphyse 50

– der Extremitätenknorpel 298
Verlängertes Mark 603
Vermis 618
Vernix caseosa 95
Verschiebeschicht 41
Versilberung 58
Vertebra prominens 170
Verzweigt-tubulöse
  Drüsen 29
Vesica fellea 437
– urinaria 488, 500
Vesicula cervicalis 328
– seminalis 488, 508, 530
– –, Gefäße 508
– –, Histologie 508, 509
– –, Nerven 508
Vestibuläres System 649
Vestibulum 572, 574
– bursae omentalis 442
– laryngis 350, 353
– nasi 342
– oris 331, 564
– vaginae 523, 488
Vestibularapparat 574
Vestibulariskern 598, 603, 611, 622
Vestigium processus
  vaginalis 199
Vicq d'Azyrscher
  Streifen 640
– d'Azyrsches Bündel 654
Villi intestinales 445
Vincula tendinum 244
– lingulae 619
Virchow-Robinsche
  Räume 368
Virilisation 547
Visceralbögen s.
  Kiemenbögen 301
Viscerale Muskulatur 102
Viscerales Mesoderm 417
Visceralskelet, Bildung 581
Visceralschädel 300
Viscero-afferent 578, 579
Viscero-afferente
  Neurone 148, 586
– D-Zellen 586
Viscerocranium 91
Viscero-efferent 578, 579
Viscero-efferente
  Neurone 149, 586
Vitamin A, Knochen 50
– D, Ossifikation 50
Vitalfärbung 69
Vitiligo 13
Vorbiß 332
Vorderdarm 92
Vordere Augenkammer 555, 557
– Wurzel des Rückenmarks 146, 590
Vorderhorn 578, 590, 654
Vorderhornzellen 153
Vordersäule 145, 578
Vorderseitenstrang 579, 596, 597
Vorderstrang 579
Vorhoffenster 567

Vorhofsystole 400
Vorkern 76
Vorkernverschmelzung 76
Vomer 312, 316
–, Entwicklung 300
Vorniere 91, 486
Vorsteherdrüse 509
Vortex cordis 398
Vorwärtshemmung 142

W

Wachstum 93, 96
– des Knochens 50
Wachstumsfuge 50
Wachstumshormon 50
Wadenbein 247, 259
Wadenbeinkopf 261
Waldeyerscher Rachenring 337, 338
Wallersche Degeneration 64
Wanderzellen 37
Wange, Gefäßversorgung 360
Wangenhaut,
  Innervation 322
Wangenschleimhaut,
  Innervation 322
Wärmereceptoren 596
Wärmesensibilität 643
Warzenfortsatz 308
Warzenhof 162, 164, 165
Wasserbindung 41
Watschelgang 255
Wehen 95, 543, 628
Weibliche Geschlechtsorgane, äußere 523
– –, innere 510
Weiche Hirnhaut 368
– Rückenmarkshaut 369
Weicher Gaumen 337, 338
Weichteilhemmung der
  Gelenke 110
Weiße Blutkörperchen 36, 130
– Substanz 146, 578
– des Rückenmarks 587, 589
Weißes Fettgewebe 35
Whartonsche Sulze 34
Widerhalleffekt 142
Widerstandsgefäße 121
Willkürmotorik 144
Wimpern 550
Windkesselfunktion 122
Wirbel, Entwicklungsstörung 183
–, Grundform 168
Wirbelbogen 168
Wirbelbogenspalt 184
Wirbelkanal 146, 168, 171, 183
Wirbelkörper 168
Wirbelloch 169
Wirbelsäule 168
–, Bewegungen 174, 177, 179, 180, 193, 254
–, Krümmung 168, 174

Wirbelsäule, Länge 172
Wirbelsäulenbänder 173
Wirksame Endstrecke 116
Wirksamer Hebelarm 116
Wrisbergscher Knorpel 352
Wolffscher Gang 486, 487, 488, 491, 492, 493, 504, 512
Wolfsrachen 303
Wundheilung 33
Würfelbein 249
Wurm 618, 619
Wurmfortsatz 196
Wurzelhaut 334
Wurzelkanal 332
Wurzeln des Rückenmarks 146, 583
Wurzelscheide 166
Wurzelzellen 588

X

Xanthom 163
X-Chromosomen 15

Z

Zähne 331
–, Innervation 322, 612
– des Oberkiefers, Gefäßversorgung 360
– des Unterkiefers, Gefäßversorgung 360
Zahnalveole 47
Zahnbefestigung 333
Zahnbein 333
Zahndurchbruch 334
Zahnentwicklung 332
Zahnformel 334
Zahnglocke 89, 332
Zahnhalteapparat 334
Zahnleiste 332
Zahnpapille 332
Zahnpulpa 333, 334
Zahnregulierung 47
Zahnsäckchen 332
Zahnschmelz, Herkunft 90
Zahnwurzel 332
Zäpfchen 337
Zapfen 562
Zehen 273
–, Hautinnervation 290, 291
–, Muskelansätze 274, 278, 279, 280
Zehenbewegungen 278, 279, 280
Zehengrundgelenke 270
Zehenknochen 249
Zeissche Drüse 550
Zellbewegungen 21
Zelleib 6
Zellen der Adenohypophyse 529, 631
–, Lebensdauer 6
Zellgebundene Immunität 137
Zellhaften 22, 52
Zellinseln der Placenta 82
Zellkern 13
– im Reizleitungssystem 57
Zellmembran 7
– glatter Muskelzellen 52
– bei der Besamung 76
– an den Disci intercalares 57
Zellorganellen 5, 9
Zellsäulen der Placenta 82
Zellteilung 11, 15
Zement 333
Zementlinie im Knochen 46
Zementoblasten 333
Zentralarterien 441
Zentrale Haubenbahn 618, 653
Zentralkanal 69, 140, 577
Zentralkörperchen 11
Zentralnervensystem 140, 577
–, Gliederung 145, 146, 602
–, Herkunft 90
–, markscheidenhaltige Nervenfasern 61
–, Systeme 643
Zentroacinäre Zellen 430
Zentromer 16
Zentrum genitospinale 152
Zirbeldrüse 31, 624
Zisternen 367
Zona basalis 514
– columnaris 498, 494, 496
– cutanea ani 496
– fasciculata 463
– functionalis 514
– glomerulosa 463
– intermedia ani 496
– orbicularis 251
– pellucida 75, 534, 535
– – bei der Besamung 76
– reticularis 463
Zonula adherens 23
– occludens 23
Zonulafasern 558, 559
Zotten des Dünndarms 446, 447
– der Placenta 81
Zottencapillaren 446
Z-Streifen 53, 54
Zuckerkrankheit 431
Zugfestigkeit 38
– des Knochens 106
Zuggurtung 106
Zugkraft der Muskulatur 106
Zugspannungen 105, 106
Zunge 335
–, Geschmacksfasern 325
–, Innervation 335, 337
Zungenbalg 336
Zungenbein s. Os hyoideum
Zungenbeinmuskeln, Innervation 356, 612
Zungenbewegungen 335
Zungendrüsen 29, 336
Zungengrund 336
Zungenmuskulatur 335
–, Großhirn 640
Zungenpapillen 335
Zusammengesetzte exokrine Drüsen 29
Zusammengesetzter Leitungsbogen 144
Zweiachsiges Gelenk 111
Zweieiige Zwillinge 96
Zweireihiges Epithel, Beispiele 26
Zwerchfell 186, 388, 413
–, Durchtrittsstellen 413
–, Entwicklung 376
–, Gefäßversorgung 191, 197, 414
–, Innervation 356, 414, 467
–, Röntgenanatomie 189
Zwerchfellatmung 186, 189
Zwerchfellhernien 201, 414
Zwergwuchs, thyrotroper 354
Zwillinge 96
Zwischenhandwurzelgelenke 217
Zwischenhirn 623
–, Entwicklung 623
– -Hypophysen-System 152, 628
Zwischenkiefersegment 302
Zwischenrippenräume 186
Zwischenscheiben in Gelenken 109
Zwischenwirbelgelenk 169
Zwischenwirbelscheiben 44, 168, 172
Zwischenzellen, ovarielle 536
Zwölffingerdarm 427
Zygote 76
Zylindrische Epithelzellen 25
Zymogengranula 29, 430

Springer Lehrbücher

Eine Auswahl

Für die ärztliche Vorprüfung

H.-U. HARTEN
Physik für Mediziner
2. Aufl. 1975. DM 42.–

Examens-Fragen
Physik für Mediziner
1975. DM 19.80

Einführung in die Physiologie des Menschen
Hrsg. R. F. Schmidt, G. Thews
18. Aufl. 1976. DM 78.–

Examens-Fragen
Physiologie
3. Aufl. 1976. DM 19,80

H. P. LATSCHA, H. A. KLEIN
Chemie für Mediziner
3. Aufl. 1976 (HT 171). DM 16,80

Examens-Fragen
Chemie für Mediziner
1975. DM 14,–

Physiologische Chemie
Von H. A. Harper, G. Löffler, P. E. Petrides, L. Weiss. 1975. DM 88,–

Examens-Fragen
Physiologische Chemie
2. Aufl. 1976. DM 19,80

K. BACHMANN
Biologie für Mediziner
1976. DM 38,–

W. BUSELMAIER
Biologie für Mediziner
3. Aufl. 1976 (HT 154). DM 16,80

Examens-Fragen
Anatomie
2. Aufl. 1973. DM 19,80

F. L. RUCH, P. G. ZIMBARDO
Lehrbuch der Psychologie
2. Aufl. 1975. DM 38,–

Medizinische Psychologie
Hrsg. M. v. Kerekjarto. 2. Aufl.
1976 (HT 149). DM 19,80

C. v. FERBER
Soziologie für Mediziner
1975. DM 38,–

Für den ersten Abschnitt der ärztlichen Prüfung

E. FISCHER-HOMBERGER
Geschichte der Medizin
1975 (HT 165). DM 19,80

Allgemeine Pathologie
Nach der Vorlesung von W.
Doerr. Von U. Bleyl, G. Döhnert,
W.-W. Höpker, W. Hofmann.
2. Aufl. 1976 (HT 163). DM 19,80

Lehrbuch der Allgemeinen Pathologie und der Pathologischen Anatomie
Hrsg. M. Eder, P. Gedigk
Korr. Neudruck der 29. Aufl. 1975.
Gebunden DM 96,–

Examens-Fragen
Pathologie
2. Aufl. 1976. DM 16,–

A. A. BÜHLMANN,
E. R. FROESCH
Pathophysiologie
3. Aufl. 1976 (HT 101). DM 19,80

F. GROSSE-BROCKHOFF
Pathologische Physiologie
2. Aufl. 1969. Gebunden DM 96,–

W. FUHRMANN, F. VOGEL
Genetische Familienberatung
2. Aufl. 1975 (HT 42). DM 19,80

Medizinische Mikrobiologie 1: Virologie
Hrsg. P. Klein. Bearbeitet von D.
Falke. 1976. (HT 178) DM 16,80

E. JAWETZ, J. L. MELNICK,
E. A. ADELBERG
Medizinische Mikrobiologie
4. Aufl. 1977. DM 58,–

Biomathematik für Mediziner
Hrsg. Kollegium Biomathematik
2. Aufl. 1976 (HT 164). DM 16,80

Examens-Fragen
Biomathematik
1975. DM 18,–

F. ANSCHÜTZ
Die körperliche Untersuchung
2. Aufl. 1975 (HT 94). DM 16,80

R. E. FROELICH,
F. M. BISHOP
Die Gesprächsführung des Arztes
1973 (HT 128). DM 19,80

W. RICK
Klinische Chemie und Mikroskopie
4. Aufl. 1976. DM 24,80

Radiologie
Redaktion: W. Wenz, G. Daikeler
Hrsg. Zentrum Radiologie. 1976
(HT 176). DM 14,80

Kursus: Radiologie und Strahlenschutz
Redaktion: J. Becker, H. M. Kuhn,
W. Wenz, E. Willich
2. Aufl. 1976
(HT 112). DM 19,80

F. H. MEYERS, E. JAWETZ, A.
GOLDFIEN
Lehrbuch der Pharmakologie
1975. DM 68,–

H.-H. WELLHÖNER
Allgemeine und systematische Pharmakologie und Toxikologie
2. Aufl. 1976
(HT 169). DM 24,80

Examens-Fragen
Pharmakologie und Toxikologie
2. Aufl. 1976. DM 19,80

Springer Lehrbücher

Eine Auswahl

Für den zweiten Abschnitt der ärztlichen Prüfung

W. PIPER
Innere Medizin
1974 (HT 122). DM 19,80

Innere Medizin
Hrsg. H. A. Kühn. 3. Aufl.
Teil 1; 1971. Gebunden DM 68,–
Teil 2; 1971. Gebunden DM 68,–

Examens-Fragen
Innere Medizin
3. Aufl. 1973. DM 16,–

Kinderheilkunde
Hrsg. G.-A. v. Harnack
4. Aufl. 1977. DM 39,–

Examens-Fragen
Kinderheilkunde
1973. DM 14,–

T. NASEMANN, W. SAUERBREY
Lehrbuch der Hautkrankheiten und venerischen Infektionen
2. Aufl. 1977. DM 48,–

A. GREITHER
Dermatologie und Venerologie
2. Aufl. 1975 (HT 113).
DM 16,80

Examens-Fragen
Dermatologie
3. Aufl. 1975. DM 12,–

Allgemeine und spezielle Chirurgie
Hrsg. M. Allgöwer. 3. Aufl. 1976.
DM 48,–

Unfallchirurgie
Von C. Burri et al.
2. Aufl. 1976 (HT 145).
DM 19,80

K. KNÖRR, F. K. BELLER, C. LAURITZEN
Lehrbuch der Gynäkologie
1972. DM 44,–

K. IDELBERGER
Lehrbuch der Orthopädie
2. Aufl. 1975. DM 48,–

W. LEYDHECKER
Grundriß der Augenheilkunde
19. Aufl. 1976. DM 48,–

H.-G. BOENNINGHAUS
Hals-Nasen-Ohrenheilkunde
für Medizinstudenten
Mit 250 Prüfungsfragen
4. Aufl. 1977 (HT 76). DM 18,80

K. POECK
Neurologie
4. Aufl. 1977. DM 48,–

O. HALLEN
Klinische Neurologie
2. Aufl. 1975 (HT 118).
DM 19,80

Examens-Fragen
Neurologie
1973. DM 14,–

E. BLEULER
Lehrbuch der Psychiatrie
13. Aufl. 1975. Gebunden
DM 98,–

W. SCHULTE, R. TÖLLE
Psychiatrie
3. Aufl. 1975. DM 42,–

Examens-Fragen
Psychiatrie
1974. DM 14,–

Examens-Fragen
Arbeitsmedizin
1973. DM 14,–

Examens-Fragen
Rechtsmedizin
1976. DM 18,–

Für den dritten Abschnitt der ärztlichen Prüfung

W. DOERR
Spezielle pathologische Anatomie II
1970 (HT 70a). DM 12,80

W. DOERR, G. ULE
Spezielle pathologische Anatomie III
1970 (HT 70b). DM 12,80

J. ULRICH
Grundriß der Neuropathologie
1975 (HT 155). DM 19,80

Therapie innerer Krankheiten
3. Aufl. 1977. Gebunden DM 68,–

E. HABERMANN, H. LÖFFLER
Spezielle Pharmakologie und Arzneitherapie
2. Aufl. 1977 (HT 166).
DM 21,80

Lehrbuch der Anaesthesiologie, Reanimation und Intensivtherapie
Hrsg. H. Benzer, R. Frey, W. Hügin, O. Mayrhofer. 4. Aufl.
1977. Gebunden DM 168,–

Examens-Fragen
Anaesthesiologie-Reanimation-Intensivbehandlung
1974. DM 14,–

Preisänderungen vorbehalten

HT = Heidelberger Taschenbücher

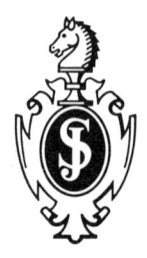

Springer-Verlag
Berlin
Heidelberg
New York